Cornelia Knipping (Hrsg.)
**Lehrbuch
Palliative Care**

Verlag Hans Huber
Programmbereich Pflege

Beirat Wissenschaft:
Angelika Abt-Zegelin, Dortmund
Silvia Käppeli, Zürich
Doris Schaeffer, Bielefeld

Beirat Ausbildung und Praxis:
Jürgen Osterbrink, Nürnberg
Christine Sowinski, Köln
Franz Wagner, Berlin

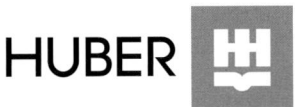

Bücher aus verwandten Sachgebieten

Palliativpflege

Davy/Ellis
Palliativ pflegen
2007^2. ISBN 978-3-456-84446-6

Houldin
Pflegekonzepte in der onkologischen Pflege
2003. ISBN 978-3-456-83693-5

Käppeli
Zwischen Leiden und Erlösung
1998. ISBN 978-3-456-82977-7

Kostrzewa/Kutzner
Was wir noch tun können!
Basale Stimulation in der Sterbebegleitung
2007^3. ISBN 978-3-456-84400-8

Saunders/Baines
Leben mit dem Sterben
1991. ISBN 978-3-456-82080-4

Stevens Barnum
Spiritualität in der Pflege
2002. ISBN 978-3-456-83833-5

Pflegepraxis

Aguilera
Krisenintervention
2000. ISBN 978-3-456-83255-5

Bischofberger (Hrsg.)
«Das kann ja heiter werden»
Humor und Lachen in der Pflege
2002. ISBN 978-3-456-83831-1

Borker
Nahrungsverweigerung in der Pflege
2002. ISBN 978-3-456-83624-9

Buchholz/Schürenberg
Lebensbegleitung alter Menschen
Basale Stimulation in der Pflege alter Menschen
2005^2. ISBN 978-3-456-84111-3

Carr/Mann
Schmerz und Schmerzmanagement
2002. ISBN 978-3-456-83680-5

Dempke (Hrsg.)
Lehrbuch Hämato-Onkologie
2006. ISBN 978-3-456-83835-9

Domenig (Hrsg.)
Transkulturelle Kompetenz
2007^2. ISBN 978-3-456-84256-1

Duxbury
Umgang mit «schwierigen» Klienten – leicht gemacht
2002. ISBN 978-3-456-83595-2

Gottschalck
Mundhygiene und spezielle Mundpflege
2007. ISBN 978-3-456-84414-5

Heering (Hrsg.)
Das Pflegevisiten-Buch
2006^2. ISBN 978-3-456-84301-8

Hill Rice (Hrsg.)
Stress und Coping
Lehrbuch für Pflegepraxis und -wissenschaft
2005. ISBN 978-3-456-84168-7

Johns
Selbstreflexion in der Pflegepraxis
2004. ISBN 978-3-456-83935-6

Kasper/Kraut
Atmung und Atemtherapie
2000. ISBN 978-3-456-83426-9

Layer (Hrsg.)
Praxishandbuch Rhythmische Einreibungen nach Wegman/Hauschka
2003. ISBN 978-3-456-83591-4

Fitzgerald Miller
Coping fördern – Machtlosigkeit überwinden
Hilfen zur Bewältigung chronischen Krankseins
2003. ISBN 978-3-456-83522-8

Morgan/Closs
Schlaf – Schlafstörungen – Schlafförderung
2000. ISBN 978-3-456-83405-4

Morof Lubkin
Chronisch Kranksein
Implikationen und Interventionen für Pflege- und Gesundheitsberufe
2002. ISBN 978-3-456-83349-1

MOSBY/Krämer/Schnabel (Hrsg.)
Pflegedokumentation – leicht gemacht
2005^2. ISBN 978-3-456-84160-1

Phillips
Dekubitus und Dekubitusprophylaxe
2001. ISBN 978-3-456-83324-8

Sachweh
«Noch ein Löffelchen?»
Effektive Kommunikation in der Altenpflege
2006^2. ISBN 978-3-456-84065-9

Salter
Körperbild und Körperbildstörungen
1998. ISBN 978-3-456-83274-6

Sitzmann
Hygiene daheim
Professionelle Hygiene in der stationären und häuslichen Alten- und Langzeitpflege
2007. ISBN 978-3-456-84315-5

van der Kooij
Ein Lächeln im Vorübergehen
Erlebensorientierte Altenpflege mit Hilfe der Mäeutik
2007. ISBN 978-3-456-84379-7

Wright/Leahey
Familienzentrierte Pflege
2007. ISBN 978-3-456-84412-1

Pflegeprozess

Brobst et al.
Der Pflegeprozess in der Praxis
2007^2. ISBN 978-3-456-83553-2

Garms-Homolová/Gilgen (Hrsg.)
RAI 2.0 – Resident Assessment Instrument
2000^2. ISBN 978-3-456-83260-9

Garms-Homolová/InterRAI (Hrsg.)
Assessment für die häusliche Versorgung und Pflege (RAI HC)
2002. ISBN 978-3-456-83593-8

Wilkinson
Das Pflegeprozess-Lehrbuch
2007. ISBN 978-3-456-83348-4

Weitere Informationen über unsere Neuerscheinungen finden Sie im Internet unter: www.verlag-hanshuber.com
oder per E-Mail an: verlag@hanshuber.com

Cornelia Knipping

(Herausgeberin)

Lehrbuch Palliative Care

2., durchgesehene und korrigierte Auflage

Unter Mitarbeit von

Angelika Abt-Zegelin	Birgit Jaspers	Ulrich Schuler
Sr. M. Benedicta Arndt	Silvia Käppeli	Hans-Jörg Senn
David Baer	Andrea Kreisch	Elke Simon
Eva Bergsträsser	Roland Kunz	Elisabeth Spichiger
Karl W. Bitschnau	Peter Lack	Rebecca Spirig
Daniel Johannes Büche	Carola Leppin	Verena Staggl
Eva Cignacco	Elisabeth Medicus	Barbara Steffen-Bürgi
Stefan Dinges	Settimio Monteverde	Friedrich Stiefel
Angelika Feichtner	Monika Müller	Lilian Stoffel
Yvonne Frei	H. Christof Müller-Busch	Florian Strasser
Vjenka Garms-Homolová	Gabriele Müller-Mundt	Johann-Christoph Student
Agnes Glaus	Friedemann Nauck	Klaus Wegleitner
Gudrun Graf	Mathias Nelle	Erhard Weiher
Reimer Gronemeyer	Frank Oehmichen	Dietmar Weixler
Wolfgang Hasemann	Chris Paul	Cécile Wittensöldner
Katharina Heimerl	Sabine Pleschberger	Boris Zernikow
Andreas Heller	Heinz Rüegger	Stefan Zettl
Birgit Heller	Thomas Schindler	
C.-Maria Hempel	Barbara Schubert	

Verlag Hans Huber

Cornelia Helga Knipping (Hrsg.), MAS Palliative Care, Hebamme, Dipl. Pflegefachfrau, HöFa I Onkologie, Lehrerin für Pflegeberufe, Education Onkologie- und Palliativpflege. Tätig von 2001 bis Anfang 2007 an der European School of Oncology, deutschsprachiger Bereich (ESO-d), am Tumorzentrum ZeTuP St. Gallen/Chur und im ambulanten Palliativen Brückendienst der Krebsliga St. Gallen Appenzell. Herausgeberin und Mitautorin des «Lehrbuch Palliative Care» in freiberuflicher Tätigkeit.

Kontakt:
Cornelia Helga Knipping
Speicherstr. 122
CH-9011 St. Gallen
E-Mail: c.knipping@bluewin.ch

Lektorat: Jürgen Georg, Michael Herrmann, Gaby Burgermeister, Mareike Gögler, Eveline Widmer, Elke Steudter
Gestaltung und Herstellung: Peter E. Wüthrich
Illustration: Verena Staggl, St. Gallen
Titelillustration: Jürgen Georg, Bern. pinx. Design-Büro, Wiesbaden
Umschlag: Atelier Mühlberg, Basel
Druckvorstufe: Konkordia GmbH, Bühl
Druck und buchbinderische Verarbeitung: Konkordia GmbH, Bühl
Printed in Germany

Bibliographische Information der Deutschen Bibliothek
Die Deutsche Bibliothek verzeichnet diese Publikation in der Deutschen Nationalbibliografie; detaillierte bibliografische Angaben sind im Internet unter http://dnb.ddb.de abrufbar.

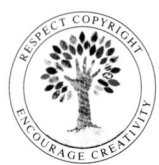

Dieses Werk, einschließlich aller seiner Teile, ist urheberrechtlich geschützt. Jede Verwertung außerhalb der engen Grenzen des Urheberrechtes ist ohne schriftliche Zustimmung des Verlages unzulässig und strafbar. Das gilt insbesondere für Kopien und Vervielfältigungen zu Lehr- und Unterrichtszwecken, Übersetzungen, Mikroverfilmungen sowie die Einspeicherung und Verarbeitung in elektronischen Systemen.
Die Verfasser haben größte Mühe darauf verwandt, dass die therapeutischen Angaben insbesondere von Medikamenten, ihre Dosierungen und Applikationen dem jeweiligen Wissensstand bei der Fertigstellung des Werkes entsprechen. – Da jedoch die Pflege und Medizin als Wissenschaft ständig im Fluss sind, da menschliche Irrtümer und Druckfehler nie völlig auszuschließen sind, übernimmt der Verlag für derartige Angaben keine Gewähr. Jeder Anwender ist daher dringend aufgefordert, alle Angaben in eigener Verantwortung auf ihre Richtigkeit zu überprüfen.
Die Wiedergabe von Gebrauchsnamen, Handelsnamen oder Warenbezeichnungen in diesem Werk berechtigt auch ohne besondere Kennzeichnung nicht zu der Annahme, dass solche Namen im Sinne der Warenzeichen-Markenschutz-Gesetzgebung als frei zu betrachten wären und daher von jedermann benutzt werden dürfen.

Anregungen und Zuschriften bitte an:
Verlag Hans Huber
Hogrefe AG
Lektorat: Pflege; z. Hd.: Jürgen Georg
Länggass-Strasse 76
CH-3000 Bern 9
Tel: 0041 (0)31 300 4500
juergen.georg@hanshuber.com

2., durchgesehene und korrigierte Auflage 2007
© 2006/2007 by Verlag Hans Huber, Hogrefe AG, Bern
ISBN: 978-3-456-84460-2

Für meinen verstorbenen Vater
meine Mutter,
meine Geschwister Karin, Thomas und Susanne

Herausgeberin und Verlag danken für ihre freundliche Unterstützung

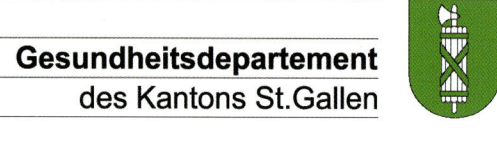

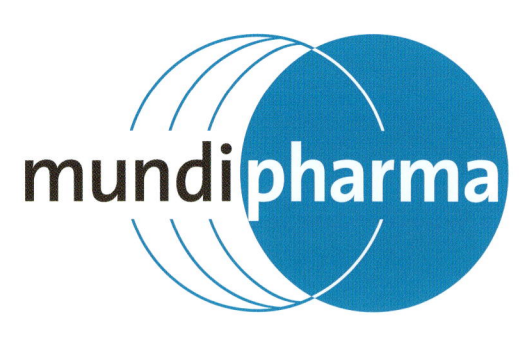

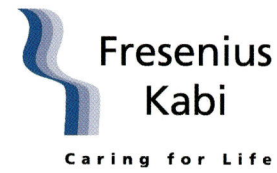

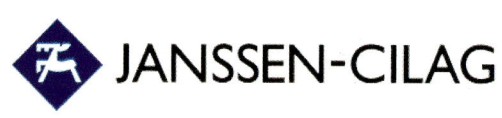

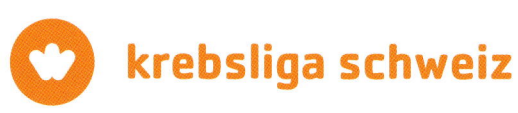

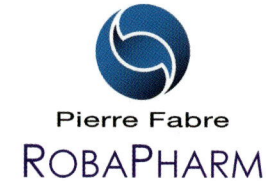

Pierre Fabre
ROBAPHARM

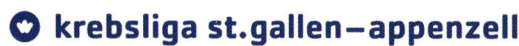

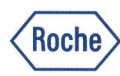 Roche Pharma (Schweiz) AG
4153 Reinach

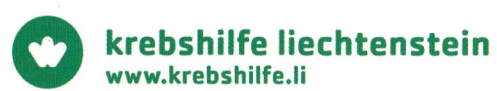

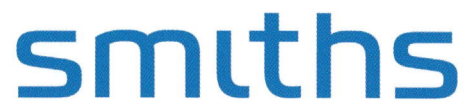

Inhalt

Danksagung 12

Geleitwort 13

Einführung in das Lehrbuch 15

Teil I
Grundverständnis und Transfer zu Palliative Care

1. Einführung in die Grundprinzipien einer palliativen Behandlung, Pflege und Begleitung 23
1.1 Die historische Entwicklung von Hospizarbeit und Palliative Care 24
  S. Pleschberger
1.2 Reflexionen zu ausgewählten Definitionen der Palliative Care 30
  B. Steffen-Bürgi
1.3 Palliative Care – Haltungen und Orientierungen 39
  A. Heller und C. Knipping

2. Palliative Care in verschiedenen Versorgungskontexten 49
2.1 Implementierung der Palliative Care im Überblick 50
  K. Heimerl, A. Heller und S. Pleschberger
2.2 Palliative Care in der ambulanten Versorgung 58
  Th. Schindler
2.3 Palliative Care in der Spezialversorgung 67
  H. C. Müller-Busch
2.4 Palliative Care in der stationären Altenhilfe – Ansätze der Implementierung 73
  A. Heller und K. Wegleitner
2.5 Palliative Care im stationären Hospiz 81
  J.-Chr. Student
2.6 Palliative Care und Freiwilligenarbeit – Mitmenschliches Handeln und soziales Engagement 90
  P. Lack
2.7 Palliative Care und Sozialarbeit 96
  K. W. Bitschnau

3. Assessment und Pflegediagnosen in der Palliative Care 101
3.1 Reflexionen zum Assessment in der Palliative Care 102
  C. Knipping
3.2 Bedeutung der Pflegediagnostik in der Palliative Care 117
  S. Käppeli

4. Palliative Care in der Geriatrie 123

4.1 Holistisches Assessment als Grundlage der Palliative Care in der Geriatrie 124
R. Kunz

4.2 Bedürfnisse von Patientinnen und Bewohnerinnen am Lebensende 131
K. Heimerl

4.3 Relokationssyndrom – Vom Unterwegs-Sein zum Ort des Abschied-Nehmens im Alter 139
C. Wittensöldner

Teil II
Schmerztherapie und weitere ausgewählte Symptome

5. Schmerztherapie 155

5.1 Phänomene der Chronifizierung des Schmerzes 156
D. J. Büche

5.2 Schlafstörungen bei Patienten mit chronischen Schmerzen 163
F. Stiefel

5.3 Reflexionen zum Schmerzassessment in der Pflege 167
C. Knipping

5.4 Patientenedukation am Beispiel chronischer Schmerzen 187
G. Müller-Mundt

5.5 Therapie chronischer Schmerzen bei Erwachsenen und Kindern 198
F. Nauck, B. Jaspers und B. Zernikow

5.6 Schmerztherapie in der Geriatrie 226
R. Kunz

5.7 Schmerzerfassung und -therapie bei Demenzkranken 234
R. Kunz

6. Ausgewählte Symptome in der Palliative Care 239

6.1 Pharmakotherapie – Möglichkeiten und Grenzen in der Palliative Care 240
D. J. Büche

6.2 Fatigue 247
A. Glaus

6.3 Ernährung und Appetitlosigkeit 257
F. Strasser

6.4 Anorexie und Kachexie 265
F. Strasser

6.5 Übelkeit und Erbrechen 272
U. Schuler und B. Schubert

6.6 Obstipation und Diarrhoe 279
B. Schubert und U. Schuler

6.7 Gastrointestinale Obstruktion 289
F. Strasser

6.8　Subkutantherapie und Dehydratation in der letzten Lebensphase 293
　　　C. Knipping

6.9　Vom Umgang mit Angst und Depressionen in der Palliativbetreuung 307
　　　H. C. Müller-Busch

6.10　Agitation 316
　　　C.-M. Hempel

6.11　Dyspnoe 324
　　　G. Graf

6.12　Epilepsie, Hirndruck, spinale Kompression, Myoklonien 331
　　　E. Medicus

6.13　Delir 337
　　　E. Medicus

6.14　Stomatitis und Xerostomie 342
　　　A. Feichtner

6.15　Exulzerierende Tumorwunden 350
　　　A. Feichtner

6.16　Pruritus 357
　　　A. Feichtner

6.17　Hyperhidrose 363
　　　A. Feichtner

Teil III
Psychosoziale Aspekte

7. Kommunikation, Begleitung und Trauerarbeit 371

7.1　Unterstützung (pflegender) Angehöriger in der Palliative Care 372
　　　W. Hasemann

7.2　«Breaking Bad News»: Die Kunst, schwierige Gespräche zu führen, in der palliativen Betreuung ... 380
　　　H.-J. Senn

7.3　Total Pain 386
　　　M. Müller

7.4　Begleitung schwer kranker, sterbender Kinder und Jugendlicher 394
　　　A. Kreisch

7.5　Begleitung von Kindern und Jugendlichen als Angehörige schwer kranker Familienmitglieder 402
　　　C. Leppin

7.6　Trauerprozesse verstehen und begleiten 410
　　　C. Paul und M. Müller

7.7　Vom Umgang mit Abschied und Trauer der Fachkräfte 420
　　　M. Müller

7.8　Bedeutung der Sexualität in der Palliative Care 425
　　　S. Zettl

Teil IV
Kulturelle und spirituelle Aspekte in der Palliative Care

8. Religiöse, kulturelle und spirituelle Aufmerksamkeit und Begleitung 431

8.1 Bedeutung religiös-kultureller Unterschiede in der Palliative Care 432
B. Heller

8.2 Spirituelle Begleitung in der palliativen Betreuung 438
E. Weiher

Teil V
Reflexionen und Ansätze zur Versorgungsgestaltung am Lebensende

9. Palliative Betreuung am Lebensende 457

9.1 Betreuung am Lebensende im Akutspital 458
E. Spichiger

9.2 Palliative Betreuung in den letzten Lebenstagen und -stunden 465
C. Knipping

9.3 Palliative Care bei sterbenden Neugeborenen 484
E. Cignacco, L. Stoffel und M. Nelle

9.4 Vom Leib zum Leichnam – Vom würdigen Umgang mit dem Verstorbenen 499
Sr. M. Benedicta Arndt

Teil VI
Ethik und Moral

10. Ethische, moralische, juristische Aspekte im Kontext der Palliative Care 519

10.1 Ethik und Palliative Care – Das Gute als Handlungsorientierung 520
S. Monteverde

10.2 Ethische Entscheidungskulturen – Hindernis oder Unterstützung am Lebensende 536
St. Dinges

10.3 Ethischer Diskurs in der Palliative Care und Intensivmedizin 546
F. Oehmichen

10.4 «Sterben in Würde» als Auftrag menschenwürdiger Sterbebegleitung 557
H. Rüegger

10.5 Euthanasie-Debatte an ausgewählten Beispielen im europäischen Vergleich 564
E. Simon

10.6 Palliative Sedierung 576
D. Weixler

10.7 Die Bedeutung der Werteanamnese als Grundlage für Patientenverfügungen 588
P. Lack

Teil VII
Ausgewählte Zielgruppen in der Palliative Care

11. Palliative Care bei HIV/AIDS und ALS, in der Pädiatrie und in der Gerontopsychiatrie 599

11.1 Chronischkrankheitsmanagement mit palliativen Ansätzen am Beispiel von HIV/AIDS 600
    R. Spirig

11.2 Betreuung von Patienten mit amyotropher Lateralsklerose (ALS) 607
    Y. Frei

11.3 Palliative Care am Beispiel der Pädiatrie 618
    E. Bergsträsser

11.4 Palliative Care am Beispiel der Gerontopsychiatrie 624
    D. Baer

Teil VIII
Qualität in der Palliative Care

12. Ausgewählte Zugänge und Methoden zur Versorgungsqualität 631

12.1 Reflexionen zur Versorgungsgestaltung am Lebensende 632
    C. Knipping

12.2 Patientenedukation in der Palliative Care 649
    A. Abt-Zegelin

12.3 Das interRAI Assessment für die palliative Versorgung 661
    V. Garms-Homolová

Teil IX
Anhang

Pflegeanamnese/Fokusassessment 675

Fokusassessment 676

ECPA – Schmerzeinschätzung bei kommunikationsbeeinträchtigten alten Menschen 677

Häusliche Pflege-Skala (HPS) 679

Teamgespräch Neonatologie – Gesprächsleitfaden und Protokollvorlage 681
Patientenedukation: Literatur und Links 685

Adressenverzeichnis 691
    Unterstützung und Beratung – Die Krebsliga in Ihrer Region (CH) 691
    Ausgewählte Links zu den Themen «Schmerztherapie» und «Palliative Care» 693
        Fachgesellschaften und (gemeinnützige) Vereine 693
        Dachverbände der Selbsthilfevereinigungen für Menschen mit chronischen Schmerzen 695

AutorInnenverzeichnis 697

Medikamentenverzeichnis 711

Abkürzungsverzeichnis 715

Personen- und Sachwortverzeichnis 717

Danksagung

Nicht einmal im Traum wäre es mir eingefallen, je ein Lehrbuch herauszugeben.

Dass es mir dennoch unerwartet angetragen wurde, ein Lehrbuch zu Palliative Care herauszugeben, verdanke ich der Initiative und dem Engagement einer mir sehr wertgeschätzten Kollegin und dem Verlag Hans Huber. Durch dieses in mich gesetzte Vertrauen nahm ich die Herausforderung an – in der tiefen Überzeugung, dass ein solches Werk niemals eine solistische Aufführung ist, sondern gerade zum Grundverständnis der Palliative Care nur im interdisziplinären und interprofessionellen Zusammenspiel gelingen kann.

Mein herzlicher Dank gilt allen Mitautorinnen und Mitautoren, ohne die es dieses Lehrbuch nicht gäbe. Ich bedanke mich herzlich für das außerordentliche interprofessionelle Engagement, die lehrreiche, konstruktive und europäische Zusammenarbeit. Ich bin mir dessen sehr bewusst, dass die Beiträge mehrheitlich *zusätzlich* zur hauptberuflichen Tätigkeit in der Palliative Care verfasst wurden.

Ich danke allen, insbesondere Frau Cécile Wittensöldner und Frau Helga Salm, die mir in der intensiven Phase des Redigierens der Manuskripte hilfreiche Unterstützung und Beratung im Austausch und Dialog sowie vielfältige Impulse und umfangreiche Empfehlungen zu den weiterführenden Literaturrecherchen gaben. Weiterhin danke ich allen Kolleginnen, die mir ausgewählte Fotos zur Verfügung gestellt haben.

Ein weiterer besonderer Dank gilt Frau Verena Staggl. Von ihr sind die eindrücklichen Bilder zum *Menschsein mitten im Leben,* die sie großzügig und überzeugt für dieses Lehrbuch zur Verfügung stellte. Das Motiv auf dem Buchumschlag soll darauf aufmerksam machen, dass es in der Palliative Care weniger um den Abschluss als vielmehr um die stets individuelle *Vollendung eines menschlichen Lebens* geht. Es stammt dankenswerterweise von Herrn Jürgen Georg vom Verlag Hans Huber. Ihm danke ich auch für die geduldige und kompetente Unterstützung und Begleitung durch das gesamte Buchprojekt hindurch. Mein herzlicher Dank gilt auch Herrn Michael Herrmann für die ausgesprochen konstruktive Zusammenarbeit in der abschließenden Aufbereitung aller Manuskripte für den Druck.

Danken möchte ich allen Menschen, denen ich mich in tiefer Freundschaft verbunden weiß und die mich auf ihre jeweils eigene Art und Weise hilfreich durch das Buchprojekt hindurch begleiteten.

Cornelia Knipping

Geleitwort

«‹All ihr Zahllosen, die ihr vor mir gestorben seid: helft mir. Sagt mir, wie ihr es fertig gebracht habt, zu sterben [...] Bringt es mir bei. Euer Beispiel soll mich trösten. Ich will mich auf euch stützen wie auf Krücken, wie auf brüderliche Arme› stöhnt der sterbende König in einem Stück von Eugène Ionesco. ‹Helft mir, die Schwelle zu überschreiten, die ihr überschritten habt. Kommt einen Augenblick auf diese Seite zurück, um mir zu helfen [...] Wie ist es gewesen?›»[1]

Wie anders hat es – verglichen mit diesem modernen Verzweiflungsschrei – ein paar Jahrhunderte zuvor noch in einer Kantate von Joh. Sebastian Bach geklungen:

«Komm, du süße Todesstunde,
Da mein Geist
Honig speist
Aus des Löwen Munde;
Mache meinen Abschied süße,
Säume nicht,
Letztes Licht,
Daß ich meinen Heiland küsse.»[2]

Welch ein Gegenüber! Soll man sagen: eben das realistische Grauen des modernen Menschen im Kontrast zur illusionären Sentimentalität vergangener Frömmigkeit? Eines ist sicher: Das Gegenüber lässt uns empfinden, wie dramatisch sich der Umgang mit Sterben und Tod im Laufe der Zeit verändert hat.

Darum ist dieses Buch wichtig, eben weil es sich der Frage nach der Umsorgung Sterbender in modernen Zeiten widmet. Zugleich ist das Unternehmen heikel und gewagt. Warum? Weil es eine gefährliche Versuchung gibt: die Versuchung, die moderne Ratlosigkeit im Umgang mit Sterben und Tod kurzerhand in technische oder sozialtechnische Fragen umzuwandeln, um so der Ratlosigkeit zu entkommen. Begriffe, die neuerdings in diesem Umfeld – der Versorgung am Ende des Lebens – auftauchen, lassen die Gefahr ahnen: Da ist mancherorts heute ebenso von «*Sterbemanagement*» die Rede wie von «*qualitätskontrolliertem Sterben*». Muss man vermuten, dass, wer so redet, seine eigenen Ängste in technischen Abläufen zum Schweigen bringen möchte? Stirbt man qualitätskontrolliert, kann man doch eigentlich ganz beruhigt sein!

Einer solchen Versuchung erliegt dieses Buch nicht. Es treibt stattdessen das Nachdenken darüber voran, wie eine würdevolle und humane Begleitung am Ende des Lebens heute aussehen müsste. Und niemand kann bestreiten, dass dazu auch professionelle Kompetenzen gehören. Das ist der Preis, den wir Modernen zu zahlen haben: Die traditionellen Milieus – Familie und Nachbarschaft – zerbröckeln und damit auch lokale Riten, Gewohnheiten, Erfahrungen im Umgang mit dem Sterben und dem Tod. Palliative Care ist im Grunde vor allem ein Ersatz für diese verschwundene Einbindung der Menschen in ihre lokalen Kontexte. In diesem Sinne gelingt Palliative Care wohl da am besten, wo sie mit Bescheidenheit auftritt und sich eben als ein Ersatz versteht – gewissermaßen als ein soziales Notaggregat.

Diejenigen, die Palliative Care nicht als neues medizinisches oder pflegerisches Instrument auffassen und betreiben, müssen bereit sein, quer zum «mainstream» zu stehen und Ambivalenzen zu ertragen. Die notwendige Professionalisierung zum Beispiel muss zwingend im Dienste der Humanität stehen und nicht umgekehrt. Sie ist ein Werkzeug, nicht die Herrin des Verfahrens. Palliative Care steht gegen die blinde Wut des Machens, sie plädiert für Langsamkeit, manchmal gewiss auch für das Unterlassen. Sie steht gegen das Geschwätz und die Geschäftigkeit.

Palliative Care scheint auf den ersten Blick ein Thema am Rande der Gesellschaft und der Kultur zu sein, weil es um den Rand des Lebens geht. Dahin schaut man ungern. Ist dieses Buch also ein Buch für Randsituationen, das eigentlich eher versteckt unter dem Ladentisch aufzubewahren wäre? Aus zwei Gründen ist das nicht so:

- Erstens rückt in einem alternden Europa mit überlasteten Gesundheitsetats die Frage nach einer würdevollen Umsorgung am Lebensende ins Zentrum. Die kulturelle Zukunft Europas wird sich auch und vielleicht zuerst an der Frage messen lassen, wie dieses Europa mit seinen gebrechlichen, dementen,

---

[1] Ionesco, E.: Der König stirbt. Neuwied 1964: 37.
[2] Bachwerkeverzeichnis BWV 161.

pflegebedürftigen und sterbenden Menschen verfahren wird. Man achte mit scharfem Blick auf Entsorgungsideen, die in vielerlei Gestalt auftauchen.

- Zweitens setzt sich die Praxis von Palliative Care und Hospizarbeit mit drei überaus starken Tendenzen kritisch auseinander. Sie ist konfrontiert mit einer Medikalisierung des Sterbens, die trotz zunehmender Nachdenklichkeit immer noch an einem «*Komplott zugunsten eines langsamen Sterbens*» beteiligt ist.[3] Sie hat es weiterhin mit einer *Ökonomisierung* in der Versorgung Sterbender zu tun. Die Tatsache, dass der «*Tod den lukrativsten Teil im Krankenversorgungsgeschäft*»[4] darstellt, spricht weniger für die Humanität im Umgang mit Menschen am Ende des Lebens als für die Prävalenz von Geschäftsinteressen. Und sie hat schließlich mit dem Widerspruch der *Institutionalisierung* umzugehen. Die Menschen wollen zu Hause sterben, aber der institutionelle Tod ist das Normale geworden. Und angesichts der unzähligen alleinlebenden Hochaltrigen entlarvt sich die Idee der ambulanten, häuslichen Versorgung eben auch partiell als eine Illusion. Menschen, die Palliative Care betreiben, haben es nicht nur mit der außerordentlich schwierigen Aufgabe zu tun, als Mediziner oder Pflegende oder Freiwillige tätig zu sein, sondern auch mit der «Zumutung», ein Stück Familie, Freund und Zuhause sein zu müssen.

Mein Eindruck ist, dass man heute selten so viele Menschen «guten Willens» antrifft wie im Tätigkeitsfeld «Palliative Care». Manchmal sieht es fast aus, als würden sich die Nachdenklichen aus der Beschleunigungs-, Konkurrenz- und Marktgesellschaft in einen Bereich retten, in dem die wichtigen Fragen – die nach Würde, nach Humanität und Freundschaft – klar aus dem Hintergrund nach vorn treten. Insofern ist Palliative Care vielleicht der heimliche Kontrapunkt, der Ort, an dem die Frage nach dem richtigen Leben noch gestellt werden darf, die sich die Menschen sonst verboten haben.

Ich wünsche dem Buch viele Leser und Leserinnen.

Reimer Gronemeyer

---

[3] Lown, B.: Die verlorene Kunst des Heilens. Anstiftung zum Umdenken. 2. Aufl., Stuttgart 2004: 251.
[4] Ebd.: 250.

Einführung in das Lehrbuch

Cornelia Knipping

«Ich habe keine Lehre. Ich zeige nur etwas. Ich zeige Wirklichkeit, ich zeige etwas an der Wirklichkeit, was nicht oder zu wenig gesehen worden ist [...] Ich stoße das Fenster auf und zeige hinaus. Ich habe keine Lehre, aber ich führe ein Gespräch.» *(Martin Buber, in: Liesenfeld 1999: 1)*

Mit diesem einführenden Zitat von Martin Buber ist das Anliegen der Herausgeberin zum vorliegenden «Lehrbuch Palliative Care» offen gelegt. *Was* ist Palliative Care? *An wen* richtet sich Palliative Care? *Wann* beginnt Palliative Care? *Wo* realisiert sich Palliative Care? *Welche* Voraussetzungen zu Haltung und Kultur, Wissen und Fertigkeiten, welche Kompetenzen, welche Strukturen sind für Palliative Care erforderlich? Diese Fragen stoßen sozusagen «das Fenster» zum Grundverständnis von palliativer Wirklichkeit auf. Das Anliegen dieses Lehrbuches liegt primär in dem Werben um ein Grundverständnis von Haltung und Kultur, für eine interagierende, integrierte und umfassende Gesundheits-, Krankheits- und Versorgungsgestaltung *mit* den Menschen, die sich mitten in ihrem Leben in einer palliativen Krankheits- und Versorgungssituation befinden. Der Dreiklang für eine patientenbezogene, qualitätsvolle palliative Behandlung, Pflege und Begleitung wird in diesem Lehrbuch nicht zufällig, sondern bewusst und entschieden gewählt: nämlich mit der Haltung und Kultur der Palliative Care beginnend und genau daraus das erforderliche Wissen, die Expertise und die Fertigkeiten zu ausgewählten Schlüsselthemen zu generieren und zu entfalten. Behandlung und Versorgung gehen nicht ohne Haltung. Hiermit ist die Haltung gemeint, welche sich weniger an Zuständen als vielmehr an Prozessen, weniger an Grenzen als vielmehr an Übergängen, einem Sowohl-als-Auch statt eines Entweder-Oder orientiert (Steppe, 1996). Das erklärte Ziel der WHO-Definition (2002) der Palliative Care, nämlich *die bestmögliche Einflussnahme auf die Lebensqualität von Patienten und ihren Familien*, mag sich auch und gerade darin neu positionieren, dass nicht nur die Befunde, sondern auch das Befinden, nicht nur der Bedarf, sondern auch die Bedürfnisse der Betroffenen berücksichtigt werden, nicht nur die umfassende Behandlung, sondern auch die umfassende Versorgung (Caring) bis zuletzt mit den Betroffenen selbst gestaltet und gesichert wird.

Die *Intention* dieses Lehrbuches liegt in der Einladung an die Leserschaft, sich auf eine Reflexion und fachliche Auseinandersetzung über das Grundverständnis, die Kernelemente eines patientenorientierten Behandlungs- und Versorgungsansatzes zur bestmöglichen Einflussnahme auf die Lebens- und Sterbequalität von Menschen in der Palliative Care einzulassen. Sich mit der Behandlungs- und Versorgungsgestaltung in Palliative Care auseinanderzusetzen, setzt exzellentes Wissen, entwickelte Kompetenzen, professionelle Handlungs- und Reflexionsfähigkeit voraus, die sich ständig – persönlich, interprofessionell, institutionell – weiterentwickelt. Dazu benötigt es einerseits eine ausgeprägte Fachexpertise, die Relativierung der eigenen Person, Profession und Organisation sowie andererseits das stete Aufnehmen und Verarbeiten von aktualisierten Wissensbeständen des beruflichen Handelns und die Auseinandersetzung mit internationalen Entwicklungen.

Der *Titel* des Lehrbuches *Palliative Care* signalisiert bereits das Grundverständnis des palliativen Behandlungs- und Versorgungsansatzes. Mit der ersten Definition der WHO aus dem Jahre 1990 und der adaptierten Version aus dem Jahre 2002 zum palliativen Versorgungskonzept ist die Definition im englischen Originaltext unmissverständlich mit *Palliative Care* deklariert. Der Titel entspricht einem Credo, welches sich einerseits distanziert von der Annahme, eine umfassende Behandlung, Pflege und Begleitung von Menschen in der letzten Lebensphase sei einer einzigen Leitdisziplin im Gesundheitswesen verschrieben, und sich andererseits bereits präsentiert in dem Grundverständnis und in der tiefen Überzeugung, dass Palliative Care (im übertragenen Sinn) sich weniger in der Virtuosität des solistischen Stehgeigers realisiert, als sich einzig in einem Symphonieorchester aufgehoben weiß und zu realisieren vermag (Heller/Heller, 2003).

Dieses Lehrbuch wurde primär für *Pflegefachpersonen* verfasst, die in der Praxis und Lehre einer umfassenden Behandlung, Pflege und Begleitung von schwer kranken, chronisch kranken, alten und sterbenden Menschen sowie ihren Familien stehen. Es richtet sich aber auch an alle weiteren Fachpersonen und Freiwilligen im Gesundheits- und Sozialwesen, die sich einer umfassenden Behandlung und Begleitung von Menschen in palliativer Betreuungssituation verpflichtet wissen. Weiterhin ist dieses Lehrbuch aber auch bewusst adressiert an die verschiedenen Organisationen selbst im ambulanten, stationären und Langzeitbetreuungsbereich im Gesundheitswesen. Die Organisationen, nicht nur als *Behandlungsorte*, sondern auch als *Verhandlungsorte*, als soziale Systeme zu verstehen, haben eine besondere Bedeutung. So ist die Qualität der Betreuung immer auch von den organisatorischen Rahmenbedingungen und den Versorgungsstrukturen vor Ort abhängig.

> Sich auf Qualität einzulassen impliziert die Bereitschaft, an der Entwicklung der eigenen Organisation, des jeweiligen Versorgungskontextes systematisch zu arbeiten. Es gilt die fundamentale Einsicht aus der Organisationsentwicklung: Es gibt keinen Dienst am Menschen ohne Dienstleistung an der Organisation. *(Heller et al., 2000: 19)*

Der *methodisch-didaktische Ansatz zur Erschließung der Kernthemen in der Palliative Care* wurde primär dahingehend gewählt, dass konzentriert über dem anfänglichen Zugang von Haltung und Kultur das erforderliche Wissen, die Fachexpertise und Fertigkeiten zu den Schlüsselthemen der Palliative Care patientenorientiert, interprofessionell, organisationsübergreifend aus holistischer, hermeneutischer und systemischer Perspektive spezifisch aufbereitet werden. Wie in einem Brennglas gebündelt, geht es zuerst und zuletzt um die Frage, wie sich eine umfassende, qualitätsvolle und würdevolle Behandlung, Pflege und Begleitung, ausgerichtet an den individuellen und lebensweltlichen Realitäten schwer kranker, alter und sterbender Menschen interagierend gestalten und realisieren lässt. Das Zitat von Martin Buber aufnehmend geht es in diesem Lehrbuch darum, miteinander zu recherchieren und fachkompetent aufzubereiten, was früher oder später am Ende eines menschlichen Lebens wahrhaft zählt.

Der *methodisch-didaktische Ansatz zur selbstständigen Auseinandersetzung und fachlichen Weiterführung der Kernthemen der Palliative Care* findet seine Konkretion auch darin, dass alle Kapitel mit ausgewählten *Studienzielen* beginnen und mit *abschließenden Fragen zur Reflexion* enden. Jedes Kapitel bietet zusätzlich zur *verwendeten* Literatur umfangreiche und sorgfältig aufbereitete *weiterführende* Literaturquellen zum jeweiligen Thema. Sie sollen der interessierten Leserschaft ermöglichen, sich über einschlägige Literaturangaben und Adressenverzeichnisse weiter mit dem Thema auseinanderzusetzen.

Europaweit sind in unterschiedlicher Ausprägung die Auswirkungen demografischer, epidemiologischer, ökonomischer, systemischer sowie gesellschaftlicher Veränderungen und Verschiebungen im Gesundheitswesen sichtbar und spürbar geworden. Dazu zählen eine steigende Bedeutung von Gesundheit, Prävention und Gesundheitserhaltung, eine hohe Lebenserwartung und vor allem die deutlichen Veränderungen im Altersaufbau der Bevölkerung. Die Zunahme von schwer kranken, chronisch kranken, behinderten, alten und zunehmend hoch betagten Menschen sowie die Verschiebung der Todesursachen – hin zu den chronischen Krankheiten – geben den Veränderungen fortwährend einen einschneidenden Bedeutungszuwachs. Medizinische, technische und pharmakologische Fortschritte leiten eine Verlängerung der letzten Lebensphase, im Sinne eines *verlangsamten* Sterbens, ein. Die sich wandelnden Werte, Einstellungen und Erfahrungen haben unter den Menschen zu einer veränderten Haltung, zu einem veränderten Umgang mit Gesundheit, Krankheit, Sterben, Tod und Trauer geführt. Die Veränderung der sozialen Netzwerke, die Erosion familialer Beziehungen, der Wandel von Familienkonstellationen und -strukturen sowie die damit verbundene Zunahme allein lebender alter und inzwischen hoch betagter Menschen prägen den einerseits ganz Europa erfassenden Alterungsprozess und andererseits die europaweite Krise der Gesundheitssysteme (Ewers/Schaeffer, 2005: 7–9; Gronemeyer et al., 2004: 20–23, Spirig et al., 2001: 141; Steppe, 1996; Haslbeck/Schaeffer, 2006: 33).

Angesichts dieser europaweiten Veränderungen im Gesundheitssystem drängen sich exemplarisch folgende Fragen auf:

- Wo, wie und unter welchen Umständen *leben* die Menschen (mit oder ohne ihre/n Familien), welche sich in der jeweils individuellen Auseinandersetzung und Bewältigung einer chronischen, unheilbaren Krankheit, im Erleben von Alter, Sterben und Tod befinden?
- Welchen Einfluss haben die genannten Entwicklungen auf die Verlängerung der letzten Lebensphase, auf das *verlangsamte* Sterben?
- Welchen Einfluss haben Rationalisierung und Rationierung der Gesundheitsversorgung in der palliativen Behandlung, Pflege und Begleitung von Schwerkranken, Alten und Sterbenden?
- Welche Weichenstellungen zwischen Palliative Care und Euthanasie wird es insgesamt in Europa geben? Welchen Entwicklungsherausforderungen hat sich hier die Palliative Care zu stellen?
- Welche Rolle und Bedeutung nehmen aktuell und zukünftig die verschiedenen Versorgungskontexte,

einerseits der Normal- und Regelversorgung (Langzeitpflegebereich der Alten- und Pflegeheime, Hauskrankenpflege, Hausärzte, niedergelassene Fachärzte) sowie andererseits der Spezialversorgung (Palliativstation, stationäre und ambulante Hospize, ambulante Palliative Care Dienste), ein?

- Was bedeutet dies zukünftig für eine bedarfs- und bedürfnisgerechte, integrierte Versorgungsgestaltung im Gesundheitswesen – vor allem in den *primären* Gesundheitsstrukturen (Normal- und Regelversorgung) – für eine menschen- und familienbezogene Implementierung von Palliative Care am Lebensort der Betroffenen selbst?
- Welche Auswirkungen haben letztlich die europaweiten Bemühungen um öffentliche Finanzierung, Professionalisierung, Qualifizierung, Pädagogisierung, Therapeutisierung, Standardisierung, Qualitätsstandards und Qualitätskontrolle, Zertifizierung im Kontext der Entwicklung der Palliative Care? Wem und wozu dienen letztlich diese Bemühungen?
- Welche Bedeutung nimmt in der Versorgungsgestaltung der von der WHO (2002) definierte Ansatz zur Verbesserung der Lebensqualität von Patienten und deren Familien ein, die im Erleben und in der Auseinandersetzung mit einer unheilbaren und zum Tode führenden Krankheit stehen?
- Was bedeutet Lebensqualität aus der Sicht des Betroffenen, und wie kann sie bis zuletzt mit ihm gemeinsam berücksichtigt und gesichert werden?
- Was bedeuten Behandlungsqualität, Versorgungsqualität und Lebensqualität?
- Was bedeutet bedarfs- wie auch bedürfnisgerechte Behandlung und Versorgung?
- Welchen Einfluss haben diese Veränderungen auf die Entwicklung von menschlicher Haltung, von Kommunikations- und Organisationskultur, um ein *Leben und Sterben in Würde* mit den Betroffenen und ihren Familien gemeinsam bis zuletzt zu gestalten?

Diesen und weiteren Fragen wird in diesem Lehrbuch nachgegangen.

Folgende *Leitmotive zu Palliative Care* wurden mit diesem Lehrbuch aufgenommen:

1. Den Menschen und seine Familie – im Erleben von Gesundheit und seiner jeweils eigenen Auseinandersetzung und Bewältigung von chronischer und schwerer Krankheit, von Alterung und Sterben – von Anfang an in den Mittelpunkt zu stellen.
2. Die klinische Praxis der Palliative Care primär über die Haltung und Kultur zu erschließen und unter aktivem Einbezug der Versorgungsrealität der betroffenen Menschen wie auch deren Familien an ausgewählten Schlüsselthemen das dazu erforderliche Fachwissen, die Expertise und die Fertigkeiten zu identifizieren und bestmöglich für die Behandlungs- und Versorgungsgestaltung aufzubereiten.
3. Palliative Care als Behandlungs- und Versorgungskonzept zu verstehen, das nicht erst dem sterbenden Menschen zuteil wird, sondern allen zuteil werden soll, *die es brauchen*. Anders formuliert: Allen, die im Erleben und in der Auseinandersetzung mit einer unheilbaren, chronischen Krankheit, einem fortschreitenden Alterungsprozess stehen, allen, die sich in der letzten Lebensphase befinden, soll ein frühzeitiger Zugang zu Palliative Care angeboten und erschlossen werden!
4. Palliative Care konzeptionell als einen ganzheitlichen Behandlungs- und Versorgungsansatz zu positionieren, welcher deshalb auch ganzheitliche, interagierende, integrierte, professions- und organisationsübergreifende Behandlungs- und Versorgungskonzepte erfordert. Dieser ganzheitliche Behandlungs- und Versorgungsansatz hebt unmissverständlich den Anspruch auf, dass sich eine einzige Profession (z. B. die Medizin) oder eine spezifische Organisation (z. B. eine Spezialversorgung) im Gesundheitswesen selbst nominiert, um ideell und konzeptionell die *Führung* in der Palliative Care zu übernehmen.

Dieses Grundverständnis leitete in diesem Lehrbuch auch die *Auswahl und Komposition der Schlüsselthemen in der Palliative Care*. Die Interdisziplinarität und Interprofessionalität, verstanden als unverzichtbare Schlüsselqualifikationen in der Palliative Care, sind exemplarisch in der internationalen, interprofessionellen Besetzung der Mitautorenschaft repräsentiert. Dabei wurde bewusst in der Entfaltung der Schlüsselthemen auf die bloße Aneinanderreihung und Addition palliativspezifischer Kernthemen verzichtet. Unterschiedliche Themen aus unterschiedlichen Perspektiven und Expertisen wurden auf ihre jeweils eigene Art und Weise zur Sprache, ins Wort gebracht. Weniger die isolierte Abhandlung von fachspezifischen Themen als vielmehr die kompetente und fachspezifische Aufbereitung des Lehrgegenstandes und die individuelle Verhandlung zum Thema selbst (im Sinne von Auseinandersetzung, Gespräch, Debatte) prägen die einzelnen Kapitel und sollen die Leserschaft konzentriert über den Wissenserwerb zu weiterführenden Fragen und zur Reflexion der eigenen Person, der eigenen Haltung, der eigenen Fachexpertise und der jeweils eigenen klinischen Praxis anregen. Dabei wird auf den Anspruch verzichtet, *international konforme* Antworten auf die vielfältigen, internationalen gesellschaftlichen, gesundheitspolitischen Herausforderungen und fachspezifischen Themen im Sinne einer «best practice» in der Versorgungs- und Behandlungsgestaltung am Ende des Lebens zu geben. Neben der unverzichtbaren fachlichen Entfaltung der Schlüsselthemen der Palliative Care wurde darauf verzichtet, auf alle Fragen letztgültige Antworten zu geben. Vielmehr wurden couragiert neue und weiterführende Fragen aufgeworfen, wie es zukünftig miteinander gelingen mag, das Leben der Schwachen und Kranken zu schützen und zu würdigen bis zuletzt (Dörner, 2003; Garder, 1996).

Wie damit bereits angedeutet, erhebt dieses Lehrbuch keineswegs den Anspruch, alle Facetten der Palliative Care erschöpfend aufzugreifen. Die Teile I bis VIII verstehen sich als eine exemplarische Annäherung an Palliative Care.

Teil I führt ein in das Grundverständnis, in die verschiedenen Annäherungen von Haltung und Kultur zu Palliative Care, bezogen auf die Betreuenden, die Versorgungskontexte und Organisationen, unter besonderer Berücksichtigung der Geriatrie.

Teil II behandelt ausgewählte Kernthemen für die Behandlung, Pflege und Begleitung von Patienten wie auch deren Familien im Erleben von chronischen Schmerzen und weiteren belastenden Symptomen und Phänomenen in der Palliative Care. Es wurde bewusst auf die somatische Fixierung im Kontext einer palliativen Betreuung verzichtet. Deshalb wurden nur ausgewählte, typische Symptome im Kontext der Palliative Care bearbeitet.

Mit Teil III werden die psychosozialen Aspekte aus unterschiedlicher Perspektive erschlossen. Den Kindern, einerseits als Angehörige erkannt und andererseits als betroffene Menschen im eigenen Erleben einer unheilbaren Krankheit, wurde hier besondere Aufmerksamkeit geschenkt.

Mit Teil IV wird eine Reflexion um die kulturelle und spirituelle Versorgungsgestaltung von Menschen in der letzten Lebensphase aufgenommen.

Teil V widmet sich der Behandlungs- und Versorgungsgestaltung unmittelbar am Lebensende – dies unter besonderer Berücksichtigung der umfassenden Betreuung des sterbenden Neugeborenen, des sterbenden Menschen in seinen letzten Lebenstagen und -stunden wie auch der würdevollen Gestaltung des Übergangs vom Leib zum Leichnam.

Teil VI greift Aspekte zum ethischen Diskurs in der Palliative Care auf. Die Versorgungsgestaltung wird an ausgewählten Beispielen unter besonderer Berücksichtigung ethisch-moralischer Aspekte reflektiert und soll verdeutlichen, dass für den ethischen Diskurs in der würdevollen Gestaltung der letzten Lebensphase nicht nur eine ethische Grundhaltung, sondern auch und gerade ethische Rahmenbedingungen in der Organisation erforderlich sind. Nach Heller ist es die *Organisationsethik*, die es bei den Personen und in den Organisationen zu beachten und zu entwickeln gilt (Heller/Krobath, 2003).

Teil VII wendet sich ausgewählten Zielgruppen zu, die zwar an einer unheilbaren Krankheit leiden, jedoch noch nicht durchgängig identifiziert wurden als betroffene Menschen, die sich oft schon über Jahre in einer klassischen Palliative-Care-Situation befinden. Die Herausforderung wird zukünftig sein, integrierte, zielgruppenorientierte Modelle und Versorgungsansätze aus dem Palliative-Care-Konzept zu entwickeln, welche sich nicht nur an den onkologischen Patienten ausrichten, sondern gleichermaßen allen betroffenen Menschen, *die es brauchen,* lebensförderliche Daseinsformen in ihrer jeweils eigenen Versorgungsrealität zu erschließen und mit ihnen *vor Ort* zu gestalten.

Teil VIII beschreibt ausgewählte Zugänge und Methoden zur Versorgungsqualität in der Palliative Care. Dabei wurde bewusst darauf verzichtet, das Thema vom Qualitätsmanagement her aufzubereiten, sondern vielmehr – wiederum ausgehend vom Grundverständnis von Haltung und Kultur in der Palliative Care – Implikationen zur Versorgungsqualität und -gestaltung abgeleitet und reflektiert. Exemplarisch wurde diese Reflexion an drei ausgewählten Beispielen, der Perspektive von Public Health, der Patientenedukation und dem inter*RAI* Assessment erschlossen.

Mehrheitlich wurde bewusst die maskuline Schreibweise gewählt, es sind damit immer beide Geschlechter gewürdigt. Der erkrankte Mensch hat sich im Gesundheitswesen inzwischen verschiedenen Bezeichnungen unterwerfen müssen, mit denen einzelne Dienstleistungsorganisationen in zurückliegenden Zeiten die Zielgruppen ihres Behandlungs- und Versorgungsauftrags deklariert haben. So spricht man nicht mehr nur von Patientinnen, sondern auch – je nach Versorgungskontext – von Kundinnen, Klientinnen, Nutzerinnen, Co-Produzentinnen, Gästen etc. Im vorliegenden Lehrbuch wurde bewusst auf die Vielfalt der Terminologien verzichtet und mehrheitlich vom Kranken, vom Patienten oder betroffenen Menschen gesprochen. Der Begriff von Familie und Angehörige («unit of care») wird nach der WHO-Definition (1990) für Personen verwendet, die entweder mit dem erkrankten Menschen in einem verwandtschaftlichen Verhältnis stehen oder von ihm *als ihm familiär zugehörig und angehörig* benannt wurden. «The ‹unit of care› is thus the family rather than the patient alone» (WHO, 1990: 12). Somit wird hier von einem offenen Familienbegriff ausgegangen, bei dem allein die Sichtweise des Betroffenen richtungweisend ist, was er unter Familie versteht und welche Personen er als Familienmitglied erklärt.

Mit dieser Einleitung soll das Fenster aufgestoßen werden zur «compassion» in der Palliative Care, welche ihre Authentizität und Integrität darin erweist, sich solidarisch einzusetzen für das umfassende Leiden des Anderen, die Autorität des Leidens anderer anzuerkennen und zu würdigen bis zuletzt (Metz, 2000).

St. Gallen, im Mai 2006

Cornelia Knipping

Verwendete Literatur

Dörner, K.: Die Gesundheitsfalle. Woran unsere Medizin krankt. Zwölf Thesen zu ihrer Heilung. München, Econ 2003.

Ewers, M.; Schaeffer, D. (Hrsg.): Am Ende des Lebens. Versorgung und Pflege von Menschen in der letzten Lebensphase. Huber, Bern 2005.

Garder, J.: Hallo, ist da jemand? Deutscher Taschenbuch Verlag (dtv), München 1996.

Gronemeyer, R.; Fink, M.; Globisch, M.; Schumann, F.: Palliative Care in Europa. In: Bundesarbeitsgemeinschaft Hospiz e.V. (Hrsg.): Helfen am Ende des Lebens. Hospizarbeit und Palliative Care in Europa. der hospiz verlag, Wuppertal 2004: 20–51.

Haslbeck, J. W.; Schaeffer, D.: Palliative Care und Familie. Krankendienst, 79 (2006) 2: 33–41.

Heller, B.; Heller, A.: Sterben ist mehr als Organversagen. In: Heller, B. (Hrsg.): Aller Einkehr ist der Tod. Interreligiöse Zugänge zu Sterben, Tod und Trauer. Lambertus, Freiburg i. Br. 2003.

Heller, A.; Krobath, T. (Hrsg.): OrganisationsEthik. Organisationsentwicklung in Kirchen, Caritas und Diakonie. Lambertus, Freiburg i. Br. 2003.

Heller, A.; Heimerl, K.; Husebø, S. (Hrsg.): Wenn nichts mehr zu machen ist, ist noch viel zu tun. Wie alte Menschen würdig sterben können. Lambertus, Freiburg i. Br. 2000, 2. A.

Liesenfeld, S. (Hrsg.): Martin Buber: Alles wirkliche Leben ist Begegnung. Verlag Neue Stadt, München/Zürich/Wien 1999.

Metz, J. B.: Zu einem Weltprogramm des Christentums im Zeitalter des Pluralismus der Religionen und Kulturen, In: Metz, J. B. (Hrsg.): Compassion. Weltprogramm des Christentums. Soziale Verantwortung lernen. Herder, Freiburg i. Br. 2000.

Spirig, R.; Petry, H.; Kesselring, A.; De Geest, S.: Visionen für die Zukunft – Die Pflege als Beruf im Gesundheitswesen der Deutschschweiz. Pflege, 12 (2001) 3: 141–151.

Steppe, H.: Quo vadis Fachpflege? Unveröffentlichtes Referat, Diakonisches Werk, Stuttgart 1996.

WHO – World Health Organization: Definition of palliative care. Genf 2002 (www.who.int/cancer).

WHO – World Health Organization: Cancer pain relief and palliative care. Report of a WHO Expert Committee. World Health Organization, Genf 1990.

Teil I
Grundverständnis und Transfer zu Palliative Care

1 Einführung in die Grundprinzipien einer palliativen Behandlung, Pflege und Begleitung

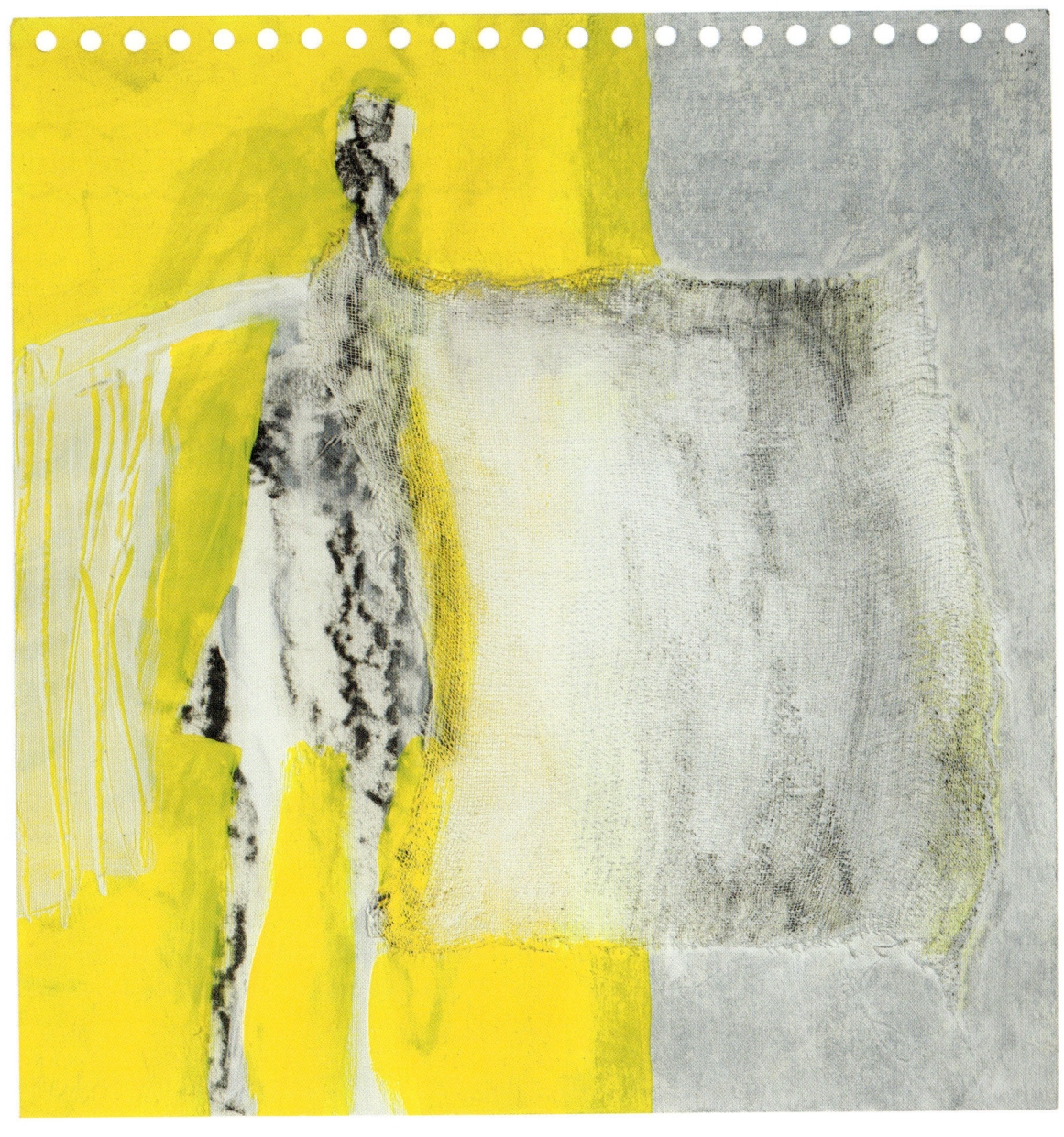

1.1 Die historische Entwicklung von Hospizarbeit und Palliative Care

Sabine Pleschberger

«Auch wenn wir an der grundsätzlichen Situation sterbender Menschen wenig ändern können – wir können versuchen, ihnen in dieser schwierigen Phase ihres Lebens beizustehen […] alle unsere Bemühungen müssen also an den Bedürfnissen unserer Patienten orientiert sein.»
(Saunders/Baines, 1991: XII)

Schlüsselwörter

Cicely Saunders, Hospizidee, Hospizgeschichte

Abstract

Die Hospizbewegung ist bis heute untrennbar mit einem Namen, mit einer Person, mit einer Frau verbunden – der britischen Pionierin Dame Cicely Saunders. Ihr Ziel war es, unheilbar kranken Menschen ein würdiges, schmerzfreies und selbstbestimmtes Leben bis zum Tod zu ermöglichen und das Wissen um die Symptombekämpfung, insbesondere die Schmerztherapie, voranzutreiben. Dieses Anliegen verfolgte die über 87-jährige Frau bis zu ihrem Tod im Jahre 2005 mit scheinbar ungebrochenem Engagement. Dieses Kapitel zur Geschichte der Hospizbewegung orientiert sich daher an deren Gründerin, ihren Ideen und Zielen. Demgemäß wird auch dem Ursprungsland der Hospizbewegung, Großbritannien, besondere Aufmerksamkeit geschenkt.

Studienziele

Nach Abschluss dieses Kapitels wird die bzw. der Lernende in der Lage sein:

- die Entwicklung der Hospizidee nachzuzeichnen.
- Charakteristika der Hospizidee am Beispiel der Gründerin, Cicely Saunders, zu benennen und zu erläutern.
- Faktoren mit Einfluss auf die Entwicklung des Versorgungskonzepts «Palliative Care» in den ausgewählten Ländern zu erkennen und zu beschreiben.

Einleitung – Die Geschichte einer Idee

Wenn zunächst auch noch zögerlich, so schritt die Entwicklung der Hospizidee dennoch unaufhaltsam voran, und die Hospizbewegung formierte sich in zahlreichen Ländern, sodass es heute auf jedem Kontinent und in über 100 Ländern Initiativen für Hospiz- oder Palliativeinrichtungen gibt (Stjernswärd/Clark, 2004). Das Konzept erfährt, abhängig von verschiedenen kulturellen, sozial- und gesundheitssystemischen Rahmenbedingungen, zahlreiche Ausformungen und Differenzierungen. Einen wesentlichen Einfluss darauf hat auch die Weltgesundheitsorganisation WHO. Sie propagiert seit Ende der 80er-Jahre eine globale Verbreitung des Konzepts unter der Bezeichnung «Palliative Care» (WHO, 1990; Davies/Higginson, 2004a, 2004b).

In diesem Kapitel wird davon abgesehen, die Entwicklung in einzelnen Ländern systematisch darzustellen. Dazu sei auf die Arbeiten von Pleschberger (2002), Ten Have/Clark (2002), Gronemeyer et al. (2004), Stjernswärd/Clark (2004) sowie auf das Projekt «International Observatory on End of Life Care» verwiesen. Letzteres hat unter der Leitung von David Clark, Universität Lancaster (www.eolc-observatory.net), unter anderem eine globale Bestandsaufnahme von End-of-Life-Care-Aktivitäten zum Ziel. Vielmehr geht es hier darum, auf dem Weg über Themen und Meilensteine einen Eindruck der bemerkenswerten Geschichte einer Idee zu vermitteln, die sich – ausgehend von Einzelpersonen – zu einem weltweit anerkannten Versorgungskonzept entwickelt hat.

1.1 Historische Entwicklung

Die Ursprünge – Frühe Phase der Hospize

Das Wort «Hospiz» leitet sich von dem lateinischen Begriff «hospitium» ab, der sich mit «Gastfreundschaft» übersetzen lässt. Es bekam seine Bedeutung durch die (vorübergehende) Aufnahme von Pilgern. Die Anfänge dafür gehen nach Stoddard über 2000 Jahre zurück: Fabiola, eine Schülerin des Heiligen Hieronymus, habe demnach zu dieser Zeit in Rom eine Unterkunft eingerichtet, um die aus Afrika zurückgekehrten Pilger zu pflegen (Stoddard, 1987: 15). Diese Tradition manifestierte sich im Mittelalter in Form von Hospizen als «Häuser», die von großen Mönchsorden entlang von Pilgerwegen gebaut wurden, und «allen offen standen, die unterwegs und hilfebedürftig waren» (ebd.: 6). Mitte des 19. Jahrhunderts gründete Mary Aikenhead («Irische Schwestern der Barmherzigkeit») das erste Hospiz in Dublin.

Alle diese frühen Formen von Hospizen – «Hospiz», «Hôtel-Dieu», «Hospital» waren jahrhundertelang identisch (Stoddard, a. a. O.) – begründen einen konzeptionellen Eckpfeiler der Hospizbewegung: Sie vermitteln als zentrale Idee ein Verständnis vom Leben als einer Reise mit dem Ziel ersehnter Ruhe und Glückseligkeit. Und sie gründen auf der Bedeutung von Gastfreundschaft, die allen zukommt, weshalb Hilfe Suchende als «Gäste» aufgenommen werden. Diese christentümlichen Wurzeln sind kennzeichnend für das Hospizkonzept (Heller/Pleschberger, 2004).

Cicely Saunders und die neue Hospizbewegung

Als Beginn der neuen Hospizbewegung gilt die Eröffnung des ersten modernen Hospizes, des St. Christopher's Hospice in London, im Jahre 1967. Dieses Haus unterschied sich sowohl hinsichtlich seiner Architektur als auch seines Teams, der Versorgungsphilosophie und der Finanzierung von anderen Gesundheitseinrichtungen dieser Zeit. Die Initiative dafür geht auf Dame Cicely Saunders (s. Kasten) zurück, und im folgenden Abschnitt wird verdeutlicht, wie sie die konzeptionellen Elemente von «Hospice Care», allen voran in der Eröffnung dieses Hospizes, geprägt hat.

Mit ihrem persönlichen *multiprofessionellen Hintergrund* als Krankenschwester, Sozialarbeiterin und Ärztin relativiert Saunders jeglichen Monopolanspruch einer Disziplin. Sie verdeutlicht, dass man die Sorgen und Ängste von PatientInnen nicht aus der Perspektive einer einzigen Disziplin heraus angehen kann. Das multiprofessionelle Team ist ein zentrales Charakteristikum der Hospizarbeit. In der Folge wurde der Anspruch auf eine interdisziplinäre Zusammenarbeit erweitert (Heller, 2000; Metz/Heimerl, 2002). Zu den Kerndisziplinen können die Medizin, die Pflege, die Sozialarbeit und die Seelsorge gezählt werden, zu allen diesen weist Saunders enge Bezüge auf (s. o.).

Ansatzpunkt von Saunders Arbeit waren die großen Probleme von Menschen mit einer unheilbaren Krebserkrankung, deren belastende Symptome, ins-

---

Der berufliche Werdegang von C. Saunders

Cicely Saunders wurde 1918 in England geboren. Nach Abschluss ihrer Schulausbildung plante sie, Philosophie, Politik und Ökonomie zu studieren. Der Ausbruch des 2. Weltkriegs vereitelte diese Pläne und sie machte stattdessen eine Pflegeausbildung am St. Thomas Hospital. Schon damals begann sie sich über den Umgang mit Sterbenden Gedanken zu machen. Auf Grund von Rückenbeschwerden hörte sie mit der Pflege auf und machte eine Ausbildung in «Public and Social Administration» (Kriegsdiplom). 1945 wollte sie jedoch wieder zurück ans Krankenbett und wechselte erneut in eine Ausbildung zur medizinischen Sozialarbeiterin. 1947 kehrte sie als «Lady Almoner» (Almosenpflegerin) ins St. Thomas Hospital zurück. Ihr erster Patient war David Tasma, Flüchtling aus dem Warschauer Getto. Saunders begleitete den krebskranken Mann bis zum Tod. Er hinterließ ihr 500 Pfund, für das «Zuhause», über das sie mit ihm gesprochen hatte. Howard Barrett, ein Thoraxchirurg, der im St. Thomas Hospital arbeitete, schlug vor, dass Cicely Saunders Medizin studieren sollte, wenn sie den sterbenden Patienten wirklich helfen wollte. So kam sie zum Medizinstudium. Während des Studiums absolvierte sie zwei Praktika in Einrichtungen für sterbende Menschen, St. Luke's in Bayswater und St. Joseph's Hospice in Hackney. Dort entwickelte die Pionierin bereits erste Instrumente für die Schmerzbeobachtung und -therapie und schmiedete Pläne für das erste moderne Hospiz Großbritanniens. (Aus einem Interview mit C. Saunders; Saunders, 1995)

besondere die Schmerzen. Um diesen Menschen zu helfen, wurden Hospize als Einrichtungen geschaffen. Dort wurde tatsächlich Pionierarbeit im Bereich des *Schmerz- und Symptommanagements* geleistet. Saunders revolutionierte die Schmerztherapie, indem sie die Zeitabstände zwischen den Morphingaben so weit reduzierte, dass nicht nur der Schmerz, sondern vor allem auch die Angst vor dem Schmerz behandelt werden konnte (Baumgartner, 2004). Als Beispiel für die innovativen Wege, die dort eingeschlagen wurden, kann auch die Erfindung moderner mobiler Infusionsgeräte angeführt werden (Ahmedzai, 1994). Konzeptionell darf schließlich auch «Total Pain» nicht unerwähnt bleiben. Saunders prägte diesen Begriff, um auf die Multidimensionalität des Phänomens Schmerz hinzuweisen. Bis heute handelt es sich hierbei um ein zentrales Konzept im Diskurs um das Phänomen Schmerz (Bührer, 2004; Bernatzky et al., 2004).

Da Saunders selbst dem christlichen Glauben sehr verbunden war, weisen die Hospizbewegung und sämtliche ihrer Einrichtungen enge spirituelle Bezüge auf. Beispielsweise gibt es kaum ein Hospiz, in dessen Name nicht auf eine/n Heilige/n zurückgegriffen wird. Es ist jedoch ebenfalls ihr Verdienst, dass es dabei zu keiner konfessionellen Engführung kam, sondern die Interreligiosität zu den konzeptionellen Kernbestandteilen wurde (Heller, 2003). Wie es dazu kam, erzählt Saunders in einem Interview. Als sie Mitte der 1960er-Jahre in den USA für die Hospizbewegung im Rahmen einer Vorlesung vor Public-Health-StudentInnen warb, wurde sie von John Thompson, einem Buchautor, auf die christliche Begründung der Hospizbewegung angesprochen:

> And when I talked, he asked me whether I thought that hospice always had to have a Christian foundation, because I had mentioned that and he knew about the nuns over in the States as well as here. And as I started to answer, I realized that if I had said yes I would have been closing doors, and what was very important was to open them. So I said no, but I think you have got to have some kind of a philosophical base. You have to know where you go when you're desperate and what your foundations are for work like this. *(Saunders, 1995: 80)*

Saunders verneinte also die Frage, ob Hospize immer christlich begründet sein müssten, verweist aber auf eine philosophische Grundlage, die notwendig sei, um im Falle von Verzweiflung zu wissen, wohin man sich wenden könnte und warum man eine Arbeit wie diese überhaupt macht.

Die Hospizidee gründet auf der Vorstellung, dass nur *in eigenen Häusern außerhalb der Regelversorgung* der Tabuisierung des Sterbens entkommen und ein neuer Umgang damit erlernt werden kann. Dieser Gedanke wurde in den meisten Ländern, welche die Hospizidee übernommen haben, angenommen, was zur Schaffung zahlreicher selbstständiger und durch Spenden finanzierter Hospize führte. Saunders hatte dies wohl im Blick und erweiterte ihr Konzept schon früh auf die *anderen Versorgungsbereiche*: 1969 nahm, angegliedert an das kurz zuvor eröffnete St. Christopher's Hospice, der erste ambulante Hospizdienst seine Arbeit auf, und 1978 wurde das erste Beratungsteam («Palliative Care Support Team») innerhalb eines Krankenhauses eingerichtet. Dennoch entstand im Zuge der Gründung zahlreicher lokaler Hospizgruppen eine eigene Dynamik. Da es leichter war, Spendengelder für ein stationäres Hospiz zu akquirieren, und sich die Hospize zunehmender Popularität erfreuten, war den meisten Hospizgruppen die Gründung eines selbstständigen Hospizes zentrales Anliegen (Clark, 1994). Dies ist auch im deutschsprachigen Raum bis heute zu beobachten (Heimerl/Pleschberger, 2005), wenngleich in den letzten Jahren zahlreiche Bemühungen zu verzeichnen sind, die ambulante Palliativversorgung voranzutreiben (Heimerl/Heller, 2001; Ewers/Schaeffer, 2003; Aulbert et al., 2004).

Saunders arbeitete stets sehr forschungsorientiert, insbesondere im Bereich der Medizin, und machte ihr Konzept nicht zuletzt durch ihre rege Publikationstätigkeit über die Grenzen hinaus bekannt. Ein wichtiger Meilenstein war nach eigener Aussage eine Serie von sechs Beiträgen über «Care of the Dying», die 1959 in der Nursing Times publiziert wurden. Sie mündeten in ein Buch, das in der renommierten medizinischen Zeitschrift *Lancet* besprochen wurde, was ihr enorme Aufmerksamkeit in der Fachwelt einbrachte (Saunders, 1995: 37). Die britischen Hospize, allen voran das St. Christopher's Hospice, wurden von Beginn an auch als Forschungs- und Ausbildungszentren verstanden, weshalb mit dem Jahr 1967 auch die Anfänge von Palliative Care *als eigenständigem Forschungsgebiet* zu datieren sind. Ein wichtiger Schritt dafür war schließlich die Anerkennung von Palliativmedizin als eigenständige Subdisziplin der Medizin. Sie erfolgte im Jahre 1987 durch das Royal College of Physicians (Doyle et al., 1999).

Saunders Engagement ging sehr bald über die Grenzen Großbritanniens hinaus. Zunächst prägten ihre Reisen in die USA und die daraus entstandenen Kontakte zu anderen ProponentInnen, wie z. B. Elisabeth Kübler-Ross, Florence Wald, Colin Murry Parkes, die Internationalisierung der Hospizbewegung. Nach Gründung des St. Christopher's Hospice kamen auch viele nach England, um dort Erfahrungen zu sammeln, wie z. B. der kanadische Onkologe Balfour Mount, der später den Begriff «Palliative

Care» prägte (s. u.). Im Anschluss an die zahlreichen Besuche in den USA «erschloss» Saunders in den 1970er-Jahren Skandinavien, die Niederlande sowie Australien und Afrika (Saunders, 1995: 80 ff.). Damit legte sie den Grundstein für die *Hospizidee als globales Konzept.*

Erwähnenswert ist schließlich noch ein Verdienst von Cicely Saunders, das für die Hospizbewegung charakteristisch ist, nämlich das Bemühen um eine Enttabuisierung des Sterbens, und um eine bessere Versorgung von unheilbar kranken sterbenden Menschen nicht nur zur Aufgabe einer oder mehrerer Berufsgruppen zu machen, sondern die gesamte Bevölkerung davon zu überzeugen und die Bürger aktiv einzubinden. Dies wird zum einen in der Einbindung von *ehrenamtlich Mitarbeitenden* in nahezu allen Bereichen der Hospizarbeit deutlich (Cummings, 1999). Zum anderen ist dies in der ökonomischen Notwendigkeit begründet, Mittel für die Errichtung und den Betrieb von Hospizangeboten zu akquirieren. Dafür braucht es eine breite Basis. Eine besondere Ausprägung hat dieses Verständnis jedoch in Deutschland gefunden, wo sich die Hospizbewegung – parallel zu den Entwicklungen der Palliativmedizin – als *Bürgerbewegung*, von ehrenamtlichen Vereinen getragen, entwickelt hat (Pleschberger, 2002).

Von der Hospizidee zu Palliative Care

Die Rezeption der Hospizidee erfolgte in den einzelnen Ländern gemäß den jeweils vorherrschenden kulturellen, sozialen und gesundheitssystemischen Rahmenbedingungen. Besonders deutlich wird dies am Beispiel der USA, wo sich die Hospizidee von Beginn an als ambulantes Versorgungsangebot manifestierte, dessen landesweiter Durchbruch mit der Aufnahme von «Hospice Care» in den Leistungskatalog der staatlichen Versicherung Medicare im Jahre 1983 erfolgte (Pleschberger, 2002; Egan/Labyak, 2001). Bis heute nehmen stationäre Hospize dort eine untergeordnete Rolle ein, hingegen wird das Hospizkonzept umfassend in die Pflegeheime integriert (Pleschberger, 2005). Viel Aufmerksamkeit wird bei vergleichenden Analysen der Frage geschenkt, in welche Organisationsformen das Konzept übertragen wird. Dazu gehören unter anderem stationäre Hospize, Palliativstationen, Tageshospize, ambulante Hospizdienste. Und so wird auch die Verbreitung des Konzepts häufig an der Anzahl solcher spezialisierter Angebote gemessen (Ten Have/Clark, 2002; Gronemeyer et al., 2004). Tatsächlich haben sich in den meisten westlichen Industrieländern stationäre, teilstationäre und ambulante Dienste etabliert, häufig regelfinanziert, und die Frage nach dem Zueinander von spezialisierter Palliative-Care-Versorgung und den anderen Bereichen wird diskutiert. Die nationalen Unterschiede bestehen dann darin, inwieweit der Sektor staatlicher Finanzierung und damit staatlichem Einfluss unterliegt bzw. wie viele und welche derartigen Angebote etabliert werden (sollen) (Gronemeyer et al., 2004).

So ist in den westlichen Industriestaaten ein Prozess der Standardisierung und Vereinheitlichung zu beobachten, nicht zuletzt bedingt durch die international verbreitete Diskussion über Qualität im Gesundheitswesen, die auch vor der Hospizarbeit nicht Halt macht (Gronemeyer et al., 2004). Ein Beispiel für diese konzeptionelle Vereinheitlichung ist die *Terminologie.* Die WHO hat 1990 den von B. Mount geprägten Begriff «Palliative Care» aufgenommen und in ihrer Definition mit den konzeptionellen Bausteinen der Hospizidee verbunden (WHO, 1990). Der britische Dachverband «National Hospice Council» nimmt 1995 zu diesen Entwicklungen Stellung. Der Begriff «Hospice Care» sei demnach auf Grund seiner Konnotation mit den Hospizen als Häusern missverständlich, weshalb empfohlen wird, ausschließlich den Begriff «Palliative Care», dem Verständnis nach synonym mit «Hospice Care», zu verwenden (NCHSPCS, 1995). Im deutschsprachigen Raum setzen sich zum einen Palliative Care bzw. Palliativversorgung als feststehende Begriffe durch, dies vor allem in der Schweiz und in Österreich. Darüber hinaus besteht besonders in Deutschland die Unterscheidung zwischen Palliativmedizin und Hospizarbeit weiter fort, im Sinne der bereits erwähnten diametralen historischen Entwicklung von professionsorientiertem und medizindominiertem Konzept sowie der Bürgerbewegung (Pleschberger, 2002). Heller (2000) schlägt vor, Palliative Care als gemeinsames Dach zu begreifen, unter dem sich Palliativpflege, Palliativmedizin und andere versammeln. Darunter könnte auch die Hospizbewegung subsummiert werden. Angesichts der jüngsten Entwicklungen ist jedoch eine Diskussion darüber entbrannt, ob bzw. inwieweit mit der Entwicklung der Palliative Care, bei der immer wieder eine Dominanz der Medizin beobachtet wird, Anteile der ursprünglichen Hospizidee verloren gehen und stärker hervorgehoben werden müssten (Woods/Webb, 2002; Heller/Heller, 2003, Gronemeyer et al., 2004, Pleschberger, 2005).

Zusammenfassung

Die Entwicklung von Hospizarbeit und Palliative Care ist im engeren Sinne eine Geschichte, die sich in den letzten 40 Jahren ereignet hat. Und es ist eine Geschichte, in deren Mittelpunkt eine Frau steht, Cicely Saunders († 2005). Sie hat im Kontext der Gründung des ersten modernen Hospizes die Eckpfeiler des Versorgungskonzeptes definiert und deren Tragfähigkeit und Plausibilität erfolgreich und überzeugend demonstriert. Dieses Konzept wurde zunächst unter ihrem Wirken, in den letzten 15 Jahren vorrangig durch das Engagement der Weltgesundheitsorganisation sowie zahlreicher ehrenamtlicher Gruppen und Vereine, weltweit übernommen und verbreitet und ist heute unter dem Begriff «Palliative Care» ein wesentlicher Bestandteil nationaler Gesundheitssysteme in über 50 Ländern. Angesichts dessen gibt es auch Entwicklungen, wonach die Hospize als selbstständige Einrichtungen oder Initiativen – gewissermaßen als «gallisches Dorf» (Gronemeyer, 2002) im Versorgungssystem – den Freiraum zu erhalten versuchen, den Saunders einst als notwendig angesehen hat, um wirkliche Innovationen voranzutreiben. In diesem Sinne ist der Hospizbewegung und dem Konzept Palliative Care, entgegen den zunehmenden Interessen von Standardisierung, auch zukünftig in erster Linie die Erhaltung ihrer Vielfalt zu wünschen.

Abschließende Fragen zur Reflexion

- Ist ein menschenwürdiges Sterben in unserer Gesellschaft ohne Hospize denkbar?
- Wie wäre die Entwicklung verlaufen, wenn es statt eines stationären Hospizes nur einen ambulanten Hospizdienst gegeben hätte?
- Vergleichen Sie die Darstellung der historischen Entwicklung in verschiedenen Broschüren zu Palliative Care. Was fällt Ihnen dabei auf?

Verwendete Literatur

Ahmedzai, S.: The Medicalization of Dying. A Doctor's View. In: Clark, D. (ed.): The Future for Palliative Care: Issues of Policy and Practice. Open University Press, Buckingham, 1994: 140–147.

Aulbert, E.; Klaschik, E.; Schindler, T. (Hrsg.): Palliativmedizin im ambulanten Sektor. Schattauer, Stuttgart 2004.

Baumgartner, J.: Gedanken zur Entwicklung der Hospiz- und Palliativmedizin. Rückblick und Ausblick. In: Österreichische Krebshilfe – Krebsgesellschaft Tirol (Hrsg.): Abschied in Würde. Gedanken zur Palliativmedizin in Tirol. Brosch, Innsbruck 2004: 8–15.

Bernatzky, G.; Sittl, R.; Likar, R. (Hrsg.): Schmerzbehandlung in der Palliativmedizin. Springer, Wien/New York 2004.

Bührer, C.: «Total Pain». Ein mehrdimensionales Konzept mit multiprofessionellem Ansatz. Master-Arbeit an der Fakultät für Interdisziplinäre Forschung und Fortbildung, Universität Klagenfurt 2004.

Clark, D.: Whither the Hospices? In: Clark, D. (ed.): The future for palliative care: issues of policy and practice. Open University Press, Buckingham 1994: 167–177.

Cummings, I.: Training of volunteers. In: Doyle, D.; Hanks, G. W.; MacDonald, N. (eds.): Oxford Textbook Of Palliative Medicine. Oxford University Press, Oxford 1999: 1221–1224.

Davies, E.; Higginson, I. J.: Better Palliative Care for Older People. World Health Organization, Geneva 2004a.

Davies, E.; Higginson, I. J.: The Solid Facts. Palliative Care. World Health Organization, Geneva 2004b.

Doyle, D.; Hanks, G. W. C.; McDonald, N.: Introduction. In: Doyle, D.; Hanks, G. W. C.; McDonald, N. (eds.): Oxford Textbook Of Palliative Medicine. 2nd edition. Oxford University Press, Oxford 1999: 3–8.

Egan, K. A.; Labyak, M. J.: Hospice Care: A Model for Quality End-of-Life Care. In: Ferrell, B.; Coyle, N. (eds.): Textbook of Palliative Nursing. Oxford University Press, New York, 2001: 7–26.

Ewers, M.; Schaeffer, D.: Case Management. Huber, Bern 2000.

Ewers, M.; Schaeffer, D.: Palliativ-pflegerisch tätige Hausbetreuungsdienste in NRW. Ergebnisse der Begleitforschung. Institut für Pflegewissenschaft Bielefeld (IPW), Bielefeld 2003.

Gronemeyer, R.: Die späte Institution. Das Hospiz als Fluchtburg. In: Gronemeyer, R.; Loewy, E. H. (Hrsg.): Wohin mit den Sterbenden? Hospize in Europa – Ansätze zu einem Vergleich. Lit Verlag, Münster 2002: 3–15.

Gronemeyer, R.; Loewy, E. H. (Hrsg.): Wohin mit den Sterbenden? Hospize in Europa – Ansätze zu einem Vergleich. Lit Verlag, Münster 2002.

Gronemeyer, R.; Fink, M.; Globisch, M.; Schumann, F.: Helfen am Ende des Lebens. Hospizarbeit und Palliative Care in Europa. der hospiz verlag, Wuppertal 2004.

Heimerl, K.; Heller, A. (Hrsg.): Eine große Vision in kleinen Schritten. Aus Modellen der Hospiz- und Palliativbetreuung lernen. Lambertus, Freiburg i. Br. 2001.

Heimerl, K.; Pleschberger, S.: Palliative Versorgung in Deutschland und Österreich: Angebote und Strukturen. In: Pleschberger, S.; Heimerl, K.; Wild, M. (Hrsg.): Palliativpflege. Grundlagen für Praxis und Unterricht. Facultas, Wien 2005: 46–66.

Heller, A.: Die Einmaligkeit von Menschen verstehen und bis zuletzt bedienen. In: Heller, A.; Heimerl, K.; Husebø, S. (Hrsg.): Wenn nichts mehr zu machen ist, ist noch viel zu tun. Wie alte Menschen würdig sterben können. Lambertus, Freiburg i. Br. 2000: 9–24.

Heller, A.; Pleschberger, S.: Zur Geschichte der Hospizbewegung. In: Bernatzky, G.; Sittl, R.; Likar, R. (Hrsg.): Schmerzbehandlung in der Palliativmedizin. Springer, Wien/New York 2004: 6–9.

Heller, B. (Hrsg.): Aller Einkehr ist der Tod. Interreligiöse Zugänge zu Sterben, Tod und Trauer. Lambertus, Freiburg i. Br. 2003.

Heller, B.; Heller, A.: Sterben ist mehr als Organversagen. Spiritualität und Palliative Care. In: Heller, B. (Hrsg.): Aller Einkehr ist der Tod. Interreligiöse Zugänge zu Sterben, Tod und Trauer. Lambertus, Freiburg i. Br. 2003: 7–21.

Metz, C.; Heimerl, K.: Was alle angeht, können nur alle angehen. In: Pleschberger, S.; Heimerl, K. (Hrsg.): Palliativpflege. Grundlagen für Praxis und Unterricht. Facultas, Wien 2002: 301–314.

NCHSPCS – National Council for Hospice and Specialist Palliative Care Services: Specialist palliative care. A statement of definitions. National Council for Hospice and Specialist Palliative Care Services, London 1995

Pleschberger, S.: «Bloß nicht zur Last fallen!» Leben und Sterben in Würde aus der Sicht alter Menschen in Pflegeheimen. Lambertus, Freiburg i. Br. 2005.

Pleschberger, S.: Konzeptionelle Grundlagen und internationale Entwicklung. Palliative Care unter besonderer Berücksichtigung der Pflege. In: Metz, C.; Wild, M.; Heller, A. (Hrsg.): Balsam für Leib und Seele. Pflegen in Hospiz- und Palliativer Betreuung. Lambertus, Freiburg i. Br. 2002: 4–35.

Saunders, C.: Oral History Interview, conducted by Neil Small, Sydenham, UK: Hospice History Programme Collection, International Observatory on End of Life Care, Lancaster University, Lancaster 1995.

Saunders, C.; Baines, M.: Leben mit dem Sterben. Betreuung und medizinische Behandlung todkranker Menschen. Huber, Bern 1991.

Stjernswärd, J.; Clark, D.: Palliative medicine – a global perspective. In: Doyle, D.; Hanks, G. W.; Cherny, N. I. (Hrsg.): Oxford Textbook of Palliative Medicine. Oxford University Press, Oxford 2004: 1199–1224.

Stoddard, S.: Die Hospiz-Bewegung. Ein anderer Umgang mit dem Sterben. Lambertus, Freiburg i. Br. 1987.

Ten Have, H.; Clark, D.: The Ethics of Palliative Care: European Perspectives. Open University Press, Buckingham, 2002.

WHO – World Health Organization: Cancer pain relief and palliative care. Report of a WHO Expert Committee. World Health Organization, Geneva 1990.

Woods, S.; Webb, P.: The concept of Palliative Care in the United Kingdom. In: Pallium: Palliative Care Ethics. Conceptual and Moral Issues in Palliative Care In European Countries. Unpublished Paper. Nijmegen 2002: 24–35.

Weiterführende Literatur

Clark, D.; Small, N.; Wright, M.; Winslow, M.; Hughes, N.: A bit of heaven for the few? An oral history of the modern hospice movement in the United Kingdom. Observatory Publications, Lancaster 2005.

1.2 Reflexionen zu ausgewählten Definitionen der Palliative Care

Barbara Steffen-Bürgi

«Suchen Sie nach Antworten auf die ewigen und letzten Fragen über das Leben und den Tod, aber seien Sie darauf gefasst, sie nicht zu finden. Genießen Sie die Suche.»
(Schwartz, 2001)

Abstract

Das Verständnis der Palliative Care ist weder einheitlich noch eindeutig. Dies wird durch die Vielzahl von Definitionen und Beschreibungen dieses relativ neuen Konzeptes ebenso belegt wie durch die unterschiedlichen Entwicklungen auf nationaler und internationaler Ebene. Wie alle sich in Entwicklung befindenden Ansätze und Konzepte sind auch die Begrifflichkeiten und Definitionen der Palliative Care vorläufig und einem ständigen Wandel unterworfen, der dazu führt, dass sie fortlaufend angepasst werden müssen.

Hinter den Definitionen stehen Wertesysteme, theoretische Modelle, Vorstellungen von Organisationssystemen innerhalb nationaler und regionaler Versorgungsstrukturen sowie professionelle Interessen verschiedener Fachdisziplinen und ihrer Vertreter.

Palliative Care ist ein interdisziplinäres, multiprofessionelles und international bedeutsames Konzept, was auch die Entwicklung der vielfältigen Modelle und unterschiedlichen Ansätze erklärt, die deshalb stets im Zusammenhang mit der Geschichte – der Zeit – und dem Kontext ihrer Entstehung zu sehen sind. In diesem Kapitel soll aufgezeigt werden, was der Begriff und das Konzept Palliative Care umfassen und in welchen theoretischen und konzeptuellen Zusammenhängen Palliative Care in der Fachliteratur beschrieben und diskutiert wird.

Studienziele

Nach Abschluss dieses Kapitels wird die bzw. der Lernende in der Lage sein:

- sich mit grundlegenden Definitionen und Begrifflichkeiten zu Palliative Care auseinanderzusetzen und diese zu erläutern.

- die vorgestellten und bearbeiteten Definitionen zu Palliative Care auf das eigene Grundverständnis und die eigene Grundhaltung zu Palliative Care zu reflektieren.

- ausgewählte Definitionsmerkmale und Diskussionsaspekte zum Grundverständnis der Palliative Care differenziert zu reflektieren und diese im Kontext zum eigenen Grundverständnis und zur eigenen Grundhaltung zu Palliative Care zu erörtern.

Schlüsselwörter

Care, Palliative Care, Palliativmedizin, Palliativbetreuung, Palliativversorgung, Supportive Care, Hospice Care, End-of-Life Care, Terminal Care, Total Pain

Einleitung – Zum Verständnis des Konzeptes «Palliative Care»

Mangels eines gleichbedeutenden deutschen Begriffs hat sich auch im deutschsprachigen Raum – sowohl in Fachkreisen als auch in der öffentlichen Diskussion – der Begriff «Palliative Care» weitgehend etabliert. Der Begriff «palliativ» bedeutet die Beschwerden einer Krankheit lindernd, aber nicht die Ursachen bekämpfend und stammt vom lateinischen Wort «pallium» ab, welches im antiken Rom einen mantelartigen Überwurf bezeichnete (Duden, 1997). Der englische Begriff «Care» bedeutet Fürsorge, Pflege in einem umfassenden Sinne. Balfour Mount, ein kanadischer Arzt und einst Cicely Saunders' «Schüler» aus Montreal, prägte 1975 den Begriff «palliative care» als einen sowohl im Französischen wie im Englischen akzeptierbaren Begriff, als er die Hospizidee nach Kanada brachte (CHPCA, 2002). Palliative Care ist der international üblicherweise verwendete Fachausdruck. Im deutschsprachigen Raum werden gleichbedeutend auch die Begriffe Palliativmedizin, Palliativbetreuung oder Palliativversorgung verwendet (s. Kap. 1.1 und 1.3).

> Das Feld der Palliative Care selbst hat sich seit ihren Anfängen rasch weiterentwickelt, und innerhalb dieser Entwicklungen sind in einzelnen Ländern verschiedene Ansätze und Definitionen der Palliative Care entstanden. Das Verständnis der Palliative Care ist somit kein einheitliches, sondern es existiert eine Vielzahl unterschiedlicher Modelle, Definitionen und Begriffe.

Verschiedene Definitionen der Palliative Care

Die WHO-Definition von 1990

In Anknüpfung an die durch die Hospizbewegung entwickelten Betreuungskonzepte definierte die Weltgesundheitsorganisation (WHO, 1990) Palliative Care erstmals als aktive und umfassende Betreuung und Behandlung für Patienten, deren Erkrankung auf kurative Behandlungsmaßnahmen nicht mehr anspricht. Im Vordergrund der Bemühungen der Palliative Care stehen – gemäß dieser Definition – die Kontrolle von Schmerzen und anderen Symptomen sowie von psychischen, sozialen und spirituellen Problemen. Das Ziel der Palliative Care ist die Erreichung der bestmöglichen Lebensqualität für die Patienten und ihre Familien. Die WHO hielt schon in ihren damaligen Ausführungen fest, dass viele Aspekte der Palliative Care bereits in einem frühen Stadium der Erkrankung in Verbindung mit Krebstherapien eingesetzt werden können. Die Definition der WHO (1990) beschreibt noch weitere Grundsätze der Palliative Care (s. Kasten).

Auch Radiotherapie, Chemotherapie und Chirurgie haben, gemäß dieser Definition, durchaus einen Platz in der palliativen Versorgung, vorausgesetzt, dass die positiven Effekte dieser Behandlungen für den Patienten gegenüber ihren Nachteilen deutlich überwiegen (sinngemäße Übersetzung der Definition durch die Autorin). Diese erste Definition der WHO war sehr bedeutsam für die weltweite Verbreitung und Akzeptanz des Verständnisses der Palliative Care.

Die Definition der WHO von 1990 ist abstrakt und offen. Sie beschreibt lediglich die Grundprinzipien der Palliative Care. Die Hintergründe dieser Prinzipien und deren Bedeutung für die Praxis kommen darin nicht zum Ausdruck. Deshalb werden im Folgenden einige der zentralen konzeptuellen Begriffe dieser Definition erläutert.

Das Konzept der aktiven und ganzheitlichen Betreuung und Behandlung (Active Total Care)

Die Etablierung der Palliative Care ist mit einem Paradigmenwechsel im Gesundheitssystem (Pleschberger, 2002), d. h. mit einem Wechsel der bisher gültigen Grundannahmen und Erklärungsmodelle verbunden. Dies gilt es zu berücksichtigen, wenn es darum geht, das Grundverständnis und die Bedeutung der Palliative Care darzulegen. Vergegenwärtigt man sich, dass die Hospizbewegung eine Reaktion auf die zunehmende Institutionalisierung des Sterbens in einem auf Wiederherstellung der Gesundheit ausgerichteten medizinischen System war, in dem Sterben nicht als normaler Prozess, sondern als Niederlage galt, so wird

> **Palliative Care**
>
> - bejaht das Leben und betrachtet Sterben als einen normalen Prozess.
> - soll den Tod weder beschleunigen noch verzögern.
> - verschafft Linderung von Schmerzen und anderen belastenden Symptomen.
> - reduziert diagnostische Maßnahmen auf das Notwendigste.
> - schließt psychische und spirituelle Aspekte in die Versorgung der Patienten ein.
> - bietet ein Unterstützungssystem, um Patienten zu helfen, bis zum Tod so aktiv wie möglich zu leben.
> - bietet ein Unterstützungssystem, um den Angehörigen der Patienten zu helfen, die Zeit während der Krankheit sowie die eigene Trauer zu bewältigen.

deutlich, welch große Veränderung die Perspektive der Palliative Care darstellt. Die einseitige, oft inadäquate medizinische Versorgung schwer kranker und sterbender Menschen sollte ersetzt werden durch einen Betreuungsansatz, der auf die Bedürfnisse und das Befinden dieser Patientengruppe ausgerichtet ist. Der Begriff «active total care» in der englischen Originalversion der Definition wird im Sinne eines holistischen, d. h. ganzheitlichen, umfassenden Versorgungskonzeptes verstanden. Ein holistischer Ansatz wird als eine Art von Betreuung beschrieben, in welcher auf die physischen, psychischen, kulturellen, spirituellen und sozialen Betreuungsbedürfnisse eingegangen wird – ein Ansatz, bei dem die umfassende Betreuung eines Menschen und nicht nur dessen Krankheit im Mittelpunkt stehen (Van Kleffens et al., 2004). Zudem liegt der Kern eines holistischen Ansatzes darin, den Patienten zu gestatten, ihre inneren Ressourcen zu nutzen, um ihre Lebensqualität zu verbessern und sich angemessen mit der Sterblichkeit auseinanderzusetzen (Buckley, 2002).

Diese Präzisierung weist gleich auf zwei zentrale Aspekte des Verständnisses der Palliative Care hin:

- die Bedeutung einer ressourcenorientierten und salutogenetischen Betreuung, bei der nicht nur den Problembereichen Beachtung geschenkt wird, sondern auch die individuellen Möglichkeiten, die gesunden Anteile zur Selbsthilfe der Patienten und ihrer Angehörigen, aktiv unterstützt, berücksichtigt und genutzt werden
- die Abkehr von einem paternalistisch geprägten medizinischen Betreuungsverständnis und Hinwendung zu einer partizipativen Gestaltung der Beziehung zwischen Patienten und professionellen Betreuungspersonen, in der die Patienten als kompetente und selbstbestimmte Personen wahrgenommen werden.

Der ganzheitliche Ansatz ist auch die Antwort auf das von Saunders beschriebene Konzept «Total Pain», das neben den körperlichen Schmerzen auch mentale, soziale und spirituelle Komponenten beschreibt, die in der Versorgung Schwerkranker und Sterbender gleichermaßen beachtet werden müssen (Saunders/Baines, 2003; Saunders, 2000). Das Konzept «Total Pain» wird deshalb als eines der wichtigsten Prinzipien (Clark, 1999) und gewissermaßen als Herzstück der Palliative Care beschrieben (Jeffrey, 2003).

Die Ausrichtung der Betreuung auf den *ganzen Menschen* begründet ein weiteres Merkmal der Palliative Care, nämlich das Erfordernis eines koordinierten Einsatzes von entsprechend qualifizierten interdisziplinären und multiprofessionellen Teams (WHO, 2002; Knipping, 2003), weil eine derartige Betreuung nicht von einer oder zwei Berufsgruppen allein geleistet werden kann.

> Das Konzept der ganzheitlichen Behandlung, Pflege und Begleitung weist einerseits auf die Bedeutung einer ressourcenorientierten und salutogenetischen Betreuung hin, in welcher nicht nur den Problembereichen (Problemdiagnosen) Beachtung geschenkt wird, sondern auch die individuellen Möglichkeiten, die gesunden Anteile zur Selbsthilfe der Patienten und ihrer Angehörigen aktiv unterstützt, berücksichtigt und genutzt werden. Andererseits verweist es auch auf die Umstellung von einem paternalistisch geprägten medizinischen Betreuungsverständnis auf eine partizipative Gestaltung der Beziehung zwischen Patienten und professionellen Betreuungspersonen, in welcher die Patienten als kompetente und selbstbestimmte Personen wahrgenommen werden.

Das Konzept der Lebensqualität

Die Verbesserung der Lebensqualität wird als primäre Zielsetzung und zentrale Aufgabe der Palliative Care definiert. Auch die Orientierung an der Lebensqualität ist das Ergebnis des bereits erwähnten Paradigmenwechsels. So erfolgt die Beurteilung der Wirkung und des Nutzens palliativer medizinischer, pflegerischer und weiterer therapeutischer Maßnahmen nicht mehr alleine auf Grund der Veränderungen der klinischen Symptomatik und der Verlängerung der Lebenszeit. Als Maßstab wird vielmehr das subjektive Erleben des Gesundheitszustands, d. h. das Befinden und Wohlbefinden der Patienten und Angehörigen, die erlebten Möglichkeiten, ihren Alltag und die sozialen Beziehungen befriedigend zu gestalten, betrachtet. In der Fachliteratur aus dem Bereich Palliative Care zeigt sich, dass Lebensqualität als ein individuelles, subjektives, situatives und deshalb immer auch individuell veränderliches Konzept betrachtet wird. Daraus ergibt sich für die Praxis die Notwendigkeit zu erheben, was für den Patienten individuell Lebensqualität bedeutet. Entsprechend diesem Verständnis gelten die Patienten als die Experten für das, was ihrem Leben Qualität verleiht (Jeffrey, a. a. O.). Die Orientierung an der Lebensqualität erfordert somit eine individuelle, patientenbezogene Betreuung. Sie erfordert das stets individuelle, patientenbezogene Erfassen von persönlichen Bedürfnissen und Werten im körperlichen, seelischen, sozialen, kulturellen und spirituellen Bereich (z. B. über eine Werteanamnese) mit anschließender patienten- und familienorientierter Gestaltung der Entscheidungsfindungsprozesse.

> Die Patienten gelten primär als die Experten für das, was ihrem Leben Qualität verleiht. (Jeffrey, a. a. O.)

Das Konzept der Symptomkontrolle

Ein wichtiges Konzept zur Förderung und Verbesserung des Wohlbefindens und der Lebensqualität ist die Symptomkontrolle, die oft auch als Symptommanagement bezeichnet wird. Symptomkontrolle bedeutet die gezielte Vermeidung, Erfassung und Behandlung körperlicher Beschwerden sowie psychischer, sozialer und spiritueller Belastungen, um die bestmögliche Lebensqualität der Betroffenen zu gewährleisten. Die Ergebnisse vieler Studien zeigen, dass sowohl Patienten als auch ihre Angehörigen und Fachkräfte eine effektive Symptomkontrolle als essenzielle Komponente einer exzellenten palliativen Betreuung betrachten. Gemäß Clemens et al. (2005) ist es gerade die Einstellung gegenüber der Symptomkontrolle, welche die Palliativmedizin von der klassischen kurativen Medizin unterscheidet. «Die Befreiung oder Linderung von Symptomen wird zum alles überragenden Mittelpunkt der Therapie» (ebd.). Von besonderer Bedeutung in der symptombezogenen palliativen Behandlung sind entsprechend der Häufigkeit im Auftreten die Behandlung von Schmerzen, Mundtrockenheit, Anorexie, ausgeprägter körperlicher Schwäche (Fatigue), Obstipation, Dyspnoe, Übelkeit, Schlaflosigkeit, Schwitzen, Schluckbeschwerden, Harnverhalt, Verwirrung etc.

Das Konzept der Symptomkontrolle umfasst verschiedene Komponenten (Kübler/Berry, 2002; Müller-Mundt/Schaeffer, 2002; Seymour/Clark, 2005), z. B.:

- die frühzeitige, differenzierte Erfassung und Dokumentation der belastenden Symptome
- den gezielten Einsatz medikamentöser und nichtmedikamentöser Maßnahmen zur Linderung der Symptome
- die regelmäßige Überprüfung der Wirkung der verschiedenen Interventionen
- die Befähigung und Unterstützung der Betroffenen mittels Wissensvermittlung, Beratung und Instruktion (Patientenedukation), um die Entwicklung geeigneter Selbstpflege- und Selbstmanagementfähigkeiten zu fördern.

Patienten und Angehörige sollen frühzeitig integriert und dabei unterstützt werden, belastende Symptome so weit als möglich selbstständig und wirksam behandeln zu können.

In Zusammenhang mit dem Ansatz der Symptomkontrolle wird auch kritisch darauf hingewiesen, dass Patienten entsprechend der lateinischen Herkunft des Begriffs «patiens» auch Leidende sind und dass das Leiden sehr oft nicht vollumfänglich kontrolliert und gelindert werden kann, dass sich ferner bestimmte Formen des Leidens, so z. B. existenzielles und spirituelles Leiden, dem Ansatz der Kontrolle entziehen. Gregory (1994) äußert sogar Bedenken in Bezug auf die ethischen Implikationen, die sich aus dem Ansatz ergeben, menschliches Leiden «kontrollieren» zu können. Die Medikalisierung des Leidens habe durch den Glauben, dass Leiden medizinisch bzw. medikamentös behandelbar und heilbar sei, ernsthafte Auswirkungen auf Patienten, ihre Familien und die klinische Praxis, weil diese oft etwas erwarten, das nicht geleistet werden kann. Einer neuen Aufmerksamkeit und Verantwortung sehen sich die Fachkräfte in der Palliative Care mit der zunehmenden Praxis der palliativen Sedierung konfrontiert (s. Kap. 10.6 und 10.5).

Vielleicht bewirkten gerade solche und ähnliche kritische Stimmen, dass das Konzept der Symptomkontrolle in der überarbeiteten neueren Definition der WHO aus dem Jahr 2002 (s. u.) nicht mehr so dominant dargestellt wird.

Die WHO-Definition von 2002

Gemäß der im Jahre 2002 angepassten Definition ist Palliative Care ein Ansatz zur Verbesserung der Lebensqualität von Patienten und ihren Angehörigen, die mit einer lebensbedrohlichen Erkrankung konfrontiert sind, und zwar durch Prävention und Linderung von Leiden, durch frühzeitiges Erkennen sowie durch exzellentes Einschätzen und Behandeln von Schmerzen und anderen physischen, psychosozialen und spirituellen Problemen.

Die in der ersten Version aufgeführten Merkmale wurden durch folgende Aspekte ergänzt:

- Ein Team steht zur Verfügung, damit der Unterstützungsbedarf der Patienten und ihrer Familien einschließlich der Trauerbegleitung, wenn diese indiziert ist, gedeckt werden kann.
- Die Lebensqualität wird unterstützt und der Krankheitsverlauf positiv beeinflusst.
- Die palliative Versorgung wird bereits zu einem frühen Zeitpunkt der Erkrankung eingesetzt, und zwar auch in Verbindung mit anderen Therapien, deren primäres Ziel es ist, das Leben zu verlängern. Dazu gehören Chemo- oder Radiotherapien einschließlich der notwendigen Untersuchungen, um belastende Symptome und Komplikationen zu behandeln.

Vergleicht man die beiden Definitionen miteinander, fallen einige Unterschiede auf. Die Bezeichnung der Zielgruppe, der Zeitpunkt des Beginns und des Endes der palliativen Betreuung sowie die Hinweise auf therapeutische Interventionen wurden in der neuen Definition verändert. Erweckt die Definition von 1990 noch den Eindruck, dass Palliative Care sich mehrheitlich auf die Patienten mit Krebserkrankungen bezieht, da diese im Text der Definition explizit erwähnt werden, ist die neue Fassung in dieser Hinsicht offener, indem die Definition grundsätzlich alle Patientengruppen, die an einer lebensbedrohlichen Erkrankung leiden, einschließt. Außerdem kann die Beschränkung auf die Gruppe der Patienten, die «nicht mehr auf kurative Behandlungsmaßnahmen ansprechen» in der ersten Version so interpretiert werden, dass Palliative Care sich auf die letzte Lebensphase beschränkt (Sepulveda/Marlin, 2002; Van Kleffens et al., 2004). Der späteren Fassung zufolge wurde erkannt, dass die Prinzipien der Palliative Care bei chronischen und zum Tode führenden Erkrankungen bereits präventiv oder so früh wie möglich angewandt werden sollten.

Diese Veränderung im Denken entspringt der neuen Erkenntnis, dass viele Probleme am Lebensende ihren Ursprung in einer früheren Phase der Erkrankung haben (Sepulveda/Marlin, 2002). Hier zeigt sich ein Wandel im Verständnis der Palliative Care: An die Stelle des ursprünglichen *Phasenmodells* der palliativen Versorgung – bei dem die palliative Versorgung erst einsetzt, wenn kurative Therapien aussichtslos erscheinen –, ist das *integrierte Modell* getreten, bei dem simultan und/oder in Ergänzung präventive, kurative, rehabilitative und palliative Behandlungskonzepte und Interventionen zur Anwendung kommen können. Dies zeigt sich auch darin, dass in der früheren Definition noch Hinweise auf eine gewisse Zurückhaltung bezüglich des Einsatzes von medizinisch-therapeutischen und diagnostischen Maßnahmen herauszulesen sind, die in der zweiten Version nicht mehr vorhanden sind. Das neue *integrierte Versorgungskonzept* setzt nicht nur früher ein, es bezieht von Anfang an auch explizit die Trauerbegleitung der Angehörigen in die Versorgung ein. Die überarbeitete Definition gibt auch klare Hinweise zum Verständnis konzeptueller Fragen, die in vielen Fachartikeln zum Teil jedoch immer noch sehr kontrovers diskutiert werden.

Verwandte Konzepte und synonym verwendete Begriffe

Worin unterscheiden sich die Konzepte «Palliative Care» und «Supportive Care»? Bei der Supportive Care handelt es sich um einen Begriff, der vor allem in der Onkologie geläufig ist. Die Begriffe «Palliative Care» und «Supportive Care» werden in diesem Kontext manchmal auch gleichzeitig und synonym verwendet und verstanden.

Hinsichtlich des Begriffs «Supportive Care» besteht, wie auch für «Palliative Care», bisher kein einheitliches Verständnis. Supportive Care ist ein breites, allgemeines Konzept, das alle Aspekte zusammenfasst, die nicht unmittelbar auf die Behandlung des Tumors ausgerichtet sind (Coates, 1997). Als stützende Maßnahmen werden in der Onkologie alle Maßnahmen bezeichnet, die zusätzlich zur Chemo- oder Strahlentherapie eingesetzt werden. So zählen z. B. antiemetische, antibiotische und antimykotische Maßnahmen zur Verhinderung und/oder Linderung von Nebenwirkungen sowie die Behandlung von Tumorschmerzen und Maßnahmen zur psychischen und sozialen Unterstützung.

Im Rahmen eines Projektes der EORTC wurde das Verständnis von «supportive care in cancer» geklärt und folgendermaßen definiert:

> Unterstützende Behandlungsmaßnahmen für Krebspatienten umfassen das interdisziplinäre Bemühen um die individuellen umfassenden physischen, psycho-sozialen, spirituellen und kulturellen Bedürfnisse und sollten zu jedem Zeitpunkt der Krankheit für Patienten allen Alters und unabhängig von der gegenwärtigen Behandlungsintention der gegen die Krankheit gerichteten Maßnahmen verfügbar sein.
> *(Lübbe, 2003: 50)*

Im Weiteren wird betont, dass die Definition von Supportive Care, abweichend von der WHO-Definition (1990) der Palliativmedizin, auch für Krebspatienten gilt, deren Erkrankung sich in einem frühen Stadium befindet und deshalb nicht fälschlicherweise mit End-of-Life Care gleichgesetzt werden darf! In Abgrenzung zu Supportive Care sei die palliativmedizinische Behandlung «als eine Spezialform medizinischer Betreuung zu verstehen, die sich auf nicht heilbare Patienten und ihre Familien in den letzten Monaten ihres Lebens bezieht» (Lübbe, 2003).

Eine nationale Debatte zum Verständnis und zum Geltungsbereich von Supportive Care und Palliative Care wurde im Januar 2002 im Zusammenhang mit der Entwicklung nationaler Richtlinien vom «National Council for Hospice and Specialist Palliative Care Services» in England eingeleitet. Im Diskussionspapier zu diesem Klärungsprozess (Tebbit, 2002) wird unter anderem das Spannungsfeld erwähnt, das sich bei der Umsetzung der gut gemeinten Anstrengungen ergeben könnte, Palliative Care bereits zu einem frühen Zeitpunkt im Krankheitsverlauf zu integrieren, da dies bei den Patienten Besorgnis auslösen könnte.

Eine einfache Lösung für dieses Problem wäre deshalb, so der Vorschlag einer Gruppe, die Bezeichnung des Angebotes von «Palliative Care» in «Supportive Care» zu ändern.

Aus den Diskussionen wird ersichtlich, dass die Konzepte «Palliative Care» und «Supportive Care» viele Berührungspunkte haben. Die zugrunde liegende Philosophie und die Prinzipien einer guten Praxis sind in vielem praktisch identisch. Die Unterschiede sind weniger in den Definitionsmerkmalen der beiden Konzepte als in den spezifischen Interessen von Versorgungsaufträgen zu finden, die darin von den Vertretern der verschiedenen Fachdisziplinen, Fachabteilungen und Institutionen verfolgt werden.

Ist Palliative Care gleichzusetzen mit End-of-Life Care?

Obwohl Palliative Care gemäß der aktuellen Definition ein Angebot für Patienten und Angehörige ist, die von einer lebensbedrohlichen Krankheit betroffen sind, ist dies nicht gleich bedeutend mit der letzten Lebensphase oder dem Lebensende. Unter einer lebensbedrohlichen Erkrankung versteht man im Allgemeinen Folgendes:

- eine Erkrankung, die das Leben gefährdet oder mit einem signifikanten Risiko zu sterben verbunden ist, oder
- eine Erkrankung, bei der keine Heilung oder Behandlung mehr möglich ist und die zum Tod führt.

Auf Grund dieser Merkmale kann und muss Palliative Care grundsätzlich in jeder Phase der unheilbaren Erkrankung möglich sein. So z. B. während einer akutmedizinischen Behandlung auf einer Intensivstation oder bei einer fortgeschrittenen Demenzerkrankung in einem Pflegeheim. Die Frage ist hierbei wohl die, welche Aspekte oder Prinzipien der Palliative Care in den beiden Situationen und Versorgungsstrukturen zum Tragen kommen. Da Palliative Care, wie bereits beschrieben, nach heutigem Verständnis nicht erst im terminalen Stadium einer Erkrankung eingesetzt werden sollte, ist sie nicht gleichbedeutend mit End-of-Life Care, d. h. mit der Betreuung am Lebensende oder der Sterbebegleitung.

Nauck (2003) weist in einem Kommentar zu dieser Frage auch darauf hin, dass der Begriff «End-of-Life Care», der oft in Zusammenhang mit Palliative Care genannt wird, sehr unpräzise ist, weil er eine Zeitperiode beschreibt, ohne zu definieren, wann eigentlich das Lebensende beginnt. Er appelliert im Hinblick auf die demografische Entwicklung in einer immer älter werdenden Gesellschaft dafür, Palliative Care nicht synonym mit End-of-Life Care zu verwenden. Dies gewichtet er damit, dass die Expertise der Palliative Care in die verschiedenen Betreuungsbereiche, wie z. B. Alterseinrichtungen und Pflegeheime, Eingang findet und demnach frühzeitig auch Patientengruppen erreicht, die nicht unbedingt an einer lebensbedrohlichen Krankheit, aber an altersbedingten, oft multimorbiden unheilbaren Erkrankungen leiden.

Payne et al. (2000) beschreiben, wie sich die Terminologie in Großbritannien im Zusammenhang mit der End-of-Life Care im Verlauf der Zeit verändert hat. Sie führte von den Begriffen «Hospice Care» und «Terminal Care» in der frühen Phase der Hospizbewegung über den Begriff «Palliative Care» gegen Ende des vergangenen Jahrhunderts zur neuesten Entwicklung, der Etablierung des Begriffs «Supportive Care» in Zusammenhang mit nichtkurativen Behandlungsmaßnahmen in der Versorgung von Krebspatienten. Während die frühe Hospizbewegung eindeutig für die Betreuung der Sterbenden, vorwiegend jener mit Krebs, stand, zeige der Übergang der Terminologie von «Terminal Care» zu «Palliative Care» eine Tendenz zur «Todesverleugnung». Es wird argumentiert, dass die sich ändernde Terminologie der Palliative Care die sichtbar werdenden und konkurrierenden Weisen reflektiert, wie über die angebotene Versorgung von sterbenden Patienten gesprochen werde (ebd.).

Wie die verschiedenen Perspektiven und Positionen zur gleichen Frage eindrücklich zeigen, gibt es auch hier nicht nur eine plausible Antwort. Vielmehr spiegelt sich in diesen Argumentationen wider, wie sehr Begriffe mit bestimmten Bildern, Erfahrungen, Vorstellungen und Grundhaltungen verknüpft werden und wie heikel es offenbar ist, wenn Palliative Care zu sehr mit den Themen Sterben und Tod in Verbindung gebracht wird. Daraus ergeben sich letztlich nicht nur fachliche, sondern auch institutionelle und gesellschaftliche Fragen, etwa nach der Legitimität der Konfrontation mit dem Thema Sterben und Tod in Alterspflegeeinrichtungen oder bei einer schweren Erkrankung, wie z. B. Krebs. Vielleicht ist es auch notwendig, dass andere Einsichten als nur medizinische Überlegungen in die fachlichen und gesellschaftlichen Auseinandersetzungen eingebracht werden, wenn es darum geht zu diskutieren, was es für Theorie und Praxis der Palliative Care bedeutet, wenn das Sterben als Bestandteil des Lebens und als normaler Prozess anzusehen ist. Außer den oben aufgeführten Begriffen wird auch der Begriff «Comfort Care» synonym für End-of-Life Care oder Palliative Care verwendet. Dieser Begriff wird manchmal gebraucht, um den Übergang vom kurativen Behandlungsschema zu einer auf das Wohlbefinden und die Lebensqualität ausgerichteten Versorgung zu markieren.

> **Die EAPC-Definition von 1989**
>
> Palliative Care ist die aktive, umfassende Betreuung und Behandlung von Patienten, deren Erkrankung auf kurative Behandlungsmaßnahmen nicht mehr anspricht. Die Kontrolle von Schmerzen und anderen Symptomen sowie von sozialen, psychischen und spirituellen Problemen steht im Vordergrund. Palliative Care ist ein interdisziplinärer Ansatz, der die Patienten, die Familie und das Umfeld umfasst. Palliative Betreuung und Behandlung bedeuten in gewisser Weise Fürsorge bzw. Pflege in ihrer ureigensten Form – nämlich den Bedürfnissen von Patienten gerecht zu werden, wo auch immer sie die Betreuung erfahren, sei es in einem Spital oder zu Hause. Palliative Care bejaht das Leben und betrachtet Sterben als einen normalen Prozess; das Sterben wird weder beschleunigt noch hinausgezögert. Sie [die Palliative Care, a. d. Ü.] bemüht sich, die bestmögliche Lebensqualität bis zum Tod zu bewahren. (EAPC, 1989; übersetzt durch die Autorin)

Die Definition der European Association for Palliative Care

Neben der Definition der WHO wird oft auch die Definition der European Association for Palliative Care (EAPC, s. Kasten) als Grundlage zur Klärung des Grundverständnisses der Palliative Care benutzt. Sie stammt aus dem Jahre 1989 und ist zum Teil mit der Definition der WHO von 1990 identisch.

Interessant an der Definition der EAPC ist die Beschreibung des Wesens der Palliative Care als «Fürsorge/Pflege in ihrer ureigensten Form» («most basic concept of care»). Dabei handelt es sich auch um einen Aspekt des Verständnisses der Palliative Care, der in der Fachliteratur oft und kontrovers diskutiert wird. Es geht hierbei um die Frage, wie elementar («basic») Palliative Care eigentlich ist. Handelt es sich bei Palliative Care lediglich um eine Philosophie der Betreuung und Pflege von Sterbenden, wie sie seit jeher praktiziert wird? Oder ist Palliative Care ein neuer (professioneller) Versorgungsansatz, der spezielle ausgebildete Haltungen, Kenntnisse und Fähigkeiten voraussetzt? Wenn ja, sollten alle Angehörigen der verschiedenen Berufsgruppen damit vertraut sein, die Schwerkranke und Sterbende in unterschiedlichen Settings betreuen? Oder ist es lediglich ein Ansatz für Spezialisten? Oder gilt auch hier das Prinzip des Sowohl-als-Auch? Eng mit diesen Diskussionspunkten verbunden ist auch die Frage, ob es sich bei Palliative Care um eine Bewegung, ein eigenständiges Fachgebiet oder gar um eine Fachdisziplin handelt.

Zusammenfassung

Wie sich bei der Betrachtung der unterschiedlichen Perspektiven und Positionen zeigt, herrscht über die Kerndimensionen der WHO-Definition der Palliative Care hinaus wenig Übereinstimmung im Grundverständnis und in der Interpretation des Konzeptes «Palliative Care». Diese Offenheit ist einerseits erforderlich, weil die WHO-Definition einen weltweiten Geltungsbereich hat und Palliative Care, z. B. in Entwicklungsländern mit beschränkten Ressourcen, anders praktiziert werden muss als in den westlichen Industrienationen. Es kann also nicht grundsätzlich von einem gleichen Verständnis und schon gar nicht von einer einheitlichen, flächendeckenden, gar länderübergreifenden Praxis ausgegangen werden. Wesentlich scheint gegenwärtig auch, dass die Grundhaltungen, das Grundverständnis, die Grundlagen, die Erkenntnisse, ja die grundlegende Kultur der Palliative Care in viele Einrichtungen und Institutionen Eingang finden und somit möglichst vielen und nicht nur einigen wenigen Menschen rechtzeitig zugute kommen. Um dies zu erreichen, braucht es die Offenheit des Konzeptes. Es sollte aber auch kritisch darauf geachtet werden, dass die zentralen Anliegen und Prinzipien der Palliative Care weder dogmatisch verfolgt noch durch allzu große Offenheit in der Interpretation verloren gehen.

Die Klärung des Verständnisses und die Ausbildung und Entwicklung der Grundhaltung der Palliative Care sind zur Erreichung gemeinsamer Ziele jedoch von großer Bedeutung. Deshalb erscheint es unumgänglich, diese Klärungsprozesse in die Entwicklung und Implementierung von Palliative-Care-Angeboten und -Konzepten zu integrieren. Dabei werden, wie sich in der Literatur zeigt, hitzige Diskussionen wohl nicht zu umgehen sein, welche Fachbereiche und -disziplinen, welche Berufsgruppen und Institutionen die notwendigen Leistungen erbringen werden.

Abschließende Fragen zur Reflexion

Bitte reflektieren Sie anhand des folgenden Fallbeispiels folgende Fragen:

- Welches Verständnis der Palliative Care kommt in den Szenarien 1 und 2 zum Ausdruck?
- Welche Merkmale der Palliative Care werden in den Szenarien 1 und 2 realisiert?

Kasuistik

Herr Hauser (64 J.) suchte seinen Hausarzt auf, weil er seit längerem an hartnäckigem Husten leidet und zu seinem Schrecken kürzlich Blut im Sputum festgestellt hat. Die vom Hausarzt veranlassten Untersuchen ergeben ein ausgedehntes kleinzelliges Bronchialkarzinom. Die Erkrankung ist zum Zeitpunkt der Diagnose bereits weit fortgeschritten, das heißt, der Tumor hat bereits umliegende Strukturen infiltriert, und es wurden Fernmetastasen in der Leber und den Knochen festgestellt.

Szenario 1 *[Konzept d. SymptomKontrolle]*

Der Hausarzt, der dem Patienten die Diagnose umgehend mitteilt, gibt diesem zu verstehen, dass eine vollständige Heilung leider auf Grund des Befundes kaum mehr möglich sei, dass aber sehr wohl das Fortschreiten der Erkrankung verzögert und somit eine Verlängerung der Überlebenszeit erreicht werden kann. Er fragt den Patienten, ob er mit einer Überweisung an einen Onkologen einverstanden sei, weil damit eine optimale Therapie gewährleistet werden könne. Der Patient ist einverstanden. Der Hausarzt überreicht dem Patienten noch eine Informationsbroschüre über die Behandlungsmöglichkeiten bei Krebserkrankungen. Er wünscht dem Patienten alles Gute und sagt, er könne sich jederzeit wieder an ihn wenden, wenn es Probleme gebe. Herr Hauser bekommt schon einige Tage später einen Termin beim Onkologen, der ihm seine Erkrankung und die therapeutischen Möglichkeiten in einem längeren Gespräch erklärt und ihm bestätigt, was der Hausarzt bereits gesagt hatte, nämlich, dass noch einiges versucht werden könne, um die Erkrankung zu stoppen. Um dieses Ziel zu erreichen, wird die sofortige Durchführung eines Chemotherapiezyklus vereinbart und zur weiteren Abklärung ein Schädel-CT veranlasst.

[Der Arzt gibt Alles vor (wie oder wieso!)]

Szenario 2 *[Konzept der Lebensqualität]*

Der Hausarzt sagt dem Patienten, es sehe leider sehr ernst aus, weil sich herausgestellt habe, dass der Tumor bösartig sei. Er fragt den Patienten, ob ihn der Befund überrasche oder ob er bereits damit gerechnet habe. Der Patient sagt dem Arzt, er habe diese Befürchtung schon gehabt, als er blutigen Schleim gespuckt habe. Am schlimmsten sei für ihn, dass alles so anders komme als vorgesehen, und nun wohl nichts aus der seit langem geplanten Reise mit seiner Frau werde. Er erzählt dem Arzt, dass sein Sohn mit seiner Familie in Kanada lebt und er und seine Frau ihn dort besuchen wollten. Der Hausarzt schlägt dem Patienten vor, am nächsten Tag noch einmal mit seiner Frau zu einem Gespräch zu kommen, um gemeinsam das weitere Vorgehen zu besprechen. Er werde in der Zwischenzeit die Untersuchungsergebnisse noch mit einem Onkologen besprechen. Der Hausarzt erläutert die Situation am nächsten Tag dem Patienten und seiner Frau noch einmal. Im Gespräch sagt er, die Tumorerkrankung sei bereits fortgeschritten, und die Möglichkeiten, die Erkrankung wirksam zu behandeln, seien deshalb beschränkt. Er bespricht mit ihnen die therapeutischen Vorschläge des Onkologen und diskutiert mit ihnen die sich daraus ergebenden Möglichkeiten. Im Gespräch tendieren Herr und Frau Hauser dazu, die Reise nach Kanada vorzuziehen und vor dem vorgeschlagenen Chemotherapiezyklus zu unternehmen. Der Hausarzt rät ihnen, sich alles daheim in Ruhe zu überlegen und nach Möglichkeit noch mit dem Sohn in Kanada zu besprechen. Er vereinbart mit ihnen, dass sie ihn nach Bedarf in den nächsten Tagen anrufen oder noch einmal zu einem Gespräch zu ihm kommen, wenn sie sich entschieden haben oder weitere Fragen mit ihm besprechen möchten. Drei Tage später teilt Herr Hauser dem Hausarzt telefonisch mit, dass sie nun bereits kommende Woche nach Kanada abreisen und dort, wenn es sein Befinden erlaube, drei Wochen Ferien machen und dass er dann danach mit dem Chemotherapiezyklus beginnen möchte.

Verwendete Literatur

Buckley, J.: Holism and a health-promoting approach to palliative care. International Journal of Palliative Nursing, 8 (2002) 10: 505.

CHPCA – Canadian Hospice Palliative Care Association: A Model to Guide Hospice Palliative Care. Ottawa 2002.

Clark, D.: «Total pain», disciplinary power and the body in the work of Cicely Saunders, 1958–1967. Social Science & Medicine, 49 (1999): 727–736.

Clemens, K. E.; Ostgathe, Chr.: Auftrag und Wirklichkeit. Palliativmedizin und Interdisziplinarität. Klinikarzt, 34 (2005) (1 + 2): 11–14.

Coates, A.: Quality of life and supportive care. Support. Care Cancer, 5 (1997): 435–438.

Duden: Fremdwörterbuch. Dudenverlag, Mannheim/Wien/Zürich 1997.

EAPC – European Association for Palliative Care. Definition 1989: www.eapcnet.org/about/definition.html, gespeichert am 29.4.2005.

Gregory, D.: The Myth Of Control: Suffering In Palliative Care. Journal of Palliative Care, 10 (1994) 2: 18–22.

Jeffrey, D.: What do we mean by psychosocial care in palliative care? In: Lloyd-Williams, M.: Psychosocial issues in palliative care. Oxford University Press, Oxford/New York 2003.

Knipping, C.: Das Verständnis, die Umsetzung und Qualifizierung von Palliative Care in der Schweiz – unter besonderer Berücksichtigung der Pflege. Master Thesis, eingereicht im Dezember 2003 an der Fakultät für Interdisziplinäre Forschung und Fortbildung (IFF) der Universität Klagenfurt, Abteilung Palliative Care und Organisations-Ethik, Wien 2003 (www.iff.ac.at/pallorg).

Kübler, K.; Berry, P.: Clinical Practice Guidelines for Advanced Practice Nursing. In: End-of-life Care. Clinical Practice Guidelines. W. B. Saunders, Philadelphia 2002.

Lübbe, A.: Auf dem Wege zu einem europäischen Standard für «best supportive care». Focus Onkologie 1–2 (2003): 50–55.

Müller-Mundt, G.; Schaeffer, D.: Symptommanagement und Pflege am Beispiel chronischer Schmerzzustände. In: Pleschberger, S.; Heimerl, K.; Wild, M. (Hrsg.): Palliativpflege. Grundlagen für Praxis und Unterricht. Facultas, Wien 2002.

Nauck, F.: Is palliative care synonymous with end-of-life care? European Journal of Palliative Care, 10 (2003) 6: 223.

Payne, S.; Sheldon, F.; Jarrett, N.; Large, S.; Smith, P.; Davis, C. L.; Turner, P.; George, S.: Differences in understandig of specialist palliative care amongst service providers and commissioners in South London. Palliative Medicine, 16 (2000) 5: 395–402.

Pleschberger, S.: Palliative Care. Ein Paradigmawechsel. Österreichische Pflegezeitschrift, 12 (2002): 16–18.

Saunders, C.; Baines, M.: Living with Dying. A Guide to Palliative Care. 3rd edn. Oxford University Press, Oxford/New York 2003.

Saunders, C.: The evolution of palliative care. Patient Education and Counseling, 41 (2000): 7–13.

Schwartz, M.: Weisheit des Lebens. Wilhelm Goldmann, München 2001.

Seymour, J.; Clark, D.: Pain and Palliative Care: The Emergence of New Specialties. Journal of Pain and Symptom Management, 29 (2005) 1: 1–13.

Sepulveda, C.; Marlin, A.: Palliative Care: The World Health Organization's Global Perspective. Journal of Pain and Symptom Management, 24 (2002) 2: 91–96.

Tebbit, P.: Definitions of supportive and palliative care. A consultation paper, 2002.

Van Kleffens, T.; Van Baarsen, G.; Hoekman, K.; Van Leeuwen, E.: Clarifying the term «palliative» in clinical oncology. European Journal of Cancer Care, 13 (2004): 263–271.

WHO – World Health Organization: Cancer Pain relief & Palliative Care. Report of a WHO Expert Committee Technical Report Series No. 804. Geneva 1990.

WHO – World Health Organization: Definition: www.who.int/cancer/palliative/definition/en/print.html, gespeichert am 15.9.2004.

WHO – World Health Organization: Definition of palliative care (2002). www.who.int/cancer.

Weiterführende Literatur

Egan, K. A.; Labyak, M. J.: Hospice Care: A Model for Quality End-of-Life Care. In: Ferrell, B.; Coyle, N. (eds.): Textbook of Palliative Nursing. Oxford University Press, New York 2001: 7–26.

Ewers, M.; Schaeffer, D.: Am Ende des Lebens. Versorgung und Pflege von Menschen in der letzen Lebensphase. Huber, Bern 2005.

Gronemeyer, R.; Loewy, E. H. (Hrsg): Wohin mit den Sterbenden? Hospize in Europa – Ansätze zu einem Vergleich. Forum «Hospiz», Bd. 3. Lit Verlag, Münster/Hamburg/London 2002.

Gronemeyer, R.; Fink, M.; Globisch, M.; Schumann, F.: Helfen am Ende des Lebens. Hospizarbeit und Palliative Care in Europa. Bundesarbeitsgemeinschaft-Hospiz, der hospiz verlag, Wuppertal 2004.

Knipping, C.: Das Verständnis, die Umsetzung und Qualifizierung von Palliative Care in der Schweiz – unter besonderer Berücksichtigung der Pflege. Master-Thesis, eingereicht im Dezember 2003 an der Fakultät für Interdisziplinäre Forschung und Fortbildung (IFF) der Universität Klagenfurt, Abteilung Palliative Care und Organisations-Ethik, Klagenfurt 2003.

Pfeffer, Chr.: Hier wird immer noch besser gestorben als woanders. Eine Ethnographie stationärer Hospizarbeit. Huber, Bern 2005.

Pleschberger, S.: Konzeptionelle Grundlagen und internationale Entwicklung. Palliative Care unter besonderer Berücksichtigung der Pflege. In: Metz, C.; Wild, M.; Heller, A. (Hrsg.): Balsam für Leib und Seele. Pflegen in Hospiz- und Palliativer Betreuung. Lambertus, Freiburg i. Br. 2002: 4–35.

Pleschberger, S.: Palliative Care: Ein Versorgungskonzept für sterbende Menschen. Institut für Pflegewissenschaft an der Universität Bielefeld (IPW), Bielefeld 2000 (www.uni-bielefeld.de/IPW).

Seymour, J.: What`s in a name? A concept analysis of key terms in palliative care nursing. In: Payne, S.; Seymour, J.: Palliative Care Nursing. Principles and Evidence for Practice. Open University Press, Maidenhead, Berkshire 2004.

1.3 Palliative Care – Haltungen und Orientierungen

Andreas Heller und Cornelia Knipping

«Wenn wir für uns selbst und Andere gesundes Sterben, einen gesunden Umgang mit Sterben haben wollen, dann hat es wieder in der jeweiligen Lebenswelt stattzufinden, dann haben wir uns mit seiner Last wieder mehr zu belasten […] Die Schwachen und Kranken zu schützen, ist die Würde der Gesunden.» *(Dörner, 2003: 184–190)*

Abstract

Was ist Palliative Care? Eine Haltung von Personen und eine Orientierung in und zwischen Organisationen. Darum soll es in diesem Kapitel gehen. Es soll der Frage nachgegangen werden, was letztlich das sich qualitativ Auszeichnende und Verbindende der Palliative Care darstellt. Im Folgenden sollen zwei wichtige Interpretationen von Palliative Care reflektiert werden, die einerseits die Haltung von Personen in der Palliative Care erschließen und umschreiben helfen und andererseits die kulturprägenden Orientierungen in Organisationen identifizieren und ausformulieren sollen.

Studienziele

Nach Abschluss dieses Kapitels wird die bzw. der Lernende in der Lage sein:

- das qualitativ Verbindende der Palliative Care in den individuellen Haltungen in der beruflichen Praxis zu verstehen.
- ein Verständnis von Hilfe und Hilfekultur zu entwickeln.
- Palliative Care im Sinne einer radikalen Orientierung an der Lebensrealität und an den Lebensäußerungen der Betroffenen, an Interdisziplinarität, Interprofessionalität, Interorganisationalität, Interkulturalität und Interreligiosität zu verstehen und zu realisieren.

Schlüsselwörter

Hospizbewegung, Kultur des mitleidenschaftlichen Helfens («compassion»), radikale Orientierung an Betroffenen und ihren Angehörigen und Zugehörigen, Orientierung: Interdisziplinarität, Interprofessionalität, Interorganisationalität, Interreligiosität und Interkulturalität

Einleitung

Einen Zugang zu Palliative Care kann man beispielsweise gut über international beschriebene Definitionen finden und formulieren. Definitionen sind in der Regel geronnene und verdichtete Erkenntnisse (s. Kap. 1.1, 1.2 und 12.1). Sie sind bestimmten Interessen zu verdanken und von Meinungen und Perspektiven zu einem Thema abgegrenzt. Man muss Definitionen verflüssigen und interpretieren. Definitionen (lat. «finis»: Grenze) grenzen ab. Erst vor diesem unterscheidenden Hintergrund lassen sie sich verstehen. Indem Definitionen stets neu adaptiert und reflektiert und ihre jeweiligen Bedeutungen im Kontext gesellschaftlicher, sozial- und gesundheitswissenschaftlicher Entwicklungen betrachtet werden, wächst das Verständnis, sich weniger an Zuständen als vielmehr an Prozessen, sich weniger an Grenzen, als vielmehr an den Übergängen, an der Balancierung von Widersprüchen und am Zusammenspiel der Gegensätze zu orientieren (Steppe, 1996). Damit nicht genug: Palliative Care wird oft genug von den WHO-Definitionen erschlossen (WHO, 1990, 2002). Es wird natürlich wissenschaftlich und politisch als ein Versorgungskonzept begriffen, das in der Regel auch flächendeckend in den Alltag der Versorgungsreinrichtungen und der Gesundheitsplanung zu integrieren ist. Das hilft zur Verständigung.

Palliative Care als Konzept der Versorgung am Lebensende

Palliative Care ist mittlerweile ein weltweit anerkanntes Konzept. In verschiedenen Definitionsschritten hat die WHO (1990, 2002, 2004), dieses Konzept gesetzt, modifiziert und den neueren Entwicklungen angepasst (s. Kap. 1.2). Der wichtigste Schlüssel zum Verständnis auf der Seite der Helfenden («caregiver») ist die interprofessionelle Kommunikation mit den Betroffenen selber und ihren Angehörigen und Bezugspersonen (s. Kap. 12.1). Wann beginnt die palliative Behandlung, Betreuung und Begleitung, und wann endet die kurative? Lässt sich diese Frage überhaupt in dieser Gegensätzlichkeit stellen? Wie kann die Gewichtung von kurativen Maßnahmen nicht nur medizin- oder betriebsorientiert, sondern bewusst patientenorientiert vorgenommen, erschlossen und erneuert werden? Welche Haltungen, Kompetenzen und Versorgungskonzepte müssen hier neu reflektiert und identifiziert werden? Was meint Palliative Care, um sich konzeptionell nicht nur dem Konzept der «Kontrolle» (z. B. Schmerz- und Symptomkontrolle, Kontrolle psychischer, sozialer, spiritueller Leiden, Kontrolle von Willensäußerungen in Form von Patientenverfügungen) zu verschreiben? An welchem Leistungs- und Qualitätsverständnis, an welchen Erfolgskriterien orientieren sich die Fachkräfte, die Betroffenen und deren Familien, wenn nicht mehr nur an kurativen Konzepten von Heilung oder Kontrolle? Inwieweit bedingt die Verbesserung der Lebensqualität von Patienten und deren Familien (WHO, 2002) auch eine grundlegend neue Haltung und Sichtweise der Fachkräfte zu den ihnen Anvertrauten? Könnte dies zukünftig noch viel mehr heißen: Weg von der Aktion, dem Eifer, standardisiert gänzlich alles unter Kontrolle zu bekommen, Leiden bestmöglich zu reduzieren, zu eliminieren? Dafür hin zur «Interaktion», um gemeinsam mit dem Betroffenen, entsprechend *seiner* Beurteilung, seines *realen* Zustands, seiner Krankheits- und Versorgungswirklichkeit (die sich im Krankheits- und Versorgungsverlauf stets verändert), *seiner* Ressourcen, Perspektiven und Probleme, *seines ihm gemäßen* Verständnisses von Lebensqualität und Würde, *mit ihm* die Behandlungs- und Versorgungsgestaltung individuell auszuhandeln (Pleschberger, 2005). Dazu sind andere Zugänge, andere patientenbezogene Handlungskonzepte, wie z. B. das Assessment (s. Kap. 3.1 und 3.2), die Patientenedukation (s. Kap. 5.4 und 12.2) und Caring erforderlich, um die reale Lebenswelt des Betroffenen zum Ausgangspunkt aller professionellen Leistungen zu machen (Steppe, 1996).

Erst in der interaktiven Auseinandersetzung mit den Betroffenen selbst beginnen die statisch scheinenden Definitionsmerkmale in Bewegung zu geraten, werden abstrakte Kriterien konkret und gelingt es, die Spannungspole zu identifizieren, zu differenzieren und auszubalancieren. Was bedeutet es im konkreten Fall, Schicksale, den Tod und das Sterben als normale Vorgänge des Lebens zu betrachten, den Tod weder zu beschleunigen noch zu verzögern? Was heißt Linderung der Schmerzen und belastender Symptome, und auf welche Weise kann dies geschehen? Und wie werden konkret die psychischen, sozialen, kulturellen und spirituellen Aspekte der Versorgung berücksichtigt und aufgenommen? Und schließlich versteht die WHO (2002) Palliative Care auch als ein Unterstützungsangebot für die Angehörigen während der Erkrankung des Patienten und über seinen Tod hinaus. Wie ist diese relevante Perspektive rechtzeitig, vorausschauend umzusetzen?

Charakteristisch für solche Fragen ist, dass sie immer wieder gestellt werden müssen, dass ihre Widersprüche bleiben und nicht einseitig aufgelöst werden können. Man muss sich darüber verständigen, sie aushalten und ausbalancieren, und dazu bedarf es Verfahren des Gesprächs, die sowohl auf Verstehen als auch auf Verständigung ausgelegt sind. Es braucht eine grenzüberschreitende, interprofessionelle, organisationsübergreifende, kontextübergreifende Kommunikation, ein Ringen um eine gemeinsame Sprache, ein Bild und die Geschichte des jeweiligen Menschen. Es bedingt Runde Tische des Aushandelns und Prozesse der Verständigung mit den Betroffenen und den Angehörigen – selbstverständlich so sie können und wollen (Heller et al., 2005; Dinges et al., 2005). Dazu gibt es keine Alternative. Palliative Care ist nicht das Monopol einer Berufsgruppe! Vielmehr sind die Bedürfnisse der Betroffenen der Anlass, sich buchstäblich *zusammenzusetzen*, um sich *auseinanderzusetzen*. In diesen berufs- und bereichsübergreifenden Foren beginnt der intensive Prozess einer guten Versorgung am Lebensende, der «Orchestrierung des Lebensendes» (Loewy/Loewy, 2000).

Allein in dieser Perspektive ist angedeutet, dass Versorgung («care») umfassender zu verstehen ist, als es in den Begrenzungen einer Organisation abgedeckt und aufgenommen werden kann.

Die geteilten Erfahrungen am Lebensende stiften oft eine neue existenzielle Form der Solidarität, des engagierten Daseins und des persönlichen Aushaltens zwischen Menschen, ja sie machen eigentlich vor jeder professionellen Differenzierung das Gemeinsame deutlich. Was uns Menschen gemeinsam ist, sind ja die Hilflosigkeit und Angst angesichts des Todes, die emotionale Überforderung und die Tränen, die wir weinen können angesichts der Tränen anderer, das elementare Gefühl des Mitleids. Niemand hat festen Boden unter seinen Füßen, und sich auf die schwankenden Planken existenzieller Ausgeliefertheit zu begeben, verweist aufeinander und macht uns selbst zu Angewiesenen.

Haltungen in der Palliative Care

Palliative Care ist in Definitionen allein schwer zu fassen. Die Haltungen, die erforderlich sind, um eine Aufmerksamkeit in der Interaktion und Kommunikation mit den Betroffenen und ihren Bezugspersonen und Angehörigen zu entwickeln, die sich im Erleben einer palliativen Betreuungssituation befinden, sind zu erschließen und zu umschreiben. Deshalb werden im Folgenden zwei wichtige Interpretationen der Palliative Care entwickelt, die einerseits die Haltung von Personen erschließen und umschreiben helfen und andererseits die kulturprägenden Orientierungen in Organisationen identifizieren und formulieren.

Es wird natürlich vorausgesetzt, dass Wissen, Kompetenz und professionelle Handlungs- und Reflexionsfähigkeit, die sich ständig interprofessionell weiterentwickeln (s. Kap. 2.1, 2.4), eine unverzichtbare und eben auch selbstverständliche Ausprägung palliativen Handelns und Unterlassens sind. Natürlich braucht es Fachexpertise, das Aufnehmen von Wissensbeständen des beruflichen Handelns, die Auseinandersetzung mit internationalen Entwicklungen. All diese faktisch-empirischen Bemühungen bleiben aber in einem additiven Sozialtechnizismus stecken, wenn sie nicht von einer menschlichen Haltung der Solidarität, einer Kultur mitleidenschaftlichen Helfens getragen werden.

Sehr schnell wird etwa die Aufmerksamkeit für den umfassenden Schmerz «total pain» (Clark et al., 2005) zu einem technologisch verkümmerten «total pain management». Die notwendige Bereitschaft, sich von den Schmerzgeplagten berichten, erzählen, beschreiben, malen zu lassen, wie sie den Schmerz erleben und empfinden, degeneriert zu einer «Schmerzverwaltung» (Illich, 1995), in der der pathophysiologische Schmerz auf Skalen erfasst, standardisiert, nach WHO-Stufenleiter therapiert und in der Evaluation vermessen wird (s. Kap. 5.3 und 5.4). Das Erleben des sprachlosen Schmerzes von Ingeborg Bachmann äußerte sich jedoch darin, dass sie keinen Ausdruck mehr für ihren inneren Eindruck fand (Bachmann, 2003).

> Wenn ich Schmerz erleide, dann ist mir bewußt, daß damit eine Frage gestellt wird [...] Diese Frage ist dem körperlichen Schmerz ebenso eigentümlich wie die Einsamkeit des Schmerzes. Schmerz ist das Zeichen für eine fehlende Antwort; er weist auf etwas Offenes hin – etwas, das mich veranlaßt zu fragen: Was fehlt mir? Wie lange noch? Warum muß, soll, kann ich leiden? Warum gibt es ein solches Übel, und warum trifft es gerade mich? Beobachter, die für diesen hinweisenden Bezug des Schmerzes blind sind, haben nichts als konditionierte Reflexe vor sich. Sie studieren ein Meerschweinchen, nicht einen Menschen. Ein Arzt, der diese wertbefrachtete Frage, wie sie hinter den Beschwerden des Patienten aufscheint, übersehen könnte, würde den Schmerz vielleicht als Symptom einer spezifischen körperlichen Störung erkennen, aber er hätte keine Ahnung von dem Leiden, das den Patienten veranlaßte, Hilfe zu suchen. (Illich, 1981: 167f.).

Was sucht der schmerzgeplagte Mensch? Ist es nur das Bedürfnis, von Schmerz und Leid befreit zu werden, oder ist es auch das anthropologisch tiefe Erbe im Menschen, im menschlichen Bedürfnis, sich mit Schmerz, Tod und Krankheit gleichwohl auseinanderzusetzen?

Der Modus der Schmerzkontrolle versucht, den Schmerz in den Griff, im wahrsten Sinne des Wortes unter Kontrolle zu bekommen, ab- und auszuschalten, zu bekämpfen, zu töten, und übersieht aber leicht, dass es Menschen sind, die mit ihrer Schmerzgeschichte und ihrem Schicksal, in ihrer je eigenen und individuellen Geschichte und Kultur begreifbar werden müssen (s. Kap. 2.3). So hat der Schmerz immer auch einen Verweischarakter. Die Wahrnehmung von Schmerz und die Bezugnahme auf schmerzgeplagte Menschen in der palliativen Versorgung kann von daher einen wichtigen und Beispiel stiftenden Zugang zu dem erschließen, was wir als eine Haltung in Palliative Care beschreiben. Geht es doch immer wieder darum, sich auf einen fremden Menschen verstehend und hermeneutisch zu beziehen, in diesem Bezogensein ein Vertrauen zu entwickeln, um seine Selbstmitteilungen in Resonanz auf sein individuelles Schmerzerleben in Schwingung und in Bewegung zu setzen. Nur auf dem Boden einer Zuversicht und Vertrauen stiftenden Beziehung lassen sich die vielfältigen Eindrücke des Schmerzes ausdrücken und mitteilen und letztlich Formen finden, um die Vieldimensionalität des Schmerzes und im Übrigen aller (!) anderen Symptome sowie des menschlichen Lebens (körperlich, seelisch, sozial und spirituell-kulturell) aufzunehmen, um sich die letzten Tage und Wochen und Monate seines Lebens den fremden Helfenden anzuvertrauen.

> So löst die *Haltung* in Palliative Care zugleich eine Resonanz zur *Kultur* in der Palliative Care aus, welche sich in der Personenkultur und Organisationskultur auch darin erschließt, Schmerz und umfassendes Leiden erträglicher werden zu lassen, indem

> sie in ein sinnvolles Umfeld integriert, im Leben und Sterben als Herausforderung erkannt, gedeutet, anerkannt und gewürdigt werden können, um den betroffenen Menschen zu ermöglichen, ihr eigenes Erleben darin entsprechend verantwortlich zu gestalten.

Fachwissen, Versorgungs- und Instanzenketten allein schaffen keine tragende Beziehung zu fremden Menschen am Lebensende. Man hat möglicherweise viel gelernt, aber wenig verstanden. Man weiß viel, ist aber hilf- und ahnungslos, wie man Menschen in ihren Schwächen und Gebrochenheiten begegnen soll, in diesem radikalen Ausgesetztsein angesichts des Todes. Palliative Care meint immer auch, dass die Helfenden eine Schwäche für die eigenen Schwächen entwickeln, um den Schwachen zu begegnen. Immer wieder wird erlebt, dass in dieser Bezogenheit die Hilflosigkeit und Ohnmacht Helfende und Betroffene miteinander verbinden können. Palliative Care als Haltung meint auch, als Person in einen Prozess der Reflexion des eigenen Lebens einzutreten, in dem Sterben und Endlichkeit, Abschied und Trauer Themen werden können und zwar so, dass Gedanken gefühlt und Gefühle gedacht werden.

Palliative Care als alte und neue Kultur des Helfens

Palliative Care verkörpert sich in einer menschlichen Haltung des Helfens, der Begegnung mit Fremden, in deren «Antlitz» – im Sinne von Levinas – «Nacktheit und Unbeholfenheit, das dem Tode-Ausgesetztsein der Imperativ aufleuchtet: ‹Du sollst mich nicht töten›, und: ‹Du sollst mich in meinem Sterben nicht alleine lassen›» (Levinas, 2005: 136). Palliative Care nimmt im Grunde nichts anderes auf, als dieser Verantwortung gegenüber dem anderen gerecht werden zu wollen, sich ihr zu stellen. Palliative Care als Haltung bemüht sich in gewisser Weise, diese Beziehung und die facettenreiche Kommunikation, die wir Lebenden zu den auch Noch-Lebenden und den Sterbenden haben, zu gestalten und auszuhalten.

Hier wird als eine elementare menschliche Haltung einzulösen sein, was in der alten christlichen Tradition im Bild des barmherzigen Samariters jahrhundertelang aufgehoben war und ist: Der Palästinenser hilft dem Juden. Er überschreitet die Grenzen seines Stammes und Volkes. Diese Hilfe kennt keine besonderen Gruppen, grenzt niemanden Bedürftigen aus, sondern wendet sich an alle, die Hilfe brauchen. Sie realisiert sich aus der Betroffenheit, der Mitleidenschaft, dem Überwältigt-Werden, aus der Identifikation mit dem Leidenden. Palliative Care ist in diesem Sinne *Compassion*, radikale Mitleidenschaft mit dem konkreten anderen Menschen, dessen Leben und Sterben mich nicht gleichgültig lassen kann.

Palliative Care – als Haltung – kann somit auch als «compassion» beschrieben werden (Metz, 2000). Mitleidenschaft mit den Schwachen, den Verletzten, den Ausgegrenzten. Compassion anerkennt, würdigt das Leiden und die Autorität des Leidens anderer. Dieser Begriff «compassion» stammt aus der lateinamerikanischen Befreiungsethik und hat nichts mit depressivem Mitleid, sondern mit einem kraftvoll-politischen, eben solidarischen Einsatz für Menschen in Not zu tun:

> Die Politik der Freiheit wurzelt in Anerkennung und Eingedenken. Strikt symmetrische Anerkennungsverhältnisse, wie sie in Konzepten unseren fortgeschrittenen Diskursgesellschaften unterstellt werden, kommen letztlich über eine Logik der Markt-, der Tausch- und Konkurrenzverhältnisse nicht hinaus. Erst asymmetrische Anerkennungsverhältnisse, erst die Zuwendung der Einen zu den ausgegrenzten und zerstörten Anderen bricht die Gewalt und Logik des Marktes.
> *(Metz, 2000: 14–15)*

Hiermit ist die Einsicht verbunden, dass wir das Leiden nicht und nie vollständig aus der Welt werden schaffen können, dass Leiden aber durch die Mitleidensfähigkeit anderer erträglicher werden kann, indem die Bedingungen des Leidens verändert werden. Leiden darf auch nicht losgelöst werden von Gesundheit. So geht es *nicht* darum, Leiden gänzlich zu eliminieren, sondern vielmehr darum, im Erleben von Leiden sogleich auch die Gesundheit im leidenden Menschen wahrzunehmen, zu verstehen, zu erhalten und zu fördern, indem (mit ihm) Quellen erschlossen werden, um mit seinen inneren Zuständen und seinen Umweltbedingungen fertig zu werden. Könnte mit der bestmöglichen Einflussnahme auf die Lebensqualität gemeint sein, auch und gerade im Erleben von Krankheit und Sterben, den Menschen zu befähigen, selbst zu gesunden und seine Umwelt zu gestalten? Hier erweist sich in höchstem Maße die Würdigung des Menschen, indem sie Bedingungen im Erleben des Leides erschließt, «[…] die Selbstvertrauen, Autonomie und Menschwürde für alle – besonders die Schwächeren – fördern» (Illich, 1995: 13–15) und dort, wo dies nicht möglich ist, das Leiden miteinander aushalten (Frankl, 1979).

Dass eine solche helfend-mitleidenschaftliche Beziehung keine paternalistische Fürsorge von oben nach unten meint, ist evident. Existenzielles Helfen, existenzielle Solidarität und Mitleidenschaft am Lebensende sehen eben anders aus. Nicht die scheinbar

Gesunden kümmern sich um die Kranken, die Starken um die Schwachen, die Experten um die Laien und die (noch) Lebenden um die Sterbenden. Die oft angenommene Asymmetrie kehrt sich um. Die Kranken haben einen Vorsprung. Die Sterbenden machen Erfahrungen, die uns fehlen. Wir lernen von ihnen, und zwar radikal. Wir verdanken ihnen die Möglichkeit, uns selbst für unser eigenes kleines Leben neu zu entscheiden, unsere Prioritäten zu überprüfen und neu auszurichten, ungelebtes – erstarrtes – totes Leben zu verflüssigen und zu verlebendigen und die offenen Fragen und Themen unseres Lebens anzugehen.

Wie oft kann man nämlich die Angst vor dem Sterben und Tod auch deuten als ein subjektiv verbreitetes Gefühl, dass das Leben einem noch etwas schuldet, dass der Tod auch nach einem biologisch langen Leben immer noch zu früh kommt, plötzlich und unerwartet für die einen und doch wieder zu lange auf sich warten lässt für die anderen. Mit jedem Sterben verlischt eine ganze menschliche Existenz. Unwiederbringlich geht das Leben eines einmaligen und unwiederholbaren Menschen zu Ende, eine ganze Welt geht unter. Für uns, die wir überleben, stirbt ein Mensch. Für diesen Menschen stirbt die ganze Welt. Sterben macht einsam. Die «Einsamkeit der Sterbenden» (Elias, 1982) bricht die Brücken der Verbundenheit radikal ab. Die Sterbenden gehen, wir bleiben, bis dass auch ich gehen werde. Der Unterschied ist nicht überbrückbar. Insofern haben Menschen in allen Kulturen Haltungen angesichts dieser Distanz entwickelt, die ihren Ausdruck finden im Verneigen, im rituell geformten Respekt, in der individuellen Würdigung, in der lebendigen Erinnerung, im liebend-dankbaren Verbundenbleiben. Palliative Care ruft gefährlich in Erinnerung, dass sich die Betroffenen dem Zugriff der Begleiter entziehen, dass sie nicht als eine statistische Größe in die Forschungsreihen und in die standardisierten Beobachtungsbögen eines «qualitätskontrollierten Sterbens» (Gronemeyer et al., 2004; Gronemeyer/Loewy, 2002) eingehen. Sterben ist anarchistisch-individuell und fordert jeweils neu heraus.

Wer stirbt: PatientInnen, KundInnen, KonsumentInnen, KlientInnen, NutzerInnen...?

Aus der Perspektive der Versorgung und der Gesundheitspolitik wird die Bevölkerung anhand von Sammelbegriffen zu Gruppen zusammengefasst. Die einzelne Person verschwindet angesichts eines Versorgungsproblems größeren Ausmaßes. So legitim diese Perspektive sein mag, sie läuft aber auch Gefahr, die individuelle Situation zu verallgemeinern, zu abstrahieren vom konkreten menschlichen Schicksal. Nicht unwichtig erscheint uns daher die Notwendigkeit, die Terminologien zu befragen und für die palliative Orientierung zu überprüfen. Hier ist die Grenze all jener gesundheitswissenschaftlich inspirierten Konzepte, welche Sterbende als Koproduzenten ihrer Versorgung sehen. Es ist ja nicht irrelevant, wie die Menschen im Sterben beschrieben werden. Betrachtet man sie als *PatientInnen*, so klingen Implikationen an, die weit über die Eindeutschung des lateinischen Begriffs von Patient (lat. «patiens»: leidend, erleidend, sich gefallen lassend, erduldend, hinnehmend) hinausgehen. Nun werden wir den Patientenbegriff nicht abschaffen können. In diesem grundsätzlichen Zusammenhang sei nur darauf hingewiesen, dass von sterbenden Menschen als «Patienten» oft auch erwartet wird, dass sie geduldig, sozial angepasst, das Zeitliche segnend, dankbar gegenüber Helfern, Ärzten und Pflegepersonen einer bestimmten sozialen Erwartung entsprechen sollen (Pfeffer, 2005). Sie sterben den Tod, der in der Anstalt angestellt ist, wie es Rainer Maria Rilke vor 100 Jahren in den Aufzeichnungen des Malte Laurids Brigge formulierte, und der Schritt zur völlig verobjektivierten Verdinglichung, dem «Patientengut», ist nicht mehr weit (Rilke, 1980).

Dieser «Patient» wird in einem anderen, eben markt- und betriebswirtschaftlichen Paradigma als *Kunde* oder *Konsument* beschrieben. Damit wird zwar eine Außenperspektive akzentuiert und werden Freiheit und Wahlmöglichkeiten unterstellt. Nur lassen sich diese Dimensionen nicht einfach auf Menschen übertragen, die möglicherweise in ihrer letzten Lebensphase in ihrer Autonomie und Gesundheit eingeschränkt sein können. Erst recht wird oft spürbar, dass Autonomie eben keine radikale individuelle Freiheit und ein Losgelöstsein von anderen bedeutet, sondern dass ich als Mensch – und dies nicht nur im Erleben von schwerer Krankheit – immer auch zugleich auf andere angewiesen und verwiesen bin. Autonomie verstehen wir als «gestaltete Abhängigkeit». Dieses Abhängigsein kann sich in einem Maße radikalisieren und verschärfen, dass ich sogar angewiesen bin darauf, dass Dritte advokatorisch, mitleidenschaftlich für mich, meine Lebensinteressen, meine Werte und Wünsche einstehen, weil ich sie selber nicht mehr zur Geltung bringen kann.

Die Themenkarriere des «Patienten» wird abgelöst durch die Etikettierung als *NutzerInnen*. Diese gesundheitswissenschaftliche Perspektive rückt die Betroffenen nun als Akteure in den Blickpunkt, die mitverantwortlich sind für die Gestaltung ihrer Situation und gleichzeitig Koproduzenten des Versorgungsprozesses, die sich selbst zur Sprache bringen und zur Sprache gebracht werden, um in spezifischer Weise ihre Versorgung besser, individueller und umfassender zu gestalten (Schaeffer, 2004; Monroe/Oliviere, 2003). Was aber, wenn Menschen so krank sind, dass sie sich (noch) nicht (mehr) verbal artikulieren können, wenn sie kognitiv eingeschränkt sind, hilflos, orientierungslos, überfordert oder komatös?

In manchen deutschen Hospizen wird von den Menschen, die sterbend sind, von *Gästen* gesprochen. Darin lebt die uralte menschheitsfreundliche Kultur der Gastfreundschaft auf, das Interesse am Fremden (lat. «hospes», gr. «xenos»), der sich und sein Leben, sein Unterwegssein mitbringt und nach einer Zeit seines Weges ganz gehen wird (s. Kap. 4.3). Dem Gast Raum zu öffnen, Speise und Trank und gemeinsame Zeit anzubieten, eine offene Aufmerksamkeit, um zu verstehen und zu lernen, beschreibt überraschend und überwältigend diese hospizlich-palliative Kultur.

Der Gast wird eben nicht mit standardisierten Anamneseverfahren überzogen, sein Aufenthalt wird nicht vom Gastgeber auf Grund der «Diagnose» geplant. Vielmehr wird von Schritt zu Schritt, von Geschichte zu Geschichte, das Leben bis zuletzt entfaltet und miteinander gestaltet. Natürlich entspricht dieses orientalisch anmutende Bild nicht der Realität in unseren Krankenhäusern, die betriebswirtschaftlicher Kosten-Nutzen-Logik folgen. Palliative Kultur ist und bleibt ja eine Kritik, eine Differenzsetzung jeder therapeutischen und begleitenden Praxis, die nicht radikal die Betroffenen in den Mittelpunkt der Aufmerksamkeit stellt. Hier liegt der (hermeneutische) Schlüssel für ein gutes Leben und Sterben bis zum Schluss. Die Betroffenen bleiben der Widerspruch zu allen Plänen, die im guten Glauben erstellt werden, ihnen zu helfen. Und die mitleidenschaftliche Bereitschaft («compassion») und absichtslose Offenheit, sich wieder und wieder neu einzulassen auf die letzten Wünsche der Gäste, kennzeichnet das, was palliative Kultur als Gastfreundschaft meinen könnte.

Orientierungen zu Palliative Care in und zwischen Organisationen

Die vorstehenden grundlegenden Überlegungen konkretisieren und *realisieren* sich heute in bestimmten Einrichtungen und Organisationen, in Versorgungskontexten. Hier arbeiten Menschen, für die der Umgang mit den Schwerkranken und Sterbenden, mit ihren Angehörigen und Zugehörigen Alltag des beruflichen Handelns ist. Dies bedingt, dass eine gute Versorgung am Lebensende das Zusammenspiel aller braucht, sozusagen nach Loewy und Springer-Loewy (2005) die Orchestrierung der unterschiedlichen Instrumentierungen im Sinne der Partitur, die der Sterbende vorgibt (Loewy/Springer-Loewy, 2005: 147). Um in diesem Bild zu bleiben, sollen abschließend einige unverzichtbare Orientierungen gebündelt werden, die für dieses Buch konzeptuell und in verschiedenen Beiträgen leitend sind (Heller, 1999).

Radikale Betroffenenorientierung

Radikales Interesse und Mitleidenschaft, Orientierung an den Äußerungen und Wünschen, dem Lebenslauf und der Lebensgeschichte der Betroffenen bilden den Ausgang allen Bemühens. Sich um schwer kranke und sterbende Menschen zu kümmern, bedeutet in dieser radikalen Mitleidenschaft, die Unterschiede und Besonderheiten, die unwiederholbare Einmaligkeit und den individuellen Charakter wahrzunehmen, nicht zu verallgemeinern, sondern zu individualisieren und zu personalisieren: Natürlich sind Regeln, Standards, Verallgemeinerungen einfacher. Aber kein Mensch stirbt nach Standard, Schema, Guideline oder Pathway (s. Kap. 12.1).

Orientierung: Interdisziplinarität

Natürlich kann Palliative Care nur im Zusammenspiel, im kollegialen Einvernehmen unterschiedlicher Disziplinen und Fachlichkeiten gelingen. Die leitende Erkenntnis besteht darin, immer nur einen Ausschnitt des Ganzen sehen zu können. Alle Fachbrillen erschließen Perspektiven und verschließen sich gegenüber anderen. Es liegt in der Natur der Sache, dass jede spezialisierte Fachlichkeit ihre eigene Blindheit mitproduziert. Ich kann nur sehen, was ich sehen kann. Um zu sehen, was ich nicht sehen kann, bin ich auf die Augen anderer verwiesen. Die eigene selektive Blindheit bedarf wesentlich der Ergänzung durch andere. Diese Erkenntnis relativiert die Gefahr, sich mit seiner Perspektive, seinem Behandlungs- und Begleitungsvorschlag *absolut* zu setzen. Interdisziplinarität ist eine ständige Einübung in die Fähigkeit, sich selbst zu relativieren, dem anderen großmütig den Vortritt zu gewähren und bescheiden zu bleiben.

Orientierung: Interprofessionalität

Die Haltung der Bescheidenheit und die alteuropäische Tugend der Demut bilden die Voraussetzung für gelingende Interprofessionalität. Die Herausforderung besteht auch hier darin, Unterschiede als Reichtum wahrzunehmen und in der Fremdheit anderer

Sichtweisen und Professionen die eigene Ergänzungsbedürftigkeit zu Gunsten des gemeinsamen Zieles anzunehmen. Natürlich bleibt es eine Daueraufgabe, eine angemessene, verständliche Sprache und Versprachlichung von Beobachtungen und Wissensbeständen zu finden. Sinnvollerweise ist diese auch anschlussfähig an die unterschiedlichen kulturellen Hintergründe der Betroffenen. Für all diese notwendigen Vorgänge gibt es viel Wissen, z. B. in der Teamentwicklung und Supervision und in anderen Formen interprofessioneller Selbstreflexion.

Orientierung: Interorganisationalität

Sterbende und ihre Angehörigen und Zugehörigen zu behandeln, begleitend und umfassend entsprechend ihrer Lebens- und Versorgungsrealität zu betreuen, erfordert grenzüberschreitende «Vor-Sicht» und «Rück-Sicht», die Antizipation von Zukünften. Im weitesten Sinne spielt sich Versorgung immer in bestimmten Zusammenhängen und Kontexten ab, die zu organisieren sind bzw. die selbst durch Organisationen (Krankenhaus, Pflegeheim, ambulante Versorgung, Hospiz, Rettungsdienste etc.) organisiert werden. Was aber soll hier organisiert werden? Letztlich geht es um die Organisation dessen, was aus der Sicht der Betroffenen und ihrer Angehörigen in der letzten Lebensphase zählt, um es mit ihnen individuell zu realisieren! Jede Organisation entwickelt ihre eigene Logik, tickt nach der eigenen Uhr. Immer wieder müssen die unterschiedlichen «Uhren» aufeinander abgestimmt werden, damit keine Diskontinuitäten entstehen, die oft mit dem Verlust von Sicherheit, Orientierung und Lebensqualität verbunden sind (Schaeffer, 2005). Für alle Handelnden im Feld der Palliative Care bedeutet dies, die Eigenlogik der anderen überhaupt erst einmal zuzulassen, sie besser zu verstehen, um dann mit der eigenen Logik an sie anschließen zu können. Die Steuerung von Ablaufprozessen, das Schnittstellenmanagement, das Case Management, die Kommunikation der Leitung sind Themen, die in diesem Zusammenhang von Bedeutung sind (s. Kap. 2.1 und 2.4).

Orientierung: Interkulturalität und Interreligiosität

Wir leben in einer pluralistisch ausdifferenzierten Gesellschaft. Charakteristisch dafür ist unter anderem ihr hoher Grad an Individualisierung. Menschen werden gesellschaftlich gezwungen, ihr eigenes Leben zu entwickeln, das ist Fluch und Segen zugleich. Leben ist nicht mehr vorgeschrieben, sondern die Lebensgeschichte muss selbst geschrieben werden. Und das bedeutet: Entscheidungen treffen, z. B. wie und mit wem man in welcher Kultur mit welchen spirituellen und religiösen Weltanschauungen leben will und wie man dieses Leben auch wieder verändert, erweitert, umschreibt etc.

In Palliative Care ist diese Orientierung an den unterschiedlichen kulturellen, religiösen und spirituellen Konzepten von Menschen unaufgebbar. Sie ergibt sich selbstverständlich aus der Achtung und dem Respekt vor der Unmittelbarkeit und Individualität jedes einzelnen Menschen (s. Kap. 8.1, 8.2 und 9.4). Diese Orientierung im Team, in der Organisation, in einem Gesundheitssystem umzusetzen, schulden wir einander, damit die Würde von Menschen und unsere eigene Würde gewahrt bleiben.

Zusammenfassung

Palliative Care ist eine Definition und ein Versorgungskonzept. In diesem Beitrag wurde versucht, eine Kultur der Hilfe und des Helfens in Palliative Care zu reflektieren. Die handelnden Personen, die Helfenden sollten sich radikal an den Lebensrealitäten und Lebensäußerungen der Betroffenen orientieren. In der Regel sind dies völlig fremde Menschen, zu denen in einem Zustand der Schwäche, der eingeschränkten Autonomie, des Angewiesen- und Verwiesenseins, einer absehbar begrenzten Zeit des Lebens eine Beziehung entwickelt werden soll. Nicht immer gelingt dies. Es kann gelingen, wenn die Situation, die Lebensgeschichte, die Gefühle und Gedanken der Betroffenen aufgenommen und angenommen werden. Hier verändert sich die Beziehung. Die Kranken und Sterbenden haben einen Vorsprung an Erfahrung, eine eigene Weise und Weisheit zu leben und zu sein. *Sie schreiben die Partitur bei der Orchestrierung des Lebensendes. Niemand sonst.*

Entsprechend sollte Helfen am Lebensende in einem Zusammenspiel der Disziplinen (Interdisziplinarität) der Berufe und Berufsgruppen und der freiwillig Helfenden (Interprofessionalität) aufgehoben sein. Es versteht sich von selbst, dass die Verschiedenheiten in den religiösen, kulturellen und weltanschaulichen Auffassungen geachtet und anerkannt werden. Auf diese Weise kann am Lebensende von Menschen gelingen, was Aufgabe und Auftrag in allen Bereichen unseres Gesundheitssystems ist. Die Schwachen und Kranken zu achten und zu schützen ist die Würde der Gesunden.

Abschließende Fragen zur Reflexion

- Woran erkennen Sie Hilfe, die Ihnen gut tut?
- Was erwarten Sie von Menschen, die Ihnen helfen wollen?
- Analysieren Sie an einer Situation das Zusammenspiel der Berufsgruppen in Ihrer Organisation im Umgang mit Sterbenden: Was gelingt, was müsste entwickelt werden?

Verwendete Literatur

Bachmann, I.: Ich weiß keine bessere Welt. Unveröffentlichte Gedichte. Piper, München/Zürich 2003.

Bergmann, A.: Der entseelte Patient. Die moderne Medizin und der Tod. Aufbau-Verlag, Berlin 2004: 174.

Clark, D.; Small, N.; Wright, M.; Winslow, M.; Hughes, N.: A bit of heaven for the few? An oral history oft the modern hospice movement in the United Kingdom. Observatory Publications, Lancaster 2005.

Dinges, S.; Heimerl, K.; Heller, A.: OrganisationsEthik in unterschiedlichen Beratungssettings. In: Forum Supervision 13 (2005) 26: 25–41.

Dörner, K.: Die Gesundheitsfalle. Woran unsere Medizin krankt. Zwölf Thesen zu ihrer Heilung. Econ, München 2003.

Elias, N.: Über die Einsamkeit der Sterbenden in unseren Tagen. Suhrkamp, Frankfurt 1982.

Frankl, V.: Der Mensch vor der Frage nach dem Sinn. Piper, München 1979.

Gronemeyer, R.; Fink, M.; Globisch, M.; Schumann, F.: Palliative Care in Europa. In: Bundesarbeitsgemeinschaft Hospiz e.V. (Hrsg.): Helfen am Ende des Lebens. Hospizarbeit und Palliative Care in Europa. der hospiz verlag, Wuppertal 2004.

Gronemeyer, R.; Loewy, E. H. (Hrsg.): Wohin mit den Sterbenden? Hospize in Europa – Ansätze zum Vergleich. Lit Verlag, Münster/Hamburg/London 2002.

Heller, A.: Ethikberatung, eine Intervention in Organisationen. In: Bartosch, H.; Coenen-Marx, C.; Erckenbrecht, J.; Heller, A. (Hrsg.): Leben ist kostbar. Der Palliative Care- und Ethikprozess der Kaiserswerther Diakonie. Lambertus, Freiburg i. Br. 2005: 12–25.

Heller, A.; Heimerl, K.; Husebø, S. (Hrsg.): Wenn nichts mehr zu machen ist, ist noch viel zu tun. Wie alte Menschen würdig sterben können. Lambertus, Freiburg i. Br. 1999.

Illich, I. (Hrsg.): Die Nemesis der Medizin. Die Kritik der Medikalisierung des Lebens. Beck, München 1995, 4., überarbeitete und ergänzte A.

Illich, I.: Die Nemesis der Medizin. Von den Grenzen des Gesundheitswesens. rororo aktuell 4834, Reinbek bei Hamburg 1981.

Knipping, C.: Das Verständnis, die Umsetzung und Qualifizierung von Palliative Care in der Schweiz unter besonderer Berücksichtigung der Pflege. Eine Literaturrecherche. Master Thesis, eingereicht am 11. Dezember 2003 an der Fakultät für Interdisziplinäre Forschung und Fortbildung der Universität Klagenfurt, Graz und Wien. Abteilung Palliative Care und OrganisationsEthik, Wien 2003 (www.iff.ac.at/pallorg).

Levinas, E.: Humanismus des anderen Menschen. Übersetzt und mit einer Einleitung versehen von Ludwig Wenzler. Felix Meiner Verlag, Hamburg 2005: 136.

Loewy, E. H.; Loewy, R.: The Ethics of Terminal Care. Orchestrating the End of Life. Kluwer, Amsterdam 2000.

Loewy, E. H.; Springer-Loewy, R.: Ethische Fragen am Lebensende. In: Pleschberger, S.; Heimerl, K.; Wild, M. (Hrsg.): Palliativpflege. Grundlagen für Praxis und Unterricht. Facultas, Wien 2005, 2., aktualisierte A.

Metz, J. B.: Zu einem Weltprogramm des Christentums im Zeitalter des Pluralismus der Religionen und Kulturen, In: Metz, J. B. (Hrsg.): Compassion. Weltprogramm des Christentums. Soziale Verantwortung lernen. Herder, Freiburg i. Br. 2000.

Monroe, B.; Oliviere, D. (eds.): Patient participation in palliative care. A voice for the voiceless. Oxford University Press, Oxford/New York, 2003.

Pfeffer, C.: Hier wird immer noch besser gestorben als woanders. Eine Ethnographie stationärer Hospizarbeit. Huber, Bern 2005.

Pleschberger, S.: Nur nicht zur Last fallen. Sterben in Würde aus der Sicht alter Menschen in Pflegeheimen. Lambertus, Freiburg i. Br. 2005.

Rilke, R. M.: Die Aufzeichnungen des Malte Laurids Brigge. In: Rilke, R. M., Werke, Bd. III 1, Prosa. Insel, Frankfurt, 1980.

Schaeffer, D. (Hrsg.): Der Patient als Nutzer. Krankheitsbewältigung und Versorgungsnutzung im Verlauf chronischer Krankheit. Huber, Bern 2004.

Schaeffer, D.: Versorgungswirklichkeit in der letzten Lebensphase. Ergebnisse einer Analyse der Nutzerperspektive. In: Ewers, M.; Schaeffer, D. (Hrsg.): Am Ende des Lebens. Versorgung und Pflege von Menschen in der letzten Lebensphase. Huber, Bern 2005.

Steppe, H.: Quo vadis Fachpflege? Unveröffentlichtes Referat, Diakonisches Werk Stuttgart 1996.

WHO – World Health Organization: National cancer control programs: policies and managerial guidelines. www.who.int/cancer/palliative/definition/en, WHO, Genf 2004.

WHO – World Health Organization: WHO definition of palliative care. www.who.int/cancer, WHO, Genf 2002.

WHO – World Health Organization: Cancer pain relief and palliative care. Report of a WHO Expert Committee. WHO, Genf, 1990

Weiterführende Literatur

Antonovsky, A.: Salutogenese. Zur Entmystifizierung der Gesundheit. Deutsche Gesellschaft für Verhaltenstherapie, Tübingen 1997.

Bachér, I.: Sieh da, das Alter. Tagebuch einer Annäherung. Dittrich, Berlin 2003.

De Beauvoir, S.: Ein sanfter Tod. Rowohlt, Hamburg 2001, 30. A.

Dörner, K. (Hrsg.): Der gute Arzt. Lehrbuch der ärztlichen Grundhaltung. Schattauer, Stuttgart/New York 2003, 2. A.

Gronemeyer, R. (Hrsg.): Kampf der Generationen. Deutsche Verlags-Anstalt, München 2004.

Heimerl, K.; Heller, A.; Kittelberger, F.: Daheim sterben. Palliative Kultur im Pflegeheim. Lambertus, Freiburg i. Br. 2005.

Heller, B. (Hrsg.): Aller Einkehr ist der Tod. Interreligiöse Zugänge zu Sterben, Tod und Trauer. Lambertus, Freiburg i. Br. 2003.

Heller, A.; Krobath, T. (Hrsg.): OrganisationsEthik. Organisationsentwicklung in Kirchen, Caritas und Diakonie. Lambertus, Freiburg i. Br. 2003.

Heller, A.; Heimerl, K.; Metz, C. (Hrsg.): Kultur des Sterbens. Bedingungen für das Lebensende gestalten. Lambertus, Freiburg i. Br. 2000, 2., erweiterte A.

Hohler, F.: Zur Mündung. 37 Geschichten von Leben und Tod. Luchterhand, München 2000.

Käppeli, S.: Zwischen Leiden und Erlösung. Religiöse Motive in der Leidenserfahrung von krebskranken Juden und Christen. Huber, Bern 1998.

Kesselring, A. (Hrsg.): Die Lebenswelt der Patienten. Huber, Bern 1996.

Knellwolf, U.; Rüegger, H.: In Leiden und Sterben begleiten. Theologischer Verlag, Zürich 2004.

Leininger, M. M.: Kulturelle Dimensionen menschlicher Pflege. Lambertus, Freiburg i. Br. 1998.

Lenz, S.: Über den Schmerz. Deutscher Taschenbuchverlag, München 2000.

Müller-Mundt, G. (Hrsg.): Chronischer Schmerz. Herausforderungen für die Versorgungsgestaltung und Patientenedukation. Huber, Bern 2005.

Reitinger, E.; Heller, A.; Tesch-Römer, C.; Zeman, P.: Leitkategorie Menschenwürde. Zum Sterben in stationären Pflegeeinrichtungen. Lambertus, Freiburg i. Br. 2004.

Rüegger, H.: Sterben in Würde? Nachdenken über ein differenziertes Würdeverständnis. NZN Buchverlag, Zürich 2003.

Zsok, O.: Zustimmung zum Leben. EOS Verlag, Erzabtei St. Ottilien, München 1994.

Zsok, O.: Zustimmung zum Leiden? Logotherapeutische Ansätze. EOS Verlag, Erzabtei St. Ottilien, München 1995.

2 Palliative Care in verschiedenen Versorgungskontexten

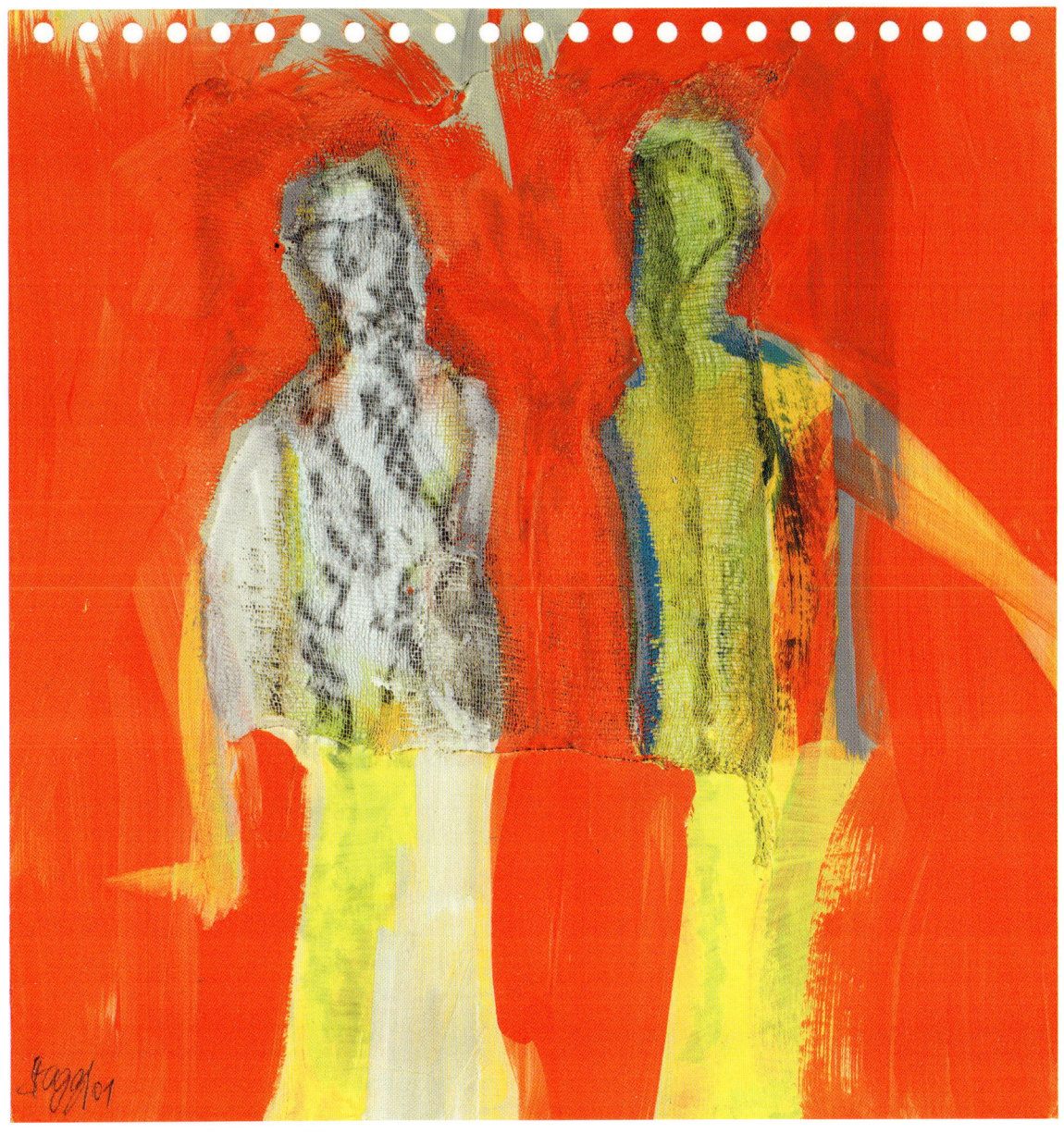

2.1
Implementierung der Palliative Care im Überblick

Katharina Heimerl, Andreas Heller und Sabine Pleschberger

«Unless a palliative care team is able to change the culture of its institution [...] it will not be viable in the medium to long term.» – «Nur wenn es einem Palliative-Care-Team gelingt, die Kultur seiner Organisation zu verändern, [...] wird es mittel- bis langfristig erfolgreich sein.»
(Bruera, 2004: 319)

Abstract

Die überwiegende Mehrheit der Menschen wünscht sich, zu Hause sterben zu können. Im deutschsprachigen Raum ist dies derzeit nur für eine Minderheit möglich, in Großstädten sterben bis zu 80 % der Menschen in einer Einrichtung (Krankenhaus oder Pflegeheim). Ob wir in Würde sterben können, hängt also davon ab, ob es in diesen Einrichtungen einen würdevollen Umgang mit schwer kranken und sterbenden Patienten und Bewohnerinnen gibt. Die WHO-Definition der Palliative Care zeigt auf, was ein würdevoller Umgang mit Schwerkranken und Sterbenden bedeutet. Die Umsetzung der Definition in Politiksystemen und Organisationen verändert deren Entscheidungsstrukturen, Kommunikationen, Normen, Werte und Rahmenbedingungen. Palliative Care umsetzen, bedeutet daher, Organisationen zu entwickeln.

Studienziele

Nach Abschluss dieses Kapitels wird die bzw. der Lernende in der Lage sein:

- sich mit dem systemischen Denken im Sinne von Organisationsentwicklung auseinanderzusetzen und diese im Kontext der Palliative Care zu reflektieren;
- sich mit dem Unterschied zwischen dem Lernen von Personen und dem Lernen von Organisationen differenziert auseinanderzusetzen und dies an ausgewählten Beispielen aus dem Pflegealltag zu reflektieren;
- zu erkennen und zu verstehen, dass Qualität in der Palliative Care sich primär nicht über Richtlinien und Standards regeln und entwickeln lässt, sondern mit der Entwicklung einer palliativen Kultur von Personen und Organisationen beginnt;
- zu erkennen und zu verstehen, dass Entwicklung von Qualität in der Palliative Care nicht mit der Disposition einiger weniger Spezialisten, sondern mit der systemischen Entwicklung der Palliative Care in den Organisationen beginnt;
- ausgewählte Aspekte und Inhalte der Versorgungsforschung in Palliative Care und deren Bedeutung für menschenwürdiges Sterben zu kennen, zu reflektieren und zu beschreiben;
- die wichtigsten Elemente einer palliativen Kultur zu kennen, zu benennen und zu erörtern.

Schlüsselwörter

Palliative Kultur, alternde Gesellschaft, Organisationsentwicklung, Gesundheitspolitik, Versorgungsforschung

Einleitung – Wir leben in einer Gesellschaft von Organisationen

Wesentliche gesellschaftliche Herausforderungen, wie z. B. Bildung, Gesundheit oder Recht, werden in und durch Organisationen bearbeitet (Grossmann et al., 1997). Organisationen bearbeiten zentrale unauflösbare Widersprüche menschlichen Lebens. Im Gesundheitssystem geht es um die Widersprüche von Gesundheit und Krankheit (Krankenhaus), von Abhängigkeit und Autonomie (Betreuungseinrichtungen, z. B. der Behindertenhilfe), von Leben und Tod (z. B. Alters- und Pflegeheime). Die Widersprüche sind nicht einseitig auflösbar und auch nicht unter Kontrolle zu bringen. Die besondere Herausforderung besteht darin, die Widersprüche **(Abb. 2.1-1)** im Prozess von Behandlung, Pflege und Betreuung aufzunehmen und anhand kollektiv vereinbarter Standards und individueller Bedürftigkeiten aufeinander zu beziehen und zu prozessieren (Grossmann, 2000; Heller, 2000).

Wir leben nicht nur in Organisationen – wir sterben auch dort. In den Großstädten sterben bis zu 80 % der Menschen im Krankenhaus oder im Pflegeheim. Nur wenige haben das Privileg, im Hospiz oder auf einer Palliativstation zu sterben. Diese Realität steht in klarem Gegensatz zum Wunsch der meisten Menschen, zu Hause zu sterben. Etwa 80 % der Österreicher geben an, «daheim» sterben zu wollen (Zulehner, 2001). Unter der Kategorie «Daheim» werden sowohl «das eigene Zuhause» als auch eine «vertraute Umgebung» oder «bei Familienangehörigen» erfasst (ebd.). Aus diesen Zahlen lassen sich einleitend drei Schlussfolgerungen ziehen:

1. Die Priorität «ambulant vor stationär» ist in keinem Sektor des Gesundheitssystems so wichtig wie in Palliative Care, da es hier einen dezidierten Wunsch der Bevölkerung gibt, am Lebensende zu Hause behandelt, betreut und versorgt zu werden.
2. Hospize und Palliativstationen zeigen in vorbildlicher Weise, wie Lebensqualität bis zuletzt sichergestellt werden kann. Gesamtgesellschaftlich gesehen übernehmen sie jedoch nur einen sehr kleinen Anteil an der Versorgung von Schwerkranken und Sterbenden.
3. Will man *allen* sterbenden Menschen ein Sterben in Würde ermöglichen, so ist es notwendig, Palliative Care in all jenen Einrichtungen umzusetzen, die Schwerkranke und Sterbende betreuen: im Krankenhaus, im Alters- und Pflegeheim, in Behinderteneinrichtungen, in der (Geronto-)Psychiatrie und in der umfassenden Betreuung zu Hause. Diese Implementierung der Palliative Care in der Grund- und Regelversorgung zielt darauf ab, allen Menschen einen rechtzeitigen Zugang zu Palliative Care und ein Sterben in Würde zu ermöglichen. Eine der Grundvoraussetzungen für die Umsetzung der Palliative Care in Organisationen ist, dass es sich hierbei nicht um ein Monopol *einer* Berufsgruppe oder von *wenigen* (Palliative-Care-)Experten handelt. Vielmehr sind der individuelle Bedarf und die Bedürfnisse der Betroffenen der Anlass, sich buchstäblich *zusammenzusetzen*, um sich mit-

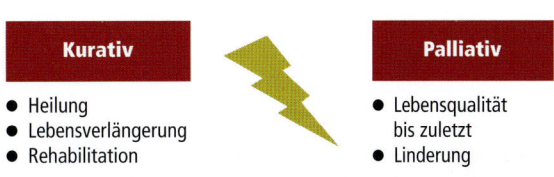

Abbildung 2.1-1: Widersprüchliche Organisationsziele im Krankenhaus (Quelle: Heimerl et al., 2005)

einander über patientenbezogene Aspekte *auseinanderzusetzen*. In diesen berufs-, bereichs- und organisationsübergreifenden Foren beginnt der intensive Prozess einer guten Versorgung am Lebensende, der «Orchestrierung des Lebensendes» (Loewy/Springer-Loewy, 2005). Auf der Basis dieser Grundannahme soll in diesem Kapitel die Umsetzung der Palliative Care in Organisationen beschrieben werden. Dabei wird auf ausgewählte, zentrale Herausforderungen einzelner Settings eingegangen, und es werden wesentliche Charakteristika von Organisationen und ihren Entwicklungsmöglichkeiten aufgezeigt.

Das Lernen von Organisationen

Palliative Care schafft als Versorgungskonzept einen Rahmen für das Lernen von Organisationen. Es gibt bereits einige Beispiele für Trägerorganisationen im deutschsprachigen Raum, die sich «auf den Weg gemacht haben», um mit diesen Herausforderungen gemeinsam umzugehen (Bartosch et al., 2005; Heimerl et al., 2001, 2005; Wilkening/Kunz, 2003). Organisationen lernen anders als Personen. Personen lernen beispielsweise in Fortbildungen – sie sind dann buchstäblich *fort* – während der Alltag in der Organisation unbeirrt weitergeht. Wenn eine Mitarbeiterin aus einer Fortbildung zurückkommt, macht sie häufig die Erfahrung, dass sie das Gelernte nicht anwenden kann.

Ein Beispiel

Eine Pflegeperson lernt in einer Fortbildung zur Palliativpflege, dass eine indizierte Flüssigkeitssubstitution in den letzten Lebenstagen einer Patientin/Bewohnerin am besten subkutan mithilfe einer kurzen Nadel («Butterfly»), erfolgt. Sie möchte das Wissen in ihrem Alters- und Pflegeheim umsetzen, erfährt jedoch, dass dieses aus Kostengründen keine Butterflys mehr anschafft. Die Mitarbeiterin scheitert in ihrem

Bemühen, das Gelernte auch tatsächlich umzusetzen. Nun gibt es für sie mehrere Handlungsmöglichkeiten, das Gelernte dennoch umzusetzen. Wenn wir die unterschiedlichen Handlungsalternativen betrachten, wird deutlich, weshalb es wichtig ist, dass Organisationen lernen:

- *Handlungsmöglichkeit 1:* In jedem Fall ist anzunehmen, dass die Mitarbeiterin mit viel persönlichem Engagement vorgeht, um das Problem zu Gunsten des Bewohners zu lösen. Vielleicht besorgt sie selbst einen Butterfly in der Apotheke, vielleicht holt sie einen Butterfly von einer anderen Station, die noch Restbestände hat. Die Mitarbeiterin ersetzt also den fehlenden Butterfly durch ihr persönliches, spontanes Engagement und löst damit in einem Fall das Problem, im nächsten Fall muss sie wieder eine individuelle Lösung finden.
- *Handlungsmöglichkeit 2:* Eine Alternative zum Vorgehen in dem skizzierten Beispiel wäre auch, sich Folgendes zu überlegen: Mit wem müsste die Mitarbeiterin im Alters- und Pflegeheim sprechen, wen müsste sie überzeugen, damit auf der Station ausreichend Butterflys zu Verfügung stehen? Wer müsste welche Entscheidung treffen, damit Butterflys im Alters- und Pflegeheim wieder eingeführt werden? Wie gut muss das Konzept der Palliative Care im Haus bekannt sein, damit die Entscheidung für Butterflys einvernehmlich getroffen werden kann? Auch wenn das Vorgehen nach Handlungsmöglichkeit 1 zunächst eine Lösung im Sinne guter Palliativpflege für Patienten bringen mag, können engagierte MitarbeiterInnen die strukturellen Defizite der Organisation auf Dauer nicht kompensieren (Heller, 2000). Die MitarbeiterInnen sind überfordert, und die Wahrnehmung, dass sich nichts ändert und dass es jeden Tag aufs Neue dieses große persönliche Engagement braucht, um die angestrebte Arbeits- und Betreuungsqualität herzustellen, führt längerfristig zu Frustration und zum Burnout.

Die zur Handlungsmöglichkeit 2 gestellten Fragen machen auf die Bedingungen von Organisationsentwicklung (Grossmann/Scala, 2001) aufmerksam. Sie erweitern den Handlungsspielraum der Beteiligten und führen zu nachhaltigen Lösungen. Gelingt es, diese Fragen zu beantworten und die Antworten miteinander umzusetzen, so liegt eine Lösung für diese eine Situation, aber auch für viele weitere vor, und erst das bringt Entlastung im Pflegealltag. Organisationen lernen über Entscheidungen und über neue oder verbesserte Kommunikationsstrukturen. Ein zentrales Instrument für das Lernen von Organisationen sind Projekte (Grossmann/Scala, 2001). Vor allen Dingen braucht es die Unterstützung der Leitung, damit Organisationen und die Personen, die in ihr tätig sind, lernen können (Heimerl et al., 2005). Diese Unterstützung kann sehr vielfältig sein (s. Kasten).

> Zusammenfassend lassen sich mehrere Bedingungen für das erfolgreiche Lernen von Organisationen definieren:
>
> - Es braucht den politischen und materiellen Willen der Leitung, des Vorstands, des Aufsichtsrats oder des Trägers.
> - Es braucht immer ein beauftragtes Projekt quer zur Alltagsroutine, durch das Implizites explizit gemacht werden kann, Neues eine Form erhält.
> - Es braucht überraschende Verknüpfungen, weil die Organisation sehen soll, was sie nicht sehen kann.
> - Es braucht Externalität und Fremdheit, um irritierbar zu werden.
> - Es braucht organisierte Multiperspektivität (intern und extern).
> - Es braucht eine Dokumentation dessen, was passiert, um die Arbeit zu sichern, das Wissen aufzunehmen und langfristig zu integrieren.

Möglichkeiten der Unterstützung von Projekten durch die Leitung

Unterstützung bedeutet, dass die Leitung:

- das Thema «Palliative Care» als ein wichtiges Thema erkennt, anerkennt, definiert und vorgibt;
- eine breite Beteiligung und damit unerwartete Projektergebnisse zulässt oder gar ermutigt;
- Mitarbeitende für die Projektarbeit offiziell freistellt und andere Ressourcen zur Verfügung stellt;
- der Arbeit im Projekt durch ihre Anwesenheit bei wichtigen Ereignissen Wertschätzung entgegenbringt;
- mit dem Projektleiter und eventuellen Kooperationspartnern einen Auftrag verhandelt: «Kein Projekt ohne Auftrag.»;
- für die Verbindlichkeit von Projektergebnissen sorgt. (Heimerl et al., 2005)

Palliative Care im Krankenhaus

Obwohl das Krankenhaus in vielen europäischen Regionen immer noch der Ort mit den höchsten Mortalitätszahlen ist, hat sich die Gesamtorganisation bislang nur zögerlich und inselhaft auf das Thema Sterben eingelassen. Organisationstheoretisch ist das leicht zu erklären. Das Krankenhaus ist als Organisation nicht am Sterben, sondern an Gesundheit, Rehabilitation und maximaler Lebensverlängerung orientiert (Grossmann, 2000). Solange die Organisation in ihren Entwicklungen, Strategien, Budgets, Kommunikationen und Kooperationen gutes, würdiges Sterben nicht als Ziel ihrer Handlungen aufnimmt, findet dieses auch nur zufällig und in der Regel nur mit hohem Aufwand von Einzelpersonen statt (Heller, 2000). Eine Kultur des Sterbens kann nicht entwickelt werden.

Krankenhäuser stehen mehr denn je unter hohem Handlungs- und Veränderungsdruck durch radikal gewandelte gesetzliche und finanzielle Rahmenbedingungen. Exemplarisch seien dafür die Einführung von Diagnosis Related Groups (DRGs) oder der § 140 a SGB V des jüngsten Gesundheitsreformgesetzes in Deutschland genannt, mit dem Modelle der integrierten Versorgung gefördert werden (Lüngen/Lauterbach, 2003; Henke, 2004; Willemsen-Neumann, 2005). Die zunehmende Standardisierung von Versorgungsprozessen und die neue Normativität durch EDV-gestützte Versorgungspfade lassen Skepsis und Zweifel aufkommen, ob und inwieweit das Krankenhaus die Irritation des Sterbens und vor allem die höchst individuellen (patientenbezogenen) Sterbesituationen aufzunehmen in der Lage sein wird. Wie einerseits die elektronische Patientenakte und andererseits die notwendigen interprofessionellen, ethischen Kommunikations- und Austauschprozesse Raum und Zeit haben können, bleibt derzeit eine offene Frage. Sicher ist, dass elektronische Kommunikation nicht jene notwendigen Verständigungsprozesse herstellen kann, die für die Bewältigung der individuellen Situation von Patienten und deren Angehörigen am Lebensende notwendig sind. Die Erfahrung zeigt, dass die Umsetzung der Palliative Care im Krankenhaus fast ausschließlich dadurch stattfindet, dass eine Palliativstation oder so genannte Palliativzimmer eingeführt werden. Dies schafft einerseits einen Kontext für gute spezialisierte, eben palliativmedizinische Behandlung und Betreuung in der Regel im multiprofessionellen Team für einige wenige Patientinnen (BOSOFO, 1997). Andererseits ist das Einrichten einer Palliativstation noch in keiner Weise eine Lösung für den Umgang und die Kultur des gesamten Krankenhauses als Organisation in Zusammenhang mit Sterben, Tod und Trauer.

Zunehmend beobachten dies auch engagierte palliative Fachkräfte (Augustyn/Aurenhammer, 2005; Bruera, 2004): Eine Palliativstation im Krankenhaus führt nicht zwangsläufig zu einer systemischen Weiterentwicklung der palliativen Kultur im gesamten Haus. Ganz im Gegenteil: Zunächst kann es zu Ablehnung der Station kommen und sogar dazu, dass dort Betten leer bleiben, weil keine Überweisungen aus dem eigenen Haus stattfinden. Bruera (2004) definiert vier Stadien der Entwicklung von palliativer Kultur im Krankenhaus, die durchaus auch gleichzeitig nebeneinander bestehen können (s. Kasten).

Entwicklungsstadien palliativer Kultur im Krankenhaus (n. Bruera, 2004; Übersetzung: K. Heimerl)

Stadium I – Ablehnung (Denial): Personen und Organisationen sind sich nicht im Klaren darüber, dass ein Palliative-Care-Programm gebraucht wird – meist mit dem Hinweis darauf, dass gute palliative Versorgung *ohnehin* schon angeboten wird und das Wissen dafür in allen anderen Fachdisziplinen enthalten ist.

Stadium II – Palliphobie: Es gibt ein Wissen darüber, dass die Organisation ein Problem im Umgang mit Tod und Sterben hat. Die Angst davor, welche Konsequenzen die Bearbeitung des Themas haben könnte, führt dazu, dass nichts geschieht. Die Einführung einer Palliativstation wird von den meisten Mitarbeitern der Einrichtung abgelehnt.

Stadium III – Pallilalie: Einige Monate bis Jahre nach der Einführung einer Palliativstation ist das Thema quasi in aller Munde. Über Palliative Care wird gesprochen, aber es werden keine konkreten Maßnahmen getroffen, um palliative *Kultur* (Grundhaltung) systemisch im gesamten Krankenhaus umzusetzen. Die Leitung benennt das Thema als wichtige Priorität, aber es werden keine räumlichen, finanziellen oder personellen Ressourcen zugeteilt.

Stadium IV – Palliaktivität: Hier werden strukturelle Ressourcen zugeteilt, z. B. ein palliatives Konsiliarteam oder eine Palliativstation. Das Thema wird in der Aus- und Weiterbildung berücksichtigt. Patienten werden aktiv an die palliative Organisationseinheit überwiesen.

Palliative Care im Alten- und Pflegeheim

Alten- und Pflegeheime sind Orte höchster Sterbeintensität und werden es auch in Zukunft bleiben, wenn die gegenwärtige Entwicklung fortgeschrieben und nicht fundamental durchbrochen wird (Pleschberger, 2005). «Nursing homes are an optimum site for palliative care» («Pflegeheime sind ein idealer Ort für Palliative Care»), so führen Carter und Chichin (2003) in ihren Artikel im Handbuch «Geriatric Palliative Care» ein. Und dennoch schreiben sie in erster Linie von den Barrieren und Herausforderungen. Vor allem, wenn man Pflegeheime mit den Bedingungen von Hospizen oder Palliativstationen vergleicht, lassen sich enorme Hindernisse für eine erfolgreiche Umsetzung des Konzeptes erkennen. Vor diesem Hintergrund ist die Diskussion im deutschsprachigen Raum in besonderem Maß von Fragen der Implementierung und Organisation der Palliative Care in Alten- und Pflegeheimen geprägt (Heller et al., 2003; Wilkening/Kunz, 2003; Pleschberger, 2005; Heimerl et al., 2005).

Die Umsetzung der Palliative Care in Alten- und Pflegeheimen wurde in den letzten Jahren in unterschiedlicher Weise vorangetrieben (s. Kap. 2.4). Bemerkenswert ist hier, dass vor allem die Leitungskräfte in Organisationen das Thema aufnehmen. Sie tun das mit Sensibilisierungs- und Qualifizierungsmaßnahmen, durch Aktivierung der Bewohner, durch Auseinandersetzungen mit relevanten Umwelten wie z.B. Bestattern oder Notärzten, z.B. das Modellprojekt LIMITS (Wettreck, 2002), bzw. durch Mobilisierung vorhandener und benötigter Ressourcen (Heimerl et al., 2005; Reitinger et al., 2004; Kojer, 2002; Sandgathe-Husebø/Husebø, 2004; Wilkening/Kunz, 2003). Bei diesen Projekten handelt es sich um mehr oder weniger umfassende Organisationsentwicklungsprojekte, in denen die Umsetzung der Palliative Care nicht in einer isolierten Maßnahme, etwa einem Qualifizierungsprogramm oder einem themenspezifischen Programm (z.B. Schmerztherapie) gesehen wird. Vielmehr werden nach sorgfältigen Bestandsaufnahmen des Status quo verschiedene Instrumente entwickelt und eingesetzt, um primär eine *palliative Kultur* systemisch zu befördern (Heimerl et al., 2001).

Als weiteres Modell gibt es neben den beschriebenen projektförmig angelegten Implementierungsansätzen auch Kooperationen zwischen Anbietern aus der Hospizarbeit bzw. spezialisierten Palliative-Care-Diensten und Pflegeheimen. In den meisten Fällen beziehen sich diese auf die Mitarbeit von ehrenamtlichen Personen (Ehrenamtliche/Freiwillige), ausgehend von mobilen Hospizdiensten (www.hospizbewegung.de/vinzenz.html), doch gibt es bereits erste Erfahrungen mit einer fallweisen Einbeziehung spezialisierter Pflegekräfte in Heimen (Hirsch, 2004). Der aktuelle Stand zur Implementierung von Hospizarbeit und Palliative Care in Pflegeheimen zeigt eines: Es besteht gerade in diesem Kontext ein Forschungsbedarf, der weit über die Evaluierung bestehender Modellprojekte hinaus geht, nämlich die Notwendigkeit nach einer stärkeren Verschränkung von Geriatrie, Gerontologie, Gerontopsychiatrie mit Palliative Care und Hospizarbeit (s. Kap. 11.4).

Spezialisierte Hospiz- und Palliativeinrichtungen

Historisch betrachtet, wurden Hospize als Gegenwelten zum menschen*un*würdigen Umgang des Krankenhauses mit den Sterbenden gegründet. Es war in der Tat organisationsgeschichtlich eine enorme Innovation, eigene Organisationen zu schaffen, um ein menschenwürdiges Sterben zu ermöglichen. Bis heute hat diese explizite Kritik am Bestehenden die Hospize in ihrer Existenz gerechtfertigt. Sie hat in der Folge auch die Entwicklung weiterer spezialisierter Angebote, wie z.B. Palliativstationen, ambulante Palliativdienste und Palliativberatungsdienste befördert (Heimerl/Pleschberger, 2005).

Derzeit sind diese spezialisierten Angebote von dem Bemühen getragen, dem Modellstatus zu entwachsen und in die Grund- bzw. Regelversorgung aufgenommen zu werden (s. Kap. 2.2, 2.3 und 2.5). Unweigerlich gelten dann aber jene Spielregeln, die sich im gesamten Gesundheitssystem, auch in der Palliativversorgung etabliert haben. Dies wird z.B. an dem wachsenden Druck der Geldgeber, Qualitätsstandards der Versorgung zu etablieren, deutlich. Die Bundesarbeitsgemeinschaft Hospiz e.V. hat im Jahre 2004 gemeinsam mit dem Deutschen Caritasverband e.V. und dem Diakonischen Werk der Evangelischen Kirche in Deutschland das «Qualitätshandbuch für stationäre Hospize» mit dem Titel «SORGSAM» herausgegeben.

In der Folge ist eine Dynamisierung und Angleichung dessen, was als Besonderheit galt, an die Regelversorgung zu erwarten. Dies unterstreichen auch ähnliche Erfahrungen, wie sie in Großbritannien gemacht wurden (Pleschberger, 2002). An diesem Prozess lässt sich beobachten, was mit einer Idee geschieht, die antritt, von den Autoritäten und Machthabern eines Systems akzeptiert zu werden. Sie wird immer auch funktional deformiert. Inwieweit die Ursprungsidee hier neu interpretiert oder gar eliminiert wird durch eine neue Medizindominanz und eine einseitige Medikalisierung und Institutionalisierung des Sterbens, bleibt abzuwarten (Heimerl, 2000).

Erste Anzeichen im europäischen Vergleich (Gronemeyer et al., 2004) stimmen nicht gerade zuversichtlich, sondern sind eher Besorgnis erregend. Auch tragen die Verrechtlichungstendenzen des Sterbens, wie sie etwa an der Diskussion um Patientenverfügungen erkennbar werden (Klie/Student, 2001), mit dazu bei, dass es eine neue Kultur der Partizipation der Betroffenen (Dörner, 2003) braucht, die möglicherweise jenseits der etablierten Organisationen liegt.

Kommunalisierung der palliativen Kultur in Netzwerken

Die Umsetzung der Palliative Care in Organisationen hat natürlich Grenzen (Lilie, 2004; Isensee, 2004; Heller, 2002). Es ist evident, dass Projekte zunächst ausschließlich im Kontext bestimmter Organisationen relevant werden können. In deren Rahmen finden dann Qualitäts- und Optimierungsprozesse statt. Darin bestehen aber auch gleichzeitig die Grenzen der Implementierung der Palliative Care. In der Regel ist die Reichweite dieser Organisationen begrenzt, der Prozess ist im Kontext des Bestehenden angelegt und damit sozusagen ein Optimierungsprogramm des Status quo. Das Pflegeheim wird – mit oder ohne Palliative Care eine «totale Institution» bleiben, daran werden auch noch so engagierte Prozesse der Organisationsentwicklung nichts ändern können.

Der dramatisch steigende Versorgungsbedarf muss konzeptionell zwar einerseits von Organisationen aufgenommen, andererseits aber völlig neu gedacht und organisiert werden. Das Sterben müssen wir heute neu diskutieren als ein *kommunales* Thema von Netzwerkarbeit und Gemeinwesenorientierung, von bürgerschaftlichem Engagement und neuen Versorgungsstrukturen. Nicht eine Person, nicht wenige Experten, nicht eine Organisation, nicht ein Kompetenzzentrum, sondern eine Kommune sollte im besten Fall Trägerin solcher Vorhaben sein. Interessante konzeptionelle Bausteine für eine solche Netzwerkarbeit finden sich unter anderem bei Klie (2002, 2004) sowie im «Ahlener System» (Alter und Soziales e.V., 2002).

«Kommunale Altenplanung» beispielsweise ist ein solches Konzept, in welchem der Versorgungsbedarf neu diagnostiziert und aufgenommen wird und in dem anders gedacht wird. Sie begreift sich «als stetiger Prozess und als Moderation von Entscheidungsfindungen ‹vor Ort›, dies unter Einbeziehung der unterschiedlichen Akteure und bei gleichzeitiger Garantie, dass fachliche Erkenntnisse und Verfahren zur Geltung kommen» (Blaumeiser, 2002: 215). Diese Debatte greift Fachdiskussionen auf, die in der Forderung nach einer Enquête der Heime in Deutschland münden (Dörner et al., 2001), deren Ziel die Auflösung der Pflegeheime ist. Ein Prozess, wie er hier angedacht ist, wird erst durch eine breite Verankerung in der Bevölkerung lebendig und möglich. In der Hospizbewegung gibt es eine solche bereits. Sie könnte auch Basis für tragfähige Netzwerke sein, mithilfe derer ein «Leben und Sterben zu Hause – trotz Pflegebedürftigkeit» möglich wird. Dazu ist sie aufgefordert, verstärkt Allianzen mit den Versorgungsanbietern der ambulanten Pflege einzugehen. Diese wiederum sollten die so genannten Laien als unverzichtbaren Bestandteil einer gelingenden Pflege und Betreuung aufnehmen und auch ihnen professionelles Know-how und erforderliche Unterstützung angedeihen lassen. Ohne Zweifel ist es Aufgabe der Politik, jene Rahmenbedingungen bereitzustellen, die Initiativen «von unten nach oben» befördern und benötigen.

Zusammenfassung

Wir leben in einer Gesellschaft von Organisationen. Wesentliche gesellschaftliche Herausforderungen – wie z.B. Bildung, Gesundheit oder Recht werden in Organisationen bearbeitet. Wir leben aber nicht nur in Organisationen, wir sterben auch dort. In deutschsprachigen Großstädten sterben bis zu 80 % der Menschen in einer Institution – im Krankenhaus oder im Pflegeheim. Die Umsetzung des Konzeptes der Palliative Care greift in die Strukturen und Entscheidungen, in die Normen und Werte der Organisationen ein und verändert sie. Es geht um «Kulturarbeit» auf unterschiedlichen Ebenen, um einen multiperspektivischen Prozess, denn: Organisationen lernen anders als Personen. Personen lernen beispielsweise in Fortbildungen, Organisationen lernen über Entscheidungen und über neue oder verbesserte Kommunikationsstrukturen. Ein zentrales Instrument für das Lernen von Organisationen sind Projekte. Und vor allem braucht es die Unterstützung der Leitung, damit Organisationen lernen können.

Abschließende Fragen zur Reflexion

- Kann man Humanität verordnen, «unter Kontrolle bringen», Palliative Care «organisieren», oder geht es nicht vielmehr darum, Palliative Care patienten- und familienbezogen am Ort des entsprechenden Lebenskontextes der Betroffenen mit seinen unterschiedlichen Spezifika und Herausforderungen zu «realisieren»?
- Was braucht es, damit Palliative Care – im engen Einvernehmen mit dem Betroffenen und seinem

Familien- und Betreuungsnetz vor Ort – primär nicht organisations-, sondern patientenbezogen realisiert werden kann?

Verwendete Literatur

Alter und Soziales e.V.: Das «Ahlener System». Konzepte und Angebote für hilfs- und pflegebedürftige Menschen in Ahlen. Alter und Soziales e.V., Wilhelmstraße 5, DE-59227 Ahlen 2002.

Augustyn, B.; Aurenhammer, K.: (Neben)-Wirkung einer Palliativeinrichtung. Plenarer Vortrag am 5. Kongress der Deutschen Gesellschaft für Palliativmedizin in Aachen, 7. April 2005.

Bartosch, H.; Erckenbrecht, J. F.; Coenen-Marx, C.; Heller, A. (Hrsg.): Leben ist kostbar. Der Palliative-Care- und Ethik-Prozess in der Kaiserswerther Diakonie. Lambertus, Freiburg i. Br. 2005.

Blaumeiser, H.: Zur neuen Rolle der Kommunen in der Altenplanung. In: Klie, T. (Hrsg.): Fürs Alter planen. Beiträge zur kommunalen Altenplanung. Forschungs- und Projektbericht 18 der Kontaktstelle für praxisorientierte Forschung e.V. und der Ev. Fachhochschule Freiburg, Freiburg 2002.

BOSOFO (Hrsg.): Palliativeinheiten im Modellprogramm zur Verbesserung der Versorgung Krebskranker: Ergebnisse der wissenschaftlichen Begleitung. Schriftenreihe des BMG. Nomos Verlagsges., Baden-Baden 1997.

Bruera, E.: The Development of a Palliative Care Culture. Journal of Palliative Care 20 (2004) 4: 316–319.

Carter, J. M.; Chichin, E.: Palliative Care in the Nursing Home. In: Morrison, R. S.; Meier, D.; Capello, C. (Hrsg.): Geriatric Palliative Care. Oxford University Press, Oxford/New York 2003: 357–375.

Dörner, K.: Die Gesundheitsfalle. Woran unsere Medizin krankt. Zwölf Thesen zu ihrer Heilung. Econ, München 2003.

Dörner, K.; Hopfmüller, E.; Röttger-Liepmann, B.: Für eine Auflösung der Heime. Aufforderung an den Deutschen Bundestag, eine «Enquête der Heime» einzusetzen. Dr. med. Mabuse 133, September/Oktober 2001: 29–36.

Gronemeyer, R.: Die Entfernung vom Wolfsrudel: über den drohenden Krieg der Jungen gegen die Alten. Claasen, Düsseldorf 1989.

Gronemeyer, R.; Fink, M.; Globisch, M.; Schumann, F.: Helfen am Ende des Lebens. Hospizarbeit und Palliative Care in Europa. der hospiz verlag, Wuppertal 2004.

Grossmann, R.; Heimerl, K.; Heller, A.; Scala, K.: Organisierte Gesellschaft. In: Grossmann, R. (Hrsg.): Wie wird Wissen wirksam? Springer, Wien/New York 1997: 43–51.

Grossmann, R.; Scala, K.: Gesundheit durch Projekte fördern. Ein Konzept zur Gesundheitsförderung durch Organisationsentwicklung und Projektmanagement. Juventa, Weinheim/München 2001.

Grossmann, R.: Organisationsentwicklung im Krankenhaus. In: Heller, A.; Heimerl, K.; Metz, C. (Hrsg.): Kultur des Sterbens. Lambertus, Freiburg i. Br. 2000.

Heimerl, K.: Lebensqualität bis zuletzt: Integrierte Palliative Versorgung. In: Heller, A.; Heimerl, K.; Metz, C. (Hrsg.): Kultur des Sterbens. Bedingungen für das Lebensende gestalten. Lambertus, Freiburg i. Br. 2000: 149–61.

Heimerl, K.; Heller, A.; Kittelberger, F.: Daheim Sterben. Palliative Kultur im Pflegeheim. Lambertus, Freiburg i. Br. 2005.

Heimerl, K.; Heller, A.; Stelling, C.: Regeln, Routinen, Rituale: OrganisationsKultur des Sterbens in den «Leben im Alter Zentren» von Diakonie in Düsseldorf. In: Heimerl, K.; Heller, A. (Hrsg.): Eine große Vision in kleinen Schritten. Aus Modellen der Hospiz- und Palliativbetreuung lernen. Lambertus, Freiburg i. Br. 2001: 131–139.

Heimerl, K.; Pleschberger, S.: Palliative Care in Deutschland und Österreich. Angebote und Strukturen. In: Pleschberger, S.; Heimerl, K.; Wild, M. (Hrsg.): Palliativpflege. Grundlagen für Praxis und Unterricht. Facultas, Wien 2005.

Heller, A.: Ambivalenzen des Sterbens. Einschätzungen zum gegenwärtigen Umgang mit dem Sterben und den Sterbenden. In: Heller, A.; Heimerl, K.; Metz, C. (Hrsg.): Kultur des Sterbens. Bedingungen für das Lebensende gestalten. Lambertus, Freiburg i. Br. 2000.

Heller, A.: Der Umgang mit Sterbenden – individualisierte und standardisierte Versorgung. In: Metz, C.; Heller, A.; Wild, M. (Hrsg.): Balsam für Leib und Seele. Pflege in Hospizen und palliativer Betreuung. Lambertus, Freiburg i. Br., 2002.

Heller, A.; Dinges, S.; Heimerl, K.; Reitinger, E.; Wegleitner, K.: Palliative Kultur in der stationären Altenhilfe. Zeitschrift für Gerontologie und Geriatrie, 36 (2003): 360–365.

Henke, K. D. (Hrsg.): Integrierte Versorgung und neue Vergütungsformen in Deutschland. Lessons learned from comparison of other health care systems. Nomos Verlagsges., Baden-Baden 2004.

Hirsch, B.: Die Beratungstätigkeit einer medizinisch-pflegerischen Palliativfachkraft (mpP im AHPB des Christophorus Hospiz Vereins e.V. München). In: Aulbert E.; Klaschik E.; Schindler, T. (Hrsg.): Palliativmedizin im ambulanten Sektor. Schattauer, Stuttgart 2004: 22–32.

Isensee, F.: Standardisiertes Sterben. Welchen Nutzen haben wir davon? In: Lilie, U.; Zwierlein, E. (Hrsg.): Handbuch integrierte Sterbebegleitung. Gütersloher Verlagsanstalt, Gütersloh 2004: 50–59.

Klie, T. (Hrsg.): Wohngruppen für Menschen mit Demenz. Vincentz, Hannover 2002.

Klie, T.; Student, J.-C. (Hrsg.): Die Patientenverfügung. Was Sie tun können, um richtig vorzusorgen. Herder Spektrum, Freiburg 2001.

Klie, T.: Bürgerschaftliches Engagement und Ehrenamt in Baden-Württemberg. 1. Wissenschaftlicher Landesbericht 2002/2003; hrsgg. vom Sozialministerium Baden-Württemberg. Stuttgart 2004.

Kojer, M. (Hrsg.): Alt, krank und verwirrt. Einführung in die Praxis der Palliativen Geriatrie. Lambertus, Freiburg i. Br. 2002.

Lilie, U.: Zur Implementierung der Hospizidee in Krankenhäusern und Einrichtungen der Altenhilfe. In: Lilie, U.; Zwierlein, E. (Hrsg.): Handbuch integrierte Sterbebegleitung. Gütersloher Verlagsanstalt, Gütersloh 2004: 45–49.

Loewy, E. H.; Springer-Loewy, R.: The Ethics of Terminal Care. Orchestrating the End of Life. Kluwer 2000.

Loewy, E. H.; Springer-Loewy, R.: Herausforderung «Sterben und Tod». In: Palliativpflege. Grundlagen für Praxis und Unterricht. Facultas, Wien 2005, 2., aktualisierte A.

Lüngen, M.; Lauterbach, K. W.: DRG in deutschen Krankenhäusern. Umsetzung und Auswirkungen. Schattauer, Stuttgart 2003.

Pleschberger, S.: «Bloß nicht zur Last fallen!» Leben und Sterben in Würde aus der Sicht alter Menschen in Pflegeheimen. Dissertation eingereicht an der Fakultät für Gesellschaftswissenschaften an der Justus-Liebig-Universität Gießen, 2005.

Pleschberger, S.: Lessons to learn. Was kann aus den Erfahrungen mit Palliative Care in Großbritannien gelernt werden? In: Bischof H. P.; Heimerl K.; Heller A. (Hrsg.): Für alle, die es brauchen. Integrierte palliative Versorgung – das Vorarlberger Modell. Lambertus, Freiburg i. Br. 2002: 263–274.

Reitinger, E.; Heller, A.; Tesch-Römer, C.; Zeman, P.: Leitkategorie Menschenwürde. Zum Sterben in stationären Pflegeeinrichtungen. Lambertus, Freiburg i. Br. 2004.

Sandgathe-Husebø, B.; Husebø, S.: Old and Given up for Dying? Palliative Care Units in Nursing Homes. Illness, Crisis & Loss 12 (2004): 75–89.

Wettreck, R.: Modellprojekt LIMITS: Gut begleiten und gut entscheiden – Zeit für Vernetzung. In: Hospiz-Dialog NRW, 11 (2002): 8–10.

WHO: Cancer pain relief and palliative care. Report of a WHO Expert Committee. World Health Organization, Geneva 1990.

WHO: National Cancer Control Programs. Policies and Managerial Guidelines. World Health Organization, Geneva 2002.

Wilkening, K.; Kunz, R.: Sterben im Pflegeheim. Perspektiven und Praxis einer neuen Abschiedskultur. Vandenhoeck & Ruprecht, Göttingen 2003.

Willemsen-Neumann, J.: Stirbt die ganzheitliche Sicht des Menschen? Das deutsche DRG-System und die Palliativmedizin. Klinikarzt, 34 (2005) 01/02: 24–28.

Wimmer, R.: Die permanente Revolution. Aktuelle Trends in der Gestaltung von Organisationen. In: Grossmann R. et al. (Hrsg.): Veränderung in Organisationen. Management und Beratung. Gabler, Wiesbaden 1995: 21–42

Zulehner, P. M.: Jedem seinen eigenen Tod. Für die Freiheit des Sterbens. Schwabenverlag, Ostfildern 2001.

Weiterführende Literatur

Dykes, P. C.; Wheeler, K. (Hrsg.): Critical Pathways – Interdisziplinäre Versorgungspfade. DRG-Management-Instrumente. Huber, Bern 2002.

Ewers, M.; Schaeffer, D.: Am Ende des Lebens. Versorgung und Pflege von Menschen in der letzen Lebensphase. Huber, Bern 2005.

Ewers, M.; Schaeffer, D. (Hrsg.): Case Management in Theorie und Praxis. Huber, Bern 2000.

Gronemeyer, R.; Loewy, E. H. (Hrsg.): Wohin mit den Sterbenden? Hospize in Europa – Ansätze zu einem Vergleich. Forum «Hospiz», Bd. 3. Lit Verlag Münster/Hamburg/London 2002.

Körtner, U. H. J.: Sterben in der modernen Stadt. Gesellschaftliche, kulturelle und religiöse Rahmenbedingungen von Palliative Care. Vortrag beim 2. Symposium Herausforderung Palliative Care der Ev. Fachhochschule Freiburg 2003 (Quelle: www.austria.gv.at/2004/4/8/beitrag_koertner4.pdf; Stand: 9.9.2005).

Loewy, E. H.; Springer-Loewy, R.: Herausforderung «Sterben und Tod». In: Palliativpflege. Grundlagen für Praxis und Unterricht. Facultas, Wien 2005, 2., aktualisierte A.

Metz, Chr.: Hospizbewegung und/oder Palliative Care: zwei Seiten einer Medaille? Zur organisatorischen Implementierung und Weiterentwicklung der Hospiz-Idee. In: Gronemeyer, R.; Loewy, E. H. (Hrsg.): Wohin mit den Sterbenden? Hospize in Europa – Ansätze zu einem Vergleich. Lit Verlag, Münster/Hamburg/London 2002.

Pfeffer, Chr.: Hier wird immer noch besser gestorben als woanders. Eine Ethnographie stationärer Hospizarbeit. Huber, Bern 2005.

Salis-Gross, C.: Der ansteckende Tod: Sterbeverläufe im Alters- und Pflegeheim. In: Ewers, M.; Schaeffer, D. (Hrsg.): Am Ende des Lebens. Versorgung und Pflege von Menschen in der letzen Lebensphase. Huber, Bern 2005.

2.2 Palliative Care in der ambulanten Versorgung

Thomas Schindler

«Das ist der glücklichste Mensch, der das Ende seines Lebens mit dem Anfang in Verbindung setzen kann.»
(Johann Wolfgang von Goethe)

«In die tiefe Trauer über den Tod eines wunderbaren Menschen mischt sich zunehmend ein intensives Gefühl von Dankbarkeit für die Zeit, die wir gemeinsam verbringen und erleben durften. Noch ein anderer Umstand lindert unsere Schmerzen: Die Tatsache, dass meine Frau die Chance hatte, die letzten Wochen ihres Lebens in ihrer gewohnten Umgebung bei uns zu Hause zu verbringen, war und ist für uns alle ein großer Trost. Möglich geworden ist dies allerdings nur durch eine umsichtige und aufmerksame ärztliche und pflegerische Begleitung. Die Art, wie Schwester Maria mit ihrem Team uns begleitet hat, hat nicht nur meiner Frau, sondern auch den Kindern und mir den Mut und die Kraft gegeben, diese schwere Krankheit bis zum Schluss geduldig zu ertragen. Gemeinsam mit dem Arzt haben sie meiner Frau Sicherheit und Geborgenheit auf ihrem letzten Weg vermittelt und entgegengebracht.»
(Aussage eines Angehörigen)

«Das Modellprojekt Ambulante Palliativpflege erfüllt aus meiner Sicht einen ganz wichtigen Versorgungsauftrag und deckt in der Betreuung von Schwerstkranken und Sterbenden eine ganz erhebliche Lücke in unserem Versorgungssystem. Wir leben in Deutschland in der aus meiner Sicht paradoxen Situation, dass wir einerseits über Sterbehilfe diskutieren und auf der anderen Seite die Betreuung Schwerstkranker und Sterbender äußerst unbefriedigend ist.»
(Aussage eines Hausarztes)

«Bedingt durch den Aufenthalt meiner Mutter im Krankenhaus erfuhr ich erst zu einem relativ späten Zeitpunkt von der Möglichkeit der ambulanten palliativen Pflege, deren Beginn ich vor Ort mitverfolgen konnte, da ich zwischen den Jahren bei meiner Mutter vor Ort war. Von meiner Mutter wurde mir häufiger versichert, dass sie froh war, zu Hause zu sein, und dass sie mit der Pflege sehr zufrieden war. Von Nachbarn wurde mir das ebenfalls bestätigt. Dies war für mich besonders wichtig und beruhigend, da ich rund 250 km entfernt meiner beruflichen Tätigkeit nachgehen musste. Letztendlich wurde ich frühzeitig und richtig informiert, um die letzten Stunden ($1\frac{1}{2}$ Tage) gemeinsam mit meiner Mutter zu verbringen. Ich möchte ausdrücklich betonen, dass dies für meine Mutter und vor allem auch für mich sehr wichtig und von bleibend positiver Erinnerung sein wird. Obwohl die Handlungen, Gesten, Worte sich auf einfache Tatbestände reduzieren, sind sie für die betroffenen Individuen umfassend und von hoher Wichtigkeit. Dass ich dies erleben und erfahren konnte, ist sicherlich auch auf die von Ihnen und Ihrem Team praktizierte palliative Pflege zurückzuführen.»
(Aus dem Brief eines Angehörigen)

«Ich habe die professionelle und menschlich hervorragende Arbeit Ihres Teams im Umgang mit Schwerstkranken, meistens Tumorpatienten, und ihren Angehörigen während der letzten Jahre sehr schätzen gelernt. Nach meinen langjährigen Erfahrungen hätte der Krankheitsverlauf vieler Patienten, die ich mit Ihrem Team betreuen konnte, ohne die intensive und zeitlich engagierte häusliche Palliativpflege, sicherlich häufiger und länger zu Krankenhausaufenthalten geführt. Sehr häufig muss ich erleben, dass die Familien in der Finalphase des Leidens ihrer Angehörigen dekompensieren und dann ‹notfallmäßige› Einweisungen wegen der Pflegeprobleme erforderlich werden. Tatsächlich war dies in keinem der Fälle, die ich mit Ihrem Team betreut habe, notwendig. Ich führe das auf die Professionalität der besonders geschulten Schwestern sowie auf die erheblich höhere zeitliche Verfügbarkeit zurück.»
(Aus dem Brief einer Hausärztin)

Abstract

Die Bedeutung und Herausforderungen der Palliative Care in der ambulanten Versorgung zeigen sich am ehesten dort, wo es durch eine qualifizierte Begleitung und Betreuung möglich wird, eine ansonsten unabwendbare Krankenhauseinweisung in der letzten Lebenszeit zu vermeiden oder deren Länge zumindest abzukürzen. Unheilbar kranken Menschen und ihren Angehörigen soll eine bedarfsgerechte Unterstützung in der Weise zuteil werden, dass sich deren Wunsch nach einem Sterben in der vertrauten häuslichen Umgebung auch verwirklichen lässt. Multiprofessionelle und sektorenübergreifende Teamstrukturen scheinen im Rahmen einer spezialisierten Palliativversorgung am ehesten in der Lage zu sein, den Bedürfnissen schwer kranker und sterbender Menschen am Lebensende gerecht zu werden.

Studienziele

Nach Abschluss dieses Kapitels wird die bzw. der Lernende in der Lage sein:

- die Wünsche der Menschen hinsichtlich ihres Sterbeortes zur Realität in Beziehung zu setzen und diese zu reflektieren.
- die Unterschiede zwischen Einrichtungen der allgemeinen und der spezialisierten Palliativversorgung zu verstehen und zu benennen.
- die Besonderheiten ambulanter Palliativdienste zu beschreiben.
- über die mangelhafte Finanzierung palliativärztlicher und palliativ-pflegerischer Leistungen im ambulanten Sektor ausgewählte Aussagen treffen zu können.
- die Bedeutung multiprofessioneller und sektorenübergreifender Strukturen für eine gute Palliativversorgung zu verstehen, zu erläutern und auf den eigenen Arbeitskontext exemplarisch zu übertragen.

Schlüsselwörter

Ambulanter Palliativdienst, integrierte Versorgung, mobiles Palliativteam, Palliative Care Team, spezialisierte Palliativversorgung

Einleitung – Bedeutung und Möglichkeiten der Palliative Care

Bedeutung und Möglichkeiten der Palliative Care in der ambulanten Versorgung können am besten von den Nutzern eines der bisher nur sehr seltenen Angebote einer spezialisierten ambulanten Palliativversorgung beurteilt werden – wie es beispielhaft auch in den einleitenden Zitaten geschieht (NRW-Palliativpflegeprojekt, 2005). Betroffene Patienten, Angehörige, konventionelle Pflegedienste und Hausärzte werden wohl am besten ermessen können, welch hohe Bedeutung einer guten Palliativversorgung im häuslichen Umfeld am Lebensende zukommt.

Diese große Bedeutung wird auch dadurch unterstrichen, dass sich die meisten Menschen, danach befragt, wo sie am liebsten sterben wollen, für das eigene Zuhause aussprechen – die ihnen vertraute Umgebung (s. Kap. 2.1, 2.3 und 2.4). In vielen Untersuchungen konnte dieser Wunsch schon nachgewiesen werden, ganz aktuell auch in einem Forschungsprojekt «Tumorpatienten am Lebensende», das in Deutschland vom Bundesministerium für Gesundheit und Soziale Sicherung (BMGS) gefördert wurde. Unter dem Projekttitel «Gemeinsam am Ende des Lebens – Tumorpatienten als Partner bei der Entscheidung zur Therapiebegrenzung» standen an der Friedrich-Schiller-Universität in Jena einerseits die Wünsche der betroffenen Menschen und andererseits die resultierende Realität am Lebensende im Fokus der Untersuchung.

Bei der Vorstellung der Projektergebnisse am 23. Mai 2005 hieß es unter anderem:

> Die Befragung ergab, dass mit 75 Prozent die weit überwiegende Anzahl von Tumorpatienten zu Hause sterben möchte, in der eigenen Wohnung. Nur 15 Prozent gaben als gewünschten Sterbeort das Krankenhaus an. Dem steht die Wirklichkeit diametral gegenüber: Nur 33 Prozent der Patienten starben tatsächlich in einer Privatwohnung, acht Prozent im Alten- und Pflegeheim, 59 Prozent hingegen im Krankenhaus. Die Gründe, die zur Erklärung dieses Widerspruchs von den Hinterbliebenen angegeben wurden, sind vielfältig. Sie reichen von Fehleinschätzungen des Zustands («Hoffnung bis zuletzt») über eine akute Zustandsverschlechterung bis hin zu Defiziten in der pflegerischen Versorgung.
>
> (BMGS, 2005)

Verantwortlich für diese traurige Diskrepanz sind vor allem strukturelle Probleme in der ambulanten Versorgung von Palliativpatienten, die schon in mehreren Ländern zu eindeutigen Resolutionen und Beschlüssen hochrangiger Entscheidungsträger, durch die eine bedarfsgerechte Versorgung schwer kranker und sterbender Menschen angemahnt werden, geführt haben (BÄK, 2003; CoE, 2003; ÖBIG, 2004). Auch vom Sachverständigenrat zur Begutachtung der Entwicklung im Gesundheitswesen ist das Problem klar erkannt worden. In dem am 30. Mai 2005 an die Bundesgesundheitsministerin übergebenen Gutachten «Koordination und Qualität im Gesundheitswesen» heißt es z. B.:

> […] Andererseits ist die Pflegerealität immer noch und immer wieder neu von ausgeprägten Defiziten gekennzeichnet. Diese umfassen inakzeptable Mängel in elementaren Bereichen wie der Grundpflege, Ernährung und Mobilität als auch Versorgungslücken etwa bei der Betreuung Demenzkranker, psychisch Kranker, Sterbender oder Schwerstkranker mit Bedarf an Medizintechnik.
>
> (SVR, 2005)

Ambulante Organisationsstrukturen

Die professionellen Träger der allgemeinen Palliativversorgung im ambulanten Sektor sind in erster Linie Hausärzte und Pflegedienste. In der Betreuung schwerstkranker Krebspatienten haben sich – zumindest in den städtischen Gebieten – im Laufe der letzten 15 Jahre neben den Hausärzten insbesondere die onkologischen Schwerpunktpraxen (OSP) etabliert, in denen internistische Onkologen und Hämatologen, zumeist in Form einer Gemeinschaftspraxis, tätig sind. Darüber hinaus sind auch Fachärzte anderer Gebiete (z. B. Gynäkologie, HNO, Urologie) in die Behandlung von Patienten mit fortgeschrittenen fachbezogenen Krebserkrankungen involviert oder haben bei der Versorgung von Patienten mit chronisch progredienten und lebenslimitierenden Erkrankungen eine wesentliche Funktion (z. B. Kinderheilkunde, Neurologie). Auch niedergelassene Anästhesiologen sind, vor allem auf Grund ihrer Kompetenzen in der Schmerztherapie, immer häufiger in die ambulante Betreuung schwerstkranker Krebspatienten eingebunden.

Der Umfang eines bedarfsgerechten Angebots an Palliative Care in der Endphase des Lebens wird sich im ambulanten Setting immer auch auf die Notwendigkeit von Hausbesuchen erstrecken. Die ärztlichen Gebührenordnungen stecken hier den (bisher sehr engen) Rahmen, in dem Palliativmedizin praktiziert werden kann. Das Bemühen um Schwerkranke und Sterbende im ambulanten Sektor bedeutet deshalb immer auch ein hohes Maß persönlicher Einsatzbereitschaft – ohne (zumindest bisher) mit einer adäquaten Honorierung rechnen zu dürfen. Diese sehr unbefriedigende Situation, die erhebliche Auswirkungen auch auf die Qualität einer bedarfsgerechten Palliativversorgung hat, betrifft Hausärzte wie Fachärzte in gleicher Weise.

Nicht besser stellt sich die Situation im pflegerischen Bereich dar. Der ohnehin geringe Anteil der häuslichen Krankenpflege an den Gesamtausgaben der gesetzlichen Krankenversicherung in Deutschland (1997: 1,4 %, 2001: 1,2 %) ist mitverantwortlich dafür, dass besondere Strukturen für die pflegerische Versorgung Schwerstkranker und Sterbender im ambulanten Sektor bisher kaum entwickelt worden sind und qualifiziertes Pflegefachpersonal im ambulanten Sektor nicht adäquat honoriert werden kann. Hinzu kommt: Durch die vom Bundesausschuss der Ärzte und Krankenkassen im Frühjahr 2000 erlassenen «Richtlinien zur Verordnung häuslicher Krankenpflege» ist gerade die palliativpflegerische Versorgung Schwerstkranker und Sterbender im ambulanten Sektor erheblich beeinträchtigt, zum Teil sogar gefährdet worden, da wesentliche Elemente palliativpflegerischer Tätigkeiten – wie z. B. die Punktion von Port-Systemen oder die Gabe von Medikamenten über Infusionen nach Anordnung durch den Arzt – aus dem Verantwortungsbereich der Pflege herausgenommen worden sind (Ewers, 2003; Schindler, 2000). Dieses Dilemma kann auch nicht durch die Hinzuziehung anderer Professionen (z. B. Seelsorge, Physiotherapie) oder gar den Einsatz ehrenamtlicher Mitarbeiter ausgeglichen werden, deren Beteiligung gleichwohl für eine umfassende Betreuung hilfreich, ja häufig sogar unverzichtbar ist.

Ambulante Palliativdienste (APD)

In den 90er-Jahren des vergangenen Jahrhunderts konnte durch die Arbeit einiger weniger Modellprojekte bzw. regional begrenzter Einzelinitiativen auch in Deutschland belegt werden, dass die Qualität der ambulanten Versorgung schwerstkranker und sterbender Menschen durch eine intensivierte Palliative-Care-Betreuung deutlich gebessert werden kann. Als Folge wurden von den Projekten erheblich niedrigere Einweisungsquoten in Krankenhäuser am Lebensende angegeben, als normalerweise zu erwarten gewesen wären. Dies gilt für alle Arten von Modellprojekten, von denen heute in Deutschland mehrere unterschieden werden können und von denen nur die wenigsten bisher in eine gesicherte Regelfinanzierung überführt worden sind. Anders als ambulante Hospizdienste, die primär von ehrenamtlichem Engagement getragen werden und deren Schwerpunkt die psychosoziale Sterbebegleitung ist, bieten ambulante Palliativdienste (APD) auch pflegerische und/oder ärztliche Expertise an. Während die Zahl ambulanter Hospizdienste in Deutschland in den letzten 15 Jahren aber auf inzwischen über 1000 angestiegen ist, nahm die Zahl der ambulanten Palliativdienste nur in sehr viel geringerem Ausmaß zu. Die Entwicklung von Palliativ- und Hospizeinrichtungen in Deutschland zwischen 1986 und 2004 zeigt **Abbildung 2.2-1**.

Während sich in Deutschland die Begriffe des APD oder auch des Palliative Care Teams (PCT) eingebürgert haben, spricht man in Österreich von mobilen (Palliativ-)Teams. Inhaltlich handelt es sich überall um Einrichtungen der spezialisierten Palliativversorgung, deren Tätigkeit sich ausschließlich auf die Begleitung und Betreuung schwer kranker und sterbender Menschen beschränkt. Meist steht die Beratung bei speziellen Problemen im Vordergrund. Dies gilt nicht nur im Kontakt mit Patient und Angehörigen, sondern auch für die Zusammenarbeit mit Pflegediensten, behandelnden (Haus-)Ärzten und weiteren an der Versorgung beteiligten Berufsgruppen. Beratungsinhalte können sowohl Aspekte der medizinisch-pflegerischen Versorgung (z. B. Schmerztherapie, Symptomkontrolle, Wundversorgung) als auch Hilfestellung bei der Auseinandersetzung von Patient und Angehörigen mit Krankheit, Sterben und Tod sein. Die Schwierigkeiten bei der Frage, was die in-

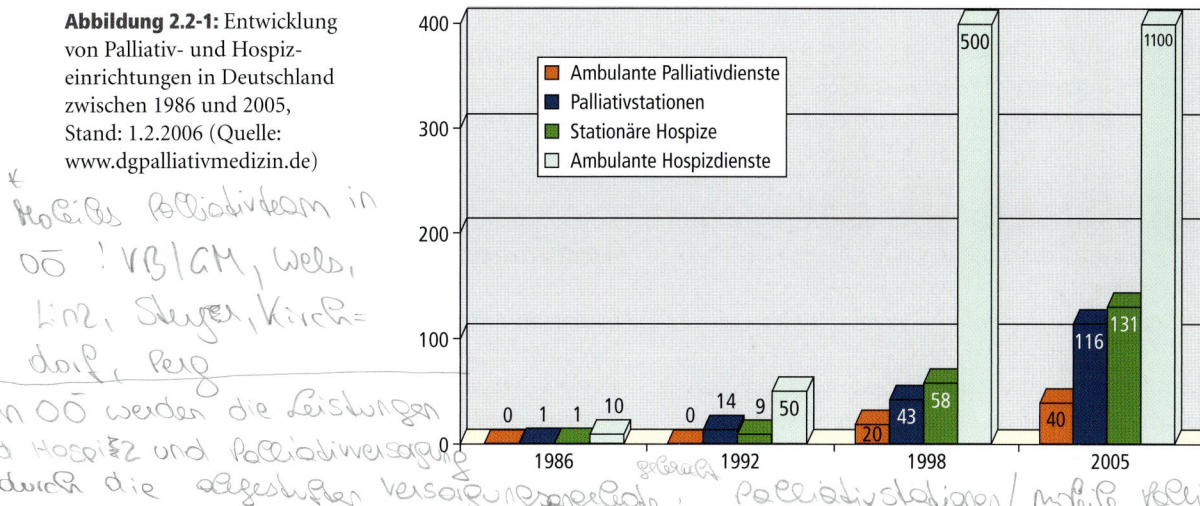

Abbildung 2.2-1: Entwicklung von Palliativ- und Hospizeinrichtungen in Deutschland zwischen 1986 und 2005, Stand: 1.2.2006 (Quelle: www.dgpalliativmedizin.de)

haltliche Arbeit eines APD von Hospizarbeit im engeren Sinne unterscheidet, mögen geringer sein, wenn palliativpflegerische Leistungen auch im Sinne von Grund- und Behandlungspflegeleistungen von einem APD angeboten werden. Das allerdings führt zu Abgrenzungsproblemen gegenüber Sozialstationen (Hauskrankenpflegediensten) und anderen spezialisierten ambulanten Pflegediensten. Ähnliches gilt für den ärztlichen Bereich, bei dem ebenfalls zwischen palliativmedizinischen Beratungs- bzw. Konsiliarleistungen einerseits und eigenständiger Leistungserbringung durch palliativmedizinisch geschulte Ärzte andererseits unterschieden werden kann. In **Tabelle 2.2-1** sind die strukturellen Unterschiede bei den Angeboten spezialisierter Palliativversorgung im ambulanten Sektor dargestellt.

Spezialisierte ambulante Palliativversorgung bedeutet auch im ambulanten Sektor in über 90 % aller dokumentierten Fälle bisher die Betreuung unheilbar kranker Krebspatienten. Medizinische Probleme, die am Lebensende auch bei guter Palliativversorgung noch relativ häufig eine Krankenhauseinweisung nötig machen, sind vor allem Dyspnoe sowie verschiedene Akutsituationen, wie z. B. Blutungen, Ileus und pathologische Frakturen. Fast genauso häufig wie medizinische Komplikationen führen allerdings psychosoziale Nöte, wie etwa die Überlastung der pflegenden Angehörigen, oder auch der Wunsch des Patienten nach der größeren Sicherheit eines Krankenhauses oder der Geborgenheit eines stationären Hospizes zur Einweisung. Es ist davon auszugehen, dass auch bei bester ambulanter Versorgung (inkl. des Angebots stationärer Hospize) 15–25 % aller Krebspatienten am Lebensende doch noch in eine Klinik eingewiesen werden müssen.

Die hohe Rate der von ambulanten Palliativdiensten betreuten und gut versorgt zu Hause sterbenden Patienten spiegelt gleichwohl die Möglichkeiten spezialisierter Palliativdienste eindrucksvoll wider (**Abb. 2.2-2**). Der Pflege kommt dabei in den meisten Modellen eine erheblich größere Bedeutung zu, als ihr in den derzeitigen Strukturen des Gesundheitswesens üblicherweise zugestanden wird. Die Erfahrungen der bisherigen Modellprojekte sind deshalb zusammenfassend als Kriterien eines qualifizierten APD zu fordern:

- fachlich optimale Betreuung durch palliativmedizinisch und/oder palliativpflegerisch geschultes Personal. «Goldstandard» sollte dabei das Angebot sowohl pflegerischer als auch ärztlicher Expertise im Rahmen des APD sein.

Tabelle 2.2-1: Strukturelle Unterschiede der Angebote spezialisierter Palliativversorgung im ambulanten Sektor

Art der Angebote	Merkmale
rein pflegerisch	• ausschließlich beratend tätig
	• beratend und in der Behandlungspflege tätig
	• beratend und in der Grund- und Behandlungspflege tätig
rein ärztlich	• ausschließlich beratend tätig
	• beratend und in der ärztlichen Versorgung tätig
multiprofessionell	• ausschließlich beratend tätig
	• beratend und in der Behandlungspflege und/oder der ärztlichen Versorgung tätig
	• beratend und in der Grund- und Behandlungspflege und/oder der ärztlichen Versorgung tätig
	• Angebote mit/ohne sozialarbeiterischer, psychologischer bzw. seelsorgerischer Expertise

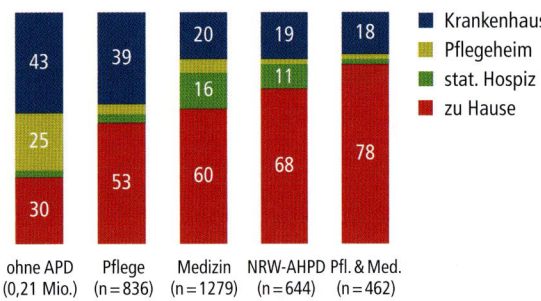

Abbildung 2.2-2: Sterbeorte von Krebspatienten in Deutschland in Abhängigkeit von der ambulanten Versorgungsstruktur (Angabe des Sterbeorts in Prozent); Umfrage 1999 bei palliativpflegerischen Beratungsdiensten = Pflege (Bonn, Mainz, München, Stuttgart), bei palliativmedizinisch-ärztlichen Angebotsstrukturen = Medizin (Home Care Berlin, PKD Berlin) sowie bei multiprofessionellen Angebotsstrukturen = Pfl. & Med. (Göttingen, Ravensburg, Tübingen); Umfrage 2002 bei den 17 im NRW-Modellprojekt tätigen ambulanten Hospiz- und Palliativdiensten = NRW-AHPD (Bonn, Borken, Duisburg-Nord, Duisburg-Süd, Düren, Düsseldorf, Erftkreis, Erkelenz, Erkrath-Hochdahl, Hagen, Köln-Nord, Köln-West, Lennestadt, Much, Recklinghausen, Wuppertal, Troisdorf) (Quelle: www.dgpalliativmedizin.de)

- Beratungsleistungen stehen im Vordergrund – es sollten aber auch direkte medizinisch-ärztliche sowie Grund- und Behandlungspflegeleistungen möglich sein.
- Angebote psychosozialer Unterstützung für Patient und (pflegende) Angehörige
- ständige Erreichbarkeit – mit der Möglichkeit, auch bei Notfällen sofort reagieren zu können
- rasche Bereitstellung von Hilfsmitteln
- ausreichender Personalschlüssel bei kostendeckender Finanzierung
- Qualitätssicherung durch regelmäßige und standardisierte Dokumentation.

Problematisch bei der Implementierung der meisten ambulanten Palliativdienste ist die durch die neue Angebotsstruktur heraufbeschworene Konkurrenzsituation zu anderen Leistungserbringern. Insbesondere die in der Regelversorgung tätigen Sozialstationen und Pflegedienste sowie das Gros der Hausärzte zeigen sich anfangs häufig irritiert und in der eigenen Kompetenz bedroht. In dem Maße, wie es den ambulanten Palliativdiensten gelingt, ihr Angebot glaubhaft als Ergänzung und nicht als Konkurrenz darzustellen und wie nicht nur Patienten und Angehörige, sondern auch die anderen Leistungserbringer von der Expertise der Dienste profitieren, verringern sich auch die ursprünglich geäußerten Bedenken. In großem Umfang konnte diese Erfahrung z. B. auch im NRW-Palliativpflegeprojekt gemacht werden, das mit ministerieller Unterstützung seit dem Jahr 2000 in Nordrhein-Westfalen existiert. Umfragen nach dem Nutzen des Angebots machten dessen Sinnhaftigkeit mehr als deutlich – wie die einleitenden Zitate belegen (NRW-Palliativpflegeprojekt, 2005). Auch die wissenschaftliche Begleitforschung des Projekts seitens des Instituts für Pflegewissenschaften an der Universität Bielefeld kam zu ähnlichen Befunden (Schaeffer et al., 2003).

Ein sehr großes Problem ist allerdings immer der Übergang von der Modell- in die Regelfinanzierung. Solange für einen begrenzten Zeitraum Fördermittel aus Sondertöpfen im Rahmen von Modellprojekten fließen, hält sich die Finanzierungsproblematik in Grenzen. Spätestens von dem Zeitpunkt an, an dem die Kostenträger der gesetzlichen Krankenversicherung die Überführung in die Regelversorgung gewährleisten sollen, scheinen die Probleme bei der Finanzierung spezialisierter Unterstützungssysteme im ambulanten Sektor unüberwindbar zu sein – selbst wenn an Sinn und Zweck der zu implementierenden Strukturen keinerlei Zweifel besteht.

Über die gesundheitsökonomische Relevanz der durch die Dienste erbrachten Leistungen gibt es bisher nur wenige Daten. Die vorliegenden Zahlen lassen aber einen möglichen Einspareffekt vermuten oder belegen zumindest eine kostenneutrale deutliche Verbesserung der Lebensqualität Schwerstkranker und Sterbender. Modellrechnungen gehen davon aus, dass mit einem Budgetrahmen von 100 Mio. Euro jährlich ca. 330 multiprofessionell besetzte ambulante Palliativdienste mit sechs Vollzeitstellen bundesweit finanziert werden könnten – eine Summe, die lediglich 0,08 % der GKV-Ausgaben im Jahre 2001 entspricht und damit z. B. unterhalb der GKV-Ausgaben für Rhinologika und Sinusitismittel im gleichen Jahr (107,2 Mio. Euro) liegt (Schindler, 2004).

Integrierte Versorgung

Ob und wie die mit dem Gesundheitsmodernisierungsgesetz (GMG) in Deutschland eingeführten Möglichkeiten neuer struktureller Angebotsformen (z. B. integrierte Versorgung nach § 140 SGB V) eine leichtere Implementierung von spezialisierter Palliative Care auch im ambulanten Sektor ermöglichen werden, bleibt abzuwarten. Einer anfänglichen Euphorie ist inzwischen erhebliche Ernüchterung gefolgt, was die Chancen der Realisierung betrifft. Es hat den Anschein, als könne zumindest der als Instrument für den Wettbewerb konstruierte § 140 a–d SGB V den Bedürfnissen von Palliativpatienten, die sich in einer bedrückenden existenziellen Grenzsituation befinden, nicht gerecht werden (Schindler, 2005).

Zwar ernten entsprechende Konzepte, die inzwischen an mehreren Standorten vorgelegt worden sind, überall (unverbindliche) Zustimmung. Die reale Umsetzung in die Vertragspraxis fällt jedoch schwer und ist erst ganz vereinzelt möglich geworden. Ob die von der Medizinischen Hochschule Hannover (MHH) im Auftrag zweier Bundesländer, mehrerer Krankenkassen und einer Kassenärztlichen Vereinigung erarbeiteten und im Frühjahr 2005 veröffentlichten Gutachten zur Palliativversorgung in Niedersachsen und im Land Brandenburg einen Innovationsschub in dieser Richtung werden auslösen können, bleibt abzuwarten. Auch in diesen Gutachten, in denen aus der Perspektive der Versorgungsforschung die Betreuung Schwerkranker und Sterbender untersucht worden ist, wird festgestellt, dass «die Notwendigkeit von Strukturveränderungen zur Verbesserung der Palliativversorgung [...] besteht» (Buser et al., 2004: 5), und es werden «Aus- und Aufbau bzw. Ausgestaltung von Strukturen der speziellen Palliativversorgung, die bei einem Teil der Patienten die Versorgung maßgeblich mitgestalten oder auch partiell vollständig übernehmen», gefordert (Schneider et al., 2005: 4–5).

Auch im Bericht der Enquete-Kommission «Ethik und Recht der modernen Medizin» des Deutschen Bundestages über die «Verbesserung der Versorgung Schwerstkranker und Sterbender in Deutschland durch Palliativmedizin und Hospizarbeit» wird neben einer verbesserten Aus-, Fort- und Weiterbildung insbesondere dem Aspekt der dringend notwendigen Einbindung spezialisierter Palliativteams in die häusliche Versorgung große Beachtung geschenkt. In den im Sommer 2005 veröffentlichten Empfehlungen heißt es dazu wörtlich:

> Besondere Dringlichkeit haben:
> - eine Stärkung der Sterbebegleitung und der angemessenen Palliativversorgung im häuslichen Bereich. Hierzu ist notwendig: die Einführung der Möglichkeit der Freistellung von Angehörigen zur Sterbebegleitung (Karenz), die Verbesserung der ambulanten Pflege am Lebensende, die Vernetzung der vorhandenen Strukturen und der geregelte Wissenstransfer der wenigen Fachkräfte der Palliativpflege und Palliativmedizin in das Netz der ambulanten ärztlichen und pflegerischen Versorgung durch die flächendeckende Einführung der bereits erprobten ‹Palliative Care Teams›.
> - eine Verbesserung der Aus-, Fort- und Weiterbildung der beteiligten Berufsgruppen, wobei der Einführung der Palliativmedizin als Pflichtlehrfach und Prüfungsfach für alle angehenden Mediziner und der Einführung der Palliativpflege als Teil der grundständigen Ausbildungen im Kranken- und Altenpflegebereich besondere Bedeutung zukommt. *(Enquete-Kommission, 2005)*

Die Enquete-Kommission fordert in diesem Zusammenhang darüber hinaus «eine gesetzliche Regelung des Patientenanspruchs auf bedarfsgerechte Palliativversorgung» – auch, um die bisher nicht erfolgte Umsetzung von Modellen der integrierten Palliativversorgung endlich zu ermöglichen.

Inhaltliche Besonderheiten von Palliative-Care-Angeboten im ambulanten Sektor

Die in den verschiedenen Modellprojekten gemachten Erfahrungen weisen darauf hin, dass die in einem Team zusammengefasste ärztliche, pflegerische und sozialarbeiterische Fachkompetenz in Palliative Care von allerhöchstem Wert für das Gelingen einer spezialisierten Palliativversorgung ist. Sie ist eher in der Lage, den Bedürfnissen von Palliativpatienten und ihren Angehörigen gerecht zu werden als der Versuch verschiedener Anbieter, in der Versorgung eines Patienten möglichst gut zusammenzuarbeiten.

Schnittstellenmanagement

Defizite zeigen sich in der Regelversorgung ganz besonders oft in der mangelnden Kommunikation über mehrere Schnittstellen hinweg und in der schlechten Organisation eines gut abgestimmten Miteinanders – auch wenn sich alle Beteiligten redlich bemühen. Die Individualität der Krankheitsverläufe und die raschen Zustandsveränderungen bei Palliativpatienten machen darüber hinaus eine hohe Flexibilität im Versorgungsgeschehen notwendig, die kaum realisiert werden kann, wenn sich dafür mehrere Beteiligte (z. B. Hausärzte, Pflegedienste) immer wieder neu abstimmen müssen. Zu konstatieren ist außerdem eine gewisse Verantwortungsdiffusion, die sich häufig einstellt, und es bleibt dann unklar, wer in solchen Fällen eigentlich für das Case Management des Patienten zuständig ist. Alle Beteiligten wirken dann rasch überfordert. Auch die hohe Belastung der (pflegenden) Angehörigen und deren Bedürfnis nach Unterstützung und Hilfe kann in diesem Zusammenhang nur selten bedarfsgerecht beantwortet werden. Die Einweisung in eine stationäre Einrichtung im Krankheitsverlauf und vor allem am Lebensende wird deshalb oft von allen als Entlastung erlebt.

Hinzu kommt, dass der Hausarzt und ein Pflegedienst in der alltäglichen Praxis der Regel- und Grundversorgung weniger mit den vielfältigen Problemen eines stark symptombelasteten Palliativpatienten konfrontiert werden und verhältnismäßig wenig Erfahrung auf diesem Gebiet sammeln können. Schätzungen gehen davon aus, dass dies ein- bis zweimal pro Jahr in einer durchschnittlichen Hausarztpraxis der Fall ist, und auch in der Versorgungsrealität der häuslichen Krankenpflege spielen Palliativpatienten mit vielfältigen Problemen und starker Symptomlastigkeit zahlenmäßig eher eine untergeordnete Rolle.

Expertise

Die besondere Fachkompetenz eines Palliative-Care-Teams gründet deshalb nicht nur in der speziellen Ausbildung der Mitarbeiter, sondern auch in dem großen Erfahrungsschatz, der sich schnell einstellt, wenn ausschließlich Palliativpatienten betreut werden. Allein dadurch können dem Patienten und seinen Angehörigen auch im ambulanten Sektor eine Sicherheit und Geborgenheit vermittelt werden, die sich ansonsten kaum einstellen werden und deshalb bisher häufig zu der fraglichen Schlussfolgerung führen, dass in einer stationären Einrichtung schließlich doch mehr für einen Palliativpatienten getan werden könne als in der häuslichen Umgebung.

Die meisten Probleme im Krankheitsverlauf lassen sich jedoch auch bei Palliativpatienten in der häuslichen Umgebung lösen – wenn sich Patient und Angehörige darauf verlassen können, dass sie bei Bedarf jederzeit (!) kompetente Unterstützung erhalten. Unverzichtbar ist in diesem Zusammenhang das vorausschauende Wissen um mögliche Komplikationen und frühzeitige Hilfestellungen für Patient und Angehörige, wie sie in einem solchen Fall mit dem Problem umgehen sollten. Die vorausschauende Planung des Umgangs mit möglichen Komplikationen erfordert von den Teammitgliedern freilich auch die Offenheit, schwierige Sachverhalte von sich aus frühzeitig anzusprechen. Da eine gelingende Kommunikation und der Aufbau eines tragfähigen Vertrauensverhältnisses elementare Voraussetzungen aller weiteren Maßnahmen der Palliative Care sind, muss neben der fachlichen Kompetenz der Mitarbeiter auch deren soziale Kompetenz auf hohem Niveau gewährleistet sein.

Interdisziplinäre, sektorenübergreifende Zusammenarbeit

Die Bedeutung einer guten Teamarbeit ist in der ambulanten Palliativversorgung ebenso wichtig wie im stationären Sektor. Da in der Häuslichkeit – anders als in einem Krankenhaus – nicht immer ein Arzt vor Ort sein kann, kommt einer qualifizierten Palliativpflege im ambulanten Setting darüber hinaus eine ganz besondere Verantwortung zu. Der hohe Wert einer engen und guten Zusammenarbeit über Berufs- und Sektorengrenzen hinweg wird in den «Empfehlungen des Ministerkomitees des Europarats zur Strukturierung der palliativmedizinischen und -pflegerischen Versorgung» auch dadurch hervorgehoben, dass dem Komplex «Team, Teamarbeit und Versorgungsplanung» ein eigener Abschnitt gewidmet wird. Hier wird außerdem zu Recht darauf hingewiesen, dass auf Grund des hohen emotionalen Belastungspotenzials in der Palliativversorgung auch «Caring for the Caregivers», also «die Betreuung der Behandelnden, Pflegenden und Begleitenden ein wesentlicher Aspekt des Palliative-Care-Konzepts ist» (CoE, 2003).

Ambulante Palliativdienste im Kontext der WHO-Definition der Palliative Care

Nicht zuletzt ist auch die aktuelle, im Jahre 2002 überarbeitete Version der WHO-Definition der Palliative Care ein Wegweiser, der im ambulanten Sektor die in diesem Kapitel skizzierten organisatorischen Notwendigkeiten zur Folge hat. Deren überragender Bedeutung wegen sei sie hier im Original zitiert:

> Palliative care is an approach that improves the quality of life of patients and their families facing the problem associated with life-threatening illness, through the prevention and relief of suffering by means of early identification and impeccable assessment and treatment of pain and other problems, physical, psychosocial and spiritual. Palliative care:
>
> - provides relief from pain and other distressing symptoms
> - affirms life and regards dying as a normal process
> - intends neither to hasten or postpone death
> - integrates the psychological and spiritual aspects of patient care
> - offers a support system to help patients live as actively as possible until death
> - offers a support system to help the family cope during the patient's illness and in their own bereavement
> - uses a team approach to address the needs of patients and their families, including bereavement counseling, if indicated
> - will enhance quality of life, and may also positively influence the course of illness
> - is applicable early in the course of illness, in conjunction with other therapies that are intended to prolong life, such as chemotherapy or radiation therapy, and includes those investigations needed to better understand and manage distressing clinical complications.
>
> *(WHO, 2002)*

Zusammenfassung

In der allgemeinen Palliativversorgung bleibt zu hoffen, dass die neuen und immer zahlreicheren Fort- und Weiterbildungsangebote in Palliative Care mittel- und langfristig dazu führen werden, dass ein immer größerer Anteil von Haus- und Fachärzten und immer mehr Pflegepersonen sich in diesem Feld engagieren und dadurch Haltungs-, Denk- und Handlungsweisen im Sinne der Palliative Care auch im ambulanten Sektor – unabhängig von strukturellen Innovationen – eine immer größere Verbreitung finden.

Gleichwohl muss davon ausgegangen werden, dass die Unterversorgung im ambulanten Sektor dennoch gravierend ist und zusätzliche Strukturen einer spezialisierten Palliativversorgung dringend gebraucht werden. Wird die eher defensive Annahme zu Grunde gelegt, dass für jeweils ca. 250 000 Einwohner ein ambulanter Palliativdienst zur Verfügung stehen sollte, dann müssten in Deutschland mindestens 320 solcher Dienste vorhanden sein – denen zurzeit nur etwa 40 qualifizierte Palliativdienste gegenüberstehen.

Insbesondere vor dem Hintergrund der Einführung von Diagnosis Related Groups (DRGs) als Abrechnungsgrundlage im stationären Sektor und der dadurch zu erwartenden schnelleren und häufigeren Entlassung von Schwerkranken und Sterbenden aus den Krankenhäusern nach Hause, ist die nachfolgende Forderung aktueller denn je: Die Entwicklung innovativer Strukturen im Sinne von integrierten Versorgungsmodellen, die die bisherigen Leistungserbringer im Gesundheitssystem – vor allem niedergelassene Ärzte und Pflegedienste – bei der Versorgung schwer kranker und sterbender Menschen komplementär unterstützen sollen, muss dringend forciert werden, wobei auf den positiven Erfahrungen der bisherigen Arbeit ambulanter Palliativdienste aufgebaut werden sollte.

Zusammenfassend kann festgestellt werden:

1. Die meisten Menschen wollen zu Hause sterben, aber den wenigsten kann es bisher ermöglicht werden.
2. Alle gesundheitspolitischen Entscheidungsträger und die Sprecher aller Parteien sind sich einig in der Absicht, die Palliativversorgung der Bevölkerung zu verbessern.
3. Die Etablierung von Einrichtungen der spezialisierten ambulanten Palliativversorgung hat im Rahmen von Modellprojekten nachweislich zu einer deutlich abnehmenden Quote von Krankenhauseinweisungen am Lebensende geführt.
4. Bisher wurden palliativmedizinische und -pflegerische Leistungen in der Regelversorgung weder im Rahmen der allgemeinen noch der spezialisierten Palliativversorgung ausreichend honoriert.
5. Innovative Strukturen, die multiprofessionell und sektorenübergreifend tätig sind, werden für eine bedarfsgerechte Palliativversorgung dringend gebraucht.

Abschließende Fragen zur Reflexion

- Welche Argumente sprechen für die Etablierung spezialisierter Strukturen in der ambulanten Palliativversorgung – und welche Argumente sprechen dagegen?
- Sollten sich Angebote der spezialisierten Palliativversorgung im ambulanten Sektor auf eine Beratungstätigkeit beschränken oder sollten auch Leistungen in der Versorgung (z. B. Grund- und Behandlungspflege, eigenständige Therapieentscheidungen) möglich sein?
- Warum ist es so mühsam, multiprofessionelle und sektorenübergreifende Versorgungsstrukturen zu entwickeln, obwohl es einen breiten Konsens darüber gibt, dass die Schaffung solcher Strukturen sinnvoll sei?

Verwendete Literatur

BÄK – Bundesärztekammer/Deutscher Ärztetag: Entschließungen des 106. Deutschen Ärztetages in Köln vom 20. bis zum 23. Mai 2003 zum Tagesordnungspunkt Palliativmedizin, 10–11.

BMGS – Bundesministerium für Gesundheit und Soziale Sicherung: Dreiviertel aller Tumorpatienten wollen zu Hause sterben, aber über die Hälfte stirbt im Krankenhaus (Pressemitteilung vom 25.5.2005 über die Ergebnisse eines BMGS-geförderten Forschungsprojekts. www.bmgs.bund.de/downloads/Charite_V_Tumorpatienten.pdf

Buser, K.; Amelung, V.; Brandes, I.; Janus, K.; Schneider, N.; Schwartz, F. W.: Palliativversorgung in Niedersachsen. Bestandsaufnahme und Empfehlungen zur Weiterentwicklung. Gutachten im Auftrag des Niedersächsischen Ministeriums für Soziales, Frauen, Familie und Gesundheit, der Verbände der gesetzlichen Krankenkassen in Niedersachsen sowie der Kassenärztlichen Vereinigung in Niedersachsen. Hannover 2004. www.cdl.niedersachsen.de/blob/images/C8578778_L20.pdf)

CoE – Council of Europe: Recommendation Rec(2003)24 of the Committee of Ministers to member states on the organization of palliative care, adopted by the Committee of Ministers on 12 November 2003 at the 860th meeting of the Ministers' Deputies (Als Download im Original und in deutscher Übersetzung u. a. auf der Website der Deutschen Gesellschaft für Palliativmedizin: www.dgpalliativmedizin.de > Rubrik «Downloads»).

Enquete-Kommission (Enquete-Kommission Ethik und Recht der modernen Medizin) (15. Wahlperiode): Verbesserung der Versorgung Schwerstkranker und Sterbender in Deutschland durch Palliativmedizin und Hospizarbeit, 2005 (Drs. 15/5858).

Ewers, M.: High Tech Home Care. Optionen für die Pflege. Sicht- und Handlungsweisen von Pflegenden in der häuslichen Infusionstherapie. Huber, Bern 2003.

Ewers, M.; Schaeffer, D. (Hrsg.): Am Ende des Lebens. Versorgung und Pflege von Menschen in der letzten Lebensphase. Huber, Bern 2005.

NRW-Palliativpflegeprojekt (Modellprojekt Palliativpflege in Nordrhein-Westfalen: Resonanz bei Ärzten und Angehörigen im NRW-Modellprojekt Palliativpflege). www.dgpalliativmedizin.de > Presse > Resonanz NRW-Modellprojekt Palliativpflege (Zugriff am 3.6.2005).

ÖBIG – Österreichisches Bundesinstitut für Gesundheitswesen: Abgestufte Hospiz- und Palliativversorgung in Österreich. Bericht im Auftrag des Bundesministeriums für Gesundheit und Frauen. Wien 2004.

Schaeffer, D.; Günnewig, J.; Ewers, M.: Versorgung in der letzten Lebensphase. Analyse einzelner Fallverläufe. Veröffentlichungsreihe des Instituts für Pflegewissenschaft an der Universität Bielefeld (IPW), 2003: P03–120.

Schindler, T.; Abholz, H. H.: «Stationär vor Ambulant»: Über die Weltferne des «Grünen Tisches» von der Realität der Versorgung – gezeigt am Beispiel der «Richtlinien zur Verordnung häuslicher Krankenpflege» des Bundesausschusses der Ärzte und Krankenkassen. Arbeit und Sozialpolitik, 54 (2000) 9/10: 40–41.

Schindler, T.: Palliativmedizin im ambulanten Sektor. Bestandsaufnahme und Zukunftsperspektiven. In: Aulbert, E.; Klaschik, E.; Schindler, T. (Hrsg.): Palliativmedizin im ambulanten Sektor (Beiträge zur Palliativmedizin, Bd. 6). Schattauer, Stuttgart/New York 2004: 1–14.

Schindler, T.: Palliativmedizin als Modell für ein integriertes Versorgungskonzept. Klinikarzt, 34 (2005) 1/2: 29–32.

Schneider, N.; Amelung, V.; Ziegler, C.; Buser, K.: Palliativversorgung im Land Brandenburg. Bestandsaufnahme und Empfehlungen zur Weiterentwicklung. Gutachten im Auftrag des Ministeriums für Arbeit, Gesundheit, Soziales und Familie des Landes Brandenburg in Zusammenarbeit mit den Primärkassen. Hannover 2005.

SVR – Sachverständigenrat zur Begutachtung der Entwicklung im Gesundheitswesen: Koordination und Qualität im Gesundheitswesen. Gutachten 2005. Bundestags-Drucksache 15-5670 unter http://dip.bundestag.de/parfors/parfors.htm.

WHO – World Health Organization: Definition of Palliative Care (2002). www.who.int/cancer/palliative/definition/en/print.html.

Weiterführende Literatur

Dykes, P. C.; Wheeler, K. (Hrsg.): Critical Pathways – Interdisziplinäre Versorgungspfade. DRG-Management-Instrumente. Deutschsprachige Ausgabe bearbeitet von Müller, Th.; Uhländer-Masiak, E.. Huber, Bern 2002.

Gronemeyer, R.; Fink, M.; Globisch, M.; Schumann, F. (Hrsg.): Helfen am Ende des Lebens. Hospizarbeit und Palliative Care in Europa (Schriftenreihe der Bundesarbeitsgemeinschaft Hospiz, Band VII). der hospiz verlag, Wuppertal 2004.

Gronemeyer, R.; Loewy, E. H. (Hrsg.): Wohin mit den Sterbenden? Hospize in Europa – Ansätze zu einem Vergleich. Forum «Hospiz» Bd. 3. Lit Verlag, Münster/Hamburg/London 2002.

Jaspers, B.; Schindler, T.: Stand der Palliativmedizin und Hospizarbeit in Deutschland und im Vergleich zu ausgewählten Staaten (Belgien, Frankreich, Großbritannien, Niederlande, Norwegen, Österreich, Polen, Schweden, Schweiz, Spanien). Gutachten im Auftrag der Bundestags-Enquete-Kommission «Ethik und Recht der modernen Medizin». Berlin 2005 (Kom.-Drs. 15/226) (www.bundestag.de/parlament/kommissionen/ethik_med/gutachten/gutachten02_palliativmedizin.pdf).

Müller-Mundt, G. (Hrsg.): Chronischer Schmerz. Herausforderungen für die Versorgungsgestaltung und Patientenedukation. Huber, Bern 2005.

Pfeffer, Chr.: Hier wird immer noch besser gestorben als woanders. Eine Ethnographie stationärer Hospizarbeit. Huber, Bern 2005.

Pleschberger, S.: Palliative Care. Ein Versorgungskonzept für sterbende Menschen. Institut für Pflegewissenschaft an der Universität Bielefeld (IPW), Bielefeld 2000 (www.uni-bielefeld.de/IPW).

Pleschberger, S.; Heimerl, K.: Palliative Versorgung in Deutschland und Österreich: Angebote und Strukturen. In: Pleschberger, S.; Heimerl, K.; Wild, M. (Hrsg.): Palliativpflege. Grundlagen für Praxis und Unterricht. Facultas, Wien 2005, 2., aktualisierte A.

Schaeffer, D.; Ewers, M. (Hrsg.): Ambulant vor stationär. Perspektiven für eine integrierte ambulante Pflege Schwerkranker. Huber, Bern 2002.

2.3
Palliative Care in der Spezialversorgung

H. Christof Müller-Busch

«Wenn man sieht, was die heutige Medizin fertig bringt, fragt man sich unwillkürlich, wie viele Etagen hat der Tod?»
(Jean-Paul Sartre)

Abstract

Durch die wachsende Zahl älterer, alleine lebender und pflegebedürftiger Menschen stellt sich zunehmend die Frage, welches Leistungsangebot und für wen eine spezielle medizinische und pflegerische Betreuung benötigt wird, um ein würdiges Leben bis zuletzt und ein Sterben in vertrauter Umgebung zu ermöglichen. In diesem Kapitel sollen im Überblick verschiedene Palliative-Care-Konzepte der ambulanten und stationären Spezialversorgung zur Regel- und Grundversorgung unterschieden und aufgezeigt werden.

Studienziele

Nach Abschluss dieses Kapitels wird die bzw. der Lernende in der Lage sein:

- verschiedene Konzepte der ambulanten und stationären Spezialversorgung von der Regelversorgung zu unterscheiden und zu beschreiben.
- Bedarf und Wirklichkeit palliativer Versorgungsstrukturen in verschiedenen Ländern Europas zu kennen.
- über die Möglichkeiten einer «integrierten palliativen Versorgung» für eine multiprofessionelle und sektorenübergreifende Palliativversorgung, z. B. im Rahmen von Modellprojekten, zu reflektieren.

Schlüsselwörter

Regelversorgung, Spezialversorgung, Gesundheitspolitik, Palliative-Care-Bedarf

Einleitung – Entwicklungsstränge

Die Gründung des St. Christopher's Hospice im Jahre 1967 durch Dame Cicely Saunders (†) war der Ausgangspunkt der sich in den folgenden Jahren in vielen Ländern Europas langsam entwickelnden Spezialversorgung in Palliative Care. Zwar ist Palliative Care eine globale Konsequenz der Institutionalisierung und Medikalisierung des Sterbens, jedoch finden sich in einzelnen Ländern und regional sehr unterschiedliche Entwicklungsstränge (Gronemeyer et al., 2004: 24). In Deutschland begann diese Entwicklung mit der Gründung der ersten Palliativstation in Köln im Jahre 1983, in der Schweiz mit der Einrichtung einer Palliativstation am Kantonsspital St. Gallen im Jahre 1991, während 1989 in Wien ein «Interdisziplinäres Hospizteam» mit der spezialisierten Palliativbetreuung zunächst im ambulanten Bereich begann. Aber erst mit Beginn der 1990er-Jahre hat sich mit der Gründung zahlreicher stationärer Palliativstationen, Hospizinitiativen und spezialisierter ambulanter Strukturen eine Entwicklung ergeben, durch die die Bedeutung der Palliative Care in der Gesundheitsversorgung zunehmend erkannt wurde (Student, 1994).

Bedarf und Angebot an Palliative Care

Auch wenn Bedarfsschätzungen schwierig sind und die Datenlage dazu nicht ausreichend ist (Franks et al., 2000), wird der Anteil von Patienten, für die eine *spezielle* Versorgung in Palliative Care in der Endphase ihres Lebens angezeigt ist, derzeit mit ca. 10–15 % aller Versterbenden und ca. 15–25 % der an Krebs Erkrankten angegeben. Der Anteil von Patienten wird schon auf Grund der demografischen Entwicklung in Zukunft zunehmen. Die Häufigkeit von Krebserkrankungen wird nach aktuellen Schätzungen in den westeuropäischen Ländern bis zum Jahr 2020 um 35–40 % zunehmen, sodass für viele ältere und multimorbide

Patienten aus professioneller Perspektive betrachtet eine palliativ ausgerichtete Versorgung erforderlich sein wird (Bosanquet/Salisbury, 1999).

Derzeit werden Spezialleistungen in der Palliativversorgung zu mehr als 90% von Krebspatienten in Anspruch genommen. In Art und Umfang der vorgehaltenen Angebote von Hospice Care und Palliative Care und in der Bereitschaft zur Aufnahme von Patienten mit anderen Erkrankungen bestehen große regionale Unterschiede der verschiedenen Leistungserbringer. So sollte der Anteil von Patienten mit koronarer Herzkrankheit, neurologischen Erkrankungen, HIV/AIDS und apoplektischen Insulten an der Palliative-Care-Spezialversorgung, gemessen an der epidemiologischen Bedeutung dieser Krankheiten, bei etwa 25% liegen (Ewers et al., 2004). Hinzu kommt, dass das Angebot einer palliativen Betreuung sterbenskranker Menschen und ihrer Angehörigen durch uneinheitliche und weltanschaulich geprägte Grundverständnisse und Behandlungskonzepte gekennzeichnet ist, was vor allem auf die in Ergänzung zur Regelversorgung angelegten, mehr ehrenamtlich unterstützten hospizlichen Betreuungsangebote und weniger auf die durch spezielle medizinische Fachqualifikation geprägten Spezialangebote in Palliative Care (s. Kap. 1.2) zutrifft.

Initiativen und Konzepte der Spezialversorgung in der Palliative Care

Als Gründe für die Notwendigkeit einer *Spezialversorgung* in Palliative Care werden immer wieder eine unzureichende Symptomkontrolle durch die Instanzen der ambulanten Regelversorgung (Addington-Hall/McCarthy, 1995), eine abnehmende Bereitschaft von Hausärzten zu Hausbesuchen, der Mangel an Fachwissen und Erfahrung in der Symptomkontrolle und unzureichende (Zusatz-)Qualifikationen in spezialisierter Pflege in Palliative Care genannt (Small/Rhodes, 2000).

Da aber auch die Spezialangebote vielerorts immer noch nicht ausreichend finanziell gesichert sind, finden sich auch in der Spezialversorgung in Palliative Care sowohl im stationären als auch im ambulanten Sektor strukturelle, konzeptionelle und qualitative Unterschiede, sodass von einer einheitlichen adäquaten Spezialversorgung weder im nationalen noch im internationalen Vergleich gesprochen werden kann. Dennoch wurden für den komplexen Bedarf schwerstkranker und sterbender Patienten in den letzten Jahren durch individuelle und regionale Initiativen Konzepte entwickelt, die im Rahmen neuer Versorgungsstrukturen ein an Qualitätsgesichtspunkten orientiertes, regionale Gegebenheiten berücksichtigendes und die sektoralen Grenzen der ambulanten und stationären Versorgung überwindendes Leistungsangebot zu schaffen versuchen.

Die Realisierung, die Art und der Umfang sowie die Qualifizierung einer allgemeinen und spezialisierten Versorgung in Palliative Care wird in allen Ländern Europas nicht nur von demografischen und kulturellen Gegebenheiten und dem Vorhandensein anderer Versorgungsstrukturen bestimmt, sondern ist auch davon abhängig, wie sich die politische, ethische und wissenschaftliche Auseinandersetzung über eine würdige und angemessene Betreuung am Lebensende entwickelt hat bzw. weiterentwickelt. So finden wir in Ländern wie z.B. den Niederlanden vergleichsweise wenige Einrichtungen in Palliative Care, während es in Belgien – trotz der gesetzlichen Regelung zur Euthanasie – eine auch von der Regierung durch Gesetzesvorgaben sehr geförderte und für den Bedarf bei Tumorerkrankungen als ausreichend geltende Palliativversorgung gibt.

Der Schwerpunkt der Palliativbetreuung liegt dort vor allem auf dem an allen Krankenhäusern vorhandenen palliativmedizinischen *Konsiliardienst*. Für die stationäre Palliativversorgung gab es im Jahre 2004 ca. 40 Einheiten mit 360 Betten und einem Stellenschlüssel von 1,25–1,5 Pflegepersonen pro Bett unter der Leitung eines Arztes mit speziellen Erfahrungen in der Palliativmedizin. Auch in Großbritannien und den skandinavischen Ländern wird die palliative Betreuung schwerstkranker und sterbender Menschen als besonders wichtige soziale und gesundheitspolitische Aufgabe angesehen. Besonders in Großbritannien hat die Unterstützung von speziellen Palliative-Care- und Hospizeinrichtungen einen sehr hohen und zunehmenden gesellschaftlichen Stellenwert (Pleschberger, 2000). Im Süden Europas, z.B. in Spanien und Italien, wird spezialisierte Palliative Care mit dem Schwerpunkt der Symptomkontrolle von einigen meist onkologischen Zentren angeboten und ist in besonderer Weise darauf ausgerichtet, die Versorgung und das Sterben schwerstkranker, krebskranker Patienten im familiären Bereich zu ermöglichen (Jaspers/Schindler, 2005). Während sich anfangs die Spezialversorgung in Palliative Care nur auf den stationären Bereich erstreckte, sind in den letzten Jahren auch Initiativen entstanden, diesen Defiziten im ambulanten Sektor zu begegnen, um die Bedingungen für den Verbleib der Schwerkranken und Sterbenden in ihrem häuslichen Umfeld zu verbessern und den Trend zur stationären Spezialversorgung umzukehren (s. Kap. 2.1, 2.2 und 2.4).

Spezialversorgung in Deutschland

In Deutschland hat sich die palliativmedizinische Spezialversorgung von Menschen in der letzten Lebensphase stark auf den *stationären Sektor* konzentriert und besonders in den vergangenen zehn Jahren eine rasante Entwicklung genommen. Palliativmedizin und Hospizarbeit gelten als Alternative zur aktiven Sterbehilfe, sodass der strukturelle Auf- und Ausbau und die finanzielle Sicherung der Palliative Care und der Hospizversorgung auch als wichtige politische Themen angesehen werden. Dennoch kann noch lange nicht von einer bedarfsgerechten Palliativversorgung und einer gesicherten Finanzierung im Rahmen der neuen Entgeltsysteme gesprochen werden. Im Jahre 2004 gab es in Deutschland 2034 Betten in 106 Palliativstationen und 129 Hospizen. In diesen Einrichtungen wurden mehr als 26 500 Patienten palliativmedizinisch betreut. Wie in andern Ländern werden mehr als doppelt so viele Betten für Palliativpatienten benötigt, für deren Versorgung allerdings auch ein angemessener Personalschlüssel sowie in Palliative Care qualifizierte Pflegende und Ärzte erforderlich sind. Im ambulanten Bereich gab es im Jahre 2004 dagegen nur ca. 40 spezialisierte Palliativdienste. Obwohl eine Reihe ambulanter Initiativen wie z. B.:

- das niedersächsische Projekt SUPPORT (Ensink et al., 2002),
- das Home-Care-Projekt in Berlin (Schindler et al., 2003),
- die Krebsschmerzinitiative Mecklenburg-Vorpommern (Diemer, 2002),
- das Tübinger Projekt «Häusliche Betreuung Schwerkranker» (Schlunk/Staab, 2002) oder auch
- die in Baden-Württemberg und Bayern tätigen, in spezieller Palliative Care ausgebildeten «Brückenteams» und «Brückenschwestern» (Pleschberger, 2001)

weit über den regionalen Bereich hinausreichende Anerkennung gefunden haben, kann von einer flächendeckenden, bedarfsgerechten ambulanten Palliativversorgung in Deutschland derzeit nicht ausgegangen werden.

Die Reichweite der Modelleinrichtungen ist stark lokal begrenzt und ohne Einfluss auf die etablierten Strukturen der Regelversorgung. Hinzu kommt, dass engagierte Teams der palliativ-pflegerischen Spezialversorgung, die sich bewusst auf die häusliche Versorgung von Menschen in der letzten Lebensphase konzentrieren, immer wieder durch unzureichende Finanzierungsverfahren existenziell bedroht sind (Schönberner, 2000). Tageshospize, in denen wie in Großbritannien jährlich etwa 30 000 Patienten ambulant versorgt werden, gibt es in Deutschland bislang nur ganz vereinzelt. Die Zusammenarbeit der professionellen Palliative-Care-Dienste und der über 1200 in Deutschland entstandenen ehrenamtlichen Hospizdienste mit unterschiedlicher Qualifikation und Orientierung ist ein ungelöstes Problem.

In Berlin mit 3,4 Mio. Einwohnern hat sich seit 1995 ein flächendeckendes Modell der Spezialversorgung in Palliative Care entwickelt, in dem netzwerkartig die ambulanten und stationären Strukturen kooperieren und durch integrierte ärztliche und pflegerische Beratungs- und Dienstleistungsangebote die professionelle und multidisziplinäre Betreuung schwerstkranker und sterbender Menschen ermöglicht wurde, sodass diese auch ihre letzte Lebenszeit im häuslichen Bereich oder am gewünschten Ort verbringen können.

Um dieses Ziel zu erreichen, sind fünf Gesichtspunkte von besonderer Bedeutung:

1. optimale Symptomkontrolle durch kompetente, professionelle Beratung, medikamentöse Einstellung und Anleitung für das Verhalten in Notsituationen
2. jederzeitige Erreichbarkeit und Verfügbarkeit von ambulanten Pflegediensten und Ärzten
3. Koordination und Anpassung der Häufigkeit von Hausbesuchen an die Bedürfnisse der Patienten und ihrer Angehörigen
4. gute soziale Einbindung und Zusammenarbeit mit ehrenamtlichen Hospizhelfern
5. Verständnis, Einfühlungsvermögen und Zeit, um sich mit den existenziellen Bedürfnissen sterbenskranker Menschen auseinanderzusetzen.

Im Berliner Palliative-Care-Netzwerk arbeiten ca. 20 spezialisierte ambulante Palliative-Care-Dienste (Pflegeteams und Home-Care-Ärzte), vier Palliativstationen und acht stationäre Hospize sowie ca. 15 ehrenamtliche Hospizgruppen eng zusammen. Es werden jährlich mehr als 2000 Patienten betreut, das sind ca. 25 % aller versterbenden Krebspatienten in Berlin. Über 80 % der Patienten sterben zu Hause oder in einem Hospiz (Schindler et al., 2000).

Die Besonderheit dieses Netzwerkes ist einerseits die Versorgung durch palliativpflegerisch und palliativmedizinisch besonders kompetente und qualifizierte Fachkräfte und die Einbeziehung qualifizierter ehrenamtlicher Unterstützung für nicht palliativmedizinische und palliativpflegerische Aufgaben. Mit Blick auf die an den drei unterschiedlichen Versorgungsorten (häuslicher Bereich, Palliativstationen und stationäre Hospize) unterschiedlichen, aber sich interdisziplinär ergänzenden Aufgaben durch kompetente Ärzte, professionelle Pflege und qualifizierte Ehrenamtliche könnte das Berliner Netzwerk als Dreisäulenmodell einer Spezialversorgung in Palliative Care durchaus richtungweisend für eine optimierte Betreuung sterbenskranker Menschen sein.

Spezialversorgung in der Schweiz und in Österreich

Obwohl sich Palliative Care in den letzten Jahren auch in der Schweiz etabliert hat, gibt es starke kantonale Unterschiede in der Versorgungsstruktur, zumal die föderalistische Struktur eine einheitliche Entwicklung auf nationalem Niveau eher erschwert. Die Schweizerische Gesellschaft für Palliative Medizin, Pflege und Begleitung nennt auf ihrer Website 36 Palliativteams, die stationär, ambulant bzw. sektorübergreifend tätig sind. In 24 stationären Einrichtungen stehen insgesamt 146 Betten (= 20 Betten/1 Mio. Einwohner) zur Verfügung. Ausbildung in Palliative Care ist ein wichtiges Thema, um zumindest durch fachliche Qualifizierung eine koordinierte und kompetente Betreuung sterbenskranker und sterbender Menschen in der Schweiz zu ermöglichen. So haben sich wie in Österreich auch in der Schweiz Postgraduiertenstudiengänge entwickelt, die eine Spezialisierung in Palliative Care zum Ziel haben (Jaspers/Schindler, 2005; Knipping, 2003).

In Österreich stellt die stationäre Betreuung in speziellen Einrichtungen (Palliativstationen oder Hospize) im Österreichischen Krankenanstaltenplan (ÖKAP) die Grundlage der Spezialversorgung in Palliative Care dar. Im Jahre 2004 gab es 19 Palliativstationen und zwei Hospize mit insgesamt 200 Betten. Für Palliativstationen und Hospize wurden Kriterien in Bezug auf räumliche und technische Ausstattung, Personalstellen und -qualifikation sowie Leistungsangebot und Größe festgelegt, anhand derer die Strukturqualität und Finanzierung von Einrichtungen der Palliativbetreuung im Rahmen der Leistungsorientierten Krankenanstalten Finanzierung (LKF) ermöglicht wird. Aufbauend auf den in Österreich existierenden mobilen Palliativteams wurde in einem im Jahre 2004 erstellten Gutachten ein differenzierter Entwicklungsplan für die spezialisierte ambulante und stationäre Palliativbetreuung bis zum Jahre 2010 erarbeitet, in dem neben Palliativstationen, stationären Hospizen und Tageshospizen eine «integrierte palliative Versorgung» mithilfe von mobilen Palliativteams, qualifizierten ehrenamtlichen Hospizteams und Palliativkonsiliardiensten eine flächendeckende palliative Versorgung geschaffen werden soll (Nemeth/Rottenhofer, 2004).

Integration von Regel- und Spezialversorgung in Palliative Care

In den letzten Jahren ist die nicht nur aus der Sicht einer optimierten Gesundheitsversorgung, sondern auch aus sozialpolitischer Sicht hohe Bedeutung einer umfassenden, qualifiziert hochwertigen, personell angemessen ausgestatteten und flächendeckenden Betreuung sterbenskranker und sterbender Menschen über alle Parteidifferenzen hinweg in zahlreichen Stellungnahmen zum Ausdruck gebracht worden, unter anderem in der Empfehlung Rec (2003) 24 des Ministerkomitees des Europarats an die Mitgliedstaaten zur Strukturierung der palliativmedizinischen und -pflegerischen Versorgung. In verschiedenen Gutachten werden inzwischen die Bedingungen der regionalen Palliativversorgung untersucht und Empfehlungen zur Umsetzung, Weiterentwicklung und Integration der Palliative Care in die *bestehenden* Versorgungsstrukturen ausgesprochen.

Im einem Gutachten im Auftrag des Niedersächsischen Ministeriums für Soziales, Frauen, Familie und Gesundheit zu Bestandsaufnahme, Empfehlungen und Weiterentwicklung der Palliativversorgung in Niedersachsen wird, ausgehend von Erfahrungen in Belgien (Desmedt/Michel, 2002), eine sich ergänzende Basis- und Spezialversorgung in Palliative Care empfohlen. Das Gutachten geht davon aus, dass durch eine flächendeckende Basisversorgung mit Palliative Care viele sterbende Patienten adäquat versorgt werden können. Für die Patienten, die auf Grund der Ausprägung ihrer Probleme und Bedürfnisse eine weiter gehende Versorgung benötigen, sollte eine Spezialversorgung in Palliative Care zur Verfügung stehen. Die Träger der allgemeinen Versorgung (Grund- und Regelversorgung) sollten allerdings – soweit wie möglich – von Anfang an in den Spezialversorgungsprozess eingebunden bleiben, um keinen Bruch an der Schnittstelle zwischen bisherigen Versorgungsträgern (z. B. Hausarzt, Hauskrankenpflege) und Spezialisten in Palliativversorgung entstehen zu lassen und die Kontinuität der Ansprechpartner für Patienten und Angehörige zu wahren. Die Spezialversorgung sollte wohnortnah, durch regional angepasste mobile Teams, Palliativstützpunkte auf Kreisebene, Palliative-Care-Betten in verschiedenen Einrichtungen, Palliativ-Konsiliardienste in den Krankenhäusern und ein Palliativzentrum auf Landesebene mit einer landesweiten 24-Stunden-Hotline gewährleistet werden.

Aufgabe der *speziellen Palliative-Care-Versorgung* sollte vor allem die Krisenintervention bei sterbenskranken Menschen und ihren Angehörigen sein. Nach geglückter Krisenintervention im Rahmen einer Spezialversorgung sollte ein Patient möglichst rasch (und nahtlos) wieder in der Palliative-Care-Basisversorgung weiterbetreut werden.

Die spezielle mobile wohnortbezogene Palliativunterstützung sollte in Ergänzung zur allgemeinen Basisversorgung, die durch die Hausärzte und ambulante Pflegedienste sichergestellt wird, angeboten werden. Dieses zusätzliche Angebot umfasst im Kern Beratung, Anleitung und Mithilfe bei der Koordination im Versorgungsprozess durch in Palliativversorgung besonders qualifizierte MitarbeiterInnen, die in einer Region auch die Palliative-Care- bzw. Hospizbetten versorgen. Zu diesem Zweck wird ein gemeinsamer Personalpool für die mobile (ambulante) wohnortbezogene Palliativunterstützung und die Palliative-Care-Betten unter dem Dach so genannter Palliativstützpunkte im Sinne virtueller Zusammenschlüsse unterschiedlicher Leistungsanbieter empfohlen. Eigenständige Palliativdienste oder Palliative-Care-Teams sollten nicht abgekoppelt von den bestehenden Leistungserbringern eingerichtet werden (Buser et al., 2004).

Zusammenfassung

Auch wenn mit den genannten Empfehlungen ein in vielen Aspekten sinnvolles Modell der integrierten Versorgung umgesetzt werden soll, wozu sich Palliative Care sicherlich anbietet, müssen die auch unter Kostengesichtspunkten und nach unsicheren Kriterien empfohlenen virtuellen Zusammenschlüsse aus fachlichen Gesichtspunkten für eine optimierte Betreuung sterbenskranker Menschen im Rahmen der Regel- und Spezialbetreuung aber auch hinterfragt werden. Im österreichischen Gutachten werden dagegen sehr klare Strukturen empfohlen. Klare, an die regionalen Bedingungen angepasste Konzepte einer integrierten palliativen Versorgung, wie sie inzwischen in einigen Modellprojekten umgesetzt werden, ist für eine multiprofessionelle und sektorenübergreifende Palliativversorgung inhaltlich geeigneter und auch organisatorisch leichter zu realisieren, als das im Niedersachsen-Gutachten empfohlene Stützpunktkonzept.

Strukturelle Integration von Regel- und Spezialversorgung sterbenskranker Menschen benötigt nicht nur multidisziplinäre Zusammenarbeit und Partnerschaft bzw. Überwindung der Kluft zwischen ambulanten und stationären Versorgungsstrukturen, sondern auch feste Teamstrukturen sowie multiprofessionelle Aus-, Fort- und Weiterbildungsprogramme, durch die die Möglichkeiten einer patienten- und familienorientierten Palliativbetreuung nach unterschiedlichen Bedürfnissen und in unterschiedlichen Bereichen gekannt und anerkannt werden bzw. zum Tragen kommen. Besonders wichtig wird in Zukunft auch sein, darauf zu achten, dass neben Tumorpatienten auch Patienten mit anderen fortgeschrittenen Erkrankungen und multimorbide Betagte rechtzeitig von Palliative-Care-Angeboten und einer Spezialversorgung profitieren können.

Abschließende Fragen zur Reflexion

- Wie schätzen Sie die derzeitige integrierte palliative Behandlung, Pflege und Begleitung in der Grund- und Spezialversorgung in Ihrem eigenen Arbeitsumfeld, in Ihrer Region ein?

- Wo und in welcher Art und Weise konkretisiert sich für Sie ein Entwicklungsbedarf?

- Wie schätzen Sie die europaweiten Bemühungen und Entwicklungen zur flächendeckenden Implementierung der Palliative Care bei gleichzeitigem Vorhandensein kultureller, demografischer, epidemiologischer, regionalspezifischer Differenzen und Differenzierungen und deren Spezifika ein? Vergleichen und diskutieren Sie in diesem Zusammenhang die differenzierten Reflexionen dazu in den beiden Werken von Gronemeyer et al., 2004 und Gronemeyer/Loewy, 2002.

Verwendete Literatur

Addington-Hall, J. M.; McCarthy, M.: Dying from cancer: results of a population based investigation. Pall. Med., 9 (1995): 259–303.

Bosanquet, N.; Salisbury, C. (Eds.): Providing palliative care services. Oxford University Press, New York 1999.

Buser, K.; Amelung, V.; Brandes, I.; Janus, K.; Schneider, N.; Schwartz, F. W.: Palliativversorgung in Niedersachsen – Bestandsaufnahme und Empfehlungen, Weiterentwicklung. Gutachten im Auftrag des Niedersächsischen Ministeriums für Soziales, Familie und Gesundheit, der gesetzlichen Krankenkassen in Niedersachsen sowie der KV Niedersachsen. MHH, Hannover 2004.

Desmedt, M.; Michel, H.: Palliative home care: improving cooperation between the specialist team and the family doctor. Supportive Care in Cancer, 10 (2002): 343–348.

Diemer, W.: Palliative-Care-Teams vernetzen die Versorgung fortgeschrittener Tumorpatienten in Deutschland. Forum DKG, 4 (2002): 40–44.

Ensink, F. B. M.; Bautz, M. T.; Voß, M. C.; Görlitz, A.; Hanekop, G. G.: Palliativmedizinische Betreuung von Tumorschmerzpatienten in Niedersachsen. Indikatoren der Strukturqualität. Schmerz, 6 (2002): 255–262.

Ewers, M.; Fuhr, A.; Günnewig, J.: Palliativ-pflegerisch tätige Hausbetreuungsdienste in NRW, Teilergebnisse eines Modellprojekts. Institut für Pflegewissenschaft, Universität Bielefeld 2004.

Franks, P. J.; Salisbury, C.; Bosanquet, N.; Wilkinson, E. K.; Kite, S.; Naysmith, A.; Higginson, I. J.: The level of need for palliative care: a systematic review of the literature. Pall. Med., 14 (2000): 93–104.

Gronemeyer, R.; Fink, M.; Globisch, M.; Schumann, F.: Helfen am Ende des Lebens. Hospizarbeit und Palliative Care in Europa. der hospiz verlag, Wuppertal 2004.

Jaspers, B.; Schindler, T.: Stand der Palliativmedizin und Hospizarbeit in Deutschland und im Vergleich zu ausgewählten Staaten (Belgien, Frankreich, Großbritannien, Niederlande, Norwegen, Österreich, Polen, Schweden, Schweiz, Spanien). Gutachten im Auftrag der Bundestags-Enquete-Kommission «Ethik und Recht der modernen Medizin». Berlin 2005 (Kom.-Drs. 15/226) (www.bundestag.de/parlament/kommissionen/ethik_med/gutachten/gutachten02_palliativmedizin.pdf).

Knipping, C.: Das Verständnis, die Umsetzung und Qualifizierung von Palliative Care in der Schweiz unter besonderer Berücksichtigung der Pflege. Eine Literaturrecherche. Master Thesis eingereicht im Dezember 2003 an der Fakultät für Interdisziplinäre Forschung und Fortbildung (IFF) der Universitäten Klagenfurt/Graz/Wien, Abteilung Palliative Care und OrganisationsEthik, Wien 2003.

Ministerkomitee des Europarates: Rec (2003) 24 an die Mitgliedstaaten zur Strukturierung der palliativmedizinischen und -pflegerischen Versorgung. www.coe.int/T/E/Social_Cohesion/Health/Recommendations_and_Documentation_in_other_languages/Rec(2003)24%20-%20German.pdf (Download 3.3.2006).

Nemeth, C.; Rottenhofer, I.: Arbeitsgruppenbericht: Abgestufte Hospiz- und Palliativversorgung in Österreich. Österreichisches Bundesinstitut für Gesundheitsversorgung, Wien 2004.

Pleschberger, S.: Palliative Care. Ein Versorgungskonzept für sterbende Menschen. Institut für Pflegewissenschaft an der Universität Bielefeld (IPW), Bielefeld 2001 (www.uni-bielefeld.de/IPW).

Schindler, T.; Rieger, A.; Woskanjan, S.: Krebskranken ein Sterben zu Hause zu ermöglichen. DÄB, 97 (2000) 41: 2688–2692.

Schindler, T.; Rieger, A.; Woskanjan, S.: Home Care Berlin. Daten zur häuslichen Versorgung schwer kranker und sterbender Tumorpatienten. Onkologie, 26 (2003): 184–189.

Schlunk, T.; Staab, T.: Das Tübinger Projekt Häusliche Betreuung Schwerkranker: Akzeptanz eines ambulanten Palliativdienstes bei Hausärzten. Z. Palliativmed., 3 (2002): 100–104.

Schönberner, T.: Häusliche Versorgung in der letzten Lebensphase. Möglichkeiten und Grenzen. Onkologe, 6 (2000): 529–532.

Small, N.; Rhodes, P.: Too ill to talk? User involvement in palliative care. Routledge, London 2000.

Student, J.-C. (Hrsg.): Das Hospiz Buch. Lambertus, Freiburg i. Br. 1994.

Weiterführende Literatur

Aulbert, E.; Klaschik, E.; Schindler, T. (Hrsg.): Palliativmedizin im ambulanten Sektor. Schattauer, Stuttgart 2004.

Dykes, P. C.; Wheeler, K. (Hrsg.): Critical Pathways – Interdisziplinäre Versorgungspfade. DRG-Management-Instrumente. Bern 2002.

Ewers, M.; Schaeffer, D. (Hrsg.): Am Ende des Lebens. Versorgung und Pflege von Menschen in der letzten Lebensphase. Huber, Bern 2005.

Ewers, M.; Schaeffer, D. (Hrsg.): Case Management in Theorie und Praxis. Huber, Bern 2000.

Gronemeyer, R.; Loewy, E. H. (Hrsg.): Wohin mit den Sterbenden? Hospize in Europa – Ansätze zu einem Vergleich. Forum «Hospiz», Bd. 3, Lit Verlag, Münster/Hamburg/London 2002.

Metz, Chr.: Hospizbewegung und/oder Palliative Care: zwei Seiten einer Medaille? Zur organisatorischen Implementierung und Weiterentwicklung der Hospiz-Idee. In: Gronemeyer, R.; Loewy, E. H. (Hrsg.): Wohin mit den Sterbenden? Hospize in Europa – Ansätze zu einem Vergleich. Lit Verlag, Münster/Hamburg/London 2002.

Pfeffer, Chr.: Hier wird immer noch besser gestorben als woanders. Eine Ethnographie stationärer Hospizarbeit. Huber, Bern 2005.

Pleschberger, S.; Heimerl, K.: Palliative Versorgung in Deutschland und Österreich: Angebote und Strukturen. In: Pleschberger, S.; Heimerl, K.; Wild, M. (Hrsg.): Palliativpflege. Grundlagen für Praxis und Unterricht. Facultas, Wien 2005, 2., aktualisierte A.

Schaeffer, D.; Ewers, M. (Hrsg.): Ambulant vor stationär. Perspektiven für eine integrierte ambulante Pflege Schwerkranker. Huber, Bern 2002.

Schaeffer, D.: Der Patient als Nutzer. Krankheitsbewältigung und Versorgungsnutzung im Verlauf chronischer Krankheit. Huber, Bern 2004.

Schaeffer, D.: Moers, M.: Ambulante Pflege von HIV- und Aids-Patienten. P95-201 – Veröffentlichungsreihe der Arbeitsgruppe Public Health im Wissenschaftszentrum Berlin für Sozialforschung (WZB). Berlin 1995.

Student, J.-C.; Mühlum, A.; Student, U. (Hrsg.): Soziale Arbeit in Hospiz und Palliative Care. Reinhard Verlag, München/Basel 2004.

2.4
Palliative Care in der stationären Altenhilfe – Ansätze der Implementierung

Andreas Heller und Klaus Wegleitner

«Alles in allem wird deutlich, dass die Zukunft große Chancen bereithält – sie enthält aber auch Fallstricke. Der Trick ist, den Fallstricken aus dem Weg zu gehen, die Chancen zu ergreifen und bis sechs Uhr wieder zu Hause zu sein.»
(Woody Allen)

Abstract

Pflegeheime sind in den letzten Jahren zu Sterbehäusern geworden. Der Umgang mit Sterben, Tod und Trauer ist eine zentrale Herausforderung der Versorgungseinrichtungen. Infolgedessen haben sich die Bemühungen intensiviert, in Organisationen der stationären Altenhilfe eine palliative Kultur zu entwickeln. Interessante und bemerkenswerte Ansätze und Modelle, hospizliches und palliatives Wissen in den geriatrischen Alltag zu integrieren, sind beobachtbar. Unterschiedliche Vorstellungen, wie Betreuungsqualität von pflegebedürftigen, alten Menschen und Sterbenden optimiert werden kann und sich Organisationen in ihrem Selbstverständnis und ihren Alltagsroutinen verändern lassen, begründen unterschiedliche Wege der Implementierung der Palliative Care. In diesem Kapitel wird die grundsätzliche Idee der Implementierung der Palliative Care begrifflich gefasst, um dann die unterschiedlichen Ansätze und Modelle auszuführen und in Beziehung zu setzen.

Studienziele

Nach Abschluss dieses Kapitels wird der bzw. die Lernende in der Lage sein:

- sich mit unterschiedlichen Vorgehensweisen der Integration der Palliative Care in die stationäre Altenhilfe (Alters- und Pflegeheime) auseinanderzusetzen.
- ausgewählte Implementierungsansätze hinsichtlich ihrer Interventionsebenen zu differenzieren, zu verstehen und zu erörtern.
- Herausforderungen des geriatrischen Alltags im Lichte von Organisationsentwicklung, Gesundheitspolitik und Zivilgesellschaft zu reflektieren und zu beschreiben.
- die Bedeutung der Leitung und ihrer Leitungsverantwortung in den Veränderungsprozessen zu erkennen und einzuschätzen.
- richtungsweisende Projekte und die ausgewählte Literatur dazu kennen zu lernen.

Schlüsselwörter

Implementierung der Palliative Care, stationäre Altenhilfe, Alters- und Pflegeheim, Organisationsentwicklung, Gesundheitspolitik, De-Institutionalisierung

Implementierung der Palliative Care in die stationäre Altenhilfe

Menschen sind zum Zeitpunkt des Heimeintritts älter und pflegebedürftiger (Schneekloth/Müller, 2000). Die stationäre Altenhilfe sieht sich mit der Profilierung ihrer Angebote und Dienstleistungen konfrontiert. Während sich viele Altenpflegeheime in ihren Versorgungsangeboten eher auf rehabilitative und aktivierende Ansätze konzentrieren, verschiebt sich der Bedarf der Nutzer bereits jetzt sehr stark in Richtung einer Intensivpflege und -betreuung schwer pflegebedürftiger, alter Menschen. Altenpflegeheime sind, und werden noch vermehrt, Orte des Sterbens (Streckeisen, 2001). Sterben und Tod sind im Alltag der Altenpflegeheime omnipräsent. Die Forschungen der letzten Jahre weisen darauf hin, «dass es sich beim Umgang mit Sterben und Tod in den Einrichtungen um weitgehend ‹unorganisierte› Prozesse handelt. Das heißt, das Gelingen einer würdevollen Sterbebegleitung bleibt weitgehend dem Zufall überlassen» (Pleschberger, 2005: 64).

In der Hospiz- und Palliativbewegung, die sich in den 1960er-Jahren außerhalb der Regelversorgung zu etablieren begann, wurde über Jahrzehnte sehr viel Wissen und Erfahrung in der Betreuung und Pflege von chronisch kranken, schwer pflegebedürftigen und sterbenden Menschen aufgebaut. Im Rahmen spezialisierter Hospiz- und Palliativangebote ist diese neue Versorgungsqualität jedoch primär onkologisch erkrankten Menschen und insgesamt nur einer kleinen Zahl an Nutzern zugute gekommen. Palliative Care sollte jedoch ein Versorgungsangebot *für alle Menschen, die es brauchen*, werden (Heimerl, 2002).

Im Bereich der stationären Altenhilfe sind interessante und bemerkenswerte Modelle entwickelt worden, dieses hospizliche und palliative Wissen in den Alltag der Versorgungsorganisationen zu integrieren. Ganz allgemein wird dieser Vorgang unter dem Sammelbegriff «Implementierung» beschrieben. Auch wenn diese Vokabel einen eher technischen Umgang unterstellt, so geht es doch ganz allgemein darum, Lernprozesse auf unterschiedlichen Ebenen, mit verschiedenen Personen und Berufsgruppen zu inszenieren, damit Sterben und Tod nicht als Krankheit gesehen werden, sondern integrierter und zu integrierender Bestandteil des Lebens gerade auch alter Menschen und ihrer Angehörigen sein kann.

Ansätze und Modelle der Implementierung

Es lassen sich unterschiedliche Typen der Implementierung der Palliative Care in die stationäre Altenhilfe differenzieren. Diese sind nicht zwangsläufig gegensätzlich zu verstehen. Vielfach ergänzen sie sich in ihren Wirkungen wechselseitig und nähern sich einem gemeinsamen Ziel von unterschiedlichen Seiten. Die Reihenfolge der genaueren Beschreibung orientiert sich an der Akzentuierung der jeweiligen Interventionsebenen **(Abb. 2.4-1)**.

Der Expertenwissensansatz

> In seinen Interventionen ein primär individuumsorientierter Ansatz ist der Expertenwissensansatz. Er setzt auf entsprechende fachspezifische oder auch berufsübergreifende Bildungs-, Aus- und Weiterbildungsanstrengungen.

Fachkräfte geraten in ihrer Arbeit in der stationären Altenhilfe, insbesondere im Umgang mit demenziell veränderten, schwerstkranken und sterbenden Menschen immer wieder an die Grenzen ihrer betreuerischen und pflegerischen Möglichkeiten. Deshalb ist der Erwerb spezifischen Fachwissens für die adäquate Betreuung dieser Menschen unumgänglich. Medizinische und pflegerische Betreuungskonzepte erfordern dabei eine Neuausrichtung und Erweiterung, um die letzte Lebensphase der Menschen und die damit verbundenen Herausforderungen gezielt in den Blick zu nehmen (Pleschberger et al., 2002). Dementsprechend zielt der Expertenwissensansatz darauf ab, die individuellen Aufmerksamkeiten und Kompetenzen von Medizin und Pflege und weiteren Berufsgruppen im Gesundheitswesen im Umgang mit Schwerkranken und Sterbenden zu stärken, um zu erst einmal Routinen und Behandlungskonzepte zu erfassen und zu adaptieren und damit auch die Basis für strukturelle Veränderungen in Einrichtungen der stationären Altenhilfe zu legen. Zentral sind daher entsprechende fachspezifische oder auch berufsübergreifende Aus-, Fort- und Weiterbildungsanstrengungen der Einrichtung und ihrer Mitarbeiter.

Die Entwicklungen und Bemühungen seit Mitte der 1990er-Jahre im Geriatriezentrum am Wienerwald (GZW), unter der Federführung von DDr. Marina Kojer, sind dafür beispielgebend. Beginnend mit einem «Modellversuch Sterbebegleitung» wurde 1995 versucht, eine neue Qualität der Auseinandersetzung mit der Behandlung und Pflege sterbender Menschen im Pflegeheim zu etablieren. Ausgehend von drei Modellstationen auf der Langzeitpflegeabteilung des GZW wurden Mitarbeiter spezifisch geschult und psychologisch begleitet. Wesentliches Ziel dieses Projektes war es, aufzuzeigen, dass eine Qualitätsverbesserung der Betreuung von Menschen in der letzten Lebensphase zunächst auch ohne Strukturveränderung (d. h. nicht mehr Personal oder weniger Patienten pro Zimmer) möglich ist, sowie langfristig das Anliegen, diese Versorgungsqualität allen Patienten rechtzeitig zur Verfügung stellen zu können. Nachdem sich bald der erhoffte Erfolg einstellte, Grundhaltungen sich veränderten, Routinen verändert wurden und die Schmerztherapie sowie die Begleitung Sterbender auf den Stationen zunehmend an Aufmerksamkeit und Bedeutung gewannen, entschieden sich die Mitarbeitenden aller Stationen und aller Berufsgruppen, ihre Betreuungs- und Pflegekonzepte an Palliative Care auszurichten.

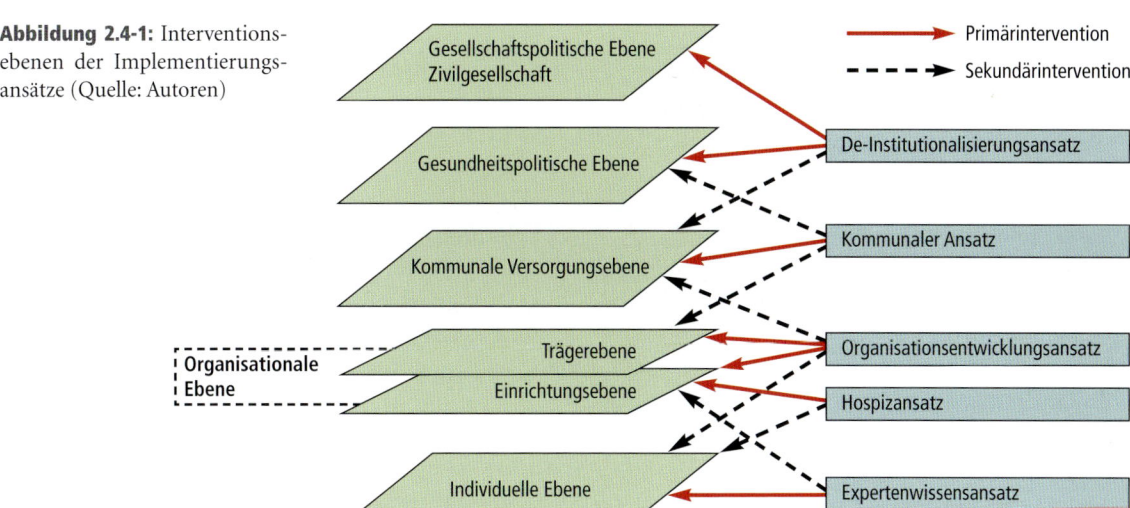

Abbildung 2.4-1: Interventionsebenen der Implementierungsansätze (Quelle: Autoren)

Gezielte Aus- und Weiterbildungen der Mitarbeitenden und Teams und damit auch die Erarbeitung eines umfassenden palliativen Betreuungskonzeptes formten das Modell der «Palliativen Geriatrie», das im Jahre 2000 durch die öffentliche Anerkennung des Wiener Krankenanstaltenverbundes auch in einem neuen Abteilungsnamen – «Abteilung für Palliativmedizinische Geriatrie» – seine Entsprechung fand (Kojer, 2002). Ein weiteres Modellprojekt ähnlichen Zuschnitts wurde 1998 in der Bergener Rote-Kreuz-Klinik, dem größten geriatrischen Zentrum in Norwegen, ins Leben gerufen. Das Projektziel ist, alte Menschen kompetent palliativmedizinisch zu versorgen, sobald dies erforderlich wird, unabhängig davon, *wo sie sich befinden* (im Krankenhaus, Pflegeheim oder zu Hause). Auch hier ist die Fort- und Weiterbildung der Mitarbeitenden prioritär (Sandgathe-Husebø, 2003).

Der Hospizansatz

Der Hospizansatz versucht, aufbauend auf den bisherigen Wissensbeständen und Erfahrungen der Hospizbewegung, Routinen und Abläufe in den Einrichtungen neu auszurichten. Die Interventionen zielen bereits auf unterschiedliche Ebenen der Organisation und beziehen auch die Nutzer mit ein. Besondere Beachtung erfährt dabei die Integration der Ehrenamtlichen.

Ehrenamtliche und professionalisierte Hospizteams und -einrichtungen haben in den letzten Jahrzehnten sehr erfolgreich einen neuen Weg in der Betreuung und Begleitung von Schwerkranken und Sterbenden sowie ihren Angehörigen beschritten. Dieser immens wichtige Wissenstransfer ist auch Ausgangspunkt des Hospizansatzes in der Implementierung der Hospiz- und Palliatividee in die stationäre Altenhilfe. Wissen, Erfahrung und «models of good practice» der Hospizvereine sind die Basis einer gemeinsamen Entwicklung von Konzepten einer gelingenden Sterbebegleitung in den Pflegeheimen (Wilkening/Kunz, 2003).

Beispielhaft sind hier Projekte des Christophorus Hospiz Vereins e.V. (CHV), der bereits 1985 gegründet wurde und langjährige Erfahrung mit der Umsetzung der Hospizidee in der ambulanten Betreuung sterbender Menschen in München hat. Diese wird nun auch in gemeinsamen Projekten mit stationären Altenhilfeeinrichtungen genutzt. In dem 2000 begonnenen Projekt «Implementierung der Hospizidee im St. Josefs-Heim, München-Haidhausen» war es Hauptziel, gemeinsam mit den Mitarbeitenden der unterschiedlichen Arbeitsbereiche und unter punktueller Einbeziehung von Bewohnern (Heimbeirat) ein tragfähiges Konzept für die Sterbebegleitung zu entwickeln.

Eine Erhebung des Istzustands aus der Perspektive der Mitarbeitenden und des Heimbeirates bildete die Basis für die Etablierung einer hausinternen multiprofessionellen Projektgruppe unter externer Begleitung des CHV. Im Rahmen der Fortbildung dieser Gruppe und anderer kommunikativer Settings wurden Betreuungsabläufe erhoben, geprüft und neu durchdacht. Leitlinien und Standards wurden entwickelt und erprobt. Wissen über Bedürfniserfassung, Schmerztherapie, Dehydratation, Patientenverfügung und Familienbeziehungen wurde vermittelt, kommunikative und pflegerische Kompetenzen wurden durch praktische Übungen geschult. Die Ergebnisse des Projektprozesses waren im Herbst 2002:

- Die erarbeiteten Standards und Richtlinien haben Eingang in den Betreuungsalltag gefunden.
- Eine seelsorgerische Betreuung wurde etabliert.
- Bei Bedarf wird spezifische palliativ-betreuerische Beratung organisiert.
- Hospizhelfende werden in die Sterbebegleitung eingebunden.
- Mitarbeiter erhalten automatisch das Angebot einer Fortbildung an der Akademie für Palliativmedizin, Palliativpflege und Hospizarbeit (APPH).
- Auch den Pflegenden und Angehörigen wird ein Raum zur kommunikativen Auseinandersetzung mit den Themen Sterben, Tod und Trauer angeboten (Orth et al., 2002).

Der Organisationsentwicklungsansatz

> Der Organisationsentwicklungsansatz nimmt die Lernpotenziale einer Einrichtung und ihrer übergeordneten Einheit, der Trägerorganisation, als Gesamtes in den Blick. Durch die *systemische* Evaluation und überraschende kommunikative Vernetzungen (z. B. von Mitarbeitern und Bewohnern oder von Leitung/Management und Mitarbeitern) in unterschiedlichen Settings wird die Eigenentwicklung der Einrichtungen und des Trägers ermöglicht. Der Wissensaustausch und die Differenzsetzung zwischen Einrichtungen einerseits sowie Einrichtung und Träger andererseits ist integraler Bestandteil.

Erfahrungen in den letzten Jahren haben immer wieder gezeigt, dass die Stärkung individueller Kompetenzen von Mitarbeitenden zwar ein unerlässlicher Aspekt einer Verbesserung der Betreuung und Pflege von Schwerkranken und Sterbenden ist, die grundsätzliche Problematik einer den Bedürfnissen der Betroffenen zuwiderlaufenden Organisationslogik und damit -kultur dadurch jedoch nur bedingt bearbeitet werden kann.

Angeregt durch den Diskurs der Organisationsentwicklung in der Gesundheitsförderung (Ralph Grossmann, Bernhard Badura, Jürgen M. Pelikan) in den 1990er-Jahren ist an der Fakultät für Interdisziplinäre Forschung und Fortbildung der Universität Klagenfurt (IFF), Abteilung Palliative Care und OrganisationsEthik, daher immer mehr das Bewusstsein gewachsen, dass Lebensqualität am Lebensende nicht ohne die Gestaltung der Organisation, die Entwicklung von Organisationen und Subsystemen zu denken und zu realisieren ist! Organisationale Veränderung und organisationales Lernen brauchen eine Auseinandersetzung mit den Bedürfnissen und Werten der betroffen alten, schwer kranken und sterbenden Menschen und ihrer Angehörigen quer zu den Organisationseinheiten, d. h. interdisziplinär und hierarchieübergreifend (Müller/Kessler, 2000). In einem Zueinander von individuellen und organisationalen Lernprozessen wird die Versorgungspraxis der Einrichtungen und der Trägerorganisation hinterfragt und entsprechend den Erfordernissen adaptiert und neu ausgerichtet. Ziel ist eine nachhaltige Veränderung der Grundhaltung, der Versorgungskultur, hin zu einer palliativen Kultur (Heller et al., 2003). Daher ist nicht nur die *individuelle Verantwortung* der Mitarbeitenden für eine gelingende Versorgung von Schwerkranken und Sterbenden von Interesse, sondern ganz wesentlich die *kollektive Verantwortung* einer Organisation, die sich einem bestimmten ethischen Selbstverständnis, einer nutzerorientierten Versorgung, verpflichtet sieht.

Die IFF/Palliative Care und OrganisationsEthik hat in den letzten zehn Jahren in unterschiedlichen Sozial- und Gesundheitsorganisationen Projekte dieses Zuschnitts begleitet. Beispielgebend dafür sind:

- «Organisationskultur des Sterbens», ein Projekt der Diakonie in Düsseldorf» (Heimerl et al., 2001; Heller, 2004) oder
- «Leben bis zuletzt», ein Projekt der Inneren Mission München (Heimerl et al., 2005).

Ausgangspunkt dieser Projekte ist, die Bedürfnisse der Betroffenen und ihrer Angehörigen zu erheben, entweder durch Forschende oder, sehr interventionsorientiert, durch Mitarbeitende der Einrichtung selbst (Heimerl 2000). Im Rahmen einer *interventionsorientierten Organisationsdiagnose* werden die Perspektiven der Mitarbeitenden, der Leitung und der relevanten Umwelten ermittelt und aufeinander bezogen. Unterschiedliche Erhebungs- und Arbeitssettings sowie verschiedene Gremien im Projektdesign ermöglichen eine intensive intraorganisationale und interdisziplinäre Auseinandersetzung mit den Herausforderungen einer gelingenden Palliative Care. Unter der Prämisse der Partizipation der Betroffenen sowie der an der Betreuung und Pflege Beteiligten sollen somit von Anfang an Vernetzung, Kommunikation und Wissenstransfer im Dialog mit den hospizlichen und palliativen Ideen zu einem Implementierungsprozess der Palliative Care beitragen.

Der Organisationsentwicklungsprozess ist so angelegt, dass er die Prinzipien der Palliative Care aufnimmt (vgl. Heimerl, 2005), denn:

> [...] eine Kultur des Sterbens in den komplexen Organisationen unseres Sozial- und Gesundheitswesens ist immer eine Organisationskultur. Es braucht eine doppelte Auf-

merksamkeit, um menschenwürdigeres Sterben zu ermöglichen, für die Betroffenen, die Helfenden und für die Rahmenbedingungen und Umstände: Keine Sterbebegleitung, ohne *Bedingungen* des Sterbens zu gestalten.

(Heller, 2000: 14)

Einen ähnlichen Projekttypus stellt der Palliative-Care- und Ethikprozess in der Kaiserswerther Diakonie (Bartosch et al., 2005) dar. Aufbauend auf einem Prozess der organisationalen Auseinandersetzung im Umgang mit Sterben, Tod und Trauer und der Entwicklung eines Konzeptes der Palliativbetreuung in der Diakonie rückte hier die Herausforderung ethischer Entscheidungen am Lebensende und am Lebensbeginn in den Fokus der Aufmerksamkeit. Diesem Bedarf folgend wurde ein Modell von Ethikberatung etabliert, das Strukturen und Prozesse organisiert, die Raum für ethische Dilemmata bieten und *partizipative* Entscheidungsprozesse anregen.

Der kommunale Ansatz

> Der kommunale Ansatz versucht die Entwicklungen im stationären Altenhilfebereich (Alters- und Pflegeheime) in einen breiteren gesundheitspolitischen Kontext einzubetten und insbesondere auch die Fragen neuer solidarischer Versorgungsnetzwerke und Formen bürgerschaftlichen Engagements in Wechselwirkung mit den Versorgungsinstitutionen aufzunehmen.

Implementierungsprozesse, die im Rahmen von Projekten initiiert werden, finden zunächst im Kontext bestimmter Organisationen statt. Sie führen zu Qualitätsverbesserungen und Optimierungen der bestehenden Versorgungsstrukturen. Die Praxis der Versorgung Sterbender und ihrer Angehörigen in Alters- und Pflegeheimen zeigt aber *erstens*, dass eine gelingende Palliativversorgung das Handeln und Denken über die Organisationsgrenzen hinaus erfordert und *zweitens*, dass Veränderungen des Versorgungsbedarfs von alten Menschen hinkünftig auch radikale Veränderungen der Versorgungsangebote erfordern (Reitinger et al., 2004). Pflegebedürftigkeit und Sterben können daher nicht mehr im Rahmen einzelner Institutionen thematisiert werden. Sie brauchen die Einbettung in einen kommunalen politischen Diskurs. Dementsprechend geht es beim kommunalen Ansatz auch um einen breit angelegten gesundheitspolitischen Prozess, der die Aufmerksamkeiten auf zukünftige Herausforderungen der Betreuung und Versorgung von alten, pflegebedürftigen und sterbenden Menschen lenkt und neue Versorgungskonzepte im Rahmen einer netzwerk- und gemeinwesenorientierten kommunalen Gesundheitspolitik verortet.

Das kommunale Entwicklungsprojekt LIMITS in Münster (Wettreck/Schulze, 2002) verfolgte von 2001 bis 2004 das Ziel, die bestehende Praxis der Sterbebegleitung von alten Menschen in Richtung auf eine selbstbestimmte, an den persönlichen Werten und Entscheidungen ausgerichteten Kultur des Sterbens weiterzuentwickeln (s. Kap. 10.7). Initiiert wurde das Projekt von Heimbeiräten der Stadt Münster. Fokussiert wurde dabei auf die strukturelle Absicherung der Selbstbestimmung Betroffener in den pflegerischen und medizinischen Entscheidungsabläufen der Sterbephase zu Hause und in den Altenpflegeheimen. Methodisch wurde eine multiperspektivische Ist-Erhebung durchgeführt, die den Ausgangspunkt für die Entwicklung und Implementierung von Instrumenten in den unterschiedlichen Diensten und Einrichtungen darstellte. Befragt wurden Betroffene, Hausärzte, Leitungspersonen der Einrichtungen, Leitungspersonen der ambulanten Dienste, pflegerische Mitarbeiter der ambulanten und stationären Dienste, Wohnbereichsleitungen.

Die Arbeiten von Thomas Klie (2002a, 2002b) zur kommunalen Altenplanung greifen die Herausforderungen der Betreuung und Pflege Schwerkranker und Sterbender sowie ihrer Angehörigen in einem breiteren gesundheitspolitischen Kontext auf. Die Zunahme an zu versorgenden alten Menschen, bei gleichzeitiger Abnahme potenzieller Pflegepersonen in der Familie und der Verknappung gesundheitsökonomischer Mittel, macht künftig eine grundsätzliche Veränderung der Versorgungsstrukturen notwendig. Im Rahmen kommunaler Gesundheitspolitik sollen Senioren in einen partizipativen Planungs- und Entwicklungsprozess der Versorgung mit eingebunden werden. Alternativ zur institutionellen Betreuung und Pflege und der Familienpflege sollen soziale Netzwerke etabliert werden, die eine neue Form solidarischen Alltagslebens ermöglichen. Das bedeutet: Als Mitglied eines solchen Netzwerkes bietet man in einem sozial verträglichen Maße Hilfeleistungen und Dienste der Allgemeinheit an, um in der Situation eigener Schwäche und Hilfsbedürftigkeit auf die Angebote des Netzwerkes zurückgreifen zu können.

Der De-Institutionalisierungsansatz

> Mit der Diskussion der Barrieren und Grenzen der vorangegangenen Modelle und Ansätze werden hier Entwicklungslinien beschrieben, die alternativ zum derzeitigen Versorgungssystem die Sinnhaftigkeit stationärer Betreuung und Pflege, wie sie heute

vorherrschend ist, generell infrage stellen. Damit ist dieser Ansatz als Antithese zur Institutionalisierung von Betreuung und Pflege zu verstehen. De-Institutionalisierung ist eine gesundheitspolitische Vision, die in der Schaffung von alternativen Wohnformen und der Entwicklung kommunaler Versorgungsnetzwerke erste Schritte der Umsetzung erfährt.

Der Ansatz der De-Institutionalisierung hat seine Wurzeln im Diskurs zur Normalisierung im psychiatrischen Betreuungsbereich der 70er- und 80er-Jahre des 20. Jahrhunderts und sieht das Anstalts- und Heimsystem als inadäquate Problemlösung des 19. Jahrhunderts, als Ergebnis moderner industrieller Entwicklungen, die den heutigen Anforderungen guter Betreuung und Versorgung nicht gerecht werden können. Das Heim kann demnach kein Ort sein, wo die Ansprüche der Individualisierung und der Sicherung der Persönlichkeitsrechte gewahrt werden.

Im Jahre 2001 wurde dies von der interdisziplinären Forschungsgemeinschaft «Menschen in Heimen» politisch im Rahmen einer Aufforderung an die Fraktion des Deutschen Bundestages, eine Kommission zur «Enquete der Heime» einzusetzen, aktiv aufgenommen (Dörner et al., 2001). Auch vor dem Hintergrund der Einforderung des jahrzehntelang gesundheitspolitisch propagierten, aber letztlich nicht eingelösten Slogans «ambulant vor stationär» zielen die Forderungen und Initiativen auf eine De-Institutionalisierung der Versorgung ab. Ziel ist ein ambulant-kommunales Sorgesystem. In Fortführung des Ansatzes der kommunalen Altenplanung von Thomas Klie (2002a, b) sollen auch hier neue solidarische Netzwerke Alternativen zum Bestehenden bieten. Die Vision ist das Zusammenleben von Schwächeren und Stärkeren als Chance einer neuen Bürgergesellschaft. In diesem Fall kann selbstverständlich nicht mehr von einem Ansatz der Implementierung der Palliative Care in die stationäre Altenhilfe gesprochen werden, sondern es ist von der Revolutionierung eines gesamten Betreuungs- und Pflegeverständnisses, d. h. von einer Betreuung und Pflege in Institutionen hin zu einer neuen Form von *Community Care* die Rede.

Zusammenfassung

Das Versorgungskonzept Palliative Care ist, historisch betrachtet, in einem eigens dafür geschaffenen Organisationstyp, dem Hospiz, entstanden. Dass die Implementierung in die Einrichtungen der stationären Altenhilfe, die wesentliche Unterschiede in struktureller, personeller und fachlicher Hinsicht aufweisen, durchaus mit natürlichen Barrieren und großen Herausforderungen verbunden ist, scheint evident (Pleschberger, 2005). Unabhängig davon, auf welchem Wege sich die stationäre Altenhilfe dem Ziel der Implementierung der Palliative Care nähert, sind Erfahrung, Kompetenz und Routinen im Umgang mit alten, multimorbiden Menschen und ihren Angehörigen in den Einrichtungen immer mehr vorhanden. Die Analyse des Bestehenden, die Thematisierung von vorhandenen Praktiken, Gewohnheiten und guten Gebräuchen ist daher ein erster wichtiger und unerlässlicher Schritt. Dass über das Sterben, den Tod und die Trauer vielleicht auch über die Erleichterung geredet werden kann, ist ein Indikator einer neuen palliativen Kultur.

Unabdingbare Voraussetzung für das Anstoßen von organisationalen Veränderungsprozessen ist, dass sich die Leitungen der Einrichtungen in relevanter Weise *konzeptionell* zur Frage des Umgangs mit Sterben und Tod verhalten müssen. Erst wenn die Organisation ein gutes, menschenwürdiges, individuelles Sterben und einen entsprechend pietätvollen Umgang mit dem Leichnam und der Verabschiedung als ein Ziel der Organisation aufgenommen hat, kann sie dafür die entsprechenden Regeln und Verfahren, Kommunikationen und Kooperationen entwickeln (s. Kap. 8.2 und 9.4). Es braucht eigene Organisationsformen, Koordinationen und Qualifikationen bzw. Begleitung (Supervision, Ausbildung etc.), um an die *Eigenlogik* der Organisation Pflegeheim anzuknüpfen. Die individuelle Stärkung von Kompetenzen der Mitarbeitenden ist ein wichtiger Baustein in der Implementierung der Palliative Care. Aber ohne entsprechende Einbettung in einen Veränderungsprozess der *gesamten* Organisation kann nachhaltige Veränderung nicht erreicht werden!

Der Implementierungsprozess der Palliative Care verändert die Organisation entscheidend in ihren Strukturen und Abläufen sowie in ihrem Selbstverständnis und ihrer Organisationskultur. Bleibt er in seiner Perspektive allerdings innerhalb der bestehenden Strukturen, so kann er in letzter Konsequenz seinem Anspruch – einer radikalen Orientierung an den Bedürfnissen der Betroffenen – nicht gerecht werden. Implementierung der Palliative Care in die stationäre Altenhilfe bedeutet nämlich auch, dass die Organisationen ihr grundlegendes Versorgungs- und Betreuungsverständnis fortwährend kritisch im Lichte des gesundheitspolitischen Diskurses – zur Selbstbestimmung der Betroffenen, zur kommunalen Altenpolitik, zu einer solidarischen Zivilgesellschaft – hinterfragen, reflektieren und alternativ zum Bestehenden Perspektiven entwickeln.

Abschließende Fragen zur Reflexion

- Sie haben die Aufgabe, mit anderen Mitarbeitenden in einer Projektgruppe eine Weiterbildung zu Palliative Care im Altenheim zu planen. Welche Themen sollen aus Ihrer Sicht vorkommen?

- Wie werden in Ihrer Organisation Projekte zu bestimmten Themen implementiert? Woran orientiert man sich hier grundlegend im Organisationsentwicklungsprozess? Welcher Organisationsentwicklungsansatz herrscht hier vor (siehe Abschnitt «Organisationsentwicklungsansatz»)?

- Sie sollen nach Auftrag Ihrer Leitung im Altenheim eine Projektgruppe aufbauen, die die Implementierung der Palliative Care unterstützen soll:
  - Wie kommen Sie zu einem Konzept?
  - Was sind die inhaltlichen Eckpfeiler des Konzeptes?
  - Was ist der erste Schritt?
  - Was tun Sie auf jeden Fall nicht?

- Diskutieren und beschreiben Sie in Ihrem multiprofessionellen Betreuungsteam vor Ort die Grundhaltung und Versorgungslogik zur Betreuung von Schwerkranken, Alten und Sterbenden in Ihrer Institution. Was fällt Ihnen auf?

Verwendete Literatur

Bartosch, H.; Coenen-Marx, C.; Erckenbrecht, J. F.; Heller, A. (Hrsg.): Leben ist kostbar. Der Palliative Care- und Ethikprozess in der Kaiserswerther Diakonie. Lambertus, Freiburg i. Br. 2005.

Dörner, K.; Hopfmüller, E.; Röttger-Liepmann, B.: Aufforderung an die Fraktion des Deutschen Bundestages, eine Kommission zur «Enquete der Heime» einzusetzen. Forschungsgemeinschaft «Menschen in Heimen», Universität Bielefeld, Juni 2001.

Heimerl, K.: Erfahren, wie alte Menschen sterben wollen. Systemische Evaluation im Rahmen des Projektes «OrganisationsKultur des Sterbens». In: Heller, A.; Heimerl, K.; Husebø, S. (Hrsg.): Wenn nichts mehr zu machen ist, ist noch viel zu tun. Wie alte Menschen würdig sterben können. Lambertus, Freiburg i. Br. 2000.

Heimerl, K.: Interventionsforschung und Ethik in Palliative Care. In: Heintel, P.; Krainer, L.; Ukowitz, M. (Hrsg.): Ethik und Beratung. Leutner, Berlin 2006.

Heimerl, K.: Für alle, die es brauchen. Das Konzept der integrierten palliativen Versorgung in Vorarlberg. In: Bischof, H.-P.; Heimerl, K.; Heller, A. (Hrsg.): Für alle, die es brauchen. Integrierte palliative Versorgung – das Vorarlberger Modell. Lambertus, Freiburg i. Br. 2002.

Heimerl, K.; Heller, A.; Kittelberger, F.: Daheim Sterben. Palliative Kultur im Pflegeheim. Lambertus, Freiburg i. Br. 2005.

Heimerl, K.; Heller, A.; Stelling, C.: Regeln, Routinen, Rituale: OrganisationsKultur des Sterbens in den «Leben im Alter Zentren» von Diakonie in Düsseldorf. In: Heimerl, K.; Heller, A. (Hrsg.): Eine große Vision in kleinen Schritten. Aus Modellen der Hospiz- und Palliativbetreuung lernen. Lambertus, Freiburg i. Br. 2001.

Heller, A.: Die Einmaligkeit von Menschen verstehen und bis zuletzt bedienen. Palliative Versorgung und ihre Prinzipien. In: Heller, A.; Heimerl, K.; Husebø, S. (Hrsg.): Wenn nichts mehr zu machen ist, ist noch viel zu tun. Wie alte Menschen würdig sterben können. Lambertus, Freiburg i. Br. 2000.

Heller, A.: OrganisationsKultur. In: Diakonie Düsseldorf (Hrsg.): Festschrift für Christa Stelling. Diakonie Düsseldorf, Düsseldorf 2004.

Heller, A.; Dinges, S.; Heimerl, K.; Reitinger, E.; Wegleitner, K.: Palliative Kultur in der stationären Altenhilfe. Zeitschrift für Gerontologie und Geriatrie, 36 (2003): 360–365.

Klie, T. (Hrsg.): Fürs Alter Planen. Beiträge zur kommunalen Altenplanung. Forschungs- und Projektbericht 18, Kontaktstelle für praxisorientierte Forschung e.V. an der Ev. Fachhochschule Freiburg, 2002a.

Klie, T.; Blaumeiser, H.; Blunck, A.; Pfundstein, T.; Wappelshammer, E.: Handbuch Kommunale Altenplanung. Grundlagen – Prinzipien – Methoden. Eigenverlag des Deutschen Vereins für öffentliche und private Fürsorge, Frankfurt a. M. 2002b.

Kojer, M. (Hrsg.): Alt, krank und verwirrt. Einführung in die Praxis der Palliativen Geriatrie. Lambertus, Freiburg i. Br. 2002.

Müller, M.; Kessler, G. (Hrsg.): Implementierung von Hospizidee und Palliativmedizin in die Struktur und Arbeitsabläufe eines Altenheims. Eine Orientierungs- und Planungshilfe. Pallia Med Verlag, Bonn 2000.

Orth, C.; Alsheimer, M.; Koppitz; A.; Isfort, M.: Implementierung der Hospizidee im St. Josefs-Heim, München-Haidhausen. Abschlussbericht. Bayrische Hospiz Stiftung, Bayreuth 2002. www.bayerische-stiftung-hospiz.de/texte2/vortrag6.htm, Abruf 20.8.2005.

Pleschberger, S.: «Nur nicht zur Last fallen!» Sterben in Würde aus der Sicht alter Menschen in Pflegeheimen. Lambertus, Freiburg i. Br. 2005.

Pleschberger, S.; Heimerl, K.; Wild, M.: Palliativpflege lehren und lernen. Die Pflege schwer kranker und sterbender Menschen im Kontext der Pflegeausbildung. In: Pleschberger, S.; Heimerl, K.; Wild, M. (Hrsg.): Palliativpflege. Grundlagen und Praxis für den Unterricht. Facultas, Wien 2002.

Reitinger, E.; Heller, A.; Tesch-Römer, C.; Zeman, P.: Leitkategorie Menschenwürde. Zum Sterben in stationären Pflegeeinrichtungen. Lambertus, Freiburg i. Br. 2004.

Sandgathe-Husebø, B.: Palliativmedizin in der Geriatrie. Wie alte, schwer kranke Menschen leben und sterben. In: Husebø, S.; Klaschik, E.: Palliativmedizin. Springer, Berlin/Heidelberg/New York, 2003, 3., überarb. A.

Schneekloth, U.; Müller, U.: Wirkungen der Pflegeversicherung. Forschungsprojekt im Auftrag des Bundesministeriums für Gesundheit. Band 127, Schriftenreihe des Bundesministeriums für Gesundheit, Baden-Baden. Nomos Verlagsges., Baden-Baden 2000.

Streckeisen, U.: Die Medizin und der Tod. Über berufliche Strategien zwischen Klinik und Pathologie. Leske und Budrich, Opladen 2001.

Wettreck, R.; Schulze, U.: LIMITS Modellprojekt – Zwischenbericht. Forschungsgruppe Pflege und Gesundheit e.V., Münster 2002.

Wilkening, K.; Kunz, R.: Sterben im Pflegeheim. Perspektiven und Praxis einer Abschiedskultur. Vandenhoeck & Ruprecht, Göttingen 2003.

Weiterführende Literatur

Ewers, M.; Schaeffer, D. (Hrsg.): Am Ende des Lebens. Versorgung und Pflege von Menschen in der letzten Lebensphase. Huber, Bern 2005.

Heller, A.; Krobath, T. (Hrsg.): OrganisationsEthik. Organisationsentwicklung in Kirchen, Caritas und Diakonie. Lambertus, Freiburg i. Br. 2003.

Kittelberger, F.: Leben bis zuletzt in Alten- und Pflegeheimen. Ein Leitfaden für alle, die über die Implementierung von Palliativbetreuung und Hospizidee in Einrichtungen der stationären Altenhilfe nachdenken. Bayrische Stiftung Hospiz. Bayreuth 2002. www.bayrische-stiftung-hospiz.de.

Kittelberger, F.: Palliative Care im Pflegeheim. Neuanfänge vor dem Hintergrund bewährter Hospizarbeit in Bayern. In: Bischof, H.-P.; Heimerl, K.; Heller, A. (Hrsg.): Für alle, die es brauchen. Integrierte palliative Versorgung – das Vorarlberger Modell. Lambertus, Freiburg i. Br. 2002.

Lilie, U.: Zur Implementierung der Hospizidee in Krankenhäusern und Einrichtungen der Altenhilfe. In: Lilie, U.; Zwierlein, E.: Handbuch integrierte Sterbebegleitung. Gütersloher Verlagsgesellschaft, Gütersloh 2004.

Pfeffer, C.: Hier wird immer noch besser gestorben als woanders. Eine Ethnographie stationärer Hospizarbeit. Huber, Bern 2005.

Salis-Gross, C.: Der ansteckende Tod. Sterbeverläufe im Alters- und Pflegeheim. In: Ewers, M.; Schaeffer, D. (Hrsg.): Am Ende des Lebens. Versorgung und Pflege von Menschen in der letzten Lebensphase. Huber, Bern 2005.

Schaeffer, D.: Der Patient als Nutzer – Krankheitsbewältigung und Versorgungsnutzung im Verlauf chronischer Krankheiten. Huber, Bern 2004.

WHO: Better Palliative Care for Older People. Regional Office for Europe, Copenhagen 2004.

Zulehner, P. M.: Jedem seinen eigenen Tod. Für die Freiheit des Sterbens. Schwabenverlag, Ostfildern 2001.

2.5
Palliative Care im stationären Hospiz

Johann-Christoph Student

«Ganz gleich was passiert: Wichtig ist, dass wir nicht aufhören, zuzuhören und Fragen zu stellen.»

(Cicely Saunders)

Abstract

Nach rund 20-jähriger Vorarbeit eröffnete die im Jahre 2005 verstorbene Sozialarbeiterin, Krankenschwester und Ärztin Dame Cicely Saunders 1967 im Londoner Vorort Sydenham ein Haus, in dem sterbenskranke Menschen bei optimaler menschlicher und medizinisch-pflegerischer Versorgung ein Leben in Geborgenheit erfahren konnten – bis zum Ende. Diesem Haus gab sie die Bezeichnung «Hospiz» (St. Christopher's Hospice) und löste damit eine Revolution im Umgang mit sterbenskranken Menschen aus: Schon wenige Jahre später sollte der Begriff «Hospiz» einer ganzen Bewegung zur Verbesserung der Situation sterbender und trauernder Menschen in den westlichen Industriestaaten ihren Namen geben: der Hospizbewegung.

Studienziele

Nach Abschluss dieses Kapitels wird die bzw. der Lernende in der Lage sein:

- den Unterschied zwischen stationären Hospizen und Palliativstationen zu erkennen und zu erläutern.
- das Hospizkonzept als Grundidee von stationären Hospizen und Palliativstationen zu beschreiben.
- sich mit den organisatorischen und inhaltlichen Besonderheiten von Hospizstationen auseinanderzusetzen, diese zu reflektieren und in Beziehung zum eigenen Berufsalltag zu setzen.

Schlüsselwörter

Hospizarbeit, stationäre Hospize, Hospizkonzept, Organisationsentwicklung

Einleitung – Hospizarbeit im Spannungsfeld

Das Palliative-Care-Konzept von Dame Cicely Saunders bestand wesentlich darin, dass es den betreuten Menschen einen Rahmen bot, in dem sie eigene Wünsche und Vorstellungen optimal einbringen konnten. Was sie im Umgang mit den Kranken des St. Christopher's Hospice bald lernte, war, dass diese zwar den körperlichen, seelischen, sozialen und spirituellen Komfort, den dieses Haus ihnen in den letzten Lebenstagen zu bieten hatte, sehr zu schätzen wussten – aber dennoch «eigentlich» den Wunsch behielten, am liebsten zu Hause zu sterben. Deshalb entwickelte sie schon nach kurzer Zeit einen ambulanten Hospizdienst mit hoch spezialisierten Pflegekräften, der bald deutlich mehr Menschen (natürlich zu Hause) versorgte als ihre große stationäre 50-Betten-Einheit.

Dieser historische Exkurs beschreibt zugleich das Spannungsfeld, in dem sich alle Hospizarbeit vollzieht: In einem stationären Hospiz zu leben bedeutet für die meisten Menschen offenbar immer nur die zweitbeste Lösung – wenn eben zu Hause «nichts mehr geht». Deshalb entwickelten sich stationäre Hospizeinrichtungen zunehmend zur Rückendeckung für ambulante Hospizarbeit. Dies bedeutet zugleich, dass die Qualität eines ambulanten Hospizdienstes darüber entscheidet, welche Aufgaben im stationären Bereich noch zu übernehmen sind: Je größer seine Leistungsfähigkeit, desto weniger stationäre Palliativbetten benötigt eine Region.

Zu den Eigenarten stationärer Hospize

Im deutschsprachigen Raum haben sich bei den stationären Palliativangeboten zwei unterschiedliche Strukturen entwickelt:

1. stationäre Hospize im eigentlichen Sinne, die in Deutschland unabhängig von anderen stationären Institutionen arbeiten müssen, und

2. Palliativstationen als «stationäre Hospizangebote, integriert in ein Krankenhaus».

Gemeinsam ist den stationären Hospizen wie den Palliativstationen, dass sie sich dem Hospizkonzept verpflichtet fühlen und die entsprechenden Grundideen realisieren (Student, 2004: 93–95):

1. Sie stellen den kranken Menschen *und* seine Angehörigen ins Zentrum und sehen dies als wesentlichen Schritt an, um dem Sterbenden seine Würde (zurück) zu geben. Hieraus entsteht auch das Bemühen, Menschen das Sterben zu Hause zu ermöglichen – so wie es sich die meisten wünschen.
2. Beide halten ein interdisziplinäres Team (Lickiss et al., 2004) für wesentlich, weil sie Sterben nicht als eine Krankheit verstehen, sondern als eine Lebensphase, die allerdings oft durch Krankheit belastet ist. Deshalb sind hier nicht nur Pflegekräfte und Ärzte tätig, sondern auch andere Berufsgruppen wie Sozialarbeiter, Krankengymnasten, Ergotherapeuten, Psychotherapeuten, Seelsorger usw.
3. Freiwillige Helferinnen und Helfer sind fester Bestandteil beider Konzepte und dienen der Integration des Sterbenden und des Sterbens in das Gemeinwesen.
4. Handlungsziel von Hospiz- und Palliativstationen ist nicht die Heilung («*cure*») des kranken Menschen, sondern die Linderung seiner Beschwerden («*palliative care*»). Dies ist eine wesentliche Voraussetzung dafür, dass eine hohe Lebensqualität für die betroffene Menschengruppe erreicht wird (Lebens*qualität* statt Lebens*quantität*).
5. Schließlich wissen beide Einrichtungen, dass die Fürsorge für die Familien nicht mit dem Tod eines Mitglieds enden darf, sondern dass gute Trauernachsorge bzw. Trauerbegleitung ein wesentlicher Faktor der Krankheitsprävention für Hinterbliebene ist (Kissane, 2005: 1141).

Geschichtliche Eigenarten stationärer Hospize im deutschsprachigen Raum

Das erste stationäre Hospiz in *Deutschland* wurde 1986 eröffnet (Hospiz Haus Hörn in Aachen). Zum Prototyp deutscher Hospize wurde jedoch erst das ein Jahr später öffnende Hospiz zum Heiligen Franziskus in Recklinghausen: Eine kleine, in einem Wohnhaus untergebrachte 9-Betten-Einheit, die am ehesten als eine Art fürsorgliches Ersatz-Zuhause für sterbenskranke Menschen bezeichnet werden konnte, deren Versorgung in den eigenen vier Wänden nicht mehr möglich war. Ähnliche Einrichtungen eröffneten in den nächsten Jahren nur zögernd. Zu unsicher war die Finanzierung. Erst nachdem eine leidlich sichere Finanzierung nach Konzepten «ausgelagerter Häuslichkeit» gemäß § 37 Abs. 1 SGB V möglich wurde, nahm die Zahl der Hospize in den 1990er-Jahren in Deutschland rascher zu.

In *Österreich* eröffnete 1992 das erste stationäre Hospiz im Osten von Wien, angeschlossen an ein Krankenhaus. Auch die anschließenden stationären Hospizgründungen lehnten sich überwiegend an bestehende klinische Einrichtungen an oder sind zu Palliativstationen umgewidmet worden – auch weil eine selbstständige Finanzierungsgrundlage für sie bisher nicht besteht (Körtner, 2003; Enquete-Kommission des Deutschen Bundestages, 2005: 54–56). Eine gesicherte finanzielle Basis für stationäre Hospize ist zurzeit (2006) noch nicht abzusehen.

Noch schwieriger stellt sich die Situation in der *Schweiz* dar: Hier gibt es keinerlei staatliche Zuschüsse zur Finanzierung stationärer Hospize, sodass nur wenige Einrichtungen das finanzielle Risiko auf Dauer tragen können (Enquete-Kommission des Deutschen Bundestages, 2005: 60–61).

Ein entscheidender Entwicklungsschub für die deutsche Hospizbewegung kam im Jahre 1997 durch die endgültige Sicherung der Finanzierung stationärer Hospize nach Einführung des § 39 a ins V. Sozialgesetzbuch und darauf basierend der Abschluss einer Rahmenvereinbarung zwischen den Spitzenverbänden der sozialen Wohlfahrtspflege und den Krankenkassen im Jahre 1999. Hieraus ergab sich eine Mischfinanzierung, die neben § 39 a SGB V auch das Sozialgesetzbuch XI, also der Pflegeversicherung in Anspruch nimmt, die sowohl die ambulante wie die stationäre Pflege im Heim regelt. Einen Anteil von 10 % der Kosten muss der Träger der stationären Hospizeinrichtung selbst erbringen, um kommerziellen Betreibern den Appetit zu nehmen, und oft bleibt noch ein – wenn auch geringer – Eigenanteil von den Kranken selbst zu zahlen. Damit erscheint die stationäre Hospizeinrichtung als ein Mittelding zwischen Zuhause, Pflegeheim und Krankenhaus. Aufnahmevoraussetzung ist ausdrücklich, dass Krankenhauspflege *nicht* erforderlich ist.

Der Entwicklungssprung, der damit erfolgte, ist in seiner Dramatik vielfach nicht deutlich genug wahrgenommen worden. Waren bis dahin Hospize weitgehend «gemütliche Ersatz-Zuhause» für Menschen, deren Leben zu Ende ging und die im häuslichen Bereich nicht die erhoffte Unterstützung fanden, so wurden nach 1999 stationäre Hospize zu «Palliative-Care-Intensivstationen», die mit hohem Personalschlüssel und hohem Qualitätsstandard Krisenbewältigung am Lebensende anbieten – und sich damit in ihrem Aufgabenspektrum dem von Palliativstationen annähern (Student/Bürger, 2002). Damit gewinnt die deutsche Hospizbewegung auch an dieser Stelle wieder Anschluss an die internationale, insbesondere die angelsächsische Hospizbewegung. Im Folgenden soll im Wesentlichen auf das deutsche Modell abgehoben werden, das mit seinen heute ca. 120 stationären Hospizen (Stand: 2005) eine dominierende Rolle im deutschsprachigen Raum spielt.

Organisatorische Besonderheiten von Hospizstationen

Stationäre Hospize müssen sich in der Regel selbst organisieren: Von der Reinigungsfrau über die Essensbeschaffung bis hin zur ärztlichen Versorgung durch Hausärzte müssen sie das Lebensumfeld der von ihnen betreuten Sterbenden selbst gestalten. Für Diagnostik und Konsil beschreiben sie dieselben Wege wie sie auch sonst im ambulanten Bereich erforderlich sind. Medikamente liefert eine Apotheke auf Rezept des Hausarztes.

Ihr Äußeres ähnelt im besten Falle einer gemütlichen Wohnung und im weniger günstigen Fall einer Pflegestation. Die Leitung der stationären Einrichtungen liegt in der Regel in den Händen einer palliativmedizinisch speziell geschulten Pflegekraft, die die Verantwortung trägt. Derzeitige Stärken und Schwächen eines stationären Hospizes zeigt **Tabelle 2.5-1**.

Inhaltliche Besonderheiten von Hospizstationen

Stationäre Hospize haben auf Grund ihres Finanzierungskonzeptes, aber auch auf Grund ihrer Unabhängigkeit eine besondere Chance, einen Ort entstehen zu lassen, der dem eigenen Zuhause am nächsten kommt. Sie sind in ihrer baulichen Struktur kaum an klinikähnliche Vorgaben gebunden. So ist das Hospiz Stuttgart z. B. in einer Jugendstil-Villa mit einem weiten Blick über Stuttgart gelegen. Betritt man die Station im ersten Stock, befindet man sich im geräumigen Flur einer Altbauwohnung, von dem die Krankenzimmer mit ihren hübschen Kassettentüren abgehen. In einer Wohnküche trifft sich zu den Mahlzeiten die Hausgemeinschaft: die Kranken, die noch aufstehen können, ebenso wie die Angehörigen der Kranken und die Mitarbeiter. Die Reinigungsfrau ist Teil des Teams, und den Einkauf für Frühstück und Abendessen besorgen die Zivildienstleistenden. Zwar gibt es für die Bodenreinigung einen Reinigungsdienst; für die Ordnung im Hause aber fühlen sich die Pflegenden ebenso verantwortlich wie die freiwilligen Begleiter. Der kleine schwarze Mischlingshund einer Mitarbeiterin ist auf der Station sehr willkommen. Schon manches Mal hat er geholfen, den Zugang zu einem besonders verschlossenen Gast des Hauses zu finden.

Der Alltag ist an keine von der Organisation vorgegebene Struktur gebunden. Der Zeitpunkt, zu dem Frühstück gegeben wird oder die Körperpflege stattfindet, richtet sich ausschließlich nach den Bedürfnissen und Gewohnheiten des Schwerkranken (Alltagsstruktur). Indem sich das stationäre Hospiz selbst organisieren muss (Selbstmanagement), selbst für den Einkauf zu den Mahlzeiten sorgt, entscheidet, wer für Sauberkeit im Hause sorgt, entsteht jene Atmosphäre, wie wir sie aus dem eigenen Zuhause kennen. Das empfinden auch die Angehörigen so, die bisweilen in diesem neuen Zuhause regelrecht mitleben, insbesondere dann, wenn sie im Gästezimmer übernachten, weil sie von weiter her angereist sind.

Mit jeder Patientin, jedem Patienten wird vor der Aufnahme ein eingehendes Gespräch geführt und die Notwendigkeit zur Aufnahme geklärt. In den meisten Fällen kommt der schwer kranke Mensch zum Sterben auf die Hospizstation, das heißt, er bleibt hier bis zu seinem Ende. Entsprechend liegt die mittlere Verweildauer im stationären Hospiz bei 3 Wochen. – Dieses Bewusstsein eines Lebens auf der Endstation ist für die Betroffenen bisweilen durchaus belastend und lässt sie manchmal vor der Aufnahme zurückschrecken. Andererseits ist die Situation damit auch klar und erleichtert vielfach das Gespräch mit den Helfenden und den Angehörigen über letzte Dinge.

Tabelle 2.5-1: Derzeitige Stärken und Schwächen eines stationären Hospizes

Stärken	Schwächen
• häuslich-familiäre Atmosphäre («fast wie zu Hause»)	• nicht immer vollständige Drittfinanzierung des Aufenthaltes
• Selbstorganisation	• meist «letzte Station»
• Aufenthalt bis zum Lebensende (durchschnittlich 3–4 Wochen)	• Schwächen in der palliativmedizinischen Versorgung
• volle Integration der freiwilligen Helferinnen und Helfer	
• klinikfern angesiedelt	
• Wirksamkeit in das Gemeinwesen hinein	

Die freiwilligen Helferinnen und Helfer spielen im stationären Hospiz eine wichtige Rolle. Es gibt kaum einen Bereich, in dem sie nicht mitarbeiten (selbst bei der Pflege). Damit gestalten sie auch wesentlich mit und hinterfragen jede professionelle Routine. Sie bringen konstruktive Störungen in das System und sind wichtige Anwälte für die Bedürfnisse und Wünsche der sterbenden Menschen und ihrer Angehörigen.

Die im stationären Hospiz betriebene Palliative Care (lindernde Behandlung, Pflege und Begleitung) ruht im Wesentlichen auf den Schultern der Pflegekräfte. Ihre Erfahrung, ihre Kenntnisse bestimmen die Qualität der hier gewährten Angebote. Sie spielen in diesem Ensemble eine starke und bedeutsame Rolle. Zwar liegt die medizinische Verantwortung formal in den Händen des Hausarztes, jedoch ist auf seine palliativmedizinischen Kenntnisse nur wenig Verlass. Allerdings hat er im Hospiz die Chance, Grundzüge palliativmedizinischen Handelns zu lernen, das ihm in der eigenen Praxis gerade bei der Betreuung von Sterbenden wieder zugute kommt. Das System «stationäres Hospiz» ist allerdings an dieser Stelle bisweilen recht schwerfällig, reagiert langsam und droht dann an seine Grenzen zu kommen, wenn komplexere medizinische Handlungen, ja selbst nur kleinere chirurgische Eingriffe vonnöten sind. Andererseits kann der Kranke sicher sein, dass medizinische Eingriffe nur auf seinen ausdrücklichen Wunsch hin vorgenommen werden und er vor dem System Krankenhaus sicher ist.

Insgesamt fühlen sich stationäre Hospize stärker dem ambulanten Sektor zugehörig. Entsprechend ist ihre Wirksamkeit auch vor allem im ambulanten Bereich zu spüren. Sie sind ein wichtiger Faktor im Gemeinwesen und entfalten hier eine große Kraft. Dies wird in Deutschland noch verstärkt durch die Tatsache, dass es nach dem Gesetz (§ 39 a SGB V) keine Hospizstation ohne Anbindung an einen ambulanten Dienst geben darf.

Wer findet in einem stationären Hospiz Aufnahme?

Indikationen

Die Indikationen für eine Aufnahme in ein stationäres Hospiz ergeben sich in Deutschland aus den Vereinbarungen mit den Krankenkassen auf der Basis des § 39 a SGB V (Rahmenvereinbarung 1999). Ähnliche Indikationen werden auch in Österreich beschrieben, wenngleich es hierfür dort noch keine analoge gesetzliche Grundlage gibt (Österreichisches Bundesinstitut für Gesundheitswesen, 2004; Bundespressedienst, 2005: 20, 22). Damit verlieren stationäre Hospize durchaus etwas von ihrem im deutschsprachigen Raum anfangs üblichen Bild eines Ersatz-Zuhauses, mit dem sie sich seinerzeit von ihren angelsächsischen Vorbildern unterschieden.

Durch die intensive finanzielle Förderung wird den stationären Hospizen in Deutschland zudem eine hohe gesellschaftliche Verpflichtung auferlegt, verantwortlich mit den ihnen von der Gesellschaft zur Verfügung gestellten Ressourcen umzugehen und wirklich nur solche Menschen aufzunehmen, für die es anderenorts keinen angemessenen Raum gibt. Um hier zu einer annähernden Gleichbehandlung und damit zur erforderlichen Ressourcen-Gerechtigkeit für die Betroffenen zu kommen, ist es erforderlich, die Vorgaben der Kassen angemessen zu operationalisieren. Dies dient letztlich der Vertragssicherheit für alle beteiligten Gruppen.

Die Operationalisierung der Aufnahme-Vorgaben der Kassen

Grundsätzlich gilt, dass nach den Vereinbarungen mit den Krankenkassen in Deutschland ausschließlich solche schwer kranken Menschen in einem stationären Hospiz Aufnahme finden,

- bei denen eine Krankenhausbehandlung nicht (mehr) erforderlich ist
  und
- die weder zu Hause noch im Pflegeheim angemessen betreut werden können.

Dies bedeutet, dass grundsätzlich vor jeder Aufnahme zu prüfen ist, ob die Betreuung der betroffenen Menschen nicht auch in einem Alters- und Pflegeheim möglich wäre. Nur wenn das Pflegeheim eine solche Aufgabe wegen des notwendigen hohen pflegerischen, medizinischen oder psychosozialen Aufwandes ablehnen würde, ist eine Aufnahme auf die Station eines Hospizes möglich **(Tab. 2.5-2)**.

Versuchen wir die weiteren Vorgaben des § 39 a zu operationalisieren, so lässt sich erkennen, dass zusätzlich alle der folgenden Kriterien gegeben sein müssen (Student et al., 2004: 30–31):

1. Beim Patienten muss eine unaufhaltsam fortschreitende Erkrankung vorliegen (meistens eine Krebserkrankung mit Metastasierung oder eine neurologische Erkrankung, eine nephrologische, gastrointestinale, kardiale oder hepatogene Erkrankung) mit
2. einer geringen Lebensprognose von Tagen, Wochen, höchstens wenigen Monaten. Diese beiden

Tabelle 2.5-2: Aspekte, die eine kontinuierliche Betreuung erfordern (Quelle: Autor)

a) schwere, ambulant nicht zu beherrschende Schmerzen mit Durchbruchs- und Bewegungsschmerz, die einer fortlaufenden medizinischen Kontrolle bedürfen (z. B. eine individuelle, zeitabhängige und dosisvariierte Schmerztherapie notwendig machen, die täglich mehrfach anzupassen ist) oder bei denen invasive Techniken der Schmerztherapie (z. B. spinale Opioidapplikationen [das Legen eines Periduralkatheters]) zum Einsatz kommen

b) ambulant durchgeführte, aber kontinuierlicher pflegerischer Überwachung bedürfende palliative Symptomlinderung durch zytostatische Therapie oder Strahlentherapie

c) bestehende oder unmittelbar drohende schwere Obstruktionen [Verschlüsse]. Hierzu gehören z. B. die obere Einflussstauung durch Vena-cava-Obstruktion [Verschluss der oberen Hohlvene]; Atemstörungen oder Erstickungsanfälle bei Obstruktionen der Luftwege durch Tumoren, Metastasen o. Ä. im Bereich der Lungen; Verschlüsse im Intestinalbereich [Darmbereich]; Verschlüsse im Bereich der abführenden Harnwege; Obstruktionen bei Kindern infolge angeborener Fehlbildungen, die nach heutigem Stand der Medizin zwangsläufig zum Tode führen.

d) schwere zentralnervöse Störungen (z. B. Status epilepticus [sehr lange bestehender Krampfanfall]; intrakranielle Drucksteigerung mit Gefahr der Einklemmung des Hirnstammes; Endzustand einer progressiven Muskeldystrophie oder ALS [fortschreitender Muskelschwund]; Endzustand einer multiplen Sklerose mit völliger Hilflosigkeit; unstillbarer Schluckauf; Endzustand einer tödlichen Stoffwechselstörung des ZNS, insbesondere bei Kindern)

e) pathologische Frakturen [abnorme Knochenbrüche, z. B. durch Metastasen], insbesondere der großen Röhrenknochen zur stationären Unterstützung des Stabilisierungsprozesses nach chirurgischen Maßnahmen oder dann, wenn chirurgische Maßnahmen nicht mehr möglich sind

f) schwere Stoffwechselentgleisungen (z. B. entgleister Diabetes mellitus; Hyperkalzämie)

g) terminales Organversagen (z. B. terminales Nierenversagen, Leberversagen, Herzversagen)

h) Gefahr schwerer profuser Blutungen (z. B. bei Arrosion [schwere Schädigung] großer Gefäße im Bronchial- und Intestinalbereich [Magen-Darm-Bereich] sowie dem Hals-Nasen-Ohrenbereich; bei terminalen Leukosen)

i) schwere Beeinträchtigungen im Bereich von Haut und Schleimhäuten (z. B. exulzerierende [geschwürig zerfallende] Tumoren, insbesondere mit starker Geruchsbildung; ausgeprägter Dekubitus [Druckgeschwüre der Haut] mit großflächigen Defekten und andere, intensive pflegerische Maßnahmen erfordernde Störungen im Bereich der Haut und Schleimhäute)

j) schwerste körperliche Entstellungen insbesondere im Gesichtsbereich/Hals-Nasen-Ohren-Bereich (z. B. bei Kraniopharyngeom)

Beachte:

1. Diese Angaben dürfen nicht dahingehend missverstanden werden, dass die genannten Indikationen zwingende Aufnahmegründe für eine stationäre Betreuung darstellten. Viele der genannten Beschwerden lassen sich auch im ambulanten Bereich ausreichend lindern, sofern dort ein ausreichend qualifiziertes Hospizteam und entsprechende häusliche Infrastruktur zu Verfügung steht.

2. Sobald die beschriebenen Beschwerdebilder dauerhaft behoben sind, ist eine Entlassung nach Hause oder ins Pflegeheim zu erwägen.

Punkte (1 und 2) scheinen auch weitgehend konsensfähig zu sein. Dabei ist die geringe Lebensprognose sicherlich der unbedeutendste Faktor – schon allein deswegen, weil hier von den Einschätzenden Fähigkeiten verlangt werden, die eine Vorhersagefähigkeit voraussetzen, wie sie uns Menschen bislang nicht zur Verfügung steht. Dennoch lassen sich hier sicherlich Präzisierungen erarbeiten. Ein gelungenes Beispiel hierfür sind im nicht-onkologischen Bereich die von der National Palliative Care and Hospice Organization der USA (NPCHO, 1996) erarbeiteten *Prognosekriterien*, die dort gemeinsam mit den Krankenkassen entwickelt wurden und allen Betroffenen Vertragssicherheit geben.

3. Der dritte Punkt, nämlich die Billigung des auf reine Palliation beschränkten Vorgehens von stationären Hospizen durch die Betroffenen und ihre Angehörigen wird weniger vom Gesetzgeber im Sozialgesetzbuch gefordert, als dass es für die stationären Hospizeinrichtungen Voraussetzung für rechtlich korrektes Handeln ist. Es ist ja keineswegs selbstverständlich, dass ein terminal kranker Mensch keine lebensverlängernden Maßnahmen (im Sinne von passiver Sterbehilfe) mehr wünscht. Dies muss deshalb vor der Aufnahme in ein stationäres Hospiz sorgsam geprüft werden. Abgesehen davon versteht jeder Patient unter Umständen etwas anderes unter so genannten lebensverlängernden Maßnahmen. Dies muss deshalb vor der Aufnahme mit dem Betroffenen differenziert geklärt und formuliert werden. Es bedarf hier einer sorgfältigen und individuellen Aufklärung, Information und Beratung.

4. Das Bestehen schwerwiegender akuter oder längerfristiger palliativmedizinischer bzw. -pflegerischer Probleme (Bundesarbeitsgemeinschaft Hospiz, Arbeitsgemeinschaft zur Förderung der Hospizbewegung in der Bundesrepublik Deutschland, o. J.; Bundesarbeitsgemeinschaft Hospiz et al., 2004).

Dabei handelt es sich um:

- Probleme, die laufende intensive Überwachung, ständige aufwändige medizinische und pflegerische Maßnahmen oder die ständige Bereitschaft zu klinischen Notfallmaßnahmen erforderlich machen (s. Tab. 2.5-2) oder

- Patientinnen und Patienten, die in schwersten psychosozialen Krisen oder längerfristigen Belastungssituationen stehen (z. B. schwere Depressionen mit Suizidalität; Unruhe- oder Verwirrtheitszustände; Misshandlungen) sowie Menschen in spirituellen Krisen oder Belastungssituationen (z. B. intensive religiöse Befürchtungen und Ängste).

An Punkt 4 entscheidet sich am deutlichsten, ob und wie weit sich stationäre Hospize den Vorgaben der Rahmenrichtlinien beugen.

Die stationäre Aufnahme setzt also voraus, dass die Punkte 1 bis 4 *alle* erfüllt sind. Diese Angaben dürfen jedoch nicht dahingehend missverstanden werden, dass die genannten Indikationen zwingende Aufnahmegründe für eine stationäre Betreuung darstellen. Viele der genannten Beschwerden lassen sich auch im ambulanten Bereich ausreichend lindern, sofern dort ein ausreichend qualifiziertes Hospizteam und entsprechende häusliche Infrastruktur zur Verfügung stehen.

Das Dilemma der Aufnahme – Eine angemessene Bewältigung der Krise

Für die Pflegekraft, die für die Aufnahme eines terminal Kranken zuständig ist, ergibt sich damit nicht selten eine durchaus dilemmatöse Situation: Sie erlebt eine Familie in einer erheblichen Lebenskrise, die dringend der Hilfe bedarf und diese vom stationären Hospiz erwartet, weil ihre eigenen Ressourcen erschöpft sind **(Abb. 2.5-1)**. Damit wird die Pflegekraft unter Umständen selbst in eine Krise gestürzt, die sich am einfachsten lösen ließe, wenn sie den Kranken aus seiner Umgebung herausnehmen und in die Obhut des stationären Hospizes transferieren würde.

Will sie ihrer verantwortlichen Aufgabe jedoch gerecht werden, muss sie das Einbahndenken aufgeben, das nur die Alternativen Aufnahme oder Nichtaufnahme zulässt. Sie muss stattdessen über hohe Krisenkompetenz und Ressourcenkenntnis im Feld verfügen. Dieses Wissen und diese Kompetenz sind wichtiger Bestandteil einer qualitativ ausreichenden Palliative-Care-Fortbildung nicht nur für Pflegekräfte, die mit der Aufgabe der Aufnahmesteuerung für stationäre Hospize betraut sind. Dem muss eine Vielfalt an Ressourcen **(Abb. 2.5-2)** im Feld gegenüberstehen. Dann wird die Aufnahme in ein stationäres Hospiz eben nur noch eine Option unter einer größeren Zahl von Möglichkeiten sein.

Damit wird deutlich, wie eng die verschiedenen Institutionen und Organisationen, die an der Palliative-Care-Versorgung von Klienten beteiligt sind, von Anfang an miteinander verzahnt sein müssen, soll gute Versorgung im Sinne einer qualitätvollen und patientenorientierten Betreuungskontinuität gelingen. Zugleich wird aber auch deutlich, dass eine verantwortungsvolle Politik der Aufnahme in stationäre Hospize einen wesentlichen Entwicklungsanreiz für die Entstehung eines breiten Angebotsspektrums im Feld besitzt: Eine verantwortungsvolle Pflegekraft weist nachhaltig auf das hin, was ihr zur Ausführung ihrer verantwortungsvollen Krisenintervention fehlt, und wird darauf drängen, dass das Fehlende bald ergänzt wird. Nur so ist es möglich, dass stationäre Hospize nicht zu «Pflegeheimen de Luxe» für wenige Privilegierte verkommen oder der undifferenzierte Ruf nach «mehr Betten» mittelfristig zu Überkapazitäten im Hospizbereich führt.

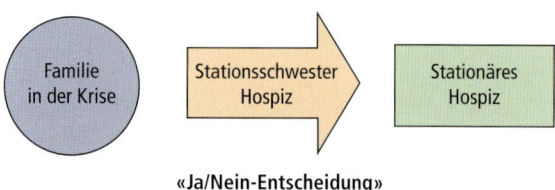

Abbildung 2.5-1: Einbahndenken bei der Krisenintervention durch die Pflegekraft (Palliative-Care-Fachkraft) eines stationären Hospizes

Verantwortungsvolles Entlassungsmanagement

Wenn es richtig ist, dass stationäre Hospize zu hoch qualifizierten stationären Spezialeinrichtungen geworden sind, die Menschen in schweren seelischen und/oder körperlichen Krisen Unterstützung bieten, muss auch gefragt werden, was geschehen soll, wenn die Krise bewältigt, der hohe personelle Aufwand für den Betreffenden nicht mehr erforderlich ist. Das heißt: Ein gutes Aufnahme-Management schließt ein sorgsames Entlassungsmanagement ein. Damit wird es in immer mehr Fällen richtig sein, dass die Hospizstation eben nicht mehr Endstation für terminal kranke Menschen ist, sondern eine «Herberge auf dem Weg» wie Cicely Saunders sie einst genannt hat.

Für das Entlassmanagement gelten im Grunde dieselben Regeln wie für das Aufnahme-Management: Auch hier benötigen wir hohe psychosoziale Kompetenz bei den für die Entlassung zuständigen Fachkräften und eine vielfältige Ressourcen-Landschaft, wenn der Kranke nicht ins Bodenlose fallen soll. Damit fördert ein gutes Aufnahme- wie Entlassungsmanagement nachhaltig eine menschenwürdige Kultur des Sterbens im Gemeinwesen.

2.5 Stationäre Hospize

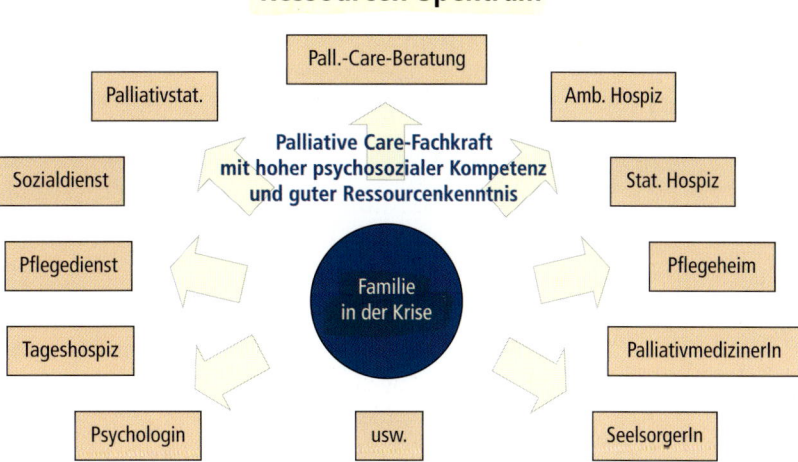

Abbildung 2.5-2: Nutzung von Ressourcenvielfalt bei der Krisenintervention durch die Pflegekraft (Palliative-Care-Fachkraft) eines stationären Hospizes

Zusammenfassung und Perspektiven

Erst ein verantwortungsvolles Aufnahme- und Entlassungsmanagement lässt seriös die Frage beantworten, wie viele palliative Betten eine Region wirklich braucht! Die Beantwortung dieser Frage setzt voraus, dass ausreichend vielfältige ambulante Strukturen in der Region gefördert werden. Je besser die ambulante Versorgungsstruktur, desto weniger stationäre Betten werden benötigt. Verantwortungsvolle Aufnahme- und Entlassungspolitik fördert also auch die Entwicklung angemessener Versorgungsstrukturen, indem sie die Notwendigkeiten für Verbesserungen erkennt, benennt und auf deren Realisation drängt – statt mit dem Ruf nach undifferenzierter Bettenvermehrung eine Feigenblattfunktion zu erfüllen.

Stationäre Hospize sind also im deutschsprachigen Raum dabei, sich von einem Ersatz-Zuhause zu Spezialeinrichtungen für hoch qualifizierte Palliative Care zu entwickeln, die eine Schlüsselfunktion in der Hospizlandschaft einnehmen können. Voraussetzung ist, dass sie die Rollenveränderung annehmen und ihre hohe Verantwortung in diesem Setting realisieren. Dann können sie zu wichtigen Impulsgebern für die weitere Entwicklung der Hospizarbeit im deutschsprachigen Raum werden – auch und gerade für den stationären Sektor der Alten- und Krankenpflege (Student, 1998; Wilkening, 2003). Denn auch hier hilft der differenzierte professionelle Blick auf vorhandene Strukturen, hilfreiche Entwicklungen zu fordern und zu fördern: Einem Pflegeheim oder einer Klinik nutzen stationäre Hospizangebote unmittelbar nur wenig, umso mehr jedoch mittelbar:

- Stationäre Hospize bieten sich als Lernorte für Alten- und Krankenpflegende an. Durch geeignete Praktika können sie hier Erfahrungen machen, die das in Palliative-Care-Kursen Erlernte sinnvoll ergänzen.

- Anstatt Palliative-Care-Spezialstationen für Pflegeheime zu fordern, kann hier erfahren werden, dass es in der Hospizpflege in erster Linie auf die *innere Haltung* ankommt – die sich an jedem Ort und zu jeder Zeit verwirklichen lässt. Wenn es dann an konkretem Wissen fehlt, kann die Bildung von Palliative-Care-Beratungsteams innerhalb der Institution eine kostengünstige, menschenfreundliche und effektive Alternative zu Palliativ-Care-Sonderstationen darstellen.

- Solche Palliative-Care-Beratungsteams sind auch für Krankenhäuser oft die angemessenere Alternative zur Vermehrung von Palliativstationsbetten. Denn in totalen Institutionen ist der Informationstransfer von einem zum anderen Bereich oft erschwert. Das bedeutet im Alltag, dass das Wissen und die Erfahrung, die auf der Palliativstation versammelt wurden, oft nicht zu anderen Stationen im Hause gelangen.

- Und nicht zuletzt muss die Zahl der ambulanten Palliative-Care-Beratungsdienste, wie z. B. die Brückenschwestern im onkologischen Bereich (Eberhardt et al., 1999) und die Ambulanten Hospizschwestern im nichtonkologischen Bereich (Hospiz Stuttgart, 2005), deutlich und in die Fläche hineinwirkend vermehrt werden.

Allerdings ist gerade die besonders drängende Implementierung von Palliative-Care-Angeboten in herkömmliche Settings der Alten- und Krankenpflege (Council of Europe, 2003: 43–45) nicht zum Nulltarif zu haben. Gerade weil es hier nicht nur um formales Fachwissen, sondern um eine ausgeprägte und besonders entwickelte Haltung geht, die von Fürsorglichkeit, Mitgefühl, Einfühlungsvermögen, Geduld, Toleranz und ethischer Redlichkeit geprägt ist, genügen die Einführung neuer formaler Strukturen, Qualitätsstandards oder das (einseitig) ausgeprägte Bemühen um Zertifizierungen im Palliative-Care-Bereich nicht. Hier muss es stets auch zu einem Lernprozess und einer Entwicklung der ganzen Institution mit den in ihr handelnden Menschen, d.h. zu einem Prozess der Organisationsentwicklung kommen, der für alle Betroffenen und nicht nur für die Menschen, deren Lebensende unmittelbar bevorsteht, von Nutzen ist (Heller/Krobath, 2002). Damit entstehen Impulse zur Humanisierung des Umgangs mit *allen* kranken und pflegebedürftigen Menschen des Heimes oder des Krankenhauses, aber auch für den respektvollen und aufmerksamen Umgang der Mitarbeitenden untereinander.

Abschließende Fragen zur Reflexion

- Was habe ich für ein Grundverständnis von stationären Hospizen und Palliativstationen?

- Was heißt für mich «gutes» Sterben? Ist ein gutes, qualitätvolles Sterben nur in stationären Hospizen möglich? Was braucht es primär, damit überall ein gutes, patientenorientiertes Sterben möglich werden kann – wo auch immer sich der Patient befindet?

- Gibt es in meinem Arbeitsumfeld ambulante Palliative-Care-Teams? Sind sie ausreichend vorhanden, oder bedarf es hier eines Ausbaus, damit sich das hoch qualifizierte Palliative-Care-Wissen mit seiner Expertise nicht nur auf den Spezialstationen versammelt und sich zu einem Biotop entwickelt, sondern jeweils dort einfließen kann, wo der Patient sich mit seinen Bezugspersonen befindet?

Verwendete Literatur

Bundesarbeitsgemeinschaft Hospiz, Arbeitsgemeinschaft zur Förderung der Hospizbewegung in der Bundesrepublik Deutschland (Hrsg.): Empfehlungen für Qualitätsanforderungen an stationäre Hospize der Bundesarbeitsgemeinschaft Hospiz und der Arbeitsgemeinschaft zur Förderung der Hospizbewegung in der Bundesrepublik Deutschland beim Bundesministerium für Arbeit und Sozialordnung. Bonn/Niederzier o. J. (Quelle: www.hospiz.net/themen/index.html, Update 19.1.2005).

Bundesarbeitsgemeinschaft Hospiz, Deutscher Caritasverband, Diakonisches Werk der Evangelischen Kirche in Deutschland (Hrsg.): Sorgsam – Qualitätshandbuch für stationäre Hospize. der hospiz verlag, Wuppertal 2004: 33.

Bundespressedienst (Hrsg.): Hospiz- und Palliativführer Österreich. Bundeskanzleramt, Wien 2005.

Council of Europe: Empfehlung des Ministerkomitees an die Mitgliedstaaten zur Strukturierung der palliativmedizinischen und -pflegerischen Versorgung. Rec. (2003) 24.

Doyle, D.; Hanks, G.; Cherny, N.; Calman, K. (Hrsg.): Oxford Textbook of Palliative Medicine. Oxford University Press, Oxford/New York 2004.

Eberhardt, G.; Miller, G.; Schneider, G.: Brückenschwestern – kompetente Hilfe und Unterstützung für schwer kranke und sterbende Tumorpatienten und ihre Angehörigen. In: Student, J.-C. (Hrsg.): Das Hospiz-Buch. Lambertus, Freiburg i. Br. 1999: 67–72, 4. A.

Enquete-Kommission des Deutschen Bundestages Ethik und Recht in der modernen Medizin: Zwischenbericht. Verbesserung der Versorgung Schwerstkranker und Sterbender in Deutschland durch Palliativmedizin und Hospizarbeit. Bonn 2005.

Heller, A.; Krobath, T.: Organisations-Ethik. Lambertus, Freiburg i. Br. 2002.

Hospiz Stuttgart (Hrsg.): Zwei Jahre Ambulante Hospizschwestern im Hospiz Stuttgart – Ein Rechenschaftsbericht. Hospiz Stuttgart, Stuttgart 2005 (Quelle: www.hospizstuttgart.de/start.php?lang=D&navi=6&page=pages; Stand: 19.10.2005).

Kissane, D. W.: Bereavement. In: Doyle, D.; Hanks, G.; Cherny, N.; Calman, K. (eds.): Oxford Textbook of Palliative Medicine (3rd edn.). Oxford University Press, Oxford/New York 2005: 1137–1151.

Körtner, U. H. J.: Sterben in der modernen Stadt. Gesellschaftliche, kulturelle und religiöse Rahmenbedingungen von Palliative Care. Vortrag beim 2. Symposium Herausforderung Palliative Care der Ev. Fachhochschule Freiburg 2003 (Quelle: www.austria.gv.at/2004/4/8/beitrag_koertner4.pdf; Stand: 9.9.2005).

Lickiss, J. N.; Turner, K. S.; Pollock, M. L.: The interdisciplinary team. In: Doyle, D.; Hanks, G.; Cherny, N.; Calman, K. (eds.): Oxford Textbook of Palliative Medicine. Oxford University Press, Oxford etc. 2004: 42–46.

National Hospice and Palliative Care Organization (Ed.): Medical Guidelines for Determining Prognosis in Selected Non-Cancer Diseases, 2nd edition. NPCHO, Alexandria, VA/USA 1996.

Österreichisches Bundesinstitut für Gesundheitswesen (Hrsg.): Abgestufte Hospiz- und Palliativversorgung in Österreich. Bundesministerium für Gesundheit und Frauen, Wien 2004.

Rahmenvereinbarung nach § 39 a Satz 4 SGB V über Art und Umfang sowie zur Sicherung der Qualität der stationären Hospizversorgung vom 13.3.1998, i. d. F. vom 9.2.1999 zwischen den Spitzenverbänden der Krankenkassen und den für die Wahrnehmung der Interessen der stationären Hospize maßgeblichen Spitzenorganisationen. In: Bundesarbeitsgemeinschaft Hospiz (Hrsg.): Stationäre Hospizarbeit. Grundlagentexte und Forschungsergebnisse zur Hospiz- und Palliativarbeit – Teil 2. *der hospiz verlag*, Wuppertal 2004: 101–111.

Student, J.-C. (Hrsg.): Sterben, Tod und Trauer – Handbuch für Begleitende. Herder, Freiburg 2004.

Student, J.-C.; Bürger, E.: Stationäres Hospiz. Alternative oder komplementäre Einrichtung zur Palliativstation. In: Aulbert, E.; Klaschik, E.; Kettler, D. (Hrsg.): Beiträge zur Palliativmedizin, Band 5, Palliativmedizin – Ausdruck gesellschaftlicher Verantwortung. Schattauer, Stuttgart 2002: 52–58.

Student, J.-C.; Mühlum, A.; Student, U.: Soziale Arbeit in Hospiz und Palliative Care. Ernst Reinhardt UTB, München 2004.

Student, J.-C.: Sterbebegleitung im Pflegeheim. Können Konzepte der Hospizbewegung im Pflegeheim umgesetzt werden? Altenpflege-Forum 6 (1998) 4: 19–27.

Wilkening, K.; Kunz, R.: Sterben im Pflegeheim. Vandenhoeck & Ruprecht, Göttingen 2003.

Weiterführende Literatur

Bundesarbeitsgemeinschaft Hospiz, Deutscher Caritasverband, Diakonisches Werk der Evangelischen Kirche in Deutschland (Hrsg.): Sorgsam – Qualitätshandbuch für stationäre Hospize. der hospiz verlag, Wuppertal 2004.

Dykes, P. C.; Wheeler, K. (Hrsg.): Critical Pathways – Interdisziplinäre Versorgungspfade. DRG-Management-Instrumente. Huber, Bern, 2002.

Ewers, M.; Schaeffer, D.: Am Ende des Lebens. Versorgung und Pflege von Menschen in der letzen Lebensphase. Huber, Bern 2005.

Gronemeyer, R.; Loewy, E. H. (Hrsg.): Wohin mit den Sterbenden? Hospize in Europa – Ansätze zu einem Vergleich. Forum «Hospiz» Bd. 3, Lit Verlag, Münster/Hamburg/London 2002.

Gronemeyer, R.; Fink, M.; Globisch, M.; Schumann, F.: Helfen am Ende des Lebens. Hospizarbeit und Palliative Care in Europa. Bundesarbeitsgemeinschaft-Hospiz, der hospiz verlag, Wuppertal 2004.

Katz, J. S.; Peace, Sh.: End of life in care homes. A palliative care approach. Oxford University Press, Oxford/New York 2003.

Metz, Chr.: Hospizbewegung und/oder Palliative Care: zwei Seiten einer Medaille? Zur organisatorischen Implementierung und Weiterentwicklung der Hospiz-Idee. In: Gronemeyer, R.; Loewy, E. H. (Hrsg.): Wohin mit den Sterbenden? Hospize in Europa – Ansätze zu einem Vergleich. Lit Verlag, Münster/Hamburg/London 2002.

Monroe, B.; Oliviere, D.: Patient participation in palliative care. A voice for the voiceless. Oxford University Press, Oxford/New York 2003.

Pfeffer, Chr.: Hier wird immer noch besser gestorben als woanders. Eine Ethnographie stationärer Hospizarbeit. Huber, Bern 2005.

Schaeffer, D.; Ewers, M. (Hrsg.): Ambulant vor stationär. Perspektiven für eine integrierte ambulante Pflege Schwerkranker. Huber, Bern 2002.

Schaeffer, D.; Günnewig, J.; Ewers, M.: Versorgung in der letzten Lebensphase. Analyse einzelner Fallverläufe. Veröffentlichungsreihe des Instituts für Pflegewissenschaft an der Universität Bielefeld (IPW), Bielefeld 2003. www.uni-bielefeld.de/IPW.

2.6
Palliative Care und Freiwilligenarbeit – Mitmenschliches Handeln und soziales Engagement

Peter Lack

«Leid, das ausgesprochen werden kann, ist leichter zu ertragen. Wo einer mit dem Herzen zuhört, wird die Verlassenheit des Leidenden gemildert. Solches Zuhören ist darum nicht leicht, weil die Erfahrung unserer Hilflosigkeit unausweichlich ist.»
(Nägeli, 1990)

Abstract

Student (1999) weist darauf hin, dass «die Hospizbewegung ihre Existenz dem Geist der Ehrenamtlichkeit verdankt». Weltweit wurden Hospize, Hospizgruppen oder Initiativen von Freiwilligen gegründet und getragen. Auch Palliativ-Care-Dokumente nennen Freiwillige als Teil des Netzwerkes (SGPMPB, 2001; DGP, 2003). Trotzdem fehlt es in vielen Einrichtungen an einem systematischen Einbezug und an einer organisatorischen Einbindung der Freiwilligen. Auch kommt der Ruf nach Freiwilligen oft erst, wenn es an Finanzen oder hauptberuflichen Mitarbeitenden fehlt, und so fristen Freiwillige zu oft noch das Dasein von Lückenbüßern.

Studienziele

Nach Abschluss dieses Kapitels wird die bzw. der Lernende in der Lage sein:

- die Bedeutung der Begleitung durch Freiwillige in Palliative Care zu verstehen.
- die Tätigkeiten und Aufgaben von Freiwilligen zu erläutern.
- sich mit den Anforderungen persönlicher, systematischer und organisatorischer Art von Freiwilligenarbeit auseinanderzusetzen.
- Konzepte und Standards für die Vorbereitung und die Auswahl von Freiwilligen zu reflektieren und anzuwenden.

Schlüsselwörter

Freiwillige, Begleiten, Sterbebegleitung, Entlastung, multidisziplinär, Freiwilligenkonzept, Empathie

Einleitung – Begriffsklärungen

Da in Freiwilligendiensten bis zu 90% der Begleiterinnen Frauen sind, wird in diesem Kapitel ausschließlich die weibliche Form verwendet, männliche Begleiter sind mit eingeschlossen. Einleitend sollen ausgewählte Begriffe eingeführt und Begriffsklärungen vorgenommen werden:

- *Begleiten, Begleitung:* Es gibt keine einheitliche Definition von «Begleiten». In diesem Kapitel wird der Begriff in folgendem Sinn gebraucht: Begleiten ist eine Form der Hilfeleistung, die sich auf das «Wohl und Wehe des ganzen Menschen» bezieht (Sporken, 1990). Begleitung ist nicht an eine bestimmte Berufsgruppe gebunden, sondern es ist Aufgabe von Ärzten, Pflegenden, Seelsorgenden, Therapeuten sowie Freiwilligen und weiteren im Gesundheitswesen tätigen Personen.
- *Hauptberufliche:* Damit sind ausgebildete Fachpersonen gemeint, die oft auch als «Profis» bezeichnet werden. Es wird hier auf die Verwendung des Begriffspaares «Profi-Freiwillige» verzichtet, weil damit ein Verständnis der Zusammenarbeit konstruiert wird, welches besagt, dass nur Hauptberufliche qualifizierte Arbeit leisten. Diesem Problem soll entgegengewirkt werden.

- *Freiwillige:* Als Freiwillige werden Personen bezeichnet, die eine unbezahlte Tätigkeit übernehmen. Vielfach werden sie in der sozialen Arbeit «freiwillige Helfer» und in der Hospizarbeit «Freiwillige Hospizhelferinnen» genannt. Freiwillige übernehmen in der Hospizarbeit beispielsweise Aufgaben in Administration, Küche, Garten etc. Der Begriff «Freiwillige Helferin» oder «Freiwillige Hospizhelferin» kann also ein breites Spektrum von Aufgaben umfassen, obwohl fast immer eine begleitende Tätigkeit gemeint ist. Ebenfalls abgegrenzt werden im vorliegenden Beitrag Personen, die ein «Ehrenamt», d.h. eine Tätigkeit, die mit Führungsaufgaben betraut ist (z.B. Vereinsvorstand, Stiftungsrat), übernehmen.

Konzeptuelle Verankerung der Freiwilligenarbeit im Palliative-Care-Konzept

In der Hospizarbeit ist der Einbezug Freiwilliger eines von fünf Prinzipien in der palliativen Betreuung (Student, 1999). Freiwillige werden in ambulanten und stationären palliativen Einrichtungen, wie z.B. ambulanten Hospizdiensten, Palliativkliniken, Geriatrie, Palliativstationen, eingesetzt. Gerade in der palliativen Betreuung von Patienten zu Hause haben Freiwillige eine wichtige Entlastungsfunktion und tragen dazu bei, dass Patienten im vertrauten Rahmen sterben können. In Bezug auf die Begleitung kranker und sterbender Menschen hat die Aids-Bewegung zur Entwicklung qualifizierter Freiwilligenarbeit in der Betreuung beigetragen. Hier finden sich Orientierungshilfen, die sich durch theoretische Fundiertheit und Praxiserprobung auszeichnen (Deutsche Aids-Hilfe, 1997). Obwohl Freiwillige vielerorts fest verankert sind und mit Hauptberuflichen zusammenarbeiten, finden sich in der Literatur kaum Gesamtentwürfe.

Zweck von freiwilligen Helfern in Palliative Care

Den verschiedenen Definitionen der Palliative Care (WHO, EAPC) gemeinsam ist das Schaffen der bestmöglichen Lebensqualität von Patienten und Angehörigen durch die rechtzeitige Behandlung, Pflege und Begleitung von körperlichen, psychosozialen, kulturellen und spirituellen Leiden, ausgelöst durch schwere Krankheit oder durch das bevorstehende Sterben. Davon leitet sich ab, dass sich Betreuende zu einem multidisziplinären Team zusammenschließen und so Schwerkranke und Sterbende sowie deren Angehörige gemeinsam betreuen (EAPC, 2002; DGP, 2003; WHO, 2005). Was den Aspekt des Begleitens anbelangt, liegt «das Ziel solcher Begleitungen […] im Allgemeinen nicht, wie bei anderen professionellen Kontakten im psychosozialen Feld, in einer wie auch immer gearteten ‹Heilung› und oft nicht einmal darin, eine Besserung ihres Leidens zu erreichen, sondern ‹nur› in der Begleitung dieser Klienten und ihrer Angehörigen auf ihrem schwierigen Weg» (Rauchfleisch, 2001).

Begleiterinnen in Palliative Care schenken Zuwendung, machen ein mitmenschliches Beziehungsangebot und leisten einen qualitativ eigenständigen Beitrag. «Hospizhelferinnen und -helfer stellen ihre Fähigkeiten, ihre *Interessen* und nicht zuletzt ihre *Zeit* zur Verfügung und bringen so ihre persönlichen Ressourcen als Mitmenschen der Situation entsprechend ein. Sie teilen die alltägliche Lebenswelt der Betroffenen und verdeutlichen durch ihre freiwillige Zuwendung, dass schwer kranke, chronisch kranke, sterbende Menschen und ihre Angehörigen zu uns und unserer Gesellschaft gehören» (Raischl, 2002; Hervorhebungen: P. L.).

Vom Charakter der begleitenden Beziehung

Begleitung durch Freiwillige ist charakterisiert durch eine gleichwertige Beziehung. Zentrale Momente sind *Empathie* und *Zuwendung*. Specht-Tomann (1998) bezeichnet Begleitung als ein Hilfesystem von «Menschen für Menschen», das keine gezielte therapeutische Intervention verfolgt (Specht-Tomann/Tropper, 1998). Prebil (2002) spricht von «Geben und Nehmen, das offenbar ausgeglichen ist». Trotz dieser gleichberechtigten mitmenschlichen Beziehung gibt es auch den Aspekt der Asymmetrie in der Beziehung. Diese liegt bei Freiwilligen nicht primär in Fachkenntnissen begründet, sondern ist durch die *Rolle der Begleiterin* bedingt. Mit «Rolle» wird die der Aufgabe entsprechende Einstellung und die kohärente Verhaltensweise bezeichnet. Im Vollzug bedeutet dies ein Zurücknehmen persönlicher Bedürfnisse und Interessen zu Gunsten des Klienten/Patienten. In der Aids-Bewegung wurde für die Begleitung durch Freiwillige der Begriff «organisierte Freundschaft» verwendet. Eine Begleitung «stellt in der Regel einen Balanceakt dar, in dem der Ehrenamtliche [= Freiwillige] seine Rolle immer wieder neu definieren muss. Je nach Bedürftigkeit des zu Betreuenden ist er entweder mehr Freund und Mitmensch in einer offenen Beziehung oder – in Krisen- und Krankheitszeiten – mehr Helfer und Fürsorger» (Mattke, 1997). Es ist unter anderem dieser Umstand, der eine sorgfältige Vorbereitung (s. u.) und fachliche Unterstützung nötig macht.

Der Nutzen von Freiwilligen

Eine Befragung von Ärzten und Pflegekräften zur Betreuung sterbender Patienten zeigte, dass 85 % der Befragten die Begleitung Sterbender als eine ihrer Aufgaben betrachten; 20 % nannten bei den Problemen für diese Tätigkeit mangelnde Zeit (Albrecht, 2003). Dieselbe Untersuchung gibt als häufigsten Grund für eine Hospitalisierung die Überlastung der (betreuenden) Angehörigen an (s. Kap. 7.1). Auch Tschopp-Hafenbracks (2000) Untersuchung zufolge tragen außerfamiliäre Bezugs- und Unterstützungspersonen wesentlich dazu bei, dass Patienten zu Hause sterben können. Angehörige äußerten sich, dass der von ihnen erlebte «emotionale Stress», in der «Hilflosigkeit», «dem Leiden zuschauen» und der «Ungewissheit, wie sich die Krankheit entwickelt» bestand. Den Nutzen der begleitenden Beziehung beschreibt Specht-Tomann (2003) wie folgt: «Die Einladung, ‹Altes› neu zu erzählen, bereits Gesagtes noch einmal auszusprechen oder für ‹Noch nie Gesagtes› Worte zu finden, kann helfen, das Tor in die Zukunft einen kleinen Spalt zu öffnen.» Mattke (1997) beschreibt die Begleitung durch Freiwillige als *emotionale Unterstützung*, die in der Bereitschaft gründet, einem Patienten durch *Zuwendung und Empathie* ein Leben mit der Krankheit zu ermöglichen. Der Nutzen von Begleiterinnen ist dreifach: Sie bieten 1. *emotionale Entlastung* durch Anteilnahme, tragen 2. bei zur *Integration*, indem sie sozialer Isolation entgegenwirken und schaffen 3. *Erholungsmöglichkeiten* für Angehörige.

Aufgaben und Tätigkeiten von Freiwilligen

Student (1999) nennt die Freiwilligen die «Fachleute fürs Alltägliche» und ordnet ihnen folgende Tätigkeiten zu: Gesprächsangebote, Unterstützung für Angehörige, emotionale Entlastung. Das Christophorus-Hospiz in München nennt folgende Aufgaben für die Freiwilligen: «Freiwillige begleiten und betreuen Schwerstkranke und deren Angehörige; sie nehmen am alltäglichen Leben der Schwerstkranken teil; sie geben den Sterbenden Zuwendung, sie sind offen für Wünsche und Bedürfnisse der Betroffenen.» (www.chv.org/start.html). GGG Begleiten, eine Vermittlungsstelle für qualifizierte Freiwillige in Basel, fasst die Tätigkeit der Freiwilligen Begleiterinnen mit folgenden Stichworten zusammen: *Unterstützen – Dasein – Zeit schenken* (GGG Begleiten, 2004). Diese Übersicht zeigt, dass Vorstellungen über den Einsatz und die Möglichkeiten der Freiwilligen keineswegs einheitlich sind. Im Gegenteil, diese werden sich aus den Bedürfnissen von Patienten bzw. Patientengruppen und ihren Angehörigen sowie den Anforderungen der ambulanten oder stationären Einrichtung ergeben. Die Gestaltung einer Begleitung kann verschiedene Formen annehmen, z. B. Gespräche allgemeiner Art oder mit speziellen Inhalten, Besuche, Aktivitäten und Hilfe bei der Lösung bestimmter Probleme (Rauchfleisch, 2001).

Freiwillige sind aber kein Ersatz für Aufgaben Hauptberuflicher, sondern sie leisten einen qualitativ eigenen Beitrag in der Betreuung (Rosenkranz/Weber, 2002; Mattke, 1997: 74). Das Finden der Rolle als Begleiterin macht eine sorgfältige Vorbereitung und Auswahl notwendig. Rauchfleisch schreibt dazu:

> Hier reicht es nicht aus – ja, es kann mitunter sogar fahrlässig sein, sich beim Umgang mit den Klientinnen allein auf den «gesunden Menschenverstand» und die «Menschenliebe» […] zu verlassen […]. Menschen, die Begleitungen durchführen, [sollten] zumindest eine rudimentäre theoretische Ausbildung erhalten und ein Minimum an Selbsterfahrung durchlaufen. *(Rauchfleisch, 2001)*

Begleitung durch Freiwillige erfordert also eine Vorbereitung durch qualifizierte Fachkräfte. Dies ist unter dem Aspekt der Qualitätssicherung besonders relevant.

Anforderungen für den Einsatz von Freiwilligen in Palliative Care

Die Situationen, in denen Freiwillige als Begleiterinnen tätig werden, sind von Angst, Verunsicherung, Abhängigkeit und Hilflosigkeit geprägt (Student, 1999). Dies verlangt nach persönlichkeitsbezogenen Kriterien einerseits und Vermittlung von Sachkenntnissen andererseits. Beides kann in einem vorbereitenden Kurs abgeklärt, gefördert und vermittelt werden. Zur Persönlichkeit und Haltung der Begleiterin schreibt Sporken:

> Geistige Reife und emotionale Ausgeglichenheit, eigene Gefühle erkennen und beherrschen; mit eigenen Gefühlen und den Gefühlen des um Hilfe Bittenden umgehen können; Geduld und Toleranz; Ehrlichkeit in der Lebenshaltung und Wahrhaftigkeit im Verhalten; Bereitschaft, sich selbst und eigene Auffassungen zur Diskussion zu stellen. *(Sporken, 1990)*

Nicht selten braucht es auch eine Klärung oder Läuterung der Helfermotivation. Um Begleitung fruchtbar und tragfähig zu gestalten, braucht es bei Freiwilligen neben der Empathie auch die Fähigkeit zur Abgrenzung (Mattke, 1997). Was die persönlichen Voraussetzungen anbelangt, können diese im Kurs durch Selbst- und Gruppenerfahrung bearbeitet, gefördert oder vertieft werden. Auf der Ebene der fachlichen Grundlagen sollen folgende Themen erarbeitet werden:

- Verständnis der Rolle als Begleiterin
- Empathie als Grundhaltung
- die psychosoziale Situation von kranken und sterbenden Menschen
- Krise und Krisenverlauf
- aktives Zuhören und Gesprächsführung
- Trauer
- Spiritualität
- Sinnfrage.

Vorbereitung, Auswahl und Einsatz

Der Bayerische Hospizverband hat Mindeststandards für die Vorbereitung von Freiwilligen formuliert (Bayerischer Hospizverband, 2001):

- Auseinandersetzung mit Tod, Sterben, Trauer sowie der eigenen Sterblichkeit
- grundlegende Information über das Hospizkonzept sowie die Bedürfnisse sterbender Menschen
- Vermittlung von Kompetenz in der Begleitung sterbender Menschen und ihrer Angehörigen
- Sammlung von praktischen Erfahrungen im Umgang mit schwer kranken und sterbenden Menschen.

Für die inhaltlichen Schwerpunkte siehe Bayerischer Hospizverband (2001) und Lack (2003). Der Vorbereitungskurs muss mindestens 80 Unterrichtseinheiten à 45 Minuten umfassen, und zusätzlich ist ein Praktikum von mindestens 10 Vollstunden zu leisten. Werden die Freiwilligen eingesetzt, erklären sich die Hospizhelferinnen bereit:

- zu Fortbildung
- zu regelmäßiger Supervision und Weiterbildung
- zur Reflexion der eigenen Person
- zur Mitarbeit entsprechend den Vorgaben des jeweiligen Hospizvereins.

Die Auswahl der Freiwilligen soll durch Fragebogen, Einzelgespräch, Ausschreibung und Kombination der verschiedenen Elemente geschehen. Diese Mindeststandards stellen eine für die Praxis angemessene Leitlinie dar. Kritisch ist anzumerken, dass die Standards sehr auf die Situation Sterbender ausgerichtet sind. Nicht alle Patienten, die von einer palliativen Einrichtung betreut werden, sind sterbend. Es sei daher empfohlen, zusätzlich das Thema «Schwere Krankheit als krisenhaftes Erlebnis» in das Curriculum aufzunehmen.

Methodische Empfehlungen für Vorbereitungskurse

Bezüglich der Methodik der Vorbereitung eignet sich besonders die von Ruth Cohn entwickelte Themen zentrierte Interaktion (TZI), weil sie (theoretische) Fachkenntnisse, Selbsterfahrung und das Lernen in der Gruppe zusammenbringt (Cohn, 1966). Ziel der von Cohn entwickelten Methode ist, ein praxisbezogenes Lernen von Personen in sozialen Organisationen zu ermöglichen. Die Basler Organisation GGG Begleiten hat ein eigenes Kurskonzept auf den Grundlagen der Bayerischen Mindeststandards und der TZI erarbeitet und bildet so eigene Freiwillige für die ambulante Begleitung von Schwerkranken, Sterbenden und Trauernden aus (Lack, 2003).

Begleitung und Fortbildung

Freiwillige brauchen Unterstützung in ihrer Tätigkeit. Diese geschieht einerseits durch die Betreuung seitens der Einsatzleiterin/Koordinatorin, andererseits durch Supervision. Regelmäßige Gruppen-Supervisionssitzungen unter fachkundiger Leitung schaffen einen Rahmen, in welchem die Freiwilligen Unterstützung erfahren und kritisch herausgefordert werden. Im geschützten Rahmen können Freiwillige Unsicherheiten und Schwierigkeiten in ihrer Rolle als Begleiterin äußern, erarbeiten Lösungen und erweitern so ihre persönlichen Fähigkeiten. Supervision hat eine wichtige «symbolische» Bedeutung, weil sie deutlich macht, dass Begleitende (nicht nur die Freiwilligen!) nie ausgelernt haben. Mindestens einmal jährlich soll eine Fortbildung zu begleitungsrelevanten Themen angeboten werden. Leider wird dies – aus einer Scheu, den Freiwilligen nicht zu viel abzuverlangen – bei Freiwilligendiensten oft unterlassen. Erfahrungen zeigen, dass regelmäßige Fortbildungen für Freiwillige eine motivierende Funktion haben. GGG Begleiten führt zusätzlich alle eineinhalb Jahre ein Mitarbeitergespräch mit jeder Freiwilligen durch, um die Zufriedenheit und mögliche Probleme zu erfassen.

Zusammenfassung

Für einen erfolgreichen Einsatz von Freiwilligen in Palliative Care ist neben den beschriebenen Anforderungen auch die Einbindung in die Aufbau- und Ablauforganisation der jeweiligen Einrichtung von zentraler Bedeutung. Kegel (2002) empfiehlt eine Organisationsentwicklung zur Klärung der Zusammenarbeit zwischen Freiwilligen und Hauptberuflichen. Dies ist angesichts der in Kontinentaleuropa noch geringen Erfahrung in der Zusammenarbeit sinnvoll. Überdies ist zu wünschen, dass Palliative-Care-Einrichtungen das hospizliche Prinzip der Freiwilligenarbeit lebendig erhalten und in das Betreuungskonzept einbeziehen. Das Engagement Freiwilliger bedeutet nicht nur für den Patienten eine zusätzliche Qualität in der Betreuung und eine Entlastung für Hauptberufliche, sondern steht darüber hinaus für das Übernehmen sozialer Verantwortung durch die einzelne Bürgerin gegenüber Menschen, die von schwerer Krankheit betroffen sind.

Abschließende Fragen zur Reflexion

- Welche Erfahrungen habe ich mit Freiwilligenarbeit bereits gemacht? Welches Bild habe ich von Freiwilligen, die sich in Palliative Care engagieren?

- In welchen Bereichen sind Freiwillige in mir bekannten Palliative-Care-Einrichtungen vertreten, und mit welchen Aufgaben sind sie konkret betraut?

- Wie sind die Freiwilligen in die ambulanten und stationären Organisationen eingebunden? Gibt es ein Freiwilligenkonzept? Sind Aufnahme, Auswahl, Begleitung etc. geregelt?

Verwendete Literatur

Albrecht, E.: Die Betreuung Sterbender aus der Sicht von Pflegekräften und Ärzten. Zeitschrift für Palliativmedizin, 4 (2003) 4: 104–107.

Bayerischer Hospizverband e.V.: Mindeststandards für die Vorbereitung zur Hospizhelferin, zum Hospizhelfer vom 19.5.2001. Bayerischer Hospizverband e.V., Amberg 2001.

Christophorus-Hospiz München: Was bedeutet ehrenamtliche Hospizhelfer? www.chv.org/start.html.

Cohn, R.: Das Thema als Mittelpunkt interaktioneller Gruppen – Eine Modifikation gruppentherapeutischer Technik zum Zwecke der Führung von Erziehungs- und anderen Kommunikationsgruppen (1966). In: Cohn, R.: Von der Psychoanalyse zur themenzentrierten Interaktion – Von der Behandlung Einzelner zu einer Pädagogik für alle. Klett-Cotta, Stuttgart 2000, 14. A.

DGP – Deutsche Gesellschaft für Palliativmedizin: Definitionen. 2003. www.dgpalliativmedizin.de.

Deutsche Aids-Hilfe (Hrsg.): Zwischen Selbstbezug und solidarischem Engagement. Ehrenamtliche Begleitung von Menschen mit Aids. Deutsche Aids-Hilfe, Berlin 1997.

EAPC – European Association of Palliative Care: Definition of Palliative Care: 2002. www.eapcnet.org.

GGG Begleiten: Informationsprospekt. GGG Begleiten/Voluntas, Basel 2004.

Kegel, T.: Gute Organisation vorausgesetzt. Aufgaben für das Management von Volunteers. In: Freiwilligenarbeit – Einführung in das Management von Ehrenamtlichen in der Sozialen Arbeit. Juventa, Weinheim 2002.

Lack, P.: Befähigte Freiwillige als Teil des ambulanten Palliativ Care-Netzwerkes. Grundsätzliche Überlegungen und Praxiserfahrungen aus Basel. Z. Palliative-ch, 3 (2003) 18–21.

Mattke, G.: Beziehungen stiften und begleiten: Die Rolle des Betreuungskoordinators. In: Deutsche Aids-Hilfe e.V.: Zwischen Selbstbezug und solidarischem Engagement. Ehrenamtliche Begleitung von Menschen mit Aids. Deutsche Aids-Hilfe, Berlin 1997.

Nägeli, S.: Berührt von deinem Schmerz. Briefe an Mit-Leidende. Herder, Freiburg i. Br. 1990.

Prebil, V.: Freiwillige Helfer im Akutspital, eingesetzt bei palliativ betreuten Menschen? Infokara, 7 (2002) 2: 4–9.

Raischl, J.: Bis zum letzten Tag. Volunteers in der Hospizarbeit. In: Rosenkranz, D.; Weber, A. (Hrsg.): Freiwilligenarbeit. Einführung in das Management von Ehrenamtlichen in der Sozialen Arbeit. Juventa, Weinheim 2002.

Rauchfleisch, U.: Arbeit im psychosozialen Feld Beratung, Begleitung, Psychotherapie, Seelsorge. Vandenhoeck & Ruprecht, Göttingen 2001.

Rosenkranz, D.; Weber, A.: Freiwillige und Soziale Arbeit – eine Vorbemerkung. In: Rosenkranz, D.; Weber, A. (Hrsg.): Freiwilligenarbeit. Einführung in das Management von Ehrenamtlichen in der Sozialen Arbeit. Juventa, Weinheim 2002.

SGPMPB – Schweizerische Gesellschaft für Palliative Medizin, Pflege und Begleitung: Standards, Grundsätze und Richtlinien für Palliative Medizin, Pflege und Begleitung in der Schweiz. Lausanne 2001. www.palliative.ch.

Specht-Tomann, M.; Tropper, D.: Zeit des Abschieds. Sterbe- und Trauerbegleitung. Patmos, Düsseldorf 1998.

Sporken, P.: Hast du denn bejaht, dass ich sterben muss? Eine Handreichung für den Umgang mit Sterbenden. Patmos, Düsseldorf, 1990, 4. A.

Student, J.-C.: Das Hospiz-Buch. Lambertus, Freiburg i. Br. 1999, 4., erweiterte A.

Tschopp-Hafenbrack, A.: Why do cancer patients die in hospitals? Experienced burden and support by relatives when caring for a terminal ill family member with cancer at home. MSc Dissertation Advanced Clinical Practice. University of Surrey, Institute of Health and Medical Science, Guildford (U.K.) 2000.

WHO – Word Health Organization: Definition of Palliative Care. WHO, Geneva, 2005. www.who.int/cancer/palliative/definition/en/print.html.

Weiterführende Literatur

Berghöfer, J.; Hanusch, R.: Ehrenamtliche/Freiwillige in Palliative Care. Störfall oder Brücke? Was sich die Pflege vom ehrenamtlichen Engagement der Hospizhelfer/-innen (nicht) erwartet. In: Metz, C.; Wild, M.; Heller, A. (Hrsg.): Balsam für Leib und Seele. Lambertus, Freiburg i. Br. 2002.

Bitschnau, K. W.: Ehrenamtliche Begleitung von Schwerkranken und Sterbenden: Die Hospizbewegung in Vorarlberg. In: Eine große Vision in kleinen Schritten. Aus Modellen der Hospiz- und Palliativbetreuung lernen. Lambertus, Freiburg i. Br. 2001.

Bleil, A.: Ein Stück des Weges gemeinsam gehen. Ehrenamtliche Hospizbegleitung in Vorarlberg. In: Für alle, die es brauchen. Integrierte palliative Versorgung – das Vorarlberger Modell. Lambertus, Freiburg i. Br. 2002.

Doyle, D. (ed.): Volunteers in hospice and palliative care. A handbook for volunteer service managers. Oxford University Press, Oxford 2002.

Hildenbrand, B.: Begleitung von Menschen in einer Sinnkrise – Erwartungen an ehrenamtliche Mitarbeiter im Hospizbereich. In: Ewers, M.; Schaeffer, D. (Hrsg.): Am Ende des Lebens. Versorgung und Pflege von Menschen in der letzen Lebensphase. Huber, Bern 2005.

Gronemeyer, R.; Loewy, E. H. (Hrsg.): Wohin mit den Sterbenden? Hospize in Europa – Ansätze zu einem Vergleich. Forum «Hospiz», Bd. 3, Lit Verlag, Münster/Hamburg/London 2002.

Gronemeyer, R.; Fink, M.; Globisch, M.; Schumann, F.: Helfen am Ende des Lebens. Hospizarbeit und Palliative Care in Europa. Bundesarbeitsgemeinschaft-Hospiz, der hospiz verlag Wuppertal 2004.

Heller, A.; Heimerl, K.; Husebø, S. (Hrsg.): Wenn nichts mehr zu machen ist, ist noch viel zu tun. Wie alte Menschen würdig sterben können. Lambertus, Freiburg i. Br. 2000.

Heller, A.; Lehner, E.; Metz, C.: Ehrenamtlichkeit – Eine unverzichtbare Dimension von Palliative Care? In: Heller, A.; Heimerl, K.; Metz, C. (Hrsg.): Kultur des Sterbens. Bedingungen für das Lebensende gestalten. Lambertus, Freiburg i. Br. 2000, 2., erweiterte A.

Knipping, C.: Das Verständnis, die Umsetzung und Qualifizierung von Palliative Care in der Schweiz unter besonderer Berücksichtigung der Pflege. Eine Literaturrecherche. Master Thesis, eingereicht an der Fakultät für Interdisziplinäre Forschung und Fortbildung (IFF) der Universitäten Klagenfurt/Graz/Wien. Abteilung Palliative Care und OrganisationsEthik, Wien, Dezember 2003.

Metz, Chr.: Hospizbewegung und/oder Palliative Care: zwei Seiten einer Medaille? Zur organisatorischen Implementierung und Weiterentwicklung der Hospiz-Idee. In: Gronemeyer, R.; Loewy, E. H. (Hrsg.): Wohin mit den Sterbenden? Hospize in Europa – Ansätze zu einem Vergleich. Lit Verlag, Münster/Hamburg/London 2002.

Pfeffer, Chr.: Hier wird immer noch besser gestorben als woanders. Eine Ethnographie stationärer Hospizarbeit. Huber, Bern 2005.

Pleschberger, S.: Palliative Care. Ein Versorgungskonzept für sterbende Menschen. Institut für Pflegewissenschaft an der Universität Bielefeld (IPW), Bielefeld 2000 (www.uni-bielefeld.de/IPW).

Sigipreck, J.: Ehrenamtliches Engagement organisieren und integrieren. In: Pleschberger, S.; Heimerl, K.; Wild, M. (Hrsg.): Palliativpflege. Grundlagen für Praxis und Unterricht. Facultas, Wien 2005, 2., aktualisierte A.

Student, J.-C. (Hrsg.): Sterben, Tod und Trauer – Handbuch für Begleitende. Herder, Freiburg 2004.

Student, J.-C.; Mühlum, A.; Student, U.: Soziale Arbeit in Hospiz und Palliative Care. Ernst Reinhardt UTB, München 2004.

Konzept von GGG Begleiten

Lack, P.: Befähigte Freiwillige als Teil des ambulanten Palliativ Care-Netzwerkes – Grundsätzliche Überlegungen und Praxiserfahrungen aus Basel. Z. Palliative-ch, 3 (2003): 18–21.

Management von Freiwilligen:

Rosenkranz, D.; Weber, A. (Hrsg.): Freiwilligenarbeit – Einführung in das Management von Ehrenamtlichen in der Sozialen Arbeit. Juventa, Weinheim 2002.

Unterlagen für Vorbereitungskurse:
- Für Kursteilnehmer:
  - Specht-Tomann, M.; Tropper, D.: Zeit des Abschieds – Sterbe- und Trauerbegleitung. Königsfurt, Krummwisch/Kiel 2001.
- Für Unterrichtende:
  - Aue, M. et al.: Krankheits- und Sterbegleitung – Ausbildung, Krisenintervention, Training. Beltz, Weinheim/ Basel 1995, 2. A.
  - Burgheim, W. (Hrsg.): Qualifizierte Begleitung von Sterbenden und Trauernden. Medizinische, rechtliche, psychosoziale und spirituelle Hilfestellungen. Forum Verlag Herkert, Merching 2004.

2.7
Palliative Care und Sozialarbeit

Karl W. Bitschnau

«Palliative Care mag mit Symptomkontrolle beginnen, aber in den meisten Fällen ist das erst der Anfang.»
(Saunders, 1998)

Abstract

Palliative Care versteht sich als ein ganzheitliches Betreuungskonzept (vgl. WHO-Definition der Palliative Care), das alle Grunddimensionen des Menschseins umfasst. Dazu gehört auch wesentlich die soziale Dimension. Als Experten auf diesem Gebiet sind daher Sozialarbeiter Bestandteil des interdisziplinären Kernteams in der Palliative Care.

Studienziele

Nach Abschluss dieses Kapitels wird die bzw. der Lernende in der Lage sein:

- die soziale Dimension in der palliativen Versorgung rechtzeitig einzuschätzen.
- häufige soziale Problemstellungen von Palliativpatienten und ihren Angehörigen zu erkennen.
- die sozialarbeiterische Expertise in der palliativen Versorgung zu verstehen, um sie in das eigene berufliche Handeln einbeziehen zu können.

Schlüsselwörter

Sozialarbeit, soziale Dimension, psychosoziale Dimension, soziale Probleme, existenzielle Probleme, Demoralisationssyndrom

Einleitung – Nichtmedizinische Ziele

Dame Cicely Saunders (†), die Gründerin der modernen Hospizbewegung, war Krankenhaus-Sozialarbeiterin, als sie den Patienten David Tasma kennen lernte, mit dem sie die ersten Hospizvisionen entwickelte. Ihr Wissen und ihre Erfahrungen als Sozialarbeiterin finden sich heute im Grundverständnis von Hospiz und Palliative Care wieder (Saunders, 2001).

Lebensqualität wird nicht nur durch Schmerzen und andere unangenehme körperliche Symptome beeinträchtigt, sondern auch durch ein ins Ungleichgewicht geratenes soziales Umfeld. Das Sterben eines Menschen betrifft nie nur diesen Menschen alleine. Angehörige, Freunde, Kollegen sind immer mitbetroffen. Barbara Monroe, Sozialarbeiterin und Leiterin des St. Christopher's Hospice in London, macht darauf aufmerksam, dass es in der Palliative Care auch «nichtmedizinische Ziele» gibt: ein adäquater Umgang mit den aufbrechenden Emotionen, das Verstehen und Auflösen von Kommunikationsblockaden, Hilfestellung im Umgang mit der Sinnfrage und das Erledigen der vielen praktischen Aufgabenstellungen, welche die Krankheit mit sich bringt (Monroe, 1997).

Sozialarbeit in Palliativsituationen – Annäherung in Praxisbeispielen

1. *«Muss ich wirklich schneller sterben, damit ihr euren Frieden habt?»* Mit diesem drastischen Ausspruch machte Frau A. darauf aufmerksam, dass die ungelösten Konflikte in ihrem sozialen Umfeld die medizinischen und pflegerischen Bemühungen zunichte zu machen drohten. Sie, die ursprünglich jede Behandlung abgelehnt hatte und nur wieder nach Hause wollte, fühlte sich jetzt geborgen. Aber die Aggressionen zwischen jenen Personen, die ihr alle wichtig waren, standen einem friedvollen Sterben im Wege.

2. *«Ich will auch leben!»* Mit diesen vier Worten und zugleich zornigem und traurigem Unterton machte sich Herr S. (34) Luft. Er wohnte bei seinen Eltern. Vor 2 Jahren war bei seinem Vater ein bösartiger Tumor diagnostiziert worden. Seither ist das Thema Sterben alltäglich, sodass Herr S. das Gefühl bekam, den Anschluss ans Leben verloren zu haben. Die zermürbende Situation daheim konnte er kaum mehr

ertragen. Auch seine Mutter war bereits am Ende der Kräfte. Und beide wussten, sie konnten den Vater jetzt nicht im Stich lassen.

3. *«Meine größte Sorge gilt meinen beiden Söhnen!»* Die beiden Söhne waren keine Kinder mehr, sondern 24 und 20 Jahre alt. Aber sie waren das Ein und Alles für Frau B., die seit Jahren an den Folgen eines Mammakarzinoms litt. Sie ging sehr bewusst auf ihr Sterben zu, aber es war eine schwere Zeit für sie. Doch die Sorge, dass der jüngere der beiden Söhne, der inoffiziell in ihrer Wohnung lebte, nach ihrem Tod die Wohnung aufgeben müsste, konnte weder durch pflegerische Maßnahmen noch durch Medikamente gelöst werden. Aber es war diese eine Sorge, die Frau B. mürbe machte.

4. *«Hilfe, ich bin geschrumpft!»* Was es für ein Kind bedeuten kann, mit 9 Jahren seine Mutter zu verlieren, hat uns Simone sprichwörtlich vor Augen geführt. Ihre Zeichnungen sprachen eine klare Sprache: Die Krankheitssituation der Mutter und das nahe Sterben hatten sie schrumpfen lassen. Simone war zum Zeitpunkt unseres Zusammentreffens dabei, nicht nur ihre Mama zu verlieren, sondern auch den Papa, ihre Freunde und die vertraute Umgebung. Vater und Mutter waren völlig überfordert.

Soziale und existenzielle Problemstellungen in Palliativsituationen

Veränderungen im Familien-/Beziehungssystem des Patienten

Eine unheilbare, fortschreitende Krankheit bringt es mit sich, dass die Karten im Beziehungsgefüge neu gemischt werden. Der Patient kann in der Regel seiner bisherigen Funktion und Rolle immer weniger oder gar nicht mehr gerecht werden. Der Schwerkranke, der Sterbende muss sich damit auseinandersetzen, dass seine Lebenszeit begrenzt ist und dass er sich von seinen Beziehungen lösen muss. Die Angehörigen wiederum sind gefordert, dem Schwerkranken oder dem Sterbenden Nähe zu erweisen und ihn bestmöglich zu unterstützen. Gleichzeitig müssen sie sich bereits auf eine Zukunft ohne den Erkrankten einstellen (Farber et al., 2004).

Die Sorge um unversorgte oder abhängige Familienmitglieder (Kinder, Familienmitglieder mit Behinderungen) kann eine enorme Last für den Patienten bedeuten. Die oft wahrnehmbare Sprachlosigkeit zwischen Ehepartnern hinsichtlich des bevorstehenden Todes ist bedrückend. Das System Familie gerät aus dem Gleichgewicht. Oft reichen die inneren Kräfte aus, die Veränderungen auszubalancieren. Oft genügen kleine Hilfestellungen auf diesem Weg.

> Ein soziales Problem entsteht hingegen dann, wenn die eigenen Ressourcen und Möglichkeiten nicht mehr ausreichen, adäquat mit der neuen Situation umzugehen.

Pflege als Herausforderung für die Angehörigen

Familiäre Bande schließen eine gegenseitige Fürsorgepflicht mit ein. Das wird vielen erst bewusst, wenn eine Pflegebedürftigkeit vorliegt, und mündet häufig in Überforderung und Abwehr. Kann der Partner oder die Mutter zu Hause gepflegt werden? Wer ist dazu bereit, und wer ist dazu überhaupt in der Lage? Welche finanziellen Konsequenzen hat eine Pflege im Heim, und welche moralische Bedeutung hat dies für die Betroffenen? Welche anderen Versorgungsangebote gibt es? Welche finanziellen Hilfen (z. B. Pflegegeld, Sozialhilfe, Wohnungsbeihilfe) stehen zur Verfügung? Welche formellen Hürden sind zu nehmen?

Kompetente Aufklärung, Information und Beratung können sehr viel Druck von den Betroffenen nehmen und führen rascher und effizienter zu adäquaten Lösungen. Eine verantwortungsvolle Palliativbetreuung schließt eine frühzeitige und vorausschauende Entlassungsplanung mit ein. Durch Verminderung des (Zeit-) Drucks gelingt es eher, angemessene Lösungen zu finden, die niemanden überfordern und daher auch Stabilität gewähren.

> Hilfe zur Selbsthilfe – ein alter Grundsatz der Sozialarbeit – kommt auch hier zum Tragen.

Existenzielle Fragestellungen

Kranksein bedeutet oft auch, einen finanziellen Kraftakt vollbringen zu müssen. Deutlich erhöhten Kosten steht ein abnehmendes Einkommen gegenüber. Kann der Lebensstandard gehalten werden? Können die finanziellen Verpflichtungen weiter erfüllt werden? Was passiert nach dem Tod mit dem Einkommen, der Wohnung, den Schulden etc.? Es gibt in unseren Sozial- und Gesundheitssystemen eine Reihe von gesetzlichen und freiwilligen Unterstützungen. Doch wer hat den Überblick? Wer kennt sich aus im Dschungel der Paragrafen und Zuständigkeiten? Was nützen alle Rechtsansprüche, wenn ich sie nicht kenne oder wenn mir niemand hilft, sie durchzusetzen? Dazu kommt noch, dass sich in unserer Gesellschaft viele sehr schwer tun, über existenzielle Probleme (mangelndes

Einkommen, Verschuldung, finanzielle Überforderung) zu sprechen.

> Es erfordert ein sensibles, aber auch aktives Vorgehen, um diesen existenziellen Fragestellungen Raum zu geben. Nur so lassen sich allfällige Defizite vorausschauend und rechtzeitig bearbeiten.

Verantwortung für minderjährige Kinder und sonstige Familienmitglieder mit Betreuungsbedarf

Kinder und Jugendliche trifft der Tod auf besondere Weise. Auf Grund ihrer Entwicklung sind sie auf die Eltern als Orientierungspunkt und Reibebaum angewiesen und werden daher in ihrer emotionalen Entwicklung irritiert (s. Kap. 7.5). Es gilt daher, auf diese Familienmitglieder ein besonderes Auge zu haben und ihnen rechtzeitig Aufmerksamkeit zu schenken. Manchmal ist es notwendig, die verunsicherten und überforderten Eltern in ihrer Erziehungsfunktion zu stützen. Besonderes Augenmerk verdienen auch alle anderen Familienangehörigen, die selber auf Grund von Behinderungen, psychischen Erkrankungen, Demenz etc. einen erhöhten Betreuungsbedarf haben. Wie bei minderjährigen Kindern besteht bei ihnen die Gefahr, auf Grund von Überforderung der Betreuungspersonen zu kurz zu kommen und übersehen zu werden.

Die Bedrohung der kulturellen Identität

Unsere kulturelle und religiöse Identität ist gerade in Grenzsituationen eine wertvolle Stütze: Sie ist in der Regel in der Lage, uns bei der Bewältigung einer schwierigen Lebenslage zu unterstützen und Sinn zu vermitteln. Andererseits können insbesondere Minderheiten in einer Gesellschaft nicht automatisch damit rechnen, dass auf ihre kulturelle Zugehörigkeit Rücksicht genommen und diese als Ressource begriffen wird. Im Gegenteil führt die Zugehörigkeit zu einer gesellschaftlichen Minderheit zu einer asymmetrischen Kommunikation zwischen Patienten und betreuendem Personal, bedingt durch die hohe persönliche Investition, die dem Personal abverlangt wird (Zillich 1992: 71).

Sozialarbeiterisches Assessment

Um mögliche soziale Problemstellungen und bestehende Ressourcen zu identifizieren und Lösungsschritte zu planen und einzuleiten, ist ein entsprechendes Assessment vonnöten. In der Regel werden die Pflegefachkräfte bereits wesentliche Daten zur sozialen Situation der Patienten erfasst haben, z. B. im Rahmen einer Pflegeanamnese und/oder eines interdisziplinären Anamnesebogens. Dass Sozialarbeiter in die regelmäßigen interdisziplinären Teamsitzungen eingebunden sind, sollte selbstverständlich sein. Das hat den Vorteil, dass soziale Problemstellungen schneller identifiziert und nicht übersehen werden. Durch gezieltes Nachfragen können der Sachverhalt erhellt, der Lösungsansatz miteinander diskutiert und gemeinsame Ziele vereinbart werden.

Nicht immer ist es notwendig, dass der Sozialarbeiter direkt aktiv wird. Oft genügt es, wenn betreuende Teamkollegen eine neue Sichtweise der Problematik erlangen, vielleicht hilfreiche Tipps erhalten und in ihrer eigenen Wahrnehmungs- und Handlungskompetenz gestärkt werden. Im Zweifelsfall macht sich der Sozialarbeiter im direkten Kontakt mit dem Patienten und/oder dessen Angehörigen ein eigenes Bild von der Situation und erhebt die offenen Fragen.

> Das rechtzeitige Assessment ist häufig bereits eine Intervention in Richtung einer Lösung.

Sozialarbeit in Aktion

> Soziale Arbeit als Beruf fördert den sozialen Wandel und die Lösung von Problemen in zwischenmenschlichen Beziehungen, und sie befähigt die Menschen, in freier Entscheidung ihr Leben besser zu gestalten. Gestützt auf wissenschaftliche Erkenntnisse über menschliches Verhalten und soziale Systeme greift soziale Arbeit dort ein, wo Menschen mit ihrer Umwelt in Interaktion treten. Grundlagen der sozialen Arbeit sind die Prinzipien der Menschenrechte und der sozialen Gerechtigkeit.
> (International Federation of Social Workers in der Fassung des Österreichischen Berufsverbands der SozialarbeiterInnen). Siehe: www.sozialarbeit.at; zuletzt aktualisiert am 29.9.2003)

Sozialarbeit löst soziale Probleme, indem sie zwischen Personen (und Systemen) vermittelt, Widersprüche ausbalanciert, Mängel ausgleicht, Menschen schützt und indem sie zu einem problemlösenden Verhalten motiviert (Lüssi, 2000: 121).

Die mediatorische Funktion

Frau A. wollte lieber schneller sterben als die feindseligen Auseinandersetzungen zwischen den Personen, die ihr alle wichtig waren, weiter aushalten zu müssen. Im Angesicht des Todes hatten die Eltern wieder neu zu ihrer «verlorenen» Tochter Beziehung aufnehmen können, gerieten dabei aber in Konkurrenz zu anderen nahe stehenden Personen. Ein Krisengespräch mit den Betroffenen leitete die Entspannung im Beziehungsgefüge ein, sodass Frau A. ihre letzten Lebenswochen in Frieden verbringen konnte.

Frau B. hatte nach den geltenden Regeln keine Chance, ihre Wohnung dem Sohn zu überlassen. Mehrere Gespräche mit der Wohnungsbaugesellschaft und politisch Verantwortlichen führten dennoch zu einer Lösung. Ferner konnte sie der Sozialarbeiter bei der Bearbeitung einiger praktischer Probleme entlasten und damit Druck von ihr nehmen.

Der Vater der 9-jährigen Simone fürchtete, ihm könnte nach dem Tod seiner Frau das Sorgerecht für die gemeinsame Tochter entzogen werden. Durch die Intervention des Sozialarbeiters war es möglich, diese Gefahr abzuwenden und einen Tagespflegeplatz zu organisieren. Simone konnte weiterhin bei ihrem Vater und in der vertrauten Umgebung verbleiben. Die Mutter von Simone war sichtlich entlastet.

Die kompensatorische Funktion

Für existenzielle Problemstellungen (z. B. Lebensunterhalt, Wohnen, Arbeit) hat der Sozialstaat eine Reihe länderspezifischer Absicherungen geschaffen. Sozialarbeiter informieren über bestehende Rechtsansprüche und helfen bei deren Durchsetzung. Sozialarbeiter identifizieren vorhandene Ressourcen (z. B. finanzielle Ansprüche, Beziehungsnetze, soziale Einrichtungen) und helfen, sie mit den Betroffenen zu erschließen.

Die protektive Funktion

In Familienkonferenzen wird oft deutlich, dass die Lasten der Betreuung ungleichmäßig verteilt sind und aus verschieden gelagerten Gründen nur von wenigen Personen in der Familie getragen werden. Die (pflegenden) Angehörigen sind oft die Schwächeren in so einem System. Hier gilt es mitunter, für die Schwächeren im System Partei zu ergreifen und ihren berechtigten Anliegen Raum zu verschaffen. Die Erfahrung zeigt, dass die Bereitschaft zum Ausgleich durchaus vorhanden ist, wenn das Ungleichgewicht sichtbar gemacht wird.

Eine andere Situation, die ein schützendes Eingreifen erfordert, liegt dann vor, wenn Gewalt gegen den Patienten oder etwa Kindesmissbrauch befürchtet werden muss.

Die motivatorische Funktion

Eine lebensbedrohliche Erkrankung kann demoralisierend wirken. Die Ohnmacht gegenüber der bedrohlichen Ungewissheit und den vielen Problemstellungen wirkt lähmend (s. Kasten).

Es gilt, den Weg der kleinen Schritte zu gehen: das Unsagbare auszusprechen, das Untragbare anzupacken und das Unplanbare in kleinen Schritten zu bearbeiten. Sozialarbeit kann hier ein guter Wegbegleiter sein: durch gezieltes Zuhören, durch konkrete Beratung und da und dort auch durch direkte Interventionen. Herr S. und seine Mutter wurden vom Sozialarbeiter ermutigt, die Möglichkeit einer Betreuung im Pflegeheim ins Auge zu fassen. Nach einem ersten Entsetzen wurde es für beide bedeutend leichter, nun wenigstens eine zusätzliche Wahlmöglichkeit zu haben. Frau S. entschied sich dennoch für die Pflege zu Hause, war aber bis zum Schluss dankbar, dass sie eine alternative Perspektive zur Verfügung hatte.

> **Zusammenfassung**
>
> Sozialarbeit ist ein wesentlicher und unverzichtbarer Baustein der palliativen Versorgung. Palliative Care ohne Sozialarbeit wäre unvollständig, denn ein ganzheitlicher Ansatz ohne Beachtung der (psycho-)sozialen Dimension würde seinem eigenen Anspruch nicht gerecht.
>
> Weil die Sozialarbeit aber viele Gesichter hat und viele unterschiedliche Ausformungen kennt, ist sie für die anderen Professionen in ihren Möglichkeiten und Leistungen nicht immer leicht einzuschätzen. Am besten gelingt dies wohl in der direkten Zusammenarbeit im Rahmen eines interdisziplinären Teams. Hier sind Sozialarbeiter in einer wichtigen, aber oft auch «exzentrischen» (Oliviere, 2001) Rolle tätig: Die körperlichen und seelischen Dimensionen

> **Das Demoralisationssyndrom**
>
> Hoffnungslosigkeit, Hilflosigkeit, Sinnlosigkeit, existenzieller Stress sowie Entfremdung und soziale Isolation sind häufige Symptome dieses Syndroms. Die Betroffenen verhalten sich passiv, sehen keine Optionen, aktiv das Geschehen zu steuern, und fühlen sich inkompetent (Kissane/Clarke, 2001). Häufig wird das Demoralisationssyndrom mit einer klinischen Depression verwechselt. Allerdings ist es anders zu therapieren als eine klassische Depression: Die Mittel der Wahl sind die Vermittlung von Perspektiven, die Erfahrung von Sinn, die Erfahrung der Selbstmächtigkeit, die Entlastung von existenziellem Druck und die Erfahrung von sozialer Einbindung.

stehen meist im Mittelpunkt des Interesses, die soziale Dimension spielt scheinbar oft nur am Rand eine Rolle. Die Realität ist aber, dass die soziale Dimension unmittelbaren Einfluss auf die Lebensqualität eines Menschen und auf das ganzheitliche Krankheitsgeschehen hat. Das soziale Umfeld ist Stressor und Ressource zugleich. Sozialarbeiter als Experten tragen dazu bei, die Ressourcen zum Sprudeln zu bringen und die Stressfaktoren zu reduzieren.

Abschließende Fragen zur Reflexion

- Wo ergeben sich Ihrer Meinung nach am ehesten Überschneidungen zwischen Pflegeberuf und Sozialarbeit?
- Welche Voraussetzungen müssen erfüllt sein, damit die Zusammenarbeit zwischen Pflege und Sozialarbeit möglichst frühzeitig, effizient und fruchtbar verlaufen kann?

Verwendete Literatur

Farber, S.; Ignew, T.; Farber, A.: What is a Respectful Death? In: Berzoff, S.; Silverman, Ph.: Living with Dying. Columbia University Press, New York 2004.

Kissane, D.; Clarke, D. (2001): Demoralization Syndrome – a Relevant Psychiatric Diagnosis for Palliative Care. In: Journal of Palliative Care 17 (2001) 1: 12–21.

Lüssi, P.: Systemische Sozialarbeit. Praktisches Lehrbuch der Sozialberatung. Haupt, Bern 2000, 5. A.

Monroe, B.: Social Work in Palliative Care. In: Doyle, D.; Hanks, G.; MacDonald, N. (eds.): Oxford Textbook of Palliative Care (2nd edn.). Oxford University Press, Oxford 1997: 867–880.

Oliviere, D.: The Social Worker in Palliative Care – the «eccentric» role. Progress in Palliative Care, 9 (2001) 6: 237–241.

Saunders, C.: Social Work and Palliative Care. The Early History. British Journal of Social Work, 31 (2001): 791–799.

Saunders, C.: Foreword. In: Oliviere, D.; Hargreaves, R.; Monroe, B.: Good Practices in Palliative Care, A psychosocial perspective. Ashgate Publishing, Aldershot 1998.

Zillich, N.: Sterben mit einem Stigma. In: Holthaus, E.; Berndt, H.; Elkeles, Th.; Frank, M.; Zillich, N.: Soziale Arbeit und Soziale Medizin. Eigenverlag Fachhochschule für Sozialarbeit und Sozialpädagogik, Berlin 1992.

Weiterführende Literatur

Aulbert, E.; Zech, D. (Hrsg.): Lehrbuch der Palliativmedizin, 1. Nachdruck. Schattauer, Stuttgart, 2000.

Berzoff, J.; Silverman, P. R.: Living with Dying – A Handbook for End-Of-Life Healthcare Practitioners. Columbia University Press, New York 2004.

Bienz, B.; Reinmann, A.: Sozialarbeit im Krankenhaus. Aufgaben, Methoden, Ziele. Haupt, Bern 2004.

Bischof, H. P.; Heimerl, K.; Heller, A. (Hrsg.): Für alle, die es brauchen. Integrierte palliative Versorgung – das Vorarlberger Modell. Lambertus, Freiburg i. Br. 2002.

Bitschnau, K. W.: Sozialarbeit im Rahmen von Hospiz und Palliative Care: Was ist das? In: Zeitschrift für Palliativmedizin 4. Jahrgang, März 2003: 7.

Bitschnau, K. W.: Die Inter-Profession. Sozialarbeit im Rahmen der palliativen Versorgung. Master Thesis, eingereicht an der Fakultät für Interdisziplinäre Forschung und Fortbildung (IFF) der Universitäten, Klagenfurt/Graz/Wien, Abteilung Palliative Care und OrganisationsEthik, Wien 2003.

Bitschnau, K. W.: Symptomkontrolle ist der Anfang. Psychosoziale Betreuung am Lebensende. PROCARE 5 (2002): 26–31.

Doyle, D.: The Hospice Social Worker in the Multiprofessional Team. Palliative Medicine, 4 (1990) 2: Editorial.

Ewers, M.; Schaeffer, D. (Hrsg.): Am Ende des Lebens. Versorgung und Pflege von Menschen in der letzten Lebensphase. Huber, Bern 2005.

Heller, A.; Heimerl, K.; Metz, C. (Hrsg.): Kultur des Sterbens. Bedingungen für das Lebensende gestalten. Lambertus, Freiburg i. Br. 2000, 2., erweiterte A.

Hospiz Österreich: Berufsprofil für die Sozialarbeit im Rahmen von Hospiz und Palliative Care. Wien 2002. Als Internet-Download kostenlos erhältlich unter www.hospiz.at (Standards).

Kleve, H.; Ortmann, K. H.: Sozialarbeitswissenschaft und Sozialmedizin – ein bezugswissenschaftliches Verhältnis. In: Theorie und Praxis der Sozialen Arbeit, 3 (2000): 114–117.

McDonald, D.: Hospice Social Work – A Search for Identity. In: Health and Social Work, 16 (1991) 4/November: 274–279.

Metz, C.; Wild, M.; Heller, A. (Hrsg.): Balsam für Leib und Seele. Lambertus, Freiburg i. Br. 2002.

Parry, J. K.: Social Work Theory and Practice with the Terminally Ill (2nd edn.). The Haworth Social Work Practice Press, New York 2001.

Pleschberger, S.; Heimerl, K.; Wild, M. (Hrsg.): Palliativpflege. Grundlagen für Praxis und Unterricht. Facultas, Wien 2005, 2., aktualisierte A.

Pleschberger, S.: Palliative Care. Ein Versorgungskonzept für sterbende Menschen. Institut für Pflegewissenschaft an der Universität Bielefeld (IPW), Bielefeld 2000 (www.uni-bielefeld.de/IPW).

Rauchfleisch, U.: Arbeit im psychosozialen Feld. Beratung, Begleitung, Psychotherapie, Seelsorge. Vandenhoeck & Ruprecht, Göttingen, 2001.

Saunders, C.: Foreword. In: Oliviere, D.; Hargreaves, R.; Monroe, B.: Good Practices in Palliative Care, A psychosocial perspective. Ashgate Publishing, Aldershot 1998.

Sheldon, F.: Psychosocial Palliative Care – Good practice in the care of the dying and bereaved. Stanley Thornes, Devon 1997.

Smith, S.: The Forgotten Mourners. Guidelines for Working with Bereaved Children (2nd edn.). Jessica Kingsley Publishers, London 2002.

Student, J.-C.; Mühlum, A.; Student, U.: Soziale Arbeit in Hospiz und Palliative Care. Reinhardt, München 2004.

Student, J.-C. (Hrsg.): Das Hospiz-Buch. Lambertus, Freiburg i. Br. 1999, 4., erweiterte A.

Walsh, K.: Social Workers in Hospice and Palliative Care Settings. National Association of Social Workers, Washington D.C. 2003.

3 Assessment und Pflegediagnosen in der Palliative Care

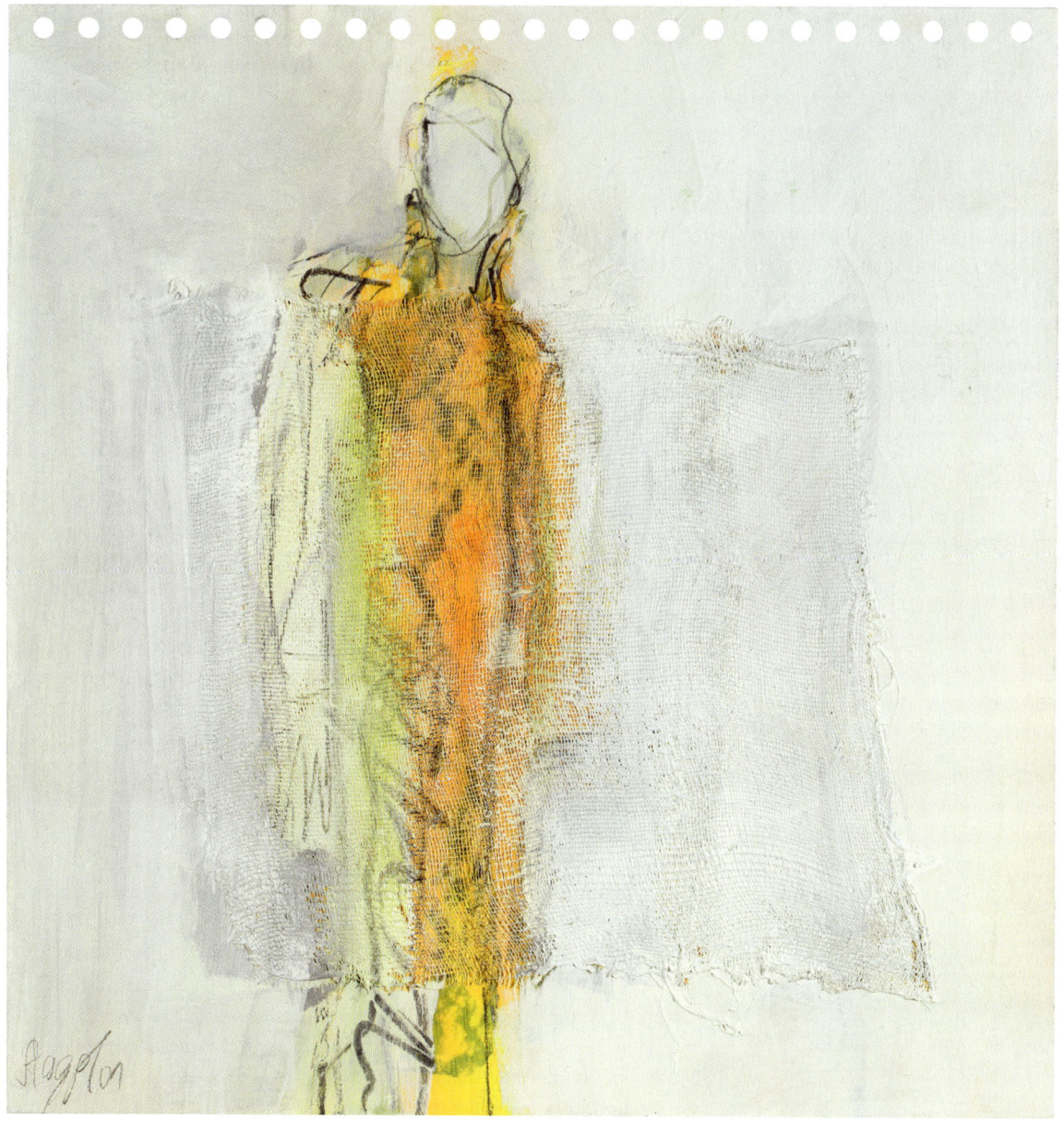

3.1
Reflexionen zum Assessment in der Palliative Care

Cornelia Knipping

«Patienten- und familienbezogen zu realisieren, was am Lebensende zählt, ist der Kristallisationspunkt einer Versorgungsdiagnose und eines holistischen Assessments in der Palliative Care.»
(C. Knipping, 2006)

Abstract

In diesem Kapitel soll die Reflexion über ein differenziertes Assessmentverständnis und eine Assessmentkultur in der Palliative Care unter besonderer Berücksichtigung der Pflege angeregt werden. Abgeleitet von der Bearbeitung der Grundbegriffe zum Assessment selbst sollen diese sodann auf das Pflegeassessment übertragen und entfaltet werden. Das Pflegeassessment soll unter besonderer Berücksichtigung der holistischen und hermeneutischen Perspektive als Schlüsselkompetenz im pflegerischen Alltag der Pflege und Begleitung von schwer kranken, chronisch kranken, alten und sterbenden Menschen erschlossen werden.

Studienziele

Nach Abschluss dieses Kapitels wird die bzw. der Lernende in der Lage sein:

- ausgewählte Begrifflichkeiten der Terminologie zum Assessment zu differenzieren und zu erläutern.
- das Assessmentverständnis, die Assessmentpraxis, ausgehend von der WHO-Definition zu Palliative Care, auf den klinischen Alltag zur palliativen Behandlungs- und Versorgungsgestaltung der letzten Lebensphase zu übertragen.
- sich mit den erforderlichen Assessmentkompetenzen auseinanderzusetzen, diese zu beschreiben und auf den eigenen Handlungs- und Versorgungsauftrag zu übertragen.
- zu verstehen, dass ein Pflegeassessment mehr ist als eine Datensammlung, sondern eine herausragende Möglichkeit darstellt, um mit dem Betroffenen und seiner Familie in Beziehung zu treten und sodann den Pflegeprozess patienten- und familienbezogen gestalten zu können.

Schlüsselwörter

Assessment, Assessmentprozedur, Assessmentinstrumente, Prozessdiagnostik, Pflegeassessment, holistisches Assessment, Pflegequalität, Hermeneutik, hermeneutische Kompetenz, Validität, Reliabilität, Objektivität

Einleitung – Begriffsklärungen

Assessment

Assessment und Diagnostik sind im Gesundheitswesen begrifflich eng miteinander verbunden und werden zum Teil synonym verwendet. Die Absicht beider Begriffe ist ähnlich, wobei das *Assessment* oft einen größeren Horizont, ein umfassenderes Geschehen meint, während es bei der Diagnostik auf Grund einer definierten Ausgangslage eher um einen gezielten, konkreten Sachverhalt, eine konkrete Fragestellung geht. Geht es in der *Diagnostik* z. B. um das konkrete Erkennen und Definieren einer Krankheit auf Grund entsprechender Symptome oder Phänomene, so verfolgt das Assessment primär weniger die spezifische Identifikation einer Krankheit, als vielmehr die umfassende Einschätzung und Beurteilung einer (Patienten)-Situation (www.assessment-info.de/glossar-de.asp, 28. Februar 2006; s. a. Kasten).

> **Assessment**
> (engl. «to assess»: einschätzen, analysieren, beurteilen)
>
> **Diagnose**
> (gr. «diagnosis»: Entscheidung, Unterscheidung, Differenzierung)

Als Assessment bezeichnet man allgemein den Prozess der Einschätzung und Beurteilung. «Bis Mitte der 80er-Jahre verwendete man den Begriff «Assessment» für sämtliche Arten von Erhebungen, von einer Meinungsumfrage bis hin zu einer Programmevaluation» (s. Homolová in Kap. 12.3). Assessments können in ganz verschiedenen Bereichen durchgeführt werden. Im Bauwesen geht es um die Einschätzung des Istzustandes einer konkreten Materialbeschaffenheit, z. B. einer Bausubstanz, in Bezug auf deren Stabilität oder Lebensdauer. Im Gesundheitswesen geht es bei einem Schmerzpatienten z. B. um die Einschätzung des Istzustands verschiedener Schmerzmerkmale wie Intensität, Qualität und Dauer (s. Kap. 5.3 bis 5.5). Im Personalwesen geht es z. B. um die Einschätzung des Istzustandes von ausgewiesenem, qualifiziertem Personal im Hinblick auf ein entsprechendes Dienstleistungsangebot. In der Organisationsentwicklung geht es z. B. um die Einschätzung des Istzustandes einer konkreten Dienstleistung im Rahmen der betriebsinternen Ablauforganisation. So können etwa im Gesundheitswesen auf Grund eines identifizierten Bedarfs Assessments auf der Ebene der Individuen oder der Organisationen selbst vorgenommen werden. Assessments dienen dazu, den Istzustand eines definierten Untersuchungsgegenstands, einer definierten Fragestellung zu analysieren und auf der Basis dieser Analyse Überlegungen zu aktuellen und/oder zukünftigen Adaptationen anzustellen, entsprechende Entscheidungen zu treffen und auf Grund des ermittelten Istzustandes und des erwünschten Sollzustandes Interventionen durchzuführen (www.assessment-info.de/leitgedanken, 28. Februar 2006).

Ein Assessment (bezogen auf das Gesundheitswesen) bezieht sich nach Bischofberger et al. (2005) auf die Erfassung und Beurteilung der aktuellen Symptomatik, Krankheit, Pflegebedürftigkeit oder anderer übergeordneter Themen (Bischofberger et al., 2005: 7). Dabei handelt es sich um das Erfassen und Beurteilen von klinisch relevanten Risiken und Symptomen, die auf Beobachtung, Fachwissen und reflektierter Berufserfahrung zu einem bestimmten Thema beruhen (Bischofberger, 2005). Ein konkreter Interventionsbedarf soll sichtbar gemacht werden.

Bevor ein ausgewähltes Beispiel aus dem Assessment – die Ersteinschätzung einer Patientensituation unter besonderer Berücksichtigung der Pflege im Kontext der Palliative Care – vorgestellt wird, erscheint es notwendig, sich mit einigen Grundbegriffen des Assessments auseinander zu setzen. Es ist auch in der Palliative Care eine Vielfalt an Assessmentinstrumenten zu verzeichnen, die eingesetzt werden, ohne dass vorher die Entwicklung der Assessmentprozedur und die konkrete Selektion der zielgruppenspezifischen Assessmentinstrumente definiert worden wären. Bevor man sich in einer Organisation (ambulant wie stationär) entschließt, Assessmentinstrumente zu entwickeln bzw. gezielt mit ausgewählten Assessmentinstrumenten zu arbeiten, erscheint es unerlässlich, sich mit einigen Fragen und Aspekten auseinander zu setzen (s. Kasten).

Ausgewählte Begrifflichkeiten der Assessmentterminologie

Assessmentprozedur

Die Assessmentprozedur beschreibt das gesamte Vorgehen des Assessmentprozesses. Sie muss klar definiert und allen, die in den Assessmentprozess involviert sind, nachvollziehbar bekannt sein. Die Assessmentprozedur bedingt beispielsweise die Festlegung und Beschreibung:

- der konkreten Fragestellung
- der Zielgrößen/Kriterien, die beurteilt werden sollen
- der Auswahl geeigneter Instrumente/Methoden, die eingesetzt werden sollen
- der Anwender der Instrumente
- des Zeitpunkts und der Häufigkeit der Anwendung
- der Evaluation der Teilergebnisse sowie der Datenintegration für die Gesamtbeurteilung
- der Ergebnisevaluation.

Gütekriterien/Testgütekriterien

Ein Assessmentinstrument muss in vorausgegangenen Testverfahren auf seine so genannten Gütekriterien hin *erfolgreich* überprüft worden sein. Erst dann kann von *validierten* (engl. «validity»: Gültigkeit) Instrumenten gesprochen werden, ehe sie zum offiziellen Einsatz kommen. Die wenigsten so genannten Assessmeninstrumente (z. B. Schmerzassessment, Dyspnoeassessment, Stuhlassessment) sind ausgewiesene, *validierte* Instrumente und sollten deshalb korrekterweise auch nicht als solche deklariert werden.

Müller-Mundt und Schaeffer (2005) weisen darauf hin, dass im Kontext der Schmerztherapie im bundes-

> **Fragen und Aspekte im Umgang mit Assessmentinstrumenten**
>
> 1. Wer ist von wem konkret für die Entwicklung und/oder den Einsatz von Assessmentinstrumenten beauftragt? Der Gestaltung einer Assessmentprozedur sollte z. B. eine solide Problem- und Zielanalyse vorausgehen.
>
> 2. Die Auswahl der Assessmentinstrumente muss ziel- und ressourcenorientiert erfolgen.
>
> 3. Woher stammen die für den Einsatz geplanten Assessmentinstrumente und wer wählt sie aus?
>
> 4. Wurden die Assessmentinstrumente vorab auf Validität, Reliabilität und Objektivität geprüft, und haben sie sich bewährt? Wer überprüft vorab die ausgewählten Assessmentinstrumente auf deren *Gütekriterien*?
>
> 5. Welche Zielgrößen und Kriterien sollen im Rahmen der Fragestellung des Assessments überhaupt beurteilt werden? Wer legt diese mit wem und mit welchem Ziel fest?
>
> 6. Welche Instrumente und Methoden sollen letztlich zur Erfassung und Einschätzung der spezifischen Parameter bzw. Kriterien eingesetzt werden? Liegen bereits anerkannte und bewährte Anwendungserfahrungen mit bestimmten Assessmentinstrumenten vor?
>
> 7. Realisieren die Assessmentinstrumente das, was erfasst und beurteilt werden soll?
>
> 8. Ein Assessment setzt eine kompetente Interaktion und Kommunikation voraus. Sind vorab Interaktions- und Kommunikationskompetenzen trainiert/ausgebildet worden? Sind die ausgewählten Personen umfassend und ausreichend für den Umgang und Einsatz mit den Instrumenten geschult worden? Wer schult vorab diese Personen? Wie qualifiziert erfolgt letztlich die Anwendung der einzelnen Assessmentinstrumente?
>
> 9. Ist geklärt, wann, wie oft, bei wem, wo genau die Assessmentinstrumente eingesetzt werden sollen?
>
> 10. Wann und wie erfolgt die Dokumentation der erfassten Daten?
>
> 11. Wie verbindlich und qualifiziert erfolgt die Evaluation der gewonnenen Daten? Wer evaluiert, wann, mit wem und nach welcher Methode die gewonnenen Daten?
>
> 12. Inwieweit sind der Einsatz und die Implementierung des Assessmentinstruments vorab auf die organisatorischen, strukturellen, (inter-)personellen, prozesshaften und innerbetrieblichen Voraussetzungen überprüft worden? Haben vorab allfällige Adaptationen stattgefunden?
>
> So geht es entscheidend um die im Voraus formulierte Finalität von Assessmentprozeduren (s. a. www.assessment-info.de/assessment/leitgedanken, 28. Februar 2006).

deutschen Raum keine eingehend erprobten Strukturierungs- oder Dokumentationshilfen für das Eingangsassessment, das Monitoring des Verlaufs des Schmerzgeschehens und dessen Dokumentation vorliegen (Müller-Mund/Schaeffer, 2005: 232).

Zu den Hauptgütekriterien von Assessmentinstrumenten zählen in diesem Kontext:

- *Reliabilität (Zuverlässigkeit):* gibt den Grad der Zuverlässigkeit bzw. der Genauigkeit einer Messmethode an. Es geht hierbei um den Grad der Messgenauigkeit eines Assessmentinstruments. Sie kann überprüft werden, indem bei einer Wiederholung dieselben Ergebnisse in Bezug auf die Zielgröße, das einzuschätzende Kriterium erzielt werden. «Reliabilität meint den Grad der Zuverlässigkeit; das Ausmaß, in dem die wiederholte Anwendung eines methodischen Vorgehens gleiche Untersuchungsergebnisse hervorbringt» (Georg/Frowein, 2001: 745).

- *Validität (Gültigkeit):* gibt den Grad der Genauigkeit an, das heißt, es wird genau das gemessen und erfasst, was das Instrument auch zu messen vorgibt. Die Validität eines Assessmentinstruments macht eine Aussage darüber, ob das, was man messen wollte, auch tatsächlich gemessen wurde. «Validität meint den Grad an Übereinstimmung der durch eine Forschungsmethode erhobenen Daten mit dem zuvor festgelegten gemeinten Gegenstandsbereich. Von Gültigkeit kann also nur dann ausgegangen werden, wenn durch eine Forschungsmethode jene Daten erhoben werden, die auch tatsächlich erhoben werden sollten» (Georg/Frowein, 2001: 904). Beispielhaft sei hier das Fatigueassessment, die validierte Müdigkeitsskala von Glaus zu nennen (Glaus, 1998).

- *Objektivität (Sachlichkeit, Neutralität):* kennzeichnet das Ausmaß, in dem ein Testergebnis in der Durchführung, Evaluation und Interpretation keiner Beeinflussung durch den Untersucher unterzogen werden kann. Objektivität (engl. «objectivity») geht 1. von der sachlichen Orientierung an Fakten aus oder gilt 2. als Gütekriterium für einen Test (Georg/Frowein, 2001: 638).

Zu Recht beklagen Bischofberger et al. (2005) dass in der aktuellen Pflegepraxis (gar in Verwirrung stiftender Weise – Anm. der Autorin) immer wieder vom Einsatz und Gebrauch von Assessmentinstrumenten die Rede ist. Die wohlgemeinten oder wohlverstandenen Assessments entpuppen sich sodann jedoch als Checklisten oder Tabellen, die beispielsweise die Entlassungsvorbereitungen in die häusliche Umgebung eines Patienten optimieren und steuern sollen.

Mit Vorbehalt sind deshalb auch die derzeitigen Qualitätsentwicklungen am Beispiel so genannter Assessmentinstrumente in der Palliative Care zu bewerten. Zu beobachten ist, dass aktuell vielfältige so genannte Assessmentinstrumente etwa zur Erfassung von Schmerzen und weiteren belastenden Symptomen oder psychosozialen Aspekten in den verschiedenen Einrichtungen im Kontext der Palliative Care im Einsatz sind. Es mangelt jedoch an Transparenz und Nachvollziehbarkeit, ob es sich hier tatsächlich um einschlägige Assessmentinstrumente handelt, die vor ihrem Einsatz den oben beschriebenen Fragen und Aspekten zur Assessmentprozedur standhalten können und mit ihrem Einsatz effektiv, sicher und bewährt den Gütekriterien entsprechen (s. Kap. 5.3 und 9.2). Es erscheint angemessener, von Anamnesen, von Einschätzungskriterien oder Checklisten zu sprechen und den Begriff von *validierten* Assessmentinstumenten zu meiden, solange sie nicht den oben skizzierten Kriterien vollumfänglich entsprechen.

Es soll an dieser Stelle in Anlehnung an die WHO-Definition der Palliative Care (2002), als herausragendes Assessmentbeispiel und -vorbild, modellhaft die Pflegediagnostik zur umfassenden, pflegerischen Ersteinschätzung einer Patienten- und Familiensituation in palliativer Betreuungssituation skizziert werden. Es handelt sich um das von Käppeli entworfene Pflegeassessment am Beispiel der Pflegediagnostik, das nachweislich und in geforderter Weise die oben skizzierte Assessmentprozedur zum Qualitätsmanagement in einem längeren Prozess durchlaufen hat und bis heute ein bewährtes Assessment im Pflegeprozess darstellt (Käppeli et al., 1996).

Assessmentverständnis im Kontext der WHO-Definition der Palliative Care

Wie bereits mehrfach in diesem Lehrbuch aufgezeigt, beschreibt die Weltgesundheitsorganisation (2002) in ihrer Definition Palliative Care als einen Ansatz zur Verbesserung der Lebensqualität von Patienten und deren Familien, die mit dem Ereignis und dem Erleben einer fortschreitenden, unheilbaren Krankheit konfrontiert sind. Anhand dieser WHO-Definition lässt sich eindeutig und unmissverständlich das Postulat eines holistischen Assessments für die Fachkräfte ableiten und belegen. Bestmögliche Einflussnahme auf die Lebensqualität des Betroffenen wie auch seiner Angehörigen, welche sich in ihrer jeweils eigenen Auseinandersetzung und Bewältigung mit einer fortschreitenden und inkurablen Krankheit befinden, soll unmissverständlich erfolgen **(Abb. 3.1-1)**:

- durch Prävention
- durch eine *frühzeitige und tadellose Erfassung* (Assessment) von Schmerzen, weiteren Symptomen und anderen physischen, psychischen, sozialen, spirituellen Leiden
- durch eine *frühzeitige und tadellose Linderung* von Schmerzen, weiteren Symptomen und anderen physischen, psychischen, sozialen, spirituellen Leiden.

Diese deklarierten Handlungsgrundsätze – von der Prävention zu einem frühzeitigen, tadellosen, holistischen Assessment und zur frühzeitigen, tadellosen, holistischen Intervention – setzen ausgebildete Grundhaltungen, qualifiziertes Wissen, geschulte Fertigkeiten, ausgebildete Wahrnehmungs-, Interaktions-,

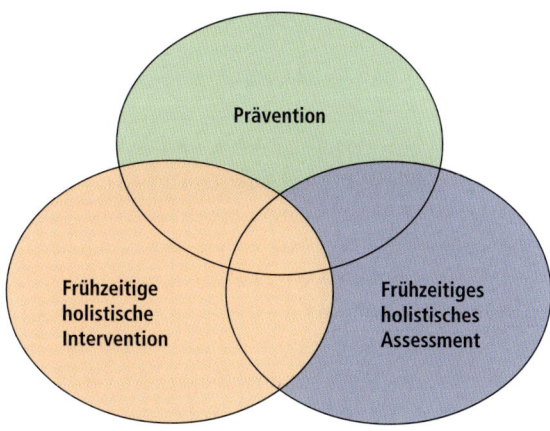

Abbildung 3.1-1: Graphische Darstellung zur WHO-Definition der Palliative Care in Bezug auf die bestmögliche Einflussnahme auf die Lebensqualität von Patienten und deren Familien (Quelle: © Knipping, 2006)

Kommunikations- und Sozialkompetenzen sowie klinische Erfahrung der Fachkräfte voraus. Es setzt aber auch auf der Ebene der Organisationsentwicklung wie auch der Qualitätsentwicklung im Gesundheitswesen unabdingbar eine Präventionskultur, holistische Assessmentkultur und Versorgungskultur im spitalinternen wie -externen Bereich voraus. Damit soll der WHO-Definition der Palliative Care in adäquater Weise wirksam, d. h. patienten- und familienbezogen, entsprochen werden. Nicht zuletzt setzt es deshalb die Menschenbezogenheit und Menschenfreundlichkeit als (Organisations-)Kultur voraus, welche darum bemüht ist, den Menschen mit seinen vielfältigen Leiden und Ressourcen nicht nur zu *behandeln*, sondern ihm auch in ganzer Aufmerksamkeit mit seinen gesundheitsbezogenen Eigenschaften und Kompetenzen zu *begegnen* (s. Kap. 5.3).

Kultur, gemeint als Grundhaltung, die einer steten Patientenorientierung verpflichtet ist, heißt:

- patienten- und familienbezogen
- vorbeugend
- zuvorkommend
- vorausschauend
- frühzeitig erfassend
- frühzeitig lindernd, die umfassende Versorgung zu gestalten.

Es geht darum, dem der Organisation anvertrauten, schwer kranken, chronisch kranken, behinderten, betagten und sterbenden Menschen wie auch seinen Angehörigen zu *begegnen*, um mit ihnen individuell eine bestmögliche Einflussnahme auf die Lebensqualität gemeinsam *zu realisieren* und nicht nur nach Standards, Richtlinien und Normen zu organisieren. Diese Art von *Realisierung* korrespondiert unweigerlich mit der Patientenedukation. Patientenedukation meint hier mehr als Ausbildung, Information, Beratung und Schulung. Sie meint das Freilegen, das Aufdecken und das Fördern der gesundheitsbezogenen Anteile im Menschen, jener klaren inneren Schätze, die in der betreffenden Person verborgen sind. «Schon die etymologischen Wurzeln des Wortes ‹erziehen› (lat. «educere») legen diesen Vorgang des ‹Herausziehens› der im Inneren liegenden Reichtümer und Quellen nahe. Was sind nun diese reichen Schätze, die in einem Menschen stecken, wenn nicht seine unwiederholbare Einmaligkeit und sein Selbst?» (Alphonso, 2002: 47). Heller (2000) umschreibt diesen Aspekt mit «[…] die Einmaligkeit des Menschen verstehen. […] Jede Situation ist neu, jeder Mensch anders. […] Ohne ein Wissen und Fühlen um diesen wankenden Boden kann es keine Beziehung zwischen Menschen geben, ohne Beziehung keine Identifikation der Bedürfnisse anderer» (Heller et al., 2000).

Was könnte dies für den Assessmentprozess in der Palliative Care heißen? Hier geht es um mehr als das Organisieren der Palliative Care nach einem mehr oder weniger standardisierten Assessmentprozess. Mit welchem Ziel werden Assessmentinstrumente aufbereitet, eingesetzt und evaluiert? So kann es primär nicht darum gehen, aus der Sicht der Organisation, der Fachkräfte oder aus der Praxis von standardisierten Qualitätsprogrammen, Palliative Care bestmöglich zu *organisieren*. Vielmehr geht es letztlich um das patientenbezogene, das familienbezogene *Realisieren dessen, was am Ende einzig aus der Sicht des Betroffenen zählt* (vgl. in der weiterführenden Literatur Gronemeyer/Loewy, 2002; Gronemeyer et al., 2004). Beziehen die vielfältigen Assessmentprozesse und -dokumente im Kontext der Palliative Care die Einmaligkeit des Menschen, die:

> […] mit schwerer tödlicher Krankheit verbundenen vielfältigen sozialen, psychischen, biografischen und lebensweltlichen Bewältigungsherausforderungen […] mit ein? Was heißt hier im Kontext der Assessmentkultur, Assessmentqualität in der Palliative Care? Qualität für wen, für was oder wozu? Welche Fakten erscheinen von Relevanz und für wen sind sie letztlich dienlich? Was dominiert die Assessmentpraxis? Sollen daraus abgeleitet Aspekte zur weiterführenden Behandlungsgestaltung und/oder auch zur individuellen Versorgungsgestaltung ermittelt werden?
> *(Schaeffer, 2005: 69–91)*.

Wie kommt man nun von der scheinbar nüchternen Erfassung und Beurteilung einer aktuellen Symptomatik, Krankheitsdiagnose, Pflegebedürftigkeit oder anderer übergeordneter Themen eines Menschen zur integrierten Identifikation und Präzision der individuellen, patientenbezogenen Kontext- und Umweltfaktoren? Wie kann es gelingen, den Betroffenen wie auch seine Nächsten in seinen und ihren einzigartigen und stets individuellen Lebensbedürfnissen, Ressourcen und Kompetenzen und den Leidensmomenten rechtzeitig zu erfassen, ihm und ihnen aufmerksam *zu begegnen*, um das, was aus der Sicht des Betroffenen zählt, mit ihm gemeinsam und für ihn bestmöglich zu realisieren?

Pflegeassessment

Als *Pflegeassessment* bezeichnen Doenges et al. (2003) allgemein die «Einschätzung des Patienten», welche die Grundlage ist, auf der die gezielte Identifikation von individuellen Bedürfnissen, von Reaktionen und Problemen des Patienten basiert (Doenges et al., 2003: 27). Es geht um die pflegerische Einschätzung einer Patienten- und Familiensituation. Es ist jedoch zu differenzieren, ob es sich primär um ein Pflegeassessment im Rahmen der «Ersteinschätzung», z. B. mit dem Eintritt innerhalb der ersten 48 Stunden handelt, oder ob es sich bereits um ein von der Ersteinschätzung abgeleitetes Phänomen, wie Fatigue, oder um das Phänomen chronische Schmerzen handelt, welches es einzuschätzen gilt.

Im Unterschied zur medizinischen, primär häufig organspezifischen Diagnosestellung soll die Pflegediagnose aus der direkten, individuellen pflegerischen Beziehung zum Patienten und seiner Familie zum entsprechenden Phänomen heraus erfasst werden. Die entworfene Pflegediagnose gilt es sodann nochmals in Bezug zu den individuellen Ressourcen, den konkreten Bedürfnissen und aktuellen Problemen des Patienten sowie seiner jeweils eigenen und damit verbundenen Hermeneutik (Bedeutungsaspekt) einzuschätzen, anzupassen und so präzise wie möglich auszuformulieren. Unerlässlich erscheint, dass man sich bei dem Patienten und/oder den Angehörigen rückversichert (Aspekt der Verifikation), ob man die Angaben richtig verstanden und dokumentiert hat. Das gezielte Erfassen phänomenrelevanter Faktoren (z. B. chronischer Schmerz, Fatigue, Dehydratation in Bezug auf das Flüssigkeitsdefizit, Angst, Krise etc.) bildet die Grundlage für die Formulierung relevanter Pflegediagnosen und die daraus abzuleitende, patientenorientierte Pflegeplanung (s. Kap. 3.2). Objektive und subjektive Aspekte des Patienten wie auch der Pflegefachperson dienen dazu, spezifische Pflegediagnosen «[...] direkt aus einer pflegerischen Sicht des Patienten abzuleiten und nicht auf dem Umweg über die medizinische Diagnose» (Doenges et al., 2003: 27). In Zusammenhang mit dem Begriff «Assessment» tauchen in der Pflegepraxis häufig verwandte Begriffe wie «Pflegeanamnese», «Pflegeassessment» oder «Pflegediagnose» auf. Allen Begriffen gemeinsam liegt für die Pflegepraxis der Pflegeprozess zu Grunde. «Der Pflegeprozess ist von zentraler Bedeutung für die pflegerische Arbeit und eine wirksame Methode zur Strukturierung von Denkprozessen im Rahmen klinischer Entscheidungsfindungen und Problemlösungen» (Doenges et al., 2003).

> Der *Pflegeprozess* erfordert von den Pflegenden ausgebildete und ausgewiesene Kompetenzen, wie Fachwissen, kommunikative, analytische und diagnostische Fähigkeiten, Wahrnehmungsfähigkeit, Intuition, Kreativität und Flexibilität, um ihn anwenden und gestalten zu können.

Der Pflegeprozess wird als bekannt vorausgesetzt und soll hier nicht weiter entfaltet werden.

Den Begriff der *Pflegediagnose* hat die NANDA (North American Nurses Diagnosis Association, Nordamerikanische Pflegediagnosenvereinigung) mit folgender Arbeitsdefinition angenommen:

> Eine Pflegediagnose ist eine klinische Beurteilung über die Reaktionen eines Individuums, einer Familie oder einer Gemeinschaft auf aktuelle oder potenzielle Gesundheitsprobleme/Lebensprozesse. Pflegediagnosen bilden die Grundlage zur Auswahl von Pflegeinterventionen zur Erreichung von Ergebnissen, für die Pflegende verantwortlich sind.
> *(Doenges et al., 2003: 21)*

Käppeli (1996) umschreibt den Begriff der Pflegediagnose im Unterschied zur Pflegediagnostik als «[...] das vorläufige Endprodukt der Analyse der gesundheitlichen/pflegerischen Situation eines Patienten». Eine formulierte Pflegediagnose ist die Beurteilung einer Patientensituation aus pflegerischer Sicht (Käppeli, 1996: 17). Zugleich darf eine Pflegediagnose nicht als statisches Merkmal zur Einschätzung und Beurteilung des Ausschnitts einer Patientensituation (v)erkannt werden. Ihr Hauptmerkmal ist nach Käppeli deren stete Veränderlichkeit und oft überraschend kurzfristige Gültigkeit. Nicht deren Endgültigkeit zählt und darf statisch den Pflegeprozess leiten, sondern ihre Dynamik zählt und fordert zur steten Anpassung heraus (Käppeli, a. a. O.). Genau dies belegt letzlich den Hinweis darauf, dass sich Patient und Familie im Erleben von schwerer Krankheit immer auf ihre jeweils individuelle Art in einem steten Entwicklungs-, Veränderungs- und Adaptationsprozess befinden. Diesen Prozessen sind der Patient wie auch seine Familie in der entsprechenden Krankheitsphase von Diagnose, Therapie, Nachbehandlung und Sterben immer wieder neu überlassen (Rolling-Ferrell/Coyle, 2001: 37–52). Gleichzeitig korrespondieren die verschiedenen Krankheitsphasen – mehr oder weniger stark ausgeprägt – auch mit den verschiedenen Lebensbereichen (physisch, psychisch, sozial, kulturell und spirituell) und fordern deshalb zu einem stets neuen und aufmerksamen Assessment zur fachlichen wie auch zwischenmenschlichen Gestaltung der aktuellen pflegerischen Ausgangslage heraus.

Pflegediagnostik als Prozess

Um zur Formulierung einzelner Pflegediagnosen zu kommen, braucht es einen professionellen, pflegediagnostischen Prozess, der nicht nur als eine additive Sammlung von Patienteninformationen zu verstehen ist. Die Pflegediagnostik ist nach Käppeli (1996) «[...] nicht etwas Zusätzliches oder gar Isoliertes, sondern war seit jeher Bestandteil des Pflegeprozesses» (Käppeli, 1996: 22). So ist der pflegediagnostische Prozess auch nicht nur als ein ausschließlich kognitives Vorgehen zu verstehen, sondern geprägt wie auch abhängig von den zwischenmenschlichen, kommunikativen und fachlichen Kompetenzen der Pflegefachpersonen (Käppeli, a. a. O.).

Assessment und Pflege

Heute kennt man Einrichtungen, die sich als so genannte «Assessmentcenter» deklarieren. Das Assessmentcenter gilt als diagnostische Maßnahme, die in Unternehmen oder Beratungsinstituten durchgeführt wird und einer gezielten Personalsuche und -entwicklung dient. Diese Assessmentcenter führen verschiedene Assessments durch und verfügen über entsprechende diverse Assessmentinstrumente. Hier sollen z. B. neue oder zukünftige Kadermitglieder auf ihre Kompetenzen und Eignungen im Hinblick auf ihre Funktion eingeschätzt und beurteilt werden (Bolli, 2000). Primär geht es darum, geeignete Personen z. B. für eine leitende Position auszuwählen und zu fördern, indem realitätsnahe Anforderungen gestellt bzw. nachgebildet werden. Es geht hier um den ganzheitlichen Ansatz der Person und nicht nur um einen spezifischen Wesens- oder Qualifizierungszug. Anforderungsdimensionen werden verhaltensnah definiert und eine verhaltensnahe Erfassung von Leistungsmerkmalen wird ausgiebig trainiert (www.assessment-info.de/glossar-de.asp, 28. Februar 2006). Dieser Assessmentansatz korrespondiert eng mit dem Wesen der Patientenedukation und könnte unter den Fachkräften im Gesundheitswesen an Aufmerksamkeit gewinnen.

Assessmentcenter-Methode, Patientenedukation und Pflegeassessment

Übertragen auf das Pflegeassessment wird das Assessment hier nicht nur verstanden als eine Erhebungsmethode, um einen Istzustand zu einer bestimmten Fragestellung, einem Problem, einem Defizit einzuschätzen und zu beurteilen, sondern das Assessment wird bereits erkannt und aktiv als eine eigenständige, bewusste und konkrete «Intervention» im Kontext eines Pflegeassessments oder der Patientenedukation genutzt (s. Kap. 12.2). Im Kontext der Patientenedukation könnte z. B. exemplarisch eine Anforderungsdimension verhaltensnah definiert werden (Auftreten einer akuten Atemnot, eines akuten Schmerzdurchbruchs). Danach wäre es möglich, eine verhaltensnahe Anforderungssituation zu definieren und eine verhaltensnahe Erfassung von Leistungsmerkmalen ausgiebig zu trainieren (kognitiv, psychomotorisch, affektiv). Hier geht es nicht nur darum, sich von Patienten und/oder den pflegenden Angehörigen ihr erwartetes Verhalten beschreiben zu lassen, sondern um die Realisierung bestimmter Verhaltensweisen. Dies könnte das Einschätzen der spezifischen Situation, das Aufziehen und Verabreichen einer ärztlich verordneten, subkutanen Morphinreservedosis durch einen bereits liegenden, infraklavikulären, subkutanen Butterfly darstellen (s. Kap. 6.8).

Dieser Ansatz erscheint interessant, wenn man in der Pflegepraxis bereits im Pflegeassessment (Erstanamnese oder Schmerzanamnese) nicht nur gezielt aktuelle oder potenzielle Gesundheitsprobleme bzw. Lebensprozesse zu erfassen versucht, um den Pflegeprozess patientenorientiert zu gestalten, sondern gleichermaßen gezielt und geplant die *Kompetenzen* und *Eignungen* des Patienten und seiner Angehörigen verhaltensnah in Erfahrung zu bringen versucht, um alle gewonnenen Daten sodann wirksam für die daraus resultierende, patientenorientierte Pflegeplanung zu verwenden. Eine solche Herangehensweise an das Pflegeassessment ermöglicht von Anfang an Patientenorientierung und vornehmlich die *Integration* des Patienten in den weiteren Prozess der Behandlung, Pflege und Begleitung.

Wichtig erscheint, dass das Pflegeassessment Informationen über den bisherigen Gesundheitsverlauf des Patienten, seine aktuelle Befindlichkeit im Erleben von Gesundheit und Krankheit und die konkrete Beeinflussung seiner Aktivitäten des täglichen Lebens (ATL) aufnimmt. Es geht also um weit mehr als nur um die Feststellung dessen, was (noch) funktioniert oder was nunmehr aktuell oder potenziell insuffizient erscheint. Davon abgeleitet wird dann das spezifische Selbstpflegedefizit umschrieben bzw. deklariert.

Nach Käppeli (1996) geht es darum, dass der Pflegebedarf eines jeden Patienten diagnostiziert wird, damit jeder Patient das erhält, was er konkret benötigt (Käppeli, 1996: 18).

> **Beachte:** Der Pflegebedarf, hier nicht nur defizitär deklariert, kann somit auch heißen, dass die Ressourcen, Kompetenzen, Eignungen, ja die inneren Quellen und Reichtümer (Alphonso, 2002) des Patienten in Ergänzung zu dem einen oder anderen Phänomen beim Pflegeassessment erkannt und aktiviert werden.

Der Pflegebedarf kann dann auch dahingehend konkret werden, dass der Patient eine gezielte Intervention zur Förderung, Stärkung oder Sicherung seiner Kompetenzen, seiner Eignungen, seiner Expertise sowie seiner bereits vorhandenen inneren Reichtümer durch die Pflegenden erhält und/oder dafür weiterer ausgewählter Berufsgruppen bedarf (s. Kap. 5.3 und 5.4).

Warum und wann ein Assessment in der Palliative Care?

Gemäß der WHO-Definition (2002) soll die bestmögliche Einflussnahme auf die Lebensqualität des an einer inkurablen und progredienten Krankheit leidenden Patienten und seiner Angehörigen durch Prävention, durch eine rechtzeitige und tadellose Identifikation und Linderung von Schmerzen und anderen belastenden Symptomen sowie weiterer physischer, psychischer, sozialer und spiritueller Leiden erfolgen.

Warum ein Assessment in der Palliative Care? Gemäß der WHO-Definition geht es um die bestmögliche Einflussnahme auf die Lebensqualität von Patienten und deren Familien. Es wird hier noch nicht näher beschrieben, wann bzw. in welcher Krankheitsphase das geschehen soll. Was heißt in diesem Kontext «Lebensqualität»? Könnte Lebensqualität in diesem Sinne auch Versorgungsqualität heißen?

Wann erfolgt ein Assessment in der Palliative Care? In welcher Phase im Erleben von chronischer oder schwerer Krankheit soll das von der WHO definierte (tadellose) Assessment erfolgen? Der Zeitpunkt, wann und ob ein umfassendes Assessment im Sinne der WHO-Definition vorgenommen wird, hängt vom Grundverständnis von Palliative Care des jeweiligen Gesundheitssystems, der Organisation und der Fachkräfte ab (s. Kap. 1.2; s. a. Kasten).

> **Beachte:** Geht man im Grundverständnis von Palliative Care davon aus, dass die Betreuung des Tumorkranken in seinen letzten Lebensmonaten gemeint ist, so wird das Assessment auch erst in dieser letzten Krankheitsphase erfolgen. Geht man davon aus, dass Palliative Care die Betreuung des Sterbenden meint, so wird das Assessment auch erst in der Zeit um die Sterbephase erfolgen. Chronischkranke werden unter Umständen gar nicht berücksichtigt, da sie weder einen Tumor haben, noch terminal krank sind! Was aber ist mit den Behinderten, den zunehmend Chronischkranken und Hochbetagten? Was ist mit den Schwerkranken und sterbenden Menschen auf den Normalstationen in der Regel- bzw. Grundversorgung, die sich nicht in einem Schwerpunktkrankenhaus, in einer Spezialversorgung, in einem Kompetenzzentrum, sondern in einem Regionalkrankenhaus, in der ambulanten, häuslichen Betreuung außerhalb der zentrumsmedizinischen Versorgung befinden?

Schaeffer (2005) beschreibt, man sei durch frühere Studien zu der Erkenntnis gelangt:

> [...] dass der Beginn des Abwärts und Sterbens – besonders des sozialen Sterbens – sehr viel früher einsetzt, und wichtiger noch: weil sich im Verlauf des oft langen Krankheits- und Versorgungsgeschehens meist weit reichende Problemaufschichtungen vollziehen, die in der Zeit des Sterbens kulminieren. Die in dieser Phase manifest werdenden Probleme können folglich erst dann in ihrer Tragweite verstanden werden, wenn auch die davor liegenden Phasen der Krankheits- und Versorgungsverläufe in den Blick genommen werden. Und auch Maßnahmen zur Ermöglichung eines humanen Sterbens müssen [...] bereits in den davor liegenden Phasen ansetzen.
>
> *(Schaeffer et al., 2005: 71)*

Die bestmögliche Einflussnahme auf eine qualitätsvolle, patientenbezogene Versorgungsgestaltung geht somit über die Behandlungsgestaltung hinaus. Sie setzt neben der Behandlungsdiagnose immer auch eine Versorgungsdiagnose voraus, um in allen Phasen des Erlebens von schwerer Krankheit nicht nur die Behandlung, sondern auch und gerade die Versorgung patienten- und familienbezogen entsprechend dem gesamten Krankheits- und Versorgungsverlauf rechtzeitig in den Blick zu bekommen und mit den Betroffenen individuell gestalten zu können. Dies könnte ein wichtiger Ansatz sein, um den Begriff der Lebensqualität gemäß der WHO-Definition der Palliative Care neu zu erfassen und für die Versorgungsgestaltung der letzten Lebensphase zu operationalisieren.

Häufig durchleben Betroffene und Angehörige im Erleben einer unheilbaren, chronischen oder malignen Krankheit bereits Jahre zuvor intensive multifaktorielle, dynamische und oft eben nicht voraussehbare wechselhafte Zustände und Ereignisse einer zunehmenden Pflege-, Betreuungs- und Unterstützungsbedürftigkeit. Dies kann sich darstellen durch:

- zunehmende Schmerzen oder andere belastende Symptome
- funktionellen Abbau
- den Verlust der Bewältigung von Alltagsaktivitäten
- kognitiven Abbau
- therapiebedingte finanzielle Belastungen oder
- seelische und soziale Vereinsamung.

Dies jedoch wird von den Fachkräften oft nicht realisiert. Das kann daran liegen, dass diese Patientensituationen nicht dem individuellen Grundverständnis der Fachkräfte von Palliative Care entsprechen: Die Betroffenen sind ja noch nicht sterbend, sie sind noch nicht als sterbenskrank diagnostiziert, sie weisen noch keine offensichtlichen, ausgeprägten Selbstpflegedefizite auf, sie sind ja noch therapiefähig oder -willig.

Genau diese Betroffenen werden erst gar nicht erkannt, obwohl sie sich längst, seit Jahren in einschlägigen, umfassenden palliativen Betreuungssituationen befinden! Sie werden nicht erkannt, und dies ist umso tragischer, weil genau diese schwer kranken Menschen und deren Angehörige viel zu spät (wenn überhaupt) von einer qualitätvollen und interprofessionellen Palliative Care profitieren werden. Eine qualitätsvolle Betreuung erhalten stets die «Glücklichen», die sich auf einer Palliativstation oder in einem Hospiz befinden. Die anderen (und dies wird die zunehmende und überragende Mehrheit der Betroffenen werden) bleiben mehr oder weniger bis zuletzt auf der Strecke.

Schon hier wird deutlich, dass man sich zukünftig um ein interprofessionelles, träger- und regionsübergreifendes Assessment bemühen muss, das zum einen bis in die Normalversorgung hineinreichen und zum anderen stets alle Krankheitsphasen gleichermaßen und immer wieder neu berücksichtigen sollte. Dieses sollte und muss für alle Versorgungskontexte gleichermaßen (je nach Versorgungsauftrag) gelten, damit alle Betroffenen und deren (pflegende) Angehörige in der palliativen Betreuungssituation so früh wie möglich erkannt werden und rechtzeitig Zugang zu einer qualitätsvollen palliativen Versorgungsleistung erhalten. Versorgungsgestaltung in diesem Sinne, setzt deshalb auch eine Versorgungsdiagnose voraus, entsprechend dem individuellen Bedarf, den persönlichen Werten und Wünschen, den Präferenzen, der jeweils eigenen Problemsicht der NutzerInnen, um entsprechend ihrer aktuellen Versorgungswirklichkeit betreut werden zu können (Schaeffer, 2005: 70). Versorgung zu gestalten meint hier auch, entsprechend den erfassten Fähigkeiten, Eignungen und Kompetenzen der NutzerInnen rechtzeitig und vorausschauend auf eine bestmögliche und vor allem nutzerorientierte Behandlungs- und Versorgungsqualität hinzuwirken (s. Kap. 5.3, 7.1, 10.7 und 12.2).

Es wird weiterhin deutlich, dass das beste Assessment nichts nützt, wenn nicht bereits in der Grundversorgung im spitalinternen wie -externen Bereich, in den Alters- und Pflegeheimen auf der organisatorischen Ebene qualitätvolle Bedingungen (Strukturen und Prozesse) geschaffen und implementiert werden, um dem gezielten identifizierten palliativen Unterstützungs- oder Betreuungsbedarf bestmöglich im interprofessionellen Kontext entsprechen zu können. Garms-Homolová berichtet in Kapitel 12.3 eindrücklich und motivierend von einer internationalen Gruppe von Wissenschaftlerinnen, die sich beispielsweise mit der gezielten Entwicklung und Implementierung von Assessmentinstrumenten in der Langzeitpflege befasst haben, um ein *Resident Assessment Instrument for Palliative Care in All Settings* (*interRAI PC*) zu entwickeln. Es soll zum einen eine Sammlung von Informationen ermöglichen, um den palliativspezifischen Betreuungsbedarf zu ermitteln und – davon abgeleitet – den Pflegeplan zu konstruieren und umzusetzen. Es soll aber auch dazu dienen, eine Grundlage für eine Patientenklassifikation zu legen und Ergebnisparameter zu definieren. Nur so kann letztlich sichtbar gemacht werden, wie sich die Zufriedenheit, Wirksamkeit, Sicherheit und Wirtschaftlichkeit auf die geleistete palliative Betreuung ausgewirkt haben und wo es der gezielten Anpassung bedarf. Bei diesem Ansatz können das Assessment und das daraus folgende Betreuungskonzept einzelne Palliative-Care-Dienstleistungen als *Bedarf* und *Leistung* sichtbar und transparent machen. Diesen Bedarf und diese Leistungen können dann zu legitimen, verrechnungswürdigen Variablen für die Krankenversicherungsträger aufbereitet werden. Somit kann und darf es nicht im Interesse und Ermessen einzelner Fachpersonen liegen, darüber zu entscheiden, wie sich z. B. eine (Assessment-)Qualität in der Palliative Care definieren lässt.

Es wird deutlich, dass sich sowohl Fachkräfte als auch Organisationen im spitalinternen wie -externen Bereich (national wie international) zukünftig um Assessmentinstrumente in der Palliative Care zu bemühen haben, die dem palliativen Betreuungskontext gemäß wissenschaftlichen und internationalen Erkenntnissen und Erfahrungen standhalten und entsprechen. Es kann nicht angehen, dass jede Institution für sich immer wieder neu, je nach mehr oder weniger ausgeprägtem Engagement und Initiativen einzelner MitarbeiterInnen, eigene hausinterne Instrumente entwickelt und nach außen vorgibt, in der Palliative Care mit einschlägigen Assessmentinstrumenten zu arbeiten.

Beispiel eines holistischen Pflegeassessments in der Palliative Care

Das initiale pflegerische Assessment in der palliativen Betreuung unterscheidet etwas vom herkömmlichen pflegerischen Assessment. Käppeli unterstreicht den holistischen Ansatz in der von der WHO (2002) deklarierten Definition der Palliative Care mit dem von ihr entwickelten «Integrierten Pflegemodell» aus dem Jahre 1990. Mit ihrem Modell bestätigt sie, dass sich die Pflegenden zur Feststellung des individuellen Pflegebedarfs und zur Planung der pflegerischen Interventionen nicht ausschließlich an medizinischen Diagnosen eines Patienten zu orientieren haben, sondern, dass sie den Bereich der individuellen und subjektiven Betroffenheit des Patienten und seiner Familie, dass heißt immer auch die persönliche Erfahrungs- und Bedeutungsdimension, zu berücksichtigen haben (Käppeli, 1996: 20–21). Es wird deutlich, dass es dazu entsprechender Assessmentkompetenzen der Pflegenden bedarf, die weit über das kognitive Erfassen pflegerelevanter medizinischer Parameter hinausgehen.

> **Holismus:** gr. Lehre, die alle Erscheinungen des Lebens aus einem ganzheitlichen Prinzip ableitet.
>
> **Holistisch:** das Ganze betreffend.

Zu den Assessmentkompetenzen der Pflegefachpersonen gehören unter anderem:

- *diagnostische Kompetenzen* zur Erhebung der pflegerelevanten physischen, psychosozialen, kulturellen und spirituellen Aspekte in Bezug auf die Probleme, Defizite, Kompetenzen, Eignungen und Ressourcen des Patienten und seiner Angehörigen.
- *kommunikative Kompetenzen* in Bezug auf die unmittelbare (stets einmalige und einzigartige) Auseinandersetzung der Pflegeperson mit der betroffenen Person und ihren Angehörigen und das mit ihr/ihnen *In-Beziehung-Treten*. Insbesondere das Erfassen des subjektiven Leidens von Patienten und Angehörigen ist nur durch Kommunikation möglich (Käppeli, 1996: 21).
- *edukative Kompetenzen* zur Erhebung des konkreten Wissens, der individuellen Kenntnisse, Erfahrungen, Eignungen und Kompetenzen des Betroffenen/der Angehörigen und des davon abgeleiteten individuellen, patientenorientierten Aufklärungs-, Beratungs-, Informations- und Schulungsbedarfs.
- *hermeneutische Kompetenzen* in Bezug auf das «annähernde» Verstehen der jeweils individuellen Situation des Betroffenen und seiner Angehörigen sowie das Erfassen der individuellen Bedeutung der Situation für den Betroffenen und seine Angehörigen. Steppe bezeichnete in einem Referat anlässlich einer Tagung des Diakonischen Werks in Stuttgart im Jahre 1996 die «hermeneutische Kompetenz» als eine Schlüsselkompetenz der Pflegenden. Damit zielte sie darauf ab, dass es darum geht, im Dialog mit dem Betroffenen (neben den einzelnen Phänomen wie Schmerz, Fatigue, Furcht) mit dem Betroffenen in einen Austausch darüber zu gelangen, was diese bestimmten Phänomene für ihn konkret *bedeuten*! So mag eine junge Frau, die unter einer tumorbedingten, zunehmenden querschnittsbedingten Immobilität leidet, äußern, dass dieser Zustand für sie einer Demütigung gleiche, da sie die Fähigkeit zum selbstständigen Toilettengang verloren habe und es ihr unsäglich demütigend erscheint, sich von der Pflegeperson den Intimbereich säubern zu lassen. Auf der einen Seite steht die Pflegediagnose «Beeinträchtigte körperliche Mobilität mit Sturzgefährdung», auf der anderen Seite steht das Erleben, das subjektive Leiden der Demütigung. Wie kommen wir vor allem in der Pflegeanamnese zur gezielten, geplanten Wahrnehmung und Erfassung hermeneutischer Aspekte, um nicht nur einen Funktionsverlust oder den Grad einer physischen Gefährdung zu beschreiben, sondern auch und gerade das subjektive Leiden am konkreten Verlust, um die individuelle innere und äußere Reaktion des Menschen auf ein aktuelles oder potenzielles Gesundheits- oder Lebensproblem in Erfahrung zu bringen? Es erfordert nach Steppe (1996) die gezielte Erfassung des hermeneutischen Aspektes im Kontext des Pflegeassessments. Dies kann sich auf die Ersteinschätzung (Aufnahmegespräch) oder die bereits davon abgeleitete Erfassung eines phänomenspezifischen Aspektes (z. B. Pflegediagnose «Chronische Schmerzen») beziehen.

Genau diesen von Steppe (1996) beschriebenen hermeneutischen Aspekt greift Käppeli in den möglichen Fragen und Gesprächspunkten auf, die im Rahmen eines pflegediagnostischen Pflegeassessments (Erstgespräch) von den Pflegenden verwendet werden können. Dieses Erstgespräch stellt bereits eine maßgebliche Weiche in der Erstbegegnung zwischen dem Patienten und/oder seiner Familie und der Pflegeperson dar. Es geht hier um das erste Kennenlernen zwischen der Pflegeperson und dem Patienten, das gegenseitige Aktivieren von Vertrauen (Käppeli, 1996: 26–30). Folgende von Käppeli empfohlene Fragen (s. Kasten) können für eine Ersteinschätzung benutzt werden. Mit offenen Fragen lädt die Pflegeperson den Patienten und/oder Angehörige ein, sich «narrativ» (erzählend, darstellend) zu seinem/ihrem Zustand und Erleben zu äußern. Die große Kunst der Pflegeperson besteht darin, wertschätzend, aufmerksam, empathisch, Anteil nehmend, wertfrei der erzählenden Form des Patienten «zu begegnen» und sich bereitwillig darauf einzulassen. Dies ermöglicht dem Patienten, ohne dass er von seinem Gegenüber in eine bestimmte Richtung geführt wird, das *ihm* individuell Wichtige zu den einzelnen Fragen ungezwungen und frei «einfach einmal zu erzählen». Was und wie der Patient erzählt, ist das primär Wichtige und nicht das, was die Pflegeperson primär «interessiert».

Martin Buber (in: Liesenfeld, 1999) drückt dies einprägsam aus:

> Ein junger Lehrer betritt zum ersten Mal selbständig [...] eine Schulklasse. Sie liegt vor seinem Blick wie ein Bild der

Menschenwelt, so vielfältig, so widerspruchsvoll und so unzulänglich [...] Aber da trifft sein Blick auf ein Gesicht, das ihm auffällt [...] es ist ein wirkliches Gesicht [...] Und er, der junge Lehrer, redet das Gesicht an [...] die Antwort, die er bekommt, ist nicht die übliche Schülerantwort, sondern der Junge *erzählt* [...] Dabei hat sich sein Gesicht verändert; es ist gar nicht mehr so chaotisch wie vorher. Und die Klasse ist still geworden. Auch die Klasse ist nun kein Chaos mehr. Etwas ist geschehen.

(Buber, in: Liesenfeld, 1999: 31)

Unvoreingenommenes, empathisches Interesse der Pflegeperson am Patienten geht vor jeder Neugier dem Anderen gegenüber. Durch die narrative Komponente erhält der Patient die Gelegenheit zur individuellen Selbstdarstellung seiner Situation, seines subjektiven Erlebens und entscheidet primär selber darüber, was er qualitativ und quantitativ erzählen möchte. Die Pflegende kann sich eines einfachen Rasters (**Abb. 3.1-2** und **3.1-3**) bedienen und sich während der Erzählung des Patienten zu den Fragen 1 bis 6 Notizen machen. Die Fragen müssen nicht in der Reihenfolge von 1 bis 6 gestellt werden, sondern können in den individuellen Gesprächsverlauf aufgenommen und moderiert werden. Zu jeder Frage kann die Pflegeperson die Erzählung stichwortartig direkt den einzelnen Lebensbereichen (physisch, psychosozial, kulturell, spirituell) zuordnen. Wie für das Erstanamnesegespräch können diese Fragen auch bereits für ein identifiziertes, phänomenspezifisches Assessment, wie z. B. ein Schmerz- oder Fatigueassessment verwendet werden (s. Abb. 3.1-3). Innerhalb kürzester Zeit erhält die Pflegeperson eine Fülle von Informationen. Probleme, Defizite, Ressourcen, Kompetenzen, Eignungen, ja die Hermeneutik selbst des Patienten und/oder der Angehörigen kommen individuell zur Sprache und erhalten zugleich eine deskriptive, holistische Gestalt und Dimension. Oft berichten Patient und Angehörige auf Grund der starken emotionalen Komponente und Betroffenheit scheinbar unsystematisch ihre Situation. Zugleich ist der Erzählung durchaus eine patientengemäße und eigene Logik zu entnehmen, die entsprechend dem holistisch angeordneten Raster (s. Abb. 3.1-2) systematisch aufgenommen und zugeordnet werden kann. Einige Fragen können für die Pflegeanamnese sowohl für ein Erstgespräch als auch für ein Phänomenassessment hilfreich sein und werden von der Autorin kommentiert (s. Kasten).

Mit dem empfohlenen Gesprächsleitfaden von Käppeli (1996) soll eine von der Autorin adaptierte und ausgewählte Möglichkeit vorgestellt werden, um dem holistischen und patientenorientierten Ansatz unter individueller Berücksichtigung des Krankheits- und Versorgungsverlaufs des Betroffenen im Pflegeassessment in der Palliative Care zu entsprechen. Er kann als Erstgespräch verwendet (s. Abb. 3.1-2) oder – davon abgeleitet – als Fokusassessment in Bezug auf ein konkretes Symptom oder Phänomen (s. Abb. 3.1-3) eingesetzt werden. Bedeutsam erscheint, dass mit diesen beiden Erhebungen zugleich erfasst werden

---

Gesprächsleitfaden (Käppeli, 1996)

1. **Sie sind zu uns gekommen wegen...; Sie haben uns gerufen weil...**

2. **Wie ist das für Sie?** Hier kommen bereits das subjektive Erleben, der Bedeutungsaspekt in den Dialog. Wie *erleben* Sie momentan diese Ihre aktuelle Situation? Was *bedeutet* es für Sie? Was *beschäftigt* Sie derzeit am meisten? Das Symptom chronische Schmerzen, Fatigue zu haben ist das eine, Fatigue oder chronische Schmerzen individuell zu erleben, ist ein anderes.

3. **Wie gehen Sie damit um?** Hier werden der individuelle Umgang und die Bewältigung (Coping) der entsprechenden Situation, des Symptoms, des Phänomens angesprochen. Wie werden Sie damit fertig? Wie halten Sie das aus? Wie bewältigen Sie derzeit Ihre Situation?

4. **Was heißt dies für Ihren konkreten Alltag (ATL)?** Wo oder in welcher Form beeinflusst, beeinträchtigt dies die Aktivitäten Ihres täglichen (privaten/beruflichen) Lebens? Wo sind Sie konkret auf Hilfe angewiesen? Was gelingt Ihnen noch zufrieden stellend, wo benötigen Sie gezielte Unterstützung, damit Sie der einen oder anderen Fähigkeit jetzt nicht verlustig gehen? Es geht um die Berücksichtigung eines gesundheitsförderlichen Umgangs mit dem Krankheitsereignis und die rechtzeitige, vorausschauende Prävention einer potenziellen, langfristigen Reduktion von Fähigkeiten.

5. **Was bedeutet dies für Ihre Angehörigen?** Hier erfolgen zum einen die aufmerksame und rechtzeitige Integration der Angehörigensituation wie auch die Erfassung der hermeneutischen Aspekte der Angehörigen selbst.

6. **Wie können wir Ihnen am Besten helfen?** Was erwarten Sie konkret von uns? Wie sollen wir uns Ihnen gegenüber verhalten? Was sollen wir tun oder lassen?

Abbildung 3.1-2: Umfassende Pflegeanamnese einer Patienten- und Angehörigensituation (Quelle: © Knipping, 2005, vgl. Käppeli et al., 1996)

Krankheits- und Versorgungsphase: ☐ Diagnose ☐ Therapie ☐ Nachbehandlung ☐ Sterben

Name: Vorname: Geburtsdatum: Krankheitsdiagnose:

_____   _____   _____   _____

1: Sie sind zu uns gekommen wegen .... Sie haben uns gerufen weil .... (Grund)
2: Wie ist das für Sie? (Hermeneutik)
3: Wie gehen Sie damit um? (Coping)
4: Was heißt dies für Ihren konkreten Alltag (ATL)
5: Was bedeutet das für Ihre Angehörigen? (Hermeneutik für die Familie)
6: Wie können wir Ihnen am Besten helfen?

Physische Aspekte	Psychosoziale Aspekte
Probleme, Defizite, Kompetenzen, Ressourcen	Probleme, Defizite, Kompetenzen, Ressourcen
Spirituelle Aspekte	**Kulturelle Aspekte**
Probleme, Defizite, Kompetenzen, Ressourcen	Probleme, Defizite, Kompetenzen, Ressourcen

Knipping © 2005

Abbildung 3.1-3: Fokusassessment am Beispiel der Pflegediagnose «Chronische Schmerzen» als Teil des Schmerzassessments einer Patienten- und Angehörigensituation. Dieses Fokusassessment kann auch für andere Ereignisse, Symptome und Phänomene, wie z. B. Fatigue, Dyspnoe, Kachexie/Anorexie, Angst, Immobilität, Einsamkeit, Sinnkrise, Hoffnungslosigkeit oder Verzweiflung, adaptiert werden. (Quelle: © Knipping, 2005, vgl. Käppeli et al., 1996)

Krankheits- und Versorgungsphase: ☐ Diagnose ☐ Therapie ☐ Nachbehandlung ☐ Sterben

Name: Vorname: Geburtsdatum: Krankheitsdiagnose:

_____   _____   _____   _____

1: Sie sind zu uns gekommen … (z. B. wegen Ihrer Schmerzsituation)
   Sie haben uns gerufen … (z. B. wegen Ihrer Schmerzsituation)
2: Wie ist das für Sie? (z. B. Hermeneutik [Bedeutung der] Schmerzsituation)?
3: Wie gehen Sie damit um (z. B. Umgang mit anhaltenden Schmerzen)? (Coping)
4: Was heißt dies für Ihren konkreten Alltag (z. B. mit den Schmerzen zu leben)? (ATL)
5: Was bedeutet das für Ihre Angehörigen (z. B. Hermeneutik [Bedeutung] für die Familie)?
6: Wie können wir Ihnen am besten helfen (z. B. in Ihrer momentanen Schmerzsituation)?

Physische Aspekte	Psychosoziale Aspekte
Probleme, Defizite, Kompetenzen, Ressourcen	Probleme, Defizite, Kompetenzen, Ressourcen
Spirituelle Aspekte	**Kulturelle Aspekte**
Probleme, Defizite, Kompetenzen, Ressourcen	Probleme, Defizite, Kompetenzen, Ressourcen

Knipping © 2005

---

kann, in welcher konkreten Krankheits- und Versorgungsphase sich der Betroffene gerade befindet (Diagnose, Therapie, Nachbehandlung, Sterben), um entsprechend diese Phasen im Krankheits- und Versorgungsverlauf nicht nur die spezifischen Behandlungsprobleme, sondern auch und gerade aus der Nutzerperspektive die geäußerten Präferenzen, die individuellen Problemsichten und damit die individuellen Versorgungsprobleme in der jeweiligen Phase rechtzeitig identifizieren und angehen zu können. Dieses Pflegeassessment bietet sich dazu an, Patienten, die sich spitalintern wie -extern in einer palliativen Betreuungssituation befinden, so früh wie möglich, einfach, effektiv, rasch und gezielt entsprechend ihrem Krankheits- und Versorgungsverlauf in ihrem objektiven, subjektiven sowie holistischen Erleben wahrzunehmen, um eine konkrete Annäherung an die zuvor dargelegte WHO-Definition zu erreichen.

> **Beachte:** Wichtig ist, dieses Assessment in allen Phasen des Krankheits- und Versorgungsverlaufs stets *neu* durchzuführen. Nur so können die individuellen Herausforderungen und die nötigen Anpassungen der behandlungs- und patientenbezogenen Versorgung rechtzeitig erfasst und mit den Akteuren sowie dem Betroffenen und seinen Angehörigen gemeinsam angepasst werden.

Die empfohlenen Aspekte sind als *eine* mögliche Form grundsätzlicher Art zu verstehen, ein holistisches Assessment von Patienten in palliativer Betreuungssituation zu erheben.

Auf einen weiteren Aspekt soll hier verwiesen werden. Nach Steppe (1996) hat die Orientierung der Pflege an einem ganzheitlichen Menschenbild:

> […] einerseits zur Wahrnehmung von vielen die Pflege beeinflussenden Faktoren geführt, birgt aber natürlich auch bei einer exzessiven Handhabung die Gefahr der Verletzung der Intimsphäre, indem nun wirklich bei jedem alles, aber auch alles erfragt […] und nichts mehr verborgen bleibt. Ganz abgesehen von Datenschutzüberlegungen gibt es auch Informationen, die privat bleiben können und dürfen, denn auch die Fachpflegeperson muss […] nicht alles wissen, sondern kann sich auf das beschränken, was zur Einschätzung des Pflegebedarfs und zur Planung der erforderlichen pflegerischen Interventionen notwendig ist, es sei denn, sie bekommt darüber hinausgehend Informationen freiwillig angeboten. *(Steppe, 1996)*

Mit dieser Annäherung an das holistische Assessment kann ein konkreter Beitrag geleistet werden, um bis zuletzt rechtzeitig auf die jeweilige Lebensrealität und -qualität des Betroffenen und seiner Familie aufmerksam zu werden und patientenbezogen Einfluss zu nehmen. Die damit erfassten Daten der individuellen Patientensituation erlauben – je nach Ausgangslage – bereits gezielte Interventionen präventiver Art zu planen. Sie gewähren eine frühzeitige und rechtzeitige Identifikation und Behandlung von Schmerzen und weiteren Symptomen sowie anderen physischen, psychischen, sozialen, kulturellen und spirituellen Leiden. Ebenso erlauben sie einen frühen bzw. kontinuierlichen Einblick in die Versorgungsrealität der Betroffenen und eröffnen präventiv oder zumindest frühzeitig die Möglichkeit einer patientenbezogenen Beeinflussung der Versorgungsgestaltung in der letzten Lebensphase, und zwar unabhängig vom Betreuungs- und Versorgungskontext des Betroffenen. Ebenso eröffnen sie rasch die interprofessionelle Perspektive der involvierten Akteure, um rechtzeitig und gezielt auf das multidimensionale Ereignis, das eine palliative Betreuungssituation meist prägt, reagieren zu können. Der Pflegeperson mag hier eine besondere Rolle im Assessmentprozess zukommen, um rasch und professionell eine bestmögliche Betreuungs- und Versorgungsqualität und -kontinuität im interprofessionellen und interorganisationalen Kontext einleiten und koordinieren zu können.

Zusammenfassung

Mit der Reflexion eines differenzierten Assessmentverständnisses in der Palliative Care sollten Anstöße zu einer Auseinandersetzung mit der Assessmenthaltung, dem jeweils eigenen *(Pflege-)*Assessmentverständnis sowie der Assessmentkultur am eigenen Arbeitsplatz gegeben werden. Mit dieser grundlegenden Auseinandersetzung mit dem Assessment sollte verdeutlicht werden, dass sich jede Fachperson und jede Organisation primär um das eigene Grundverständnis des Palliative-Care-Konzepts zu bemühen hat, da es weiterführend die Entwicklung und Durchführung der Assessmentpraxis prägen und bestimmen wird. (Selbst-)kritisch zu hinterfragen ist, mit welcher Absicht ein Assessment durchgeführt wird. Geht es mehr um ein rein standardgeleitetes, qualitäts- oder symptomorientiertes Assessment? Geht es um ein forschungsbegleitetes Assessment? Geht es um ein sich anschließendes symptomkontrolliertes Management? Oder geht es darum, mit diversen Assessmentverfahren primär Hinweise zu erhalten, um mit dem Schwerkranken und Sterbenden und seinen Angehörigen die individuelle Versorgungssituation *ihm* und *ihnen entsprechend* zu gestalten und zu realisieren?

Diese Auseinandersetzung um ein differenziertes Assessmentverständnis in der Palliative Care soll den Blick und die Perspektive eröffnen, sich mit den Möglichkeiten eines patientenbezogenen, holistischen, edukativen Pflegeassessments auseinander zu setzen. Es soll dazu anregen, die hauseigenen Assessmentinstrumente den Gütekriterien wie Validität, Reliabilität und Objektivität zu unterziehen und die konkreten Anwendungsfelder am eigenen Arbeitsplatz zu evaluieren. Es soll einen konkreten Anstoß geben, sich aktiv um eine eigene, ausgebildete Assessmentkompetenz im Kontext der Palliative Care zu bemühen und sich primär für eine patientenbezogene und menschenfreundliche Assessmentkultur in der eigenen Institution einzusetzen.

Abschließende Fragen zur Reflexion

- Welche Assessmentinstrumente und -methoden werden in der Betreuung von Schwerkranken in meinem unmittelbaren Arbeitsumfeld eingesetzt?

- Belegen die eingesetzten Instrumente und Methoden, dass sie den oben beschriebenen Gütekriterien von Validität, Reliabilität und Objektivität entsprechen?

- Welche Zielgrößen bzw. Kriterien werden im Rahmen der Fragestellungen mit welchem Ziel erfasst und beurteilt?

- Wan und wie oft werden diese Instrumente eingesetzt?

- Wie und durch wen erfolgt die Dokumentation? Sind validierte Verlaufsdokumentationen vorhanden?

- Wann, wie und durch wen werden Ergebnisse ausgewertet?

- Welche Auswirkungen haben die ausgewerteten Ergebnisse auf die patientenbezogene Behandlung, Pflege und Begleitung des Schwerkranken und seiner Angehörigen in meinem Arbeitsumfeld?

Verwendete Literatur

Alphonso, H.: Die persönliche Berufung. Vier-Türme-Verlag, Münsterschwarzach 2002.

Behrens, J.; Langer, G.: Evidence-based Nursing. Vertrauensbildende Entzauberung der Wissenschaft. Huber, Bern 2004.

Bischofberger, I.: Am Assessment führt kein Weg vorbei. Krankenpflege, 6 (2005): 18–21.

Bischofberger, I.; Bislimi, R.; Georg, M.; Janisch, Chr.: Positionspapier Assessmentinstrumente in der Pflege an dem Beispiel von Schmerz. WE'G Weiterbildungszentrum Gesundheitsberufe, Aarau 2005.

Bolli, A.: Geriatrisches Assessment. Auch in einem kleinen Pflegeheim sinnvoll? Diplomarbeit Schule für angewandte Gerontologie. Studiengang Zürich 5, 2000.

Doenges, M. E.; Moorhouse, M. F.; Geissler-Murr, A. C.: Pflegediagnosen und Maßnahmen. Huber, Bern 2003.

Ewers, M.; Schaeffer, D. (Hrsg.): Am Ende des Lebens. Versorgung und Pflege von Menschen in der letzten Lebensphase. Huber, Bern 2005.

Garms-Homolová, V. (Hrsg.): Assessment für die häusliche Versorgung und Pflege. Resident Assessment Instrument – Home Care RAI HC 2.0. Huber, Bern 2002.

Garms-Homolová, V.; Gilgen, R. (Hrsg): Resident Assessment Instrument (RAI 2.0). Huber, Bern 2000.

Georg, J.; Frowein, M. (Hrsg.): Pflegelexikon. Huber, Bern, 2001, 2. A.

Glaus, A.: Fatigue in patients with cancer: Analysis and assessment. Springer, Berlin 1998.

Heller, A.; Heimerl, K.; Husebø, S. (Hrsg.): Wenn nichts mehr zu machen ist, ist noch viel zu tun. Wie alte Menschen würdig sterben können. Lambertus, Freiburg i. Br. 2000, 2. A.

Käppeli, S.: Begriffsklärung und theoretische Grundlagen. In: Anderegg-Tschudin, H.; Käppeli, S.; Knoepfel-Christoffel, A.: Qualitätsmanagement am Beispiel der Pflegediagnostik. Vom Wissen zum Handeln. Direktion des Gesundheitswesens des Kantons Zürich, Zürich 1996.

Liesenfeld, S.: Buber, Martin: Alles wirkliche Leben ist Begegnung. Verlag Neue Stadt, München/Zürich/Wien 1999, 2. A.

Müller-Mundt, G.; Schaeffer, D.: Symptommanagement und Pflege am Beispiel chronischer Schmerzzustände. In: Pleschberger, S.; Heimerl, K.; Wild, M. (Hrsg.): Palliativpflege. Grundlagen für Praxis und Unterricht. Facultas, Wien 2005, 2., aktualisierte A.

Pschyrembel, W.: Klinisches Wörterbuch. De Gruyter, Berlin/New York 1998.

Rolling-Ferrel, B.; Coyle, N. (eds.): Textbook of Palliative Nursing, Oxford University Press, Oxford 2001.

Schaeffer, D.: Versorgungswirklichkeit in der letzten Lebensphase. Ergebnisse einer Analyse der Nutzerperspektive. In: Ewers, M.; Schaeffer, D. (Hrsg.): Am Ende des Lebens. Versorgung und Pflege von Menschen in der letzten Lebensphase. Huber, Bern 2005.

Steppe, H.: Quo vadis Fachpflege? Unveröffentlichtes Referat, Diakonisches Werk, Stuttgart 1996.

WHO – World Health Organization. National cancer control programs: policies and managerial guidelines (2nd edn.). WHO, Genf 2002, www.who.int/cancer.

Verwendete Internetadressen

www.assessment-info.de, Zugang: 28.2.2006

Weiterführende Literatur

Antonovsky, A.: Salutogenese. Zur Entmystifizierung der Gesundheit. DGVT, Tübingen 1997.

Bachmann, I.: Ich weiß keine bessere Welt. Unveröffentlichte Gedichte. Piper, München/Zürich 2000.

Benner, P.: Stufen zur Pflegekompetenz. From Novice to Expert. Huber, Bern 1997, 2. Nachdruck.

Bruera, E.; Kuehn, N.; Miller, M. J.; Selmser, P.; Macmillan, K.: The Edmonton Symptom Assessment System (ESAS): A Simple Method for the Assessment of Palliative Care Patients. Journal of Palliative Care 7 (1991): 6–9.

Garms-Homolová, V. (Hrsg.): Assessment für die häusliche Versorgung und Pflege. Huber, Bern 2002.

Garms-Homolová, V.; Gilgen, R. (Hrsg.): Resident Assessment Instrument RAI 2.0. Beurteilung, Dokumentation und Pflegeplanung in der Langzeitpflege und geriatrischen Rehabilitation. Huber, Bern 2000.

Gronemeyer, R.; Loewy, E. H. (Hrsg.): Wohin mit den Sterbenden? Hospize in Europa – Ansätze zu einem Vergleich. Lit Verlag, Münster/Hamburg/London 2002, Band 3.

Gronemeyer, R.; Fink, M.; Globisch, M.; Schumann, F., in: Bundarbeitsgemeinschaft Hospiz e.V. (Hrsg.): Helfen am Lebensende. Hospizarbeit und Palliative Care in Europa. der hospiz verlag, Wuppertal 2004, Schriftenreihe Band VII.

Käppeli, S. (Hrsg.): Pflegekonzepte. Phänomene im Erleben von Krankheit und Umfeld. Herausgegeben von Mäder, M.; Zeller-Forster, F. Huber, Bern 1998, Bd. 1. Behandelt folgende Konzepte: Leiden, Krise, Hilflosigkeit, Angst, Hoffnung/Hoffnungslosigkeit, Verlust/Trauer, Einsamkeit.

Käppeli, S. (Hrsg.): Pflegekonzepte. Phänomene im Erleben von Krankheit und Umfeld. Huber, Bern 1999, Bd. 2. Behandelt folgende Konzepte: Selbstkonzept, Selbstpflegedefizit, Immobilität, Ermüdung/Erschöpfung, Schlafstörungen, Inkontinenz.

Käppeli, S. (Hrsg.): Pflegekonzepte. Phänomene im Erleben von Krankheit und Umfeld. Huber, Bern 2000, Bd. 3. Behandelt folgende Konzepte: Angehörige, Ungewissheit, Verwirrung, Kommunikation, Bewältigung, Schuld, Stigma, Macht, Aggression, Compliance, Humor.

Kesselring, A. (Hrsg.): Die Lebenswelt der Patienten. Huber, Bern 1996.

Lenz, S.: Über den Schmerz. Hoffmann und Campe, Hamburg 1998: 9–28.

London, F.: Informieren, Schulen, Beraten. Praxishandbuch zur pflegebezogenen Patientenedukation. Huber, Bern 2003.

Lotz, M.: Zur Sprache der Angst. Eine Studie zur Interaktion im pflegerischen Aufnahmegespräch. Mabuse-Verlag, Wissenschaft Bd. 50, Frankfurt a. M. 2000.

Mayer, H.; Nonn, C.; Osterbrink, J.; Evers, G. C. B.: Qualitätskriterien von Assessmentinstrumenten – Cohens's Kappa als Maß der Interrater-Reliabilität (Teil 1). Pflege, 17 (2004) 1: 36–46.

Müller-Mundt, G. (Hrsg.): Chronischer Schmerz. Herausforderung für die Versorgungsgestaltung und Patientenedukation. Huber, Bern 2005.

Schaeffer, D. (Hrsg.): Der Patient als Nutzer. Krankheitsbewältigung und Versorgungsnutzung im Verlauf chronischer Krankheit. Huber, Bern 2004.

Spichiger, E.; Kesselring, A.; Spirig, R.; De Geest, S.: Professionelle Pflege – neu definiert. Zwei Kernsätze und acht Ergänzungen. Krankenpflege, 8 (2004): 20–23.

WHO – World Health Organization. National cancer control programs: policies and managerial guidelines (2nd edn.). WHO, Genf 2002, www.who.int/cancer.

Weiterführende Internetadressen

www.assessment-info.de
www.dnqp.de/SchmerzanlageC.pdf.
www.igk-forschung.de
www.interRAI.org
www.intestcom.org
www.psychologie.uni-freiburg.de/einrichtungen/Bibliothek/Testarchiv/welcome.php
www.testzentrale.de
www.testzentrale.ch

3.2 Bedeutung der Pflegediagnostik in der Palliative Care

Silvia Käppeli

«Es existiert nicht nur das, was man weiß.»

Abstract

Die Pflegediagnostik dient nicht nur der Verwaltung eines Kranken und seiner Angehörigen, sondern hat tief greifende Konsequenzen für die Qualität der letzten Phase ihres Lebens und für ihr Sterben. Aus diesem Grund kann es beim professionellen Akt der Diagnostik nicht nur darum gehen, ein vorgegebenes Schema eines Problemlösungsprozesses den administrativen Vorschriften gemäß auszuführen. Stattdessen ist zu überlegen, welche Informationen die Pflegenden von ihren Patienten brauchen, wie diese zu erhalten sind und wie sie in Koordination mit klinischen Informationen anderer Berufsgruppen dokumentiert werden können, damit sie innerhalb eines bestimmten Konzeptes der Palliative Care ihren Zweck erfüllen. In diesem Sinne soll dieses Kapitel zum Nachdenken über die Bedeutung der Pflegediagnostik in der umfassenden Betreuung von Schwerkranken und sterbenden Menschen sowie deren Angehörigen anregen.

Studienziele

Nach Abschluss dieses Kapitels wird die bzw. der Lernende in der Lage sein:

- die Bedeutung einer professionellen Pflegediagnostik zur Erreichung der Ziele der Palliative Care zu erkennen und sich damit auseinander zu setzen.
- die Schlüsselstellung der Pflegediagnostik innerhalb des Pflegeprozesses zu erkennen und exemplarisch auf das Palliative-Care-Konzept zu übertragen.
- die Notwendigkeit der Kongruenz der Pflegediagnostik mit dem Ansatz der Palliative Care bzw. des Unterschiedes zu anderen Pflege- und Behandlungskontexten zu erkennen, zu verstehen und auf den eigenen Pflegealltag zu übertragen.
- die Bedeutung und Praxis der Pflegediagnostik innerhalb des multiprofessionellen Palliative-Care-Teams zu erkennen und zu erörtern.

Schlüsselwörter

Pflegediagnostik, unter besonderer Berücksichtigung multidisziplinärer Palliative Care

Einleitung – Begriffsklärungen

Da die Grundlagen der Pflegediagnostik als bekannt vorausgesetzt werden, wird hier auf eine Definition derselben verzichtet. Trotzdem soll darauf hingewiesen werden, dass der Begriff «Pflegediagnostik» unterschiedlich weit gefasst werden kann. Im engsten Sinn des Wortes kann Pflegediagnostik als Akt der Entscheidungsfindung oder als *der* Schritt im Pflegeprozess verstanden werden, in dem festgestellt wird, welche Pflegediagnosen einem bestimmten Kranken zugeschrieben werden. Wird der Begriff weiter gefasst, kann er den gesamten Prozess der pflegerischen Beurteilung der klinischen Situation eines Kranken beinhalten: die Erhebung der Pflegeanamnese, die Analyse der gesammelten Informationen, die eigentliche Diagnosestellung inklusive Ätiologie und Ausprägung, die Rückfrage beim Patienten bezüglich der Richtigkeit und Relevanz der gestellten Pflegediagnosen und die Prioritätensetzung (Käppeli, 2000). Ziel des diagnostischen Prozesses ist es, die gesundheitliche Situation eines Patienten und die damit zusammenhängende Situation seiner unmittelbaren Angehörigen möglichst genau festzustellen und zu verstehen, sodass sie gezielt und wirksam gepflegt und begleitet werden können (Gordon/Bartholomeyczik, 2001). Ohne eine professionelle Diagnostik ist dies nicht möglich.

Wie in allen spezifischen Fachgebieten der Pflege hat die Diagnostik auch im Rahmen der Palliative Care einen fachspezifischen Fokus. Sie ist in der Palliative Care besonders auf gesundheits-, lebensqualitäts- und leidensbedingte Bedürfnisse, Anliegen und Probleme von Kranken in fortgeschrittenen Krankheitsstadien und von Sterbenden ausgerichtet. Insbesondere wird das gleichzeitige Auftreten verschiedener Pflegephänomene und deren Interaktion sowie deren Einfluss auf die Gestaltungsmöglichkeit der letzten Lebensphase beachtet (Rolling-Ferrell/Coyle, 2001).

Pflegediagnostik und Palliative Care

Um den spezifischen theoretisch-praktischen Prinzipien und Konzepten der Palliative Care gerecht zu werden, muss die Pflegediagnostik nicht nur theoriegeleitet, sondern methodisch mit ihnen kohärent sein. Der ausgesprochen personenzentrierte Fokus der Palliative Care erfordert einen holistisch ausgerichteten diagnostischen Ansatz, mit dem sowohl die in Zusammenhang mit präterminalen und terminalen Zuständen zu erwartenden körperlichen Gesundheitsprobleme als auch die zutiefst individuelle und partikuläre psychosoziale und existenzielle Situation der Betroffenen – z. B. ihr Muster im Umgang mit unausweichlichen Konfrontationen oder ihre spirituelle Auseinandersetzung mit ihrer individuellen Situation – erfasst werden können. Dies bedeutet, dass das Erstgespräch mit dem Kranken und mit seinen Angehörigen zwar mithilfe eines Gesprächsleitfadens, nicht aber ausschließlich anhand einer strukturierten Liste mit geschlossenen Fragen (z. B. bezüglich der Aktivitäten des täglichen Lebens) durchgeführt werden darf. Damit ein Patient und seine Angehörigen ihr subjektives Erleben und die Bedeutung ihrer Situation, Sorgen oder Anliegen in ihren eigenen Worten, Bildern und Zusammenhängen mitteilen können, ist ein offenes fokussiertes Anamnesegespräch erforderlich. Alle anschließenden Gespräche können sich an den jeweils vorausgegangenen orientieren. Zudem muss die Diagnostik in allen Umgebungen (auch in der Basis- und Grundversorgung), in denen Kranke mit beschränkten Prognosen gepflegt werden (zu Hause/innerhalb von Spitexpflege, im Spital, in Langzeiteinrichtungen, im Hospiz), durchführbar sein. Das System der Dokumentation dieser Gespräche muss ebenfalls mit dem gewählten theoretischen Ansatz der Palliative Care kompatibel sein. In der Regel genügt es nicht, die pflegerische Situation eines Kranken in einer Liste von Pflegediagnosen festzuhalten. Es sollte aufgezeigt werden können, wie verschiedene gleichzeitig vorkommende Diagnosen zueinander in Beziehung stehen (Pflegesyndrom), welche Bedeutung (Ausprägung) sie haben und wie der von ihnen Betroffene bzw. die Pflegenden sie gewichten (Prioritätensetzung) (**Abb. 3.2-1** und **3.2-2**).

Idealerweise wird ein Dokumentationssystem entwickelt, in dem die Diagnostik aller therapeutisch Tätigen in einem gemeinsamen Dokument abgebildet wird. Auch die Tatsache, dass jede Berufsgruppe eines multiprofessionellen Teams ihre eigenen Definitionen von Diagnostik und Diagnosen hat, ist zu beachten. Sie geben die verschiedenen Auffassungen des jeweiligen fachspezifischen Auftrags bei bestimmten Patientenpopulationen wieder. Für ein multiprofessionelles Team ist es deshalb wichtiger, einen Konsens bezüglich der Bedeutung und Gestaltung einer sinnvollen und zweckmäßigen Diagnostik zu finden, als nach einem «korrekten» Wortlaut einer Definition zu suchen. Weil die gestellten Pflegediagnosen die Grundlage für die Auswahl pflegerischer Interventionen sind, ist entscheidend, dass jedes Mitglied eines multiprofessionellen Teams seine diagnostische Ausrich-

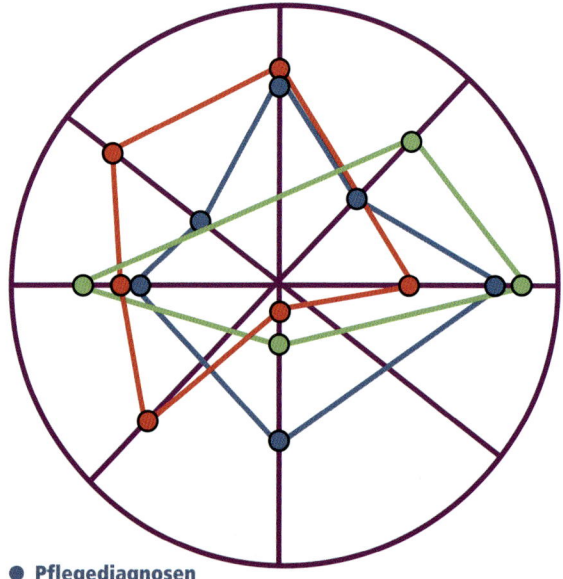

Abbildung 3.2-1: Diagnosen eines Patienten im Überblick (blau: Pflegediagnosen; rot: medizinische Diagnosen; grün: physiotherapeutische Probleme)

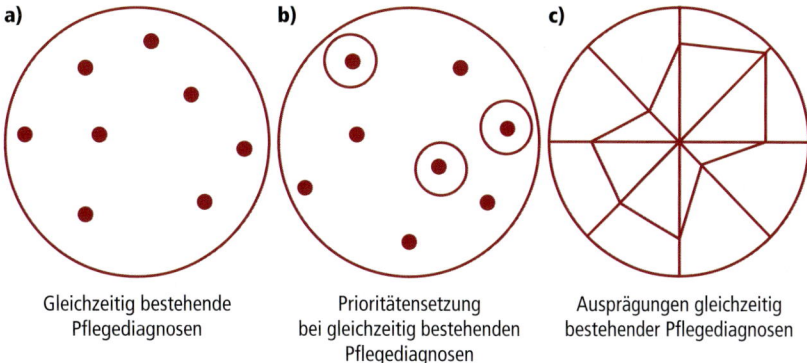

Abbildung 3.2-2: Betrachtung gleichzeitig vorkommender Diagnosen
a) Gleichzeitig bestehende Pflegediagnosen;
b) Prioritätensetzung bei gleichzeitig bestehenden Pflegediagnosen;
c) Ausprägungen gleichzeitig bestehender Pflegediagnosen

tung kennt, sodass die Kranken vor sich überschneidenden und ermüdenden Mehrfachdiagnostiken verschont bleiben.

Theoretische Entfaltung des Themas

Kontext

Im kurativen Bereich sind die Medizin sowie die Gesundheits- und Krankenpflege in der Regel die beiden wichtigsten gleichwertigen Akteure im Heilungsprozess eines Kranken. In einer konsequenten Umsetzung des Konzeptes Palliative Care wird die Pflege jedoch zu *einem therapeutischen Aspekt unter verschiedenen anderen* (Seelsorge, Physiotherapie, Medizin etc.). Gemeinsam mit ihnen trägt sie dazu bei, dass das Ergebnis der Palliative Care zu mehr als der Summe aller Teile wird. Im Idealfall wird ein multiprofessionelles Team zu einem interprofessionellen. Dank einer organischen personen- und sachbezogenen Zusammenarbeit der verschiedenen Berufsgruppen werden wirksamere Pflege- und Behandlungskonzepte entwickelt, als wenn die Tätigkeit verschiedener Fachpersonen lediglich addiert und koordiniert wird. Bedeutsam erscheint, dass die verschiedenen Perspektiven der Betreuenden (Interdisziplinarität/Interprofessionalität) zum Wohle des Betroffenen und seiner Familie aufeinander bezogen und Widersprüche sowie Unterschiede gegeneinander abgewogen werden zu Gunsten einer gemeinsamen Haltung, eines gemeinsamen Zieles, ja zu Gunsten des Kranken selbst (Heller, 2000: 17). Dies trifft auch für die Diagnostik und das System der Dokumentation der Situation eines Kranken zu. Gesundheitliche Probleme sind immer miteinander verflochten. Deshalb können einzelne Pflegediagnosen weder klar voneinander getrennt noch ausschließlich einzelnen Berufsgruppen zugeordnet werden (vgl. Schmerzen, Einschränkungen in der Mobilität, Veränderungen des Aussehens). Dies erfordert eine *Klärung der Zuständigkeitsbereiche* der Mitglieder eines multiprofessionellen Teams (Gordon/Bartholomeyczik, 2001).

Inhaltliche Ausrichtung der Pflege in der Palliative Care

Die inhaltliche Ausrichtung einer Pflege, die im Rahmen der Palliative Care ausgeführt wird, unterscheidet sich von der Pflege in anderen Kontexten teilweise prinzipiell, teilweise graduell. Auch innerhalb der Palliative Care gibt es akute Phasen (Schmerzzustände, Atemnot, emotionale Zusammenbrüche, spirituelle Krisen) und Notfallsituationen (Wirbelfrakturen, Blutungen, Darmverschlüsse). Entsprechend können auch in diesem Rahmen hoch technologisierte Medizin und Intensivpflege zum Einsatz kommen, und aus diesem Grund ist auch hier eine professionelle Diagnostik nötig. Auch wenn die Pflegediagnostik innerhalb eines definierten Konzeptes bzw. eines theoretischen Gefüges der Palliative Care ausgeführt wird, muss sie doch Ausdruck der pflegespezifischen Perspektive bleiben, das heißt, sie muss die Pflegenden bezüglich dessen, was zu diagnostizieren, zu pflegen und zu begleiten ist, leiten.

Der irreversible Verlauf einer Krankheit, ihr Schweregrad, der nicht mehr abzuwendende Sterbeprozess oder der bevorstehende Tod sowie die sich daraus ergebenden Befindlichkeiten eines Kranken verändern die Richtung und die Gewichtung bestimmter Prinzipien der Pflege. Angesichts terminaler Leidenszustände erhält die Berücksichtigung personenbezogener Konzepte – wie Identität, Integrität, Ganzheitlichkeit, Selbstbestimmung, Kompetenz, Empowerment und Compliance – eine andere Bedeutung als anlässlich einer kurzen Krankheitsepisode. Pflege am Lebensende fokussiert auf der Lebensqualität der Schwerkranken und Sterbenden sowie ihrer Angehörigen und unternimmt alles, ihr Leiden und Leid bestmöglich zu lindern, ihre körperbezogenen Pflegebedürfnisse zu befriedigen, Probleme zu lösen und sie auf eine ihnen wohltuende Weise zu begleiten. Dort, wo das Leiden nur bedingt gelindert werden kann, gilt es ganz besonders, den Leidenden fürsorglich zu begleiten.

Die Rolle der Pflegeperson in der Palliative Care

In verschiedener Hinsicht hat die Pflegeperson im Rahmen der Palliative Care eine andere *Rolle* als etwa in der Akutpflege. Als Persönlichkeit und als Fachperson zählt sie insofern mehr, als Palliative Care Settings auch Orte der Begegnung und der Sinnsuche sein können. Pflegediagnostik gehört zu den moralischen (Bündnis-)Verpflichtungen der Pflegeperson, weil sie die Anliegen, Interessen, persönlichen Werte oder den mutmaßlichen Willen des Patienten feststellt und somit Grundlage für deren Realisierung im Alltag darstellt.

Die Bedeutung der Pflegediagnostik kann in diesem Kontext kaum zu hoch eingeschätzt werden. Als Ausgangspunkt und Grundlage der Pflege muss sie sowohl der einzigartig komplexen Lebenssituation von unheilbaren, schwer kranken oder sterbenden Menschen und ihren Angehörigen als auch dem ganzheitlichen und multiprofessionellen Betreuungsansatz der Palliative Care gerecht werden.

Die Bedeutung der Pflegediagnostik in der Palliative Care

Die Bedeutung der Pflegediagnostik in der Palliative Care unterscheidet sich grundsätzlich nicht von derjenigen in anderen Fachgebieten der Pflege: Sie ist der Schlüssel zur Erreichung der Ziele für Patientinnen und Patienten, die infolge einer Krebserkrankung oder einer anderen lebensbegrenzenden (neurologischen oder infektiösen) Krankheit in einem Palliative Care Setting betreut werden. Besondere Bedeutung kann man der Pflegediagnostik allenfalls beimessen, weil Schwerstkranke und Menschen in ihrer letzten Lebensphase manchmal besonders schutz- und hilfsbedürftig sind und besonders große Anforderungen an die sie betreuenden Fachpersonen und Laien stellen (SAMW, 2004; SAMW, 2005).

Die *übergeordnete Bedeutung* der Pflegediagnostik innerhalb der Palliative Care liegt in der Gewährleistung einer bestmöglichen Lebensqualität, in der optimalen Vermeidung (Prävention), der kompetenten und rechtzeitigen Erfassung (Assessment) und Linderung von umfassenden Leiden (physisch, psychisch, sozial, spirituell, kulturell) und in der Ermöglichung der individuellen Gestaltung der verbleibenden Lebenszeit in Würde und ohne unnötige Angst und Konflikte. Die Pflegediagnostik erhält eine zusätzliche Bedeutung, indem sie eine Grundlage für die zum Patienten und seinen Angehörigen aufgebaute pflegerische Beziehung ist.

> Auf die *partikuläre Bedeutung* der Pflegediagnostik im Rahmen der Palliative Care verweisen die Aufgaben und Bedürfnisse, die ein Patient in der ihm noch verbleibenden Lebenszeit erfüllen will oder muss:
>
> - Erledigen/Regeln materieller Angelegenheiten, Geschäfte oder finanzieller Verpflichtungen
> - Bereinigen und Abschließen verschiedener Beziehungen im Familien- und Freundeskreis, am Arbeitsplatz, in verschiedenen anderen Gemeinschaften, denen man angehört
> - Rückblick auf das eigene Leben, auf die persönliche Hinterlassenschaft und deren Sinn und Bedeutung
> - Klären des bisherigen Selbstkonzeptes und Bereinigen des eigenen Gewissens
> - Versöhnung mit Menschen, denen gegenüber man glaubt, versagt oder ihnen Unrecht getan zu haben
> - Sich-Verabschieden von seinen Liebsten auf «stimmige» Art
> - Akzeptieren der Endgültigkeit des eigenen Lebens und der individuellen Existenz, der persönlichen Tragödie, die das Sterben darstellt
> - Überwinden von Verlusten, Sich-Verabschieden von Weltlichem, Loslassen und Hinwendung zum bevorstehenden Transzendenten
> - Entwicklung von Selbstvertrauen und Zuversicht angesichts der bevorstehenden Ungewissheit
> - Akzeptieren von Abhängigkeit bzw. Sich-Zurückziehen von den Pflegenden
> - Sich dem Unbekannten übergeben (Rolling-Ferrell/Coyle, 2001: 15).

Auf die Bedeutung der Pflegediagnostik im Einzelnen verweist auch die Art der häufig zu erwartenden Gesundheitsprobleme, denen keine Beachtung geschenkt werden kann, wenn sie nicht systematisch und kontinuierlich festgestellt werden: Schmerzen, Fatigue, Übelkeit und Erbrechen, Kachexie, Schluckbeschwerden und Aufstoßen, verschiedenartige Verdauungsbeschwerden, Durst, Mundtrockenheit, Atemnot, Miktionsstörungen, Hautveränderungen, Juckreiz, Störungen in der Temperaturregulation, Angstzustände, Bewusstseinsveränderungen, Verwirrung, Verlassenheitsgefühle, Trauerreaktionen oder Veränderungen des Körperbildes (s. Teil II zu ausgewählten Symptomen und Kap. 9.2).

Die systematische Abklärung der aufgeführten und anderer Phänomene beim Kranken ermöglicht einerseits die Behebung oder Linderung von Störungen, Beeinträchtigungen und Einschränkungen in Zustand, Funktion und Befindlichkeit und die Integration der fortschreitenden Verschlechterung. Anderseits zeigt sie auf, wo die Kranken Raum, Zeit und möglicherweise Unterstützung von Drittpersonen brauchen, um in der möglicherweise noch verbleibenden kurzen Lebenszeit mit sich und anderen ins Reine zu kommen, ruhige erfüllte Tage zu verbringen und einen friedlichen Tod sterben zu können. Aus verschiedenen Gründen mag es dem Kranken nicht immer gelingen, lebensabschließende Bereinigungen, Wiedergutmachungen, Versöhnungen in persönlichen oder familiären Angelegenheiten oder das wachsende Einverständnis im Umgang mit dem Unumgänglichen zu durchleben. Dies erfordert von allen Prozessbeteiligten tiefen Respekt und im gewissen Sinne auch professionelle Bescheidenheit in dem Sinne, dass es bis zuletzt Ungeklärtes, Unantastbares, ja «Unkontrolliertes» geben kann und darf, das es bis zuletzt in der nicht nachlassenden Fürsorge des Kranken zu würdigen gilt (s. Kap. 8.1 und 8.2).

Eine differenzierte Diagnostik zeigt, in welchen Bereichen auch angesichts des bevorstehenden Sterbens Therapien oder die Konsultation von Spezialisten oder Überweisungen sinnvoll sein können, bzw. sie hilft ihnen, «Kosten» und «Nutzen» von Behandlungen gegeneinander abzuwägen. Sie kann die Berechtigung ungewisser Erwartungen und Befürchtungen sowie die Dringlichkeit gewisser Interventionen klären. Sie zeigt, in welchen Bereichen die Betroffenen – sofern sie dies wünschen – an der Problemlösung beteiligt werden können, sie hilft, bei der Einschätzung der Situation Proportionen zu wahren oder Prioritäten zu setzen und bewahrt vor unsachlichen Verallgemeinerungen. Sie zeigt auf, wo Schulung und Beratung (Patientenedukation) sinnvoll sein können. Insgesamt begünstigt die Diagnostik einen ehrlichen, rationalen und sachlich adäquaten Umgang mit der Situation. Trotz allem sind die Entscheidungen eines Patienten und seiner Angehörigen bzw. ihr «Recht auf ihren unvernünftigen Willen» zu respektieren.

Zusammenfassung

Professionelle Pflegediagnostik ist ein Schlüssel zum Gelingen multidisziplinärer Palliative Care. Ohne das sorgfältige Abklären gesundheitsbezogener Probleme eines Patienten kann eine Pflegeperson ihren therapeutischen Auftrag nicht wahrnehmen. Grundsätzlich gelten für die Diagnostik im Rahmen der Palliative Care dieselben Prinzipien wie für die Diagnostik in anderen Bereichen der Pflege. Trotzdem muss sie in ihrem methodischen Vorgehen die spezifischen inhaltlichen und teambezogenen Gegebenheiten berücksichtigen.

Abschließende Gedanken zur Reflexion

Im Rahmen des heutigen Entwicklungsstandes der Pflegediagnostik bieten sich wichtige Schwerpunkte der Reflexion an:

- *moralisch-ethische Implikationen der Diagnostik:* In diesem Bereich stellen sich immer wieder Fragen nach dem Recht und der Pflicht der Pflegenden, in der Anamnese und weiterführenden Gesprächen Informationen zu den oben genannten Themenkreisen zu sammeln. Insbesondere besteht auch Ambivalenz bezüglich der Dokumentation persönlicher Anliegen von Patienten und Angehörigen.

- *Multidisziplinarität:* Damit Pflegediagnostik im multidisziplinären Team gelingt, ist es nötig, die diagnostischen Konzepte, Klassifikationssysteme und methodischen Ansätze der zusammenarbeitenden Berufsgruppen zu vergleichen, zu klären sowie aufeinander zu beziehen und abzustimmen.

- *Weiterentwicklung der Pflegediagnostik:* Immer wieder treten Pflegeprobleme und -situationen auf, die in der Literatur noch nicht benannt und beschrieben wurden. Das Erkennen und Erfassen solcher Bereiche ist wichtig im Hinblick auf eine ständige Optimierung palliativer Betreuung.

Verwendete Literatur

Gordon, M.; Bartholomeyczik, S.: Pflegediagnosen, Theoretische Grundlagen, Urban & Fischer, München 2001.

Heller, A.: Die Einmaligkeit von Menschen verstehen. In: Heller, A.; Heimerl, K.; Husebø, S. (Hrsg.): Wenn nichts mehr zu machen ist, ist noch viel zu tun. Wie alte Menschen würdig sterben können. Lambertus, Freiburg i. Br. 2000.

Käppeli, S. (Hrsg.): Pflegediagnostik unter der Lupe, Verlag des Pflegedienstes am Universitätsspital, Zürich 2000.

Käppeli, S.: Dokumentation. Österreichischer Krankenpflegekongress, Innsbruck, 1996.

Rolling-Ferrell, B.; Coyle, N. (eds.): Textbook of Palliative Nursing. Oxford University Press, Oxford 2001.

Schrems, B.: Der Prozess des Diagnostizierens in der Pflege. Facultas UTB, Wien 2003.

SAMW – Schweizerische Akademie der Medizinischen Wissenschaften: Betreuung von Patientinnen und Patienten am Lebensende. Medizinisch-ethische Richtlinien. SAMW, Basel 2004.

Weiterführende/ kommentierte Literatur

Doenges, M. E.; Frances, M.; Moorhouse, A.; Geissler-Murr, C.: Pflegediagnosen und Maßnahmen. Huber, Bern 2003; korrigierter Nachdruck der 3., vollständig überarbeiteten und erweiterten A.

Ellershaw, J.; Wilkinson, S. (eds.): Care of the dying. A pathway to excellence. Oxford University Press, Oxford/New York 2003.

Georg, J. (Hrsg.): NANDA International. NANDA-Pflegediagnosen. Definition und Klassifikation 2005–2006. Huber, Bern 2005.

Käppeli, S. (Hrsg.): Pflegekonzepte. Phänomene im Erleben von Krankheit und Umfeld. Herausgegeben von Mäder, M.; Zeller-Forster, F. Huber, Bern 1998, Band 1. Behandelt folgende Konzepte: Leiden, Krise, Hilflosigkeit, Angst, Hoffnung/Hoffnungslosigkeit, Verlust/Trauer, Einsamkeit.

Käppeli, S. (Hrsg.): Pflegekonzepte. Phänomene im Erleben von Krankheit und Umfeld. Huber, Bern 1999, Band 2. Behandelt folgende Konzepte: Selbstkonzept, Selbstpflegedefizit, Immobilität, Ermüdung/Erschöpfung, Schlafstörungen, Inkontinenz.

Käppeli, S. (Hrsg.): Pflegekonzepte. Phänomene im Erleben von Krankheit und Umfeld. Huber, Bern 2000, Band 3. Behandelt folgende Konzepte: Angehörige, Ungewissheit, Verwirrung, Kommunikation, Bewältigung, Schuld, Stigma, Macht, Aggression, Compliance, Humor.

Metz, C.; Wild, M.; Heller, A. (Hrsg.): Balsam für Leib und Seele. Pflegen in Hospiz- und Palliative Betreuung. Lambertus, Freiburg, i. Br. 2002.

Schweizerische Akademie der Medizinischen Wissenschaften (SAMW): Palliative Care. Medizinisch-ethische Richtlinien und Empfehlungen vom 25. November 2005. www.samw.ch.

4 Palliative Care in der Geriatrie

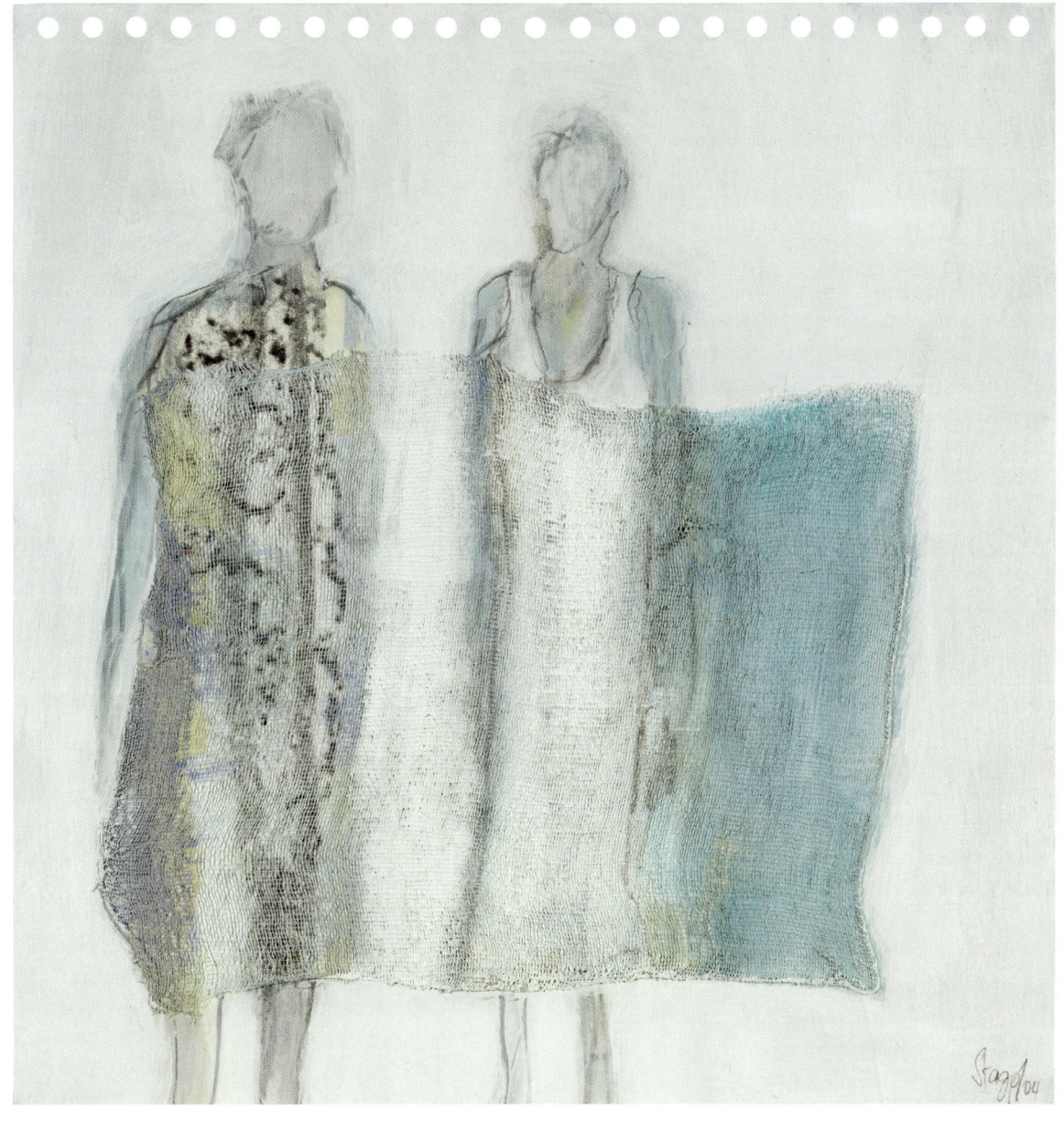

4.1
Holistisches Assessment als Grundlage der Palliative Care in der Geriatrie

Roland Kunz

«Pflege befasst sich mit den Auswirkungen von Krankheit und Therapie auf die Aktivitäten des täglichen Lebens und den Umgang mit diesen Auswirkungen.»

(Kesselring, 1994)

Abstract

Der geriatrische Patient leidet praktisch immer an mehreren Krankheitsproblemen und Behinderungen gleichzeitig, welche in unterschiedlicher Weise symptomatisch werden. Mit einem holistischen Assessment sind sowohl Symptome wie Funktionseinschränkungen, persönliche Prioritäten und die Bedürfnisse der Angehörigen zu erfassen, um mit einer Strategie aus palliativen und rehabilitativen Maßnahmen dem Patienten eine möglichst hohe Lebensqualität zu ermöglichen. Dieses Kapitel erläutert die verschiedenen Aspekte des holistischen Assessments und geht auf die besondere Problematik des Demenzpatienten ein.

Studienziele

Nach Abschluss dieses Kapitels wird die bzw. der Lernende in der Lage sein:

- die besondere Situation des multimorbiden geriatrischen Patienten zu verstehen.
- ein umfassendes Assessment seiner Bedürfnisse und Symptome durchzuführen.
- sich mit den Problemen in der Betreuung dementer Patienten auseinander zu setzen.
- die Rolle der Angehörigen zu verstehen und ihre Situation zu erfassen.

Schlüsselwörter

Kommunikationsstörungen, Lebensqualität, Multimorbidität, mutmaßlicher Wille, Patientenverfügung, Prioritäten, Symptomassessment, Verhaltensstörungen, Zielvereinbarung

Einleitung – Multimorbidität als Herausforderung in der Geriatrie

In der Behandlung, Pflege und Begleitung onkologischer Patienten steht die Grundkrankheit, das Krebsleiden, im Vordergrund. Begleiterkrankungen müssen wohl im Therapiekonzept mitberücksichtigt werden, die Lebensqualität des Patienten und seine Prognose werden aber fast ausschließlich durch seine Krebskrankheit bestimmt. Geriatrische Patienten dagegen sind praktisch immer multimorbid, sie leiden an verschiedenen Krankheiten gleichzeitig. Deren Folgen addieren sich in ihrer Auswirkung auf die Aktivitäten des täglichen Lebens, die Krankheitssymptome werden komplexer, und die Planung des Behandlungskonzeptes erfordert die Berücksichtigung aller Aspekte einschließlich der Situation der betreuenden Personen.

Durch das Nebeneinander verschiedener Gesundheitsstörungen befindet sich der ältere Mensch in einem labilen Gleichgewicht, das durch kleine Veränderungen rasch dekompensieren kann. Seine Situation gleicht einem Mobile, das im Gleichgewicht schwebt, jedoch durch eine einzige kleine Veränderung an einem Teilchen in Bewegung geraten kann. Jede Verschlechterung einer bestehenden Gesundheitsstörung kann bei einem alten Menschen bereits zu einer akuten Situation führen, die kurzfristige Entscheidungen erfordert – z. B. Hospitalisation mit kurativer Absicht oder Weiterbetreuung in der angestammten Umgebung unter Ausschöpfung der palliativen Behandlungsoptionen, die potenziell lebensbeendend sein kann. Prognosen lassen sich in diesen komplexen Situationen nur schwer stellen, eine terminale Phase kann beim multimorbiden geriatrischen Patienten häufig nicht abgegrenzt werden, wodurch die Angehörigen mit einer großen Ungewissheit belastet werden. Vorausschauende Diskussionen über das Vorgehen bei einer Verschlechterung sind besonders wichtig und können die Entscheidungsfindung in der Akutsituation erleichtern.

Die komplexe Situation des geriatrischen Patienten erfordert ein rechtzeitiges, umfassendes und vor allem kontinuierliches Assessment seiner Funktionen und Symptome, seiner physischen, psychischen, sozialen und spirituellen Bedürfnisse, seiner Fähigkeiten, Ziele und Werte sowie seines Willens, aber auch der Belastung, Befindlichkeit und Tragfähigkeit des Betreuungsnetzes (s. Kap. 4.2, 4.3 und 12.3). Zusammen mit den Informationen über Diagnosen, Prognosen und Möglichkeiten hilft dieses holistische Assessment, in auftauchenden Fragestellungen gemeinsame und gut abgestützte Entscheidungen zu treffen, welche die Lebensqualität aller Beteiligten berücksichtigen. Besondere Schwierigkeiten ergeben sich in der Beurteilung von Patienten, die an einer Demenzkrankheit leiden. Die Kommunikation mit ihnen ist erschwert oder unmöglich, wodurch das Erfassen der Symptome und Einstellungen sowie der Lebensqualität und des Willens immer schwieriger wird. Die Belastung der Angehörigen wird oft unterschätzt oder nur ungenügend berücksichtigt, wenn nur der körperliche Pflegebedarf des Patienten erfasst wird und die Auswirkungen von Verhaltensstörungen vernachlässigt werden. Das Assessment in der Situation des Demenzkranken muss deshalb den Bereich der Angehörigen unbedingt einschließen.

Das holistische geriatrische Assessment

Palliative Care in der Geriatrie kann niemals losgelöst von der übrigen Geriatrie verstanden werden. Die Multimorbidität des alten Menschen erfordert ein Nebeneinander von einerseits rehabilitativen, kurativen Anstrengungen und andererseits rein palliativen Maßnahmen, wobei sich im Krankheitsverlauf das Verhältnis immer mehr auf die palliative Seite verschiebt. Ein umfassendes geriatrisches Assessment hat deshalb einerseits Funktionseinschränkungen und erhaltene Ressourcen (z. B. Fähigkeiten, Kompetenzen, Eignungen), andererseits Symptome, die einer vorwiegend palliativen Behandlung bedürfen, zu erfassen. Je mehr Gesundheitsstörungen nebeneinander vorkommen, desto länger wird häufig die Liste der erfassten Probleme und Symptome.

Zur Behandlungsplanung ist eine Gewichtung notwendig, um Prioritäten zu setzen. Wer nimmt diese Gewichtung vor? In der täglichen Praxis unterliegen wir der Gefahr, in erster Linie Symptome und Probleme zu behandeln, die sich leicht messen lassen (und damit auch der direkte Erfolg unserer Intervention), statt dass wir uns fragen, was den Patienten subjektiv am meisten stört. Dies führt dazu, dass beim hochbetagten Patienten vielleicht intensiv über Grenzwerte des Blutdrucks oder Glukose-Werte und Insulinverordnungen diskutiert wird, jedoch niemand realisiert, dass die Hörschwäche des Patienten zum sozialen Rückzug und zur Entwicklung einer Depression führt!

In der palliativen Versorgungssituation des geriatrischen Patienten setzt sich das Assessment aus vier Ebenen zusammen:

Ebene 1: Was wissen wir

- über den Patienten (Anamnese);
- über seine Diagnosen;
- über seine Prognose;
- über seine Lebensgeschichte;
- über seinen Willen, seine Wünsche.

Ebene 2: Was wissen wir

- über sein Umfeld;
- über familiäre Strukturen und Dynamik;
- über Ressourcen und Grenzen;
- über Abhängigkeiten und Verpflichtungen.

Ebene 3: Was beobachten wir bzw. ergeben

- die Assessmenttests;
- erhaltene/beeinträchtigte Funktionen und Fähigkeiten (ADL/IADL);
- Wo bestehen drohende Risiken (z. B. Sturzrisiko, Dekubitus)?

Ebene 4: Welche Symptome und Probleme belasten den Patienten?

- Erfassung, Auflistung und subjektive Bewertung durch den Patienten.

Subjektive Deutung und Bewertung der Symptome

Für die Lebensqualität des Patienten ist essenziell, dass wir primär die Symptome zu behandeln versuchen, welche ihn subjektiv am stärksten stören und nicht, was aus pflegerischer oder medizinischer Sicht im Vordergrund steht. In Analogie zum Edmonton

Symptom Assessment System (Bruera et al., 1991) **(Tab. 4.1-1)** kann eine Auflistung der Assessmentbefunde aus Ebene 3 und 4 vorgenommen werden, um mit dem Patienten die einzelnen Items im Hinblick auf die subjektive Beeinträchtigung seiner Lebensqualität zu gewichten. Symptome und Funktionsbehinderungen, die weit rechts liegen, d. h. die Lebensqualität stark beeinträchtigen, sind mit höchster Priorität zu behandeln, da jede Verbesserung in diesen Bereichen zu einem spürbaren Anstieg der Lebensqualität führt. Links liegende Symptome und Funktionsbehinderungen mit geringer Auswirkung auf die Lebensqualität sind erst sekundär und mit geringerem Aufwand anzugehen.

Das Beispiel in Tabelle 4.1-1 soll im Folgenden kurz erläutert werden.

Kasuistik I: Eine 82-jährige Patientin tritt in die Langzeitpflegeinstitution ein. Eintrittsgrund sind ihre schweren degenerativen Gelenkveränderungen, die zusammen mit dem massiven Übergewicht zu einer zunehmenden Abhängigkeit von fremder Hilfe geführt haben. Sie kann am Rollator noch wenige Meter selbstständig gehen, dies mit schlurfenden kleinen Schritten, die mit knackenden Gelenkgeräuschen verbunden sind, bei schwerster Hüft- und Kniegelenksarthrose beidseits. Unsere Anstrengungen konzentrieren sich sofort auf eine Verbesserung der Gehfähigkeit. Im Gespräch über die Prioritäten stellt sich aber heraus, dass die ältere Frau am meisten unter der Bewegungseinschränkung durch die Arthrosen in den Schultergelenken leidet: Sie ist nicht mehr in der Lage, sich auf der Toilette selbstständig zu reinigen. Dass sie sich dabei von fremden Menschen helfen lassen muss, erlebt sie viel schmerzhafter, als ihre eingeschränkte Mobilität.

Kasuistik II: Ein anderer Patient leidet an der Parkinson-Krankheit, die zu Schluckproblemen geführt hat. Dass er allgemein nur wenig Appetit hat, stört ihn kaum, da er als Folge davon auch weniger oft etwas schlucken muss. Hingegen fühlt er sich außerordentlich beeinträchtigt durch seinen übermäßigen Speichelfluss. Wie würden wir als Betreuende auf Grund unserer Fremdeinschätzung die Prioritäten setzen? Die Appetitlosigkeit und die Schluckstörungen sind in unseren Augen die zentralen Probleme, da wir an deren Folgen denken. Der Speichelfluss erscheint uns eher als kosmetisches Problem. Wir statten den Patienten mit Papierservietten aus und weisen ihn an, sich regelmäßig den Mund zu wischen (oder noch praktischer, wir binden ihm einen Papierlatz um) und diskutieren dann, mit welchen Medikamenten die zunehmende Depression zu behandeln sei. Ein Assessment nicht nur der Symptome und Probleme, sondern auch deren individueller Bedeutung für den Betroffenen hilft, in erster Linie die Lebensqualität zu verbessern und nicht primär nur objektivierbare Befunde zu behandeln.

Assessment: Wer, wann, wie?

Wenn ein geriatrischer Patient in eine Betreuungssituation (ambulante oder stationäre Versorgung) eintritt, sollte das Betreuungsteam (v. a. Pflegefachkräfte, Arzt und Therapeuten) sobald wie möglich wissen, welches die Diagnosen, Hauptprobleme und Ziele sind. Um die Strategie der Pflege und der therapeutischen Anstrengungen zu planen, sind auch die sozialen Umstände und Ressourcen von großer Wichtigkeit. In den ersten Tagen ist deshalb ein breites Assessment durchzuführen. Als Beispiel sei das Minimum Data Set (MDS) des RAI (Resident Assessment Instrument, Garms-Homolová, 2000; Hawes et al., 1997) erwähnt, das durch Pflegefachkräfte erhoben wird und folgende Bereiche zu erfassen sucht:

- Angaben zur Person
- Verfügungen
- Gewohnheiten
- kognitive Fähigkeiten
- Kommunikation/Hören
- Sehfähigkeit
- Stimmungslage/Verhalten

Tabelle 4.1-1: Symptom-Erfassungssystem nach dem Edmonton Symptom Assessment System (Quelle: Bruera et al., 1996)

Symptom/Problem	0	1	2	3	4	5	6	7	8	9	10
Gehbehinderung		X									
Behinderung Arme							X				
Inkontinenz					X						
Hörstörung			X								
Sehstörung								X			
Schluckproblem					X						
Appetitlosigkeit	X										
Speichelfluss									X		
Atemnot				X							
Schmerz								X			
Angst				X							
…											

- psychosoziales Wohlbefinden
- Beschäftigungsmuster
- körperliche Funktionen/ADL
- Kontinenz
- Diagnosen
- Medikation
- Gesundheitszustand
- Ernährungszustand
- Mund- und Zahnstatus
- Zustand der Haut
- spezielle Behandlungen/Maßnahmen
- Entlassungspotenzial/Gesamtzustand.

Erst in englischer Sprache verfügbar ist das ergänzende Minimum Data Set – Palliative Care (Steel et al.; 2003), das besonderes Gewicht auf die Erfassung von Symptomen, kognitiver und kommunikativer Kompetenz, Stimmung und Wünschen sowie des Willens, des sozialen Umfelds und spiritueller Bedürfnisse legt.

Diese MDS-Daten werden durch ergänzende Instrumente, z. B. zur Schmerzerfassung, und durch spezifische Untersuchungen und Tests ergänzt, welche vor allem von ärztlicher Seite, teilweise aber auch von Therapeuten beigesteuert werden. Die Auswahl dieser Tests umfasst einerseits Screening-Instrumente, andererseits problemzentrierte Instrumente. Eine umfassende und praxisnahe Zusammenstellung etablierter und validierter Assessmentinstrumente findet sich in den Waid-Guides (Stadtspital Waid, Zürich).

Gemeinsame Zielvereinbarung auf der Grundlage der Assessmentdaten

Ein umfassendes Assessment macht nur dann Sinn, wenn die erhobenen Befunde als Grundlage der patientenorientierten Pflege- und Betreuungsplanung dienen und zu klar formulierten Zielen führen, die von allen Beteiligten verstanden worden sind und mitgetragen werden. In einem interdisziplinären Eintritts- und Zielgespräch, an dem die zuständigen Pflegenden, der Arzt, die involvierten Therapeutinnen und nach Bedarf die Sozialarbeiterin und der Seelsorger teilnehmen, wird gemeinsam mit dem Patienten und seinen Angehörigen zusammengefasst und besprochen, was die Diagnose und Prognose, die Befunde, die Prioritäten und Wünsche, aber auch die Erwartungen sind. Ziel dieses Gesprächs ist es, die konkreten Maßnahmen, die Betreuungsschwerpunkte und Therapieziele zu vereinbaren. Am Schluss des Gesprächs soll ein nächster Termin besprochen werden, um die Zielerreichung zu überprüfen und die Strategie allenfalls anzupassen. Vor diesem nächsten Gespräch sind als Grundlage der Zielüberprüfung einzelne Assessments zu wiederholen.

Wünsche, Werte und Wille des geriatrischen Patienten

Das Eintritts- und Zielgespräch bietet sich an, um vom Patienten etwas über seinen Willen, seine Werte und seine Vorstellungen bezüglich Sterben und Tod sowie lebensverlängernde Maßnahmen zu erfahren (s. Kap. 10.7). Die gezielte Frage nach einer Patientenverfügung hilft, dieses oft tabuisierte Thema aufzugreifen. Hat der Patient bereits eine Verfügung, kann die Besprechung des Inhaltes ermöglichen, mehr über seine persönliche Einstellung, seine Werte sowie deren Hintergründe zu erfahren. Die Dokumentation dieses Gesprächs ist wichtig, um in einer späteren Entscheidungssituation darauf zurückgreifen zu können. Besteht noch keine Patientenverfügung, sollte sie vom Betreuungsteam bzw. der Institution angeboten werden. Es steht dem Patienten aber frei, dieses Angebot anzunehmen. Wichtig ist in jedem Fall das persönliche Gespräch zwischen behandelndem Arzt, Bezugspflegeperson und Patient sowie zwischen Patient und Angehörigen mit der Benennung einer Vertrauensperson, die den Willen des Patienten vertreten wird, wenn er selbst dazu nicht mehr im Stande ist.

Aspekte des Assessments bei demenzkranken Patienten

Mit zunehmendem Lebensalter steigt die Häufigkeit der Demenzerkrankungen. Rund 20 % der Menschen über 80 Jahre leiden an einer Demenzerkrankung, in den Pflegeheimen ist die Hälfte der Bewohner von leichten bis schweren kognitiven Defiziten betroffen. Nebst der zunehmenden Abhängigkeit von fremder Hilfe bringen Demenzerkrankungen auch Kommunikationsschwierigkeiten und Einschränkungen der Urteilsfähigkeit, Verhaltensstörungen und teilweise psychotische Störungen mit sich. Demenz wird vor allem mit Gedächtnisschwäche in Verbindung gebracht; die übrigen neuropsychologischen Defizite werden oft nicht erkannt, was die Betreuung dieser Patientengruppe so schwierig macht.

Der erste Assessmentteil bei Patienten, die an einer Demenz erkrankt sind, muss deshalb eine sorgfältige neuropsychologische Beurteilung umfassen. Folgende Störungen sind zu suchen:

- Merkfähigkeitsschwäche und Orientierungsstörungen
- Sprach- und Sprachverständnisstörungen
- Apraxie (Unfähigkeit zu sinnvollen Bewegungen)
- Agnosie (Unfähigkeit, Gesehenes zu erkennen)
- Handlungsplanungsschwäche
- Einschränkung des abstrakten Denkens.

Als Screening-Tests für kognitive Störungen sind vor allem der Mini Mental State (MMS; Folstein, 1975) und der Uhrentest (Watson, 1993) verbreitet. Sie helfen, die Ausprägung der Demenz einzuschätzen, für eine optimale Betreuungsplanung sind aber weitere gezielte Tests durch Fachleute notwendig. Ziel des sorgfältigen Assessments ist primär, Über- und Unterforderungssituationen zu vermeiden, da diese häufig Ursache von aggressivem, aber auch depressivem Verhalten sind. Besonders Sprachverständnisstörungen werden sehr häufig unterschätzt. Die Patienten sind oft noch sehr redegewandt, jedoch überfordert, unsere Fragen zu verstehen. Sie können diese Schwäche lange Zeit gut verstecken, indem sie allgemein gültige Redewendungen in ihre Antworten auf unsere Fragen einbauen. Eine Befragung bezüglich Symptomen und Wünschen wird aber unter diesen Umständen sehr schwierig. Da auch die Schmerzerfassung mit den üblichen Instrumenten nicht mehr möglich ist, muss dieser Frage durch die Anwendung von geeigneten Assessmentinstrumenten besondere Beachtung geschenkt werden (s. Kap. 3.1 und 5.3).

Der mutmaßliche Wille des Patienten

Für Fragen der Entscheidungsfindung kann der Patient mit fortgeschrittener Demenz nicht mehr oder nur noch indirekt einbezogen werden. Die Einschränkung im abstrakten Denken, im Verstehen von Zusammenhängen, schränkt seine Urteilsfähigkeit massiv ein. Um trotzdem nach seinem mutmaßlichen Willen zu entscheiden, ist es wichtig, sich (wenn möglich rechtzeitig und vorausschauend) über folgende Fragen Klarheit zu verschaffen:

- Was wissen wir über frühere Willensäußerungen des Patienten?
- Existiert eine Patientenverfügung aus gesunden Tagen?
- Wie beurteilen wir seine aktuelle Lebensqualität?
  - Zeigt er noch Interessen?
  - Kann er mit der Umgebung Kontakt aufnehmen?
  - Erlebt er Situationen, die ihm Freude bereiten?
- Finden wir Zeichen, die auf fehlenden Lebenswillen hinweisen können?
  - Ablehnung von Essen und Trinken
  - Ablehnung von Medikamenten
  - Verbale Äußerungen
- Wie beurteilen die Angehörigen die Situation?

Unter Einbezug dieser Fragen und der Abwägung von Belastung und Erfolgsaussicht der möglichen Abklärungen und Therapieschritte muss versucht werden, eine Entscheidung zu treffen, die dem mutmaßlichen Willen des Patienten entspricht. Solche Entscheidungen sollten nicht unter Zeitdruck gefällt werden. In den Entscheidungsprozess sind alle Betreuungspersonen einschließlich der Angehörigen rechtzeitig einzubeziehen.

Die Belastung der Angehörigen des Demenzkranken

Demenzkrankheiten sind nicht nur für die Patienten selbst eine schwere Bürde, sie sind von Beginn an auch eine große Belastung für die (betreuenden) Angehörigen (s. Kap. 7.1). Mit den Gedächtnisstörungen lernt die Umgebung umzugehen, die übrigen Defizite zu verstehen braucht aber entsprechende Erklärung und Schulung. Am schwierigsten ist es für die Nächsten, mit den affektiven Veränderungen und den Verhaltensstörungen umzugehen. Persönlichkeitsveränderungen als Krankheitsfolge zu akzeptieren und ihnen im alltäglichen Kontakt ohne eigene emotionale Reaktion zu begegnen, ist für viele Angehörige sehr schwierig. Aggressives Verhalten, Verdächtigungen und Beschuldigungen, Apathie und Passivität oder Halluzinationen werden von den Betreuern bei der Konsultation kaum thematisiert und darum meist verkannt. Die Belastung der Angehörigen wird allein auf Grund der kognitiven Defizite eingeschätzt, die notwendige Unterstützung im Umgang mit den Verhaltensstörungen fehlt aber.

Das Neuropsychiatrische Inventar (NPI; Cummings, 1994) ermöglicht es, die affektiven Symptome zu erfassen und entsprechend der Belastung der Betreuer zu werten **(Tab. 4.1-2)**. Ein Assessment dieser oft schwer zu verstehenden Störungen zeigt den Angehörigen, dass diese Symptome Krankheitswert haben und nicht bewusste oder gezielte Reaktionen des Patienten gegen seine Familie sind. Es erlaubt, medikamentöse und verhaltenstherapeutische Interventionen einzuleiten, die für die Angehörigen von zentraler Bedeutung sind, damit sie die Betreuung des Demenzkranken weiter bewältigen können.

Tabelle 4.1-2: Neuropsychiatrisches Inventar NPI (Quelle: Cummings et al., 1994)

Symptom	Häufigkeit (1–4)	Schweregrad (1–3)	Belastung (0–5)
Wahn			
Halluzinationen			
Agitation			
Depression			
Euphorie (gesteigerte Stimmung)			
Angst			
Enthemmung			
Irritabilität (Reizbarkeit)			
Motorische Unruhe			
Apathie			
Schlafstörungen (Tag-Nacht-Umkehr)			
Appetit-/Essstörungen			

Häufigkeit: 1 = < 1×/Wo.; 2 = 1×/Wo.; 3 = mehrmals/Wo.; 4 = täglich
Schweregrad: 1 = leicht; 2 = mittel (steuerbar durch Betreuer); 3 = schwer (nicht steuerbar)
Belastung der Betreuer: 0 (keine Belastung) bis 5 (sehr schwere Belastung)

Zusammenfassung

Die Situation des geriatrischen Patienten unter Einbezug seiner Diagnosen, der Prognose, der belastenden Symptome und der persönlichen Bedürfnisse und seines Willens zu erfassen, ist eine große Herausforderung an die Pflegenden. Das Assessment hat den alten Menschen als biopsychosoziale Einheit zu erfassen und zusätzlich das System einzubeziehen, in dem er lebt. Je früher und je besser die interdisziplinäre Zusammenarbeit und Kommunikation in einer Betreuungssituation etabliert ist, umso umfassender und individueller kann auf den älteren Patienten eingegangen werden.

Abschließende Fragen zur Reflexion

- Erfassen und behandeln wir, was uns wichtig erscheint (oder leicht messbar ist) oder wirklich das, was die Lebensqualität aus der Sicht des Patienten im Moment am meisten beeinträchtigt?
- Bestimmen unsere Interventionen mehr die Befunde als das individuelle Befinden des geriatrischen Patienten?
- Ist es in meinem Arbeitskontext üblich, nicht nur die belastenden Symptome zu erfassen, sondern auch die Hermeneutik, die individuelle Deutung und Bedeutung der Symptome für den alten Menschen in Erfahrung zu bringen?
- Sind wir uns über die kognitiven Fähigkeiten und Einschränkungen des Patienten im Klaren, oder überschätzen wir seine Kommunikationsfähigkeit?
- Respektieren wir seinen Willen und seine Prioritäten, oder glauben wir zu wissen, was für ihn gut ist?
- Wissen wir etwas über die persönlichen Bedürfnisse und Werte des betagten Patienten?
- Wissen wir, wie es den (betreuenden) Angehörigen geht?

Verwendete Literatur

Bruera, E.; et al.: The Edmonton Symptom Assessment System (ESAS): a simple method for the assessment of palliative care patients. J. Palliat. Care, 7 (1991) 2: 6–9.
Cummings, J. L.: The Neuropsychiatric Inventory. Neurology, 44 (1994): 2308–2314
Folstein, M.; et al.: Mini Mental State: a practical method for grading the cognitive state of patients for the clinician. Journal of Psychiatric Research, 12 (1975): 145–153.
Garms-Homolová, V.; Gilgen, R.: RAI 2.0 – Resident Assessment Instrument – Beurteilung, Dokumentation und Pflegeplanung in der Langzeitpflege und geriatrischen Rehabilitation. Huber, Bern 2000, 2. A.
Hawes, C.; et al.: Development of the nursing home Resident Assessment Instrument in the USA. Age Ageing, 26 (1997) S2: 19–25.
Kesselring, A.: Kurs Leben mit Krankheit. Inselspital, Bern 1994.
Steel, K.; et al.: The RAI-PC: an assessment instrument for palliative care in all settings. Am. J. Hosp. Palliat. Care, 20 (2003) 3: 211–219.
Waid-Guides:
www3.stzh.ch/internet/swz/akut_klinik/home/w_guide.html.
Watson, I. J.; et al.: Clock completion: An objective screening test for dementia. J. Am. Geriatr. Soc., 41 (1993): 1235–1240.

Weiterführende/ kommentierte Literatur

Addington-Hall, J. M.; Higginson, I. J.: Palliative Care for Non-Cancer Patients. Oxford University Press, Oxford 2001. Ein Muss für alle, die sich mit Palliative Care für Patienten mit chronischen, nichtmalignen Krankheiten auseinander setzen.
Bolli, A.: Geriatrisches Assessment. Diplomarbeit, Schule für angewandte Gerontologie SAG Zürich 2000. Eine umfas-

sende Zusammenstellung geriatrischer Assessment-Instrumente aus der Sicht der Pflege.

Garms-Homolová, V.; Gilgen, R. (Hrsg.): Resident Assessment Instrument, RAI 2.0. Beurteilung, Dokumentation und Pflegeplanung in der Langzeitpflege und geriatrischen Rehabilitation. Huber, Bern 2000.

Heimerl, K.; Heller, A.; Kittelberger, F.: Daheim sterben. Palliative Kultur im Pflegeheim. Lambertus, Freiburg i. Br. 2005.

Kitwood, T.: Demenz. Der person-zentrierte Ansatz im Umgang mit verwirrten Menschen. Huber, Bern 2004, 3., erweiterte A.

Kunz, R.: Alltag im Pflegeheim. Sterbebegleitung ist Teil einer Lebenshaltung. Geriatrie Praxis, 11–12 (2003): 16–18. Ein Übersichtsartikel über die Umsetzung von Palliative Care im Pflegeheim.

Kunz, R.: Palliative Medizin für ältere Menschen. Schweiz. Med. Forum, 5 (2002): 100–105. Eine Darstellung der Besonderheiten von Palliative Care für ältere Menschen.

Pleschberger, S. (Hrsg.): Nur nicht zur Last fallen. Sterben in Würde aus der Sicht alter Menschen in Pflegeheimen. Lambertus, Freiburg i. Br. 2005.

Reitinger, E.; Heller, A.; Tesch-Römer, C.; Zeman, P.: Leitkategorie Menschenwürde. Zum Sterben in stationären Pflegeeinrichtungen. Lambertus, Freiburg i. Br. 2004.

Steinhagen-Thiessen, E. (Hrsg.): Das geriatrische Assessment. Materialien und Berichte 48. Gefördert und herausgegeben von der Robert Bosch Stiftung Stuttgart. Schattauer, 2001, 1. Nachdruck.

Volicer, L.; Hurley, A.: Hospice Care for People with Advanced Dementia. Springer, New York 1998. Das Standardwerk zum Thema Palliative Care für Demenzkranke.

Wikening, K.; Kunz, R.: Sterben im Pflegeheim: Perspektiven und Praxis einer neuen Abschiedskultur. Vandenhoeck & Ruprecht, Göttingen 2003. Ein praxisnahes Buch über die Aspekte von Palliative Care und die Rolle der verschiedenen Berufsgruppen im Pflegeheim.

Internetadressen

www.interRAI.org
www.igk-forschung.de.

4.2
Bedürfnisse von Patientinnen und Bewohnerinnen am Lebensende

Katharina Heimerl

«Jeder Dienst am Menschen braucht einen Dienst an der Organisation. Engagierte Einzelpersonen können auf Dauer nicht die strukturellen Defizite der Gesamtorganisation kompensieren. Es braucht motivierte, kompetente Personen und geeignete Strukturen, Rahmenbedingungen und Regeln.» *(Heller, 2003)*

- die individuellen Bedürfnisse von älteren Menschen am Lebensende zu (er-)kennen und zu wissen, wie diese gezielt zu erfassen sind.

Schlüsselwörter

Patientenorientierung, Bedürfnisse, ältere Menschen, Organisationsentwicklung

Abstract

Dame Cicely Saunders (†) nahm die Betreuung eines jungen krebskranken Patienten – zu dem sie besondere Zuneigung gefasst hatte – zum Ausgangspunkt ihrer innovativen Ideen, aus denen schließlich die Hospizbewegung wurde (Student, 1999). Lange Zeit, teilweise bis heute, ist dies auch der blinde Fleck der Hospizbewegung: Sie richtet sich vorrangig an junge krebskranke Menschen. Jedoch kommen zunehmend auch die ältere Bevölkerung und ihre Bedürfnisse in das Blickfeld der Palliative Care. Es gibt unterschiedliche Methoden, die Bedürfnisse älterer Menschen am Lebensende zu erfassen, qualitative Interviews eignen sich hier sicher am besten. Ziel der Erfassung von Patientenbedürfnissen ist es, Patientinnen in die Rolle von «Expertinnen in eigener Sache» zu bringen. Eine Fallgeschichte am Ende des Kapitels zeigt auf, wie herausfordernd das Erfüllen von einfachen Patientenbedürfnissen sein kann.

Studienziele

Nach Abschluss dieses Kapitels wird die bzw. der Lernende in der Lage sein:

- zu erkennen und zu verstehen, was mit Patientenorientierung gemeint ist, und dies an einem Fallbeispiel anzuwenden.

Einleitung – Palliative Care für ältere Menschen

«In den Lehrbüchern der Palliative Care kommen alte Menschen nicht vor, und in den Lehrbüchern der Geriatrie wird nicht gestorben» (Husebø, 2003). Gerade weil Husebø in seinen Vorträgen immer wieder auf diesen Missstand hingewiesen hat, stimmt die Beobachtung heute nicht mehr ganz. Zunehmend gelangen alte Menschen ins Blickfeld der Palliative Care. In der im Jahre 2004 erschienenen Broschüre «Better Palliative Care for Older People» spricht die World Health Organization von Bedürfnissen und Rechten älterer Menschen in Palliative Care. «Alte Menschen haben eindeutig besondere Bedürfnisse, weil ihre Probleme anders und oft komplexer sind, als die junger Menschen» (Davies/Higginson, 2004: 14, Übersetzung K. Heimerl). In diesem Kapitel soll genau dieser Besonderheit, den *Bedürfnissen älterer Menschen am Lebensende* nachgegangen werden (s. Kap. 10.7). Zunächst sollen jedoch generelle Überlegungen zum Stellenwert von Patientenorientierung in Palliative Care und zur Rolle von Patientinnen und Bewohnerinnen im Pflegealltag angestellt werden. Patientinnen und Bewohnerinnen, welche sich in einer palliativen Betreuungssituation in der Geriatrie befinden, sind zum überwiegenden Teil Frauen. Deshalb wird in diesem Beitrag ausschließlich die weibliche Form verwendet.

Patientenorientierung

Patientenorientierung heißt, dass sich im Rahmen «eines Betreuungsprozesses alle daran Beteiligten bemühen, die Erwartungen und Bedürfnisse der Patienten kennen zu lernen und zu erfüllen» (BMAGS, 1997: 8). Was macht Patientenorientierung aber dann so schwierig?

Einerseits geht es also darum, dass Mitarbeiterinnen sich bemühen, den Bewohnerinnen in einer bestimmten Haltung zu begegnen.

> «Patientenorientierung meint ja nicht mehr und nicht weniger, als den Anderen, den Fremden, den Kranken, den Sterbenden als Subjekt seines Lebens zu betrachten und mit ihm in eine Beziehung einzutreten. Die Anerkennung des Anderen um seiner selbst willen ist die angemessene ethische Haltung in dieser Beziehungsaufnahme.»
> (Heller, 2000: 15)

Andererseits beginnt das Problem genau dann, wenn von «Bemühen» die Rede ist. Bemühen setzt den guten Willen von einzelnen Mitarbeiterinnen voraus, sich wieder etwas mehr mit den Patientinnen zu befassen. Aber genau um solche Appelle an das «gute Herz» der Mitarbeiterinnen geht es bei Patientenorientierung nicht, denn dass Pflegende mit gutem Willen an ihre Arbeit herangehen, steht außer Zweifel. Patientenorientierung ist keine Aufgabe von Einzelpersonen, sondern es ist Aufgabe der gesamten Organisation, des gesamten Krankenhauses, des Altenheimes oder Hausbetreuungsdienstes (s. Kap. 2.1 und 2.4). Patientenorientierung bedeutet, dass es gelingen muss, die gesamte Einrichtung an den Bedürfnissen älterer Menschen auszurichten. «Letztendlich geht es darum, einen an den Bedürfnissen der jeweiligen Person entlang entwickelten umfassenden Prozess der Versorgung zu gestalten» (Heller, 2000: 15). Die Gestaltung eines umfassenden (Betreuungs-)Prozesses – *das* ist mit Patientenorientierung gemeint. Was zusätzlich zum «Bemühen» von Mitarbeiterinnen notwendig ist, um einen solchen umfassenden Prozess zu gestalten, das soll **Abbildung 4.2-1** veranschaulichen.

Daher lässt sich Patientenorientierung auch als «Bedürfnismanagement» bezeichnen (Reitinger, 2003). Haltungen und Werte in einer Organisation tragen als Kultur zur Entwicklung von Strukturen und Routinen bei, die eine Eigendynamik entfalten. Als Regeln, Hausordnungen oder Tagesabläufe gestalten sie die Räume, die für individuelle Wünsche und Bedürfnisse geöffnet werden können: Sie bestimmen, welche Themen behandelt werden können, welche Zeiten für Behandlungen, welche für Gespräche zur Verfügung stehen oder wer in Entscheidungen über weitere Behandlungsverläufe eingebunden ist. Eine zentrale Rolle kommt dabei der Frage zu, wie die Würde am Ende

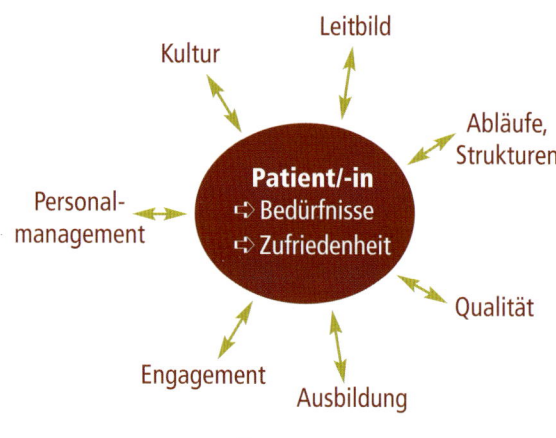

Abbildung 4.2-1: Patientenorientierung als umfassender Prozess der Organisationsentwicklung (Quelle: Autor)

des Lebens gewahrt und geschützt werden kann. Pleschberger (2003) macht deutlich, dass die Achtung und Wahrung der Würde des Menschen eine herausragende Rolle in der Versorgung von hilfe- und pflegebedürftigen Menschen spielt. Reitinger et al. (2004) betonen, dass es hohe Anforderungen an Management, Leitung und natürlich auch an pflegerisch-therapeutische Dienste stellt, ein Leben und Sterben in Würde zu ermöglichen. Es geht also bei Patientenorientierung um die zentrale Frage, wie sich die Krankenhäuser, die Pflegeheime und Hausbetreuungsdienste entlang der «Leitkategorie Menschenwürde» ausrichten können, wie dies Reitinger et al. (2004) im Titel des gleichnamigen Buches ausdrücken.

Die Rolle der Patientin und der Bewohnerin in der Einrichtung

Patientinnen und Bewohnerinnen können in einer Einrichtung verschiedene Rollen einnehmen. Die Wahrnehmung der Rolle prägt das Ausmaß der Patientenorientierung in einer Organisation. Drei mögliche Rollen sollen hier näher beschrieben werden:

- die Patientin als Störung
- die Patientin als Kundin
- die Patientin als Expertin.

Die Patientin als Störung

Stellen Sie sich folgendes Beispiel vor: Nachtdienst im Pflegeheim, eine Pflegende ist alleine für 31 Bewohnerinnen zuständig. Es gibt viel zu erledigen, wie Listen zu schreiben, Medikamente auszuteilen, den nächsten Tag vorzubereiten. Alles läuft gut, bis eine Bewohnerin aus dem Bett fällt und damit eindeutig die Routine «stört»: Listen bleiben ungeschrieben, Bettschüsseln bleiben ungeputzt. Stattdessen müssen der Notarzt verständigt und die Bewohnerin betreut werden, weil sie Schmerzen hat. All dies war nicht vorgesehen. Ewers beschreibt, was für viele Pflegende alltägliche Erfahrung ist: «Moderne Gesundheitssysteme folgen einem ihnen eigenen Automatismus, bei dem den Patientinnen mit ihren individuellen Bedürfnissen und Problemlagen nicht selten die Rolle von Störfaktoren zugewiesen wird» (Ewers, 2002: 78).

Die Patientin als Kundin

Die Rolle der Kundin ist eine sehr autonome. Um mehr Selbstbestimmung im Gesundheitssystem zu ermöglichen, wurde der Kundenbegriff eingeführt (siehe u. a. Köck/Grossmann, 1997). Allerdings stellt das Bedürfnis nach Autonomie alte Menschen am Lebensende vor große Probleme. Die Möglichkeiten, selbstbestimmt zu leben, nehmen im Fall von Pflegebedürftigkeit ab, und die Abhängigkeit von Unterstützung bei der Bewältigung des Alltags nimmt zu. Autonomie kann so zur Zumutung werden. «Achtsamkeit» und engagierte Sorge, als Werte (Conradi, 2001) und Grundlage der Palliative Care, stehen in dieser Lebensphase mehr im Vordergrund als Autonomie. «Value-based Medicine» als Grundlage für die Begegnung mit sterbenden alten Menschen ist wünschenswert (Kunz, 2004).

Geht es nicht darum, das Vertrauen haben zu dürfen, auch als schwacher, auf Zuwendungen anderer angewiesener Mensch ernst genommen zu werden? Gerade auch dann, wenn die Möglichkeiten der bisher gewohnten Ausdrucksformen nicht mehr zur Verfügung stehen, wie dies besonders auch bei demenzerkrankten Menschen der Fall ist? (Reitinger/Heimerl, 2005)

Die Patientin als Expertin

Einrichtungen des Gesundheitssystems (Krankenhaus, Pflegeheim, Hausbetreuung) gelten als «Professional Burocracy» (Mintzberg, 1992), was sich am besten mit «Expertenorganisation» übersetzen lässt (Grossmann et al., 1997). Expertenorganisationen zeichnen sich dadurch aus, dass die Autorität in der Organisation von den Fachkräften ausgeht, Mintzberg nennt das «the power of expertise» (die Macht der Expertise).

Alle Expertenorganisationen – dazu zählen z. B. Schule, Universität und Krankenhaus – teilen daher unter anderem die eine Frage: Wie können sich «Laien» in einem Rahmen, in dem die Macht der Expertise gilt, einbringen? Wenn alle Macht bei den professionellen Experten liegt, welche Möglichkeit zur Partizipation besteht dann für die betroffenen «Laien» – Schüler, Studentinnen und Patientinnen?

Patientinnen sind Expertinnen für die Frage: Was ist mir aus meiner Sicht wichtig für die Qualität der Betreuung? Das Essen im Krankenhaus – wie viele Fachkräfte zunächst vermuten – oder doch die fachliche Kompetenz von Ärztinnen und Pflegern? Die Ausstattung des Zimmers oder doch eher die Information über Abläufe im Krankenhaus, über die Krankheit und über nach der Entlassung zu beachtende Dinge? Worauf Patientinnen den größten Wert legen, ist also nicht notwendigerweise das, was Fachkräfte im Gesundheitssystem für wichtig halten. Wer wissen will, wie Patientinnen die Qualität der Betreuung einschätzen und wo sie Verbesserungsbedarf sehen, muss sie dazu befragen, sie in ihrer Expertise abholen. Patientinnen sind auch Expertinnen für die Beobachtung von Problemen: Patientinnen können Auskunft darüber geben, wie lange sie in der Ambulanz oder im Notfall warten mussten, ob sie vom Entlassungszeitpunkt rechtzeitig informiert wurden und ob die Betreuung nach der Entlassung aus dem Krankenhaus vorab mit allen Involvierten geregelt war.

Betrachtet man die drei skizzierten Rollen (Störung, Kundin und Expertin) nebeneinander, so wird deutlich, dass für die Realisierung von Patientenorientierung die Rolle der Expertin am zielführendsten ist. Zusammengefasst heißt das: Damit Patientenorientierung gelingt, müssen Bewohnerinnen und Patientinnen in die Rolle der Expertinnen kommen.

Bedürfnisse erfassen

Im Krankenhaus ist es inzwischen üblich, die Nutzerperspektive quantitativ zu erfassen. Meist werden dazu Fragebögen zur Erhebung der Patientenzufriedenheit herangezogen. Eine inzwischen gut etablierte Methodik wurde im englischsprachigen Raum am Picker-Commonwealth Institut entwickelt. Die Fragebögen werden auch im deutschsprachigen Raum eingesetzt (www.picker-europe.de/). Quantitative Verfahren stellen eine geschlossene Methode der Befragung dar, das heißt, die Fragen sind so formuliert, dass aus vorgegebenen Antworten ausgewählt werden kann und muss. Die Voraussetzung für eine quantitative Erhebung sind große Fallzahlen. Diese liegen allerdings in der Palliative Care nicht vor.

Als Alternative haben sich daher in der Palliative Care *qualitative* Verfahren etabliert. Unterschiedliche Formen von Interviews ermöglichen es, auch von schwer kranken Menschen zu erfahren, was ihre Bedürfnisse, ihre Werte und Sichtweisen sind, ohne sie allzu sehr zu belasten (s. a. Small/Rhodes, 2000). Der Vorteil dieser Verfahren besteht außerdem in der offenen Herangehensweise (Field et al., 2001) die es ermöglicht, Bedürfnisse und Sichtweisen zu erfragen, die vorher nicht bekannt waren. So haben beispielsweise in einem Modellprojekt von Diakonie in Düsseldorf (Heimerl et al., 2002) die Mitarbeiterinnen der «Zentren Leben im Alter» ihre Bewohnerinnen in qualitativen Interviews selbst befragt. Als ein weiteres Beispiel zur Erhebung der Perspektive der Betroffenen in der Palliative Care, soll hier auf die Forschungsarbeit von Pleschberger hingewiesen werden, die die Sichtweise alter Menschen in Bezug auf Würde im Leben und im Sterben erhebt (Pleschberger, 2005).

Die *Bedürfnisse älterer Menschen am Lebensende* lassen sich am besten in qualitativen Interviews (s. Kasten) erheben. Die Zitate, die im Folgenden zur Veranschaulichung angeführt sind, stammen aus zwei Forschungsprojekten, in denen solche qualitativen Interviews geführt wurden (Heimerl et al., 2000; Heimerl/Berlach-Pobitzer, 2000). Zur besseren Verständlichkeit wurden die Zitate hier ins Hochdeutsche übertragen.

Das Bedürfnis nach Schmerz- und Symptomkontrolle

Für viele Menschen steht am Lebensende im Zentrum das Bedürfnis nach einem möglichst schmerz- und symptomarmen Sterben, wie es z. B. eine Patientin auf die Frage, was für sie ein «guter Tod» sein könnte, ausdrückt:

> Einen einzigen Wunsch, habe ich, wenn es so weit ist, dass ich sterben muss, dass ich schnell sterbe. Dass ich nicht viel leiden muss.

Die Vorstellung, starke Schmerzen ertragen zu müssen, macht Angst:

> Nur vor den Schmerzen hab ich Angst.

Dies geht so weit, dass Bewohnerinnen hoffen, bei ihrem eigenen Sterben «nicht dabei sein» zu müssen, es nicht bewusst erleben zu müssen:

> Ein guter Tod ist wie eine Narkose – federleicht auf Wolken schweben.

> Ich möchte abends im Bett einschlafen und am nächsten Morgen nicht mehr aufwachen.

Das Bedürfnis, über den Tod zu sprechen

Die Beschäftigung mit Tod und Sterben ist im hohen Alter nahe liegend, wie das eine Patientin folgendermaßen ausdrückt:

> Inzwischen werde ich fünfundachtzig, mich überrascht der Tod überhaupt nicht.

> In unserem Alter steht man doch schon mit einem Bein im Grab.

Patientinnen geben den Pflegenden deutliche Hinweise darauf, dass sie über Tod und Sterben sprechen wollen. In den seltensten Fällen allerdings sprechen sie direkt ihre Gedanken zu Tod und Sterben in ihrer derzeitigen Situation an. Sie nähern sich dem Thema indirekt, in dem sie über Tod und Sterben von anderen Personen oder zu einem anderen Zeitpunkt sprechen. Erst dann werden Tod und Sterben einer anderen Person zur eigenen Situation in Bezug gesetzt:

- So will ich (nicht) sterben.
- Dort will ich (nicht) sterben.
- Zu dem Zeitpunkt will ich (nicht) sterben.

Das zeigen die folgenden Zitate:

> Während meine Schwester in ihrem Zimmer friedlich und gelöst im Kreis der ganzen Familie gestorben ist, habe ich

---

Bedürfnisse älterer Menschen

Folgende Kernthemen konnten aus den qualitativen Interviews identifiziert werden:

1. das Bedürfnis nach Schmerz- und Symptomkontrolle
2. das Bedürfnis, über den Tod zu sprechen
3. das Bedürfnis nach angemessener Aufklärung
4. das Bedürfnis, das Ausmaß der medizinischen Intervention mitzubestimmen
5. das Bedürfnis nach Begleitung im Sterben
6. das Bedürfnis, Sterbezeit und Sterberaum zu gestalten oder an der Gestaltung teilzuhaben.

auch «schlechtes Sterben» bei meinem Mann im Krankenhaus erlebt. Das Sterben hat ein Dreivierteljahr gedauert und war anonym, kalt, würdelos, unpersönlich und unmenschlich.

Nur schnell muss es gehen, überraschend muss es kommen. Wie meine Tochter, die hat sich zum Frühstück hingesetzt und ist umgefallen und war weg. Das war ein guter Tod.

Das Bedürfnis nach angemessener Aufklärung

Nicht alle Patientinnen und Bewohnerinnen wollen «alles» wissen über ihre Erkrankung und deren Prognose. Ganz besonders in diesem Bereich gilt es daher, die Individualität des einzelnen Betreuten zu berücksichtigen und in organisatorischen Abläufen zu beachten. Zwei doch sehr unterschiedliche Aussagen sollen das belegen.

Ein Patient beschreibt das so:

Als Patient hat man das Recht zu fragen, und der Arzt hat die Pflicht, Auskunft zu geben. Wenn der sagt: «Es ist unheilbar», also gut, dann ist es unheilbar. Dann fahr ich halt bis zum Sterben mit dem Rollstuhl [...] das wäre mir fast lieber, als diese Ungewissheit, ja?

Eine andere Patientin berichtet:

Mein Mann ist gestorben, und der hat immer noch geglaubt am letzten Sterbetag, dass er immer noch gesund wird. Und ich finde, damit muss man eben die letzte Zeit leben, dass man eben sterben muss, nicht wahr? Weil, ich meine, er hat immer gesagt, dann holen wir einen anderen Arzt. Er hat es bis zum Schluss nicht wahr haben wollen.

Insbesondere das zweite Zitat drückt eine deutliche Unsicherheit darüber aus, wie viel die Patientin über ihre Krankheit wissen wollte, wenn sie so schwer krank wäre. Die Herausforderung besteht hier darin, herauszufinden, was «angemessene» und personenbezogene Aufklärung für die einzelne Bewohnerin bedeuten könnte.

Das Bedürfnis, das Ausmaß der medizinischen Intervention mitzubestimmen

Eng verknüpft mit der Frage der Aufklärung ist das Bedürfnis der Patientinnen, in die Entscheidung, welche professionellen Handlungen durchgeführt oder unterlassen werden sollen, eingebunden zu sein (s. Kap. 10.7). Die breite gegenwärtige Diskussion über die Patientenverfügung macht dies besonders deutlich (Klie/Student, 2001).

Angst hab ich vor den schrecklichen Operationen, die ich jetzt in der Chirurgie gesehen habe. So was möchte ich nicht. Ich meine, es ist ja mein Körper, ich kann mich ja auch dagegen wehren. Wenn ich nicht will, also wenn ich noch geistig im Stande bin, dass ich mich dagegen wehren kann.

So schwer es für viele Fachkräfte sein mag, «nichts mehr zu tun», so sehr entspricht dies für viele Patientinnen ihrem Bedürfnis. «Nichts mehr zu tun» bedeutet für diese Patientinnen vor allen Dingen keine invasiven, keine schmerzhaften oder nicht sicher lebensverlängernden Maßnahmen. Palliative, lindernde und Lebensqualität verbessernde Maßnahmen sind – im Sinne von Schmerz- und Symptomkontrolle – jedoch immer willkommen. Dennoch – und auch diese Individualität ist zu respektieren – gibt es Patientinnen, die sich möglichst viel Therapie wünschen, wie jene Patientin, die zunächst von einer Bekannten berichtet, die alle Therapien verweigert hatte und gestorben war:

[...] Das geht nicht beim Krebs. Da muss man schon ernst behandeln. [...] Ja, sicher kann jeder das selber entscheiden. Aber die Leute sind dumm. Aber ich glaube das nicht. Denn ich gehe auch zur Kontrolle immer. Ich bin immer dahinter.

Aus beiden Zitaten spricht das Bedürfnis, in professionelle Entscheidungen eingebunden zu werden. Voraussetzung dafür ist jedoch, dass die Patientin oder die Bewohnerin sich angemessen aufgeklärt fühlen.

Das Bedürfnis nach Begleitung im Sterben

Vor allem Bewohnerinnen im Pflegeheim machen sich Gedanken darüber, wen sie in den letzten Tagen und Stunden um sich haben wollen. Allerdings ist es für sie fast noch klarer, wen sie *nicht* um sich haben wollen:

Mein Neffe ist zu sensibel. Er kann mit dem Tod schwer umgehen, deswegen will ich ihm das nicht zumuten.

Auffallend ist hier, dass die Bewohnerinnen ein eher geringeres Bedürfnis nach direkter und ununterbrochener Anwesenheit formulieren, als ihre Angehörigen oder als Fachkräfte vermuten würden.

Meine Tochter sollte schon zeitweise da sein, aber ich möchte nicht andauernd jemanden um mich haben.

Ich bin da nicht so sensibel: Wer da ist, ist da. Am besten nicht so viele Leute, ich will wenigstens beim Sterben meine Ruhe haben. Wenn meine Tochter da wäre, würde mir das genügen. Bloß kein Pfarrer!

Wenn man sich vor Augen führt, dass besonders der Punkt, wer und wer nicht dabei sein soll in der letzten Zeit, für viele Menschen sehr klar ist, so erscheint es besonders wichtig, dies auch zu erheben und vor allem zu dokumentieren, so lange Patientinnen sich äußern können.

Das Bedürfnis, Sterbezeit und Sterberaum (mit) zu gestalten

Auf die Frage der Interviewerin: «Haben Sie eine Vorstellung, wo Sie ihre letzte Lebenszeit verbringen wollen?» antwortet eine Bewohnerin:

> Hab ich noch nicht darüber nachgedacht. Aber wenn Sie mich schon fragen – am liebsten im Krankenhaus, wo für mich gesorgt wird. Ich war da schon zwei Mal. Das war gut. Drei-Bett-Zimmer mit Frühstück – Bohnenkaffee und ein gekochtes Ei.

Von vielen Patientinnen und Bewohnerinnen ist bekannt, dass sie sich nicht wünschen, im Krankenhaus zu sterben, sondern in der gewohnten Umgebung. Dennoch kann die Aussage: «Zu Hause sterben ist besser» nicht verallgemeinert werden. Für manche gilt eben die Devise:

> Ich möchte lieber im Krankenhaus sterben als alleine.

Auch Gedanken darüber, wie der Raum gestaltet werden soll, wurden in den Gesprächen formuliert:

> Der Pastor soll mich besuchen. Ich möchte mit der Schwester beten, aber bitte keine Kerzen, keine festliche Stimmung.

Betreuende stehen immer wieder vor der Frage, was eine Patientin «daran hindert» zu sterben. Dies kann z. B. ein bestimmtes Ereignis sein, das jemand noch erleben will. Damit nehmen manche Sterbenden in gewissem Sinne auch Einfluss auf den Zeitpunkt ihres Sterbens. Immer wieder geht es um das Bedürfnis, ein bestimmtes Ereignis noch zu erleben – wie z. B. den Geburtstag – bevor jemand stirbt. Für andere ist das Weihnachten oder der Besuch eines Verwandten:

> […] diesmal im Spital […] diesmal war es fürchterlich. Drei Frauen sind in meinem Zimmer gestorben […]. Ich habe gesagt: «Ich will zu meinem Geburtstag heim, weil ich will nicht noch jemanden sterben sehen, weil zum Schluss bin ich es selber.»

Die Patientengeschichte von Herrn Halmer

Die folgende Patientengeschichte soll als Fallbeispiel dienen. Sie enthält Elemente aus verschiedenen Fallgeschichten, die im Rahmen von Forschungs- und Beratungsprojekten erhoben wurden (s. a. Bischof et al., 2002; Heimerl et al., 2002). Für das Fallbeispiel wird der Patient hier Herr Halmer genannt; dies ist nicht der wirkliche Name eines der Patienten, deren Fallgeschichte hier eingearbeitet wurde.

> **Kasuistik:** Herr Halmer zieht mit 85 Jahren in ein Pflegeheim ein. Er ist bis ins hohe Alter körperlich sehr aktiv; er geht bis zu seinem 90. Lebensjahr Touren und ist auch geistig in guter Verfassung. Gut zu essen ist ihm sein Leben lang ein großes Anliegen. Herr Halmer ist kinderlos und hat keine Angehörigen ersten Grades, wohl aber entferntere Verwandte, die ihn regelmäßig im Heim besuchen und sich immer wieder bei der Stationsschwester nach seinen Befunden erkundigen.
>
> Mit 93 Jahren kommt jedoch der Zeitpunkt, wo Herr Halmer keine längeren Wegstrecken mehr bewältigen kann. Er ist immer noch selbstständig beim Essen und bei der Körperpflege, nur beim Baden benötigte er Hilfe. Eines Tages klagt er über starke Bauchschmerzen, die sich nachts noch verschlechtern. Der Hausarzt ist im Urlaub und daher nicht erreichbar. Die Pflegende, die im Nachtdienst alleine auf der Station ist, verständigt den Notarzt. Herr Halmer wird in das nächstgelegene Krankenhaus eingewiesen. Dort wird ein Blinddarmdurchbruch diagnostiziert, und Herr Halmer wird operiert. Nach der Operation ist die Behandlung vor allem darauf abgestellt, ihn in möglichst gutem Allgemeinzustand zu entlassen, damit er im Heim wieder seinen Alltag bewältigen kann. Es wird daher darauf verzichtet, eine seit vielen Jahren abnorme – und akut verschlechterte – Leberfunktion weiter abzuklären. Herr Halmer kann nach etwa zwei Wochen das Krankenhaus wieder verlassen, ist jedoch nicht mehr so leistungsfähig wie vorher.
>
> Gegenüber den Pflegepersonen betont Herr Halmer nun, dass er in einer ähnlichen Situation, wie jener mit dem Blinddarmdurchbruch, nicht mehr ins Krankenhaus wolle, sondern im Heim sterben wolle. Auch wolle er vom Hausarzt keine medizinischen Details wissen. Herr Halmer meint: «Ich hab ein schönes Leben gehabt, wenn ich jetzt noch ein gutes Ende krieg, dann ist das alles was ich will.» Die Stationsschwester hält – gemeinsam mit dem Hausarzt – diesbezüglich auch Rücksprache mit den Angehörigen. Es kommt zu mehreren Gesprächen, von denen sie berichtet: «Wir haben uns darauf geeinigt, dass wir den Wunsch von Herrn Halmer, soweit es geht, respektieren und ihn nur, wenn es einen unmittelbaren Nutzen gibt, eventuell doch noch in ein Spital einweisen würden.»

In den folgenden Wochen verschlechtert sich die Leberfunktion, Herrn Halmer wird immer schwächer. In einem neuerlichen Gespräch wiederholt Herr Halmer dem Hausarzt gegenüber sein dezidiertes «Nein» zum Krankenhaus und lehnt jede Behandlung ab.

Über das Sterben spricht Herr Halmer nicht direkt. Einmal fragt er jedoch den Hausarzt: «Wenn es einem einmal nicht mehr schmeckt, ist das schon ein sicheres Zeichen?»

Wenige Wochen vor seinem Tod kommt die Stationsschwester ins Zimmer und sieht, dass Herr Halmer mit einem Glas Bier und einem Leberkäse im Bett sitzt. Von den Angehörigen erfährt sie, er hätte gemeint, gerade darauf jetzt Lust zu haben und sie hätten ihm diesen Wunsch erfüllt. Die Stationsschwester entscheidet nach Rücksprache mit dem Hausarzt, keinen Einspruch gegen Bier und Leberkäse zu erheben, auch wenn dies angesichts der schlechten Leberfunktion nicht unproblematisch ist.

In den folgenden Wochen wird Herr Halmer immer schwächer. Wenige Tage vor seinem Tod verfällt er in ein Leberkoma, aus dem er nicht mehr erwacht. Er stirbt im 95. Lebensjahr im Beisein seiner Angehörigen.

Abschließende Fragen zur Reflexion

- Wie stellt sich für Sie (für Sie persönlich, für Ihre Teammitglieder) das Grundverständnis von konkreter Patientenorientierung dar?
- Wie konkretisiert sich an Ihrem Arbeitsplatz die Berücksichtigung der oben beschriebenen Bedürfnisse in Bezug auf die Struktur-, Prozess- und Ergebnisqualität?
- Wie hätten Sie an Stelle der Stationsleitung angesichts von «Bier und Leberkäse» gehandelt?
- Wie könnte die Regel heißen, die die Pflegenden im Heim miteinander und mit dem Hausarzt vereinbaren, und Herrn Halmer den Wunsch nach «Bier und Leberkäse» ermöglicht?
- Wer muss alles von dem Wunsch, dass Herr Halmer nicht mehr ins Krankenhaus will, informiert sein? Wer muss insbesondere informiert sein, damit nicht nachts oder am Wochenende eine Einweisung erfolgt?
- Wie könnte ein Satz im Leitbild des Trägers dazu formuliert sein?

Das Fallbeispiel zeigt, dass Patientenorientierung zwar oft sehr einfach oder fast banal wirkt und dennoch so schwierig umzusetzen ist.

Zusammenfassung

Die Bedürfnisse älterer Menschen am Lebensende sind vielfältig und unterscheiden sich deutlich von jenen jüngerer Menschen. Bedenkt man, dass es ein zentrales Bedürfnis älterer Menschen ist, «bloß nicht zur Last zu fallen» (Pleschberger, 2005), kann man ermessen, dass es methodisch nicht immer ganz einfach ist, Bedürfnisse von älteren Patientinnen und Bewohnerinnen zu erheben. Insbesondere das Erfassen der Bedürfnisse einer zunehmend größeren Zahl demenzkranker Menschen stellt Betreuende und Forscherinnen vor eine große Herausforderung. Qualitative Methoden wie Interviews und Beobachtung sind hier geeignet, relevantes Wissen zu generieren. Dieses Wissen – im Sinne von Patientenorientierung – in die Abläufe und Entscheidungen der betreuenden Einrichtungen einzubringen, ist eine komplexe Aufgabe der Organisationsentwicklung.

Verwendete Literatur

Bischof, H. P.; Heimerl, K.; Heller, A. (Hrsg.): Für alle, die es brauchen. Integrierte Palliative Versorgung – das Vorarlberger Modell. Lambertus, Freiburg i. Br. 2002.

BMAGS – Bundesministerium für Arbeit, Gesundheit und Soziales: Leitfaden Patientenorientierung. Wien 1997.

Conradi, E.: Take Care. Grundlagen einer Ethik der Achtsamkeit. Campus, Frankfurt a. M. 2001.

Davies, E.; Higginson, I. (Hrsg.): Better Palliative Care for Older People. WHO/Europe, Kopenhagen 2004.

Ewers, M.: Dimensionen von Patientenorientierung in der Pflege Schwerkranker. In: Pleschberger, S.; Heimerl, K.; Wild, M. (Hrsg): Palliativpflege. Grundlagen für Praxis und Unterricht. Facultas, Wien 2002: 77–94.

Field, D.; Clark, D.; Corner J. (Hrsg.): Researching Palliative Care. Open University Press, Buckingham 2001.

Grossmann, R.; Heimerl, K.; Heller, A.; Scala, K.: Organisierte Gesellschaft. In: iff-Texte, Bd. 1. Wie wird Wissen wirksam? Springer, Wien/New York 1997: 43–51.

Grossmann, R.; Janes, A.: Vielschichtige Leistungen von Experten beschreibbar und bewirtschaftbar machen. In: Grossmann, R. (Hrsg.): Das Öffentliche organisieren. iff-Texte, Bd. 8. Springer, Wien/New York 2004: 49–70.

Heimerl, K.: Dimensionen patientenorientierter Qualität in Palliative Care. In: Metz, C.; Wild, M.; Heller, A. (Hrsg.): Balsam für Leib und Seele. Pflegen in Hospiz- und Palliativer Betreuung. Lambertus, Freiburg i. Br. 2002: 236–248.

Heimerl, K.; Berlach-Pobitzer, I. (2000): Autonomie erhalten: eine qualitative PatientInnenbefragung in der Hauskrankenpflege. In: Seidl, E.; Stankova, M.; Walter, I. (Hrsg.): Autonomie im Alter. Studien zu Verbesserung der Lebensqualität durch professionelle Pflege. Pflegewissenschaft heute, Bd. 6. Wilhelm Maudrich, Wien 2000: 102–165.

Heimerl, K.; Heller, A.; Zepke, G.; Zimmermann-Seitz, H.: Individualität organisieren – OrganisationsKultur des Sterbens. In: Heller, A.; Heimerl, K.; Husebø, S. (Hrsg.): Wenn nichts mehr zu machen ist, ist noch viel zu tun. Lambertus, Freiburg i. Br. 2000: 39–74.

Heimerl, K.; Heller, A.; Zepke, G.: OrganisationsKultur des Sterbens. Das Modellprojekt von Diakonie in Düsseldorf. In: Heller, A.; Krobath, T. (Hrsg.): OrganisationsEthik. Organisationsentwicklung in Kirchen, Caritas und Diakonie. Lambertus, Freiburg i. Br. 2002: 330–356.

Heller, A.: Palliative Kultur. Vortrag im Rahmen des Projektes: Integrierte Palliativversorgung im Burgenland. Eisenstadt, Februar 2003, unveröffentlichtes Manuskript.

Heller, A.: Die Einmaligkeit von Menschen verstehen und bis zuletzt bedienen – Palliative Versorgung und ihre Prinzipien. In: Heller, A.; Heimerl, K.; Husebø, S. (Hrsg.): Wenn nichts mehr zu machen ist, ist noch viel zu tun. Wie alte Menschen würdig sterben. Lambertus, Freiburg i. Br. 2000: 9–24.

Husebø, S.: Würde im Alter? Antrittsvorlesung an der Fakultät für Interdisziplinäre Forschung und Fortbildung (IFF), Abteilung Palliative Care und OrganisationsEthik, Wien, 13.5.2003. Unveröffentlichtes Manuskript.

Klie, T.; Student, J.-C. (Hrsg.): Die Patientenverfügung. Was Sie tun können, um richtig vorzusorgen. Herder Spektrum. Freiburg 2001.

Köck, C.; Grossmann, R.: Kundenorientierung – Eine Frage der Qualität und Ethik? In: Grossmann, R. (Hrsg.): Besser, Billiger, Mehr. Zur Reform der Expertenorganisationen Krankenhaus, Schule, Universität. Iff texte, Bd. 2. Springer, Wien/New York 1997: 39–40.

Kunz, R.: Value-based Medicine am Lebensende. Primary Care. 4 (2004) 25: 508–511.

Mintzberg, H.: Structure in Fives. Designing Effective Organizations. Prentice Hall, Upper Saddle River, NJ 1992.

Pleschberger, S.: In Würde sterben – was heißt das? PROCARE 4 (2003): 34–36.

Pleschberger, S.: Nur nicht zur Last fallen. Sterben in Würde aus der Sicht alter Menschen in Pflegeheimen. Lambertus, Freiburg i. Br. 2005.

Reitinger, E.: Bedürfnismanagement in der stationären Altenbetreuung. Systemtheoretische Analyse empirischer Evidenzen. Carl Auer, Heidelberg 2006.

Reitinger, E.; Heimerl, K.: Palliative Care: Auf dem Weg zu Bedürfnisorientierung im Alten- und Pflegeheim. In: palliative-ch, 1 (2005): 32–34.

Reitinger, E.; Heller, A.,; Tesch-Römer, C.; Zeman, P.: Leitkategorie Menschenwürde. Zum Sterben in stationären Pflegeeinrichtungen. Lambertus, Freiburg i. Br. 2004.

Small, N.; Rhodes, P.: Too ill to talk? User and palliative care. Routledge, London/New York 2000.

Student, J.-C.: Was ist ein Hospiz? In: Student, J.-C. (Hrsg.): Das Hospiz-Buch. Lambertus, Freiburg i. Br. 1999.

WHO – World Health Organization: Cancer pain relief and palliative care. Report of a WHO Expert Committee. Geneva 1990.

Zepke, G.: Patienten, Schüler und Studenten: Klienten, Mitarbeiter oder Kunden? In: Grossmann, R. (Hrsg.): Besser, Billiger, Mehr. Zur Reform der Expertenorganisationen Krankenhaus, Schule, Universität. Springer, Wien/New York 1997: 41–42.

Weiterführende Literatur

Ewers, M.; Schaeffer, D. (Hrsg.): Am Ende des Lebens. Versorgung und Pflege von Menschen in der letzten Lebensphase. Huber, Bern 2005.

Garms-Homolová, V.; Schaeffer, D.: Versorgung alter Menschen. Lambertus, Freiburg i. Br. 1992.

Garms-Homolová, V.; Gilgen, R. (Hrsg.): Resident Assessment Instrument, RAI 2.0. Beurteilung, Dokumentation und Pflegeplanung in der Langzeitpflege und geriatrischen Rehabilitation. Huber, Bern 2000.

Gronemeyer, R.; Loewy, E. H. (Hrsg.): Wohin mit den Sterbenden? Hospize in Europa – Ansätze zu einem Vergleich. Forum «Hospiz», Bd. 3, Lit Verlag, Münster/Hamburg/London 2002.

Gronemeyer, R.; Fink, M.; Globisch, M.; Schumann, F. (Hrsg.): Helfen am Ende des Lebens. Hospizarbeit und Palliative Care in Europa. Bundesarbeitsgemeinschaft-Hospiz, der hospiz verlag Wuppertal 2004.

Heimerl, K.; Heller, A.; Kittelberger, F. (Hrsg.): Daheim sterben. Palliative Kultur im Pflegeheim. Lambertus, Freiburg i. Br. 2005.

Knellwolf, U.; Rüegger, H. (Hrsg.): In Leiden und Sterben begleiten. Kleine Geschichten – ethische Impulse. Theologischer Verlag, Zürich 2004.

Pfeffer, Chr.: Hier wird immer noch besser gestorben als woanders. Eine Ethnographie stationärer Hospizarbeit. Huber, Bern 2005.

Rüegger, H. (Hrsg.): Sterben in Würde? Nachdenken über ein differenziertes Würdeverständnis. Theologischer Verlag, Zürich 2003.

Salis-Gross, C.: Der ansteckende Tod: Sterbeverläufe im Alters- und Pflegeheim. In: Ewers, M.; Schaeffer, D. (Hrsg.): Am Ende des Lebens. Versorgung und Pflege von Menschen in der letzen Lebensphase. Huber, Bern 2005.

Student, J.-C.: Sterbebegleitung im Pflegeheim. Können Konzepte der Hospizbewegung im Pflegeheim umgesetzt werden? Altenpflege-Forum 6 (1998) 4: 19–27.

Wilkening, K.; Kunz R.: Sterben im Pflegeheim. Vandenhoeck & Ruprecht, Göttingen 2003.

4.3
Relokationssyndrom – Vom Unterwegs-Sein zum Ort des Abschied-Nehmens im Alter

Cécile Wittensöldner

«Alte Bäume soll man nicht verpflanzen», sagt das Sprichwort. Doch Menschen sind keine Bäume. Hingegen brauchen auch die Menschen Wurzeln. Nur wer mit den Beinen fest auf der Erde steht, kann mit den Armen in den Himmel greifen. Doch während die Wurzel den Baum an seinen Standort bindet, lernt der Mensch, zu wandern und immer wieder neue Wurzeln zu schlagen. Der Baum stirbt, wenn der Stamm von der Wurzel getrennt wird; der Mensch, wenn er aufhört, neue Wurzeln zu bilden.

(Haldimann, 1990: 73)

Abstract

Das Relokationssyndrom (Verlegungsstress-Syndrom) ist eine NANDA-Pflegediagnose. Betroffen von diesem Stresssyndrom sind vor allem ältere kranke Menschen in der Endphase ihres Lebens, die ohne Vorbereitung und unfreiwillig einen Ortswechsel vornehmen müssen. Der Grund des Wechsels kann eine Verlegung innerhalb einer Institution, die Verlegung auf eine Palliative Care Station oder in eine Langzeitpflegestation sein. Das Verlassen des eigenen Zuhauses ist ein kritisches Lebensereignis für den Menschen. Es beeinflusst den Gesundheitszustand und den Krankheitsverlauf des Patienten und sein Verhalten den Angehörigen und Pflegenden gegenüber. Auch das wachsende Einverständnis, die Akzeptanz gegenüber der neuen Lebenssituation und des neuen Lebensortes wird wesentlich durch die Art und Weise der individuellen Stressverarbeitung beeinflusst. Eine Aufgabe der Pflegenden ist das präventive Handeln, das Erkennen der stressgefährdeten Patienten und die gezielten Interventionen bei Patienten, die unter dem Relokationssyndrom leiden. Der Ort des Lebens hat für den Menschen existenzielle Bedeutung, vor allem in Phasen der Unsicherheit und im Erleben der Begrenztheit des eigenen Lebens.

Studienziele

Nach Abschluss dieses Kapitels wird die bzw. der Lernende in der Lage sein:

- sich das Wissen über die Pflegediagnose Relokationssyndrom anzueignen.
- die Schlüsselwörter zu verstehen und sie in einen Zusammenhang mit der Situation älterer Menschen zu bringen.
- die für die Beobachtung erforderlichen Kriterien zu kennen, die das Relokationssyndrom kennzeichnen und auslösen können.
- das Relokationssyndrom zu analysieren.
- pflegerelevante Fragen zu stellen und Entscheidungen ableiten können zur Vorbereitung, Durchführung oder Nachbereitung der Verlegung eines älteren kranken Menschen an einen anderen Betreuungs- oder Pflegeort.
- sich das Grundlagenwissen für eine Verlegung und die entsprechenden Handlungen im Praxisalltag anzueignen und sich damit auseinander zu setzen.
- die Reaktionen des älteren Menschen auf einen Ortswechsel auf Grund der Stresstheorie zu verstehen und das eigene Verhalten daraufhin zu reflektieren.
- zu erkennen und zu verstehen, dass die biografischen Erlebnisse des älteren Menschen die Verarbeitung eines aktuellen Ortswechsels beeinflussen.
- um die Bedeutung zu wissen, welche die Beheimatung für einen leidenden Menschen hat, vor allem während der Phasen der Hilflosigkeit und speziell in der Endphase des Lebens.

> **Schlüsselwörter**
>
> Relokation/Stress, Stressor, Eustress, Disstress, Kontrollüberzeugung, Pflegediagnose, Relokationssyndrom, Refugium, Nostalgie, Resilienz, Edukation, Antizipation, Deprivation, Gerontologie

Einleitung – Lebensort und Lebensqualität

> Palliative Care richtet sich an Menschen, die sich mit einer lebensbedrohlichen, unheilbaren Krankheitssituation konfrontiert sehen. Es geht darum, die *Lebensqualität* von Patienten und ihren Angehörigen durch das rechtzeitige Vorbeugen und Lindern von Leiden zu verbessern. Hierzu dienen das frühzeitige Erkennen, eine sorgfältige ganzheitliche Anamnese und die Linderung von Schmerzen und anderen Problemen im physischen, psychosozialen und spirituellen Bereich. Ein multiprofessionelles (interdisziplinäres) Team unterstützt den Patienten und die Angehörigen, falls angezeigt, bietet es auch Begleitung während der Trauer an.
> *(Freie Übersetzung der WHO Definition von Palliative Care [2002] durch die Autorin Wittensöldner, 2004: 8).*

Die Lebensqualität eines Menschen hängt unter anderem von der Gestaltung des Lebensortes ab, gehört der eigene Lebensraum doch zum psychosozialen Lebensbereich, dem bewohnten Ort des Lebens. Der Mensch als «Homo viator», als Mensch auf dem Weg, wohnt während seines Lebens freiwillig und oft unfreiwillig an verschiedenen Orten. So individuell und vielseitig die Biografien der älteren Menschen sind, so unterschiedlich ist ihre Mobilität und Sesshaftigkeit während ihrer Lebensjahre. Die diesbezüglichen Erfahrungen haben Einfluss auf die Verarbeitung von jedem Ortswechsel. In Zeiten von Erkrankung und unterschiedlichen Einschränkungen sind die Menschen oft gezwungen, den Lebensort zu wechseln, z. B. von einer Institution in eine andere oder innerhalb eines Spitals in unterschiedliche Fachbereiche oder vom häuslichen Bereich zur ambulanten Station. In einem Dokument der Schweizerischen Akademie der Medizinischen Wissenschaften (SAMW) – «Behandlung und Betreuung von älteren, pflegebedürftigen Menschen» – steht zum Grundsatz der angemessenen Betreuung: «Bei älteren, pflegebedürftigen Personen kann es *durch den Wechsel der Lebensorte* zu einem Wechsel der ärztlichen Zuständigkeit kommen» (SAMW, 2004: 5).

In diesem Kapitel werden weniger die frequentierten Wechsel der ärztlichen Zuständigkeiten als vielmehr die zum Teil tief greifenden Auswirkungen eines Ortswechsels bearbeitet und zum Pflegeauftrag in Bezug gesetzt. Schwerpunkte bilden verschiedene Begriffserläuterungen, die für die Kompetenz zur Erstellung einer Pflegeanamnese beim älteren erkrankten Menschen relevant sind und Einfluss auf die pflegetherapeutischen Interventionen haben. Im *Unterwegs-Sein* zu den neuen Lebensorten, denen die kranken älteren Menschen oft ausgesetzt sind, stehen häufig auch existenzielle Fragen unausgesprochen im Raum: Woher komme ich? Wer bin ich? Wohin gehe ich? In der palliativen Situation und hinsichtlich der Endlichkeit des Lebens stellt sich für die betroffenen Patienten wie Angehörigen die Frage: An welchem Lebensort wird mein letzter *Wohnsitz*, mein letztes *Zuhause* sein? Da die Lebenskräfte des kranken älteren Menschen abnehmen, ist jeder Ortswechsel ein Stress besonderer Art. Das Syndrom des Ortswechsels (Relokation) wird in diesem Kapitel differenziert bearbeitet und erläutert.

Ausgewählte Definitionen und Begrifflichkeiten

Im Folgenden wird die Bedeutung einiger Begriffe in Zusammenhang mit dem Relokationssyndrom des älteren Menschen und seiner Suche nach einem Ort der Beheimatung beschrieben.

Gerontologie

«Altersforschung, Wissenschaft, die sich mit den biologischen, somatischen, psychischen und sozialen Grundlagen des Alterns beschäftigt» (Pschyrembel, 1998). Die Lehre vom Alter, vom Altern ist eine interdisziplinäre Wissenschaft. Im Gegensatz zur Geriatrie (Altersheilkunde) befasst sich die Gerontologie mit den normalen Alterungsprozessen des Menschen und deren Auswirkungen auf diese Lebensphase.

In der Geschichte der Medizin und Krankenpflege wird unter den frühen Hospitälern eine «gastliche» Unterkunftsstätte für alle, die der Fürsorge bedurften, erwähnt. Sie wurde als *Xenodocheion* bezeichnet (Seidler/Leven, 2003: 78–79). Die Angehörigen unterschiedlicher hilfsbedürftiger Gruppen waren in *einer* Institution vereint. Der Name *Gerokomeion* (Haus für Alte) zeigt, dass auch den älteren Menschen ein Ort geboten wurde, wo sie Hilfe erhielten.

Locus

Die Übersetzungen und Deutungen zu *Locus* (lat.) weisen hin auf Ort, Platz, Punkt, Stelle (sinngemäß: am rechten Platz sein, den geeigneten Ort finden, an rechter Stelle sein). Die Bedeutung bezieht sich auf einen angewiesenen Ort, ein Grundstück, eine Wohnung, einen besiedelten Ort (Pertsch, 1983: 699). Der Begriff «Locus» steht mit Raum und Zeit in Zusammenhang. Auch der Geburts-, Herkunfts- und Sterbeort wird von diesem *Locus* abgeleitet (Georges, 1983: 692). Dies zeigt den existenziellen Bezug zum Begriff «Locus». Der bewohnte Ort, den der Mensch selbst einrichten kann, gehört zu seinen Grundbedürfnissen. Dieses Sicherheitsbedürfnis bedeutet mehr als nur *ein Dach über dem Kopf* zu haben. Dieser Ort wird auch als *Heimat* bezeichnet – ein Ort, an dem die persönlichen und kulturellen Werte zum Ausdruck gebracht werden können. Ein bewohnter Ort ist Ausdruck von Zugehörigkeit und Verbundenheit mit Menschen. Der Ort gibt Gelegenheit zu Rückzug und Intimität. Dieser Ort der Heimat ist verbunden mit Erinnerungen an Beziehungen, an Dinge und Tiere, an das Umfeld und den weiteren Lebensraum. Er ist verbunden mit Hoffnungen, Perspektiven, aber auch mit Ängsten. In unseren Breitengraden ist der bewohnte Ort *nach Außen* durch eine Türe begrenzt. Im Älter-Werden verbringt der Mensch mehr Lebenszeit im eigenen Zuhause als in jüngeren Jahren. Die Gegenstände in einer Wohnung haben eine jeweils eigene Erinnerungsgeschichte und sind nicht nur Gebrauchsgegenstände. Die Trennung von Möbeln, z. B. durch den Eintritt in eine Institution, bedeutet immer auch Abschied von einem Stück Lebensgeschichte.

Der Dazwischen-Ort

Das Dazwischen, d. h. das zwischen etwas Vertrautem und etwas Unvertrautem Liegende, ist die Phase des Übergangs. Im Kontext der Relokation kann dieser Übergang als *Dazwischen-Ort* benannt werden. Diese Phase der Instabilität und Unsicherheit erleben viele (ältere) Patientinnen. Die immer wieder gestellte Frage: «Kann ich hier bleiben?» ist Ausdruck von Lebensbedrohung, Angst und innerster Not. «Immer ist die Krise ein Übergang von einem vertrauen, bekannten ‹Ort› zu einem neuen, unbekannten, unvertrauten ‹Ort›; immer ist dieser Übergang begleitet von einer emotional unsicheren Situation» (Herzig, 1978: 27).

Die Verarbeitung der Krise durch einen Ortswechsel entwickelt sich durch die jeweils individuelle Coping-Strategie eines Menschen und koppelt sich oft auch an die ersten Erinnerungen des Zuhause-Seins im Mutterschoß. Dort erlebt der Mensch existenziell zum ersten Mal, was Schutz und Verletzbarkeit bedeuten. «Es sind nicht die Dinge an sich, die den Menschen Sorgen bereiten, sondern ihre Einschätzung derselben» (Epiktet, 1. Jh. v. Chr.).

In dieser Phase des Übergangs und der Unsicherheit, in der das Vertraute nicht mehr zur Verfügung steht und das Zu-Erwartende noch keine klaren Konturen hat, ist die Palliative Care besonders gefordert. Das Wort «Pallium» bedeutet jede Art von Hülle, Bedeckung, Überwurf, Mantel (Wittensöldner, 2005: 11). In der Zeit des Dazwischen-Seins, der Heimatlosigkeit des kranken älteren Menschen, kann die Pflege durch die Beziehungskompetenz den nötigen Schutz in der Begleitung anbieten. **Abbildung 4.3-1** skizziert den Prozess vom vertrauten zum unbekannten Ort, der als *Dazwischen-Ort* bezeichnet wird.

Relokation

Die Vorsilbe «Re-» (lat.) steht in der Übersetzung für «wieder», «zurück», «wieder in den früheren Zustand oder an die richtige Stelle bringen» (Pertsch, 1983: 1009).

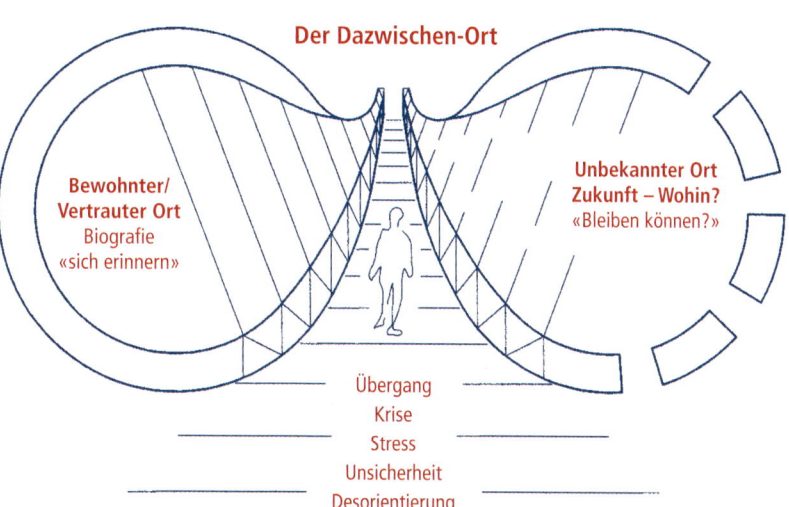

Abbildung 4.3-1: Der Dazwischen-Ort (Quelle: mit freundlicher Genehmigung von Laura Kreyenbühl und Rolland Bregy)

Die Bedeutung des Begriffs «Relokation» (engl. «relocation») lässt erkennen, dass etwas wieder zurück an seinen Ort, seinen Platz gebracht werden muss. Als Pflegende wissen wir, wie oft ein Mensch nicht mehr an seinen angestammten Ort des Lebens zurückkehren kann, wenn er kontinuierlich Pflege und Betreuung braucht. Die Zeit des Dazwischen-Seins wird von den leidenden (älteren) Menschen oft als Zeit der Unsicherheit und Heimatlosigkeit erlebt.

Refugium

Refugium bedeutet «Ort des Vertrauens», «Schutzhütte», «Ausflucht», «Zufluchtsort» (Balz, 1981: 666). In der französischen Sprache bedeutet das Wort «se réfugier» «sich flüchten». In der englischen Sprache kennen wir das «house of refuge» (Obdachlosenasyl). Corr und Corr (1992) beschreiben, dass für die Flüchtlinge eine spezielle Polizeitruppe ausgebildet wurde, die Refugee Police Group, weil die älteren Flüchtlinge sich über besondere Stress-Symptome beklagten (Corr/Corr, 1992: 391). Auch in einem Dokument des Europarates wird das Wort «Schutz» aufgenommen: *Schutz der Menschenrechte und der Würde der Todkranken und Sterbenden* (Empfehlung 1418, Juni 1999). Im 5. Abschnitt heißt es, dass die Bereitstellung eines geeigneten Umfeldes dem Menschen ermöglicht, in Würde zu sterben und dass darin die Achtung und der *Schutz* ihren Ausdruck finden. Zu Beginn des Lebens ist der erste und ursprüngliche Ort der Sicherheit, des Schutzes und des Vertrauens die Gebärmutterhöhle. Es ist der Ort, an dem der ungeborene Mensch normalerweise nichts leisten, nichts beweisen und nichts darstellen muss. Der Mensch darf einfach wachsen und sich entwickeln. Dieses Wissen hilft beim Verstehen und Begleiten in der Endphase des Lebens: den älteren, leidenden Menschen annehmen in seinem Geworden-Sein und seiner Einzigartigkeit. Dem leidenden Menschen soll durch die pflegetherapeutischen Interventionen ein Zufluchtsort angeboten werden, an dem er sich seinem Wesen entsprechend weiterentwickeln und Lernender bleiben kann. Findet der Mensch durch den Schutzraum wieder zu sich selbst, findet er auch wieder zur Orientierung und fühlt sich dadurch auch wieder sicher und im Leben beheimatet.

Nostalgie (Heimwehkrankheit)

Nostalgie wird auch als Heimwehkrankheit bezeichnet (Rey, 1993: 294). Der Schweizer Arzt Jean-Jacques Harder (1678) leitete diesen Begriff aus dem Griechischen ab: «nóstos» (Rückkehr) und «álgos» (Schmerz, Leiden, Krankheit). Die erste Bedeutung ist «retour heureux, salut» im Sinne einer glücklichen Heimkehr. Nostalgie übersetzt das schweizerdeutsche Wort «Heimweh», angewandt für Schweizer im Ausland. Seit 1759 ist dieses Wort bekannt. Nostalgie ist nicht nur eine Krankheit, es ist das Leiden am Heimatland und an der persönlichen Bedeutung desselben. Dieses Heimweh ist wie eine Wunde, die alle Lebensbereiche berührt. Das abgeleitete Wort «nostalgisch» ist ein psychopathologischer Begriff. «La nostalgie, c'est le desir d'on ne sait quoi» (Antoine de Saint Exupery, o. J.). Übersetzt ins Deutsche könnte dies heißen: «Die Nostalgie ist eine unbestimmte Sehnsucht.»

Nostalgie kann als unbefriedeter, ungestillter Wunsch benannt werden auf der Suche nach der Heimat, die man ersehnt. «Nostalgie ist eine tödliche Krankheit», sagte ein Psychiater, der vorwiegend PatientInnen aus Kulturbereichen außerhalb Europas behandelt, in einem Referat. Vielleicht bedeutet Nostalgie auch *Sehnsucht nach dem Zuhause-Sein, der Beheimatung.*

Stress

Ein Ortswechsel ist immer mit Stress verbunden, daher ist es wichtig, sich mit diesem Thema zu beschäftigen. Die Auswirkungen beim kranken (alten) Menschen sollen beobachtet und vorausschauend die entsprechenden pflegerelevanten Handlungen abgeleitet werden.

Der Begriff «Stress» wurde 1950 von dem Mediziner Hans Selye aus dem Gebiet der Materialforschung in die Biologie aufgenommen (Schäffler et al., 1998: 245). Im Englischen bedeutet «stress» Druck, Gewicht, Belastung oder auch Anspannung und Verzerrung von Metallen oder Glas. «Stress ist ein Zustand, der durch hohe Aktivierungs- und Belastungsniveaus gekennzeichnet ist und oft mit dem Gefühl verbunden ist, man könne die Situation nicht bewältigen» (Europäische Kommission, Generaldirektion V, 1997).

Unterschiedliche Theorien aus Psychologie und Physiologie befassen sich mit dem Thema Stress. Allen Theorien gemeinsam ist, dass Stress als *Prozess* zu verstehen ist.

Der *Stressor* ist ein Stimulus (Auslöser), der das vegetative Nervensystem, insbesondere den Sympathikus und die Hypophyse, reizt. Hormone wie Adrenalin und Noradrenalin gelangen über die Blutbahn in den Körper und bewirken Symptome, die als Stress wahrgenommen werden. Löst ein Stressor beim Empfänger eine angenehme Wirkung aus, so wird dieser

Stress als «Eustress» bezeichnet. Dies ist eine Belastung, in der man sich wohl fühlt. Löst ein Stressor beim Empfänger hingegen eine unangenehme Wirkung, eine Überforderung aus, so wird dieser Stress als «Disstress» bezeichnet. Stressoren lösen im Menschen Informationsverarbeitungsprozesse aus. Der Organismus reagiert auf die Hormonausschüttungen. Die Auswirkungen beim Menschen zeigen sich in seinen Gedanken und Emotionen sowie auf seiner Verhaltensebene.

Der Körper reagiert auf die Anspannungsphase durch den Einsatz von Energie. «Es gilt heute als erwiesen, dass nicht bewältigter Stress vor allem auf längere Sicht die Gesundheit beeinträchtigt und das Auftreten von Krankheit begünstigt [...] Nach Aussagen von Immunologen gibt es eine wachsende wissenschaftliche Bestätigung dafür, dass starker und chronischer Stress direkt das Immunsystem schwächt» (www.stangl-taller-Stress). In jedem Alter erlebt der Mensch durch die Lebensübergänge Sorgen und Ängste, die zu Stress führen können. «Wie man mit neuen Schicksalsschlägen umgeht, hängt weitgehend von der Persönlichkeit eines Menschen ab. Die Bonner Längsschnittstudie hat gezeigt, dass die frühere Biografie eines Menschen – einschließlich der Kindheit – eine Rolle spielt» (Herschkowitz, 2001: 69/71). Die Forschungsergebnisse lassen erkennen, dass auch die Wahrnehmungen und Gefühle, die die älteren Patienten während ihres langen Lebens verinnerlicht haben, wirksam bleiben, wenn es unter anderem erneut um einen Ortswechsel geht. Das «Gefühl des Wiedererkennens» (Vester, 1987: 113) kann das Erinnerungsfeld eines erfreulichen Geschehens oder einer unangenehmen Botschaft berühren. «Die graue Gehirnrinde ist für den Menschen das wichtigste Organ im Kampf ums Dasein und daher auch bei ihm – im Gegensatz zum Tier – besonders stark ausgeprägt. Es ist der Teil, in dem sich Denken und Erkennen, Erinnerung, Kombination, Lernen und Vergessen abspielen» (Vester, 1987: 22).

Für die Verarbeitung und Bewältigung der Stresssituation eines Ortswechsels, dem sich ältere leidende Menschen unterziehen müssen, spielt die *Kontrollüberzeugung* eine entscheidende Rolle. Die Gerontologie (interdisziplinäre Alterswissenschaft) setzt sich mit diesem Thema differenziert auseinander. Es handelt sich um die Überzeugung und die Erwartung, mit der sich eine Person auseinander setzt oder *identifiziert*. Ist eine Person überzeugt, die herausfordernde Situation erfolgreich zu bewältigen und unter Kontrolle bringen zu können, wird dies die *internale Kontrollüberzeugung* genannt. Bei der *externalen Kontrollüberzeugung* herrscht die Überzeugung vor, dass andere Menschen bestimmen und entscheiden. Die Wirkung zeigt sich unter anderem im Verlust des Selbstwertgefühls, das mit der eigenen Unkontrollierbarkeit einhergeht. Sporken (1986) beschreibt die Bedeutung des Wohnortwechsels für alte Menschen und beruft sich auf verschiedene Studien:

> Die Streßbelastung und die negativen Folgen einer Umsiedlung werden wesentlich dadurch bestimmt, wie hoch die subjektiv wahrgenommene oder tatsächlich gegebene *Kontrollierbarkeit* der Umsiedlung und der einzelnen Ereignisse im Zusammenhang mit der Umsiedlung ist. Gefragt ist also hier, welche Rolle es spielt, ob Personen freiwillig oder unfreiwillig umgesiedelt werden bzw. welche Einflußmöglichkeiten sie sich dabei zuschreiben. Wie es scheint, sind alle Befunde hier eindeutig: Je höher die Kontrolle über das Ereignis, umso weniger problematisch und belastend ist es! Des weiteren ist von wesentlicher Bedeutung, wie kontrollierbar für die betroffenen Personen die neue Umwelt im Vergleich zu der früheren Umwelt ist, d. h. wie viele Einfluß- und Gestaltungsmöglichkeiten sie bietet, wie «responsiv» sie ist und in welchem Maße sie dem Einzelnen das Gefühl gibt, noch hinreichend Einfluß auf das zu haben, was ihm im Leben widerfährt. [...] Oft ist es aber kaum möglich, daß ein alter Mensch die Einweisung in eine Institution als ein Ereignis sieht, das seiner individuellen Kontrolle unterliegt. In diesen Fällen scheint eine andere Form der Kontrollierbarkeit von Bedeutung, nämlich das Ausmaß, in dem er seine neue Wohnumwelt vorhersehen und alle damit verbunden Veränderungen in angemessene Weise antizipieren kann. *(Sporken, 1986: 78)*

Relokationssyndrom

Die Pflegediagnose «Relokationssyndrom» (Verlegungsstress-Syndrom) (Doenges et al., 2002: 578) gehört zu den Syndrompflegediagnosen. Die Besonderheit soll hier zitiert und erläutert werden:

> *Syndrompflegediagnose* (engl. syndrom diagnose). S. sind durch die Bündelung (engl. cluster) einzelner Pflegediagnosen gekennzeichnet. Eine S. ist von ihrer Struktur her einteilig, die Ursache o. die Ätiologie der Diagnose sollte schon in ihrem Namen enthalten sein, wie z. B. Immobilitätssyndrom. S. können eine akute oder eine langfristige, chronische Form annehmen. S. haben *emotionale, soziale u. physiologische* Anteile. S. stellen komplexe klinische Zustände dar, die einer besonderen pflegerischen Anamnese und Intervention durch Pflegeexperten (vgl. Pflegekompetenz) bedürfen. *(Georg/Frowein, 2001: 844)*

Georg und Frowein (2001) beschreiben die Pflegediagnose wie folgt:

> *Relokationssyndrom* (engl. relocation stress syndrome). Syndrompflegediagnose, die 1992 von der NANDA anerkannt wurde. Ein R. beschreibt physiologische und/oder psychosoziale Störungen, die aus einem Wechsel von einer Umgebung in eine andere resultiert. Relokation, ein Umgebungswechsel, bedeutet für alle Beteiligten eine Veränderung des gewohnten Umfeldes. Ein Umgebungswechsel kann sich vollziehen als eine Verlegung von einer Station

auf eine andere oder von einer Einrichtung in eine andere. Er kann einen dauerhaften Umzug in ein Altenheim oder eine neue Wohnung bedeuten. Alle involvierten Altersgruppen sind davon betroffen. Wenn physiologische oder psychologische Störungen das Funktionieren beeinträchtigen, ist die Pflegediagnose R. angemessen.

(Georg/Frowein, 2001: 745)

Pflegerisches Assessment

Assessment (engl.; s. Kasten) hat die Bedeutung von Schätzung/Einschätzung, Wertung/Bewertung. Eingeschätzt werden Risikofaktoren, potenzielle Probleme und Symptome. Auf Grund der Einschätzung kann die individuelle Pflegebedürftigkeit erfasst werden. Für jedes Assessment werden Instrumente mit differenzierten, klar definierten und objektivierbaren Kriterien entwickelt.

Ergänzend zum geriatrischen Assessment könnten die Pflegenden ein *gerontologisches Assessment* aufnehmen. Wenn wir uns an der Behandlung und Pflege des *älteren Menschen als Person* orientieren, geben wir unserem Handeln auch die entsprechende Zielsetzung. Für die Weiterentwicklung der Pflege könnte dies bedeuten, dass ein *edukatives Assessment* für den älteren Menschen entwickeln wird. Der Begriff «Edukation» leitet sich von der etymologischen Wurzel des Wortes «erziehen» (lat. «educere») ab und legt den Vorgang des «Herausziehens» der im Innern liegenden Reichtümer und Quellen nahe (Alphonso, 1993: 47). Der «Vorgang des Herausziehens», verstanden als ein «Herauslocken der Ressourcen», kann nur in einer Atmosphäre des Vertrauens, des Zugewandtseins und der Liebe geschehen. Eine solche Grundhaltung kann bewirken, dass der Mensch auch in existenziellen Situationen von Leiden und Sterben die in ihm verborgenen Quellen entdecken kann, die er für die Bewältigung seiner aktuellen Situation notwendig braucht. Dorothea E. Orem (Meyer, o. J.) beschreibt in ihrem Pflegekonzept, dass unter anderem auch durch die Entwicklung des Menschen ein steter Bedarf an Bildung besteht. In ihrem Pflegemodell beschreibt sie einen Anteil der Pflegekompetenz als «support/education system». Dies wird in den meisten deutschsprachigen Texten als «unterstützendes-erzieherisches System» beschrieben. In der WHO-Definition zur Palliative Care (2002) wird ebenfalls auf Unterstützungsangebote hingewiesen, damit der Patient bis zum Tode ein möglichst aktives Leben führen kann.

Einige ausgewählte Fragen, die zum edukativen Assessment gehören könnten:

- Wie wurden die kritischen Lebensereignisse bewältigt?
- Welche Strategien wurden im Alltagslernen eingesetzt?
- Welche Sinne (Lerntyp) wurden zum Lernen eingesetzt?
- Welche Handlungskompetenzen wurden bevorzugt eingesetzt?
- Welche Sozialkompetenzen waren hilfreich?

Das Thema «Im Alter lernend bleiben» könnte durch dieses spezifische Assessment thematisiert und für die Unterstützung gezielt eingesetzt werden. Schon der griechische Philosoph Solon von Athen (ca. 640–560 v. Chr.) befasste sich mit diesem Thema: «Ich altere wohl, doch täglich lerne ich etwas dazu.»

Erst durch eine differenzierte Abklärung sowie Assessment und Analyse der Informationen kann dem Patienten, seinen Angehörigen und Bezugspersonen eine spezifische Edukation (Schulung) angeboten werden, die bei der Bewältigung herausfordernder Ereignisse helfen kann (s. Kap. 12.2). Der Lern-Weg des Sterbens bis zum Tode ist für jeden Menschen das «erste Mal». Der Mensch kann auf keine eigene Erfahrung zurückgreifen.

Faktoren mit Einfluss auf die Lebensqualität:

- körperlich
- psychologisch
- soziokulturell
- umgebungsbedingt
- politisch-ökonomisch.

Zur Definition eines geriatrischen Assessments schreibt Runge (1995):

Assessment enthält:

- eine quantifizierende Funktionsdiagnostik (Organfunktionen und Alltagsfunktionen)
- pflegerische Diagnostik über Kompetenz und Hilfebedürftigkeit bei der Selbst- und Fremdpflege
- eine überprüfbare Prognose der Rehabilitationsmöglichkeiten
- die Erfassung von ethischen Wertvorstellungen und persönlicher Lebensplanung und
- die gemeinsame Erarbeitung eines individuellen Zieles.

(Runge/Rehfeld, 1995: 43)

Um die Bedeutung des Wechsels des Lebensortes für den kranken älteren Menschen näher kennen zu lernen, gibt das *Modell des Lebens* von Roper et al. (1987) Anregungen. Für das Thema «Relokation» wähle ich die Lebensaktivität (LA) «Für eine sichere Umgebung sorgen» (Roper et al., 1987: 147). Ein Aspekt dieses Modells sind die *Faktoren*, die eine Lebensaktivität beeinflussen können. Wenn beim Assessment den Einflussfaktoren (s. Kasten) nachgegangen wird, geben die Resultate Hinweise bezüglich Beobachtungskriterien beim Patienten.

Ein weiterer Aspekt des Modells sind die Fragestellungen, anhand derer sich die Individualität der Ausübung einer Lebensaktivität (s. Kasten) differenzierter beschreiben lässt (Roper et al., 1987: 34).

Wenn der Ortswechsel eines älteren kranken Menschen gegen seinen Willen geschieht, wenn er auf die Entscheidung keinen Einfluss nehmen kann und der Abschied von seinem Zuhause definitiv ist, betrifft diese Relokation die höchste Stufe der Selbstständigkeit der Lebensgestaltung (AADL, Advanced activities of daily living; s. Kasten).

«Ohne Zweifel ist das Alter mit einer Häufung von Verlusten auf biologischer, psychologischer wie auch auf sozialer Ebene verbunden» (Staudinger, 2003). Diese Verluste betreffen meist den sozialen Status, die Privatsphäre und die finanzielle Autonomie. Dem Verlust des vertrauten Lebensraums kann auch eine autopsychische Desorientierung folgen. Die Pflegepersonen müssen diese Aspekte immer beachten, denn «die Wahrung des Realitätssinns ist für ältere Menschen ebenfalls äußerst wichtig, da der Verlust des Raum- und Zeitgefühls zu Depression, Desorientierung und Verwirrung führen kann» (Corr/Corr, 1992: 383).

Um die Symptome beim Relokationssyndrom rechtzeitig zu erkennen, können ausgewählte Fragestellungen aus dem *Raster zur Bearbeitung von Pflegekonzepten* von Zeller-Forster (1998) hilfreich sein (s. Kasten).

Wenn die Pflegenden die Merkmale dieses Syndroms kennen, können sie die Risikopatienten früher identifizieren und gezielte Unterstützung anbieten. In

---

Kompetenzstufen der Activities of daily living (ADL)

AADL – Advanced activities of daily living
Höchste Stufe der Selbstständigkeit der Lebensgestaltung

IADL – Instrumental activities of daily living
Umgang mit Instrumenten, Mitteln, Geräten zur Ausübung einer Lebensaktivität

BADL – Basic activities of daily living
Ausüben grundlegender, gewohnter Tätigkeiten im Leben (z. B. Essen, Ankleiden, Benutzen der Toilette, etc.)

Diese Kompetenzstufen ergänzen und beeinflussen sich gegenseitig und brauchen ein unterschiedliches Training *(Wittensöldner, 1993: 39)*

Die Lebensaktivität (LA) «Für eine sichere Umgebung sorgen» beinhaltet:

- *wie* der Mensch die LA ausführt
- *wie oft* der Mensch die LA ausführt
- *wo* der Mensch die LA ausführt
- *wann* der Mensch die LA ausführt
- *warum* der Mensch die LA ausführt
- *was* der Mensch über die LA *weiß*
- *was für eine Überzeugung* der Mensch in Bezug auf die LA hat
- *welche Haltung* der Mensch gegenüber der LA hat

Raster zur Bearbeitung von Pflegekonzepten

Fragen zu den möglichen Ursachen:

- Was kann zu diesem Zustand führen und/oder ihn begünstigen (biologisch-physiologisch, sozio-kulturell, psychisch-geistig, ökologisch/umgebungsbedingt)?

Fragen zum Erleben und zur Bedeutung:

- Welche möglichen Gefühle kann dieser Zustand beim betroffenen Menschen auslösen?
- Was kann dieser Zustand/diese Situation für diesen Menschen bedeuten?

Fragen zum Verhalten und zu den Erscheinungsformen:

- Welche Phänomene sind beobachtbar?
- Wie reagiert, wie verhält sich möglicherweise der betroffene Mensch aufgrund des Erlebten?

(Zeller-Forster, 1998: 12)

einer Studie in den USA wurden bei 106 älteren Menschen die Auswirkungen von Relokation von den beiden Krankenschwestern Manion und Rantz (1995) beschrieben. Sie erwähnen, dass auch folgende Begriffe zur Relokation genannt wurden: «transfer stress, transfer shock, transfer anxiety» (Manion/Rantz, 1995). Der Begriff «Transfer» ist uns durch die Mobilität sehr vertraut und führt uns von einer anderen Sichtweise her nochmals an das Thema der Relokation heran.

Die *beobachtbaren Kennzeichen* bei vorübergehendem oder dauerhaftem Umgebungs- oder Ortswechsel können eingeteilt werden (Manion/Rantz, 1995) in Haupt- und Nebenerkennungszeichen (s. a. Relokationssyndrom, Doenges et al., 2002: 578; s. Kasten).

Das gerontologische wie das geriatrische Assessment, das ärztliche wie das pflegerische Assessment sollten in der Ergänzung einerseits die *Ressourcen/Salutogenese* (Prozess der Gesundung bzw. Gesundheitsförderung) und die *Resilienz* (psychische Widerstandskraft) sowie andererseits die *Schwächen/Probleme/Krankheitsbeschwerden* erfassen.

Auf der Grundlage der Assessments werden interdisziplinär die Ziele gesetzt und die Interventionen und Maßnahmen geplant.

Pflegerische Maßnahmen und Interventionen

Präventive Interventionen:

- Beim Assessment geht es darum, zu erkennen, wie der Patient sich der geplanten Verlegung bzw. dem Ortswechsel gegenüber verhält und zu erfassen, ob er potenziell durch das Stresssyndrom gefährdet ist.
- Dem Patienten im Gespräch ermöglichen, sich antizipatorisch mit dem zukünftigen Lebensort und dem weiteren Geschehen auseinanderzusetzen. Antizipation bedeutet die gedankliche Vorwegnahme des zukünftigen Geschehens.
- Dem Patienten und den Angehörigen durch den vorgängigen Besuch des neuen Lebensortes (Spital, Hospiz, Palliativstation, Ambulatorium, Alterspflegeheim etc.) ermöglichen, die eigene Vorstellung mit der realen Situation zu vergleichen, Ängste abzubauen, Kontakt zu Personen der neuen Umgebung aufzunehmen, im Gespräch Fragen zu stellen, Anliegen mitzuteilen und persönliche Beratung zu erleben.
- Die Vorbereitungen, z. B. das Einpacken der persönlichen Sachen gemeinsam mit dem Patienten

Haupterkennungszeichen

- Angst (z. B. vor Trennung)
- Zorn
- Unsicherheit, Besorgnis, Furcht
- zunehmende Verwirrtheit (vor allem bei älteren Menschen)
- Depression
- Einsamkeit.

Nebenerkennungszeichen

- Aussagen über Widerwilligkeit bezüglich der Verlegung/des Umgebungswechsels
- Schlafstörungen/Schlaflosigkeit
- Veränderungen der Essgewohnheiten
- Gewichtsveränderungen
- gastrointestinale Störungen
- Zunahme körperlicher Beschwerden
- Abhängigkeit
- vermehrtes, häufigeres Aussprechen von Bedürfnissen
- Unsicherheit
- Rückzugsverhalten
- Vertrauensverlust/Verlust des Selbstwertes oder Selbstwertgefühls
- Unruhe
- Konzentrationsmangel
- Entfremdung, feindseliges Verhalten/Wutanfälle, unter anderem den Pflegepersonen gegenüber.

und wenn möglich mit den Angehörigen übernehmen. Die Angehörigen sind oft auch mit Gefühlen zwischen Zuneigung, Frustration, Hilflosigkeit oder Schuldgefühlen konfrontiert. Eine konkrete Aktivität wie das Einpacken zur Vorbereitung auf den Umzug kann eine Möglichkeit bieten, den Abschied «anzupacken» und mit dem kranken Familienmitglied Entscheidungen zu thematisieren.
- Dem Patienten, dem ein Ortswechsel bevorsteht, Aufmerksamkeit schenken und Sozialkontakt ermöglichen. Anregungen für alle Sinne zur Verfügung stellen: z. B. schriftliche Informationen über den neuen Ort, Gespräche über den neuen Ort. Deprivation (d. h. Mangel an Möglichkeiten zur Bedürfnisbefriedigung in sozialen und sensorischen Bereichen) ist ein Entzug, der unter anderem auch das Stresssyndrom fördert.
- Pflegeorganisation: nach dem Ortswechsel den Patienten am Aufnahmetag kontinuierlich begleiten und von derselben Pflegeperson betreuen lassen.

Therapeutische Interventionen:
- Den Patienten und die Angehörigen ermutigen, die Gefühle mitzuteilen, auszudrücken; seien es Wut, Aggression, Trauer oder Enttäuschung. Verständnis zeigen für die Phase der Unsicherheit am *Dazwischen-Ort*. Patienten und Angehörige erleben es als entlastend, dass sie während dieser Phase des Abschieds und des Trauerns beim Ortswechsel weinen dürfen. Zu den Tränen eine Notiz aus der Basler Zeitung (21. Dezember 2004): «‹Durch das Weinen fliesst die Traurigkeit aus der Seele heraus›» (Thomas von Aquin, Italienischer Theologe und Philosoph). «‹Weinen können ist ein Zeichen dafür, dass sich etwas im Patienten löst, dass Traurigkeit zugelassen werden kann›» (Joachim Bauer, Psychosomatiker). Wenn Menschen in einem Gespräch mit einem guten Freund oder einer anderen Person die ‹Schleusen öffnen›, sei das ein ‹gutes Zeichen›. Vielfach schwänden beim oder nach dem Tränenvergiessen die körperlichen Beschwerden.
- In der ersten Phase nach dem Ortswechsel dem Patienten und den Angehörigen Orientierung geben (Peplau, 1995: 44). In dieser Phase sind die älteren Patienten oft sehr verunsichert und hilflos, und nicht alle haben den Mut, Fragen zu stellen. Die Edukation als wesentlicher Pflegebeitrag in dieser Phase ist eine unterstützende, beratende Beziehung. Das Angebot von Informationen ist von großer Bedeutung. Die Pflegenden können auch unausgesprochene Fragen ansprechen, etwa: Was bedeutet es einem Menschen, wenn er auf Grund seiner Erkrankung nie mehr in seine Wohnung gehen kann, um Abschied nehmen zu können?
- Das Misstrauen gegenüber dem Team am neuen Pflegeort wahrnehmen; durch Sicherheit und Kompetenz die Beziehung aufbauen und das Vertrauen fördern.
- Damit der Patient sich von den Auswirkungen des Stresses erholen kann, soll er vor allem während der Essenszeiten eine ruhige Atmosphäre vorfinden und genügend Zeit für die Mahlzeiten erhalten. Zeigt der Patient alle Stresssyndrome und befindet er sich in der Erschöpfungsphase, braucht vor allem der ältere Mensch einige Wochen, bis er sich erholen kann.
- Die Gestaltung des Alltags soll den körperlichen und geistigen Kräften des kranken älteren Menschen angepasst werden, die Angehörigen sollen nach Möglichkeit einbezogen werden. Die Nutzung des Handlungsspielraums (u. a. des Entscheidungsspielraums) fördert den Selbstwert und das Selbstvertrauen des kranken älteren Menschen durch Stärkung der Kontrollüberzeugung.
- Möglichkeit bieten für praktische Hilfeleistungen zur Bewältigung des Alltags, eventuell unter Einbezug weiterer Disziplinen, z. B. Seelsorge, Sozialberatung. Ein Abschiedsbesuch in der eigenen Wohnung kann für den bevorstehenden Trauerprozess förderlich sein.
- Gespräche mit Angehörigen können in Form eines Familiengesprächs stattfinden. Den verschiedenen Ortswechseln eines Patienten gingen oft Monate bis Jahre Familienpflege voraus. Die *Versprechen lebenslanger Pflege* und *Schuldgefühle* können im Gespräch Schwerpunkte bilden.
- Durchführung thematischer Gesprächsrunden zum Thema *Ortswechsel – Dazwischen-Ort* mit betroffenen Patienten und Angehörigen.
- In der Zeit nach dem Ortswechsel die Unsicherheit und die schwankende Gemütsverfassung des Patienten mit ihm durchhalten, durchstehen und die Haltung des Mit-Seins zum Ausdruck bringen.
- Bei den körperlichen Pflegemaßnahmen die emotionalen Bedürfnisse des älteren Menschen beachten. Liebevolle Berührung stärkt das psychische Wohlbefinden und verleiht das Gefühl von Geborgenheit (Corr/Corr, 1992: 384).
- Patienten entsprechend den Ressourcen Verantwortung für kleine Aufgaben übernehmen lassen.
- Den Patienten unterstützen, wenn er mit anderen Betroffenen Kontakt aufnimmt.
- Die Planung durch die Beobachtungen und Dokumentationen evaluieren und entsprechend anpassen.

In Doenges et al. (2002: 578–582) sind für die Pflegediagnosen «Relokationssyndrom» und «Gefahr eines Relokationssyndroms» die entsprechenden Maßnahmen den Pflegeprioritäten zugeordnet.

Schlussteil

> «Nicht da ist man daheim, wo man seinen Wohnsitz hat, sondern da, wo man verstanden wird.»
> *(Christian Morgenstern)*

Dame Cicely Saunders (†), die Gründerin der modernen Hospizbewegung, starb am 14. Juli 2005 in London. Sie gab ihrem Gründungshospiz den Namen *St. Christopher*. Dieser Heilige wird als *Patron der Reisenden* verehrt. Das St. Christopher Hospice wurde auch für Cicely Saunders der letzte Lebens-Ort ihrer irdischen Reise.

Dieses Kapitel ist dem Thema Ortswechsel, dem Dazwischen-Ort und der Bedeutung des Unterwegs-Seins zum Ort des Abschied-Nehmens im Alter gewidmet. Das Unterwegs-Sein bedeutet für den kranken alten Menschen im besonderen Maß Stress und ist ein kritisches Lebensereignis. Auf einen unvorbereiteten Ortswechsel, mit dem ein kranker Mensch obendrein konfrontiert wird, kann die Reaktion ein Relokationssyndrom sein.

Wenn die WHO (2002, in: Wittensöldner, 2004: 8) definiert, dass Palliative Care sich an Menschen mit einer lebensbedrohlichen, unheilbaren Krankheit richtet, so trifft dies vor allem für hochbetagte Menschen zu. Es geht darum, die *Lebensqualität* von Patienten und ihren Angehörigen durch das rechtzeitige Vorbeugen und Lindern von Leiden zu verbessern. Hierzu dienen das frühzeitige Erkennen, eine sorgfältige ganzheitliche Anamnese und die Linderung von Schmerzen und anderen Problemen im physischen, psychosozialen und spirituellen Bereich (WHO, 2002).

Die Palliative-Care-Situation erstreckt sich für den älteren Menschen mit seinen unheilbaren chronischen Leiden oft über viele Monate. Die Lebensorte während dieser Phase werden je nach medizinischer, rehabilitativer oder pflegerischer Zielsetzung vorgegeben. Das Sterben am *Ort der Wahl* ist für die meisten älteren Menschen nicht möglich und unrealistisch. Das Alter der Familienmitglieder und die familiären Strukturen haben sich im Verlauf der letzten Jahrzehnte stark verändert, und das Sterben in der eigenen *Familie* ist selten möglich. Für viele ältere Menschen ist beim Sterben das Alterspflegeheim das *Zuhause*. Palliative Care versteht unter *Lebensqualität bis zuletzt*, dass der Patient die Möglichkeit erhalten soll, in der ihm vertrauten Umgebung bzw. am Ort seiner Wahl sterben zu können. In lebensbedrohlichen Krisen und bei zu erwartenden Veränderungen fragen die Patienten oft: «Kann ich hier bleiben?»

In Deutschland ist die Empfehlung ausgesprochen worden, eine Bundesstatistik zu den *Sterbeorten* zu führen: «Eine gelingende Hospiz- und Palliatvversorgung wird sich deshalb unter anderem durch einen höheren Anteil zu Hause sterbender Menschen auszeichnen. Aussagen über Sterbeorte können als Qualitätsindikator einer erfolgreichen Hospizarbeit und Palliativversorgung herangezogen werden» (Enquete-Kommission Ethik und Recht der modernen Medizin, 2005). Tatsache ist, dass Ortswechsel für ältere kranke Menschen häufig und dazu oft auch noch unfreiwillig stattfinden und deshalb der Stress im Erleben als Bündelung von Symptomen erlebt wird. Die Zeiten zwischen dem *vertrauten Ort* und dem noch *unbekannten Ort* – dem *Dazwischen-Ort* – sind für die kranken Menschen Zeiten größter Unsicherheit und Hilflosigkeit. Dieselbe Kommission empfiehlt auch eine gesetzliche Regelung zur Freistellung (Karenz) Berufstätiger zur Begleitung schwer kranker und sterbender Angehöriger. Durch diese Perspektive, dass zukünftig Angehörige vermehrt ihre kranken Familienmitglieder oder Freunde begleiten und pflegen (unterschiedliche Gründe: z. B. wirtschaftliche, finanzielle, soziale, persönliche), sind die Pflegenden in der Edukation gefordert, damit die Angehörigen für die Pflege und Begleitung geschult, unterstützt und supervisiert werden können.

Die Pflegediagnose «Relokationssyndrom» beschreibt die Auswirkungen des Umzugs von einem Ort zu einem andern. Für die Pflegenden ist diese Diagnose von herausragender Bedeutung:

- Meist übernehmen die Pflegenden die Vorbereitung des Patienten für den Ortswechsel. Sie sind die Koordinatoren zwischen den verschiedenen Disziplinen und Angeboten.
- In den Alltagsgesprächen, unter anderem bei den körperlichen Pflegemaßnahmen, sind sie im Gespräch mit dem Patienten oder hören ihm aufmerksam zu. Die Deutung und Be-Deutung (Hermeneutik) der *Sprache* des Patienten, kann den Pflegenden wichtige Hinweise geben, z. B.: «Ich muss die Koffer packen», »Holen Sie mir die Wanderschuhe», «Der Weg ist so schmal».
- Beim Leiden des Menschen während seiner *Dazwischen-Zeit* können ihm die Pflegenden das *Pallium* in Form eines *Übergangsmantels* zur Verfügung stellen. Die Wechselwirkung der Gefühle und das Erleben von Heimatlosigkeit sollen von liebevoller

Aufmerksamkeit, Wissen und Können umhüllt sein. Die Geborgenheit soll dem Patienten ein *Refugium* bieten, damit er wieder Ruhe finden kann und zu seinen inneren Lebenswurzeln, seinen inneren Ressourcen zurückfindet.
- Die Pflegekompetenz erfordert das professionelle *Begleiten* von Patienten in Krise und Not, durch die verschiedenen Lebensorte bis hin zu den Orten des Abschieds und dem Ort des Sterbens. «Die Bejahung des kranken Mitmenschen und die Solidarität mit ihm auf seinem Lebensweg bilden den Kern von dem zwischenmenschlichen Geschehen, das mit Recht Begleitung genannt werden darf» (Sporken, 1987: 90).
- Patienten fühlen und erleben sich *Zuhause*, wenn sie erwartet und willkommen sind, wenn sie angenommen, respektiert, angeschaut werden und mit ihrem Namen persönlich angesprochen werden. Dadurch erleben Sie die Wertschätzung, ihre Würde, und dies ist ein Anteil am *Zuhause-Sein*.

Die Pflegenden sind herausgefordert, sich mit der *gerontologischen Pflege* auseinander zu setzen. Dazu gehört auch das Thema *Lernen im Alter*. Die Edukation im Pflegealltag soll dem Erwachsenen im höheren Lebensalter gerecht werden. Herschkowitz hält fest, dass Aktivität ein Leben lang zur Neubildung von Hirnstrukturen führen kann (Herschkowitz, 2001: 60). Diese Tatsache bedeutet, dass sich die Grundbausteine des Gehirns bis ins hohe Alter entwickeln können und lebenslanges Lernen möglich ist, «wenn genügend Zeit verwendet wird und bisherige Erfahrungen berücksichtigt werden» (Höpflinger, 1999: 38). Die automatische Speicherung und Nutzung von Erfahrungen bei gesunden alten Menschen funktioniert ebenso gut wie bei jungen Erwachsenen. Lernen mit allen Sinnen fördert auch das Lernen im Alter. Der Anspruch an die Pflegenden ist beachtlich und herausfordernd, zu erkennen, welcher Patient in seinem Lernen durch kognitive Einschränkung *anders* lernt, welcher Patient durch den Stress *atypisch* reagiert (Corr/Corr, 1992: 32) und welche Sinne individuell beim einzelnen Patienten für das Lernen genutzt werden sollen.

In den letzten Lebensjahren sind es vor allem die älteren Menschen, die sich oft unfreiwillig als «Homo viator» – Mensch auf dem Weg – erfahren. Und dieser Weg des Abschied-Nehmens geschieht oft in Institutionen, in denen die Pflegenden meist die Begleitpersonen und somit am Prozess entscheidend beteiligt sind und Mitverantwortung tragen.

Kruse nimmt mit einem Gedanken von Verres den Prozess des Unterwegs-Seins zum Ort des Abschied-Nehmens im Alter auf:

> Der Gegenpol zur üblichen Hoffnung im Alltagssinn (nämlich auf Weiterleben) ist also nicht Hoffnungs- oder Aussichtslosigkeit, sondern die bewusste Entscheidung, sich auf das Sterben vorzubereiten. [...] Die Möglichkeit des Nicht-Handelns hat nicht nur den Charakter einer Negation, sondern sie kann auf der emotionalen Ebene mit Begriffen wie Ruhe, Bedachtsamkeit, Besinnung, innerer Gelassenheit und Angemessenheit, also mit durchaus wichtigen positiven Werten, in Verbindung gebracht werden. Es geht um Loslassen. Für den Arzt kann das bedeuten, innerlich vom Heilungsanspruch und zu gegebener Zeit auch von einem bestimmten Patienten loszulassen, also auch einem Patienten zu helfen, von seinen bisherigen Ansprüchen an das Leben und letztendlich vom irdischen Leben überhaupt loszulassen. *(Kruse, 2004: 338/339)*

Die Bedeutung des Unterwegs-Seins zum Ort des Abschied-Nehmens spricht Rosenmayr im Prozess des Älter-Werdens an (Kruse, 2004: 16):

> Das Verweilen im Unaussprechlichen, der «Aufenthalt außerhalb», also auch Ekstase (als «Draußenstehen») im vielfältigen Sinn dieses Begriffs, wird zu einer Grundforderung einer Philosophie des Alterns. Ek-Stasis als Draußen-Stehen oder Hinaustreten bedeutet auch von außerhalb der Bindung an das Ich, die sich selbst überwindende Liebe. Ek-Stasis ist eine Position der Bereitschaft zum «Vermächtnis» und zur Beharrlichkeit. Sie ermöglicht es, in der Dürre eingeschränkten (alten) Lebens neue Schritte zu wagen. *(Rosenmayr in: Kruse, 2004: 16)*

Kruse (2004) führt im Kapitel «Selbstverantwortung im Prozess des Sterbens» die Vita contemplativa an: «Die Vita contemplativa, die als eine Möglichkeit des Umgangs mit der eigenen Endlichkeit im Prozess des Sterbens zu verstehen ist, weist Bezüge auf zur Vita contemplativa, wie sie nicht selten in der Auseinandersetzung älterer Menschen mit der Verletzlichkeit und – über diese hinaus – mit der Vergänglichkeit und Endlichkeit des eigenen Lebens zu beobachten ist» (Kruse, 2004: 339). Zu den existenziellen Fragen des Menschen gehören neben dem «Woher komme ich?» und «Wer bin ich?» auch die Frage: «Wohin gehe ich?» **Abbildung 4.3-2** zeigt, dass alle Richtungen möglich sind. Die Anschlussfrage lautet dann, ausgesprochen oder unausgesprochen: «Was oder wer erwartet mich dort?», und diese Frage hat zutiefst mit dem Zuhause-Sein und der Beheimatung zu tun.

Zusammenfassung

Das Relokationssyndrom (Verlegungsstress-Syndrom) ist eine NANDA-Pflegediagnose. Betroffen von diesem Stresssyndrom sind vor allem ältere kranke Menschen in der Endphase ihres Lebens. Das Verlassen des eigenen Zuhauses ist ein kritisches Lebensereignis. Der Ort des Lebens hat für

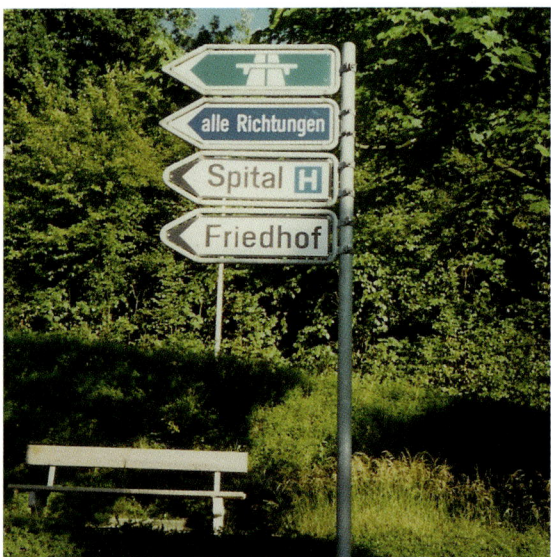

Abbildung 4.3-2: Wegweiser (Quelle: Autor)

- Wer ist in meinem Berufsfeld, in der Institution verantwortlich für die Verlegung von Patienten, vor allem der älteren Patienten?
- Wie geschehen die Vorbereitung und Koordination? Ist die Verlegung ein interdisziplinärer Entscheid? Welche Stimme hat der betroffene Patient?
- Werden Pflegephänomene in die Assessments integriert und in der Pflegeplanung berücksichtigt, wie z. B. die folgenden Pflegephänomene: Ungewissheit, Bewältigung/Coping, Aggression, Schlafstörung, Ermüdung/Erschöpfung, Verlust, Hilflosigkeit, Einsamkeit, Krise, Angst?

den Menschen existenzielle Bedeutung. Das *Unterwegs-Sein* zu einem neuen Lebensort in der Endphase des Lebens ist geprägt vom *endgültigen* Abschied-Nehmen.

Palliative Care versteht unter *Lebensqualität bis zuletzt, d*ass der Patient die Möglichkeit erhalten soll, in der ihm vertrauten Umgebung, bzw. am Ort seiner Wahl sterben zu können.

Das Sterben am *Ort der Wahl* ist für die meisten älteren Menschen nicht möglich.

Das Zitat von Morgenstern «Nicht da ist man daheim, wo man seinen letzten Wohnsitz hat, sondern da, wo man verstanden wird» kann für Pflegende und Angehörige für die Begleitung in der Zeit des *Dazwischen-Ortes* und für die Begleitung am *Sterbeort* ein wichtiger Impuls sein, denn: Patienten fühlen und erleben sich *Zuhause*, wenn sie erwartet und willkommen sind, wenn sie angenommen, respektiert, angeschaut werden und mit ihrem Namen persönlich angesprochen werden. Dadurch erleben sie Wertschätzung und Würde, und dies ist Anteil am *Zuhause-Sein*.

Abschließende Fragen zur Reflexion

- Welches Altersbild prägt mich? Wie ist in meinem Berufsfeld, an meinem Arbeitsort die Werthaltung gegenüber dem älteren Menschen in der Endphase des Lebens?
- Ist die gerontologische Pflege an meinem Arbeitsort ein Thema?

Verwendete Literatur

Alphonso, H.: Die persönliche Berufung. Münsterschwarzacher Kleinschriften 75, Vier-Türme, Münsterschwarzach 1993.

Balz, H.; Schneider, G. (Hrsg.): Exegetisches Wörterbuch zum Neuen Testament, Band II. Kohlhammer, Stuttgart 1981.

Corr, D. M.; Corr, Ch. A.: Gerontologische Pflege. Herausforderung in einer alternden Gesellschaft. Huber, Bern 1992.

Doenges, M. E.; Moorhouse, M. F.; Geissler-Murr, A. C.: Pflegediagnosen und Maßnahmen. Huber, Bern 2002, 3., vollst. überarb. und erw. A.

Enquete-Kommission Ethik und Recht der modernen Medizin. Deutscher Bundestag, Drs. 15/5858, 15. Wahlperiode. Verbesserung der Versorgung Schwerstkranker und Sterbender in Deutschland durch Palliativmedizin und Hospizarbeit. 22.6.2005.

Europäische Kommission, Generaldirektion V: In: Stress am Arbeitsplatz. BKK Bundesverband Abteilung Gesundheit, Essen 1997.

Europarat, Parlamentarische Versammlung: Schutz der Menschenrechte und der Würde der Todkranken und Sterbenden. Empfehlung 1418, Straßburg, Juni 1999.

Georg, J.; Frowein, M. (Hrsg.): Pflegelexikon. Huber, Bern 2001, 2., unveränderte A.

Georges, K. E.: Ausführliches Lateinisch-Deutsches Handwörterbuch. Hahnsche Buchhandlung, Hannover 1983, unveränderter Nachdruck der 8., verbesserten und vermehrten A.

Haldimann: Der Eintritt in ein Alters- und Pflegeheim als Lebenswende. In: Gusset, K.; Isepponi, F.: Diplomarbeit an der Höheren Fachschule im Sozialbereich, HFS Basel, Abt. Sozialarbeit 1990.

Herschkowitz, N.: Das vernetzte Gehirn. Seine lebenslange Entwicklung. Huber, Bern 2001.

Herzig, E. A. (Hrsg.): Betreuung Sterbender. Beiträge zur Begleitung Sterbender im Krankenhaus. Recom, Basel 1978, 3. A.

Höpflinger, F.; Stückelberger, A.: Alter – Hauptergebnisse und Folgerungen aus dem Nationalen Forschungsprogramm NFP 32, Bern 1999.

Kitwood, T.: Demenz. Der person-zentrierte Ansatz im Umgang mit verwirrten Menschen. Deutschsprachige Ausgabe herausgegeben von Müller-Hergl, C.; Huber, Bern 2004, 3., erweiterte A.

Kruse, A.; Martin M. (Hrsg.): Enzyklopädie der Gerontologie. Alternsprozesse in multidisziplinärer Sicht. Huber, Bern 2004.

Manion, P. S.; Rantz M. J.: Relocation Stress Syndrome: a Comprehensive Plan for Long-Term Care Admissions. Geriatric Nursing, May/June 1995: 108–112.

Meyer, A. J.: Pflegewissenschaft. Analyse eines Pflegemodells am Beispiel des Modells von Dorothea Orem. Studienbrief. Fern-Fachhochschule Hamburg, o. Jahr.

Peplau, H. E.: Interpersonale Beziehungen in der Pflege. Ein konzeptueller Bezugsrahmen für eine psychodynamische Pflege. Recom, Basel 1995.

Pertsch, E.: Großes Schulwörterbuch Lateinisch-Deutsch, Langenscheidt, Berlin 1983.

Pschyrembel: Klinisches Wörterbuch, de Gruyter, Berlin 1998, 258. A.

Rey, A.: Dictionnaire des expressions et locutions, deuxième édition mise à jour. Dictionnaires Le Robert, Paris 1993.

Roper, N.; Logan, W. W.; Tierney, A. J.: Die Elemente der Krankenpflege. Recom, Basel 1987.

Runge, M.; Rehfeld, G.: Geriatrische Rehabilitation im Therapeutischen Team. Thieme, Stuttgart 1995.

SAMW – Dokumente der Schweizerischen Akademie der Medizinischen Wissenschaften: Behandlung und Betreuung von älteren, pflegebedürftigen Menschen. Basel 2004. www.samw.ch.

Saint-Exupéri, Antoine de: Le Petit Prince. Ferninand Schöningh, Paderborn, o. Jahr.

Schäffler, A.; Menche, N.; Bazlen, U.: Pflege heute. Lehrbuch und Atlas für die Pflegeberufe. Gustav Fischer, Stuttgart 1998.

Seidler, E.; Leven, K. H.: Geschichte der Medizin und der Krankenpflege. Kohlhammer, Stuttgart 2003, 7., überarb. und erw. A.

Staudinger, U. M.: Psychische Beweglichkeit – Resilienz im Alter. Vortrag SGG-Jubiläumskongress St. Gallen 2003, SGG Information 1/2004.

Sporken, P. (Hrsg.): Was alte Menschen brauchen. Herder, Freiburg 1986.

Sporken, P.: Begleitung des kranken Menschen als ethische Aufgabe. In: Juchli, L.; von Lutterotti, M. (Hrsg.): Was kranke Menschen brauchen. Hilfen für eine ganzheitliche Pflege, Herder, Freiburg 1987.

Vester, F.: Denken, Lernen, Vergessen. Was geht in unserem Kopf vor, wie lernt das Gehirn, und wann lässt es uns im Stich? Deutscher Taschenbuch-Verlag, München 1987, 14. A.

Wittensöldner, C.: Palliative Care – ein Angebot. Grundbegriffe zum Verständnis von Palliative Care. Abschlussarbeit Höhere Fachausbildung Pflege Stufe I, Schwerpunkt Palliative Care, Schweizerischer Berufsverband Krankenpflege SBK, Zürich 2005.

Wittensöldner, C.: Erwartet sein und begleitet werden auf dem Weg nach Hause. Auftrag der Pflege bei verwirrten Erwachsenen im höheren Lebensalter. Diplomarbeit Schule für Angewandte Gerontologie SAG, Zürich 1993.

World Health Organization: National cancer control programs: policies and managerial guidelines (2nd ed.). Geneva 2002. www.who.int/cancer.

Zeller-Forster, F.: Einleitung. In: Käppeli, S. (Hrsg.): Pflegekonzepte. Phänomene im Erleben von Krankheit und Umfeld. Huber, Bern 1998, Bd. 1.

Weiterführende Literatur

Georg, J. (Hrsg.): NANDA International. NANDA-Pflegediagnosen. Definition und Klassifikation 2005–2006. Huber, Bern 2005.

Höpflinger, F.: Un-Beschränkte Möglichkeiten, Vortrag SGG-Jubiläumskongress, St. Gallen 2003, SGG Information 3/2004.

Pleschberger, S. (Hrsg.): «Nur nicht zu Last fallen!» Sterben aus der Sicht alter Menschen in Pflegeheimen. Lambertus, Freiburg i. Br. 2005.

Reitinger, E.; Heller, A.; Tesch-Römer, C.; Zemann, P.: Leitkategorie Menschenwürde. Zum Sterben in stationären Pflegeeinrichtungen. Lambertus, Freiburg i. Br. 2004.

Porock, D.; et al.: Relocation stress syndrome: the case of palliative care patients. Palliative Medicine, 11 (1997): 444–450.

www.stangl-taller.at/Arbeitsblaetter/Emotion/Stress.shtml, 5.6.2005

Zegelin-Abt, A.: Patientenedukation als Pflegeaufgabe. Planung und Aufbau von Patienteninformationszentren. Forum Sozialstation, 23 (1999) 96: 66–68.

Teil II
Schmerztherapie und weitere ausgewählte Symptome

5 Schmerztherapie

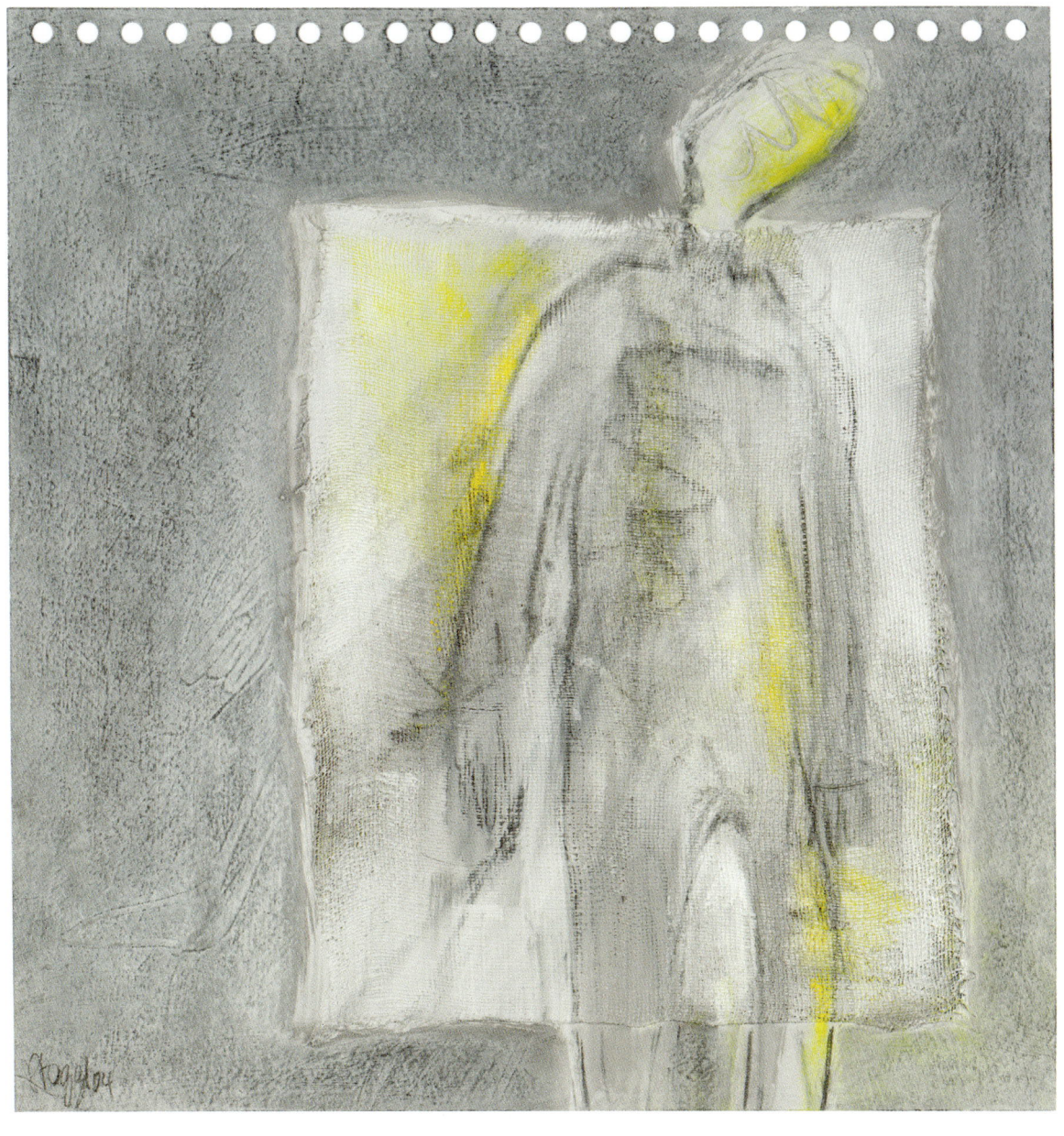

5.1
Phänomene der Chronifizierung des Schmerzes

Daniel Johannes Büche

«It is suffering, and not pain, that brings people to seek health care.» – «Es ist das Leiden, nicht der Schmerz, das den Menschen zum Arzt führt.» *(Loeser, 2000: 2)*

Abstract

Die Ursache und damit verbunden die Bedeutung und Sinnhaftigkeit anhaltender Schmerzen ist oft nicht mehr unmittelbar erkennbar, und die Lokalisation erscheint gleichermaßen zunehmend schwierig. Der Schmerz wird als multidimensionales Phänomen gesehen und beinhaltet neben der sensorischen Komponente immer auch kognitive, vegetative, motorische, aber auch emotionale, soziale, kulturelle und spirituelle Komponenten. Anhaltende oder wiederholte Schmerzen können zu Depressivität, Hoffnungslosigkeit, Verzweiflung und zur Verletzung des Selbstbildes führen. Das Leiden anhaltender Schmerzen kann zu zunehmender Erschöpfung führen und die Lebensqualität des Betroffenen wie auch seiner Angehörigen maßgeblich beeinträchtigen. In diesem Kapitel soll es weniger um die phänomenologische Klassifikation der Schweregrade chronischer Schmerzen anhand zeitlicher Dimensionen gehen, sondern vielmehr um die Bedeutung und spezifische Herausforderung der Komplexität des Schmerzphänomens in Bezug auf die Ausdehnung des Schmerzes auf die unterschiedlichsten Lebensbereiche des Betroffenen und seiner Familie (physisch, psychisch, sozial, spirituell, kulturell). Die Entwicklung des anhaltenden Schmerzes vom Symptom zu einem eigenständigen, ganzheitlichen Krankheitsbild soll in diesem Kapitel bearbeitet werden.

Studienziele

Nach Abschluss dieses Kapitels wird die bzw. der Lernende in der Lage sein:

- die Bedeutung und Herausforderung des chronifizierten Schmerzes zu erkennen und zu beschreiben.
- die Bedeutung und Herausforderung der Multidimensionalität des Schmerzes für den Betroffenen, sein Umfeld wie auch die Betreuenden zu erkennen und zu erklären.
- sich mit den pathophysiologischen Veränderungen bei der Schmerzchronifizierung auseinander zu setzen, diese zu verstehen und zu erläutern.
- die Bedeutsamkeit der Prophylaxe der Schmerzchronifizierung zu verstehen und zu erklären.
- die interdisziplinären, therapeutischen Ansätze zur Behandlung des chronifizierten Schmerzes zu erkennen.
- zu erkennen und im beruflichen Alltag darauf zu achten, dass der Patient gleichermaßen mit den Betreuenden die Schmerztherapie aktiv übernehmen sollte, wenn diese erfolgreich sein soll.

Schlüsselwörter

Chronifizierter Schmerz, Multidimensionalität des Schmerzes, Total Pain

Einleitung – Begriffsklärung

In diesem Kapitel wird bewusst der Begriff «chronifizierter» Schmerz (engl. «chronic pain») und nicht der Begriff «chronischer» Schmerz verwendet. Dies soll der Dynamik des Geschehens – mit einer Vielzahl von pathophysiologischen Mechanismen – Ausdruck geben und den statischen Begriff «chronischer Schmerz» vermeiden (Eychmüller, 2003).

Definition

Der *akute Schmerz* wurde von der International Association for the Study of Pain (IASP, 1986) wie folgt definiert:

> Unangenehmes Sinnes- und Gefühlserlebnis (sensorisch und emotional), das mit einer wirklichen oder drohenden Gewebeschädigung einhergeht oder in Form einer solchen Schädigung beschrieben wird – häufig begleitet von vegetativen Erscheinungen (Merskey, 1994)

Diese Definition zeigt, dass der Schmerz nicht ein rein sensibles/sensorisches Geschehen ist. Der Schmerz wird als multidimensionales Phänomen gesehen und beinhaltet neben der sensorischen auch kognitive, emotionale (affektive), vegetative und motorische Komponenten.

Für den *chronifizierten Schmerz* existiert keine international gültige Definition. Die IASP definiert ihn als: «Schmerz, der über die erwartete normale Heilungszeit hinausgeht». Gemäß internationaler Konvention wird dies dann angenommen, wenn der Schmerz über 3 Monate persistiert (Merskey, a. a. O.). Dabei muss aber klar festgehalten werden, dass die Chronifizierung bereits nach Stunden bis Tagen beginnt. Diese ist im günstigsten Fall zu Beginn reversibel. Der chronifizierte Schmerz ist also nicht durch die Dauer definiert, sondern durch die Faktoren, die dazu beitragen, dass nach einer initialen Verletzung oder anderen Reizung des Schmerzsystems die Wiedererlangung der körperlichen, psychischen und/oder sozialen Integrität ausbleibt. Charakterisiert ist der chronifizierte Schmerz dadurch, dass er seine Warnfunktion verloren hat, nicht mehr so ausgeprägte vegetative Begleitsymptome (wie z. B. Blässe, Schwitzen etc.) zeigt und häufig mit sozialem Rückzug und depressiver Entwicklung einhergeht (Loeser, 2000).

Der chronifizierte Schmerz

Nach Schmitt (1990) können drei Stadien der Chronifizierung von Schmerz unterschieden werden:

- *Stadium I:* (sub)akuter Schmerz, remittierender Schmerz, der mit wenigen einschneidenden bzw. komplizierenden Faktoren verbunden ist.
- *Stadium II:* Das Stadium II kennzeichnet den chronischen Schmerz, mit bereits mehreren komplizierenden Faktoren, wie z. B. Multilokalisation, Polytherapien, Medikamentenabusus.
- *Stadium III:* Mit dem Stadium III handelt es sich um einen lang andauernden und anhaltenden Schmerz mit vielen komplizierenden Faktoren, wie z. B. unklare Schmerzlokalisation, langjährige Polytoxikomanie, schwere psychosoziale Alteration (Schmitt, 1990, zit. n. Hildebrandt/Pfingsten, 1993: 79).

Es soll hier auf die Unterscheidung des akuten und chronischen Schmerzes verzichtet werden, da diese als bekannt vorausgesetzt werden kann (s. Kap. 5.4 und 5.5).

Bedeutung des chronifizierten Schmerzes

Neben der Bürde und dem Leiden, die der chronifizierte Schmerz für den Betroffenen bedeutet, ist er auch volkswirtschaftlich von enormer Bedeutung (Stewart, 2003). So leidet weltweit jeder zehnte Mensch an chronifizierten Schmerzen (Croft, 1993), bei Tumorpatienten sind es sogar 50–80 %, die im fortgeschrittenen Stadium an Schmerzen leiden. Für alle therapeutisch tätigen Personen sind Patienten mit chronifizierten Schmerzen eine schwierige und herausfordernde Aufgabe, die von manchen auch als mühsam und frustrierend empfunden wird. Nicht zu vergessen sind auch die Belastung, Unsicherheit und Angst, welche die Schmerzen bei den Angehörigen der Patienten auslösen (Turk, 1987). Häufig teilen sie einen großen Teil der Belastung und des Leidens mit dem Patienten. Dazu gehören sozialer Rückzug, Angst, ein verändertes Selbstbild in Bezug auf die eigene Rolle, Veränderungen des Status und der Funktion, verminderte körperliche Aktivität und allenfalls auch depressive Entwicklung.

Pathophysiologie

Die Chronifizierung des Schmerzes ist nicht ein primär psychologischer, aber auch nicht nur ein biologischer Vorgang. Nach heutigem Wissensstand handelt es sich viel eher um eine komplexe Regulationsstörung mit Herabsetzung der schmerzhemmenden Mechanismen und Vermehrung der schmerzleitenden Strukturen. Dies führt im Verlauf der Chronifizierung unter anderem zu folgenden Veränderungen:

- vermehrte Rekrutierung von Nozizeptoren
- Herabsetzung der Reizschwelle der Nozizeptoren und Nervenfasern (C-Fasern)
- Veränderungen der Modulation mit verminderter Hemmung der Übertragung vom 1. auf das 2. Neuron

- Änderung der Transmittersubstanzen
- verminderte Aktivität des hemmenden deszendierenden Systems (Schnitzler, 2000; Woolf, 2000).

Die Veränderungen sind also quantitativer und qualitativer Art. Dabei schreibt sich der Schmerz auf Organ- und Zellebene sowie auf molekularer (Transmittersubstanzen) und genetischer Ebene in den Organismus ein. Parallel dazu laufen die psychischen, vegetativen und kognitiven Veränderungen. Das Individuum reagiert anders – meist empfindlicher – auf einen neu auftretenden Schmerz, und die Bewertung der Sensibilität, einschließlich des Schmerzes verändert sich (Sprott, 2001; Bader, 2001). Es handelt sich also um ein biopsychosoziales Phänomen im wahrsten Sinne (von Uexkuell, 1990). Diese Veränderungen sind Tatsache, können aber weder mit einem Röntgenbild oder einem anderen apparativen Verfahren noch während einer Operation gesehen oder nachgewiesen werden.

Die Multidimensionalität des chronifizierten Schmerzes

Der chronifizierte Schmerz zeigt deutlicher als der akute Schmerz die Multidimensionalität des Phänomens Schmerz auf. So ist der Schmerz nicht (mehr) nur eine *sensible oder sensorische* Wahrnehmung *(was spüre ich?)*, sondern betrifft auch das affektive, motorische und vegetative System, und zwar jeweils in unterschiedlichem Umfang, je nach Art des Schmerzes. Neben diesem vorwiegend neurologischen Modell, das auf der Pathophysiologie des Nervensystems beruht, ist auch die holistische Sichtweise des Schmerzes notwendig (s. u.).

Was bedeutet dies konkret? Der Patient mit chronifiziertem Schmerz äußert Symptome und hat Zeichen dieser anderen Systeme (s. Kasten).

Neben diesen Systemen sind noch weitere betroffen. So finden sich im Rahmen von chronifizierten Schmerzen sehr häufig:

- Schlafstörungen
- Ernährungsstörungen (Appetitlosigkeit, Übelkeit)
- Immunsuppression
- soziale Abhängigkeit
- hormonelle Störungen sowie
- Störungen im «Trieb- und Lustverhalten», wie Ess-, Trink- und Sexualverhalten.

Das Total-Pain-Phänomen und Chronifizierung

Die Multidimensionalität begründet sich vor allem auf Strukturen des Nervensystems. So werden verschiedenen Strukturen des Zentralnervensystems Funktionen wie Schmerzgedächtnis, Deutung und Wertung des Schmerzgeschehens, Verknüpfung zum endokrinen System, zum vegetativen Nervensystem und zum motorischen System zugeschrieben. Dieses Modell vermag aber allenfalls die biologische und psychologische Seite des Schmerzes erklären (Chapman, 1999; Block, 2001). Noch nicht erklärt ist damit, was auf der sozialen, spirituellen und allenfalls kulturellen Dimension geschieht. Bedauerlicherweise wird in beiden Sichtweisen (multidimensionales Schmerzmodell und holistische Betrachtungsweise des

---

Symptome und Zeichen anderer Systeme

Affektives System (was fühle ich?): Der Patient ist reizbarer, introvertiert, häufig ängstlich, verbittert – aber auch aggressiv, erscheint niedergeschlagen bis depressiv, fühlt sich isoliert, frustriert und häufig von Suizidgedanken geplagt.

Motorisches System: Der Patient hat Verspannungen der Muskulatur und fühlt sich verspannt. Dies führt zur Schonhaltung und Überlastung anderer Muskelpartien sowie zu Muskelabbau, was wiederum Schmerzen auslöst und die Schmerzen insgesamt vermehrt. Zudem werden die Muskeln durch Inaktivität empfindlicher und reagieren schon auf kleine Reize mit Schmerz.

Vegetatives System (Sympathikus und Parasympathikus): Die vegetativen Symptome sind beim CRPS («chronic regional pain syndrome») – auch Algodystrophie oder M. Sudeck genannt – am ausgeprägtesten. Doch werden vegetative Symptome bei fast allen Patienten mit chronifizierten Schmerzen gefunden. Häufig zeigt sich dies in einer vegetativen Labilität mit Blutdruckschwankungen (Blutdruckabfall und Blutdruckspitzen) sowie Herzklopfen und Schweißneigung.

Kognitives System (an was erinnert mich das?): Patienten mit chronifizierten Schmerzen leiden häufig an Konzentrations- und Gedächtnisstörungen, womit ihre Lernfunktionen eingeschränkt sind. Ebenso engt sich häufig das Interesse an den Mitmenschen und der Umwelt ein.

Schmerzes) der Begriff «Dimension» verwendet, was verwirrend ist.

Die beiden Sichtweisen können nicht als einander ergänzend (komplementär) oder alternativ zueinander betrachtet werden, da einige Aspekte in beiden Denksystemen vorkommen (Weiss, 2001). So weist das multidimensionale Modell dem kognitiven System die Deutung des Schmerzes zu, während im holistischen System die Deutung und Bedeutung des Schmerzes in der spirituellen, der sozialen oder psychologischen Dimension vorkommen kann (Clark, 1999). Auf welcher Dimension dies geschieht, ist von der Schmerz-Persönlichkeit und den Umständen, wie und wann der Schmerz auftritt, abhängig. Gerade die *Deutung* des Schmerzes durch den Patienten, die später zur *Bedeutung* des Schmerzes für den Patienten wird, ist enorm wichtig. Denn könnte nicht im Übergang von Deutung zu Bedeutung eben jener Schritt der Chronifizierung liegen, bei dem der dynamische Prozess der Deutung in den statischen Zustand der Bedeutung übergeht. Und könnte eben dies nicht auch ein Lösungsansatz sein, indem wir versuchen, diese Bedeutung des Schmerzes durch den Patienten oder die Therapeuten wieder in den dynamischen Prozess der Deutung zu wandeln? Dame Cicely Saunders hat hier den Begriff «Total Pain» (totaler Schmerz) geprägt, dessen Management immer auch die rechtzeitige Berücksichtigung der physischen, psychischen, emotionalen, sozialen und spirituellen Dimensionen des Schmerzes und des gesamten Krankheitsverlaufs voraussetzt (Clark, 1999).

Risikofaktoren für die Chronifizierung des Schmerzes

Es gibt Lebenssituationen, in denen Menschen eher zur Chronifizierung von Schmerzen neigen. Dazu gehören:

- Arbeitsunfähigkeit über mehr als 4 Monate hinweg
- niedriger Sozialstatus
- niedrige Berufsqualifikation
- geringe Arbeitszufriedenheit
- Depression
- psychische und soziale Schwierigkeiten
- Vermeidungsverhalten
- belastende Kindheit
- mangelhafte emotionale Beziehung
- geringe Geborgenheit
- sexueller Missbrauch/Misshandlung
- häufiger Streit im Elternhaus
- Scheidung
- psychische und soziale Schwierigkeiten (Rosatti, 1998).

Zudem ist das Risiko der Chronifizierung von der Schmerzintensität in der Akutphase abhängig.

Prophylaxe der Chronifizierung des Schmerzes

Aus den Ausführungen wird deutlich, dass die *frühzeitige* Therapie jeglichen Schmerzes notwendig und (kosten-)effektiv ist. Die Konsequenz hieraus ist, sicherzustellen, dass jeder Patient, der wegen Schmerzen einen Arzt aufsucht, auch nachuntersucht wird. Bessert sich der Schmerz mit einfachen Mitteln nicht innerhalb weniger Tage, muss die Schmerztherapie intensiviert werden (Bader, 2002). Zur frühzeitigen Therapie gehört immer auch ein frühzeitiges, kompetentes und holistisches Assessment des Schmerzpatienten. Das holistische Schmerzassessment stellt in diesem Kontext bereits eine erste Intervention dar und kann unter Umständen bereits ein Ansatz zur Prävention einer Chronifizierung des Schmerzes sein (s. Kap. 5.3).

Schutzfaktoren gegen die Chronifizierung des Schmerzes

Nicht jeder akute Schmerz, der länger besteht, wird zum chronifizierten Schmerz. Dies wird durch körpereigene Faktoren verhindert. Diese «Antichronifizierungsfaktoren» sind bisher wenig erforscht und können somit therapeutisch noch nicht genutzt werden.

Schmerzerfassung bei Patienten mit chronifizierten Schmerzen

Es wird deutlich, dass ein alleiniges Messen des chronifizierten Schmerzes mit der VAS (visuelle Analogskala) der Multidimensionalität dieses Geschehens nicht gerecht werden kann (Bruera, 1994; Rhodes, 2001). Vielleicht ist die affektive Komponente des Schmerzes wesentlich schlimmer als die sensorische, welche so nicht erfasst wird (Kiss, 1995; Penson, 2001).

Dies zeigt die Notwendigkeit, alle Systeme und Bereiche mit dem Patienten gemeinsam durchzugehen und deren individuelle Deutung und Bedeutung für den Patienten zu erfragen und zu erfassen:

- *sensorisches System:* Lokalisation, Schmerzqualität, Schmerzdauer etc.
- *muskuläres System:* Bewegungsabläufe, Schonhaltungen, Muskelverspannungen, Muskelatrophien, Schmerzverstärkung durch Bewegung etc.

- *vegetatives System:* Schwitzen, Kreislaufprobleme, Herzrasen, Hyperventilation, Schlafstörungen etc.
- *affektives System:* Grundstimmung, Reizbarkeit, Depression, Frustrationstoleranz, Selbstbild, Schlafstörungen, Rollenverlust etc.
- *kognitives System:* frühere schmerzhafte Erfahrungen, lange Spitalaufenthalte, Missbrauch, Unfälle, psychische Traumata in Zusammenhang mit Schmerz etc.
- *spiritueller Bereich:* Frage nach dem Sinn des Leidens, dem Sinn des Lebens, dem Sinn der Krankheit, Lebensperspektive, Sterbeperspektive etc.
- *sozialer Bereich:* Was bedeutet der Schmerz für die Beziehungen des Patienten innerhalb der Partnerschaft, der Familie, im Freundes- und Bekanntenkreis? Finanzielle Aspekte etc.
- *kultureller Bereich:* Wie darf, wie soll der Schmerz im Kulturkreis des Patienten geäußert werden? Wo hat der Schmerz Einfluss auf die kulturelle Lebensgestaltung des Betroffenen?
- *geschlechtsspezifischer Bereich:* Wie soll, wie darf der Schmerz entsprechend dem Geschlecht des Patienten geäußert werden?

Durch das multidimensionale Erfassen des Schmerzes kann und sollte möglichst rechtzeitig eine zu kurz greifende oder einseitige Therapiestrategie vermieden werden und dem Patienten auch gezeigt werden, dass man darum bemüht ist, nicht nur das Symptom Schmerz, sondern ihn, den Patienten, in seiner Ganzheit als Mensch wahrzunehmen und individuell zu erfassen.

Multimodaler und holistischer Ansatz der Schmerztherapie

Das oben Beschriebene bezüglich der Chronifizierung legt nahe, dass der bereits chronifizierte Schmerz nicht mittels einer einzigen Intervention behandelt werden kann (Syrjala, 1995). Zur erfolgreichen Therapie ist ein *multimodaler* Therapieansatz nötig (Ahmedzyi, 2001). Dieser umfasst üblicherweise:

- körperliche Aktivität und Entspannung (motorisches System)
- verhaltenstherapeutische Maßnahmen (affektives, kognitives und soziales System) und
- medikamentöse Therapie (v. a. sensibles System, auch affektives System) (Chochinov, 2000; Symth, 1999; Boureau, 1999; Keel, 2002).

Interventionelle Therapien machen nur Sinn, wenn sie in ein multimodales Therapiekonzept eingebettet sind und wenn der konservative Weg ausgeschöpft wurde. Interventionen ändern an der Irreversibilität der Chronifizierung nichts. Alles, was dem Selbstwert schadet, muss vermieden werden. Hierzu gehören auch wiederkehrende frustrierende Erlebnisse, wie unnötige Abklärungen, Operationen oder interventionelle Schmerztherapien, die das vorgegebene Ziel (meist Schmerzfreiheit) nicht erreichen.

Der Patient als Partner

Damit die chronifizierten Schmerzen behandelbar werden, muss der Patient zum Wissenden (Patientenedukation) werden; der Erfahrenste ist bereits der Patient (Bruera, 2001). Mit dem Wissen und der Erfahrung des Patienten und den Erfahrungen der Fachkräfte mit anderen Patienten kann eine partnerschaftliche Beziehung entstehen, die befruchtend sein kann (Oliver, 2001). Die Behandlung der Schmerzstörung erfolgt so zunehmend durch den Patienten selbst und kann wohl erst erfolgreich sein, wenn der Patient (wenn immer möglich) die volle Verantwortung dafür übernimmt. Das Schmerzteam sollte er zunehmend nur noch als Berater benötigen. Der Patient muss lernen, (ehrlich) zu erkennen, welchem der oben genannten Bereiche er mehr Aufmerksamkeit schenken muss. Zugleich bedarf es aber auch unterstützender Angebote, um dieser erkannten Aufmerksamkeit dann auch nachgehen zu können. Sicherlich geht es nicht darum, dem Patienten eine psychiatrische Diagnose zu geben oder Kindheitstraumata aufzuarbeiten.

Desensibilisierung

Wenn die Chronifizierung der Schmerzen vereinfacht als Sensibilisierung des «Schmerz-Systems» bezeichnet werden kann, so ist die Besserung der chronifizierten Schmerzen nur über eine Desensibilisierung möglich. Diese Desensibilisierung muss in allen oben beschriebenen Bereichen (sensorisch, motorisch, affektiv, kognitiv, vegetativ) erfolgen. Der Patient muss auch wissen, dass die Schmerzstärke das Letzte ist, was sich ändern wird. Vorher müssen sich die Lebensumstände wie psychosozialer Bewegungsradius, motorische Beweglichkeit, Muskelentspannung, das Interesse an der Umwelt (kognitive Funktion) und autonome Funktionen verbessern. Beim Menschen am Lebensende gilt es somit, angesichts der beschränkten verbleibenden Zeit, vor allem die andere Gewichtung der Probleme und das Erkennen der Multidimensionalität des Schmerzes zu vermitteln. Damit lässt sich verdeutlichen, dass nicht jeder Schmerz allein mit Opioiden behandelt werden kann.

Zusammenfassung

Der chronifizierte Schmerz ist ein häufiges Phänomen, vor allem bei Patienten in palliativen Situationen, da neben dem sensorischen Phänomen des Schmerzes andere Dimensionen (affektive, motorische, kognitive, vegetative und spirituelle) zum Tragen kommen. Diese werden durch die Endlichkeit des Lebens für den Patienten noch deutlicher als in früheren Lebensphasen. All diese Dimensionen müssen bei der Erfassung und Therapie länger dauernder Schmerzen berücksichtigt werden. Bei der Therapie geht es häufig um verhaltenstherapeutische Ansätze, da sich an den Ursachen des Schmerzes und an den durch die Chronifizierung bedingten Veränderungen des Nervensystems meist nur wenig verändern lässt. Es geht vielmehr darum, eine aufrichtige Wertschätzung und eine Neugewichtung des Schmerzes zu erreichen, dies in der Hoffnung, dass der Patient sich damit aussöhnen oder mindestens damit leben kann. Auch sollte nie außer Acht gelassen werden, dass neben den Patienten auch die Angehörigen vom Phänomen des chronischen Schmerzes betroffen sind und ebenfalls in die Aufklärung, Schulung und ggf. in die Therapie einbezogen werden sollten (s. Kap. 7.1 und 12.2).

Abschließende Fragen zur Reflexion

- Was hindert mich, auf einen Patienten mit chronifizierten Schmerzen zuzugehen?
- Auf welche Methoden zur Einschätzung anhaltender/umfassender Schmerzen kann ich in meinem Arbeitsbereich zurückgreifen?
- Was lösen Patienten bei mir aus, die unter Total Pain leiden?
- Gibt es konkrete Ansätze, um die Schmerztherapie in meinem beruflichen Umfeld mit geringem Aufwand zu verbessern? Wenn ja, mit welchen?

Verwendete Literatur

Ahmedzyi, S. H.: Window of opportunity for pain control in the terminally ill. Lancet, 357 (2001): 1304–1305.

Bader, R.: Schmerzkompendium. Schmerzen verstehen und behandeln. Thieme, Stuttgart/New York 2001.

Bader, R.: Chronischer Schmerz: Prophylaxe statt Therapie. Ars Medici, 16 (2002): 736–740.

Block, S. D.: Perspectives on care at the close of life. Psychological considerations, growth, and transcendence at the end of life: the art of the possible. JAMA, 285 (2001): 2898–2905.

Boureau, F.: Modeles théoretiques cognitifs et comportementeaux de la douleur chronique. Doul. et Analg. 4 (1999): 265–272.

Bruera, E.: Patients preferences versus physician perceptions of treatment decisions in cancer care. JCO 19 (2001): 2883–2885.

Bruera, E.: New developments in the assessment of pain in cancer patients. Support Care Cancer, 2 (1994): 312–318.

Chapman, C. R.: Suffering the contributions of persistent pain. Lancet, 353 (1999): 2233–2237.

Chochinov, H. M.: Handbook of psychiatry in palliative medicine. Oxford University Press 2000.

Clark, C.: Total pain, disciplinary power and the body in the work of Cicely Saunders, 1958–1967. Soc. Sci. Med. 49 (1999): 727–736.

Croft, P.: The prevalence of chronic widespread pain in the general population. J. Rheumatol., 20 (1993): 710–713.

Eychmüller, S.: Der chronifizierte Schmerz. In: Praktische Betrachtungsweise der Schmerzbehandlung. UPSA PAIN Institute 2003.

Freisens, U.: Pain in Europe; die Schweizer Ergebnisse. Schriftenreihe der SGGP, No. 82, Zürich 2005.

Hildebrandt, J.; Pfingsten, M.: Nomenklatur und Definitionen. In: Zenz, M.; Jurna, I. (Hrsg.): Lehrbuch der Schmerztherapie. Stuttgart, Wissenschaftliche Verlagsgesellschaft, Stuttgart 1993: 77–84.

IASP – International Association for the Study of Pain. Subcomittee on Classification: Pain terms: a current list with definitions and notes on usage. Pain, (Suppl. 3), Part II (1986): 215–221.

Loeser, J. D. (ed.): Bonica's management of pain (3rd edn.), Chapter 10: General considerations of chronic pain. (Jacobson). Lippincott Williams & Wilkins, London, 2001.

Keel, P.: Verhaltensmedizinische Ansätze für die Behandlung chronisch Schmerzkranker. Dolor 2002; 2.

Kiss, A.: Quality of life and psychological support. Support Care Cancer, 3 (1995): 1–2.

Loeser, J. D.: Pain and Suffering. Clinical Journal of Pain, 16 (Suppl. 2) (2000): 2–6.

Merskey, H.: Classification of chronic pain. Pain, 56 (1994) (Suppl. 3): 1–225.

Oliver, J. W.: Individualized patient education and coaching to improve pain control among cancer outpatients. JCO, 19 (2001): 2206–2212.

Penson, R. T.: Losing God. Oncologist, 6 (2001): 286–297.

Rhodes, D. J.: Feasibility of quantitative pain assessment in outpatient oncology practice. JCO, 19 (2001): 501–518.

Rosatti, P.: Chronifizierungsfaktoren: psychiatrische und soziologische Aspekte. Dolor, 1998; 3.

Schmitt, N.: The Mainz Pain Staging System (MPSS) for chronic pain. Pain, 56 (1994) (Suppl. 5): 484.

Schnitzler, A.: Neurophysiology and functional neuroanatomy of pain perception. J. Clin. Neurophysiol., 17 (2000): 592–603.

Symth, J. M.: Effects of writing about stressful experience on symptom reduction in patients with asthma or rheumatoid arthritis: a randomized trial. JAMA, 281 (1999): 1304–1309.

Sprott, H.: Schmerz als Krankheit. Ars Medici, 17 (2001): 799–802.

Stewart, W. F.: Loss of productive time and cost due to common pain conditions in the US workforce. JAMA, 290 (2003) 18: 2443–2454.

Syrjala, K. L.: Evidence for a biopsychosocial model of cancer treatment-related pain. Pain, 61 (1995): 69–79.

Turk, D. C.: Pain and families. Pain, 30 (1987): 3–27.

Uexkuell von, T. (Hrsg.): Psychosomatische Medizin. Urban & Schwarzenberg, München 1990, Kap. 36.

Weiss, S. C.: Understanding the experience of pain in terminally ill patients. Lancet, 357 (2001): 1311–1315.

Woolf, C. J.: Neuronal plasticity: increasing the gain in pain. Science, 288 (2000): 1765–1769.

Weiterführende Literatur:

Butler, D.: Schmerzen verstehen. Springer, Berlin/Heidelberg/New York 2005.

Dethlefsen, U.: Chronischer Schmerz – Therapiekonzepte. Springer, Berlin/Heidelberg/New York 1989.

Doenges, M. E.; Frances, M.; Moorhouse, A.; Geissler-Murr, C.: Pflegediagnosen und Maßnahmen. Deutschsprache Ausgabe herausgegeben von Abderhalden, C.; Ricka, R. Huber, Bern 2003, korrigierter Nachdruck der 3., vollständig überarbeiteten und erweiterten A.

Funk, S. G.; Tornquist, E. M.; Champagne, M. T.; Wiese, R. A. (Hrsg.): Die Pflege chronisch Kranker. Key Aspects. Huber, Bern 1997.

Hildebrandt, J.; Pfingsten, M.: Nomenklatur und Definitionen. In: Zenz, M.; Jurna, I. (Hrsg.): Lehrbuch der Schmerztherapie. Stuttgart, Wissenschaftliche Verlagsgesellschaft, Stuttgart 1993: 77–84.

Loeser, J. D.: Pain and Suffering. Clinical Journal of Pain, 16 (Suppl. 2) (2000): 2–6.

McCaffery, M.; Beebe, A.; Lathan, J.: Schmerz. Ein Handbuch für die Pflegepraxis. Ullstein-Mosby, Berlin/Wiesbaden 1997.

Müller-Mundt, G.: Chronifizierung und Besonderheiten chronischer Schmerzen. In: Müller-Mundt, G. (Hrsg.): Chronischer Schmerz. Herausforderungen für die Versorgungsgestaltung und Patientenedukation. Huber, Bern 2005.

Müller-Mundt, G.: Schmerztherapie und Pflege: Anforderungen an Schmerzmanagement und Patientenedukation am Beispiel progredienter Erkrankungen – Ergebnisse einer Literaturanalyse. Veröffentlichungsreihe des Instituts für Pflegewissenschaft an der Universität Bielefeld (IPW), April 2001.

Pfingsten, M.; Schöps, P.; Wille, T.; Terp, L.; Hildebrandt, J.: Chronifizierungsausmaß von Schmerzerkrankungen. Quantifizierung und Graduierung anhand des Mainzer Studienmodells. Der Schmerz, 14 (2000) 1: 10–17.

Schmitt, N.: The Mainz Pain Staging System (MPSS) for chronic pain. Pain, 56 (1994) (Suppl. 5): 484.

Stieh, l. M.: Der Schmerzpatient in der Praxis. Dom. Med. Healthcare, Basel 2002.

Wurmthaler, C.; Hunger, G.; Korb, J.; Nilges, P.; Gershagen, H. U.: Chronifizierung und psychologische Merkmale. Die Beziehung zwischen Chronifizierungsstadien bei Schmerzen und psychologischem Befinden, Beeinträchtigung und familialen Merkmalen. Zeitschrift für Gesundheitspsychologie, 4 (1995) 2: 113–136.

Zenz, M.; Donner, B. (Hrsg.): Schmerz bei Tumorerkrankungen. Interdisziplinäre Diagnostik und Therapie. Wissenschaftliche Verlagsgesellschaft, Stuttgart 2002.

Internetadressen

www.efic.org (European Federation of IASP chapters)
www.cancer.org
www.dolor.ch
www.uni-bielefeld.de/IPW
www.painfoundation.org
www.sggp.ch

5.2
Schlafstörungen bei Patienten mit chronischen Schmerzen

Friedrich Stiefel

«Le sommeil bienfaisant a suspendu mes maux; on n'a pas le sentiment de sa captivité; on est libre quand on dort.» – «Der wohl tuende Schlaf hat mein Leiden unterbrochen; man hat nicht mehr das Gefühl der Gefangenschaft; man ist frei, wenn man schläft.» *(Camille Desmoulins)*

Abstract

Die Betreuung von Patienten mit Schlafstörungen und chronischen Schmerzen erfordert eine genaue Erhebung der Anamnese, sorgfältiges Vorgehen und konsequentes Anwenden verhaltenstherapeutischer und medikamentöser Behandlungsmöglichkeiten. Es werden die klinisch relevanten Aspekte dieser speziellen Art der Schlafstörung vorgestellt und durch praktische Hinweise für die Behandlung ergänzt. Ziel dieses Kapitels ist, dass der Leser die Zusammenhänge zwischen Schlafstörungen und chronischen Schmerzen versteht, die empfohlenen Schritte beim Vorgehen berücksichtigt und die einfach anwendbaren Therapien kennt.

Studienziele

Nach Abschluss dieses Kapitels wird die bzw. der Lernende in der Lage sein:

- die Beziehung zwischen Schlafstörungen und chronischen Schmerzen zu erkennen und zu erläutern.
- sich mit dem Vorgehen bei Schlafstörungen und chronischen Schmerzen auseinander zu setzen und dieses in Bezug zum eigenen beruflichen Alltag kritisch zu reflektieren.
- sich mit der Bedeutung und den konkreten Aspekten der Patientenedukation bei Patienten mit Schlafstörungen und chronischen Schmerzen auseinander zu setzen und Schlussfolgerungen für die eigene klinische Praxis abzuleiten.

Schlüsselwörter

Schlafstörungen, Schlafanamnese, chronische Schmerzen, verhaltenstherapeutische Interventionen, psychopharmakologische Behandlungen.

Einleitung – Statistik und Ätiologie

Schlafstörungen werden in der palliativen Betreuung bei 23–70 % aller Patienten beobachtet (Ng/von Gunten, 1998; Savard/Morin, 2001; Hugel et al., 2004). Diese Angabe beruht auf einer Studie, in der nach Schlafstörungen gesucht wurde. Schlafstörungen können bereits bestehen, aber auch folgende Ursachen haben:

- psychische Leiden, wie depressive Zustände oder Angst
- Medikamente, wie Steroide oder Opiate
- Entzugszustände bei Alkohol- oder Benzodiazepinabhängigkeit
- körperliche Symptome, wie Atemnot, Verwirrung, Agitation oder Schmerzen.

Beziehungen zwischen Schlafstörungen und chronischen Schmerzen

Die Beziehung zwischen Schlafstörungen und chronischen Schmerzen scheint einfach verständlich zu sein: Schmerzen verursachen ein emotionales Erleben und eine erhöhte Wachsamkeit, die das Ein- und Durchschlafen behindern. Die wenigen Arbeiten, in denen dieses Thema untersucht wurde, kamen zum Schluss, dass eine signifikante Beziehung zwischen

Schmerzintensität und Schlafstörung besteht. Es muss aber davon ausgegangen werden, dass die Beziehungen zwischen den beiden Symptomen komplex sind und eine gegenseitige Beeinflussung besteht (Stiefel/Stagno, 2004). Im Weiteren wird angenommen, dass depressive Zustandsbilder, die oft mit chronischen Schmerzen verbunden sind, die Schlafstörungen auslösen oder unterhalten können (Haythornthwaite et al., 1991; Stiefel, 1993). Auch die Einnahme von Medikamenten, wie Opiaten oder nichtsteroidalen Analgetika, kann den Schlaf stören. Angesichts dieser verschiedenen Faktoren, die an einer Schlafstörung beteiligt sein können, ist die genaue Erhebung der Anamnese von großer Bedeutung.

Vorgehen bei Schlafstörungen und chronischen Schmerzen

Wie bei Schmerzen spielt die subjektive Wahrnehmung des Patienten – gestörter oder als unbefriedigend erlebter Schlaf – eine entscheidende Rolle. Die Schlafstörung kann sowohl als Schwierigkeiten beim Ein- und Durchschlafen, ungenügende Schlafdauer, schlechte Schlafqualität, frühzeitiges Aufwachen oder als Symptome wie Müdigkeit, Energieverlust, Konzentrationsschwäche oder Gereiztheit erlebt werden. Klagen über einen «schlechten» Schlaf ohne negative Auswirkungen bei Tage spricht gegen das Vorliegen einer Schlafstörung. In **Tabelle 5.2-1** wird das Vorgehen bei Patienten mit Schlafstörungen und chronischen Schmerzen zusammengefasst. Dazu gehören das Erheben der Schlaf-Anamnese und die Identifikation der bestehenden Symptome, der auslösenden Faktoren und der Auswirkungen auf das Erleben während des Tages, sowie der unangepassten Reaktionen, welche die Schlafstörung unterhalten (Stagno/Stiefel, 2003).

Tabelle 5.2-1 kann als Checkliste dienen, damit einzelne Schritte nicht vergessen werden; oft werden nur die Symptome der Schlafstörung erfragt, ohne zu evaluieren, wie der Patient auf die Schlafstörung reagiert und was sie für ihn bedeutet. Dabei sind es gerade die unangepassten Reaktionen, wie das irritierte Liegenbleiben im Bett, welche die Schlafstörung unterhalten. Wenn sich die Schlafstörung nicht gänzlich behandeln lässt, ist es wichtig, dass der Patient regelmäßig evaluiert wird. Dies gibt ihm das Gefühl mit seinem Problem nicht alleingelassen zu werden. Auch kann bei diesen Gelegenheiten besprochen werden, wie der Patient mit dem chronischen Zustand umgeht und was dabei als hilfreich erfahren wird (Unterstützung durch Partner, sich beim Arzt aussprechen können, Ablenkung etc.).

Verhaltenstherapeutische Interventionen

Auf Grund der oft feststellbaren unangepassten Reaktionen des Patienten auf die Schlafstörungen wurden Interventionen entwickelt, die trotz nachgewiesener Wirksamkeit (Chesson et al., 1999) leider nur selten angewendet werden. Ziel dieser Interventionen ist, den Patienten wieder daran zu gewöhnen, das Zubettgehen und das Bett mit dem Schlaf zu assoziieren und sich von der Angst oder der erhöhten Wachsamkeit vor oder nach dem Einschlafen zu lösen. Die üblichen schlafhygienischen Maßnahmen (Morin et al., 1999) und die einfachen verhaltenstherapeutischen Interventionen (Morin et al., 1994) sind in **Tabelle 5.2-2** und **5.2-3** zusammengefasst. Der Patientenedukation kommt an dieser Stelle eine ergänzende und bedeutsame Rolle zu (s. Kap. 5.4 und 12.2).

Die schlafhygienischen Maßnahmen sind einfach zu vermitteln und anzuwenden. Das Einhalten von regelmäßigen Ein- und Aufwachzeiten, unabhängig von der Schlafqualität und der Schlafdauer, gibt dem Patient, der sich oft als Opfer seiner Symptome erfährt, eine aktive Rolle in der Behandlung.

Die in Tabelle 5.2-3 aufgeführten kognitiv-verhaltenstherapeutischen Interventionen beschränken sich

Tabelle 5.2-1: Vorgehen bei Schlafstörungen und chronischen Schmerzen (Quelle: Autor)

- Verfallen Sie nicht in eine fatalistische Haltung, auch wenn die Symptomatik seit längerem besteht.
- Überprüfen Sie, ob die Schlafstörung sich negativ auf das Funktionieren und Erleben am Tag auswirkt.
- Erheben Sie eine vollständige Schlafanamnese, und identifizieren Sie auslösende Faktoren und unangepasste Reaktionen.
- Beachten Sie Zusammenhänge zwischen körperlicher Erkrankung, Schlafstörung und psychischem Zustand.
- Versuchen Sie die Behandlung der Grundkrankheit und ihrer Symptome, insbesondere der Schmerzen, zu verbessern.
- Evaluieren und behandeln Sie eventuell gleichzeitig bestehende psychische Leiden.
- Erklären Sie den Sinn schlafhygienischer Maßnahmen, und geben Sie dazu schriftliche Anleitungen ab.
- Wenden Sie Ihnen vertraute oder einfache verhaltenstherapeutische Interventionen an.
- Erwägen Sie eine medikamentöse Behandlung, wenn oben genannte Maßnahmen wirkungslos bleiben.
- Folgen Sie den Empfehlungen für den Gebrauch von Psychopharmaka bei körperlich Kranken.
- Kontrollieren Sie die eingeleitete Behandlung regelmäßig, auch wenn ein Erfolg ausbleibt.
- Besprechen Sie auf einfühlsame Art mit dem Patienten, wie er mit den Grenzen der medizinischen Möglichkeiten umgeht, und suchen Sie mit ihm nach Strategien, wie er mit den schwierigen Gegebenheiten leben kann.

Tabelle 5.2-2: Schlafhygienische Maßnahmen bei Patienten mit Schlafstörungen und chronischen Schmerzen (Quelle: Autor)

- Erhalten Sie körperliche Aktivitäten.
- Vermeiden Sie stimulierende Erlebnisse 1–2 Stunden vor dem Einschlafen.
- Gewöhnen Sie sich an Rituale (gleiche Abläufe) und Entspannungsübungen vor dem Zubettgehen.
- Verzichten Sie 3 Stunden vor der Nachtruhe auf üppige Mahlzeiten, Rauchen oder stimulierende Getränken, wie Kaffee oder Alkohol.
- Achten Sie auf geeignete Rahmenbedingungen (Bett, Temperatur, Lärm etc.) und regelmäßige Einschlaf- und Aufwachzeiten (unabhängig von der Schlafdauer oder Schlafqualität)
- Unterlassen Sie das Lesen im Bett und das Liegenbleiben, ohne zu schlafen.

Tabelle 5.2-3: Kognitiv-verhaltenstherapeutische Interventionen bei Patienten mit Schlafstörungen und chronischen Schmerzen (Quelle: Autor)

- **Stimulus-Control:** Gehen Sie nur zu Bett, wenn Sie müde sind. Das Bett dient nur zum Schlafen. Falls das Einschlafen nicht möglich ist, stehen Sie auf, und gehen Sie erst wieder zu Bett, wenn Sie müde sind. Falls Sie dann nach 10 Minuten nicht einschlafen, stehen Sie wieder auf, bis Sie wieder müde sind. Dies eventuell mehrmals wiederholen.
- **Schlafreduktion:** Passen Sie die Zeit im Bett der aktuellen Schlafenszeit an, und erhöhen Sie diese einmal pro Woche um 15 Minuten/Nacht, sobald Sie mindestens 90% der im Bett verbrachten Zeit schlafen.
- **Visualisieren:** Konzentrieren Sie sich auf angenehme und entspannende Bilder oder Erinnerungen.
- **Progressive Muskelentspannung:** Kontrahieren und entspannen Sie vor dem Einschlafen verschiedene Muskeln.

auf die einfach anwendbaren Techniken; allenfalls können sie durch Behandlungen durch kognitiv-verhaltenstherapeutisch geschulte Fachleute ergänzt werden.

Medikamentöse Therapien

Rund 45% der Ärzte verschreiben bei Patienten mit Schlafstörungen ein Medikament, nachdem sie im Durchschnitt lediglich 2,5 Fragen gestellt haben (Holbrook et al., 2000); und dies, obwohl es keine Beweise dafür gibt, dass diese Medikamente im Langzeitgebrauch wirklich mehr nützen als schaden (Hohagen et al., 1993). Eine pharmakologische Behandlung sollte nur dann eingesetzt werden, wenn die in Tabelle 5.2-1, 5.2-2 und 5.2-3 aufgeführten Maßnahmen nicht zum Erfolg führen (Stiefel et al., 1999). Falls ein Medikament indiziert ist, sind die folgenden Hinweise zu beachten:

- Benzodiazepine sollten in den niedrigsten noch wirksamen Dosierungen eingenommen werden. Besonders bei Schwerkranken ist auf Nebenwirkungen zu achten, und der Patient muss informiert sein, dass diese Medikamente nicht abrupt abgesetzt werden können. Benzodiazepine mit mittleren Halbwertszeiten und ohne aktive Metaboliten, wie Lorazepam oder Oxazepam, sind zu bevorzugen (Stiefel et al., 1999). Benzodiazepine können die Nebenwirkungen von Opiaten potenzieren (Sedation, Auslösen von Verwirrtheitszuständen). So genannte Alternativen, wie Zolpidem für Einschlaf- und Zopiclon für Durchschlafstörungen haben viele Gemeinsamkeiten mit Benzodiazepinen und müssen mit denselben Vorsichtsmaßnahmen angewendet werden.
- Sedierende Antidepressiva, wie Amitriptylin, Mianserin oder das neuere Mirtazapin können – besonders angesichts der analgetischen Wirkungen der Antidepressiva – hilfreich sein. Ältere Antidepressiva sind mit anticholinergen Nebenwirkungen verbunden und können Verwirrtheitszustände auslösen, besonders bei älteren Patienten (Berney et al., 2000). Sedierende Neuroleptika, wie Levomepromazin, haben auch anticholinerge Nebenwirkungen, die unter anderem zu Blutdruckabfall führen können (Mazzocato et al., 2000).
- Neben den oben genannten Substanzen können Antihistaminika, wie Diphenhydramin oder Hydroxyzin, eingesetzt werden; Melatonin und Cannabis werden vielleicht in Zukunft eine Rolle bei der Behandlung von Schlafstörungen spielen (Buclin et al., 2001).

Zusammenfassung

Die Strategie zur Behandlung von Patienten mit Schlafstörungen und chronischen Schmerzen beruht auf dem biopsychosozialen Modell, das Krankheit umfassend versteht (Engel, 1977) und psychosoziale Aspekte in die Behandlung integriert. Dabei nimmt die Beziehung zum Patienten einen Stellenwert ein, der nicht durch die Abgabe von Hypnotika ersetzt werden kann. Patienten mit Schlafstörungen und chronischen Schmerzen sind oft zermürbt und fordern, dass ihnen endlich geholfen wird. Eine regelmäßige und verständnisvolle Betreuung, in der auch die Grenzen der medizinischen Möglichkeiten diskutiert werden können, verhindert, dass die Patienten sich «fallen gelassen» fühlen. Die Behandlung erfordert ein überlegtes Vorgehen und Grundkenntnisse der schlafhygienischen Maßnahmen, der kognitiv-verhaltenstherapeutischen Interventionen und der medikamentösen Behandlungen. In diesem Sinn sollten diese Patienten als Herausforderung und nicht einfach als «schwierige Patienten» wahrgenommen werden.

Abschließende Fragen zur Reflexion

- Was hindert Sie, die empfohlenen Abklärungsschritte bei der Behandlung von Schlafstörungen einzuhalten?

- Sind dies valable Gründe? Was machen Sie beim nächsten Patienten mit Schlafstörungen?

- Wie gestaltet sich in Ihrem beruflichen Arbeitskontext die Praxis der Patientenedukation bei Patienten, die unter Schlafstörungen und chronischen Schmerzen leiden?

Verwendete Literatur

Berney A.; et al.: Psychopharmacology in supportive care of cancer: a review for the clinician. III. Antidepressants. Support Care Cancer, 8 (2000): 278–286.

Buclin T.; et al.: Psychopharmacology in supportive care of cancer: a review for the clinician. IV. Other psychotropic agents. Support Care Cancer, 9 (2001): 213–222.

Chesson A. L., Jr.; et al.: Practice parameters for the nonpharmacologic treatment of chronic insomnia. An American Academy of Sleep Medicine report. Standards of Practice Committee of the American Academy of Sleep Medicine. Sleep, 22 (1999) 8: 1128–1133.

Engel, G. L.: The need for a new medical model: a challenge to biomedicine. Science 196 (1977): 129–136.

Haythornthwaite, J. A.; Sieber, W. J.; Kerns, R. D.: Depression and the chronic pain experience. Pain, 46 (1991) 2: 177–184.

Hohagen, F.; et al.: Prevalence and treatment of insomnia in general practice. A longitudinal study. Eur. Arch. Psychiatry Clin. Neurosci., 242 (1993) 6: 329–336.

Holbrook, A. M.; et al.: The diagnosis and management of insomnia in clinical practice: a practical evidence-based approach. CMAJ, 162 (2000) 2: 216–20.

Hugel, H.; et al.: The prevalence, key causes and management of insomnia in palliative care patients. J. Pain Symptom Manage., 27 (2004) 4: 316–321.

Mazzocato, C.; et al.: Psychopharmacology in supportive care of cancer: a review for the clinician. II. Neuroleptics. Supportive Care Cancer, 8 (2000): 89–97.

Morin, C. M.; Culbert, J. P.; Schwartz, S. M.: Nonpharmacological interventions for insomnia: a meta-analysis of treatment efficacy. Am. J. Psychiatry, 151 (1994): 1172–1180.

Morin, C. M.; et al.: Behavioral and pharmacological therapies for late-life insomnia: a randomized controlled trial. JAMA, 281 (1999) 11: 991–999.

Ng, K.; von Gunten, C. F.: Symptoms and attitudes of 100 consecutive patients admitted to an acute hospice/palliative care unit. J. Pain Symptom Manage., 16 (1998) 5: 307–316.

Savard, J.; Morin, C. M.: Insomnia in the context of cancer: a review of a neglected problem. J. Clin. Oncol., 19 (2001) 3: 895–908.

Stagno, D.; Stiefel F.: Schlafstörungen bei Patienten mit chronischen Schmerzen. Palliative-ch, 1 (2003): 8–12.

Stiefel F.: Psychosocial aspects of cancer pain. Support Care Cancer, 1 (1993) 3: 130–134.

Stiefel, F.; Berney, A.; Mazzocato, C.: Psychopharmacology in supportive care in cancer: a review for the clinician. I. Benzodiazepines. Support Care Cancer, 7 (1999) 6: 379–385.

Stiefel, F.; Stagno, D.: Management of insomnia in patients with chronic pain conditions. CNS Drugs, 18 (2004) 5: 285–296.

Weiterführende Literatur

Doenges, M. E.; Frances, M.; Moorhouse, A.; Geissler-Murr, C.: Pflegediagnosen und Maßnahmen. Huber, Bern 2003, korrigierter Nachdruck der 3., vollständig überarbeiteten und erweiterten A.

Georg, J.: Wickel und Auflagen. Äußere Anwendungen bei Obstipation und Schlafstörungen. Pflege aktuell, 49 (1995) 1: 20–22.

Georg, J. (Hrsg.): NANDA International. NANDA-Pflegediagnosen. Definition und Klassifikation 2005–2006. Huber, Bern 2005.

Glaus-Hartmann, M.: Schlafstörungen. In: Käppeli, S. (Hrsg.): Pflegekonzepte. Phänomene im Erleben von Krankheit und Umfeld. Huber, Bern 1999, Band 2.

Morgan, K.; Closs, J. S.: Schlaf, Schlafstörungen, Schlafförderung. Ein forschungsgestütztes Praxishandbuch für Pflegende. Huber, Bern 2000.

Portenoy, R. K.; Bruera, E.: Issues in Palliative Care Research. Oxford University Press, Oxford 2003.

Sateia, M. J.; Santulli, R. B.: Sleep in palliative care. In: Doyle, D.; Hanks, G.; Cherny, N.; Calmann, K.: Oxford Textbook of Palliative Medicine (3rd edn.). Oxford University Press, Oxford/New York 2004.

Sturm, A.; Klarenbach, P.: Checkliste Schlafstörungen. Thieme, Stuttgart 1997.

5.3 Reflexionen zum Schmerzassessment in der Pflege

Cornelia Knipping

«Der Schmerz ist nicht nur ein Problem, sondern auch ein Geheimnis.» *(Lenz, 1998)*

Abstract

Schmerz ist ein komplexes Symptom und Phänomen, weil er immer wieder neu geprägt ist vom individuellen Ausmaß seiner pathophysiologischen Genese sowie vom jeweils individuellen Wahrnehmen, Erleben und Umgang des Betroffenen selbst und seines nahen Umfeldes. Versucht man dem Schmerz eine Definition zu geben, so stößt man zugleich auf das stets mehrdimensionale Erleben der Erfahrungsqualität von Schmerz. Ursachen, Auslöser, Wahrnehmung und der jeweils individuelle Umgang mit dem Schmerz sind so vielfältig, weil er bei jedem Einzelnen immer wieder neu, einmalig und einzigartig vorkommt. In diesem Kapitel soll der Blick auf Gruppen von Erwachsenen mit *chronischen* Schmerzen gerichtet werden, die an einer inkurablen, chronischen und fortschreitenden Krankheit leiden. Dazu können Tumorpatienten, wie aber auch andere Patienten zählen (s. Kap. 5.5 bis 5.7). Mehrdimensionale Methoden der Schmerzerfassung, welche die multifaktoriellen und holistischen Aspekte des Phänomens chronischer Schmerzen betreffen, sollten bereits in der Erstanamnese einer Schmerzsituation zur Schmerzdiagnose aus medizinischer und pflegerischer Sicht eingesetzt werden. Die Bedeutung der holistischen Aspekte des Pflegeassessments wurde bereits an ausgewählten Themen exemplarisch in den Kapiteln 3.1 und 3.2 dargestellt. In diesem Kapitel soll für das Phänomen chronischer Schmerzen aus holistischer Sicht und für die daraus resultierende Praxis eines Schmerzassessments in der Pflege sensibilisiert sowie zur weiterführenden Reflexion angeregt werden.

Studienziele

Nach Abschluss dieses Kapitels wird die bzw. der Lernende in der Lage sein:

- zu erkennen, dass chronische Schmerzen für den Patienten und seine Familie meistens ein mehrdimensionales Ereignis darstellen und deshalb – beginnend mit dem Schmerzassessment – von Anfang an eine ganzheitliche Perspektive erforderlich machen.

- differenziert Begründungen für ein Schmerzassessment in der Pflege aus der WHO-Definition der Palliative Care herzuleiten und diese zu erläutern.

- das Schmerzassessment an ausgewählten Beispielen der Schmerzintensität und der Schmerzverlaufskontrolle bereits als Intervention im Kontext der Patienten- und Familienedukation zu verstehen und für den eigenen Arbeitskontext erste gezielte Edukationsmaßnahmen zu identifizieren und konkret abzuleiten.

Schlüsselwörter

Chronische Schmerzen, Assessment, Schmerzassessment, Algesimetrie, Prävention, Gesundheitsförderung, Salutogenese, Schmerztoleranz, Selbsteinschätzung, Fremdeinschätzung, Patientenedukation, Pflegequalität, Würde

Einleitung

Der Schriftsteller Siegfried Lenz veröffentlichte 1998 einen kleinen Essayband, der mit dem Nachdenken über den Schmerz beginnt. Der Schmerz hat Lenz seit jeher zu denken gegeben. Schmerz, der auch aus einer gewissen Sprachnot, aus einer Verständigungsnot heraus entsteht. Lenz geht in seinen Ausführungen weit über Themen wie Schmerzdefinition, Schmerzklassifikation, Schmerzassessment und Schmerztheorie hinaus. Mit dem Schmerz, so beschreibt Lenz, sei es, als würde der Mensch plötzlich in eine extreme Situation gestoßen, in der er der Welt nicht mehr gewachsen erscheint, weil er sich nicht mehr verständlich machen kann. Plötzlich sei der Mensch nicht mehr in der Lage, seine Wünsche, seine Missgeschicke, seine Bitten zu erklären, er könne sich weder rechtfertigen, noch Zeugnis ablegen. Gleich einem Exil überkomme den Menschen, der Schmerzen habe, ein tiefes Gefühl der Fremdheit, der Wehrlosigkeit, ja sogar der empfundenen Demütigung. Er könne sich nicht mehr kundgeben. «Wer sich aber selbst nicht erklären kann, der verliert in den Augen der Welt seine Individualität» (Lenz, 1998: 13). Der Schmerz als ein Symptom, ein Syndrom, ein Phänomen, eine Krankheit, ein Schicksal? Bis heute gäbe es nach Lenz neben einschlägigen Definitionen auch eine gewisse Sprachlosigkeit, Schmerz zu definieren, zu kategorisieren, zu systematisieren, zu benennen, zu beschreiben, da die Wahrnehmungen des Einzelnen im Erleben von Schmerz immer wieder neu und einzigartig, die Ursachen und Auslöser zugleich zu vielschichtig seien. Der Schmerz als Erlebnis erscheine immer mehrdimensional und beträfe immer wieder den ganzen Menschen mit seinen biologischen, seelischen, sozialen, kulturellen und spirituellen Seinsdimensionen und seinen entsprechenden jeweils individuellen Erfahrungsqualitäten. Deshalb sei der Schmerz auch so schwer zu erfassen und einzuschätzen. Der Schmerz, mit seinen mannigfachen Ursachen sei nicht nur auf organisch pathophysiologische Ursachen zurückzuführen, sondern weise immer auch auf Schmerzquellen hin, die unmittelbar mit unserem ganzen *Leben und Sein* korrespondieren. Der psychosoziale Schmerz als Auslöser biologischer Schmerzen mit seinen vielfältigen Facetten etwa: die Lebensprobleme innerhalb einer Arbeitswelt, die familiären Bindungen, die sozialen und existenziellen Ängste, die Fragen nach dem Werden, Sein und Vergehen und die Gewissenskonflikte. Der Volksmund beschreibt auf seine jeweils eigene Art und Weise Schmerzauslöser und -begleiter, die auf unsere Lebensverletzlichkeit hinweisen, wie den Trennungsschmerz, den Abschiedsschmerz, den Seelenschmerz, den Heimwehschmerz, den Schmerz der Enttäuschung, den Liebesschmerz, den Schmerz des Verrats. Der Schmerz ist somit nicht nur ein Problem, sondern auch ein (Lebens-)Geheimnis (paraphrasiert nach Lenz, 1998: 9–29).

Ausgewählte Definitionen, Diagnosen und Begriffsklärungen

Der Schmerz ist nach Evers (1997) eine der am stärksten mit Angst besetzten menschlichen Erfahrungen. Dies betrifft sowohl den Patienten wie auch die ihm nahe stehenden Angehörigen und Freunde (Evers, 1997: V).

Definition Schmerz I

> Eine Expertengruppe definierte im Jahr 1979 im Auftrag der Internationalen Vereinigung zum Studium des Schmerzes (International Association for the Study of Pain – IASP) den Schmerz als […] ein unangenehmes Sinnes- und Gefühlserlebnis, das mit aktueller oder potenzieller Gewebeschädigung verknüpft ist oder mit Begriffen einer solchen Schädigung beschrieben werden kann […].
> *(Müller-Mundt, 2005: 62; IASP, 1986: 217 ff.).*

Die IASP ergänzt ihre Schmerzdefinitionen mit folgenden Erläuterungen:

- Schmerz ist immer subjektiv.
- Das Vorhandensein von Schmerz ist prinzipiell zu akzeptieren, auch wenn Menschen über Schmerzempfindungen berichten, ohne dass eine erkennbare Gewebeschädigung oder nachweisbare pathophysiologische Ursache vorhanden ist und sie ihre Empfindungen dennoch als Schmerz erleben (IASP, a. a. O.).

Um den chronischen Schmerz nicht nur als pathophysiologisch hergeleitetes Symptom oder als rein somatisches Geschehen zu verstehen, sondern ihn auch als individuelles Sinnes- und Gefühlserlebnis zu erfassen, bedarf es eines Schmerzassessments, das neben den somatischen Aspekten von Anfang an auch die individuellen Sinnes- und Gefühlserlebnisse, die Wahrnehmung (kognitiv, psychomotorisch, affektiv) und individuelle (Be-)Deutung von Schmerz des Betroffenen berücksichtigt. Nach der IASP ist der Schmerz ein Sinnes- und Gefühlserlebnis, und genau deshalb «[…] mit einfachen Erklärungsansätzen nach dem Muster unidirektionaler Reiz-Reaktions-Schemata nicht fassbar» (Müller-Mundt, 2005: 13).

> Der chronische Schmerz, eingeschätzt als multifaktorielles und multidimensionales Ereignis, bedingt deshalb ein multiprofessionelles Schmerzmanagement, das sich nicht nur einseitig auf ein medizinisch-pharmakologisches Therapiekonzept konzentriert, sondern von Anfang an der Integration interdisziplinärer, interprofessioneller und organi-

sationsübergreifender Therapiekonzepte bedarf, die stets patienten- sowie familienorientiert aufeinander zu beziehen sind.

Definition Schmerz II

Die Definition von Schmerz nach McCaffery (1997) geht von der Annahme aus, dass Schmerzen subjektiv sind: «Schmerz ist das, was der Betroffene über die Schmerzen mitteilt, sie sind vorhanden, wenn der Patient mit Schmerzen sagt, dass er Schmerzen hat» (McCaffery et al., 1997: 12). Wenn der Patient Schmerzen angibt, so hat das Behandlungsteam positiv (patientenbezogen) darauf zu reagieren. Eben dies gilt nach McCaffery als *professionelle* Reaktion. Wenn der Patient fähig ist, seine Schmerzen mitzuteilen, so gilt die Äußerung des Patienten immer noch als der glaubwürdigste Maßstab für seine Schmerzen. Nach McCaffery et al. (1997) gibt es widersprüchliche Meinungen darüber, ab wann genau es sich *per definitionem* um chronische Schmerzen handelt, das heißt, wie lange Schmerzen effektiv bestehen müssen, bevor man sie als chronisch kennzeichnet und klassifiziert (McCaffery et al., 1997: 34).

Merke: Oberstes Postulat ist von Anfang an die Respektierung der Glaubwürdigkeit der Patientenaussage und nicht die subjektive Einschätzung der Fachkräfte zum geäußerten Schmerz des Betroffenen.

Definition Schmerz III

Inzwischen ist «Schmerz» in den auf internationaler Ebene entwickelten Klassifikationssystemen von Pflegediagnosen und -interventionen als eigenständige Kategorie und Pflegediagnose («Chronische Schmerzen») zu finden (Müller-Mundt/Schaeffer, 2005: 231; Müller-Mundt, 2005: 32–33; Doenges et al., 2002: 636; Georg, 2005: 174). Als eigenständige Pflegediagnose werden chronische Schmerzen klassifiziert wie folgt:

> […] eine unangenehme, sensorische und emotionale Erfahrung, die von aktuellen oder potenziellen Gewebeschädigungen herrührt oder mit Begriffen solcher Schädigungen beschrieben werden kann (International Association on the Study of Pain); plötzlicher oder allmählicher Beginn in einer Intensität, die von leicht bis schwer reichen kann, mit einem nicht vorhersehbaren oder vorhersehbaren Ende und einer Dauer von mehr als sechs Monaten […].
> (Doenges et al., 2003)

Die thematische Gliederung und Einbettung des Schmerzes findet sich weiterführend wie folgt beschrieben:

> Schmerz ist ein Signal, dass etwas nicht stimmt. Chronischer Schmerz kann eine wiederkehrende und periodische (z. B. Migräne) oder eine andauernde Beeinträchtigung sein. Da zu chronischem Schmerz verschiedene erlernte Verhaltensweisen gehören, bilden psychologische Aspekte die primären beeinflussenden Faktoren für die Beeinträchtigung. Chronischer Schmerz ist ein komplexes Geschehen, das in Beziehung steht zu Elementen aus anderen Pflegediagnosen wie: Machtlosigkeit, Beschäftigungsdefizit, unterbrochene Familienprozesse, Selbstversorgungsdefizit usw.
> (Doenges et al., 2002: 636)

Von dieser Pflegediagnose werden vier Pflegeprioritäten und umfassende Pflegeinterventionen abgeleitet, die bereits auf ein multidimensionales und multifaktorielles Schmerzverständnis hinweisen:

1. Pflegepriorität: Einschätzen ursächlicher oder auslösender Faktoren (ganzheitliche Schmerzanamnese)
2. Pflegepriorität: Ermitteln der Schmerzreaktionen des Patienten (Verhalten, Empfinden, Toleranz, Umgang, Bewältigung, Anpassung/Fehlanpassung, andere Phänomene im Erleben chronischer Schmerzen wie Einsamkeit, Aggression, Verzweiflung, Angst, Krise etc.)
3. Pflegepriorität: Unterstützen des Patienten im Umgang mit den Schmerzen (Patientenedukation: Patientenaktivierung, Selbstmanagement, Empowerment)
4. Pflegepriorität: Fördern des Wohlbefindens (Patienten- und Familienedukation, Austritts- bzw. Entlassungsplanung) (Doenges et al., 2002: 636–641).

Ergänzend wird hier von der Autorin angemerkt, dass zum Schmerz durchaus verschiedene erlernte Verhaltensweisen gehören. Daraus lässt sich jedoch nicht immer die Schlussfolgerung ziehen, dass die psychologischen Aspekte deshalb die *primären* beeinflussenden Faktoren für die Beeinträchtigung darstellen. Anthropologisch, spirituell oder logotherapeutisch betrachtet ist der Schmerz über der somatischen, psychosomatischen oder verhaltenstherapeutischen Intervention von Anfang an erweitert zu betrachten und zu berücksichtigen. Das heißt, es geht bei der Betreuung von Schmerzpatienten und deren Familien auch darum, sich mit biografischen Ereignissen und den damit verbundenen, individuell erworbenen Traditionen, Grundhaltungen und Verhaltensweisen sowie mit den spirituellen und religiösen Ereignissen und Erlebnissen im individuellen *Sein und Leben* (Transzendenz) des einen Menschen, dem wir begegnen, auseinander zu setzen. Nicht zuletzt geht es auch darum, dem Menschen mit seinen stets persönlichen (Ur-)Fragen nach dem *Sinn*, nach dem *Warum* und noch viel mehr nach dem *Wozu* im Kontext chronischer Schmerzen Aufmerksamkeit zu schenken (vgl. weiterführend dazu Zsok, 1994/1995; Frankl, 1998; Lenz, 1998).

Martin Buber nimmt den Aspekt der Sinnhaftigkeit im Erleben von Verzweiflung wie folgt auf:

> Was erwarten wir, wenn wir verzweifeln und doch zu einem Menschen gehen? Wohl eine Gegenwärtigkeit, durch die uns gesagt wird, dass es ihn dennoch gibt, den Sinn.
> *(Liesenfeld, 1999: 66)*

Pathogenese und Salutogenese im Kontext chronischer Schmerzen

Die salutogenetische Orientierung nach Antonovsky (1997) soll aufzeigen, dass sie uns dazu führt:

> [...] die dichotome (zweigeteilte) Klassifizierung von Menschen als gesund oder krank zu verwerfen, und diese stattdessen auf einem multidimensionalen Gesundheits-Krankheits-Kontinuum zu lokalisieren. Sie verhindert, dass wir der Gefahr unterliegen, uns ausschließlich auf die Ätiologie einer bestimmten Krankheit zu konzentrieren, statt immer nach der gesamten Geschichte eines Menschen zu suchen – einschließlich seiner Krankheit. Anstatt zu fragen: «Was löste aus (oder wird auslösen, wenn man präventiv orientiert ist), dass eine Person Opfer einer gegebenen Krankheit wurde?», das heißt, statt uns auf Stressoren zu konzentrieren, werden wir eindringlich zu fragen gemahnt: «Welche Faktoren sind daran beteiligt, dass man seine Position auf dem Kontinuum zumindest beibehalten oder auf den gesunden Pol hin bewegen kann?» Das heißt, wir stellen Coping-Ressourcen ins Zentrum unserer Aufmerksamkeit. Stressoren werden nicht als etwas Unanständiges angesehen, das fortwährend reduziert werden muss, sonders als allgegenwärtig. Darüber hinaus werden die Konsequenzen von Stressoren nicht notwendigerweise als pathologisch angenommen, sondern als möglicherweise sehr wohl gesund – abhängig vom Charakter des Stressors und der erfolgreichen Auflösung der Anspannung. Im Gegensatz zu der Suche nach Lösungen nach Art der Wunderwaffe müssen wir nach allen Quellen der negativen Entropie suchen, die die aktive Adaptation des Organismus an seine Umgebung erleichtern können. Letztlich führt uns die salutogenetische Orientierung über die in pathogenetischen Untersuchungen erworbenen Daten dadurch hinaus, dass sie immer die in solch einer Untersuchung ermittelten abweichenden Fälle ins Auge fasst.
> *(Antonovsky, 1997: 29–30).*

Antonovsky erhofft sich mit diesen angeführten Beispielen:

> [...] dass die salutogenetische Orientierung nicht lediglich die andere Seite der Medaille ist und den drei vorgeschlagenen Prüffragen standhält (Daten aus einem anderen Blickwinkel zu betrachten, andere Fragen zu formulieren, alternative Hypothesen vorzuschlagen) [...] Salutogenetisches Denken eröffnet nicht nur den Weg, sondern zwingt uns dazu, unsere Energien für die Formulierung und Weiterentwicklung einer Theorie des Coping einzusetzen (Antonovsky, a. a. O.).

Salutogenetische Perspektive (Salutogenese)

Aus salutogenetischer Perspektive ist das Leben eines jeden Menschen ein mehr oder weniger gefährlicher Fluss. Alle Menschen bewegen sich stets in diesem Fluss an jeweils unterschiedlichen Stellen. Die Frage für Gesundheitsförderung lautet nun: An welcher Stelle im Fluss befindet sich eine Person, und wie gut kann sie schwimmen? Die individuelle Fähigkeit zu schwimmen entspricht den internen Ressourcen eines Menschen. Der Fluss steht für die Lebensbedingungen eines Menschen. Gesundheitsförderung ist bemüht, den Fluss entsprechend zu gestalten und die individuelle Schwimmfähigkeit zu fördern, damit das Schwimmen im Fluss möglich ist.
(www.gesundheitsfoerderung.ch/de, 28. Januar 2006)

Aus der Perspektive der Salutogenese stellt sich hier bereits die Frage, welche Aspekte sollten bereits im Schmerzassessment für einen *gesundheitsförderlichen* Umgang mit chronischen Schmerzen Berücksichtigung finden, und welche Aspekte sollten bereits die Coping-Ressourcen ins Zentrum der Aufmerksamkeit stellen? Coping-Ressourcen werden hier nicht nur verhaltenstherapeutisch oder edukativ betrachtet, sondern bedeuten, den Menschen mit seiner ganzen Geschichte, und das impliziert, mit seiner Einmaligkeit, seinem ganzen *Sein* (Leib, Seele und Geist) ins Zentrum der anamnestischen Aufmerksamkeit zu stellen.

Kohärenzgefühl («sense of coherence»)

Das Kohärenzgefühl ist eine der viel diskutierten internen Ressourcen für Gesundheit. Nach Antonovsky ist das Kohärenzgefühl das Kernstück der Salutogenese (www.gesundheitsfoerderung.ch/de/hp/notion/default.asp). Das Kohärenzgefühl beschreibt eine allgemeine kognitive und affektiv-motivale Grundhaltung eines Individuums gegenüber der Welt und dem eigenen Leben. Das Kohärenzgefühl setzt sich aus drei Komponenten zusammen:

- Gefühl der Verstehbarkeit
- Gefühl der Handhabbarkeit bzw. Bewältigbarkeit
- Gefühl der Sinnhaftigkeit bzw. Bedeutsamkeit.

Die Stärke des Kohärenzgefühls beeinflusst die Fähigkeit von Menschen, vorhandene Ressourcen zum Erhalt der Gesundheit und des Wohlbefindens zu nutzen. Menschen mit stark ausgeprägtem Kohärenzgefühl reagieren flexibel auf Anforderungen und können in der Situation angemessene Ressourcen aktivieren (www.gesundheitsfoerderung.ch/de, 28. Januar 2006).

So geht es in der Therapie chronischer Schmerzen nicht nur um die faktische Symptomerfassung zur Symptombehandlung (im Sinne der bestmöglichen Kuration, Elimination, Reduktion, Linderung) von Schmerzen und den damit begleitenden umfassenden Phänomenen und Leiden. Es geht auch um die *Aktivierung* der Betroffenen selbst, um mit ihnen gemeinsam – trotz bleibender Gesundheitsbeeinträchtigung Folgendes zu erschließen und zu ermöglichen:

- ein ihnen gemäßes Verständnis
- eine ihnen entsprechende Bewältigung
- eine ihnen mögliche Handhabbarkeit
- einen für sie individuellen (sinnhaften) Umgang
- eine für sie (und nicht für die Fachkräfte) zutreffende Bedeutung und Deutung (Hermeneutik).

Dies geht weit über die vermeintliche Schmerz- und Symptomkontrolle hinaus. Eine herausragende Rolle spielen hier die Patientenedukation und die Anwendung ausgewählter Pflegekonzepte, z. B. das Coping, die bereits in das Schmerzassessment und Schmerzmanagement maßgeblich einfließen sollten. Nach der WHO-Definition ist Gesundheit ein Zustand vollkommenen körperlichen, geistigen und sozialen Wohlbefindens und nicht allein das Fehlen von Krankheit und Gebrechen. Gesundheit wird als körperliches, psychisches und soziales Wohlbefinden umschrieben (WHO, 1946/1988).

Nach Müller-Mundt (2005) resultiert daraus, dass einer bedarfs- und bedürfnisorientierten Gesundheitsversorgung ein herausragender Stellenwert für die Sicherung von Lebensqualität erkrankter Menschen beizumessen ist. Müller-Mundt (2005) umschreibt die Patientenaktivierung damit, dass diese gerade bei chronischen Schmerzen die Förderung von Kompetenzen des Selbstmanagements zur konkreten Lebens- und Alltagsbewältigung voraussetzt. Damit diese Förderung gelingen kann, setzt sie ein Assessment der Kompetenzen, Ressourcen, Bewältigungsstrategien und individuellen Fähigkeiten des Patienten voraus (Müller-Mundt, a. a. O.). Zur Pathogenese der Grundkrankheit und der Schmerzkrankheit wird eine komplementäre Beziehung, die Salutogenese zur individuellen Lebensgestaltung und Alltagsbewältigung gesetzt. Antonovsky umschreibt es damit: nicht nur nach der Ätiologie, nach pathophysiologischen Zusammenhängen zu suchen, sondern immer auch die ganze Geschichte des Menschen zu erfassen, einschließlich seiner Krankheit. Dies kann und sollte bereits mit dem Schmerzassessment beginnen.

> **Wichtig:** Zentral erscheint, komplementär zur Pathogenese, mit der Identifikation der Seins- und Handlungskompetenzen, der persönlichen Werte, der Lebensorientierung des Betroffenen für das Gesundheits-, Krankheits- und Symptommanagement die gesundheitsbezogenen Aspekte (Salutogenese) gezielt zu erfassen, diese zu stärken und zu stützen, damit ein gesundheitsförderlicher Umgang zur individuellen Bewältigung des Lebens mit der Schmerzkrankheit gelingen kann. Dies sollte das gesamte Schmerzmanagement durchziehen (s. Kap. 5.4 und 12.2).

Erfassung chronischer Schmerzen in der klinischen Praxis

Gemäß der oben bereits erwähnten Schmerz-Definition der IASP setzt sich das Schmerzerleben nach Radbruch und Zech (2000) aus verschiedenen Komponenten (wie sensorisch-diskriminativ, kognitiv, affektiv, autonom und somatomotorisch) zusammen, die es im Schmerzassessment zu berücksichtigen gilt.

Bestandteile der Schmerzerfassung sind nach Radbruch/Zech (2000):

- *sensorisch-diskriminativ:* Reizdifferenzierung – Wahrnehmung, Empfindung und differenzierte Beschreibung, Unterscheidung der schmerzhaften Reizung (Nozizeption)
- *kognitiv:* Erkennen, Wahrnehmen, Abstraktion, Fiktion, Bewertung der schmerzhaften Reizung durch den Patienten im aktuellen Kontext des Schmerzerlebens, Erfahrungen aus der Vergangenheit im Umgang mit Schmerzen, Erwartungen für die Zukunft
- *affektiv:* affektive Prozesse (Gefühl, Gemüt, Stimmung, Emotionen) geben dem Schmerzereignis einen typischen Charakter; es präsentiert individuell das (umfassende) Leiden
- *autonom-somatomotorisch:* Das Schmerzerleben bedingt ein schmerzbedingtes Verhalten (Verselbstständigung) als Reflexkomponente und als Folge affektiver wie auch kognitiver Erlebens- und Verarbeitungsprozesse.

Es gilt deshalb bei jeder Algesimetrie (Schmerzmessung) gut zu überlegen, welche dieser benannten Komponenten, mit welcher Assessmentmethode, von wem, in welchem Zeitraum erfasst, gemessen und beurteilt werden soll (Radbruch/Zech, 2000: 436).

Assessment in der Pflege

Ein Assessment in der Pflege bezieht sich auf die Erfassung und Beurteilung der aktuellen Symptomatik, Krankheit, Pflegebedürftigkeit oder anderer übergeordneter Themen (Bischofberger et al., 2005: 7). Es geht um die systematische Einschätzung und Beurteilung von spezifischen, klinisch relevanten Risiken und Symptomen einer Pflegesituation. Dies basiert nach Bischofberger auf Beobachtung, Fachwissen und reflektierter Berufserfahrung zu einem bestimmten Thema, in diesem Fall zur Pflegediagnose «Chronische Schmerzen» (Bischofberger, 2005: 18).

Definition des Schmerzassessments

Übertragen auf das Schmerzassessment kann von der obigen Beschreibung von Bischofberger für das Assessment in der Pflege abgeleitet werden, dass es sich mit der Definition des Schmerzassessments chronischer Schmerzen ebenso um eine systematische Einschätzung und Beurteilung einer Pflegesituation handelt, bei der die Pflegediagnose «Chronische Schmerzen» im Vordergrund steht, um die klinisch relevanten Risiken, die spezifische und umfassende Symptomatik der aktuellen Schmerzsituation des Patienten zu erfassen und die daraus resultierende, konkrete Pflegebedürftigkeit zu ermitteln. Ausgehend davon geht es darum, die aktuelle Schmerzsituation im konkreten und subjektiven Schmerzerleben des Patienten wahrzunehmen, aufzunehmen, diese Informationen anhand von standardisierten Formularen zu bündeln, sie systematisch zu erfassen, einzuschätzen, auszuwerten und daraus den konkreten Pflegebedarf abzuleiten. Wichtig erscheint, dass der Patient – soweit dies für ihn möglich ist – die Möglichkeit zur Selbsteinschätzung seines Schmerzerlebens erhält (Müller-Mundt/Schaeffer, 2005).

Schmerztoleranz

Die Schmerztoleranz kennzeichnet die Dauer oder das individuelle Ausmaß der Schmerzen, die ein Patient «ertragen» *will* oder *kann*. Ein Patient weist z. B. eine *hohe* Schmerztoleranz auf, wenn er starke Schmerzen hat oder diese lange andauern, bevor er sie persönlich als unerträglich bezeichnet und eine Schmerzlinderung wünscht. Ein Patient weist eine *niedrige* Schmerztoleranz auf, wenn schwache oder kurz andauernde Schmerzen für ihn bereits schwer erträglich oder unerträglich sind und zum Bedarf einer Schmerzlinderung führen.

Die Kenntnis um die individuelle Schmerztoleranz erscheint wichtig, um dem Patienten in seinem individuellen Schmerzerleben respektvoll und achtsam zu begegnen. Sie ist eine individuelle Reaktion, die von Patient zu Patient stets neu variiert, und es gilt für die Betreuenden, genau diese individuelle Schmerztoleranz des Patienten gleichermaßen zu erfassen und zu würdigen. «Der Respekt vor der Schmerztoleranz des Patienten ist wesentlich für eine adäquate Schmerztherapie» (McCaffery, 1997: 11; 27).

Bedeutung von umfassendem Leid(en) im Kontext chronischer Schmerzen

Das Schmerzerleben wird oft moduliert durch biologische, seelische, soziale, spirituelle und kulturelle Ereignisse. Der umfassende Ein- und Ausdruck von Leidensmomenten auf allen genannten Lebensdimensionen wurde von Saunders mit «*total pain*» beschrieben (Saunders, 1991), dem umfassenden Leiden oder dem totalen Schmerz (s. Kap. 7.3). Das ganze Leben wird plötzlich vom chronischen Schmerz bestimmt. Je nach dem, auf welchen Lebensdimensionen zusätzliches Leid und Leiden erfahren wird, kann der chronische Schmerz eine entsprechend deutliche Schmerzverstärkung, eine eigene Dynamik und Sensation erhalten (Grond, 2002). Der sprachlose Schmerz wurde von Ingeborg Bachmann in ihren unveröffentlichten Gedichten damit beschrieben, dass sie keinen Ausdruck mehr für ihre inneren Eindrücke fand (Bachmann, 2000). Lenz (1998: 13) umschreibt den Schmerz, der aus der Sprachnot, aus der Verständigungsnot entsteht: […] «In eine extreme Situation gestoßen, stellen wir auf einmal fest, dass wir der Welt nicht mehr gewachsen sind, weil wir uns nicht mehr verständlich machen können» (Lenz, a. a. O.).

Argumente für und Anforderungen an ein Schmerzassessment in der Pflegepraxis

Ein umfassendes, kompetentes Schmerzassessment soll dazu führen, den Patienten entsprechend seinem individuellen Schmerzerleben strukturiert, geplant, systematisch und effektiv und nicht *ad libitum* oder entsprechend *unserer* individuellen Wahrnehmung zu erfassen. «Für eine effektive Begleitung der Schmerztherapie und Unterstützung des Schmerzmanagements im Alltag ist eine eingehende schmerzbezogene Pflegeanamnese und Verlaufskontrolle unerlässlich (Müller-Mundt/Schaeffer, 2005: 233).

> **Beachte:** Es erscheint wichtig, dass die Fachkräfte sich der eigenen Fehleinschätzungen immer wieder neu bewusst werden und bleiben und sich stetig um die eigene Entwicklung und Erweiterung ihrer Haltung, ihres Wissens und ihrer Fertigkeiten im Umgang mit Schmerzpatienten bemühen.

Gehen wir von der WHO-Definition Palliative Care (2002) aus, so begründet sie unmissverständlich die frühzeitige Implementierung und Umsetzung eines Schmerzassessments chronischer Schmerzen damit, dass eine bestmögliche Einflussnahme auf die Lebensqualität von Patienten und deren Familien, die mit dem Ereignis einer inkurablen, fortschreitenden Krankheit konfrontiert sind, zu erfolgen habe (WHO, 2002) durch:

- Prävention
- eine frühzeitige und tadellose Erfassung und Linderung von Schmerzen und anderen belastenden Symptomen sowie von weiteren physischen, psychischen, sozialen und spirituellen Leiden.

Carr und Mann (2002) postulieren, dass es vor jeglicher Umsetzung von Strategien zur Schmerzlinderung unabdingbar der vorausgehenden und vorausschauenden Beurteilung und Einschätzung des chronischen Schmerzes bedarf, da dies die Grundlage der Evaluation des gesamten, interdisziplinären Schmerzmanagements bildet. Das Schmerzassessment bezeichnen sie als *Dreh- und Angelpunkt* eines effizienten Schmerzmanagements. Sie gehen davon aus, dass der effiziente Umgang mit chronischen Schmerzen nur mit dem vorherigen Einsatz eines kompetenten Schmerzassessments möglich ist (Carr/Mann, 2002: 17; 52).

Eine ausgeprägte und entwickelte «Kultur im Schmerzassessment» bedingt in ihrer Haltung, ihrem spezifischen Wissen und ihren Fertigkeiten (z.B. Patientenedukation, Kommunikation) ausgebildetes, qualifiziertes Personal. Dies bedingt jedoch einheitliche, validierte Instrumente und Formulare für die Schmerzeinschätzung und Verlaufsdokumentation sowie implementierte Strukturen und Prozesse in der Organisation. Dies wird früher oder später über die Betreuungsqualität und -kontinuität schmerzgeplagter Patienten und deren Familien entscheiden und längerfristig ein ausgewiesenes Qualitätsmerkmal oder -defizit in der palliativen Betreuung von schwer kranken, chronischkranken, alten und sterbenden Menschen darstellen.

Bis heute existieren immer noch zahlreiche Gründe für eine unzureichende Schmerztherapie von Patienten, die unter chronischen Schmerzen leiden (s.a. Strohbücker, 2005: 39–40; McCaffery et al., 1997; Müller-Mundt, 2001; Klaschik, 2003: 184 ff.).

Das Deutsche Netzwerk für Qualitätsentwicklung in der Pflege (DNQP) begründet in seinem «Expertenstandard Schmerzmanagement in der Pflege» die Notwendigkeit der Implementierung und Umsetzung eines Schmerzassessments in der Pflegepraxis mit folgender übergeordneten Standardaussage:

> Jeder Patient/Betroffener mit akuten oder tumorbedingten chronischen Schmerzen sowie zu erwartenden Schmerzen erhält ein angemessenes Schmerzmanagement, das dem Entstehen von Schmerzen vorbeugt, sie auf ein erträgliches Maß reduziert oder beseitigt. Begründung: Eine unzureichende Schmerzbehandlung kann für Patienten/Betroffene gravierende Folgen haben, z.B. physische und psychische Beeinträchtigungen, Verzögerungen des Genesungsverlaufs oder Chronifizierung der Schmerzen. Durch eine rechtzeitig eingeleitete, systematische Schmerzeinschätzung, Schmerzbehandlung sowie Schulung und Beratung von Patienten/Betroffenen und ihren Angehörigen tragen Pflegekräfte maßgeblich dazu bei, Schmerzen und deren Auswirkungen zu kontrollieren und zu verhindern.
> (DNQP, 2005: 25)

Dort jedoch, wo es aus verschiedenen Umständen und Gründen heraus nur schwer gelingen mag, dem Entstehen von Schmerzen vorzubeugen, Schmerzen und deren Auswirkungen auf ein für den Betroffenen erträgliches Maß zu reduzieren oder zu beseitigen bzw. zufrieden stellend für Betroffene und Angehörige zu lindern und/oder zu verhindern, eröffnen sich für die Fachkräfte nochmals ganz neue Anforderungen und Herausforderungen für die individuelle Versorgungsgestaltung mit den Betroffenen und deren nahen Angehörigen. Begleitend geht es nun auch um den bestmöglichen *Umgang mit dem Unabänderlichen* mehr oder weniger stark ausgeprägter Schmerzsituationen. Andere Ressourcen sollten deshalb von Anfang mit im Zentrum der Aufmerksamkeit für das Schmerzassessment stehen. Dazu gehören etwa Konzepte der Salutogenese, der Logotherapie, Coping etc.

Insgesamt weist der «Expertenstandard Schmerzmanagement in der Pflege» fünf Standardkriterien auf. Das erste Standardkriterium soll hier Berücksichtigung finden, liefert es doch eine weitere Begründung für die Implementierung und Umsetzung eines Schmerzassessments in der Pflegepraxis (DNQP, 2005: 25).

Im Kommentar zum ersten Standardkriterium wird darauf hingewiesen, dass die Voraussetzung für ein erfolgreiches multiprofessionelles Schmerzmanagement eine systematische Schmerzeinschätzung ist. Es wird hier bereits deutlich, dass ein Schmerzassessment multiprofessionell und systematisch erhoben werden sollte. Die Einschätzung von pflegerelevanten

Aspekten ist ein wesentlicher Bestandteil professionellen Pflegehandelns. Es wird darauf hingewiesen, dass der Erwerb grundlegender Kompetenzen dazu bereits in der Grundausbildung zu erfolgen habe. Zusätzlich wird auf den systematischen Bedarf der Fort- und Weiterbildung der Pflegefachpersonen hingewiesen, damit ihr Wissen regelmäßig dem aktuellen Stand der Wissenschaft angepasst wird. Drei wichtige Prinzipien einer systematischen Schmerzeinschätzung werden hier von der DNQP genannt und von der Autorin weiter ausgeführt (DNQP, 2005: 26; s. a. Kasten).

Konsequenzen

Das im Vorangehenden Gesagte setzt jedoch voraus, dass in der Organisation auf der jeweiligen Abteilung die exemplarische Auswahl zielgruppenspezifischer Einschätzungs- und Dokumentationsinstrumente bekannt und vorhanden ist. Es bedingt, dass das Personal im Umgang mit diesen zielgruppenspezifischen Instrumenten geschult ist.

Mit zielgruppenspezifischen Einschätzungs- und Dokumentationsinstrumenten sind die verschiedenen Patientengruppen Säuglinge, Kinder, Erwachsene, ältere Menschen und Menschen mit eingeschränkten und/oder veränderten kognitiven wie kommunikativen Fähigkeiten gemeint. Daraus resultiert, dass in den entsprechenden Organisationen, auf den Abteilungen, je nach Vorkommen spezifischer Patientengruppen, zielgruppenspezifische Schmerzassessment-Instrumente, wie z. B. Visuelle Analogskala (VAS), Numerische Skala (NRS), die Verbale Rating Skala (VRS), des Weiteren die Edmonton Symptom Assessment Scale (ESAS) und ECPA, zur Fremd- und/oder Selbsteinschätzung von chronischen Schmerzen bekannt sind und kompetent, sicher und verbindlich eingesetzt werden.

Eine systematische Fort- und Weiterbildung des Pflegepersonals im Schmerzassessment und in der professionellen Patientenedukation im Kontext der Schmerztherapie chronischer Schmerzen ist vorauszusetzen. Des Weiteren ist vorauszusetzen, dass verbindlich geregelt ist, wann, durch wen und wie oft eine systematische Schmerzeinschätzung bzw. Schmerzverlaufsdokumentation vorgenommen wird, wie lange sie insgesamt durchgeführt und wann sie mit wem konkret evaluiert wird. Eine weitere Voraussetzung sind einheitliche Instrumente, denn erst durch den Einsatz von einheitlichen, validen und reliablen Instrumenten und Formularen für die Schmerzeinschätzung können langfristig verlässliche, aussagekräftige Daten erhoben werden.

Schmerzassessment und Dokumentation

Da der Schmerz gemäß IASP (1986) ein subjektives Phänomen ist, gilt es, den Patienten selbst, wenn immer möglich und von Anfang an, zum Experten seiner Situation anzuleiten, ja auszubilden. Es gilt, ihn selbst bestmöglich dazu zu befähigen, seinen subjektiv wahrgenommenen und erlebten Schmerz einzuschätzen, auszudrücken und zuverlässige Aussagen darüber zu machen. Der zuverlässigste Indikator für den Schmerz und das Leid(en), welches damit verbunden ist, sind die eigenen Angaben des Patienten (Carr/Mann, 2002: 60). Im klinischen Alltag lässt sich der Schmerz nur schwer objektivieren und ist weder mit der Bestimmung einer Blutgasanalyse noch dem Blutdruckmessen zu vergleichen. Betreuende sind deshalb darauf angewiesen, auf subjektive, verbale, visuelle Methoden zurückzugreifen, um den Schmerz eines Patienten annähernd erfassen und dokumentieren zu können (Strohbücker, 2005; Carr/Mann; 2002).

Im Folgenden soll exemplarisch auf ausgewählte Schmerzassessment-Instrumente Bezug genommen werden, die dem Patienten eine Selbstbeschreibung seiner Schmerzsituation bzw. seiner Schmerzintensi-

---

Prinzipien einer systematischen Schmerzeinschätzung

- Selbsteinschätzung (des Betroffenen) hat grundsätzlich Vorrang vor der Fremdeinschätzung. Da der Schmerz immer subjektiv ist, kann er primär nur von den Patienten/Betroffenen selbst zuverlässig eingeschätzt werden. Dies jedoch setzt eine kompetente Patientenedukation voraus.

- Die Pflegefachperson verfügt über das notwendige Fachwissen, die nötige Praxis und Expertise, zur Auswahl und Anwendung adäquater, zielgruppenorientierter Einschätzungsinstrumente und wendet diese rechtzeitig und zielgerichtet an.

- Bei einem Patienten/Betroffenen werden (für die definierte Schmerzassessmentphase) immer dieselben Instrumente eingesetzt.

tät ermöglichen sollen. Ausgewählte Schmerzassessment-Methoden als Fremdeinschätzung wurden von Kunz für den geriatrischen Bereich und von Zernikow für den pädiatrischen Bereich in diesem Buch beschrieben (s. Kap. 5.5 und 5.7). Unzählige Schmerzassessment-Instrumente sind in der Pflegepraxis zu finden, doch gilt es hier, kritisch danach zu fragen, ob sie auch valide (gültig) sind. Bevor ein Instrument in der Praxis offiziell als Assessmentinstrument unter einer bestimmten Fragestellung, wie z. B. Schmerz oder Fatigue, eingesetzt wird, sollte es erstens aus der forschungsbasierten Pflegepraxis heraus auf seine Validität geprüft und erst nach der Bewährung als solches bestätigt und eingesetzt werden. Diese Validitätsprüfung dient dazu, zu erfassen, ob dieses Instrument dem beabsichtigten Zweck überhaupt dienlich ist. Zweitens gilt es kritisch zu fragen, ob das Assessmentinstrument reliabel (zuverlässig) ist, das heißt, ob es für den Patienten leicht verständlich und anwendbar erscheint. Beispielhaft sei im Kontext des Konzeptes der Fatigue das Assessmentinstrument zur Erfassung der Fatigue mit der von Glaus entwickelten und eingesetzten Müdigkeitsskala bei Krebspatienten (Glaus, 1998) genannt.

Schmerzassessment bei vulnerablen Patientengruppen

Einige Patientengruppen sind besonders dafür gefährdet, dass ihre Schmerzsituation unerkannt bleibt, da ihnen die Fähigkeit fehlt, ihre Schmerzausgangslage adäquat, verständlich und nachvollziehbar auszudrücken. Darunter gehören in besonderer Weise Früh- und Neugeborene (s. Kap. 9.3) sowie Patienten in der Pädiatrie (s. Kap. 5.5), in der Geriatrie (s. Kap. 5.7), in der Gerontopsychiatrie (s. Kap. 11.4) und Menschen in Behinderteneinrichtungen. Weiterhin zählen Patienten dazu, die in ihrer Kommunikation beeinträchtigt sind, unter kognitiven Einschränkungen leiden oder sich auf Grund fehlender Kenntnisse der deutschen Sprache nicht adäquat ausdrücken können. In diesem Kapitel soll auf diese besonders vulnerablen Patientengruppen zwar nicht näher eingegangen, aber zumindest hingewiesen werden.

Wann sollte ein Schmerzassessment erhoben werden?

Gemäß «Expertenstandard Schmerzmanagement in der Pflege» der DNQP (2005) erhebt die Pflegefachkraft bereits mit Übernahme des Patienten, das heißt bereits zu Beginn des pflegerischen Auftrags, ob der Patientin überhaupt Schmerzen hat oder unter schmerzbedingten Problemen leidet. Steht der Schmerz momentan nicht im Vordergrund, oder hat der Patient aktuell keine Schmerzen, so muss die Einschätzung jedoch individuell, in festgelegten Intervallen wiederholt (DNQP, 2005: 25) werden! Dies erscheint deshalb erwähnenswert, weil sich hier für die Pflegepraxis grundsätzlich die Frage stellt, ob es überhaupt üblich ist, den Patienten bereits im Rahmen der Pflegeanamnese (Ersteinschätzung) obligatorisch nach Schmerzen zu befragen.

Es ist davon auszugehen, dass Patienten das Thema «Schmerz» von sich aus nicht immer gleich im Erstanamnesegespräch ansprechen. Dies kann verschiedene Gründe haben, wie etwa, dass sie sich längst daran gewöhnt haben oder der Schmerz aus ihrer Sicht zu ihrem Leben gehört: «[…] in Studien wurde nachgewiesen, dass Patienten häufig ungern über ihre Schmerzen reden, z. B. weil sie den Pflegenden oder Ärzten nicht zur Last fallen wollen oder weil sie denken, die Schmerzen gehören einfach dazu (Strohbücker, 2005: 45).

Schmerzassessment-Instrumente

Recherchen und Diskussionen zum Assessment in der Pflegepraxis weisen nach Bischofberger et al. (2005) auf eine Fülle so genannter *Assessmentinstrumente* hin, die sich im Nachhinein jedoch eher als Checklisten oder Fragenkataloge entpuppen, um eine (medizinisch-)pflegerische Situation von administrativer Seite strukturierter gestalten und abhandeln zu können. Dies präsentiert sich beispielhaft in diversen Checklisten für die Austritts- bzw. Entlassungsplanung (s. Kap. 3.1). Diese Checklisten sollen Ablaufprozesse zu bestimmten (medizinisch-)pflegerischen Situationen erleichtern, optimieren und steuern, dienen aber letztlich nicht (entsprechend dem Anamneseverständnis) der umfassenden Einschätzung und Beurteilung einer Patienten- und Familiensituation (Bischofberger et al., 2005: 6).

Ähnlich verhält es sich mit der derzeitigen Praxis von Schmerzassessment-Instrumenten. So existieren in den einzelnen Institutionen in unterschiedlichem Umfang und Ausmaß diverse Schmerzanamnesebögen und Schmerzverlaufsdokumentationen. Zugleich kann bisher auf wenige Materialien zur Schmerzersteinschätzung und -verlaufsdokumentation zurückgegriffen werden, welche die Qualitätskriterien von Reliabilität, Validität und Objektivität nachweislich und wissenschaftlich abgestützt erfüllen. Müller-Mundt und Schaeffer (2005) bestätigen: «Eingehend *erprobte* Strukturierungs- und Dokumentationshilfen für das Eingangsassessment, das Monitoring des Verlaufs des Schmerzgeschehens und dessen Dokumentation liegen bisher im bundesdeutschen Raum nicht vor» (Müller-Mundt/Schaeffer, a. a. O.). Mayer et al. (2004) betonen, dass Assessmentinstrumente oder die Notwendigkeit, Sachverhalte genau und zuverlässig einzuschätzen, in vielen Wissenschaften eine große Rolle spielen und somit auch für die Pflegewissenschaft gelten. So existieren verschiedene Instrumente (Skalen) zur Einschätzung der Demenz und akuter Verwirrtheitszustände, und es existieren Risikoeinschätzungen eines Dekubitus und Messinstrumente zur Einschätzung der Intensität von Schmerz, Fatigue oder Dyspnoe. Mayer et al. (2004) bestätigen, dass bei der Handhabung dieser Assessmentinstrumente nicht nur die Praktikabilität zählt, sondern dass es vor allem um die Frage geht, wie valide (gültig), und reliabel (zuverlässig) ein interessierendes Phänomen, wie z. B. das Schmerzerleben, erfasst werden kann (Mayer et al., 2004: 36–46).

Die Autorin kann sich dieser Einschätzung anschließen, dass forschungsgestützte, erprobte und validierte Schmerzassessment-Instrumente im deutschsprachigen Raum bisher kaum vorliegen. Zu würdigen ist jedoch an dieser Stelle, dass sich bereits viele Organisationen der Spezial- und Grundversorgung in der umfassenden Betreuung von Patienten in palliativer Betreuungssituation beispiellos um haus- bzw. teaminterne Strukturierungs- und Dokumentationshilfen zur Erfassung und Dokumentation des Schmerzgeschehens der Betroffenen bemühen. Kritisch anzufragen ist, inwieweit diese Instrumente und Dokumente längerfristig den wissenschaftsgestützten Qualitätskriterien von Reliabilität (Zuverlässigkeit), Validität (Gültigkeit) und Objektivität (Sachlichkeit/Neutralität) entsprechen und standhalten können (s. Kap. 3.1). Es erscheint unabdingbar, zukünftig in diesen Prozess der *professionellen* (Pflege-)Qualitätsentwicklung zu investieren, um im Kontext der *professionellen* Pflegepraxis (Spichiger et al., 2004) einer unkritischen Assessmententwicklung (Bischofberger et al., 2005) entgegenzuwirken und die qualitätvolle, pflegewissenschaftsgestützte, professions- und organisationsübergreifende Assessmententwicklung in der Pflege im patientenbezogenen Schmerzmanagement zu fördern und zu sichern.

Im Folgenden sollen exemplarisch zwei ausgewählte Parameter zur Einschätzung der Schmerzsituation eines Patienten skizziert und kommentiert werden:

- die Schmerzintensität und
- die Schmerzverlaufsdokumentation.

Die Autorin bezieht sich dabei auf einen Anamnesebogen und die Ausführungen zur Schmerzersteinschätzung von McCaffery (McCaffery et al., 1997: 39; Müller-Mundt/Schaeffer, 2005: 233–236).

Schmerzassessment zur Erfassung der Schmerzintensität

Ein Parameter des Schmerzassessments ist die Erfassung der Schmerzintensität und – damit verbunden – die individuelle Erfassung der Toleranzschwelle des Patienten (Bischofberger et al., 2005). Die Erfassung der Schmerzintensität ist nach Radbruch und Zech (2000) wesentlicher Bestandteil einer effektiven Schmerztherapie. Die Angaben des Patienten sind nach Neuenschwander et al. (2000) die wichtigste Informationsquelle bei der Schmerzerfassung (Neuenschwander et al., 2000: 36). Das Schmerzempfinden und die Schmerzäußerung variieren von Patient zu Patient und fordern deshalb von den Betreuenden jedes Mal aufs Neue ein ausnahmslos «patientenorientiertes» Schmerzassessment (Radbruch/Zech, 2000: 436). Es gibt nach Klaschik (2003) keine objektivierbaren Messkriterien für die Schmerzintensität (Klaschik, 2003: 186). Und doch stellt die Erfassung der Schmerzintensität ein wesentliches Kriterium im Kontext weiterer Schmerzmerkmale dar. Mit der Schmerzintensität ist eng die Schmerztoleranz verknüpft. Ob ein Schmerz für einen Patienten noch tolerabel oder nicht mehr tolerabel ist, kann – immer vorausgesetzt, dass der Patient sich dazu äußern kann – nur der Patient selbst sagen. Eine Standardisierung in Bezug auf die Schmerztoleranz bzw. den Erfolg einer Schmerztherapie nur an dem vom Patienten angegebenen Wert für die Schmerzintensität festzumachen, erscheint unrealistisch und patientenfern. Dies soll im Folgenden erläutert werden.

Schmerzintensität und Schmerztoleranz

Ein Patient mit einer subjektiven Schmerzintensität von 4 auf der visuellen Analogskala (VAS), wie in Abbildung 5.3-1 (s. u.) bei den Schmerzskalen dargestellt, mag vielleicht äußern, dass hier bereits für ihn die obere Grenze seiner Schmerztoleranz erreicht sei und er zu diesem Zeitpunkt eine Schmerzmittelreserve benötige. Ein anderer Patient mag äußern, dass für ihn ein tolerables Niveau der Schmerzintensität bei 7 auf der VAS liege und er erst ab 7,4 eine Schmerzmittelreserve benötige. So scheint es die Frage wert, ob Fachkräfte den Erfolg einer Schmerztherapie einseitig von der Zahl der vom Patienten benannten aktuellen Schmerzintensität abhängig machen können.

> **Beispiel:** Ein Patient kann entlassen werden, wenn er auf der VAS über mindestens 2 Tage bei 3 angelangt ist. Was bedeutet für welchen Patienten der Wert 3? Welche Schmerztoleranz erlebt ein Patient mit dem Wert 3 auf der VAS?

Worin liegt der eigentliche Sinn zur Erfassung der Schmerzintensität? Neben der vom Patienten durchgeführten Messung seiner subjektiv wahrgenommenen Schmerzintensität liegt *erstens* die herausragende Bedeutung darin, dass der Patient sich mit seiner individuellen Schmerzintensität befasst, sich mit ihr auseinander setzt, ein «Gefühl» für sich, einen «Bezug» zu sich selbst, zu seinem Schmerzerleben, seinem Körper, seiner aktuellen Lebenswelt und seiner individuellen Schmerztoleranz gewinnt. Dies soll ihn befähigen und reicht stark in die Patientenedukation hinein (s. Kap. 5.4 und 12.2), seinen Körper, sein individuelles Schmerzerleben, seine aktuellen Lebensbezüge, seine Lebensorientierung besser wahrzunehmen, zu deuten, nachzuvollziehen und zu verstehen und in einen größeren (Lebens-)Kontext einzuordnen. *Zweitens* geht es darum:

- Vorboten für Schmerzdurchbrüche rechtzeitig wahrzunehmen und zu erkennen
- einen kompetenten Umgang mit der verordneten Basis- und Reservemedikation zu lernen/zu gestalten
- eine Unterstützung im Selbstmanagement, Empowerment und Coping zu erreichen
- eine Ausbildung zum Experten seiner individuellen Situation durch Edukation zu bewirken und
- eine Stärkung seiner Autonomie zu erlangen (s. Kap. 5.4 und 12.2).

Hier setzt die von Müller-Mundt (2005) treffend formulierte Patientenaktivierung an, die gerade bei chronischem Schmerz die Förderung der Kompetenzen des Selbstmanagements voraussetzt. Dies setzt die Umsetzung multidisziplinärer Therapiekonzepte voraus, die auf die *Aktivierung der Betroffenen* ausgerichtet sind (Müller-Mundt, 2005: 13).

Wie bedeutsam letztlich das Herausfinden des Scores oder des spezifischen Begriffs bei der Anwendung diverser Skalen ist, um die Schmerzintensität visuell, numerisch oder begrifflich zu erfassen, sei dahingestellt. Tatsache ist, dass der Patient die Möglichkeit und Befähigung erhält, einen konkreten Ausdruck für seinen inneren Eindruck und seine Erlebenswelt zu erhalten. Die Bewertung, ob die identifizierte Zahl z. B. für ihn tolerabel ist oder nicht, bleibt einzig dem Patienten überlassen. Es erscheint bedenklich, Erfolge oder Misserfolge einer Schmerztherapie einzig von dem Absinken oder Ansteigen des Wertes auf einer numerischen Skala abhängig zu machen. Die Gefahr besteht darin, den chronischen Schmerz nur noch einseitig zu erfassen und in Folge dessen den chronischen Schmerz zu «medikalisieren». Damit aber werden die multidimensionale und holistische Perspektive (physisch, psychisch, sozial, kulturell und spirituell) sowie das interdisziplinäre und interprofessionelle Schmerzmanagement von Anfang an vernachlässigt. So mag die Identifikation der aktuellen und individuellen Schmerzintensität des Patienten dennoch ein herausragendes Instrument sein, um «Anhaltspunkte» für das Einleiten einer umfassenden Schmerztherapie oder deren Verlauf zu erhalten. Sie sollten aber primär nicht eingesetzt werden, um letztlich und einzig den Erfolg einer Schmerztherapie der Fachkräfte zu präsentieren.

Schmerzskalen zur Messung der Schmerzintensität im Überblick

Für die Messung der Schmerzintensität unter klinischen Bedingungen gibt es eine Vielzahl von Skalen und Fragebögen, die derzeit im Einsatz sind. Die im Folgenden vorgestellten Grundtypen von eindimensionalen Schmerzassessment-Skalen werden als «Einzel-Item-Verfahren» bezeichnet, weil sie immer nur ein Schmerzmerkmal identifizieren (Bischofberger et al., 2005: 8). Sie dienen der Erfassung der vom Patienten geäußerten Schmerzintensität, welche zu unterschiedlich festen oder auch flexiblen Zeiten (je nach Schmerzausgangslage, Fragestellung, Befinden des Patienten, individueller Problemlage und Schmerzverlauf) zum Einsatz kommen.

Bedeutung der Patientenedukation

Für die Messung der Schmerzintensität liegen im deutschsprachigen Raum unterschiedlich erprobte Skalen vor. Die Auswahl der einen oder anderen Schmerzassessment-Skalen, wie weiter unten skizziert (VAS, NRS, VRS, Smiley), hängt zum einen von der Zielgruppe (Kinder, Erwachsene, Betagte) und zum anderen vom individuellen Abstraktionsvermögen des Patienten ab. Ob Patienten mehr dem visuellen, dem numerischen oder dem deskriptiven Lerntyp, ob sie mehr auf der horizontalen oder vertikalen Ebene abstrahieren können, gilt es vorher in Erfahrung zu bringen und schließt von Anfang an den unkritischen und standardisierten Einsatz hausüblicher Schmerzassessment-Skalen aus. Dies fordert bereits sehr früh im Schmerzassessment-Prozess eine kompetente und gezielte Anwendung erster Elemente aus der Patientenedukation, die für den professionell gestalteten Pflegeprozess nicht zu unterschätzen sind (s. Kap. 12.2).

> **Beachte:** Nach McCaffery (1997) ist zu berücksichtigen und in Erfahrung zu bringen, ob der Patient mit einer horizontalen oder einer vertikalen Abstraktion mittels eindimensionaler Schmerzassessment-Skalen besser zurechtkommt. «Gemäß unserer Erfahrung wird eine Progression der Schmerzintensität horizontal nicht so leicht verstanden wie eine vertikale. Eine vertikale, d.h. von unten nach oben verlaufende Progression ist wahrscheinlich ein vertrauteres Konzept für Patienten und somit leichter im Hinblick auf die Schmerzintensität anzuwenden» (McCaffery, 1997: 40–41). Dies ist nachvollziehbar, denkt man an die von unten nach oben aufsteigende Quecksilbersäule im Fieberthermometer zur Erfassung der Körpertemperatur. Entsprechend der Fähigkeit des Patienten können die Skalen (VAS, NRS, VRS) – statt horizontal aufgelegt – vertikal aufgestellt werden.

Anwendungsbereiche und Indikationen

Die Messung der Schmerzintensität kann aus folgenden Gründen indiziert sein:

- Schmerzersteinschätzung ergänzend zur Gesamtanamnese
- Pflegeanamnese, medizinischer Anamnesestatus (Pflege und Medizin)
- Einleitung und Planung einer Patientenedukation
- Beginn einer Schmerztherapie, vor allem, wenn neu mit Opioiden begonnen oder eintitriert wird
- intermittierende Schmerzdurchbruchsituationen
- gezielte, rasche Beurteilung der aktuellen (In-)Effektivität einer vorausgegangenen oder bereits eingeleiteten Schmerztherapie
- Evaluation einer Schmerzreservedosis (vor und nach Verabreichung oder Einnahme einer Schmerzreservemedikation, z.B. nach 30–40 Minuten
- Evaluation einer Dosisanpassung (vor und nach Verabreichung oder Einnahme eines Analgetikums, z.B. nach einer Dosiserhöhung der Basis- und Reservemedikation eines Analgetikums
- vor und nach einer medikamentösen oder pflegerischen Intervention
- Auftreten, anhaltender, therapieresistenter Nebenwirkungen
- Auftreten «neuer» oder qualitativ veränderter so genannter Schmerzdurchbrüche, die unter Umständen ein neues, zusätzliches Schmerzereignis darstellen können, z.B. Frequenz, Qualität, Lokalisation, Dauer, Begleiterscheinungen (Weissenberger-Leduc, 2003: 16)
- Erfassung und Anpassung der Schmerztherapie vor allem bei Sterbenden – sofern sich der Sterbende ausdrücken kann (Grond/Zech, 2000: 467), da sich ihre Schmerzsituation zuletzt nochmals rasch verändern und neu verstärken kann (s. Kap. 9.2 und Müller-Mundt, 2001/2005; Klaschik, 2003: 186; Radbruch/Zech, 2000: 436 ff.; Krebsliga Schweiz, 2004: 12).

Visuelle Analogskala (VAS)

Die Visuelle Analogskala (VAS, **Abb. 5.3-1**) weist eine 10 cm lange Linie von 0 bis 10, in der Regel von links nach rechts auf, deren Enden mit den Begriffen «keine Schmerzen» bzw. «stärkste vorstellbare Schmerzen» gekennzeichnet sind. Es handelt sich um eine kleine, horizontale Messleiste, auf der mittels einer auf der waagerechten Messleiste angebrachten verschiebbaren, transparenten Markierung von der Skala zwischen 0 und 10 hin und her gefahren werden kann. Der Abstand zwischen dem vom Patienten angegebenen Punkt und dem Pol «keine Schmerzen» markiert die vom Patienten aktuell wahrgenommene Schmerzintensität. Die VAS kann eingesetzt werden als Papierversion zum Ankreuzen oder als Schmerzlineal mit integrierter, darüber eingefasster transparenter Schiebeschablone (ähnlich dem Rechenschieberprinzip).

Die Patienten werden gebeten, zwischen den beiden Polen «keine Schmerzen» und «stärkste vorstellbare Schmerzen» ein Kreuz zu setzen oder die transparente Schiebeschablone auf der zahlenlosen, 10 cm (100 mm) langen Linie entsprechend zu verschieben und so die Schmerzintensität anzugeben. Durch das Messen des Abstands zwischen dem Pol 0 («keine Schmerzen») und der vom Patienten angegebenen Markierung (gewöhnlich in Millimeter) gewinnt man den *Schmerz-Score* (Carr/Mann, 2002: 60). Nach Recherchen des DNQP wird von Strohbücker die VAS an einer Stelle als nachteilig beschrieben, nämlich, «[…] dass die VAS im Vergleich zur VRS und NRS eine höhere Ausfallrate und Fehlerquote» aufweise (Strohbücker, 2005: 51). Die VAS erscheint nicht geeignet für Patienten mit visuellen, kognitiven oder motorischen Einschränkungen.

Numerische Analogskala oder Numerische Ratingskala (NRS)

Die Numerische Analogskala (**Abb. 5.3-2**) erscheint als die bekannteste und gebräuchlichste Form zur Erfassung der Schmerzintensität. Auch hier handelt es sich um ein Schmerzlineal (analog einem Rechenschieber), auf dem eine elfstufige Skala von links nach rechts aufgebracht und durchgängig nummeriert ist. Die Zahl 0 bezeichnet auch hier «keine Schmerzen», und die Zahl 10 repräsentiert «stärkste, unvorstellbare Schmerzen». Auch sie kann als Papierversion zum Ankreuzen oder als Schmerzlineal mit integrierter, transparenter, darüber eingefasster Schiebeschablone eingesetzt werden.

Der Patient wird aufgefordert, seine aktuell empfundene Schmerzstärke anhand der numerischen Skalenwerte anzugeben. Im übertragenen Sinne kann die NRS auch als verbale Ausdrucksform (VRS) genutzt werden, indem der Patient von sich aus sagt, welche Zahl seiner aktuellen Schmerzintensität entsprechen könnte. Im Gegensatz zur VRS erscheint die NRS sensitiver, um geringe Veränderungen der Schmerzintensität aufzuspüren. Die Berechnung des Wertes zur angegebenen Schmerzintensität erscheint leichter als bei der VAS, da der Wert ohne Abmessen abgelesen werden kann. Auch die NRS erscheint nicht geeignet für Patienten mit visuellen, kognitiven oder motorischen Einschränkungen.

Einfache, beschreibende Skala oder Verbale Ratingskala (VRS)

Die Verbale Ratingskala (VRS, **Abb. 5.3-3**) ist ebenfalls eine 10 cm lange Linie und beinhaltet eine vier- oder fünfstufige Ordinalskala, deren Schmerzintensitätsstufen mit Adjektiven gekennzeichnet sind.

Die Schmerzstärke wird über Adjektive gemessen, denen ein Zahlenwert zugeordnet ist (Müller-Mundt, 2001). Die Patienten werden gebeten, von den vorgeschlagenen Adjektiven dasjenige auszuwählen, welches ihre aktuell empfundene Schmerzintensität am ehesten repräsentiert. Die Adjektive sind hierarchisch aufsteigenden Zahlenwerten zugeordnet, z. B.:

- kein Schmerz
- leichter oder geringer Schmerz
- mittelstarker oder mäßiger Schmerz
- starker oder heftiger Schmerz
- sehr starker Schmerz
- maximal vorstellbarer Schmerz oder
- unerträglicher Schmerz (Müller-Mundt, 2001).

Diese Art der Beschreibung der Schmerzintensität kann mündlich wie schriftlich eingesetzt und bei Bedarf telefonisch erfragt werden. Patienten verstehen dieses Prinzip schnell. Wenn möglich, sollte man sich dem jeweils eigenen Vokabular des Patienten anpassen. So kann man mit ihm zusammen eine vier- oder fünfstufige Ordinalskala mit «seinen» entsprechenden Adjektiven entwickeln und festlegen. Somit kann sich der Patient unter Umständen noch besser mit dem Instrument identifizieren, weil es seinem ureigenen Wortschatz, etwas zu umschreiben und auszudrücken, eher entspricht. Nachteilig erscheint an der VRS, dass minimale Veränderungen zwischen den einzelnen Adjektiven nicht erfasst werden können. Ebenso kann die VRS schwer bis gar nicht bei Patien-

Abbildung 5.3-1: Visuelle Analogskala (VAS) (Quelle: Autor)

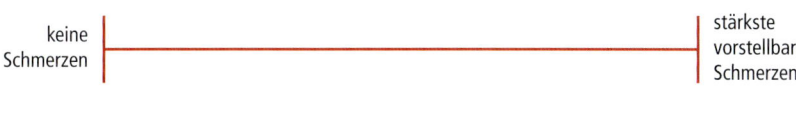

Abbildung 5.3-2: Numerische Analogskala oder numerische Ratingskala (NRS) (Quelle: Autor)

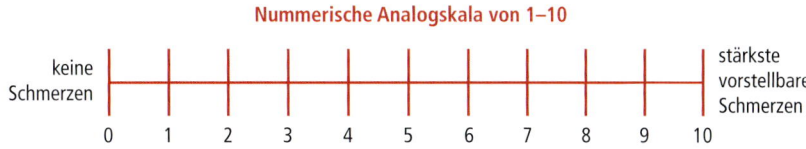

Abbildung 5.3-3: Verbale Ratingskala (VRS) (Quelle: Autor)

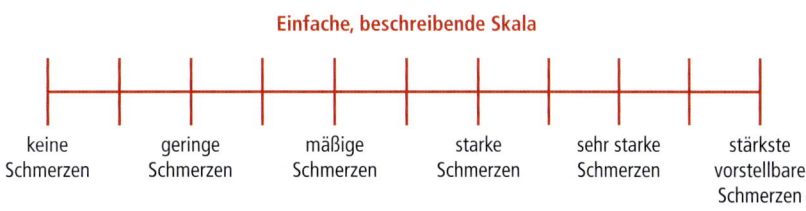

ten eingesetzt werden, die die lokale Sprache nicht sprechen oder in der Kommunikation z. B. auf Grund von Aphasie, Schwerhörigkeit, Verwirrtheit, eingeschränkter Vigilanz, starker Dyspnoe oder Demenz im sprachlichen Ausdruck eingeschränkt sind.

Anmerkungen zur VAS, NRS und VRS

Allen drei Skalen gemeinsam ist, dass sie einfach zu handhaben sind und die Prinzipien von den Patienten in der Regel rasch erfasst und verstanden werden. Kulturelle Unterschiede sind bei der Erfassung der Schmerzintensität im Einzelfall zu berücksichtigen: Hebräisch beispielsweise wird von rechts nach links, Chinesisch von oben nach unten geschrieben. Neben der klassischen VAS und der NRS gibt es entsprechend einem kleinen Schmerzlineal auch eine Kombination der beiden Skalen, den Dolometer®. Dieser hat auf der einen Seite nur eine zahlenlose Linie von 10 cm Länge und auf der anderen Seite ebenfalls eine Linie von 10 cm Länge, die aber durchnummeriert ist (Bischofberger et al. 2005: 9).

Insgesamt bieten alle drei Skalen eine einfache und unkomplizierte Anwendung. Wichtig erscheint, sie aufmerksam und zielgruppenorientiert einzusetzen. Nach Strohbücker sind alle drei Skalen ausreichend valide (gültig) und reliabel (zuverlässig), um für die klinische Schmerzintensitätsmessung eingesetzt werden zu können (Strohbücker, a.a.O.). Es gilt jedoch grundsätzlich zu berücksichtigen, dass mit den drei vorgestellten «Einzel-Item-Verfahren» lediglich die Schmerzintensität erfasst werden kann. Weitere Angaben über zusätzliche Schmerzmerkmale, wie Schmerzqualität, Schmerzempfindung, Schmerzbedeutung (Hermeneutik) oder gar der gesamte Schmerzverlauf (z. B. über eine Woche hinweg), sowie die Erfassung des Menschen in seinen verschiedenen Lebensdimensionen aus physischer, psychischer, sozialer, kultureller und spiritueller Perspektive müssen mit anderen ausgewählten Assessmentverfahren und Methoden ergänzend zur Pflegediagnose «Chronische Schmerzen» separat erfasst werden (Bischofberger et al., 2005: 8; Carr/Mann, 2002: 60).

Ebenso sollten die Pflegenden darauf achten, die individuellen Präferenzen, die Ressourcen und den Lerntyp des Patienten vorab in Erfahrung zu bringen. Patienten, die es gewohnt sind, abstrakt in Zahlen zu denken, sind mit der NRS besser bedient als mit der VRS. Wiederum andere Patienten, die Mühe haben, eine Schmerzintensität von 0 bis 10 anzugeben, da ihnen das zu abstrakt erscheint, können mit der VRS bestens bedient sein, um der Schmerzintensität über festgelegte Adjektive Ausdruck zu verleihen. Patienten, die bereits unter einer Opioidtherapie und/oder Chemo- oder Radiotherapie stehen, leiden unter Umständen unter Konzentrationsstörungen, Unwohlsein, Fatigue etc. und haben Mühe, mit der einen oder anderen Skala zu arbeiten. Es empfiehlt sich deshalb, dass alle drei «Einzel-Item-Verfahren» zur Verfügung stehen. Wichtig erscheint, dass die gewählte Form zur Schmerzintensitätsmessung mit dem Patienten vorher abgesprochen wird und bei diesem Patienten dann während der gesamten Assessmentphase *dasselbe* Messinstrument verwendet wird.

Gesichterskala nach Bieri

Für Kinder wurden einst zur besseren Darstellung und Veranschaulichung Skalen mit verschiedenen Gesichtsausdrücken oder Smileys entwickelt. Verschiedene Gesichtsausdrücke **(Abb. 5.3-4)** sind ebenfalls wie bei einem Schmerzlineal von links nach rechts aufgezeigt. Zu sehen sind sechs verschiedene Gesichter, die stufenweise (Ordinalskala) ihr Gesicht verändern (Bieri et al., 1990; Hicks et al., 2001). Der linke Pol 0 («keine Schmerzen») beginnt mit einem fröhlich-lachenden Gesicht, der rechte Pol 10 («stärkste, unvorstellbare Schmerzen» stellt ein verzweifelt-weinendes Gesicht dar. Es bedarf großer Aufmerksamkeit und Sensibilität beim Einsatz dieser Skala bei Erwachsenen, Dementen oder älteren Menschen, da sie sich mit dem Einsatz der Gesichter-Rating-Skala unter Umständen in ihrem individuellen Schmerz nicht ernst genommen oder gar veralbert fühlen. Bei Dementen können diese Gesichter vielleicht Angst oder zusätzliche Verwirrung auslösen.

Schmerzreduktionsskala (Pain Relief Index, PRI)

Abschließend soll in dieser Übersicht eine weitere Analogskala, die von Radbruch entwickelte Schmerzreduk-

Gesichterskala nach Bieri

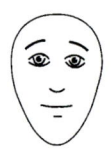 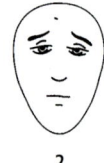 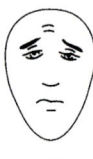 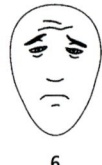 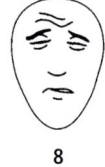 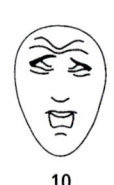

0   2   4   6   8   10

Abbildung 5.3-4: Gesichterskala nach Bieri (Quelle: Hicks et al., 2001; Bieri et al., 1990)

tionsskala, vorgestellt werden. Eine speziell auf die Ermittlung der Entwicklung der Schmerzintensität im aktuellen Therapieverlauf zugeschnittene Variante der VAS wird im Pain Relief Index (PRI) beschrieben. Es geht hier konzentriert um die Bestimmung des «Restschmerzes», z. B. unmittelbar nach einer Intervention zur Schmerzlinderung. Hier finden sich auf der 10 cm langen Leiste mit den beiden Endpolen zum einen der Begriff «keine Schmerz*reduktion*» und «vollständig schmerzfrei» als Prozentangabe. Der Patient wird gebeten, die aktuelle Schmerzintensität im Vergleich zur Schmerzintensität vor dem Beginn einer schmerztherapeutischen Intervention – z. B. der Blockade eines Nervs – anzugeben. Gefragt wird also nach dem *verbliebenen* Schmerz. Die Schmerz*reduktion* erscheint nach Radbruch besser als die Schmerz*intensität* mit der Beeinträchtigung der Stimmung zu korrelieren und deshalb eher als globales Maß für das Schmerzempfinden von Nutzen zu sein (Radbruch/Zech, 2000: 438; Müller-Mundt, 2001: 159).

> **Beachte:** So bedeutsam ein kompetentes Schmerzassessment von medizinischer wie auch pflegerischer Seite sein mag, ist jedoch auch zu berücksichtigen, dass die Betroffenen auf keinen Fall über ihre Kräfte und Möglichkeiten hinaus unkritisch einem Schmerzassessment unterzogen werden dürfen. Radbruch und Sabatowski (2002) betonen, dass z. B. onkologische Patienten auf Grund ihrer Gesamtsituation (Entkräftung, ausgeprägte Fatigue, Konzentrationsstörungen, starkes Unwohlsein, aktuelle Schmerzen) nicht in der Lage sind, sich ausführlichen Fragebögen oder einem ausführlichen Schmerzassessment-Programm zu unterziehen. Dies gilt gleichermaßen für geriatrische Patienten, die oft unter ähnlichen Symptomen und Phänomenen leiden.

Oft müssen die Aspekte der Schmerzanamnese über (pflegende) Angehörige oder die Pflegepersonen erhoben werden. Radbruch berichtet von einer eigenen Untersuchung, dass bei einem Drittel der betreuten Patienten kognitive Einschränkungen bereits bei der Aufnahme auf die Palliativstation nachgewiesen werden konnten. Ein Schmerzassessment darf sich deshalb primär nicht am Assessment- oder Forschungseifer der Fachkräfte oder nur noch (unkritisch) an den vereinbarten hausinternen Standards und Richtlinien ausrichten. Beide Vorgehensweisen erscheinen aus der Sicht der Autorin als unethisch. Die Dokumente und Instrumente sollten hier leicht verständlich und kurz gehalten sein. Sie sollten für den Patienten eine gut lesbare Schriftgröße und gut erkennbare, hilfreiche Darstellungen aufweisen. Eine Fremdeinschätzung durch (pflegende) Angehörige und/oder das Pflegepersonal sollte jederzeit ergänzend möglich sein (Radbruch/ Sabatowski, 2002: 31–32). Es gilt deshalb, das Schmerzassessment zuerst und ausnahmslos am Patienten selbst, entsprechend seinen aktuellen (reduzierten) Möglichkeiten individuell zu gestalten. Dies erfordert Feingefühl, Respekt und Aufmerksamkeit bei den Betreuenden. Genau diese Achtsamkeit und Patientenorientiertheit entspricht einer weiteren Realisierung eines würdevollen Umgangs mit dem Schwerkranken und Sterbenden bis zuletzt.

Schmerzassessment zur Dokumentation der Schmerzverlaufskontrolle

Neben der Einschätzung der Schmerzintensität wird auch die Schmerzverlaufskontrolle der Pflege zugeschrieben. Die oben dargestellten «Einzel-Item-Verfahren» eignen sich neben der Ersteinschätzung auch zur Schmerzverlaufskontrolle. Die Schmerzverlaufskontrolle soll engmaschig über einen definierten und interdisziplinär vereinbarten Zeitraum rechtzeitig Folgendes erfassen, dokumentieren und aufzeigen:

- den individuellen Verlauf der Schmerzsituation des Patienten
- die Wirksamkeit der Analgetika
- beeinflussende Faktoren zur Linderung bzw. Verstärkung des Schmerzes
- medikamentös bedingte Nebenwirkungen.

Außerdem ist die Schmerzverlaufsdokumentation ein hervorragendes Instrument für den Einstieg in die Patienten- und Familienedukation.

Indikationen

Eine Schmerzverlaufsdokumentation bei chronischen Schmerzen kann aus folgenden Gründen indiziert sein:

- Ersteinstellung einer Analgetikatherapie nach dem WHO-Stufenschema
- Anpassung der Basis- und Reservemedikation bei therapieresistenter Analgesie
- Opioidwechsel
- neue Schmerzausgangslage mit Anpassung der Analgetikatherapie
- stark belastende Nebenwirkungen wie Obstipation, Nausea, Emesis, Appetitlosigkeit, Fatigue, Verwirrung, Miktionsstörungen, Pruritus oder Hyperalgesie

- Intoxikationserscheinungen (Verwirrung, Halluzinationen, Atemdepression)
- Applikationswechsel des Opioids (optional), z. B. von oral auf transdermal oder umgekehrt.

Der Einsatz von Schmerzverlaufsdokumentationen wird in der Praxis sehr unterschiedlich und mit sehr unterschiedlichen Dokumenten gehandhabt. In Bezug auf die Gütekriterien (Reliabilität, Validität und Objektivität) gelten Inhalte, wie sie bereits einführend zum Assessmentverständnis erläutert wurden. Auch hier gibt es im deutschsprachigen Raum zwar sehr viele Dokumente, doch die wenigsten wurden wissenschaftsbasiert auf ihre Validität und Reliabilität untersucht. Viele Abteilungen, Teams, Palliativstationen, Hospize, ambulante Palliative-Care-Dienste entwickelten für ihre eigene Praxis hausinterne Schmerzverlaufsbogen. Eine Bewertung, ein Vergleich in Bezug auf deren Validität und Reliabilität ist nicht möglich, da sie keiner forschungsbasierten Evaluation unterzogen wurden. Auch ein Vergleich mit anderen Dokumenten erscheint unmöglich.

Was soll erfasst werden?

Wovon gehen wir aus, wenn wir von Schmerzverlaufsdokumentation sprechen? Primär steht die Schmerzintensität im Vordergrund, die regelmäßig erfasst werden sollte. Um dem Aspekt der Prävention und der frühzeitigen Erfassung und Linderung von Schmerzen, von weiteren belastenden Symptomen wie auch anderen Leiden physischer, psychischer, sozialer, kultureller oder spiritueller Art zu entsprechen, erscheint es ebenso wichtig, diesen Aspekten in der Schmerzverlaufsdokumentation Aufmerksamkeit zu schenken. Die zeitnahe und engmaschige Dokumentation schmerzrelevanter Daten ist Voraussetzung für eine effektive und patientenorientierte Schmerztherapie. Wovon machen die Betreuenden den Erfolg einer Schmerztherapie abhängig? Ist es Erfolg, wenn ein Patient so lange behandelt wird, bis er z. B. auf der NRS von 8 auf 3 abgesunken ist und es zu einem hausinternen Kriterium wird, dass alle Patienten, die sich in der Schmerzintensität gemäß der NRS auf dem Niveau von 3 befinden, entlassen werden können? Was ist mit den Patienten, die mit einem NRS-Wert von 8 hospitalisiert wurden, aber unter der Schmerztherapie kaum unter einen Wert von 4 oder 5 geraten und es ihnen trotzdem besser geht? Was hat sich letztlich verbessert?

Häufigkeit der Schmerzverlaufsdokumentation

Wie häufig die Messung der Schmerzintensität zu erfolgen hat, hängt primär vom Befinden des Patienten und seiner individuellen Schmerzsituation ab. Es hat sich bewährt, regelmäßig 2–3 Mal täglich die Schmerzintensität zu erfassen. Zusätzlich sollte die Schmerzintensität mit jedem Schmerzdurchbruch und nach Einnahme bzw. Verabreichung der schnell wirksamen Schmerzmittelreserve ermittelt und dokumentiert werden (ca. 30–40 min danach). Je nach individueller Ausgangslage empfiehlt sich auch die nächtliche Erfassung der Schmerzsituation. Die Beachtung der Nachtruhe steht jedoch vor dem Assessment, damit der Patient nicht um des Assessments willen geweckt werden muss. Die Schmerzverlaufsdokumentation sollte engmaschig erfolgen:

- wenn der Patient auf ein Opioid eintitriert wird
- nach einem Wechsel von einem Opioid auf ein anderes oder
- wenn die Applikationsform z. B. von transdermal auf oral umgestellt werden musste.

Nach Neuenschwander et al. (2000) ist zu berücksichtigen, dass die Kreuztoleranz zwischen zwei Opioiden nicht immer vollständig ist und deshalb zu unerwünschten Nebenwirkungen führen kann. So kann ein Patient z. B. nach einem Opioidwechsel erneut zu Beginn mit Schläfrigkeit reagieren (Neuenschwander et al., 2000: 49). Entsprechend dem Wirkungseintritt und dem Wirkungsmaximum eines Analgetikums erscheint nach 40–60 Minuten die Überprüfung der Schmerzintensität sinnvoll (Strohbücker, 2005). Für die Pflegenden erscheint wichtig, Kenntnisse darüber zu haben, welches der am häufigsten eingesetzten Analgetika wann zu wirken beginnt, wann es sein Wirkungsmaximum erreicht hat, wie lange es insgesamt wirkt und wann es in seiner analgetischen Wirkung abzufluten beginnt. Darüber sollten sie auch dem Betroffenen und seinen Angehörigen kompetent Auskunft geben können. Dies verhilft dem Betroffenen dazu, keine falschen Erwartungen an die Wirksamkeit eines Analgetikums zu haben oder eine unnötige Verunsicherung zu erleben.

Wer führt die Schmerzverlaufsdokumentation durch?

Nach entsprechender Patientenedukation sollten, wenn immer möglich, primär der Patient selbst und/oder seine Bezugsperson im Kreise der Angehörigen das Schmerzverlaufsprotokoll führen. Erst die Einschätzung des Patienten selbst und nicht nur die bloße Beobachtung des Verhaltens und der Reaktionen des Patienten durch die Pflegenden bietet eine zuverlässige Grundlage für die Schmerzerfassung und das daraus resultierende patientenorientierte Schmerztherapiekonzept (Strohbücker, 2005: 40).

Evaluation der Schmerzverlaufsdokumentation

Maßgeblich ist, keine Schmerzverlaufsdokumentation durchzuführen, ohne sie nach einem vereinbarten Assessmentzeitraum verbindlich im interdisziplinären Kontext (mind. Pflege und Medizin) und – wenn immer möglich – mit dem Patienten und seinen Angehörigen zu evaluieren und zu diskutieren und die Schmerztherapie entsprechend anzupassen.

Strohbücker spricht vom ökonomischen Umgang mit Daten der Schmerzerfassung (Strohbücker, 2005: 54). Je nachdem, wie komplex sich die Schmerzsituation des Patienten und seiner Familie gestaltet, kann eine engmaschige und umfassende Schmerzerfassung erforderlich und sinnvoll sein. Zugleich gilt es zu berücksichtigen, dass die Schmerzerfassung nicht zu einem Aspekt der fragwürdigen «Beschäftigung» ausartet, bei der letztlich niemand die erhobenen Daten begutachtet und evaluiert, sondern alle involvierten Personen lediglich intensiv mit der Datenerfassung beschäftigt sind. Dies kann vor allem bei den Patienten zur Demotivation führen und sie in ihrer zukünftigen Motivation gefährden.

> **Merke:** Keine Datenerhebung ohne therapeutische und patientenbezogene Konsequenzen. Es muss sichergestellt werden, dass keine Daten erhoben werden, die letztlich keine verlässliche Evaluation erhalten und deshalb auch keine Konsequenz für den aktuellen Behandlungs- und Begleitungsprozess haben (Strohbücker, 2005: 54). Letzteres drückt auch einen Mangel an Respekt gegenüber der betroffenen Person und ihrem familiären Umfeld aus.

Zusammenfassung

Chronische Schmerzen werden bis heute immer noch unzureichend beachtet, eingeschätzt, beurteilt und behandelt. Dies behindert maßgeblich eine effiziente und den Patienten integrierende Therapie chronischer Schmerzen. Das Schmerzassessment gehört bis heute immer noch nicht zum Routineassessment, zur Assessmentkultur und ist vielerorts weder institutionalisiert noch sind implementierte Strukturen für ein geplantes, strukturiertes, interdisziplinäres und interprofessionelles Schmerzassessment in der Behandlung, Pflege und Begleitung Schwerkranker und Sterbender vorhanden. Weiterhin fehlt es im deutschsprachigen Raum bis heute an erprobten und wissenschaftlich gestützten validierten Schmerzassessment-Instrumenten.

Um der WHO-Definition der Palliative Care (2002) im Kontext der bestmöglichen Einflussnahme auf die Lebensqualität von Betroffenen und deren Familien, die unter der Pflegediagnose «Chronische Schmerzen» leiden, konkret zu entsprechen, bedarf es angepasster organisatorischer, kommunikativer und edukativer Voraussetzungen, damit ein Schmerzmanagement zu Gunsten des Betroffenen und seiner Familie bestmöglich gestaltet werden und gelingen kann. Das Erleben chronischer Schmerzen in der Palliative Care ist ein komplexes, multidimensionales und stets individuelles Ereignis, das neben den organisch-pathophysiologischen Aspekten immer auch geprägt bzw. begleitet ist von psychischen, sozialen, kulturellen und spirituellen Lebens- und daraus individuell resultierenden Leidensmomenten. Dem Konzept der Salutogenese nach Antonovsky folgend geht es beim Management chronischer Schmerzen darum, den Betroffenen und seine Angehörigen in ihren Seins- und Handlungskompetenzen wahrzunehmen und individuell zu unterstützen (Müller-Mund, 2005; Antonovsky, 1997).

Aber auch außerhalb der Organisation bedarf es der interorganisationalen, der vernetzten und kollegialen Zusammenarbeit aller aktuell involvierten Versorgungssysteme und Professionen, wie z. B.:

- das Spital mit der Spitex
- die Spitex mit dem Haus- und/oder Facharzt
- der Hausarzt mit dem Alters- und Pflegeheim
- die Spitex mit dem Hausarzt und den ambulanten, palliativen Zusatzdiensten
- die Spitex mit dem Hausarzt und den Physiotherapiepraxen.

Der Pflege kommt durch ihre Patienten- und Familiennähe eine ganz besondere Rolle im Management chronischer Schmerzen zu. Diese Rolle besteht nicht nur im Ausführen der ärztlichen Verordnungen oder in schmerzlindernden Interventionen. Mit dem Schmerzmanagement (nach erfolgtem Assessment) geht es immer auch um die individuelle Befähigung und Stärkung des Betroffenen und seiner Familie in seinem Selbstmanagement, seinem Empowerment, seiner Autonomie und seinem Coping. Das Schmerzassessment stellt im Grunde genommen zugleich schon eine erste konkrete Intervention im Kontext der umfassenden Schmerztherapie dar. Der Patientenedukation ist hier besondere Aufmerksamkeit zu schenken, und sie muss fest in das Schmerzmanagement implementiert werden.

Das beste Schmerzmanagement ist nur so viel wert, wie es positive und nachweisliche Auswirkungen auf die einzelnen Lebensbereiche des Betroffenen und seiner Familie, auf die konkrete Alltagsgestaltung, die realistische Alltagsbewältigung und die Mobilisierung von Selbstversorgungspotenzialen hat – und dies mit der Intention, auf die individuellen Selbstpflegedefizite des Betroffenen erfolgreich und bestmöglich Einfluss zu nehmen und zu seiner ihm gemäßen Lebensqualität beizutragen. Unabdingbar erscheinen für die Pflegepraxis deshalb:

- die Erstanamnese (Pflegeanamnese) und Ersteinschätzung (Schmerzassessment)

- die engmaschige und differenzierte Verlaufskontrolle chronischer Schmerzen sowie

- der interprofessionelle Austausch erhobener Daten und Fakten, um einen essenziellen Beitrag zur Gesundheitsversorgung und -förderung von Schwerkranken, Chronischkranken und Betagten zu leisten.

Hier wird deutlich, dass es sich in der Betreuung oben benannter Patientengruppen nicht nur um Krankheitsversorgung bzw. Versorgung des Kranken, sondern immer auch um Gesundheitsversorgung und Förderung des Gesunden (Prävention) handelt. Selbst der Sterbende hat bis zuletzt immer auch gesunde Anteile, die es aufmerksam zu erfassen und respektvoll, empathisch zu umsorgen (Caring), zu schützen und zu pflegen gilt.

Weiterhin erscheint bedeutsam, Aus-, Fort- und Weiterbildungsprogramme zur Ausbildung und steten Erweiterung der Fachexpertise in Bezug auf das ganzheitliche Schmerzmanagement akuter und chronischer Schmerzen zu fördern und zu berücksichtigen. Weiterhin gilt es in der Fort- und Weiterbildung zur Förderung der Edukations-, Kommunikations- und Assessment- sowie der Reflexionskompetenz in den unterschiedlichsten Versorgungskontexten – entsprechend den Zielgruppen – beizutragen. Die Curricula für die Grundausbildung in der Gesundheits- und Krankenpflege sind nach national und international bewährten Inhalten anzupassen. Den diplomierten Pflegenden ist die regelmäßige Teilnahme an weiterführenden Qualifizierungsprogrammen zu ermöglichen. Palliative Care kann in diesem Kontext auch verstanden werden als ein Betreuungs- und Versorgungskonzept zur Fürsorge (Caring) für den Kranken und seine Familie mit den krankheitsbezogenen Aspekten und gesundheitsbezogenen Ressourcen bis zuletzt.

Lenz kommentiert den Schmerz in seinem Essayband als *naturgegeben*, als zum Menschsein gehörend. Er sei ein Seinsereignis, das zum Menschen gehöre, und je länger wir über den Schmerz nachdächten, desto entschiedener würde die Vernunft raten, ihn nicht nur als Unheil zu betrachten. So umschreibt Lenz: Wenn wir den Schmerz mit gelassener Aufmerksamkeit bestimmen, zeige sich oft auch, dass der Schmerz auch einen gewissen Offenbarungscharakter habe. Ja, er eröffne in uns nicht nur unsere Ohnmacht, unsere Verletzlichkeiten und Begrenzungen, sondern lasse uns auch eine tröstliche Möglichkeit der Existenz erkennen – die Möglichkeit einer Bruderschaft im Schmerz (Lenz, 1998: 9–28).

Die Integration des Schmerzes in das Menschsein ist mehr als Therapie im umfassenden Sinne. Es ist auch mehr als schicksalhafte Ergebung in das Unabwendbare im Erleben von Schmerz. Es ist auch mehr als verhaltenstherapeutische Umwandlung und Umlenkung des Schmerzes. Es verweist auf ein individuelles Seinsereignis, das immer auch die Seinskompetenzen des Menschen anspricht. Diese Seinskompetenzen können Quellen der Kraft statt Kraftlosigkeit, der Macht statt Machtlosigkeit, der Integrität statt Verletzlichkeit und der Erweiterung statt Begrenzung der eigenen Existenz erschließen und zu einem zunehmend integrierenden Einvernehmen mit dem Unabwendbaren führen.

Abschließende Fragen zur Reflexion

- Wie beurteilen Sie das integrierte Schmerzmanagement chronischer Schmerzen in Ihrem Arbeitskontext?

- Was erscheint Ihnen gelungen?

- Welche konkreten Veränderungsprozesse erscheinen Ihnen in Ihrer Organisation, an Ihrem

Arbeitsplatz, in Ihrem Team, bei Ihnen selbst erforderlich, um eine adäquate interdisziplinäre bzw. interprofessionelle «Kultur des Schmerzassessments» chronischer Schmerzen bei Patienten in palliativer Betreuungssituation zu entwickeln?

- Auf welche Schmerzassessment-Instrumente können Sie derzeit an Ihrem Arbeitsplatz zurückgreifen?

- Welches ist Ihr derzeitiges Grundverständnis, etwa der Erfassung der Schmerzintensität und der Gestaltung der Schmerzverlaufsdokumentation?

- Was müssen Sie konkret tun, damit Ihre hauseigenen bzw. organisationsinternen Schmerzassessment-Instrumente die Gütekriterien der Validität, Reliabilität und Objektivität aufweisen?

- Inwieweit werden bei Ihnen in der konkreten klinischen Praxis im Umgang mit Schmerzpatienten andere Zugänge bzw. Konzepte, wie die Salutogenese, die Logotherapie, die Patientenedukation, Coping und Seelsorge, zur Gestaltung der Schmerztherapie genutzt?

Verwendete Literatur

Antonovsky, A.: Salutogenese. Zur Entmystifizierung der Gesundheit. DGVT, Tübingen 1997.
Bachmann, I.: Ich weiß keine bessere Welt. Unveröffentlichte Gedichte. Piper, München/Zürich 2000.
Bieri, D. et al.: The Faces Pain Scale for the self-assessment of the severity of pain experienced by children: development, initial validation and preliminary investigation for ratio scale properties. Pain, 41 (1990): 139–150.
Bischofberger, I.: Am Assessment führt kein Weg vorbei. Krankenpflege, 6 (2005): 18–19.
Bischofberger, I.; Bislimi, R.; Georg, M.; Janisch, C.: Positionspapier. Assessmentinstrumente in der Pflege am Beispiel Schmerz. Publikation des WE'G. Aarau 2005.
Carr, E. C. J.; Mann, E. M.: Schmerz und Schmerzmanagement. Praxishandbuch für Pflegeberufe. Huber, Bern 2002.
Doenges, M. E.; Frances, M.; Moorhouse, A.; Geissler-Murr, C.: Pflegediagnosen und Maßnahmen. Huber, Bern 2003, korrigierter Nachdruck der 3., vollständig überarbeiteten und erweiterten A.
Deutsches Netzwerk für Qualitätsentwicklung in der Pflege (Hrsg.): Expertenstandard Schmerzmanagement in der Pflege bei akuten oder tumorbedingten chronischen Schmerzen. Entwicklung – Konsentierung – Implementierung. DNQP, Osnabrück 2005.
Evers, G. C. M.: Geleitwort. In: Schmerz. Ein Handbuch für die Pflegepraxis. Ullstein Mosby, Berlin/Wiesbaden 1997.
Georg, J. (Hrsg.): NANDA International. NANDA-Pflegediagnosen. Definition und Klassifikation 2005–2006. Huber, Bern 2005.
Glaus, A.: Fatigue in patients with cancer: Analysis and assessment. Springer, Berlin 1998.
Grond, S.: Situation der Tumorpatienten. In: Schmerz bei Tumorerkrankungen. Interdisziplinäre Diagnostik und Therapie. Wissenschaftliche Verlagsgesellschaft, Stuttgart 2002.
Grond, S.; Zech, D.: Systemische medikamentöse Schmerztherapie. Schmerztherapie in der Finalphase. In: Aulbert, E.; Zech, D. (Hrsg.): Lehrbuch Palliativmedizin. Schattauer, Stuttgart/New York 2000.
Hicks, C. L. et al.: The Faces Pain Scale – Revised: toward a common metric in pediatric pain measurement. Pain, 93 (2001): 173–183.
International Association for the study of Pain IASP. Classification of chronic pain. Description of chronic pain syndromes and definitions of pain terms. Pain, Suppl. 3 (1986): 215–221.
Klaschik, E.; Husebø, S.: Schmerztherapie – Gesprächsführung – Ethik. Springer, Berlin/Heidelberg/New York 2003.
Krebsliga Schweiz: Gemeinsam gegen Schmerzen. Grundsätze der Schmerztherapie bei Krebs. Krebsliga, Bern 2004.
Lenz, S.: Über den Schmerz. Hoffmann und Campe, Hamburg 1998: 9–28.
Liesenfeld, S.: Buber, M.: Alles wirkliche Leben ist Begegnung. Verlag Neue Stadt. München/Zürich/Wien 1999, 2. A.
Mayer, H.; Nonn, C.; Osterbrink, J.; Evers, G. C. B.: Qualitätskriterien von Assessmentinstrumenten – Cohens's Kappa als Maß der Interrater-Reliabilität (Teil 1). Pflege, 17 (2004) 1: 36–46.
McCaffery, M.; Beebe, A.; Latham, J.: Schmerzeinschätzung (Hrsg.): Schmerz. Ein Handbuch für die Pflegepraxis. Ullstein Mosby, Berlin/Wiesbaden 1997.
Müller-Mundt, G.: Schmerztherapie und Pflege: Anforderungen an Schmerzmanagement und Patientenedukation am Beispiel progredienter Erkrankungen – Ergebnis einer Literaturanalyse – Masterarbeit. Institut für Pflegewissenschaft an der Universität Bielefeld (IPW) 2001 (www.uni-bielefeld.de/IPW).
Müller-Mundt, G.; Schaeffer, D.: Symptommanagement und Pflege am Beispiel chronischer Schmerzen. In: Pleschberger, S.; Heimerl, K.; Wild, M. (Hrsg.): Palliativpflege. Grundlagen für Praxis und Unterricht. Facultas, Wien 2005, 2., aktualisierte A.
Müller-Mundt, G. (Hrsg.): Chronischer Schmerz. Herausforderung für die Versorgungsgestaltung und Patientenedukation. Huber, Bern 2005.
Neuenschwander, H.; Steiner, N.; Stiefel, F.; de Stoutz, N.; Humbert, N.; Laurent-Gagnon, T. St.: Palliativmedizin auf einen Blick. Ein Handbuch für Ärztinnen und Ärzte. Schweizerische Krebsliga, Bern 2000.
Radbruch, L.; Zech, D.: Algesimetrie in der Krebsschmerztherapie. In: Aulbert, E.; Zech, D. (Hrsg.): Lehrbuch der Palliativmedizin. Schattauer, Stuttgart/New York 2000.
Radbruch, L.; Sabatowski, R.: Schmerzerfassung und Dokumentation. In: Zenz, M.; Donner, B.: Schmerz bei Tumorerkrankungen. Interdisziplinäre Diagnostik und Therapie. Wissenschaftliche Verlagsgesellschaft, Stuttgart 2002.
Saunders, C.; Baines, M.: Leben mit dem Sterben. Betreuung und medizinische Behandlung todkranker Menschen. Huber, Bern 1991.
Spichiger, E.; Kesselring, A.; Spirig, R.; De Geest, S.: Professionelle Pflege – neu definiert. Zwei Kernsätze und acht Ergänzungen. Krankenpflege, 8 (2004): 20–23.
Strohbücker, B.: Schmerzeinschätzung und Dokumentation. In: Deutsches Netzwerk für Qualitätsentwicklung in der

Pflege (Hrsg.): Expertenstandard Schmerzmanagement in der Pflege bei akuten oder tumorbedingten chronischen Schmerzen. Entwicklung – Konsentierung – Implementierung. DNQP, Osnabrück 2005.

Weissenberger-Leduc, M.: Handbuch der Palliativpflege. Schmerz – was nun? Den Schmerz einschätzen. Springer, Wien/New York 2003, 3., vollständig überarbeitete A.

WHO – World Health Organization. National cancer control programs: policies and managerial guidelines (2nd edn.). WHO, Genf 2002 (www.who.int/cancer).

WHO – World Health Organization: Verfassung der Weltgesundheitsorganisation, 1946. In: Die Weltgesundheitsorganisation (Die Vereinten Nationen und ihre Spezialorganisationen. Dokumente, 7). Staatsverlag, Berlin 1946: 76–124.

WHO – World Health Organization: Ottawa Charta, 1988: 117.

Weiterführende/kommentierte Literatur

Benner, P.: Stufen zur Pflegekompetenz. From Novice to Expert. Huber, Bern 1997, 2. Nachdruck.

Benner, P.; Wrubel, J.: Pflege, Stress und Bewältigung. Gelebte Erfahrung von Gesundheit und Krankheit. Huber, Bern 1997.

Ewers, M.; Schaeffer, D. (Hrsg.): Case Management in Theorie und Praxis. Huber, Bern 2000.

Fitzgerald Miller, J.: Coping fördern – Machtlosigkeit überwinden. Hilfen zur Bewältigung chronischen Krankseins. Huber, Bern 2003.

Frankl, V. E.: Der Mensch vor der Frage nach dem Sinn. Piper, München/Zürich 1998, 10. A.

Funk, S. G.; Tornquist, E. M.; Champagne, M. T.; Wiese, R. A. (Hrsg.): Die Pflege chronisch Kranker. Key Aspects. Huber, Bern 1997.

ICN – International Council of Nurses: ICNP – Internationale Klassifikation für die Pflegepraxis (deutschsprachige Ausgabe herausgegeben von Hinz, H.; Dörre, F.; König, P.; Tackenberg, P. in Zusammenarbeit mit DBfK, SBK und ÖGLV). Huber, Bern 2003.

Johnson, M.; Maas, M.; Moorhead, S.: Pflegeergebnisklassifikation (NOC). Huber, Bern 2005.

Käppeli, S. (Hrsg.): Pflegekonzepte. Phänomene im Erleben von Krankheit und Umfeld. Herausgegeben von Mäder, M.; Zeller-Forster, F. Huber, Bern 1998, Bd. 1. Behandelt folgende Konzepte: Leiden, Krise, Hilflosigkeit, Angst, Hoffnung/Hoffnungslosigkeit, Verlust/Trauer, Einsamkeit.

Käppeli, S. (Hrsg.): Pflegekonzepte. Phänomene im Erleben von Krankheit und Umfeld. Huber, Bern 1999, Bd. 2. Behandelt folgende Konzepte: Selbstkonzept, Selbstpflegedefizit, Immobilität, Ermüdung/Erschöpfung, Schlafstörungen, Inkontinenz.

Käppeli, S. (Hrsg.): Pflegekonzepte. Phänomene im Erleben von Krankheit und Umfeld. Huber, Bern 2000, Bd. 3. Behandelt folgende Konzepte: Angehörige, Ungewissheit, Verwirrung, Kommunikation, Bewältigung, Schuld, Stigma, Macht, Aggression, Compliance, Humor.

Kesselring, A. (Hrsg.): Die Lebenswelt der Patienten. Huber, Bern 1996.

London, F.: Informieren, Schulen, Beraten. Praxishandbuch zur pflegebezogenen Patientenedukation. Huber, Bern 2003.

Lotz, M.: Zur Sprache der Angst. Eine Studie zur Interaktion im pflegerischen Aufnahmegespräch. Mabuse-Verlag, Wissenschaft Bd. 50, Frankfurt a. M. 2000.

McCloskey, J.; Bulecheck, G. M.: Pflegeinterventionsklassifikation (NIC). Huber, Bern 2003.

Zsok, O.: Zustimmung zum Leiden? Logotherapeutische Ansätze. EOS Verlag, Erzabtei St. Ottilien, München 1995.

Zsok, O.: Zustimmung zum Leben. Logotherapeutisch-philosophische Betrachtungen um die Sinnfrage. EOS Verlag, Erzabtei St. Ottilien, München 1994.

5.4
Patientenedukation am Beispiel chronischer Schmerzen

Gabriele Müller-Mundt

«‹Wie ist der Schmerz, wann ist der Schmerz?›, damit ist es in der Regel nicht getan. In der Regel kommt dann der Frust, dass überhaupt mehr Schmerz da ist, dann kommt die ganze Krankheitsverarbeitung.»
(Interview-SE 10, Expertin aus der Palliativpflege, zit. aus Müller-Mundt, 2005: 177)

«It is suffering, and not pain, that brings people to seek health care.» – «Es ist das Leiden, nicht der Schmerz, das den Menschen zum Arzt führt.» *(Loeser, 2000: 2)*

Abstract

Ausgehend von den Bewältigungsherausforderungen und Barrieren, die auch auf Patientenseite einem effektiven Schmerzmanagement entgegenstehen, werden die Bedeutung und Grundlinien von Patientenedukation bei chronischem Schmerz für die Versorgungs- und Lebensqualität schwer kranker Menschen exemplarisch aufgezeigt. Die Unterstützung des Selbstmanagements setzt bei chronischem Schmerz die systematische Wahrnehmung edukativer Aufgaben voraus, um die Bewältigungskompetenzen der Patienten durch Bereitstellen patientenorientierter und situationsgerechter Information, Beratung und Anleitung zu stärken und auch auf Angehörigenseite bestehende Unterstützungsbedürfnisse einschätzen und adäquat beantworten zu können. Anliegen des Kapitels ist es, die Bedeutung von Patientenedukation für die Lebensqualität symptombelasteter Menschen am Beispiel des Schmerzmanagements zu vermitteln.

Studienziele

Nach Abschluss dieses Kapitels wird die bzw. der Lernende in der Lage sein:

- die Patientenedukation als integralen Bestandteil professionellen Handelns in der Gesundheitsversorgung zu erkennen und zu verstehen.
- patientenbezogene Barrieren und Ressourcen des Schmerzmanagements zu erfassen und sich damit auseinander zu setzen.
- die Bedeutung und Anforderungen individuell angepasster Information, Beratung und Anleitung für die Versorgungs- und Lebensqualität schwer kranker Menschen und ihrer Angehörigen zu erkennen.

Schlüsselwörter

Patientenanleitung, -aufklärung, -beratung, -edukation, -information, Selbstmanagement

Einleitung – Zur Integration des Schmerzassessments

Anknüpfend an die von der Hospizbewegung entwickelten Konzepte definiert die Weltgesundheitsorganisation (WHO) «Palliative Care» als umfassendes, multidisziplinäres Versorgungskonzept für Menschen mit fortschreitenden Erkrankungen, die kurativen Therapieansätzen nicht oder nicht mehr zugänglich sind. Handlungsleitende Maxime der Palliative Care ist, den Betroffenen ein größtmögliches Maß an Lebensqualität zu bewahren. Daher wird der Prävention oder zumindest der weitgehenden Linderung von Schmerzen und anderen belastenden Symptomlagen oberste Priorität beigemessen und die Berücksichtigung psychosozialer und spiritueller Aspekte des Krankheitserlebens als integraler Bestandteil der Versorgung («Care») betrachtet. Ziel ist gleichermaßen die Bereitstellung eines tragfähigen Unterstützungsnetzes, das es den erkrankten Menschen ermöglichen soll, so lange wie möglich aktiv am sozialen Leben teilzuhaben, und auch den Angehörigen Hilfestellung bei der Bewältigung der vielfältigen Belastungen und bei der Trauerarbeit bietet (WHO, 1990: 11 f.; s. a. WHO, 1996, 1998).

Die Ausschöpfung der Möglichkeiten, die eine qualifizierte palliative Versorgung für die Sicherung der Lebensqualität heute auch und gerade bei progredienten Krankheitsverläufen eröffnet, setzt die rechtzeitige und vorausschauende Integration von Palliative Care in das Versorgungsgeschehen voraus, und zwar beginnend mit der initialen Behandlungsphase. Dies gilt nicht zuletzt für ein qualifiziertes Schmerzmanagement. Hierzu gehören die Prävention und Kontrolle prozeduraler Schmerzen ebenso wie das frühzeitige Erkennen und die Kontrolle therapie- und krankheitsbedingter Schmerzzustände, wie es auch in dem WHO-Stufenschema der Tumorschmerztherapie zum Ausdruck kommt. In der Versorgungspraxis kann dies ohne Integration eines eingehenden Schmerzassessments, das die multifaktorielle Bedingtheit und die vielfältigen Begleit- und Folgeprobleme des Schmerzerlebens im Blick behält, nicht gelingen (DNQP, 2005). Das Erkennen der Bedeutung und des Ausmaßes an Schmerzleiden der Patienten und des «Mitleidens» ihrer Angehörigen ist Voraussetzung dafür, körperliche, psychische, soziale und spirituelle Dimensionen des Leidens der Betroffenen frühzeitig zu erkennen und bestmöglich zu lindern (s. Kap. 5.1 und 5.3). Angesichts der Schwierigkeit der Kommunikation subjektiver Befindenslagen, insbesondere des individuellen Schmerzerlebens kommen der Information, Beratung und Anleitung der Patienten und ihrer Angehörigen bereits im Rahmen des Schmerzassessments eine entscheidende Rolle zu. Patienten- und Angehörigenedukation sind im Kontext von Palliative Care stets auch als präventive Handlungsstrategie zu begreifen (s. Kap.12.2).

Bewältigungsherausforderungen bei chronischem Schmerz

Schmerzprävention und Unterstützung beim Bewältigen chronischer Schmerzen sind bei schweren Erkrankungsverläufen entscheidend für die bestmögliche Beeinflussung der Lebensqualität. Gerade bei langfristigen Krankheitsverläufen und in der letzten Lebensphase kommt der (Re-)Aktivierung von Selbstversorgungs- und Selbststeuerungspotenzialen und der Unterstützung der Patienten und ihrer Angehörigen bei der Integration des Schmerzmanagements in den Alltag eine zentrale Bedeutung zu. Dies deutet bereits an, dass Patientenedukation stets auch Familienedukation meint.

Die Bewältigungsherausforderungen bei chronischer Krankheit erstrecken sich auf das Krankheitsmanagement, die Identitätsarbeit, die Alltagsbewältigung und das Versorgungsmanagement (Strauss/Glaser, 1975; Corbin/Strauss, 2004; Schaeffer/Moers, 2003; Schaeffer, 2004; 2005). Dies gilt nicht zuletzt für die Bewältigung des Lebens mit und trotz chronischer Schmerzen (Müller-Mundt, 2005). Dabei ist zu beachten, dass das Schmerzerleben und -management ein komplexes, stets auch kulturell geprägtes Geschehen darstellt, das eng mit der Krankheitsbewältigung verwoben ist (Eggebrecht, 2004). Wie auch das Total-Pain-Konzept (Saunders, 1967) unterstreicht, ist die Berücksichtigung physischer, psychischer, sozialer und spiritueller Dimensionen des Schmerz- und Krankheitserlebens in der Palliativversorgung entscheidend (s. Kap. 7.3). Zudem kommen mit Blick auf die Barrieren, die einem angemessenen Schmerzmanagement entgegenstehen, aufseiten der Patienten und ihrer Angehörigen vielfältige Ängste und Mythen zum Tragen. Sie beziehen sich auf die Krankheit, den progredienten Krankheitsverlauf, den Schmerz und die Schmerztherapie. In ihnen reflektieren sich zugleich soziokulturelle Normen über den individuellen Umgang mit Krankheit und Leiden, mit Tod und Sterben sowie mit psychoaktiven Substanzen.

Ein rechtzeitiges und umfassendes Schmerzmanagement setzt eine abgestimmte berufs- und sektorenübergreifende (organisationsübergreifende) Versorgungspraxis voraus, die die individuellen Kompetenzen und psychosozialen Ressourcen der Patienten zur Bewältigung des Lebens mit und trotz Schmerz fördert. Eben hier setzen neuere Konzepte der Patientenedukation an. Angesichts der unzureichenden Integration von Schmerztherapie und Palliative Care in die Regelversorgung ist für die Sicherung des Zugangs zu qualifizierten professionellen Unterstützungssystemen vielfach auch die Stärkung der Nutzerkompetenzen der Patienten und ihrer Angehörigen durch Informationen über die Funktionsweise des Gesundheitssystems angezeigt (Schaeffer/Moers, 2003; Schaeffer, 2004, 2005; Müller-Mundt, 2005).

Prinzipien der Patientenedukation

Die Patientenedukation soll die erkrankten Menschen und ihre primären Bezugspersonen bei der Suche und individuellen Umsetzung gangbarer Wege und für sie alltagstauglicher Strategien, im Leben mit und trotz bleibender Gesundheitseinbußen unterstützen und ihnen ein höchstmögliches Maß an Autonomie und Lebensqualität sichern helfen. Dies kann nur unter Berücksichtigung der individuellen und psychosozialen Ressourcen sowie auf der Grundlage eines partnerschaftlichen Dialogs zwischen den Betroffenen und den professionellen Akteuren gelingen (O'Connor et al.; 1986; von Uexkuell/Wesiak, 1991; Lorig, 1996; Hutchings, 1999).

Im Sinne des «Empowerment» liegt neueren Konzepten der Patientenschulung die Intention der Erweiterung und Stärkung der Entscheidungs- und Handlungskompetenzen zu Grunde (Feste/Anderson, 1995; Lorig, 1996). Anknüpfend an Konzepte der Verhaltenspsychologie und der kognitiven Psychologie (Goeppinger/Lorig, 1996; Schmidt/Dlugosch, 1997) setzen sie auf der Ebene der Befähigung zur Veränderung des Verhaltens hin zu einem gesundheitsgerechten bzw. -förderlichen Lebensstil an. Entsprechende Konzepte werden im englischsprachigen Raum und in der pflegewissenschaftlichen Literatur in Abgrenzung zu herkömmlichen Ansätzen der Patientenschulung im Sinne von Unterweisung («patient teaching») unter dem Begriff der Patientenedukation («patient education») gefasst:

> Patient Education is a planned learning experience using a combination of methods such as teaching, counseling, and behavior modification techniques which influence patients' knowledge and health behavior. Patient Counseling is an individualized process involving guidance and collaborative problem solving to help the patient to better manage the health problem. Patient Education and Patient Counseling involve an interactive process which assists patients to participate actively in their health care.
>
> Patientenedukation ist eine geplante Lernerfahrung unter Einsatz verschiedener Methoden wie Unterweisung, Beratung und Techniken der Verhaltensmodifikation, die sich auf das Wissen und Gesundheitsverhalten des Patienten auswirken. Patientenberatung ist ein individualisierter Prozess des Anleitens und der interdisziplinären Problemlösung, um den Patienten zu einem besseren Umgang mit seiner Gesundheitsstörung zu verhelfen. Patientenedukation und -beratung beinhalten einen interaktiven Prozess, der den Patienten bei der aktiven Teilhabe an seiner Gesundheitsversorgung unterstützt. *(Bartlett, 1985: 323)*

Patientenedukation meint eine geplant herbeigeführte Lernerfahrung zur Förderung des Selbstmanagements von Gesundheitsbeeinträchtigungen, die auf der Grundlage unterschiedlicher Methoden eingeleitet werden kann. Je nach den im Vordergrund stehenden Problemlagen und Zielen finden hierzu Methoden der Information, Beratung und Anleitung Anwendung (Bartlett, 1985). Barlow et al. (2002) definieren Selbstmanagement als umfassenden dynamischen, auf körperliche, psychische und soziale Aspekte des Lebens mit chronischer Krankheit bezogenen Prozess der Selbstregulation. Diesen Prozess durch gezielte edukative Maßnahmen zu unterstützen, ist in der Versorgung von Schmerzpatienten eine zentrale Bedeutung beizumessen. In diesem Sinne verstandene Patientenedukation setzt ein vorausschauendes, zielgerichtetes und planvolles Vorgehen voraus, das auf die individuellen und patientenbezogenen Problemlagen und Ressourcen der Betroffenen zugeschnitten ist. Hierfür ist die systematische Einschätzung des individuellen Edukationsbedarfs, der Lernvoraussetzungen und -fähigkeiten und der individuellen Rahmenbedingungen grundlegend (s. Kasten).

Patientenedukation zur Unterstützung des Selbstmanagements umfasst somit Information, Beratung und Anleitung. Wenngleich sie in der Literatur unterschiedlich, teilweise auch synonym verwendet werden und in der Praxis häufig eng miteinander verschränkt sind, gilt es zu beachten, dass Information, Beratung und Anleitung jeweils auf unterschiedlichen Ebenen der Wissensvermittlung ansetzen und ihnen unterschiedliche Handlungslogiken zu Grunde liegen (s. a. Schaeffer/Dewe, 2006).

Information bezieht sich – auch im Sinne von *Aufklärung* – auf die «gezielte Mitteilung» und Bereitstel-

---

Self-management – Selbstmanagement

Self-management refers to the individual's ability to manage the symptoms, treatment, physical and psychosocial consequences and life style changes inherent in living with a chronic condition. Efficacious self-management encompasses ability to monitor one's condition and to effect the cognitive, behavioural and emotional responses necessary to maintain a satisfactory quality of life. Thus, a dynamic and continuous process of self-regulation is established.

Selbstmanagement bezieht sich auf die Fähigkeiten des Individuums, mit den Symptomen und der Behandlung, mit körperlichen und psychosozialen Folgen sowie mit Veränderungen der Lebensweise zurechtzukommen, wie sie das Leben mit einem chronischen Leiden mit sich bringt. Wirksames Selbstmanagement umfasst die Fähigkeit, den eigenen Zustand zu überwachen und die zur Aufrechterhaltung einer zufrieden stellenden Lebensqualität notwendigen kognitiven, verhaltensbezogenen und emotionalen Reaktionen zum Tragen zu bringen. So ergibt sich ein dynamischer und kontinuierlicher Prozess der Selbstregulierung.

(Barlow et al., 2002: 178)

lung von Wissen, um Transparenz und Handlungssicherheit herzustellen und dem Patienten Möglichkeiten zur Einschätzung seines Erlebens und seiner Situation, zur Entscheidung und gestaltenden Mitwirkung am Versorgungsgeschehen zu eröffnen (s. a. Abt-Zegelin, 2003).

Beratung kann Information und Anleitung beinhalten. Im Mittelpunkt stehen jedoch die Bearbeitung eines Problems und dessen – unter Umständen auch stellvertretende – Ausdeutung. Die gemeinsame Reflexion und das Aufzeigen von Handlungsoptionen soll Patienten in Entscheidungssituationen, bei der autonomen Problemwahrnehmung, der Problembearbeitung und der Suche nach ihnen gemäßen Problemlösungen unterstützen. Ziel ist die Förderung der Selbsthilfe-, Selbststeuerungs- und Problemlösungsfähigkeit der Patienten (London, 2003; s. Kasten).

Anleitung zeichnet sich durch den unmittelbaren Handlungsbezug aus. Neben Information und Aufklärung (Wissenstransfer), steht die Herstellung der Handlungswirksamkeit von theoretischem und praktischem Wissen im Mittelpunkt (Wissenstransformation). Anleitung umfasst dementsprechend Instruktionen und Unterweisung, so auch die Vermittlung instrumenteller Fertigkeiten. Die Patientenanleitung dient der (Wieder-)Herstellung von Handlungsautonomie.

Entwicklungslinien der Forschung

Im angloamerikanischen Raum galt schon in den 30er-Jahren des 20. Jahrhunderts die Prämisse «Nursing is teaching» (National League of Nursing Education, 1937). Die Förderung von Selbstpflegekompetenzen wurde in verschiedenen Pflegetheorien als Kern professioneller Pflege herausgearbeitet (s. a. Koch-Straube, 2001: 15 ff.). So betonte z. B. Virginia Henderson (1964) in ihrer Definition des Wesens der Pflege die Bedeutung der Linderung von Leiden, der Befähigung zur Selbstpflege und des Perspektivenabgleichs für eine effektive Pflege. Dennoch fanden und finden das Symptomerleben der Patienten, ihre individuellen Managementstrategien und Ziele auch in der pflegerischen Versorgung von Schmerzpatienten oft keine angemessene Berücksichtigung.

Im Zuge der durch die Hopizbewegung angestoßenen Etablierung von Palliative Care wurden in den 80er-Jahren des vergangenen Jahrhunderts *Schulungsprogramme zum Schmerzmanagement* für Menschen in fortgeschrittenen Stadien von Tumorerkrankungen und Aids entwickelt und erprobt. Seither ist der Fundus an Interventionsstudien stetig gewachsen (z.B. Schulmeister, 1991; Rimer et al., 1987, 1992; Hardwick/Lawson, 1995; Ferrell et al.; 1998; de Witt/van Dan, 2001). In der Patientenedukation haben sich auch bei chronischem Schmerz Einzel- und Gruppenschulungen und deren Ergänzung durch schriftliche, audiovisuelle Information und/oder computergestützte Informationsmedien und Lernprogramme bewährt (s. a. London, 2003). Wenngleich nur in einem Teil der vorliegenden Interventionsstudien statistisch bedeutsame Effekte nachgewiesen werden konnten, unterstreichen erste Meta-Analysen die Bedeutung individuell angepasster Edukationsprogramme in der Schmerzversorgung (Redman, 1993; Allard, 2001; Devine, 2003). Der Nachweis klinischen Evidenzkriterien genügender spezifischer Effekte ist jedoch angesichts der Komplexität der hier zum Tragen kommenden Einflussfaktoren ebenso schwierig (Devine, 1998) wie der Nachweis spezifischer Effekte multimodaler Therapiekonzepte und psychoedukativer Interventionen in der speziellen Schmerztherapie (Pfingsten 2001; DNQP 2005; Faltermaier, 1997).

In den 90er-Jahren des 20. Jahrhunderts wurden mit Blick auf die Probleme des Schmerzmanagements verstärkt *patientenbezogene Barrieren der Schmerztherapie* von der Forschung aufgegriffen. Wie die sich hartnäckig haltenden «Morphin-Mythen» zeigen, bestehen vielfach falsche Vorstellungen über die Wirkungsweise und Prinzipien der medikamentösen Therapie (unter besonderer Beachtung der Stufe drei des WHO Stufenschemas zur Schmerztherapie) bei chronischem Schmerz. Auch die Möglichkeiten, die eine qualifizierte Palliativversorgung für die Sicherung von Lebensqualität schwerstkranker Menschen

---

Beratung als «Hilfe zur Selbsthilfe» soll dem Adressaten ermöglichen:

- sachgerecht und wohl überlegt Entscheidungen zu treffen
- lebensnotwendige Selbstpflegekompetenzen zu entwickeln
- Probleme zu erkennen und angemessen darauf zu reagieren
- Antworten auf seine Fragen zu bekommen und die richtigen Ansprechpartner zu finden. (London, 2003: 30)

heute eröffnet, sind nur unzureichend im Bewusstsein der Bevölkerung verankert (s. exemplarisch Bostrom, 1997; Deutsche Hospiz Stiftung, 2003).

In Patientenbefragungen kristallisieren sich nahezu durchgängig die Furcht vor Abhängigkeit, Sucht, Toleranz und Nebenwirkungen der medikamentösen Schmerztherapie, gepaart mit Fehlinformationen über die unterschiedliche Wirkungsweise von Analgetika bei chronischem Schmerz als zentrale Hemmnisse für eine effektive Schmerzkontrolle bei Tumorerkrankungen und Aids heraus (s. exemplarisch Ward et al., 1993; Elliot et al., 1996; Breitbart et al., 1998; Paice et al., 1998; Thomason et al.; 1998; vgl. als Übersicht auch WHO, 2003: 59 ff.).

Die zeitkontingente Medikation wird vielfach mit Suchtverhalten assoziiert und ist bei den Betroffenen entsprechend negativ besetzt. Zudem wird die Entwicklung von Abhängigkeit, Sucht und Toleranz oft als ein Phänomen betrachtet. Ängste vor Nebenwirkungen, Ängste davor, dass die Analgetika später einmal nicht mehr wirken könnten, Ängste davor, süchtig zu werden, halten die Betroffenen oft davon ab, Schmerzen zu bekunden, Analgetika zu verlangen und einzunehmen. Diese Ängste veranlassen sie dazu, die erforderliche Dosis nach eigenem Ermessen zu reduzieren und Schmerzen so lange auszuhalten, bis sie unerträglich sind – dies mit der Folge nur schwer kontrollierbarer Schmerzzustände und -durchbrüche. Hinzu kommt die Befürchtung, bei einem «zu frühen» Rückgriff auf Analgetika könnten dann, wenn die Schmerzen unerträglich werden, keine wirksamen Medikamente mehr zur Verfügung stehen. Die Forschungsbefunde deuten zudem daraufhin, dass entsprechende Ängste bei schweren Erkrankungen im Verlauf der Schmerztherapie nicht etwa zurückgehen, sondern eher zunehmen und gleichermaßen aufseiten der Angehörigen bestehen (McCaffery/Pasero, 1998). Auf Grund der hohen emotionalen Besetzung und der selbst unter professionellen Akteuren im Gesundheitswesen teilweise noch zu findenden «Opioid-Phobie» (Zenz/Willweber-Strumpf, 1993) ist der Abbau von Ängsten gegenüber der Schmerztherapie aufseiten der Patienten und ihrer Angehörigen durch eine einmalige Aufklärung und ergänzende Informationsmaterialien kaum zu realisieren.

In der Summe betrachtet lassen die Befunde der vornehmlich im angloamerikanischen Raum durchgeführten Studien darauf schließen, dass zur Überwindung patientenbezogener Barrieren des Schmerzmanagements eine kontinuierliche und begleitende Beratung und Anleitung der Betroffenen zur Unterstützung angezeigt sind (Dobratz et al., 1991; Ferrell et al., 1998; Allard et al., 2001). Hierauf deuten auch die Erfahrungen im deutschsprachigen Raum mit innovativen Versorgungskonzepten in der ambulanten Palliativversorgung hin (vgl. als Übersicht Aulbert et al.; 2004).

Patientenedukation bei chronischem Schmerz

Ziel des Schmerzmanagements ist, den Betroffenen durch die Prävention und Kontrolle von Schmerzen ein höchstmögliches Maß an Lebensqualität zu eröffnen. Die Sicherstellung eines adäquaten Schmerzmanagements setzt gerade bei schwerer Krankheit eine eingehende begleitende Information, Beratung und Anleitung der Patienten *und* ihrer Angehörigen voraus. Das von Larson et al. (1994) anknüpfend an die psychologische und soziologische Stress- und Coping-Forschung entwickelte Konzept des Symptommanagements verdeutlicht die wechselseitige Beziehung des individuellen Symptomerlebens, von Strategien des Symptommanagements und der erzielten bzw. erzielbaren Effekte. In der erweiterten Version wird die Bedeutung der Rahmenbedingungen im direkten Lebensumfeld der Patienten, auf institutioneller Ebene und gesundheitspolitischer bzw. gesellschaftlicher Ebene in ihren Implikationen für das Handeln der Patienten und der professionellen Akteure herausgearbeitet (Dodd et al., 2001). Diese Aspekte finden auch in dem von Green und Kreuter (1991) entwickelten PRECEDE-Modell (Predisposing, Reinforcing and Enabeling Causes in Educational Diagnosis and Evaluation) Berücksichtigung. Die in **Abbildung 5.4-1** dargestellte modifizierte Version des Modells von Goeppinger und Lorig (1996) eignet sich auch als Handlungsrahmen für Patientenedukation bei chronischem Schmerz.

Das Modell verdeutlicht, dass die in übergreifenden Konzepten zur Patientenedukation herausgearbeiteten *Inhalte und Zielebenen* (Lorig, 1996; Petermann, 1997) auch im Rahmen des Schmerzmanagements grundlegend sind. Hierzu zählen übertragen auf den chronischen Schmerz:

- Aufklärung durch Information und Förderung eines differenzierten Wissens über Mechanismen der Entstehung und Aufrechterhaltung des Schmerzes und von Prinzipien der Therapie chronischer Schmerzen sowie die Vermittlung instrumenteller Fertigkeiten zur Umsetzung von Maßnahmen der Schmerzkontrolle
- Aufbau einer angemessenen Einstellung zum Schmerz und ggf. das Hinwirken auf eine Modifikation der Schmerzauffassung sowie den Abbau von irrationalen Vorbehalten gegenüber schmerz-

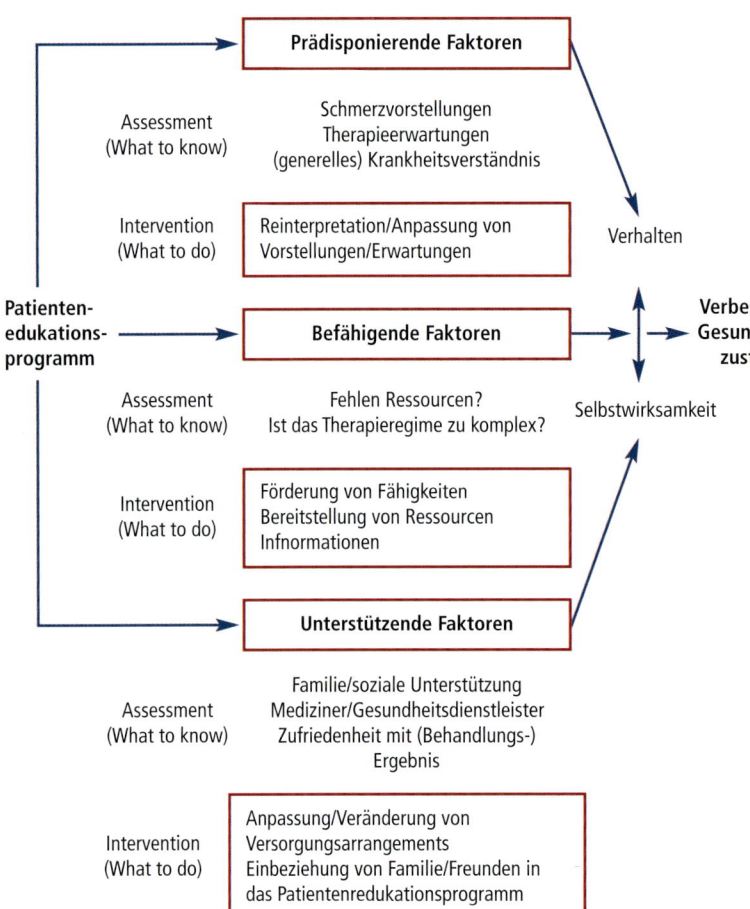

Abbildung 5.4-1: Das PRECEDE-Modell als Handlungsrahmen von Patientenedukation bei chronischem Schmerz (Quelle: modifizierte Darstellung in Orientierung an Goeppinger/Lorig, 1996: 221, aus: Müller-Mundt, 2005: 78)

therapeutischen Interventionen und die Förderung von Bewältigungskompetenzen
- Stärkung der Kompetenzen für das Schmerzmanagement durch Vermittlung spezieller Fertigkeiten zur Selbstpflege und Selbstbeobachtung, d.h. die Sensibilisierung der Körperwahrnehmung und Befähigung zum Erkennen von Warnsignalen und Vorboten für Überlastungszeichen und sich anbahnende Schmerzkrisen und die Befähigung zur Durchführung von Maßnahmen der Prophylaxe und Sekundärprävention von Schmerzkrisen (z. B. Vermeidung von Belastungssituationen, die Schmerzspitzen auslösen können, oder deren Prävention durch regelmäßige Entspannungsübungen)
- Stärkung kommunikativer Kompetenzen und sozialer Ressourcen zur Mobilisierung sozialer Unterstützung, insbesondere die Befähigung zur Kommunikation über Symptomlagen und psychosoziale Aspekte des Schmerzerlebens mit professionellen Akteuren und Angehörigen
- Stärkung von Kompetenzen zur Nutzung von Gesundheitsdiensten durch Informationen über die Funktionsweise des Gesundheitssystems und des Zugangs zur Schmerztherapie (s. a. Doenges et al., 2002).

Die aufgezeigten inhaltlichen Aspekte von Patienten- bzw. Familienedukation bei chronischem Schmerz patienten- und situationsgerecht zu vermitteln, erfordert ein systematisches, die individuellen Lernvoraussetzungen, -fähigkeiten und -stile berücksichtigendes Vorgehen, das den Rahmenbedingungen des sozialen Umfeldes hinreichend Rechnung trägt, wie es auch im PRECEDE-Modell herausgestellt wird (s. Abb. 5.4-1). Entsprechend werden in Patientenedukationsprogrammen für das Schmerzmanagement die systematische Einschätzung des individuellen Edukationsbedarfs, die gemeinsame Formulierung von Zielen mit den Patienten, die Auswahl geeigneter, situativ angepasster Edukationsstrategien und die Evaluation des mit Blick auf die gemeinsame Zielsetzung erreichten Lerneffekts auf der Wissens- und Handlungsebene als bedeutsam herausgestellt (vgl. z. B. Rimer et al., 1987, 1992; Ferrell et al., 1993, 1998). Auch gilt es, den Betroffenen für seine eigene Grundhaltung und Einstellung gegenüber dem persönlichen Schmerzerleben zu sensibilisieren und ihn seine Deutungsmuster (aus-) formulieren zu lassen.

Analog allgemeiner Regelkreismodelle zielgerichteten Handelns wird zur Strukturierung des Edukationsprozesses die Unterscheidung der Phasen des Assessments, der gemeinsamen Zielsetzung, der Auswahl geeigneter, auf die Lernfähigkeit der Klienten und situativ angepasster Edukationsstrategien und -instrumente, der Umsetzung und der Evaluation empfohlen (Rimer et al., 1992: 181 ff.). In diesem Sinne plädiert Georg (2004) dafür, Patientenberatung und -edukation jeweils problembezogen in den Pflegeprozesses zu integrieren (vgl. auch Nestler, 2001; Doenges et al., 2002; London, 2003).

Für eine *patienten- und situationsgerechte Gestaltung* von Patientenedukation ist möglichen Einschränkungen des kognitiven Leistungsvermögens Rechnung zu tragen. So ist bei Schmerzkrisen und persistierenden Schmerzzuständen, welche die Lern- und Handlungskapazität der Patienten deutlich einschränken können, eine eingehende Ermittlung der Edukationserfordernisse und -voraussetzungen oft kaum möglich. Zudem kann die Konzentrationsfähigkeit der Patienten durch die Erkrankung und (Schmerz-) Medikation herabgesetzt sein. Tumorpatienten leiden oft an ausgeprägter Fatigue, die sie in ihrer kognitiven Aufnahme- und Verarbeitungsfähigkeit mehr oder weniger stark beeinträchtigt und der die Betreuenden ihr Vorgehen bei der Patientenedukation entsprechend anpassen müssen (s. Kap. 6.2).

Statt vorab festgelegter Edukationsprogramme ist daher eine situationsangepasste, sukzessive und auf die individuellen Problemlagen des Betroffenen zugeschnittene Information, Beratung und Anleitung angezeigt, die therapiebegleitend das erforderliche Krankheits- und Therapiewissen prozesshaft vermittelt und therapiebezogene Ängste und Unsicherheiten der Patienten und ihrer Bezugspersonen zu beantworten und bestmöglich abzubauen sucht. Dies gilt auch für:

- die Vermittlung von psychomotorischen Fertigkeiten, so für die fachgerechte Applikation der Schmerzmedikation, wie etwa die Handhabung von transdermalen Opioidtherapiesystemen oder der Umgang mit patientengesteuerten Schmerztherapiepumpen
- die Umsetzung physiotherapeutischer Maßnahmen (z. B. Wärme-/Kälteanwendungen, transkutane Elektrostimulation) und
- die gezielte Anwendung psychoedukativer Interventionen (z. B. Entspannungs- und Imaginationstechniken).

Die Bedeutung alltagsintegrierter beratender Begleitung

Das langfristige Therapie- und Schmerzmanagement unter Alltagsbedingungen wirft für Schmerzpatienten oft vielfältige Probleme auf, die einer vorausschauenden Aufmerksamkeit und einer angemessenen Antwort von professioneller Seite bedürfen. Der im transtheoretischen Modell von Prochaska (1991) herausgearbeitete phasenhafte Verlauf von Verhaltensänderungen – bezogen auf die Entwicklung von gesundheitsbezogenem Verhalten – lässt sich auf den Prozess der Anpassung von Verhaltensmustern und der Alltagsstrukturierung an das Krankheits- und Schmerzgeschehen übertragen. Das Modell verdeutlicht, dass es gerade bei Veränderungen auf der Verhaltensebene immer wieder zu einer Rückkehr zu gewohnten Verhaltensweisen und Alltagsroutinen kommt. So stellen sich im Rahmen der medikamentösen Therapie chronischer Schmerzen auch Phänomene der «Non-Compliance» vielfach als Rückkehr zu dem bei akuten Schmerzepisoden gewohnten «bedarfsweisen» Schmerzmittelgebrauch dar. Die bei chronischem Schmerz angezeigte gleichförmige Medikamenteneinnahme ist für die Patienten auf Dauer nur schwer durchzuhalten.

Anhand des transtheoretischen Modells der Verhaltensänderung wird zugleich nachvollziehbar, warum es für Patienten in stabilen Krankheitsphasen oft schwer ist, der Gesundheit nicht zuträgliche Verhaltensweisen aufzugeben und präventive, kurative und rehabilitative Maßnahmen «durchzuhalten». Das Modell eignet sich daher auch für die Analyse der Schwierigkeiten, die das Therapiemanagement und die Anpassung von Alltagsroutinen an das Schmerzgeschehen für schwer kranke Schmerzpatienten gerade dann aufwirft, wenn sich eine spürbare Linderung des Schmerzleidens eingestellt hat (Müller-Mundt, 2005).

Punktuelle edukative Interventionen reichen für eine nachhaltige Unterstützung der Bewältigung des Lebens mit chronischer Krankheit und Schmerz nicht aus. Patientenedukation sollte daher um Elemente des Case Managements ergänzt werden, um den Patienten und ihren Angehörigen professionellen Rückhalt zu bieten. Versorgungsqualität und ein angemessenes Schmerzmanagement können bei schwerer Krankheit nur unter Berücksichtigung des Verlaufscharakters der Erkrankung und der Bedeutung des Schmerzes für die Patienten auch mit Blick auf ihr Selbstbild und die damit verbundenen Implikationen für Lebensgestaltung und -perspektiven erzielt werden. Angesichts des bei schweren Erkrankungen zumeist wechselhaften und fortschreitenden Verlaufs von Einschränkungen des Befindens – so auch der Schmerzbelastung – müssen Therapieregime und Strategien des Schmerzmanagements und ebenso die persönlichen Lebensentwürfe und Lebensperspektiven unter Umständen wiederholt an geänderte Bedingungen angepasst werden. Insbesondere für die häusliche Versorgung schwerstkranker Schmerzpatienten ist daher die Verfügbarkeit von kompetenten und vertrauten professionellen Ansprechpartnern zentral, die ihnen im Sinne begleitender und kontinuierlicher Beratung den für die langfristige Situationsbewältigung notwendigen Rückhalt und Rückversicherung bieten. Hierzu gehört auch die Bereitstellung der Möglichkeit zur Reflexion und Klärung von Schwierigkeiten, die das Therapie- und Schmerzmanagement aufwirft. Angesichts der zumeist komplexen und verwobenen Problemlagen ist daher bei chronischem Schmerz – im Sinne des Empowerments – stets die Unterstützung und Förderung der Eigenkompetenz auf das Schmerz- und Therapiemanagement und ebenso auf das Alltagsmanagement zu beziehen.

Unterstützungsbedarf besteht vielfach auch mit Blick auf die Modifikation sozialer Rollen sowie auf die Mobilisierung sozialer Ressourcen und Hilfe. Hier gezielte patienten- und familienorientierte Unterstützung zu bieten, setzt die frühe Kenntnis des sozialen Umfeldes und der Bedingungen des Alltagshandelns, aber auch des verfügbaren professionellen Hilfenetzes der Betroffenen voraus, die sich – je nach Beschaffenheit – sowohl als unterstützende als auch behindernde Faktoren erweisen können (Goeppinger/Lorig, 1996).

Zusammenfassung

Die konkreten Rahmenbedingungen im Lebensalltag der Patienten erschließen sich den professionellen Akteuren im Gesundheitssystem oft nur mittelbar. Im Unterschied zu anderen Gesundheitsberufen hat die Pflege unmittelbaren Zugang zum Lebensumfeld der Patienten. Sie gewinnt insbesondere in der häuslichen Pflege Einblick in die spezifischen Bedingungen und Routinen der Alltagsbewältigung sowie in die Strategien, die die Betroffenen zur Bewältigung von Therapieregime und Schmerzkrisen praktizieren. Ihre regelmäßige Anwesenheit im häuslichen Umfeld, der lebensweltliche und alltagsnahe Bezug ihrer Tätigkeit gewähren den Pflegenden somit Einsicht in die Alltagsroutinen und Probleme der Betroffenen beim Integrieren von Krankheit und Schmerzen in ihr Leben, die auch dem Hausarzt oft verschlossen bleiben (Schaeffer/Moers, 2003; Müller-Mundt, 2005).

Die Pflege sollte sich daher gerade in der Versorgung von Schmerzpatienten mit der ihr eigenen alltagsweltlichen Perspektive frühzeitig und geplant in das therapeutische Team einbringen. Durch eine alltagsintegrierte beratende Begleitung können Pflegende als «Experten im Beraten und Betreuen von Patienten» (Benner, 1994: 91) einen wesentlichen Beitrag zur Verbesserung des Schmerzmanagements, zur Wahrung von (Handlungs-)Autonomie schwer kranker Menschen und zur Unterstützung der (betreuenden) Angehörigen leisten. In diesem Sinne wird die Bedeutung von Patienten- und Angehörigenedukation auch in Leitlinien und Standards zum (Tumor-)Schmerzmanagement und zur Palliativversorgung herausgestellt (vgl. exemplarisch AHCPR, 1994; DNQP, 2005; SGPMPB, 2005).

Abschließende Fragen zur Reflexion

- Stellen Sie sich vor, es besteht der Verdacht einer schweren Erkrankung: Welche Gefühle und Gedanken würde das Auftreten von Schmerzen in dieser Situation bei Ihnen hervorrufen? An wen würden Sie sich wenden? Welche Information und Beratung würden Sie sich von professioneller Seite wünschen?

- Versetzen Sie sich in folgende Situation: Ein ihnen besonders nahe stehendes Mitglied Ihrer Familie ist schwer erkrankt und erhält regelmäßig symptomlindernde Medikamente. Sie sind der festen Überzeugung, dass die Einnahme dieser Medikamente mit hoher Wahrscheinlichkeit Besorgnis erregende Nebenwirkungen haben wird. Wie sollten die betreuenden Pflegekräfte auf Ihre Sogen und Bedenken eingehen. Wie könnten sie Ihre Sorgen entkräften?

- Können Sie auf Edukationskonzepte im Umgang mit Schmerztherapiepatienten in Ihrer Organisation, an Ihrem Arbeitsplatz zurückgreifen?

- Haben Sie in zurückliegender Zeit gezielt Fort- und Weiterbildungen zur Patientenedukation besucht?

Verwendete Literatur

Abt-Zegelin, A.: Patienten- und Familienedukation in der Pflege. In: Deutscher Verein für Pflegewissenschaft (Hrsg.): Das Originäre der Pflege entdecken. Mabuse, Frankfurt a. M. 2003: 103–115.

AHCPR – Agency for Health Care Policy and Research: Management of cancer pain. Clinical practice guidelines, No.

9. (AHCPR Publication No. 94–0592). AHCRP, U.S. DC. Department of Health and Human Services, Agency for Health Care Policy and Research, Public Health Services, Rockville 1994.

Allard, P.; Maunsell, E.; Labbé, J., Dorval, M.: Educational interventions to improve cancer pain control: a systematic review. Journal of Palliative Medicine, 4 (2001) 2: 191–203.

Aulbert, E.; Klaschik, E.; Schindler, T. (Hrsg.): Palliativmedizin im ambulanten Sektor (Beiträge zur Palliativmedizin, 6). Schattauer, Stuttgart 2004.

Barlow, J.; Wright, C.; Sheasby, J.; Turner, A.; Haisworth, J.: Self-management approaches for people with chronic conditions: a review. Patient Education and Counseling, 48 (2002): 177–187.

Bartlett, E. E.: At last, a definition. Patient Education and Counseling, 7 (1985): 323–324.

Breitbart, W.; Passik, S.; McDonald, M. V.; Rosenfeld, B.; Smith, M.; Kaim, M.; Funesti-Esch, J.: Patient related barriers to pain management in ambulatory AIDS patients. Pain, 76 (1998) 1/2: 9–16.

Benner, P.: Stufen zur Pflegekompetenz. From Novice to Expert. Huber, Bern 1994.

Berry, P.: The meaning of cancer pain from the perspective of family. Journal of Pain and Symptom Management, 15 (1998) 4: 15.

Bostrom, M.: Summary of the Mayday Fund Survey: public attitudes about pain and analgesics. Journal of Pain and Symptom Management, 13 (1997) 3: 166–168.

Corbin, J. M.; Strauss, A. L.: Weiterleben lernen: Verlauf und Bewältigung chronischer Krankheit. Huber, Bern 2004, 2., vollständig überarbeitete und erweiterte A.

de Witt, R.; van Dan, F.: From hospital to home care: a randomized controlled trial of a pain education programme for cancer patients with chronic pain. Journal of Advanced Nursing, 36 (2001) 6: 742–754.

Deutsche Hospiz Stiftung: Emnid-Umfrage 2003: Was denken die Deutschen über Palliative Care? Neues Konzept für menschenwürdiges Sterben. Pressemitteilung vom 30.9.2003 (www.hospiz.de/presse/pm34-03.htm, letzter Abruf: 1.6.2005).

Devine, E. C.: Patient Education. In: Fitzpatrick, J. J. (ed.): Encyclopedia of Nursing Research. Springer, New York 1998: 426–428.

Devine, E. C.: Meta-Analysis of the effect of psychoeducational interventions on pain in adults with cancer. Oncology Nursing Forum, 30 (2003) 1: 75–88.

DNQP – Deutsches Netzwerk für Qualitätsentwicklung in der Pflege (Hrsg.): Expertenstandard Schmerzmanagement in der Pflege bei akuten oder tumorbedingten chronischen Schmerzen. Entwicklung – Konsentierung – Implementierung. Fachhochschule Osnabrück, Osnabrück 2005.

Dobratz, M.; Wade, R.; Herbst, L.; Ryndes, T.: Pain efficacy in home hospice patients. A longitudinal study. Cancer Nursing, 14 (1991) 1: 20–26.

Dodd, M.; Janson, S.; Facione, N.; Faucett, J.; Froelicher, E. S.; Humphreys, J.; Lee, K.; Miaskowski, C.; Puntillo, K.; Rankin, S.; Taylor, D.: Advancing the science of symptom management. Journal of Advanced Nursing, 33 (2001) 5: 668–676.

Doenges, M. E.; Moorhouse, M. F.; Geissler-Murr, A. C.: Pflegediagnosen und Maßnahmen. Huber, Bern 2002, 3. vollständig überarbeitete und erweiterte A.

Donner, B.; Raber, M.; Zenz, M.; Strumpf, M.; Dertwinkel, R.: Experiences with the prescription of opioids – status of cancer pain and palliative care. Journal of Pain and Symptom Management, 15 (1998) 4: 231–234.

Eggebrecht, D.: Krebsschmerz. In: Basler, H.-D.; Franz, C.; Kröner-Herwig, B.; Rehfisch, H. P. (Hrsg.): Psychologische Schmerztherapie. Springer, Berlin 2004: 451–466, 5. A.

Elliott, B. A.; Elliott, T. E.; Murray, D. M.; Braun, B. L.; Johnson, K. M.: Patients and family members: The role of knowledge and attitudes in cancer pain. Journal of Pain and Symptom Management, 12 (1996) 4: 209–220.

Feste, C.; Anderson, R. M.: Empowerment: from philosophy to practice. Patient Education and Counseling, 25 (1995): 139–144.

Faltermaier, T.: Why public health research needs qualitative approaches. European Journal of Public Health, 7 (1997) 4: 357–363.

Ferrell, B. R.; Borneman, T.; Juarez, G.: Integration of pain education in home care. Journal of Palliative Care, 14 (1998) 3: 62–68.

Ferrell, B. R.; Rhiner, M.; Ferrell, B. A.: Development and implementation of a pain education program. Cancer, 72 (1993) 11: 3426–3432.

Georg, J.: Beratungsbedarf – Wissensdefizite erkennen und ausgleichen. Pflege aktuell, 58 (2004) 12: 648–651.

Goeppinger, J.; Lorig, K.: What we know about what works: one rationale, two models, three theories. In: Lorig, K. (ed.): Patient education (2nd edn.). Sage, Thousand Oaks 1996: 195–226.

Green, L. W.; Kreuter, M. W.: Health promotion planning: an educational and environmental approach (2nd edn.). Mayfield, Mountain View 1991.

Hardwick, C.; Lawson, N.: The information and learning needs of the caregiving family of the adult patient with cancer. European Journal of Cancer Care, 4 (1995) 3: 118–121.

Henderson, V.: The nature of nursing. American Journal of Nursing 64 (1964): 8 (dt.: Das Wesen der Pflege. In: Schaeffer, D.; Moers, M.; Steppe, H.; Meleis, A. [Hrsg.]: Pflegetheorien. Beispiele aus den USA. Huber, Bern 1997: 39–54).

Hutchings, D.: Partnership in Education: An example of Client and Educator Collaboration. Journal of Continuing Education in Nursing, 30 (1999) 3: 128–131.

Klug-Redman, B.: Patientenschulung und -beratung. Ullstein Mosby, Berlin 1996.

Koch-Straube, U.: Beratung in der Pflege. Huber, Bern 2001.

Larson, P. J.; Carrieri-Kohlman, V.; Dodd, M. J.; Douglas, M.; Froelicher, E. S.; Gortner, S. R.; Halliburten, P.; Janson, S. R.; Lee, K. A.; Miaskowski, C.; Stotts, N. A.; Taylor, D.; Underwood, P. R.: A model of symptom management. The University of California, San Francisco School of Nursing Symptom Management Faculty Group. Image – Journal of Nursing Scholarship, 26 (1994): 272–276.

Loeser, J. D.: Pain and Suffering. Clinical Journal of Pain, 16 (2000) Suppl. 2: S2–S6.

London, F.: Informieren, Schulen, Beraten. Praxishandbuch zur pflegebezogenen Patientenedukation. Huber, Bern 2003.

Lorig, K.: Introduction. In: Lorig, K. (Ed.): Patient education (2nd edn.). Sage, Thousand Oaks 1996: XIII–XVI.

McCaffery, M.; Pasero, C.: Talking with patients and families about addiction. American Journal of Nursing, 98 (1998) 3: 18–21.

McCaffery, M.; Beebe, A.; Latham, J.: Schmerz: Ein Handbuch für die Pflegepraxis. Ullstein Mosby, Berlin 1997.

Müller-Mundt, G.: Chronischer Schmerz – Herausforderungen für die Versorgungsgestaltung und Patientenedukation. Huber, Bern 2005.

National League of Nursing Education: A curriculum guide for schools of nursing. The League, New York 1937.

Nestler, N.; Prietz, A,; Uhmann, B.: Beratung im Pflegeprozess. In: Koch-Straube, U.: Beratung in der Pflege. Huber, Bern 2001: 128–135.

O'Connor, J. A.; Burge, F. I.; King, B.; Epstein, J.: Does Care Exclude Cure in Palliative Care? Journal of Palliative Care, 2 (1986) 1: 9–15.

Paice, J. A.; Toy, C.; Shott, S.: Barriers to cancer pain relief – an evolving science. Journal of Pain and Symptom Management, 16 (1998) 1: 1–9.

Petermann, F.: Patientenschulung und Patientenberatung – Ziele, Grundlagen und Perspektiven. In: Petermann, F. (Hrsg.): Patientenschulung und Patientenberatung. Hogrefe, Göttingen 1997: 3–22.

Pfingsten, M.: Multimodale Verfahren – auf die Mischung kommt es an. Der Schmerz, 15 (2001) 6: 492–498.

Prochaska, J. A.: Assessing how people change. Cancer, 67 (1991): 805–807.

Redman, B. K.: Patient education at 25 years; where we have been and where we are going? Journal of Advanced Nursing, 18 (1993): 725–730.

Rimer, B.; Kdziera, P.; Levy, M. H.: The role of patient education in cancer pain control. Hospice Journal, 8 (1992) 1/2: 171–191.

Rimer, B.; Levy, M. H.; Keintz, M. K.; Fox, L.; Engstrom, P. F.; MacElwee, N.: Enhancing cancer pain control regimens through patient education. Patient Education and Counseling, 10 (1987) 3: 267–277.

Saunders, C.: The management of terminal illness. Hospital Medicine Publication, London 1967.

Schaeffer, D.: Der Patient als Nutzer – eine Analyse des Bewältigungs- und Nutzungshandels im Verlauf chronischer Krankheit. Huber, Bern 2004.

Schaeffer, D.: Versorgungswirklichkeit in der letzten Lebensphase. Ergebnisse einer Analyse der Nutzerperspektive. In: Ewers, M.; Schaeffer, D. (Hrsg.): Am Ende des Lebens. Huber, Bern 2005, 69–91.

Schaeffer, D.; Dewe, B.: Zur Interventionslogik von Beratung in Differenz zu Information, Aufklärung, Bildung und Therapie. In: Schaeffer, D.; Schmidt-Kaehler, S. (Hrsg.): Lehrbuch Patientenberatung. Huber, Bern 2006.

Schaeffer, D.; Moers, M.: Bewältigung chronischer Krankheit – Herausforderungen für die Pflege. In: Rennen-Allhoff, B.; Schaeffer, D. (Hrsg.): Handbuch Pflegewissenschaft (Studienausgabe). Juventa, Weinheim 2003: 447–483.

Schmidt, L. R.; Dlugosch, G. E.: Psychologische Grundlagen der Patientenschulung und Patientenberatung. In: Petermann, F. (Hrsg.): Patientenschulung und Patientenberatung. Hogrefe, Göttingen 1997: 23–52.

Schulmeister, L.: Establishing a cancer patient education system for ambulatory patients. Seminars in Oncology Nursing, 7 (1991) 2: 118–124.

SGPMPB – Schweizerische Gesellschaft für Palliative Medizin, Pflege und Begleitung: Grundsätze und Richtlinien für Palliative Medizin, Pflege und Begleitung in der Schweiz, 2001. www.palliative.ch/uni_pdf/standards_de.pdf.

Strauss, A. L.; Glaser, B.: Chronic illness and quality of life. Mosby, St. Louis 1975.

Thomason, T. E.; McCune, J. S.; Bernard, S. A.; Winer, E. P.; Tremont, S.; Lindley, C. M.: Cancer Pain Survey: Patient-centered issues in control. Journal of Pain and Symptom Management, 15 (1998) 5: 275–284.

von Uexkuell, T.; Wesiak, W.: Theorie der Humanmedizin. Grundlagen ärztlichen Handelns. Urban & Schwarzenberg, München 1990, 2. durchgesehene A.

Ward, S. E.; Goldberg, N.; Miller-McCauley, V.; Mueller, C.; Nolan, A.; Pawlik-Plank, D.; Robbins, A.; Stormoen, D.; Weissman, D. E.: Patient related barriers to management of cancer pain. Pain, 52 (1993): 319–324.

WHO – World Health Organization: Cancer pain relief and palliative care. Technical Report Series 804. WHO, Geneva 1990.

WHO – World Health Organization: Cancer pain relief and palliative care: with a guide to opioid availability (2nd edn.). WHO, Geneva 1996.

WHO – World Health Organization: Cancer pain relief and palliative care in children. WHO, Geneva, 1998.

WHO – World Health Organization: National cancer control programs: policies and managerial guidelines. WHO, Geneva 2002.

WHO – World Health Organization: Adherence to long-term therapies. Evidence in Action. WHO, Geneva 2003, s. insbes. VIII: Cancer (Palliative Care), 59–63.

Zenz, M.; Willweber-Strumpf, A.: Opiophobia and cancer pain in Europe. Lancet, 341 (1993): 1075–1076.

Weiterführende/kommentierte Literatur

Aulbert, E.; Zech, D. (Hrsg.): Lehrbuch der Palliativmedizin. Schattauer, Stuttgart 1997. Neben Husebø und Klaschik (2000) der «Klassiker» der Palliativmedizin im bundesdeutschen Raum, nicht nur für Ärzte geeignet.

Basler, H.-D.; Franz, C.; Kröner-Herwig, B.; Rehfisch, H. P. (Hrsg.): Psychologische Schmerztherapie. Springer, Berlin 2004, 5. A. Grundlagenwerk zur psychologischen Schmerztherapie, bietet einen guten Überblick.

Doyle, D.; Hanks, G. W.; Cherny, N.; Calman, K. (eds.): Oxford Textbook of Palliative Medicine (3rd edn.). Oxford University, Oxford 2004. Das Standardwerk der Palliativmedizin, illustriert eindruckvoll die Entwicklung und Potenziale palliativer Therapie für ein breites Spektrum an chronischen Erkrankungen.

Herbert, S.: Überleben ist Glücksache. Was Sie als Krebspatient in unserem Gesundheitswesen erwartet. Scherz, Frankfurt a. M. 2005. Erfahrungsbericht einer Journalistin über ihre Krankheits- und Institutionengeschichte, der – obgleich und gerade weil die Autorin mit ihrem beruflichen Hintergrund und der Unterstützung und Begleitung durch eine befreundete Ärztin über relativ umfangreiche Ressourcen verfügt – die Bedeutung von Patientenberatung unterstreicht, um bei schwerer chronischer Krankheit Entscheidungs- und Handlungsautonomie zu erlangen.

Husebø, S.; Klaschik, E. (Hrsg.): Palliativmedizin. Schmerztherapie, Ethik und Kommunikation. Springer, Berlin 2000, 3. A. Neben Aulbert und Zech (1997) der «Klassiker» der Palliativmedizin im bundesdeutschen Raum, nicht nur für Ärzte geeignet.

Lenz, S.: Über den Schmerz. dtv, München 2000.

McCaffery, M.; Pasero, C. (eds.): Pain. Clinical Manual (2nd edn.). Mosby, St. Louis 1999. Aktualisierte und erweiterte Fassung des 1997 in deutscher Übersetzung erschienen

Bandes von McCaffery et al. (1997), bietet einen Einblick in den Entwicklungsstand der Pflege im Bereich des Schmerzmanagements.

Petermann, F. (Hrsg.): Compliance und Selbstmanagement. Hogrefe, Göttingen 1998. Bietet neben dem von Petermann (1997) herausgegebenen Band «Patientenschulung» eine guten Überblick über Diskussionsstränge und Entwicklungslinien zum Thema Patientenschulung, Compliance und Selbstmanagement im bundesdeutschen Raum.

Zernikow, B. (Hrsg.): Schmerztherapie bei Kindern. Springer, Berlin 2003, 2., aktualisierte und erweiterte A. Umfassendes Lehrbuch zur Schmerztherapie bei Kindern, bietet einen ausgesprochen fundierten Einblick in die auch in diesem Beitrag nicht berücksichtigten Versorgungs-/Edukationserfordernisse und -probleme in der Pflege schmerzbelasteter Kinder.

Wissenschaftliche Zeitschriften (Auswahl)

Journal of Pain and Symptom Management, vom U.S. Cancer Pain Relief Committee und der National Hospice and Palliative Care Organization herausgegebene wissenschaftliche Zeitschrift.

Patient Education and Counseling, von der European Association for Communication in Health Care (EACH) und der American Academy on Physicians and Patient (AAPP) herausgegebene wissenschaftliche Zeitschrift, die explizit «multidisziplinär» ausgerichtet ist.

Pain Management Nursing, seit 2000 von der American Society of Pain Management Nurses herausgegebene wissenschaftliche Zeitschrift.

Ausgewählte Links zu den Themen «Schmerztherapie» und «Palliative Care» sowie **Dachverbände der Selbsthilfevereinigungen von Menschen mit chronischen Schmerzen** (Auswahl der Kooperationspartner der Fachgesellschaften) finden sich im Anhang (Adressverzeichnis).

5.5
Therapie chronischer Schmerzen bei Erwachsenen und Kindern

Friedemann Nauck, Birgit Jaspers und Boris Zernikow

«Ich rede nicht davon, dass ich Leben retten kann. Sterben müssen wir alle, aber dass ich die Qual nehmen kann, das ist es, was ich als große, immer neue Gnade empfinde.
Der Schmerz ist ein furchtbarerer Herr als der Tod.»
(Albert Schweitzer)

Abstract

Nach Schätzungen des Robert-Koch-Instituts erkrankten im Jahre 2000 in Deutschland etwa 395 000 Erwachsene erstmalig an Krebs, 220 000 Menschen versterben jährlich an Krebserkrankungen. Zurzeit leben etwa 22 000 Kinder und Jugendliche in Deutschland mit einer lebenslimitierenden Krankheit. Die meisten werden das Erwachsenenalter nicht erreichen. Jedes Jahr sterben etwa 1500 Kinder und Jugendliche an lebenslimitierenden, chronischen Krankheiten, ungefähr 500 davon an Krebs. Die Mehrzahl der Tumorpatienten wird im Verlauf der Erkrankung an Schmerzen unterschiedlicher Intensität leiden. In der Frühphase einer Tumorerkrankung berichten etwa 20–50 %, im fortgeschrittenen Stadium etwa 50–95 % der Patienten über Schmerzen. Für Deutschland wird berechnet, dass an einem beliebigen Stichtag ca. 220 000 Menschen behandlungsbedürftige Tumorschmerzen haben. Diese Patienten könnten in der Mehrzahl – zu ca. 90 % – relativ einfach erfolgreich schmerztherapeutisch behandelt werden. Dennoch ist eine adäquate Versorgung von Patienten, die einer Tumorschmerztherapie bedürfen, nicht nur in Deutschland, sondern weltweit nicht gewährleistet. Dies liegt unter anderem an der Nichtverfügbarkeit verschiedener Arzneimittel in vielen Ländern der Welt (INCB, 2005). In diesem Kapitel werden die Prinzipien der Therapie chronischer Schmerzen unter besonderer Berücksichtigung des Tumorschmerzes bei Erwachsenen wie auch bei Kindern dargestellt. Die interdisziplinäre und interprofessionelle Zusammenarbeit ist unabdingbar, um den Betroffenen und deren Angehörigen eine ihren Bedürfnissen angepasste, professionelle Behandlung, Pflege und Begleitung zukommen zu lassen.

Studienziele

Nach Abschluss dieses Kapitels wird der bzw. die Lernende in der Lage sein:

- die Rolle der Pflegenden in der Schmerztherapie und die daraus resultierenden Herausforderungen für die Pflege schwer kranker und sterbender Menschen zu erkennen und zu benennen.

- die Bedeutung und Umsetzung der interdisziplinären und multiprofessionellen Zusammenarbeit in der Schmerztherapie von Tumorschmerzen zu verstehen.

- die Grundlagen der Tumorschmerztherapie zu kennen, zu verstehen und zu benennen.

- die wichtigsten und gebräuchlichsten Analgetika mit Wirkungen, Dosierungen, den verschiedenen Applikationsformen sowie Nebenwirkungen zu erkennen, zu benennen und zu erläutern.

- die Besonderheiten und Herausforderungen der umfassenden Schmerztherapie bei Patienten mit inkurablen Tumorerkrankungen einschließlich schmerztherapeutischer Maßnahmen in der Terminal- und Finalphase zu benennen und zu verstehen.

- die Unterschiede und Gemeinsamkeiten der schmerztherapeutischen Behandlung von erwachsenen Patienten und Kindern mit unheilbaren Tumorerkrankungen im fortgeschrittenen Stadium darzustellen.

- sich mit ethischen Aspekten der Schmerztherapie auseinander zu setzen, und zwar mit dem obersten Ziel, die umfassende Betreuung von Patienten mit chronischen Schmerzen zu verbessern.
- neue Begriffe und Schlüsselwörter in diesem Kapitel zu benennen und definieren zu können.

Schlüsselwörter

Chronischer Schmerz, Tumorschmerz, medikamentöse Schmerztherapie, Titration, WHO-Stufenschema, Nicht-Opioide, Opioide, Adjuvanzien, Nebenwirkungen, Morphinmythos, Toleranzentwicklung, Ceiling-Effekt, Kinderschmerztherapie, Schmerztherapie in der Finalphase, ethische Aspekte

Einleitung – Schmerztherapie mit Opioiden

In Deutschland, wo auch starke Opioide in allen verfügbaren Darreichungsformen verschrieben werden können, haben in den letzten Jahren die Opioidverordnungen deutlich zugenommen. So stieg der Morphinverbrauch pro 1 Mio. Einwohner von 7,3 kg im Jahre 1993 auf 18,9 kg im Jahre 2003. Allerdings werden immer noch zu selten und vor allem nicht regelmäßig starke Opioidanalgetika verschrieben, und oft ist die Medikation weder dem Schmerztyp noch dem Schmerzniveau der Patienten angepasst. Dabei spielt unter der Vielzahl der Behandlungsmöglichkeiten für die meisten Schmerzsyndrome die medikamentöse Schmerztherapie eine entscheidende Rolle, auch wenn grundsätzlich gilt, dass die kausale Therapie der Schmerzen Vorrang vor der symptomatischen hat, solange deren Durchführung nach Abwägung von Risiken und Nutzen sinnvoll ist – dies gilt auch bei Tumorerkrankungen.

In der palliativmedizinischen Versorgung von Patienten mit unheilbaren Tumorerkrankungen werden zur Schmerzlinderung fast immer Opioide eingesetzt. Anders als bei anderen Erkrankungen ist es hier das therapeutische Ziel, nicht nur eine Schmerzlinderung, sondern wenn möglich, Schmerzfreiheit für die Patienten zu erreichen. Behandlung und Betreuung erfolgen in multiprofessionellen Teams aus Ärzten, Pflegepersonen, Sozialarbeitern, Seelsorgern, Physiotherapeuten usw. Die Aufgaben der Gesundheits- und Krankenpflege besitzen hier enorm hohen Stellenwert.

Die Rolle der Pflegenden in Palliative Care

Aufgaben, Anforderungen und Wissenswertes

Jeder Patient, der Schmerzen hat, stellt für die Gesundheits- und Krankenpflege eine große Herausforderung dar, denn den «stereotypen Tumorschmerzpatienten» gibt es nicht. Die Pflegeforscherin McCaffery hat Schmerz folgendermaßen definiert:

> Schmerz ist das, was die Person beschreibt, die ihn erlebt, und er existiert immer dann, wenn sie es sagt [...] Die Glaubwürdigkeit des Patienten steht nicht zur Diskussion [...]. Schmerz ist, was immer der Betroffene als Schmerz erfährt und beschreibt, wann immer er es erlebt und durch verbales und nonverbales Verhalten ausdrückt.
>
> *(McCaffery, 1997)*

Behandelnden und Betreuenden steht es somit nicht zu, die Glaubwürdigkeit der über Schmerzen klagenden Patienten anzuzweifeln. Schmerz ist ein subjektives Phänomen. Nur der Patient, der Schmerzen empfindet, kann die Stärke seiner Schmerzen einschätzen und mitteilen. Wenn die Schmerzintensität im Rahmen einer Fremdeinschätzung von Behandelnden, Pflegenden oder Angehörigen beurteilt wird, weil ein Patient sich selbst hierzu nicht mehr äußern kann, so unterliegt auch diese Einschätzung letztlich subjektiven Annahmen der Betrachter. Die für den einzelnen Patienten angemessene Schmerztherapie muss anhand der Schilderung des Patienten, dessen persönlicher Situation, der Dauer und Stärke der Schmerzen individuell geplant werden.

Aufgaben der Pflegenden in der Versorgung von Patienten mit Schmerzen sind:

- Schmerzerfassung, Schmerzverlaufsdokumentation (Schmerzassessment)
- Teilnahme an der multiprofessionellen Evaluation
- Patientenanleitung und -information
- Überwachung der medikamentösen Therapie (Wirkungen/Nebenwirkungen)
- pflegerische Maßnahmen
- Einbeziehung der Angehörigen
- ggf. Vorbereitung der Entlassung oder der stationären Aufnahme/Verlegung
- Koordination der Absprachen im multidisziplinären Team.

Krankenbeobachtung

Im stationären Bereich sind es oft die Pflegenden, welche die meiste Zeit mit den Patienten verbringen und in intensiverem Kontakt mit ihnen stehen als

Ärzte und andere Berufsgruppen. Daher werden sie häufig sehr zeitnah darüber informiert, ob und wie stark Patienten unter Schmerzen oder anderen körperlichen (z. B. Nausea, Emesis, Obstipation) oder psychischen Symptomen (z. B. Angst, Verzweiflung) leiden, welche Verrichtungen für sie unangenehm sind, welche ihnen leicht fallen, was ihnen gut tut und was nicht. Bei Befragungen der Patienten über deren Befinden sollten Pflegende in der Lage sein, auch verschiedene Messinstrumente (z. B. die visuelle Schmerzskala, s. Kap. 5.3) anzuwenden, und dies sowohl bei der Versorgung von Patienten im klinischen als auch im häuslichen Bereich als eine wichtige Aufgabe verstehen, die ein Teil der täglichen Routine sein sollte. Der Patientenedukation kommt hier eine ganz herausragende und wichtige Rolle zu (s. Kap. 5.4 und 12.2).

Unterstützung bei der medikamentösen Therapie

Pflegende können auch einen Beitrag dazu leisten, dass Patienten ihre Medikation regelmäßig zu sich nehmen, ihnen diese Medikation entsprechend dem Schmerzplan verabreichen oder Patienten z. B. daran erinnern, Einträge in ihr Schmerztagebuch vorzunehmen. Bedarfsmedikationen bei Durchbruchschmerzen können entsprechend ärztlicher Anordnung ebenfalls von Pflegenden verabreicht werden. Das Auftreten und die Intensität von Nebenwirkungen der medikamentösen Therapie wird in der Regel zunächst den Pflegenden mitgeteilt oder von den Pflegenden wahrgenommen, sodass diese – je nach Situation – dies zum Anlass nehmen sollten, mit Patienten und ggf. Angehörigen ein informatives Gespräch über Medikation, Wirkung und mögliche Nebenwirkungen zu führen und mit dem verantwortlichen Arzt Rücksprache zu nehmen. Die anfängliche Aufklärung der Patienten und ggf. Angehörigen über den zeitlich zu erwartenden Wirkungseintritt, das zeitliche Wirkungsmaximum und die Wirkdauer des jeweiligen Opioids (retardiert/schnell wirksam) verhilft dazu, dass Sicherheit bei den Patienten und Angehörigen gewonnen wird, es beugt Verunsicherungen in Bezug auf die medikamentöse Wirkung des Analgetikums vor und trägt zu einer Erhöhung der Compliance bei.

Pflegerische Maßnahmen

Zur Schmerzlinderung – abhängig von der individuellen Situation eines Patienten – können Pflegende außerdem mit folgenden Maßnahmen Unterstützung leisten:

- entlastende Lagerung und Mobilisation der Patienten (Kinästhetik)
- Einreibungen und sanfte Massagen
- Wickel und Auflagen, entspannende Bäder, physikalische Maßnahmen (Wärme-/Kältetherapie)
- Unterstützung von aktivierenden Maßnahmen
- Atemtherapie (z. B. atemstimulierende Einreibung [ASE] – Basale Stimulation)
- Entspannung durch eine ruhige, sichere Umgebung, Düfte, Musik etc.
- Vermittlung von Sicherheit durch informative Gespräche und Zuverlässigkeit
- Offenheit, Ehrlichkeit und Zuhören.

Einbeziehen der Angehörigen

Angehörige spielen oft eine entscheidende Rolle bei der Betreuung von Patienten mit Schmerzen. In Palliative Care wird besonderer Wert auf die Einbeziehung der Angehörigen gelegt, allerdings nur, sofern die Patienten selbst dies auch wünschen.

Bei der Betreuung von schwer kranken und sterbenden Patienten, und ganz besonders bei schwer kranken Kindern, stehen die Angehörigen oft unter großer Belastung. Eine Bewältigung dieser Situationen bzw. Krisen kann durch einfühlsame, wahrhaftige und kompetente Gespräche deutlich erleichtert werden. Eine sorgfältige Anleitung und Unterstützung der Angehörigen kann zu einer entspannteren Atmosphäre und damit zu einer besseren Lebensqualität der gesamten Familie beitragen. Gerade im ambulanten Bereich kann die Unterstützung der Pflegenden noch weiter gehen, indem z. B. bei schwierigen Fragen und Problemsituationen (z. B. psychosoziale, wundpflegerische, rechtliche, finanzielle Belange) speziell weitergebildete Palliative-Care-Pflegende unmittelbar eingebunden werden, die den Kontakt zu einer entsprechenden Beratungsstelle herstellen oder z. B. auch anleitende und/oder erklärende Gespräche mit Ehrenamtlichen führen können (s. Kap. 2.6 und 7.1).

Vorbereitung der Entlassung/Verlegung

Vom Palliative-Care-Team sind bei einer Entlassung aus stationärer Behandlung oder einer Verlegung des Patienten unterschiedliche Aufgaben zu übernehmen. Das Behandlungsteam sollte mit dem weiterbetreuenden Arzt frühzeitig Kontakt aufnehmen, um so sicherzustellen, dass dem Patienten die aktuelle Schmerzmedikation auch ambulant verordnet und regelmäßig zur Verfügung gestellt wird. Frühzeitige Gespräche mit den Patienten und – wenn möglich – mit den Angehörigen über die zu verabreichende Medikation erleichtern die weitere schmerztherapeutische Behandlung zu Hause oder in einer anderen Umgebung (Pflegeheim etc.). Pflegende können hier noch einmal nach Unsicherheiten fragen, hilfreiche pflegerische Tipps geben und sollten eine Kontaktperson für Fragen und Anleitungen benennen, falls die übernehmenden Pflegedienste Unterstützung benötigen.

Koordination der Absprachen im multidisziplinären Team

Schmerztherapie kann nur bei gut funktionierender Teamarbeit erfolgreich sein. Eine offene, rechtzeitige Kommunikation mit klaren Absprachen zwischen Ärzten, Pflegenden, Physiotherapeuten, Psychologen, Seelsorgern und VertreterInnen anderer Berufsgruppen trägt entscheidend dazu bei, die geeignete Therapie für den einzelnen Patienten zu finden. In der Kommunikation mit Patienten und deren Angehörigen ist es wichtig, dass die verschiedenen Teammitglieder keine voneinander abweichenden Informationen geben. Die palliative Behandlung, Pflege und Begleitung von schwer kranken und sterbenden Patienten kann auch für das Team zuweilen sehr belastend sein. Daher sollte jedes Teammitglied seine Eindrücke, Belastungen und Betroffenheiten im Team rückmelden, um sich zu entlasten oder rechtzeitig Unterstützung zu finden und dadurch dem Patienten besser gerecht werden zu können. Eine Supervision, die durch einen Supervisor geleitet wird, der nicht zum Team gehört, kann schwierige Situationen aufgreifen und widerspiegeln, Konfliktsituationen bearbeiten und deren Lösungen im Team herbeiführen. Auch der Besuch von Fortbildungsveranstaltungen in Schmerztherapie und Palliative Care kann über eine Wissenserweiterung und die Förderung von Kompetenzen (z. B. Reflexionskompetenz, Sozialkompetenz, Kommunikationskompetenz etc.) zu einer größeren Sicherheit und damit zu einer Erleichterung der Arbeitssituationen führen.

Besonderheiten in der Kommunikation mit Kindern und Jugendlichen

Neben Besonderheiten der analgetischen Therapie, die vom Krankenpflegepersonal und von Ärzten beachtet werden müssen, ist es entscheidend zu wissen, dass Kinder mit lebenslimitierenden Erkrankungen entsprechend ihrem Alter und Entwicklungsstand ganz unterschiedliche Formen der Kommunikation fordern. Die Eltern sind in der Regel die Ansprechpartner für Therapieentscheidungen und -planungen. Lediglich bei Jugendlichen kann – in enger Abstimmung mit den Eltern – auch der Jugendliche primärer Gesprächspartner sein. Auch wenn Eltern Positionen beziehen, die von den professionellen Betreuern abgelehnt werden, müssen Ärzte und Pflegende immer berücksichtigen, dass die Beziehung zu den Eltern für das Kind existenziell wichtig ist, und sie – die professionellen Betreuer – lediglich eine komplementäre Rolle ausfüllen. Konflikte können auftreten, wenn Eltern und die medizinisch-pflegerischen Betreuer des Kindes unterschiedliche Wege beschreiten wollen. Konflikte ergeben sich meist dann, wenn die Eltern dem Kind verschweigen wollen, dass es lebensbedrohlich erkrankt ist, die Kinderärzte und Kinderkrankenschwestern hingegen mit dem Kind darüber kommunizieren möchten. Auch wenn das Kind und die Familie die Auseinandersetzung mit dem Sterben-Müssen durch Verleugnung vermeiden, ist es *nicht* Aufgabe des versorgenden Teams, den Patienten und seine Eltern zur Annahme der Wahrheit zu zwingen. Kinder und Eltern wissen um den nahenden Tod des Kindes, verhalten sich aber so, als würde das Kind weiterleben. Nicht alle Familien sind zur Offenheit fähig und bereit. Oft kommunizieren die Kinder über ihre Erkrankung, Ängste und Wünsche nicht offen mit ihren Eltern, aber mit anderen Bezugspersonen. Dieses Wissen ist hilfreich bei der schwierigen Konstellation, wenn die Eltern nicht wünschen, dass dem Kind die Wahrheit gesagt wird. Die Betreuer sollten den Eltern versichern, dass sie nicht aktiv mit dem Kind über den Tod sprechen werden, aber auch, dass es ihrer inneren Überzeugung widerspricht, Patienten anzulügen. Auch können Erfahrungen mitgeteilt werden, beispielsweise, dass Kinder in der Regel sehr genau über sich und ihren nahenden Tod Bescheid wissen und dass viele Eltern später bereuen, nicht mit ihren Kindern über den Tod gesprochen zu haben (s. Kap. 7.4).

Die Therapie mit Opioiden – Ängste, Vorurteile und Unsicherheiten

Der so genannte Morphin-Mythos

«Morphingaben sollten die Ausnahme und nur für die letzten Stunden des Lebens reserviert sein», «Morphin macht süchtig», «Wenn man einmal damit beginnt, muss man die Dosierung ständig steigern»: diese und ähnliche Überzeugungen haben sich bis heute gehalten, sind in der Sache jedoch unbegründet. Hier können die Pflegenden auf Grund ihrer Haltung, ihres Wissens, ihrer Erfahrung und durch einen vertrauensvollen und zuverlässigen Umgang mit Patienten und

Angehörigen helfen, bei den Betroffenen Ängste abzubauen, und so zu einer gelingenden Schmerztherapie beitragen. Die Therapie mit Opioiden kann über Monate und Jahre effektiv durchgeführt werden, ohne dass dies organische Beeinträchtigungen zur Folge hätte. Nicht nur bei starken tumorassoziierten Schmerzen ist eine Therapie mit Opioiden äußerst Erfolg versprechend und ein enormer Beitrag zur Verbesserung der Lebensqualität. Selbst die Erlaubnis zur Führung eines Kraftfahrzeugs wird bei Therapie mit Opioiden nicht in jedem Fall entzogen.

Psychische und physische Abhängigkeit

Eine psychische Abhängigkeit (Sucht) ist äußerst unwahrscheinlich, denn Schmerzpatienten sind an der schmerzlindernden, nicht aber an psychotropen Wirkungen interessiert. Auch werden bei einer Dauerbehandlung mit Opioiden diese regelmäßig (antizipativ, d.h. bevor der Patient wieder Schmerz empfindet) und in ausreichender Dosierung eingenommen. Wird im Verlauf einer Erkrankung durch nichtmedikamentöse Therapieverfahren (Strahlentherapie, invasive Schmerztherapie) eine Schmerzreduktion erreicht, ist eine Reduktion oder Beendigung der Opioidtherapie meist problemlos möglich.

Physische Abhängigkeit entsteht regelmäßig bei längerer Opioideinnahme. Bei plötzlichem Absetzen des Opioids oder nach Gabe eines Opioidantagonisten, gelegentlich auch kurzfristig bei einem Opioidwechsel, können sich körperliche Entzugssymptome wie Schweißausbruch, Tachykardie, Tachypnoe, Diarrhoe, abdominelle Schmerzen, Unruhe, Angst oder Schlaflosigkeit zeigen. Physische Abhängigkeit darf nicht mit psychischer Abhängigkeit verwechselt werden. Um körperlichen Entzugssymptomen vorzubeugen, ist eine kontrollierte, ausschleichende Beendigung einer Opioidtherapie angezeigt.

Toleranzentwicklung

Bei der Therapie mit Opioiden entwickelt sich in unterschiedlichem Ausmaß eine Toleranz (Gewöhnung) hinsichtlich ihrer Wirkungen und Nebenwirkungen (Fainsinger/Bruera, 1995). Die Toleranz entwickelt sich für verschiedene Opioideffekte unterschiedlich schnell. In der Behandlung von Tumorschmerzen ist die Toleranzentwicklung für analgetische Effekte meistens nur gering ausgeprägt und stellt fast nie ein therapeutisches Problem dar. Die analgetisch erforderlichen Opioiddosierungen bleiben oft lange stabil; Dosissteigerungen lassen sich meist durch Schmerzzunahme bei Tumorwachstum erklären.

Für Atemdepression, Sedierung und Übelkeit entwickelt sich meistens sehr schnell eine Toleranz, das heißt, diese Nebenwirkungen treten nach einigen Tagen bis Wochen nicht mehr auf. Fast keine Toleranz wird dagegen für die Obstipation beobachtet, die den Patienten auch nach längerer Therapiedauer oft unverändert belastet, wenn ihr nicht mit entsprechenden Maßnahmen (z.B. regelmäßige Einnahme von Laxanzien) begegnet wird. Bei Opioidabhängigen zeigt sich eine Toleranzentwicklung darin, dass immer höhere Dosierungen erforderlich sind und ohne schwere Nebenwirkungen vertragen werden. Bei längerem Missbrauch starker Opioide können so Dosierungen zum Erreichen einer gewünschten psychotropen Wirkung notwendig werden, die für opioidnaive Menschen nicht tolerabel wären (Überdosierung).

Atemdepression

Die am meisten gefürchtete Nebenwirkung unter einer Opioidtherapie ist die Atemdepression. Eine klinisch relevante Atemdepression tritt aber nur nach massiver Überdosierung auf. In der Schmerztherapie kommt es bei Einsatz von Opioiden, wenn sie in Abhängigkeit von der Schmerzstärke dosiert werden, auch in hohen Dosierungen nicht zu einer Atemdepression. Bei alten Menschen, Säuglingen in den ersten Lebenswochen und Patienten in deutlich reduziertem Allgemeinzustand können jedoch bereits niedrige Dosierungen zu einer Atemdepression führen, sodass bei diesen Patienten mit einer niedrigeren Einstiegsdosierung begonnen werden und ggf. besondere Überwachung sichergestellt sein muss (Messung der Sauerstoffsättigung bei Säuglingen etc.). Wegen der raschen initialen Anflutung der Serumkonzentrationen ist bei einer intravenösen Applikation das Risiko einer Atemdepression höher als bei oraler Applikation. Patienten, die erstmals starke Opioide verabreicht bekommen und gleichzeitig mit Sedativa behandelt werden, müssen besonders aufmerksam beobachtet werden. Es sollte abgewogen werden, ob Sedativa in der Einstellphase der Behandlung mit starken Opioiden abgesetzt werden können. In der Regel treten Müdigkeit und Konzentrationsstörungen auf, bevor die Atemfunktion beeinträchtigt wird. Bei der Atemdepression kommt es zu einer zunehmenden Bradypnoe mit einer Atemfrequenz von unter zehn Atemzügen pro Minute. Das Atemzugvolumen ist dabei unverändert oder vertieft sich sogar. Wenige, aber tiefe Atemzüge bei einem zunehmend sedierten Patienten sind charakteristisch für eine opioidbedingte Atemdepression. Das Ansprechen des Patienten mit der gezielten Aufforderung zum Einatmen ist hier eine Maßnahme zur Erhöhung der Atemfrequenz, die von Pflegenden übernommen werden kann (Nauck/Klaschik, 2002: 133 ff.).

Grundsätze und Prinzipien der Schmerztherapie tumorbedingter Schmerzen

Nach den Richtlinien der Weltgesundheitsorganisation (WHO) zur Tumorschmerztherapie erfolgt nach sorgfältiger Anamnese, Untersuchung und Festlegung der Schmerzdiagnose eine medikamentöse, möglichst orale Schmerztherapie (WHO, 1986, 1996). Anamnese und Untersuchung sind für die Durchführung einer effektiven Schmerztherapie unabdingbare Voraussetzungen. Für die Erhebung von Schmerzen sind bei Kindern und Erwachsenen im Wesentlichen die folgenden fünf Fragen entscheidend:

- Wo tut es Dir/Ihnen weh?
- Wann tut es Dir/Ihnen weh?
- Wie würdest/n Du Deine/Sie Ihre Schmerzen beschreiben?
- Was tritt zusätzlich zu Deinen/Ihren Schmerzen auf?
- Was kann Deine/Ihre Schmerzen beeinflussen?

Mit diesen einfachen Fragen kann man sich in den meisten Fällen einen raschen Überblick über zu Grunde liegende Ursachen und Begleitumstände verschaffen, um so das Vorgehen für die notwendige therapeutische und pflegerische Behandlung festzulegen. Bei Kleinkindern, geistig behinderten, in der Kommunikation beeinträchtigten sowie bei sterbenden Menschen ist eine differenzierte Befragung und Schmerzanamnese oft nicht möglich. Hier sind neben einer guten Krankenbeobachtung und der Beachtung indirekter (nonverbaler) Zeichen von Schmerzen (Mimik, Abwehrverhalten, Schonhaltung etc.), Angaben der Angehörigen über das Verhalten, deren Einschätzung, aber auch Informationen aus Krankenunterlagen etc. entscheidend für die Einschätzung der Schmerzursache.

Eine suffiziente Schmerztherapie kann nur dann durchgeführt werden, wenn eine möglichst eindeutige Schmerzdiagnose gestellt wird. Durch eine spezielle Schmerzanamnese lassen sich wichtige Hinweise auf die Ursachen des Schmerzes finden, wobei die Schmerzform und die Schmerzqualität richtungsweisend sind. Neben der Unterscheidung von akutem und chronischem Schmerz ist für eine erfolgreiche Behandlung auch die Differenzierung in nozizeptive und neuropathische Schmerzen erforderlich.

Nozizeptorschmerzen entstehen durch direkte Reizung von Schmerzrezeptoren und werden über ein definiertes afferentes (aufsteigendes) System in das ZNS weitergeleitet. Es werden somatische Nozizeptorschmerzen (Erregung von Nozizeptoren der Haut, Knochen, Skelettmuskulatur, Sehnenfaszien, Gelenke) und viszerale Nozizeptorschmerzen (Reizung von Schmerzrezeptoren in den inneren Organen des Brust-, Bauch- und Beckenraums) unterschieden.

Neuropathische Schmerzen werden durch Kompression oder Irritation peripherer Nerven, eines Spinalganglions, des Rückenmarks oder des Thalamus verursacht.

Die Diagnoseerhebung der unterschiedlichen Schmerzsyndrome ist für die Therapieplanung und Behandlung entscheidend. Neben der Erhebung der Schmerzen ergänzen Angaben über zusätzliche belastende Symptome sowie über die soziale, psychische, kulturelle und spirituelle Situation des Patienten die Anamnese. Der Therapieerfolg wird unter anderem durch die Messung der Schmerzintensität beurteilt. Die Auswahl der anzuwendenden Analgetika, Koanalgetika und anderen Therapieverfahren wird durch die Schmerzursache und den pathophysiologischen Schmerztyp bestimmt (Cherny et al., 1994). Diese Regeln gelten für die Behandlung von Erwachsenen wie von Kindern.

Tumorschmerzen sind in der Regel chronische Schmerzen. Dies macht die Verordnung und Applikation der Analgetika nach einem festen Zeitschema erforderlich. Die Analgetikaeinnahme muss regelhaft zu einem Zeitpunkt erfolgen, zu dem die Schmerzen noch nicht wieder aufgetreten sind. Die meisten Patienten benötigen zusätzlich zur Dauermedikation eine Bedarfsmedikation zur Behandlung von Schmerzspitzen.

Die wichtigsten Grundlagen der medikamentösen Schmerztherapie (in Anlehnung an das WHO-Stufenschema) sind:

- so einfach wie möglich – vorzugsweise orale Gabe der Analgetika
- regelmäßige Einnahme nach festem Zeitschema
- antizipative Gabe der Analgetika
- individuelle Dosierung
- kontrollierte Dosisanpassung
- Prophylaxe von Nebenwirkungen durch Begleitmedikation.

Das WHO-Stufenschema (**Abb. 5.5-1**) stellt keinen starren Plan dar, sondern dient als Orientierung, das heißt, je nach Schmerztyp und Schmerzintensität kann die Therapie bei starken Schmerzen bereits mit Medikamenten der Stufe III begonnen werden.

Bei der Therapie von Tumorschmerzen kommen nicht-opioidhaltige Analgetika (wie Paracetamol, Me-

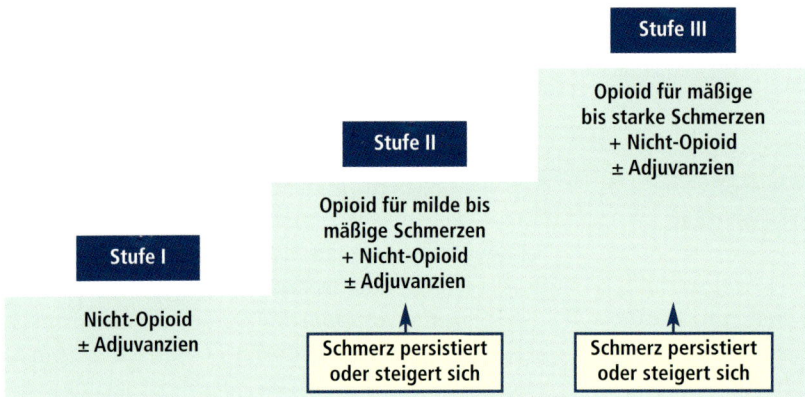

Abbildung 5.5-1: Das WHO-Stufenschema der Schmerztherapie (WHO, 1986)

tamizol bzw. Antiphlogistika wie Ibuprofen), mittelstarke Opioide (wie z. B. Tramadol) und starke Opioide (wie Morphin, Fentanyl oder Hydromorphon) zum Einsatz, wobei in der Regel die Kombination von Opioiden der WHO-Stufen II oder III mit nichtopioidhaltigen Analgetika sinnvoll ist. Die Schmerzmittel werden schrittweise durch Dosissteigerung gegen den Schmerz titriert, bis es zu einer deutlichen Schmerzreduktion kommt oder Nebenwirkungen auftreten, die eine weitere Dosissteigerung verbieten. Eine Schmerzzunahme im Verlauf der Erkrankung macht häufig eine Dosisanpassung erforderlich. Bei Schmerzspitzen oder Durchbruchschmerzen erhält der Patient 1/6 oder 1/10 der Opioid-Gesamttagesdosis in nicht-retardierter (schnellwirksamer) Form (Lösung/Tropfen/Tabletten) mit kurzer Wirkdauer als Bedarfs- bzw. Reservemedikation. Hauptkriterien für die Auswahl des Analgetikums sind die Art und die Intensität des Schmerzes und die individuellen Möglichkeiten des Patienten zur Medikamenteneinnahme.

In der Tumorschmerztherapie lässt sich eine medikamentöse Behandlung von Schmerzen auch über Jahre ohne schwere Nebenwirkungen oder Folgeschäden erfolgreich durchführen, wenn die Indikationen und Kontraindikationen der verabreichten Medikamente sowie die patientenbezogenen Risiken beachtet werden. In der Regel erhalten Schmerzpatienten einen Therapieplan. Dieser muss Einnahmezeiten, Substanzen (Basis- und Bedarfsmedikation), Dosierungen (Anzahl der Tabletten, Kapseln, Tropfen oder Milliliter) und die Begründung für die Verordnung des jeweiligen Präparats beinhalten. Bei Patienten, die konsiliarisch behandelt werden, muss eine Kopie dieser Einnahmeverordnung an den behandelnden Arzt mitgegeben werden. Bei ambulanten Patienten muss die weitere Versorgung mit den erforderlichen Analgetika gesichert werden. Wiedervorstellungstermine sind in Abhängigkeit von der Schmerzintensität zu planen. Falls möglich, sollten die Patienten die Telefonnummer eines Ansprechpartners für unvorhergesehene Situationen erhalten. Dies können – je nach Absprache – der zuständige Haus- oder Facharzt oder der zuständige Pflegedienst sein. Eine enge Zusammenarbeit mit den zuständigen Hausärzten wird angeraten.

Orale medikamentöse Therapie

Nach den Richtlinien der WHO ist eine orale Gabe der Medikamente die Applikationsform der ersten Wahl! Die Einnahmeintervalle müssen sich an der Wirkdauer der einzelnen Analgetika orientieren. Für viele Analgetika sind 4-stündliche Gaben erforderlich; Retard-Präparate lassen größere Einnahmeintervalle zu. Wenn bei kurzwirksamen Substanzen jedoch eine Einnahme in der Nacht erforderlich wäre, kann alternativ versucht werden, durch Verdopplung der Abenddosis die Dauer der Schmerzlinderung auf 8 Stunden zu erhöhen und somit einen ungestörten Schlaf zu ermöglichen. Bei der Auswahl der Präparate sollten solche mit langer Wirkzeit bevorzugt werden. Die regelmäßige Medikamenteneinnahme ist entscheidend für den Therapieerfolg, der genaue Zeitpunkt der einzelnen Einnahme darf jedoch nicht überbewertet werden. Im Einzelfall kann es günstiger sein, den 4-, 8- oder 12-Stunden-Rhythmus an die Mahlzeiten oder andere Faktoren anzupassen, um die Compliance oder Verträglichkeit zu erhöhen. Falls die Patienten einen Zeitpunkt verpassen, ist es das Beste, die versäumte Einnahme nachzuholen und die Therapie dann nach dem ursprünglichen Zeitplan fortzusetzen. Bei mittelstarken oder starken Schmerzen kann die Opioidbehandlung – hier am Beispiel von Morphin – bei Erwachsenen folgendermaßen begonnen werden: zunächst Einschätzung der Schmerzintensität, möglichst als Selbsteinschätzung durch den Patienten auf einer Schmerzskala, zusätzlich als Fremdeinschätzung durch die behandelnden Ärzte, die Pflegenden und/oder ggf. durch die Angehörigen.

Titrationsvorgang: Beginn mit Morphinlösung oder -tropfen oder schnell wirkender Morphinsulfat-Tablette in einer Anfangsdosis von 2,5–5–10 mg alle 4 Stunden. Bei anhaltenden Schmerzen Dosistitration von Morphin gegen den Schmerz (d. h. erneute Gabe von 5–10 mg Morphin), bis eine zufrieden stellende Schmerzlinderung eingetreten ist. Ist der Patient überwiegend schmerzfrei, wird die Behandlung auf eine lang wirksame Morphin-Retardtablette bzw. -Kapsel im Verhältnis 1 : 1 des Tagesbedarfs umgestellt. Bei ambulanter Behandlung und mäßig starken Schmerzen kann mit retardiertem Morphin begonnen werden. Je nach Zustand und Vorbehandlung des Patienten, Beginn zunächst mit z. B. 2 × 10 bis 2 × 30 mg Retard-Morphin. Eine zusätzliche Gabe einer Medikation mit schnell wirksamem Morphin bei Bedarf ist notwendig. Die regelmäßige Einnahme der Dauermedikation darf durch die Zusatzmedikation nicht unterbrochen, sondern muss konsequent beibehalten werden. Es ist eine wichtige Aufgabe nicht nur der behandelnden Ärzte, sondern auch der zuständigen Pflegenden, die Patienten und ggf. die Angehörigen rechtzeitig und verständlich darüber aufzuklären.

Bei Kindern beginnt eine Schmerztherapie – anders als bei Erwachsenen – durch eine an das Körpergewicht adaptierte Dosis der Opioide (s. Kasten).

Bei Kindern, die bereits einen venösen Zugang haben, kann die Schmerztherapie auch intravenös erfolgen. Auch hier wird nach Kilogramm Körpergewicht dosiert (s. Kasten).

Transdermale Therapie

Die transdermale Applikation gilt als einfache Alternative zur oralen Therapie für Patienten mit stabilen Schmerzsyndromen. Transdermale Therapiesysteme (TTS) sind verfügbar für die Applikation von Fenta-

---

Therapie mit oralem Morphin bei einem Kind von 30 kg KG

1. Anordnung: «MST® Retard-Granulat 15 mg alle 12 h p.o.» (0,5 mg/kg KG alle 12 h; MST®-Retard-Granulat 20 mg auf 20 ml auflösen, 15 ml geben, den Rest verwerfen).

2. Anordnung: «Morphintropfen 0,5% 20 Tr. = 6,25 mg bei Bedarf bis zu 2-stündlich» (Dosis 0,2 mg/kg KG pro Gabe p. o.).

3. Beachte: immer Bifiteral® einsetzen, wenn keine Diarrhoe besteht.

4. Beachte: immer Antiemese (z. B. Dimenhydrinat 5 mg/kg KG alle 6–8 Stunden oder Dimenhydrinat-Kaugummi 10–20 mg) einsetzen, wenn das Kind bekanntermaßen mit Übelkeit auf Opioide reagiert.

5. Nach 24 Stunden interdisziplinäre Therapieevaluation.

Dauertropfinfusion am Beispiel von Morphin bei einem Kind von 30 kg KG

1. Start mit Bolusdosis über 10 Minuten: 30 kg × 0,05 mg = 1,5 mg Morphin über 10 Minuten i. v.

2. Nach 20 Minuten erneute Schmerzmessung: bei Schmerzen und fehlender Sedierung des Kindes Bolusdosis alle 20 Minuten wiederholen; bei Sedierung des Kindes, aber noch nicht ausreichend gelinderten Schmerzen Bolusdosis halbieren.

3. Nach ausreichender Schmerzreduktion: Start der Dauertropfinfusion: 30 kg × 0,02 mg × 24 h, entspr. ca. 15 mg. Anordnung: «15 mg Morphin ad 48 ml NaCl 0,9 %; Laufrate 2 ml/h». Bedarfsmedikation unter laufender Dauertropfinfusion anordnen: «0,5 mg Morphin bis zu halbstündlich i. v. als Kurzinfusion über 15 Minuten».

4. Ggf. zusätzl. Nicht-Opioidanalgetika verabreichen.

5. Anordnung: «Schmerzmessung und Überwachung mittels SaO_2-Monitor».

6. Bei häufigen Schmerzdurchbrüchen oder Dauerschmerzen unter Dauertropfinfusion: zunächst Bolus geben, dann Laufrate um 20–50 % steigern.

7. Naloxondosierung für den Notfall in der Kurve notieren: «Notfallmedikation für schwere Atemdepression: Naloxon (Narcanti®) 1 : 10 verdünnt, 0,15 mg = 3,8 ml». Verdünnung: Naloxon (Narcanti®), 1 Ampulle à 0,4 mg auf 10 ml NaCl 0,9 % ⇒ 1 : 10 ⇒ 0,04 mg/ml; Dosis: 0,001–0,01 mg/kg KG i. v. = 0,025–0,25 ml/kg KG i. v.).

nyl (Matrixpflaster mit 12,5–100 µg/h) und Buprenorphin (Matrixpflaster mit 35–70 µg/h). Aus dem Pflastersystem diffundiert das Opioid kontinuierlich in die oberste Hautschicht, das Stratum corneum, von wo es langsam in den Blutkreislauf aufgenommen wird. Dieses Hautdepot ist verantwortlich für die Retardierung und für die Trägheit des Systems. Bei der transdermalen Anwendung tritt das Wirkungsmaximum mit Verzögerung nach 12–24 Stunden auf. Mit dem Pflastersystem ist eine kontinuierliche Abgabe über 72 (Fentanyl TTS) bzw. 96 (Buprenorphin TTS) Stunden gewährleistet, bei einigen Patienten ist allerdings bereits nach 48 Stunden eine neue Applikation erforderlich. Nach Entfernen des Pflasters beträgt die Halbwertzeit ca. 16 Stunden, sodass bei Komplikationen und Überdosierungen eine ausreichend lange Überwachung erforderlich ist. Das Pflastersystem wird alle 3 (Fentanyl TTS) bzw. 4 (Buprenorphin TTS) Tage gewechselt; dabei wird nicht zwei Mal hintereinander dasselbe Hautareal beklebt. Verletzungen der obersten Hautschicht können die Diffusionsrate deutlich verändern, deshalb sollte die Hautstelle vor der Pflasterapplikation nicht rasiert oder sonst mechanisch beschädigt werden. Auch bei Überwärmung der Haut (hohes Fieber, direkte lokale Sonneneinstrahlung, hyperämisierende Salben, lokale Applikation von Wärmeelementen wie Wärmflasche oder Heizkissen in Pflasternähe etc.) kann es zu einer beschleunigten Resorption und in der Folge zur Überdosierung kommen. Auch darüber müssen Patienten wie Angehörige aufgeklärt werden.

Für die Umrechnung von einer Vorbehandlung mit oralem Morphin wird für Fentanyl ein Faktor von 100 : 1 und für Buprenorphin ein Faktor von 60 : 1 empfohlen. Eine Tagesdosis von 60 mg Morphin entspricht also 0,6 mg Fentanyl (25 µg/h) oder 1 mg Buprenorphin (35 µg/h). Zunehmende Restschmerzen am Tag des Pflasterwechsels sind Zeichen einer nicht ausreichenden Schmerzlinderung, deshalb muss eine Dosiserhöhung erfolgen. Nur bei wenigen Patienten ist eine Verkürzung des Applikationsintervalls sinnvoll.

Auch bei Patienten mit weitgehend stabilem Schmerzniveau muss darauf geachtet werden, dass ihnen eine Zusatzmedikation mit einem schnell wirksamen Opioid (transmuköses Fentanylcitrat, oral oder subkutan appliziertes Morphin) für die Behandlung von Schmerzspitzen zur Verfügung steht. Bei Patienten in einem weit fortgeschrittenen Stadium ihrer Tumorerkrankung mit häufig instabilem Schmerzsyndrom, Tumorkachexie bzw. Schwitzen sowie in der Finalphase ist eine transdermale Applikation oft nicht ausreichend wirksam.

Parenterale Therapie

Eine kontinuierliche parenterale Analgetikatherapie ist nur indiziert, wenn therapieresistente Symptome eine orale Applikation ausschließen. Die subkutane Opioidgabe ist im Vergleich zur intravenösen Gabe weniger invasiv und störanfällig, aber gleichermaßen effektiv, wovon insbesondere Patienten im ambulanten Bereich oder in der Geriatrie profitieren. Die intramuskuläre Morphingabe gilt als obsolet. Für die kontinuierliche Applikation können Butterfly-Kanülen (25–27 Gauge) an Abdomen, Thorax, Oberschenkel platziert und mit transparentem Pflaster fixiert werden. Die Opioidgabe kann entweder durch regelmäßige Bolusapplikationen oder durch eine kontinuierliche Infusion mithilfe tragbarer Pumpen erfolgen. Nach einer entsprechenden Schulung können Patienten und Angehörige oft die häusliche Weiterführung der Therapie in Zusammenarbeit mit dem Hausarzt und ggf. dem Pflegedienst (Hauskrankenpflege, palliative Brückenpflegedienste) übernehmen. Für Patienten mit instabiler oder rasch zunehmender Schmerzsymptomatik sind mikroprozessorgesteuerte Pumpen verfügbar, die über verschiedene Betriebsvarianten eine zügige Dosisanpassung ermöglichen.

Nur bei Patienten, die aus anderen Gründen (z. B. Ernährung, Chemotherapie) bereits über einen venösen Zugang verfügen, bei Patienten mit Ödemen, schlechter peripherer Durchblutung oder Gerinnungsstörungen sowie bei Patienten, die unter subkutaner Gabe Rötungen, Wundsein oder Abszesse an der Applikationsstelle entwickeln, ist eine intravenöse Schmerztherapie indiziert. Die parenterale Opioidtherapie sollte ebenso wie die orale Therapie mit Nicht-Opioidanalgetika kombiniert werden. Für die intravenöse Applikation stehen Metamizol und Paracetamol zur Verfügung. Metamizol, Metoclopramid und Haloperidol können in Kombination mit Opioiden auch subkutan injiziert werden.

Therapie von Schmerzattacken bzw. -durchbrüchen

Bei vielen Patienten wird bei der Erstellung eines Therapieplans übersehen, dass zusätzlich zu den Dauerschmerzen immer wieder Schmerzattacken («breakthrough pain», «episodic pain») auftreten können. Dabei geben mehr als die Hälfte der Patienten Schmerzattacken an, die sie oft erheblich im Tagesablauf einschränken. Häufig sind es die nicht ausreichend behandelten Schmerzattacken, die ein Schmerzsyndrom (Mercadante et al., 2002) problematisch erscheinen lassen und dazu führen, dass die

Patienten zur «Krisenintervention» in eine stationäre Einrichtung überwiesen werden.

Episodische Schmerzen können in vielen verschiedenen zeitlichen Mustern und bei verschiedenen Schmerzsyndromen auftreten, sodass eine sorgfältige Untersuchung und Differenzialdiagnose erforderlich ist, wobei z. B. Schmerztyp, zeitliches Muster, auslösende Mechanismen und Effekt der Analgetika getrennt für Dauerschmerzen und episodische Schmerzen erfasst werden müssen. Die Prinzipien der Therapie der episodischen Schmerzen werden sich in weiten Bereichen mit denen der Dauerschmerzen decken. Bei verschiedenen Formen episodischer Schmerzen lassen sich aber spezifische Probleme identifizieren. So können neuropathische Schmerzen so rasch und kurz auftreten, dass die analgetischen Medikamente nicht schnell genug bzw. zu lange wirken. Bei Knochenschmerzen können die Schmerzen bei Bewegung unerträglich sein, eine Dosiserhöhung der Analgetika hingegen kann mit übermäßiger Sedierung in Ruhe verbunden sein.

Jede vorübergehende Zunahme der Schmerzintensität sollte sorgfältig untersucht werden, da die Schmerzzunahme auch Zeichen einer inadäquaten Schmerztherapie sein kann, z. B. wegen des falschen Analgetikums oder falscher Applikationsintervalle. Die Behandlung mit Koanalgetika wie Antikonvulsiva oder Antidepressiva sollte optimiert werden, um die Linderung der Dauerschmerzen zu verbessern und die Entstehung von Schmerzattacken zu verhindern.

Therapie von extremen Schmerzzuständen – «Schmerznotfall»

Schmerznotfälle sind seltene, aber dramatische Situationen für Patienten, die mit Tumorprogress, Frakturen etc. in Zusammenhang stehen. Oft ist in diesen Fällen die konsequente orale bzw. subkutane Applikation der Opioide nicht ausreichend. Eine rasche und kompetente Schmerzreduktion ist in diesen Situationen das oberste Ziel der Behandlung.

Folgendes ärztliches Vorgehen hat sich bewährt:

- intravenöse Gabe von Morphin als Bolusgabe. Die Dosierung richtet sich nicht nur nach der Schmerzintensität, sondern auch nach dem Allgemeinzustand des Patienten und der bisherigen Analgetikatherapie. Bei Patienten, die bisher kein Opioid erhalten haben, wird ein Einzelbolus von 2 mg Morphin i. v. verabreicht.
- wiederholte Gabe dieser Dosierung unter guter Überwachung alle 5 Minuten, bis der Patient eine ausreichende Schmerzreduktion angibt oder unerwünschte Nebenwirkungen (Sedierung, Übelkeit) auftreten.

Eine subkutane Gabe wirkt nicht so schnell, ist aber bei weniger Erfahrung einfacher durchzuführen. Alternativ kann eine Dauerinfusion von 40–60 mg Morphin in 500 ml kristalliner Lösung gegeben werden, wobei unter ständiger Beobachtung (Änderung des Schmerzniveaus, der Vigilanz oder der Atmung) die Infusionsgeschwindigkeit jeweils angepasst werden muss. Diese Form der «Notfallbehandlung» sollte auf spezialisierte Einrichtungen mit entsprechender Erfahrung beschränkt bleiben.

Medikamente in der Behandlung chronischer Schmerzen

Im Folgenden werden Substanzgruppen, Wirkungen, Indikationen, Nebenwirkungen und Dosierungen der wichtigsten nicht-opioid- und opioidhaltigen Analgetika sowie der Koanalgetika, die in der Behandlung von Patienten mit Tumorschmerzen häufig verwendet werden, aufgeführt.

Nicht-opioidhaltige Analgetika

Nicht-opioidhaltige Analgetika sind Schmerzmittel, die nicht an Opioidrezeptoren ansetzen und auch nicht narkotisch wirken. Sie wirken überwiegend an peripheren Rezeptoren, jedoch lassen sich auch zentrale Effekte und Wirkansätze nachweisen. Nicht-Opioidanalgetika verursachen keine Abhängigkeit und beeinträchtigen die Wahrnehmungsfähigkeit der Patienten in der Regel nicht.

Substanzgruppen und Wirkmechanismen

Nichtsaure antipyretische Analgetika sind das Anilinderivat Paracetamol und das Pyrazolderivat Metamizol. Die Wirkung nichtsaurer Analgetika wird auf einen zentralen Wirkort zurückgeführt. Sie dringen leicht in das zentrale Nervensystem ein und hemmen dort die Prostaglandinsynthese durch eine Hemmung der Cyclooxygenase, welche die Synthese von Prostaglandinen aus Arachidonsäure fördert. Metamizol und Paracetamol haben keine antiphlogistische Wirkkomponente.

Nichtsteroidale Antiphlogistika («nonsteroidal anti-inflammatory drugs» – NSAIDs) wirken, indem sie das Enzym *Cyclooxygenase* (COX) im Arachidonsäurestoffwechsel hemmen. Es kommt zu einer peripheren und zentralen Hemmung der Prostaglandinsynthese, wodurch sie gleichzeitig schmerzlindernd, fiebersenkend und entzündungshemmend wirken. Bei der Cyclooxygenase werden zwei Isoformen COX 1 und COX 2 unterschieden, wobei COX 1 praktisch in allen Geweben vorkommt und für die Aufrechterhaltung der physiologischen Schutzfunktionen in Magen, Darm, Niere und Lunge zuständig ist. COX 2 wird erst unter pathophysiologischen Bedingungen (Gewebeschädigung etc.) vermehrt gebildet und ist für die Produktion von Entzündungsmediatoren zuständig (s. a. Klaschik/Nauck, 2004: 290–326).

Flupirtin ist der Prototyp einer neuen Substanzklasse mit neuartigem Wirkprinzip. Es besitzt eine zentrale analgetische Wirkung, ohne mit den Opioidrezeptoren zu interagieren. Flupirtin wirkt analgetisch als selektiver neuronaler Kalium-Kanal-Öffner mit funktionell antagonistischer Wirkung am NMDA-Rezeptor.

Indikationen, Dosierungen und Nebenwirkungen ausgewählter Nicht-Opioidanalgetika

Nicht-Opioidanalgetika (s. Kasten) weisen eine gute Wirksamkeit bei *nozizeptiven Schmerzen* auf. Ihr Einsatz erfolgt bei leichten oder mäßig starken Schmerzen als Monopräparat sowie bei mittleren oder starken Schmerzen in Kombination mit Opioiden.

Opioidhaltige Analgetika

Opioide wirken durch Bindung an den Opioidrezeptoren im zentralen Nervensystem und in peripheren Organen. Auf Grund des sehr guten schmerzlindernden Effektes, fehlender Organtoxizität und der geringen Nebenwirkungsrate sind Opioide in der Tumorschmerztherapie die wichtigste Medikamentengruppe bei starken und stärksten Schmerzen. Es werden mittelstarke Opioide für mäßige bis mittlere Schmerzen und starke Opioide für mittlere bis starke Schmerzen unterschieden (WHO, 1996).

Ausgewählte Substanzen und Wirkmechanismen

Opioide binden an Opioidrezeptoren, die sich in unterschiedlicher Häufigkeit im ZNS und in den peripheren Organen (z. B. in der Darmmuskulatur) befinden. Bei den Opioidrezeptoren werden unterschiedliche Subtypen unterschieden, die als µ(mü)-, κ(kappa)- und δ(delta)-Rezeptoren bezeichnet werden.

Die Wirkung der Opioide wird zum einen bestimmt durch die *Affinität zum Rezeptor*, d. h. die Stärke, mit der das Opioid an den Rezeptor gebunden ist, zum anderen durch die *intrinsische Aktivität*, d. h. die Fähigkeit, den Rezeptor von seinem inaktiven Zustand in einen aktiven Zustand (mit geöffnetem Ionenkanal) zu überführen.

Man unterscheidet *reine Agonisten* (z. B. Morphin und morphinähnliche Wirkstoffe) und *partielle Agonisten* (z. B. Buprenorphin) – mit einer analgetischen Wirkung am Rezeptor – von *Antagonisten* (z. B. Naloxon), die keine analgetische Wirkung entfalten.

Naloxon wird wegen seiner antagonistischen Wirkung eingesetzt, wenn es unter der Gabe von starken Opioiden zu einer Atemdepression infolge einer Überdosierung kommt, was sehr selten ist. Durch Naloxon wird auch die analgetische Wirkung des zuvor verabreichten starken Opioids aufgehoben, d. h. antagonisiert. Die Wirkdauer der Antagonisten ist deutlich kürzer als die der Agonisten, deshalb müssen Patienten nach einer Gabe von Naloxon engmaschig überwacht und kontrolliert werden. Sie dürfen un-

---

Ausgewählte Nicht-Opioidanalgetika

- **Metamizol** bei viszeralen Schmerzen, auch auf Grund seiner spasmolytischen Wirkung, sowie bei Kontraindikationen für NSAIDs
  - *Dosierung:* 500–1000 mg alle 4 Stunden p. o.
  - *Cave:* Agranulozytose (Häufigkeiten zwischen 1 : 1400 Patienten und 1 : 1,1 Mio. Anwendungswochen; Edwards/McQuay, 2002), allergische Reaktionen, Blutbildkontrollen

- **Antiphlogistika (NSAIDs)** bei Knochen- und Entzündungsschmerzen sowie bei Weichteilinfiltration
  - *Dosierung:* z. B. Ibuprofen 400–800 mg alle 4–8 Stunden

- *Cave:* gastrointestinale Nebenwirkungen (Ulzera, Blutungen, Schmerzen); selten Schwindel, Somnolenz, Störung der Hämatopoese, Hautreaktionen, Nierenfunktionsstörungen mit Ödemen und Hypertonie durch Wasser- und Natriumretention, Nierenversagen oder chronische Niereninsuffizienz sowie Störungen der Blutgerinnung durch Hemmung der Thrombozytenaggregation

- **Flupirtin,** u. a. bei neuropathischen und muskuloskelettalen Schmerzen
  - *Dosierung:* 100–200 mg alle 6–8 Stunden
  - *Cave:* sedierende Nebenwirkung

mittelbar nach Gabe von Naloxon niemals alleine gelassen werden. Physiologisch beruht die opioidbedingte Atemdepression auf einer zentralen Dämpfung des Atemantriebs (Stimulation von μ-Rezeptoren im Atemzentrum und in der Folge eine Hemmung atemregulatorischer Zentren mit verminderter Ansprechbarkeit auf den CO_2-Partialdruck des Blutes). Ein Patient mit einer opioidbedingten Atemdepression wird weder unter Atemnot leiden noch über Luftnot klagen! Der Schmerzreiz ist der physiologische Antagonist der Atemdepression durch Opioide.

Die Wirksamkeit der Opioide hängt von einer Reihe von Faktoren ab, z. B.:

- Wirkstärke und Dosierung der Opioide
- Applikationsform (oral, transdermal, intravenös, subkutan, intranasal etc.)
- Bindung der Substanzen an Plasmaeiweiß
- Fettlöslichkeit (Lipophilie), die für die Geschwindigkeit der Penetration der Substanz in das Gehirn verantwortlich ist
- Anzahl der Opioidrezeptoren, die von der Substanz besetzt worden sind.

Um eine ausreichende analgetische Wirkung zu entfalten, muss eine bestimmte Zahl von Opioidrezeptoren besetzt sein. Diese Zahl scheint individuell verschieden zu sein, denn manche Patienten benötigen weniger, manche mehr von einem bestimmten Opioidanalgetikum, um denselben Grad an Schmerzlinderung zu erreichen. Eine feste Beziehung zwischen der Plasmakonzentration eines Opioids und seiner analgetischen Wirksamkeit existiert nicht. Somit muss durch *Titration* für jeden Patienten individuell eine wirksame Dosis ermittelt werden.

Indikationen, Dosierungen und Nebenwirkungen mittelstarker Opioide

Mittelstarke Opioide (WHO-Stufe II) werden eingesetzt, wenn die Schmerzen mit Nicht-Opioidanalgetika alleine nicht zu beherrschen sind. Eine gleichzeitige Gabe nicht-opioidhaltiger Analgetika ist sinnvoll, da zwei unterschiedliche Wirkansätze miteinander vereint werden. Mittelstarke Opioide unterliegen nicht der Betäubungsmittel-Verschreibungsverordnung (BtMVV). Mittelstarke Opioide sind Codein, Dihydrocodein, Tramadol und Tilidin. Dosierung: Tramadol oder Tilidin in Retard-Form 100–300 mg alle 8–12 Stunden.

Cave: Initial kann es zu Übelkeit, Erbrechen, seltener zu Obstipation, Schwindel, orthostatischen Problemen und Müdigkeit kommen. Eine Steigerung der Gabe ist nur bis zu einer bestimmten Höchstdosis sinnvoll, die nicht überschritten werden sollte. Höhere Dosierungen führen eher zu einer Zunahme von Nebenwirkungen als zu einer Verstärkung der Analgesie. Etwa 5–10 % aller Menschen können auf Grund eines Polymorphismus (genetische Disposition) das Codein nicht zu Morphin umwandeln; bei diesen Patienten ist Codein analgetisch unwirksam. Die analgetischen Effekte von Tramadol werden nicht nur über Opiatrezeptoren, sondern indirekt auch über Noradrenalin- und Serotoninrezeptoren vermittelt.

Indikationen, Dosierungen und Nebenwirkungen starker Opioide

Bei unzureichender Analgesie werden starke Opioide (WHO-Stufe III) *in Kombination* mit nicht-opioidhaltigen Analgetika *an Stelle* der mittelstarken Opioide verabreicht. Die gleichzeitige Gabe mittelstarker und starker Opioide ist nicht indiziert. Starke Opioide unterliegen der BtMVV, die in Deutschland in den letzten Jahren mehrfach novelliert und vereinfacht worden ist, sodass starke Opioide problemlos verschrieben werden können. Inzwischen gibt es eine Reihe unterschiedlicher starker Opioide in retardierter und in nichtretardierter Form. Die starken Opioide sind in ihren Wirkungen und Nebenwirkungen inter- und intraindividuell sehr variabel. Daher kann es sinnvoll sein, bei nicht ausreichender Wirkung oder anhaltenden Nebenwirkungen das Opioid zu wechseln (De Stoutz et al., 1995). Der Wechsel von einem Opioid auf ein anderes Opioid wird als Opiat- oder Opioidrotation bezeichnet. Die Kombination mehrerer Opioide sollte vermieden werden, insbesondere die gleichzeitige Gabe von Agonisten und partiellen Agonisten ist nicht sinnvoll.

Im Folgenden werden die in der Tumorschmerztherapie verwendeten starken Opioide mit ihren pharmakologischen Eigenschaften dargestellt.

Morphin ist das am häufigsten angewendete starke Opioid und wird in dem Empfehlungen der WHO als Referenzsubstanz genannt (Hanks et al., 2001; WHO, 1996). Alle anderen starken Opioide werden an der Wirkung und den Nebenwirkungen von Morphin gemessen. Morphin hat den großen Vorteil, dass es in fast allen Darreichungsformen vorliegt. So gibt es schnell wirksame Tabletten, Tropfen und Suppositorien mit einer Wirkdauer von 4 Stunden, retardiert wirksame Tabletten, Kapseln und Granulat mit einer Wirkdauer von 8–24 Stunden sowie Ampullen zur subkutanen, intravenösen und rückenmarknahen Verabreichung. Retard-Tabletten sollten nicht zerkleinert oder halbiert werden, da sonst die Retardierung aufgehoben wird. Retard-Kapseln hingegen können geöffnet werden, und das Mikrogranulat kann ohne Wirkungsverlust sowohl in flüssiger als auch in breiiger Kost oral verabreicht werden. Dies empfiehlt sich bei Patienten mit mäßiggradiger Schluckstörung oder liegender PEG-Sonde. Morphin Retard-Granulat kann, als Trinksuspension in Wasser aufgelöst, auch über liegende Sonden gegeben werden. Es sollte allerdings innerhalb von 15–20 Minuten getrunken bzw. über die Sonde verabreicht werden, da sonst der Retardeffekt verloren geht!

Morphin ist ein *reiner Opioidagonist* mit Wirkung am *μ-Opioidrezeptor*. Nach oraler Gabe schwankt die Bioverfügbarkeit zwischen 20 und 35 %. Die Hauptmetaboliten sind das Morphin-3-Glucuronid (M-3-G), das keine analgetische Wirkung aufweist, sowie das Morphin-6-Glucuronid (M-6-G), das stärker analgetisch wirksam ist als Morphin. Bei einer Niereninsuffizienz kann es zu einer Kumulation von M-3-G und M-6-G kommen. Als klinisches Zeichen hierfür können z. B. Myoklonien auftreten.

Fentanyl kann wegen seiner hohen Lipidlöslichkeit nicht nur intravenös und subkutan, sondern auch über die Haut (transdermal) und Schleimhaut (transmukosal) aufgenommen werden. Fentanylpflaster sind eine gute Alternative zur oralen Schmerzmittelgabe, besonders wenn eine orale Gabe auf Grund von Schluckstörungen oder Passagehindernissen nicht sinnvoll oder nicht möglich ist. Die langsame Kinetik des Systems führt dazu, dass Anpassungen der transdermalen Therapie an Änderungen der Schmerzintensität langsamer erfolgen als bei einer oralen Therapie. Zur Behandlung von Schmerzdurchbrüchen ist deshalb die Bereitstellung einer ausreichend schnellen Zusatzmedikation, z. B. mit oralem nichtretardiertem Morphin, erforderlich. Seit kurzem ist auch ein Stick mit transmuköses Fentanylcitrat verfügbar. Der Stick stellt damit eine sinnvolle Ergänzung des Fentanylpflasters mit dem selben Wirkstoff und schneller Wirkung bei Schmerzdurchbrüchen dar. Auf Grund des hohen Preises wird er in der täglichen Praxis aber nur selten eingesetzt.

Fentanyl ist ein *reiner Opioidagonist (μ-Rezeptoragonist)*, und seine analgetische Potenz ist bei parenteraler Anwendung etwa 80–100 Mal höher als die von Morphin (Äquivalenzdosis: 25 μg/h entsprechen etwa 60 mg Morphin). Auch wenn Fentanyl weniger obstipierend wirken soll als Morphin, muss obligatorisch eine ausreichende Obstipationsprophylaxe durchgeführt werden.

Hydromorphon ist sowohl bei akuten als auch bei chronischen Schmerzen wirksam. Zur oralen Applikation stehen eine Retard-Kapsel mit einer Wirkdauer von 8–12 h sowie eine schnell freisetzende nichtretardierte Hydromorphonkapsel mit kürzerer Wirkdauer von 4 h zur Behandlung von Durchbruchschmerzen zur Verfügung. Als Injektionslösung ist es zur subkutanen und intravenösen Applikation verfügbar.

Hydromorphon ist ein *reiner Opioidagonist (μ-Rezeptoragonist)* und pharmakologisch dem Morphin sehr ähnlich (Äquivalenzdosis: 8 mg Hydromorphon entsprechen etwa 60 mg Morphin). Es hat jedoch eine niedrigere Plasmaeiweißbindung von ca. 8 %. Die orale Bioverfügbarkeit liegt bei 30–40 %. Es existieren keine stark wirksamen Metaboliten (Hydromorphon-3-Glucuronid), damit besteht auch keine Kumulationsgefahr bei Niereninsuffizienz. Hydromorphon hat die opioidtypischen Nebenwirkungen.

Oxycodon ist ein gut wirksames starkes Opioidanalgetikum mit Retard-Wirkung zur Therapie starker chronischer Schmerzen.

Neben seiner Wirkung als *μ-Rezeptoragonist* wird eine zusätzliche agonistische Wirkung am *κ-Rezeptor* diskutiert. Es hat eine hohe orale Bioverfügbarkeit (60–87 %). Die orale Äquivalenzdosis von Oxycodon zu Morphin beträgt 1 : 2 (30 mg Oxycodon entsprechen etwa 60 mg Morphin). Das Nebenwirkungsspektrum ist dem von Morphin sehr ähnlich. Bei Patienten mit Nieren- und/oder Leberinsuffizienz kann ein bis zu 50 % höherer Plasmaspiegel auftreten; in solchen Fällen ist eine Dosisreduktion erforderlich.

Buprenorphin ist ein *partieller Opioidagonist*. Die Substanz steht sowohl als Tablette in den Wirkstärken 0,2 mg und 0,4 mg zur sublingualen Applikation als auch als transdermale Applikationsform in drei Wirkstärken (35 μg/h, 52,5 μg/h und 70 μg/h) zur Verfügung. Wegen dieser beiden Applikationsformen ist die Substanz ebenso wie Fentanyl bei Schluckstörungen oder gastrointestinalen Nebenwirkungen als Alternative zu anderen Opiaten anzusehen. Da Buprenorphin ein partieller Agonist ist, kommt es zu einem *Ceiling-Effekt* (s. Kasten), der für Tagesdosierungen zwischen 3 und 5 mg beschrieben wird.

Die gleichzeitige Verabreichung eines reinen Opioidagonisten, wie Morphin, Oxycodon, Fentanyl und (Levo-)Methadon, kann zu Interaktionen und zu Wirkverlust führen, allerdings wurden in klinischen Studien keine Probleme bei der Kombination des Buprenorphinpflasters mit anderen Opioiden zur Behandlung von Schmerzdurchbrüchen beobachtet (Radbruch, 2003). Auf Grund der hohen *Rezeptoraffinität* kann eine Antagonisierung von Buprenorphin durch Naloxon erschwert sein. Buprenorphin ist ein partieller μ-Agonist und κ-Antagonist mit hoher Rezeptoraffinität und guter sublingualer Resorption. Die Wirkdauer der Tabletten beträgt ca. 6–8 Stunden, die

> **Der Ceiling-Effekt**
>
> Bei Medikamenten, für die ein Ceiling-Effekt nachgewiesen ist, kann ab einer definierten Höchstdosis pro Tag keine weitere Zunahme der gewünschten Wirkung, z. B. Schmerzlinderung bei Analgetika, mehr auftreten. Bereits bestehende Nebenwirkungen können sich aber verstärken oder weitere Nebenwirkungen treten auf. Es ist nicht klar, ob diese Beobachtung aus Tierversuchen auch beim Menschen relevant ist.

der transdermalen Applikationsform 96 Stunden (Äquivalenzdosis: 0,2 mg Buprenorphin sublingual entsprechen ca. 10 mg Morphin, und 35 µg/h Buprenorphin transdermal entsprechen ca. 60 mg Morphin). Bei Niereninsuffizienz bleiben die pharmakokinetischen Charakteristika unverändert, da der Abbau und die Ausscheidung über die Leber und Galle erfolgt. Buprenorphin stellt eine Alternative zu Morphin bei niedrigem und mittlerem Opioidbedarf dar. Bei Dysphagie bietet die sublinguale und transdermale Applikationsform Vorteile. Obstipation und Miktionsbeschwerden sind weniger stark ausgeprägt als unter Morphin.

Methadon ist wegen seiner langen Halbwertszeit und der damit verbundenen schwierigen Titration in der Tumorschmerztherapie kein Opioid der ersten Wahl. Jedoch ist es von der WHO als Alternative zum Morphin empfohlen worden, wenn auf Grund anhaltender Nebenwirkungen ein Opioidwechsel indiziert ist. Methadon ist bekannt für die Substitutionsbehandlung Drogenabhängiger und nicht so sehr für die Behandlung von Patienten mit Tumorschmerzen. In Deutschland wird Levomethadon an Stelle von Methadon zur Therapie eingesetzt. Methadon ist das Razemat von L- und D-Methadon.

Levomethadon ist ein lipophiles Opioid, ein *reiner Agonist (µ-Rezeptoragonist und möglicherweise ein δ-Rezeptoragonist)* sowie außerdem ein *NMDA-Rezeptorantagonist*. Levomethadon ist analgetisch doppelt so stark wirksam wie Methadon. Levomethadon stellt eine gute Alternative in der Behandlung stärkster Tumorschmerzen dar, wenn eine Behandlung mit Morphin nicht ausreichend ist. Neben der Opioidwirkung wird eine analgetische Wirkung über die Wiederaufnahmehemmung monoaminerger Transmitter (analog zu Antidepressiva) und über einen Antagonismus am *NMDA-Rezeptor* (analog zur analgetischen Wirkung von Ketamin) diskutiert. Bei der Behandlung neuropathischer Schmerzen scheint Levomethadon den anderen starken Opioiden überlegen zu sein (Ripamonti et al., 1998).

Die analgetische Äquivalenzdosierung im Vergleich zu Morphin variiert stark und scheint abhängig von der Schmerzdiagnose (nozizeptiver oder neuropathischer Schmerz) des Patienten zu sein. Die orale Bioverfügbarkeit ist hoch, die klinische Wirkdauer beträgt 6–24 Stunden bei raschem Wirkeintritt; somit reicht für die Langzeittherapie und für die Bedarfsmedikation *eine* Darreichungsform (Tropfen) aus. Auf Grund der langen variablen Plasmahalbwertszeit von 8–80 Stunden besteht Kumulationsgefahr! Deshalb müssen die Patienten in der Einstellphase engmaschig auf Zeichen der Überdosierung (Sedierung, Verwirrtheit etc.) überwacht werden. Levomethadon sollte bei der Dosisfindung zunächst in 4-stündlichen Abständen (2,5–5 mg) gegeben werden; nach 3 Tagen muss das Intervall auf 8–12 Stunden verlängert werden (Nauck et al., 2001).

Nebenwirkungen der Opioide

Unter einer Therapie mit Opioiden können zahlreiche Nebenwirkungen auftreten und eine Begleittherapie notwendig machen. Am häufigsten sind initiale Übelkeit, Erbrechen und eine anhaltende Obstipation. Des Weiteren kann es zu Sedierung, Verwirrtheit, Halluzinationen, Albträumen, aber auch Schwitzen, Juckreiz, Harnverhalt, unwillkürlichen muskulären Zuckungen (Myoklonien) oder Mundtrockenheit kommen. Die meisten Nebenwirkungen treten vor allem bei der Therapieeinstellung und nach Dosiserhöhungen auf. Jeder Patient sollte vor dem Beginn der Behandlung mit starken Opioiden über die möglichen Nebenwirkungen und eine mögliche prophylaktische Behandlung aufgeklärt werden (s. Kap. 5.4).

Obstipation. Starke Opioide führen nahezu immer zu einer anhaltenden Obstipation und sollten deshalb bereits zu Beginn der Therapie prophylaktisch z. B. mit propulsiv und/oder osmotisch wirksamen Laxanzien kombiniert werden. Die gezielte Auswahl, der Einsatz, die Dosierung und die Kombination von ausgewählten Laxanzien erfordert dezidiertes Wissen und Erfahrung der Betreuenden über die einzelnen Laxanziengruppen, damit die Patienten nicht chronisch unter Stuhlverhalt oder Durchfall leiden, was die Lebensqualität der Betroffenen unnötig beeinträchtigen kann (s. Kap. 6.6). Ballaststoffreiche Ernährung, ausreichende Flüssigkeitszufuhr und körperliche Aktivität sind hilfreich, bei Palliativpatienten aber oft nicht möglich oder sogar kontraindiziert. Die Therapie kann mit einem osmotisch wirksamen Laxans wie Macrogol 3350 oder einem propulsiv wirkendem Laxans wie Natriumpicosulfat begonnen werden (Klaschik et al., 2003).

Übelkeit und Erbrechen. Übelkeit und Erbrechen kommen zu Beginn einer Opioidtherapie mit einer Inzidenz von 20 % vor und können die Lebensqualität der Patienten deutlich beeinträchtigen (s. Kap. 6.5). Daher sollte die initiale Opioidtherapie von einer antiemetischen Prophylaxe begleitet werden. Mittel der ersten Wahl in der Prophylaxe und Therapie von opioidinduzierter Übelkeit und Erbrechen sind Neuroleptika wie Haloperidol, das an den opioidaktivierten Dopaminrezeptoren ansetzt, und das die Magenentleerung verbessernde Metoclopramid, wenn Übelkeit und Erbrechen in zeitlichem Zusammenhang mit dem Essen oder der Medikamenteneinnahme auftreten oder die Folge einer verzögerten Magenentleerung sind. Darüber hinaus können selektive Serotoninantagonisten, Antihistaminika oder Steroide eingesetzt werden.

Sedierung. In der Einstellungsphase auf starke Opioide tritt bei einem Großteil der Patienten ein sedierender Effekt auf. Opioide haben eine zentral dämpfende Wirkung, die dosisabhängig ist. Bei anhaltender Vigilanzminderung sollten eine Reduktion der Opioiddosis, eventuell Änderung des Applikationsintervalls, das Überprüfen anderer Arzneimittel und des Flüssigkeitshaushaltes vorgenommen, ein Opioidwechsel oder der Einsatz von Stimulanzien wie Methylphenidat erwogen werden. Selten sind invasive Verfahren zur Vermeidung sedierender Nebenwirkungen starker Opioide indiziert. Differenzialdiagnostisch muss an eine Sedierung durch Hyperkalzämie, Niereninsuffizienz, Tumorprogress, Hirnmetastasen, Sepsis und/oder andere sedierende Medikamente gedacht werden.

Seltene Nebenwirkungen der Opioide

Die Ursachen seltener Nebenwirkungen sind bisher nur zum Teil bekannt und untersucht. Differenzialdiagnostisch muss z. B. an paraneoplastische Syndrome gedacht werden. Vergleichende Studien mit unterschiedlichen Opioiden fehlen bislang bei Tumorpatienten.

Verwirrtheit, Halluzinationen, Albträume. Als Ursache wird eine direkte zentrale Opioidwirkung diskutiert. Meist lässt sich die Symptomatik durch eine Dosisreduktion, durch einen Wechsel des Opioids oder des Applikationsweges, die Kombination mit Nicht-Opioiden und Koanalgetika oder eine symptomatische Therapie mit Neuroleptika (z. B. Haloperidol) verbessern. Bei progredienter Tumorerkrankung können zahlreiche andere Gründe (z. B. organische, septische, medikamentöse, metabolische, psychische) Verwirrtheit auslösen oder verstärken (s. Kap. 6.13).

Schwitzen. Schwitzen ist meist multifaktoriell begründet. Es kann nachts stärker auftreten und wird häufig in Zusammenhang mit Lebermetastasen beobachtet. Eine medikamentöse Behandlung kann mit Anticholinergika wie Neuroleptika (z. B. Thioridazin), Antidepressiva oder einem Antihyperhydrotikum auf Salbei-Basis erfolgen. Eine schweißreduzierende Ganzkörperwäsche (Rp.: 1 l Salbeitee [2 EL Salbei 4 min ziehen lassen] auf 5 l Waschwasser) kann die Symptomatik ebenso lindern wie ggf. ein Opioidwechsel (s. Kap. 6.17).

Juckreiz. Durch intradermale Histaminfreisetzung und bei rückenmarknaher Opioidapplikation durch eine Alteration der sensorischen Modulation im oberen Zervikalmark wird Juckreiz unter der Opioidtherapie verursacht (s. Kap. 6.16). Durch die Gabe von Antihistaminika (H_1-Rezeptorantagonist) und die Vermeidung von Hitze und heißem Baden, mit guter Hautpflege und Ganzkörperwäsche mit Essigwasser (Rp.: 3 EL Obstessig auf 5 l Waschwasser) kann der Juckreiz gelindert werden. Bei therapieresistentem Juckreiz kann ein Therapieversuch mit Antidepressiva (Mirtazapin oder Paroxetin) oder $5-HT_3$-Antagonisten (Ondansetron oder Tropisetron) erfolgen. Ein Opioidwechsel sollte versucht werden, wenn der Juckreiz anhält. Differenzialdiagnostisch muss an andere Ursachen, wie Hauterkrankungen, Lebererkrankung, Niereninsuffizienz, paraneoplastische Syndrome, Hautmetastasen oder Allergien, gedacht werden.

Harnverhalt. Opioide können eine Erhöhung des Tonus der glatten Muskulatur (Sphinktertonus erhöht, Detrusortonus erniedrigt) bewirken. Dadurch kommt es meist bei älteren Männern (ca. 5 %) zu einer Abschwächung des Harndrangs. Auch bei einer rückenmarknahen Applikation von Opioiden kann ein Harnverhalt auftreten. Zur Therapie sollten zunächst andere Medikamente mit ähnlicher Wirkung, wie trizyklische Antidepressiva und anticholinerg wirkende Substanzen, reduziert oder abgesetzt werden. Bei anhaltender Symptomatik können Parasympathomimetika, eventuell ein Opioidwechsel bzw. eine Reduzierung der Opioiddosierung hilfreich sein (s. Kap. 9.2).

Myoklonien. Myoklonien bzw. ein multifokaler Myoklonus können durch eine Intoxikation mit hohen Morphindosierungen auftreten. Oft sind Myoklonien ein Hinweis auf eine Niereninsuffizienz oder Dehydratation. Eine Dosisreduktion der Opioide sollte erfolgen. Bei starken anhaltenden Myoklonien ist eine symptomatische Therapie mit Antikonvulsiva (z. B. Clonazepam) oder Baclofen und/oder Dantrolen als Myotonolytikum notwendig (s. Kap. 6.12).

Mundtrockenheit. Bis zu 40 % der Patienten klagen unter der Einnahme von Opioiden über Mundtrockenheit. Die Ursache ist unklar. Mundpflege und lokale Maßnahmen, wie eine Stimulation der Salivation (Eisstückchen mit Ananas, Kaugummi, saure Drops), sind oft ausreichend. Anticholinerg wirkende Medikamente (Antidepressiva, Neuroleptika etc.) verstärken die Mundtrockenheit und sollten möglichst reduziert werden. Differenzialdiagnostisch muss an Exsikkose, Infektionen, Soor, Nebenwirkungen einer Chemotherapie bzw. Radiatio sowie Nebenwirkungen anderer Medikamente gedacht werden (s. Kap. 9.2).

Opioidwechsel (Opioidrotation)

Zunächst wird die äquianalgetische Dosis berechnet. Hierbei entsprechen:

- Morphin: 60 mg
- Fentanyl: 0,6 mg (25 µg/h transdermal)
- Oxycodon: 30 mg
- Buprenorphin: 1 mg (35 µg/h transdermal)
- Hydromorphon: 8 mg.

Aus Sicherheitsgründen erhält der Patient bei einem Opioidwechsel zu Beginn der Therapie 50 % der ermittelten Dosierung des neuen Opioids. In der Regel sind in den nächsten Tagen Dosiserhöhungen erforderlich, sodass eine ausreichende Bedarfsmedikation für die Titration des neuen Opioids gegen den Schmerz bereitgestellt werden sollte. Die Äquivalenzberechnungen geben einen Anhalt über die zu erwartende Dosierung des neuen Opioids nach dem Wechsel. Individuell können bei Patienten die tatsächlich erforderlichen Dosierungen deutlich von den berechneten Werten abweichen. Eine engmaschige Beobachtung des Patienten ist bei einem Opioidwechsel erforderlich.

Ausgewählte Adjuvanzien in der Schmerztherapie

Koanalgetika

Nicht alle Tumorschmerzen lassen sich durch die alleinige Gabe von starken Opioiden und Nicht-Opioidanalgetika zufrieden stellend behandeln. Eine Kombination mit Koanalgetika kann sinnvoll sein. Koanalgetika sind Medikamente, die ursprünglich nicht zur Schmerzbehandlung zugelassen sind, bei speziellen Schmerzformen jedoch eine gute analgetische Wirkung zeigen. Während die Indikation für Analgetika vor allem von der Schmerzintensität abhängt, orientiert sich die Verordnung von Koanalgetika am pathophysiologischen Schmerztyp. Koanalgetika können auf jeder Stufe des WHO-Stufenplans bei entsprechender Indikation hinzugefügt werden; die alleinige Gabe ist nur selten sinnvoll. Die wichtigsten Koanalgetika sind Antidepressiva, Antikonvulsiva und Kortikosteroide, die vor allem bei neuropathischen Schmerzen indiziert sind. Eine geringere Bedeutung als Koanalgetika haben Spasmolytika und zentrale Muskelrelaxanzien.

Antidepressiva

Wichtigste Indikation für Antidepressiva sind neuropathische Schmerzen, die mit Parästhesien oder Dysästhesien und mit Brennschmerzen einhergehen. Trizyklische Antidepressiva haben nicht nur einen positiven Einfluss auf eine depressive Stimmungslage, sondern auch direkte analgetisch wirksame Effekte, die von der antidepressiven Wirkung unabhängig sind. Sie wirken durch Hemmung der Wiederaufnahme von Neurotransmittern (Noradrenalin und Serotonin) in präsynaptische Nervenendigungen. Die analgetische Wirkung tritt früher (nach 2–4 Tagen) und bei niedrigerer Dosierung ein als die antidepressive Wirkung. Die analgetische Wirkung von Amitriptylin ist bisher am besten nachgewiesen. Unterschieden werden antriebsteigernde Antidepressiva, wie etwa Imipramin und Clomipramin, und die eher antriebdämpfenden Medikamente Amitriptylin und Doxepin. Die antriebsteigernden Substanzen sollten morgens, die eher dämpfend wirkenden am Abend gegeben werden.

Nebenwirkungen von Antidepressiva sind auf die anticholinerge Wirkung zurückzuführen. Hierdurch kann es vor allem zu Müdigkeit, Mundtrockenheit, Obstipation, Schwitzen, Schwindel, orthostatischen Regulationsstörungen, Harnverhalt, Herzrhythmusstörungen oder Glaukomanfällen kommen. Die Inzidenz von Nebenwirkungen lässt sich insbesondere bei alten Patienten durch vorsichtige Dosissteigerung niedrig halten. Es besteht keine feste Beziehung zwischen Dosis und Wirkung. Eine Steigerung der Dosierung führt also nicht in jedem Fall zu einer besseren Analgesie. Bei den meisten Patienten genügen bereits 25–50 mg/d, um eine ausreichende Analgesie zu erzielen. Das verzögert wirkende Amitriptylin kann ein Mal zur Nacht gegeben werden.

Kontraindikationen trizyklischer Antidepressiva sind Glaukom, Prostatahypertrophie und akuter Myokardinfarkt. Bei den neuen antidepressiv wirkenden selektiven Serotonin-Wiederaufnahme-Hemmern (SSRI) wie Fluoxetin, Fluvoxamin, Sertralin, Citalopram oder Paroxetin wurde ein analgetischer Effekt noch nicht eindeutig nachgewiesen. Daher sollten diese Substanzen derzeit nicht als Medikament erster Wahl verwendet werden. Venlafaxin gehört zu einer noch neueren Klasse von selektiven Serotonin-und-Noradrenalin-Wiederaufnahme-Hemmern (SSNRI) und wurde mit Erfolg in der Behandlung von Tumorschmerzen eingesetzt. Patienten stehen der Einnahme von Antidepressiva zuweilen skeptisch gegenüber, da sie der Vermutung erliegen, ihr Schmerzerleben werde von den Betreuenden nun als rein «psychisch» eingestuft. Aufgabe der Betreuenden ist auch hier, die Patienten und ggf. die Angehörigen verständlich über die unterstützende analgetische Wirkkomponente der Antidepressiva aufzuklären.

Antikonvulsiva

Bei neuropathischen Schmerzen mit anfallsartigem, einschießendem, elektrisierendem dysästhetischem Schmerzcharakter, wie bei der Trigeminusneuralgie bzw. bei Nerveninfiltration, Nervenkompression und postzosterischen Neuralgie, haben sich die Antiepileptika und antikonvulsiv wirkenden Benzodiazepine als wirksam erwiesen. Durch die membranstabilisierenden Eigenschaften sollen überschießende Entladungsmuster unterdrückt werden. Gabapentin aktiviert Kalziumkanäle im Zentralnervensystem, der Wirkmechanismus ist bisher jedoch nicht eindeutig geklärt. Benzodiazepine binden an den GABA-Rezeptorenkomplex und verstärken die Wirkung inhibitorischer Transmitter.

Die Therapie mit z. B. Carbamazepin erfolgt einschleichend (200 mg/d bis 800–1200 mg/d), d.h. mit stufenweiser Steigerung der Dosierung über mehrere Tage, da besonders zu Beginn der Behandlung mit Nebenwirkungen gerechnet werden muss. Die Dosierungen entsprechen weitgehend denen, die für eine antiepileptische Therapie erforderlich sind. Die *wichtigsten Nebenwirkungen* unter Carbamazepin sind Sedierung, Schwindel, Übelkeit, Erbrechen, Herzrhythmusstörungen sowie Blutbildveränderungen (Thrombopenien, allergische Leukopenien), ein Anstieg der Leber- und Nierenwerte, seltener Ataxie. Gabapentin scheint bei einschleichender Dosierung (300–2700 mg/d) insgesamt seltener Nebenwirkungen hervorzurufen als die anderen Antiepileptika. Pregabalin in Dosierungen von 50–300 mg stellt eine weitere Therapieoption bei neuropathischen Schmerzen dar. Clonazepam, niedrig dosiert mit 1–2 (–3) mg/d, führt, wie andere Benzodiazepine, zu Müdigkeit. Clonazepam ist vor allem für elektrisierende einschießende Schmerzen geeignet und kann mit schnellem Wirkeintritt auch als Bedarfsmedikation (0,3–0,5 mg) eingesetzt werden.

Kortikosteroide

Kortikosteroide haben in der Palliativmedizin einen hohen Stellenwert und unterschiedlichste Indikationen zur Optimierung der Schmerztherapie sowie zur Verbesserung der Symptomkontrolle. Sie sind indiziert bei:

- Tumorschmerzen, bedingt durch erhöhten intrakraniellen Druck
- Nerven-, Plexus- oder Rückenmarkkompression
- Leberkapselschmerz
- Tumoren im kleinen Becken und im Retroperitoneum sowie
- Lymphödemen und
- Weichteilinfiltrationen in der Kopf-Hals-Region.

Kortikosteroide wirken entzündungshemmend und damit ödemreduzierend. Darüber hinaus besteht die Hypothese, dass sie die Prostaglandinsynthese hemmen und somit eine direkte analgetische Wirkung entfalten. Die beste analgetische Wirkung ist für Schmerzen bei Kompression schmerzsensibler Strukturen durch Tumorgewebe und Entzündungen belegt. Darüber hinaus besitzen Kortikosteroide appetitsteigernde, kräftigende, stimmungsaufhellende und antiemetische Effekte. Bei der kurzfristigen oder einmaligen Gabe sind keine wesentlichen Nebenwirkungen zu befürchten. Bei sehr hohen Dosierungen können jedoch Unruhe- und Angstzustände, Schlaflosigkeit oder Psychosen auftreten. Erst bei langfristiger Anwendung und je nach Vorerkrankungen und Allgemeinzustand eines Patienten können unter anderem folgende Veränderungen auftreten:

- Magen-Darm-Ulzera
- oropharyngealer Pilzbefall
- Ödeme
- Cushing-Syndrom
- Osteoporose
- gestörte Wundheilung
- Diabetes mellitus
- Thrombosen oder
- psychische Veränderungen.

Die gleichzeitige Gabe von nichtsteroidalen Antiphlogistika kann zu gastrointestinalen Nebenwirkungen bis hin zu akuten gastrointestinalen Blutungen führen. Hier ist eine besonders sorgfältige Beobachtung und Aufklärung der Patienten erforderlich.

Dexamethason als reines Glukokortikoid ist wegen der fehlenden mineralokortikoiden Nebenwirkungen (keine Na^+-retinierende Eigenschaft) und der langen Wirkdauer das Mittel der Wahl.

Zu beachten sind:

- ausreichend hohe Initialdosis (8–32 mg/d), morgendliche Gabe
- Dosisreduktion nach 4 Tagen
- schrittweise weitere Dosisreduktion
- Erhaltungsdosis nach 14–21 Tagen (2–4 mg Dexamethason)
- Langzeitanwendung selten erforderlich.

Selten verwendete Koanalgetika bei Palliativpatienten

Muskelrelaxanzien

Muskelverspannungen können Schmerzen auslösen, die sich durch eine Behandlung mit Nicht-Opioidanalgetika oder Opioiden nicht lindern lassen. Neben Physiotherapie, transkutaner Nervenstimulation und ggf. auch Triggerpunktinfiltrationen können unterschiedliche Muskelrelaxanzien in diesen Situationen helfen. Schmerzen auf Grund von Muskelverspannungen und Muskelspasmen mit einer Tonuserhöhung der quer gestreiften Muskulatur können besonders bei Patienten mit Knochenmetastasen auftreten. Lange Bettlägerigkeit, aber auch psychischer Stress können schmerzverstärkend sein. Tetrazepam in Dosierungen bis zu 75 mg/d kann hilfreich sein.

Nebenwirkungen der Tranquilizer sind Sedierung, Müdigkeit, Allergie, Mundtrockenheit und Verwirrtheit. Bei zerebralen oder spinal bedingten Muskelspasmen, die unter anderem bei multipler Sklerose und Querschnittsyndromen auftreten können, sowie bei einschießenden neuropathischen Schmerzen kann durch die Gabe von Baclofen, einschleichend beginnend (15–75 mg/d), eine deutliche Verringerung des Muskeltonus erzielt werden.

Spasmolytika

Medikamente mit spasmolytischer Wirkung werden vor allem bei krampfartigen abdominellen Schmerzen auf Grund von Tumoren mit Verlegung des Hohlsystems des Darms oder der ableitenden Harnwege eingesetzt. Spasmolytika werden meist zur Akutbehandlung verwendet. Sinnvoll ist in der Regel eine Kombination mit Analgetika (Nicht-Opioidanalgetika und Opioide), vorzugsweise als intravenöse oder subkutane Gabe, da die Resorption rektal und oral deutlich schlechter ist. Bei der kurzfristigen Gabe spielen die möglichen anticholinergen Nebenwirkungen kaum eine Rolle. Bei der Langzeitanwendung können Tachykardie, Blasenentleerungsstörungen, Mundtrockenheit etc. auftreten. Als Spasmolytikum wird Butylscopolamin initial in einer Dosierung von 20 mg verwendet. Bei anhaltenden operativ oder interventionell nicht behandelbaren spastischen abdominellen Schmerzen oder bei einem inoperablen Ileus bei fortgeschrittener Tumorerkrankung werden täglich bis zu 120 mg intravenös oder subkutan verabreicht. Bei anhaltenden krampfartigen abdominellen Schmerzen sollte aber vor allem Metamizol als Nicht-Opioidanalgetikum zum Einsatz kommen, um seine spasmolytische Wirkung zu nutzen.

Lokalanästhetika und Antiarrhythmika

Lokalanästhetika können bei lokaler Applikation eine reversible Blockade der Nervenleitung hervorrufen. Bei der medikamentösen Therapie von neuropathischen Tumorschmerzen ist die lokale Anwendung von Lokalanästhetika nur selten indiziert. Bei systemischer Applikation haben Lokalanästhetika als Antiarrhythmika der Klasse I einen membranstabilisierenden Effekt und führen zur Unterdrückung einer abnormen Übertragung in peripheren und zentralen Neuronen. Neben Übelkeit, Erbrechen, Schwindel und Tremor können Herzrhythmusstörungen und Parästhesien als Nebenwirkungen auftreten.

Um die mögliche Wirkung von Lokalanästhetika zu testen, wird die intravenöse Therapie mit einer Lidocaininfusion (2–3 mg/kg KG in 30 min) durchgeführt. Orale Antiarrhythmika wie Mexiletin wirken insbesondere bei neuropathischen Schmerzen, die durch periphere Nervenverletzungen verursacht sind. Nur bei guter Wirksamkeit des intravenös verabreichten Lidocains sollte mit einer Langzeittherapie mit oralen Lokalanästhetika – z. B. mit Mexiletin, initial 100–300 mg/d, dann Dosissteigerung bis 900 mg – begonnen werden.

Ketamin

In der Schmerztherapie wird Ketamin in subanästhetischen Dosierungen bei starken neuropathischen Tumorschmerzen in Kombination mit Nicht-Opioidanalgetika und Opioiden verwendet. Die Bioverfügbarkeit von Ketamin ist bei parenteraler Gabe hoch (93 % i. m.), bei oraler und rektaler Gabe hingegen niedrig (20 %). Die Dosierungsempfehlungen variieren erheblich. Zu Beginn kann Ketamin in einer niedrigen Dosierung oral verabreicht werden (10–25 mg 3–4 Mal/d und bei Bedarf); Dosissteigerung bis auf 50 mg 4 Mal täglich in langsamen Schritten. Die subkutane Gabe sollte auf Grund einer starken Reizung des Gewebes an der Einstichstelle (Rötung/Schmerz) über eine Pumpe erfolgen. Die initiale Dosis liegt bei 1–2,5 mg/kg KG/24 Stunden subkutan, sodass zunächst 30–180 mg/d gegeben werden. Die Dosis kann um 50–100 mg/24 Stunden erhöht werden. Dosierungen bis 3,6 g/24 Stunden wurden beschrieben. Bei der Kombination von Ketamin mit Opioiden der WHO-Stufe III tritt ein synergistischer Effekt auf. Bei den meisten Patienten sollte deshalb zu Beginn der Therapie eine Dosisreduktion der Opioide erfolgen.

Bisphosphonate

Bisphosphonate haben für die Behandlung von Tumorpatienten mit schmerzhaften Knochenmetastasen in den letzten Jahren zunehmend an Bedeutung gewonnen. Bisphosphonate bewirken eine direkte und indirekte Hemmung der Osteoklastentätigkeit und Reduktion der Anzahl der Osteoklasten sowie eine Verminderung der Freisetzung von Kalzium aus dem Knochen, eine Hemmung der Knochenresorption sowie eine Senkung der Kalziumkonzentration im Serum. Ein direkter analgetischer Effekt wird diskutiert, ist aber nicht eindeutig nachgewiesen. Eine Schmerzlinderung wird erreicht durch Senkung der erhöhten Kalziumwerte bei tumorbedingten Hyperkalzämien, die besonders häufig bei Lungen- und Mammakarzinom sowie beim multiplen Myelom auftreten.

In der Regel sind Bisphosphonate gut verträglich. Es kann zu gastrointestinalen Störungen, wie Übelkeit, Erbrechen und Durchfällen, kommen, die jedoch bei langsamer Applikation und guter Diurese selten auftreten. Bei Niereninsuffizienz muss die Dosierung angepasst werden. Einige Patienten klagen über grippeähnliche Symptome wie Kopf-, Knochen-, Muskel- und Gelenkschmerzen. Bei der intravenösen Applikation, die bevorzugt bei Patienten mit Tumorerkrankungen und einer Hyperkalzämie oder osteolytischen Metastasen durchgeführt wird, kommt es zu weniger Nebenwirkungen.

Tumorschmerzmessung und -behandlung bei Kindern

Epidemiologische Untersuchungen haben gezeigt, dass die schmerztherapeutische Versorgung von Kindern stark vernachlässigt wird. Der Mythos, dass Kinder weniger Schmerzen empfinden, die Bagatellisierung von Schmerzen sowie die Schwierigkeit, Schmerzen bei Kindern zu erkennen und zu verifizieren, sind wesentliche Gründe unzureichender Schmerztherapie. Folglich erhalten Kinder seltener und unzureichend dosierte Analgetika als Erwachsene, und Neugeborene wiederum weniger Analgetika als ältere Kinder. Bis vor kurzem galten Schmerzen bei Neugeborenen als nicht therapiebedürftig. Die WHO und die IASP (International Association for the Study of Pain) haben dieses Problem erkannt und machen folgende Gründe dafür verantwortlich:

- mangelndes Wissen über Schmerzen bei Kindern
- keine Kenntnisse über nichtmedikamentöse Techniken
- Angst vor Sucht bei Opioidgabe
- inadäquate Dosis der Analgetika
- falsches Zeitintervall
- falsche Applikation.

Feten besitzen ab der 24. Schwangerschaftswoche ein entwickeltes neurophysiologisches System zur Schmerzempfindung. Inwiefern ein bewusstes Schmerzempfinden möglich ist, ist nicht abschließend geklärt. Es ist aber unbestritten, dass auch Frühgeborene Schmerzen empfinden (s. Kap. 9.3).

Eine optimale Schmerztherapie in der Kinderonkologie ist eine große Herausforderung. Die Basis zum Erfolg liegt in einer strukturierten Schmerzanamnese und der regelmäßigen Schmerzmessung mithilfe altersgerechter Instrumente. Psychologische Maßnahmen zur Therapie und Prophylaxe von Schmerz, insbesondere bei invasiven Eingriffen, sind von gleicher Wichtigkeit wie die medikamentöse Schmerztherapie. Letztere orientiert sich wie bei Erwachsenen am WHO-Stufenschema. Die WHO-Publikation «Cancer Pain Relief and Palliative Care in Children» (WHO, 1998) wurde übersetzt und unter dem Titel «Schmerztherapie und palliative Versorgung krebskranker Kinder» veröffentlicht (Zernikow, 2002). Starke Schmerzen bedürfen einer Behandlung mit starken Opioiden. Opioide sollten wenn möglich oral und «nach der Uhr» verabreicht werden – schnell wirksame Opioide zusätzlich bei Durchbruchschmerzen. Alternativen bestehen in der patientenkontrollierten Analgesie und in Dauertropfinfusionen. Die häufigste Nebenwirkung dieser Therapie ist wie bei der Behandlung Erwachsener die Obstipation. Diese und andere Nebenwirkungen müssen antizipiert und konsequent prophylaktisch behandelt werden. Eine Schlüsselstellung in der kinderonkologischen Schmerztherapie nehmen die betreuenden Kinderkrankenschwestern bzw. Kinderkrankenpfleger durch die regelmäßige Dokumentation der Schmerzwerte, Medikamentengaben und Nebenwirkungen ein. Hierdurch schaffen sie die Grundlage für den Beginn und die Steuerung einer wirksamen Schmerztherapie. Bei schmerzhaften Eingriffen beteiligen sie sich an der Vorbereitung und dem Monitoring des Kindes; zusammen mit dem Arzt stellen sie die Notfallversorgung bei Analgosedierungen sicher.

Schmerzmessung bei Kindern

Schmerzanamnese

Die häufigsten Schmerzursachen in der Kinderonkologie sind schmerzhafte Eingriffe und Mukositiden im Rahmen der zytostatischen Therapie. Diese Schmerzzustände sind rasch diagnostiziert und erfordern keine umfangreiche Schmerzanamnese. Schmerzsyndrome, wie z. B. Phantomschmerz nach Amputationen, neuropathische Schmerzen bei Infiltrationen von Knochen- und Nervengewebe oder als Nebenwirkung einer Ciclosporintherapie sowie verbrennungsähnliche Hautzerstörungen im Rahmen von Knochenmarktransplantationen, bedürfen einer ausführlichen Schmerzanamnese. Hierzu müssen Angaben zur Schmerzlokalisation, zur zeitlichen Schmerzcharakteristik sowie zur Genese und zum Charakter der Schmerzen dokumentiert werden.

Schmerzmessung

Auf kinderonkologischen Stationen sollte jedes Kind einmal täglich nach Schmerzen gefragt werden. Hat das Kind/der Jugendliche Schmerzen, muss eine regelmäßige Schmerzmessung erfolgen, deren Häufigkeit sich an der noch bestehenden Schmerzintensität ausrichtet, um so die Therapie effektiv anpassen zu können.

Skalen zur Schmerzmessung

Es gibt keine validierten, praktikablen Instrumente der Schmerzfremdeinschätzung bei tumor- oder chemotherapieassoziierten Schmerzen im Säuglings- und Kleinkindalter. Hier sollte eine Fremdeinschätzung, z. B. auf einer Skala von 0 bis 10 (0 = kein Schmerz; 10 = maximaler Schmerz) erfolgen (Tab. 5.5-1). Für postoperative Schmerzen empfiehlt sich in diesem Lebensalter der Einsatz der KUS-Skala (Büttner et al., 2000). Cartoon-Schmerzgesichter können bei chronisch kranken Kindern, die in ihrer kognitiven Entwicklung häufig akzeleriert sind, ab einem Alter von ca. 3 Jahren gut für die Schmerzmessung eingesetzt werden (Abb. 5.5-2) (Denecke/Hünseler, 2000). Die Schmerzkarte enthält die am besten validierte Gesichterskala, die Faces Pain Scale (Hicks et al., 2001).

Schmerztherapie bei Kindern

Nichtmedikamentöse Schmerztherapie

Eine maximale medikamentöse Prophylaxe von Schmerz und Angst beim initialen schmerzhaften Eingriff ist wichtig, um einer zentralen Schmerzsensibilisierung des Kindes vorzubeugen. Nichtmedikamentöse Strategien können darüber hinaus hilfreich sein. Da das nichtärztliche Behandlungsteam oft mehr Zeit mit den Kindern verbringt als Ärzte, können nichtmedikamentöse Schmerztherapien und insbesondere Strategien zu deren Umsetzung am effektivsten im gesamten Team entwickelt werden. Hier sollen nur einige einfache Strategien genannt werden (s. Kasten; Übersicht bei Tsao/Zeltser, 2005).

Medikamentöse Schmerztherapie

Eine umfassende Darstellung der pädiatrisch-palliativen Schmerztherapie würde den Rahmen des Kapitels sprengen. Im Folgenden beschränken sich die Ausfüh-

Tabelle 5.5-1: Schmerzmessung bei Kindern durch Fremdeinschätzung. Ab vier Schmerzpunkten ist eine Schmerztherapie indiziert! (Quelle: McGrath et al., 1990)

Parameter	Ja	Nein
Schreien/Weinen	1	0
Unruhig/weinerlich	1	0
Grimassieren	1	0
Erwartungsangst	1	0
Lässt sich nicht leicht beruhigen	1	0
Schlafstörungen	1	0
Zieht sich zurück	1	0
Isst weniger	1	0
Spielt weniger	1	0
Ist weniger lange aufmerksam	1	0
Summe (0–10):		

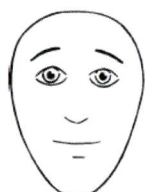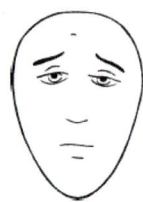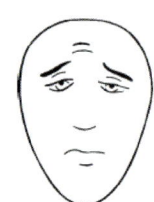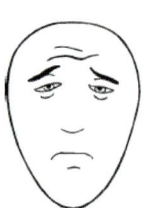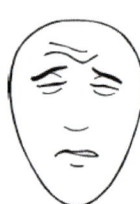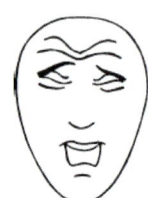

Abbildung 5.5-2: Selbsteinschätzung von Schmerzen bei Kindern mittels der Faces Pain Scale (Schmerzgesichter-Skala) (Quelle: www.painsourcebook.ca). Anleitung für die Kinder: «Diese Gesichter zeigen, wie weh etwas tun kann. Dieses Gesicht hier [auf das Gesicht ganz links zeigen] zeigt, dass es gar nicht weh tut. Die anderen Gesichter zeigen, dass es mehr und mehr weh tut [auf die Gesichter der Reihe nach zeigen], bis hin zu diesem Gesicht, das zeigt, dass es ganz stark weh tut. Zeig mir mal das Gesicht, dass am besten zeigt, wie sehr es dir (gerade) weh tut.»

rungen auf die Darstellung der Besonderheiten in der Schmerztherapie bei Kindern und der körpergewichtsbezogenen Dosierungen gemäß WHO-Empfehlungen und die praktische Vorgehensweise. Das WHO-Stufenschema (s. Abb. 5.5-1) sowie die Grundlagen der Schmerztherapie bei Patienten in der Palliativmedizin sind oben dargestellt.

Die Prinzipien der medikamentösen Schmerztherapie bei Kindern sind sehr einfach (s. Kasten).

> **Beachte:** Bereits bei der Erstdiagnose haben 60 % der kinderonkologischen Patienten Schmerzen. Durch eine schnelle Diagnosestellung und adäquate antineoplastische Therapie lässt sich der initiale Tumorschmerz am besten behandeln. Analgetika sollten frühzeitig und konsequent eingesetzt werden, bis die antineoplastische Therapie ihre Wirkung zeigt.
> Auch Kinder in der Neugeborenen- und frühen Säuglingsperiode sind von malignen Erkrankungen betroffen. Bei ihnen besteht eine besondere Empfindlichkeit hinsichtlich der atemdepressiven Nebenwirkung von Opioiden. Die Dosisberechnung und Applikation der Analgetika erfolgt bei Kindern bis zu einem Körpergewicht von 50 Kilogramm, wie unten gezeigt berechnet nach Milligramm pro Kilogramm Körpergewicht. Danach erfolgt die Dosissteigerung in Abhängigkeit von der aktuellen Schmerzstärke und eventuell aufgetretenen Nebenwirkungen.

Nicht-Opioidanalgetika. Die Auswahl der Nicht-Opioidanalgetika orientiert sich an der Pathophysiologie des Schmerzes (Entzündungsschmerz: Ibuprofen, Diclofenac; krampfartige Bauchschmerzen: Metamizol) und an den Kontraindikationen (hohes Blutungsrisiko oder Thrombozytopenie: Paracetamol). Dosierung von Nicht-Opioidanalgetika:

Strategien nichtmedikamentöser Schmerztherapie bei Kindern

- Verbringen Sie Zeit mit dem Kind, welches Ihrer Meinung nach Schmerzen hat. Dies dient gleichermaßen der verbesserten Einschätzung des Zustands wie der Schmerzlinderung.

- Geben Sie dem Kind verständliche Informationen über den spezifischen Schmerz, den das Kind fühlen wird! Zum Beispiel: «Es piekst gleich.» Oder: «Die Nadel piekt erst, dann drückt sie.» Erklären Sie dem Kind und den Eltern, was passieren wird und warum.

- Überlassen Sie dem Kind die Kontrolle durch einfache Wahlmöglichkeiten: aus welchem Arm, welcher Vene wird Blut abgenommen? Sitzposition bei der Lumbalpunktion? Wer darf es dabei festhalten?

- Wie kann der Schmerz minimiert werden? Entwickeln Sie in Kooperation mit allen Beteiligten aktiv Strategien, z. B. die Hand der Mutter fest drücken, Schreien, bis zehn zählen oder ein spannendes Video schauen und kommentieren.

- Regelmäßige Mundspülungen mit der «magischen Mundspülung».

- Bereiten Sie Kind und Eltern auf einen schmerzhaften Eingriff vor, und besprechen Sie zusammen mit den Eltern deren Rolle während der Zeit des Eingriffs.

- Gestalten Sie die Umgebung so angenehm (kindgerecht) wie möglich.

Prinzipien der medikamentösen Schmerztherapie bei Kindern

- Bei der Auswahl der Analgetika sollte das WHO-Stufenschema berücksichtigt werden. Akute, starke Schmerzen sind in der Kinderonkologie die Regel. Deswegen sollen frühzeitig Opioide zur Anwendung kommen. Keinesfalls soll das Kind von WHO-Stufe zu WHO-Stufe klettern müssen.
- Müssen Nebeneffekte der Nicht-Opioidanalgetika – hier insbesondere Fiebersuppression und Gerinnungshemmung – vermieden werden, sind frühzeitig und auch bei mäßigen Schmerzen Opioidanalgetika einzusetzen.
- Sind Nebeneffekte der Opioidanalgesie – hier insbesondere Subileus oder Sedierung – ein klinisch nicht zu beherrschendes Problem, können in Ausnahmefällen auch zwei Nichtopioidanalgetika (Paracetamol und Metamizol) kombiniert werden.
- Bei chronischen Schmerzen hat sich auch bei Kindern die Kombination aus Opioid und Nichtopioidanalgetikum bewährt.
- Der orale Applikationsweg ist zu bevorzugen; Ausnahme: orale Mukositis.
- Analgetika werden bei tumor- und therapieassoziiertem Schmerz sowie postoperativ zur Gabe nach der Uhr und zusätzlich für Schmerzspitzen nach Bedarf angeordnet.
- Die Obstipation als häufigste und regelmäßig auftretende Nebenwirkung einer Opioidanalgesie muss prophylaktisch behandelt werden.

- Ibuprofen p. o.: 10 mg/kg KG alle 6–8 h; Tageshöchstdosis (bis 50 kg KG) 40 mg/kg/d
- Paracetamol p. o./Supp.: 15 mg/kg KG alle 4–6 h; Ladungsdosis von 30 mg/kg KG zu Beginn der Therapie; Tageshöchstdosis < 2 Jahre 60 mg/kg/d, > 2 Jahre 90 mg/kg/d
- Metamizol p. o., i. v., Supp.: 15 mg/kg KG alle (4)–6 h; Tageshöchstdosis (bis 50 kg KG) 75 mg/kg/d.

Opioide. Viele krebskranke Kinder verfügen in der Palliativsituation über zentrale Venenkatheter, sodass nicht selten eine *patientenkontrollierte Analgesie* (PCA) mit Opioiden und Metamizol zum Einsatz kommt.

Mit *Oxycodon* gibt es wenig pädiatrische Erfahrungen, zudem steht Oxycodon unretardiert weder für die orale noch die parenterale Applikation zur Verfügung. Im Rahmen einer palliativen Schmerztherapie ist die Anwendung von *Pethidin* bei Kindern (und Erwachsenen) nicht zu empfehlen, da der Metabolit Norpethidin im Körper kumulieren und zu zerebralen Krampfanfällen führen kann. Erfahrungen mit *Buprenorphin* in der pädiatrischen Palliativmedizin sind äußerst gering.

Levomethadon ist auch bei Kindern als Wechselopioid geeignet. Die Anfangseinzeldosis beträgt 0,1 mg/kg KG i. v. oder 0,2 mg/kg KG p. o. alle 4 Stunden. Für die Umstellung auf Levomethadon existieren im Wesentlichen zwei Schemata:

- Bis dato durchgeführte Opioidtherapie beenden. Zehn Prozent der berechneten äquianalgetischen Dosis Levomethadon werden als Startdosis verabreicht, die gleich hohen Folgedosen werden gegeben, bis das Kind anhaltend schmerzfrei ist und sich eine Einzeldosis mit entsprechendem Dosisintervall herausgestellt hat.
- Bis dato durchgeführte Opioidtherapie beenden. An Tag 1 des Opioidwechsels 0,2 mg/kg KG (maximal 5–10 mg) Levomethadon p. o. (oder 0,1 mg/kg KG; max. 5 mg i. v.) alle 4 Stunden und zusätzlich bei Bedarf bis stündlich verabreichen. An den Tagen 2–3 Dosis austitrieren, indem die Einzeldosis bis zu 30 % gesteigert wird. Dosierungsintervalle beibehalten. An Tag 4 wird die jetzt austitrierte Einzeldosis nur noch alle 8 Stunden fest und zusätzlich 3-stündlich bei Bedarf verabreicht. An folgenden Tagen kann unter Beibehaltung des Dosisintervalls die Einzeldosis noch gesteigert werden (Nauck, 2001).

Initialdosierung von Opioiden bei Kindern unter 50 kg KG. Dosierungsrichtlinien für opioidnaive Patienten (mod. n. Cancer Pain Relief And Palliative Care In Children, WHO, 1998; PCA = patientenkontrollierte Analgesie, DTI = Dauertropfinfusion):

- Morphin:
  - i. v., Bolus: 0,05–0,1 mg/kg KG alle 2–4 h
  - PCA-Bolus: 0,02 mg/kg KG
  - DTI: 0,02–0,03 mg/kg KG/h
  - p. o., unretardiert: 0,15–0,3 mg/kg KG alle 4 h
  - p. o., retardiert: 0,5 mg/kg KG alle 8–12 h.
- Hydromorphon:
  - i. v., Bolus: 0,015 mg/kg KG alle 2–4 h
  - PCA-Bolus: 0,003 mg/kg KG
  - DTI: 0,003 mg/kg KG/h
  - p. o., unretardiert: 0,03 mg/kg KG alle 4 h
  - p. o., retardiert: 0,08 mg/kg KG alle 8–12 h.

- Piritramid:
  - i. v., Bolus: 0,05–0,1 mg/kg KG alle 4–6 h
  - PCA-Bolus: 0,025 mg/kg KG
  - DTI: 0,01–0,03 mg/kg KG/h.
- Tramadol:
  - i. v., Bolus: 1 mg/kg KG alle 3–4 h
  - DTI: 0,3 mg/kg KG/h
  - p. o., unretardiert: 1 mg/kg KG alle 3–4 h
  - p. o., retardiert: 2 mg/kg KG alle 8–12 h.

Praktische Tipps. Bei der medikamentösen Therapie mit starken Opioiden gelten einige Grundregeln:

- Säuglinge unter 6 Monaten erhalten bei Therapiestart ein Drittel der angegeben Startdosen.
- Eine pulsoximetrische Überwachung ist in der Einstellungsphase bei Kindern unter 6 Monaten unverzichtbar und bei intravenöser Opioidtherapie auch für alle anderen Altersstufen zu empfehlen.
- Bei einer Anwendungsdauer über 5 Tage wird die Opioidmenge bei Therapieende langsam über 3–4 Tage ausgeschlichen.
- Bei längerer Anwendungsdauer reduziert man die Dosis anfangs um 20–40 %/24 h, später um 10–20 %/24 h. Die Entwöhnung kann bis zu 2 Wochen in Anspruch nehmen.
- Beim Wechsel von einem starken Opioid auf ein anderes wird die neue Therapie mit der Hälfte der äquianalgetischen Dosis des neuen Opioids begonnen (Ausnahme: Levomethadon).

Es gibt vier Strategien zum Umgang mit Nebenwirkungen der Opioidtherapie bei Kindern:

1. Optimierung der Begleittherapie
2. Dosisreduktion (wenn ausreichende Schmerzreduktion vorliegt)
3. Wechsel des Applikationswegs
4. Opioidwechsel.

Umrechnungsfaktoren (klinisch):

1. p. o.: Morphin 60 mg = Hydromorphon 8 mg; p. o. Wirkstärke Morphin zu Hydromorphon = 1 : 7,5
2. i. v. Morphin 10 mg = Hydromorphon 2 mg; i. v. Wirkstärke Morphin zu Hydromorphon = 1 : 5
3. p. o. Morphin 60 mg = Fentanylpflaster 25 µg/h = Buprenorphinpflaster 35 µg/h (Fentanylpflaster ab 12,5 µg/h erhältlich, entsprechend 30 mg oralem Morphin).

Begleitmedikamente. Wie bei Erwachsenen sind auch bei Kindern Adjuvanzien oder Begleitmedikamente erforderlich, um die potenziellen Nebenwirkungen insbesondere der starken Opioide prophylaktisch zu verhindern. Wichtige Begleitmedikamente in der Kinderschmerztherapie mit Opioiden sind mit altersabhängigen Dosisangaben aufgeführt.

Behandlung der opioidbedingten Obstipation:

- Lactulose: Alter < 3 Jahre 3 × 2–5 ml; > 3 Jahre 3 × 5–10 ml p. o.
- Bisacodyl: Alter 2–10 Jahre 5 mg; > 10 Jahre 10 mg Supp. oder p. o.
- Natriumpicosulfat: Alter > 4 Jahre 4–8 Tr. in 24 h; > 12 Jahre 10–max. 18 Tr. in 24 h p. o.

Prophylaxe der opioidbedingten Übelkeit/Erbrechen:

- Domperidon: 1 Tr./kg KG, max. 33 Tr./Dosis p. o.
- Dimenhydrinat: 1–2 mg/kg KG alle 6–8 h i. v.; 5 mg/kg KG alle 6–8 h p. o.; Tageshöchstdosis: Alter 2–6 Jahre 75 mg, 6–12 Jahre 150 mg p. o./Supp.
- Ondansetron: 5 mg/m^2 KOF alle 12 h; Höchstdosis 8 mg i. v./p. o. alle 12 h.

Invasive symptomatische Schmerztherapie

Eine parenterale Gabe der Opioide kann erforderlich werden:

- bei Tumorpatienten in der Terminalphase auf Grund von Schluckstörungen, Übelkeit, Erbrechen, Ileus
- bei Patienten mit therapie- oder tumorbedingten Begleitsymptomen sowie bei unzureichender Analgesie und/oder dosisabhängigen, nicht tolerablen Nebenwirkungen durch die Opioidtherapie.

Grundsätzlich ist zu unterscheiden zwischen der intravenösen und der subkutanen Gabe. Die subkutane Gabe ist insbesondere im ambulanten Bereich einfacher zu handhaben.
Die Verwendung invasiver Schmerztherapietechniken bedeutet nicht zwangsläufig, dass der Patient stationär betreut werden muss. Die Anlage von Portsystemen oder Periduralkathetern wird jedoch überwiegend stationär durchgeführt. Die Medikamenteneinstellung sollte ebenfalls stationär erfolgen. Für die weitere Versorgung zu Hause ist die Betreuung durch geschultes Personal notwendig.

Invasive Techniken

Nichtdestruktive Verfahren

- *Subkutane Opioidapplikation:* Einzelgaben alle 4 h, oder Pumpensysteme mit konstanter Flussrate bis

zu 5 ml/h, Bolusgaben (je nach System) durch den Patienten möglich
- *Intravenöse Applikation:* sinnvoll, wenn parenterale Flüssigkeitszufuhr notwendig ist (z. B. über Portsystem oder zentralvenösen Katheter) als kontinuierliche Gabe
- *Rückenmarknahe und intraventrikuläre Opioidgabe:* z. B. über peridurale, spinale oder intraventrikuläre Kathetertechniken; Langzeitbehandlung nur über implantierte Pumpensysteme
Intraventrikuläre Opioidgabe: in Ausnahmefällen.

Destruktive Verfahren

Invasive destruktive Verfahren zur Schmerztherapie sind bei Tumorschmerzen selten indiziert. Die Indikation, die zum Teil abhängig von der Prognose der Erkrankung ist, muss sorgfältig abgewogen werden. Beispiel:

- Neurolyse des Plexus coeliacus bei viszeralen Oberbauchschmerzen (bei Tumoren oder Metastasen in folgenden Organen: Pankreas, Magen, Leber, Colon ascendens oder Colon transversum, Nieren, Gallenwegen und distalem Ösophagus oder bei Lymphomen des Oberbauches).

Destruktive neurochirurgische Verfahren

Der Stellenwert destruktiver neurochirurgischer Verfahren in der Therapie chronischer tumorbedingter Schmerzen ist gering. Beispiele:

- selektive hintere Rhizotomie (z. B. bei therapieresistenten Schmerzen im Arm, Schädigung des Arm-Plexus nach Ablatio mammae, Pancoast-Tumor)
- Chordotomie (nur bei Patienten mit einseitigen Körperschmerzen; strenge Indikationsstellung!).

Strahlentherapie, chirurgische Therapie

Die palliative Strahlentherapie hat in der Tumorschmerztherapie einen hohen Stellenwert. Wichtig ist die frühzeitige interdisziplinäre Absprache. Behandlungsziele sind z. B. Schmerzlinderung, Verhinderung drohender Frakturen, Funktionsverbesserung und Mobilitätsgewinn. Eine Alternative stellt die Radionuklidtherapie bei generalisierter ossärer Metastasierung zur Schmerztherapie dar, wenn diese Therapie zu einem frühen Zeitpunkt durchgeführt wird.

Chirurgische Therapiemöglichkeiten

Die operative Behandlung von Knochenmetastasen stellt einen palliativen Behandlungsansatz dar. Eine operative Therapie hat das Ziel, die Stabilität und Belastbarkeit zu sichern und dadurch die Mobilität des Patienten zu verbessern oder zu erhalten bzw. die Pflege zu erleichtern.

Schmerztherapie in der Finalphase

In der Terminal- und Finalphase kann die Schmerzintensität großen Änderungen unterworfen sein, da mit zunehmendem Tumorwachstum und Begleitsymptomen die Schmerzen stärker werden, mit Reduktion von Organfunktionen und nachlassendem Allgemeinzustand der Analgetikabedarf aber auch abnehmen kann. Engmaschige Kontrollen und Anpassungen der Medikation an den Bedarf sind daher bis zuletzt erforderlich. Während die analgetische Therapie auch in der letzten Lebensphase fortgesetzt werden sollte, können andere Medikamente oft abgesetzt werden.

Die *Terminalphase* beschreibt den Zeitpunkt von einigen Wochen, manchmal Monaten vor dem Tod, in denen die Aktivität des Patienten durch die Erkrankung zunehmend eingeschränkt ist. In der Terminalphase von Tumorpatienten ist Schmerz eines der häufigsten Probleme. Gerade in dieser Phase des Lebens ist es das Ziel der Palliative Care, durch eine vorausschauende und kompetente Schmerztherapie und Symptomkontrolle die Lebensqualität schwerstkranker und sterbender Patienten zu verbessern, d. h. der verbleibenden Zeit mehr Leben zu geben und nicht dem verbleibenden Leben Zeit hinzuzufügen. Die Änderung der Schmerzintensität in der letzten Lebensphase macht häufig eine Anpassung der Schmerztherapie erforderlich. Ursachen für neu auftretende oder zunehmende Schmerzen in der Terminalphase können Tumorprogression, metabolische Veränderungen, Liegeschmerzen durch zunehmende Schwäche, erschwerte Medikamenteneinnahme, aber auch Angst vor dem Sterben und dem nahenden Tod sowie vor dem Verlust von körperlicher und geistiger Kontrolle sein. Grundvoraussetzung für eine erfolgreiche Schmerztherapie ist deshalb neben einer sorgfältigen Untersuchung und Diagnosestellung des vorliegenden Pathomechanismus, anhand einer genauen Beobachtung des Patienten weitere die Schmerzen beeinflussende Faktoren psychosozialer, spiritueller und kultureller Art zu erkennen. Die Schmerztherapie erfolgt bei den meisten Patienten nach den Grundsätzen der WHO.

Die *Finalphase* umschreibt die Sterbephase und bezieht sich auf die letzten 72 Stunden des Lebens. Sie ist bei Patienten mit fortgeschrittener Tumorerkrankung oft durch eine hohe Schmerzdynamik gekennzeichnet, die auch zu diesem Zeitpunkt eine individuelle Opioiddosierung erfordert. Bei 48% der auf unserer Bonner Palliativstation behandelten Patienten, die starke Opioide über einen längeren Zeitraum erhielten, wurde die Dosierung in den letzten Tagen des Lebens unverändert fortgeführt. Bei 28% musste die Opioiddosierung erhöht werden, bei 24% war hingegen eine Dosisreduktion erforderlich, um eine der Schmerzintensität angepasste Schmerztherapie zu erreichen (Nauck, 2004). Aufgrund der Reduzierung des Allgemeinzustands des Patienten, häufig einhergehend mit zunehmender Somnolenz und der Schwierigkeit, Medikamente oral aufzunehmen, muss bei Bedarf der Applikationsweg der Analgetika in der Sterbephase geändert werden. Die Umstellung auf eine subkutane Applikation der starken Opioide (Umrechnungsfaktor bei Morphin oral zu subkutan = 2 : 1) über eine «Butterfly-Kanüle» stellt hier eine gute und auch im ambulanten Bereich einfach durchzuführende Maßnahme dar.

In der letzten Phase des Lebens ist Schmerz aber nur eines von zahlreichen belastenden Symptomen bei Kindern und bei Erwachsenen. Weitere belastende Symptome sind Appetitlosigkeit, Müdigkeit/Fatigue, Erbrechen, Dyspnoe und Obstipation.

Zu einer kompetenten Symptomkontrolle in der Finalphase gehören die aufmerksame Beobachtung des Patienten und die Behandlung möglicher weiterer Symptome wie Angst, Unruhe, Halluzinationen, Durst, Mundtrockenheit, die extrem beängstigende Dyspnoe oder das terminale Rasseln («Death Rattle»). Die unzureichende Behandlung von Schmerzen oder anderen Symptomen macht oft eine Auseinandersetzung mit der Erkrankung unmöglich. Neben der Symptombehandlung sind Offenheit und Ehrlichkeit gegenüber dem Patienten und seiner Familie wesentliche Grundpfeiler für eine vertrauensvolle Beziehung (s. Kap. 9.2).

Zusammenfassung unter ethischen Aspekten

Zur Versorgung von Patienten im Endstadium einer zum Tode führenden Krankheit mit starken chronischen Schmerzen hat der Weltärztebund im Jahre 1990 erklärt:

> Es obliegt dem Arzt und allen, die um den sterbenden Patienten bemüht sind, sich der Dynamik von Schmerzen bewusst zu sein und die klinische Pharmakologie von Analgetika sowie die Bedürfnisse des Patienten, seiner Angehörigen und Freunde zu kennen [...]. Dabei ist der Schmerz nur ein Aspekt des Leidens. Die Auswirkungen des Schmerzzustands auf das Leben des Patienten können jedoch von erträglichem Unbehagen bis hin zu einem Gefühl der vernichtenden und erschöpfenden Niederlage reichen.

Schmerz gilt als duales subjektives Phänomen, das heißt die subjektive Wahrnehmung des Schmerzes und die Reaktion des Menschen auf diese Wahrnehmung. So lässt sich z. B. erklären, dass zuweilen eine zufrieden stellende Schmerzreduktion nicht durch eine Erhöhung der analgetischen Dosis, sondern durch andere begleitende Maßnahmen oder eine Veränderung der psychosozialen Situation eines Patienten erzielt wird.

Für die medikamentöse Behandlung von Tumorschmerzen gilt: Voraussetzung für den optimalen Einsatz von Opioiden ist die Auswahl der richtigen Substanz, des richtigen Applikationsweges, einer individuellen Dosistitration sowie die Prophylaxe und Behandlung von Nebenwirkungen. In der Tumorschmerztherapie hat sich gezeigt, dass eine medikamentöse Behandlung von Schmerzen auch über Jahre ohne schwere Nebenwirkungen oder Folgeschäden erfolgreich durchgeführt werden kann, wenn die Indikationen und Kontraindikationen von Medikamenten sowie die spezifischen patientenbezogenen Risiken beachtet werden.

Die ethisch gebotene Aufgabe der Behandelnden und Betreuenden umfasst daher eine intensive Auseinandersetzung damit, was Schmerz für das Sein des Menschen bedeutet und welche Pflichten sich dadurch für sie als Mit-Menschen und für die Erfüllung ihrer professionellen Rolle ergeben. Das bedeutet auch, dass kompetente und empathische Zuwendung (gemeint ist nicht nur eine «gefühlige», sondern eine von Wissen geprägte Zuwendung) jedem leidenden Menschen entgegengebracht werden muss, und zwar unabhängig davon, welche Gründe und Umstände zu seiner Erkrankung geführt haben.

Schmerzbehandlung ist multidimensional. Unabdingbar für die Haltung der Behandelnden, Pflegenden, Betreuenden und Begleitenden ist das Verinnerlichen der eingangs schon einmal zitierten Grundsätze, die die Pflegeforscherin McCaffery formuliert hat:

> Schmerz ist das, was die Person beschreibt, die ihn erlebt, und er existiert immer dann, wenn sie es sagt [...]. Die Glaubwürdigkeit des Patienten steht nicht zur Diskussion [...]. Schmerz ist, was immer der Betroffene als Schmerz erfährt und beschreibt, wann immer er es erlebt und durch verbales und nonverbales Verhalten ausdrückt.
>
> *(McCaffery, 1997)*

In den 60er Jahren des 20. Jahrhunderts hat Dame Cicely Saunders (Saunders, 1964) den Begriff «Total Pain» geprägt. Er umfasst den physischen, psychischen, sozialen und spirituell/religiösen Schmerz eines Menschen und damit die Dimensionen der stets umfassenden Behandlung, Pflege und Begleitung, die die Eckpfeiler der Palliative Care sind. Nach Dame Cicely Saunders ist unsere Antwort auf den Schmerz Schwerkranker, Sterbender und deren Angehöriger ein Indikator für unseren Respekt vor der Würde des Menschen – und damit letztlich vor unserer eigenen.

Auch wenn Schmerz und Leid zum Leben gehören und eine Dimension des Menschlichen ausmachen, so drückt sich in der Haltung zu Schmerz und zur Schmerzbekämpfung letztlich eine Aussage darüber aus, welches Menschenbild wir haben. So wurde fast 100 Jahre lang das bereits bekannte Lachgas nicht zur Erleichterung des Geburtsschmerzes eingesetzt, weil dies der Auffassung vieler entgegenstand, es entspräche dem Wesen der Frau, diesen tatsächlich auch erleiden zu müssen. Begründet wurde dies mit dem «Sündenfall». Auch Schmerz und Alter, Schmerz und Krankheit oder Operation schienen untrennbar zueinander zu gehören. Schmerz von Kindern wurde weniger ernst genommen als der von Erwachsenen. Heute hingegen wird Schmerz als etwas betrachtet, das zur *Heilung* aufruft; einer Heilung insofern, als durch die Bekämpfung des Schmerzes der Mensch in die Lage versetzt wird, wieder Regisseur seines eigenen Lebens zu sein, wo zuvor nur «wehrloses Zurückgeworfensein auf den eigenen Körper» empfunden wurde. Gerade Patienten mit starken und stärksten chronischen Schmerzen empfinden dies als Autonomieverlust und sich selbst als Spielball ihrer Physis, als Objekt der Vorgänge in ihnen und um sie herum (Illhardt, 1998). Wo eine solche *Heilung* zur Wiederherstellung der selbstbestimmten Lebensführung nicht möglich ist, ist bei schwerstkranken und sterbenden Patienten als bestmögliche Symptomkontrolle an die so genannte terminale Sedierung zu denken (s. Kap. 10.6). In einer Untersuchung von Müller-Busch aus dem Jahre 2004 wird deutlich darauf hingewiesen, dass es sich hierbei um eine zeitbegrenzte Maßnahme zur Symptomkontrolle handelt, die regelmäßig überdacht und evaluiert werden muss, aber auch bis zum Tode eines Patienten andauern kann. Sie ist nicht gedacht als «terminierende Sedierung», und das Wesen dieser Symptomkontrolle ist nicht gleichzusetzen mit einer Art versteckter aktiver Sterbehilfe, wenngleich sie hierzu nachweislich missbraucht wird (s. Kap. 10.5 und 10.6).

Pflegende in der Palliative Care sollten die Grundregeln der Schmerztherapie so gut kennen, dass sie den Aufgaben einer kompetenten Patientenbeobachtung und -information im klinischen Alltag jederzeit gewachsen sind. Die Kommunikation mit Patienten und Angehörigen sollte von einer wertschätzenden, empathischen Haltung geprägt sein. Patienten eine gute Schmerzbehandlung zu versagen, indem man sich z. B. nicht aufgerufen fühlt, die eigene Kompetenz regelmäßig dem aktuellen Stand des Wissens anzugleichen, ist unethisch und unverantwortlich.

Abschließende Fragen zur Reflexion

- Wie gestaltet sich für Sie persönlich und für Ihr Team die Praxis, sich regelmäßig in der umfassenden (und nicht nur medikamentösen) Betreuung von Patienten, die unter starken Schmerzen leiden, fortzubilden?
- Können Sie in Ihrer Institution auf bewährte, validierte Konzepte in der umfassenden Betreuung von Patienten mit chronischen Schmerzen zurückgreifen?
- Wie gestaltet sich bei Ihnen die interprofessionelle und organisationsübergreifende Zusammenarbeit in der Therapie chronischer Schmerzen?
- Wie gehen Sie mit Patienten um, bei denen die erhoffte Schmerzfreiheit ausbleibt? Was macht das mit Ihnen persönlich?
- Woran machen Sie den «Erfolg» einer Schmerztherapie fest?
- Wie gehen Sie mit Patienten um, die an einem ausgeprägten Total-Pain-Phänomen leiden? Können Sie in Ihrer Institution auf professionelle, psychosoziale Ressourcen zurückgreifen?

Verwendete Literatur

Büttner, W.; Finke, W.: Analysis of behavioural and physiological parameters for the assessment of postoperative analgesic demand in newborns, infants and young children: a comprehensive report on seven consecutive studies. Paediatr. Anaesth., 10 (2000): 303–318.

Cherny, N. I.; Thaler, H. T.; Friedlander-Klar, H.; Lapin, J.; Foley, K. M.; Houde, R.; Portenoy, R. K.: Opioid responsiveness of cancer pain syndromes caused by neuropathic or nociceptive mechanisms: a combined analysis of controlled, single-dose studies. Neurology, 44 (1994) 5: 857–861.

Denecke, H.; Hünseler, C.: Messen und Erfassen von Schmerz. In: Zernikow, B. (Hrsg.): Schmerztherapie bei Kindern. Springer, Berlin/Heidelberg/New York 2005: 46–67, 3. A.

De Stoutz, N. D.; Bruera, E.; Suarez-Almazor, M.: Opioid rotation for toxicity reduction in terminal cancer patients. J. Pain Symptom Manage., 10 (1995) 5: 378.

Edwards, J. E.; McQuay, H. J.: Dipyrone and agranulocytosis: what is the risk? Lancet, 360 (2002): 1438.

Fainsinger, R. L.; Bruera, E.: Is this opioid analgesic tolerance? J. Pain Symptom Manage., 10 (1995): 573.

Hanks, G. W.; Conno, F.; Cherny, N.; Hanna, M.; Kalso, E.; McQuay, H. J.; Mercadante, S.; Meynadier, J.; Poulain, P.; Ripamonti, C.; Radbruch, L.; Casas, J. R.; Sawe, J.; Twycross, R. G.; Ventafridda, V.: Morphine and alternative opioids in cancer pain: the EAPC recommendations. Br. J. Cancer, 84 (2001): 587.

Hicks, C. L.; von Baeyer, C. L.; Spafford, P. A.; van Korlaar, I.; Goodenough, B.: The Faces Pain Scale-Revised: toward a common metric in pediatric pain measurement. Pain, 93 (2001): 173–183.

Illhardt, F. J.: Ethische Aspekte der Schmerztherapie. Schmerz, 12 (1998): 12–18.

International Narcotics Control Board. Consumption of principal narcotic drugs. Narcotic Drugs. Estimated world requirements for 2005, statistics for 2003. United Nations, New York 2005: 159.

Klaschik, E.; Nauck, F.; Ostgathe, C.: Constipation – Modern Laxative Therapy. Supportive Care in Cancer, 11 (2003): 679–685.

McCaffery, M.; Beebe, A.; Latham, J.: Schmerz. Ein Handbuch für die Pflegepraxis. Ullstein-Mosby, Berlin/Wiesbaden 1997.

McGrath; Beyer, C.; Cleeland, C.; Eland, J.; McGrath, P. A.; Portenoy, R.: Report of the concensus conference on the management of pain in childhood cancer. Report of the subcommittee on assessment and methodologic issues in the management of pain in childhood cancer. Pediatrics (Suppl 2) (1990) 5: 814–817.

Mercadante, S.; Radbruch, L.; Caraceni, A.; Cherny, N.; Kaasa, S.; Nauck, F.; Ripamonti, C.; De Conno, F.: Episodic (breakthrough) pain: consensus conference of an expert working group of the European Association for Palliative Care. Cancer, 94 (2002): 832.

Müller-Busch. H. C.: Sterbende sedieren? Z. Palliativmed., 5 (2004): 107–112.

Nauck, F.; Ostgathe, C.; Dickerson, E. D.: A German model for methadone conversion. Am. J. Hosp. Palliat. Care, 18 (2001): 200–202.

Nauck, F.; Klaschik, E.: Schmerztherapie – Kompendium für Ausbildung und Praxis. Wissenschaftliche Verlagsgesellschaft, Stuttgart 2002, 1. A.

Nauck, F.: Schmerztherapie in der Finalphase. In: Hankemeier, U. B.; Krizanits, F. H.; Schüle-Hein, K. (Hrsg.): Tumorschmerztherapie. Springer, Berlin/Heidelberg 2004: 389–395; 3., vollständig aktualisierte und erweiterte A.

Radbruch, L.: Buprenorphine TDS: use in daily practice, benefits for patients. Int. J. Clin. Pract., Suppl. 19, 2003.

Ripamonti, C.; Groff, L.; Brunelli, C.; Polastri, D.; Stavrakis, A.; De Conno, F.: Switching from morphine to oral methadone in treating cancer pain: what is the equianalgesic dose ratio? J. Clin. Oncol., 16 (1998): 3216.

Saunders, C.: Care of patients suffering from terminal illness at St. Joseph's Hospice. Hackney, London. Nursing Mirror, 14 February (1964): vii–x.

Tsao, J. C.; Zeltzer, L. K.: Complementary and Alternative Medicine Approaches for Pediatric Pain: A Review of the State-of-the-science. Evid. Based Complement Alternat. Med., 2 (2005): 149–159.

Weltärztebund: Erklärung des Weltärztebundes zur Versorgung von Patienten im Endstadium einer zum Tode führenden Krankheit mit starken chronischen Schmerzen; verabschiedet von der 42. Versammlung des Weltärztebundes, Rancho Mirage, USA, Oktober 1990.

WHO – World Health Organization: Cancer pain relief. WHO, Geneva 1986.

WHO – World Health Organization: Cancer pain relief and palliative care in children, World Health Organization, Geneva 1998.

WHO – World Health Organization: Cancer pain relief: with a guide to opioid availability (2nd edn.). WHO, Geneva 1996.

Zernikow, B.; Friedrichsdorf, S.; Wamsler, C.; Michel, E.: Schmerztherapie und palliative Versorgung krebskranker Kinder. Vestische Kinderklinik, Datteln 2002.

Weiterführende Literatur

Aulbert, E.; Nauck, F.; Radbruch, L. (Hrsg.): Lehrbuch der Palliativmedizin. Schattauer, Stuttgart/New York (2. überarbeitete und ergänzte Auflage in Vorbereitung; Erscheinungsjahr 2006).

Bausewein, C.; Roller, S.; Voltz, R. (Hrsg.): Leitfaden Palliativmedizin. Urban & Fischer, München/Jena 2004, 2. A.

Bonica, J. J.: Cancer Pain. In: Bonica, L. L. (ed.): Management of pain. Lea & Febiger, Philadelphia 1990.

Cassell, E. J.: Pain and Suffering. In: Reich, W. T. (ed.): Encyclopaedia of Bioethics, vol. 4, Free Press, New York 1995: 1897–1904.

Cherny, N.; Ripamonti, C.; Pereira, J.; Davis, C.; Fallon, M.; McQuay, H.; Mercadante, S.; Pasternak, G.; Ventafridda, V.: Strategies to manage the adverse effects of oral morphine: an evidence-based report. J. Clin. Oncol., 19 (2001): 2542.

Cignacco, E.; Stoffel, L.; Raio, L.; Schneider, H.; Nelle, M. (Hrsg): Empfehlungen zur Palliativpflege sterbender Neugeborener. Z. Geburtsh. Neonatol., 208 (2004): 155–160.

Doyle, D.; Hanks, G. W. C.; Cherny, N.; Sir Calman, K. (eds.): Oxford Textbook of Palliative Medicine (3rd edn.). Oxford University Press, Oxford/New York/Tokyo, 2003.

Husebø, S.; Klaschik, E.: Palliativmedizin. Schmerztherapie, Ethik und Kommunikation. Springer, Berlin/Heidelberg/New York 2006, 4. überarb. A.

Kern, M.: Palliativpflege – Richtlinien und Pflegestandards. Pallia Med, Bonn 2006., 2. A.

Klaschik, E.: Medikamentöse Schmerztherapie bei Tumorpatienten. Ein Leitfaden. Pallia Med, Bonn 2005.

Klaschik, E.; Nauck, F.: Tumorschmerztherapie. In: Bausewein, C.; Roller, S.; Voltz, R. (Hrsg): Leitfaden Palliativmedizin. Urban & Fischer, München/Jena 2004: 281–326, 2. überarbeitete und erweiterte A.

Nauck, F.: Tumorschmerz. In: Gralow, I.; Hustedt, I. W.; Bothe, H. W.; Evers, S.; Hürter, A.; Schilgen, M. (Hrsg.): Schmerztherapie interdisziplinär. Pathophysiologie – Diagnostik – Therapie. Schattauer, Stuttgart/New York 2002: 372–387.

Nauck, F.: Symptomkontrolle in der Finalphase. Schmerz, 15 (2001): 362.

Müller-Mundt, G.: Chronischer Schmerz. Herausforderungen für die Versorgungsgestaltung und Patientenedukation. Huber, Bern 2005.

Radbruch, L.; Nauck, F.: Morphine and alternative opioids in cancer pain: the EAPC recommendations. Schmerz, 16 (2000): 186.

Twycross, R.: Pain Relieve in Advanced Cancer. Churchill-Livingstone, Edinburgh 1994.

Wall P, Melzack R (eds.): Textbook of pain. 4. Edition, Churchill-Livingstone, Edinburgh 1999.

WHO – World Health Organization: Cancer pain relief and palliative care – report of a WHO expert committee, WHO, Geneva 1990.

Zenz, M.; Jurna, I. (Hrsg.): Lehrbuch der Schmerztherapie. Wissenschaftliche Verlagsgesellschaft, Stuttgart 2001.

Zenz, M.; Donner, B.: Schmerzen bei Tumorerkrankungen. Interdisziplinäre Diagnostik und Therapie. Wissenschaftliche Verlagsgesellschaft, Stuttgart 2002.

Zernikow, B.; Grießinger, N.; Fengler, R.: Praktische Schmerztherapie in der Kinderonkologie. Empfehlungen der Qualitätssicherungsgruppe der Gesellschaft für Pädiatrische Onkologie und Hämatologie (GPOH). Monatsschr. Kinderheilk. 147 (1999): 438–456.

Zernikow, B.: Schmerztherapie bei Kindern. Springer, Berlin/Heidelberg/New York 2001.

5.6
Schmerztherapie in der Geriatrie

Roland Kunz

«Pain, discomfort and suffering must not be equated with the processus of normal ageing.» – «Schmerzen, Beschwerden und Leiden dürfen nicht als normale Alterserscheinungen betrachtet werden.»
(Harkins, 1990)

Abstract

Chronische Schmerzen schränken die Lebensqualität vieler älterer Menschen ein, unabhängig von der zu Grunde liegenden Diagnose. Die Schmerzerfassung und -therapie erfordern spezifische und qualifizierte Kenntnisse sowie Erfahrung im Umgang mit multimorbiden Patienten, die oft wenig über ihre Symptome kommunizieren. Die Therapie und Begleitung muss mehrdimensional erfolgen und psychische, soziale wie auch kulturelle und spirituelle Aspekte mitberücksichtigen. Auch im höheren Alter kann eine Therapie chronischer Schmerzen mit Opiaten angemessen sein, oft ist sie mit weniger Risiken verbunden als eine Behandlung mit NSAR.

Studienziele

Nach Abschluss dieses Kapitels wird die bzw. der Lernende in der Lage sein:

- die Entstehung und Bedeutung chronischer Schmerzen in der Geriatrie zu verstehen.
- mit einer rechtzeitigen und adäquaten Erfassung dem komplexen Phänomen des Total Pain gerecht zu werden.
- den Zusammenhang anderer Störungen und Belastungen mit Schmerzen zu überprüfen.
- angepasste medikamentöse und ergänzende Therapiekonzepte zu etablieren.

Schlüsselwörter

Chronischer Schmerz, Total Pain, Schmerzfolgen, Unterversorgung, Schmerzassessment, Schmerztherapie

Einleitung – Ein wenig beachtetes und komplexes Gebiet

Mit zunehmendem Alter steigt die Häufigkeit chronischer Schmerzen, und für viele ältere Menschen wird der Schmerz zum täglichen Begleiter. Trotzdem wird der Behandlung dieses Problems, das die Lebensqualität, aber auch die Selbstständigkeit dieser Bevölkerungsgruppe sehr stark beeinträchtigt, noch viel zu wenig Beachtung geschenkt. Nur 1 % der wissenschaftlichen Arbeiten, die sich mit dem Thema Schmerz befassen, ist dem Schmerzmanagement beim geriatrischen Patienten gewidmet. Die Erfassung, Analyse und Behandlung der Schmerzen ist beim alten Patienten erschwert, da die Schmerzen oft multilokulär sind, d. h. in verschiedenen Körperregionen gleichzeitig vorkommen und ganz unterschiedliche Ursachen haben. Nozizeptive und neuropathische Schmerzbilder können sich überlagern und sind oft nicht klar zu trennen. Diese Tatsache macht ihre Erfassung und Analyse sehr anspruchsvoll, die wechselnden Schmerzschilderungen durch den Patienten können irritieren und leicht zu Fehlinterpretationen führen. Die Therapie wird erschwert durch Begleiterkrankungen, die eine sorgfältige Auswahl der geeigneten Analgetika erfordern, oft wird die gebotene Therapie aber auch durch praktische Probleme wie Schluckstörungen, eingeschränkte Compliance oder Nebenwirkungen erschwert.

Prävalenz chronischer Schmerz im Alter

Über tägliche Schmerzen berichtet eine hohe Zahl von älteren Menschen, die zu Hause leben und ambulante Pflegeangebote in Anspruch nehmen: 39 % der 62- bis 74-Jährigen, 49 % der 75- bis 84-Jährigen und 41 % der über 85-Jährigen leiden täglich unter Schmerzen (Landi, 2001). Die abnehmende Zahl im hohen Alter dürfte mit der Abnahme der Mobilität zusammenhängen. Insgesamt 25 % nehmen gemäß dieser Untersuchung ein Schmerzmittel der WHO-Stufe I ein, 6 % eines der Stufe II und 3 % eines der Stufe III. Je älter die Patienten sind, desto seltener erhalten sie ein Analgetikum: 33 % der Altersgruppe 65–74 Jahre, aber nur 21 % der über 85-Jährigen werden mit einem Schmerzmittel versorgt. Mit zunehmendem Grad kognitiver Einschränkungen steigt die Unter- bzw. Nichtversorgung täglicher Schmerzen. In Pflegeheimen ist die Zahl der Patienten, welche von täglichen Schmerzen betroffen sind, noch deutlich höher. In verschiedenen Untersuchungen wurde gezeigt, dass zwischen 45 und 80 % der Bewohner an täglichen Schmerzen leiden (Ferrell, 1991). Mit zunehmender Nähe zum Tod steigt die Schmerzhäufigkeit weiter an.

Ursachen chronischer Schmerzen im Alter

Im Vordergrund stehen im Alter Schmerzen des Bewegungsapparates. Degenerative Veränderungen der Gelenke und der Wirbelsäule sind die häufigsten Schmerzursachen, gefolgt von muskulären Schmerzen und Frakturfolgen. Der Patient sucht diese Schmerzen durch Vermeidung von Belastung und Bewegung zu verhindern, wodurch er in seiner Selbstständigkeit und den ADL-Funktionen zusätzlich eingeschränkt wird. Die zweithäufigste Ursache sind neuropathische Schmerzprobleme. Postzoster-Neuralgien, zentrale Schmerzprobleme nach zerebrovaskulären Läsionen, Phantomschmerzen und Polyneuropathien verschiedenster Ätiologie stellen oft hartnäckige Herausforderungen an die Therapie dar. Die Bedeutung von Neuralgien wird oft unterschätzt, da dieser plötzliche, elektrisierende Schmerz meistens nur Sekunden bis Minuten dauert. Die Angst vor dem jederzeit wieder einschießenden Schmerz kann jedoch zum steten Begleiter werden und die Lebensqualität dauernd massiv einschränken.

Als weitere Schmerzformen sind bei geriatrischen Patienten Krebsschmerzen und ischämische Schmerzen zu beachten. Sehr oft leiden ältere Menschen aber an mehreren Krankheiten gleichzeitig, die zu einer Überlagerung der Schmerzursachen und damit auch zu einem wechselnden Schmerzbild mit wandernder Lokalisation und unterschiedlichem Charakter führen. Es besteht die Gefahr, dass dies die Glaubwürdigkeit der Schmerzäußerungen schmälert und entsprechend zu einer Unterversorgung der belastenden Schmerzsituation führt. Wenn der Patient bei jedem Kontakt andere Schmerzen angibt, werden diese nicht mit gleicher Sorgfalt beachtet wie ein gleichförmiger, täglich wiederkehrender Schmerz.

Total Pain

Die Tatsache, dass jeder Schmerz eine subjektive Wahrnehmung, ein unterschiedlich erlebtes Gefühl ist, das aus verschiedenen Dimensionen oder Ebenen besteht, die sich summieren und gegenseitig beeinflussen im Sinne des «totalen Schmerzes», gewinnt im Alter noch an Bedeutung (s. Kap. 7.3). Jeder Schmerz wird in seiner Verarbeitung, seinem subjektiven Erleben und seiner individuellen Bedeutung beeinflusst und verstärkt durch Umstände und Einflüsse, die als nichtsomatische Schmerzanteile eine gewichtige Rolle spielen und nachfolgend beschrieben werden.

Sozialer Schmerz

Der alte Mensch ist mit sehr vielen Verlusterlebnissen konfrontiert. Vielleicht hat er seinen Partner verloren, Freunde sind verstorben, er musste aus der Wohnung ausziehen, in welcher er den wichtigsten Teil seines Lebens verbracht hat. Beim Einzug in ein Heim muss er sich oft von geliebten Haustieren trennen, Möbelstücke zurücklassen, die ihm sehr viel bedeutet haben, soziale Kontakte abbrechen lassen oder sogar in eine andere Ortschaft wechseln. Alters- und Pflegeheime sind keine prestigeträchtigen Wohnorte, der Umzug ins Heim kann entsprechend schmerzhaft sein. Sozialer Status und Statussymbole spielen im Heim eine untergeordnete Rolle, man sitzt plötzlich im Einheitsrollstuhl, statt im Mercedes. Erfolgreiches Altern heißt im heutigen gesellschaftlichen Verständnis Selbstständigkeit, Unabhängigkeit und Leistungsfähigkeit bis ins hohe Alter bewahren. Die Anti-Aging-Bewegung macht dies deutlich. Die Bewohner von Pflegeinstitutionen fühlen sich entsprechend in der schmerzhaften Rolle der «Versager». In den Medien wird vor allem über die Überalterung gesprochen, über die finanzielle Last, welche die Gesellschaft zu tragen habe. Als alter Mensch auf fremde Hilfe angewiesen zu sein löst ein schlechtes Gewissen aus, hinzu kommt die Verbitterung, dass man das Ersparte in kurzer Zeit für Pflegeaufwendungen aufbrauchen muss. Wenn ein Partner im Heim lebt, können die entstehenden Kosten die Zukunft des anderen Ehepartners gefährden.

Psychischer Schmerz

Der Verlust von körperlicher Integrität, von früherer Schönheit tut weh und ist für viele alte Menschen schwer zu ertragen. Ängste vor der weiteren Krankheitsentwicklung, vor dem Verlust körperlicher und kognitiver Fähigkeiten und der Autonomie, vor Inkontinenz und entstellenden Körperveränderungen beeinflussen das Schmerzerleben nachhaltig. Die Angst, dass die Schmerzen einmal nicht mehr behandelbar sind, dass man vielleicht am Ende ersticken muss, dass man ohne die Möglichkeit der Einflussnahme an Schläuchen und Infusionen hängt, spielt für viele kranke, alte Menschen eine zentrale Rolle in ihrem seelischen Befinden. Depressionen treten bei geriatrischen Patienten gehäuft auf, sie beeinflussen ungünstig die Schmerzwahrnehmung und sind oft Folge der chronischen Schmerzen selbst, aber auch der persönlichen sozialen, psychischen und spirituellen Begleitumstände.

Spiritueller Schmerz

Die Diagnose einer chronischen, unheilbaren Krankheit führt praktisch alle Menschen dazu, eine Bilanz des eigenen Lebens zu ziehen. Die Frage des «Warum?» taucht auf: Warum trifft diese Krankheit ausgerechnet mich, ich bin doch vorher schon vom Leben nicht verwöhnt worden? Warum werde ich bestraft, obwohl ich mich immer bemüht habe, ein rechtschaffenes Leben zu führen? Die eigene religiöse Erziehung und Haltung kann zur Suche nach eigener Schuld führen, die Krankheit wird als Strafe Gottes erlebt, was den Schmerz umso schwerer macht. Umgekehrt werden Schmerzen oft still erduldet, weil sie als gerechte Strafe für eigenes Fehlverhalten erlebt werden. Die Bilanz des eigenen Lebens lässt vielleicht auch schmerzhaft erkennen, dass man auf falsche Ziele gesetzt hat, dass man vieles verpasst hat und nicht mehr nachholen kann.

Wenn wir einen Schmerz mit unseren Erfassungsinstrumenten zu quantifizieren suchen, so messen wir immer den totalen Schmerz des Patienten. Kein Mensch kann sein subjektives Schmerzerleben unterteilen in die verschiedenen Dimensionen. Oft sind die nichtsomatischen Schmerzanteile aber auch in der Alltagsumgebung, vielleicht sogar bei uns zu suchen (s. Kasuistik)!

Kasuistik: Das Beispiel in **Abbildung 5.6-1** zeigt die Schmerzerfassung bei einem Pflegeheimbewohner am Morgen nach dem Frühstück. Er klagt über sehr starke Schmerzen, was sich in der Messung mit der VAS niederschlägt. Könnten wir seinen aktuellen Schmerz unterteilen in die verschiedenen Teilebenen, so würden wir erkennen, dass sein körperlicher Schmerz nur mäßig ist, dass er aber verstärkt wird durch verschiedene momentane Umstände:

Ärger:
- über den Zimmernachbarn, der durch sein Schnarchen einen erholsamen Schlaf verunmöglicht hat.
- über den ersten Kontakt mit den Pflegenden am Morgen. Ohne Anklopfen ging plötzlich die Zimmertür auf, und das Gesicht derjenigen Pflegenden wurde sichtbar, die man am wenigsten schätzt.

Angst:
- Die schlaflose Nacht ließ Raum für Ängste, z. B.: Wie halte ich es aus, weiterhin mit diesem Zimmernachbarn zusammenzuleben, und wie wirkt sich das auf meinen Krankheitsverlauf aus?
- Wird man Verständnis zeigen, wenn ich mich über den Nachbarn beklage?
- Wie schmerzhaft wird der Verbandwechsel heute wohl sein?

Details:
- Die Milch zum Kaffee hatte wieder eine Haut, was ich nicht ausstehen kann!
- Das Brot wurde schon mit Butter bestrichen, obwohl ich das gerne selber mache.
- Das Kissen liegt zu weit unten am Rücken und stützt nicht beim Essen im Bett.

Dieses Beispiel zeigt deutlich, dass wir bei der Schmerzanalyse nicht nur in der Biografie des Patienten, sondern auch in den Niederungen des Alltags suchen müssen und Behandlungsansätze finden können.

Folgen chronischer Schmerzen für den älteren Menschen

Als Folge chronischer Schmerzen treten beim älteren Menschen oft Störungen auf, welche auch sonst im Alter gehäuft beobachtet werden. Ihr Zusammenhang mit einem Schmerzproblem wird deshalb gerne übersehen, wodurch sie als eigenständige Störung behandelt werden, statt dass die Schmerztherapie optimiert wird. Häufige Folgen von Schmerzen werden nachstehend beschrieben.

Schlafstörungen

Wenn alte Menschen nachts wiederholt wach angetroffen werden, wird über die Verordnung von Schlafmitteln diskutiert. Zu selten wird nachgefragt, weshalb der Patient nicht schläft. Fragt man ihn nachts, weshalb er wach ist, wird wohl häufiger als erwartet ein Schmerz als Ursache angegeben, der den Patienten zum Beispiel bei jedem Sich-Drehen erwachen lässt. Polyneuropathien oder ischämische Schmerzen der unteren Extremitäten sind ebenfalls typische nächtliche Schlafhindernisse.

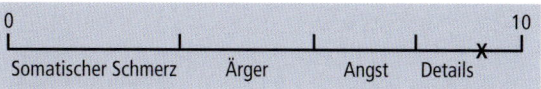

Abbildung 5.6-1: Beispiel des totalen Schmerzes (Total Pain) im Pflegealltag, dargestellt auf einer visuellen Analogskala (Quelle: Autor)

Depressionen

Chronische, unterbehandelte Schmerzen können zu Depressionen führen (s. Kap. 6.9). Einerseits ist es der ständige Schmerz selbst, andererseits sind weitere Folgen wie Immobilität und Gangstörungen, aber auch sozialer Rückzug und Isolation Gründe für die Entwicklung einer Depression. Der persistierende Schmerz lähmt die Lebensfreude, lässt jede Teilnahme an sozialen Aktivitäten zur großen Anstrengung werden, führt sogar zum Wunsch nach einem baldigen Lebensende. Umgekehrt wirkt die aus der Schmerzproblematik entstandene Depression wiederum verstärkend auf die Schmerzempfindung. Schmerztherapie und Depressionstherapie sind folglich in der Geriatrie als zwei eng verbundene Therapiekonzepte zu betrachten.

Gewichtsverlust

Wer unter ständigen Schmerzen leidet, verliert bald die Freude am Essen. Der Appetit und das Hungergefühl werden von den Schmerzen überdeckt, oft meiden Schmerzpatienten den Lärm und den sozialen Kontakt beim gemeinsamen Essen, sie bleiben in ihrem Zimmer, wodurch der Appetit weiter geschmälert wird. Alle Anstrengungen der Ernährungsberaterin werden scheitern, solange der zu Grunde liegende Schmerz nicht behandelt wird (s. Kap. 6.3).

Probleme und Gründe der Unterversorgung täglicher Schmerzen im Alter

Wie verschiedene Studien gezeigt haben (Landi, 2001; Ferrell, 1991), sind wir noch weit von einer adäquaten Behandlung der Schmerzen der älteren Menschen entfernt. Gründe dafür sind viele zu nennen:

- Was häufig ist, wird als normal hingenommen. Sowohl für den Betagten selbst wie für die Betreuer besteht die Gefahr, Schmerzen wegen ihrer Häufigkeit als normales Phänomen des Alters zu betrachten. Der alte Mensch glaubt, damit leben zu müssen und äußert sich entsprechend, wenn er nach seinem Befinden gefragt wird: «es geht», «es muss», «ich darf nicht klagen» sind häufig gehörte Antworten. Umgekehrt stehen die Betreuer in der Gefahr, auf häufige Klagen über Schmerzen banalisierend zu antworten wie: «Sie sind eben nicht mehr zwanzig!» Damit wird dem Patienten signalisiert, dass Schmerzen im Alter als normal zu betrachten sind.
- Kommunikationsstörungen verhindern oft eine zuverlässige Schmerzerfassung. Hörstörungen können dazu führen, dass die Frage nicht richtig verstanden wird, kognitive Einschränkungen verhindern eine richtige Einschätzung oder bewirken, dass der Patient nach wenigen Minuten nicht mehr weiß, dass er gerade unter starken Schmerzen gelitten hat.
- Angst vor Nebenwirkungen oder vor Abhängigkeit von den Medikamenten, vor Injektionen oder vor Operationen lässt die Patienten häufig Schmerzen verschweigen.
- Die eigene Biografie mit einer Erziehung, die gelehrt hat, dass man etwas aushalten muss, hindert vor allem ältere Männer, über ihre Schmerzen zu sprechen.
- Schmerz ist eine Metapher für gefährliche Krankheiten und den drohenden Tod. Das Verschweigen der Schmerzen entspricht einer Abwehr gegen diese Bedrohung.
- Eine veränderte Schmerzleitung und -wahrnehmung lässt Schmerzen im Alter oft weniger dramatisch erscheinen. Da die Schmerzleitung zunehmend über die langsameren C-Fasern und weniger über die Ad-Fasern erfolgt, werden Schmerzreize eher langsamer geleitet und vom Patienten dumpfer und weniger scharf erlebt und beschrieben.

Schmerzassessment beim alten Menschen

Wegen der oft verminderten Schmerzäußerung älterer Patienten kommt einer systematischen, angepassten Schmerzerfassung eine zentrale Bedeutung zu (s. Kap. 5.3 und 5.7). Der Patient erkennt, dass Schmerzen nicht einfach hingenommen werden müssen, dass er darüber reden darf und soll. Ein sorgfältiges Schmerzassessment hat sowohl beim ersten Patientenkontakt, z. B. beim Heimeintritt, wie auch bei jeder beobachteten Veränderung im Zustand zu erfolgen. Nach Einleitung medikamentöser und anderer schmerztherapeutischer Maßnahmen ist der Erfolg durch eine Evaluation zu überprüfen. In Anlehnung an das strukturierte Schmerzinterview für geriatrische Patienten (Basler, 2002) umfasst das Schmerzassessment die im folgenden Kasten wiedergegebenen Fragen.

Im Gespräch mit dem Patienten ist genau auf die Worte zu achten, welche er zur Beschreibung seiner Beschwerden verwendet. Vielleicht spricht er nicht direkt von Schmerzen, sondern verwendet Begriffe wie «Druck», «Empfindlichkeit», «Brennen» oder «Klemmen». Im weiteren Assessment ist es wichtig, den gleichen Begriff wieder zu verwenden und zu dokumentieren. Häufig geben alte Menschen eher undifferenzierte Antworten auf unsere Fragen, in diesem Falle sollte unbedingt nachgefragt und genau geklärt werden.

Zur Messung der Intensität (Stärke) des aktuell erlebten Schmerzes eignen sich auch beim älteren Menschen die gleichen Instrumente wie im übrigen Schmerzmanagement. Verbale Skalen (VRS), die visuelle Analogskala (VAS) und numerische Skalen (NRS) bewähren sich im Allgemeinen. Am besten verstanden werden verbale Skalen, die auch bei leichter kognitiver Einschränkung noch zuverlässige Ergebnisse liefern. Die Verwendung der VAS ist abhängig vom Bildungsstand und früheren Beruf, sie übersteigt manchmal das Vorstellungsvermögen eines alten Menschen. In senkrechter Anwendung wie ein Thermometer wird sie oft besser verstanden. Auf jeden Fall muss man sich bei jedem Patienten vergewissern, dass er das Modell verstanden hat und anwenden kann.

Jede Schmerzmessung muss eingeleitet werden mit der Erklärung, dass es um die Messung der Intensität der aktuellen und subjektiv erlebten Schmerzen geht. Ohne diese Klärung wird sonst durch den multimorbiden und multisymptomatischen Patienten unter Umständen sein gesamtes Befinden, d.h. wie gut oder wie schlecht er sich zurzeit fühlt, bemessen. Es kann durchaus sinnvoll sein, analog zur Schmerzmessung auch die Stärke anderer Symptome oder das allgemeine Befinden zu messen.

Ein gutes und sinnvolles Schmerzassessment während des ganzen Krankheitsverlaufs kann nur gewährleistet werden, wenn die Erfassung Teil der Patientendokumentation ist und von allen Pflegenden beachtet und regelmäßig ergänzt wird. Dadurch entsteht ein wichtiger Baustein einer interdisziplinären Kommu-

---

Fragen des Schmerzassessments

1. Erfassung momentaner Schmerzen:

- Haben Sie zurzeit Schmerzen?
- Wo haben Sie zurzeit Schmerzen? Zeigen Sie mir die Stelle mit dem Finger!
- Haben Sie noch an anderen Stellen Schmerzen? Zeigen Sie mir auch diese!

2. Erfassung von Schmerzen, die der Patient in den letzten Tagen verspürte:

- Hatten Sie in den letzten Tagen Schmerzen?
- Wie lange dauerten sie?
- Wo verspürten Sie die Schmerzen?
- Wie häufig traten die Schmerzen auf?

3. Schmerzstärke:

- Wie stark sind die Schmerzen jetzt (ggf. auf Schmerz-Skala von 0 bis 10 zeigen lassen)?
- Wie stark waren sie, als sie am stärksten waren?

4. Schmerzcharakter:

- Wie sind die Schmerzen? Stechend, brennend, bohrend, pochend usw.?
- Sind sie dauernd oder anfallsweise vorhanden?

5. Schmerzbeeinflussung:

- Was verstärkt Ihre Schmerzen? Bewegen, Sitzen, Stehen, Gehen, Essen usw.?
- Was lindert Ihre Schmerzen? Ruhe, Bewegen, Schonhaltung usw.?

6. Schmerzbehandlung:

- Was haben Sie bis heute gegen die Schmerzen unternommen? Abklärungen, Medikamente, andere Maßnahmen?

nikation und eines umfassenden Schmerztherapiekonzeptes.

Die Analysierung der Schmerzen eines geriatrischen Patienten gestaltet sich meistens sehr schwierig, da verschiedene Schmerzphänomene nebeneinander vorkommen und sich im Rahmen der bestehenden Multimorbidität überlagern können. Je differenzierter die Schmerzerfassung erfolgt ist und je ganzheitlicher die Analyse stattfindet, desto eher werden kombinierte kausale, symptomlindernde und ganzheitliche Therapiekonzepte möglich werden.

Vegetative Zeichen wie Schwitzen, Pulsbeschleunigung und Blutdruckerhöhung werden beim chronischen Schmerzpatienten vergeblich gesucht. Diese autonomen Begleitreaktionen sind ein guter Hinweis auf akute Schmerzen, erschöpfen sich aber beim chronischen Schmerz nach wenigen Tagen und sind nicht mehr nachweisbar. In Unkenntnis dieses Phänomens kann das Fehlen dieser objektivierbaren Zeichen zu dem falschen Schluss führen, die Schmerzen seien von untergeordneter Bedeutung.

Schmerztherapie für den geriatrischen Patienten

Das Therapiekonzept der Schmerzlinderung in der Geriatrie umfasst die beiden sich ergänzenden Strategien von medikamentösen und nichtmedikamentösen Interventionen. Im Allgemeinen gelten dieselben Grundsätze des Analgetikaeinsatzes wie bei anderen Patienten (s. Kap. 5.4 und 5.5). Es gilt jedoch, beim alten Menschen einige Besonderheiten zu berücksichtigen, die im Folgenden erläutert werden.

Pharmakokinetik beim alten Menschen

Unter der Pharmakokinetik versteht man die Konzentrationsveränderungen von Pharmaka im Organismus in Abhängigkeit von der Zeit. Es handelt sich hier um pharmakokinetische Grundvorgänge wie Resorption, Verteilung, Metabolisierung und Eliminierung des Arzneimittelstoffes. Der älter werdende Organismus weist zunehmende Veränderungen auf, welche Wirkungseintritt, Verteilung und Ausscheidung von Substanzen beeinflussen:

- Eine kontinuierliche Abnahme des kardialen Indexes (vermindertes Herzminutenvolumen) führt zu einem verzögerten Wirkungseintritt und zu einer unterschiedlich verlängerten Wirkdauer von Medikamenten.
- Die Reduktion der Lebergröße kann zu einem verlangsamten Metabolismus führen.
- Die Nierenfunktion nimmt mit zunehmendem Alter ab. Trotz normaler Kreatininwerte kann die Nierenfunktion bereits bis zu 50 % eingeschränkt sein. Die Gefahr der Akkumulation von Metaboliten mit entsprechenden Nebenwirkungen nimmt zu.
- Die Abnahme des Körperwassers und die Zunahme des Körperfettes führen zu einer veränderten Verteilung und Speicherung von Substanzen im Körper.
- Eine Verminderung der Plasmaproteine bewirkt einen höheren Anteil freier Substanzen in der Zirkulation, welche die Blut-Hirn-Schranke leichter passieren und vermehrt zu zentralnervösen Nebenwirkungen führen.
- Die faltige, dünne Haut mit weniger subkutanem Fettgewebe verändert die Resorption von transdermal applizierten Analgetika (TTS).

Die aufgeführten Veränderungen sind zusammen mit der meist beträchtlichen Zahl gleichzeitig eingenommener Medikamente dafür verantwortlich, dass Wechselwirkungen und Nebenwirkungen gehäuft auftreten und oft gefährlicher sind.

Compliance und Galenik

Ältere, polymorbide Patienten haben oft Mühe, die große Anzahl verordneter Medikamente zu schlucken. Sie sind deshalb versucht, die Priorität der Tabletteneinnahme nach Größe und nicht nach Indikation zu setzen. Ein ausbleibender Effekt einer Analgetikatherapie kann deshalb in der Nichteinnahme der verordneten Medikamente liegen. Wiederholte Erklärungen, welche Tablette für welche Indikation ist, können die Compliance verbessern.

Die Auswahl patientenfreundlicher Zubereitungen, wie Tropfen, Brausetabletten, Suspensionen und Retard-Präparate, kann die Einnahme erleichtern. Bei allein stehenden Patienten ist daran zu denken, dass sie mit dem Öffnen von kindersicheren Tropfflaschen überfordert sein können und das Abzählen von Tropfen einen genügenden Visus und eine ruhige Hand voraussetzt. Wenn die Schmerzen bei der Mobilisation am Morgen am stärksten sind, ist die erste Analgetikaeinnahme eine Stunde vorher einzuplanen, alternativ kann vor dem Schlafen ein Retard-Präparat gegeben werden.

Weitere Hinweise siehe Kasten.

Transdermale Systeme (TTS)

Wegen der Veränderungen der Altershaut (Atrophie der Epidermis und des subkutanen Fettgewebes) ist

> **Hinweise zu den einzelnen WHO-Stufen**
>
> **Stufe I:** Nichtsteroidale Antirheumatika (NSAR) sind nur kurzfristig und zur Entzündungshemmung einzusetzen. Ein langfristiger Einsatz führt zu oft asymptomatischen Ulzera im oberen Gastrointestinaltrakt mit plötzlichen, lebensgefährlichen Blutungen. Die eingeschränkte Nierenfunktion und oft ungenügende Flüssigkeitsaufnahme kann beim alten Menschen unter NSAR in ein Nierenversagen münden. Die kurze Wirkdauer der Stufe-I-Präparate erfordert einen korrekten, regelmäßigen Einnahmerhythmus. Vorsicht: Morgen – Mittag – Abend bedeuten in der Institution oft sehr unterschiedliche Intervalle!
>
> **Stufe II:** Tramadol wird in verschiedene Metaboliten abgebaut, die über die Niere ausgeschieden werden müssen. Dosen über 200 mg/d bewirken durch Akkumulation der Metaboliten häufig zentralnervöse Störungen wie Verwirrung, Schwindel und Nausea. Der Wechsel auf ein Opiat der Stufe III ist deshalb höheren Dosen Tramadol vorzuziehen.
>
> **Stufe III:** Opiate sind vorsichtig einzutitrieren, da die Reaktionen nicht klar voraussehbar sind. Kurzwirksame Präparate wie Morphintropfen werden zur Titration eingesetzt nach dem Grundsatz «Start low – go slow». Erst nach Erreichen der erwünschten Wirkung erfolgt der Wechsel auf Retard-Präparate. Hydromorphon und Oxycodon bilden kaum aktive Metaboliten und eignen sich auch für den vorsichtigen Einsatz bei Patienten mit einer Niereninsuffizienz. Richtig eingesetzt sind Opiate auch für den alten Menschen geeignete Analgetika, die sich selbst im Langzeiteinsatz bewähren und weniger gefährlich sind als NSAR.

die Resorption von Analgetika aus Patches sehr variabel und schlecht vorhersehbar. Der maximale Wirkungseintritt kann 24 Stunden benötigen, nach Entfernung des Pflasters wirkt das Präparat noch bis zu einem Tag weiter. Wichtig ist, den Patch beim Aufkleben während 30 Sekunden gut anzupressen und anschließend vor Wärmeeinwirkung (Wärmflasche, Heizkissen) zu schützen (beschleunigt die Resorption).

Adjuvante analgetische Therapie

Wegen der häufigen Wechselwirkung mit Depressionen ist der Einsatz von Antidepressiva im geriatrischen Schmerzmanagement besonders hilfreich. Bei neuropathischen Schmerzen kommen zusätzlich Antikonvulsiva zum Einsatz, welche aber vorsichtiger zu dosieren und deren Interaktionen zu beachten sind.

Nichtmedikamentöse Behandlungsansätze

Verhaltenstherapeutische Ansätze versuchen, dem geriatrischen Schmerzpatienten den Umgang mit seinen Schmerzen zu erleichtern. Dazu gehört das Gespräch über die Ursache der Schmerzen und die Zusammenhänge mit Aktivitäten. Das Ziel muss nicht immer die absolute Schmerzfreiheit sein, sondern ein Verhalten zu lernen, das die Schmerzauslösung vermeidet. Die Zusammenarbeit mit Physiotherapie und Kinästhetik kann dabei sehr hilfreich sein. Physikalische Maßnahmen wie Wärme- und Kälteanwendungen, Einreibungen oder entspannende Übungen sind auch beim älteren Patienten wirksam. Anpassung des Pflegeablaufs an die tageszeitlich schwankende Verfassung des Patienten, Aktivierung ohne Überforderung und soziale Integration sind weitere unterstützende Maßnahmen. Der Einbezug der Seelsorge, der Sozialarbeit oder psychologischer Hilfe in Absprache mit dem Patienten hilft ebenso, nichtsomatische Schmerzkomponenten mitzubehandeln.

> **Zusammenfassung**
>
> Chronische Schmerzen werden beim geriatrischen Patienten bis heute in einem hohen Prozentsatz unterbehandelt. Das folgende Schema fasst die wichtigsten Schritte des Schmerzmanagements in der Geriatrie zusammen:
>
> 1. *Schmerzerkennung:* nach Schmerzen fragen, Folgestörungen erkennen
> 2. *Schmerzerfassung:* Wo? Wie? Wann? Wie stark? Auslöser?
> 3. *Schmerzanalyse:* Ursache? Zusammenhänge? Funktionelle Auswirkung?
> 4. *Schmerztherapie:* Ziele, medikamentöse/nichtmedikamentöse Therapie
> 5. *Evaluation:* Überprüfung des Therapieerfolgs, Anpassungen.

Abschließende Fragen zur Reflexion

- Wie erleben Sie die chronischen Schmerzen des alten Menschen?
- Können Sie in Ihrer Institution auf bewährte/validierte Assessmentinstrumente zurückgreifen, die der Zielgruppe des alten Menschen, der unter täglichen chronischen Schmerzen leidet, entsprechen und gerecht werden?
- Wie ist Ihre Einstellung zur Opioidtherapie, und welche Erfahrung haben Sie damit beim geriatrischen Patienten?
- Welche Schmerzprobleme erfassen und behandeln wir konsequenter – die komplexen, wechselnden und oft schwer verständlichen des alten Menschen oder die eindimensionalen, genau lokalisierbaren und klar beschriebenen des jüngeren Patienten?
- Diskutieren wir in erster Linie über die Wahl des richtigen Medikaments? Sind wir uns bewusst, dass jedes Schmerzproblem auch eine psychische, soziale oder spirituelle Komponente hat und nur der rechtzeitige, umfassende, interdisziplinäre Ansatz eine befriedigende Therapie ermöglicht?

Verwendete Literatur

Basler, H. D. et al.: Strukturiertes Schmerzinterview für geriatrische Patienten. DGSS-Arbeitskreis Alter und Schmerz, 2002. www.dgss.org/PDF/Schmerzinterview.PDF.

Ferrell, B. A.: Pain Management in Elderly People. J. Am. Geriatr. Soc., 39 (1991): 64–73.

Kunz, R.: Schmerztherapie im Alter. NOVA, 11 (2001): 27–31.

Landi, F.; et al.: Pain Management in Frail, Community-Living Elderly Patients. Arch. Intern. Med. 161 (2001): 2721–2724.

Weiterführende/kommentierte Literatur

AGS Panel on Persistent Pain in Older Persons: The Management of Persistent Pain in Older Persons. J. Am. Geriatr. Soc., 50 (2002): 205–224. Guidelines der amerikanischen Geriatriegesellschaft, die auch für Europa wegweisend sind.

Basler, H. D. et al.: Schmerzdiagnostik und -therapie in der Geriatrie. Schmerz, 19 (2005): 65–73. Eine ausgezeichnete Übersicht über medikamentöse und nichtmedikamentöse Therapiekonzepte beim geriatrischen Patienten.

Beubler, E. (unter Mitarbeit von Kunz, R.): Kompendium der medikamentösen Schmerztherapie. Springer, Wien/New York 2003, 2., überarbeitete und erweiterte A. Ein sehr praktisches Kompendium zum Nachschlagen mit pharmakologischen Aspekten unter Berücksichtigung der Geriatrie.

Ferrell, B. R.; Ferrell, B. A.: Pain in the elderly. IASP Press, Seattle 1996. Eine ausgezeichnete Übersicht über das Schmerzmanagement in der Geriatrie.

Heller, A.: Die Einmaligkeit von Menschen verstehen. In: Heller, A.; Heimerl, K.; Husebø, S. (Hrsg.): Wenn nichts mehr zu machen ist, ist noch viel zu tun. Wie alte Menschen würdig sterben können. Lambertus, Freiburg i. Br. 2000: 9–24.

Kunz R.: Wenn man nichts mehr machen kann, ist noch viel zu tun. Möglichkeiten der Schmerzlinderung und Schmerzbehandlung. In: Mettner, M.: Wie menschenwürdig sterben? Zur Debatte um die Sterbehilfe und zur Praxis der Sterbebegleitung. NZN Buchverlag, Zürich 2000/3. Ein weitgefasstes Buch mit Artikeln verschiedener Autoren zum Thema Sterbebegleitung und palliative Betreuung.

Schlunk, T.: Besondere Aspekte bei der Tumorschmerztherapie in der Geriatrie. In: Zenz, M.; Donner, B. (Hrsg.): Schmerz bei Tumorerkrankungen. Interdisziplinäre Diagnostik und Therapie. Wissenschaftliche Verlagsgesellschaft, Stuttgart 2002.

WHO Collaborating Center for Policy & Communications in Cancer Care: Aging, pain and cancer: The role of geriatrics, oncology and palliative care. Cancer Pain Release 17 (2004) 1 + 2. Eine sehr gute Zusammenstellung mit vielen Hinweisen zu Assessment-Tools.

Wikening, K.; Kunz, R.: Sterben im Pflegeheim: Perspektiven und Praxis einer neuen Abschiedskultur. Vandenhoeck & Ruprecht, Göttingen 2003. Ein praxisnahes Buch über die Aspekte der Palliative Care im Pflegeheim mit einem Kapitel zur Schmerztherapie.

5.7
Schmerzerfassung und -therapie bei Demenzkranken

Roland Kunz

«Appropriate pain assessment is the foundation of effective pain management. However, pain assessment in persons with dementia has proven to be a difficult endeavor for health providers.» – «Eine geeignete Schmerzerfassung ist die Grundlage eines effektiven Schmerzmanagements. Das Schmerzassessment bei Patienten mit Demenzerkrankungen hat sich auf jeden Fall als schwierige Herausforderung für die Pflegenden erwiesen.»
(Lynn Snow, 2004)

Schlüsselwörter

Demenz, ECPA, Kommunikationsstörungen, neuropsychologische Beeinträchtigung, Schmerzanamnese, Schmerzassessment, Schmerztherapie, Verhaltensauffälligkeiten

Abstract

Schmerzen sind bei dementen, bei kommunikationsunfähigen Patienten sehr schwer zu erkennen und zu erfassen. Die üblichen Instrumente zur Schmerzerfassung versagen, die systematische Beobachtung von Verhaltensauffälligkeiten und eine sorgfältige Fremdanamnese helfen, auf Schmerzprobleme aufmerksam zu werden (s. Kap. 5.3). In diesem Kapitel wird auf die neuropsychologischen Defizite im Rahmen einer Demenzerkrankung und ihre Auswirkungen auf die Schmerzerfassung eingegangen. Die Möglichkeit der Beobachtung und Erfassung des Verhaltens des Patienten als indirekte Schmerzäußerung wird erläutert.

Studienziele

Nach Abschluss dieses Kapitels wird die bzw. der Lernende in der Lage sein:

- die Auswirkungen der Demenzerkrankungen auf das Schmerzassessment zu verstehen.
- geeignete Assessmentmöglichkeiten zu erläutern.
- eine erhöhte Sensibilität für Schmerzprobleme bei Dementen zu entwickeln und sich damit auseinander zu setzen.

Einleitung – Demenzkrankheiten

Mit zunehmendem Alter lässt die Merkfähigkeit aller Menschen langsam nach. Logisches Denken, Urteils- und Kommunikationsfähigkeit werden aber durch das normale Altern nicht beeinträchtigt. Treten bei älteren Patienten kognitive Einschränkungen auf, ist zu unterscheiden zwischen vorübergehenden Störungen im Rahmen eines Delirs (z. B. postoperativ, als Folge eines Infektes oder von Medikamenten-Nebenwirkungen) und chronischen, irreversiblen Defiziten als Folge von Demenzerkrankungen, deren Prävalenz mit dem Alter exponentiell ansteigt (s. a. Kasten).

Die Prävalenz der Demenzerkrankungen verdoppelt sich alle 5 Altersjahre. Je höher die Lebenserwartung steigt, desto häufiger werden Demenzkrankheiten vorkommen. Unter den 85-Jährigen leiden rund 20% an einer Demenz, und ebenso viele sind von einer leichten kognitiven Beeinträchtigung betroffen. In Pflegeheimen leiden über 60% der Bewohner an demenziellen Erkrankungen als Haupt- oder Nebendiagnose. Diese Tatsache ist in der Betreuung alter Menschen und besonders im Schmerzmanagement zu berücksichtigen und stellt vor allem für die Pflegenden eine große Herausforderung dar. Die häufigste Demenzursache ist die Alzheimer-Krankheit, gefolgt von vaskulären Demenzformen, Mischformen und selteneren Ursachen.

Auswirkungen der Demenzsymptome auf die Schmerzerfassung

«Schmerz ist, was der Patient sagt», gilt als Standard in der Schmerzerfassung. Die neuropsychologischen Defizite im Rahmen einer Demenzkrankheit können jedoch das Erkennen und Erfassen von Schmerzen entscheidend erschweren. Leider werden Demenzerkrankungen alter Menschen häufig nicht erkannt und diagnostiziert, was zu einer Unterversorgung dieser Patienten bezüglich des Symptommanagements und vor allem der Schmerztherapie führt. Die demenzbedingten Beeinträchtigungen können die Schmerzerfassung auf verschiedene Weise erschweren:

- *Kommunikationsstörungen:* Wortfindungsstörungen und zunehmende Aphasie machen es dem Patienten unmöglich, seine Schmerzen zu verbalisieren. Sprachverständnisstörungen, welche meist unterschätzt werden, führen dazu, dass der demente Patient unsere Frage nach Schmerzen nicht versteht und vielleicht als Antwort nur lächelt oder die Schultern zuckt. Die Kommunikationsstörungen sind der Hauptgrund für die schmerztherapeutische Unterversorgung alter, an Demenz erkrankter Menschen. Auch akute, z. B. postoperative Schmerzen werden aus diesem Grund ungenügend behandelt, wie in verschiedenen Untersuchungen gezeigt wurde (Feldt et al., 1998).
- *Einschränkung der exekutiven Funktionen:* Die üblichen Schmerzerfassungsinstrumente versagen bei Demenzkranken, weil sie eine VAS nicht mehr verstehen, weil sie auch abstrakte Gesichter auf einer Gesichterskala nicht mehr erfassen und zuordnen können. Die Einschränkung des abstrakten Denkens macht es es dem Patienten unmöglich, Zusammenhänge zwischen Aktivitäten und Schmerzen zu verstehen und sich entsprechend zu verhalten (Wynne et al., 2000).
- *Gedächtnisstörungen:* Die Patienten können sich nach wenigen Minuten nicht mehr daran erinnern, dass sie z. B. kurz vorher bei der Mobilisation unter starken Schmerzen gelitten haben. Auf unsere Frage nach ihrem Befinden werden sie mit «gut» antworten und Schmerzen verneinen.
- *Veränderung des Körperschemas:* Eine veränderte Wahrnehmung des eigenen Körpers und seines Bezugs zur Umwelt führt zur Unfähigkeit, den Schmerz im Körper zu lokalisieren und zu zeigen. Abnorme Körperhaltungen werden beobachtet, die von Gesunden nicht verstanden werden können, aber nicht zwangsläufig einer Schonhaltung bei Schmerzen entsprechen.
- *Erhöhte Schmerztoleranz:* Experimentelle Untersuchungen haben gezeigt, dass die Schmerzschwelle Dementer gegenüber Gesunden nicht verändert ist, dass aber die Toleranz erhöht ist. Demenzkranke reagieren erst bei höheren Schmerzreizen mit Abwehr- und Fluchtreaktionen, was auf die beeinträchtigte Schmerzverarbeitung hinweist, jedoch nicht bedeutet, dass sie Schmerzen weniger verspüren (Kunz, 2004).

Kriterien für die Diagnose einer Demenz (DSM IV)

1. *Gedächtnisstörungen:* Sie sind obligatorisch. Dazu gehören zuerst Einschränkungen der Merkfähigkeit, dann zunehmende Orientierungsschwierigkeiten und später ein nachlassendes Altgedächtnis. Schließlich kann sich der Patient unter Umständen nicht einmal mehr an seine eigene Familie erinnern.

2. Mindestens eine der folgenden Störungen muss nachgewiesen werden:

    - *Aphasie:* progrediente Einschränkung der Fähigkeit, sich verbal auszudrücken, und zunehmender Verlust des Sprachverständnisses.
    - *Agnosie:* Erkennungsstörungen, bekannte Personen oder Gegenstände können nicht mehr erkannt werden.
    - *Apraxie:* Handlungsstörungen. Alltägliche Handlungen wie essen, sich waschen oder sich ankleiden sind nicht mehr möglich.
    - *Exekutive Funktionen:* So sind z. B. das abstrakte Denken oder die Handlungsplanung und Alltagsabläufe beeinträchtigt.

3. *Einschränkungen in der sozialen Kompetenz, in den Alltagsfunktionen:* Die kognitiven Defizite wirken sich auf die Berufstätigkeit und die Alltagskompetenz aus.

Schmerzassessment beim Demenzkranken

Die oben erläuterten Veränderungen im Verlaufe einer Demenzerkrankung führen dazu, dass die üblichen Schmerzassessmentinstrumente zunehmend versagen. Hauptkriterium für die Wahl des Schmerzerfassungsinstruments ist die Kommunikationsfähigkeit. Sofern eine adäquate verbale Kommunikation noch möglich ist, kann der aktuelle Schmerz mit einem eindimensionalen Instrument zur Erfassung der Schmerzintensität gemessen werden. Eine Erfassung der Schmerzen in den letzten Tagen ist aber wegen der Gedächtnisschwäche nicht mehr möglich. Die VAS und Gesichter-Skalen überfordern schon bei beginnender Demenz, hingegen bewähren sich verbale Schmerzskalen, die eine Wortauswahl zwischen «kein Schmerz» bis zu «extrem starker Schmerz» anbieten.

Bei mittleren und schweren Demenzstadien ist keine genügende Kommunikation mehr möglich. Hier muss auf eine systematische Beobachtung des Verhaltens des Patienten ausgewichen werden. Schmerzen können zu verschiedenen Verhaltensänderungen führen:

- Schreien
- veränderte Mimik und Körperhaltung
- Abwehr von Pflegehandlungen und Mobilisation
- eingeschränkte Mobilität und Aktivitäten
- Apathie, Unruhe oder Aggressivität.

Gerade letztere werden selten als Schmerzfolge erkannt und fälschlicherweise mit Psychopharmaka statt mit Analgetika behandelt. Die aufmerksame Beobachtung solcher Verhaltensweisen im Pflegealltag ist die Grundlage der Schmerzerkennung. Verschiedene Instrumente wurden zur systematischen Verhaltensbeobachtung entwickelt und helfen, mögliche Schmerzen dementer Patienten besser zu erkennen. Am besten bewährt hat sich in der Praxis die «Échelle comportementale de la douleur pour personnes âgées non communicantes» (ECPA; Morello, Jean, Alix, Groupe Regates, 2002; deutsche Version von Kunz, 2003), die anhand von 8 Items die aussagekräftigsten Verhaltensänderungen erfasst und dokumentiert (s. Anhang).

Die ECPA wird durch die Pflegenden ausgefüllt, welche den Patienten in den letzten 48 Stunden betreut haben. Gemeinsam werden die Items auf Grund der Beobachtungen der letzten 2 Tage diskutiert und dokumentiert. Es handelt sich nicht um ein Instrument, das der Einschätzung einer Einzelsituation dient, sondern das eine Beobachtungsperiode beurteilt. Die errechnete Punktezahl ist kein Maß für die Schmerzen, sondern für Auffälligkeiten im beobachteten Verhalten. Die ECPA gibt uns keine Antwort darauf, welches Verhalten effektiv durch Schmerzen bedingt ist und welches durch die Demenz bewirkt wird. Ein Abwehrverhalten bei der Pflege kann zum Beispiel durch Schmerzen ausgelöst werden, kann aber auch Folge des Unverständnisses und damit der Angst vor der Maßnahme sein. Je höher die Punktzahl ausfällt, desto wahrscheinlicher liegt ein Schmerzproblem vor. Ein Schwellenwert kann nicht festgelegt werden, bei jedem Verdacht auf mögliche Schmerzen ist unabhängig vom Score der Erstbeurteilung eine Schmerztherapie einzuleiten. Nach 48 Stunden wird eine erneute Evaluation mittels der ECPA durchgeführt. Eine niedrigere Punktzahl zeigt an, dass mindestens ein Teil der Verhaltensänderungen durch Schmerzen bedingt ist. Die Schmerztherapie ist so lange zu intensivieren, bis keine weitere Senkung des Scores mehr erreicht wird. Die bleibenden Auffälligkeiten im beobachteten Verhalten sind mit großer Wahrscheinlichkeit der Demenz selbst zuzuschreiben.

Als Ergänzung zur Verhaltensbeobachtung ist eine sorgfältige Schmerzanamnese durchzuführen. Von den Angehörigen und vom Hausarzt sind Angaben zu früheren Schmerzepisoden und -krankheiten sowie zur Einnahme von Analgetika zu erfragen. Bestand über Jahre vor der Demenz ein Schmerzproblem, so ist anzunehmen, dass dieses auch jetzt das Befinden des Patienten noch beeinträchtigt.

Die vor jeder analgetischen Therapie notwendige Schmerzanalyse kann bei Demenzkranken äußerst schwierig sein, da die Patienten meistens nicht im Stande sind, den Schmerz zu lokalisieren und zu beschreiben. Zusätzliche Untersuchungen können notwendig werden, um die wahrscheinlichsten Ursachen abzuklären.

Schmerztherapie für Demenzkranke

Die Grundzüge der Schmerztherapie für geriatrische Patienten gelten auch für Demenzkranke (s. Kap. 5.5 und 5.6). Besondere Beachtung ist der Verwendung einer geeigneten Galenik zu widmen. Schluckstörungen oder schlechte Compliance erschweren die Verabreichung von Schmerzmitteln. Tropfen oder Suspensionen sind oft geeigneter als Tabletten, weil sie in Getränken angeboten werden können. Opiate sind bei Demenzkrankheiten durchaus *nicht* kontraindiziert, sie sind jedoch wegen der Empfindlichkeit dieser Patientengruppe auf zentralnervöse Nebenwirkungen, wie eine verstärkte Verwirrtheit, besonders vorsichtig zu dosieren und langsam zu steigern.

Zusammenfassung

Das Schmerzmanagement bei Demenzkranken ist durch die erschwerte Schmerzerfassung als Folge kognitiver Beeinträchtigung geprägt. Das Schmerzassessment beruht auf:

- verbaler Schmerzerfassung bei kommunikationsfähigen Patienten
- Verhaltensbeobachtung bei Patienten mit eingeschränkter Kommunikationsfähigkeit
- Erfragung der Schmerzanamnese und schmerzverursachender Diagnosen.

Bevor ein auffälliges Verhalten mit Psychopharmaka behandelt wird, muss ein unerkannter Schmerz mit großer Wahrscheinlichkeit ausgeschlossen sein. Die Entwicklung weiterer Instrumente für das Schmerzassessment bei Demenzkranken ist dringend notwendig.

Abschließende Fragen zur Reflexion

- Wann realisieren wir, dass ein Patient möglicherweise an einer Demenz leidet: nur bei offensichtlichen Gedächtnisproblemen? Denken wir auch an mögliche Sprachverständnisstörungen, wenn der Patient fließend aus früheren Zeiten erzählt?
- Wie reagieren wir auf Aggressionen dementer Menschen? Mit Einschränkungen und Psychopharmaka oder mit der Suche nach und Erfassung von schmerzbedingten Verhaltensstörungen?
- Kann ich in meiner Institution auf bewährte/validierte Schmerzerfassungsmethoden zurückgreifen, die der Zielgruppe von Demenzkranken entsprechen und gerecht werden?
- Wie ist meine Einstellung und Erfahrung zur Schmerztherapie bei Demenzkranken unter besonderer Berücksichtigung von Opioiden? Reichen mein Wissen und meine Erfahrung aus, um den Demenzkranken, die allfällig unter täglichen Schmerzen leiden, kompetent, patientenorientiert und umfassend zu entsprechen?

Verwendete Literatur

American Psychiatric Association: Diagnostic and Statistical Manual of Mental Disorders (DSM IV), 4th edn., Washington D.C. 1994.
ECPA: www.geocities.com/bpradines/ECPA.html.
Feldt, K. S.; et al.: Treatment of pain in cognitively impaired compared with intact older patients with Hip-Fracture. J. Am. Geriatr. Soc., 46 (1998): 1079–1080.
Kunz, M.; Lautenbacher, S.: Einfluss der Alzheimer-Erkrankung auf die Schmerzverarbeitung. Fortschr. Neurol. Psychiatr. 72 (2004): 375–382.
Kunz, R.: Schmerzerfassung bei Patienten mit Demenzerkrankungen. Geriatrie Journal, 6 (2002): 14–21.
Wynne, C. F.; et al.: Comparison of Pain Assessment Instruments in Cognitively Intact and Impaired Nursing Home Residents. Geriatric Nursing, 1 (2000): 20–23.

Weiterführende/ kommentierte Literatur

Beubler, E. (unter Mitarbeit von Kunz, R.): Kompendium der medikamentösen Schmerztherapie. Springer, Wien/New York 2003, 2., überarbeitete und erweiterte A. Ein sehr praktisches Kompendium zum Nachschlagen mit pharmakologischen Aspekten unter Berücksichtigung der Geriatrie.
Kunz, R.: Palliative Care für Patienten mit fortgeschrittener Demenz: Values based statt Evidence based Practice. Z. Gerontol. Geriat. 36 (2003): 355–359. Ein Übersichtsartikel über die Werte in der Betreuung dementer Patienten im Endstadium.
Kunz, R.: Leben erhalten – sterben lassen? Zur Kommunikation und Entscheidungsfindung im Fall von Demenzerkrankungen. In: Mettner, M.: Wie ich sterben will. Autonomie, Abhängigkeit und Selbstverantwortung am Lebensende. NZN Buchverlag, Zürich 2003. Ein gutes Buch mit Artikeln verschiedener Autoren zu ethischen Fragen am Lebensende alter Menschen.
Kitwood, T.: Demenz. Der person-zentrierte Ansatz im Umgang mit verwirrten Menschen. Deutschsprachige Ausgabe herausgegeben von Müller-Hergl, C.; Huber, Bern 2004, 3., erweiterte A.
Müller-Mundt, G. (Hrsg.): Chronischer Schmerz. Herausforderungen für die Versorgungsgestaltung und Patientenedukation. Huber, Bern 2005.
Schaeffer, D.: Unterstützungsbedarf pflegender Angehöriger von demenziell Erkrankten. Ergebnisse einer empirischen Studie. Psychomed, Zeitschrift für Psychologie und Medizin, 13 (2001b) 4: 242–249.
Schlunk, T.: Besondere Aspekte bei der Tumorschmerztherapie in der Geriatrie. In: Zenz, M.; Donner, B. (Hrsg.): Schmerz bei Tumorerkrankungen. Interdisziplinäre Diagnostik und Therapie. Wissenschaftliche Verlagsgesellschaft, Stuttgart 2002.
Snow, L.: A conceptual Model of Pain Assessment for Non-communicative Persons with Dementia. The Gerontologist, 6 (2004): 807–817. Eine aktuelle Übersicht und ein Konzept zum Schmerz-Assessment bei Dementen.
Volicer, L.; Hurley, A.: Hospice Care for People with Advanced Dementia. Springer, New York 1998. Das Standardwerk zum Thema Palliative Care für Demenzkranke.

6 Ausgewählte Symptome in der Palliative Care

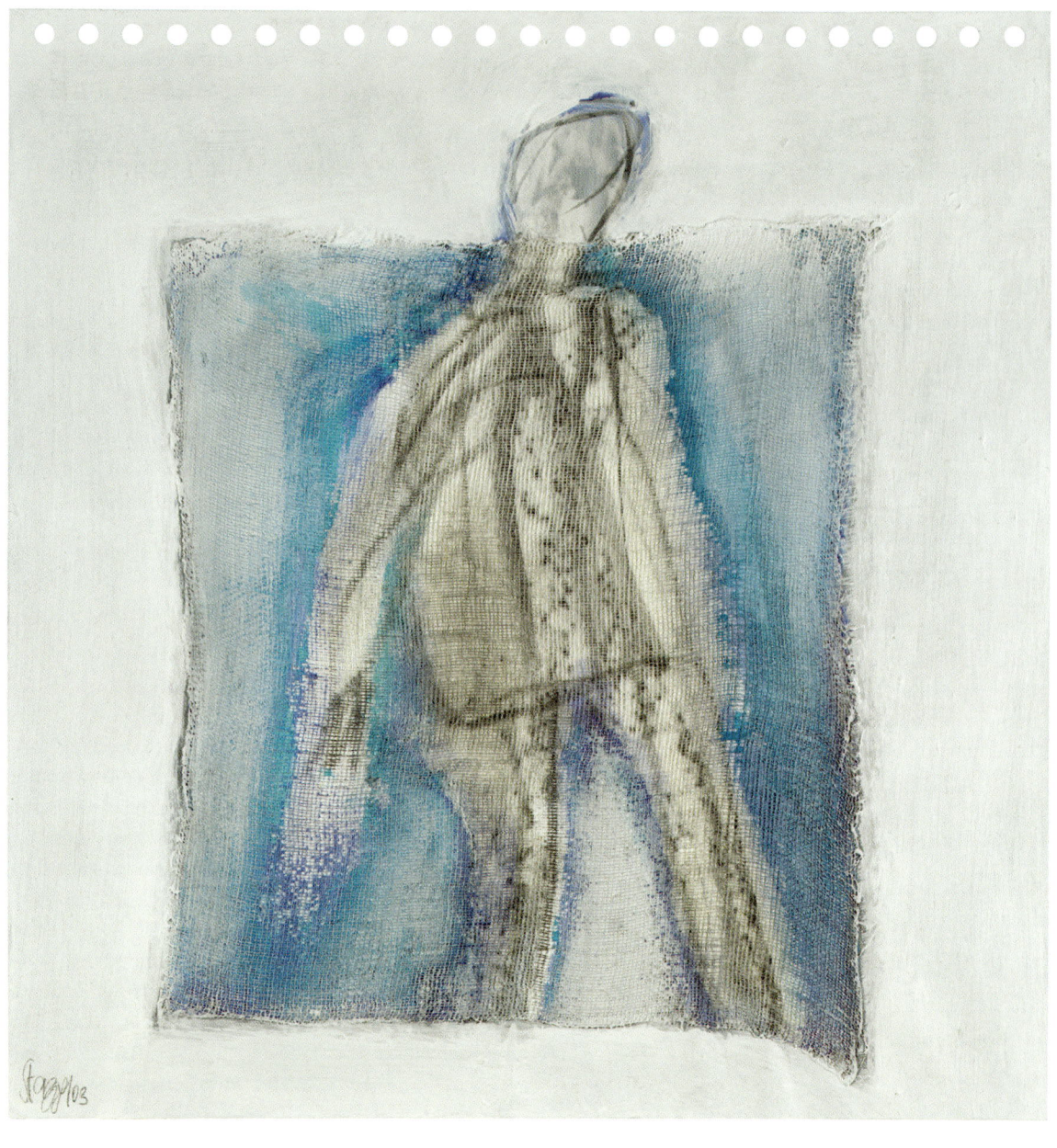

6.1
Pharmakotherapie – Möglichkeiten und Grenzen in der Palliative Care

Daniel Johannes Büche

«Ärzte gießen Medikamente, über die sie wenig wissen, gegen Krankheiten, über die sie noch weniger wissen, in Patienten, über die sie gar nichts wissen.» *(Voltaire)*

Abstract

Ohne Arzneimittel wäre eine gute Palliation undenkbar. Doch die Pharmakotherapie kann auch schaden oder sogar tödliche Folgen haben. Die Dosisfindung ist beim Patienten mit fortgeschrittenem Leiden schwierig, da er häufig vieler Arzneimittel bedarf und gleichzeitig auch viele Organsysteme in ihrer Funktion eingeschränkt sind, was die Voraussage der einzelnen Arzneimittelwirkungen schwierig macht. Somit ist es ratsam, so wenige Arzneimittel wie möglich einzusetzen, diese in niedriger Dosierung zu beginnen und wieder abzusetzen, falls sie nicht den gewünschten Nutzen oder gar Schaden bringen. Ebenfalls sollten vermehrt – mittels Einsatz der computergestützten Informationssysteme – die möglichen Interaktionen und unerwünschten Wirkungen beachtet werden. In diesem Kapitel werden die Grundbegriffe der Pharmakologie erläutert, und die Bedeutung der Pharmakotherapie an Patienten in fortgeschrittenen, palliativen Betreuungssituationen wird dargelegt.

Studienziele

Nach Abschluss dieses Kapitels wird die bzw. der Lernende in der Lage sein:

- die Begriffe von Pharmakokinetik, Pharmakodynamik zu unterscheiden und zu erklären.
- die Begriffe «Bioverfügbarkeit», «First-Pass-Effekt» und «Plasmaproteinbindung» zu definieren.
- die Schwierigkeiten und die Bedeutung der Arzneimitteldosierung für den klinischen Alltag bei schwer kranken Patienten zu verstehen und damit die Schwierigkeit der Einschätzung einer Arzneimittelwirkung zu erkennen.
- Zugangswege zu recherchieren, um Arzneimittel auf ihre Wirkungen und potenziellen Interaktionen hin zu überprüfen.
- Lösungsansätze zur Optimierung der medikamentösen Therapie von schwer kranken Patienten zu kennen.

Schlüsselwörter

Pharmakokinetik, Pharmakodynamik, Bioverfügbarkeit, First-Pass-Effekt, Plasmaproteinbindung, Eliminationshalbwertszeit, renale und hepatische Clearance, Pharmakogenetik, Medikationsfehler, unerwünschte Arzneimittelwirkung, Arzneimittelinteraktionen

Einleitung – Begriffsklärungen

Zur guten Symptomkontrolle der Patienten mit fortgeschrittenem Leiden kommen wir ohne Arzneimittel selten aus. Deshalb müssen wir ein gutes Verständnis für die Pharmakologie im Allgemeinen sowie für die besonderen Voraussetzungen bei Patienten mit fortgeschrittenem Leiden im Speziellen haben und umfassendes Wissen und Erfahrung mitbringen. Diese Patienten haben häufig mehrere Organsysteme, die gleichzeitig in ihrer Funktion beeinträchtigt sind, was die Abschätzung der Wirkungsweise von Arzneimitteln schwierig macht. Trotzdem ist es häufig notwendig, mehrere Arzneimittel zu geben, was wiederum die Gefahr von Interaktionen erhöht.

> **Definitionen** (Schnurrer, 2003; van den Bemt, 2000)
>
> - *Medikationsfehler:* jeglicher Fehler, der durch das Verordnen, das Übertragen, das Verteilen oder das Verabreichen eines Arzneimittels entsteht, dies unabhängig davon, ob es Folgen hat oder nicht.
> - *Unerwünschtes Arzneimittelereignis (UAE):* schädliche und unbeabsichtigte Reaktion, die mit der Anwendung eines Arzneimittels in Zusammenhang steht, auch wenn die Kausalität nicht bewiesen ist.
> - *Arzneimittelinteraktionen:* die Möglichkeit, dass ein Arzneimittel die pharmakologische Wirkung eines zur gleichen Zeit verabreichten anderen Arzneimittels verändert, was die Wirkung verstärken oder abschwächen kann, aber auch zu unerwünschten Arzneimittelwirkungen führt.

Häufigkeiten unerwünschter Arzneimittelwirkungen

Weltweit rechnet man mit ca. 1,4 Medikationsfehlern pro Hospitalisation oder mit einem Medikationsfehler alle drei Tage pro Patient (Bates, 1995). Dabei wären die meisten Medikationsfehler vermeidbar. Unerwünschte Arzneimittelereignisse treten bei ca. 6% aller hospitalisierten Patienten auf (Lazarou, 1998). Etwa 5% aller Hospitalisationen sind durch unerwünschte Arzneimittelereignisse bedingt, ein Prozentsatz, der bei den älteren oder multimorbiden Patienten sogar bei 10–15% liegt (Bero, 1991).

Unerwünschte Arzneimittelereignisse haben nicht zu vernachlässigende Folgen. So verlängern sie die durchschnittliche Hospitalisationsdauer und führen zu Folgekosten wie weiteren Abklärungen, Rehospitalisationen und Rehabilitationsaufenthalten oder gar Invalidität (Bates, 2004; Zhan, 2003; Pirmohamed, 2004). Auch können unerwünschte Arzneimittelereignisse zum Tod führen. Sie sind die sechsthäufigste Todesursache in den USA (Lazarou, 1998) und Deutschland (Schnurrer, a. a. O.) und damit häufiger als Suizid und doppelt so häufig wie Verkehrstodesfälle. So konnte auf einer medizinischen Abteilung gezeigt werden, dass fast 1% (0,95%) der hospitalisierten Patienten an unerwünschten Arzneimittelereignissen starben (Ebbesen, 2001), was sicherlich weit mehr ist, als wir vermuten würden. Die Todesfälle infolge unerwünschter Arzneimittelereignisse nehmen mit dem Alter und den Komorbiditäten zu (Buajordet, 2001; Gurwitz, 2003).

Grundbegriffe der Pharmakotherapie

Die klinische Pharmakologie kann unterteilt werden in die Pharmakokinetik und die Pharmakodynamik. Dabei kann man Pharmakokinetik definieren als alles, was der Körper mit dem Arzneimittel tut. Dazu gehören Medikamentenaufnahme (Absorption), Verteilung (Distribution), Verstoffwechselung (Metabolisierung) und Ausscheidung (Exkretion). Unter Pharmakodynamik verstehen wir alle Prozesse, die das Arzneimittel im Körper verursacht (Doyle et al., 2004).

Wichtige Begriffe der Pharmakokinetik sind der First-Pass-Effekt, die Bioverfügbarkeit, die Plasmaproteinbindung, das scheinbare Verteilungsvolumen, die Eliminationshalbwertszeit, die hepatische Clearance und die renale Clearance (Follath, 1998):

- *First-Pass-Effekt:* der prozentuale Verlust des Arzneimittels zwischen Aufnahme desselben bis zu dessen Erreichen des systemischen Kreislaufs. Das heißt bei oraler Aufnahme, wie viel des Arzneimittels zwischen der oralen Aufnahme und dem Erreichen des systemischen Kreislaufs durch fehlende Resorption im Magen-Darm-Trakt sowie dessen Elimination in der Leber verloren geht.
- *Bioverfügbarkeit:* diejenige Menge eines Arzneimittels, die unverändert im systemischen Blutkreislauf ankommt.
- *Plasmaproteinbindung:* der prozentuale Anteil eines Arzneimittels, der sich an die zirkulierenden Plasmaproteine (v. a. Albumin) bindet.
- *Scheinbares Verteilvolumen:* das hypothetische Volumen, in dem ein Arzneimittel bei gleichmäßiger Verteilung dieselbe Konzentration aufweist wie im Plasma. Dieser Wert kann ein Vielfaches des Körpervolumens sein, was dann anzeigt, dass dieses Arzneimittel in einem Organ kumulieren muss.
- *Eliminationshalbwertszeit:* die Zeit, in welcher die Hälfte des Wirkstoffs ausgeschieden wird.
- *Renale Clearance:* die Fähigkeit des Organismus, ein Arzneimittel über den Urin auszuscheiden.
- *Hepatische Clearance:* die Fähigkeit des Organismus, ein Arzneimittel über die Leber auszuscheiden.

Die *Pharmakodynamik* betrifft das Wissen über Rezeptoren, enzymoderierte Prozesse sowie chemische und physikalische Aktionen. Zu den Arzneimitteln, die über Rezeptoren wirken, gehören die Opioide sowie Hormone und hormonähnliche Substanzen. Zu den enzymoderierenden Arzneimitteln gehören z. B. nichtsteroidale Antiphlogistika (NSAR), die Prostaglandinsynthese durch Hemmung der Cyclooxygenase hemmen. Zu den direkt chemisch wirkenden Arzneimitteln gehören die Antazida, die die Magensäure neutralisieren; die osmotisch wirksamen Laxanzien ihrerseits gehören zu den direkt physikalisch wirkenden Arzneimitteln.

Dosierung von Arzneimitteln

Die Dosierung von Arzneimitteln richtet sich nach der gewünschten Plasmakonzentration, welche wiederum durch die Zufuhr, die Metabolisierung und die Elimination bedingt ist.

Wahl des Applikationsweges von Arzneimitteln

Bei der oralen Verabreichung von Arzneimitteln spielen die Aktivität und Funktionalität des Darms eine wesentliche Rolle. Obstipation, Diarrhoe, Durchblutung des Darms und Passagestörungen (verlangsamte Passage, Subileus, Ileus) können die Aufnahme von Arzneimitteln durch den Darm wesentlich beeinflussen. Dies sind häufige Zustände bei Patienten mit fortgeschrittenen Krankheiten, ihr Einfluss im Einzelnen auf die Arzneimittelaufnahme ist aber schwierig abzuschätzen. Wichtig ist hier auch die Kenntnis des First-Pass-Effektes, der dann die Größe der Bioverfügbarkeit ausmacht. Für Morphin liegt die Bioverfügbarkeit bei ca. 30 %, was dazu führt, dass wir Morphin oral drei Mal höher dosieren müssen als intravenös. Dabei gilt aber zu beachten, dass dieser Wert eine beträchtliche Schwankungsbreite (15–64 %) aufweist (Sawe, 1981). Liegt einer der obigen Zustände vor, so kann die Aufnahmefähigkeit im Darm noch weiter abfallen.

Bei der *subkutanen Verabreichung* spielt die Durchblutung (Funktion des Kreislaufs und Lymphabfluss) eine wesentliche Rolle dabei, wie schnell und wie viel des Arzneimittels aufgenommen wird (O'Neill, 1994). Doch ist die parenterale Gabe nicht immer die schnellere; so wird z. B. Diazepam schneller oral aufgenommen als intramuskulär.

Die *rektale Verabreichung* ist theoretisch eine Zwischenlösung, da einige der pararektalen Venen direkt in den systemischen Kreislauf münden und so nicht den Umweg über die Leber und den damit verbundenen First-Pass-Effekt nehmen. Dieser Vorteil wird aber durch die kleine Resorptionsoberfläche des Rektums und das Vorhandensein von Stuhl im Rektum teilweise wieder zunichte gemacht. Dadurch ist der rektale Weg ein eher unsicherer Weg.

Die *bukkale oder sublinguale Verabreichung* wäre theoretisch ein schneller und sicherer Weg, da er ebenfalls direkt – und nicht über die Leber – in den systemischen Kreislauf führt. Dass diese theoretische Überlegung sich aber in der Praxis nicht immer bzw. nicht für alle Arzneimittel bewahrheitet, zeigte die Untersuchung an Morphin (Ripamonti, 1991), das für die bukkale Aufnahme nicht geeignet scheint.

Pharmakogenetik

Wie jedes Individuum ein Arzneimittel verstoffwechselt, ist genetisch festgelegt. Dies kann bei gewissen Arzneimitteln zu großen interindividuellen Wirkungsunterschieden führen (Pauli-Magnus, 2004). Ein wichtiges Beispiel aus der Schmerztherapie ist das Codein. Es kann von 10 % der europäischen Bevölkerung (Kaukasiern) nur langsam zur wirksamen Substanz (Morphin) abgebaut werden und ist deshalb bei diesen Individuen kaum wirksam (Pauli-Magnus, a. a. O.). Dies gilt auch für Oxycodon. Der Abbau von gewissen Antidepressiva, Schmerzmitteln und Neuroleptika wird in ähnlicher Weise gehemmt, wodurch diese länger wirken.

Körpergewicht und Arzneimitteldosierung

Häufig werden Arzneimittel entsprechend dem Körpergewicht des Patienten verordnet. Liegen nun bei einem Patienten ein Aszites, Pleuraergüsse oder Ödeme vor, so überschätzen wir das Körpergewicht, und die Medikamente werden zu hoch dosiert.

Nierenfunktion und Arzneimitteldosierung

Die Niere ist neben der Leber das wichtigste Ausscheidungsorgan des Menschen. Die beiden Organe ergänzen sich dabei nicht oder nur sehr bedingt. Gewisse Arzneimittel werden vorwiegend oder fast ausschließlich über die Niere ausgeschieden. Diese müssen bei niereninsuffizienten Patienten in deutlich geringerer Dosierung gegeben werden. Das Serumkreatinin wird meist als Wert der Nierenfunktion herangezogen. Da dieser Wert von der Muskelmasse des Patienten abhängig ist, ist er kein verlässlicher Wert bei kachektischen und immobilen Patienten, die eine verhältnismäßige geringe Muskelmasse haben. Damit wird die Nierenfunktion überschätzt.

Leberfunktion und Arzneimitteldosierung

Die Abschätzung der Leberfunktion ist noch komplexer als die der Nierenfunktion. Es gibt keinen guten Laborwert, der die Leberfunktion widerspiegelt. Am besten scheint dies noch das Serumalbumin zu tun (Morgan, 1995). Zudem öffnen sich bei Leberaffektionen präformierte Kurzschlüsse (Shunts) zwischen dem Pfortaderkreislauf und dem systemischen Kreislauf, wodurch der First-Pass-Effekt der Leber verschwindet und die Arzneimittelmenge im systemischen Kreislauf plötzlich höher wird (Homeida, 1978; Pond, 1980). Dieser Effekt ist nachgewiesen für Pethidin und Pentazocin (Pond, a. a. O.), gilt aber möglicherweise auch für Metoclopramid (Bateman, 1983) und Methadon (Inturrusi, 1972).

In der Leber sind verschiedene Enzymsysteme zur Ausscheidung von Arzneimitteln vorhanden. Diese Systeme werden durch den Leberzelluntergang unterschiedlich beeinträchtigt (Morgan, a. a. O.), was die Ausscheidungsfähigkeit der Leber für verschiedene Arzneimittel unterschiedlich stark beeinflusst. Andere Arzneimittel wiederum müssen in der Leber zur aktiven Form umgebaut werden, bevor sie aktiv werden können. Dies gilt z. B. für Prednison und Methylprednison, die bei Leberaffektionen eher nicht verwendet werden sollten. Die normale interindividuelle Variabilität der Arzneimittelmetabolisierung der Leber ist sehr breit, und es gibt so viel Reserve an Lebergewebe, dass der Effekt erst bei sehr fortgeschrittenem Leberbefall zum Tragen kommt. Zudem wurden die meisten der oben beschriebenen Erkenntnisse an Patienten mit Leberzirrhose gewonnen. Es gibt durchaus Hinweise, dass dies für Patienten mit Metastasenleber nicht gleichermaßen gilt (Guengerich, 1991). Neben diesen pharmakokinetischen Tatsachen des veränderten Metabolismus und der veränderten Ausscheidung gibt es auch pharmakodynamische Veränderungen bei fortgeschrittenen Leiden, wie z. B. die vermehrte Empfindlichkeit des Gehirns auf zentral wirksame Arzneimittel.

Niedriges Serumalbumin

Albumin ist eines der wichtigsten, wenn auch nicht das wichtigste Transportprotein im Blut, deshalb ist es für die Verteilung und den Serumspiegel der eiweißgebundenen Arzneimittel wesentlich mitverantwortlich. Da ein niedriges Albumin bei Patienten mit fortgeschrittenen Erkrankungen häufig vorkommt, können die Serumspiegel für diese Arzneimittel nicht die gleiche Konzentration erreichen und sind dadurch auch weniger wirksam.

Ernährung und Arzneimittelwirkung

Die Wirkung gewisser Arzneimittel ist von der Nahrungsaufnahme abhängig (Williams, 1996). Da nun Patienten mit fortgeschrittenem Leiden dann essen sollen, wenn sie Appetit haben, sind sie häufig nicht ganz nüchtern, was die Aufnahme gewisser Arzneimittel verschlechtern kann. Andere Medikamente wiederum werden in einem nüchternen Zustand schlechter aufgenommen.

Palliative Care und Arzneimittelinteraktionen

Bisher wurden die unerwünschten Arzneimittelinteraktionen bei Patienten in der Palliative Care nicht untersucht. Es gibt nur wenige theoretische Artikel zu diesem Thema, aber keine Studien (Bernard, 2000; Bernard, 2002). Trotzdem darf aber davon ausgegangen werden, dass die Arzneimittelinteraktionen in der Palliative Care hoch sind. Dies begründet sich dadurch, dass in der Palliative Care häufig mehrere Medikamente gleichzeitig eingesetzt werden müssen. Es ist nämlich gut dokumentiert, dass die Anzahl der Arzneimittelinteraktionen – und damit auch der unerwünschten Arzneimittelereignisse – mit der Anzahl der verschriebenen Medikamente zunimmt, und zwar nicht linear, sondern exponentiell (Corcoran, 1997).

In einer eigenen Untersuchung fanden wir bei über 80 % unserer Patienten Arzneimittelinteraktionen, wobei bei fast 70 % der Patienten wesentliche Interaktionen auftraten. Diese Anzahl konnte bis zur Entlassung (nur) auf unter 50 % reduziert werden (Büche, 2004)

Auch wissen wir, dass viele unserer Arzneimittel ähnliche unerwünschte Wirkungen, wie z. B. eine Verlängerung des QT-Intervalls im EKG, haben, was mit vermehrten ventrikulären Rhythmusstörungen und plötzlichem Herztod einhergeht (Drici, 2000). Aus Untersuchungen ist auch gut bekannt, dass jeder fünfte hospitalisierte Patient Medikamente einnimmt, die er dem Arzt gegenüber nicht deklariert (Rieger, 2001; Martin-Facklam, 2004). Interaktionen mit diesen nicht bekannten Medikamenten sind natürlich für den Therapeuten nicht vorhersehbar.

Mögliche Lösungsansätze zur Verringerung unerwünschter Arzneimittelwirkungen

Zur Reduktion unerwünschter Arzneimittelereignisse sollte auf verschiedenen Ebenen gearbeitet werden (s. Kasten).

Leider ist die klinisch-pharmakologische Ausbildung der Ärzte und Pflegenden zum jetzigen Zeitpunkt noch ungenügend. Zwar ist das theoretische

> **Lösungsansätze zur Verringerung unerwünschter Arzneimittelwirkungen**
>
> - Wir sollten uns immer fragen, ob die Symptomkontrolle den Einsatz eines Arzneimittels rechtfertigt, oder ob es auch nichtpharmakologische Interventionen gibt, die ebenso zum Erfolg führen könnten.
> - Die klinisch-pharmakologische Aus- und Fortbildung der verschiedenen Berufsgruppen sollte verbessert werden.
> - Die vorhandenen Informationen bezüglich Arzneimitteln und Arzneimittelinteraktionen sollten genutzt werden.
> - Die Organfunktionen sollten so gut wie möglich erfasst und abgeschätzt werden.
> - Der Teamansatz sollte genutzt werden (Lindquist, 1998).
> - Der MAI (Medication Appropriateness Index) kann als Assessmentinstrument verwendet werden (Fick, 2003).
> - «Start low – go slow» (Krähenbühl, 2004).
> - Es sollten möglichst wenige Arzneimittel verwendet werden (keine Polypharmazie oder Polypragmasie).

Wissen (Internet, Nachschlagewerke, Literatur etc.) recht groß, doch fehlt es an der praktischen Relevanz und Umsetzbarkeit. Ebenso gibt es Programme, in denen Interaktionen oder Programme zur einfacheren Berechnung der Dosierungen bei Niereninsuffizienz etc. abgefragt werden können, doch werden diese (weltweit) im Alltag zu wenig genutzt. Die Zukunft könnte den CPOE-Systemen gehören, bei denen Ärzte die Arzneimittelverordnung über Computer vornehmen, womit fehlerhafte Dosierungen, Interaktionen und Übertragungsfehler minimiert werden können (Bates, 1998; Jha et al., 1998). Das Arbeiten in einem Team hat den Vorteil, dass sich mehrere Köpfe über die Medikation Gedanken machen, diese hinterfragen und ihr Wissen einbringen (Lindquist, 1998). Als mögliches Assessment-Instrument hat sich der MAI (Medication Appropriateness Index; Fick, 2003) bewährt. In diesem Instrument wird gefragt nach:

- der Indikation
- der Effektivität des Arzneimittels in der gegebenen Patientensituation
- der korrekten Dosierung
- der Praktikabilität
- den Interaktionen
- der Dauer der Medikation und
- den Alternativen.

Sicherlich ist immer auch der Rat hilfreich, mit niedrigen Dosierungen zu beginnen und langsam zu steigern, dann aber auch zu therapeutisch wirksamen Dosierungen zu gelangen (Krähenbühl, 2004). Ebenso wichtig ist, dass wir uns auf eine Anzahl Arzneimittel beschränken, diese dafür aber gut kennen. Für eine gute Symptomkontrolle in der Palliative Care dürften ca. 50 Arzneimittel genügen.

Zusammenfassung

Aus dem Dargelegten kann davon ausgegangen werden, dass die Häufigkeit unerwünschter Arzneimittelereignisse in der Palliative Care noch höher ist, als in den eingangs erwähnten Untersuchungen festgestellt wurde – und dies angesichts der Anzahl der verabreichten Arzneimittel, der häufig beeinträchtigten Nieren-, Leber- und Herz-Kreislauf-Funktion, der schwer abzuschätzenden Darmfunktion sowie des häufig niedrigen Albumins. Zudem ist die Pharmakogenetik häufig nicht bekannt. Somit müssen wir damit rechnen, dass 1–10 % unserer Patienten an unerwünschten Arzneimittelereignissen sterben. Andere unerwünschte Arzneimittelereignisse sind noch wesentlich häufiger. Dadurch sind wir immer wieder aufgerufen, uns kritisch zu hinterfragen, ob das jeweils störende Symptom nicht auch eine unerwünschte Arzneimittelwirkung sein könnte. Durch konsequentes Hinterfragen unserer Arzneimitteltherapie, durch den interprofessionellen Dialog kann gewiss die Qualität der Betreuung unserer schwer kranken Patienten verbessert werden. Eine gute Möglichkeit könnte hier zum Beispiel sein, in regelmäßigen Abständen in den Abteilungen des Spitals, die Patienten in fortgeschrittenen palliativen Situationen betreuen, aber auch auf Palliativstationen und in stationären Hospizen, eine Kurvenvisite mit einem Pharmakologen bzw. Apotheker durchzuführen.

Das Wissen, dass es keine pharmakologische Therapie gibt, die nicht potenziell auch unerwünschte Wirkungen haben kann, das Wissen darum, dass die unerwünschten Arzneimittelereignisse mit der Anzahl verschriebener Arzneimittel zunehmen, und das Wissen, dass Arzneimittel unbeabsichtigt auch töten können, sollte uns den gebührenden Respekt gegenüber Medikamenten geben. Dieses Wissen sollte aber auch die Angst mindern und Sicherheit vermitteln. Es gibt Möglichkeiten, die Pharmakotherapie unserer Patienten zu verbessern und sicherer zu machen. Die entsprechenden Instrumente sind überall verfügbar und sollten genutzt werden.

Abschließende Fragen zur Reflexion

- Wie viele Medikamente erhalten palliativ betreute Patienten in Ihrem Arbeitsumfeld im Durchschnitt?

- Welche Erfahrungen und Beobachtungen machen Sie in Ihrem klinischen Alltag in Bezug auf unerwünschte Arzneimittelwirkungen, und wie gestaltet sich der interprofessionelle Austausch darüber?

- Wie gestaltet sich bei Ihnen konkret der Teamansatz?

- Welche Zugänge haben Sie, um Arzneimittel auf ihre Wirkungen und potenziellen Interaktionen hin zu überprüfen?

- Wo sehen Sie die Möglichkeit zur Verbesserung der Arzneimitteltherapie an Ihrem Arbeitsort?

Verwendete Literatur

Bateman, D. N.: Clinical pharmacokinetics of metoclopramide. Clinical Pharmacokinetics, 8 (1983): 523–529.

Bates, D. W.: The costs of adverse drug events in hospitalizes patients. Adverse drug events prevention study group. J. Am. Med. Inform. Assoc., 11 (2004): 492–498.

Bates, D. W.: Effect of computerized physician order entry and a team intervention on prevention of serious medication errors. JAMA, 280 (1998): 1311–1316.

Bates, D. W.: Relationship between medication errors and adverse drug events. J. Gen. Intern. Med., 10 (1995): 199–205.

Bernard, S. A.: The interaction of medications used in palliative care. Hematol. Oncol. Clin. N. Am. 16 (2002): 641–655.

Bernard, S. A.: Drug interactions in Palliative Care. JCO, 18 (2000) 8: 1780–1799.

Bero, L. A.: Characterization of geriatric drug-related hospital readmissions. Medical Care, 29 (1991) 10: 989–1003.

Buajordet, I.: Fatal adverse drug events: the paradox of drug treatment. J. Internal. Med., 250 (2001): 327–341.

Büche, D. J.: How much harm do we do. Master thesis, Kings College. London 2004 (nicht publiziert).

Corcoran, M. E.: Polypharmacie in the older patients with cancer. Cancer Control, 4 (1997) 5: 419–428.

Doyle, D.; Hanks, G.; Cherny, N.; Calman, K. (eds.): Oxford Textbook of Palliative Medicine (3rd edn.). Oxford University Press, Oxford 2004.

Drici, M. D.: Cardiac K+ channels and drug-acquired long QT syndrome. Thérapie, 55 (2000): 185–193.

Ebbesen, J.: Drug-related deaths in a department of internal medicine. Arch. Intern. Med., 161 (2001): 2317–2323.

Fick, D. M.: Updating the Beers criteria for potentially inappropriate medication use in older adults. Arch. Intern. Med., 163 (2003): 2716–2724.

Follath, F.: Taschenkompendium der Pharmakokinetik. UFR Bobigny, Pfizer Press 1998.

Guengerich, F. P.: Comparison of levels of several human microsomal cytochrome P450 enzymes and epoxide hydrolase in normal and disease states using immunochemical analysis of surgical liver samples. Journal of Pharmacology and Experimental Therapies. 256 (1991): 1189–1191.

Gurwitz, J. H.: Incidence and preventability of adverse drug events among older persons in the ambulatory setting. JAMA, 289 (2003): 1107–1116.

Homeida, M.: Decreased first pass metabolism of labetalol in chronic liver disease. BMJ, 2 (1978): 1048.

Inturrusi, C. E.: Disposition of methadone in man after a single oral dose. Clinical Pharmacology and Therapeutics, 13 (1972): 923–930.

Jha, A. K.; Kuperman, G. J.; Teich, J. M.; Leape, L.; Shea, B.; Rittenberg, E.; Burdick, E.; Seger, D. L.; Vander, M.; Bates, D. W.: Identifying adverse drug events. JAMIA, 5 (1998): 305–314.

Krähenbühl, S.: «Start low, go slow» Pharmakokinetik und -dynamik im Alter. Geriatrie Praxis, 4 (2004): 36–39.

Lazarou, J.: Incidence of adverse drug reactions in hospitalized patients. A meta-analysis of prospective studies. JAMA, 279 (1998): 1200–1205.

Lindquist, R.: Understanding and preventing adverse drug events. AACN Clinical Issues, 9 (1998) 1: 119–128.

Martin-Facklam, M.: Undeclared exposure to St. John's wort in hospitalized patients. Br. J. Clin. Pharmacol., 58 (2004) 4: 437–441.

Morgan, D. J.: Clinical pharmacokinetic and pharmacodynamic considerations in patients with liver disease. Clinic. Pharmacokinetics, 29 (1995): 370–391.

O'Neill, W. M.: Subcutaneous infusions – a medical last rite. Palliative Medicine, 8 (1994): 91–93.

Pauli-Magnus, C.: Pharmakogenetik und Pharmakogenomik. Schweizerische Ärztezeitschrift, 85 (2004) 37: 1963–1974.

Pirmohamed, M.: Adverse drug reactions as cause of admission to hospital: prospective analysis of 18820 patients. BMJ, 329 (2004): 15–19.

Pond, S. M.: Enhanced bioavailability of pethidine and pentazocine in patients with cirrhosis of the liver. Australian and New Zealand Journal of Medicine, 10 (1980): 515.

Rieger, K.: High prevalence of unknown co-medication in hospitalised patients. Eur. J. Clin. Pharmacol., 60 (2001): 363–368.

Ripamonti, C.: Rectal, buccal and sublingual narcotics for the management of cancer pain. Journal of Palliative Care, 7 (1991): 30–35.

Sawe, J.: Morphine kinetics in cancer patients. Clin. Pharmacol. Ther., 30 (1981) 5: 629–635.

Schnurrer, J. U.: Zur Häufigkeit und Vermeidbarkeit von tödlichen unerwünschten Arzneimittelwirkungen. Internist, 44 (2003): 889–895.

van den Bemt, M. L. A.: Drug-related problems in hospitalised patients. Drug Safety, 22 (2000) 4: 321–333.

Williams, L.: The influence of food on the absorption and metabolism of drugs: an update. Eur. J. Drug Metab. Pharcokin. 21 (1996): 201.

Zhan, C.: Excess length of stay, charges and mortality attributable to medical injuries during hospitalization. JAMA, 290 (2003) 14: 1868–1874.

Weiterführende Literatur

Müller-Mundt, G. (Hrsg.): Chronischer Schmerz. Herausforderungen für die Versorgungsgestaltung und Patientenedukation. Huber, Bern 2005.

6.2
Fatigue

Agnes Glaus

«Und dann fühlt es sich an, als ob alles Benzin verbraucht wäre – und ich muss mich hinlegen – bis wieder ein bisschen Energie nachgefüllt ist.» *(Eine Patientin)*

Abstract

Fatigue gehört zu den häufigsten Symptomen schwer kranker Menschen. Seine Bedeutung wurde im vergangenen Jahrzehnt insbesondere in der Onkologie erkannt und erforscht. Im Unterschied zur Müdigkeit bei gesunden Menschen handelt es sich bei Fatigue um eine unübliche, belastende Form von Müdigkeit. Neuere Definitionen bezeichnen Fatigue als multidimensionales Phänomen, welches sich auf körperlicher, emotionaler und kognitiver Ebene manifestiert. Die Ursachen sind vielfältig und umfassen biochemische, medizinische, pharmakologische, psychologische, spirituelle und weitere Anteile. Die bisher vernachlässigte Wahrnehmung durch die Betreuenden ist der erste interventionelle Schritt und trägt dem Erleben der Betroffenen Rechnung. Die Nachfrage nach Fatigue gehört in angepasster Form in die Routineversorgung von Patienten in palliativer Situation. Therapeutisch-strategisch beziehen sich die Interventionen auf die konkrete Linderung der Fatigue, auf das Leben mit einem reduzierten Energiekonto und auf das Annehmen von Fatigue als Ausdruck der fortschreitenden Krankheit. Dabei sind in Betracht zu ziehen:

- Information und Beratung (Patientenedukation)
- medizinische und pharmakologische Maßnahmen
- die Korrektur einer Anämie
- die Behandlung anderer Symptome
- das gezielte Fördern der körperlichen Aktivität
- das sorgfältige Abwägen zwischen Ruhe und Aktivität
- psychologische und spirituelle Unterstützung und
- Hilfe bei der Krankheitsverarbeitung.

Schlüsselwörter

Fatigue-Definition und -Konzept, unübliche Müdigkeit, Wahrnehmung, Messung, Therapie, Palliation

Studienziele

Nach Abschluss dieses Kapitels wird die bzw. der Lernende in der Lage sein:

- das Konzept «Fatigue» zu verstehen, mögliche Ursachen zu erkennen und zu erläutern.
- die Erfahrungen von Patienten mit Fatigue wahrzunehmen und zu erfassen.
- die Wichtigkeit der Erkennung und des Assessments von Fatigue zu erfassen.
- verschiedene therapeutische Strategien, besonders in palliativer Situation, in Betracht zu ziehen und anzuwenden.
- die Bedeutung und Herausforderung der Fatigue im Kontext der letzten Lebensphase zu verstehen.

Einleitung – Die unübliche Müdigkeit

Die klinische Praxis zeigt, dass Fatigue von Betroffenen und Betreuern oft als unvermeidbar hingenommen wird. Im Gegensatz zu Schmerz erscheint Fatigue zwar als ein lästiges, jedoch dazugehörendes Leiden, das ausgehalten werden kann oder muss. Psychologen und PflegewissenschaftlerInnen nahmen das Thema der *unüblichen* Müdigkeit in den 80er- und 90er-Jahren des vergangenen Jahrhunderts auf, weil die zunehmende Vielfalt und Intensität der Krebstherapien zu einer Verschiebung der Prioritäten im Bereich der Symptomkontrolle, insbesondere in der Onkologie, geführt hatten. Während verschiedene Therapieformen einen wesentlichen Anteil am Entstehungsmechanismus haben dürften, sind aber auch bestimmte Tumorformen und insbesondere fortgeschrittene Tumorstadien wesentlich an dessen Ursprung beteiligt (Glaus, 1998). Eine Arbeit von Donelli (1995) hat gezeigt, dass bei 1000 Krebspatienten in palliativer Situation das Phänomen Fatigue, zusammen mit Schmerz und Anorexie, durchwegs zu den zehn häufigsten Symptomen gehört. Dadurch wird die Bedeutung des Phänomens für die Betroffenen, ihre Angehörigen und Betreuer im Rahmen der palliativen Phase und im Kontext der Lebensqualität besonders wichtig. Fatigue ist ein Begleiter auf dem Weg des Krankheitsverlaufs.

Während aber Müdigkeit beim gesunden Menschen ein regulierendes und schützendes Phänomen darstellt (Grandjean, 1968), entwickelt sich bei kranken Menschen, insbesondere im Laufe der chronischen Krankheit, oft eine unübliche, extreme Form der Müdigkeit. Diese wurde vor allem bei Krankheiten wie Krebs, AIDS, rheumatoider Arthritis, multipler Sklerose und vielen anderen beobachtet (Glaus, 1998b). In der neueren Literatur wird die *unübliche Müdigkeit*, z. B. im Zusammenhang mit Krebs, auch im deutschsprachigen Raum, von den Fachkräften im Gesundheitswesen oft als Fatigue bezeichnet, obwohl betroffene Laien diesen Begriff weder kennen noch verwenden. Wie in einigen anderen Sprachen, scheint der Begriff «Fatigue» durch «extreme Müdigkeit» oder «Erschöpfung» ersetzt zu werden. Im Gegensatz dazu ist zu erwähnen, dass die moderne Diagnose «Chronic Fatigue Syndrome» (CFS) ein anderes, eigenständiges Krankheitsbild darstellt, bei dem keine nachweisbare körperliche Erkrankung besteht (Adler, 2004). Das CSF ist nicht Teil der Ausführungen in diesem Kapitel.

Fatigue – Definitionen und Ursachen

Definitionen

Das National Comprehensive Cancer Network (2004) definierte Fatigue folgendermaßen: «Fatigue bei Krebskranken ist ein anhaltendes, subjektives Gefühl von Müdigkeit im Zusammenhang mit Krebs oder einer Krebsbehandlung, welches mit dem üblichen Funktionieren interferiert». Eine Initiative der Fatigue Coalition erstellte 1998 diagnostische Kriterien für die Internationale Klassifikation der Krankheiten (ICD-10) (Cella, 1998) und zeigte damit, dass das Wort «Fatigue» einen Oberbegriff darstellt, mit dem eine Vielfalt von Müdigkeitsgefühlen und -manifestationen dargestellt wird. Diese Tatsache zeigte sich auch in neueren, qualitativen Untersuchungen zum Erleben des Phänomens durch Betroffene (Glaus, 1999; Hilfinger et al., 1997). In einer Konzeptanalyse (Glaus, 1996, 1999) wurden die in **Abbildung 6.2-1** zusammengefassten Kernelemente identifiziert. Es zeigt sich, dass Fatigue ein Oberbegriff ist, unter dem sich viele Manifestationsformen finden, die sich in überwiegend physische Sensationen, aber auch affektive und kognitive Sensationen klassifizieren lassen. Ein wesentlicher Unterschied zwischen Kranken und Gesunden bestand in dieser Studie darin, dass erstere ihre Fatigue auch als Schwäche bezeichneten, während Gesunde die Schwäche nicht als Teil ihrer Müdigkeit empfanden. Dies lässt vermuten, dass Schwäche (in Abgrenzung zu neurologisch bedingter Schwäche) ein inhärenter Teil der Müdigkeit von Krebskranken ist.

In Anlehnung an diese Konzeptanalyse wurde folgende Definition der Müdigkeit bei Krebskranken abgeleitet:

> Fatigue bei Krebskranken ist ein subjektives Gefühl unüblicher Müdigkeit, das sich auswirkt auf den Körper (physisch), die Gefühle (affektiv) und die mentalen Funktionen (mental), das mehrere Wochen andauert und sich durch Ruhe und Schlaf nur unvollständig oder gar nicht beheben lässt.
>
> *(Glaus, 2000)*

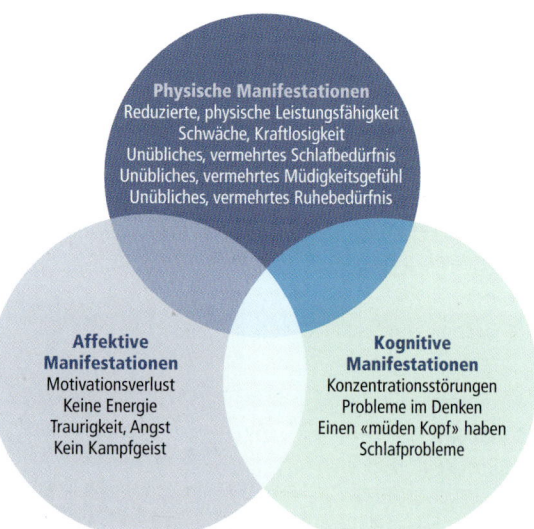

Abbildung 6.2-1: Das multidimensionale Konzept «Fatigue» (Quelle: Glaus, 1999)

Ursachen – Nozizeption und Perzeption

In Analogie zur Entwicklung von Schmerzen (Bruera, 1994), kann eine Theorie generiert werden, in der die Entwicklung der Fatigue in *Nozizeption, Perzeption* und *Manifestation* eingeteilt wird. Die Nozizeptoren (auslösende Faktoren) sind spezifische, biochemische, pathophysiologische, immunologische, psychologische und krankheits- sowie behandlungsbedingte Ursachen. Diese scheinen sehr komplex zu sein (Glaus, 1998b): Organfunktionsstörungen, z. B. zirkulatorische oder metabolische Adaptationsprobleme bei Einschränkung der Lungenfunktion, Hämoglobinmangel oder die Einwirkung therapeutischer Maßnahmen. Hier sind insbesondere Zytostatika, Immuntherapeutika oder die Radiotherapie zu erwähnen, wobei Hochdosis- oder Kombinationstherapien und biologische Therapien, z. B. Interferone, besonders hervorzuheben sind. Auch immunologische Antwortmechanismen des Organismus auf die Erkrankung, mit Beteiligung von Zytokinen wie Asthenine, Kachektine (Theologides, 1986), oder die Entstehung paraneoplastischer Syndrome, werden als Fatigue-Ursachen erwähnt. Nach Donelly und Walsh (1995) kommen bei Personen mit fortgeschrittenen Krebskrankheiten viele Symptome gleichzeitig vor und beeinflussen sich gegenseitig, so z. B. Schmerz, Anämie, Immobilität, Schlaflosigkeit und Müdigkeit. In diesem Zusammenhang dürften psychische Verarbeitungsmechanismen und physische wie psychische Folgen verschiedener Tumortherapien ebenfalls eine große Rolle spielen. Grundsätzlich sind viele dieser Vorstellungen auch auf Patientengruppen außerhalb der Onkologie übertragbar.

Nebst der Nozizeption ist bei der Entwicklung der Fatigue die Perzeption, welche die Wahrnehmung und Empfindung der Fatigue-Gefühle moduliert, erwähnenswert. Der affektive Zustand, das soziale Netz, die Formen der Unterstützung, die individuelle Persönlichkeit und die Biografie, das allgemeine Befinden und anderes können die Fatigue-Schwelle beeinflussen, so wie dies auch bei der Empfindung des Schmerzes oft beobachtet wird. Entsprechend dieser Schwelle wird Fatigue erlebt, und die Manifestationen erfolgen vielfältig, was für die Wahrnehmung durch Betreuer besonders wichtig ist.

Fatigue – Wahrnehmung, Assessment, Messung

Fatigue kann als Symptom, als Pflegediagnose, als ICD-10-Diagnose, als Nebenwirkung oder als Ausdruck der Tumoraktivität und des allgemeinen Befindens bezeichnet werden. Während diese berufsspezifischen Diskurse für die Betroffenen eher unwesentlich sind, ist unbestritten, dass Fatigue die Lebensqualität beträchtlich einschränken kann, weshalb gerade dem Assessment eine wichtige Bedeutung zukommt.

Während in den letzten Jahren viele Forschungsarbeiten zum Thema Fatigue publiziert wurden, stellt sich die Frage, inwiefern Pflegende und Ärzte das Phänomen in der Alltagspraxis tatsächlich wahrnehmen und darauf ansprechen. Klinische Erfahrungen weisen darauf hin, dass hier noch eine erhebliche Kluft zwischen Theorie und Praxis besteht (Vogelzang et al., 1997). Sowohl auf Patienten wie auf Betreuerseite scheint es Barrieren zu geben, die eine hilfreiche Kommunikation diesbezüglich verhindern, ähnlich den Beobachtungen im Bereich der Schmerz- und Depressionsbehandlung. Resultate einer Studie mit je einer Fokusgruppe in England und der Schweiz zeigten, dass die Patienten ein großes Bedürfnis nach Informationen über die ungewöhnliche Müdigkeit haben und dass die Betreuer diesen Bedürfnissen nicht gerecht werden (Glaus et al., 2002).

Das Ziel der Erhebung der ungewöhnlichen Müdigkeit bei Schwerkranken ist deshalb einerseits die verbesserte Wahrnehmung des Leidens, andererseits die Wegleitung bei der Gestaltung des Alltags oder bei der Verwaltung des vorhandenen «Energiekontos». Im Alltag lässt die einfache Frage «Wie geht es Ihnen?» sehr viel über das allgemeine Wohlbefinden erfahren. Bei genauem Hinhören und echter Anteilnahme erfährt die betreuende Person viel über das grundsätzliche Wohlbefinden. Müdigkeit wurde in diesem Sinne als allgemeiner Indikator der Lebensqualität bezeichnet (Hürni/Bernhard, 1993). Eine spezifischere Screening-Frage – «Fühlen Sie sich müde?» – gibt aber direktere Antwort. Während diese qualitative Frage eine gute Information ergeben kann, lässt sich das Ergebnis schwerlich dokumentieren oder vergleichen. Die Anwendung einer einfachen Linear-Analog-Skala, mit einer Einteilung von 0 bis 100 mm oder einer Likert-Skala von 0 bis 10, welche die Ankerworten der spezifischen Müdigkeit zu spiegeln vermag, kann hilfreich sein. Ein Beispiel einer solchen getesteten Skala (Glaus, 2001) ist in **Abbildung 6.2-2** dargestellt.

Für Kinder werden einfachere Methoden empfohlen. Bei kleinen Kindern zeigt die Erfahrung, dass es am wirksamsten ist, danach zu fragen, ob sie müde oder nicht müde seien. Für ältere Kinder gibt es auch

| Ich fühle mich nicht unüblich müde | _____ | Ich fühle mich total erschöpft |

Abbildung 6.2-2: Beispiel einer Analogskala zur Erfassung der Fatigue (Quelle: Glaus, 2001)

getestete Messinstrumente (Hockenberry et al., 2003). Das Quantifizieren mit einer Skala lässt die Müdigkeit jedoch bei Kindern und Erwachsenen nur eindimensional erfassen. Um dem multidimensionalen Konzept Rechnung zu tragen, wurden in den letzten Jahren differenziertere Messinstrumente entwickelt, so z. B. das «Multidimensional Fatigue Inventory» für Krebspatienten (Smets, 1996), oder das «Fatigue Assessment Questionnaire» (FAQ) in deutscher Sprache (Glaus, 2001), mit dem sich die Müdigkeitsmanifestationen auf physischer, affektiver und kognitiver Ebene messen lassen. Im Gegensatz zu den einfachen Messskalen eignen sich diese multidimensionalen Messinstrumente im hektischen Alltag nicht für den Routineeinsatz. Zudem fehlt Menschen in palliativer Situation oft die Kraft, komplizierte Messinstrumente auszufüllen. Sie können deshalb in einer speziellen, individuellen Situation zur genaueren Evaluation der Fatigue oder zur Hilfe im individuellen Umgang mit der Fatigue angewendet werden, sind aber üblicherweise eher im Einsatz, wenn es um den Wirksamkeitsnachweis einer Therapie oder um Forschungsfragen geht.

Um Fatigue in der Routinebetreuung zu beachten, empfiehlt sich das regelmäßige Fatigue-Screening mit einer Frage oder einer einfachen Skala. Wenn das Screening zeigt, dass Müdigkeit ein für die betroffene Person relevantes Problem darstellt oder im Rahmen einer Therapie zu erwarten ist, ist das wiederholte Assessment über Zeit nötig und zugleich Ausgangspunkt für die Beratung und die Empfehlung therapeutischer Strategien. **Abbildung 6.2-3** gibt einen Überblick über das Fatigueassessment von der Wahrnehmung bis zur therapeutischen Re-Evaluation.

Therapeutische Interventionen

Das multidimensionale Konstrukt der Fatigue legt nahe, dass es vorerst keine einfache und einzige, ideale Therapieform gibt. Die klinische Erfahrung zeigt, dass sich ein strategisches Vorgehen in drei grundsätzliche Bereiche einteilen lässt:

1. die aktive Linderung der Müdigkeit/Fatigue durch gezielte Interventionen: insbesondere bei therapieinduzierter Fatigue und in der Rehabilitation
2. das Leben mit der Müdigkeit/Fatigue unter Berücksichtigung des eingeschränkten «Energiekontos»: insbesondere bei chronischer Krankheit
3. das Annehmen der Fatigue, wenn therapeutische Maßnahmen nicht wirksam sind und die Fatigue Ausdruck der fortschreitenden Krankheit darstellt: insbesondere in der palliativen Phase der Krankheit.

Diese Strategien können im klinischen Alltag oft nicht unabhängig voneinander gesehen werden. Ihre Anwendung kann aber unrealistischen Erwartungen vorbeugen. Sie erfordern einen integrativen Ansatz in der Betreuung. Sie berücksichtigen, dass Fatigue, wie Schmerz oder Dyspnoe, Ausdruck der Krankheit und des Umgangs damit sein kann. Wenn Betreuende rechtzeitig auf Fatigue eingehen, kommt das Interesse am Menschen und an seiner Situation zum Ausdruck, und eine offene Kommunikation über die Krankheitssituation kann ermöglicht werden. Insofern zeigt die klinische Erfahrung, dass das Gespräch über die Müdigkeit grundsätzliche Fragen zum Verlauf der Krankheit fördert. Das Zulassen des Symptoms für Patient und Betreuer könnte durchaus als hilfreich für einen wahrhaftigen, realistischen Umgang mit der gegebenen Situation betrachtet werden.

Nebst den grundsätzlichen Strategien wurden in den letzten Jahren verschiedene Therapieformen angeregt, die in **Tabelle 6.2-1** zusammengefasst dargestellt werden. Einzelne Aspekte werden im Folgenden beschrieben.

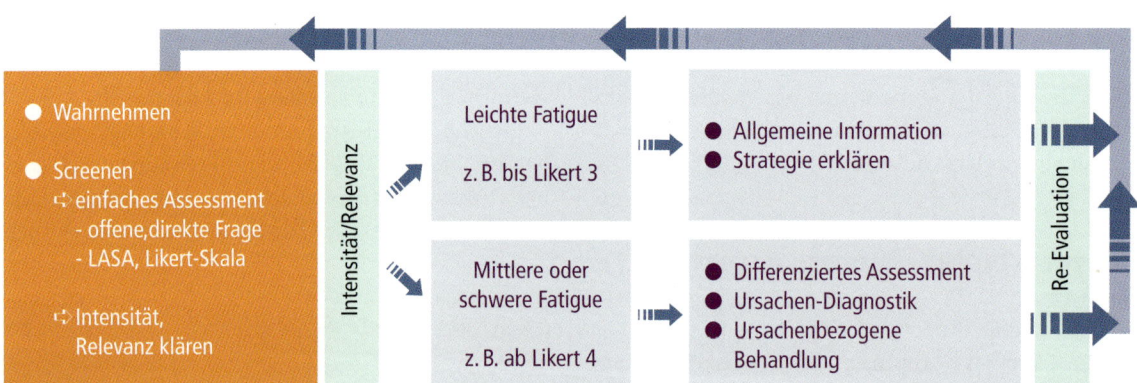

Abbildung 6.2-3: Fatigue-Assessment von der Wahrnehmung bis zur therapeutischen Reevaluation (Quelle: Glaus, 1999)

Patientenedukation – Aufklärung, Information, Beratung, Schulung

Betroffene und Angehörige haben ein Bedürfnis zu erfahren, weshalb sie sich müde fühlen. Das Wissen, dass es sich bei diesem Symptom um ein häufiges Vorkommnis handelt und dass viele Patienten damit zu kämpfen haben, verleiht dem Phänomen nicht nur Berechtigung, sondern vermag unter Umständen dessen Bedrohlichkeit durch Korrektur von Fehlvorstellungen zu reduzieren. Dabei macht es Sinn, realistisch auf Möglichkeiten und Grenzen der Interventionsstrategien (s. o.) hinzuweisen. Nebst dem aufklärenden, informativen und beratenden Gespräch stehen für Betroffene heute vertiefende Informationsbroschüren und Videos zur Verfügung. Diese werden in den meisten Ländern über die Krebshilfe bzw. die Krebsligen kostenlos zur Verfügung gestellt. Patienten haben bestätigt, dass sie solche Informationsmaterialien, als Ergänzung zum Gespräch, wünschen und dass sie dessen Abgabe durch Ärzte und Pflegende oft vermissen (Glaus et al., 2002). In der klinischen Praxis zeigt sich, dass solche Informationsbroschüren auch für die Angehörigen hilfreich sind, weil sie die Müdigkeit der erkrankten Angehörigen gelegentlich falsch interpretieren und nicht sicher sind, ob sie sich eher schonend oder herausfordernd verhalten sollen (s. Kap. 5.4 und 12.2).

Während für die meisten Patienten eine allgemeine Information genügt, wird heute bei Patienten mit belastenden Fatigue-Zuständen gelegentlich eine eigentliche Fatigue-Beratung durch Fatigue-Spezialisten angeboten. Solche Angebote sind jedoch noch begrenzt und bedürfen weiterer wissenschaftlicher Grundlagen.

Gute medizinische Betreuung und Medikamente gegen die Müdigkeit

Das Diagnostizieren von medizinischen Ursachen für die Fatigue verlangt eine sorgfältige internistische Betreuung. Dazu gehören unter anderem:

- Behebung von metabolischen Störungen (z. B. einer Hyperkalzämie)
- Behandeln von Infektionen, insbesondere wenn sie z. B. den Gasaustausch in der Lunge behindern
- Senken von Fieber
- Behebung einer Herzinsuffizienz
- Entlastung bei plagendem Erguss
- Beachtung von hormonalen oder endokrinen Entgleisungen, Elektrolytverschiebungen, Medikamenteninteraktionen, Komorbiditäten.

Tabelle 6.2-1: Interventionsstrategien bei Fatigue (Quelle: Autor)

- Symptom wahrnehmen, anerkennen, screenen und messen
- Korrektur von Fatigue erzeugenden Ursachen
  - Anämie beheben
  - andere Symptome bekämpfen
  - allgemeinmedizinische Probleme beheben
- medikamentöse Linderung der Müdigkeit
- Bewegungstherapie, physische Aktivität, Ausgewogenheit zwischen Aktivität und Ruhe
- psychosoziale Interventionen
- Verwaltung des eingeschränkten «Energiekontos» im Alltag
- Zulassen der Müdigkeit, müde sein dürfen (Coping)

Auch die Elimination von verzichtbaren, möglicherweise ermüdenden Substanzen ist zu prüfen. Daneben werden aber auch Medikamente gegen die Müdigkeit diskutiert.

Im klinischen Alltag werden oft niedrige Dosen von Steroiden als Roborans eingesetzt, obwohl eine wissenschaftliche Abstützung fehlt. Erfahrene Kliniker schlagen als Testversuch die Einnahme von 4 mg Dexamethason täglich (morgens) für eine Woche vor. Wenn sich dabei die Müdigkeit oder andere Symptome nicht signifikant verbessern, wird das Absetzen empfohlen (Ream/Stone, 2004). Andere Hormone, wie Medroxyprogesteron oder Megestrolacetat wurden ebenfalls getestet. Der Wirkungsnachweis ist aber nicht klar genug, um eine Routineanwendung zu empfehlen. Der Einsatz von Psychostimulanzien (z. B. Amphetamine) oder Hormonen (z. B. Testosteron oder Melatonin) wird immer wieder diskutiert, vorläufig fehlen aber überzeugende Wirkungsnachweise (Ream/Stone, 2004). Antidepressiva, wie z. B. trizyklische Antidepressiva oder Serotonin-Wiederaufnahme-Hemmer, werden in der Klinik gelegentlich eingesetzt, aber auch hier fehlen Daten für den Routineeinsatz.

Korrektur einer Anämie und Linderung anderer Symptome

Mehrere Untersuchungen ergeben einen Zusammenhang zwischen einem Mangel an Hämoglobin und Fatigue. Eine neuere Arbeit zeigt, dass anämische Krebspatienten mehr Fatigue erleiden als nichtanämische Krebspatienten und dass beide Gruppen mehr Fatigue empfinden als die normale Bevölkerung (Cella et al., 2002). Eine andere Studie zeigt, dass Krebspatienten mit einem Hämoglobin von mehr als 12 g/dl weniger Fatigue empfinden als Patienten mit weniger als 12 g/dl (Glaus, 2001). Eine Verbesserung der Lebensqualität und Verringerung der Müdigkeit scheint sich im Bereich des Hämoglobins zwischen 11 g/dl und 13 g/dl einzustellen (Crawford et al., 2002). Diese und weitere Daten zeigen, dass es wichtig ist, bei der Behandlung der Fatigue den Hämoglobinspiegel zu beachten und allenfalls zu korrigieren. Während es logisch erscheint, dass in der palliativen Situation ein niedriges Hämoglobin rascher mittels einer Bluttransfusion behoben werden kann, besteht Übereinkunft darin, dass das langsame Anheben des Hämoglobins mittels Erythropoietin eine Reduktion der Müdigkeit und Verbesserung der Lebensqualität bewirken kann. Es ist aber darauf hinzuweisen, dass das Hämoglobin gerade in der palliativen Situation nur einer von vielen Einflussfaktoren für die Fatigue darstellt. Fatigue kann eine Manifestation der Anämie sein, aber die Anämie per se ist nicht dem Konzept der Fatigue gleichzusetzen.

Tumorpatienten leiden oft an mehreren Symptomen gleichzeitig. Das Vorkommen so genannter Symptomen-Cluster, z. B. Schmerz, Müdigkeit und Schlaflosigkeit, lässt eine Interaktion der Symptome vermuten. Winningham et al. (1994) betonen die Wichtigkeit der Linderung anderer Symptome bei der Therapie und Linderung von Fatigue.

Ausgewogenheit von Aktivität und Ruhe

Neuere Forschungsarbeiten zeigen, dass die therapiebedingte Müdigkeit mit gezielter physischer Aktivität verringert werden kann. Als physische Aktivität wird z. B. rasches Gehen an der frischen Luft, täglich ca. 20 Minuten lang, empfohlen. Patienten, die diese Intervention konsequent durchführten, verspürten weniger Müdigkeit, verzeichneten einen besseren nächtlichen Schlaf und erlebten eine bessere Lebensqualität (Mock et al., 1997; Berger, 1998). Dass diese Maßnahmen nur bei Patienten in relativ gutem körperlichem Zustand angewandt werden können, ist nahe liegend. Trainingsprogramme sind jedoch nur in Phasen von Komplikationen, wie Infektionen, drohenden Frakturen und Ähnlichem, kontraindiziert. Gezielte körperliche Aktivität kann, in begrenztem und individuell angepasstem Rahmen, auch Patienten in palliativer Phase gut tun. Porok et al. (2000) zeigten in einer Untersuchung, dass auch Patienten mit fortgeschrittener Krebskrankheit von körperlichen Aktivitäten profitierten. Erwähnt wurden mehrwöchige Programme mit z. B. einem kurzen Spaziergang von 5 Minuten ein- oder mehrmals täglich, Armbewegungen im Lehnstuhl oder leichten Tanzbewegungen zu bevorzugter Musik. Solche Intervention können Bewegungsabläufe verbessern, Verspannungen lockern, und es ist vorstellbar, dass z. B. das gezielte, vertiefte Durchatmen den Gasaustausch positiv beeinflusst, was eine positive Wirkung auf die Müdigkeit vermuten lässt. Die klinische Erfahrung zeigt immer wieder, dass z. B. auch Schwimmen oder Fahrradfahren, auch in schwerer Krankheitssituation, mit relativ wenig Kraftaufwand noch Wohlbefinden verschaffen und dass Menschen ganz individuelle, manchmal unerwartete Wege wählen. Selten kommt es vor, dass die forcierte Bewegung bei Patienten mit aktiven Tumoren eher die gegenteilige Wirkung, nämlich totale Erschöpfung bewirkt (St. Pierre/Kaspar, 1992). In dieser Situation kann die körperliche Aktivierung zur Qual werden, was ein ganz individuelles Vorgehen und Anpassen, insbesondere bei Patienten mit sehr fortgeschrittener Krankheit, verlangt.

Das Finden des richtigen Maßes an Bewegung und Ruhe ist in der Palliativbetreuung eine der größten Herausforderungen. Patienten mit fortgeschrittener Krankheit bleibt im Kampf gegen die Fatigue manchmal wirklich nur die Waffe des sich Ausruhens. Trotzdem bleibt zu beachten, dass sowohl ein Zuviel als auch ein Zuwenig an Ruhephasen und auch ein Zuviel und ein Zuwenig an Aktivität zu erhöhter Müdigkeit führen können (Porok/Mei, 2004).

Energie sparend leben

Wenn die Kraft nicht mehr alle üblichen Aktivitäten zulässt, geht es um die gezielte Verwaltung des «Energiekontos» und um das Setzen von Prioritäten. Eine kranke Mutter wird sich überlegen, ob sie durch die Inanspruchnahme einer Hilfe im Haushalt Energie für die Sorge um die Kinder sparen kann. Energie sparend pflegen heißt, die prioritären Aktivitäten des täglichen Lebens sorgfältig zu planen. Dabei geht es auch um die Erhaltung der Fähigkeiten und des Selbstwertgefühls im Kontext von Familie und Beruf. Die Anwendung erleichternder Hilfsmittel, wie z. B. Haltegriffe, Sitzgelegenheiten, Rollstuhl, Toilettenerhöhung und Ähnliches kann durchaus hilfreich sein. Wenn die Kraft nachlässt, kann gelegentlich die Mobilisierung auf Rädern mittels Rollstuhl, Liege, Auto, z. B. an die frische Luft, unter freien Himmel, in den Garten oder an einen geliebten Ort, eine Alternative darstellen und so das Wohlbefinden auf andere Weise fördern. Hier kommt der Patientenedukation eine ganz besondere Bedeutung zu.

Wenn der Tod naht

Wenn die Krankheit fortschreitet, ist eine Unausgewogenheit zwischen Ruhe und Aktivität meist nicht mehr aufzuhalten, und die zunehmende Müdigkeit mündet in Schwäche und Immobilität und letztlich ins Sterben. Wenn diese Phase eintritt, beinhaltet die Interventionsstrategie eher das Aushandeln des «Aktionsradius» und die Wahl des Lebensraums. Dieses Aushandeln ist weit mehr als eine pflegerische Aktion, es ist vielmehr eine psychosoziale Intervention, weil es dabei um Sich-Einlassen sowie Zulassen und Annehmen des Unabwendbaren gehen kann. Zu erkennen, dass die Kräfte nicht mehr genügen, um die Toilette im unteren Stockwerk zu erreichen, kann mit einem intensiven Krankheitsverarbeitungsprozess verbunden sein und fordert von den Betreuern kunstvolles, äußerst einfühlsames, verstehendes Stützen von sehr zerbrechlichen Strukturen und Prozessen. Gerade hier erscheint es wichtig, darauf zu verweisen, dass die Betreuenden im Assessment berücksichtigen, dass es nicht nur um die Erfassung des Phänomens Fatigue geht, sondern auch und gerade um die rechtzeitige Erfassung der individuellen *Bedeutung* zunehmender Fatigue für den Betroffenen und die Angehörigen (hermeneutische Dimension). Von besonderer Bedeutung ist hier auch der frühe Einbezug der Angehörigen, die das Phänomen der Müdigkeit oft nicht ganz verstehen, indem sie es über- oder auch unterschätzen, wodurch sich Kranke unverstanden oder nicht ernst genommen fühlen können. Nicht zuletzt zeigt die Erfahrung, dass Patienten sich manchmal schuldig fühlen, wenn sie sich immer wieder hinlegen und sich ausruhen. Betreuende können dann den Angehörigen und Patienten vermitteln, dass die Ruhepausen erlaubt und wichtig sind oder in dieser Lage gar einen therapeutischen Nutzen haben, weil sie zu diesem Zeitpunkt das Leiden am besten lindern. Es ist erlaubt, müde zu sein und sich auszuruhen!

Psychologische und kognitive Interventionsansätze

Müdigkeit ist auch ein häufiges Symptom einer Depression. Neuere Daten zeigen, dass Fatigue und Depression jedoch verschiedene Phänomene sind und legen nahe, dass es eine grundsätzliche Unterscheidbarkeit zwischen dem Depressions- und dem Fatigue-Syndrom gibt (Reuter, 2002), wenn auch das Auseinanderhalten der beiden Konzepte bisweilen schwierig ist (Visser/Smets, 1998). Dies ist deshalb besonders wichtig, weil die Behandlung einer Depression heute – im Gegensatz zur Fatigue-Behandlung – leichter möglich ist. Es wurde vorgeschlagen, dass der Unterschied zwischen den beiden Diagnosen vor allem im Vorhandensein der physischen Fatigue-Manifestation, wie dies im Assessment mit dem FAQ evaluierbar ist, erkannt werden könne (Reuter, 2002). Im Zweifelsfall ist ein psychiatrisches Konsilium zur Differenzialdiagnose sicher angebracht.

Es wird vermutet, dass extreme Müdigkeit auch als Folge einer Maladaption an die Krankheitssituation gesehen werden kann (Weis/Bartsch, 2000). Ähnliches ergibt eine Untersuchung von Wettergren et al. (1997), in der bestätigt wird, dass Krebskranke mit einem stärkeren Kohärenzgefühl, also einer eher bejahenden Antwort auf ihr Schicksal, weniger an Fatigue leiden, als solche mit einem weniger ausgeprägten Kohärenzgefühl. Solche Daten begründen die Maßnahmen im Bereich der *sozialen und psychischen Unterstützung* bei der Krankheitsverarbeitung. Ein weiterer Ansatz besteht in der Verhütung der sozialen Isolation, welche als Fatigue erzeugender Faktor beschrieben wurde (Winningham et al., 1994). Gerade in der palliativen Betreuungszeit, wenn andere Beziehungen z. B. durch die Arbeitsunfähigkeit teilweise oder ganz unmöglich werden, nimmt die Isolationsgefahr zu. Psychologische oder psychiatrische Interventionen können durchaus auch durch *religiöse Unterstützung* erfolgreich ergänzt werden. Es hat sich gezeigt, dass gläubige Patienten weniger an Müdigkeit litten als solche ohne Glaubensfundament (Folkman, 1997). Die Bedeutung existenzieller Fragen kann in der Betreuung Schwerkranker nicht unterschätzt und verdrängt werden, wenngleich die spirituelle Begleitung heute einen verschwindenden Platz einzunehmen scheint.

Die Betroffenheit durch eine schwere Krankheit, die Auseinandersetzung mit Behandlungen und deren Folgen, die Verarbeitung einer Flut von Informationen und vielerlei Sorgen übersteigen die Kapazität eines Menschen und führen über Zeit zur mentalen oder kognitiven Fatigue. Die Fokussierung aller Gedanken auf spezifische, exklusive Themen in Zusammenhang mit dem Krankheitsgeschehen geht auf Kosten des restlichen Lebens. Die Konsequenzen werden als Konzentrations- und Gedächtnisprobleme, Gefühls- und soziale Einschränkungen bezeichnet. Es wird postuliert, dass es hier eine Therapie braucht, welche die Aufmerksamkeit wieder anderen Lebensbereichen zugänglich machen muss, um den kontinuierlichen Verschleiß der Energien durch die fokussierte Auseinandersetzung mit der Krankheit und deren Folgen zu unterbrechen. Erwähnt werden Imagination, Relaxation oder Ablenkung, z. B. durch gezielte Fokussierung auf schöne Dinge, z. B. durch Faszination, durch das Gefühl, vom Alltäglichen entfernt zu sein (Cimprich, 1992). Diese Methode wird nicht verstanden als eine Art von Verdrängung, sondern vielmehr als eine Art «Dosierung» der Krankheitsverarbeitung und auch als bewusste Pflege von Erholungszeiten. Fragen zum Leben, zu Prioritäten und Werten werden dabei in einen eingegrenzten Zeitraum verlegt.

Allgemeine Unterstützungsmaßnahmen gegen Fatigue

Allgemein wird angenommen, dass die Zufuhr von genügend *Flüssigkeit* die Fatigue lindern kann, wenn auch ohne wesentlichen wissenschaftlichen Nachweis. Flüssigkeit könnte bewirken, dass Müdigkeit induzierende Abbausubstanzen der Therapie oder anderer Prozesse besser ausgeschieden werden. Bezüglich *Vitaminen* besteht bei den meisten Patienten in palliativer Krankheitssituation sowieso ein Defizit und eine Substitution mit einem Multivitaminpräparat, das auch Mineralstoffe enthält, wird oft sehr geschätzt. Die *Ernährung,* in kleinen Portionen und in abwechslungsreicher und vielfältiger Art, ist wichtig für die meist gestörte Energie-Balance, soll den palliativen Patienten aber nicht bedrängen. Sehr ermüdete Personen sind dankbar für Gerichte, die nicht zu viel Aufwand beim Kauen verursachen und leicht zu schlucken sind. Erfahrungsgemäß können *Genussmittel* wie Kaffee, Cola, Tee, Schokolade anregend wirken und sollten keinesfalls unversucht bleiben. *Alkohol,* insbesondere in Form eines Aperitifs, kann den Appetit anregen, und ein Glas Wein oder Bier ist durchaus empfehlenswert, um die Kalorien zu erhöhen, eine Freude zu bereiten und damit stärkend zu wirken.

Die *Umgebung* kann anregend oder ermüdend sein: frische Luft, Temperatur, Atmosphäre, Gerüche, Licht und Farben spielen eine Rolle. Obwohl keine wissenschaftlichen Daten vorliegen, beweist die klinische Erfahrung, dass diese Aspekte durchaus einflussreich sind und in die Gestaltung der Betreuung von Menschen mit Fatigue einfließen sollten.

Zusammenfassung

Das Konzept «Fatigue» hat viele Gesichter und zeigt sich in unterschiedlichen Formen. Die Betroffenheit des ganzen Menschen spiegelt die Multidimensionalität des Phänomens. Die Wahrnehmung von Fatigue-Manifestationen, und das alltägliche Screenen bzw. die spontane Frage nach Müdigkeit sollten zur Routineversorgung gehören. Die Therapie basiert auf strategischen Ausrichtungen, die einen realistischen Umgang mit Fatigue fördern und Fehlerwartungen verhindern. Die Interventionen werden von teils bekannten, teils vermuteten Ursachen abgeleitet. Es stellt sich die Aufgabe, die Hauptprobleme und Ursachen in Bezug auf die Krankheitsformen, die patienenbezogenen Bedeutungsaspekte und Therapiearten der zu betreuenden Patienten zu identifizieren und entsprechende therapeutische/begleitende Maßnahmen in Erwägung zu ziehen. Dazu kann das Annehmen der Müdigkeit als Teil der letzten Lebensphase gehören. Zweifellos ist aber die Gestaltung des Lebens in der palliativen Phase in Zusammenhang mit Kraft, Energie und Fatigue eine Kunst, die das Fördern angepasster Aktivität und das «Ausruhen-Lassen» in bedachter Weise individuell gestaltet und dem wachsenden Einverständnis in das Unabwendbare Raum lässt. Edukative, psychologische, spirituelle und kognitive Betreuungsansätze sind dabei besonders zu bedenken. Forschungsarbeit ist auch in diesem delikaten Gebiet nötig, um dem Können und Wissen in Medizin und Pflege eine solide Basis zu verschaffen.

Abschließende Fragen zur Reflexion

- Wie begegnet Ihnen das Phänomen der Fatigue im klinischen Alltag von Schwerkranken und Sterbenden?
- Was löst bei Ihnen persönlich der Umgang mit Patienten aus, die unter Fatigue leiden?
- Ist es in Ihrem klinischen Alltag (z. B. bei der Pflegeanamnese) üblich, die Patienten in palliativer Betreuungssituation gezielt danach zu fragen, ob sie unter einer *unüblichen* Müdigkeit (Fatigue) leiden?
- Sind Ihnen validierte Fatigue-Assessment-Instrumente bekannt?
- Wie gestaltet sich bei Ihnen die interprofessionelle Zusammenarbeit in der Betreuung von Patienten und deren Angehörigen, welche im Erleben einer Fatigue stehen?
- Können Sie auf Edukationskonzepte in der Betreuung von Fatigue-Patienten zurückgreifen?

Verwendete Literatur

Adler, R. : Chronic fatigue syndrome (cfs). Swiss Med. Wkly., 134 (2004): 268–276.

Berger, A.: Patterns of fatigue and activity and rest during adjuvant breast cancer chemotherapy. Oncology Nursing Forum, 25 (1998) 1: 51–62.

Bruera, E.: New developments in the assessment of pain in cancer patients. Journal of Supportive Care in Cancer, 2 (1994) 2: 312–318.

Cella, D.; Lai, J.; Chang, C.; Peterman, A.; Slavin, M.: Fatigue in cancer patients compared with fatigue in the general United States population. Cancer, 94 (2002) 2: 528–538.

Cella, D.: Quality of life. In: Holland, J.: Psycho-Oncology. Oxford University Press, New York 1998: 1135–1146.

Cimprich, B.: A theoretical perspective on attention and patient education. Adv. Nurs. Sci. 14 (1992): 39–51.

Crawford, J.; Cella, D.; Cleeland, C.; Cremieux, P.; Demetri, G.; Sarokhan, B.: Relationship between changes in haemoglobin level and quality of life during chemotherapy in anaemic cancer patients receiving epoetin alpha therapy. Cancer, 95 (2002) 4: 888–895.

Donelli, S.; Walsh, D.: The symptoms of advanced cancer. Semin. Oncol., 22 (1995) (suppl 3): 67–72.

Folkman, S.: Positive psychological states and coping with severe stress. Soc. Sci. Med., 45 (1997): 1207–21.

Glaus, A.: A qualitative study to explore the concept of fatigue/ tiredness in cancer patients and in healthy individuals. Supportive Care in Cancer, 4 (1996) 82–96.

Glaus, A.: Fatigue in patients with cancer-analysis and assessment. Recent Results in Cancer Research, 145. Springer, Heidelberg 1998a.

Glaus, A.: Fatigue in patients with cancer. In: Klastersky, J.; Schimpff, S.; Senn, H.-J.: Handbook of supportive care in cancer (2nd, revised edn.). Marcel Dekker Inc., New York, 1998b: 655–672.

Glaus, A.: Müdigkeit/Fatigue bei Krebskranken und bei Gesunden. Eine qualitative Analyse. Pflege (1999) Teil 1: 1/99: 12, 11–19; Teil 2: 2/99, 12, 75–81.

Glaus, A.: Das Konzept Fatigue in der Onkologie: Definitionen, Hintergründe. In: Weis, J.; Bartsch, H.: Fatigue bei Tumorpatienten – eine neue Herausforderung für Therapie und Rehabilitation. Karger Verlag, Basel 2000: 108–120.

Glaus, A.; Müller, S.: Hämoglobin und Müdigkeit bei Tumorpatienten: Untrennbare Zwillinge? Schweiz. Med. Wochenschr., 130 (2000): 471–7.

Glaus, A.; Müller, S.: Messung der Müdigkeit bei Krebskranken im Deutschen Sprachraum: die Entwicklung des Fatigue Assessment Questionnaires. Pflege, 14 (2001): 161–170.

Glaus, A.; Frei, I.; Knipping, C.; Ream, E.; Brown, N.: Schade, dass ich dies nicht vorher gewusst habe! Was Krebskranke von den Informationen über Fatigue halten: eine Beurteilung durch Patienten in der Schweiz und in England. Pflege, 15 (2000): 187–194.

Grandjean, E.: Fatigue: Its physiological and psychological significance. Ergonomics, 11 (1968): 427–436.

Hilfinger-Messais, D.; Yeager, K.; Dipple, S.; Dodd, M.: Patients perspectives of fatigue whilst undergoing chemotherapy. Oncology Nursing Forum, 42 (1997) 1: 43–48.

Hockenberry, M. J.; Hinds, P. S.; Barrera, P.; et al.: Three instruments to assess fatigue in children with cancer: The child, parent and staff perspectives. J. Pain Symptom Management 25 (2003) 4: 319–328.

Hürni, C.; Bernhard, J.: Fatigue and Malaise as a quality of life indicator in small-cell lung cancer patients. Supportive Care in Cancer, 1 (1993): 316–320.

Mock, V.; Hassey, K.; Candance, J.: Effects of exercise on fatigue, physical functioning, and emotional distress during radiation therapy for breast cancer. Oncology Nursing Forum, 6 (1997): 991–1000.

National Comprehensive Cancer Network: Cancer-related Fatigue-Guidelines. Version 1. 2004. www.nccn.org, accessed August 18, 2004.

Porok, D.; Kristjanson, L.; Tinnelly, K.; Blight, J.: The effect of exercise on fatigue in patients with advanced cancer: a pilot study. Journal of Palliative Care, 16 (2000) 3: 30–36.

Porok, D.; Mei, F.: The therapeutic effect of exercise on fatigue. In: Armes, J.; Krishnasamy, M.; Higginson, I.: Fatigue in Cancer. Oxford University Press, Oxford 2004: 291–305.

Ream, E.; Stone, P.: Clinical interventions for fatigue. In: Armes, J.; Krishnasamy, M.; Higginson, I.: Fatigue in cancer. Oxford University Press, Oxford 2004: 255–277.

Reuter, K.: Fatigue und/oder Depression? Ein Beitrag zur Konstruktvalidierung und diagnostischen Unterscheidung bei Patienten mit Tumorerkrankungen. S. Roderer Verlag, Regensburg 2002: 163.

Smets, E.; Garssen, B.: Application of the multidimensional fatigue inventory (MFI-20) in cancer patients receiving radiotherapy. British Journal of Cancer, 73 (1996): 241–245.

St. Pierre, B.; Kaspar, C.: Fatigue mechanisms in patients with cancer: effects of tumour necrosis factor and exercise on skeletal muscle. Oncology Nursing Forum, 19 (1992): 419–425.

Theologides, A.: Anorexins, asthenins and cachectins in cancer. American Journal of Medicine, 81 (1986): 296–298.

Visser, M.; Smets, E.: Fatigue, depression and quality of life in cancer patients: how are they related? Support. Care Cancer, 6 (1998): 101–108.

Vogelzang, N.; Breitbart, W.; Cella, D.; Curt, G.; Groopmann, J.; et al.: Patient, care giver and oncologist perceptions of cancer related fatigue: results of a tripart assessment survey. Seminars in Hematology, 34 (1997) 3 (Suppl. 2): 4–12.

Wettergren, L.; Languis, A.; Björkholm, M.: Physical and psychological functioning in patients with autologous bone marrow transplantation – a prospective study. Bone Marrow Transplant., 20 (1997): 497–502.

Weis, J.; Bartsch, H.: Fatigue bei Tumorpatienten – eine neue Herausforderung für Therapie und Rehabilitation. Karger Verlag, Basel 2000: 108–120.

Winningham, M.; Nail, L.; Barton, M.; et al.: Fatigue and the cancer experience: The state of the knowledge. Oncology Nursing Forum, 21 (1994): 23–36.

Weiterführende/ kommentierte Literatur

Ahlberg, K.: Cancer-related Fatigue. In: Kearney, N.; Richardson, A.: Nursing Patients with Cancer. Principles and Practice. Elsevier Churchill Livingstone, Edinburgh/London/New York/Oxford/Philadelphia/St. Louis/Sydney/Toronto, 2006.

Doenges, M. E.; Frances, M.; Moorhouse, A.; Geissler-Murr, C.: Pflegediagnosen und Maßnahmen. Huber, Bern 2003, korrigierter Nachdruck der 3., vollständig überarbeiteten und erweiterten A.

Ellershaw, J.; Wilkinson, S. (eds.): Care of the dying. A pathway to excellence. Oxford University Press, Oxford/New York 2003.

Glaus, A.: Müdigkeit oder Fatigue. Eine Herausforderung in der Palliativarbeit. In: Metz, C.; Wild, M.; Heller, A. (Hrsg.): Balsam für Leib und Seele. Pflegen in Hospiz- und Palliativer Betreuung. Lambertus, Freiburg i. Br. 2002.

Käppeli, S. (Hrsg.): Pflegekonzepte. Phänomene im Erleben von Krankheit und Umfeld. Herausgegeben von Mäder, M.; Zeller-Forster, F.; Huber, Bern 1998, Bd. 1. Behandelt folgende Konzepte: Leiden, Krise, Hilflosigkeit, Angst, Hoffnung/Hoffnungslosigkeit, Verlust/Trauer, Einsamkeit.

Käppeli, S. (Hrsg.): Pflegekonzepte. Phänomene im Erleben von Krankheit und Umfeld. Huber, Bern 1999, Bd. 2. Behandelt folgende Konzepte: Selbstkonzept, Selbstpflegedefizit, Immobilität, Ermüdung/Erschöpfung, Schlafstörungen, Inkontinenz.

Käppeli, S. (Hrsg.): Pflegekonzepte. Phänomene im Erleben von Krankheit und Umfeld. Huber, Bern 2000, Bd. 3. Behandelt folgende Konzepte: Angehörige, Ungewissheit, Verwirrung, Kommunikation, Bewältigung, Schuld, Stigma, Macht, Aggression, Compliance, Humor.

London, F.: Informieren, Schulen, Beraten – Praxishandbuch zur pflegebezogenen Patientenedukation. Huber, Bern 2003.

Wessely, S. C.: Studying Nonpharmacological Interventions for fatigue: Portenoy, R. K.; Bruera, E.: Issues in Palliative Care Research. Oxford University Press, Oxford/New York 2003.

6.3 Ernährung und Appetitlosigkeit

Florian Strasser

«Appetit habe ich eigentlich nie.»

«Jetzt koche ich einfach das, wonach er Lust hat. Also gegen jede Regel von der Ernährung mit Rahm, mit eingeschlagener Butter in die Sauce, nur dass er ein bisschen 100 g zunimmt, das wäre wie Weihnachten oder Ostern bei mir.»

Abstract

Appetitlosigkeit (Anorexie) und ungewollter Gewichtsverlust (Kachexie) gehören zu den häufigsten Problemkreisen von Patienten, die an einer fortschreitenden, unheilbaren Krankheit wie Krebs und AIDS oder einer chronischen Organkrankheit leiden. Die Folgen sind Mangelernährung, Verlust von Kraft und Funktion, Begleitsymptome wie Müdigkeit (Fatigue), Nausea, Völlegefühl, oder Geschmacksveränderungen sowie emotionale, psychosoziale und existenzielle Belastungen des Patienten und der Angehörigen angesichts der schwer aufhaltbaren Auszehrung. Auch bei alten Menschen gehört der Verlust von Appetit und Muskelmasse (Sarkopenie) zu den belastenden Problemen.

Dieses Kapitel thematisiert den komplexen «Tanz zwischen Nihilismus und Überaktivität», der für Patient und Angehörige dann gelingt, wenn verbesserbare Ursachen und Auswirkungen von Ernährungsproblemen auf körperlicher, emotionaler, sozialer, und existenzieller Ebene erkannt und behandelt werden und Nicht-Verbesserbares würdevoll bis zum Tod getragen und begleitet wird. Ein grober Entscheidungsbaum mit sieben Schritten kann hilfreich sein, um gezielt und zielorientiert die Ernährungsprobleme und Appetitlosigkeit bestmöglich zu lindern. In Kapitel 6.4 werden die komplexe Pathogenese und die Auswirkungen von Anorexie und Kachexie vertieft diskutiert.

Studienziele

Nach Abschluss dieses Kapitels wird die bzw. der Lernende in der Lage sein:

- den Entscheidungsschritten bei Ernährungsproblemen im Palliative-Care-Kontext zu folgen. Diese beinhalten:
  - Anwendung einfacher Diagnostik von Anorexie/Kachexie und deren multidimensionalen Auswirkungen auf Patient und Angehörige
  - interdisziplinäres praktisches Assessment des Ausmaßes und der Reversibilität von primären und sekundäre Ursachen
  - Erarbeiten von Zielen, Maßnahmen und Ergebniskriterien der Palliation von Ernährungsproblemen im allgemeinen Kontext des Patienten und seiner Angehörigen
  - Aspekte der Indikationen, Wirkungsweisen und Nebenwirkungen der wichtigsten ursachen-, symptom- oder auswirkungszentrierten Behandlungen.

Schlüsselwörter

Anorexie, Kachexie, Malnutrition

Einleitung – Sieben Entscheidungsschritte bei Ernährungsproblemen in der Palliative Care

Um in der täglichen Praxis mit den komplexen Problemen, Bedürfnissen und Forderungen in Zusammenhang mit der Ernährung umzugehen, kann ein stufenweises Vorgehen hilfreich sein (Tab. 6.3-1). Es entstand aus der praktischen klinischen Beurteilung, Behandlung und Betreuung vorwiegend krebskranker Menschen und ihrer Angehörigen. Aus den sieben Schritten können Schritt 1 bis 3 unter Erfassung und Einschätzung, die Schritte 4 und 5 unter Ziele und

Tabelle 6.3-1: Die sieben Entscheidungsschritte bei Ernährungsproblemen im Palliative-Care-Kontext (Quelle: Autor)

1. Praktisches multidimensionales Assessment des Patienten und seiner Angehörigen
2. Einschätzung sekundärer Ursachen und ihrer relativen Bedeutung für Anorexie und Reversibilität
3. Einschätzung primärer Ursachen: Ausmaß und Reversibilität
4. Formulieren von Zielen und Ergebniskriterien der Palliation von Ernährungsproblemen
5. Allgemeiner Kontext des Patienten
6. Indikation und Wirkungsweise der wichtigsten Behandlungen
7. Nebenwirkungen und ethische Aspekte der (Nicht-)Ernährung

Tabelle 6.3-2: Praktisches multidimensionales Ernährungsassessment des Patienten und seiner Angehörigen (Quelle: Autor)

Kriterium	Merkmale
Kachexie und Malnutrition	• unfreiwilliger Gewichtsverlust: Prozent in 1, 2, 3 und 6 Monaten • Appetitlosigkeit, gemessen als visuelle Analogskala von ≥ 3 (0 = kein, 10 = größtes Problem) oder durch den Patient als belastendes Symptom formuliert • orale Nahrungsaufnahme in Prozent der normalen Nahrungsaufnahme • Body Mass Index: Körpergewicht [kg]/Größe [m²]

Ursachen	• Suchen nach sekundären Ursachen (s. Kap. 3.2)
	• Einschätzung des Ausmaßes und der Reversibilität primärer Ursachen (s. Kap. 3.2)
	  • Aktivität und Therapiekonzepte
	  • Grunderkrankung
	  • Ausmaß der Entzündung (C-reaktives Protein)

Funktion	• Einschränkung des Patienten
	  • Mobilität
	  • Selbstständigkeit – Autonomie
	  • Leben Zuhause

Lebensqualität	• Symptome in Zusammenhang mit der Ernährung
	  • Appetitverlust
	  • Müdigkeit, Schwäche und Kraftlosigkeit
	  • frühes Sättigungsgefühl
	  • chronische Nausea/Übelkeit
	  • Geschmacksstörung
	  • Atemnot
	• Komplikationen: Wunden

Belastung	• Psycho-sozial von Patient und Angehörigen
	  • Unzufriedenheit mit Gewicht und Körperbild
	  • sozialer Rückzug von gemeinsamen Mahlzeiten
	  • Schuldgefühle
	  • Hilflosigkeit, die vorgegebenen Kalorien und Gewichtsvorgaben nicht zu schaffen
	  • Spannungen in der Partnerschaft
	  • Unsicherheit, welche Mahlzeiten nun «gesund» sind
	• Existenzielle Belastung von Patient und Angehörigen
	  • Angst, dass Patient stirbt, wenn er nicht mehr isst

Kontext, und die Schritte 6 und 7 unter Behandlung und Ethik zusammengefasst werden.

Schritt 1 bis 3: Erfassung und Einschätzung

Die ersten drei Schritte dienen zur Erkennung verschiedener Dimensionen von Ernährungs- und Appetitproblemen und einer Einschätzung der wichtigsten primären und sekundären Ursachen. **Tabelle 6.3-2** zeigt ein praktisches multidimensionales Ernährungsassessment des Patienten und der Angehörigen.

Der erste Schritt, das praktische multidimensionale Assessment, beruht auf den Kriterien der Kachexie und Malnutrition, der eingeschränkten Funktion des Patienten (Mobilität, Selbstständigkeit, Leben zu Hause), der Lebensqualität (Symptome in Zusammenhang mit der Ernährung, Komplikationen wie Wunden) sowie psychosozialer und existenzieller Belastung von Patient und Angehörigen. In **Tabelle 6.3-3** werden Definitionen von Kachexie und Malnutrition wiedergegeben.

Zur Abschätzung der Funktion in der klinischen Praxis können vertiefte Instrumente eingesetzt werden. Der Functional Independence Measure (FIM) erfasst in verschiedenen Dimensionen den Grad der Abhängigkeit. Das Edmonton Functional Assessment Tool (EFAT) wurde für Palliativstationen entwickelt und evaluiert (Kaasa/Wessel, 2001), aber (noch) nicht in die deutsche Sprache übersetzt.

Symptome können mit etablierten Instrumenten, am einfachsten mit der Edmonton Symptom Assessment Scale (ESAS) als kategorische (0 bis 10 Punkte) oder visuelle Analogskala (0 bis 100 mm) gemessen werden. Die ESAS erfasst Müdigkeit, Schmerz, Nausea, Schwindel, Angst, Depression, Appetit, Atemnot und allgemeines Wohlbefinden. Zusätzlich können die Patienten, auch unter Verwendung eines Symptomschiebers, zu weiteren Symptomen wie Sättigungsgefühl, Geschmacksveränderungen oder Belastungen durch Ernährungsprobleme befragt werden. Diese Fragen sind in deutscher Sprache noch nicht validiert oder in Englisch noch nicht etabliert. So sind z. B. «eating-related distress» oder Geschmacks-Fragebogen erst in Bearbeitung. Nun, im klinischen All-

Tabelle 6.3-3: Definitionen der Kachexie und der Malnutrition (Quelle: Autor).

Kachexie ist definiert als unfreiwilliger Gewichtsverlust von 2 % in 2 Monaten oder 5 % in 6 Monaten sowie Appetitlosigkeit, gemessen als visuelle Analogskala von ≥ 3 (0 = kein, 10 = größtes Problem) oder durch den Patient als belastendes Symptom formuliert.

Malnutrition ist ein verwandter Begriff, der neben dem unfreiwilligen Gewichtsverlust – wie Kachexie – statt Appetit die orale Nahrungsaufnahme (Prozent der normalen Nahrungsaufnahme) und die Auswirkung auf die Körperzusammensetzung über den Body Mass Index (BMI) und den Allgemeinzustand (AZ) beinhaltet. Der Malnutrition Screening Index (Kondrup et al., 2002) definiert für jedes dieser drei Kriterien ein bis drei Punkte, bei Patienten über 70 Jahren reichen 2, bei jüngeren Patienten 3 Punkte zur Diagnose Malnutrition.

Parameter	1 Punkt	2 Punkte	3 Punkte
Gewichtsverlust	> 5 %/3 Monate	> 5 %/2 Monate	> 5 %/1 Monat
Orale Nahrungsaufnahme	75 %–50 %	50 %–25 %	25 %–0 %
BMI und verminderter AZ		18,5–20 kg/m^2	< 18,5 kg/m^2

tag, kann – wie für Schmerz die VAS – ein normaler Schieber genommen und der Patient offen gefragt werden: «Wie stark sind Sie durch Ernährungsprobleme belastet?» Oder: «Wie stark verspüren Sie eine Geschmacksveränderung?» An der Entwicklung dieser Instrumente interessierte Personen werden zu Kontakten innerhalb von Forschungsnetzwerken (auch mit dem Autor) ermuntert.

Der zweite Schritt umfasst eine sorgfältige Anamnese vieler möglicher sekundärer Ursachen (s. Kap. 6.4), die zu eingeschränkter Nahrungsaufnahme führen können. Diese Ursachen betreffen Funktionsstörungen im gesamten Gastrointestinaltrakt von den Lippen bis zum Anus sowie schwere Symptome wie Schmerz, Nausea, Depression oder Dyspnoe.

Eine Checkliste sekundärer Ursachen kann dabei hilfreich sein (s. Kap. 6.4). Es gibt aber erstaunlich wenige systematische Untersuchungen über die relative Bedeutung sekundärer Ursachen von Ernährungsproblemen, aber viele Patientenbeispiele aus dem Alltag der Palliative Care. Zum Beispiel ein Patient mit starken bewegungsabhängigen lumbalen Schmerzen bei inkurablem Nierentumor mit Knochen- und Rückenmarkmetastasen, der nicht mehr essen kann und abnimmt. Dieser Patient aß wieder mehr, nachdem er eine optimierte Schmerztherapie (Fentanyl s. c., kurz vor dem Essen) bekommen hatte. Oder der Patient, der unter Obstipation litt, die jedoch erst bei inkomplettem Darmverschluss manifest wurde; der Appetit kehrte nach sorgfältigem Abführen zurück.

Der dritte Schritt, die Einschätzung des Ausmaßes und der Reversibilität einer primären Anorexie/Kachexie (s. Kap. 6.4.), ist sehr schwierig, da wenig etablierte Instrumente bekannt sind. Im praktischen Alltag können die Messung des C-reaktiven Proteins (CRP) und eine Einschätzung der Aktivität der Grunderkrankung hilfreich sein, und zwar:

- bei Krebs: Tumormarker, Tumorverlauf, Ansprechen auf Therapien
- bei AIDS: HIV-RNA, CD4
- bei COPD: FEV$_1$, Kortikosteroid-Bedürftigkeit.

Warum ist dies wichtig? Schon bei mäßiger Aktivität der Grunderkrankung kann der Körper Nahrungsstoffe nicht mehr in Muskel- und Fettmasse umwandeln (chronische katabole Situation), und es entstehen spezifische Defizite von Nährstoffen (gewisse Aminosäuren, ungesättigte Fettsäuren), Vitaminen (z. B. Vit. B$_1$, B$_6$, Vit. A, Vit. E) und Mineralstoffen (z. B. Zink, Selen).

Schritt 4 bis 5: Ziele und Kontext

Der vierte Schritt, die Abschätzung und Vereinbarung von Zielen, beruht auf rechtzeitigen und individuellen Gesprächen mit Patient und Angehörigen und dem multidisziplinären Team, wie in **Abbildung 6.3-1** zu sehen ist.

Wichtig ist bereits, die ersten drei Schritte durchlaufen zu haben, um etwas über die verschiedenen Dimensionen der Ernährungsprobleme (s. Tab. 6.3-2) sowie die Reversibilität der Ursachen (s. Kap. 6.4) und damit der Wahrscheinlichkeit aussagen zu können, dass ein Ziel in einem bestimmten Zeitrahmen erreicht werden kann. Für diese Einschätzung ist ein interprofessionelles Teamgespräch unter Beizug von Pflege, Ernährungsberatung, psychoonkologischer Begleitung und einer fachärztlichen Beratung (Palliativmedizin mit Erfahrung in Ernährung und Müdigkeit) vorteilhaft. Wichtig ist die multidimensionale Sicht. Wie beim Konzept von Total Pain kann es auch bei Ernährungsproblemen vorkommen, dass erst eine sorgfältige Beurteilung von körperlichen, emotiona-

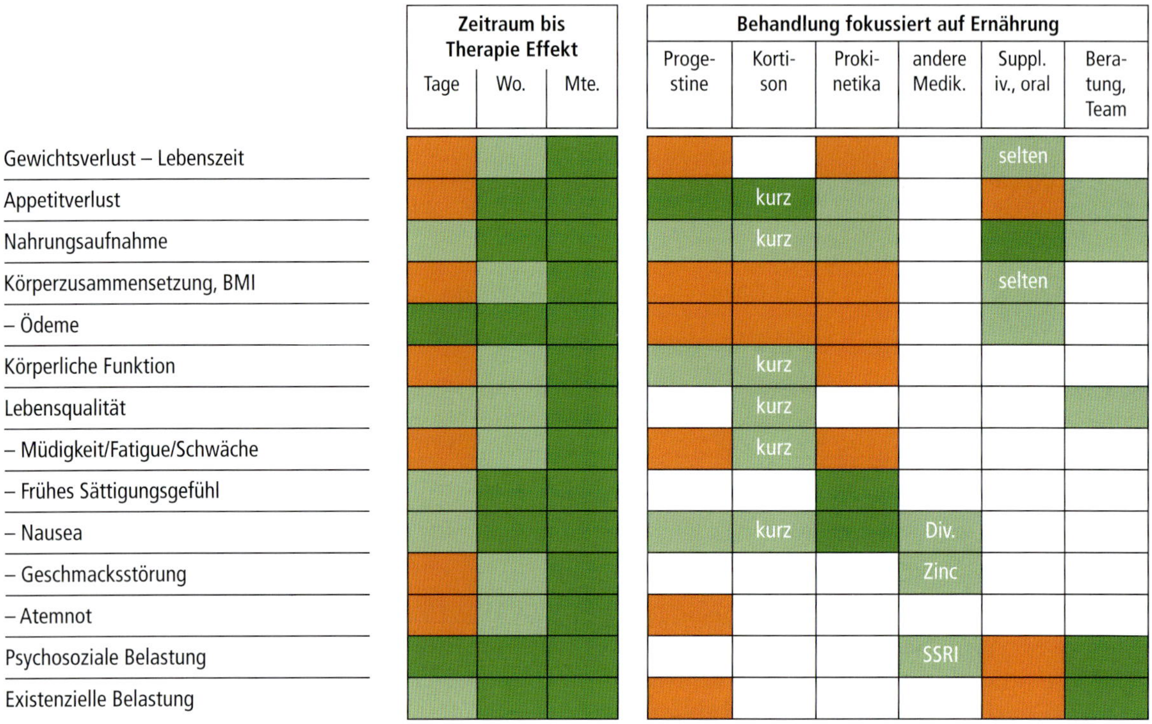

	Zeitraum bis Therapie Effekt			Behandlung fokussiert auf Ernährung					
	Tage	Wo.	Mte.	Progestine	Kortison	Prokinetika	andere Medik.	Suppl. iv., oral	Beratung, Team
Gewichtsverlust – Lebenszeit								selten	
Appetitverlust					kurz				
Nahrungsaufnahme					kurz				
Körperzusammensetzung, BMI								selten	
– Ödeme									
Körperliche Funktion					kurz				
Lebensqualität					kurz				
– Müdigkeit/Fatigue/Schwäche					kurz				
– Frühes Sättigungsgefühl									
– Nausea					kurz		Div.		
– Geschmacksstörung							Zinc		
– Atemnot									
Psychosoziale Belastung							SSRI		
Existenzielle Belastung									

Abbildung 6.3-1: Vereinbarung von Zielen und multidisziplinäre Abschätzung des Zeitraums bis zur Wirkung (orange: kein Effekt; hellgrün: Effekt möglich, unsicher; dunkelgrün: Effekt wahrscheinlich möglich) (Quelle: Autor)

len, sozialen, kulturellen und existenziell-spirituellen Aspekten eine differenzierte und individuelle Zielformulierung erlaubt (s. Kap. 7.3). Zum Beispiel kann eine starke Forderung nach einer total parenteralen Ernährung Ausdruck der Unfähigkeit sein, Abschied zu nehmen, oder die Ablehnung aller Maßnahmen von Angehörigen bei einer reversiblen sekundären Ursache kann Ausdruck einer schlecht harmonisierenden oder überforderten Familie sein.

Im fünften Schritt steht der Gesamtkontext des Patienten und seiner individuellen Situation (Tab. 6.3-4) im Vordergrund:

- Welches sind die Prioritäten für den Patienten in der Zeit, die ihm bleibt?
- Wie ist seine Prognose unter Berücksichtigung der möglichen und sorgfältig mit dem Patienten diskutierten therapeutischen Möglichkeiten zur Behandlung der Krankheit (Krebs, AIDS, COPD etc.)?
- Wie stark sind die Symptome in Zusammenhang mit der Ernährungsproblematik, verglichen mit anderen Symptomen?
- Welche relative Bedeutung hat die Appetitlosigkeit und welche der Gewichtsverlust?
- Welche Belastungen (s. Schritt 7) möchten der Patient und die Angehörigen für die in Schritt 4 formulierten möglichen Ziele auf sich nehmen?

Dies sind ausgewählte Fragen, aber in diesem Schritt sind die Fragen und das sorgfältige und mitfühlende Zuhören wichtiger als die Antworten. Es ist entscheidend, hier wichtige Bezugspersonen und Teammitglieder einzubeziehen, um sowohl Nihilismus als auch Überaktivität zu vermeiden.

Schritt 6 bis 7: Behandlung und Ethik

Der sechste Schritt beinhaltet die Diskussion der Behandlungsmöglichkeiten, die sich in ursachen-, symptom- und auswirkungszentrierten Behandlungen unterteilen lassen.

Die ursachenzentrierte Therapie der primären Anorexie/Kachexie (s. Kap. 6.4) ist das Beherrschen der Grundkrankheit, das aber in palliativen Situationen meist erschwert ist. In der modernen palliativen Onkologie entwickelt sich aber eine durch den klinischen Erfolg («clinical benefit») gesteuerte Behandlung mit der Linderung von Symptomen als erstem Ziel. Auch sind oft eine Verlangsamung und Stabilisierung der Krankheit möglich durch gezielte («targeted») Chemotherapien. Bezüglich einer sekundären Anorexie/Kachexie bestehen für viele wichtige Ursachen Behandlungsoptionen. Geschmacksveränderungen nach mehreren Wochen von Zinksupple-

Tabelle 6.3-4: Kontext des Patienten (Quelle: Autor)

- Prognose, geschätzte Überlebenszeit
- Geschätzte Wirksamkeit der ursachenzentrierten Therapie (z. B. bei Krebs: Chemotherapie)
- Schweregrad der Symptome und der Komplikationen durch die aktive Grundkrankheit
- Relative (Un-)Wichtigkeit von Ernährungsproblemen
- Nebenwirkungen und Belastung durch mögliche Ernährungstherapien
- Kosten der Behandlung inkl. zeitliche Kosten (Weg)
- Diskussion des Kontextes möglichst mit Patient und Familie
- Unterscheidung der Bedeutung von Gewichtsverlust und Appetitlosigkeit

Tabelle 6.3-5: Praktische Ernährungstipps für Patienten und Angehörige (Quelle: Autor)

- Essen Sie immer, wenn Sie Lust haben und so oft Sie mögen.
- Passen Sie die Nahrungsmenge den Tageszeiten mit dem größten Hunger an.
- Pflegen Sie eine Esskultur in angenehmer Atmosphäre und Gesellschaft.
- Erhalten Sie Essrituale und Essenszeiten: Essen Sie mit Augen und Liebe.
- Laden Sie Angehörige ein, gemeinsam zu essen und trinken (Teestunde).
- Getrauen Sie sich, das zu essen, worauf Sie Lust haben (und weniger, was «gesund» ist).
- Lassen Sie sich im Spital/Pflegeheim Lieblingsspeisen und Geschirr von zu Hause bringen.
- Essen zwischendurch ist erlaubt: 6–8 Snacks pro Tag.
- Haben Sie immer etwas Kleines zu essen dabei.
- Wählen Sie eiweiß- und fettreiche Nahrungsmittel.
- Bewegen Sie sich jeden Tag (Spaziergang usw.), am Besten vor den Mahlzeiten.
- Gewinnen Sie (wieder) Vertrauen in Ihren (veränderten) Körper.
- Trinken Sie viel zwischen den Mahlzeiten, aber wenig beim Essen.
- Achten Sie auf eine sehr gute Darmtätigkeit.
- Lesen Sie evtl. die Broschüre der Krebsliga Schweiz «Ernährungsproblemen bei Krebs».

mentation können verbesserbar sein (Ripamonti et al., 1998). Ein nicht seltener Grund ist die Einnahme falscher Kost, weil geraten wird, «gesund» zu essen, um die Krankheit zu bekämpfen. Menschen mit Anorexie/Kachexie brauchen aber eine Kost mit viel Eiweiß und Fett. In **Tabelle 6.3-5** findet sich eine Auswahl praktischer Ernährungstipps für Patienten und Angehörige.

Weitere Behandlungsoptionen einer sekundären Anorexie/Kachexie finden sich in Kapitel:

- 6.6 (Obstipation und Diarrhoe)
- 6.7 (gastrointestinale Obstruktion)
- 6.14 (orale Schleimhautveränderungen: Stomatitis und Xerostomie).

Auch die psychosoziale Situation, Schmerzen, Immobilität, Fatigue, depressive Symptome und Verwirrtheit können einen ungenügender Zugang zu guter Ernährung bewirken.

Die symptom- oder auswirkungszentrierten Behandlungen **(Tab. 6.3-6)** sind im klinischen Alltag meist nicht sinnvoll trennbar und werden gemeinsam behandelt. Sie umfassen medikamentöse Maßnahmen, Ernährungsberatung und die Gabe von Nahrungsergänzungsmitteln, enterale oder parenterale Ernährung, aber auch psychoonkologische, spirituelle und familienzentrierte Interventionen, insbesondere in der Terminalphase.

Zur medikamentösen Therapie der Anorexie/Kachexie ist nur der Einsatz von Kortikosteroiden, Progestagenen und Prokinetika hinreichend belegt (Strasser/Bruera, 2002). *Kortikosteroide* sollten nur kurzzeitig (wenige Wochen) eingesetzt werden, sonst überwiegen bald die Nachteile wie Muskelschwäche, Glukoseintoleranz, Infekte und Wassereinlagerungen. *Progestagene* stimulieren bei mindestens 50 % der Patienten bereits nach knapp einer Woche den Appetit, steigern das Gewicht und beeinflussen förderlich Körperbildveränderungen, ohne jedoch Einfluss auf die Muskelmasse zu haben. Die wichtigste Nebenwirkung sind thromboembolischen Komplikationen bei ca. 5 % der Patienten. *Prokinetika* können wirksam sein bei chronischer Nausea und ausgeprägtem Völlegefühl. Viele neue Therapien werden untersucht (Thalidomid, Cannabinoide, anabole Androgene, Omega-3-Fettsäuren, Ghrelin, Antioxidanzien, Antirheumatika, Anti-TNF-Antikörper etc.), sollten aber nicht außerhalb einer wissenschaftlich kontrollierten Situation abgegeben werden.

Die Ernährungsberatung konzentriert sich traditionellerweise auf die Verbesserung der Einfuhr von Nahrungsmitteln, zunehmend werden auch Aspekte der Belastung durch Ernährungsprobleme und der Nicht-Ernährung in terminalen Situationen thematisiert.

Basierend auf den Angaben der Patienten und Angehörigen oder des Betreuungsteams über die Nahrungsaufnahme über 2–3 Tage wird die aufgenommene Kalorienzahl und Eiweißmenge mit dem Bedarf verglichen. Dieser beträgt ca. 30–40 kcal/kg Körpergewicht mit 50–60 % Kohlenhydraten, 25–30 % Fett, und 10–15 % Eiweiß und steigt bei starker Entzündung und in Stresssituationen um 30–50 % an.

Tabelle 6.3-6: Symptom- oder auswirkungszentrierte Therapieformen (Quelle: Autor)

Substanz(en)/ Maßnahme(n)	Anmerkungen
Progestagene	Megestrolacetat (Megestat.) 2 × 160 bis 4 × 160 mg/d oder Medroxyprogesteron (Farlutal.) 300–1000 mg/d. Bei ausbleibender Wirkung nach 1 Woche stoppen. Cave: Thromboembolierisiko!
Kortison	Prednisolon 20–50 mg/d (oder Dexamethason 4–12 mg/d) für 1–2 Wochen, dann ausschleichen in > 1 Woche. Der Effekt ist nur kurz: 1–3 Wochen, dann zeigen sich mehr Nebenwirkungen (Muskelschwäche, Infektionen, Glukoseintoleranz etc.).
Prokinetika	Domperidon (Motilium.) 3–4 × 10 mg oder Metoclopramid (Paspertin. u. a.) 3–4 × 10–15 mg
Neuroleptika	bei Nausea: Haloperidol (Haldol.) 3 × 1–5 mg und andere Neuroleptika
Zink	bei Geschmacksstörung: Zink-Supplementation; experimentell Glutamin
Antidepressiva	evtl. bei psychosozialer Belastung
Nahrungssupplemente	verschiedenste Produkte und Spezialprodukte, i. v. und p. o. (Arginin, Nucleotide, Omega-3-Fettsäuren etc.); am Besten erst nach Erfassung und Beratung durch Ernährungsberatung abgeben
Enterale und total parenterale Ernährung	wirksam (fast) nur bei minimaler primärer Kachexie (Entzündung, Krankheit); vor Beginn Vereinbarung über erwartete Effekte, Wirkungskontrolle durch das Labor (Präalbumin) und Überwachung der Sicherheit
Beratung	psychosoziale Beratung, spirituelle Begleitung, Ernährungsberatung, Physiotherapie, Sozialarbeit – verschiedene positive Effekte, wahrscheinlich auch im Team-Austausch zum Behandlungsplan wirksam

Wichtig sind:

- ein abwechslungsreiches Angebot an Speisen
- die Möglichkeit für den Patienten, die Abfolge, Zusammensetzung und Zubereitung seiner Speisen selbst zu beeinflussen, und
- eine angenehme Umgebung im Kreise von Angehörigen oder Mitpatienten und Betreuenden, die Geduld haben, und in der gegessen – gespeist – erzählt werden kann (s. Tab. 6.3-5).

Verschiedene Studien, wie z.B. von Pietersma et al. (2003), belegen die Wirksamkeit dieser einfachen Maßnahmen. In speziellen Situationen können ausgewählte Empfehlungen der Ernährungsberatung hilfreich sein. Bei Durchfall zum Beispiel sollten sehr fette und sehr süße Speisen, blähendes Gemüse, säurereiche Früchte mit grober Schale, stark Gebratenes, stark Gewürztes, alkoholische und säurereiche Getränke vermieden werden. Bei oralen Komplikationen unter Radiotherapie im HNO-Bereich kann die Ernährung verbessert werden durch:

- optimierte Temperatur (lauwarm)
- optimierte Konsistenz (dem Kau- und Schluckvermögen angepasste Kost)
- optimierten Säuregehalt (säurearm) der Mahlzeiten sowie
- Schmerzmedikamente 30 Minuten vor dem Essen.
- versuchsweises Weglassen von Milch bei zähem Speichel.

Eine künstliche Ernährung ist bei einer ausgeprägten Entzündung, z.B. bei aktiver Krebserkrankung oder chronischen Infekten bei COPD, nur bedingt wirksam, da bei kataboler Stoffwechsellage die erhöhte Energiezufuhr alleine ineffizient ist. Dutzende klinischer Studien belegen diese Erfahrung. Dagegen können Patienten mit massiver Behinderung des Gastrointestinaltrakts und minimaler Entzündung bzw. wenig aktiver Tumorerkrankung – z.B. bei einem HNO-Tumor mit Dysphagie, bei chronischem Darmverschluss bei Pseudmyxoma peritonei oder bei Ovarialkarzinom, Stenosen usw. – oft mit einer künstlichen Ernährung innerhalb einiger Wochen weniger Schwäche verspüren (Witworth et al., 2002). Wenn die Prognose sehr kurz ist, werden aber Interventionen, die zum Gewichtsanstieg und eventuell zu mehr Kraft führen, keine subjektiven Verbesserungen zu Lebzeiten des Patienten bringen. Dagegen kann in seltenen Situationen eine einfache parenterale Ernährung die beste Palliation von belastenden Ödemen bei massiver Hypoalbuminämie trotz optimierter Diuretikatherapie sein.

Wenn eine künstliche Ernährung in diesem Schritt erwogen wird, sollte bei funktionierendem Darm eine enterale Sondennahrung vorgezogen werden: «If the gut works – use it». Die totale parenterale Ernährung (TPN) kann zu Hause verabreicht und individuell gesteuert werden (z.B. nur über Nacht, Tage ohne TPN). Es braucht aber professionelle Betreuung und Beratung und einmal pro Woche eine Blutkontrolle (Glukose, Phosphat, Transaminasen, Elektrolyte, Triglyzeride, Blutbild, Quick-Test). Die Komplikationsrate beträgt ca. 6–15%, mit Problemen des Katheters (Infektion, Thrombose, Pneumothorax) und der intravenösen Gabe von Nahrung (Hypophosphatämie,

Hyperglykämie, Flüssigkeitsprobleme, Elektrolytveränderungen, Leberschaden und Blutungen).

Zu Ernährungsempfehlungen und oralen Supplementen sowie enteraler und parenteraler Ernährung wird auf den Übersichtsartikel (Strasser et al., 2004) in palliative-ch verwiesen (www.palliative.ch).

Die psychosoziale und spirituelle Beratung kann die Belastung durch Ernährungsprobleme lindern. Eine wichtige Intervention ist das Erklären der oft schwer verständlichen Vorgänge bei primärer und sekundärer Anorexie/Kachexie. Auch kann sich hinter formulierten Ernährungsproblemen die Angst vor dem Sterben und Nicht-loslassen-Können verstecken. Die in Schritt 4 und 5 beschriebenen Ansätze können meistens klärend wirken.

Die Ernährung in der Terminalphase konzentriert sich auf die unmittelbare Linderung von Beschwerden des sterbenden Patienten sowie auf die Begleitung und Beratung von Angehörigen. Die (bewusste) Verweigerung des Essens kann auch Ausdruck der Würde und Autonomie des Patienten sein. Eine künstliche Ernährung ist sehr selten indiziert. Das Absetzen einer bereits laufenden künstlichen Ernährung muss mit dem Patienten und insbesondere mit den Angehörigen unter Berücksichtigung und Respektierung kultureller und psycho-spiritueller Aspekte sorgfältig diskutiert werden. Die Aufrechterhaltung einer minimalen Hydrierung (500–1000 ml/d s. c.) ist oft indiziert, insbesondere zur Erhaltung der kognitiven Fähigkeiten. Dagegen wird argumentiert, dass bei Dehydrierung weniger Sekretionen, Urin und (peritumorale) Ödeme auftreten (s. Kap. 6.8).

Im siebten Schritt werden die wichtigsten ethischen Aspekte der (Nicht-)Ernährung im Team und allenfalls mit den Angehörigen diskutiert (s. Kap. 10.3 und 10.7). Bezogen auf die Ernährung sind die ethisch schwierigsten Situationen das Einstellen einer bereits begonnenen TPN oder auch das Nicht-Beginnen einer solchen. Da die Ziele (Schritt 4) und der Kontext (Schritt 5) besprochen sind, können die ethischen Argumente sich darauf abstützen.

Zusammenfassung

Der patientenorientierte Zugang zu Ernährungsproblemen im Palliative-Care-Kontext ist für die Betreuenden komplex und herausfordernd. Essen gehört vital zu unserem Sein, und nicht mehr Essen können und abmagern verursacht nicht nur Folgeprobleme, sondern auch psychosoziale, kulturelle und existenzielle Belastungen. Beim selben Patienten können in kurzer Zeit verschiedene und wechselnde primäre und sekundäre Ursachen und Auswirkungen einer Anorexie/Kachexie auftreten, die unterschiedlich gut reversibel sind. Für den positiven Verlauf der Gratwanderung des Patienten und seiner Angehörigen zwischen Nihilismus und Überaktivität können sieben Entscheidungsschritte zu Ernährungsproblemen im Palliative-Care-Kontext zu einer hilfreichen multidimensionalen Behandlung und Betreuung führen, bei der die Würde des Menschen bis zuletzt im Zentrum steht.

Abschließende Fragen zur Reflexion

- Suchen Sie im klinischen Alltag einen Patienten mit Problemen rund um Appetit und Ernährung, bei dem die Angehörigen und/oder das Team hinsichtlich des Vorgehens bezüglich der Ernährung unterschiedlicher Meinung sind. Versuchen Sie die Positionen «Nihilismus» und «Überaktivität» zu vertreten; verfolgen und dokumentieren Sie die sieben Schritte.

Verwendete Literatur

Kaasa, T.; Wessel, J.: The Edmonton Functional Assessment Tool: further development and validation for use in palliative care. J. Palliat. Care, 17 (2001): 5–11.

Pietersma, P.; Follett-Bick, S.; Wilkinson, B.; et al.: A bedside food cart as an alternate food service for acute and palliative oncological patients. Support. Care Cancer, 11 (2003): 611–614.

Ripamonti, C.; Zecca, E.; Brunelli, C.; et al.: A randomised, controlled clinical trial to evaluate the effects of zinc sulfate on cancer patients with taste alterations caused by head and neck irradiation. Cancer, 82 (1998): 1938–1945.

Strasser, F.; Bruera, E. D.: Update on Anorexia/Cachexia. Hematol. Oncol. Clin. North. Am., 16 (2002) 3: 589–617.

Strasser, F.; Stanga, Z.; Rousset, C.; Papalini, M.; Zürcher, T.: Palliation von Appetitverlust und Mangelernährung. Palliative-ch, 1 (2004): 6–15.

Whitworth, K.; Whitfield, A.; Holm, S.; et al.: Doctor, Does This Mean I'm Going to Starve to Death? J. Clin. Oncol., 22 (2004): 199–201.

Weiterführende Literatur

Doenges, M. E.; Frances, M.; Moorhouse, A.; Geissler-Murr, C.: Pflegediagnosen und Maßnahmen. Huber, Bern 2003, korrigierter Nachdruck der 3., vollständig überarbeiteten und erweiterten A.

Fitzgerald Miller, J.: Coping fördern – Machtlosigkeit überwinden. Hilfen zur Bewältigung chronischen Krankseins. Huber, Bern 2003.

Heckmayr, M.: The anorexia-cachexia syndrome in bronchial carcinoma – pathophysiology therapeutic approaches]. Pneumologie, 57 (2003): 328–334.

Karthaus, M.; Frieler, F.: Essen und Trinken am Lebensende. Ernährungstherapie für Krebspatienten in der Palliative Care. [Eating and drinking at the end of life. Nutritional support for cancer patients in palliative care]. Wien. Med. Wochenschr., 154 (2004): 192–198.

Kondrup, J.; Rasmussen, H. H.; Hamberg, O.; Stanga, Z.: Ad Hoc ESPEN Working Group. Nutritional risk screening (NRS, 2002): a new method based on an analysis of controlled clinical trials. Clin. Nutr., 22 (2003): 321–36.

Krumwiede, K. H.: Ernährungsberatung in Tumorkachexie: So essen die Patienten besser. [Nutrition counseling in tumor cachexia so patients will eat better]. MMW Fortschr. Med. 145 (2003): 35–38.

Nauck, F.; Klaschik, E.: Cannabis für die Behandlung des Anorexie/Kachexie-Syndroms in Palliative-Care-Patienten. [Cannabinoids in the treatment of the cachexia-anorexia syndrome in palliative care patients]. Schmerz, 18 (2004): 197–202.

Ockenga, J.; Pirlich, M.; Gastell, S.; Lochs, H.: Tumoranorexie – Tumorkachexie bei gastrointestinalen Tumoren: Standards und Visionen. [Tumour anorexia – tumour cachexia in case of gastrointestinal tumours: standards and visions]. Z. Gastroenterol., 40 (2002): 929–936.

Projekte, Konzepte, Dokumente

Im Kantonsspital St. Gallen CH wird das Projekt einer interdisziplinären Modell-Sprechstunde «Interdisziplinäre Sprechstunde Ernährung und Müdigkeit» für Patienten mit fortgeschrittenen Krebserkrankungen angeboten und wissenschaftlich verfolgt.

6.4
Anorexie und Kachexie

F. Strasser

«Wenn man nicht isst, wenn man nicht trinkt, dann stirbt man. Irgendwo hängt jeder am Leben.»

«Es gibt ein Sprichwort. Die Liebe geht durch den Magen, doch oft habe ich den Eindruck, dies nützt nichts mehr. So große Mühe gibt sie [meine Partnerin] sich und plötzlich, einfach nichts.»

Abstract

Anorexie/Kachexie ist ein Oberbegriff für verschiedene Syndrome, die den unfreiwilligen Verlust von Appetit und Gewicht gemeinsam haben. Die komplexen Ursachen lassen sich grob in primäre und sekundäre Formen unterteilen. Bei den primären Formen führt eine Krankheit wie Krebs oder AIDS direkt zu entzündlichen und katabolen Veränderungen. Bei den sekundären Formen können zwei Kategorien unterschieden werden. Einerseits kann der Gastrointestinaltrakt auf der ganzen Länge vom Mund bis zum Anus in der Integrität oder Funktion gestört sein. Andererseits führen verschiedene Komplikationen wie Schmerz, Medikamentennebenwirkungen oder Verstopfung zu sekundärer Anorexie/Kachexie. Die Auswirkungen von Anorexie/Kachexie können den Patienten und die Angehörigen maßgeblich und einschneidend betreffen. Neben den Folgen für die Körperzusammensetzung und die körperliche Funktion einer Anorexie/Kachexie werden oft Auswirkungen auf das psychische, soziale, kulturelle oder spirituelle Wohlbefinden zu wenig erkannt. Belastungen von PatientIn und PartnerIn treten auf durch die Veränderungen des Appetits, der Nahrungsaufnahme, des Gewichts, des Körperbildes und -gefühls und die individuelle Reaktion der Partner darauf.

Studienziele

Nach Abschluss dieses Kapitels wird die bzw. der Lernende in der Lage sein:

- eine Unterscheidung zwischen primärer und sekundärer Anorexie/Kachexie vorzunehmen.
- die Rolle und Belastung von Angehörigen im Kontext von Ernährungsproblemen wahrzunehmen.
- die Angehörigen in Bezug auf die Belastung durch Ernährungsprobleme zu beraten.

Schlüsselwörter

Primäre Anorexie/Kachexie, sekundäre Anorexie/Kachexie

Einleitung – Pathophysiologie der Anorexie/Kachexie

Anorexie/Kachexie wird durch primäre und sekundäre Faktoren verursacht (**Abb. 6.4-1**), die beim selben Patienten meistens gemeinsam vorkommen und im Laufe der Behandlung fluktuieren.

Pathophysiologie der primären Anorexie/Kachexie

Bei vielen Patienten mit fortgeschrittener, aktiver Krankheit führt die alleinige Steigerung der Nährstoffaufnahme durch enterale oder parenterale Ernährung nicht zu einer Verbesserung des Körpergewichts und der Lebensqualität, wie viele Studien, vor allem bei Krebspatienten, belegen (Klein et al., 1997; Torelli et al., 1997). Der Grund liegt darin, dass bei dieser so genannten primären Anorexie/Kachexie ein chronisch entzündlicher Zustand und erst teilweise identifizierte katabole eiweiß- und fettabbauende Stoffe («proteolysis and lipolysis inducing factors») komplexe metabolische und neurohormonelle Veränderungen verursachen mit der Konsequenz einer ka-

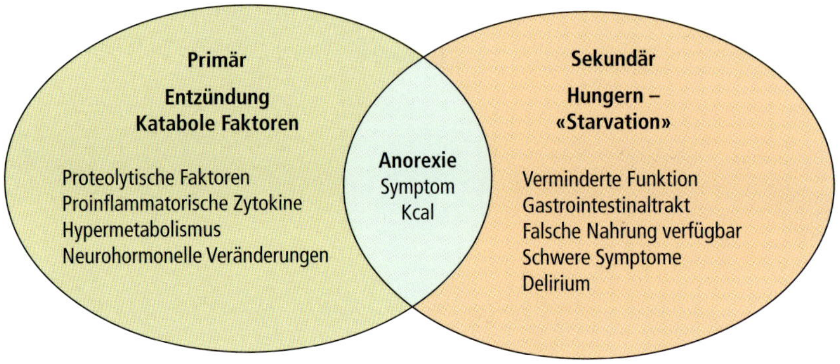

Abbildung 6.4-1: Unterschied zwischen primärer und sekundärer Anorexie/Kachexie (Quelle: Autor)

Primär
Entzündung
Katabole Faktoren

Proteolytische Faktoren
Proinflammatorische Zytokine
Hypermetabolismus
Neurohormonelle Veränderungen

Anorexie
Symptom
Kcal

Sekundär
Hungern –
«Starvation»

Verminderte Funktion
Gastrointestinaltrakt
Falsche Nahrung verfügbar
Schwere Symptome
Delirium

tabolen Stoffwechsellage und eines Nährstoffmangels (Strasser, 2004). **Abbildung 6.4-2** soll die Pathophysiologie der primären Anorexie/Kachexie verdeutlichen.

Die bei der Entzündung wichtigen pro-inflammatorischen Zytokine – Tumor-Nekrose-Faktor-α (TNF-α), Interleukin-6 (IL-6), IL-1 u. a. – haben negative Wirkungen auf verschiedenste für die Ernährung wichtige Organsysteme. Sie verursachen in der hypothalamischen Hirnregion Appetitlosigkeit und regen das Hirn selbst zur Bildung von appetithemmender Zytokine an. Die Peristaltik des Magen-Darm-Trakts wird gebremst, und die Magenentleerungs- und Darmtransitzeit verlängern sich. Die Muskeln werden für den eigenen Abbau stimuliert durch Ankurbelung des Proteinabbaus, aber auch durch vermehrte Bildung von Zytokinrezeptoren. Die Bildung von Eiweißen wird nicht gedrosselt, sondern stimuliert (Hypermetabolismus), ein Ausdruck ist die Bildung von C-reaktivem Protein (CRP). So wird der Bedarf an gewissen Aminosäuren verändert, und es können konditionell-essenzielle Defizite von Aminosäuren, aber auch Vitaminen und Mineralstoffen auftreten. Neben den Zytokinen spielen auch andere entzündungsfördernde Elemente eine Rolle, wie das Prostaglandinsystem, die COX-II-vermittelten Reaktionen sowie der oxidative Stress (freie Radikale, NO). Die katabolen Stoffe (PIF, LMF) und Zytokine scheinen sich gegenseitig in der Wirkung zu verstärken.

Die metabolischen und neurohormonellen Veränderungen können vereinfacht in drei Achsen eingeteilt werden:

1. die Muskel-Leber-Achse (Hypermetabolismus, Insulinresistenz)
2. die Bauch-Kopf-Achse (dysregulierte chemische, neuronale, und hormonelle Sättigungssignale, autonome Dysfunktion [Vagus]) und
3. die Kopf-Muskel-Achse (Hypogonadismus, Angiotensinsystem).

In der klinischen Praxis gibt es noch keine etablierten Kriterien für das Ausmaß der primären Anorexie/Kachexie, aber praktische Erfahrung. Zuerst wird die Aktivität der Erkrankung eingeschätzt. Bei einer Krebserkrankung werden die jeweiligen Aufnahmen (Rö, NMR etc.) gesichtet und Tumormarker beurteilt. Bei stabiler oder rückläufiger Situation ist meistens auch der Tumor weniger metabolisch aktiv. Dann wird das C-reaktive Protein (CRP) als Ausdruck der Entzündung gemessen. Eine neue Empfehlung propagiert einen CRP-Schwellenwert von 10g/dl für eine katabole und weniger katabole Situation. Für die Messung der drei Achsen gibt es noch keine Empfehlungen für die breite Praxis. Experimentell werden gewisse Aminosäuren (Arg), die autonome Dysfunktion (Holter-EKG), Ghrelin-Werte im Blut PIF im Urin, und Testosteron (bei Männern) gemessen.

Ursachen der sekundären Anorexie/Kachexie

Bei der sekundären Anorexie/Kachexie können relevante mechanische oder funktionelle Störungen des Gastrointestinaltrakts (z. B. Geschmack, Sättigungsgefühl, Verstopfung) oder ungenügende Möglichkeiten, sich zu ernähren – wie schwere, unkontrollierte Symptome und Phänomene (Schmerz, Atemnot, Depression, Müdigkeit, Isolation, Nausea) – zur verminderten Nahrungsaufnahme führen. Ein weiterer sekundärer Faktor ist der Abbau der Muskeln durch die Immobilität. Die sekundäre Anorexie/Kachexie **(Tab. 6.4-1)** ist gekennzeichnet durch:

1. zu wenig Nährstoffe durch verminderte Zufuhr oder Verlust («Verhungern»)
2. andere katabole Zustände und
3. Muskelabbau.

Die relative Bedeutung von sekundären Faktoren der Anorexie/Kachexie und ihrer Konsequenzen wurde bislang nicht hinreichend untersucht. Ein Grund dafür ist, dass diese Ursachen bei Patienten sehr rasch

Abbildung 6.4-2:
Pathophysiologie der primären Anorexie/Kachexie
(Quelle: Autor)

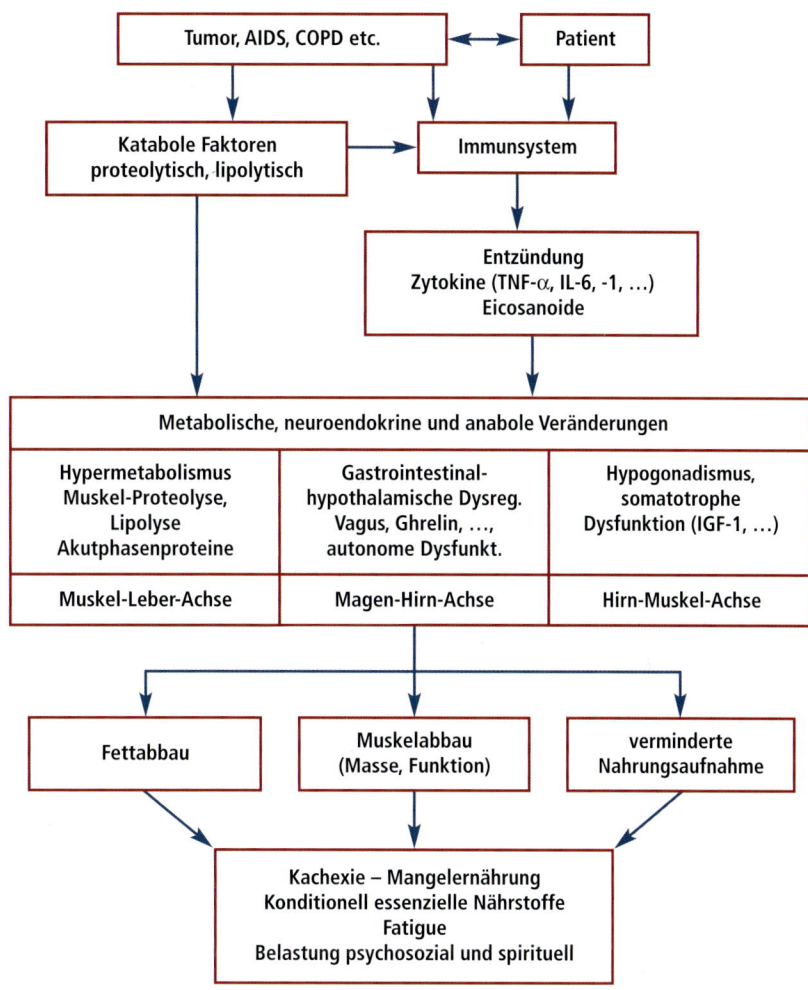

Belastungen durch Ernährungsprobleme des Patienten und der Angehörigen

wechseln können. In der klinischen Praxis kann ein kurzer Fragebogen, eine «Checkliste sekundäre Anorexie/Kachexie» **(Abb. 6.4-3)** die wichtigsten sekundären Ursachen erfassen.

Dieser Fragebogen wird z. B. in der interdisziplinären Sprechstunde «Ernährung und Müdigkeit» verwendet, sollte aber mit dem Patienten und seinen Angehörigen kurz diskutiert werden. Es können auch seltenere Ursachen auftreten (s. Tab. 6.4-1).

Wichtig ist, dass es für jeden Grund Patienten gibt, die vor allem an diesem Grund leiden. Ein Patient zum Beispiel leidet an einer schweren Geschmacksstörung, zeigt sonst aber keine sekundären Faktoren und nur minimale primäre Aktivität. Oder eine Familie ernährt sich konsequent sehr gesund durch eine vegetarische Diät, die dazu beiträgt, Krebs zu verhüten. Bei Anorexie/Kachexie ändert sich nun der Bedarf dieses Patienten, eine gesunde Diät hilft nicht, der Abmagerung entgegenzuwirken.

Patienten mit einer fortgeschrittenen unheilbaren Erkrankung und Gewichtsverlust und deren Angehörige sehen sich mit einer Reihe von Belastungen in Zusammenhang mit der Ernährung konfrontiert, die von der vor Beginn der Erkrankung üblichen Alltagserfahrung abweichen. Vor dem Hintergrund der infausten Prognose und der Auseinandersetzung mit dem Tod kommt der Ernährung eine besondere Bedeutung zu. Der Umgang mit dem Essen verliert seine Selbstverständlichkeit und wird beinahe zum Symbol der existenziellen Fragen im Leben mit einer fortgeschrittenen unheilbaren Erkrankung.

Patienten und Angehörige müssen sich mit ernährungsbezogenen Problemen auseinandersetzen; Belastungsfaktoren sind:

Tabelle 6.4-1: Ursachen der sekundären Anorexie/Kachexie (Quelle: Autor)

1) Zu wenig Nährstoffe durch verminderte Zufuhr oder Verlust («Verhungern»)

Verminderte orale Nahrungsaufnahme:
- Mundschleimhautentzündung (Stomatitis, Pilz)
- Geschmacksstörung, Zinkmangel, brennende Zunge
- trockener Mund (Xerostomie), Dehydrierung
- Kaustörungen, schlechtes Gebiss, Vitaminmangel (Vit. E, Vit. B_1)
- Dysphagie, Odynophagie, Soor-Ösophagitis,
- Refluxkrankheit
- chronische Nausea, frühes Sättigungsgefühl, autonome gastrointestinale Dysmotilität
- akute Nausea, Erbrechen (auch durch Chemotherapie, Radiotherapie)
- schwere Verstopfung
- gastrointestinale Obstruktion, (partieller) Darmverschluss
- akuter Durchfall, Angst vor Stuhlinkontinenz nach dem Essen
- schwere Symptome und Syndromkomplexe (Schmerz, Atemnot, Depression usw.)
- Verwirrtheit, Demenz
- soziale und finanzielle Hindernisse (Küche nicht erreichbar, Essen nicht erschwinglich)
- Nüchternzustand wegen Diagnostik, perioperative Nahrungskarenz
- Essenspräsentation und Umgebung: zu große Portionen, unattraktive Präsentation der Mahlzeit, unerfreulicher Raum, Hektik, schlechte Gerüche, Bettlägerigkeit (Mahlzeit kann nur im Bett eingenommen werden), soziale Isolation
- Diätfehler: «zu gesund» essen, mit zu wenig Eiweiß und Fett
- alternative Krebsdiäten (Hungerkuren).

Verminderte gastrointestinale Absorption:
- Malabsorption, exokrine Pankreasinsuffizienz
- chronischer (schwerer) Durchfall.

Signifikanter Eiweißverlust:
- häufige Punktion von viel Aszites oder Pleuraerguss
- nephrotisches Syndrom.

2) Andere katabole Zustände

- Schlecht eingestellter Diabetes mellitus
- Hyperthyreose (Schilddrüsenüberfunktion oder Überdosierung von Thyroxin)
- chronische Infektionen und entzündliche Krankheiten
- Behandlung mit proinflammatorischen Zytokinen (Interferon, Interleukin-2)
- chronische Herz-, Nieren-, Leberinsuffizienz oder Lungenerkrankungen.

3) Muskelabbau

- Lange Inaktivität (Bettruhe)
- Hypogonadismus bei Männern.

- nicht essen können infolge einer Veränderung des Appetits und Behinderung der Nahrungsaufnahme durch
  - Schluckprobleme; schwere Atemnot
  - Gewichtsverlust
  - existenzielle Bedrohung
  - Belastung der Angehörigen
  - veränderte Bedeutung des Essens und
  - Verlustangst sowie
- dadurch, dass Kochen als Ausdruck von Liebe nicht mehr möglich ist.

Belastungen im Kontext hermeneutischer Aspekte

Die Veränderungen des Appetits sind vielgestaltig und reichen von genereller Appetitlosigkeit mit variabler Intensität und Dauer zu plötzlichem Verlust des Appetits durch Gerüche, den Anbick von bestimmten Nahrungsmitteln oder Ekelgefühl. Verschiedene mechanische Ursachen können zur Behinderung der Nahrungsaufnahme führen, welche oft gekoppelt ist mit der Angst, in naher Zukunft nicht mehr essen zu können oder zu ersticken.

Der Gewichtsverlust ist schwer zu kontrollieren, Nahrungsaufnahme und Gewicht verhalten sich zum Teil nicht linear, so werden Veränderungen des Gewichts als unberechenbar erlebt. Die Patienten versuchen sich zu erklären, weshalb sie Gewicht verlieren, was aber sogar für Profis schwierig ist. Essen wird als eine Form von Energie betrachtet, um sich am Leben zu erhalten. Die Anorexie/Kachexie wird zur existenziellen Bedrohung, sie wird in direkten Zusammenhang mit der Lebenserwartung des Patienten gestellt. Somit geht es nicht nur um das Wahrnehmen der faktischen Gewichtsabnahme, als vielmehr um die vielen Bedeutungsaspekte, die für den Patienten und seine Angehörigen damit als Belastung und Bedrohung erlebt werden. Angehörigen leiden mit den Patienten mit, erleben aber auch Besonderheiten. Eingespielte Gewohnheiten an Herd und Esstisch ändern sich plötzlich und werden zur Herausforderung. Die Angst, den Patienten zu verlieren und womöglich alleine dazustehen, setzt Angehörige zusätzlich unter Druck, in der Küche alles «richtig» zu machen. Oft wissen sie bis zum Zeitpunkt des Servierens nicht, ob der Patient die Mahlzeit essen kann und ihre Bemühungen nach der Auswahl der «richtigen» Lebensmittel belohnt werden. Manche leiden bisweilen unter Insuffizienz oder Schuldgefühlen. Kann der Patient das Gericht nicht essen, sind die Angehörigen weniger wegen der vergeblichen Mühe als durch die Tatsache belastet, dass der Angehörige keine oder zu wenig

Abbildung 6.4-3: Checkliste zur Abklärung einer sekundären Anorexie/Kachexie (Quelle: Autor)

Ihr Appetit kann negativ beeinflusst werden durch verschiedene Probleme. Bitte beantworten Sie die folgenden Fragen, indem Sie die Zahl ankreuzen, die am besten auf Sie zutrifft.				
Ich habe keinen Appetit:	Überhaupt nicht	Wenig	Mäßig	Sehr
1 Weil ich an einer Entzündung im Mund leide (Stomatitis):	1	2	3	4
2 Weil mein Geschmackssinn gestört ist (Dysgeusie):	1	2	3	4
3 Weil ich an einer Schluckstörung leide (Dysphagie):	1	2	3	4
4 Weil ich Schmerzen im Magen habe:	1	2	3	4
5 Weil ich Schmerzen im Bauch habe:	1	2	3	4
6 Weil ich verstopft bin (Appetit ist besser nach Stuhlgang):	1	2	3	4
7 Weil ich Durchfall habe:	1	2	3	4
8 Weil ich direkt nach dem Essen (zu) viel Stuhlgang habe:	1	2	3	4
9 Weil ich starke Schmerzen habe und nicht essen kann:	1	2	3	4
10 Weil ich starke Atemnot habe und nicht essen kann:	1	2	3	4
11 Weil ich starke Müdigkeit habe und nicht essen kann:	1	2	3	4
12 Weil ich traurig (depressiv) bin oder Angst habe	1	2	3	4
13 Weil ....:	1	2	3	4
14 Weil ....:	1	2	3	4

Nahrung zu sich nehmen konnte. Angehörige sind nicht allein durch die Tatsache belastet, dass der Patient schwer erkrankt ist und sterben wird, sondern auch dadurch, dass sie von ihm verlassen werden und womöglich alleine dastehen.

Zusätzlich passen sich die Angehörigen in der Regel den veränderten Ernährungsgewohnheiten der Patienten an und verzichten ihrerseits auf gewohnte Speisen. Einige Angehörige nehmen ungewollt an Gewicht zu, weil sie von Patienten nicht gegessene Speisen mitessen. Essen dient nicht nur der Erhaltung des Lebens, es hat auch eine besondere Stellung innerhalb der Partnerschaft. Für den Angehörigen zu kochen bzw. das Gericht zu loben ist auch ein Ausdruck von Achtsamkeit, Beziehung und Liebe. Angehörige leiden darunter, ihre Liebe und Zuneigung nicht mehr über das Kochen ausdrücken zu können bzw. als Patient das Gefühl zu haben, den anderen zu verletzen, weil sie die zubereiteten Speisen nicht essen können.

Belastungen durch Verarbeitungsstrategien in der Partnerschaft

Patienten und Angehörige entwickeln Verarbeitungsstrategien wie veränderte Essgewohnheiten, initiatives Lernen, Druck und Akzeptanz. Meistens begegnet das Paar den Schwierigkeiten rund ums Essen und speziell der Bedrohung durch Gewichtsverlust mit großem Engagement auf der Ebene der Nahrungsmittelzubereitung und der Essgewohnheiten. In einem initiativen Lernprozess mittels «Versuch und Irrtum» und Einholen von Ratschlägen aus verschiedensten Quellen gelingen einerseits Anpassungen, andererseits wird das Paar aber immer wieder enttäuscht. Die Patienten setzen sich selber unter Druck, zu essen bzw. zuzunehmen und kontrollieren dies mittels Waage oder Hosengurt. Angehörige üben Druck aus durch verbale Aufforderungen, mehr zu essen, das Schöpfen größerer Portionen, das Verteilen von Nahrungsmitteln an strategischen Orten in der Wohnung und direkte Konfrontation mit der Kalorienzahl oder der Waage. Angehörige können bewusst oder unbewusst Druck über die eigene Emotionalität ausüben, indem sie dem Angehörigen sagen, wie sehr sie sich um ihn sorgen oder dass es ihnen schlecht geht, wenn der Patient nicht isst. Hilflosigkeit gegenüber der Krankheit kann den Ausdruck von Gefühlen verhindern. Vieles wird dann in Delikatessen, Süßigkeiten oder Stärkungsmittel verpackt, um den Kontakt aufrecht zu erhalten. Allein die Frage, was der Patient essen möchte, wird vom Patienten, der Schwierigkeiten hat, sich ausreichend zu ernähren, bisweilen als Druck erlebt. Auch fällt es den Patienten schwer, zu besonders sorgsam zubereiteten Gerichten oder frisch gepressten Säften Nein zu sagen, auch wenn ihnen gar nichts anderes übrig bleibt.

Es gibt aber auch Paare, die einen anderen Glaubenssatz finden und sich in die Tatsache fügen, dass die Nahrungsaufnahme und das Gewicht nicht mehr verbessert werden können. Dieses Sich-Einlassen auf das Unabänderliche, das «Annehmen-Müssen» kann den Patienten trotz der damit verbundenen Trauer entlasten. Das Paar kann dadurch eine andere Lebens- bzw. Essensqualität erreichen.

Diese Belastungsfaktoren und Verarbeitungsstrategien stammen aus einer Durchsicht der – eher spärlichen – Literatur und einer qualitativen Forschungsarbeit an Patienten mit fortgeschrittener Krebserkrankung und Anorexie/Kachexie und deren Angehörigen (Binswanger et al., 2004). In der klinischen Praxis ist es hilfreich, solche Belastungsfaktoren, Deutungs- und Verarbeitungsmuster zu suchen, zu erkennen und behutsam in die Betreuung einfließen zu lassen. Die meisten Konflikte entstehen wahrscheinlich, wenn zu große Differenzen zwischen den Zielen des Patienten und seiner Angehörigen bestehen.

Betreuung von Patienten und Angehörigen bei Ernährungsproblemen

Wesentlich für die Behandlung, Betreuung und Begleitung von Patienten und Angehörigen ist zu wissen, welche Anteile der Ernährungsproblematik für wen in welchem Ausmaß belastend sind. Drei einfache Fragen können als Zugang zur Problematik, aber auch zur Erfolgskontrolle dienen und eine einfache Erfassung von Belastungen durch Ernährungsprobleme ermöglichen (Abb. 6.4-4).

Für die Beratung von Patienten kann das Verständnis der primären und sekundären Mechanismen wesentlich sein. Bei dominantem primärem Tumor-Anorexie/Kachexie-Syndrom ist es oft intuitiv schwer verständlich, dass die Ernährung «nichts bringt». Zur Erklärung kann bei schwerstkranken Patienten das Bild der «kaputten» Möbelfabrik nützlich sein: Zusätzliches «Holz» (Nahrung) bringt nicht von alleine mehr «Möbel» (Muskelmasse, Gewicht). Die Angehörigen sollten zeitig in die Pflege mit viel Fingerspitzengefühl und Fantasie einbezogen und im Verabreichen von Nahrung und Unterstützen der Nahrungsaufnahme des Patienten angelernt werden. Dem Aspekt der Patientenedukation kommt hier eine und essenzielle Rolle zu (s. Kap. 12.2). Die Angehörigen sollten darauf hingewiesen werden, dass es wenige feste Regeln gibt. Einzig das Wohlbefinden des Patienten steht im Vordergrund. Zur Senkung der Belastung können andere Ausdrucksformen von Liebe und Zuneigung vermittelt und einfache Handlungen wie Mundpflege, Aspekte aus der basalen Stimulation oder dezente Aromen essenziell werden. Die betreuenden Angehörigen benötigen rechtzeitig Aufmerksamkeit, Ermunterung und Anregungen, um ihre Rolle in der Pflege ihrer Angehörigen finden zu können. Dabei ist zu berücksichtigen, dass die Mithilfe in der Pflege aber auch eine Überforderung sein kann und sorgfältig abzuwägen und zu dosieren ist.

Zusammenfassung

Die sorgfältige Unterscheidung zwischen primärer und sekundärer Anorexie/Kachexie ist von Bedeutung für die zielgerichtete Behandlung und Betreuung des Patienten, aber auch der Angehörigen. Das interdisziplinäre Team ist gefordert, die Schritte 2 und 3, d. h. eine sorgfältige Anamnese und eine gezielte Abklärung, durchzuführen.

Die konkrete Pflegepraxis spielt eine bedeutende Rolle insbesondere bei der Wahrnehmung, Erfassung und Behandlung der sekundären Anorexie/Kachexie. Hier spielen einfache Fragen und Beobachtungen eine große Rolle. Auf dieser pathophysiologischen Basis sollen im klinischen Alltag aber auch die Hauptursachen und Konsequenzen der primären Anorexie/Kachexie den Patienten und Angehörigen in einfacher Sprache vermittelt werden.

Der Blick vom Gewicht und Kalorien auch auf die behutsame Erkennung dieser Art von Belastung eröffnet konkrete Schritte in Richtung auf den Patienten und seinen Angehörigen in verschiedenen Phasen der palliativen Betreuung.

Abschließende Fragen zur Reflexion

- Wie erleben Sie persönlich die Pflege und Begleitung von Patienten und ihren Angehörigen, die unter den Belastungen von Anorexie/Kachexie leiden?

- Analysieren Sie im Team eine anspruchsvolle und herausfordernde Situation, in der die Angehörigen zunehmend über den Gewichtsverlust besorgt sind und eine künstliche Ernährung des Patienten fordern.

- Diskutieren Sie verschiedene Familienkonstellationen (harmonische bis zu dysfunktionalen Familien) und wie unterschiedlich Konflikte über das Thema Essen ausfallen können.

Abbildung 6.4-4: Einfache Erfassung von Belastungen durch Ernährungsprobleme (Quelle: Autor)

Bitte bewerten Sie mit einem senkrechten Strich
Wie stark sind **Ernährungsprobleme** im Zusammenhang mit der Erkrankung in Ihrem Alltag vorhanden?
Nicht vorhanden ─────────────────────── sehr stark
Wie groß ist **Ihre Belastung** durch Ernährungsprobleme im Moment?
Nicht vorhanden ─────────────────────── sehr stark
Wie stark schätzen Sie die **Belastung Ihrer Partnerin / Ihres Partners** ein durch Ernährungsprobleme im Zusammenhang mit IHRER Erkrankung?
Nicht vorhanden ─────────────────────── sehr stark

- Welche Bedeutung hat bei Ihnen die Patientenedukation im Umgang mit Anorexie und Kachexie?

Verwendete Literatur

Binswanger, J.; Kesselring, A.; Strasser, F.: Anwendung und Erfahrungen mit einer qualitativen Forschungsmethode in Palliative Care: Erfahrungen einer interdisziplinären Forschergruppe. Palliative-ch, 3 (2004): 38–40.

Klein, S.; Kinney, J.; Jeejeebhoy, K.; et al.: Nutrition support in clinical practice: review of published data and recommendations for future research directions. Summary of a conference sponsored by the National Institutes of Health, American Society for Parenteral and Enteral Nutrition, and American Society for Clinical Nutrition. Am. J. Clin. Nutr., 66 (1997): 683–706.

Torelli, G. F.; Campos, A. C.; Meguid, M. M: Use of TPN in terminally ill cancer patients. Nutrition, 15 (1999): 665–667.

Strasser, F.: Pathophysiology of anorexia/cachexia syndrome. In: Doyle, D.; Hanks, G.; Cherny, N.; Sir Calman, K. (eds.): Oxford Textbook of Palliative Medicine (3rd edn.). Oxford University Press, Oxford 2003: 520–533.

Weiterführende/ kommentierte Literatur

Baez-Franceschi, D.; Morley, J. E.: Pathophysiologie von Katabolismus in unterernährten älteren Patienten. Z. Gerontol. Geriatr., 32 (1999) Suppl. 1: I12–I19.

Bausewein, C.; Roller, S.; Voltz, R. (Hrsg.): Leitfaden Palliativmedizin. Urban & Fischer, München/Jena 2004, 2. A.

Doenges, M. E.; Frances, M.; Moorhouse, A.; Geissler-Murr, C.: Pflegediagnosen und Maßnahmen. Huber, Bern 2003, korrigierter Nachdruck der 3., vollständig überarbeiteten und erweiterten A.

Frohlich, B.; Martignoni, M. E.; Friess, H.: Einfluss von «lipidmobilising factor» auf die Entwicklung der Tumorkachexie in vivo. Z. Gastroenterol. 43 (2005): 227–228.

Käppeli, S. (Hrsg.): Pflegekonzepte. Phänomene im Erleben von Krankheit und Umfeld. Herausgegeben von Mäder, M.; Zeller-Forster, F.; Huber, Bern 1998, Bd. 1. Behandelt folgende Konzepte: Leiden, Krise, Hilflosigkeit, Angst, Hoffnung/Hoffnungslosigkeit, Verlust/Trauer, Einsamkeit.

Käppeli, S. (Hrsg.): Pflegekonzepte. Phänomene im Erleben von Krankheit und Umfeld. Huber, Bern 1999, Bd. 2. Behandelt folgende Konzepte: Selbstkonzept, Selbstpflegedefizit, Immobilität, Ermüdung/Erschöpfung, Schlafstörungen, Inkontinenz.

Käppeli, S. (Hrsg.): Pflegekonzepte. Phänomene im Erleben von Krankheit und Umfeld. Huber, Bern 2000, Bd. 3. Behandelt folgende Konzepte: Angehörige, Ungewissheit, Verwirrung, Kommunikation, Bewältigung, Schuld, Stigma, Macht, Aggression, Compliance, Humor.

Loprinzi, C. L.; Sloan, J. A.; Rowland, K. M.: Methodological Issues Regarding Cancer Anorexia/Cachexia Trials. Portenoy, R. K.; Bruera, E. (eds): Issues in Palliative Care Research. Oxford University Press, Oxford/New York 2003.

Projekte, Konzepte, Dokumente

Die systematische Messung von Belastung durch Ernährungsprobleme (3 Fragen) wird im Zusatzteil der EPOS-Studie (European Pharmacogenetic Opioid Studie), der EPOS-NUF (Nutrition and Fatigue) eingesetzt. Im Kantonsspital St. Gallen (CH) wird das Projekt «Fragebogen Belastung durch Ernährungsprobleme» weiterentwickelt.

Die EAPC (European Association of Palliative Care) ist dabei, eine Arbeitsgruppe «Nutrition in the Palliative Care Context» aufzubauen.

6.5
Übelkeit und Erbrechen

Ulrich Schuler und Barbara Schubert

«Essen und Trinken hält Leib und Seele zusammen.»
«Liebe geht durch den Magen.» *(Sprichworte)*

Abstract

Erbrechen ist ein sinnvoller Reflex, der durch unterschiedliche Signale aus dem Magen-Darm-Trakt und dem zentralen Nervensystem (einschl. psychischer Ursachen) ausgelöst wird. Zusammen mit der meist vorausgehenden Übelkeit stellt es einen häufigen Symptomkomplex dar, der bei mehr als einem Drittel der terminal Kranken die Lebensqualität einschränkt. Auswirkungen auf die psychosoziale Situation des Patienten und Wechselwirkungen mit Angehörigen müssen wir ebenso wahrnehmen wie unseren eigenen Ekel. Neben pflegerischen Handreichungen werden medikamentöse Therapiemöglichkeiten diskutiert.

Studienziele

Nach Abschluss dieses Kapitels wird die bzw. der Lernende in der Lage sein:

- sich mit den verschiedenen Auswirkungen von Übelkeit und Erbrechen auf die Lebensqualität von Tumorpatienten auseinander zu setzen und diese zu erörtern.
- die vielfältigen Ursachen zu verstehen und zu erklären.
- pflegerische und nichtmedikamentöse Vorgehensweisen zu beschreiben.
- medikamentöse und pflegerische Behandlungsmöglichkeiten zu beschreiben.
- verschiedene Antiemetika, ihre pharmakologischen Wirkungen, die Indikationen und Kontraindikationen differenziert zu erörtern.
- das komplexe sensorische und motorische Zusammenspiel des Erbrechens zu würdigen und die Sinnhaftigkeit des Erbrechens in bestimmten Situationen zu erfassen.
- den Ablauf des Erbrechens, mögliche Folgen und Komplikationen nachzuvollziehen.

Schlüsselwörter

Übelkeit, Erbrechen, Nausea, Emesis, Würgen, Antiemetika, Lebensqualität

Einleitung – Formen der Übelkeit und des Erbrechens

Übelkeit (Nausea) und Erbrechen (Emesis) gehören zu den häufigen Symptomen von Patienten mit terminalen Erkrankungen. Anhaltende Übelkeit kann die Lebensqualität hochgradig einschränken, den Tagesablauf stark determinieren und so zur Isolation des Patienten beitragen. Fast 60 % aller Patienten mit einem fortgeschrittenen Tumorleiden leiden unter Übelkeit und/oder Erbrechen. Bis zu 40 % leiden Patienten in den letzten Lebenswochen vor dem Tod unter Übelkeit und Erbrechen (Bausewein et al., 2004: 354; Hartenstein et al., 2000).

Erbrechen ist die schwallartige Entleerung des Mageninhalts entgegen der vorgesehenen Richtung durch die Speiseröhre und den Mund. Es ist meistens mit einem brennenden Gefühl in der Speiseröhre verbunden, das dadurch entsteht, dass der säurehaltige Magensaft hochfließt. Übelkeit ist der kaum definierbare Zustand, der als «Drang, zu erbrechen» umschrieben werden kann (Pirovino/Straumann, 2001; Straumann/Pirovino, 2001).

Obwohl es als sehr unangenehm wahrgenommen wird, ist Erbrechen ein sinnvoller Reflex. Evolutionär betrachtet handelt es sich um einen Schutzmechanismus, um oral zugeführte Giftstoffe vor der maximalen Resorption noch teilweise zu eliminieren. Auch andere auslösende Mechanismen sind zum Teil verstehbar. Das gesteigerte Schwangerschaftserbrechen (Hyperemesis gravidarum) scheint eine Reaktion zum Schutz des sich entwickelnden Organismus zu sein und ist positiv mit einer reduzierten Fehlbildungsrate assoziiert (Profet, 1988).

Auslösemechanismen durch lokale Stimulation des Rachenraums mögen dabei helfen, eine Verlegung der Atemwege durch übergroße Nahrungsmittelbrocken zu verhindern. Eine Hypothese zum Verständnis der durch Bewegung induzierten Übelkeit (Treismanm, 1977) geht davon aus, dass vor dem Aufkommen moderner Verkehrsmittel diskrepante oder nicht mehr integrierbare Informationen auf verschiedenen Sinneskanälen (Innenohr, Auge, Lagesinn der Muskeln und Gelenke) nur als eine Fehlfunktion des ZNS interpretiert werden konnten – und somit ebenfalls einen potenziellen Hinweis auf eine Vergiftungssituation darstellten. Im Falle des durch eine Chemotherapie induzierten Erbrechens ist diese im Prinzip evolutionär sinnvolle Reaktion auf ein exogenes Gift in gewisser Weise fehlgeleitet, da der meist intravenös zugeführte «Giftstoff» nicht oral eliminiert werden kann (und soll). Auch die Überdehnung proximaler Abschnitte des Gastrointestinaltraktes kann Erbrechen induzieren und als Schutzreflex z. B. zur Vermeidung einer Perforation verstanden werden.

Die begleitende Übelkeit muss in diesem evolutionären Kontext als Schutzmechanismus zum Erlernen eines Vermeidungsverhaltens verstanden werden. Dabei ist Übelkeit eine sehr «tief sitzende» Empfindung. Die wesentlichen beteiligten Zentren des Gehirns liegen im Bereich der Medulla, also in der Region, in der andere elementare Funktionen (Atmung, Herzfrequenz, Blutdruck) reguliert werden. Aversionen, die Übelkeit auslösen, sind oft wesentlich stärker und schwerer bewusst kontrollierbar als solche, die durch andere Stimuli, wie z. B. Schmerz, verursacht werden. Im Extremfall reichen diese Aversionen aus, Übelkeit bis zum Erbrechen schon bei bloßer Erwähnung des Stimulus auszulösen (antizipatorisches Erbrechen). So kann nach wiederholter Chemotherapie bereits der Anblick einer Infusionsflasche Erbrechen zur Folge haben.

Pathophysiologie

Während über den komplexen Ablauf des Erbrechens viele Informationen vorliegen, sind unsere Kenntnisse über die Pathophysiologie der Übelkeit relativ begrenzt. Dem unmittelbaren Erbrechen geht meist ein tiefer Atemzug voraus, die Glottis schließt sich. Durch eine Kontraktion des Zwerchfells wird bei gleichzeitiger Anspannung der Bauchmuskulatur der intraabdominelle Druck erhöht und der distale Ösophagussphinkter eröffnet. Bereits zuvor ist die Magenmotilität verlangsamt oder gar zum Stehen gekommen, die Peristaltik des Duodenums hat sich umgekehrt. Die Magensekretion nimmt ab, der Speichelfluss eher zu. Blässe, Schweißausbruch und relative Tachykardie können als Ausdruck einer zunehmenden Aktivität des Sympathikus interpretiert werden. Dem Erbrechen folgt eine Phase der Lethargie und Erschöpfung, die aus dem Energieverbrauch des Vorgangs nur unzureichend erklärbar ist.

Die zu Grunde liegende komplexe neurologische Steuerung ist beim Menschen der direkten experimentellen Untersuchung nicht zugänglich. Das Wissen hierüber entstammt im Wesentlichen Tierversuchen. Das Brechzentrum besteht aus mehreren Kerngebieten des Hirnstamms. Dieses erhält Afferenzen, d. h. auslösende Informationen:

- aus der so genannten Chemorezeptortriggerzone (v. a. mit Dopamin als Transmitter gesteuert)
- vom N. vagus (v. a. durch Serotonin vermittelt) und
- aus dem Vestibularorgan (v. a. über Histamin).

Der komplexe und zeitlich sehr exakt gesteuerte Brechakt ist letztlich ein komplexer Reflex, der über die Efferenzen sympathovagaler und motorischer Kerngebiete ausgelöst wird. Dieses vegetative Reflexmuster kann auch ohne Übelkeit ausgelöst werden, z. B. durch Reizung der hinteren Rachenwand. Dagegen scheint Übelkeit in gewisser Weise Bewusstsein vorauszusetzen, muss also auch durch die Hirnrinde (kortikal) vermittelt sein. Dies verdeutlicht, dass Erbrechen nicht als Steigerung oder Maximalvariante von Übelkeit verstanden werden sollte.

Konsequenzen und Komplikationen

Neben dem akuten Flüssigkeitsverlust und dem Auftreten von Elektrolytstörungen (Hyponatriämie) kann bei längerfristigen Problemen eine Anorexie mit Mangelernährung resultieren. Die erheblichen Druckschwankungen können zu Schleimhauteinrissen mit Blutungen (Mallory-Weiss-Syndrom), zu Perforationen (z. B. Boerhave–Syndrom, Ösophagusruptur) und zu Rippenfrakturen (z. B. beim Plasmozytom) führen. Auf die Aspiration, das Eindringen von Mageninhalt in die Luftröhre, folgt meist ein massiver Hustenreiz. Sie droht insbesondere, wenn die feine motorisch-neurologische Abstimmung gestört ist.

Betroffen sind somit vor allem Patienten mit stark sedierenden Medikamenten oder neurologischen Störungen (Hirnmetastasen, meningealer Befall). Auch Tumormanifestationen im Nasen-Rachen-Raum sowie Fistelungen zwischen Luft- und Speiseröhre können zur Aspiration führen.

Mögliche Folgen anhaltender Übelkeit sind:

- sozialer Rückzug
- Entkräftung
- Gewichtsabnahme
- Dehydratation durch mangelnde Nahrungs- und Flüssigkeitsaufnahme
- Depression und
- massive Störung der Beziehung zum therapeutischen Team.

Ursachen von Übelkeit und Erbrechen in der palliativen Situation

In **Tabelle 6.5-1** sind häufige Ursachen von Übelkeit und Erbrechen dargestellt. Die meisten Auslöser lassen eine Verwandtschaft zu einer sinnhaften Situation des Erbrechens erkennen. So können z. B. die medikamentösen Ursachen und metabolischen Entgleisungen («fremde Substanz im Blut») dem Reaktionsmuster «Vergiftung» zugeordnet werden. Spezifische Maßnahmen, wie z. B. die Dekompression durch eine Sonde bei einem Ileus, werden zum Teil auch in anderen Kapiteln in diesem Buch besprochen.

Neben der eigentlichen Ursache können Umgebungsreize die Übelkeit steigern. Intensive Gerüche und sehr würzige Speisen wirken ebenso verstärkend, wie der Anblick großer Portionen oder die Nötigung zum Essen durch Angehörige.

Erfassung von Übelkeit und Erbrechen

Am Anfang erscheint es wichtig, eine sorgfältige Nausea/Emesis-Anamnese (Assessment) zu erheben. Es geht darum, folgende Aspekte zu erfassen:

- *Zeit:* Wann, zu welchen Tages- oder Nachtzeiten treten Übelkeit und/oder Erbrechen auf?
- *Einflussfaktoren:* In welchem Zusammenhang treten Übelkeit und/oder Erbrechen auf? Gibt es auslösende Einflussfaktoren?
- *Mundschleimhaut/Geschmack:* Wie sieht die Mundschleimhaut aus? Befindet sich der Mund in einem gut gepflegten Zustand? Sind Geschmacksirritationen/Mundgeruch vorhanden?
- *Dauer:* Wie lange halten Übelkeit und/oder Erbrechen an?
- *Intensität:* Wie stark erlebt der Betroffene Übelkeit und/oder Erbrechen (z. B. VAS/NAS ähnlich wie bei der Erfassung der Schmerzintensität verwenden)
- *Häufigkeit:* Wie häufig innerhalb von 24 Stunden treten Übelkeit und/oder Erbrechen auf?
- *Art/Qualität:* Wie tritt das Erbrechen auf? Unverhofft, im Schwall, plötzlich (wie aus heiterem Himmel, ohne vorgehende Übelkeit oder Unwohlsein) oder langsam anflutende(s) Übelkeit/Unwohlsein bis hin zum Erbrechen?
- *Ursächliche Faktoren:* Stehen Übelkeit und/oder Erbrechen in Zusammenhang mit der aktuellen Medikamententherapie oder mit Nahrungssupplementen wie Sondenkost, kalorienreichen Zusatzdrinks etc.?
- *Linderung/Verstärkung:* Durch welche Interventionen können Übelkeit und/oder Erbrechen gelindert werden, durch welche Faktoren (z. B. Schmerz, Angst, Stress) werden Übelkeit und/oder Erbrechen eher verstärkt? Bringt das Erbrechen eine Linderung der Übelkeit oder Besserung des Wohlbefindens?

Therapie und Prophylaxe

Wo der Übelkeit erkennbare Ursachen zu Grunde liegen, sind diese – weitestmöglich und für den Patienten in seiner individuellen Krankheitssituation vertretbar – kausal zu behandeln. Bessert sich z. B. eine Hyperkalzämie unter der Flüssigkeitszufuhr und Bisphosphonattherapie, wird auch die Übelkeit rasch nachlassen. Eine begleitende Therapie mit Antiemetika ist nur kurzzeitig nötig. Ebenso können die effektive Therapie der Obstipation oder eine Aszitespunktion zur Reduktion des intraabdominellen Drucks die hiervon herrührende Übelkeit vermindern. In Situationen, die absehbar zu Übelkeit führen, sind prophylaktische Maßnahmen angezeigt (z. B. 3 × 5 Tr. Haloperidol bei Beginn einer Opioidtherapie). Kann die Ursache nicht mehr behandelt werden, so erscheint es wichtig, eine bestmögliche symptomatische Therapie anzustreben, um das Wohlbefinden und die damit verbundene Lebensqualität zu fördern und Leiden zu lindern. Die hierfür zur Verfügung stehenden Medikamente je nach pathophysiologischer Ausgangslage sind **Tabelle 6.5-2** zu entnehmen.

Evidenzbasierte Daten zur medikamentösen Therapie der Übelkeit liegen überwiegend für die Situation der Chemotherapie («chemotherapy induced nausea and vomiting», CINV) und für das postoperative Erbrechen sowie in geringerem Umfang für die vom Vestibularorgan ausgehende Reiseübelkeit und Seekrankheit vor. Randomisierte Studien für die palliati-

6.5 Übelkeit und Erbrechen

Tabelle 6.5-1: Häufige Ursachen von Übelkeit und Erbrechen (Quelle: Autoren)

Ursache	Bereich	Ursache	Bereich
tumorbedingt	• Magen-Darm-Trakt (z. B. Ileus, Stenosen, Magenstase, Lebermetastasen, Obstipation, Peritonealkarzinose, Aszites) • Zentralnervensystem (z. B. Hirnödem, Hirnmetastasen) • Schmerz (Migräne u. a.)	infektions-/ entzündungsbedingt	• orale Schleimhautinfektionen, z. B. Pilzinfektionen wie Candidiasis • Mukositis • Refluxösophagitis
therapiebedingt	• Medikamente (Opiate, Zytostatika, Antibiotika, NSAR und in Einzelfällen viele andere mehr) • Strahlentherapie	ernährungsbedingt	• nicht angepasste Ernährung
metabolisch bedingt	• Hyperkalzämie • Urämie	psychisch bedingt	• Angst • Aufregung • Schmerz • Erschöpfung • Ekel • Lebenssituation («Mir ist zum Kotzen») • antizipatorisches Erbrechen

ve Situation gibt es fast nicht, die Mehrzahl der Empfehlungen beruht auf allgemeiner Erfahrung.

Pharmakologische Angriffspunkte sind die bereits genannten Neurotransmitter (Dopamin, Serotonin und Histamin) bzw. deren Rezeptoren. Für weitere Substanzen und deren Rezeptoren, wie z. B. das Endocannabinoidsystem, die Substanz-P-Neurokinin-1-Rezeptoren oder Dexamethason, sind die funktionelle Bedeutung und die anatomische Lokalisation weniger klar. Leider kann von einer guten Wirksamkeit in einer spezifischen Situation nicht auf Effektivität unter anderen Umständen geschlossen werden. So sind z. B. Serotoninantagonisten wie Ondansetron (Zofran®) oder Granisetron (Kevatril®) in der Prophylaxe von CINV und PONV hochgradig wirksam, haben aber in anderen Situationen nur einen geringen Effekt. Prokinetische Antiemetika beweisen ihre Wirksamkeit bei tiefer gastrointestinaler Obstruktion, verstärken jedoch bei hoher Stenosierung (z. B. Magenausgangsstenose) das Erbrechen.

Details zu den einzelnen Arzneimitteln finden sich in Tabelle 6.5-2. Die in der Palliativmedizin gebräuchlichsten Substanzen sind Metoclopramid, Haloperidol und (insbesondere international) Cyclizin.

Zur Bedeutung von Übelkeit und/oder anhaltendem Erbrechen

Angehörige oder Pflegende sind durch die anhaltende Übelkeit und oder das unstillbare Erbrechen von Patienten in besonderer Weise herausgefordert. Die Symptome können in komplexer Weise emotional gefärbt sein und durch Gefühle wie Ekel, Mitleid und Schuld die Beziehung zwischen Patienten, Angehörigen und Pflegenden beeinflussen. Anhaltendes Erbrechen und der damit verbundene offensichtliche Kontrollverlust können von Patienten als peinlich und entwürdigend empfunden werden, was für sich wieder eine weitere Qual darstellt. Manche Patienten empfinden Erbrechen als intimen Moment und möchten nicht dabei beobachtet werden, für manche löst es Verzweiflung oder Bedrohung aus, da sie damit eine Progredienz ihrer Krankheit befürchten, für andere hat der Vorgang eher demonstrativen Charakter («Schau, wie elend es mir geht»).

Bedingt durch die Krankheit und das Umfeld verengt sich für (betreuende/pflegende) Angehörige mehr und mehr das Spektrum der Möglichkeiten, wie Liebe und Zuwendung ausgedrückt werden können. Etwas zum Essen mitbringen, jemandem Essen einzugeben oder zu einer gesunden Ernährung anzuhalten, bleiben aus deren Sicht Liebesbotschaften bis zuletzt, auch wenn dies für Sterbende nur noch untergeordnete Bedeutung hat. Umgekehrt kann es Schuldgefühle im Patienten erzeugen, wenn er diese Botschaft nicht aufnehmen, für den Angehörigen nicht erfolgreich beantworten und das Essen einfach nicht bei sich behalten kann.

In der konkreten Situation des Erbrechens sind Pflegende mit dem reflektorischen Problem des eigenen Ekels konfrontiert, der – ebenso «tief sitzend» wie

Tabelle 6.5-2: Übersicht über verschiedene gebräuchliche Antiemetika (Quelle: Autoren)

Gruppe	Substanz	Angriffspunkt	Bemerkungen
Prokinetika	Metoclopramid (Gastrosil®, Paspertin® u. a.)	zentrale und periphere Dopaminrezeptoren vom D2-Typ	• Standardmedikament in einer Vielzahl von palliativen Situationen • in sehr hohen Dosen ZNS-Nebenwirkungen mit krampfartigen Dyskinesien, v. a. im Gesicht (sog. extrapyramidalmotorische Störungen), Unruhe, Diarrhoe
	Domperidon (Motilium® u. a.)	wirkt prokinetisch auf D2-Rezeptoren des Magen-Darm-Traktes, überwindet nur teilweise die Blut-Hirn-Schranke	• ähnlich dem Metoclopramid • weniger zentrale Wirkung und Nebenwirkung • nicht parenteral verfügbar
Serotonin-Antagonisten («Setrone»)	Ondansetron (Zofran®) Granisetron (Kevatril®) Tropisetron (Navoban®) Palonosetron (Aloxi®) Dolasetron (Anemet®)	Serotonin-(5-Hydroxy-Tryptamin)Rezeptoren, speziell Subtyp der 5-HT3-Rezeptoren	• beste Wirkung prophylaktisch vor Chemotherapie, Bestrahlung und Narkose bzw. nur wenige Tage danach • in den meisten anderen Indikationen wenig wirksam • bei längerfristiger Gabe Kopfschmerzen und Obstipation
NK1-Antagonisten	Aprepitant (Emend®)	Neurokinin-1-Rezeptoren. Antagonist der «Substanz P»	• bei prophylaktischer Gabe zur Chemotherapie reduzierte Rate an verzögertem Erbrechen • in anderen klinischen Situationen bisher wenig erprobt • teilweise Erfolg versprechende Einzelbeobachtungen • kostenintensive Therapie
Anticholinergika	Scopolamin (Scopoderm TTS®) Glykopyrronium (Robinul®) Butylscopolamin (Buscopan®)	muskarinerge Acetylcholinrezeptoren (m-Ach-R)	• indirekte Wirkung über Hemmung der Sekretion, insbesondere bei Subileus • mit Prokinetika gegenseitige Wirkungsabschwächung • ruft Mundtrockenheit hervor
Benzodiazepine	Midazolam (Dormicum® u. a.) Lorazepam (Tavor® u. a.)	binden an $GABA_A$-Rezeptoren und verstärken den inhibitorischen Effekt von GABA	• vermutlich kein eigenständiger antiemetischer Effekt, kann aber z. B. Komponenten des antizipatorischen Erbrechens reduzieren • angstlösend, abschirmend-sedierend, entspannend
Cannabis-Derivate	Dronabinol (Marinol®) Nabilon (Cesamet®)	Endo-Cannabinoidsystem: Cannabinoidrezeptoren 1 und 2 (CNR1, CNR2); vorhanden in fast allen Gehirnregionen	• Zulassung in Großbritannien bzw. den USA • kann jedoch importiert werden (nationale Rechtslage beachten! Btm!) • ggf. Frage der Kostenerstattung klären • kleine Studien belegen positive Effekte auf Übelkeit, Appetit und Schmerzwahrnehmung
Neuroleptika	Chlorpromazin Levomepromazin (Neurocil® u. a.) Haloperidol (Haldol® u. a.)	D2-Rezeptor-Antagonisten, zum Teil auch antagonistische Wirkungen an m-ACh-Rezeptoren, α-adrenergen Rezeptoren und H1-Rezeptoren	• sedierend, Levomepromazin aber auch in sehr niedrigen Dosierungen (1/4 Ampulle s. c. = 6,25 mg) effektiv • Haloperidol insbesondere zur initialen Prophylaxe der opioidassoziierten Übelkeit erprobt (3 × 3 bis 3 × 5 Tropfen für 7–10 Tage) • in hohen Dosen extrapyramidale Störungen möglich
Atypische Psychopharmaka	Olanzapin (Zyprexa®)	Wirkmechanismus unklar. Interaktion mit mehreren Rezeptoren (alpha-2-adrenerge m-ACh-Rezeptoren, 5-HT2- und verschiedene Dopaminrezeptoren)	• keine zugelassene Indikation • wirksame Dosis 5 oder 10 mg/d, letztere bei einzelnen Patienten merklich sedierend • gute Wirksamkeit (u. a. bei verzögertem CINV) in kleinen Serien belegt
Kortikosteroide	Dexamethason (Fortecortin®) Prednisolon (Decortin®, Prednison®)	intrazellulär über spezielle Glukokortikoidrezeptoren, die im Gehirn und in vielen anderen Organen nachweisbar sind	• Prophylaxe des chemotherapieinduzierten Erbrechens bis ca. 4 Tage nach Therapieende (4–8 mg/d) • Hirndruck mit assoziierter Übelkeit: höhere Dosierungen (24–32 mg/d) • Übelkeit assoziiert mit Lebermetastasierung: 8 mg (Dosisreduktion an Folgetagen)

Tabelle 6.5-2: Fortsetzung

Gruppe	Substanz	Angriffspunkt	Bemerkungen
Antihistaminika	Dimenhydrinat (Vomex® u. a.) Diphenhydramin (Emesan® u. a.)	H1-Histamin-Rezeptoren des Vestibularsystems u. a. (Hemmung der Wiederaufnahme von Serotonin und adrenergen Transmittern)?	• gut belegt bei Reiseübelkeit und PONV • kaum vergleichende Daten zur Wirksamkeit in anderen Situationen
	Cyclizin (Valoid®)	Histaminrezeptoren und m-ACh-Rezeptoren	• in Deutschland nicht verfügbar • Importarzneimittel aus Großbritannien • gilt als besonders wirksam bei Übelkeit, die durch Subileus oder Hirndruck bedingt ist
Hormonanaloga	Octreotid (Sandostatin®)	Somatostatinananlogon	• wirksam bei Darm-Obstruktion, vermindert Übelkeit und Erbrechen • durch Reduktion der gastrointestinalen Sekretion • Dosis 3 × 50–200 µg/d; sehr kostenintensiv

Abkürzungen: m-ACh = muscarinerge Acetylcholinrezeptoren; 5-HT3-Rezeptor = 5- Hydroxytryptamin-3-Rezeptor: GABA = Gamma-Amino-Buttersäure («gamma-aminobutyric acid»); H1-Rezeptor = Histaminrezeptor Typ 1; D2-Rezeptor = Dopaminrezeptor Typ 2; PONV = postoperatives Erbrechen; CINV = «chemotherapy induced nausea and vomiting»

die Übelkeit beim Patienten – nur schwer einer rationalen Kontrolle unterworfen werden kann. Dies kann zu Schuldgefühlen und der Erfahrung eigener Unzulänglichkeit führen, wenn daraus z. B. resultiert, dass ein Patient, der ständig erbricht, weniger Zuwendung erfährt. Hilfreich ist, diese Erfahrung im Team zu besprechen und ggf. die am besten geeignete Pflegeperson für die Betreuung auszuwählen.

Ausgewählte pflegerische Aspekte

Im Gespräch mit dem Patienten und seinen Angehörigen gilt es, wie oben bereits aufgeführt, wesentliche Informationen zur Dauer, zu möglichen Auslösern und verstärkenden Faktoren von Nausea und Emesis zu erfragen. Durch eine umfassende Aufklärung, Information und Beratung über Übelkeit und/oder Erbrechen können frühzeitig Ängste bzw. Verunsicherung abgebaut werden (Patientenedukation). Andererseits können aber auch zu ausführliche Gespräche über Emesis die Übelkeit unterhalten, sodass kommunikativ auch die Fokussierung auf andere Themenbereiche sinnvoll sein kann. Praktische Handreichungen – wie Brechschale, Reinigungsmöglichkeit, Mundpflege, frische Luft, ein kalter Waschlappen auf die Stirn und/oder in den Nacken legen oder angenehme Lagerung – sind oft sehr hilfreich, und die schnelle Entsorgung des Erbrochenen (als neuer Stimulus) ist anzustreben. Andere Reize und Ablenkungen mögen sich im Einzelfall als erfolgreich erweisen. Von Fernsehen und Musik bis hin zum Einsatz von aromatischen Ölen und autogenem Training können die unterschiedlichsten Maßnahmen nützlich sein.

Hausmittel, wie Zubereitungen von Ingwer und Fenchel, werden von einigen Autoren, wie z. B. Betz et al. (2005), empfohlen.

Ärztliche Entscheidungen und Verordnungen zur medikamentösen Therapie sind auf eine exakte und kontinuierliche Erfassung der Intensität des Erbrechens und des Leidensdrucks beim Patienten angewiesen. Dies kann z. B. durch kurzfristiges Führen eines Nausea/Emesis-Verlaufsprotokolles über wenige Tage – ähnlich wie die vielfach bekannten Schmerzverlaufsprotokolle – geschehen. Eine weitere Aufgabe des Pflegepersonals liegt darin, mögliche Folgen von Übelkeit und/oder Erbrechen, wie Flüssigkeitsmangel (Dehydratation) und deren typische Begleiterscheinungen, Elektrolytverschiebungen oder reduzierte Nahrungsaufnahme, zu beobachten und im multiprofessionellen Team die Diskussion der notwendigen Konsequenzen aufzugreifen und einzuleiten. Oft ist es zweckmäßig, die Fixierung von Angehörigen auf eine kalorisch ausreichende Ernährung, die vom Patienten gar nicht mehr gewollt wird und oft übelkeitsverstärkend wirkt, in aufklärenden Gesprächen abzubauen. Hilfreich erscheinen die Hinweise, dem Patienten mehrere kleine Mahlzeiten anzubieten und Lieblingsspeisen zu ermöglichen (manchmal reicht ein Teelöffel), vor allem für die Angehörigen. Es kommt weniger auf die Menge als vielmehr auf den momentanen Genuss an. Oft werden kalte Speisen eher toleriert als warme, die vor allem mit einem mehr oder weniger unangenehmen Eigengeruch die Nahrungsaufnahme, die Lust am Essen belasten. Das Essen sollte bewusst mit viel Zeit und in entspannter Atmosphäre eingenommen werden.

Zusammenfassung

Pflegerische Aspekte der Versorgung von Patienten mit Übelkeit und Erbrechen reichen von der Kommunikation (Ursachenklärung, Erläuterungen, Ernährung), über die Handreichungen (Brechschale, Mundpflege) bis hin zur Beobachtung des Verlaufs und medizinisch relevanter Komplikationen und deren Dokumentation bzw. Weiterleitung an den Arzt. Einbindung der Angehörigen ist bei allen Fragen der Ernährung des Patienten ein oft wichtiger Aspekt. Vorausschauendes Handeln kann Übelkeit vermeiden (Prophylaxe z. B. bei Opiattherapie). Die klare und präzise Einschätzung der Situation (Assessment) und deren Diskussion mit dem Arzt und dem multiprofessionellen Team bilden die Grundlage der Behandlung und Betreuung.

Abschließende Fragen zur Reflexion

- Beobachten und beschreiben Sie, wie sich die einzelnen Personen im Raum verhalten, wenn ein Patient, z. B. bei der Visite, erbricht.

- Analysieren Sie, was Angehörige an Nahrungsmitteln und Getränken mitbringen, und beobachten Sie die Verwendung und Verträglichkeit für den Patienten.

- Mit welchen Aspekten sind Sie mehrheitlich in der Betreuung von Patienten konfrontiert, die unter fast unstillbarer Nausea/Emesis leiden?

- Können Sie in Ihrer Institution, in Ihrem Arbeitsumfeld auf bewährte (validierte) Anamnesen und Behandlungsschemata zur umfassenden Erfassung und Behandlung von Nausea/Emesis zurückgreifen?

- Wird durch eine entsprechende Therapie gemeinsames Essen mit Angehörigen als Ausdruck von Lebensfreude wieder möglich?

Verwendete Literatur

Bausewein, C.; Remi, C.; Twycross, R. G.; Wilcock, A.: Arzneimitteltherapie in der Palliativmedizin. Elsevier GmbH, Urban & Vogel, München 2005.

Bausewein, C.; Langenbach, R.; Roller, S.: Gastrointestinale Symptome. Übelkeit und Erbrechen. In: Bausewein, C.; Roller, S.; Voltz, R. (Hrsg.): Leitfaden Palliativmedizin. Urban & Fischer, München/Jena 2004, 2. A.

Betz, O.; Kranke, P.; Geldner, G.; Wulf, H.; Eberhart, L. H.: Ist Ingwer ein klinisch relevantes Antiemetikum? Eine systematische Übersicht randomisierter kontrollierter Studien. Forsch. Komplementärmed. Klass. Naturheilkd. Feb., 12 (2005) 1: 14–23.

Eisenchlas, J. H.; Garrigue, N.; Junin, M.; De Simone, G. G.: Low-dose levomepromazine in refractory emesis in advanced cancer patients: an open-label study. Palliat. Med. 19 (2005): 71–75.

Hartenstein, R.; Bausewein, C.; Hentrich, M.; Lutz, L.; Reitmeier, M.: Gastrointestinale Symptome. In: Aulbert, E.; Zech, D. (Hrsg.): Lehrbuch der Palliativmedizin. Schattauer, Stuttgart/New York 2000, 1. Nachdruck.

Jackson, W. C.; Tavernier, L.: Olanzapine for intractable nausea in palliative care patients. J. Palliat. Med., 6 (2003): 251–255.

Pirovino, M.; Straumann, A.: Nausea und Erbrechen (Allgemeiner Teil). Swiss Medical Forum, Nr. 1/2 (2001): 15–18.

Profet, M.: The evolution of pregnancy sickness as protection to the embryo against Pleistocene teratogens. Evolutionary Theory, 8 (1988): 177–190.

Straumann, A.; Pirovino, M.: Nausea und Erbrechen (Spezieller Teil). Swiss Medical Forum, Nr. 1/2 (2001): 19–25.

Treisman, M.: Motion sickness: an evolutionary hypothesis. Science, 197 (1977): 493–495.

Weiterführende Literatur

Bausewein, C.; Remi, C.; Twycross, R. G.; Wilcock, A.: Arzneimitteltherapie in der Palliativmedizin. Elsevier GmbH, Urban & Vogel, München 2005.

DGP Sektion Pflege, Stand 10/2004, Pflegeleitlinie Übelkeit/Erbrechen www.dgpalliativmedizin.de/.

Doenges, M. E.; Moorhouse, M. F.; Geissler-Murr, A. C.: Pflegediagnosen und Maßnahmen. Huber, Bern 2002, 3., vollständig überarbeitete und erweiterte A.

Ellershaw, J.; Wilkinson, S.: Care of the dying. A pathway to excellence. Oxford University Press, Oxford 2003.

Georg, J. (Hrsg.): NANDA International. NANDA-Pflegediagnosen. Definition und Klassifikation 2005–2006. Huber, Bern 2005.

Glaus, A.; Knipping, C.; Morant, R.; Böhme, Chr.; Lebert, B.; Beldermann, F.; Glawogger, B.; Ortega, P.F.; Hüsler, A.; Deusen, R.: Chemotherapie-included nausea and vomiting in routine practice: a European perspective. Support. Care Cancer, 12 (2004): 708–715.

Glare, P.; Pereira, G.; Kristjanson, L. J.; Stockler, M.; Tattersall, M.: Systematic review of the efficacy of antiemetics in the treatment of nausea in patients with far-advanced cancer. Support. Care Cancer, 12 (2004): 432–440.

Johnson, M.; Maas, M.; Moorhead, S.: Pflegeergebnisklassifikation (NOC). Huber, Bern 2005.

McCloskey, J.; Bulecheck, G. M.: Pflegeinterventionsklassifikation (NIC). Huber, Bern 2003.

Molassiotis, E.; Börjeson, S.: Nausea and Vomiting. In: Kearney, N.; Richardson, A.: Nursing Patients with Cancer. Principles and Practise. Elsevier Churchill Livingstone, London/New York/Oxford/Philadelphia/St. Louis/Sydney/Toronto 2006.

Schuler, C.: Das Symptom Übelkeit und Erbrechen lindern (Fallbeispiel). In: Pleschberger, S.; Heimerl, K.; Wild, M. (Hrsg.): Palliativpflege. Grundlagen für Praxis und Unterricht. Facultas, Wien 2005.

Weissenberger-Leduc, M.: Handbuch der Palliativpflege. Springer, Wien/New York 2003, 3. A., vollständig überarbeitete A.

6.6 Obstipation und Diarrhoe

Barbara Schubert und Ulrich Schuler

Obstipation

«Warum soll ich mein Abführmittel heute einnehmen, ich hatte doch gestern den letzten Stuhlgang!»
(46-jährige Patientin mit peritoneal metastasiertem Ovarialkarzinom unter Opiattherapie)

«Ich esse doch schon seit Tagen nichts, warum sollte ich dann Stuhlgang haben?»
(80-jähriger Patient mit fortgeschrittem metastasierten Prostatakarzinom und Anorexie)

Abstract

In der Palliative Care begegnen uns täglich Patienten mit Obstipation und den daraus resultierenden Beschwerden. Ihr Umgang mit diesem Symptom ist sehr unterschiedlich. Für manche Menschen ist eine tägliche Stuhlentleerung ein so wesentliches Thema, dass sich der Rhythmus des Tages und eine Vielzahl ihrer Gespräche mit uns danach ausrichten. Anderen Menschen ist es nicht möglich, ohne Scheu über dieses Thema zu sprechen, fällt es ihnen doch besonders schwer, in so intimen Fragen wie der Verrichtung der Notdurft unsere Hilfe anzunehmen. Eine wirksame Therapie der Obstipation umfasst nach der exakten Krankenbeobachtung allgemeine Maßnahmen und eine an den Ursachen der Obstipation ausgerichtete medikamentöse Behandlung.

Studienziele

Nach Abschluss dieses Kapitels wird die bzw. der Lernende in der Lage sein:

- sich gezielt mit den Ursachen der Obstipation im Kontext einer palliativen Betreuung auseinander zu setzen.
- prophylaktisch wirksame Maßnahmen sicher zu planen und anzuwenden.
- Verständnis für übergebührliche Aufmerksamkeit und Schamgefühle zu entwickeln und einen Überblick über eine ursachenbezogene Therapie zu gewinnen.
- Patienten und ggf. deren Angehörige verständlich und geplant über die Ursachen der Obstipation und gezielte Maßnahmen aufzuklären sowie über ausgewählte, angemessene Maßnahmen zur Selbsthilfe zu orientieren.

Schlüsselwörter

Obstipation, opiatbedingte Obstipation, Laxanzien

Definition

Unter Obstipation verstehen wir neben dem Stuhlverhalt auch die unregelmäßige, verzögerte Entleerung von trockenem, hartem Stuhlgang. Dabei treten nicht selten Schmerzen bei der Defäkation auf. Die normale Stuhlfrequenz ist individuell sehr unterschiedlich und reicht von 1–3 Mal täglich bis zu 2 Mal pro Woche. Sind ein Viertel aller Stuhlentleerungen mit Schmerzen verbunden, so ist auch dies ein Definitionskriterium für die Obstipation. Ihre klinische Bedeutung wird wesentlich von der objektiven und subjektiven Einschätzung des Patienten selbst bestimmt.

Häufigkeit

Eine unregelmäßige, oft schmerzhafte Stuhlentleerung findet sich bei einem Drittel der gesunden Bevölkerung in den Industrieländern, sie ist jedoch deutlich höher in fortgeschrittenen Krankheitsstadien. Sechzig Prozent der Palliativpatienten und 90 % der Patienten mit Opiattherapie leiden unter Obstipation. Diese hat also nicht selten eine Vorgeschichte und zeigt fast immer eine enge Verbindung mit dem Fortschreiten der Grundkrankheit.

Ursachen

Angesichts fortgeschrittener Leiden finden sich bei den Patienten oft mehrere Ursachen, die zur Obstipation führen:

- *organische Ursachen:* chronische Obstipation, Divertikulose, Divertikulitis, gastrointestinale Obstruktion, Rektoanalerkrankungen (Hämorrhoiden, Analfissur, Druckulzera durch harte Kotansammlungen im Rektum, Proktitis), neurologische Erkrankungen (Lähmungen im Bereich der Bauchmuskulatur und des Plexus sacralis, Rückenmarkinfiltration durch Tumor oder Metastasierung, Infiltration der Sakralnerven), Bauchmuskelschwäche bei oder nach massivem Aszites, endokrine Erkrankungen (Hypothyreose, Diabetes mellitus), metabolische Störungen (Hyperkalzämie, Hypokaliämie, Urämie), Darmischämie
- *funktionelle Ursachen:* verlangsamte Kolonpassage, Immobilität, Defäkationsstörungen, Dehydratation, ballaststoffarme Kost, Arzneimittelnebenwirkungen (Opiate, Antidepressiva, Sedativa, Diuretika, Eisenpräparate, Antazida, Butylscopolamin, Laxanzienabusus), psychosozialer Stress (Lebenskrise, Erwartungshaltung des «Gelingens»), Verwirrtheit, Depression.

Die genannten Auslöser führen zu einer Verlangsamung der Darmpassage und/oder zu einer Störung des Defäkationsreflexes. Wegen ihrer Häufigkeit hat die opiatbedingte Obstipation bei Palliativpatienten eine besondere Bedeutung. Opiate hemmen unter anderem durch direkte Wirkung am µ-Rezeptor des Darms die Peristaltik im Kolon und verlängern somit die Darmpassage. Sie hemmen darüber hinaus die Sekretion und Absorption im Dünn- und Dickdarm und führen zu einem verstärkten Wasserentzug des Darminhalts. Machen Schmerzen eine Therapie mit Opiaten erforderlich, so entwickelt sich im Gegensatz zu anderen Nebenwirkungen, wie Übelkeit, Erbrechen oder Sedierung, gegenüber der Obstipation keine Toleranz, das heißt, es ist dauerhaft begleitend zur Opiattherapie eine Laxanziengabe erforderlich!

> **Beachte:** Begleitend zur Opiattherapie ist dauerhaft eine Laxanziengabe erforderlich, da sich im Gegensatz zu anderen Nebenwirkungen der Opiate gegenüber der Obstipation keine Toleranz entwickelt.

Symptome und Beschwerden

Körperliche Beschwerden

Obstipation geht mit einem Unbehagen im Bauch einher. Völlegefühl, Anorexie, Übelkeit, Erbrechen, kolikartige Schmerzen und Meteorismus können sich bis zum Subileus oder Ileus steigern. Überlaufstuhl, paradoxer Stuhl («falsche Diarrhoe») täuschen gelegentlich eine regelmäßige Darmentleerung vor und werden durch das Passieren flüssigen Stuhls entlang eines impaktierten, festen Stuhl oder einer Tumorstenose verursacht. Nicht selten führt Obstipation zu Stuhlinkontinenz, Verwirrtheit, Unruhe und ggf. zu gestörter Nachtruhe.

Psychosoziale Beeinträchtigung

Mit dem Fortschreiten der Erkrankung wird zunehmend Unterstützung beim Ausscheiden erforderlich. Ekel- und Schamgefühle, Hilflosigkeit, Unterdrückung des Stuhldrangs und die Erwartungshaltung («Wenigstens das muss ich doch schaffen!») sind charakteristische Reaktionen auf eine bestehende Obstipation. Dagegen halten die Angehörigen oft den Rückgang der Nahrungsaufnahme für die Hauptursache der Obstipation und nötigen dem Patienten Essen und Trinken auf, was dessen Beschwerden meist verstärkt.

Diagnostik

Eine konsequente Krankenbeobachtung (z. B. Stuhlprotokoll über 1–3 Tage) macht das Symptom offensichtlich, birgt aber die Gefahr einer unzureichenden Berücksichtigung dieses Intimbereichs und setzt die Patienten unter hohen Erfolgs- und Handlungsdruck. Die ärztliche und die pflegerische *Anamnese* (Stuhlassessment) geben Aufschluss über die aktuelle Häufigkeit der Darmentleerungen, Konsistenz, Farbe und Menge des abgesetzten Stuhls, frühere Stuhlgewohnheiten, derzeitige Nahrungszusammensetzung, den bisherigen Krankheitsverlauf, die zuletzt erhobenen Befunde sowie die frühere und aktuelle Medikation. Der Wechsel zwischen Obstipation und Diarrhoe ist ein wichtiger Hinweis für einen teilweisen oder nahezu vollständigen Verschluss des Darmlumens und nicht selten der Vorbote eines Ileus. Der Erkenntnisgewinn, der aus der persönlichen Inaugenscheinnahme einer Stuhlprobe erwächst, wird leider vielfach unterschätzt. Nicht nur die tatsächliche Konsistenz, Farbe und Menge, sondern auch Beimengungen und Auflagerungen können auf diese Weise sicher beurteilt werden.

In der Palliativsituation ist apparative Diagnostik zur Sicherung einer Obstipation und ihrer Ursachen nur selten erforderlich. Die körperliche Untersuchung mit Palpation von Kotansammlungen im Dickdarm, Charakterisierung der Darmgeräusche (rege bis spärlich oder fehlend, hoch klingend oder spritzend) und Feststellung der Darmgasverteilung sowie das Ermitteln schmerzhafter Abdominalregionen geben Hinweise auf die Ursache von Unregelmäßigkeiten des Stuhlgangs. Unerlässlich ist die rektale Untersuchung, um Hämorrhoiden, schmerzhafte Analfissuren oder Ulzera, eine durch harte Kotansammlungen ausgemauerte Ampulle oder einen Tumor festzustellen. Erst wenn durch die bisher genannten Maßnahmen die ursächliche Abklärung einer Obstipation nicht gelingt, sollten unter Berücksichtigung der Prognose der Erkrankung und der Belastbarkeit des Patienten *apparativ-diagnostische Verfahren* erwogen werden. Durch die Abdomensonografie lassen sich ein Aszites, stenosierende Prozesse mit Pendelperistaltik oder eine komplette Paralyse und Darmwandveränderungen sichern. Eine Röntgenübersichtsaufnahme des Abdomens hilft bei der Differenzierung zwischen Obstipation und Verschluss des Darmlumens. Invasive oder aufwändige Verfahren, wie Koloskopie oder Trochoskopie, sind nur selten möglich und erforderlich. Insbesondere bei unklarer Subileussymptomatik bei noch stabilem klinischem Allgemeinzustand hat sich trotz fortgeschrittener Tumorerkrankung der Einsatz einer Magen-Darm-Passage mit einem hyperosmolaren Röntgenkontrastmittel, wie z. B. Amidotrizoesäure (Gastrografin®), bewährt. Wegen der starken laxativen Wirkung des Kontrastmittels lassen sich mit diesem Verfahren sowohl dessen diagnostischer als auch sein therapeutischer Effekt nutzen. Der Einsatz von Amidotrizoesäure ist jedoch wegen des hohen Jodgehalts bei manifester Hyperthyreose kontraindiziert.

Bei Verdacht auf eine metabolische oder endokrine Störung können Laboruntersuchungen hilfreich sein.

Symptombehandlung

Palliative Care versteht sich als eine Möglichkeit zur exzellenten Symptomkontrolle bei Menschen mit fortschreitenden, in absehbarer Zeit zum Tode führenden Erkrankungen. Dabei geht es einerseits um die aktuell bestehenden Beschwerden, andererseits um die Prophylaxe zu erwartender Probleme und das vorausschauende Betrachten der physischen, psychischen, sozialen und spirituellen Bedürfnisse, die das nahe Lebensende mit sich bringt. Unter diesen Prämissen erfolgen die Kontrolle einer bestehenden und die Prophylaxe einer zu erwartenden Obstipation sowie der Umgang mit Obstipation in den letzten Lebenstagen.

Abführende Maßnahmen sind für den schwer kranken Patienten anstrengend. Mitunter ist ihr Erfolg schwer zu steuern, oft ist die Folge einer intensiven Abführmaßnahme eine dann ebenfalls belastende Diarrhoe. Nicht selten muss konsequent geklärt werden, worunter der Patient leidet und welche zeitliche Prognose die Erkrankung hat, um durch abführende Maßnahmen nicht zusätzliches Leiden zu verursachen. Maßnahmen zur Symptomkontrolle der Obstipation sollten patientenbezogen erfolgen und die pathophysiologischen Bedingungen berücksichtigen.

Allgemeine Maßnahmen und Prophylaxe

Die Kenntnis der Pathophysiologie der Obstipation legt einige vorbeugende und allgemein hilfreiche Maßnahmen nahe, jedoch wird deren konsequente und damit wirksame Umsetzung für eine Vielzahl unserer Palliativpatienten nicht möglich sein. So sind die Erhöhung der Trinkmenge, eine ballaststoffreichere Ernährung oder eine Mobilisierung des Patienten meist nicht realisierbar. Die Kenntnis über Maßnahmen, die vormals abführend gewirkt haben, kann hilfreich sein, wie etwa die Gabe von Frucht-, Rhabarber- oder Sauerkrautsäften, Pflaumenmus, Diabetikermarmelade oder -kompott, Kaffee oder Buttermilch. Die alleinige Erhöhung des Ballaststoffanteils in der Nahrung wird bei fehlender Anpassung der Flüssigkeitsmenge zu einer Verstärkung der Obstipation führen. Die Patienten und ihre Angehörigen sollen einfühlsam auf die Bedeutung der Obstipation, eine regelmäßige Stuhlentleerung in 2- bis 3-tägigem Intervall und die Notwendigkeit einer Laxanzientherapie begleitend zur Opiatbehandlung aufmerksam gemacht und in der Symptomkontrolle angeleitet werden. Aktive und passive Mobilisation sowie die reflektorisch angeregte Darmbewegung, etwa durch Kolonmassage oder Reflexzonentherapie, sind vielfach erprobte, hilfreiche physiotherapeutische Verfahren, die jedoch nicht unkritisch eingesetzt werden sollten.

> **Beachte:** Eine Kolonmassage ist bei Aszites unwirksam und kann bei gastrointestinaler Obstruktion zu kolikartigen Bauchschmerzen führen.

Mit besonderer Aufmerksamkeit sollte die Analpflege durchgeführt werden. Dabei sind der Einsatz weichen Toilettenpapiers, die zunächst feuchte, dann trockene Reinigung der Analregion und Hautpflege wesentliche Maßnahmen. Beim Verrichten der Notdurft sollte jeglicher Zeitdruck vermieden und Gewohnheiten des Patienten sollten berücksichtigt werden.

Medikamentöse Therapie

Angesichts fortschreitender Erkrankungen, die nahezu regelhaft mit der Entwicklung von Obstipation einhergehen, sollte die Sorge vor Langzeitfolgen der Laxanzientherapie in den Hintergrund treten. Prophylaktische Maßnahmen und der Erwerb von Wissen um das alltägliche Problem «Obstipation» sollten intensiven Abführmaßnahmen vorausgegangen sein. Die Wirksamkeit abführender Maßnahmen wurde in mehreren Studien sowohl bei Patienten mit chronischer, habitueller Obstipation als auch bei geriatrischen Patienten bewiesen (Petticrew et al., 1997). Darüber hinaus gibt es Erkenntnisse über den selektiven Einsatz von Opiaten bei hartnäckiger Obstipation. So hat in einer vergleichenden Beobachtung Fentanyl im transdermalen System gegenüber oral verabreichtem Morphin bezüglich der Obstipation das günstigere Nebenwirkungsprofil gezeigt (Radbruch et al., 2000). Insgesamt gibt es derzeit jedoch nur wenige evidenzbasierte Erkenntnisse über den selektiven und ursächlichen Einsatz und die Wirksamkeit bestimmter Laxanzien. In der Praxis hat sich der kombinierte Einsatz eines Gleitmittels und eines stimulierenden Laxans vielfach bewährt.

Im Folgenden sollen die wichtigsten Laxanzien, ihre Wirkung, Wirkzeiten und Nebenwirkungen sowie ihr selektiver Einsatz betrachtet werden.

Osmotisch wirksame Laxanzien. Sie binden Wasser im Darminhalt, führen zu einer Volumenzunahme und Dehnung der Darmwand und regen so die Peristaltik an. Sie können zu einer Zunahme Gas bildender Bakterien und damit zu Blähungen und Völlegefühl führen. Die Laxanzien selbst werden nicht oder nur in unbedeutendem Umfang resorbiert. Insbesondere die salinischen Vertreter dieser Gruppe können jedoch zu Dehydratation, Wasser- oder Elektrolytverschiebungen führen. **Tabelle 6.6-1** gibt einen Überblick über osmotisch wirksame Laxanzien.

Stimulierende Laxanzien. Sie wirken antiabsorptiv und sekretagog durch Steigerung der Wasser- und Elektrolytsekretion im Darm mit Volumenzunahme des Darminhalts und dadurch bedingter Anregung der Peristaltik. Bei Passagebehinderung durch tumorbedingte Stenosen oder hartnäckiger Obstipation können sie kolikartige Schmerzen auslösen. **Tabelle 6.6-2** gibt einen Überblick über propulsiv wirkende Laxanzien.

Gleitmittel. Sie weichen den Darminhalt auf, machen ihn geschmeidiger und gleitfähiger. Bei Resorption der Substanzen können Fremdkörpergranulome auftreten. Bei Aspiration von Paraffin besteht die Gefahr einer Lipidpneumonie. **Tabelle 6.6-3** gibt einen Überblick über Laxanzien, die den Darminhalt weich und gleitfähig machen.

Quell- oder Faserstoffe. Sie vermehren den Darminhalt durch Wasserbindung und Aufquellen. Ihre Wirkung setzt verzögert, unter Umständen erst nach einigen Tagen ein und kann nur bei ausreichender Flüssigkeitszufuhr zu Stande kommen! **Tabelle 6.6-4** zeigt eine Auswahl von Laxanzien mit quellendem Effekt.

Opioidantagonisten. Der Einsatz von reinen μ-Antagonisten, also Substanzen, die auch die Obstipationseffekte der Opioide zu blockieren in der Lage sind, ist in der palliativmedizinischen Praxis selten anzutreffen, obwohl es gute Beweggründe für deren Einsatz gibt. Sowohl im Tierexperiment als auch bei Opioidabhängigen konnte der obstipationsreduzierende Effekt von oral verabreichtem Naloxon nachgewiesen werden (Hanekop et al., 2004). Unsicherheiten gibt es allerdings in der Dosisfindung, und zwar sowohl in Bezug auf die Einzeldosis als auch auf das Dosierungsintervall. Aktuelle Medikamentenentwicklungen führten zur chemischen Modifikation des Wirkstoffs und Verhinderung einer Passage der Blut-Hirn-Schranke, sodass eine ausschließliche Wirkung am μ-Rezeptor des Darms und eine Verhinderung zentraler Entzugsprobleme resultiert (Thomas et al., 2005). Naltrexon, Methylnaltrexon (noch nicht zugelassen) und Alvimopan (noch nicht zugelassen) sind neue Vertreter dieser Substanzklasse. **Tabelle 6.6-5** gibt anhand des oral verabreichten Naloxons ein Beispiel eines Präparates mit obstipationsreduzierendem Effekt.

Zusammenfassung

Die Häufigkeit des Symptoms Obstipation, deren multifaktorielle Genese und die eingeschränkte Belastbarkeit unserer Patienten für diagnostische und therapeutische Maßnahmen legen ein differenziertes und individuelles Konzept zur Behandlung nahe. Bei unklarer Abdominalsituation sollte eine gastrointestinale Obstruktion ausgeschlossen werden. Vielfach in der Praxis bewährt hat sich ein *Stufenplan* (s. Kasten), ohne dass mit seiner Darstellung bisher der Anspruch auf wissenschaftliche Evaluation der Effekte erhoben worden wäre.

Stufenplan

Stufe 1: stimulierendes Laxans (propulsiv)

Stufe 2: stimulierendes Laxans + osmotisch wirksames Laxans

Stufe 3: stimulierendes Laxans + osmotisch wirksames Laxans + Gleitmittel.

Tabelle 6.6-1: Osmotisch wirksame Laxanzien (Quelle: Autoren)

Wirksubstanz (Handelsname)	Dosierung, Darreichung	Wirkungseintritt	Nebenwirkungen	Bevorzugtes Einsatzgebiet
Lactulose (Bifiteral®)	10–30 ml p. o.	8–10 h	Meteorismus, Völlegefühl	habituelle und opiatbedingte Obstipation
Macrogol (Movicol®)	1–3 Btl./d jeweils in 125 ml Flüssigkeit p. o.	bei Ersteinsatz nach 2–3 Tagen, in der Erhaltungstherapie nach 8–24 Stunden	bei unzureichender Flüssigkeitsgabe Obstipation	opiatbedingte Obstipation
Magnesiumsulfat (Bittersalz®)	20 g in 200 ml Wasser oder Saft p. o.	2–3 Stunden	bei Überdosierung Herzrhythmusstörungen, Herzschwäche, Sedierung, Ateminsuffizienz, KI: Niereninsuffizienz und Herzrhythmusstörungen	bei hartnäckiger Obstipation und stabilem Allgemeinzustand, zur Koloskopievorbereitung
Natriumsulfat (Glaubersalz®)	20 g in 200 ml Wasser oder Saft p. o.	2–3 Stunden	Wasserretention mit Ödembildung, KI: Herzinsuffizienz, Ödeme	bei hartnäckiger Obstipation und stabilem Allgemeinzustand, zur Koloskopievorbereitung
Natriumhydrogencarbonat (Lecicarbon®)	1–2 Supp. rektal	15–60 Minuten	Sich bildendes Kohlendioxid muss bis zur Auslösung des Defäkationsreflexes gehalten werden.	Obstipation mit stuhlgefülltem Rektum
Sorbit (Mikroklist®)	1 Klistier rektal	15–60 Minuten	Das Klistier muss bis zur Auslösung des Defäkationsreflexes gehalten werden.	Obstipation mit stuhlgefülltem Rektum
Dexpanthenol (Bepanthen®)	1000–4000 mg i. v., auch in Mischinfusion mit Neostigmin oder Ceruletid	nach 2–4 Stunden; Absetzen, wenn nach 5 Tagen kein Effekt	bei sachgemäßer Anwendung keine	Kombinationstherapie erforderlich

Tabelle 6.6-2: Stimulierende Laxanzien (Quelle: Autoren)

Wirksubstanz (Handelsname)	Dosierung, Darreichung	Wirkungseintritt	Nebenwirkungen	Bevorzugtes Einsatzgebiet
Senna (Pursennid®, Liquidepur®)	2–4 Drg. bzw. 5–20 ml p. o.	jeweils 8–12 Stunden	kolikartige Schmerzen, nicht bei gastrointestinaler Obstruktion	opiatbedingte Obstipation
Natriumpicosulfat (Laxans ratio®)	10–40 Tr. p. o.	6–12 Stunden	kolikartige Schmerzen, nicht bei gastrointestinaler Obstruktion	opiatbedingte Obstipation
Bisacodyl (Dulcolax®)	10 mg p. o. bzw. 1–2 Supp. rektal	8–12 Stunden bzw. 15–60 Minuten	kolikartige Schmerzen, nicht bei gastrointestinaler Obstruktion	opiatbedingte Obstipation, weicher, impaktierter Stuhl im Rektum
Neostigmin (Prostigmin®)	1–3 mg in 500 ml Glukose 5 % über 24 Stunden	2–4 Std.; Absetzen, wenn nach 48 Stunden kein Effekt	kolikartige Schmerzen	neurogene oder ischämische Paralyse, hartnäckige medikamenteninduzierte Obstipation, nach Ausschluss einer gastrointestinalen Obstruktion
Ceruletid (Takus®)	40–120 µg in 500 ml E 154 über 24 Stunden	2–4 Stunden; Absetzen, wenn nach 48 Stunden kein Effekt	kolikartige Schmerzen	neurogene oder ischämische Paralyse, hartnäckige medikamenteninduzierte Obstipation, nach Ausschluss einer gastrointestinalen Obstruktion

Tabelle 6.6-3: Gleitmittel (Quelle: Autoren)

Wirksubstanz (Handelsname)	Dosierung, Darreichung	Wirkungseintritt	Nebenwirkungen	Bevorzugtes Einsatzgebiet
Docusat (Potsilo®)	25–50 mg p. o.	Stunden bis Tage	quasi ohne NW	opiatbedingte Obstipation
Paraffin (Obstinol®)	50–100 ml p. o.	8–12 Stunden	Konsistenz und Geschmack	opiatbedingte Obstipation
Glyzerin (Milax®)	1–2 Supp. rektal	15–60 Minuten	quasi ohne NW	harter, impaktierter Stuhl im Rektum
Docusat-Natrium (Norgalax®)	1 Klistier rektal	Minuten bis Stunden	muss bis zur Auslösung des Defäkationsreflexes gehalten werden	harter, impaktierter Stuhl im Rektum

Tabelle 6.6-4: Quell- oder Faserstoffe (Quelle: Autoren)

Wirksubstanz (Handelsname)	Dosierung, Darreichung	Wirkungseintritt	Nebenwirkungen	Bevorzugtes Einsatzgebiet
Flohsamen (Agiolax®)	20–30 g p. o.	nach mehreren Tagen	bei unzureichender Flüssigkeitszufuhr Obstipation	habituelle Obstipation, neurologische Ursachen der Obstipation
Weizenkleie, Leinsaat	50–100 g p. o.	nach mehreren Tagen	bei unzureichender Flüssigkeitszufuhr Obstipation	habituelle Obstipation, neurologische Ursachen der Obstipation

Tabelle 6.6-5: Beispiel eines Präparates mit obstipationsreduzierendem Effekt (Quelle: Autoren)

Wirksubstanz (Handelsname)	Dosierung, Darreichung	Wirkungseintritt	Nebenwirkungen	Bevorzugtes Einsatzgebiet
Naloxon (Narcanti®)	in Abhängigkeit von der Opioiddosis initial max. 5 mg alle 6 Stunden, wirkungsabhängige Titration p. o.	nach 1–2 Tagen	Entzugssymptome	opioidbedingte Obstipation

Patienten akzeptieren oral verabreichte Laxanzien leichter als rektal zu applizierende, jedoch sollte bei hartnäckiger Obstipation frühzeitig der Einsatz von Suppositorien und Klistieren, ggf. auch die manuelle Ausräumung nach weich machender Behandlung mit Glycerin und unter begleitender Analgetika- und Sedativatherapie erwogen werden. Salzlösungen sind eher hartnäckiger Obstipation vorbehalten, Amidotrizoesäure (z. B. Gastrografin®), Pyridostigminbromid (z. B. Kalymin®) und Ceruletid (z. B. Takus®) gelten als Mittel der letzten Wahl.

Abschließende Fragen zur Reflexion

- Wie würden Sie nach Ihrer Ausscheidung gefragt werden wollen, ohne dass Ihnen dies unangenehm oder peinlich ist?
- Welche Bedingungen würden Ihnen notwendige Abführmaßnahmen erleichtern?
- Wie schätzen Sie die Patientenedukation an Ihrem Arbeitsplatz zur Prophylaxe einer opioidbedingten Obstipation ein, auf welche Elemente aus der Patientenedukation können Sie hier konkret zurückgreifen?
- Formulieren Sie in für einen Angehörigen verständlichen Worten, dass regelmäßige Stuhlentleerungen angesichts des nahen Todes ihre Bedeutung verlieren!

Diarrhoe

«Seit langem leide ich unter meiner zunehmenden Hilflosigkeit. Für jeden Handgriff einen Helfer zu benötigen, ist manchmal kaum zu ertragen. Aber am schlimmsten ist die Scham, wenn ich die Kontrolle über Blase und Darm verliere.» *(72-jährige Patientin mit Zervixkarzinom, Strahlenenteritis und Diarrhoe)*

Abstract

Diarrhoe ist ein eher seltenes Symptom in der Palliative Care bei Krebspatienten, jedoch häufig im Endstadium einer AIDS-Erkrankung. Die Ursachen reichen von therapiebedingten Auslösern über Infektionen bis zu Resorptionsstörungen unterschiedlichster Art. Für nahezu alle Patienten bedeutet das Auftreten einer Diarrhoe eine ernste Besorgnis und zeigt ihnen nicht selten ihre zunehmende Hilfsbedürftigkeit und Schwäche. Ihre Therapie sollte neben allgemeinen Maßnahmen einen spezifischen, ursachenbezogenen Ansatz beinhalten.

Studienziele

Nach Abschluss dieses Kapitels wird die bzw. der Lernende in der Lage sein:

- einen behutsamen, respektvollen Umgang mit dem bei Durchfallerkrankungen meist rasch hilfsbedürftigen Patienten auszuüben.
- eine differenzierte und patientenorientierte Betreuung aus dem Verständnis für die pathophysiologischen Unterschiede bei der Entstehung von Durchfall abzuleiten und mit den Betroffenen zu planen.
- Komplikationen einer längerfristigen Diarrhoe, deren Prophylaxe und Therapie zu erkennen.

Schlüsselwörter

Diarrhoe, paradoxe Diarrhoe, Malabsorption, Komplikationen fortbestehender Diarrhoe

Definition

Unter Diarrhoe verstehen wir gehäufte Darmentleerungen von mehr als drei Stühlen täglich und/oder das Absetzen von voluminösen, wässrigen Stühlen. Dabei kann die Stuhlentleerung schmerzhaft sein.

Häufigkeit

Im Gegensatz zur Obstipation sehen wir die Diarrhoe lediglich bei etwa 10 % aller Patienten mit fortgeschrittenen Tumorerkrankungen. Bei Patienten mit AIDS ist es mit etwa 50 % Vorkommen das häufigste Symptom in der Palliativsituation (Addington-Hall/Higginson, 2001).

Ursachen

Die wichtigste Ursache für Diarrhoe bei Krebspatienten ist die fehldosierte Laxanzieneinnahme. Aber auch andere für Palliativpatienten relevante Arzneimittel können eine Diarrhoe verursachen. Nicht selten äußert sich eine beginnende Verlegung des Darmlumens durch einen Wechsel von Obstipation und Diarrhoe («paradoxe Diarrhoe»), und zwar umso häufiger, je tiefer im Gastrointestinaltrakt die Verlegung lokalisiert ist. Mechanisch ähnlich ist das Auftreten von Diarrhoe bei hartnäckiger Obstipation zu erklären: wasserreicher, dünnflüssiger Stuhl passiert impaktierten Stuhl. Darüber hinaus kann die Diarrhoe Folge einer Malabsorption sein. Auch vorangegangene oder aktuelle onkologische Therapien können Ursache einer Diarrhoe sein. Schließlich müssen Infektionen, meist bakterieller Art, für die Entstehung von Durchfall verantwortlich gemacht werden.

Gehäufter Stuhlabgang kann letztlich auch Zeichen einer Stuhlinkontinenz sein. In **Tabelle 6.6-6** sind die Ursachen für eine Diarrhoe im Überblick dargestellt.

Symptome und Beschwerden

Körperliche Beschwerden. Diarrhoe geht häufig mit krampfartigen Abdominalschmerzen einher. Perianal entwickeln sich Hautirritationen, die bei unzureichender Hautpflege rasch durch Superinfektion zusätzlich Beschwerden verursachen können. Brennen, Juckreiz und nässende Hautläsionen sind die Folge. Das Risiko einer Dekubitusentstehung steigt. Bei fortbestehender Diarrhoe drohen Fehl- und Mangelernährung, Abwehrschwäche sowie Elektrolytentgleisung und Flüssigkeitsdefizite.

Psychosoziale Beeinträchtigung. Diarrhoe beunruhigt Patienten in der Regel rascher als das Vorliegen einer Obstipation. Oft kommt es bei Diarrhoe durch die plötzliche und voluminöse Stuhlentleerung zu unwillkürlichem Stuhlabgang. Wie auch im Umgang mit anderen Ausscheidungen besteht eine große Belastung durch Scham- und Ekelgefühle, die den Pa-

Tabelle 6.6-6: Ursachen einer Diarrhoe (Quelle: Autoren)

Auslöser	Anmerkungen
Medikamente	Laxanzien, magnesiumhaltige Antazida, Antibiotika, Zytostatika, nichtsteroidale Antirheumatika, Eisenpräparate, orale Antidiabetika, Diuretika
Passagestörung	beginnende Verlegung des Magen-Darm-Traktes, Obstipation, impaktierter Stuhl
Erkrankung	Kolon-, Rektum-, Pankreas-, Ovarial- und Prostatakarzinom, Lymphome mit Manifestation im Abdomen, Karzinoid, Fisteln zwischen Dünn- und Dickdarm, Hyperthyreose, Diabetes mellitus
Malabsorption	Magenentfernung, ausgedehnte Dünndarmentfernung, Ileostoma, Fisteln zwischen Dünn- und Dickdarm, Pankreasinsuffizienz (Steatorrhoe), Gallenwegserkrankungen (chologene Diarrhoe)
Therapiefolge	akute Strahlenenteritis, chronische Strahlenkolitis, Dickdarmentfernung
Nahrungszusammensetzung	ballaststoffreiche Kost, Obst, Fruchtsäfte, Gewürze, starkes Salzen, Alkohol, Mangelernährung, Kachexie
Infektion	Bakterien (Clostridium difficile, E. coli, Salmonellen), Viren, Parasiten

tienten selbst, seine Angehörigen, aber auch uns als Helfer betreffen.

Diagnostik

Die *Anamnese* (Stuhlassessment) gibt uns Auskunft über Frequenz, Konsistenz, Geruch und Farbe des Stuhls. Hinweise auf die Ursachen einer Diarrhoe geben Informationen über eine allmähliche oder plötzliche Änderung der Stuhlgewohnheiten. Wichtig sind die Fragen nach begleitenden Abdominalkrämpfen, nach der aktuellen und in letzter Zeit verabreichten Medikation, nach vorausgegangener Obstipation und bestehender Stuhlinkontinenz.

Die *klinische Untersuchung* des Abdomens liefert insbesondere im Verlauf einen Eindruck über das Vorliegen von Tumorformationen oder hartnäckiger Obstipation als Ursache für Überlaufstühle. Der Charakter der Darmgeräusche, die Darmgasverteilung und ein Aszites grenzen die Ursachen der Diarrhoe ein. Nicht verzichtet werden darf auf die rektale Untersuchung, um das Vorhandensein von Stuhl in der Ampulle, Perianalerkrankungen und den Sphinktertonus beurteilen zu können.

Apparative Untersuchungsverfahren sind in der Palliative Care zur Diagnostik einer Diarrhoe selten erforderlich. Gelegentlich spielen die Abdomensonografie zur Beurteilung von Darmwandveränderungen, Aszites und intraabdominellen Tumorformationen, die Röntgenübersichtsaufnahme zur Einschätzung der Darmgasverteilung und die Endoskopie zur Sicherung von entzündlichen Darmerkrankungen, Strahlenveränderungen oder Stenosierungen eine Rolle. Hilfreich zur ursächlichen Abklärung einer Diarrhoe sind mikrobiologische Untersuchungen. Die längerfristigen Auswirkungen von Durchfall auf den Elektrolythaushalt und die Nierenparameter sollten laborchemisch beurteilt werden.

Symptombehandlung

Patienten mit Diarrhoe benötigen rasch unsere Hilfe. Insbesondere ist es wichtig, einen angemessenen und respektvollen Umgang mit den Schamgefühlen unserer Patienten und mit ihren wie auch unseren Ekelgefühlen zu pflegen. Eine sorgfältige Haut- und Analpflege (z. B. Mandel- oder Olivenöl) sind zur Prophylaxe von Hautreizungen und Superinfektion bei Diarrhoe bedeutsam und für Patienten oft wohl tuend.

Allgemeine Maßnahmen

Führte eine Laxanzientherapie zur Auslösung von Diarrhoe, so sollte diese Medikation für etwa 3 Tage pausiert werden. Bei gleichzeitiger Opiattherapie wird die Laxanzienmedikation in verminderter Dosis wieder aufgenommen. Impaktierter Stuhl mit «paradoxer Diarrhoe» sollte unter analgosedierender Medikation vorsichtig digital ausgeräumt werden. Diätetische Maßnahmen haben insbesondere bei infektiöser Diarrhoe ihren Stellenwert. Dabei sollte für ausreichenden Flüssigkeits- und Elektrolytersatz gesorgt werden. Zum Einsatz kommen selbst erstellte Zubereitungen aus 2 g Kochsalz, 50 g Traubenzucker und 1 l Wasser oder pharmazeutische Herstellungen. Tee, Bouillon und Wasser löschen den Durst und gleichen das Flüssigkeits- und Elektrolytdefizit aus. Der Kostaufbau erfolgt mit kohlenhydratreichen Speisen wie Zwieback, Toast, Salzstangen, Reis und Nudeln. Geriebener Apfel und gekochte Möhren bieten diätetische Abwechslung. Nach der Normalisierung von Stuhlkonsistenz und -frequenz werden Eiweiß und Fett maßvoll zugegeben. Bei unzureichender Flüssigkeits- und Nährstoffaufnahme sollte in Abhängigkeit von der bestehenden Allgemeinsymptomatik und der Prognose der Grundkrankheit die parenterale Flüssigkeits- und Nährstoffsubstitution erwogen werden. Bei massiven Durchfällen ist die Ableitung des dünnflüssigen Stuhlgangs über ein Darmrohr in ein Beutelsystem oder die Anlage eines Fäkalkollektors sinnvoll.

Medikamentöse Therapie

In erster Linie wird der obstipierende Effekt der Opiate in der Palliativsituation eingesetzt. Alternativ und zusätzlich kann Opiumtinktur verordnet werden. Die Patienten erhalten in Abhängigkeit von der bestehenden Vormedikation bis 4-stündlich 5–25 Tr. Tinctura opii. Auch Codein ist in einer Dosis von 200 mg täglich ein bewährtes Medikament. Loperamid (Imodium®) wirkt obstipierend durch seinen peristaltikhemmenden Effekt. Man verabreicht nach jedem Durchfallstuhl 1 Kps. à 2 mg, bis zur Konsistenzvermehrung. Dabei ist Loperamid in Wirksamkeit und Nebenwirkungspotenzial günstiger als Codein bewertet worden (Palmer et al., 1980). Alternativ kann der Einsatz adstringierender, absorbierender Substanzen erwogen werden. Kaolin (4–8 EL Kao-prompt®) nach jedem Durchfall und medizinische Kohle (3–4 Mal tgl. 2–4 Kohle-Compretten®) werden alternativ eingesetzt. Die Akzeptanz der beiden letztgenannten Präparate ist bei Palliativpatienten allerdings nicht sehr hoch. Zum Wiederaufbau der durch die Diarrhoe beeinträchtigten physiologischen Darmflora kommen beispielsweise naturbelassener Jogurt, attenuierte E.-coli-Spezies (Mutaflor®) und *Saccharomyces boulardii* (Perenterol®) zur Anwendung.

Die spezifische Therapie einiger Durchfallursachen wird in **Tabelle 6.6-7** dargestellt.

Zusammenfassung

Diarrhoe ist ein seltenes Symptom bei Palliativpatienten und wird in den meisten Fällen durch eine überdosierte Laxanzientherapie verursacht. Die Auswirkungen sind jedoch bei unseren im Allgemeinen stark geschwächten Patienten rasch klinisch relevant und für die Lebensqualität bedeutsam. Eine ursachenbezogene Therapie ist für eine wirksame Behandlung der Diarrhoe wesentlich. Ist die Ursache der Diarrhoe unbeeinflussbar, so ist abhängig von der Prognose der Grunderkrankung für eine ausreichende Flüssigkeits-, Nährstoff- und Elektrolytsubstitution zu sorgen. Im Umgang mit unseren Patienten spielt die aufmerksame, zeitnahe und taktvolle Zuwendung eine besondere Rolle.

Abschließende Fragen zur Reflexion

- Wie könnte ein hilfreicher Diätplan für einen Patienten, der unter starker Diarrhoe leidet, aussehen?
- Beschreiben Sie Ihre Gefühle und Wahrnehmungen bei der Betreuung eines Patienten mit Durchfall.
- Wie sehen Ihre prophylaktischen und therapeutischen pflegerischen Interventionen bei Patienten aus, die durch eine langanhaltende Diarrhoe gefährdet sind a) für einen Decubitus, b) für (schmerzhafte) Hautläsionen am Gesäß, im Intimbereich und vor allem um den Analbereich herum?

Tabelle 6.6-7: Spezifische Therapie ausgewählter Ursachen von Diarrhoe (Quelle: Autoren)

Durchfallursache	Medikation/Dosis	Nebenwirkungen/Bemerkungen
Chologene Diarrhoe	Cholestyramin (Vasosan P®) 3 Mal tgl. 1 Btl. p. o.	Übelkeit, Blähungen, Sodbrennen
Steatorrhoe	Pankreasenzyme (Kreon forte®) 3–4 Mal tgl. 2 Kps. p. o., Dosis individuell	Effekt durch Verringerung der Fettbeimengung zum Stuhl beurteilbar
Strahlenenterokolitis	Acetylsalicylsäure (Aspirin®) 4-stdl. 300 mg p. o. Hydrocortison (Colifoam®) Rektalschaum 1–2 Mal tgl. rektal	erhöhte Blutungsgefahr, Sodbrennen, Gastritis, Ulzera in Magen oder Duodenum
Karzinoid	Octreotid (Sandostatin®) Dosierung individuell, s. c. Loperamid (Imodium®) 1–2 Kps. nach jedem Durchfall p. o., s. l.	sehr kostenintensiv
Enterokolische Fisteln	Octreotid (Sandostatin®) Dosierung individuell s. c.	sehr kostenintensiv
Pseudomembranöse Kolitis	Metronidazol 3 × 500 mg p. o. oder i. v. Vancomycin 4 × 125 mg p. o.	–

Verwendete Literatur

Addington-Hall, J.; Higginson, I.: Palliative care for Non-Cancer Patients. Oxford University Press Oxford, New York 2001.

Hanekop, G.-G.; Bautz, M. T.; Kettler, D.; Ensink, F. B. M.: Grundlagen der Symptomkontrolle in der Palliativmedizin. In: Hiddemann, W.; Huber, H.; Bartram, C.: Die Onkologie. Springer, Berlin 2004.

Palmer, K. R.; Corbett, C. L.; Holdsworth, C. D.: Double-blind cross-over study comparing loperamide, codeine and diphenoxylate in the treatment of chronic diarrhea. Gastroenterology, 79 (1980) 6: 1272–1275.

Petticrew, M.; Watt, I.; Sheldon, T.: Systematic review of the effectiveness of laxatives in the elderly. Health Technology Assessment, 1 (1997) 13: 1–52.

Radbruch, L.; Sabatowski, R.; Loick, G.: Constipation and the use of laxatives: a comparison between transdermal fentanyl and oral morphine. Palliat. Med., 14 (2000): 111–119.

Thomas, J.; Lipman, A.; Slatkin, N.; Wilson, G.; Moehl, M.; Wellman, C.; Zhukovsky, D.; Stephenson, R.; Stambler, N.; Israel, R. J.: A phase III double-blind placebo-controlled trial of methylnaltrexone (MNTX) for opioid-induced constipation (OIC) in advanced medical illness (AMI). ASCO_Abstract LBA8003 (2005).

Weiterführende Literatur

Andrewes, T.; Norton, C.: Constipation and Diarrhoea. In: Kearney, N.; Richardson, A.: Nursing Patients with Cancer. Principles and Practise. Elsevier Churchill Livingstone, London/New York/Oxford/Philadelphia/St. Louis/Sydney/Toronto 2006.

Aulbert, E.; Zech, D.: Lehrbuch der Palliativmedizin. Schattauer, Stuttgart/New York 1997.

Bausewein, C.; Roller, S.; Voltz, R.: Leitfaden Palliativmedizin. Urban & Fischer, München/Jena 2004, 2. A.

Deutsche Gesellschaft für Palliativmedizin, Sektion Pflege: Pflegeleitlinie Obstipation, Stand 10/2004, www.dgpalliativmedizin.de.

Doenges, M. E.; Moorhouse, M. F.; Geissler-Murr, A. C.: Pflegediagnosen und Maßnahmen. Huber, Bern 2002, 3., vollständig überarbeitete und erweiterte A.

Doyle, D.; Hanks, G.; Calman, K.; Cherny, N.: Oxford Textbook of Palliative Medicine (3rd edn.). Oxford University Press, Oxford/New York 2004.

Georg, J.: Wickel und Auflagen. Äußere Anwendungen bei Obstipation und Schlafstörungen. Pflege aktuell, 49 (1995) 1: 20–22.

Georg, J. (Hrsg.): NANDA International. NANDA-Pflegediagnosen. Definition und Klassifikation 2005–2006. Huber, Bern 2005.

Hiddemann, W.; Huber, H.; Bartram, C.: Die Onkologie. Springer, Berlin 2004.

Johnson, M.; Maas, M.; Moorhead, S.: Pflegeergebnisklassifikation (NOC). Huber, Bern 2005.

Kern, M.; Gasper-Peatz, A.: Obstipationsbehandlung. In: Zenz, M.; Donner, B. (Hrsg.): Schmerz bei Tumorerkrankungen. Interdisziplinäre Diagnostik und Therapie. Wissenschaftliche Verlagsgesellschaft, Stuttgart 2002.

Kloke, M.; Hense, J.; Stahl, M.; Schmuhalek, B.; Stark, B.: Onkologische palliativmedizinische Konferenz. Deutscher Ärzte-Verlag, Köln 2004.

Margulies, A.; Fellinger, K.; Kroner, Th.; Gaisser, A. (Hrsg.): Onkologische Krankenpflege. Springer, Berlin/Heidelberg/New York 2002, 3., neu überarbeitete und erweiterte A.

McCloskey, J.; Bulecheck, G. M.: Pflegeinterventionsklassifikation (NIC). Huber, Bern 2003.

Pleschberger, S.; Heimerl, K.; Wild, M.: Palliativpflege – Grundlagen für Praxis und Unterricht. Facultas, Wien 2002.

Ripamonti, C.; Bruera, E.: Gastrointestinal Symptoms in Advanced Cancer. Radcliffe Medical Press, Oxford/New York 2002.

Rolling, B.; Coyle, N.: Textbook of Palliative Nursing. Oxford University Press, Oxford/New York 2001.

Sykes, N. P.: The relationship between opioid use and laxative use in terminally ill cancer patients. Palliat. Med., 12 (1998): 375–382.

Weissenberger-Leduc, M.: Handbuch der Palliativpflege. Springer, Wien/New York 2003, 3., vollständig überarbeitete A.

6.7
Gastrointestinale Obstruktion

Florian Strasser

«Im Bauch funktioniert nichts mehr, es geht nichts mehr rein, nur noch raus.» *(Ein Patient)*

Abstract

Die gastrointestinale Obstruktion führt zu Schmerzen, Koliken, Nausea, Emesis und Ernährungsproblemen. Für die Diagnose ist die Klinik, aber auch die Bildgebung wichtig. Eine klare Abgrenzung zur Verstopfung ist oft schwierig, häufig gehen Verstopfung und teilweiser Darmverschluss ineinander über und fluktuieren. Die medikamentöse Behandlung zur Symptomkontrolle und zur Hemmung der intestinalen Sekretion und Motilität kann oft wesentlich zur Linderung der Beschwerden beitragen. Notfallmäßige operative Interventionen sind in der Palliativmedizin selten notwendig. Interdisziplinäre Behandlungsansätze schließen auch gastrointestinale Interventionen zur Wiedereröffnung des Lumens (z. B. Stents) ein.

Studienziele

Nach Abschluss dieses Kapitels wird die bzw. der Lernende in der Lage sein:

- die wichtigsten Ursachen einer gastrointestinalen Obstruktion und deren klinische Präsentation zu beschreiben.
- die verschiedenen Behandlungsmöglichkeiten kritisch zu beurteilen.

Schlüsselwörter

Gastrointestinale Obstruktion, Ileus

Einleitung – Begriffsklärung

Die gastrointestinale Obstruktion ist eine relativ häufige Komplikation insbesondere bei Menschen mit fortgeschrittenen abdominalen Tumorerkrankungen (Auftreten bei Darmkrebs zu 5–25 %, beim Ovarialkarzinom zu 5–40 %). Sie wird auch Ileus genannt und kann auf verschiedener Höhe im Darm auftreten (Dünndarm 2/5, Dickdarm 1/3, beide 1/4), und zwar an einzeln oder an mehreren Stellen. Sie verursacht Symptome wie Nausea, Emesis, Schmerzen, Koliken und Xerostomie sowie Ernährungsprobleme (s. Kap. 6.3 und 6.4).

In der Palliativmedizin ist die gastrointestinale Obstruktion ein häufiges Problem, insbesondere die Mischformen von schwerer Verstopfung, Darmteilverschluss und Ileus. In diesem Kapitel werden Aspekte der Klinik, Diagnostik und palliativ orientierter chirurgischer, konservativer und symptomfokussierter Behandlung zusammengefasst.

Ursachen, Klinik und Diagnose

Die meisten Patienten leiden sowohl unter kontinuierlichem Schmerz wie auch unter Koliken. Das zweite Hauptproblem ist das Erbrechen. Bei *hoher* Obstruktion tritt Erbrechen früh und mit großen Mengen auf, bei *tiefer* Obstruktion erbricht der Patient auch Stuhlinhalt (Miserere). Weitere belastende Probleme sind das Plätschern, bei dem der Patient durch sehr deutlich hörbare Darmgeräusche gestört ist und sich in sozialen Kontakten beeinträchtigt fühlt. Die häufig begleitende Mundtrockenheit (Xerostomie) stört ebenfalls die sozialen Kontakte, das Sprechen fällt schwer, die Zunge «klebt förmlich am Gaumen», und das Wohlbefinden ist oft stark eingeschränkt.

Ursächlich müssen zwei Formen unterschieden werden:

1. die *mechanische Obstruktion* durch Tumorkompression von innen oder außen, durch Adhäsionen nach Infektionen, Operationen, oder Bestrahlungen und

2. die *funktionelle Obstruktion* durch Störung des abdominalen Nervensystems, durch direkte Infiltration oder immunologische bzw. medikamentöse Faktoren.

Als *Risikofaktoren* für einen Subileus werden schwere Verstopfung (s. o.), Dehydratation sowie transiente entzündliche Ödeme beschrieben.

Die *Diagnose* eines kompletten Ileus wird meist bereits anhand des klinischen Bildes gestellt. Beim Übergang von einer partiellen gastrointestinalen Obstruktion (Subileus) zum Ileus ist die Symptomatik unspezifisch, und die bildgebende Diagnostik ist wichtig. Das Abdomen-Leerbild gibt wichtige Hinweise über:

- Spiegel von Luft und Darminhalt
- Ausdehnung des Darms
- Lokalisation der Obstruktion und
- freie Luft.

Eine Kontrastmitteldarstellung erlaubt noch bessere Aussagen über den genauen Ort der Obstruktion und ist bei deren hoher Lokalisation manchmal bereits therapeutisch. Eine frühe Computertomographie ergibt Informationen über einfache oder mehrfache Stenosen und meistens über die Ursache. Bildgebende Verfahren können unter Umständen aber auch sehr belastend für den Patienten sein und sind *nur* gerechtfertigt, wenn sich auch Konsequenzen für das kurz- oder langfristige Wohl (Palliation) des Patienten ergeben (z. B. Operation)! Anamnestisch sind eine schwere Verstopfung und die Symptomatik eines beginnenden Ileus schwer zu unterscheiden. Bei beiden Syndromen kann der Patient über abdominales Unwohlsein, konstante und kolikartige abdominale Schmerzen, Nausea, Emesis, Xerostomie, veränderte Stuhlgewohnheiten, oder weitere Symptome der Dehydratation klagen.

Behandlung

Eine gastrointestinale Obstruktion ist – bei guter Symptomkontrolle von Schmerz und Erbrechen – selten ein Notfall, der eine rasche (überstürzte?) Operation notwendig macht. Bei Perforation, d. h. Austritt von Darminhalt in den Bauchraum, drängt jedoch die Zeit.

Operative Maßnahmen

Für die operative Behandlung der gastrointestinalen Obstruktion gibt es nur Leitlinien, aber erstaunlich wenig ergebnisorientierte Studien. Die perioperative Mortalität beträgt 5–40 %, wobei die meisten Patienten innerhalb der ersten 30 Tage versterben. Für die Indikation einer chirurgischen Intervention sind negative prognostische Faktoren für das Erreichen eines klinischen Nutzens durch die Operation aus retrospektiven Studien erarbeitet worden. Diese Liste von 17 Faktoren (Ripamonti/Bruera, 2002) umfasst die Ausdehnung des Tumors *peritoneal* (diffuse intraperitoneale Karzinomatose, Aszites mit häufiger Parazentese, multiple kleinere Obstruktionen) und *systemisch* (Metastasierung, krebsassoziierte Syndrome), das Ausmaß der Malnutrition (klinisch, Labor) und die abdominalen Vortherapien (Radiotherapie, Chirurgie, Vinca-Alkaloide). Häufige absolute Kontraindikationen sind:

- ein rasch rezidivierender Aszites
- diffuse abdominale Tumormassen
- peritoneale Karzinose sowie
- ein Befall des Magens.

Relative Kontraindikationen sind:

- Status nach Bestrahlung oder multipler Operationen sowie
- Allgemeinzustand und Prognose des Patienten.

Eine individuelle interdisziplinäre Entscheidungsfindung unter Berücksichtigung des Krankheitsverlaufs, der Prognose, antineoplastischer Optionen sowie des Allgemeinzustands und der Präferenzen des Patienten ist wichtig (Feuer, 2000). Frühzeitige Gespräche mit dem Patienten und seinen Angehörigen in Bezug auf den potenziell progredienten Verlauf einer inkurablen Krankheit unter Berücksichtigung patientenbezogener Aspekte (persönliche Werte, Wünsche, Bedürfnisse) mögen helfen, die medizinischen Interventionen in Diagnostik und Therapie miteinander zu identifizieren und festzulegen (s. a. Kap. 10.7).

Gastrointestinale Interventionen

Der Stellenwert von Metall-Stents für Patienten mit singulärer lokalisierter Obstruktion und fortgeschrittenem Krebsleiden ist bezüglich der Symptomkontrolle, der Komplikationen oder der Lebensqualität noch nicht festgelegt.

Externe Ableitung des Darminhalts

Die Ableitung des Darminhalts ist auch bei Patienten mit kurzer Lebenserwartung eine gute Palliation. Die Magensonde sollte nur als vorübergehende Maßnahme auch bei inoperablem Ileus eingesetzt werden. Es treten lokale Komplikationen auf (z. B. schmerzhafte Nasendekubiti), und die Mehrheit der Patienten empfindet die nasale Ablaufsonde als unangenehm. Die Dekompression mittels Gastrostomie (PEG) sollte erst nach wenigen Tagen einer optimierten Symptomkontrolle erwogen werden, wenn Medikamente nicht genügen.

Als relative Kontraindikationen bestehen Aszites, portale Hypertonie und lokale Tumormassen. Die PEG erlaubt dem Patienten für den Komfort zu essen und zu trinken, auch wenn das Meiste wieder nach außen abgeleitet wird.

Medikamentöse Behandlung

Die medikamentöse Symptomkontrolle umfasst die Palliation von konstanten und kolikartigen (viszeralen) Schmerzen, Nausea/Emesis, Xerostomie, Dehydratation und Anorexie/Kachexie.

Zur Schmerzbehandlung werden zuerst Anticholinergika (Butylscopolamin [Buscopan®] 40–120 mg/d s. c., i. v., kontinuierlich oder als wiederholter Bolus à 10–20 mg]) eingesetzt. Diese haben auch antisekretorische Wirkung. Die meisten Patienten brauchen trotz Butylscopolamin ein Opiat (WHO-Klasse III), das subkutan oder parenteral (evtl. rektal) verabreicht wird. Vorläufige Daten sprechen dafür, dass Fentanyl und Methadon weniger als andere Opioide die intestinale Motilität hemmen.

Zur Kontrolle von Nausea/Emesis und zu Sekretionshemmung können Anticholinergika (Buscopan®), Octreotide, Neuroleptika, Antihistaminika, und Prokinetika eingesetzt werden. Es können keine einzelnen Substanzen bewiesenermaßen vorgezogen werden. Praktisch haben die meisten Patienten schon Butylscopolamin und, falls Octreotid eingesetzt werden konnte (finanzielle Aspekte), werden bei persistierender Nausea weitere Antiemetika eingesetzt. Die Neuroleptika ([Haldol®] 5–15 mg/d s. c., Chlorpromazin [Chlorazin®] 50–100 mg alle 8 Stunden) oder Antihistaminika (Dimenhydrinat 50–100 mg s. c.) wurden nicht genügend vergleichend untersucht. Meistens werden Haloperidol – unter Umständen zusammen mit Morphin, Butylscopolamin und Octreotid – in der gleichen subkutanen Infusion verabreicht. Prokinetika (Metoclopramid 60–120 mg/d s. c.) können bei Subileus vorsichtig eingesetzt werden.

Octreotid (Sandostatin®) hemmt über gastrointestinale Hormone die gastrale, pankreatische, biliäre und intestinale Sekretion, die gastrointestinale Motilität sowie den splanchnischen Blutfluss und erhöht die Absorption von Wasser und Elektrolyten. Randomisierte klinische Studien belegen die positiven Effekte von Octreotid auf Nausea und Emesis mit einem Vorteil gegenüber Anticholinergika (Mercadante et al., 2000). Die Entwicklung eines Subileus zum Ileus scheint gehemmt zu werden. Empfohlen werden 0,2–0,9 mg/d Octreotid kontinuierlich s. c. oder i. v. (Kurzinfusion in 100 ml NaCl 0,9 %) oder 2 × 0,15 mg als Bolus s. c./i. v. mit Steigerung auf 2–3 × 0,3 mg – aber keine Steigerung bei Patienten mit Leberinsuffizienz. Die Kosten von Octreotid sind erheblich – 0,5 mg kosten 50–80 Euro.

Kortikosteroide können als weitere Möglichkeit eingesetzt werden (6–16 mg Dexamethason i. v.), insbesondere wenn versucht wird, einen Subileus rückgängig zu machen (Feuer et al., 2000b).

Zur Behandlung von Xerostomie ist die Pflege der Mundschleimhaut und der Lippen besonders wichtig. Das Durstgefühl ist (fast) unabhängig von oraler oder parenteraler Flüssigkeitszufuhr. Anticholinergika können die Mundtrockenheit massiv verstärken.

Die Flüssigkeitsgabe soll im Bereich 1000–1500 ml/d liegen. Geringere Mengen erhöhen das Risiko der Dehydratation und deren Folgen und können die Nausea verstärken. Größere Mengen verursachen vermehrte Sekretbildung.

Konservative ambulante Therapie

Die externe Ableitung des Darminhalts und medikamentöse Maßnahmen können oft eine adäquate Symptomkontrolle bewirken, sodass die Behandlung und Betreuung durchaus auch zu Hause in würdevollem Rahmen stattfinden können. Auch die parenterale Ernährung, falls die Entscheidung dazu getroffen wird kann zu Hause erfolgen. Voraussetzung ist eine gute interdisziplinäre, interprofessionelle und organisationsübergreifende Vernetzung, insbesondere die sehr enge Zusammenarbeit von Ambulatorien, Spitex (Hauskrankenpflege), Haus- und Facharzt, palliativem Brückenpflegedienst und Palliativmediziner.

Zusammenfassung

Bei Patienten mit einer gastrointestinalen Obstruktion soll der möglicherweise reversible Subileus diagnostiziert und behandelt werden, insbesondere bei Verstopfung. Mit optimierter Symptomkontrolle von Schmerz, Nausea, Emesis und Xerostomie kann oft die zu Beginn notwendige nasogastrische Ableitung ersatzlos entfernt werden, und selten ist eine notfallmäßige Operation notwendig. Die Gastrostomie ist auch bei kurzer Lebenserwartung meistens indiziert bei trotz optimierter konservativer Therapie störendem Erbrechen. Für die Pflegepraxis sind die Diagnose und Differenzialdiagnose der Verstopfung von Bedeutung. Ebenso sind die fortlaufende Erfassung und Dokumentation des Allgemeinzustands des Patienten, die Verabreichung der Medikamente und engmaschige Beobachtung ihrer Wirkung sowie die Teilnahme an interdisziplinären Fallbesprechungen und Rapporten eine wichtige Aufgabe der Pflege und tragen zur Optimierung der interdisziplinären und interprofessionellen Zusammenarbeit im gesamten Behandlungs- und Betreuungsverlauf bei.

Abschließende Fragen zur Reflexion

Ein Patient mit inoperablem totalem Ileus steht unter relative guter Symptomkontrolle und hat eine Nasensonde. Soll nun eine PEG gelegt werden? Es stellen sich einige Fragen:

- Wie oft wird ohne Magensonde erbrochen?
- Sind die Symptome und die Lebensqualität mit Magensonde besser?
- Lieber drei Mal pro Tag erbrechen als eine Sonde zu tragen?
- Was ist Ihre persönliche Meinung dazu?

Verwendete Literatur

Feuer, D. J.; Broadley, K. E.; Shepherd, J. H.; Barton, D. P.: Surgery for the resolution of symptoms in malignant bowel obstruction in advanced gynaecological and gastrointestinal cancer. Cochrane Database Syst. Rev., 2000a (4): CD002764.

Feuer, D. J.; Broadley, K. E.: Corticosteroids for the resolution of malignant bowel obstruction in advanced gynaecological and gastrointestinal cancer. Cochrane Database Syst. Rev., 2000b (2): CD001219.

Mercadante et al.: Comparison of octreotide and hyoscine butylbromide in controlling gastrointestinal symptoms due to malignant inoperable bowel obstruction. Support. Care Cancer, 8 (2000) 3: 188–191.

Ripamonti, C.; Bruera, E.: Palliative management of malignant bowel obstruction. Int. J. Gynecol. Cancer, 12 (2002): 135–43.

Weiterführende Literatur

Aulbert, E.; Zech, D. (Hrsg.): Lehrbuch der Palliativmedizin. Schattauer, Stuttgart/New York 2000, 1. Nachdruck.

Bausewein, C.; Roller, S.; Voltz, R. (Hrsg.): Leitfaden Palliativmedizin. Urban & Fischer, München/Jena 2004, 2. A.

Criblez, D.: Endoskopische Palliation von gastrointestinalen Tumorsymptomen: was der Hausarzt wissen sollte. Schweiz. Rundsch. Med. Prax., 93 (2004): 225–232.

Doenges, M. E.; Frances, M.; Moorhouse, A.; Geissler-Murr, C.: Pflegediagnosen und Maßnahmen. Huber, Bern 2003, korrigierter Nachdruck der 3., vollständig überarbeiteten und erweiterten A.

Georg, J. (Hrsg.): NANDA International. NANDA-Pflegediagnosen. Definition und Klassifikation 2005–2006. Huber, Bern 2005.

Georg, J.: Wickel und Auflagen. Äußere Anwendungen bei Obstipation und Schlafstörungen. Pflege aktuell, 49 (1995) 1: 20–22.

Junginger, T.; Ketterer, K.: Palliative Therapie der gastrointestinalen Obstruktion. Chirurg, 70 (1999): 1397–1401.

Meyer-Wyss, B.: Oesophageale und intestinale Stents. Ther. Umsch., 60 (2003): 219–223.

Ritz, M. A.; Arn, M.; Ballmer, P. E.; Jost, R.: Perkutane endoskopische Gastrostomie (PEG) für die palliative Dekompressionsdrainage beim inoperablen Ileus. Schweiz. Med. Wochenschr., 130 (2000): 1699–1701.

Ripamonti, C.; Twycross, R.; Baines, M.; et al.: Clinical-practice recommendations for the management of bowel obstruction in patients with end-stage cancer. Support. Care Cancer, 9 (2001): 223–233.

Thumshirn, M.: Gastrointestinale Motilitätsstörungen relevant für die Praxis. Schweiz. Rundsch. Med. Prax. 91 (2002): 1741–1747.

Weissenberger-Leduc, M.: Handbuch der Palliativpflege. Springer, Wien/New York 2003, 3., vollständig überarbeitete A.

6.8 Subkutantherapie und Dehydratation in der letzten Lebensphase

Cornelia Knipping

«Wollen Sie meine Mutter zuletzt etwa noch verdursten lassen?» *(Äußerung einer Tochter)*

«Bei mir bekommt kein Sterbender mehr einen Schlauch!» *(Äußerung eines Hausarztes)*

«Ich will ohne Schläuche, in Würde und im Frieden sterben.» *(Äußerung einer Patientin)*

Abstract

Die Subkutantherapie in einer fortgeschrittenen palliativen Betreuungssituation ist ein einfaches, gering invasives Verfahren zur subkutanen Verabreichung ausgewählter Medikamente wie auch zur Flüssigkeitszufuhr (Hypodermoklyse) in den letzten Lebenswochen, -tagen oder -stunden. Sichtet man die Literatur der letzten Jahre, so erscheint bemerkenswert, dass die Subkutantherapie in diesem Kontext meist auf die mehr oder weniger kontrovers geführte Diskussion zur terminalen Hydratation (Flüssigkeitszufuhr) versus terminale Dehydratation (Flüssigkeitsreduktion) gelenkt und geführt wird. Kontrovers deshalb, weil es im Kontext der terminalen Hydratation oder der terminalen Dehydratation immer auch um den konkreten Umgang mit ethischen Grundprinzipien geht, welche z.B. einen Menschen in den letzten Lebensmonaten betreffen, ob Flüssigkeit substituiert oder bewusst reduziert, ja gar zurückgehalten werden soll. Diese Entscheidung ist nicht nur pathophysiologisch von Bedeutung, sondern hat unmittelbar etwas mit der Gestaltung der letzten Lebensphase des Betroffenen zu tun. Somit haben Entscheidungen in der Pflege, die andere Menschen betreffen, ob sie entscheidungsfähig oder entscheidungsunfähig sind, immer auch ethische Dimensionen und erfordern von Anfang an einen kompetenten, edukativen wie auch ethischen Diskurs mit dem Betroffenen selbst, seiner Familie und dem therapeutischen Team (SBK/ASI, 2003: 26).

In diesem Kapitel soll das Thema der subkutanen Hydratation bzw. der terminalen Dehydratation um die palliative Intervention, einer gezielten subkutanen medikamentösen Therapie belastender Symptome des Schwerkranken in den letzten Lebensmonaten und -tagen, erweitert werden. Es sollen Möglichkeiten der palliativ ausgerichteten Symptomkontrolle am Beispiel der Subkutantherapie aufgezeigt werden (WHO-Definition der Palliative Care 2002). Weiterhin soll die kontroverse Diskussion um die so genannte terminale Hydratation und terminale Dehydratation aufgenommen werden. Die Dehydratation soll zum einen als Pflegediagnose «Flüssigkeitsdefizit» berücksichtigt werden. Zum anderen soll die terminale Dehydratation erweitert werden um das Verständnis der «therapeutischen» Dehydratation, die durchaus auch als gezielte therapeutische Intervention im Kontext der Betreuung eines Schwerkranken oder Sterbenden gelten kann.

Studienziele

Nach Abschluss dieses Kapitels wird die bzw. der Lernende in der Lage sein:

- den Hintergrund der kontrovers geführten Diskussion um die so genannte terminale Hydratation und die terminale Dehydratation zu verstehen und nachzuvollziehen.

- Unterscheidungen zwischen der Pflegediagnose der Dehydratation, verstanden als «Flüssigkeitsdefizit», und der Dehydratation, verstanden als therapeutische Intervention in der Behandlung, Pflege und Begleitung von Schwerkranken und Sterbenden vorzunehmen und zu begründen.

- die Subkutantherapie in der Betreuung von Schwerkranken und Sterbenden als eine patientenorientierte Möglichkeit zu erkennen und, je nach Ausgangslage, gezielt zur bestmöglichen Einflussnahme auf belastende Symptome, die in den letzten Lebenswochen, -tagen und -stunden auftreten können, einzusetzen.
- die spezifische Rolle und Aufgabe der Betreuenden in ihrem Auftrag zur Patientenedukation im Kontext der Subkutantherapie und der therapeutischen Dehydratation (Aufklärung, Information, Beratung, Schulung) zu erkennen, zu erläutern und umzusetzen.

Schlüsselwörter

Subkutantherapie, letzte Lebensphase, Pflegediagnose Dehydratation als «Flüssigkeitsdefizit», therapeutische Dehydratation, therapeutische (artifizielle) Hydratation, Hypodermoklyse, Hermeneutik, ethischer Diskurs, Würde

Einleitung

Nähert man sich in Literaturrecherchen dem Thema der Subkutantherapie in der letzten Lebensphase so fällt auf, dass die Präsentation des Themas meist im Kontext der Kontroverse um die terminale Hydratation bzw. die terminale Dehydratation aufbereitet ist. Wenn in diesem Kapitel von der letzten Lebensphase gesprochen wird, so sind damit die letzten Lebenswochen, -tage und -stunden gemeint (s. Kap. 9.2). Unter dem Stichwort der Subkutantherapie an sich ist in der deutschsprachigen Literatur zu Palliative Care insgesamt nur sehr wenig zu finden. Es scheint (noch) nicht durchgängig üblich zu sein, auch und gerade in den letzten Lebenswochen oder -tagen die Subkutantherapie – sei es zur gezielten Flüssigkeitssubstitution oder zur gezielten medikamentösen Therapie – als eine gering invasive Intervention zur Linderung der den Patienten belastenden Symptome oder Phänomene einzusetzen.

Das Thema der Subkutantherapie soll in diesem Kapitel deshalb in einen größeren Kontext reflektiert werden:

1. die subkutane Hydratation (Hypodermoklyse)
2. die subkutane Therapie zur gezielten Verabreichung von Medikamenten (verstanden als gezielte supportive Maßnahme zur Linderung belastender Symptome)
3. die Dehydratation, verstanden zum einen als eigenständige Pflegediagnose (Flüssigkeitsdefizit), die einer Hypodermoklyse bedarf, verstanden zum anderen als gezielte therapeutische Intervention, in der (wenn immer möglich) im Einvernehmen mit dem Betroffenen und/oder den Angehörigen bewusst auf eine künstliche Flüssigkeitssubstitution verzichtet wird.

Beispiel: Ein Patient, der sich in den letzten Lebenswochen befindet und nur noch wenig trinkt, unruhig und verwirrt ist und z. B. unter einem Infekt, einer metabolischen Störung (z. B. Hyperkalzämie) oder einer opioidbedingten Medikamentenkumulation leidet, mag durchaus von einer zeitlich und mengenmäßig definierten subkutanen Flüssigkeitssubstitution (Rehydrierung) zur Förderung seines Wohlbefindens profitieren (Thorns/Garrard, 2003: 67). An diesem Beispiel wird deutlich, dass es notwendig ist, sich primär im Team auf ein Grundverständnis um die *Kultur und Praxis* der patientenorientierten Gestaltung der letzten Lebensphase zu verständigen und dies in den konkreten Entscheidungssituationen bestmöglich zu kommunizieren. So gibt es im Für oder Wider einer Hydratation oder therapeutischen Dehydratation kein Schema, wie es auch kein Schema zur Gestaltung der Sterbephase gibt. Befindet sich z. B. ein Patient in der Sterbephase, so gilt als leitendes Postulat, sich bei der Entscheidung für oder gegen eine Flüssigkeitszufuhr individuell an dem zu erwartenden Nutzen für den Patienten zu orientieren. Zugleich geht es aber auch darum, Sterben und Tod gemäß der WHO-Definition der Palliative Care wieder als einen natürlichen Prozess zu betrachten und den physiologischen Prozessen ihren Lauf zu lassen. Im Zentrum aller Bemühungen steht die Aufmerksamkeit, eine bestmögliche Einflussnahme auf das umfassende Wohl des Patienten und seiner Angehörigen anzustreben (WHO, 2002).

Ausgewählte Definitionen und Begrifflichkeiten

Subkutantherapie in der letzten Lebensphase

Die Subkutantherapie umfasst zum einen die subkutane, artifizielle Hydratation oder Rehydratation (parenterale, künstliche Flüssigkeitssubstitution) wie zum anderen die subkutane artifizielle Medikamentenapplikation (parenterale, künstliche Medikamentengabe). Eine Subkutantherapie in den letzten Lebenstagen oder -stunden kann indiziert sein, wenn der Patient unter belastenden Symptomen und Phänomen (z. B. Schmerzen, Dyspnoe, Nausea/Emesis, Delir, Angst) leidet und eine gezielte Symptomlinderung zur Leidenslinderung und Förderung des Wohlbefindens zu erwarten ist.

Je nach der individuellen klinischen Situation des Patienten ist zur Symptomkontrolle eine artifizielle (Re-)Hydratation enteral (nasogastrale Sonde oder PEG), subkutan (Hypodermoklyse) oder intravenös (peripher oder zentral) möglich. Wenn immer möglich, sollte die orale Flüssigkeitszufuhr bevorzugt bzw. beibehalten werden. Sollte eine artifizielle Hydratation indiziert sein, so gilt erfahrungsgemäß die Hypodermoklyse (subkutane Applikation) als Intervention der ersten Wahl und soll in diesem Kapitel exemplarisch behandelt werden.

Dehydratation als Pflegediagnose in der terminalen Lebensphase

Wenn wir von Dehydratation sprechen, müssen wir von zwei unterschiedlichen Aspekten ausgehen:

1. dem Aspekt des im Folgenden ausgeführten Flüssigkeitsdefizits mit seinen vielfältigen Ursachen, deklariert als Pflegediagnose, sowie
2. dem Aspekt der Dehydratation, verstanden als bewusst gewählte therapeutische «Intervention».

Diese Intervention der bewussten Dehydratation kann zum Tragen kommen, um etwa einen sterbenden Menschen nicht mehr mit künstlich zugeführter Flüssigkeit zu belasten. Die Unfähigkeit, diese Flüssigkeit adäquat zu verarbeiten, kann auf Grund physiologisch zunehmend insuffizienter Organfunktionen von Herz und Kreislauf, der Nieren und veränderter biochemischer Vorgänge den Sterbenden zuletzt noch in unnötige und ethisch nicht verantwortbare Leidenszustände bringen.

Im Folgenden soll zuerst die Dehydratation als Pflegediagnose «Flüssigkeitsdefizit» behandelt werden. Dabei konzentrieren sich die Ausführungen exemplarisch auf die letzte Lebensphase, d. h. die letzten Lebenswochen und -tage eines Patienten. Danach folgt eine Darstellung der Dehydratation als bewusste therapeutische Intervention in den letzten Lebenstagen oder -stunden.

Die Nordamerikanische Pflegediagnosenvereinigung (NANDA) definiert Dehydratation als «[...] einen Zustand, bei dem ein Individuum einen Verlust intravasaler, intrazellulärer oder interstitieller Flüssigkeit erfährt. Dieser Zustand bezieht sich auf Dehydratation, Wasserverlust ohne Veränderung des Natriumspiegels» (Doenges et al., 2003: 319). Bei dieser Definition handelt es sich um eine *isotonische* Dehydratation, d. h. um ein Flüssigkeitsdefizit ohne Natriumverlust.

Da die NANDA nur die isotonische Dehydratation definiert hat, haben Abderhalden und Ricka (2003) eine weitere differenzierende Pflegediagnose geschaffen, die ein Flüssigkeitsdefizit auch mit Veränderung des Natriumspiegels beschreibt (Abderhalden/Ricka, 2003: 324). Im Folgenden soll exemplarisch auf die isotonische terminale Dehydratation eingegangen werden.

Garms-Homolová (2002) definiert drei Formen der Dehydratation, die einer sorgfältigen Laboranalyse bedürfen:

- *hypertonische Dehydratation*, welche primär durch einen Verlust von Flüssigkeit und weniger durch einen Salzverlust verursacht wird. Dieser Vorgang resultiert aus einem Anstieg des Kaliumspiegels im Blut. Patienten mit Fieber oder der Aufenthalt in sehr heißer Umgebung kann zu einem starken Verlust an Flüssigkeit durch die Atmung und durch die Haut erfolgen.
- *isotonische Dehydratation*, bei der Wasser wie auch Salz verloren gehen. Der Kaliumspiegel im Blut bleibt hier auf einem normalen Niveau, doch das Blutvolumen an sich reduziert sich. Patienten mit Anorexie, chronischer Nausea und/oder Emesis oder mit einer Diarrhoe können davon betroffen sein.
- *hypotonische Dehydratation* ist dadurch gekennzeichnet, dass mehr Salz als Wasser verloren geht. Die hypotonische Dehydratation ist oft die Folge einer isotonischen Dehydratation, die nur durch Flüssigkeitssubstitution behandelt wurde, ohne den Kaliumspiegel zu korrigieren. (Garms-Homolová, 2002: 139)

Ausgewählte Ursachen und beeinflussende Faktoren einer Dehydratation, die mit oder ohne Veränderung des Natriumspiegels einhergehen können:

- aktiver Verlust intravasaler, intrazellulärer oder interstitieller Flüssigkeiten
  - Blutung
  - Magen-Darm-Ableitungen/Drainage
  - Emesis
  - Diarrhoe
  - Wunden, Fisteln (stark sezernierend)
  - Hyperhidrose = verstärkte Steigerung der Schweißsekretion (s. Kap. 6.17)
  - iatrogen bedingt (z. B. Diuretikatherapie)
- Insuffizienz regulatorischer Mechanismen
  - Fieber bei thermoregulatorischer Dysfunktion
  - Fieber bei zentral bedingter Dysfunktion (zentrales Fieber)
  - Schädigung der Nierentubuli

- Beispiele einer zu erwartenden Dehydratation in der terminalen Lebensphase
  - ausdrücklicher Wille und Wunsch des Patienten, auf Flüssigkeit/Nahrung zu verzichten
  - abnehmende Vigilanz bei zunehmender Bewusstseinstrübung
  - Anorexie mit eingeschränkter Nahrungsaufnahme durch Appetitlosigkeit, mangelnden Antrieb zur Nahrungs- und Flüssigkeitsaufnahme
  - Anorexia senilis durch herabgesetztes Hunger- und Durstgefühl im Alter, z. B. bei Altersdepression oder zerebrovaskulärer Insuffizienz
  - Kachexie/Asthenie bei zunehmendem Gewichtsverlust mit ausgeprägter Entkräftung, Muskelatrophie, fehlender Leistungstoleranz, zunehmend eingeschränkter Mobilität
  - Abnahme der Clearance des freien Wassers durch Erhöhung der Sekretion von ADH bei Kachexie, durch chronische Nausea, durch spezifische Medikamente, wie z. B. Morphin (kann die ADH-Freisetzung fördern)
  - Fatigue mit Trinkunlust, Trinkunfähigkeit durch ausgeprägte Schwäche, Erschöpfung
  - Dysphagie, z. B. durch Atrophie der Schlundmuskulatur bei ausgeprägter Kachexie; oropharyngeal bedingte Schluckbeschwerden, ösophageale Störungen bei Passagebehinderungen für feste und flüssige Speisen, obstruktive Prozesse im Mund-, Rachen- oder Speiseröhrenbereich, progrediente inkurable Prozesse im HWS-Bereich mit Globussymptomatik und eingeschränkter bzw. subjektiv gestörter Schluckfähigkeit im Rachenbereich
  - Ileus

(Abderhalden/Ricka et al., 2003; Bausewein et al., 2004; Doenges et al., 2003; Garms-Homolová, 2002; Pschyrembel, 1998; Georg, 2003; Neuenschwander et al.; 2000; Student, 1999; Vogel, 2000).

Ursachen, Phänomene und Erscheinungsformen der terminalen Dehydratation:

- subjektiv:
  - Durst, Mundtrockenheit, störendes Geschmacksempfinden im Mund
  - Schwächegefühl, Müdigkeit
  - Kopfschmerzen
  - kognitive Störungen, wie z. B. Konzentrationsstörungen
  - Nervosität, Unruhe
  - wirre Gedanken
  - Schwindel
  - Nausea
- objektiv:
  - Labor: erhöhte Blutwerte, z. B. Plasmaproteine, Hämatokrit, Natrium, Harnstoff, Kreatinin
  - Haut/Schleimhaut: Abnahme des Hautturgors, verminderte Transpiration, trockene Mundschleimhäute, trockene Haut mit Hautrötungen (Dekubitusgefahr), Ödeme, Aszites, Pleuraerguss, erhöhte Körpertemperatur
  - Kreislauf: Bradykardie, auch Tachykardie, Hypotonie, Abnahme des jugulären Venendrucks, orthostatische Hypotonie
  - Ausscheidung: Oligurie, konzentrierter Urin, Obstipation mit trockenem und hartem Stuhl
  - Bewusstsein: Verwirrung, abnehmende Vigilanz, Somnolenz oder Delir
  - Kognition: Agitation (manchmal zunehmend, manchmal eher abnehmend)
  - Verhalten: Lethargie, Agitation oder Stupor
  - Kommunikation: Probleme bei der Kommunikation (z. B. motorische, sensorische, amnestische Aphasie), um ein Trinkbedürfnis, Durst überhaupt mitteilen zu können
  - Mobilität: eingeschränkte Bewegungen, die es unmöglich machen, sich selbstständig Flüssigkeit anzueignen oder selbstständig zu trinken
  - Speichelsekretion: starke Salivation auch als Ursache einer Dehydratation differenzialdiagnostisch beachten
  - Infekte: Anwesenheit einer Infektion (z. B. Mundsoor oder Soorösophagitis) mit Unwohlsein, Geschmacksirritation, Nausea, Schluckbeschwerden, Schmerzen
  - Muskeltonus: Myoklonien, z. B. durch Kumulation von Medikamenten wie Opioiden mit begleitenden Myoklonien oder einer Hyperalgesie, Störung des Elektrolythaushalts
  - Ernährung: verminderte Flüssigkeitsaufnahme.

> **Beachte:** Besonderer Aufmerksamkeit bedarf der schwer kranke, *betagte* Mensch, der für eine Dehydratation besonders anfällig erscheint. Garms-Homolová (2002) beschreibt vier ausgewählte, vorausschauend zu berücksichtigende Einflussfaktoren, die von Anfang an in der Betreuung des schwer kranken Betagten von pflegerischer Bedeutung sind:
>
> 1. Oft weist der betagte Mensch eine mehr oder weniger ausgeprägte Niereninsuffizienz auf. Nimmt der alte Mensch nicht genügend Flüssigkeit zu sich oder geht z. B. durch Diuretika zu viel Flüssigkeit verloren, ist der Betagte in der Regel nicht in der Lage, die Flüssigkeitsverluste selbstständig auszugleichen.

2. Nicht zu unterschätzen ist die Medikamenteneinnahme des Betagten. Oft ist der Betagte multimorbid erkrankt und hat dementsprechend täglich eine große Menge Medikamente zu bewältigen. Verschiedene Medikamente verursachen Nausea, Appetitlosigkeit, Trinkunlust; dies führt zu einer Abnahme der oralen Flüssigkeitsaufnahme. Ein Circulus vitiosus stellt sich langsam ein, da dies wiederum zur Medikamentenkumulation führen kann mit entsprechenden Nebenwirkungen, die eine Nausea/Emesis nochmals verstärken oder neue Nebenwirkungen, wie Verwirrung, Delir oder Somnolenz, hervorrufen können (s. Kap. 6.1).

3. Das Trinkbedürfnis ist im Alter in der Regel herabgesetzt; aus diesem Grunde kommt der Betagte oft nicht zu seiner erforderlichen Flüssigkeitsmenge.

4. Manche Betagte schränken bewusst die Flüssigkeitsaufnahme ein, damit sie (vor allem in der Nacht) nicht so oft zur Toilette gehen müssen. Entweder sind sie bereits in der selbstständigen Mobilität eingeschränkt oder sie wollen den Betreuenden um sich herum möglichst nicht zur Last fallen. Manche Betagte haben Probleme mit dem Schlucken oder wollen durch eine reduzierte Flüssigkeitsaufnahme ihre Urininkontinenz ausgleichen (Garms-Homolová, 2002: 140).

Viele der oben genannten subjektiven oder objektiven Symptome der Dehydratation werden gerade beim alten Menschen oft nicht rechtzeitig erfasst. Manche Symptome erscheinen auf den ersten Blick nicht typisch oder unspezifisch für eine ausgeprägte Dehydratation, können aber sehr rasch den Allgemeinzustand verschlechtern und den Betagten regelrecht gefährden durch eine sich rasch entwickelnde Verwirrtheit, Nausea, Emesis, Schwindel, Gangunsicherheit bis hin zur Sturzgefährdung! Es erscheint deshalb wichtig, dass insbesondere der schwer kranke Betagte von Anfang an durch ein sorgfältiges Assessment wahrgenommen wird, um ihn in seiner Gesamtkondition rechtzeitig zu erfassen und eine allfällige Krankheits- und/oder altersbedingte Dehydratation frühzeitig zu erkennen und behandeln zu können.

Differenzialdiagnostische Aspekte der terminalen Dehydratation

Eine ausgeprägte Dehydratation und Hypovolämie können durchaus eine Agonie vortäuschen (Klaschik, 2003) und bedürfen größter Aufmerksamkeit der Fachkräfte sowie einer kompetenten Beurteilung aller subjektiven wie objektiven Parameter, die beobachtet und mit ausgewählten, den Patienten wenig belastenden diagnostischen Verfahren erfasst, dokumentiert und regelmäßig evaluiert werden müssen.

Neuenschwander et al. (2000) empfehlen eine sorgfältige Beobachtung des Hydratationszustands anhand ausgewählter Parameter wie Flüssigkeitsbilanz, klinische Zeichen, Beachtung der Laborparameter und Überprüfung des aktuellen Medikamentenplans (Neuenschwander et al. 2000: 114).

Ludwig (2000) weist ebenso nachdrücklich darauf hin, folgende Parameter differenzialdiagnostisch zur terminalen Dehydratation zu berücksichtigen:

- Allein die Bettruhe, durch zunehmende Immobilität hervorgerufen, ist nicht zu unterschätzen, da sie die Nierenperfusion erhöht und folglich die Diurese steigert. Dadurch kann eine negative Flüssigkeitsbilanz eingeleitet werden.
- Eine Diuretikamedikation ist nicht zu unterschätzen wie auch eine hohe Umgebungstemperatur.
- Delirante Syndrome in der terminalen Lebensphase kommen nicht selten vor, können kausal aber auch durch eine Hyperkalzämie, Azotämie, Azidose oder eine Medikamentenkumulation hervorgerufen werden (Ludwig, 2000: 596).

Nicht zuletzt spielen nach Büche (s. Kap. 6.1) zunehmend die Interaktionen diverser Medikamente für unerkannte, unbeabsichtigte iatrogen hervorgerufene Nebenwirkungen in der Pharmakotherapie von Schwerkranken und Sterbenden in der letzten Lebensphase eine nicht zu unterschätzende Rolle. Einer Polypragmasie von Medikamenten ist rechtzeitig vorzubeugen. Dies bedingt, dass die Medikamentenverordnung immer wieder neu auf ein mögliches Minimum reduziert wird. Weiterhin ist darauf zu achten, dass die Kompatibilität und Interaktivität diverser Medikamente bestmöglich recherchiert, die Pharmakokinetik, -dynamik, -distribution und -absorbtion auf Grund pharmakologischer Expertise in Bezug zum klinischen Gesamtbild und Befinden des Patienten individuell erfasst und stets neu und regelmäßig überprüft werden sollten.

Terminale Dehydratation als physiologischer Zustand oder gezielte Intervention in der Sterbephase

Die terminale Dehydratation in der Sterbephase bezieht sich in diesem Kontext erfahrungsgemäß auf die letzten Lebenstage und -stunden des Patienten. Mit der Sterbephase tritt immer auch eine allmähliche Verminderung von Wasser und Salzen ein (terminale Dehydratation), die den biologisch-physiologischen Sterbeprozess begleitet. Die terminale Dehydratation gilt in diesem Sinne als physiologisch und bedarf nicht zwingend der artifiziellen Korrektur. Sie ist dem Sterbeprozess «natürlich zugehörig» (Bausewein et al., 2004: 49) und «darf sein»! Deshalb kann die terminale Dehydratation gezielt als Intervention verstanden werden, weil auf eine weitere artifizielle Flüssigkeitssubstitution bewusst verzichtet wird, da sie dem Patienten mehr schaden als nützen würde. Der Schaden kann sich je nach Ausgangslage ganz individuell äußern, etwa als Lungenödem, Beinödeme, rasselnde Atmung, Aszites, gesteigerte Diurese etc.

Für die Betreuenden bedeutet dies, vorausschauend:

- mit dem Betroffenen und/oder den Angehörigen darüber zu sprechen, um sich längerfristig vor allem an den persönlichen Werten, Vorstellungen und Bedürfnissen des Betroffenen orientieren zu können (s. Kap. 10.7).
- den interdisziplinären und interprofessionellen Dialog aufzunehmen.
- eine aktuell vorhandene *intravenöse* Hydratation zu reduzieren oder gar zu beenden, wenn der Eintritt des Kranken in die Sterbephase voraussehbar ist.
- eine intravenöse Hydratation (falls indiziert) auf eine subkutane Applikation umzustellen; dies bringt z. B. weniger das Risiko mit sich, dass der Patient in ein Lungenödem gerät.
- eine intravenöse oder subkutane Hydratation erst gar nicht mehr einzuleiten bzw. zu beenden.

Hermeneutische Aspekte der terminalen Dehydratation aus der Sicht der Angehörigen

Essen und Trinken gehören zu den elementaren Grundbedürfnissen des Lebens. Von Geburt an hängen unser stetiges Wachstum und unser Leben von der Ernährung ab (Kedziera, 2001). Essen und Trinken zuzubereiten, anzubieten miteinander zu genießen ist in allen Kulturen Ausdruck von Fürsorge, Beziehung, Gemeinschaft, Liebe und Gastfreundschaft (Vogel, 2000). «Essen und Trinken hält Leib und Seele zusammen», lautet ein altes Sprichwort. Wenn ein schwer erkranktes Familienmitglied zur Nahrungsaufnahme nicht mehr fähig oder willens ist, geraten die pflegenden Familienangehörigen und Freunde oft in große innere Nöte (s. Kap. 6.3 und 6.4). Unwiderruflich werden sie bewusst oder unbewusst mit dem unumgänglichen, letzten Abschied konfrontiert. Die emotionale Auseinandersetzung versetzt pflegende Angehörige in einen Zustand von Hilflosigkeit und Ohnmacht und löst Ängste und seelischen Schmerz aus, da sie ahnen, dass die Zeit des Sterbens naht. Genau aus dieser Ohnmacht heraus drängen Angehörige oft zu einer Flüssigkeitssubstitution, da das Unterlassen ihnen wie ein Nichtstun vorkommt. Sie haben Angst, dass man ihr Familienmitglied nun «aufgibt», wenn man ihnen *nicht einmal mehr* Flüssigkeit zukommen lässt. Sie wollen nichts unversucht lassen, um sich später keine Vorwürfe machen zu müssen (Weissenberger, 2003). Ängste steigen auf, das erkrankte, sterbende Familienmitglied könne «verdursten» und somit zuletzt doch noch leiden. Argumente werden ins Feld geführt, wie: «Es ist ein Grundrecht eines jeden Menschen, dass er wenigstens Flüssigkeit bis zuletzt erhält». Das Erleben der Introversion des Sterbenden löst Irritation aus, da auch sie als Angehörige scheinbar nichts mehr tun können, um das Wohlbefinden des Kranken über Essen und Trinken bestmöglich zu erhalten oder zu fördern. Haben sich pflegende Angehörige oft über lange Zeit intensiv um ihr todkrankes Familienmitglied bemüht, so steigt die psychische Belastung in der letzten Lebensphase nochmals an, wenn der Sterbende beginnt, sich innerlich zurückzuziehen, Essen und Trinken nicht mehr wünscht, die Bemühungen der pflegenden Angehörigen nicht mehr würdigt oder gar bewusst ablehnt. Das Abschiednehmen stellt sich hier auch konkret im Verlust vielfältiger Reaktionen, wie z. B. der erloschenen Freude bis hin zum Widerwillen gegenüber Essen und Trinken ein (Holzer-Pruss, 2000).

Subkutantherapie in der terminalen Lebensphase

Im Folgenden soll der Fokus auf Leidenszustände von Patienten in den letzen Lebenswochen-, -tagen und -stunden gelegt werden, bei denen sich das Wohlbefinden durch den sorgfältig erwogenen und individuellen Einsatz einer Subkutantherapie fördern lässt. Bei der Subkutantherapie handelt es sich um die kontinuierliche oder intermittierende Gabe von Flüssigkeit und/oder Medikamenten über einen subkutan gelegten Butterfly (Verweilkanüle), wenn der Patient zur ausreichenden oralen Flüssigkeits- oder Medikamentenaufnahme unfähig ist, zugleich aber Flüssigkeit und/oder ausgewählte Medikamente benötigt und es deshalb im Einzelfall indiziert sein kann, die primär orale Medikamentenaufnahme über den subkutanen Weg fortzusetzen.

Es erstaunt, dass in der Literatur nur sehr wenig zur «subkutanen» Verabreichung von Medikamenten in der letzten Lebensphase zu finden ist. Die subkutane

Verabreichung von Flüssigkeit oder Medikamenten über einen Butterfly – als Bolus, intermittierend oder kontinuierlich – erweist sich als sehr einfache, kostengünstige, risiko- und komplikationsarme, patientenorientierte und vor allem gering invasive Maßnahme, um den Patienten belastende Symptome am Lebensende zu lindern. Sie ist vor allem für den klinikexternen Bereich (Hauskrankenpflege, Alters- und Pflegeheime) eine unkomplizierte und erstrebenswerte Methode und kann unter Umständen unnötige Hospitalisationen in der letzten Lebensphase vermeiden. Im stationären Bereich, vor allem im Krankenhaus, hat die intravenöse Applikation von Flüssigkeit oder Medikamenten oft erste Priorität. Eine subkutane Applikation als gezielte palliative Maßnahme zur multifaktoriellen Symptomkontrolle ist im Krankenhaus nur sehr selten anzutreffen. In Langzeitpflegeeinrichtungen (Alters- und Pflegeheim) kommt eine intravenöse Applikation meist überhaupt nicht vor, aber auch die subkutane Verabreichung von ausgewählten Medikamenten (außer der Insulin- oder Heparingabe) erscheint unüblich. Es gibt Langzeitpflegeeinrichtungen, in denen ein Butterfly nicht einmal im offiziellen Materialbestand zu finden ist, aber auch in der Hauskrankenpflege mag dies vorkommen.

Eine Subkutantherapie hat folgende Vorteile:

- wenig invasive Maßnahme
- einfach zu handhaben und zu bedienen (Einlage, Pflege, Handling eines Butterfly)
- Vermeidung von venösen Infektionen (Phlebitis)
- nicht abhängig vom Krankenhaus (kann problemlos zu Hause oder in einer Langzeitpflegeeinrichtung durchgeführt werden)
- intermittierende Verabreichung von Flüssigkeit und Medikamenten möglich, kein Offenhalten des Zuganges über 24 Stunden erforderlich
- kein Risiko einer intravasalen Überwässerung mit Gefahr eines Lungenödems
- gezielte Linderung belastender Symptome in den letzten Lebenswochen, -tagen oder -stunden, z. B. bei Dehydratation, orthostatischen Problemen, Kopfschmerzen, Tumorschmerz, Dyspnoe (Lungenödem, rasselnde Atmung), Nausea/Emesis (z. B. Ileussymptomatik), Angst, Verwirrung (z. B. Fieber, Akkumulation von Medikamenten wie Opioiden), Agitiertheit, Delir, Halluzinationen, epileptische Anfälle etc.
- intermittierende Verabreichung von Flüssigkeit und/oder Medikamenten, ohne dass der Patient jedes Mal neu punktiert werden muss
- mehrere ausgewählte Medikamente (je nach Kompatibilität) können miteinander oder nacheinander – ggf. zeitlich etwas versetzt – verabreicht werden (Bausewein et al., 2004: 127).
- intermittierende oder kontinuierliche Flüssigkeits- oder Medikamentengabe über Infusion oder Medikamentenspritzenpumpen (s. u.) ist möglich – auch und gerade außerhalb des klinikexternen Bereichs
- Angehörige (vor allem im ambulanten Betreuungskontext) können instruiert und aktiv in die Betreuung des Patienten einbezogen werden, z. B. durch Erlernen der Verabreichung von Reservemedikationen oder des Anschließens einer wässrigen Infusionslösung (z. B. NaCl 0,9 %).

Technik der Anlage einer subkutanen Butterfly-Nadel

Die Technik der subkutanen Einlage einer Butterfly-Nadel ist für den Patienten wenig belastend und für die Pflegenden sehr einfach zu handhaben. Besonders für den spitalexternen Bereich, z. B. in der Hauskrankenpflege oder einer Langzeitpflegeeinrichtung, mag die subkutane Flüssigkeitssubstitution oder Rehydrierung als eine einfache Maßnahme gelten, um den Patienten möglichst am Ort seiner Wahl bis zuletzt belassen und betreuen zu können.

Lokalisationen einer Punktion der Subkutis mit einem Butterfly:

- infraklavikulär: drei Querfinger (4–5 cm) unter der Klavikula, sternumwärts **(Abb. 6.8-1)**
- Bauchdecke: ca. 3–5 cm rechts und links vom Bauchnabel entfernt
- Oberschenkel: anterolaterales Areal des Oberschenkels
- Schulterblatt: Supraskapulargegend.

Die *infraklavikuläre* Lokalisation (s. Abb. 6.8-1) wird für die Praxis in erster Priorität empfohlen, da die Resorption von Flüssigkeit und Medikamenten erfahrungsgemäß dort bestens gewährleistet erscheint. Selbst in der Sterbephase bewährt sich erfahrungsgemäß die infraklavikuläre Lokalisation durch die Resorptionsfähigkeit der Subkutis, trotz der physiologisch von der Peripherie zum Rumpf zunehmenden trophischen Störungen der Haut.

Vor allem die Resorption von Medikamenten zur Symptomlinderung in der Sterbephase (Dyspnoe, rasselndes Atemgeräusch, Schmerzen) ist erfahrungsgemäß bis zuletzt gewährleistet. Sie ist auch dahingehend angenehm für den Sterbenden, dass der Patient in seinen Ruhe- oder Schlafphasen zur Medikamentengabe oder beim Wechsel einer Infusionsflasche nicht da-

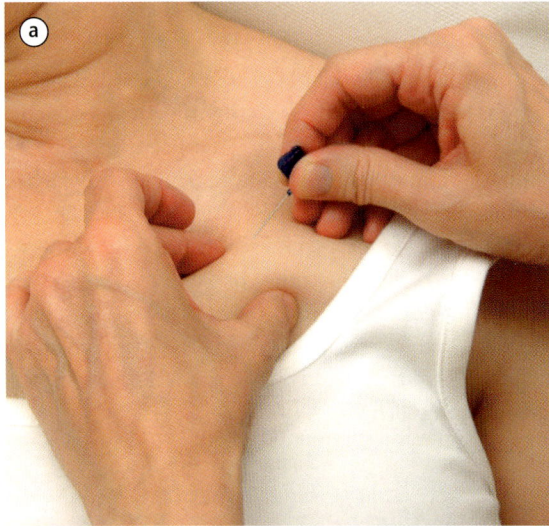
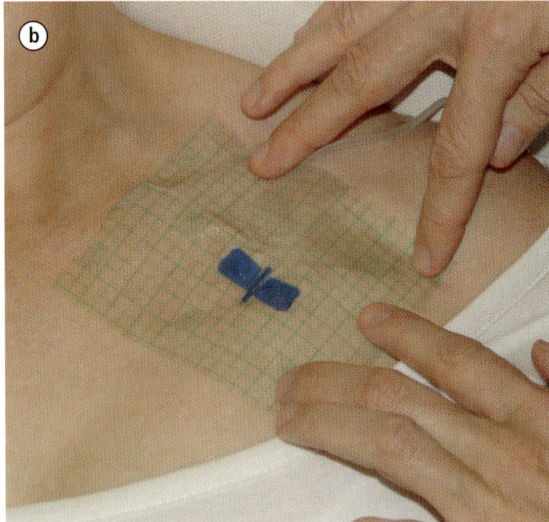
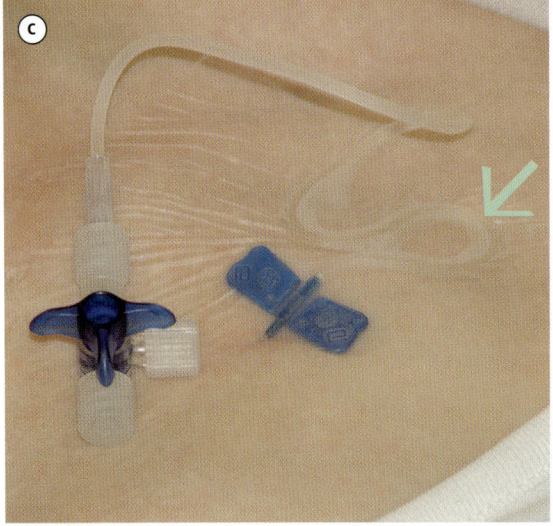

Abbildung 6.8-1: Infraklavikuläres, subkutanes Einlegen eines Butterfly links im 30° Einstichwinkel sternalwärts (Quelle: Autor)
a) Einlage des Butterfly; b) Fixierung der Butterfly-Nadel mit einem Transparentfolienverband; c) zur Subkutantherapie bereit

durch gestört wird, dass man ihm die Bettdecke wegziehen oder die Bekleidung hochziehen muss, um die Bauchdecke oder den Oberschenkel aufzudecken und überhaupt erst an den Butterfly zu gelangen.

Deshalb erscheinen die Lokalisationen Bauchdecke oder Oberschenkel in erster Linie nicht ideal. Patienten klagen vor allem bei Lokalisationen im Oberschenkel über Ruhe- oder Bewegungsschmerzen. Bei einem Lagewechsel mag dies eine zusätzliche und unnötige Belastung für den Patienten sein. Beide Lokalisationen sind jedoch in begründeten Fällen als Alternative in Erwägung zu ziehen.

Unter Umständen können infraklavikulär rechts und links je ein Butterfly eingelegt werden. Ein Butterfly nur zur Flüssigkeitsgabe und ein Butterfly für die medikamentöse Therapie zur Symptomlinderung (Morphin, Butylscopolamin, Furosemid, Haloperidol etc.). Es können aber auch zwei Butterfly-Nadeln eingelegt werden, um die Resorption größerer Flüssigkeitsmengen von mehr als 500 ml/12 h zu gewährleisten, sofern der Patient sich nicht bereits in der Sterbephase befindet.

Arten, Verweildauer und Pflege des Butterfly

Entweder wird ein Kindervenflon (Kinderbraunüle) oder die kleinste Größe einer Butterfly-Nadel (G21 bis max. G23) oder z. B. ein Auto Syringe Sub-Q-Set 27 G von Baxter unter den üblichen aseptischen Bedingungen eingelegt. Falls die Butterfly-Nadel nicht vertragen wird, kann die kleinste Form der handelsüblichen Venflonkanüle (z. B. 24 G) verwendet werden (Bausewein et al., 2004: 128). Der Butterfly kann 5–7 Tage belassen werden. Die Fixierung erfolgt durch eine Transparentfolie (z. B. Tegaderm®, oder Op-side Folie®). Empfohlen wird, den ableitenden Schlauch unter der Folie in einer Schlaufe zu fixieren. Eine tägliche Inspektion der Einstichstelle durch den transparenten Verband ist geboten, um Hautreizungen, Irritationen oder Entzündungszeichen rechtzeitig zu erkennen. Das Punktionsdatum ist auf der Folie und im Dokumentationssystem zu kennzeichnen. Vor jeder Flüssigkeits- oder Medikamentengabe ist die Einstichstelle selbstverständlich zu kontrollieren, bei Entzündungszeichen ist die Punktionsstelle zu wechseln.

Hypodermoklyse

Definition

Unter einer Hypodermoklyse versteht man die subkutane artifizielle Flüssigkeitszufuhr. Die Hypodermoklyse ist die Methode der Wahl, wenn die perorale Flüssigkeitszufuhr in den letzten Lebenswochen aus verschiedenen Gründen ungenügend ist und zugleich eine Flüssigkeitszufuhr bzw. -substitution indiziert erscheint. Dabei kann es sich durchaus um wenige Lebenswochen oder -tage handeln. Die subkutane Flüssigkeitszufuhr stellt ein schonendes Verfahren zur parenteralen Zufuhr von Flüssigkeit dar.

Applikation, Infusionslösungen und -menge

Applikation

Eine Hypodermoklyse kann auf verschiedene Weisen durchgeführt werden:

- als Bolus: z. B. 1–2 Mal 500 ml über je 3–4 Stunden
- intermittierend: zur Nacht über 8–12 Stunden 500–1000 ml
- kontinuierlich: 1000–1500 ml/d.

Neuenschwander et al. (2000) berichten darüber, dass einige Autoren routinemäßig Hyaluronidase bei Subkutaninfusionen empfehlen, um die subkutane Resorptionsfähigkeit zu optimieren. Neuere Untersuchungen haben jedoch gezeigt, dass dies in den meisten Fällen nicht erforderlich ist. Sie wird deshalb in einer Dosis von 175 U/l nur bei ausgeprägten Resorptionsproblemen empfohlen. In der Schweiz ist Hyaluronidase nur in Kombination mit Lidocain (20 mg/Amp.) erhältlich (Neuenschwander et al., 2000: 116).

Infusionslösungen und -menge

Die Verteilung richtet sich nach der Art der Applikation:

- NaCl-Lösungen 0,9 %
- Dauerinfusion: über 24 Stunden (40–80 ml/h)
- intermittierend: über Nacht (50–100 ml/h)
- Bolus: je 500 ml/3–4 h; 1–2 Mal täglich.

Indikationen

Die Hypodermoklyse ist bei Patienten angezeigt, bei denen eine enterale Flüssigkeitszufuhr nicht ausreicht oder möglich ist und man auf eine intravenöse Flüssigkeitszufuhr verzichten möchte (Ludwig, 2000).

Weitere Indikationsstellungen für eine Hypodermoklyse:

- ausdrücklicher Wunsch des Patienten
- Unruhe, Bewusstseinsstörungen, Verwirrung, Myoklonien durch Exsikkose, Medikamentenkumulation oder Störungen des Elektrolythaushaltes (Klaschik, 2003: 270)
- Verwirrung, Delir, Nausea/Emesis, durch Medikamentenkumulation, z. B. von Opioiden (Weissenberger, 2002; Bausewein, 2004; Beard et al., 2000: 52)
- belastende Symptome wie Müdigkeit, Kopfschmerzen, Somnolenz, kognitive Störungen, orthostatische Probleme, Dyspnoe, Obstipation, Nausea/Emesis (Bausewein et al., 2004)
- belastende Fieberzustände
- Umstellung von Medikamenten von oral auf subkutan, z. B. bei progredienter Unfähigkeit zur oralen Einnahme hochpotenter Analgetika. Beachte: Bei einer Umstellung der Applikation von Opioiden (oral auf subkutan) in der Sterbephase eines Patienten sollte nicht mehr auf ein retardiertes transdermales Therapiesystem (TTS) gewechselt werden. Vielmehr sollte die kontinuierliche Applikation des von oral auf subkutan umgestellten Opioids mittels eines eingelegten Butterflys und einer Medikamentenspritzenpumpe fortgesetzt werden (s. Kap. 5.5).
- Die Mundtrockenheit (Xerostomie), das Durstgefühl sollen hier bewusst an letzter Stelle genannt werden. Das Durstgefühl wird oft mit Mundtrockenheit verwechselt! Wissenschaftliche Untersuchungen haben bis heute nicht bestätigt, dass eine Xerostomie in den letzten Lebenstagen bzw. -stunden überzeugend durch eine Hypodermoklyse gelindert werden kann. Vielmehr spielt eine exzellente, kreative Mundpflege und -erfrischung (s. Kap. 9.2) eine entscheidende Rolle (Klaschik/Nauck, 2002: 242)! Durch eine typische Mundatmung empfindet der Patient in den letzten Lebenstagen verstärkt Mundtrockenheit und deklariert dies oft als Durstgefühl. Eine medikamentenbedingte Mundtrockenheit, schlechter Geschmack (z. B. Morphin, Anticholinergika, Chemotherapie), Nachwirkungen von Bestrahlungen im orophagealen Bereich sowie Angst und Stress bewirken oft eine stark ausgeprägte Mundtrockenheit oder Veränderung der Mundschleimhaut. Eine überzeugende Linderung von Mundtrockenheit oder belastendem Durstempfinden durch Flüssigkeitssubstitution (subkutan oder intravenös) konnte auf Grund verschiedener Studien zu Hydratation und Mundtrockenheit nicht bestätigt werden (Musgrave et al., 1995; Ellershaw et al., 1995).

Weitere Indikationen der Hypodermoklyse in den letzten Lebenswochen oder -tagen sind entsprechend der individuellen Situation des Patienten und seines persönlichen Befindens zu entscheiden.

Evaluation

Wichtig ist, den Zustand und das Befinden des Patienten unter einer Hypodermoklyse regelmäßig zu überprüfen. In Abständen von 1–3 Tagen sollte die Indikation zur Hypodermoklyse – möglichst gemeinsam mit dem Betroffenen und seinen Angehörigen – überprüft und angepasst werden.

Kontraindikationen

Kontraindikationen einer Hypodermoklyse sind:

- ausdrückliche Ablehnung durch den Patienten; der mutmaßliche Wille des Patienten lässt darauf schließen, dass er keine Hypodermoklyse wünscht
- ausgedehnte generalisierte Ödeme
- ausgeprägter Aszites
- schwere Gerinnungsstörungen mit Hämatombildung bei einer früheren Subkutangabe (Neuenschwander, 2000: 116)
- schwerste Thrombopenie oder Koagulopathie, Hautläsionen (Bausewein et al., 2004: 127).

Subkutane Verabreichung von Medikamenten in der letzten Lebensphase

Zur rechtzeitigen und kompetenten Linderung von Symptomen, die den Patienten in den letzten Lebenswochen, -tagen und vor allem -stunden belasten, gibt es eine große Auswahl von Medikamenten zur subkutanen Applikation. Es empfiehlt sich, dass die Organisationen sich in Absprache mit dem hausinternen Apotheker eine Übersichtsliste anlegen, um sich rasch über den indizierten Einsatz von Medikamenten zur subkutanen Verabreichung (Bolus, intermittierend, kontinuierlich) und deren Mischbarkeit (Kompatibilität) mit anderen Medikamenten orientieren zu können. Es sei hier besonders auf das Buch von Bausewein et al., 2005 hingewiesen!

Ausgewählte Medikamente zur Subkutantherapie

Zu den Medikamenten zur Subkutantherapie gehören z.B.: Clonazepam (Rivotril®), Dexamethason (Fortecortin®), Diazepam (Valium®), Fentanyl, Furosemid (Lasix®), Haloperidol (Haldol®), Levomepromazin (Nozinan®), Levomethadon (Methadon®), Metamizol (Novalgin®), Midazolam (Dormicum®), Morphinhydrochlorid (Morphin®), Metroclopramid (Paspertin®), N-Butylscopolamin (Buscopan®), Octreotid, (Sandostatin®), Ranitidin (Zantic®), Tramadol (Tramal®), Triflupromazin (Psyquil®).

Die Kompatibilität im Hinblick auf die Mischbarkeit der einzelnen Medikamente zur kontinuierlichen Verabreichung von Medikamenten z.B. über eine Medikamentenspritzenpumpe (Graseby-Pumpe; **Abb. 6.8-2**) ist dem pharmakologischen Kompendium zu entnehmen. Folgende Beispiele von Inkompatibilitäten sollen hier erwähnt werden:

- Metamizol (Novalgin®) sollte grundsätzlich als Monopräparat verabreicht werden, da es während der Einlaufzeit auskristallisiert, zu Hautreizungen führen und das Lumen der Butterfly-Nadel verlegen kann.
- Dexamethason sollte nur als Monopräparat verabreicht und nicht mit anderen Medikamenten kombiniert werden.
- Diazepam, Ketamin sowie Levomepromazin führen subkutan oft zu schmerzhaften Hautreizungen (vgl. Bausewein et al., 2005).

Terminale Hydratation oder therapeutische Dehydratation?

Im Folgenden soll auf die kontroverse Diskussion der Hydratation bzw. der therapeutischen Dehydratation in den letzen Lebenstagen eingegangen werden. Die Dehydratation soll hier nun als beabsichtigte Intervention, bewusst auf Flüssigkeit in den letzten Lebenstagen zu verzichten, thematisiert werden. Thorns und Garrard fragen zu Recht:

> If the patient is no longer taking fluids by mouth, is it ethical not to hydrate them with intravenous or subcutaneous fluids? [...] If the patient is no longer taking fluids by mouth, is it ethical to discontinue artificial hydration in the dying phase?
> Wenn ein Patient nicht mehr in der Lage ist, auf oralem Weg Flüssigkeit aufzunehmen, ist es dann ethisch vertretbar, ihm keine Flüssigkeit (intravenös oder subkutan) mehr zu verabreichen? Wenn ein Patient nicht länger in der Lage ist, Flüssigkeit auf oralem Wege aufzunehmen, ist es dann ethisch vertretbar, die künstliche Flüssigkeitszufuhr in der Sterbephase zu unterbinden?
> *(Thorns/Garrard, 2003: 67–68)*

Ob einem Patienten Flüssigkeit verabreicht werden soll oder nicht, entscheidet sich am Willen, an den Bedürfnissen und am Wohlbefinden des Patienten und seiner Gesamtsituation. Es kann ethisch vertretbar sein, keine Flüssigkeit mehr zu verabreichen, und in einer anderen Patientensituation kann es ethisch vertretbar, gerechtfertigt, ja sogar geboten sein, Flüssigkeit zu verabreichen. Handelt es sich hier überhaupt um eine ethische Fragestellung? Inszenieren die Betreuenden hier unter Umständen nicht künstlich ein moralisches Problem, gar ein ethisches Dilemma, das gar kein ethisches Problem ist? Was leitet hier wen in welchen Überlegungen? Was leitet den Patienten, sofern er sich noch äußern kann? Was leitet die Angehörigen, was leitet die Betreuenden? Zu welchem Zeitpunkt und in welchem Betreuungskontext werden diese Überlegungen Gegenstand der Klärung, ob mit einer künstlichen Verabreichung von Flüssigkeit überhaupt begonnen werden oder eine solche beendet werden soll? Gehen wir von der WHO-Definition zu Palliative Care aus (WHO, 2002), so gilt einmal mehr, sich ausschließlich am Wohlbefinden des Patienten zu orientieren.

Die interprofessionelle Reflexion zur Situationseinschätzung und Entscheidungsfindung für oder gegen eine terminale Hydratation bzw. Dehydratation kann sich exemplarisch an folgenden Fragen orientieren (s. a. **Tab. 6.8-1**):

- Ist der Patient überhaupt sterbend? (Klaschik/Husebø et al., 2003: 271)
- Wenn ja, in welcher «terminalen» Lebensphase befindet sich der Patient? Handelt es sich um Wochen, Tage oder Stunden? (Jonen-Thielemann, 2000)
- Welche Prognose kann für den aktuellen Verlauf gestellt werden? (Klaschik, a. a. O.)
- Wie lautet der Wille des Patienten? Welche Kenntnis haben die Angehörigen? Liegt eine Patientenverfügung vor?
- Wie ist die Sicht der Angehörigen?
- Was bedeutet es für den Patienten, für seine Angehörigen, für die Betreuenden, Flüssigkeit zu verabreichen oder darauf zu verzichten (hermeneutischer Aspekt)?
- Leidet der Patient aktuell unter belastenden Symptomen?
- Was ist das Ziel einer Hydratation bzw. Dehydratation?
- Werden die Symptome durch eine Hydratation bzw. Dehydratation gelindert oder verstärkt? Werden neue Probleme provoziert?
- Sind potenziell belastende Symptome zu erwarten?
- Was fördert, was belastet das Wohlbefinden bzw. die Lebensqualität des Patienten?

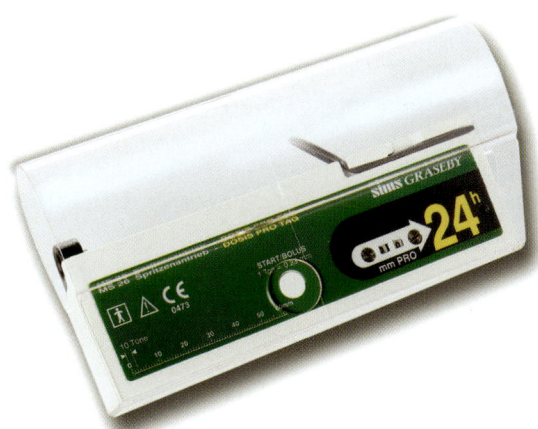

Abbildung 6.8-2: Graseby MS26. Bei der Graseby MS26 der Firma Smiths handelt es sich um ein handflächengroßes Pumpensystem mit Spritzenantrieb. Die MS26 ermöglicht den stationären sowie ambulanten Einsatz zur Applikation intravenöser und subkutaner Infusionen. Der Infusionszeitraum ist durch die tageweise Programmierung leicht zu variieren. Zusätzlich besteht bei der MS26 die Möglichkeit der Bolusgabe. Im Bereich Sicherheit bietet die MS26 Alarmsignale bei schwacher Batterieleistung und Verstopfung der Infusionszuleitung. (Quelle: mit freundlicher Genehmigung der Firma Smith)

Tabelle 6.8-1: Für und Wider einer Hydratation in der Sterbephase (Quelle: Autor)

Argumente für eine Hydratation	Argumente gegen eine Hydratation
• Belastende Symptome, die in Zusammenhang mit einer terminalen Dehydratation stehen könnten, wie Agitiertheit, Delir, Myoklonien, Bewusstseinsstörungen oder Orthostaseprobleme mit Kopfschmerzen	• Bewusstseinsklare Patienten haben in den letzten Lebenstagen selten ausgeprägten Durst, der auf einen Flüssigkeitsmangel zurückzuführen ist. Häufig stellt sich eine typische Mundatmung mit Xerostomie ein, die durch eine kompetente Mundpflege anzugehen ist.
• Stressreduktion für Angehörige, die unter einer Flüssigkeitsrestriktion trotz Edukation erheblich leiden	• Es gibt bisher keine Beweise dafür, dass eine Dehydratation das Leben verkürzt oder Leiden verstärkt (Klaschik, 2002; Husebø et al. 2003: 270).
• Verdacht auf Kumulation bzw. toxische Konzentrationen hochpotenter Medikamente, wie z. B. Opioide, durch eine rasch eintretende Exsikkose, durch Fieber, durch eine ausgeprägte Hyperhidrose	• Neigung zu ausgeprägter peripherer Ödembildung, Beinödeme, Hirn- und Lungenödem, Rasselatmung («death rattle»), verstärkter Aszites, verstärkte gastrointestinale Sekretion (z. B. bei Ileussymptomatik) vor allen bei intravenöser Flüssigkeitsgabe (Klaschik/ Nauck, 2002: 242)
	• Der Patient befindet sich in den letzten Lebenstagen bzw. -stunden, erhält keine Medikamente, die zwingend über die Nieren ausgeschieden werden, und weist keine ihn belastenden Dehydratationssymptome auf (soweit dies zu objektivieren und zu verifizieren ist) (Neuenschwander et al. 2000: 118).

- Wo befindet sich der Patient? (Vogel, 2000; Frage nach dem Versorgungskontext mit seinen Möglichkeiten und Grenzen)
- Wer betreut den Patienten? (Frage der Ressourcen und Kompetenzen)
- Was kann von vornherein vermieden werden? (Prävention)
- Wie gestaltet sich die interdisziplinäre Einschätzung? (Assessment)
- Wie gestaltet sich der Verlauf? (Dokumentation)
- Wie gestaltet sich die interdisziplinäre Beurteilung? (Evaluation und Anpassung).

Fazit

Im Vordergrund steht die bestmögliche Einflussnahme auf das Wohlbefinden des Sterbenden bis zuletzt. Es gilt, bei einer Flüssigkeitssubstitution den Verlauf nach spätestens 24–48 Stunden interdisziplinär (wenn möglich mit Angehörigen) zu evaluieren und entsprechend anzupassen. Bei unklarer Ausgangslage und schlecht einzuschätzender Situation steht ein Therapieversuch vor dem Therapieverzicht (Klaschik/Nauck, 2002: 242).

Eine terminale Dehydratation in den letzten Lebenstagen (verstanden als *physiologisches* Flüssigkeitsdefizit) ist primär nicht zu behandeln, bedarf jedoch der Aufmerksamkeit und einer engmaschigen Beobachtung des Sterbenden, um belastende Symptome rechtzeitig zu erkennen und (falls indiziert) gezielt – aber so wenig invasiv wie möglich – anzugehen.

Indikationen einer kurzfristigen therapeutischen *Rehydratation* in den letzten Lebenstagen

Der Versuch einer terminalen Rehydratation in den letzten Lebenstagen kann für 12–24 Stunden unternommen werden, wenn der Sterbende unter belastenden Symptomen leidet. Danach ist eine Evaluation der Gesamtsituation mit allen Beteiligten unter Berücksichtigung folgender Punkte geboten:

- ausdrücklicher Wunsch des Patienten
- Agitiertheit
- Delir, Verwirrtheit
- Nausea/Emesis
- Kopfschmerzen
- Schmerzen
- extremes Durstgefühl, das durch regelmäßige Munderfrischung nicht zu reduzieren ist; medikamentös bedingte Xerostomie, die mit Durst verwechselt wird, überprüfen und – wenn möglich – die Medikamente anpassen
- Myoklonien, eventuell durch Toxizität hochpotenter Analgetika
- akute Verschlechterung des Allgemeinzustands ohne medizinisch/pflegerisch nachvollziehbare Erklärung.

Indikationen für eine therapeutische Dehydratation in den letzten Lebenstagen

Bei einer therapeutischen Dehydratation in den letzten Lebenstagen sollten folgende Punkte berücksichtigt werden:

- ausdrücklicher Wunsch des Patienten
- reduzierte Urinproduktion und -ausscheidung (dadurch weniger Urinausscheidung, weniger Urininkontinenz, bestmöglicher Verzicht auf einen Blasenkatheter)
- reduzierte Produktion von gatrointestinalen Säften, dadurch weniger Nausea/Emesis (z. B. bei Ileussymptomatik)
- reduzierte Ödembildung (v. a. bei ausgeprägten peripheren Ödemen)
- reduzierte bronchiale Sekretion (v. a. zur Vermeidung oder Reduktion von einer Rasselatmung)
- Klaschik und Husebø (2003) weisen jedoch kritisch darauf hin, dass die natürlichen Sekretionen durchaus reduziert werden können, dass jedoch die Kapillarmembran bei Pneumonie oder ausgeprägter Tumorinfiltration der Lunge derart defekt ist, dass mit einer Minderung der Sekretion in den Lungen nicht zu rechnen ist (Klaschik/Husebø, 2003: 271).
- Unterstützung der Analgesie als Folge einer Ausschüttung von körpereigenen Endorphinen. Die Ausschüttung von Endorphinen kann aber unter Umständen auch eine Reaktion auf aktuelle Leidenszustände wie Angst, Schmerzen und Dyspnoe sein (Klaschik/Husebø, 2003: 271). Dies gilt es wiederum kritisch und sorgfältig abzuklären, aufmerksam zu erfassen und im Verlauf engmaschig zu dokumentieren.

Pflegerische Konsequenzen bei therapeutischer Dehydratation

Wichtig ist Folgendes:

- rechtzeitiger und vorausschauender Einbezug des Patienten und seiner Angehörigen
- Patientenedukation (frühzeitige Aufklärung, Information, Beratung)
- informierte Zustimmung («informed consent») anstreben (s. Kap. 10.7 und 12.2)
- Hautpflege

- Dekubitusprophylaxe
- kompetente, kreative Munderfrischung/-pflege (Basale Stimulation)
- Schmerzassessment (Schmerzerfassung, -verlaufskontrolle und -dokumentation bis zuletzt berücksichtigen)
- stufenweise Reduktion hochpotenter Opioide (langsam austitrieren).

Neuenschwander et al. (2000) empfehlen bei einer therapeutischen Dehydratation mit Verdacht auf Kumulation aktiver Opioidmetaboliten:

- allmähliche Reduktion der aktuellen Opioiddosis
- Reduktion der Verabreichungsfrequenz der Basismedikation
- Beibehalten der Reservedosis mit einem Verabreichungsintervall, das von der individuellen Wirkungsdauer des betreffenden Patienten abhängt (Neuenschwander et al., 2000: 118).

Zusammenfassung

Die Subkutantherapie erscheint in der Palliative Care als einfaches und wenig invasives Verfahren zur subkutanen Verabreichung ausgewählter Medikamente sowie zur Flüssigkeitszufuhr (Hypodermoklyse) in der letzten Lebensphase. Es erscheint wichtig, dass sich die Betreuenden primär darauf einigen, was ihr eigenes Grundverständnis der Gestaltung der terminalen Lebenszeit umfasst. In diesem Kapitel wurde die terminale Lebenszeit mit den letzten Lebenswochen, -tagen und -stunden umschrieben. Mit diesen Ausführungen sollte dafür sensibilisiert werden, dass die Subkutantherapie in der letzten Lebenszeit nicht nur im Kontext des oft kontrovers geführten ethischen Diskurses über die terminale Hydratation (Flüssigkeitszufuhr) bzw. die terminale Dehydratation (therapeutische Flüssigkeitsreduktion) zu thematisieren ist. Letztlich geht es einzig um eine patientenorientierte Grundhaltung und um gezielte palliative Interventionen zur Linderung umfassender belastender Symptome in der letzten Lebensphase. Nach der WHO-Definition der Palliative Care aus dem Jahre 2002 erscheint sowohl die Subkutantherapie als auch die terminale therapeutische Dehydratation als ein weiterer herausragender Ansatz, um das individuelle Wohlbefinden von Betroffenen und ihren Angehörigen zu unterstützen.

Abschließende Fragen zur Reflexion

- Was verstehen Sie unter terminaler Hydratation bzw. therapeutischer Dehydratation in der palliativen Betreuung eines Schwerkranken und Sterbenden?
- Ist die Subkutantherapie an Ihrem Arbeitsplatz zur Betreuung Schwerkranker und Sterbender bekannt, und wie wird sie konkret umgesetzt?
- Woran orientieren Sie sich in der interdisziplinären Diskussion zur Subkutantherapie oder zur therapeutischen Dehydratation?
- Welche Argumente und Kernaspekte leiten Ihren ethischen bzw. interprofessionellen Diskurs?

Verwendete Literatur

Abderhalden, C.; Ricka, R. (Hrsg.): Flüssigkeitsdefizit (Dehydratation). In: Doenges, M. E.; Moorhouse M. F.; Geissler-Murr, A. C.: Pflegediagnosen und Maßnahmen. Huber, Bern 2003.

Bausewein, C.; Roller, S.; Voltz, R. (Hrsg.): Leitfaden Palliativmedizin. Urban & Fischer, München/Jena, 2004.

Bausewein, C.; Twycross, R.; Wilcock, A. (Hrsg.): Arzneimitteltherapie in der Palliativmedizin. Elsevier, München 2005.

Beard, J. C.; Hall, S.; Squire, J.: Symptom Control in Terminal Care: the Thorpe Hall Guide. Cromwell Press, Trowbridge, Wiltshire, UK 2000.

Doenges, M. E.; Moorhouse, M. F.; Geissler-Murr, A. C.: Pflegediagnosen und Maßnahmen. Huber, Bern 2003.

Ellershaw, J. E.; Sutcliffe, J. M.; Saunders, C. M.: Dehydration and the dying patient. Journal of Pain and Symptom Management, 10 (1995): 192–197.

Garms-Homolová, V.: Assessment für die häusliche Versorgung und Pflege. Resident Assessment Instrument – Home Care RAI HC 2.0. Huber, Bern, 2002.

Georg, J.: Flüssigkeitsdefizite und Trinkförderung. NOVA, 7/8 (2003): 11–13.

Holzer-Pruss, C.: Die Belastungen der Angehörigen. In: Käppeli, S. (Hrsg.): Pflegekonzepte. Phänomene im Erleben von Krankheit und Umfeld, Bd. 3. Huber, Bern 2000.

Husebø, S.; Klaschik, E. (Hrsg.): Palliativmedizin. Schmerztherapie, Gesprächsführung, Ethik. Springer, Berlin/Heidelberg/New York 2003, 3. A.

Jonen-Thielemann, I.: Die Terminalphase. In: Aulbert, E.; Zech, D. (Hrsg.): Lehrbuch der Palliativmedizin. Schattauer, Stuttgart/New York 2000, 1. Nachdruck.

Kedziera, P.: Hydratation, Thirst, and Nutrition. In: Rolling-Ferrell, B.; Coyle, N. (eds.): Textbook of Palliative Nursing. Oxford University Press, Oxford/New York 2001.

Klaschik, E.: Flüssigkeitssubstitution in der Sterbephase. In: Husebø, S.; Klaschik, E.: Palliativmedizin. Schmerztherapie, Gesprächsführung, Ethik. Springer, Berlin/Heidelberg/New York 2003.

Klaschik, E.; Nauck, F.: Flüssigkeitssubstitution, Durst und Mundtrockenheit. In: Schmerz bei Tumorerkrankungen.

Interdisziplinäre Diagnostik und Therapie. Wissenschaftliche Verlagsgesellschaft, Stuttgart 2002.

Ludwig, C. A.: Flüssigkeitssubstitution in der Terminalphase. In: Aulbert, E.; Zech, D. (Hrsg.): Lehrbuch der Palliativmedizin. Schattauer, Stuttgart/New York 2000, 1. Nachdruck.

Musgrave, C. F.; Bartal, N.; Opstad, J.: The sensation of thirst in dying patients receiving i.v. hydration. Journal of Palliative Care, 11 (1995) 4: 17–21.

Neuenschwander, H.; Steiner, N.; Stiefel, F.; de Stoutz, N.; Humbert, N.; Laurent-Gagnon, T. St.: Palliativmedizin auf einen Blick. Ein Handbuch für Ärztinnen und Ärzte. Krebsliga, Bern 2000.

Pschyrembel. Klinisches Wörterbuch. De Gruyter, Berlin/New York 1998.

SBK/ASI – Schweizer Berufsverband der Pflegefachfrauen und Pflegefachmänner (SBK) – Association suisse des infirmières et infirmiers, Associazione svizzera infermiere e enfermieri (ASI): Ethik in der Pflegepraxis. SBK, Bern 2003.

Student, J. Chr. (Hrsg.): Das Hospiz-Buch. Stellungnahme zum Problem des Austrocknens von sterbenden Menschen. Lambertus, Freiburg i. Br. 1999: 255–258.

Thorns, A.; Garrard, E.: Ethical issues in care of the dying. Issues of hydration. In: Ellershaw, J.; Wilkinson, S.: Care of the dying. A pathway to excellence. Oxford University Press. Oxford/New York 2003.

Vogel, B. (2000): Dehydratation bei Sterbenden, Erkennen – Benennen – Lindern. Info*kara*, 5 (2000) 4: 29–35.

Weissenberger-Leduc, M. (Hrsg.): Handbuch der Palliativpflege. Springer, Wien/New York 2002.

WHO – World Health Organization: National cancer control programs: policies and managerial guidelines (2nd edn.). WHO, Genf 2002 (www.who.int/cancer).

Weiterführende Literatur

Benner, P.; Tanner, C. A.; Chesio, C. A.: Pflegeexperten. Pflegekompetenz, klinisches Wissen und alltägliche Ethik. Huber, Bern 2000.

Benner, P.: Stufen zur Pflegekompetenz. From Novice to Expert. Huber, Bern 1997, 2. Nachdruck.

Davy, J.; Ellis, S.: Palliativ pflegen. Sterbende verstehen, beraten und begleiten. Deutschsprachige Ausgabe herausgegeben von Markus Feuz. Huber, Bern 2003.

Ewers, M.; Schaeffer, D. (Hrsg.): Am Ende des Lebens. Versorgung und Pflege von Menschen in der letzten Lebensphase. Huber, Bern 2005.

Faull, C.; Woof, R.: The syringe driver: a useful way to deliver drugs. In: Faull, C.; Woof, R. (eds.): Palliative Care. An Oxford Core Text. Oxford University Press, Oxford/New York 2002.

Fürst, C. J.; Doyle, D.: The terminal phase. In: Doyle, D.; Hanks, G.; Cherny, N.; Calman, K.: Oxford Textbook of Palliative Medicine. Oxford Universitiy Press, Oxford/New York 2004, 3rd edition.

Georg, J. (Hrsg.): NANDA International. NANDA-Pflegediagnosen. Definition und Klassifikation 2005–2006. Huber, Bern 2005.

Johnson, J.: The Syringe Driver. In: Faull, C.; Carter, Y.; Woof, R. (eds.): Handbook of Palliative Care. Blackwell Science, Oxford 1998.

Kemp, C.: Terminal Ilness. A Guide to Nursing Care. Lippincott, Philadelphia/New York/Baltimore 1999, 2nd edition.

Lademann, J.: Hospital at Home: Häusliche Versorgungskonzepte für schwer kranke und intensiv pflegebedürftige PatientInnen. Veröffentlichungsreihe des Instituts für Pflegewissenschaft an der Universität Bielefeld (IPW), Bielefeld 2000 (www.uni-bielefeld.de/IPW).

Lugton, J.; Kindlen, M.: Palliative Care. The Nursing Role. Churchill Livingstone, Edinburgh/London 2002.

O'Connor, M.: Nutrition and hydratation issues in palliative care. In: Aranda, S.; O'Connor, M.: Palliative Care Nursing: A Guide to Practice. Ausmed Publications, Melbourne 2002.

Reutimann, E.: Informationssammlung zur terminalen Dehydratation. Diplom- und Literaturarbeit. Höhere Fachausbildung in Pflege Stufe II. WE'G Weiterbildungszentrum für Gesundheitsberufe SRK, Aarau 2002.

Schaeffer, D.; Günnewig, J.; Ewers, M.: Versorgung in der letzten Lebensphase. Analyse einzelner Fallverläufe. Veröffentlichungsreihe des Instituts für Pflegewissenschaft an der Universität Bielefeld (IPW), Bielefeld 2003 (www.uni-bielefeld.de/IPW).

Schreier, M. M.: Positionspapier zur Grundsatzstellungnahme «Ernährung und Flüssigkeitsversorgung älterer Menschen». Z. PrinterNet 7 (2005) 8: 423–429.

6.9 Vom Umgang mit Angst und Depressionen in der Palliativbetreuung

H. C. Müller-Busch

«Der Himmel hat dem Menschen als Gegengewicht gegen die vielen Mühseligkeiten des Lebens drei Dinge gegeben: Die Hoffnung, den Schlaf und das Lachen.»
(Immanuel Kant, 1724–1808)

Abstract

Angst und Depression gehören zu den häufigsten, aber auch zu den am wenigsten beachteten und anerkannten Erkrankungen. Die Gesamtprävalenz von spezifischen Depressionen und Angsterkrankungen wurde in verschiedenen Ländern Europas in einer WHO-Studie mit ca. 20 % ermittelt (Üstün/Sartorius, 1995). Die meisten dieser Patienten werden nicht adäquat behandelt. Obwohl Angsterkrankungen und Depressionen in allen Lebensphasen auftreten, haben sie in der Palliativbetreuung sterbenskranker Menschen einen besonders hohen Stellenwert. Allerdings mangelt es oft sowohl bei Ärztinnen und Ärzten als auch bei Pflegenden an fachlichen und therapeutischen Grundlagen und Erfahrungen im Umgang mit Ängsten, Depressionen und psychischen Problemen in sterbensnahen Situationen. Vieles geschieht «einfach aus dem Bauch heraus», wodurch manchmal mehr Probleme geschaffen als gelöst werden.

Hinzu kommt, dass die Tabuisierung und Unsicherheit im Umgang mit dem Thema Tod und Sterben in unserer Gesellschaft dazu geführt hat, dass wir meist nicht wissen, wie weit wir natürliche Gefühle wie Ängste, Trauer und Depression im Angesicht des Todes und in der Begleitung des Sterbens zulassen dürfen bzw. wie und wann wir sie ansprechen, ihnen begegnen sollen. Die wenigsten wagen es auch, in diesem Zusammenhang Hoffnungen aufzuzeigen oder anzusprechen.

Studienziele

Nach Abschluss dieses Kapitels wird die bzw. der Lernende in der Lage sein:

- körperliche und psychische Manifestationen von Ängsten und Depressionen und deren Ursprünge zu erkennen und zu erläutern.
- «normale» und pathologische Formen der Angst bei sterbenskranken Menschen zu unterscheiden und zu erklären.
- die Sprache der Angst und die Signale der Depression besser zu verstehen und einzuordnen.
- im Umgang mit Angst und Depression in der Palliativbetreuung sicherer zu sein.
- Suizidalität zu erkennen und einen angemessenen Umgang mit Suizidabsichten zu finden.

Schlüsselwörter

Angst, Todesangst, Furcht, Depression, Trauer, pathologische Angst, Suizidabsichten

Einleitung – «Sterben und Tod machen Angst!»

Dieser Satz in der Überschrift gilt nicht nur für die Betroffenen, sondern auch für Angehörige, Ärzte und Pflegende und alle Professionen. Insofern ist der Umgang mit Angst ein wichtiger Aspekt der Sterbebegleitung. In unserer Gesellschaft wird das Thema Tod oft ausgeklammert – alle haben Angst davor.

Den nahen Tod vor Augen empfinden wohl die meisten Menschen zunächst einmal Angst: Angst vor Schmerzen, Angst vor dem Alleinsein, Angst vor dem Sterben, aber auch Angst vor dem Tod bzw. vor dem, was nach dem Sterben ist.

In Zusammenhang mit Sterben und Tod lassen sich nach Collett und Lester vier Dimensionen der Angst in Bezug auf die eigene oder andere Personen unterscheiden:

- Angst vor dem eigenen Sterben
- Angst vor dem eigenen Tod
- Angst vor dem Sterben anderer und
- Angst vor dem Tod anderer (Collett/Lester, 1969).

Das Akzeptieren von Sterben und Tod, Sterben und Tod als einen natürlichen Prozess zu betrachten, gehört zu den Grundprinzipien der Palliative Care. Dazu gehört auch der Umgang mit Angst. Auch in der Palliativbetreuung sollten zwei zu unterscheidende Qualitäten der Angst differenziert werden: Die eigentliche Ängstlichkeit oder Angst vor Sterben und Tod als eine zeitlich und situativ überdauernde emotionale Eigenschaft und die eher als Bedrohung empfundene, aber häufig situativ bestimmte aktuelle Befindlichkeit (Wittkowski et al., 2004), die als Todesangst erlebt wird. Erstere ist in der Regel das Ergebnis einer antizipierenden Auseinandersetzung mit der Bedrohung des eigenen Lebens, ohne dass eine aktuelle Gefährdung vorliegt, während Todesangst einen emotionalen Zustand bezeichnet, der durch eine reale Gefahr ausgelöst wird. Bezieht sich der emotionale Zustand auf ein unmittelbar gegebenes Objekt, so sprechen wir eher von «Furcht», während die Bezeichnung «Angst» benutzt wird, wenn eine unbestimmte mittelbare Bedrohung gegeben ist (Ochsmann, 1993). Furcht ist auf etwas Bestimmtes gerichtet, Angst bezieht sich mehr auf das Unbestimmte, Fremde und ist gegenstandslos. Todesangst ist immer etwas, dem die eigene Erfahrung fehlt.

Normale und pathologische Angst bei Sterbenskranken

Auch in ihren etymologischen Ursprüngen im althochdeutschen «angus» oder dem lateinischen «angor» verweist Angst auf Enge, Bedrängnis, Beklemmung, Würgen (Seebold, 1999). Jaspers unterschied die vitale Angst als spezifische Gefühlsempfindung, die häufig mit körperlichen Beschwerden, wie Druck-, Erstickungs-, Engegefühlen, Schlaflosigkeit und Schmerzen, verbunden ist und z. B. als Angina pectoris oder Atemnot oft gut lokalisiert werden kann. Von dieser ist die existenzielle Angst abzugrenzen, die sich als «eine Grundverfassung des sich in Grenzsituationen offenbar werdenden Daseins, dieses Ursprungs der Existenz» manifestiert (Jaspers, 1973).

Ein häufiges und qualvolles Gefühl ist die Angst. Furcht ist auf etwas gerichtet, Angst ist gegenstandslos. Als Engegefühl des Herzens ist die Angst vital, unterscheidbar als stenokardische Angst (bei Angina pectoris) und als Erstickungsangst (bei Lufthunger, z. B. dekompensierten Kreislaufstörungen). Angst ist aber auch ein ursprünglicher Seelenzustand, in Analogie zur vitalen Angst immer das Dasein im Ganzen betreffend, es durchdringend und beherrschend. Von einer inhaltlosen, gewaltigen Angst, die zur Trübung des Bewusstseins und rücksichtslosen Gewaltakten gegen sich selbst und andere führt, bis zur leichten, als fremd und unverständlich empfundenen Ängstlichkeit gibt es alle Grade.

In der Konfrontation mit Ängsten und Depressionen in der Palliativbetreuung, d. h. bei unheilbar kranken Menschen, deren Empfindungen angesichts des nahenden Todes verständlich sind, stellt sich häufig die Frage, wann und in welchen Situationen Angst ins Krankhafte umschlägt und mit welchen Maßnahmen dieser Angst begegnet werden kann.

Häufigkeit und Intensität von Ängsten in der Begegnung mit Sterben und Tod sind von religiösen, ethnischen, kulturellen und – in gewissen Grenzen – vom Ausprägungsgrad der Angstdisposition abhängig (Spielberger, 1975). Kinder, junge Erwachsene und alte Menschen äußern weniger Ängstlichkeit als Menschen im mittleren Erwachsenenalter (Wittkowski, 2002), auch wenn bei älteren Menschen die Angst vor dem Sterben sehr stark auch von religiösen Überzeugungen und den Lebensumständen bestimmt wird (Ochsmann, 1993). Frauen haben meist größere Angst vor dem Tod als Männer (Neimeyer et al., 2003). Auch früheres Erleben von Sterbesituation im eigenen sozialen Umfeld bestimmt die Angst angesichts des eigenen Todes. Menschen, deren Leben durch frühe Sterbeerfahrungen geprägt wurde, sorgen sich mehr um die Auswirkungen und Belastungen ihres Todes für ihre Familie und die Gesellschaft, während Menschen, die erst kürzlich den Verlust eines nahe stehenden Menschen erfahren mussten, weniger Angst vor dem eigenen Sterben und der existenziellen Schwellensituation des Todes angaben (Florian/Mikulincer, 1997).

Umfangreiche frühere Untersuchungen zeigten, dass zwischen Gesundheitsstatus, terminalen Erkrankungen und Angst vor Sterben und Tod keine eindeutigen Beziehungen bestehen (Feifel et al., 1997), sodass weniger bestimmte Erkrankungen, wie z. B. bestimmte Krebserkrankungen, sondern eher intrapersonelle und interpersonale Faktoren, wie Coping, soziale Unterstützung und religiöse Überzeugungen, die Ausprägung, Art und Stärke von Ängsten zu bestimmen scheinen (Neimeyer et al., 2004).

Die Gewissheit des Todes wird von vielen Menschen als bedrohlich und existenziell erschreckend und die Todesangst als bedrängend empfunden. Dennoch stellt sich in der Palliativsituation immer wieder die Frage, ob und wann Angst als pathologisches Phänomen zu verstehen ist, und wann man dieser Angst mit therapeutischen Maßnahmen begegnen muss. Die Übergänge von der normalen Angst zur krankhaften Angst bis in den Teufelskreis einer sich verselbstständigenden Angsterkrankung mit Panikattacken, Zwangsstörungen und Somatisierungsreaktionen sind fließend und werden wohl auch in besonderem Maße von einer einfühlsamen psychosozialen Betreuung in allen Stadien einer zum Tode führenden Erkrankung bestimmt. Sicherlich ist die Diagnose «Krebs» immer mit einer seelischen Belastung verbunden, die nicht nur die von der Krebserkrankung Betroffenen, sondern auch ihr soziales Umfeld betrifft. So haben im Vergleich zur Allgemeinbevölkerung Tumorpatienten mit 30–40 % eine deutlich höhere Prävalenz an psychischen Erkrankungen (Breitbart et al., 1998). Bestehende Persönlichkeitsstörungen, wie Angst und Depression, sind bei Krebspatienten zwar nicht häufiger als in der sonstigen Bevölkerung anzutreffen, aber dennoch bedeutet dies, dass bei mindestens 20 % der Krebspatienten auch bestehende Angsterkrankungen oder Depressionen in der Betreuung zu berücksichtigen sind. Diese Vorbelastung kann die Auseinandersetzung mit der Bedrohung durch Tod und Krankheit erheblich erschweren.

Kommunikation mit der Angst

Viele der Ängste bei Palliativpatienten sind Fragen, denen mit Zuwendung, Aufmerksamkeit und Aufklärung begegnet werden kann und muss. Insofern stellen eine vertrauensvolle Beziehung und Kommunikation die wichtigste Grundlage für einen guten Umgang mit Angst und deren Bewältigung dar. Dabei sind die einfachen Antworten nicht immer die guten und meist auch nicht die richtigen. Diggory und Rothman (1961) nennen sieben Werte, mit denen sich Menschen mit unheilbaren Erkrankungen auseinander setzen und die durch den Tod bedroht werden:

1. den Kummer für Angehörige und Freunde
2. das Ende der Sorge um die Angehörigen
3. das Ende aller Pläne und Aktivitäten
4. das Ende aller Erfahrungen
5. die Schmerzhaftigkeit des Sterbens
6. das Schicksal des Körpers nach dem Tod und
7. die Ungewissheit über ein Leben nach dem Tod.

Das Erkennen von Angstphänomenen in der Palliativsituation erfordert zunächst einmal Aufmerksamkeit für die unterschiedlichen Mechanismen, mit denen sich Menschen im Laufe ihrer Erkrankung mit diesen Fragen auseinander setzen. Diese Auseinandersetzung ist in den verschiedenen Stadien einer nicht zu heilenden Erkrankung auch unterschiedlich.

Grundlage der Betreuung von Patienten mit Angststörungen ist die Kommunikation durch stützende Gespräche und emotionale Zuwendung. Die Ängste sollten und müssen angesprochen und verbalisiert werden. Körpernahe Verfahren und künstlerische Therapien können die Verbalisierung erleichtern. Mit geringem Aufwand können dadurch häufig bessere Voraussetzungen für oft schwierige und belastende Situationen geschaffen werden. Bei Panikattacken, Zwangsstörungen, anderen schweren Angstsymptomen und Komorbidität mit anderen psychiatrischen Erkrankungen sollten vertrauensfördernde und verhaltenstherapeutische Verfahren und anxiolytische Medikamente eingesetzt werden. Der Einsatz von Medikamenten stößt allerdings gerade bei Angstpatienten in der Vorstellung, dadurch könne die Grunderkrankung unter Umständen gefördert bzw. alles nur noch schlimmer werden, häufig auf Widerstand, sodass es in solchen Situationen auch eine Aufgabe des Palliativteams ist, über Sinn und Vorteil einer anxiolytischen Komedikation aufzuklären.

In frühen Erkrankungsstadien sind die Ängste häufig durch Unsicherheiten, über das, was alles wann kommen kann, bestimmt. Sie werden sehr stark von den individuellen Bewältigungsstrategien im Umgang mit der Unheilbarkeit einer Erkrankung, mit Vorerfahrungen und unter Umständen auch von bestehenden Angsterkrankungen oder Depressionen beeinflusst. Die Bedeutung von Persönlichkeitsfaktoren für die individuelle Entwicklung in lebensbedrohlichen Situationen und für einen «gesunden» Umgang mit lebensbedrohenden Erkrankungen ist in mehreren Untersuchungen überzeugend nachgewiesen worden (Eysenck, 1994; Spiegel et al., 1989). Bei Menschen mit einer ängstlichen Persönlichkeitsstruktur oder Angsterkrankung konnten beim Auftreten einer Krebserkrankung stärkere Verweigerungsreaktionen, wie z. B. Krankheits-, aber auch Therapieverleugnung oder -ablehnung, beobachtet werden. Aber auch die Unfähigkeit und Unsicherheit, Entscheidungen über Diagnostik und Therapie zu treffen, wird häufiger bei Menschen mit ängstlicher Persönlichkeitsstruktur beobachtet. Die Angst kann sich aber auch in aggressiver Wut gegenüber Pflegenden und Angehörigen manifestieren. Bei mehr depressiv gestimmten Menschen findet man eher Annahmereaktionen, die sich einerseits in Verzweiflung, aber auch in Gefühlen, der Krankheit und ihrem Verlauf ohne Kontrollmöglichkeit ausgeliefert zu sein, äußern können. Das Gefühl, jeglichen Halt oder den Boden unter den Füßen verloren zu haben, kann zu ziel- und zeitlosen Reaktionen führen, die in extremen Formen mit Desorientierung oder Verwirrtheit einhergehen, ohne dass dafür ein somatisches Korrelat zu finden ist. Hinzu kommen häufig Schuldgefühle, die Suche nach Sinn bis zur Verklärung, aber auch scheinbar sehr rationale, wenn auch unrealistische Zukunftsplanungen.

Ängste in der Terminalphase

Ängste in der Terminalphase nach einer eventuell lange schon gelebten Erkrankung beziehen sich meist auf die eigentliche Sterbesituation selbst. Dabei sind häufig Wesensveränderungen zu beobachten, z.B. Verwirrtheit, Aggressivität, Delirium, Zeitverlust, aber auch Abwendung, versagender Stimme und ein «leerer» Blick, in denen einerseits – wie es manchmal scheint – die intensive Begegnung mit der persönlichen Bilanz eines zu Ende gehenden Lebens zum Ausdruck kommt, die in unterschiedlichsten Träumen, Gefühlen und Visionen «erlebt» wird und andererseits auch die besondere Auseinandersetzung mit der Ungewissheit im Angesicht des nahen Todes zum Ausdruck kommt.

Zunehmend werden wir auch in der Palliativbetreuung mit Patienten konfrontiert, bei denen die Feststellung der Unheilbarkeit erst wenige Monate, Wochen oder sogar Tage zurückliegt und die sich dann mit ihren individuellen Anpassungs- und Abwehrmechanismen mit der Begrenztheit ihrer Lebenszeit auseinander setzen müssen. Diese intrapsychischen Abwehrmechanismen haben in der Regel für den Einzelnen eine wichtige Schutzfunktion, sie können aber auch zu erheblichen Konflikten mit der Umwelt führen, besonders dann, wenn die Bedeutung dieser Abwehrmechanismen für die Krankheitsbewältigung nicht erkannt, respektiert und verstanden wird. Die beiden wichtigsten Abwehrmechanismen sind die Verdrängung und Verleugnung:

- Das «Nicht-wahrhaben-Wollen» – die Todesnähe wird aus dem Bewusstsein ausgeklammert, die Krankheit ignoriert, z.B. indem Pläne geschmiedet werden, deren Realisierung für andere unwahrscheinlich ist, oder indem Informationen und Anregungen einfach nicht aufgenommen werden.
- Ein anderer Mechanismus ist die Projektion der Gefühle um die eigene Person auf andere Personen. Dies kann geschehen durch die Sorge um Angehörige, die davon ablenken soll, dass die eigenen Probleme wahrgenommen werden.
- Weitere Mechanismen sind Vermeidungsverhalten, Aggressionen, übermäßige Anpassung, Regression in kindliche Verhaltensweisen und Abhängigkeiten, Sublimierung, Rationalisierung und Konzentration auf Randprobleme, durch die das eigene Verhalten immer wieder begründet und gerechtfertigt wird, etwa indem die Einnahme von Schmerzmittel aus Angst vor Abhängigkeit vermieden wird (Ratsak, 1997).

Die normalen «vitalen» Ängste bei Sterbenskranken beziehen sich auf Schmerzen, Ersticken, Alleinsein, Kontrollverlust, Totsein und Nicht-Totsein. Sie sind als natürlich Reaktion auf die Probleme anzusehen, die das Wissen um die unerwartete Begrenztheit des Lebens gebracht hat, und häufig auch von einer Depression begleitet. Sie können auch mit sozialen Ängsten, dem Verlust von Beziehungen, finanziellen Sorgen und Autonomieverlust einhergehen. Es ist ganz wichtig, diese Gefühle anzusprechen, dies hilft im Umgang mit normalen Ängsten sehr gut. Information und Aufklärung, wirksame Arzneimittel zur Symptomkontrolle und menschliche Nähe können die normalen Ängste in der Regel so mindern, dass ein «gutes» und ruhiges Sterben ermöglicht wird. Eine wichtige Aufgabe der Palliativbetreuung liegt auch in der Auseinandersetzung mit der existenziellen Angst bei Sterbenskranken, die aus der bei allen Palliativpatienten bestehenden Beschäftigung mit existenziellen Fragen resultiert und sozusagen ein Wesensmerkmal des Palliativpatienten darstellt, auch wenn sich existenzielle Angst und Auseinandersetzung mit der Schwellensituation in ganz unterschiedlicher Weise bei einem Menschen vollzieht. Zur existenziellen Angst gehören Schuld und Schamgefühle, existenzielle Einsamkeit, das Gefühl, ausgeliefert zu sein, das Wissen um Vergänglichkeit, aber auch Hilflosigkeit und die Unfähigkeit, Entscheidungen zu treffen. Die Wahrnehmung und der Umgang mit existenziellen Ängsten sind für alle Professionen in der Palliativbetreuung eine Herausforderung, die nicht nur Erfahrung, Vertrauen und Einfühlungsvermögen verlangt, sondern auch Authentizität und Wahrhaftigkeit, vor allem aber die Fähigkeit zum aufmerksamen und verstehenden Dialog mit dem andern.

Angst, Schmerzen, Hoffnungslosigkeit, Depression und Schlaflosigkeit sind die wichtigsten Elemente der bei Sterbenskranken häufig zu beobachtenden Symptomspirale **(Abb. 6.9-1)**, die die Lebensqualität, aber auch die Umfangsformen in der Auseinandersetzung mit Sterben und Tod wesentlich bestimmen.

Abbildung 6.9-1: Symptomspirale bei Krebs nach Schara, Aulbert und Richter (Quelle: Richter et al., 1995)

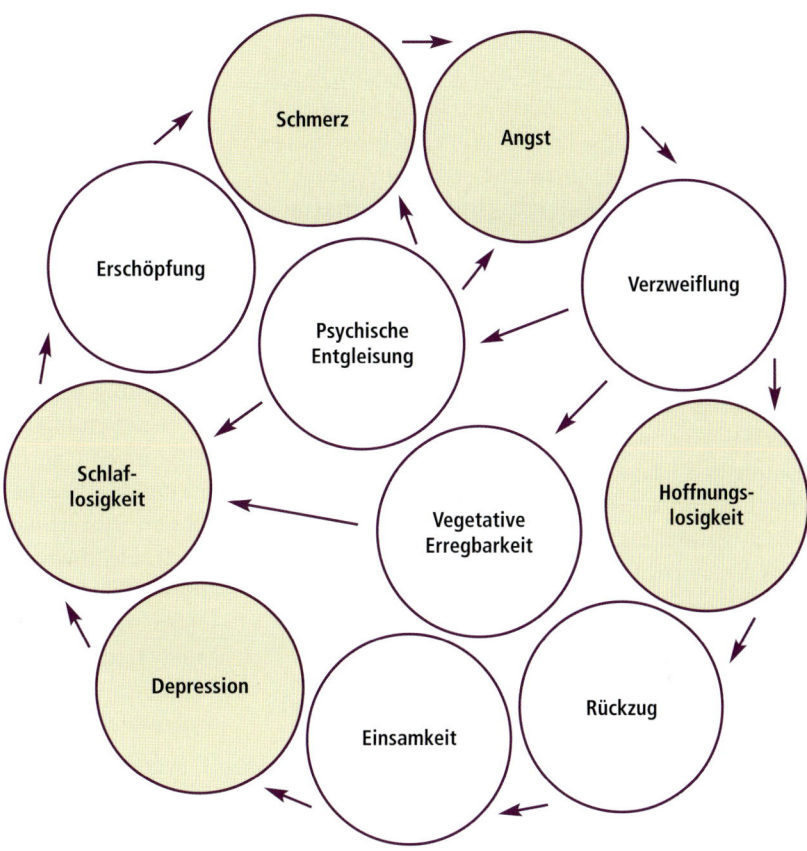

Angst als eigenständige Erkrankung in der Palliativsituation

Die Diagnose einer eigenständigen Angsterkrankung in der Palliativsituation muss dann in Erwägung gezogen werden, wenn Symptome, Verhalten, Leidensdruck und Reaktionen eines Schwerkranken für die Situation unangemessen sind und die Patienten keine Kontrollmöglichkeiten finden, mit den sie beherrschenden Erscheinungen umzugehen, bzw. die üblichen Arzneimittel versagen. Bei der Diagnose einer Angststörung sollte auf nonverbale Zeichen von Angst geachtet werden, die sich in Mimik und Haltung manifestierten (Ekman, 1988). Wichtiger scheint aber zu sein, durch vorsichtiges Fragen eine verbale Schilderung der Stimmung und Selbstwahrnehmung des Patienten zu bekommen.

Angst und Schmerz bei Sterbenskranken sind Geschwister. Und wie beim Schmerz lassen sich auch bei der Angst eine biologisch-physiologische Komponente, eine kognitiv-evaluative Komponente, eine Erlebniskomponente und eine kommunikative Komponente, die durch Angstausdruck und Angstverhalten gekennzeichnet ist, unterscheiden (Müller-Busch, 2001).

Wenn Todesängste allerdings als Ausdruck einer Angsterkrankung auftreten und diese Ängste sich in unerträglichen körperlichen Symptomen, wie Herzbeschwerden und anderen Schmerzen, Schwindel, Atemnot und Schlaflosigkeit, äußern und diese Ängste auch mit Sterbewünschen verbunden werden, ist es manchmal schwer, den richtigen Weg zu finden und die Bedeutung der Ängste zu erkennen. Das folgende Beispiel mag dies verdeutlichen (s. Kasuistik).

Kasuistik: Frau K., eine früher erfolgreiche Schauspielerin und zuletzt angesehene Theaterkritikerin, kam wegen unerträglicher Schmerzen bei einem weit fortgeschrittenen Mammakarzinom zur stationären Aufnahme. Der Tumor hatte ihre Haut in ein brennendes Ekzem verwandelt und zu einem monströsen Ödem des rechten Arms geführt. Jede kleinste Bewegung schmerzte. Ihre durch Angst bzw. Hilflosigkeit ausgelösten Panikanfälle und bedrohlichen Aggressionen führten bald dazu, dass kaum eine der Pflegenden sie betreuen wollte oder konnte. Auch ihre Lebenspartnerin konnte sich der unkontrollierten Wut von Frau K. kaum entziehen, verbrachte jedoch in fast sklavischer Ergebenheit täglich fast 20 Stunden bei ihr. Die medikamentöse Therapie musste wegen intolerabler Nebenwirkungen immer wieder geändert werden und war so unbefriedigend, dass Frau K. immer heftiger nach der todbringenden Spritze zur Erlösung verlangte. In langen philosophisch-ethischen Diskursen erörterten wir das Für und Wider und die verschiedenen Formen der Sterbehilfe. Schließlich versprach ich ihr, nichts zu unternehmen, wenn sie selbst ihrer Qual ein Ende setzen würde – die Medikamente dazu hatte sie in ihrer Nachttischschublade. «Ich habe Angst, es selbst zu tun, denn ich habe Todesangst», meinte sie am nächsten Tag, und es wurde deutlich, wie sehr die Angst in ihren unerträglichen Schmerzen als Schrei nach Hilfe und ihre Verzweiflung als Sehnsucht zu leben zum Ausdruck kamen. In den nächsten Tagen ließen die Schmerzen deutlich nach, und es gelang, sie mit Unterstützung eines toleranten Pflegeteams nach Hause zu entlassen. Sie starb ca. 3 Wochen später unter palliativer Sedierung an Erschöpfung im Kampf gegen den Tod bzw. gegen das Nicht-sterben-Wollen, wie ihre Lebenspartnerin, die sie bis zuletzt aufopferungsvoll gepflegt hat, berichtete – ein anstrengendes Sterben, in dem die Angst und die aggressiven, pathologischen Abwehrmechanismen der Patientin für alle Beteiligten fast wie ein Martyrium empfunden wurden. Eine Angsterkrankung, die den körperlichen Zustand der Patientin ganz in den Hintergrund geraten ließ.

Depression bei sterbenskranken Menschen

Die Häufigkeit der Angaben zur Prävalenz von depressiven Erkrankungen bei Krebserkrankungen schwankt zwischen 4,5 und 77 % (Endicott, 1984). Patienten mit unheilbaren Erkrankungen haben etwa doppelt so häufig Depressionen wie die Normalbevölkerung (Cassem, 1995). Im Allgemeinen wird davon ausgegangen, dass ca. 20–25 % der Krebspatienten auch an einer Depression leiden (Bottomley, 1998). Dabei ist zu unterscheiden, ob schon vor dem Auftreten einer Krebserkrankung eine Depression bestand, eine familiäre Disposition gegeben ist oder die Depression erst reaktiv im Zusammenhang mit der lebensbedrohenden Erkrankung aufgetreten ist. Ein wesentliches Symptom einer Depression ist die Erschütterung des Selbstgefühls bis zur totalen Selbstwertverleugnung, was im Zusammenhang mit den Belastungen einer unheilbaren Erkrankung zu Sterbewünschen und besonders bei Männern auch zu erhöhtem Suizidrisiko führt (Breitbart/Krivo, 1998).

Sterbewünsche und Suizidabsichten bei sterbenskranken Menschen zu erkennen und ihnen angemessen zu begegnen ist eine wichtige Aufgabe in der Palliativbetreuung. Da Suizidwünsche auch in der Palliativsituation fast immer Ausdruck einer Depression sind, müssen psychische und somatische Symptome einer Depression rechtzeitig erkannt werden (s. Kästen).

Depression und Trauer

Die Depression sollte von der «vorbereitenden oder antizipierenden Trauer» unterschieden werden, die bei der Realisierung von Abschied und Verlust bei fast allen Sterbenskranken in unterschiedlicher Ausprägung zu beobachten ist und die Kübler-Ross eindrucksvoll beschrieben hat (Kübler-Ross, 1969). Trauer ist abhängig vom Diagnosezeitpunkt und der Krankheitsdauer (s. Kasten). Depressionen haben eine erhöhte Prävalenz bei fortgeschrittenen Erkrankungen und unbefriedigender Symptomkontrolle (s. Kasten).

Psychische Zeichen einer Depression

- Antriebsmangel
- Interesselosigkeit
- Zustand des Gefühlsverlusts, der inneren Leere
- Traurigkeit
- Resignation
- Pessimismus
- Hoffnungslosigkeit
- Angst und als Leitsymptom ein gestörtes Selbstwertgefühl, aber auch Entscheidungsschwierigkeiten
- Lern- und Konzentrationsstörungen
- Entschlusslosigkeit
- Passivität
- Grübeln und pessimistische Gedanken können auf eine Depression hinweisen.

> **Körperliche Symptome einer Depression**
>
> Sie sind besonders bei Menschen mit progredienten Krebserkrankungen häufig schwer zu erkennen und zu unterscheiden:
>
> - Müdigkeit (Fatigue)
> - Mattigkeit oder Bewegungsverlangsamung
> - Appetitstörungen
> - Gewichtsverlust
> - Schlafstörungen
> - Kopfdruck
> - Schmerzen oder Druck- und Kältegefühl.

> **Merkmale von Trauer und Depression**
>
> Während in der Trauer der Blick häufig nach *vorne*, auf das Unbestimmte, gerichtet ist, führt der Blick in der Depression in der Regel *zurück*. Trauernde können sich häufig auch über Kleinigkeiten freuen, während in der Depression die Freude keinen Platz hat, als fremd und störend empfunden wird.
>
> Trauer kommt meistens in Wellen, während eine Depression als eher konstante Stimmung den Betroffenen beherrscht. Elemente der Hoffnung und des Trostes können depressive Kranke selten erreichen.
>
> Auch wenn in der Trauer häufig der Wunsch nach einem baldigen Sterben geäußert wird, gelingt die Bewältigung der Trauer häufig ohne medikamentöse oder professionelle Unterstützung durch spirituellen Beistand und menschliche Nähe. In der Depression dagegen wird der Tod als Erlösung angesehen, da im Leben kein Sinn und kein Wert mehr gefunden wird.

Reflexive und reaktive Formen bei depressiven Symptomen

Bei depressiven Symptomen bei Sterbenskranken sollten *reflexive* Formen und *reaktive* Formen unterschieden werden. Während die reflexiven Formen mehr Trauerelemente zeigen und verstehende Signale benötigen, die die eigenen Bewältigungsfähigkeiten unterstützten, besteht bei reaktiven Formen nicht nur die Gefahr einer unbefriedigenden – und dadurch auch die Depression verstärkenden – Symptomkontrolle, sondern auch ein erhöhtes Suizidrisiko. Neben psychotherapeutischen Interventionen ist dann eine konsequente medikamentöse antidepressive Therapie angezeigt, durch die meist nicht nur die Depression gemildert werden kann, sondern durch die auch eine bessere Symptomkontrolle erreicht wird. In der Palliativbetreuung depressiver Menschen sollte in besonderer Weise auf Selbstwert steigernde Ansätze geachtet werden. Künstlerische Therapien, durch die nicht nur emotionale Ausdrucksmöglichkeiten und Distanzierungen möglich werden, sondern durch die auch Kreativität und Aktivität gefördert wird, haben in diesem Zusammenhang einen hohen Stellenwert.

Zum Umgang mit Depression und Suizidalität bei sterbenskranken Menschen

Das Erkennen, die Beachtung und der Umgang mit Suizidgedanken und -absichten ist auch in der Palliativbetreuung ein häufig tabuisiertes Thema. Bei ca. 45 % der Patienten mit einer unheilbaren Krankheit treten solche Gedanken im Laufe eine langen Krankheitsdauer auf, 8–10 % beschäftigen sich intensiv und andauernd mit der Möglichkeit der Selbsttötung. Suizidwünsche sind auch bei Sterbenskranken in über 90 % Ausdruck einer Depression bzw. einer emotionalen Not (Chochinov et al., 1995). Im Rahmen einer guten Palliativbetreuung nehmen die allermeisten dieser Patienten ihre Suizidabsicht zurück. In den meisten Fällen werden allerdings die Suizidgedanken nicht geäußert. Aufmerksamkeit sollte vor allem auf verbale oder nonverbale Verhaltensweisen gelegt werden, die auf Suizidabsichten hinweisen. Dazu gehört die Weigerung, Anregungen aufzunehmen, aggressives, aber auch zurückziehendes Verhalten. Wichtig sind Äußerungen, mit denen Sterbewünsche begründet werden, welche Ängste, Symptome und Vorstellungen dahinter stecken und wie die familiäre und soziale Unterstützung des Sterbewilligen aussieht. Die Belastung anderer ist ein häufig geäußerter Grund, der besonders auf eine Depression verweist, während soziale Isolation und eine aussichtslose soziale Perspektive, Selbstwertverlust und die Angst vor Kontrollverlust ernst zu nehmende Gründe sind, die andauernde Suizidwünsche und -pläne untermauern und auch von außen verstehbar erscheinen lassen. Ein Gespräch über existenzielle und spirituelle Fragen kann in solchen Situationen hilfreich sein, aber auch der Hinweis, dass Sterben und Tod immer Erfahrungen sind, die auch die Angehörigen und «Zurückbleibenden» bestimmen.

Gründe für das Äußern von Sterbe- und Suizidwünschen

Ein schwieriges, meist verdrängtes und nicht kommuniziertes Problem in der Palliativbetreuung ist das Verhalten von Pflegenden und Ärzten bei Anfragen zur Unterstützung von Sterbe- bzw. Suizidwünschen. Häufigster Grund für solche Anfragen ist dabei die Angst vor schweren Schmerzen bzw. vor unerträglichem Leid. Aber auch der Wunsch, Angehörige nicht zu belasten bzw. anderen nicht zur Last zu fallen, bestimmen die Wünsche nach Euthanasie bzw. assistiertem Suizid, wie eine niederländische Untersuchung zur Praxis der Euthanasie zeigte (van der Maas et al., 1996). In Terminalstadien von Krebserkrankungen treten Wünsche, das Herbeiführen des Todes zu beschleunigen meist erst dann auf, wenn sich die PatientInnen in ihren Beziehungen nicht mehr getragen fühlen. Sicherlich gehört zum Verlangen, den Tod vorzeitig herbeizuführen, eine starke Vertrauensbeziehung, die nicht enttäuscht werden und durch besondere Sensibilität und Empathie bestimmt sein sollte. Trotz allem Verstehen und Respekt sollte eine gewährende Haltung gegenüber solchen Wünschen aber nicht eingenommen werden, nicht nur aus juristischen, sondern besonders auch wegen der ethischen Prinzipien der Palliativbetreuung. Eine gewährende Haltung birgt zudem die Gefahr, dass sich Menschen in sterbensnahen Situationen zum Suizid gedrängt fühlen. Auch wenn Sterben akzeptiert wird, gehören Euthanasie und ärztlich assistierter Suizid nicht zum Verantwortungsbereich der Palliative Care (Materstvedt et al., 2004). Die sachliche und offene Behandlung von Sterbewünschen, Suizidgedanken und -absichten im Palliativteam sollte dazu beitragen, auch in schwierigen Situationen mit sozialer und psychologischer Kompetenz sicherer zu werden und mit palliativmedizinischen Möglichkeiten einen gemeinsamen Weg zu finden. Eine befriedigende Symptomkontrolle, ein guter Schlaf, Hoffnung, Freude und Lachen sind die wichtigsten Voraussetzungen, um auch das Leben am Ende des Lebens bedeutungsvoll (Breitbart/Heller, 2003) und lebenswert zu machen.

Zusammenfassung

Der verständige und einfühlsame Umgang mit Angst, Trauer und Depressionen ist ein essenzieller Bestandteil der Palliative Care. Angst und Trauer sind nicht nur der Begleiter vieler anderer Probleme, sondern können auch einen eigenen Krankheitswert erhalten, der erkannt und besonders beachtet werden muss. Angst und Trauer sind die häufigsten Gründe für Wünsche nach Euthanasie und assistiertem Suizid, in denen die persönlichen, kommunikativen und medizinischen Alternativen der Palliative Care im Umgang mit Angst und Trauer besonders gefordert sind.

Abschließende Fragen zur Reflexion

- Wie lassen sich normale Angst- und Trauerreaktion in Palliativsituationen von pathologischen Formen unterscheiden, und welche persönlichen Empfindungen und Gedanken haben Sie, wenn Patienten unter extremen Ängsten und Depressionen leiden?
- Wie gehen Sie persönlich, aber auch im Team damit um, wenn Ihnen von Patienten und/oder Angehörigen Anfragen zur Unterstützung von Sterbe- bzw. Suizidwünschen entgegengebracht werden?
- Was ist Ihr persönliches Credo (Grundhaltung, Bekenntnis) zum assistierten Suizid für die in der Betreuung von Schwerkranken und Sterbenden tätigen Personen?
- Welche Möglichkeiten haben Sie, um die Sprache der Angst und Signale einer Depression bei Patienten im Erleben von schwerer Krankheit zu erkennen, und wie reagieren Sie persönlich wie auch im interprofessionellen Kontext darauf?

Verwendete Literatur

Bottomley, A.: Depression in cancer patients: a literature review. Eur. J. Cancer Care, 7 (1998): 181–191.

Breitbart, W.; Krivo, S.: Suicide. In: Holland, J. C.; Breitbart, W.; Jacobsen, P. B.; et al. (eds.): Psychooncology. Oxford University Press, New York 1998: 541–547.

Breitbart, W.; Chochinov, H. W.; Passik, S.: Psychiatric aspects of palliative care. In: Doyle, D.; Hanks, G. W. C.; MacDonald, N. (eds.): Oxford Textbook of Palliative Medicine. Oxford University Press, Oxford 1998.

Breitbart, W.; Heller, K. S.: Reframing hope: meaning-centred care for patients near the end of life. J. Palliat. Med. 6 (2003): 979–988.

Cassem, E. H.: Depressive disorders in the medically ill. An overview. Psychosomatics, 36 (1995): 2–10.

Chochinov, H. M.; Wilson, K. G.; Enns, M.; Mowchun, N.; Lander, S.; Levitt, M.: Desire for death in the terminally ill. Am. J. Psychiatry, 152 (1995): 1185–1191.

Collett, L. J.; Lester, D.: The fear of death and the fear of dying. J. of Psychology, 72 (1969): 179–181.

Diggory, J. C.; Rothman, D. Z.: Values destroyed by death. Journal of Abnormal and Social Psychology, 63 (1961): 205–210.

Ekman, P.: Gesichtsausdruck und Gefühl. Junfermann, Paderborn 1988.

Endicott, J.: Measurement of depression in patients with cancer. Cancer, 53 (1984): 2243–2249.

Eysenck, H. J.: Cancer, Personality and Stress: Prediction and Prevention. Adv. Beh. Res. & Ther. 16 (1994): 167–215.

Feifel, H.; Freilich, J., Herman, L. J.: Fear of death in dying heart and cancer patients. J. of Psychosom. Res. 17 (1997): 161–166.

Florian, V.; Mikulincer, M.: Fear of personal death in adulthood: the impact of early and recent losses. Death Studies, 21 (1997): 1–24.

Jaspers, K.: Allgemeine Psychopathologie. Thieme, Stuttgart 1973, 9. A.

Kübler-Ross, E.: On Death and Dying. Macmillan, New York 1969.

Massie, M. J.; Holland, J. C.: Overview of normal reactions and prevalence of psychiatric disorders. In: Holland, J. C.; Rowland J. H. (eds): Handbook of psychooncology. Oxford University Press, New York 1989: 273–290.

Materstvedt, L. J.; Clark, D.; Ellershaw, J.; Forde, R.; Gravgaard, A. M.; Muller-Busch, H. C.; Porta i Sales, J.; Rapin, C. H.: Euthanasie und ärztlich unterstützter Suizid: eine Stellungnahme der Ethics Task Force der European Association for Palliative Care. Z. Palliativmed., 5 (2004): 102–106.

Müller-Busch, H. C.: Soziokulturelle Aspekte des Schmerzes. In: Bach M.; Aigner M.; Bankier B. (Hrsg.): Schmerzen ohne Ursache – Schmerzen ohne Ende. Facultas, Wien 2001: 18–34.

Neimeyer, R. A.; Wittkowski, J.; Moser, R. P.: Psychological research on death attitudes. An overview and evaluation. Death Studies 28 (2004): 309–340.

Neimeyer, R. A.; Moser, R. P.; Wittkowski, J.: Psychologische Forschung zu Einstellung gegenüber Sterben und Tod. In: Wittkowski J. (Hrsg.): Sterben, Tod und Trauer. Kohlhammer, Stuttgart 2003: 108–151.

Ochsmann, R.: Angst vor Tod und Sterben. Beiträge zur Thanato-Psychologie. Hogrefe, Göttingen 1993.

Ratsak, G.: Angst und Angstbewältigung. In: Aulbert, E; Zech, D.; (Hrsg.): Lehrbuch der Palliativmedizin. Schattauer, Stuttgart/New York 1997: 750–765.

Richter, W.; Aulbert, E.; Hankemeier, U.: Psychische Grundlagen von Schmerzempfindung, Schmerzäußerung und Schmerzbehandlung. In: Hankemeier, U.; Schüler-Hein, K.; Krizanits, F. (Hrsg.): Tumorschmerztherapie. Springer, Heidelberg 1995: 21–30.

Seebold, E.: Kluge: Etymologisches Wörterbuch der deutschen Sprache. Walter de Gruyter, Berlin 1999, 22. A.

Spiegel, D.; Bloom, J. R.; Kraemer, H. C.; Gottheil, E.: Effect of psychosocial treatment of survival of patients with metastatic breast cancer. The Lancet, 8668 (1989): 888–891.

Spielberger, C. D.: Anxiety: State-Trait process. In: Spielberger, C. D.; Sarason, I. G. (eds.): Stress and Anxiety. Wiley & Sons, New York 1975: 115–143.

Üstün, T. B.; Sartorius, N.: Mental illness in general health care. An international study; John Wiley & Sons, Chichester 1995.

van der Maas, P. J.; van der Wal, G.; Haverkate, I.; de Graaff, C. L.; Kester, J. G.; Onwuteaka-Philipsen, B. D.; van der Heide, A.; Bosma, J. M.; Willems, D. L.: Euthanasia, physician-assisted suicide, and other medical practices involving the end of life in the Netherlands. N. Engl. J. Med., 335 (1996): 1699–1705.

Wittkowski, J.: Psychologie des Todes: Konzepte, Methoden, Ergebnisse. Verhaltenstherapie und Verhaltensmedizin, 23 (2002): 1–29.

Wittkowski, J.; Schröder, C.; Bolm, G.: Die Todesthematik in der Medizinischen Psychologie. Z. Med. Psychol., 13 (2004): 109–120.

Weiterführende Literatur

Chochinov, H.; Breitbart, W. (eds.): Handbook of Psychiatry in Palliative Medicine, Oxford University Press, Oxford 2000.

Foley, K. M.; Hendin, H.: The Case against Assisted Suicide: For the Right to End-of-Life Care. Johns Hopkins University Press, 2004.

Gruber, U.: Dimension von Hoffnung in der Psychoonkologie. In: Jehn, U. (Hrsg.): Psychosoziale Unterstützung bei der Wegbegleitung von Tumorpatienten. Zuckschwerdt, München/Bern/Wien/New York 1998.

Husebø S.: Psychosoziale Fragen. In: Husebø, S.; Klaschik, E. (Hrsg.): Palliativmedizin. Springer, Heidelberg 2003.

Holland, J.C.; Rowland, J. H. (eds.): Handbook of Psychooncology. Oxford University Press, New York 1989.

Jackson, K. C.; Lipman, A. G.: Drug therapy for anxiety in palliative care. The Cochrane Database of Systematic Reviews 2004, Issue 1. Art. No.: CD004596. DOI: 10.1002/14651858.CD004596.

Lloyd-Williams, M. (Ed.): Psychosocial Issues in Palliative Care. Oxford University Press, New York 2003.

Matthiesen, P. F. (Hrsg.): Krebskranke – Therapiefindung und Lebensbegleitung. Verlag für Akademische Schriften: Frankfurt a. M. 2003.

Quill, T. E.; Battin M. P.: Physician-Assisted Dying: The Case for Palliative Care and Patient Choice. Johns Hopkins University Press 2004.

6.10
Agitation

C.-Maria Hempel

«Es ist besser zu wissen, was für ein Mensch das ist, der eine Krankheit hat, als nur zu wissen, was für eine Krankheit er hat.» *(Sir William Osler)*

Abstract

Lebensumstände, in denen wir mehr oder weniger stark erregt sind, kennt jeder. Die Beziehung zu einem schwer kranken Menschen, welcher agitiert ist, sich in einem akuten Erregungszustand befindet, stellt für alle Beteiligten eine große Herausforderung dar.

Für den hilfreichen Umgang mit einem erregten schwer kranken Menschen benötigen wir drei wesentliche Voraussetzungen:

- eine empathische Grundhaltung, mit der dieser Mensch in seiner Gesamtsituation wahrgenommen werden kann
- die möglichst genaue Ermittlung der Ursachen bzw. des Auslösers der Agitation
- die enge Zusammenarbeit aller Bezugspersonen.

Neben deren Darstellung und der Besprechung der therapeutischen Möglichkeiten werden die Besonderheiten der *terminalen Agitation (Unruhe)* erörtert (s. Kap. 9.2).

Studienziele

Nach Abschluss dieses Kapitels wird die bzw. der Lernende in der Lage sein:

- die verschiedenen Ursachen von Agitation (physisch, psychisch, sozial) sowie ausgewählte Beispiele zu nennen und zu erläutern.
- sich mit der Bedeutung und den spezifischen Herausforderungen eines akuten Erregungszustands für den Betroffenen wie auch für die Angehörigen auseinander zu setzen.
- agitierten unheilbar Kranken mitfühlend zur Seite zu stehen sowie fachlich kompetent und gemeinsam mit allen Beteiligten die Diagnosefindung zu unterstützen.
- die ursächlichen und symptomatischen Behandlungs- und Begleitungsmöglichkeiten zu benennen.
- die Bedeutung der seelischen Unterstützung für die Patienten und ihre Angehörigen zu erfassen sowie Zugangswege für die eigene Arbeit zu entwickeln.

Schlüsselwörter

Agitation, Agitiertheit, akuter Erregungszustand, akuter Verwirrtheitszustand, delirantes Syndrom, akutes organisches Psychosyndrom

Einleitung – Definition

Agitation (Synonym: Agitiertheit, Agitatio, engl. agitation) bezeichnet einen Zustand psychomotorischer Unruhe und gesteigerter körperlicher Erregbarkeit, den der Betreffende nicht mehr selbstständig kontrollieren kann.

In jede Begegnung mit Schwerkranken bringen wir uns ein als die Menschen, die wir sind. Wir sind nicht nur Frau oder Mann, sondern haben auch unsere persönliche Lebensgeschichte, unsere Berührungsängste, unsere ganz eigene Beziehung zu diesem kranken Menschen, unsere heutige Befindlichkeit. Deshalb wird das Bemühen, sich in die Erlebenswelt des anderen einzufühlen, gegenüber verschiedenen Menschen und zu verschiedenen Zeiten unterschiedlich gut gelingen. Diese allgemeinen Überlegungen sind nun im Falle eines Erregungszustands von besonderer Bedeutung. Da sie wesentlich in die Beurteilung der – zum Teil recht dramatischen – Situation einfließen, stellt sich die Aufgabe, hier besonders achtsam zu sein und die Wachsamkeit zu schulen – sei es in der täglichen Begegnung mit den Patienten, im Gespräch mit den Angehörigen, in Teambesprechungen oder Supervisionen. Wenn es also zum Beispiel dazugehört, sich über persönliche Vorlieben, Abneigungen oder Betroffenheiten im Umgang mit den Patienten auszutauschen, sind alle schneller und besser in der Lage, dem erregten Schwerkranken eine geeignete Bezugsperson zur Seite zu stellen, die beruhigend auf ihn einwirkt und auch mögliche Vorwürfe oder Beschimpfungen einzuordnen weiß (Dörner et al., 2004).

Ursachen und Auslöser eines Erregungszustands

Die gleichen Fragen, die sich Weissenberger-Leduc (2003: 13) in Bezug auf Schmerzen stellt, können für die ausgesprochenen und unausgesprochenen Botschaften des agitierten Schwerkranken formuliert werden, also welche:

- physische
- psychische
- spirituelle und
- soziale Not

findet in diesem konkreten Erregungszustand ihren Ausdruck?

Physische Ursachen

Die möglichen körperlichen Auslöser für eine Agitiertheit sind überaus vielfältig.

In der Pflege von Schwerkranken, die nicht mehr in der Lage sind, Harn- oder Stuhldrang zu äußern, muss frühzeitig auch an eine volle Blase bzw. ein volles Rektum gedacht werden. Auch Schmerzen, Dyspnoe, Pruritus, Mundtrockenheit, Nausea oder Obstipation gehören in die Reihe notwendiger Überlegungen – alles, was dem Betreffenden möglicherweise Unbehagen bereiten könnte, gilt es sorgfältig zu überprüfen (Kellnhauser et al., 2000; Bausewein et al., 2004).

Körperliche Erkrankungen können mit einem Erregungszustand beginnen bzw. im weiteren Verlauf darüber eine Verschlechterung anzeigen. Dabei finden sich verschiedene Ausprägungen:

- Agitation
- akuter Verwirrtheitszustand (Synonym: amenzielles Syndrom, akutes organisches Psychosyndrom) mit Desorientiertheit, Denkstörungen, Ratlosigkeit, Ängstlichkeit, zum Teil Bewusstseinsstörungen. Dieser kann übergehen in ein:
- Delir (lat. delirare = Verrücktsein, Synonym: Delirium, delirantes Syndrom) als Form eines akuten organischen Psychosyndroms mit zusätzlich Halluzinationen, Wahngedanken, vegetativen Störungen (Tachykardie, Schwitzen, Temperaturanstieg), weiteren affektiven Störungen (reizbar, depressiv, apathisch) und Schlafstörungen.

Verwirrtheitszustände und delirante Syndrome, aber auch eine isolierte Agitiertheit können bei den verschiedensten internistischen, neurologischen und Allgemeinerkrankungen vorkommen (s. Kap. 6.13). Sie treten unter anderem auf bei:

- hoch fieberhaften Infektionen
- Mangelernährung
- Flüssigkeitsdefizit
- zerebrovaskulären Prozessen
- intrazerebralen Raumforderungen (Tumoren, Metastasen, Blutungen)
- Parkinsonsyndrom
- Epilepsie
- Demenz
- Zustand nach frühkindlicher Hirnschädigung
- Hypoxie
- Diabetes mellitus
- Hypo- bzw. Hyperthyreose
- Herzinsuffizienz
- Urämie (mod. n. Husebø/Klaschik, 2003; Lehmann-Horn/Struppler, 1996; Rudolf, 1992; Sykes et al., 2004).

Am bekanntesten ist sicher das Entzugsdelir. Hier ist in aller Regel eine gute Fremdanamnese unumgänglich, um Dauer und Menge des Konsums, z. B. von Alkohol, Nikotin, Medikamenten bzw. illegalen Drogen, zu erfahren.

Auch an versehentliche oder suizidale Intoxikationen, z. B. durch Medikamente wie Anticholinergika, Kardiaka, Psychopharmaka, oder an Arzneimittelnebenwirkungen muss bei einem Erregungszustand gedacht werden (Benkert/Hippius, 2004; Zech et al., 1999; Füsgen, 1996). So können Neuroleptika (z. B. Haloperidol), aber auch Hypnotika, Sedativa oder Anxiolytika (wie z. B. Doxylamin, Diazepam, Buspiron, insbesondere bei Zerebralsklerose) zu paradoxen Effekten führen. Selbst die Opiatgabe, ein Opiatwechsel oder übermäßiger Koffeingenuss kann zum Auslöser für einen Erregungszustand werden.

Davon abzugrenzen ist die Akathisie, eine isolierte Bewegungsunruhe, die sich in dem Drang umherzulaufen und in der Unfähigkeit stillzusitzen äußert. Sie findet sich als unerwünschte Nebenwirkung von Neuroleptika bzw. als Folge von Erkrankungen des extrapyramidalen Systems.

Schließlich sind mögliche Stoffwechselstörungen ein meist gut zu behebender Auslöser für eine Agitation, wie ein Mangel an Natrium, Kalium, eine Hypo- oder Hyperkalzämie bzw. Blutzuckerentgleisungen.

Psychische Ursachen

Für den erregten Schwerkranken sind wir am ehesten eine Unterstützung, wenn wir uns selbst fragen, wer oder was uns an seiner Stelle aufregen bzw. erregen würde. Ein Demenzkranker zum Beispiel, der sich nicht mehr zurechtfindet, möchte uns etwas Wichtiges sagen, mitteilen, findet aber nicht die Worte. Gelingt uns die Vorstellung, wie es ihm damit geht? Wie würden wir uns fühlen, in einem fremden Land, der Sprache nicht mächtig, umgeben von Menschen, die unverständliche und damit als bedrohlich empfundene Dinge mit uns tun?

Oder ein sehr selbstbestimmter Mensch, der zum ersten Mal in seinem Leben von anderen abhängig, ihnen regelrecht «ausgeliefert» ist. Was bedeutet es für ihn, um eine Begleitung zur Toilette, um den Wechsel seiner verschmutzten Unterhose oder auch nur um das Naseputzen bitten zu müssen? Wie mag sich ein unheilbar Kranker fühlen, der bereits viele schmerzhafte pflegerische, diagnostische und therapeutische Prozeduren hinter sich hat und nun wieder einen Lagerungswechsel, einen Einlauf oder eine Injektion aushalten soll? Hat er noch die Kraft, um die Bedarfsmedikation zu bitten? Was geht in einem schwer kranken Menschen vor, der vielleicht erst vor kurzem über den tödlichen Verlauf seiner Krankheit aufgeklärt worden ist oder dies auch ohne Aufklärung spürt? Hat er alle Informationen, die er braucht, und hat er sie verkraftet? Weiß er, was ihn erwartet? Kann er darin einwilligen, dies annehmen? Was ist mit seinen Wünschen, mit seinen persönlichen Werten, seinen Lebenszielen, seinen Beziehungen, seinen Ängsten?

Eine mögliche Antwort auf diese und viele weitere Fragen kann ein akuter Erregungszustand sein. Unsere Aufmerksamkeit gilt hier also in erster Linie dem Erkennen kommunikativer Herausforderungen:

- das Gefühl, sich nicht verständlich machen zu können bzw. seine Umwelt nicht mehr zu verstehen
- Stressfaktoren (Orientierungsstörungen, Wahrnehmungsstörungen, zu viele Aktivitäten, Reizüberflutung, unzureichende Schmerzeinstellung, große seelische/körperliche Erschöpfung, unerledigte Angelegenheiten)
- Ängste (vor fremden Personen, unbekannten Prozeduren, Alleingelassenwerden, Krankheitsverlauf, Sterben, Tod)
- Krankheitsverarbeitung, z. B. «Hadern» mit dem Schicksal, Aggressionen (Kübler-Ross, 1973).

Darüber hinaus finden sich bei psychiatrischen Erkrankungen bzw. Störungen gelegentlich auch agitierte Verhaltensweisen. Sie können auftreten bei:

- Schizophrenie, schizoaffektiver Psychose
- Depression, Manie, Zyklothymie (manische und depressive Episoden im Wechsel)
- Belastungs- und Anpassungsstörungen (akute Belastungsreaktion, psychogener Erregungszustand, posttraumatische Belastungsstörung)
- Angstkrankheit, Panikstörung
- Suchterkrankungen (Persönlichkeitsveränderungen, Rausch/pathologischer Rausch, Horrortrip, Entzug)
- Persönlichkeits- und Verhaltensstörungen (reizbar-impulsive Persönlichkeit, hyperthyme Persönlichkeit, dissoziale Persönlichkeit, Borderline-Persönlichkeit, milieubedingte Verhaltensstörungen) (Dörner et al., 2004; Payk, 1998).

Spirituelle Ursachen

Unter der Voraussetzung, dass wir Menschen danach streben, in unserem Leben einen Sinn zu finden bzw. diesen Sinn zu erfüllen (Frankl, 1996; Bausewein et al., 2004; Husebø/Klaschik, 2003), sind unheilbar Kranke in einer besonderen Situation. Wer sich nicht in religiöser oder sonstiger spiritueller Geborgenheit weiß (was durch eine Glaubensgemeinschaft nicht von vornherein gegeben sein muss), wer nicht auf ein erfülltes Leben und gelungene Beziehungen zurückblicken kann, wird im Angesicht des Leidens und/oder des unausweichlichen Todes mit dieser Sinnfrage vielleicht zum ersten Mal konfrontiert.

Vielleicht war die Sinnhaftigkeit des Daseins, der Lebensinhalt bisher verbunden mit dem Sorgen für die Familie, mit dem Engagement im Beruf und muss nun völlig neu definiert und entworfen werden. Welche Beziehung hat dieser Mensch zu dem, was ihm in seinem Leben als nicht gelungen erscheint? Belastet ihn Schuld (zum Teil Jahrzehnte alt, u. a. infolge Krieg/Gefangenschaft), hat er Angst vor dem «Fegefeuer», erlebt er die Krankheit und ihre Folgen als Strafe Gottes? Hier kann großer seelischer Druck entstehen, wenn der Schwerkranke für diese ihn bewegenden Gedanken, Gefühle und Sehnsüchte keine Worte findet bzw. nicht wagt, sie zu äußern (Wessel, 2005). Auch Menschen aus anderen Kulturkreisen oder uns nicht vertrauten Religionen mögen sich mit ihren spirituellen Bedürfnissen fremd oder gar unverstanden fühlen, vor allem wenn sprachliche Barrieren hinzukommen (Kellnhauser et al., 2000). Was wissen wir über Bräuche Rituale und Regeln, die ihnen wichtig sind? Welche Bedeutung hat der Tod für sie (s. Kap. 8.1)? Je größer in einer solchen Situation die erlebte soziale Isolation ist, umso eher müssen wir spirituelle Nöte im Falle eines akuten Erregungszustands mit in Erwägung ziehen.

Soziale Ursachen

Während das Abbrechen bzw. der Rückzug aus zwischenmenschlichen Beziehungen eher zu verminderten Lebensäußerungen oder auch zur Selbsttötung führt, sind Konflikte, die bis in eine Agitation münden können, oft Folge problematischer engerer Kontakte (Sandgathe-Husebø/Husebø, 2001; Dörner et al., 2004), insbesondere dann, wenn Überforderung, Abhängigkeiten bzw. finanzielle Nöte eine Rolle spielen. Dies mag folgendes Beispiel illustrieren (s. Kasuistik).

Kasuistik: Die berufstätige Frau R. kümmert sich liebevoll und mit großem zeitlichen Einsatz um Frau F., ihre alte, krebskranke Mutter. Über ihrer ständigen Sorge, was in ihrer Abwesenheit alles geschehen könnte, über dem Spagat zwischen den Bedürfnissen ihrer Mutter und den Verpflichtungen gegenüber der eigenen Familie gerät der Tochter aus dem Blick, für sich selbst zu sorgen. Auch lebt sie in der Vorstellung, dies stünde ihr nicht zu. Der Pflegedienst kommt mittags zum Verbandswechsel und wärmt das vorgekochte Essen. Eine Unterstützung durch eine Hauswirtschaftshilfe können sie sich nicht leisten. Mit zunehmender Erschöpfung fällt es ihr – trotz bester Absicht – immer schwerer, sich im Umgang mit der Mutter auf deren Tempo, auf deren begrenzte Möglichkeiten einzustellen. Sie wird ungeduldig, auch unwirsch, mag die Mutter kaum noch in den Arm nehmen und erlebt die Betreuung zunehmend als Belastung. Dafür macht sie sich nun wieder Vorwürfe, schilt sich selbst als undankbar, erlebt sich unzulänglich. Frau F. hatte bisher eine gute Beziehung zu ihrer Tochter, wenngleich über Gefühle nie gesprochen wurde. Nun erlebt sie sie immer unfreundlicher, unzugänglicher, kann dies aber nicht zuordnen. In dem Wissen um ihre Abhängigkeit von der Tochter wagt sie immer weniger, ihre (sich zum Teil auch wandelnden) Wünsche zu äußern. Sie wird unzufriedener, was sich unter anderem in schlecht beherrschbaren Schmerzattacken äußert, welche die Tochter zusätzlich um ihren dringend benötigten Nachtschlaf bringen. In dieser Spirale aus Überforderung, Unverständnis und schlechtem Gewissen reicht irgendwann eine Kleinigkeit, um das Fass der aufgestauten Gefühle überlaufen zu lassen. Frau R. kommt wie jeden Morgen vor der Arbeit, um mit der Mutter gemeinsam zu frühstücken. Sie ist spät dran, die Mutter aber noch nicht fertig angezogen, es dauert eben alles immer länger. Frau R. bückt sich, nimmt ihr die Strümpfe ab, um sie ihr anzuziehen. Das erlebt Frau F. als Übergriff, weil sie es, wenn auch mit Mühe, selbst noch kann – sie gerät außer sich, schreit, tobt, ergeht sich in heftigen Beschimpfungen und Vorwürfen, äußert Selbsttötungsabsichten – ihre Tochter ist völlig hilflos.

Kommentar zur Kasuistik: Zusammenarbeit der Bezugspersonen

Die geschilderte Krise hatte auch ihr Gutes. Sie erwies sich in ihrer Zuspitzung als Chance, mit allen Beteiligten nach neuen Wegen zu suchen. In einem gemeinsamen Gespräch mit Patientin, Tochter, Hausärztin und Pflegedienst wurden die bisherigen Leistungen jedes Einzelnen gewürdigt und die Defizite und Wünsche so genau wie möglich benannt. Frau F. erhielt zusätzliche Unterstützung durch ihre Nachbarin, der Pflegedienst installierte ein Hausnotrufsystem und übernahm, wenn erforderlich, die (auch nächtliche) Gabe der Bedarfsmedikation. Der ambulante Hospizdienst kam zwei Mal wöchentlich zum gemeinsamen Frühstück und stand der Tochter in regelmäßigen Abständen zu entlastenden Gesprächen zur Verfügung. Bereits nach diesem einen Gespräch war eine erste zaghafte Umarmung zwischen Mutter und Tochter wieder möglich. Mit dem Abklingen der Verbitterung und zunehmender Entspannung kehrte auch die alte Vertrautheit zurück.

Nicht immer sind die Probleme so schnell zu lösen. Oft benötigen wir einen langen Atem, müssen wieder und wieder das Gespräch suchen, um Verständnis füreinander und um Zusammenarbeit werben. Insbesondere in angespannten, zum Teil über Jahre verhärteten, gestörten familiären Beziehungen sind unser Respekt und unser Feingefühl gefragt, das dem anderen das Recht auf einen eigenen Problemlösungsversuch zugesteht, auch wenn dieser uns untauglich erscheinen mag. Und es gibt die unauflösbaren Konflikte, in denen die gegenseitigen Verletzungen zu groß, die einzelnen Lebensformen zu unterschiedlich sind, als dass ein Aufeinanderzugehen, ein Vergeben oder

Versöhnen möglich erscheint. Auch hier haben wir eine ganz wesentliche Aufgabe. Im achtungsvollen Umgang miteinander, ohne jeden missionarischen Eifer, gilt es, eine Unterstützung anzubieten, diese Situation mit auszuhalten, das daraus entstehende Leid zu teilen, wenn es gewünscht wird, Mittler zu sein und die oft große Einsamkeit durch Mitgefühl ein wenig zu lindern. So ist es z. B. eine enorme Entlastung für (pflegende) Angehörige, die sich die Sterbebegleitung – aus welchen Gründen auch immer – selbst nicht vorstellen können, wenn für diese letzten Stunden eine außen stehende Person gewonnen bzw. vermittelt werden kann, sei es der ambulante Hospizdienst, ein entfernterer Verwandter, an den die Familie des Erkrankten bisher selbst noch nicht gedacht hat, der dies aber (vielleicht sogar gern) tun würde, ein Nachbar oder jemand aus der Gemeinde. Hier ist unsere Kreativität gefordert, Unterstützung individuell zu gestalten, um einer Eskalation und damit auch dem möglichen Auslöser eines akuten Erregungszustands vorzubeugen.

Diagnostik

Selbst wenn eine organische Ursache für die psychomotorische Erregung zu vermuten ist, wird bei fortgeschrittenen Erkrankungen die Zuordnung nicht immer eindeutig möglich sein, auch nach Besserung durch eine symptomorientierte Therapie. Wie umfangreich die Diagnostik sein soll, hängt wesentlich von der Belastbarkeit des Kranken und von den therapeutischen Konsequenzen ab. Dabei geht es um den Willen des Patienten, also unter anderem um die Frage, inwieweit er eine Stabilisierung des Allgemeinzustands wünscht oder ob der Sterbeprozess bereits begonnen hat (Sykes/Edmonds, 2004; Rudolf, 1992; Lehmann-Horn/Struppler, 1996; Husebø/Klaschik, 2003; Sandgathe-Husebø/Husebø, 2001). Eine ausführliche Eigen- und Fremdanamnese (einschließlich tatsächlich eingenommener Medikamente!) und eine gründliche körperliche Untersuchung erbringen wichtige Hinweise und Befunde. Laborkontrollen und apparative Diagnostik sollten auf das (im Wortsinn) Not-wendige beschränkt bleiben.

Therapie

Eine Agitation stellt nicht nur für die Angehörigen und professionellen Helfer, sondern auch für den betroffenen Schwerkranken eine große Belastung dar (Albrecht, 2003). Die zu Grunde liegenden Ursachen sollten daher, soweit es sinnvoll und möglich ist, behoben bzw. behandelt werden. Das Ziel aller Bemühungen ist die weitestgehende Wiederherstellung der Selbstkontrolle des Patienten.

Während im Falle eines Harn- bzw. Stuhlverhalts die wesentliche Herausforderung darin besteht, an eine solche Ursache zu denken, gibt es bei Agitation im Rahmen körperlicher Erkrankungen, wie z. B. einer Pneumonie, verschiedene therapeutische Möglichkeiten. Zum einen können wir uns hier auf Psychopharmaka und übrige lindernde Mittel (etwa Paracetamol gegen Fieber und Schmerzen) sowie die optimale Gestaltung des unmittelbaren Umfeldes für den Schwerkranken beschränken (s. u.). Zum anderen wird mit einer Antibiotikagabe z. B. nicht nur die ursächliche Entzündung behandelt, sie kann auch eine Lebens- und damit eventuell Leidensverlängerung bedeuten. Das Gleiche gilt bei einer Exsikkose für die Flüssigkeitssubstitution, bei einer Herzinsuffizienz für die Gabe von Kardiaka/Diuretika usw. Hier sind vor jeder Entscheidung zwei wesentliche Fragen zu klären:

1. Wie ist der (mutmaßliche bzw. zeitnah erklärte) Wille des Patienten?
2. Besonders wenn der Kranke sich nicht aktuell äußern kann: sind alle Beteiligten (Angehörige, Team) bereit und in der Lage, die geplante Therapie mit zu tragen?

Die Beantwortung ist zum Teil schwierig, ist oft ein Prozess, in dem jeder ein anderes, eben *sein* Tempo haben darf. Hier kommt es auf gute Kommunikationsstrukturen an, um rechtzeitig und möglichst vorausschauend miteinander die individuelle Situation einzuschätzen. Wiederholte Gespräche – am Besten in ungestörter Atmosphäre, ohne Zeitdruck – können dabei die erforderlichen Informationen zum derzeitigen Krankheitsverlauf enthalten und jedem Beteiligten die Möglichkeit geben, seine Beweggründe, Gefühle, Bedenken auszusprechen. So sind über das gegenseitige Verstehen am ehesten einvernehmliche Lösungen zu erreichen.

Zuwendung

Ein erregter Schwerkranker benötigt in erster Linie Zeit und Zuwendung, und zwar ruhig, sachlich und Sicherheit vermittelnd. Er bedarf menschlicher Nähe – wenn er es zulassen kann, auch körperlich, als Streicheln, in den Arm nehmen, vielleicht auch den Oberkörper gemeinsam hin und her wiegen. Dabei spielt der Bewusstseinszustand keine Rolle. Selbst komatöse Patienten reagieren mit Entspannung auf das Halten der Hand, auf die Anwesenheit vertrauter Bezugspersonen. So können Sitzwachen hilfreich sein, wenn z. B. Ängste eine Rolle spielen. Hier kommt es auf das nötige Fingerspitzengefühl an, den Menschen zu finden, der sowohl zur Begleitung ohne Vorbehalte bereit und in der Lage ist als auch vom Patienten akzeptiert wird.

Kommunikation

Im Gespräch mit agitierten Menschen gilt grundsätzlich (und in der Palliativsituation besonders): Beziehung, Gefühle gehen vor Inhalt. Das bedeutet, die Diskussionen über das, *was* Erregte äußern, sind in dieser Situation nicht nur nutzlos, sie können auch den Erregungszustand verschlimmern. Im ungünstigsten Fall lassen sich die Helfer sogar davon «anstecken», weil ihre sachlichen Argumente nicht gehört werden und ihr Wunsch zu helfen erfolglos bleibt. Dagegen gilt es, den Betreffenden verbale Zuwendung zu geben, auch im Zuhören. Sie benötigen so viel wie möglich Verständnis sowie die wiederholte Zusicherung, sich um eine gemeinsame Lösung zu bemühen und nicht allein gelassen zu werden. Je mehr Informationen zur Lebensgeschichte, zu Eigenarten und früheren Bewältigungsstrategien uns zur Verfügung stehen, desto größer wird unser tatsächliches Verständnis sein können.

Besteht die Gefahr einer Selbst- oder Fremdgefährdung, müssen wir dem Kranken Grenzen setzen. Dies darf allerdings nicht in Form von «Gegengewalt» geschehen. Alle geplanten Maßnahmen werden erklärt. Sind der oder die anwesenden Helfer überfordert, ist möglichst schnell, vor allem aber ruhig für personelle Unterstützung zu sorgen. Meist wirkt bereits die Anwesenheit mehrerer Menschen (Präsenz physischer Kraft) selbst beruhigend.

Bei Demenzkranken bzw. akut Verwirrten sind besondere Kommunikationstechniken, wie z. B. die von Naomi Feil begründete Validation, hilfreich (Kellnhauser et al., 2000). Hier geht die wertschätzende Grundhaltung der Bezugspersonen Hand in Hand mit dem Bemühen, sich in die Realität der Kranken hineinzuversetzen und diese zu akzeptieren (s. Kasuistik).

> **Kasuistik:** Frau Sch., kachektisch infolge eines Magenkarzinoms und dement, soll gewaschen werden. Das hat sie in letzter Zeit oft als anstrengend erlebt. Beim Anblick der Waschschüssel ist sie diesmal sehr erregt. Sie stößt sie weg und wehrt sich mit den Worten, um die Zeit wasche sie sich nie, sie lasse sich das nicht gefallen und werde mit dem Ehemann (der seit Jahren tot ist) dagegen vorgehen. Das Verhalten wird von der Pflegerin akzeptiert und die damit verbundenen Gefühle werden geachtet. Mit der Erwiderung, dass der Ehepartner immer eine große Stütze in schwierigen Situationen sei, kann ein Gespräch über diese wertvolle Beziehung in Gang kommen. Darüber und über das gemeinsame Anschauen des Fotoalbums gelingt hier ein Weg zur Wiederherstellung der Selbstkontrolle. Im Team wird später überlegt, eine andere Tageszeit für die Grundpflege zu finden, zu der Frau Sch. munterer und belastbarer ist, sowie die Intensität der Körperpflege von der aktuellen Befindlichkeit abhängig zu machen.

Nach dem Abklingen eines Erregungszustands besteht bei Patienten, die nicht bewusstseinsgestört oder dement sind, zum Teil eine große Scham über ihr Verhalten, eventuell gepaart mit völligem Unverständnis bezüglich des Zustandekommens. Sie benötigen eine einfühlsame, verständnisvolle Begleitung bei der Aufklärung und Verarbeitung dieses für sie belastenden Ereignisses.

Gestaltung des Umfeldes

Die umsichtige und liebevolle Gestaltung des Lebensumfeldes von Palliativpatienten ist eine dankbare Aufgabe, die entscheidend die Lebensqualität verbessert. Sie ermöglicht sowohl die Erleichterung alltäglicher Verrichtungen als auch die Vermittlung von Fürsorge und Geborgenheit.

Ein Einbettzimmer reduziert das Reizangebot, ebenso der achtsame Umgang mit Fernseh- und Radiosendungen. Dauerbeschallung ist Stress, insbesondere, wenn die Kraft oder Möglichkeit fehlt, das Gerät selbstständig auszuschalten! Die Belastbarkeit unheilbar Kranker nimmt oft – mehr oder weniger kontinuierlich – ab. Gerade Menschen mit großen Familien bzw. vielen Freunden sind dem gut gemeinten Besucheransturm sehr unterschiedlich gewachsen. Sie brauchen zum Teil unseren Schutz und unsere Unterstützung, hier einfühlsam für das rechte Maß zu sorgen.

Das eigene Kissen oder die eigene Wolldecke, das Foto mit der Tochter und den Enkeln auf dem Nachttisch, die CD mit der Lieblingsmusik sind vertraut. Sie bieten darüber hinaus für die Pflegenden die Möglichkeit, den Schwerkranken besser kennen zu lernen und ganz gezielt das Gespräch zu suchen. Die Wanduhr und der Kalender mit ausreichend großer Schrift erleichtern die zeitliche Orientierung. Ein kleines Dauerlicht hilft, auch nachts beim Aufwachen oder bei Schlaflosigkeit sich zurechtzufinden bzw. auf dem Weg zur Toilette nicht zu stürzen. Das gilt besonders, wenn ein Verbleib in der gewohnten Umgebung nicht mehr möglich war. Die Erreichbarkeit der Bezugspersonen hat für Palliativpatienten einen großen Stellenwert. Sind die wichtigen Telefonnummern eingespeichert oder hängen sie gut sichtbar über dem Telefonapparat? Wird beim Verlassen des Raums die Klingel auf die Bettdecke bzw. in die Hand gelegt? Ist zu Hause ein Glöckchen oder eine Funkklingel (für die Jackentasche der Ehefrau oder des Nachbarn) bzw. einfach die offene Zimmertür sinnvoll? Ab welchem Zeitpunkt sollte der schwer kranke, bald sterbende Mensch nicht mehr allein gelassen werden (es sei denn, dies ist sein ausdrücklicher Wunsch)? In wessen Gegenwart ist er ausgeglichen, fühlt er sich am wohlsten? Die regelmäßige Verständigung zwischen allen Beteiligten ist hier die Voraussetzung, um vorausschauend bzw. möglichst zeitnah auf die sich verändernden Bedürfnisse eingehen zu können und den seelischen Druck durch die äußeren Umstände so gering wie möglich zu halten.

Medikamentöse Therapie

Die Gabe von Arzneimitteln ist im Falle einer Agitation, wie die bisher genannten Beispiele zeigen, nicht automatisch erforderlich. Wenn die Entscheidung dafür erfolgt, dann sind Medikamente nur als *eine* Säule innerhalb des Therapiekonzeptes zu verstehen, das die übrigen Säulen *Zuwendung, Kommunikation* und *Gestaltung des Umfeldes* immer mit berücksichtigt. Sollte die Beseitigung bzw. Behandlung der ermittelbaren Ursachen nicht gelingen, sollte sie länger dauern oder keine Ursache zu finden sein, stehen verschiedene Substanzen zur Therapie des akuten Erregungszustands zur Verfügung:

- Midazolam (Dormicum®) 2,5–60 mg/24 h p.o., s.c. (auch in Spritzenpumpe), i.v.
- Lorazepam (Tavor®) 0,5–5 mg/24 h bukkal, p.o., i.v.
- Diazepam (Valium®) 2–60 mg/24 h p.o., i.v., rektal
- Clomethiazol (Distraneurin®) 1–8 Kps. bzw. 5–40 ml Mixtur/24 h p.o.
- Melperon (Eunerpan®) 25–600 mg/24 h p.o. (in Ausnahmefällen i.m.)
- Pipamperon (Dipiperon®) 20–360 mg/24 h p.o.
- Haloperidol (Haldol®) 1–40 mg/24 h p.o., s.c., i.v
- Levomepromazin (Neurocil®) 10–300 mg/24 h p.o., s.c.

Insbesondere bei höheren Dosierungen ist auf Kreislaufstörungen und Atemdepression zu achten.

Terminale Agitation

Auch wenn es nicht in jedem Fall möglich ist, den Beginn des Sterbevorganges zu bestimmen, sind in den letzten 2–3 Tagen vor dem Tod gehäuft Veränderungen zu beobachten, die das nahe Lebensende vermuten lassen (s. Kap. 9.2). In diesen Stunden haben psychische Auffälligkeiten, Erregung und Delir einen anderen Stellenwert. Sicher gelten neben einer guten Symptomkontrolle – falls erforderlich bis zur palliativen Sedierung (Müller-Busch, 2004) – die oben genannten therapeutischen Grundlagen der Zuwendung, Kommunikation und Umfeldgestaltung hier in besonderer Weise. Labor- und apparative Diagnostik sollten jedoch auf ein Mindestmaß reduziert werden bzw. ebenso die Ausnahme sein wie Therapien, die nicht der momentanen Linderung der Beschwerden dienen (s. Kap. 10.6). Eine konsequente Behandlung der Agitation hilft nicht nur dem sterbenden Menschen. Sie hilft auch denen, die weiterleben, da die letzte gemeinsame Zeit sich meist – über den Tod des Kranken hinaus – besonders tief ins Gedächtnis gräbt.

Zusammenfassung

Eine Agitation ist sowohl für betroffene Schwerkranke und Angehörige als auch für ihre Helfer eine große Herausforderung. Die belastenden Symptome bedürfen einer schnellen, differenzierten Diagnostik und Therapie. Hier gilt die Aufmerksamkeit vor allem dem möglichen Zusammenwirken physischer, psychischer, spiritueller und sozialer Ursachen. Diese sollten, soweit es möglich und sinnvoll ist, behoben bzw. behandelt werden. Eine sichere Zuordnung gelingt oft nicht. Dennoch ist rasches, einfühlsames Handeln erforderlich – in Form von ruhiger und Sicherheit vermittelnder Zuwendung, umsichtiger Kommunikation, liebevoller Gestaltung des Umfeldes und – wenn nötig – der bedachten Gabe von sedierenden Medikamenten.

Abschließende Fragen zur Reflexion

- Wie fühlen Sie sich in der Gegenwart eines Menschen, der «außer sich» ist, die Selbstkontrolle verloren hat? Wie verhalten Sie sich? Machen Sie dabei einen Unterschied zwischen gesunden und kranken bzw. sterbenden Menschen? Warum?

- Wie möchten Sie, sollten Sie schwer krank sein, Ihren Lebensabend verbringen?

- Stellen Sie eine Liste der Dinge und Umstände zusammen, die Ihnen dabei besonders wichtig sind.
- Wie wünschen Sie sich selbst im Falle eines Erregungszustands am Lebensende das Verhalten Ihrer Mitmenschen?

Verwendete Literatur

Albrecht, E.: Die Betreuung Sterbender aus der Sicht von Pflegekräften und Ärzten. Z. Palliativmed., 4 (2003) 4: 104–107.

Bausewein, C.; Roller, S.; Voltz, R.: Leitfaden Palliativmedizin. Urban & Fischer, München/Jena 2004.

Benkert, O.; Hippius, H. (Hrsg.): Kompendium der psychiatrischen Pharmakotherapie. Springer, Berlin/Heidelberg/New York 2004, 2. A.

Dörner, K.; Plog, U.; Teller, Ch.; Wendt, F.: Irren ist menschlich. Lehrbuch der Psychiatrie/Psychotherapie. Psychiatrie-Verlag, Bonn 2004, 2., korrigierte A.

Frankl, V. E.: Der Mensch vor der Frage nach dem Sinn. Piper, München/Zürich 1996, 8. A.

Füsgen, I. (Hrsg.): Der ältere Patient. Urban & Schwarzenberg, München/Wien/Baltimore 1996, 2. A.

Husebø, S.; Klaschik, E.: Palliativmedizin. Springer, Berlin/Heidelberg/New York 2003, 3. A.

Kellnhauser, E. (Hrsg.): Thiemes Pflege. Thieme, Stuttgart/New York 2000.

Kübler-Ross, E.: Interviews mit Sterbenden. Kreuz, Stuttgart/Berlin 1973, 1. A.

Lehmann-Horn, F.; Struppler, A. (Hrsg.): Therapieschemata Neurologie. Urban & Schwarzenberg, München/Wien/Baltimore 1996, 2. A.

Müller-Busch, H. C.: Sterbende sedieren? Z. Palliativmed., 5 (2004) 4: 107–112.

Payk, Th. R.: Checkliste Psychiatrie und Psychotherapie. Thieme, Stuttgart/New York 1998, 3. neu bearbeitete und erweiterte A.

Rudolf, G. A. E.: Therapieschemata Psychiatrie. Urban & Schwarzenberg, München/Wien/Baltimore 1992, 2. A.

Sandgathe-Husebø, B.; Husebø, S.: Palliativmedizin – auch im hohen Alter? Der Schmerz, 15 (2001) 5: 350–356.

Sykes, N.; Edmonds, P.; Wiles, J. (Hrsg.): Management of advanced disease. Hodder Arnold, Great Britain 2004.

Weissenberger-Leduc, M.: Handbuch der Palliativpflege. Springer, Wien/New York 2003, 3., vollständig überarbeitete A.

Wessel, W.: Das unbegreifliche Dunkel und das letzte Vertrauen. Publik-Forum Extra, 3 (2005): 21–22.

Zech, D.; Schug, St. A.; Grond, St.: Therapiekompendium Tumorschmerz und Symptomkontrolle. Spitta/Balingen 1999, 5., überarbeitete A.

Weiterführende/ kommentierte Literatur

Anschütz, F.; Wedler, H.-L. (Hrsg.): Suizidprävention und Sterbehilfe. Ullstein Mosby, Berlin/Wiesbaden 1996.

Doenges, M. E.; Frances, M.; Moorhouse, A.; Geissler-Murr, C.: Pflegediagnosen und Maßnahmen. Huber, Bern 2003, korrigierter Nachdruck der 3., vollständig überarbeiteten und erweiterten A.

Dörner, K.: Autonomie am Lebensende. Z. Palliativmed. 6 (2005) 4: 109–110.

Ellershaw, J.; Wilkinson, S. (eds.): Care of the dying. A pathway to excellence. Oxford University Press, Oxford/New York 2003.

Heller, A.: Die Einmaligkeit des Menschen verstehen. In: Heller, A.; Heimerl, K.; Husebø, S. (Hrsg.): Wenn nichts mehr zu machen ist, ist noch viel zu tun. Wie alte Menschen würdig sterben können. Lambertus, Freiburg i. Br. 2000, 2. A.

Käppeli, S. (Hrsg.): Pflegekonzepte. Phänomene im Erleben von Krankheit und Umfeld. Herausgegeben von Mäder, M.; Zeller-Forster, F. Huber, Bern 1998, Bd. 1. Behandelt folgende Konzepte: Leiden, Krise, Hilflosigkeit, Angst, Hoffnung/Hoffnungslosigkeit, Verlust/Trauer, Einsamkeit.

Käppeli, S. (Hrsg.): Pflegekonzepte. Phänomene im Erleben von Krankheit und Umfeld. Huber, Bern 1999, Bd. 2. Behandelt folgende Konzepte: Selbstkonzept, Selbstpflegedefizit, Immobilität, Ermüdung/Erschöpfung, Schlafstörungen, Inkontinenz.

Käppeli, S. (Hrsg.): Pflegekonzepte. Phänomene im Erleben von Krankheit und Umfeld. Huber, Bern 2000, Bd. 3. Behandelt folgende Konzepte: Angehörige, Ungewissheit, Verwirrung, Kommunikation, Bewältigung, Schuld, Stigma, Macht, Aggression, Compliance, Humor.

Oesterreich, K.: Psychiatrie des Alterns. Quelle & Meyer, Heidelberg 1981.

Simm, H.-J. (Hrsg.): Orte der Seele. Insel, Frankfurt a. M./Leipzig 1998.

Sölle, D.: Mystik des Todes. Kreuz, Stuttgart 2003.

Voltz, R.; Bernat, J. L.; Borasio, G. D.; Maddocks, I.; Oliver, D.; Portenoy, R. K. (eds.): Palliative Care in Neurology. Oxford University Press, Oxford/New York 2004.

6.11
Dyspnoe

Gudrun Graf

«Zwei Dinge braucht der Mensch zum Leben: Luft zum Atmen und Liebe.»
(Jean Paul)

Abstract

Ähnlich wie der Schmerz ist die Dyspnoe ein subjektives Symptom, dessen Anwesenheit und Schwere nur der Patient selbst ermessen und beurteilen kann. Die Dyspnoe ist in der palliativen Betreuung neben dem Schmerz das Symptom, welches am meisten belastet und ängstigt. Betroffen davon sind nicht nur der Patient selbst, sondern gleichermaßen auch die Angehörigen. «21–78 % aller Patienten mit einer fortgeschrittenen Tumorerkrankung (nicht nur Patienten mit Lungenkrebs) leiden an Dyspnoe, und bei 80 % der Tumorpatienten ist die Dyspnoe eines der Hauptsymptome in den letzten 24 Stunden des Lebens» (Hofer/Hess, 2005). Dyspnoe, als Symptom unterschiedlicher Krankheiten in klassisch palliativer Betreuungssituation, betrifft nicht nur Patienten mit onkologischen Grunderkrankungen, sondern gleichermaßen auch Patienten mit kardialen Grunderkrankungen (z. B. Kardiopathie), mit neurologischen Grunderkrankungen (z. B. Amyotrophe Lateralsklerose ALS), mit renalen Grunderkrankungen (z. B. terminale Niereninsuffizienz). Die Dyspnoe und terminales Rasseln (als Zeichen des Eintritts in die letzten Lebensstunden) sind sowohl für den Betroffenen als auch für Angehörige und das Pflegepersonal oft bedrohliche und belastende Situationen. Die palliative Behandlung, Pflege und Begleitung will den Betroffenen eine umfassende Unterstützung bieten, um ihnen ein möglichst hohes Maß an Lebensqualität auch im Erleben von Atemnot zu ermöglichen, wie auch ihren Angehörigen zur Seite stehen, damit sie mit der bedrohlichen und belastenden Situation (auch und gerade über den Tod des Patienten hinaus) bestmöglich zurechtkommen. Durch eine fachkundige, umfassende und multiprofessionelle Beurteilung einer Patientensituation mit Dyspnoe, ist es oft möglich, die ursächlichen und progredienten Verläufe einer Dyspnoe vorausschauend wahrzunehmen, präventiv und symptomatisch zu handeln, was zur Linderung des Leidens beiträgt.

Studienziele

Nach Abschluss dieses Kapitels wird die bzw. der Lernende in der Lage sein:

- den Unterschied von Dyspnoe und terminalem Rasseln zu kennen und zu beschreiben.

- die Ursachen der Entstehung von Dyspnoe zu benennen und im Kontext der Symptomkontrolle in einer palliativen Betreuungssituation differenziert zu reflektieren.

- die enge Beziehung von Psyche und Atmung, Luftnot und Angst zur reflektieren und nachzuvollziehen.

- pflegerische Interventionen und Entscheidungen vorauszuplanen und im interdisziplinären Kontext wie auch mit den Angehörigen patientenorientiert zu gestalten.

Schlüsselwörter

Dyspnoe, terminales Rasseln, Orthopnoe, Opioide, Morphin, Anticholinergika, Sauerstoff, Antizipation, Patientenedukation, Dyspnoeassessment

Einleitung – Begriffsklärung

Dyspnoe ist ein subjektives Empfinden von Atemnot, sie kann sich zu einer akut bedrohlichen Situation entwickeln und mit Todesangst verbunden sein. Als dieses Gefühl ist sie auch ernst zu nehmen und zu respektieren, sie muss jedoch nicht immer mit einem objektivierbaren Befund belegbar sein. Ob, wie stark und belastend ein Patient seine Dyspnoe wahrnimmt hängt auch von seinem psychischen Befinden ab (Angst, Depression, Stress). Auch die psychosoziale Situation, in der sich ein Patient befindet, die soziokulturelle Einbettung, der bisherige Umgang oder die Bewältigung mit Belastungen und Krisen in zurückliegender Zeit haben Einfluss auf die subjektive Wahrnehmung und das individuelle Erleben und Ausmaß einer Dyspnoe.

> **Beachte:** Dyspnoe ist das, was der Patient sagt und nicht das, was die Betreuenden primär wahrnehmen.

Das in der Terminalphase auftretende atemsynchrone Rasseln, welches durch das Oszillieren von angesammeltem Sekret in Hypopharynx und Trachea entsteht, wird als terminales Rasseln bezeichnet und ist von der Dyspnoe abzugrenzen. Terminales Rasseln entsteht durch ein Zusammenspiel von vermehrter Sekretproduktion und insuffizientem Schluckreflex und Abhusten. Als hierfür verantwortliche Ursachen können neuromuskuläre Erschöpfung und kognitive Eintrübung genannt werden. Die Inzidenz wird abhängig von den verwendeten Quellen zwischen 56 % und 92 % angegeben, wobei das Auftreten als Indikator für den nahenden Tod gewertet werden kann – je nach Beobachtung zwischen 16, 48 und 72 Stunden nach Beginn (s. Kap. 9.2).

Ursachen

Die Ursachen einer Dyspnoe können vielfältig sein (Klaschik, 2003; Hofer/Hess a. a. O.; Binsack 2000):

- *pulmonal-obstruktiv:* bedingt durch eine Grundkrankheit, wie z. B. COPD, Asthma bronchiale, asthmoide Bronchitis, das Einwachsen von Tumormassen mit Obstruktion der Trachea oder der Bronchien oder Kompression von außen, reflektorisch durch Bronchospasmus, verstärkte Sekretion, Bronchitis, Pneumonie, obere Einflussstauung
- *pulmonal-restriktiv:* Lungenfibrose, Atelektasen, Lymphangiosis carcinomatosa, Verlust von Lungengewebe durch Metastasen, Zwerchfelltumor, Pneumothorax, Pleuraerguss, Pneumonie, Infiltration
- *andere Ursachen:*
  - Zwerchfellhochstand, z. B. durch Aszites
  - Hepatomegalie
  - Lähmung des N. phrenicus
  - neuromuskulär bedingt, z. B. durch Lähmung der Atemmuskulatur bei amyotropher Lateralsklerose (ALS), hoher Querschnitt
- kardial bedingt, z. B. durch kardiale Insuffizienz, Perikarderguss, Lungenödem
- renal bedingt, z. B. durch Niereninsuffizienz
- neurologisch bedingt, z. B. durch erhöhten Hirndruck, Störung des Atemzentrums (auf Grund der gleichzeitig reduzierten Vigilanz wird hier die Atemnot meist nicht sehr ausgeprägt erlebt)
- muskulär bedingt, z. B. bei Kachexie oder Myopathie
- schmerzbedingt, mit Einschränkung der Atemexkursionen, eingeschränkter Mobilität, Lungenembolie
- stoffwechselbedingt, z. B. bei Fieber, Infekten, Sepsis, Anämie, Azidose
- hustenbedingt, z. B. starker (Reiz-)Husten wie pleurale Reizung, des Weiteren durch Aspiration, gastroösophageale Refluxkrankheit, trockene Raumluft, Medikamente (ACE-Hemmer)
- psychosozial bedingt, z. B. Angst, Trauer oder Einsamkeit
- spirituell bedingt, z. B. Verzweiflung über das absehbare Lebensende, Angst vor dem Danach oder dem Nicht-Wissen, wohin es dann geht etc.

Bevor man mit der entsprechenden Abklärung beginnt, sollte man sich selbst, dem Betreuungsteam und auch dem Patienten und/oder den Angehörigen immer die Frage stellen, wie viel Diagnostik und vor allem Invasivität an Diagnostik dem Betroffenen zuzumuten bzw. ob das Ergebnis für das weitere Prozedere für die effektive Förderung des Wohlbefindens des Patienten von Relevanz ist. Insbesondere ist zu berücksichtigen, in welcher Phase der Erkrankung der Patient sich befindet. Zu jedem Zeitpunkt von Diagnostik und Therapie sollte das Betreuungsteam sich über den Status quo und die Quo-vadis-Frage verständigen und miteinander sorgfältig prüfen, in welcher Phase der palliativen Betreuung sich der Patient aktuell befindet. Es erscheint wichtig, dies möglichst vorausschauend mit dem Betroffenen und seinen Angehörigen zu diskutieren. Auch hier kommt der Patientenedukation eine herausragende Rolle zu. Hier geht es nicht nur um klassische medizinisch orientierte Behandlungsparameter, sondern um die umfassende patienten- und familienbezogene Erfassung und Gestaltung der aktuellen und zukünftigen Betreuungssituation (s. Kap. 3.1 und 12.2). Wie erscheint die Prognose? Handelt es sich um eine Rehabilitationsphase mit akuter Exazerbation, oder handelt es sich um die letzten Lebenswochen oder -tage? Ist die Ursache als reversibel oder irreversibel zu werten? Kann davon ausgegangen werden, dass der Patient durch die Diagnostik und Behandlung an Lebensqualität gewinnt oder dass diese eher zusätzlich belastet wird? Wie lauten die patientenbezogenen Werte (s. Kap. 10.1 und 10.7) und der (Lebens-)Wille, das Verständnis, die Entscheidung des Patienten in Bezug auf weiteres Tun oder Lassen? Wo wird der zukünftige Betreuungskontext sein (im Spital, zu Hause, im Alters- und Pflegeheim, im Hospiz etc.). Ist die Betreuungskontinuität (Hausarzt, Hauskrankenpflege etc.) gewährleistet, vor allem wenn der Patient wünscht, wenn immer möglich wieder nach Hause zu gehen? Was ist hier an weiterführender Patientenedukation nötig?

Beachte: Dies führt zu der interprofessionellen Überlegung und Entscheidung, ob es noch sinnvoll ist, eine ursächliche Behandlung durchzuführen oder sich primär auf eine kompetente und umfassende Symptombehandlung im Sinne von «Best supportive Care» zu beschränken. Dementsprechend sollte man sich bewusst machen, dass Dyspnoe auch ein gut kompensierter, chronischer Prozess sein kann, der durch eine kleine Veränderung der Voraussetzungen dekompensieren und allerdings auch wieder rückgängig gemacht werden kann und eine Änderung der Atemfrequenz (Bradypnoe/Tachypnoe) nicht notwendigerweise mit Dyspnoe einhergehen muss. Ein sehr häufig damit verbundenes und als sehr belastend empfundenes Symptom ist der Husten.

Diagnostik unter Berücksichtigung obiger Überlegungen

Biologische Aspekte

Bei der *umfassenden Dyspnoeanamnese* können exemplarisch ausgewählte Assessmentaspekte, z.B. aus dem Schmerzassessment (VAS, NAS, VRS, ESAS,) sehr gut auf das Dyspnoeassessment übertragen und entsprechend adaptiert werden (s. Kap. 5.3).

Beurteilung des *klinischen Zustandsbildes* mit:
- Auskultation (in- bzw. exspiratorischer Stridor, spastische Rasselgeräusche, einseitig abgeschwächte Atemgeräusche etc.)
- Zuordnung des Atemtyps (Cheyne-Stokes, periodische Atmung, Hyperventilation, verlängertes Exspirium etc.)
- Perkussion (Erguss) und Beurteilung von Begleitsymptomen (Zentralisation, Tachykardie, Tachypnoe, kalter Schweiß, motorische Unruhe)
- Sitzt der Patient aufrecht, abgestützt (= Orthopnoe)?
- Einbeziehung der Atemhilfsmuskulatur?
- Einziehungen?
- Zyanose?
- Fieber?
- Verwirrtheit?
- Delir?
- Eingeschränkte Vigilanz?

Auskultatorisch ist beim terminalen Rasseln die Lunge des Patienten häufig frei, der Betroffene atmet meist ruhig und regelmäßig.

An labortechnischen Abklärungen kommen infrage:
- Anämie (Mangel an O_2-Trägern)?
- Entzündungszeichen (Pneumonie, Tumorzerfall, Immunsuppression)?
- Niereninsuffizienz (Medikamenten-Kumulation, metabolische Azidose)?
- Blutzuckerkontrolle (Hyperglykämie)
- kapilläre Blutgasanalyse (Azidose, Hypoxämie) – auf eine arterielle Blutabnahme kann verzichtet werden.

Für den Gebrauch auf der Station und eine erste Objektivierung der Situation ist die *Pulsoxymetrie* die Methode der Wahl. Sie ist einfach zu handhaben und regelmäßig zu kontrollieren, zur Evaluation der therapeutischen Interventionen geeignet sowie schmerzlos für den Patienten. Chronisch Lungenkranke können jedoch an eine Sauerstoffsättigung von 92 % und weniger durchaus gut adaptiert sein.

An *weiteren Untersuchungen* kommen infrage:
- Lungen-Röntgen, CT, Pleura- und Abdomensonografie
- EKG, Blutdruckmessung
- Bronchoskopie/-lavage
- Lungenfunktionstest: in einer fortgeschrittenen Palliativsituation in der Regel entbehrlich.

Psychosoziale und spirituelle Aspekte

Nicht zu unterschätzen sind die psychosozialen und spirituellen Aspekte, die eine vorbestehende Atemnot verstärken oder Atemnot neu auslösen können. Das Symptom «Atemnot» hat oft auch eine unterschwellige bzw. unbewusste Bedeutung für den Betroffenen. Gleich einem Circulus vitiosus können sich einzelne Symptome oder Phänomene wie Schmerzen oder Ängste verselbstständigen und Atemnot hervorrufen, oder die Atemnot kann in eine psychische Anspannung führen, Ängste auslösen und Schmerzsituationen verstärken. Das vom Patienten subjektiv wahrgenommene und empfundene Symptom «Dyspnoe» zu erfassen bedingt, im Rahmen der Dyspnoeanamnese mit dem Patienten in einen Dialog über sein umfassendes *Befinden* zu gelangen und mit ihm zu erkunden, welche *Bedeutung* die einzelnen Aspekte unter Umständen neben der physischen Ebene eventuell auch auf der psychischen, psychosozialen, kulturellen und spirituellen Ebene für ihn in dem einen oder anderen Erleben haben könnten. Diese mag auch helfen, einen verstehenden Umgang mit dem Betroffenen zu pflegen und auf Wunsch rechtzeitig weitere Kollegen aus dem multiprofessionellen Betreuungsteam hinzuzuziehen.

Therapie unter Berücksichtigung obiger Überlegungen

Ursächliche Therapie

- Pleurapunktion, bei rasch nachrinnendem Erguss ist eine Pleurodese (Talk-Slurry) zu diskutieren
- Palliative Bestrahlung
- Palliative intravenöse Chemotherapie, eventuell Einbringen von Chemotherapeutika (z. B. Instillation von Bleomycin) oder Talkumpuder, um die Pleurablätter miteinander zu verkleben und so ein Rezidiv aufzuhalten
- Laser- und Kryotherapie
- Aszitespunktion
- Transfusion von Erythrozytenkonzentraten bei Anämie: In diesem Fall ist die Entscheidung wiederum individuell zu treffen, da viele Patienten auf Grund eines protrahierten Verlaufs gut an niedrige Hämoglobinwerte adaptiert sind. Andere profitieren wiederum von einer frühzeitigen Substitution von Erytrozyten-Konzentraten. Im Zuge dessen kann auch eine gleichzeitig bestehende und belastende Fatigue-Symptomatik gebessert werden.
- Hämodialyse
- Tracheotomie/Beatmung: Als Ultima ratio und nur nach genauem Abwägen aller Faktoren: Intubation und Beatmung, wobei man sich aber bewusst sein muss, dass der Betroffene abhängig von der Grunderkrankung entweder auf der Intensivstation verstirbt oder für lange Zeit bzw. gar nicht vom Tubus entwöhnt werden kann. Dies bedeutet belastende Langzeitsedierung mit wachen Stressphasen, eventuell eine Tracheotomie, die Unmöglichkeit, sich zu artikulieren, und fehlende Selbstbestimmung, also eine den Palliativgedanken ad absurdum führende Situation.

Medikamentöse Therapie

- Inhalative und intravenöse Bronchospasmolytika bei *Spasmen*: Theophyllin 200 mg (steigert zusätzlich zur bronchodilatatorischen Komponente noch den Atemantrieb), Terbutalin inhalativ oder subkutan, Suprarenin über Vernebler bei *Schleimhautschwellung*
- Kortison bei *Schwellung, Ödemneigung, Lymphangiosis*: initial 40 mg Dexamethason i. v. als Bolus, dann als Erhaltungsdosis 8–16 mg i. v. oder p. o., weitere Reduktion und Ausschleichen falls möglich. Diese Dosierung wird an unserer Abteilung regelmäßig verwendet, bei anderen Autoren findet man sehr unterschiedliche Dosierungsempfehlungen bzw. keine Angaben zur Bolusgabe.
- Mucolytika bei starker *Verschleimung*: Dies setzt allerdings noch ein suffizientes, aktives Abhusten voraus, da sonst der Betroffene an den gebildeten, wenn auch verflüssigten Schleimmassen zu ersticken droht.
- Antitussiva bei *Husten*: Kodein-Tropfen
- Milde Sedierung bei *Angst/Unruhe*: Benzodiazepine sind grundsätzlich zu titrieren. z. B. Midazolam (Dormicum®) 2,5–5 mg i. v./s. c. bzw. über Dauerinfusion 1–2 mg/h oder Lorazepam (Temesta® exp.) nach Bedarf 1 mg oder fix 0,5–1 mg alle 8 Stunden p. o. bei Angst oder Panikattacken, titrieren (s. Kap. 10.6)
- Antibiotikagabe bei *Infekten*: abhängig vom Progress und der Prognose der Erkrankung – wiederum nach Absprache mit dem Team, dem Patienten und den Angehörigen
- Furosemid (Lasix®) bei *Lungenödem*: 20–40 mg oder 4–8 mg/h über Perfusor. Hierbei ist vorab zu berücksichtigen, dass das für den Patienten eine vermehrte renale Ausscheidung mit sich bringt.
- Morphin bei *Dyspnoe und Schmerzen*: Warum Opioide? Auf Grund der Wirkung auf das limbische System kommt es zu vermehrter Gleichgültigkeit und Distanzierung. Über eine Dämpfung des Atemzentrums wird eine rasche, oberflächliche Atmung ruhiger, langsamer und tiefer. Eine Ökonomisierung der Atemarbeit und Dämpfung des Hustenreizes kann erreicht werden. Eine Reduktion des Widerstandes im kleinen Kreislauf führt zur Entlastung des Herzens (Husebø, 2004).
- Anticholinergika tragen zur *Hemmung der Bronchialsekretion* bei: Die Wirkung wird erzielt über die kompetitive Hemmung der muscarinergen Rezeptoren, durch Reduktion der Speichelsekretion, Relaxation der glatten Bronchialmuskulatur, Reduktion des Atemwegswiderstandes, Sedierung, Reduktion aber auch der Peristaltik und Gastrointestinalsekretion. Zusätzlich gelten Anticholinergika als Option bei terminalem Rasseln.

Morphintherapie

Fünf bis 10 mg Morphin s. c. alle 4 Stunden bzw. kontinuierliche Verabreichung von Morphin s. c. oder i. v. über Perfusor oder Graseby-Pumpe.

Wird eine PCA-Pumpe (patientenkontrollierte Analgesie) eingesetzt, besteht zusätzlich der Vorteil einer bei Bedarf möglichen, definierten Bolusgabe, z. B. 50 mg Morphin auf 50 ml NaCl, Beginn mit 2 ml/h (= 2 mg/h) – rasche Steigerung entsprechend der klinischen Beurteilung.

Beachte: Es ist wichtig, dabei zu berücksichtigen, ob der Betroffene bereits mit Opioiden vortherapiert wurde oder nicht. Opioidnaive Patienten (Patienten, die noch kein Opioid erhalten haben), ältere Patienten und Patienten mit schwerer COPD sind beginnend mit 2,5–5 mg p. o. (z. B. Morphinlösung 2%: 1 Tr. = 1 mg) alle 4 Stunden zu behandeln. Die Reservedosis liegt bei 10–20 % der Tagesdosis p. o., bei Bedarf stündlich wiederholbar (keine obere Dosislimite). Zur Titration: Dosis alle 24 Stunden um 25–50 % erhöhen. Eine Langzeittherapie der Dyspnoe mit Opioiden kann z. B. erfolgen mit MST cont® oder Oxycodon (Oxycontin®), die Dosis erfolgt gemäß Titration mit schnellwirksamen Opioiden (Hofer/Hess, 2005: 7). Falls es Nebenwirkungen unter Morphin gibt, kann auf Hydromorphon ausgewichen werden (s. Kap. 5.5). Sind für den Patienten belastende Momente zu erwarten, die eine Dyspnoe auslösen oder verstärken können, wie Umlagerung, Mobilisation, Körperpflege, geplanter Toilettengang (z. B. Einlauf) oder indizierte Untersuchungen, ist 40–50 Minuten vor dem Ereignis die ärztlich verordnete Reservedosis zu verabreichen. Es ist darauf zu achten, dass eine Dyspnoereservedosis gleichermaßen wie eine Schmerzreservedosis prophylaktisch verordnet, dokumentiert und großzügig ausgeschöpft wird. Das Nebenwirkungsspektrum ist kontinuierlich zu erfassen, im Verlaufsdokument zu dokumentieren und regelmäßig interdisziplinär zu evaluieren.

Beachte: Im Fall von *transdermalen* Therapiesystemen (TTS) zur Schmerztherapie können diese versuchsweise noch belassen werden. Auf Grund der besseren Übersicht sollte dann doch möglichst bald der entsprechenden Opioid-Umrechnungstabelle folgend auf subkutane oder intravenöse Morphingabe umgestellt werden. Subkutane Injektionen werden vorzugsweise am Rumpf (z. B. infraklavikulär) durchgeführt, da bei zunehmender Zentralisation die Resorption an den Extremitäten nicht mehr suffizient bzw. vorhersagbar und steuerbar ist. Bei der Unterscheidung zwischen intravenöser und subkutaner Verabreichung darf man nicht vergessen, dass der gleiche Plasmaspiegel einer Substanz erreicht wird, allerdings erst nach einer längeren Anflutungsphase.

Anticholinergikatherapie

- Hyoscinhydrobromid (Scopolamin®) 0,2–0,4 mg s. c. alle 4 h oder 0,1–1 mg/h i. v.
- Die transdermale Verabreichung von Scopolaminpflaster erscheint nicht sinnvoll, da selbst bei einer großen Anzahl an applizierten Pflastersystemen die Anflutungsphase zu lange dauert, als dass für den Akutbedarf relevante Serumspiegel der Substanzen erreicht würden. In der Schweiz sind zudem Scopolamin-patches wie z. B. Scopoderm®, nicht mehr im Handel.
- Glycopyrolat (Robinul®) 0,2 mg s. c. alle 4–6 h oder 0,4–1,2 mg/d über Perfusor
- Butylscopolaminiumbromid (Buscopan®) 20–40 mg s. c. alle 4–6 h oder kontinuierlich 60–120 mg/d über Perfusor bzw. Graseby-Pumpe.
- Levomepromazin (Nozinan®) 6,25 mg s. c., z. B. fix 2–3 Mal tgl.
- Atropin 0,4 mg s. c. als Bolus, im Anschluss dann Scopolamin. Da Atropin die Blut-Hirn-Schranke durchtritt, werden hier mehr zentralnervöse Nebenwirkungen festgestellt.

Sauerstoff-Gabe

Sauerstoff sollte nicht als Reflexhandlung, sondern nur sehr bewusst eingesetzt werden. Ob Sauerstoff verordnet wird oder nicht, sollte primär *nicht* von der Sauerstoffsättigung abhängig gemacht werden, sondern vielmehr vom klinischen Bild, unter welchem der Patient steht und leidet. Hofer und Hess (2005) beschreiben, dass vermieden werden sollte, nur wegen einer niedrigen Sauerstoffsättigung routinemäßig Sauerstoff zu verschreiben:

> Die Sauerstoffsättigung sollte nur zur Evaluation der therapeutischen Möglichkeiten gemessen werden, und insbesondere ist eine kontinuierliche Messung zu vermeiden, führt diese doch nicht selten zu einer unnötigen Panik vor allem bei den Angehörigen und Pflegenden.
> (Hoffer/Hess, a. a. O.)

Die O_2-Gabe ist eigentlich nur bei tatsächlicher Hypoxämie notwendig, wird allerdings in vielen Fällen von den Betroffenen als sehr beruhigend und erleichternd empfunden. Hierbei sollte aber eine Nasenbrille bevorzugt werden, da eine Gesichtsmaske ein zusätzliches Beklemmungsgefühl auslösen kann. Dabei sollte man allerdings nicht vergessen, dass es auch zu einer psychischen Abhängigkeit von einer theoretisch jederzeit möglichen Sauerstoffinhalation kommen kann. Dadurch wird der Patient einerseits noch immobiler und andererseits eine Entlassung nach Hause unter Umständen verzögert, wenn nicht gar unmöglich gemacht. Als Konsequenz muss eventuell die vorausschauende und rechtzeitige Planung und Organisation einer Heim-Sauerstoff-Versorgung in die Wege geleitet werden. Es besteht nur ganz selten eine Kohlendioxidretention, sodass man bei Sauerstoff-Gabe eine CO_2-Narkose fürchten müsste. Bei niedrigem Flow (3 l/min) kann Sauerstoff also durchaus auch bei einer ausbehandelten COPD oder unter einer Opioidtherapie verabreicht werden.

Begleitende Maßnahmen

Da Atemnot oft ein bedrohliches Ereignis für den Patienten, seine Angehörigen und für die Betreuenden darstellt, besteht die Gefahr, dass sich seine Not, Angst und Aufregung rasch auf die Umstehenden überträgt. Durch Antizipation (gedankliche Vorwegnahme eines Ereignisses oder einer Situation) kann eine planlose und hektische Reaktion darauf abgeschwächt bzw. vermieden werden. Dies erfordert eine kompetente Patientenedukation, vor allem der Angehörigen, indem diese etwa durch Mikroschulungen kognitiv, psychomotorisch und affektiv trainiert und darin unterstützt werden, überlegt und systematisch zu reagieren und zu handeln (s. Kap. 9.2 und 12.2). Bei Bedarf und auf Wunsch ist ergänzend eine psychosoziale oder spirituelle Begleitung zu integrieren. Für eine geplante Weiterbetreuung zu Hause sollte nicht nur ein entsprechender Notfall-Plan erstellt, sondern es sollten von Anfang an alle Betreuenden – auch der Haus- und Facharzt – einbezogen werden, um so zumindest bis zu einem gewissen Grad Ängste abbauen sowie Sicherheit und Betreuungskontinuität vermitteln und gewährleisten zu können. Weitere pflegerische Handlungselemente, z. B. diverse Pflegestandards zu Dyspnoe, Aspekte aus der Kinästhetik und Basalen Stimulation, Atemtherapie, Physiotherapie sowie gezielte pflegerische Interventionen bei Dyspnoe können in einschlägigen Nachschlagewerken konsultiert werden (vgl. weiterführende Literatur).

Zusammenfassung

Ausgeprägte Dyspnoe wird vom Betroffenen oft als akut lebensbedrohliche Situation erlebt, die mit massiver Todesangst und Hilflosigkeit einhergeht. Hilflosigkeit stellt allerdings auch für die Angehörigen und das betreuende Personal immer wieder neu eine große Herausforderung dar. So ist gerade hier besonders wichtig, dass zusätzlich zum entsprechenden fachlichen Wissen durch ruhiges, überlegtes Auftreten Sicherheit vermittelt wird. Ein sorgfältiges Dyspnoeassessment, kompetentes Fachwissen, klinische Erfahrung sind unerlässlich, um z. B. ein Lungenödem, von einem Bronchialspasmus oder einem terminalen Rasseln rechtzeitig zu unterscheiden. Die WHO (2002) definiert Palliative Care dadurch, dass eine bestmögliche Einflussnahme auf die Lebensqualität bereits durch Prävention, durch ein frühzeitiges, tadelloses Assessment und durch Linderung von Schmerzen und anderen belastenden (physischen, sozialen, spirituellen) Symptomen zu erfolgen hat. Dies trifft in besonderer Weise auch auf die Dyspnoe zu.

Abschließende Fragen zur Reflexion

- Kennen Sie die Unterschiede zwischen Lungenödem, Bronchialspasmus und terminalem Rasseln im Hinblick auf die Pathophysiologie, die Beobachtungskriterien und die spezifische Interventionen?
- Verwenden Sie in Ihrer Institution ein Dyspnoeassessment?
- Welche Aspekte sollte ein Dyspnoeassessment enthalten?
- Wie gestalten Sie Entlassungssituationen von Patienten mit Dyspnoe, die in die ambulante Betreuung zurückkehren (möchten)?
- Welche ausgewählten Elemente aus der Patientenedukation kommen in der Betreuung von Patienten mit Dyspnoe und deren Angehörigen infrage?
- Können Sie an Ihrem Arbeitsplatz auf Edukationskonzepte zu verschiedenen Symptomen und Phänomenen (z. B. Dyspnoe, Schmerz) zurückgreifen?
- Wie belastet Sie persönlich das Erleben starker, anhaltender Dyspnoe bei Patienten, und wie gehen Sie damit um?

Verwendete Literatur

Back, I. N.; Jenkins, K.; Blower, A.; Beckhelling, J.: A study comparing hyoscine hydrobromide and glycopyrrolate in the treatment of death rattle. Palliat. Med., 15 (2001) 4: 329–336.

Bausewein, C.; Roller, S.; Voltz, R.: Leitfaden Palliativmedizin. Urban & Fischer, München/Jena 2004.

Bennett, M.; Lucas, V.; Brennan, M.; Hughes, A.; O`Donnel, V.; Wee, B.: Using anti-muscarinic drugs in the management of death rattle: evidence-based guidelines for palliative care. Palliat. Med., 16 (2002) 5: 369–374.

Bennet, M. I.: Death-rattle an audit of hyoscine (scopolamine) use and review of management. J. Pain Symptom Manage., 12 (1996) 4: 229–233.

Binsack, T.: Respiratorische Symptome. In: Albert, E.; Zech, D. (Hrsg.): Lehrbuch der Palliativmedizin. Schattauer, Stuttgart/New York 2000, 1. Nachdruck.

Brown, J. A.: Symptom management in the older adult. Clin. Geriatr. Med., 20 (2004) 4: 621–640.

Ellershaw, J. E.; Sutcliffe, J. M.; Saunders, J. M.: Dehydratation and the dying patient. J. Pain Symptom Manage., 10 (1995) 3: 192–197.

Ferris, F. D.: Last hours of living. Clin. Geriatr. Med., 20 (2004) 4: 641–667.

Hofer, M.; Hess, Th.: Dyspnoe in der Palliativmedizin: pathophysiologische Konzepte und Therapie. Palliative-ch, 4 (2005): 5–8.

Hughes, A. C.; Willkock, A.; Corcoran, R.: Management of Death rattle. J. Pain Symptom Manage., 12 (1996) 5: 271–272.

Husebø, B. S.: Die letzten Stunden. Kavli Forschungszentrum für Demenz, Univ. Bergen, Vortragsprotokoll, 2. Potsdamer Hospiztag, 11.9.2004.

Husebø, B. S.; Husebø, S.: Nursing homes as arenas of terminal care – how do we do in Practice? Tidsskr. Nor. Laegeforen., 125 (2005) 10: 1352–1354.

Husebø, S.; Klaschik, E.: Palliativmedizin. Springer, Berlin/Heidelberg 2003, 3., überarbeitete A.

Kloke, M.; de Stoutz, N.: Symptomorientierte onkologische Therapie. Springer, Heidelberg 2005.

Lichter, I.; Hunt, E.: The last 48 hours of life. J. Palliat. Care, 6 (1990) 4: 7–15.

Likar, R.; Molnar, M.; Rupacher, E.; Deutsch, J.; Mörtl, M.: Klinische Untersuchung über d. Wirkung von Scopolamin-Hydrobromid beim term. Rasseln (randomisierte, doppelblind, plazebokontrollierte Studie). Z. Palliativmed., 3 (2002): 15–19.

Rees, E; Hardy, J.: Novel consent process for research in dying patients unable to give consent. BMJ, 327 (2003): 198.

Weissenberger-Leduc, M.: Handbuch der Palliativ-Pflege. Springer Wien/New York 2002, 3., vollständig überarbeitete A.

Werni, M.; Popp, W.; Wilkens, W.: Ernährung und Flüssigkeitssubstitution in der Paliativmedizin. Journal für Ernährungsmedizin, 3 (2001) 3: 12–15.

Wildiers, H.; Menten, J.: Death rattle: prevalence, prevention and treatment. J. Pain Symptom Manage., 23 (2002) 4: 310–317.

Weiterführende Literatur

Bienstein, C.; Klein, G.; Schröder, G. (Hrsg.): Atmen. Die Kunst der pflegerischen Unterstützung der Atmung. Thieme, Stuttgart/New York 2000.

Corner, J.: Research into Nonpharmacological Intervention for Respiratory Problems in Palliative Care. In: Portenoy, R. K.; Bruera, E.: Issues in Palliative Care Research. Oxford University Press, Oxford/New York 2003.

Davy, J.; Ellis, S.: Palliativ pflegen. Sterbende verstehen, beraten und begleiten. Huber, Bern 2003.

Doenges, M. E.; Frances, M.; Moorhouse, A.; Geissler-Murr, C.: Pflegediagnosen und Maßnahmen. Huber, Bern 2003, korrigierter Nachdruck der 3., vollständig überarbeiteten und erweiterten A.

Doyle, D.; Hanks, G.; Calman, K.; Cherny, N.: Oxford Textbook of Palliative Medicine (3rd edn.). Oxford University Press, Oxford/New York 2004.

Dudgeon, D.: Multidimensional Assessment of Dyspnea. In: Portenoy, R. K.; Bruera, E.: Issues in Palliative Care Research. Oxford University Press, Oxford/New York 2003.

Fuchs, C.: Gibt es auch spirituelle Dyspnoe? Palliative-ch, 4 (2005): 21–23.

Georg, J. (Hrsg.): NANDA International. NANDA-Pflegediagnosen. Definition und Klassifikation 2005–2006. Huber, Bern 2005.

Johnson, M.; Maas, M.; Moorhead, S.: Pflegeergebnisklassifikation (NOC). Huber, Bern 2005.

Kasper, M.; Kraut, D.: Atmung und Atemtherapie. Ein Praxishandbuch für Pflegende. Huber, Bern 2000.

Kern, M.; Gasper-Paetz, A.: Dyspnoe. In: Zenz, M.; Donner, B. (Hrsg.): Schmerz bei Tumorerkrankungen. Interdisziplinäre Diagnostik und Therapie. Wissenschaftliche Verlagsgesellschaft, Stuttgart 2002.

Kostrzewa, S.; Kutzner, M.: Was wir noch tun können! Basale Stimulation in der Sterbebegleitung. Huber, Bern 2004, 2., durchgesehene und korrigierte A.

McCloskey, J.; Bulecheck, G. M.: Pflegeinterventionsklassifikation (NIC). Huber, Bern 2003.

Schweitzer, M.: Assessmentinstrumente für Dyspnoe. Diplomarbeit/Literaturarbeit. Weiterbildungszentrum für Gesundheitsberufe Aarau, Höhere Fachausbildung in Pflege Stufe II, Aarau 2003.

Sorge, M.: Atemnot. In: Metz, C.; Wild, M.; Heller, A. (Hrsg.): Balsam für Leib und Seele. Pflege in Hospiz- und Palliativer Betreuung. Lambertus, Freiburg i. Br. 2002.

Pflege heute. Elsevier, Urban & Fischer, München 2003.

Weissenberger-Leduc, M.: Handbuch der Palliativpflege. Springer, Wien/New York 2003, 3. A.

6.12
Epilepsie, Hirndruck, spinale Kompression, Myoklonien

Elisabeth Medicus

«We cannot take away the whole hard things that is happening, but we can help to bring the burden into manageable proportions.»
(Cicely Saunders)

Abstract

Hirndrucksymptome (1), Zeichen spinaler Kompression (2) und epileptische Anfälle (3) sind meist Akutsituationen der Palliative Care und erfordern rasches, symptomorientiertes und vorausschauendes Handeln. Als ein häufiges neurologisches Symptom in der Terminalphase werden in diesem Abschnitt auch Myoklonien (4) besprochen.

Studienziele

Nach Abschluss dieses Kapitels wird die bzw. der Lernende in der Lage sein:

- die angeführten neurologische Symptome zu erkennen und zu benennen.
- eine Grundlage zu haben, um Sicherheit im Handeln gewinnen und die Scheu vor dem «Unheimlichen» neurologischer Symptome abzubauen.
- die Bedeutung des Assessments bei der spinalen Kompression einzuschätzen.
- Patienten und Angehörigen neurologische Symptome zu erklären.
- im interprofessionellen Dialog Maßnahmen für wiederholte epileptische Anfälle zu planen und diese Maßnahmen Angehörigen zu kommunizieren.

Schlüsselwörter

Vigilanz, Hydrozephalus, epidurale Metastasen, Meningeosis carcinomatosa, Steroidmyopathie, Paraplegie, Status epilepticus, Myoklonien

Einleitung

Neurologische Symptome entstehen durch direkte Beeinträchtigung von Strukturen des zentralen oder peripheren Nervensystems und führen zu Ausfalls- oder Reizsymptomen. Neurologische Ausfallsymptome können mit schwerem Verlusterleben einhergehen, neurologische Reizsymptome sind für den Betroffenen und seine Angehörigen unerwartet und manchmal unheimlich. Deshalb ist auf den ressourcenorientierten Umgang mit den Verlusterlebnissen und auf die Instruktion der Angehörigen und der Betroffenen besonders zu achten. Die Behandlung der Symptome ist oft schwierig.

Neurologische Symptome können auch als Nebenwirkung einer Therapie auftreten. Eine sorgfältige Diagnostik ist auch in einem späteren Stadium der Tumorerkrankungen von Bedeutung für die therapeutischen Konsequenzen. In diesem Kapitel werden die häufigsten in der Palliative Care vorkommenden neurologischen Symptome besprochen.

Hirndruck

Definition

Jede Zunahme des intrakraniellen Volumens hat einen Druckanstieg zur Folge. Dieser verursacht zunächst Kopfschmerzen, Erbrechen, Vigilanzstörungen (Herabsetzung der Aufmerksamkeit, Wachheit), manchmal Schwindel, Schluckauf und Gähnen. Bei weiter zunehmendem Hirndruck kommt es zu einem Einklemmungssyndrom, das zum Tode führt (Masuhr/Neumann, 2004).

Ursachen

Die häufigste Ursache für Hirndruck im Bereich der Palliative Care ist die Zunahme der Hirnmasse bei

Tumorwachstum (Hirnmetastasen oder Hirntumoren). Seltener entsteht Hirndruck durch eine Abflussstörung des Liquors (Hydrozephalus), verursacht durch Ausdehnung des Tumors. Bei 25–35 % aller Krebspatienten treten im Verlauf ihrer Erkrankung Hirnmetastasen auf (Bausewein et al., 2004).

Assessment

Bei chronischem Hirndruck stehen die Antriebsstörungen im Vordergrund, bei akutem Hirndruck Kopfschmerzen und Erbrechen – typisch ist plötzliches, schwallartiges Erbrechen ohne vorausgehende Übelkeit. Der Schmerzcharakter ist dumpf, die Schmerzen sind stark, manchmal verbunden mit Nackenschmerzen (Doyle et al., 1998).

Erste Anzeichen des Hirndrucks können Sehstörungen, Kopfschmerzen beim Niesen und Husten und epileptische Anfälle sein (Bausewein et al., 2004).

Therapie

Hirndruck kann kausal und symptomatisch behandelt werden. Die kausale Behandlung wird pharmakologisch mit Dexamethason und Bestrahlung durchgeführt, bei Verdacht auf Hydrozephalus kann auch eine neurochirurgische Intervention in Erwägung gezogen werden. Die symptomatische Behandlung wird mit Analgetika (WHO-Stufenschema) und Antiemetika aus der Klasse der Antihistaminika durchgeführt. Bei akut auftretenden Kopfschmerzen hilft die Bolusinjektion von Dexamethason (Doyle et al., a.a.O.).

Erleichterung für den Patienten bringt die Oberkörperlagerung (Bausewein et al., a.a.O.).

Patienten mit Hirnmetastasen benötigen oft über lange Zeit Kortikosteroide. Die belastendsten Nebenwirkungen sind Pilzinfektionen und die Steroidmyopathie (Muskelschwäche, besonders ausgeprägt in der Rumpfmuskulatur), die bei vielen Patienten nach 2–3 Wochen auftritt (Doyle et al., a.a.O.; Hardy et al., 2001).

> **Interprofessionelle Perspektive**
>
> Bei rasch wachsenden ausgedehnten Hirntumoren kann der Patient am Hirndruck versterben. Für die Entscheidung, welche kausalen Maßnahmen in der individuellen Situation infrage kommen, oder ob es angezeigt ist, sich auf symptomatische Maßnahmen zu beschränken, bedarf es des Blickes auf die Gesamtsituation und damit des interprofessionellen Dialogs. Hirndruck ermöglicht oft ein friedliches Sterben (Bausewein et al., a.a.O.; Voltz et al., 2003).

Spinale Kompression

Definition

Bei der spinalen Kompression handelt es sich um eine Kompression des Rückenmarks; ca. 5 % der Tumorpatienten entwickeln eine spinale Kompression (Doyle et al., a.a.O.). Die spinale Kompression ist eine Notfallsituation in der Palliative Care (Bausewein et al., a.a.O.).

Ursache

Die Ursache der spinalen Kompression ist meistens ein Tumorwachstum im Epiduralraum oder in der Wirbelsäule, am häufigsten durch Knochenmetastasen von Prostata-, Mamma- oder Bronchuskarzinomen oder Weichteilmetastasen von Lymphomen oder Neuroblastomen, selten auch durch eine Meningeosis carcinomatosa (Absiedelung von Metastasen in den Hirnhäuten, dadurch Verdickung der Hirnhäute).

Assessment

Schmerz ist das Leitsymptom einer Kompression des Rückenmarks und der austretenden Nerven und ein frühes Warnsymptom (s. Kasten). Rückenschmerzen bei einem Krebspatienten können also auf das Risiko einer spinalen Kompression hinweisen, vor allem bei ausstrahlenden Schmerzen (einseitig bei zervikaler oder lumbaler Kompression, oft beidseitig und ringförmig bei thorakaler Kompression), bei kleinen Bewegungen wie Husten oder Strecken und bei Missempfindungen in den Beinen. Eine langsame Entwicklung ist prognostisch günstiger als eine Verschlechterung innerhalb von 48 Stunden, etwa auf Grund der pathologischen Fraktur eines Wirbelkörpers. Charakteristisch sind der Crescendo-Schmerzcharakter mit ständiger Zunahme der Schmerzen sowie rasch entstehende und sich verschlechternde Ausfälle.

> **Beachte:** Die frühe Diagnose ist sehr wichtig, weil nur die rasche Einleitung der Therapie bewirken kann, dass die Ausfälle möglichst gering bleiben (Doyle et al., 1998). Zeichen und Symptome treten meist bereits Wochen vor dem «Notfall» auf. Schmerz ist oft das erste Symptom, Schwäche in den Beinen oder sensorische Defizite legen die diagnostische Spur.

> **Warnsymptome einer spinalen Kompression**
>
> - Schmerzen in der Wirbelsäule, Verschlechterung bei Bewegung, Strecken, Husten
> - plötzliche Veränderung des Schmerzcharakters eines Schmerzes, der schon lange besteht
> - Schmerz, der sich im Liegen oder beim Ausstrecken der Beine verschlechtert
> - in die Beine oder in ein Bein ausstrahlender Schmerz
> - Lhermitte-Zeichen (eine brennende, elektrisierende Empfindung in den Armen oder in den Beinen oder im Rumpf, wenn der Nacken gebeugt ist)
> - Inkontinenz
> - Schwäche und sensorische Defizite, meist der unteren Extremitäten, beginnend bei den Füßen (Masuhr/Neumann, a.a.O.; Doyle et al., a.a.O.)

Bedeutung für die Betroffenen

Die neurologischen Defizite wie bei inkompletten und kompletten Querschnittsyndromen können mit schweren Verlusterfahrungen verbunden sein: Verlust der Gehfähigkeit durch Paraparese und Paraplegie (Lähmung beider Beine), Verlust der Sensibilität, Verlust der Harn- und Stuhlkontrolle (Pleschberger et al., 2002).

Schlechte prognostische Faktoren sind die vollständige Lähmung der Beine, ein rascher Beginn der Symptomatik (innerhalb von 24–36 Stunden) und die Sphinkterinsuffizienz des Enddarms (Bausewein et al., 2004).

Therapie

Therapieziele sind die Schmerzkontrolle sowie die Vorbeugung, Begrenzung oder Besserung einer irreversiblen neurologischen Schädigung. Üblicherweise wird als Erstmaßnahme Dexamethason (40–100 mg) verabreicht, und zwar auch bei Verdacht auf spinale Kompression. Anschließend wird die Cortisondosis reduziert. Kortikosteroide wirken schmerzlindernd und erhalten die neurologische Funktion (Doyle et al., a.a.O.). Kausal und symptomatisch wirksam ist die Strahlentherapie. Auch eine Operation zur Stabilisierung ist abhängig vom Allgemeinzustand zu erwägen (Klimo et al., 2004). Grundlage einer angemessenen Therapie ist der interdisziplinäre Ansatz (Weinstein/Walton, 2004). Meistens ist eine intensive Schmerztherapie notwendig (Bausewein et al., 2004).

> **Beachte:**
> 1. Die spinale Kompression ist ein Notfall und bedarf rascher medizinischer Entscheidung.
> 2. Die wichtigste Determinante des neurologischen Ergebnisses ist der neurologische Status zu Beginn der Therapie. Eine Verzögerung der Behandlung kann zu bleibender Lähmung und Inkontinenz führen. Wenn bereits eine Paraplegie vorliegt, ist die Chance auf Besserung gering.
> 3. Die weitere Behandlung sollte möglichst bald in einem Krankenhaus stattfinden, wo spezielle Diagnostik (MRT) und Therapie (Neurochirurgie, Radiotherapie) möglich sind.

Epileptische Anfälle

Definition

Epileptische Anfälle (s. Kasten) kommen bei 1% der Patienten mit fortgeschrittener Tumorerkrankung vor. Bei 20% der Patienten mit einem Hirntumor oder Hirnmetastasen kommt es zum epileptischen Anfall während der Erkrankung (Bausewein et al., a.a.O.) oder als Erstsymptom (El Kamar/Posner, 2004).

Ursachen

Es gibt viele Ursachen für die symptomatische Epilepsie in der Palliative Care: Hirntumoren oder Hirnmetastasen, aber auch Urämie und Sepsis können einen epileptischen Anfall auslösen. Anfälle sind auch ein Abstinenzsymptom im Alkoholentzug. Ein nicht behandelter Myoklonus (s.u.) kann zu Anfällen führen.

Bedeutung für die Betroffenen

Epileptische Anfälle erschrecken den Patienten und die Familie. Der Anfall wird, wenn die Betroffenen nicht darauf vorbereitet sind, als außerordentlich be-

> **Begriffe**
>
> - *Fokaler Anfall:* sensorische (z. B. üble Gerüche), sensible (z. B. Parästhesien) oder motorische Symptome ohne oder mit Bewusstseinsstörung
> - *Generalisierter Anfall:* generalisierter tonischer Krampf, dem rhythmische Myoklonien folgen. Er dauert 1–2 Minuten und ist mit einer Vigilanzstörung verbunden, die den Anfall überdauert (postiktaler Schlaf)
> - *Status epilepticus:* Anfallsserie, bei der der Patient im Intervall nicht vollständig reorientiert ist, meist in einem Dämmerzustand verbleibt. Im unbehandelten Grand-mal-Status kann es zum Tod durch Herzrhythmusstörungen, Hypoxie des Gehirns und Hirnödem kommen.

lastende Situation erlebt und erinnert (Stanhope et al., 2003). Ein großer epileptischer Anfall kann zur Todesursache werden. Angehörige werden dieses Sterben als dramatisch erinnern (Bausewein et al., 2004).

Patientenedukation

Wenn ein epileptischer Anfall stattgefunden hat und besonders, wenn es der Erste war und die Betroffenen darauf nicht vorbereitet waren, sollte man genügend Zeit darauf verwenden, die Ängste des Patienten und der Familie zu explorieren und ihnen möglichst viel Sicherheit zu vermitteln. Kommunikation kann den Betroffenen wirksam helfen, mit dem erschreckenden Erlebnis umzugehen.

Häufige Ängste und Fragen sind:

- Besteht während des Anfalles Erstickungsgefahr?
- Wird es eine bleibende Schädigung des Gehirns geben?
- Beschleunigen Anfälle den Krankheitsverlauf?
- Sind sie ein Zeichen, dass der Tod früher eintritt?

> **Anleitung für die Angehörigen**
>
> Wenn ein Anfall auftritt und keine professionelle Unterstützung zugegen ist:
>
> - verhalten Sie sich so, dass der Patient nicht fällt oder sich an einem scharfen harten Gegenstand verletzt.
> - versuchen Sie nicht, den Patienten festzuhalten.
> - versuchen Sie nicht, dem Patienten mit Gewalt etwas in den Mund zu schieben.
> - Nach dem Anfall ist es sinnvoll, den Patienten in Seitenlagerung zu bringen.
> - Der Patient wird eine Zeit lang nach dem Anfall einschlafen.
> - Wenn der Anfall länger als 10 Minuten dauert oder wenn ein weiterer Anfall unmittelbar folgt, sollte man medizinische Hilfe holen. (Bausewein et al., 2004)

Für die Angehörigen ist Midazolam sublingual (10 mg/2 ml) eine praktische Möglichkeit, im Anfall ein wirksames Medikament zu Hilfe zu haben (Scott, 1999). Diazepam rektal zu verabreichen, kann im Anfall schwierig sein.

Therapie

Meistens sind epileptische Anfälle selbstlimitiert. Behandlung eines isolierten Anfalles bei fortgeschrittener Erkrankung:

- Abhängig von der Krankheitsphase und der vorangegangenen Diagnostik ist eine weitere Diagnostik zu erwägen: Hypoglykämie, Elektrolytstörungen, Urämie, Sauerstoffsättigung, Medikamentenspiegel.
- Anpassung einer antiepileptischen Therapie.

Behandlung des Status epilepticus

Behandlungsrichtlinien:

- Freihalten der Atemwege durch Zurückneigen des Kopfes
- Sauerstoffgabe
- intravenösen Zugang ermöglichen
- Diagnostik bei unklarer Ursache
- medikamentöse Behandlung mit Lorazepam 4 mg i. v. oder Diazepam 5 mg i. v., dann Phenytoin, wenn die Anfälle andauern, weitere Dosis Phenytoin bis 15 mg/kg KG
- Wenn kein intravenöser Zugang vorhanden ist: Midazolam 5 mg bukkal oder Diazepam 10 mg rektal und/oder Midazolam subkutan.

- Wenn der Verdacht besteht, dass der Anfall auf Hirndruck zurückzuführen ist, kann Dexamethason 16–40 mg sinnvoll sein.
- Ein Status epilepticus muss in der Terminalphase auch dann behandelt werden, wenn der Patient schon vorher ohne Bewusstsein war, weil der Status epilepticus ein hoher Stressfaktor für die Familie ist (Doyle et al., a. a. O.)

> **Praxistipp**
>
> Bei fortgeschrittener Erkrankung kann ein Patient die antiepileptische Prophylaxe per os oft nicht mehr einnehmen:
>
> - Wenn der Patient wegen eines bekannten schweren Anfallsleidens Antiepileptika eingenommen hat und es wahrscheinlich ist, dass er noch mehrere Tage leben wird, gibt es die Möglichkeit der rektalen Gabe von Diazepam 10 mg 2 Mal tgl.
> - Falls der Patient komatös ist, kann die Verabreichung von Antikonvulsiva abgesetzt werden.

Konsequenzen für die Pflegepraxis

Während eines Anfalls ist es wichtig:

- dafür zu sorgen, dass der Patient sich nicht verletzt.
- die Atemwege freizuhalten, indem das Kinn des Patienten gestützt wird.
- anwesende Angehörige aufzuklären und zu beruhigen.

Während des postiktalen Schlafes wird der Patient in stabiler Seitenlagerung gelagert.

Myoklonien

Definition

Myoklonien sind rhythmische oder arrhythmische unwillkürliche Zuckungen mit oder ohne Bewegungseffekt. Sie können isoliert, intermittierend, kontinuierlich, chronisch rezidivierend auftreten. Sie können in einen epileptischen Anfall übergehen. Myoklonien treten in ca. 12% in der Finalphase auf (Cowan/Doyle et al., 1998)

Ursachen

Myoklonien treten meistens bei Patienten auf, die eine hohe Opioiddosis erhalten und/oder eine Nieren- oder Leberinsuffizienz haben. Hypoglykämie kann Myoklonien verstärken (Doyle et al., a. a. O.). In der Palliative Care sind sie ein wichtiger Hinweis auf Opioidtoxizität (Bausewein et al., a. a. O.).

Bedeutung für die Betroffenen

Myoklonien sind selten mit einer erheblichen Belastung für den Patienten selbst verbunden. Sie können jedoch auch als schmerzhaft empfunden werden, wenn durch die Zuckungen (mit oder ohne Bewegungseffekt) sensible und schmerzempfindsame Körperregionen ständig erschüttert werden. Beim bewusstlosen Patienten sind sie für Angehörige mitunter erschreckend.

Therapie

Geeignete Maßnahmen wirken entweder kausal durch Reduktion der Opioiddosis, Flüssigkeitsgabe bei Exsikkose oder symptomatisch (Benzodiazepine in niedriger Dosis) (Voltz et al., a. a. O.).

> **Zusammenfassung**
>
> Neurologische Symptome sind von ihrer Bedeutung für Patienten und Angehörige «stark», oft auch unheimlich. Hirndruck kann sich chronisch und akut entwickeln und bedarf für die therapeutischen Konsequenzen im frühen Krankheitsstadium der klaren Diagnose und im späten Krankheitsstadium der klaren Entscheidung. Die spinale Kompression bei Tumorkranken ist eine Herausforderung für die diagnostische Achtsamkeit eines Palliative-Care-Teams, weil von der frühen Diagnose abhängt, ob dem Patienten Verlusterfahrungen erspart werden können. Epileptische Anfälle sind als Ereignis bedrohlich. Patient und Angehörige benötigen vorsorgende Begleitung und Erklärung.

> **Abschließende Fragen zur Reflexion**
>
> - Wie reagieren Sie bei einem epileptischen Anfall, und was löst er in Ihnen aus?
> - Welche Informationen sollte ein vorbereitendes Gespräch enthalten, damit Angehörige die Situation eines epileptischen Anfalls zu Hause gut bewältigen können?
> - Welche neurologischen Ausfälle führen bei einem Menschen immer zu einschneidenden Verlusten?

- Welche Ressourcen kennen Sie, die es Menschen ermöglichen, mit schweren Funktionsverlusten zu leben?
- Welche neurologischen Symptome kennen Sie als Nebenwirkung von Medikamenten, die in der medikamentösen Palliativbehandlung häufig verwendet werden?

Verwendete Literatur

Bausewein, C.; Roller S.; Voltz R. (Hrsg.): Leitfaden Palliativmedizin. Urban & Fischer, München/Jena 2004, 2. A.

Cowan, J. D.: The dying patient. Current Oncology Reports, 2 (2000): 331–337.

Doyle, D.; Hanks, G. W. C.; MacDonald, N. (eds): Oxford Textbook of Palliative Medicine. Oxford University Press, Oxford 1998.

El Kamar, F. G.; Posner J. B.: Brain metastases. Seminars in Neurology, 24 (2004): 347–362.

Hardy, J. R.; Rees, E.; Ling, J.; Burman, R.; Feuer, D.; Broadley, K.; Stone, P.: A prospective survey of the use of dexamethason on a palliative care unit. Palliative Medicine, 15 (2001): 3–8.

Klimo, P. J.; Kestle, J. R.; Schmidt, M. H.: Clinical trials and evidence-based medicine for metastatic spine disease. Neurosurgical Clinics of North America, 15 (2004): 549–564.

Masuhr, K. F.; Neumann, M.: Duale Reihe Neurologie. Thieme, Stuttgart 2004.

Pleschberger, S.; Heimerl, K.; Wild, M. (Hrsg.): Palliativpflege. Grundlagen für Praxis und Unterricht. Facultas, Wien 2002.

Scott, R. C.; et al.: Buccal midazolam and rectal diazepam for treatment of prolonged seizures in childhood and adolescence: a randomised trial. Lancet, 353 (1999): 623–626.

Stanhope, N.; Goldstein, L. H.; Kuipers, E.: Expressed emotion in the relatives of people with epileptic or nonepileptic seizures. Epilepsia, 44 (2003): 1094–1102.

Voltz, R.; Borasio, G. D.; Brandt, T.: Palliativmedizin in der Neurologie. In: Dichgans, J.; Diener, H.-C. (Hrsg.): Therapie und Verlauf neurologischer Krankheiten. Kohlhammer, Stuttgart 2003.

Weinstein, S. M.; Walton, O.: Management of pain associated with spinal tumor. Neurosurgical Clinics of North America, 15 (2004): 511–527.

Weiterführende Literatur

Saunders, C.: Foreword. In: Ellershaw, J.; Wilkinson, S. (eds.): Care of the dying. A pathway to excellence. Oxford University Press, Oxford/New York 2003.

Voltz, R.; Bernmat, J. L.; Borasio, G. D.; Maddocks, I.; Oliver, D.; Portenoy, R. K. (eds.): Palliative Care in Neurology. Oxford University Press, Oxford 2004.

Waller, A.; Caroline, N. L.: Handbook of Palliative Care in Cancer: Butterworth-Heinemann, Woburn, MA 2000.

Internetadressen

www.izepilepsie.de

6.13
Delir

Elisabeth Medicus

«Verzweiflung hat bei mir seine Orientierungsstörung ausgelöst, dass er in den Kasten (Schrank) gegangen ist, wie er bei der Tür hinauswollte. Das schwierigste Symptom war die Rastlosigkeit Tag und Nacht, diese Unruhe überträgt sich, man kann sich nicht entziehen. Er hat das erkannt, hat zu mir gesagt: ‹Tu mich ein Krankenhaus, du kannst ja nicht schlafen!›» *(Ehefrau eines Patienten mit einem ausgedehnten Hirntumor)*

Abstract

Eine Beeinträchtigung der Leistungsfähigkeit des Gehirns tritt bei schwerer Erkrankung und am Ende des Lebens in 28–83 % auf (Casarett/Inouye, 2001). Wenn die kognitive Beeinträchtigung mit einer Störung der Wahrnehmung (wie bei der Halluzinose), der Denkinhalte (wie bei Paranoia) und einer Störung der Stimmung und der Gefühle verbunden ist, kann besonders beim Vollbild des Delirs die Lebensqualität sehr eingeschränkt sein. Diese Symptome sind für Patienten und ihre Angehörigen mit großer Angst verbunden und sehr belastend und bedürfen eines integrierten Betreuungsansatzes. Die Ursache ist in der organischen Schädigung des Gehirns durch eine Hirnerkrankung, eine toxische Schädigung oder eine Stoffwechselschädigung zu sehen.

Studienziele

Nach Abschluss dieses Kapitels wird die bzw. der Lernende in der Lage sein:

- psychiatrische Symptome, die bei organischen Psychosyndromen vorkommen, zu erkennen und zu beschreiben.
- Symptome, die auf ein Delir hinweisen, differenziert zu erkennen und zu benennen.
- über Vorteile, Möglichkeiten und Schwierigkeiten eines Assessments bei «Verwirrtheit» zu reflektieren.
- einen validierenden Umgang von einem verunsichernden Umgang zu unterscheiden und zu erklären.
- ausgewählte Medikamente bei der Behandlung von deliranten Symptomen zu benennen.

Schlüsselwörter

Organisches Psychosyndrom, Delir, Agitation, Validation, Paranoia, Halluzinose, Mini-Mental-State, akute Psychose, akutes organisches Psychosyndrom, akuter Verwirrtheitszustand

Einleitung – Definition

Organische Beeinträchtigungen der Hirnfunktion (organische Psychosyndrome) führen einerseits zu Störungen der kognitiven Funktionen, wie Störungen des Gedächtnisses, des Lernens und des Intellekts oder zu Bewusstseins- und Aufmerksamkeitsstörungen. Andererseits gibt es Zustandsbilder, bei denen die auffälligsten Störungen im Bereich der Wahrnehmung (Halluzinationen), der Denkinhalte (Wahn), der Stimmung und der Gefühle (Depression, Angst, gehobene/manische Stimmung) oder im gesamten Persönlichkeits- und Verhaltensmuster liegen. Die schwerste Form ist das *Delir* mit Bewusstseinsstörung, Zerfahrenheit, Störung der Kognition, psychomotorischer Störung (rascher Wechsel zwischen Hyper- und Hypoaktivität) sowie Störung des Schlaf-Wach-Rhythmus. Zur Diagnose gehört der objektive Nachweis einer zu Grunde liegenden zerebralen oder systemischen Erkrankung (Dilling et al., 2004).

Ursachen

Die Ursachen eines Delirs stammen aus verschiedenen Bereichen:

- Grunderkrankung: Hirntumoren, Leberinsuffizienz, Niereninsuffizienz, Herzinsuffizienz
- Medikamente und therapiebedingte Faktoren: paradoxe Reaktion auf Benzodiazepine, Anticholinergika, Opioide, Cannabinoide, Steroide, Theophyllin, Neuroleptika, Bestrahlung
- krankheitsassoziierte Faktoren: Infektionen, Hyperkalzämie und andere Elektrolytstörungen, Entzug, Dehydratation
- krankheitsunabhängige Faktoren: Stoffwechselerkrankungen, psychiatrische Erkrankungen (Caraceni/Grassi, 2003; Bausewein et al., 2004; Watson et al., 2005).

Assessment

Die Entwicklung eines Delirs wird häufig übersehen, weil die Symptome nicht leicht erkennbar sind, besonders, wenn man einen Patienten nicht gut kennt (Casarett/Inouye, a.a.O.). Beim einem Delir liegen gleichzeitig vor:

- eine Störung des Bewusstseins (d.h. reduzierte Klarheit der Umgebungswahrnehmung) zwischen leichter Bewusstseinsminderung und Koma sowie eine Störung der Aufmerksamkeit mit reduzierter Fähigkeit, die Aufmerksamkeit auszurichten, zu fokussieren, aufrechtzuerhalten und umzustellen
- eine Störung der kognitiven Funktionen (wie Gedächtnis, Orientierung, Sprechen), der Wahrnehmung (Verzerrung der Wahrnehmung, Illusionen, optische Halluzinationen) und des Denkens (Störung des abstrakten Denkens)
- eine Störung der Psychomotorik (Hypo- oder Hyperaktivität, vermehrter oder verminderter Redefluss, verstärkte Schreckreaktion)
- eine Störung der Emotionalität, wie Reizbarkeit, Euphorie, Apathie, staunende Ratlosigkeit und eine Störung des Schlaf-Wach-Rhythmus, z.B. Umkehr des Schlaf-Wach-Rhythmus, in schweren Fällen völlige Schlaflosigkeit (Dilling et al., a.a.O.).

Beachte: «Verwirrtheit» ist eine unspezifische Beschreibung für Orientierungsstörungen, Aufmerksamkeitsstörungen, Wahrnehmungsstörungen, Gedächtnisstörungen und Sekundärsymptome wie Reizbarkeit, Ratlosigkeit, Aggressivität. Verwirrtheit ist ein vielschichtiges, «verwirrendes» und häufiges Symptom. Meistens handelt es sich dabei um ein delirantes Syndrom (Bausewein et al., 2004).

Erhöhte Ängstlichkeit, Unruhe und emotionale Labilität sind häufig Erstsymptome eines Delirs. Verhaltensänderungen sollten wachsam beobachtet, die Fremdanamnese genau erhoben werden (Casarett/Inouye, a.a.O.). Ohne Assessment werden delirante Episoden leicht übersehen und zu spät behandelt. Die Frage nach der Orientierung allein kann kein hinreichendes Assessment bieten. Der Patient sollte auch nach Halluzinationen und nach wahnhaften Verarbeitungen sowie nach seinem Schlafverhalten befragt werden.

Beachte: Das Delirium kann sich als hyperaktives (mit Agitation, Halluzinationen, eventuell Hyperalgesie) oder als hypoaktives Delir manifestieren. Auch das hypoaktive Delir kann mit hohem Leidensdruck verbunden sein. Weil diese Menschen aber leichter zu betreuen sind als Menschen mit einem hyperaktiven Delir, kann es leicht übersehen oder von einer Depression oder Demenz nur schwer zu unterscheiden sein.

Ein Assessment ist mit dem Mini-Mental-State (MMS) möglich (Folstein et al., 1975). Dieser Test kann Beobachtungen objektivieren und dient der Beschreibung, Bewertung und Verlaufserfassung bei deliranten Entwicklungen, beschreibt allerdings vorwiegend die kognitiven Funktionsstörungen. Der Nachteil des MMS ist also, dass Verhaltensänderungen nicht erfasst werden. Der Test prüft Orientierung, Merkfähigkeit, Aufmerksamkeit und Rechenfähigkeit, Erinnerungsfähigkeit und Sprache. Erfahrene Anwender können den Test unter guten Bedingungen in 15 Minuten durchführen. In den letzten Jahren sind spezifischere Tests für das Assessment eines Delirs entwickelt worden (z.B. DRS-R-98) (Casarett/Inouye, a.a.O.; Caraceni/Grassi, a.a.O.).

Bedeutung für den Betroffenen und die Angehörigen

Die kognitive und psychische Beeinträchtigung kann für den Patienten und seine Betreuenden mit einem hohen Leidensdruck, mit Beunruhigung, Angst, Scham und Aggression verbunden sein und dadurch die Lebensqualität sehr einschränken. Ohne Erklärung kann auch eine Befragung, die mit dem Ziel des Assessments durchgeführt wird, für den Patienten bedrohlich wirken. Daher ist es für den Patienten wichtig zu verstehen, dass der Test zur Verlaufskontrolle und zur Entscheidung hinsichtlich therapeutischer Maßnahmen durchgeführt wird. Angehörige fühlen sich durch alle Symptome des hyperaktiven Delirs sehr belastet. Sie schämen sich für ihren Angehörigen, haben Angst und Schuldgefühle. Wenn die Symptome nicht behandelt werden und die letzte Lebensphase dadurch bestimmt ist, kann die Trauerphase für Angehörige erschwert sein (Morita et al. 2004; Sherwood et al., 2003).

Therapie

Delirante Syndrome sind potenziell reversibel und gut behandelbar (Bausewein et al., 2004; Watson et al., a. a. O.). Hyperaktive Symptome können üblicherweise innerhalb von 1–4 Tagen kontrolliert werden. Die medikamentöse Behandlung richtet sich, wenn keine behandelbare Ursache gefunden werden kann, nach der Symptomatologie (Voltz et al., 2003). Medikamente der ersten Wahl sind Neuroleptika. Mit Haloperidol gibt es die meisten Erfahrungen in der Behandlung deliranter Symptome (Voltz et al., 2001). Zur Vermeidung extrapyramidaler Nebenwirkungen werden vor allem bei geriatrischen Patienten zunehmend neue atypische Neuroleptika verwendet. Durchbruchagitation bzw. -halluzinationen bedürfen zusätzlicher Gaben. Bei ausgeprägter Angst als Begleitsymptom ist der Einsatz von Benzodiazepinen (z. B. Lorazepam) sinnvoll.

Bei großer Belastung kann die Sedierung mit einem stärker sedierend wirkenden Neuroleptikum (z. B. Levomepromazin) nötig sein, besonders wenn der Patient sich selbst und/oder seine Umgebung gefährdet und in seiner Unruhe nicht mehr zugänglich ist (Watson et al., a. a. O.). Nichtpharmakologische Maßnahmen und Prävention sind möglich durch Förderung der kognitiven und körperlichen Aktivität, mit Allgemeinmaßnahmen zur Unterstützung eines normalen Schlaf-Wach-Rhythmus, durch Orientierungshilfen in der Umgebung des Patienten (Casarett/Inouye, a. a. O.). Insbesondere ist auch zu überlegen, ob Medikamente abgesetzt oder in der Dosis reduziert werden können (Bausewein et al., a. a. O.). Wenn der Alkoholentzug bei einem alkoholkranken Menschen die Ursache für das Delir ist, kann es zur Behandlung angezeigt sein, regelmäßig alkoholische Getränke zu geben (Watson et al., a. a. O.).

Interprofessionelle Perspektive, Angehörigenedukation

Angehörige fühlen sich dem deliranten Patienten gegenüber oft hilflos, ratlos und verzweifelt («Er erkennt mich nicht mehr.» «Er ist nicht mehr er selbst.»). Sie haben Angst, den Menschen zu verlieren, noch bevor er verstorben ist (Caraceni/Grassi, a. a. O.). Andererseits können dem Patienten vertraute Personen aus der Familie und dem Freundeskreis in dieser Situation sehr hilfreich sein, wenn sie rechtzeitig einbezogen werden. Dazu brauchen Angehörige von deliranten Patienten ausreichend Information, Anleitung und Verständnis. Auch kommt der Patientenedukation hier eine besondere Bedeutung zu:

- Delirante Symptome sind Ausdruck einer Funktionsstörung des Gehirns. Sie sind nicht Ausdruck körperlichen oder psychosozialen Leidens, Ausdruck unerledigter Dinge oder der Ausdruck, dass der Angehörige «verrückt» geworden sei (Watson et al., a. a. O.). Insbesondere die Symptome Enthemmung, Halluzinationen und Agitation bedürfen einer ausführlichen Erklärung für Angehörige.
- Angehörige benötigen auch Informationen hinsichtlich des Verhaltens dem Kranken und der Therapie gegenüber. Häufig sind Angehörige den Schmerzmitteln gegenüber, die sie als Ursache für die Verwirrtheit betrachten, ambivalent eingestellt. Besonders bei der Betreuung zu Hause brauchen die Angehörigen das Gefühl, nicht allein gelassen zu sein.
- Die bloße Anwesenheit eines Menschen, das Sprechen in ruhigem Tonfall, verlässlich-einfache Informationen, sanfte körperliche Berührung geben Sicherheit und sind deshalb für den Kranken wichtig (Dörner/Plog, 1996).
- Wenn eine Sedierung notwendig ist, sollten die Angehörigen in den Entscheidungsprozess einbezogen werden. Angehörige wünschen von sich aus oft die Sedierung. Diese Bitte ernst zunehmen und ausführlich mit ihnen darüber zu diskutieren ist Voraussetzung für eine umfassende Entscheidung im Sinne des Patienten. Entlastung finden Angehörige, wenn sie ihre Zweifel und Gefühle aussprechen können. Oft ist es hilfreich, auch Psychotherapeuten und ehrenamtliche Mitarbeiter einzubeziehen (Caraceni/Grassi, a. a. O.).

Beachte: Eine gute und rechtzeitige Kommunikation kann eine problematische Triangularisierung zwischen Angehörigen, Patient und Betreuungsteam vermeiden helfen. Sie kann damit den Stress für die Familie und das Team reduzieren, Zufriedenheit ermöglichen und so auch dem Patienten Sicherheit geben.

Konsequenzen für die Pflegepraxis

Im Delir sind die Wahrnehmung und der Ausdruck von Schmerzen und anderen Symptomen verändert (s. Kap. 5.7). Delirante Patienten klagen und jammern und wirken ruhelos. Die Unterscheidung zwischen deliranten Symptomen und Unruhe als Ausdruck für andere Symptome (z. B. Harn- oder Stuhlverhalten) ist nicht immer einfach (Nagele/Feichtner, 2005).

Neben der Diagnose, der Suche nach einer Ursache und der Behandlung gehört das Gespräch im Team und mit den Angehörigen essenziell zum Handlungsprozess beim Vorliegen eines Delirs. Im Team kann gemeinsam überlegt werden, wie die Umgebung und die Tagesstruktur für diesen Menschen so gestaltet werden kann, dass er sich möglichst sicher fühlen kann (Watson et al., a. a. O.). In diesem Prozess sind Informationen der Angehörigen über das Alltagsleben des Patienten wertvoll. Zur sicheren Gestaltung der Umgebung kann man bekannte Gegenstände verwenden; eine große Uhr oder ein Kalender geben Orientierung. Bei der Betreuung sollte der personelle Wechsel möglichst gering sein, Bezugspflege ist günstig, wenn möglich sollten vertraute Personen anwesend sein. Die Betreuung deliranter Menschen ist jedoch anstrengend, es kann daher notwendig sein, sich in der Betreuung abzuwechseln.

Eine wirksame nichtmedikamentöse Maßnahme ist der validierende Umgang mit dem verwirrten Menschen. Die Validation ist ein Konzept, das Naomi Feil für demente Menschen entwickelt hat (Feil, 2001). Es kann auch bei anderen kognitiven Einschränkungen Anwendung finden. Die Validation orientiert sich an den Bedürfnissen und an den Ressourcen, begibt sich auf die Ebene des Kranken, holt ihn dort ab, fragt nach den dem Verhalten zu Grunde liegenden Grundgefühlen, stellt einfache Fragen (Wer? Wie? Was? Wo? Nicht: Warum?), bietet «Erinnerungsinseln» an, nutzt nonverbale beruhigende und wertschätzende Ausdrucksmöglichkeiten, stellt Körperkontakt her. Damit können die Sekundärsymptome Angst, Aggressivität und Scham günstig beeinflusst werden.

Beachte:

- Delirante Frühsymptome werden leicht übersehen.
- Eine häufige identifizierbare Ursache für ein Delirium ist die Medikamentennebenwirkung, insbesondere bei Anticholinergika (Amitriptylin, Biperiden) und Opioiden sowie bei paradoxer Wirkung von Benzodiazepinen.
- Das hyperaktive Delirium ist ein häufiger Stressor für Teams und zwischen Team, Angehörigen und Patienten.
- Das hypoaktive Delirum kann mit einer Depression verwechselt werden.
- Bei kognitiv beeinträchtigten Menschen kommt es immer wieder vor, dass Harnretention und Obstipation durch erhöhte Unruhe zum Ausdruck gebracht werden. Dies kann wie eine Verschlechterung der Symptomatik wirken.

Zusammenfassung

Die Erkennung und Behandlung eines Delirs sind für die gute Symptomkontrolle bei der Betreuung schwer kranker Menschen essenziell. Jede Veränderung der kognitiven Funktion und des Verhaltens stellt eine besondere Belastung für den Patienten und seine Angehörigen dar. Für das Team sind die mit einem Delir verbundenen Symptome meistens eine große Herausforderung. Medizinisch werden sie oft spät erkannt und behandelt. Erst in den letzten Jahren ist die medikamentöse Behandlung der organischen Halluzinose, organischer kognitiver Störungen und des Delirs mehr und mehr auch in den Blick der Palliative Care gerückt. Hinsichtlich der Assessmentmethoden und der Anwendung nichtmedikamentöser Maßnahmen, die sich im Bereich der Palliative Care bewähren könnten, stehen wir erst am Anfang der Erfahrungen.

Abschließende Fragen zur Reflexion

- Welche Berührungsängste haben wir gegenüber «psychiatrischen» Symptomen?
- Welche Erklärungen und Maßnahmen nutzen wir als Abwehr, weil die Betreuung deliranter Patienten schwierig, anstrengend und manchmal unheimlich ist?
- Wie erleben Sie persönlich die Betreuung deliranter Patienten?
- Wie gestaltet sich an Ihrem Arbeitsplatz die Patientenedukation der Angehörigen von Patienten mit einem Delir?
- Welche räumlichen Bedingungen, Zeitabläufe, Strukturen, Haltungen können deliranten Menschen Sicherheit vermitteln?

Verwendete Literatur

Bausewein, C.; Roller S.; Voltz R.: Klinikleitfaden Palliativmedizin. Urban & Fischer, München/Jena 2004.

Caraceni, A.; Grassi, L.: Delirium. Acute confusional states in palliative medicine. Oxford University Press, Oxford 2003.

Casarett, D. J.; Inouye, S. K.: Diagnosis and Management of Delirium near the End of Life. Ann. Int. Med., 135 (2001): 32–40.

Dilling, H.; Mombour, W.; Schmidt, M. H. (Hrsg.): Internationale Klassifikation psychischer Störungen: Klinisch diagnostische Leitlinien. Huber, Bern 2004.

Dörner K.; Plog U.: Irren ist menschlich. Psychiatrie-Verlag, Bonn 1996.

Feil, N.: Validation in Anwendung und Beispielen. Verlag Ernst Reinhardt, München 2001.

Folstein, M. F.; Folstein, S. E.; McHugh, P. R.: Mini Mental State: A practical method for grading the state of patients for the clinician. Journal of Psychiatric Research, 12 (1975): 189–198.

Morita, T.; Hirai, K.; Sakaguchi, Y.; Tsuneto, S.; Shima, Y.: Family-perceived distress from delirium-related symptoms of terminally ill cancer patients. Psychosomatics, 45 (2004): 107–113.

Nagele, S.; Feichtner, A.: Lehrbuch der Palliativpflege. Facultas, Wien 2005.

Sherwood, P.; Given, B.; Schiffman, R.; Murman, D.; Lovely, M.: Caregivers of persons with a brain tumor: a conceptual model. Nursing Inquiry, 11 (2004): 43–53.

Voltz, R.; Borasio, G. D.; Brandt, T.: Palliativmedizin in der Neurologie. In: Dichgans, J.; Diener, H.-C. (Hrsg.):Therapie und Verlauf neurologischer Krankheiten. Kohlhammer, Stuttgart 2003.

Voltz, D., Borasio G. D.: Neuropsychiatrische Symptome in der Palliativmedizin. Der Schmerz, 5 (2001): 339–343.

Watson, M.; Lucas, C.; Hoy, A.; Bach, I.: Oxford Handbook of Palliative Care. Oxford University Press, Oxford/New York 2005.

Weiterführende Literatur

Caraceni, A.; Martini, C.; Simonetti, F.: Neurological problems in advanced cancer. In: Doyle, D.; Hanks, G. W.; Cherny, N.; Calman, K.: Oxford Textbook of Palliative Medicine (3rd edn.). Oxford University Press, Oxford/New York 2004.

Doenges, M. E.; Frances, M.; Moorhouse, A.; Geissler-Murr, C.: Pflegediagnosen und Maßnahmen. Huber, Bern 2003, korrigierter Nachdruck der 3., vollständig überarbeiteten und erweiterten A.

Georg, J. (Hrsg.): NANDA International. NANDA-Pflegediagnosen. Definition und Klassifikation 2005–2006. Huber, Bern 2005.

Hasemann, W.; Pretta, M.; Spirig, R.; Jauch, H.; Kesselring, A.: Mehr Handlungsoptionen bei akuter Verwirrtheit. Projekt Delir-Management am Universitätsspital Basel. Krankenpflege, 1 (2006): 15–17.

Johnson, M.; Maas, M.; Moorhead, S.: Pflegeergebnisklassifikation (NOC). Huber, Bern 2005.

McCloskey, J.; Bulecheck, G. M.: Pflegeinterventionsklassifikation (NIC). Huber, Bern 2007.

Voltz, R.; Bernmat, J. L.; Borasio, G. D.; Maddocks, I.; Oliver, D.; Portenoy, R. K. (eds.): Palliative Care in Neurology. Oxford University Press, Oxford/New York 2004.

6.14
Stomatitis und Xerostomie

Angelika Feichtner

«Eine intensive Mundpflege ist eine der wichtigsten Maßnahmen, die wir sterbenden Menschen anbieten können.»
(Twycross, 1997)

Abstract

Orale Schleimhautveränderungen sind häufige Symptome in der Palliative Care. Sie beeinträchtigen die Patienten und belasten die Angehörigen nachhaltig, indem sie schmerzen, die Nahrungsaufnahme und das Sprechen erschweren und damit auch die Lebensqualität stark beeinträchtigen können. In diesem Kapitel sollen ausgewählte, typische orale Schleimhautveränderungen in palliativer Betreuungssituation aufgezeigt werden. Die anatomisch-physiologischen Grundlagen der Mundschleimhaut werden als bekannt vorausgesetzt. Orale Schleimhautveränderungen im Kontext der üblichen onkologischen Pflegepraxis sind weiterführend in einschlägigen Fachbüchern der onkologischen Pflege zu konsultieren. Ziel dieses Kapitels ist es, Anregungen zum sorgfältigen Assessment und zur individuellen pflegerischen Behandlung von Patienten mit oralen Schleimhautveränderungen in der Palliative Care aufzuzeigen.

Studienziele

Nach Abschluss dieses Kapitels wird die bzw. der Lernende in der Lage sein:

- Bedeutung und Vorkommen der oralen Schleimhautveränderungen von Schwerkranken und Sterbenden zu erfassen und zu erkennen.
- rechtzeitig das Befinden des Patienten mit oralen Schleimhautveränderungen wahrzunehmen und ein kompetentes Mundassessment durchzuführen.
- in enger Zusammenarbeit mit den weiteren Fachkollegen vorausschauend und rechtzeitig umfassende Interventionen zu planen und umzusetzen.
- das Wohlbefinden des Patienten durch eine patientenorientierte, therapeutische Mundpflege und durch die frühzeitige Integration der Angehörigen zu fördern.

Schlüsselwörter

Stomatitis, Mukositis, Soor, Rhagaden, Aphthen, Geschmacksverlust, Xerostomie

Einleitung – Ausgewählte Definitionen

Stomatitis ist eine Entzündung der Schleimhäute innerhalb der Mundhöhle (Hartenstein et al., 2000). Gerade Tumorpatienten sind durch multifaktorielle Einflüsse für die Entwicklung einer Stomatitis prädisponiert. Dazu gehören z. B.:

- ein reduzierter Ernährungs- oder Allgemeinzustand
- Toxizitätsaspekte einer palliativen Chemo- oder Radiotherapie
- ausgeprägte Xerostomie
- stark herabgesetzte Abwehrlage, begleitet von bakteriellen oder viralen Infekten, wie z. B. der Candidiasis.

Im Frühstadium sind eine Rötung und Schwellung sichtbar, und es kommt zu subjektiv unterschiedlich ausgeprägter Schmerzempfindlichkeit und Brennen. Im fortgeschrittenen Stadium kommt es zu Erosionen, Aphthen, Ulzerationen und Belägen, die so schmerzhaft sein können, dass oft eine orale Ernährung nicht mehr möglich ist (Senn et al., 2001; Margulies et al., 2002; Aulbert/Zech, 2000).

Gradeinteilung der Stomatitis

Nach den Richtlinien der American Oncology Nursing Association (Senn et al., 2001: 146; WHO, 1979):

- *Grad I:* Rötung der Mundschleimhaut mit Wundgefühl
- *Grad II:* vereinzelte, kleine Ulzerationen oder weiße Flecken; keine wesentlichen Probleme beim Essen und Trinken
- *Grad III:* ineinander fließende Ulzerationen oder Flecken, die mehr als 25 % der Mundschleimhaut bedecken. Der Patient kann nur noch Flüssigkeit zu sich nehmen.
- *Grad IV:* blutende Ulzerationen, die über 50 % der Mundschleimhaut bedecken. Der Patient kann nicht mehr essen und trinken.

Mukositis beschreibt eine Entzündung der Schleimhaut in Mund und Rachen, welche aber auch über die Mundschleimhaut hinausreichen kann, d. h. auch die Schleimhaut im Ösophagus sowie die Schleimhäute im Darm und im Urogenitalbereich befallen kann (Margulies et al., 2002).

Soor oder Candidose bezeichnet eine Infektion mit dem Hefepilz *Candida albicans*, die sich als grauweißliche Beläge auf der Mundschleimhaut zeigt.

Rhagaden sind schmerzhafte Einrisse an den Mundwinkeln.

Aphthen sind vereinzelte, scharf umschriebene, grauweißliche, schmerzhafte, geplatzte Bläschen von Hirsekorn- bis Linsengröße mit hochrotem Saum in allen Teilen des Mundes (Wange, Zunge, Gaumen, Zahnfleisch), die erhebliche Beschwerden verursachen können.

Halitosis ist der Begriff für unangenehm oder übel riechenden Atem. Dieser kann objektiv wahrgenommen oder subjektiv nur vom Patienten empfunden werden (Bausewein et al., 2004).

Xerostomie (Mundtrockenheit) ist ein häufig auftretendes Symptom in der Palliative Care. Ursachen der Xerostomie können tumorbedingt, tumorassoziert oder als typische Nebenwirkung verschiedener Medikamente in der palliativen Behandlung und Pflege auftreten. Die Xerostomie wird in der Palliative Care von den Betreuenden oft unterschätzt und bedarf besonderer Aufmerksamkeit.

Typische Ursachen oraler Schleimhautveränderungen

Orale Schleimhautveränderungen werden oft verursacht durch:

- Zytostatika und anderen Medikamenten, wie z. B. Immunsuppressiva, Steroide und Antibiotika
- eine lokale Strahlentherapie
- einen reduzierten Ernährungs- und Allgemeinzustand mit Immunschwäche und
- Infektionen.

Hinzu kommen fehlende oder verminderte Speichelbildung, ungenügende Mund- und Zahnpflege und schlecht passende Zahnprothesen, unzureichende Flüssigkeitszufuhr und Mundatmung.

Die Reizung der Mundschleimhaut durch unkritischen Einsatz von alkoholischen Mundspülungen oder säurehaltigen Pflegeartikeln (z. B. Glycerin-Zitronenstäbchen) sowie der Einsatz von endotrachealen Tuben oder Magensonden können ebenfalls Ursache oraler Schleimhautveränderungen sein. Tumore im HNO-Bereich führen fast immer zu problematischen Veränderungen der Mundschleimhaut.

Im Folgenden sollen ausgewählte, typische Ursachen benannt werden:

- *reduzierte Infektabwehr* durch bestehende Erkrankungen, reduzierter Allgemeinzustand, Immunschwäche und/oder Infektionen, Strahlentherapie (z. B. im HNO-Bereich), palliative Chemoradiotherapie
- *medikamentöse Therapie*, z. B. mit Steroiden oder Antibiotika
- *reduzierter Ernährungszustand* durch eingeschränkte Nahrungsaufnahme, z. B. auch durch lokale Schmerzen, HNO-Tumoren, zerebrale/neurologische Prozesse – begleitet mit Dysphagien oder Schluckunfähigkeit, Verwirrtheit, Demenz
- *Infektionen* durch Herpes simplex, Candidose
- *lokale pathophysiologische Störungen in der Mundhöhle* durch Aphthen und Rhagaden, Ulzerationen, Xerostomie durch reduzierte Speichelproduktion oder Medikamente (z. B. Anticholinergika, Opioide, Psychopharmaka), nicht angepasste Pflegemittel (z. B. alkoholische Mundspülungen) oder säurehaltige Pflegeartikel (z. B. Glycerin-Zitronenstäbchen), Mundatmung, Stress, Ängste
- *eingeschränkte Mundpflege* durch fehlende oder mangelhafte Zahnhygiene.

Bedeutung oraler Schleimhautveränderungen

Bedeutung für die Patienten

Die verschiedenen Symptome wie Schmerzen und Schluckprobleme durch Entzündungen, Infektionen, Ulzerationen sind oft sehr belastend für die Patienten. Sie fördern die Appetitlosigkeit und die damit verbundene zunehmende Einschränkung der Nahrungsaufnahme. Schmerzhafte Schleimhautläsionen erschweren das Aufnehmen von Nahrung oder Flüssigkeit, das Schlucken und Sprechen; ein eventuell vorhandener Zahnersatz wird nicht mehr toleriert. Im Zusammenhang mit einer Stomatitis kann es zu Blutungen und Sekundärinfektionen kommen. Hinzu kommen Beeinträchtigungen im Geschmacksempfinden und Halitosis (Mundgeruch), was für den Patienten und das Umfeld eine weitere Belastung darstellen kann. Die Unfähigkeit der Nahrungsaufnahme zusammen mit einer nachweislichen Gewichtsabnahme lösen häufig weitere Angst- und Stresszustände aus, da die Hoffnung auf Besserung des Krankheitszustands eine zusätzliche Bedrohung erfährt (s. Kap. 6.3, 6.4. und 6.9).

Bedeutung für die Angehörigen

Für die Angehörigen schwer kranker Menschen ist es belastend, wenn sie nichts für den Kranken tun können. Gerade die Mundpflege bei den verschiedenen oralen Symptomen bietet bei sorgfältiger Patientenedukation eine gute Möglichkeit, die Angehörigen in die Pflege einzubeziehen. Für den Patienten ist eine intensive Mundpflege wichtig und hilfreich und für die Angehörigen kann es entlastend sein, wenn sie durch Mundpflege zum Wohlbefinden des Patienten beitragen können.

Bedeutung für die Pflegenden

Vieles von dem, was die Pflege leistet, ist oft nicht sichtbar und dennoch Grundvoraussetzung für das Wohlbefinden des kranken Menschen. Am Beispiel schmerzhafter Schleimhautveränderungen wird deutlich, wie hilfreich und unterstützend eine intensive, sorgfältige und kreative Mundpflege sein kann. Oft wird der Wert einer kompetenten Mundpflege selbst von den Pflegenden unterschätzt. Der Umgang mit Patienten in palliativer Betreuungssituation, welche wie oben beschrieben unter veränderten und belastenden oralen Schleimhautverletzungen leiden, erfordert ein hohes Maß an Wissen und Expertise hinsichtlich des Assessments und entsprechender pflegetherapeutischer Interventionen. An dieser Stelle wird einmal mehr deutlich, dass das Palliative-Care-Konzept ein *aktives* und kein passives Betreuungskonzept ist. Das heißt, auch wenn die Grundkrankheit nicht mehr geheilt werden kann, gibt es immer noch sehr viel zu tun, um die Lebensqualität bis zuletzt bestmöglich zu beeinflussen (WHO, 2002).

Assessment

Ein sorgfältiges Mundassessment beginnt nicht erst, wenn der Patient unter einem gestörten Wohlbefinden im Mundbereich leidet oder über Schmerzen

---

Ausgewählte Assessmentfragen

- Leiden Sie unter Mundtrockenheit?
- Beeinträchtigt Sie konkret die Mundtrockenheit?
- Müssen Sie vermehrt Flüssigkeit zu sich nehmen bzw. den Mund spülen?
- Spüren Sie Ihre Mundschleimhaut wund, offen, schmerzhaft?
- Leiden Sie unter Zungenbrennen?
- Leiden Sie unter Appetitlosigkeit, Übelkeit oder Erbrechen?
- Welche Getränke, Nahrungsmittel, Temperaturen meiden Sie?
- Leiden Sie unter Geruchs- oder Geschmacksveränderungen?
- Leiden Sie unter Durchfall?
- Haben Sie Probleme beim Sprechen, beim Schlucken, beim Atmen, beim Riechen?
- Rauchen Sie? Wenn ja, was und wie viel pro Tag?
- Trinken Sie Alkohol oder Koffein? Wenn ja, was und wie viel pro Tag?
- Welche Medikamente (einschließlich Tees und Kräutern) nehmen Sie aktuell ein?
(Lienhart, 2003; Aulbert/Zech, 2000)

klagt. Appetitlosigkeit, Nausea, unmerkliche Schwellungen, Geschmacks- und Geruchsveränderungen können bereits verdeckte Vorboten oropharyngealer Schleimhautveränderungen sein, die gleichermaßen eine frühzeitige und sorgfältige Mundinspektion durch Fachkräfte erfordert. Dabei ist zu bedenken, dass der Mund zu den Intimzonen gehört und die regelmäßige Inspektion der Mundhöhle für die Patienten eine Belastung darstellen kann. Eine rechtzeitige Patientenedukation ist auch hier von großer Bedeutung. Für ein sorgfältiges Assessment des Mundes ist eine regelmäßige Inspektion der Mundschleimhaut mit Taschenlampe und Spatel und genauer Dokumentation der Schleimhautveränderungen erforderlich. Im deutschsprachigem Raum sind Stomatitis-Einschätzungsskalen, wie z. B. die Oral Mukositis Assessment Scale (OMAS) und der Oral Mukositis Index (OMI) nicht überall üblich (Schubert et al., 1991; s. a. Kästen).

Medikamentöse Therapie und Pflege bei Stomatitis

Medikamentöse Maßnahmen

Antiphlogistisch:
- Spülungen mit Dexpanthenol-Spüllösung (z. B. Bepanthen®) oder mit Benzydamin (z. B. Tantum®) entzündungshemmend, antimikrobiell, evtl. zytoprotektiver Effekt.

Antimykotisch:
- Lokal: Antimykotika wie Amphotericin B (z. B. Amphomoronal®, Moronal®)
- Systemisch: Fluconazol (z. B. Diflucan®) als Kps. oder i. v. als Kurzinfusion.

Antibakteriell:
- Systemisch: Metronidazol (z. B. Clont®) i. v. als Kurzinfusion
- Lokal: Infusionslösung in kleine Sprayflaschen umfüllen, 4 × 3 Hübe/d (Bausewein et al., 2004: 348).

Antiseptisch-antibakteriell:
- Desinfektion mit Jod-Polyvidon (z. B. Betaisodona®, Betadine® Mundspüllösung), antimikrobiell (grampositive und gramnegative Bakterien, Mykoplasmen, Pilze, Viren, Protozoen, Sporen etc.), regelt Freisetzung von Entzündungsmediatoren, dämpft proinflammatorische Mediatoren; Depotwirkung!
- Chlorhexidin (z. B. Chlorhexamed®) ist wegen seiner Nebenwirkungen (bitterer Geschmack, Geschmacksverlust und Braunfärbung der Zähne) nur bedingt zu empfehlen. Es hat eine lange Haftzeit an der Mundschleimhaut.

Analgetisch:
- Benzocain (Subcutin® N-Lösung), Lidocain-HCL Lösung oder Spray
- Oxetacin/Aluminiumhydroxid/Magnesiumhydroxid (Tepilta® Suspension), Stomatitislösungen 1–4

Mundinspektion

- Aussehen:
  - Aussehen der Schleimhaut im Bereich der Wangen, des Zungengrundes, des Gaumens und des Schlundes (rosa, feucht, ohne Belag, defektfrei, glatt, blass, trocken, verfärbt, geschwollen, belegt, defekt, blutig)
  - Beurteilung der Lippen (glatt, feucht, spröde, rissig, trocken)
  - Beurteilung der Zunge (rosa, feucht, glatt, ohne Belag, gerötet, blass, trocken, rissig, defekt, borkig).
- Beschaffenheit:
  - Inspektion auf «Speichelpools» (Sonis et al., 1999)
  - Inspektion auf Ulzerationen, Bläschen, Leukoplakie (weiße Beläge), Gingivitis, Candidiasis (grau-weißer, fleckiger, haftender Belag) oder Blutungen.
- Speichel:
  - Beurteilung des Speichels (wässrig, klar, zäh, trübe, gelb).
- Geruch:
  - subjektive/objektive Beurteilung des Mundgeruchs/Atems (unangenehm/übel = Halitosis).
- Schmerzempfindlichkeit:
  - Beurteilung der Schmerzen durch Kontakt mit Flüssigkeiten oder Nahrung, Kälte oder Wärme, Luftzustrom, Beurteilung der Schmerzqualitäten, Beurteilung des Schluckens.
- Zähne:
  - Zahnstatus, Zahnfehlstellungen, Zahnbelag (Plaque), Karies, Zahnfleischschwund (Parodontose).
- Zahnprothese, Zahnersatz:
  - guter Sitz und Sauberkeit, instabiler Sitz, allfällige Verletzungsgefahr durch Zahnklammern.

(Dexpanthenol und eventuell Pantocain® und eventuell Cortison).

Heilungsfördernd:
- Sucralfat (z. B. Ulcogant®) wird nicht absorbiert, bildet einen schützenden Film auf der Schleimhaut, Spülung 4 Mal tgl., neutraler Geschmack, fördert die lokale Prostaglandin-E_2-Produktion (Makkonen, 1994)
- Cional-Kreussler-Tropfen (Aluminiumformiat, Auszug aus Kamillenblüten, Salbeiblättern und Arnikablüten) (Lienhart, 2003).

Evaluation und Anpassung der aktuellen Medikamente:
- Täglich sind die aktuellen Medikamentenpläne zu überprüfen und ggf. anzupassen.

Komplementäre und pflegerische Maßnahmen

Häufige Mundspülungen mit verschiedenen Tees:
- **Kamille:**
  - Inhaltsstoffe: Schleim, Flavonoide, Bitterstoffe, ätherische Öle
  - Wirkung: entzündungshemmend, schmerzstillend, wundheilungsfördernd, antibakteriell (z. B. bei Streptokokken, Staphylokokken) (Lienhart, 2003).
- **Salbei:**
  - Inhaltsstoffe: Gerbstoffe, Äther, Öle, Bitterstoffe, Flavonoide
  - Wirkung: desinfizierend, adstringierend, antibakteriell, virostatisch
  - Cave: wirkt austrocknend.
- **Blutwurz:**
  - Inhaltsstoffe: Gerbstoffe, Saponine, Tannin, Stärke
  - Wirkung: adstringierend, bakterizid, entzündungshemmend, antiseptisch
  - Cave: wirkt austrocknend.

Teebaumöl:
- Zubereitung: 10 ml Bepanthen-Lösung mit 5 Tropfen Teebaumöl
- Wirkung: antibakteriell, antimykotisch und analgetisch (Bausewein et al., 2004: 349).

Melisse und Myrrhen-Tinktur:
- Vorgehen: betroffene Schleimhautareale vorsichtig bepinseln.
- Wirkung: antiseptisch, analgetisch und adstringierend.

Honigwürfel:
- Kleine, tiefgefrorene Honigwürfel zum Lutschen anbieten.

Allgemeine Maßnahmen

- Häufige Mund- und Zahnpflege, nach jeder Mahlzeit und besonders abends; Zahnpflege nur mit sehr weichen Zahnbürsten, deren Borsten zuvor in heißem Wasser eingeweicht wurden, um sie flexibler zu machen.
- Ist auch das Zahnfleisch sehr empfindlich, einen um den Finger gewickelten Gazetupfer zur Zahnpflege verwenden.
- An Stelle scharfer Zahnpasta eventuell Kinderzahnpasta oder Verwendung von Backpulver zur Reinigung probieren.
- Auf säurehaltige, stark gewürzte, grobe, spitze, kantige und harte Nahrungsmittel verzichten.
- Wenn möglich, auf Zahnprothesen verzichten.
- Ernährungstipps:
  - Weiche bis flüssige, feuchte und kühle Kost anbieten.
  - Säfte oder Kleinkindernahrung, die besonders säurearm sind, anbieten.
  - Stark gewürzte oder säurereiche Speisen (Tomatensauce, Obstsäfte, Essig) meiden.
  - Rohes Obst und Gemüse (Ausnahme: Melonen), Kaffee, Nikotin und Alkohol meiden.

Lokale Schmerzbehandlung

Allgemeine Maßnahmen:

- Auftragen von Lokalanästhetika wie Lidocain (z. B. Xylocain®).
  - *Cave:* Durch Resorption sind kardiovaskuläre und zentralnervöse Nebenwirkungen möglich, daher max. 45 ml/12 h).
- Auftragen von Morphin-Gel auf die wunden Schleimhautareale
- Lokalanästhetika als Eislutscher (Laborröhrchen)
- Gelclair® legt einen Schutzfilm über die offene Mundschleimhaut und bildet somit eine schützende Barriere für die freiliegenden, peripheren Nervenenden.
- Kleine, mundgerechte Eiswürfel (kleine Pralinen-Behälter eignen sich z. B. gut zum Einfrieren in Form von Milka-Herzen etc.), Eislutscher aus Laborröhrchen mit Stil, halbgefrorene oder eisgekühlte Getränke anbieten.
- Reisschleim mit Xylocain (nur frisch zubereitet verwenden, schmeckt sonst sehr bitter).

Spezifische Maßnahmen:

- *Aphthen:* Solcoseryl Dentalpaste, Herviros®.
- *Beläge* der Mundschleimhaut lösen sich gut durch Mundpflege mit kohlensäurehaltigen Flüssigkeiten wie Cola oder Sekt, durch Fette wie Butter oder Rahm oder durch Brausepulver bzw. Limonade. Fetthaltige Produkte wie Butter, Rahm oder Olivenöl sind besonders bei Patienten mit Atem- oder Schluckstörungen oder Bewusstseinsstörungen nur mit Vorbehalt und unter größter Sorgfalt einzusetzen (Gefahr der Aspirationspneumonie). Unter Umständen ist darauf zu verzichten. Gleiches gilt für Brausepulver oder -tabletten.

Mundtrockenheit – Xerostomie

Die Mundtrockenheit (Xerostomie) ist das häufigste Symptom aller Schleimhautveränderungen in der palliativen Betreuung von Schwerkranken und Sterbenden.

Ursachen

Ursachen der Mundtrockenheit sind die verminderte Speichelproduktion durch Medikamente, wie Opioide, Antidepressiva, Antiemetika, Anticholinergika, Antihistaminika, Spasmolytika und Diuretika (Margulies, et al., 2002). Eine hochdosierte, lokale Strahlentherapie hat meist eine irreversible Mundtrockenheit zur Folge. Andere Ursachen sind Mundatmung und Dehydratation, aber auch Angst oder Depression. In der Terminalphase leiden nahezu alle Patienten unter Mundtrockenheit.

Prävention

Sorgfältige und häufige Mundpflege, ausreichende Hydratation (wenn möglich und indiziert).

Behandlung der Xerostomie

- Wenn möglich, ausreichend trinken lassen
- Sehr sorgfältige und häufige Mundpflege bzw. Munderfrischung – (wenn nötig 1–2 Mal stündlich)
- Häufiges Anfeuchten der Mundschleimhaut mit unterschiedlichen Flüssigkeiten, mittels Pipetten oder Mundpflegestäbchen aus Schaumstoff
- Eine eventuell vorhandene Candidiasis behandeln
- Wenn möglich, Medikamente, die zur Mundtrockenheit führen, reduzieren oder absetzen
- Gabe von synthetischem oder mucinhaltigem Speichel 2 ml/4 h. Speichelersatz aus Mucin, 1–3 Sprühstöße mehrmals pro Tag
    - *Cave:* Mucinhaltiger Speichel ist nicht für muslimische Patienten geeignet, Teile des Präparates werden aus Schweinemukosa gewonnen!
- Kleine, gefrorene Fruchtstückchen lutschen lassen, Eisstäbchen aus verschiedenen Getränken (Ananas, Zitrone, Apfel) oder Halbgefrorenes aus Säften anbieten. Zur Herstellung der Eisstäbchen eignen sich besonders gut Laborröhrchen mit Stiel.
- Vitamin C oder Zitronensäure regt die Speichelbildung an.
    - *Cave:* brennt bei entzündeter Mundschleimhaut!
- Vitamin-E-Kapseln (öffnen und das Öl auf der Schleimhaut verteilen)
- Spülen mit Stomatitis-Lösung
- Spülen mit Pfefferminzwasser erhöht die Speichelproduktion.
    - *Cave:* hemmt die Wirkung von Metoclopramid (z. B. Paspertin®)
- Öle/Fette: süßes Mandelöl; manche Patienten mögen ein Stückchen Butter; evtl. Schlagrahm im Mund zergehen lassen; einige Patienten bevorzugen Olivenöl.
- Ein Teelöffel Olivenöl und 1–2 Tropfen Vitamin A und Vitamin E im Mund verteilen, kurz einwirken und dann ausspucken lassen
- Mundspülungen mit Bouillon: Eine leicht gefettete Mundschleimhaut kann Feuchtigkeit besser speichern.
- Creme-Eis essen lassen
- Häufiges Ansprühen der Zunge und Mundschleimhaut mittels kleiner Sprühfläschchen mit verschiedenen Flüssigkeiten je nach Vorliebe des Patienten (Sekt, Bier, Apfelsaft, Mineralwasser mit Kohlensäure, Limonade, Ananassaft etc.)
- Spülen mit Eibischwurzel (2–3 TL in ein Glas lauwarmes Wasser geben, etwas stehen lassen) oder Eibischteig-Bonbons kauen lassen
- Spülen mit Teebaumöl
    - *Cave:* 1–2 Tr. auf 250 ml Wasser genügen!
- Zur Stimulation der Speichelbildung können Cholinergika eingesetzt werden, z. B. oral verabreichte Pilocarpin-Augentropfen 2,5–5 mg bis zu 3 Mal täglich. Die Wirkung hält etwa 4 Stunden an.
    - *Cave:* nicht bei Patienten mit Ileus, Asthma oder chronisch obstruktiven Lungenerkrankungen! Unerwünschte Nebenwirkungen von Pilocarpin können Schweißausbrüche, Übelkeit und propulsive intestinale Koliken sein (Fox, 1991).
- Lippen dünn fetten mit Rosenhonig, Panthenol, Vaseline, Butter, Olivenöl, Lippenpomade

- Retsina (geharzter Wein) in kleinen Schlucken regt die Speichelproduktion an.
- Wassermelonenkern-Lutschtabletten aus der traditionellen chinesischen Medizin (San Jin Xi Gua Shuang Hou Pian®).
- Hydrogele, die für die Wundbehandlung eingesetzt werden, können auch zum Feuchthalten auf die Mundschleimhaut aufgetragen werden. Dies ist besonders über Nacht hilfreich.
- Massagen, orale, basale Stimulation im Kieferbereich zur Anregung der Speichelproduktion
- Zuckerfreien Kaugummi kauen, zuckerfreie Bonbons lutschen lassen
- Luftbefeuchter einsetzen.

Xerostomie in der Sterbephase

Während des Sterbeprozesses ist ausgeprägte Mundtrockenheit ein sehr häufiges Symptom (s. Kap. 6.8 und 9.2). Ursachen sind die mangelnde Flüssigkeitsaufnahme, die Mundatmung, aber auch Medikamente wie Opioide, Anticholinergika, Antiemetika und Spasmolytika. Die Xerostomie kann durch eine sehr sorgfältige Mund- und Lippenpflege gelindert werden. Dabei muss berücksichtigt werden, dass der lindernde Effekt dieser Maßnahmen oft nur für eine Stunde anhält (McCann, 1994). Die Grundsätze der Mundpflege bei sterbenden Patienten bleiben unverändert, die Schwerpunkte sind jedoch ganz nach der Befindlichkeit des Patienten zu richten.

Zusammenfassung

Orale Schleimhautveränderungen können Wohlbefinden und Lebensqualität des Patienten in seiner letzten Lebenszeit massiv beeinträchtigen. Auch seine Angehörigen können davon betroffen sein. Häufig ist eine Flüssigkeits- und Nahrungsaufnahme auf Grund oraler Schmerzen nicht möglich. Dies verpflichtet die Pflegenden zur Durchführung sorgfältiger, individueller und kreativer Mundpflege. Dieser pflegerische Bereich ist auch eine hervorragende Möglichkeit, um die Angehörigen, sofern sie es wünschen, in die Pflege einzubeziehen. Das Ziel der Palliative Care ist auch hier die bestmögliche Beeinflussung der Lebensqualität durch Prävention sowie durch rechtzeitige, tadellose Erfassung und Linderung von physischem und psychosozialem Leiden.

Abschließende Fragen zur Reflexion

- Welche Bedeutung spielen Veränderungen der Mundschleimhaut in Ihrem Pflegealltag?
- Wie gestaltet sich bei Ihnen das Mundassessment? Können Sie auf (validierte) oder hauseigene Mundpflege-Assessment-Instrumente (Assessment, Verlaufsdokumentation) zurückgreifen?
- Kennen Sie die Grundprinzipien der Basalen Stimulation im Kontext der Mundpflege?
- Welche Bedeutung und konkrete Praxis hat in Ihrem Pflegealltag die Patientenedukation zur Thematik dieses Kapitels?

Verwendete Literatur

Aulbert, E.; Zech, D. (Hrsg.): Lehrbuch der Palliativmedizin. Stuttgart/New York, 2000, 1. Nachdruck.

Bausewein, C.; Roller, S.; Voltz, R. (Hrsg.): Leitfaden Palliativmedizin, Urban & Fischer, München 2004, 2. A.

Dyck, S.; Brett, K.; Davies, B.; Degner, L.; Neufeld, K.; Plummer, H.; Stewart, N.; Thurston, N.; Warren, B.; Sloan, J.: Development of a staging system for chemotherapy-induced stomatitis – Western Consortium for Cancer Nursing Research. Cancer Nursing, 14 (1991) 1: 6–12.

Eilers, J.; Berger, A. M.; Petersen, M. C.: Development, testing, and application of the oral assessment guide. Oncol. Nurs. Forum, 15 (1988) 3: 325–330.

Fox, P.: Pilocarpine treatment of salivary gland hypofunction and dry mouth. Arch. Intern. Med., 151 (1991) 6: 1149–1152.

Hartenstein, R.; Bausewein, C.; Hentrich, M.; Lutz, L.; Reitmeier, M.: Gastrointestinale Symptome. In: Aulbert, E.; Zech, D.: Lehrbuch der Palliativmedizin. Schattauer, Stuttgart/New York 2000.

Lienhart, V.: Unveröffentlichtes Skriptum zur Mundpflege. Hospiz Innsbruck der Tiroler Hospizgemeinschaft, Innsbruck 2003.

Makkonen, T.: Sucralfate mouth washing in the prevention of radiation-induced mucositis: a placebo-controlled double-blind randomized study. Int. J. Radiat. Oncol. Biol. Phys., 30; 30 (1994) 1: 177–182.

Margulies, A.; Fellinger, A.; Kroner, Th.; Gaisser, A. (Hrsg.): Onkologische Krankenpflege. Springer, Berlin/Heidelberg 2002, 3., neu überarbeitete und erweiterte A.

McCann, R. M.: Comfort care for terminally ill patients. The appropriate use of nutrition and hydration. JAMA, 26; 272 (1994) 16: 1263–1266

Schubert, M. M.; Williams, B. E.; Lloid, M. E.; Donaldson, G.: Clinical assessment scale for the rating of oral mucosal changes associated with bone marrow transplantation. Development of an oral mucositis index. Cancer, 5; 69 (1992) 10: 2469–2477.

Senn, H. J.; Drings, P.; Glaus, A.; Jungi, W. F.; Pralle, H. B.; Sauer, R.; Schlag, P. M. (Hrsg.): Checkliste Onkologie. Thieme, Stuttgart/New York 2001, 5. A.

Sonis, S. T.; Eilers, J. P.; Epstein, J. B.; LeVeque, F. G.: Validation of a new scoring system for the assessment of clinical trial research of oral mucositis induced by radiation or chemotherapy. Mucositis Study Group, Cancer, 1999: 2103–2113, www3.interscience.wiley.com/cgi-bin/jissue/75503409.

WHO: Handbook for Reporting Results for Cancer Treatment. In: WHO Publication No. 48. World Health Organization, Geneva 1979.

WHO: Definition of palliative care. www.who.int/cancer (2002).

Weiterführende Literatur

Beck, S. L.; Yasko, J. M.: Guidelines for Oral Care. Sage, Crystal Lake, IL 1993.

Bienstein, Chr.; Fröhlich, A.: Basale Stimulation in der Pflege. Pflegerische Möglichkeiten zur Förderung von wahrnehmungsbeeinträchtigten Menschen. Verlag Selbstbestimmtes Leben. Düsseldorf 1997, 10. A.

Cheng, K. K. F.: Oral complications in Patients with Cancer. In: Kearney, N.; Richardson, A.: Nursing Patients with Cancer. Principles and Practise. Elsevier Churchill Livingstone, London/New York/Oxford/Philadelphia/St. Louis/Sydney/Toronto 2006.

Dahlin, C.: Dysphagia, Dry mouth and Hiccups. In: Rolling-Ferrel, B.; Coyle, N. (eds.): Textbook of Palliative Nursing. Oxford University Press. Oxford/New York 2001.

Davy, J.; Ellis, S.: Palliativ pflegen. Sterbende verstehen, beraten und begleiten. Huber, Bern 2003.

Doenges, M. E.; Frances, M.; Moorhouse, A.; Geissler-Murr, C.: Pflegediagnosen und Maßnahmen. Huber, Bern 2003, korrigierter Nachdruck der 3., vollständig überarbeiteten und erweiterten A.

Doyle, D.; Hanks, G.; Calman, K.; Cherny, N. (eds.): Oxford Textbook of Palliative Medicine (3rd edn.). Oxford University Press, Oxford/New York/Tokyo 2004.

Doyle, D.; Hanks, G.; MacDonald, N.: Oxford Textbook of Palliative Medicine, Oxford/New York 1994.

Garfunkel, A.: Oral Mucositis – The Search for a Solution. New England Journal of Medicine, 16; 351 (2004) 25: 2649–2651.

Georg, J. (Hrsg.): NANDA International. NANDA-Pflegediagnosen. Definition und Klassifikation 2005–2006. Huber, Bern 2005.

Kostrzewa, St.; Kutzner, M.: Was wir noch tun können! Basale Stimulation in der Sterbebegleitung. Huber, Bern 2004, 2. A.

MacDonald, N.: Cure and Care: interaction between cancer centers and palliative care units. Rec. Res. Cancer Res., 121 (1991): 399–407–5.

Maier, H.: Mundtrockenheit und Mundschleimhautbrennen, Ursachen und Therapiemöglichkeiten, HNO-Praxis Publisher: Springer-Verlag, Heidelberg 1993.

Nydahl, P.; Bartoszek, G. (Hrsg.): Basale Stimulation. Neue Wege in der Intensivpflege. Ullstein Mosby, Berlin/Wiesbaden 1997.

Raber-Durlacher, J. E.: Current practices for management of oral mucositis in cancer patients. Supportive Care in Cancer, Volume 7, Number 2, Springer-Verlag, Heidelberg 1999.

Saunders, C.; Baines, M.: Leben mit dem Sterben – Betreuung und medizinische Behandlung todkranker Menschen. Huber, Bern 1991.

Ventafridda, V.; et al.: Mouth Care, Oxford Textbook of Palliative Medicine. Oxford University Press, Oxford/New York 2001.

Ventafridda, V.: Palliative care: a new reality in medicine. Rec. Res. Cancer Res., 121 (1991): 393–398.

Xavier, G.: The importance of mouth care in the preventing infection. Nursing Standard, 14 (2000) 18: 47–51.

Internetadressen

www.oes.digiton.com/mucositis/overview.asp#.html
www.joannabriggs.edu.au/pdf/bpmuc.pdf
www.symptomresearch.nih.gov/Chapter_17/sec1/cghs1pg1.htm
www.oesweb.com/pdf/congress04/osi.pdf
www.nursing-standard.co.uk/archives/ns/vol14-18/cpd.pdf

6.15
Exulzerierende Tumorwunden

Angelika Feichtner

«Meine 7-jährige Tochter mag mich nicht mehr besuchen kommen, sie sagt, in meinem Zimmer stinkt es. Ich möchte überhaupt keine Besuche mehr, ich schäme mich zu sehr. Ich sehe das Erschrecken in den Augen meiner Besucher und ich sehe auch, was für eine Belastung mein Verbandswechsel für die Pflegenden darstellt. Sie ekeln sich vor mir. Ich kann das verstehen, ich ekle mich ja auch vor mir selbst.» *(Aussage einer Patientin)*

Abstract

Exulzerierende Tumorwunden stellen eine enorme Belastung für die Patienten wie auch für deren Angehörige dar. Aufbrechende Tumore sind auch heute noch eine Herausforderung für die professionellen Betreuer. Zum einen erfordert es umfassendes Wissen und Expertise im Wundmanagement, zum anderen konfrontiert es damit, die eigenen Berührungsängste und die aufkommende Abscheu zu überwinden und mit palliativen Maßnahmen und Einfühlungsvermögen die Leiden der Patienten zu lindern. Das Ziel der palliativen Behandlung bei exulzerierenden, nässenden Wunden sind die Linderung von Schmerzen, Vermeidung von Sekundärinfektionen und Blutungen, die Eindämmung des Geruchs und die Gestaltung eines kosmetisch akzeptablen und bewegungsfreundlichen Verbandes für den Patienten. Exulzerierende Tumorwunden sind häufig nicht mehr zu heilen. Die Exulzeration stellt den Betroffenen und ihren Angehörigen oft unerbittlich die unaufhaltsame Progredienz der Tumorkrankheit vor Augen. Neben der palliativen Wundbehandlung stellt die psychosoziale Begleitung eine wesentliche Herausforderung für die Betreuenden dar (Laverty, 2003). Ziel dieses Kapitels ist es, Hilfestellungen und praktische Hinweise für die Betreuung von Patienten mit exulzerierenden Wunden zu geben. Es geht dabei auch um die Bedeutung einer exulzerierenden Tumorwunde für den Patienten, für die Angehörigen und die Pflegenden. Weitere Aspekte sind die Schmerztherapie, die Wundversorgung und das Vorgehen bei Blutungen.

Studienziele

Nach Abschluss dieses Kapitels wird die bzw. der Lernende in der Lage sein:

- die Bedeutung der Schlüsselwörter zu benennen und in Zusammenhang mit einer fortschreitenden Palliativen Betreuungssituation zu verstehen.

- die Auswirkungen, die Bedeutung und Konsequenzen von unheilbaren, exulzerierenden Tumorwunden für den physischen, psychischen und sozialen Lebensbereich des Patienten und seiner Angehörigen zu verstehen.

- die Herausforderungen durch die Geruchsbildung bei exulzerierenden Wunden für die sozialen Beziehungen (für den Patienten, die Angehörigen, das Betreuungsteam) zu erkennen und Konsequenzen für das pflegerische Sein und Handeln abzuleiten.

- Kriterien für das Wundassessment zu nennen, diese zu erläutern und Zielsetzungen für das Wundmanagement abzuleiten.

- die Gefahr einer Blutung aus dem Wundbereich rechtzeitig einzuschätzen und präventiv ein individuelles, patientenorientiertes Notfallprogramm im interdisziplinären Team zu erstellen.

- zusammen mit weiteren involvierten Berufsgruppen den Patienten und dessen Angehörige behutsam und vorausschauend über die Gefahr einer Blutung aus dem Wundbereich aufzuklären und sie frühzeitig in die Planung eines Notfallprogramms zu integrieren.

- den schwer kranken Menschen mit seiner exulzerierenden, nässenden Wunde in seinem umfassenden Leiden und zumeist auch veränderten Körperbild zu erfassen und den Pflegeprozess daraufhin mit ihm gemeinsam zu gestalten.

Schlüsselwörter

Sekundärinfektionen, Hautmetastasen, Blutungsneigung, Geruchsreduktion, Ekel, veränderte Körperwahrnehmung, verändertes Körperbild

Einleitung – Definition

Durch Wachstum des Primärtumors und/oder Hautmetastasen kommt es zu flächenhaften Ulzerationen der Haut. Eine exulzerierende Wunde (s. Kasten) wird von den Patienten meist als entstellend wahrgenommen. Sie führt damit auch zu einer oft dramatischen Verletzung oder gar Zerstörung des eigenen Körperbildes. Das trifft in besonderer Weise auf Tumorwunden im Kopf- und Gesichtsbereich zu. Neben den somatischen Beschwerden treten massive psychosoziale Probleme auf, die häufig zu Rückzug und Isolation und damit zu einer enormen Beeinträchtigung der Lebensqualität führen.

Am häufigsten kommt es bei HNO-Tumoren, bei exulzerierenden Lymphknoten und bei Hautmetastasen zu Exulzerationen des Gewebes. Aber auch bei rektalen, bei gynäkologischen Tumoren und bei Mammakarzinomen stellen aufbrechende Tumore eine Herausforderung in der Betreuung dar (Brusis/Luckhaupt, 1986).

Zur Bedeutung einer exulzerierenden Tumorwunde

Bedeutung für die Patienten

Die Belastungen durch eine exulzerierende Wunde sind für den einzelnen Patienten vielfältig und sehr unterschiedlich. Durch das äußerlich Sichtbare ist der Tumor immer präsent und macht es dem Betroffenen nahezu unmöglich, seine lebensbedrohende Erkrankung zu verdrängen (Kern, 2002). Die Patienten ziehen sich zurück, brechen soziale Kontakte ab und erleben sich oft als «unzumutbar» für andere Menschen. Viele Patienten betrachten eine exulzerierende Tumorwunde auch als deutliches Zeichen des Fortschreitens ihrer Tumorerkrankung. Es können massive Ängste, «vom Tumor aufgefressen» zu werden, entstehen. Die Geruchsbelastung kann bei manchen Patienten die Angst hervorrufen, «bei lebendigem Leib zu verfaulen». Aus Scham suchen diese Patienten oft keine professionelle Hilfe und versuchen, alleine damit zurecht zu kommen (Pudner, 1998).

Die Abneigung gegenüber dem eigenen Körper, die Verzweiflung, dem progredienten Verlauf der Wundentwicklung ausgeliefert zu sein, bis hin zum Ekel, stellen eine enorme Belastung für die Patienten dar. Sie müssen sich nicht nur mit der Veränderung und mit der Entstellung des eigenen Körperbildes, sondern auch mit oft ablehnenden und schockierenden Reaktionen ihrer Mitmenschen auseinander setzen (Kern, 2002). Die daraus resultierende Verzweiflung führt zu einer zunehmenden Isolation und zu einem weiteren Rückzug der Patienten. Das Empfinden, eine unzumutbare Belastung für die Umgebung darzustellen, am lebendigen Leibe vom Tumor aufgefressen zu werden, lässt manchmal den Wunsch nach aktiver Beendigung des Lebens aufkommen.

Bedeutung für die Angehörigen

Die Angehörigen eines Patienten mit einer exulzerierenden Tumorwunde sind angesichts der körperlichen Entstellung meist massiv überfordert. Der Anblick der Wunde und der damit verbundene Geruch lösen Gefühle von großer Hilflosigkeit, aber auch Gefühle von Ekel und Scham aus. Angehörige werden oft von Mitgefühl überwältigt, und zugleich sind sie nicht mehr in der Lage, den Kranken in den Arm zu nehmen, körperliche Nähe zu schenken oder zu ertragen. Um sich zu schützen, müssen sie sich vom Kranken distanzieren. Diese Distanzierung hat oft Schuldgefühle zur Folge, und diese Schuldgefühle lösen angesichts des nahenden Todes ein zusätzlich belastendes Erleben aus. Gilt es doch, so viel wie möglich anwesend zu sein, beim Patienten zu bleiben und die begrenzte Zeit miteinander zu nutzen.

Dieser Rückzug der Angehörigen wird auch von den Patienten als zusätzlich belastend erlebt, denn es bestätigt häufig ihre Ansicht, dass sie niemandem mehr zumutbar sind. Die daraus resultierende Isolation wird oft als besonders belastend erlebt, sind die Patienten in dieser schwierigen Situation doch beson-

Definition

Unter exulzerierenden Tumoren sind Geschwürsbildungen mit Gewebszerfall zu verstehen. Blutungen, Sekundärinfektionen oder Sepsis sind häufige Komplikationen. (Pschyrembel, 2004)

ders zuwendungsbedürftig und verletzlich. Sie brauchen gerade jetzt körperliche Zuwendung und die Nähe ihrer Angehörigen.

So erleben die Angehörigen auf ihre jeweils eigene Art und Weise eine persönliche Isolation. Besuche von Freunden, Nachbarn und weiteren Familienmitgliedern werden verhindert, weil sich die Angehörigen z. B. wegen des Geruchs schämen und die Integrität nach außen hin wahren wollen. Auch sie erleben sich und ihre Situation als Zumutung und Belastung. Somit gelangen auch sie zunehmend ins Abseits, können sich nicht mitteilen, werden isoliert und isolieren sich selbst. Wenn von den Angehörigen in diesem Kontext gesprochen wird, so sind ganz besonders die betroffenen Kinder zu erwähnen. Freunde aus dem Kindergarten und der Schule werden nicht mehr eingeladen, weil die betroffenen Kinder sich schämen und Angst vor Ablehnung oder über Nachrede haben.

Für die Pflege bedeutet dies, dass sie primär für Geruchsreduktion sorgen muss und dass die Angehörigen (auch im häuslichen Bereich) möglichst nicht mit der Wundversorgung belastet werden dürfen. Es sollten den Angehörigen andere Möglichkeiten angeboten werden, sich um den Kranken zu kümmern, wie z. B. entspannende Hand- oder Fußmassagen.

Bedeutung für die Pflegenden

In dem Bewusstsein, dass es nicht um die Heilung der exulzerierenden Wunde gehen kann, benötigen Pflegende neben ihrem Fachwissen auch eine hohe Kompensationsfähigkeit im Umgang z. B. mit der Wundentwicklung, den Gerüchen, dem Ekel und den körperlichen Entstellungen. Denn auch für sie stellen der Anblick und die Versorgung exulzerierender Wunden mit dem gleichzeitigen Anspruch ganzheitlicher Pflege eine große Herausforderung dar (Kern, a. a. O.).

Es gilt, die eigenen Berührungsängste und die eigene Abscheu zu überwinden und mit palliativen Maßnahmen, mit Kreativität und Einfühlungsvermögen die oft multidimensionalen Leiden des Patienten zu lindern. Es gilt auch, die Verzweiflung, Wut und Scham der Patienten wahrzunehmen und mit ihnen auszuhalten. Aus Scham ist es den Patienten oft unmöglich, die Belastungen durch die Wunde anzusprechen. Für die Pflegenden ist es deshalb wichtig zu wissen, was die Hauptbelastung für den Patienten darstellt, um ihn bedürfnisgerecht zu pflegen. Eine offene und ehrliche Kommunikation gehört zum Grundverständnis der Palliative Care, und sehr oft ist die Zeit des Verbandswechsels eine Zeit besonderer Nähe und Konfrontation zugleich. Darin liegt auch die Chance, eine Beziehung aufzubauen, eine Beziehung, die es erlaubt, auch über das Tabu einer aufbrechenden und progredienten Tumorwunde zu sprechen. Die Unterstützung des Teams und die Möglichkeit zur Reflexion sind in diesen Betreuungssituationen unerlässlich.

Bedeutung für das Umfeld

Das Aussehen und körperliche Attraktivität werden in unserer Gesellschaft sehr hoch bewertet. Eine exulzerierende Tumorwunde entstellt das Körperbild, verändert das äußere Erscheinungsbild eines Menschen und ist ein äußerlich sichtbares Zeichen der Erkrankung. Hinzu kommt, dass unser Medizinsystem vorwiegend auf kurative Therapien im Sinne eines «Besiegens der Krankheit» ausgerichtet ist. Eine exulzerierende Tumorwunde, die sich unaufhaltsam ausdehnt, macht die Begrenztheit der medizinischen und pflegerischen Machbarkeit deutlich.

Wundassessment

Assessmentinstrumente zur Einschätzung von exulzerierenden Wunden sind oft nicht zielführend, da sie viel Raum für Interpretationen lassen (Dowsett, 2002). Wie kann z. B. die Menge von Exsudat gemessen werden, oder wie kann die Intensität von Geruch eingeschätzt werden? Trotzdem ist es entscheidend für das Wundmanagement, die Veränderungen einer exulzerierenden Wunde regelmäßig einzuschätzen, zu beurteilen und zu dokumentieren. Für die Dokumentation ist es hilfreich, ein Foto oder eine Zeichnung der Wunde anzufertigen und wichtige Faktoren zu beschreiben (s. Kasten).

Symptome in Zusammenhang mit exulzerierenden Tumorwunden:

- Geruch
- Sekret
- Schmerzen
- Blutungen
- Juckreiz.

Weitere Phänomene:

- Nekrotisierung
- Infektionen
- Fistelbildung
- Schädigung der umgebenden Hautareale durch Exsudat.

> **Wundassessment**
>
> - Lokalisation, Größe und Tiefe der Wunde?
> - Wundbeschaffenheit; bestehen Nekrosen? Wie viel Prozent der Wundfläche sind nekrotisch?
> - Sind Zeichen einer Infektion erkennbar (Hitze, Rötung, Schwellung, Schmerz)?
> - Geruch?
> - Geschätzte Menge des Exsudates? Beschreibung des Exsudates: nekrotisch, blutig, eitrig etc.
> - Besteht Blutungsneigung (lokal, großflächig)?
> - Ist die umgebende Haut intakt? Besteht Juckreiz?
> - Sind Tumorinfiltrationen, Knoten, Verhärtungen oder Fistelungen erkennbar?
> - Ist das umgebende Gewebe gerötet, ödematös, mazeriert?
> - Wie häufig ist ein Verbandswechsel erforderlich? Ist die Frequenz zu- oder abnehmend?
> - Verursacht die Wunde Schmerzen? Wann (Tag/Nacht, beim Verbandswechsel, bei Bewegung, bei Lageveränderung)?
> - Worunter leidet der Patient in Zusammenhang mit seiner Wunde am meisten?
> - Was ist das Ziel der Wundbehandlung: Schmerzlinderung? Geruchsreduktion? Schutz der umgebenden Haut?

Die Behandlungsziele konzentrieren sich hier ausschließlich auf Zielformulierungen mit palliativer Ausrichtung (Tab. 6.15-1).

Wundbehandlung

Schmerz- und Symptomtherapie

Schmerztherapie

- Der Zeitpunkt des Verbandswechsels ist zu berücksichtigen und mit dem Betroffenen zu vereinbaren, häufig ist die Schmerzempfindlichkeit in der zweiten Tageshälfte geringer
- 30–40 Minuten vor Verbandswechsel sollten Analgetika entsprechend der für den Patienten verordneten Dosis für Durchbruchschmerzen verabreicht werden.
- Analgetische Gele (z. B. Morphin-Gel) auf die Wundoberfläche auftragen (Grocott, 2001).

Reinigen der Wunde

- Ablösen des Verbandes: Anfeuchten mit angewärmter isotonischer Kochsalzlösung. Dies erleichtert das Ablösen anhaftender Verbände; das Anwärmen der Spüllösung reduziert die Schmerzen bei der Wundreinigung (Naylor, 2002).
- Abtragen von nekrotischem Gewebe, nur wenn nötig (und möglich)
- Reibe- und Wischeffekte sowie die Anwendung von Antiseptika vermeiden. Sie wirken hautreizend und granulationshemmend (Bausewein, 2004).

Tabelle 6.15-1: Behandlungsziele (Quelle: Autor)

Pathophysiologischer Bereich	Psychosozialer Bereich
• Schmerzreduktion der Wunde, wenn möglich atraumatischer und schmerzarmer Verbandwechsel	• kosmetisch akzeptabler Verband zur bestmöglichen Alltags- und Beziehungsgestaltung
• Verhinderung von Sekundärinfektionen	• Erhaltung und/oder Förderung sozialer Integrität sowie Integration in psychosoziale Bezüge
• Geruchsreduktion	
• Absorption, Auffangen von Sekret	• individuelle psychosoziale Unterstützung im Erleben und in der Auseinandersetzung mit einer exulzerierenden, progredienten Wunde, dem veränderten Körperbild, der verletzten Körperwahrnehmung des Patienten
• Schutz und Pflege der umgebenden Haut	
• Eindämmung potenzieller Blutungen	• Unterstützung der nächsten Angehörigen in der Auseinandersetzung im Umgang mit dem Patienten und den damit verbundenen Auswirkungen und Bedeutungsaspekten
	• rechtzeitige interdisziplinäre Vorausplanung von potenziellen Notfällen

Geruchsreduktion

- Spülung mit Metronidazol-Infusionslösung (z. B. Clont®) lokal und Auflegen von in Metronidazol getränkten Kompressen (Clark, 2002)
- Metronidazol-Gel bis 2 % kann mithilfe von Spritzen in tiefere Wundhöhlen eingebracht werden.
- Spülen mit Lavasept® mit dem Ziel der geruchsreduzierenden Wirkung
- Bei sehr starker Geruchsbildung oder unzugänglichen Wundhöhlen kann eine systemische Gabe von Metronidazol (z. B. Clont®) hilfreich sein.
- Kompressen mit Chlorophyll-Lösung 2,5 % angefeuchtet auf die Wunde auflegen. Chlorophyll wirkt stark desodorierend und desinfizierend (Kern, a. a. O.).
- Hydrogele zur Entfernung nekrotischer Areale, wenn nötig und überhaupt möglich, chirurgisches Débridement
- Kohlekompressen, einfache Kompressen mit gemörserten Carbo-animalis-Tabletten auflegen.
- Nilodor® (Geruchsbinder): 1–2 Tr. (Kern, a. a. O.)
- Calciumalginat-Watte für Wundhöhlen
- Silberimprägnierte Hydropolymerverbände
- Lavendelöl: 1–2 Tropfen auf den Verband
- Abdecken der Wunde mit Haushalts- oder Klarsichtfolie. Es erscheint als eine vorübergehend hervorragende Möglichkeit, die Ausbreitung des Geruchs zumindest für eine gewisse Zeit effektiv zu verhindern, bis oben beschriebene Maßnahmen greifen. Die Folie kann mittels Zinkpaste an den Rändern fixiert werden.
- Duftkissen mit Zitronen- oder Minzöl.

Schutz der umgebenden Haut

- Intensive Hautpflege, abdecken mit Zinkpaste oder mit Lasepton®.

Verbandmaterial

- Okklusivverbände: Filme, Schäume und Hydrokolloide
  - *Cave:* nicht auf infizierte Wunden!
- Hydrogele für saubere, granulierende Wunden sowie für nekrotische Wunden (Burns, 2003)
- Hydrophile Verbände/adsorptive Verbände: Alginat-Hydrofaser (z. B. Aquacel®).
- Adsorptive Verbände; kohle- und silberhaltige Präparate für stark sezernierende, infizierte, übel riechende Wunden (Ballard/McGregor, 2002)
- Verbände mit besonderen Aspekten hinsichtlich der Hydratation (z. B. Tenderwet®)
- Bei starker, lokaler Sekretion eventuell Stomasäckchen verwenden
- Wundhöhlen mit sterilem Saugmaterial auskleiden
- Kalziumalginathaltige Kompressen bei starker Sezernierung, wobei zu bedenken ist, dass feuchte Wunden feucht bleiben sollen. Schmerzen entstehen unter anderem dann, wenn die Wunde trocknet (Bausewein, a. a. O.).

Vorgehen bei Blutungen

Exulzerierende Tumorwunden haben eine hohe Neigung zu Kontakt- und Spontanblutungen. Immer wieder kommt es zu lokalen und oberflächlichen Blutungen. Besonders bei ausgedehnten Tumoren im Kopf- und Halsbereich muss mit akuten, teilweise auch mit massiven, unter Umständen arteriellen Blutungen gerechnet werden. Es ist entscheidend, dass das Pflegeteam vorab Strategien für eine solche Akutsituation interdisziplinär plant und schriftlich dokumentiert. Eine akute Blutung kann beim Patienten, bei den Angehörigen und manchmal auch im Betreuerteam Panik auslösen. Deshalb ist es wichtig, für diese Situation vorauszuplanen. Besonders im ambulanten Bereich müssen Patienten und Angehörige über die Möglichkeit einer Blutung im Voraus informiert werden. Zu dieser Information gehören auch klare schriftliche Anweisungen, was dann vom wem zu tun ist. Die erforderlichen (Notfall-)Medikamente müssen bereitgestellt sein. Die gedankliche Vorwegnahme einer möglichen Krisensituation kann Entlastung bieten und Panikreaktionen reduzieren.

Kleinere, oberflächliche Blutungen

- Lokale Kompression (oft nicht möglich!)
- Topisches Sucralfat (z. B. Ulcogant®) (Mc Murray, 2003)
- Vasokonstriktion mit Adrenalin (1 : 1000 verdünnt) auftragen oder getränkte Kompressen auflegen.
  - *Cave:* Wirkung lässt nach ca. 10 Minuten nach!
- Hämostatische Verbände (z. B. Kaltostat®)
- Zur Prophylaxe weiterer Blutungen sollten gerinnungshemmende Substanzen (z. B. ASS, Heparin zur Thromboseprophylaxe) abgesetzt werden.
- Silbernitrat-Sticks (Schiech, 2002).

Stärkere Blutungen

Wirkliche terminale Blutungen sind nicht sehr häufig, trotzdem müssen in entsprechenden Fällen Vorbereitungen für den schlimmsten Fall getroffen werden.

Patient und Angehörige sollten über die Möglichkeit einer massiven, vielleicht terminalen Blutung sowie darüber informiert werden, was in dieser Situation zu tun ist. Werden durch den Tumor arterielle Blutgefäße infiltriert und plötzlich eröffnet, führt dies in kurzer Zeit zu einem enormen Blutverlust, durch den der Patient rasch das Bewusstsein verlieren kann. Für die Angehörigen ist eine solche Blutung immer höchst dramatisch und – wenn sie nicht darauf vorbereitet wurden – meist auch traumatisch.

Folgende Maßnahmen empfehlen sich:

- Es sollte eine Notfallbox mit entsprechenden Medikamenten (Adrenalin, Midazolam, Opioiden, NaCl 0,9 % (zum Verdünnen) bereit stehen.
- Wenn möglich, sollte das Licht gedämpft werden.
- Es ist empfehlenswert, dunkle Handtücher bereitzuhalten. Auch eine geringe Blutmenge sieht auf heller Bettwäsche erschreckend aus und könnte bewirken, dass sich diese Bilder unauslöschlich in das Gedächtnis der Angehörigen einprägen.
- Eine Tumorblutung verursacht in der Regel keine Schmerzen, deshalb ist die automatische Gabe eines Opioids nicht indiziert. Möglicherweise treten in Zusammenhang mit einer starken Blutung im HNO-Bereich aber Atemnot und starker Husten auf. Deshalb ist es hilfreich, vorab eine ärztliche Verordnung für diese Situation zu haben. Gegen Atemnot können Morphine rasch Linderung bringen, gegen Angst und Unruhe wirken Lorazepam (z. B. Temesta® expidet) oder Midazolam (z. B. Dormicum®).
- Eine Sedierung ist selten erforderlich. Oft wollen die Patienten nicht sediert werden, und meist ist das Bewusstsein durch den großen Blutverlust bereits eingeschränkt. Eine Sedierung kann auch stufenweise (titrierend) erfolgen, und es bedeutet nicht automatisch, dass der Patient nicht mehr ansprechbar ist (s. Kap. 10.6 und 10.7). Diese Fragen sollten mit dem Patienten und seinen Angehörigen im Voraus geklärt und dokumentiert werden (Bausewein, a. a. O.).

Akute, starke Blutung

Eine akute, starke Blutung kann für einen Patienten, der sterben will, ein gnädiges Ende seines Leidens bedeuten (Bausewein, a. a. O.). Es ist meist kaum möglich, eine massive Blutung in tumorösem Gewebe zu stillen. Das Management entspricht dem bereits für stärkere Blutungen beschriebenen. Die differenzierte und kompetente Vorausplanung akuter Situationen ist die entscheidend notwendige, d. h. auch notwendende Vorbereitung.

Zusammenfassung

Exulzerierende, nässende Tumorwunden stellen eine besondere Herausforderung für den Patienten, für die Angehörigen und die Betreuenden dar. Die Begleitung der Patienten mit exulzerierenden Tumorwunden ist für das Betreuerteam oft eine Herausforderung an ihre Persönlichkeits- und Fachkompetenz. Das Ziel der Palliative Care gilt auch hier, nämlich eine bestmögliche Einflussnahme auf die Lebens- und Sterbequalität des Betroffenen zu ermöglichen und auch den pflegenden Angehörigen umfassende Aufmerksamkeit zu schenken und Unterstützungsangebote bereitzustellen.

Abschließende Fragen zur Reflexion

- Vergleichen Sie das vorgestellte Wundmanagement mit Ihrem hausinternen Wundtherapiekonzept zur Behandlung von Patienten mit exulzerierenden, nässenden Tumorwunden. Gibt es Unterschiede/Ähnlichkeiten?
- Wie gehen Sie persönlich und in Ihrem Team z. B. mit dem Thema Ekel oder mit unangenehmen, belastenden Gerüchen um?
- Welchen Stellenwert haben bei Ihnen die Patientenedukation in der Pflege und die Begleitung von Patienten und deren Angehörigen (inkl. Kinder) im Erleben und in der Versorgung von Patienten mit exulzerierenden, nässenden, entstellenden Wunden? Und wie sieht die Praxis aus?

Verwendete Literatur

Ballard, K.; McGregor, F.: Silver hydropolymer dressing for critically colonized wounds. British Journal of Nursing, 3 (2002) 11: 206–211.

Bausewein, C.; Roller, S.; Voltz, R. (Hrsg.): Leitfaden Palliativmedizin. Urban & Fischer, München 2004, 2. A.

Brusis, T.; Luckhaupt, H.: Anaerobe Infektionen in exulzerierenden Kopf- und Halstumoren. Laryngorhinootologie, 65 (1986) 2: 65–68.

Burns, J.: Palliative wound management: the use of a glycerine hydrogel. British Journal of Nursing, 12 (2003) (Suppl.) 6: S14–S18.

Clark, J.: Metronidazole gel in managing fungating malodorous fungating wounds. British Journal of Nursing, 11 (2002) 6 (Suppl.): S54–S60.

Clark, J.: Metronidazole gel in managing malodorous fungating wounds, British Journal of Nursing, 8 (2002) 6 (6 Suppl.): S4–S60.

Grocott, P.: The palliative management of fungating malignant wounds – generalizing from multiple-case study data using a system of reasoning. International Journal of Nursing Studies, (2001), 38.

Kern, M.: Zieldefinition in der Behandlung exulzerierender Wunden unter palliativen Gesichtspunkten. In: Metz, C.; Wild, M.; Heller, A. (Hrsg.): Balsam für Leib und Seele. Pflegen in Hospiz- und Palliativer Betreuung, Freiburg i. Br. 2002.

Laverty, D.: Fungating wounds: informing practice through knowledge/theory. British Journal of Nursing, 12 (2003) 15 (Suppl.): 29–40.

McMurray, V.: Managing patients with fungating malignant wounds. Nursing times, 99 (2003) 13: 55–57.

Naylor, W.: Malignant Wounds. Aetiology and Principles of Management. Nursing Standard, 16 (2002) 52: 45–53.

Pschyrembel: Klinisches Wörterbuch. Walter de Gruyter, Berlin/New York 2004.

Pudner, R.: The Management of patients with a fungating or malignant wound. Journal of Community Nursing, 12 (1998) 9: 30–34.

Schiech, L.: Malignant Cutaneous Wounds. Clinical Journal of Oncology Nursing, 6 (2002) 5: 305–309.

Weiterführende/ kommentierte Literatur

Adderley, U.; Smith, R.: Topical agents and dressings for fungating wounds (Protocol for a Cochrane Review). In: The Cochrane Library, Issue 4. John Wiley & Sons, Chichester 2003.

Albrecht, G.: Dermatologische Symptome. In: Aulbert, E.; Zech, D. (Hrsg.): Lehrbuch der Palliativmedizin. Schattauer, Stuttgart/New York 2000, 1. Nachdruck.

Baquero, F.; Reig, M.: Resistance of anaerobic bacteria to antimicrobial agents in Spain. European Journal of Clinical Microbiology & Infectious Diseases, 11 (1992) 11: 1016–1020.

Doenges, M. E.; Frances, M.; Moorhouse, A.; Geissler-Murr, C.: Pflegediagnosen und Maßnahmen. Huber, Bern 2003, korrigierter Nachdruck der 3., vollständig überarbeiteten und erweiterten A.

Doyle, D.; Hanks, G.; Hanks, G.; Cherny, N.; Calmann, K.: Oxford Textbook of Palliative Medicine (3rd edn.). Oxford University Press, Oxford/New York 2004.

Käppeli, S. (Hrsg.): Pflegekonzepte. Phänomene im Erleben von Krankheit und Umfeld. Herausgegeben von Mäder, M.; Zeller-Forster, F. Huber, Bern 1998, Bd. 1. Behandelt folgende Konzepte: Leiden, Krise, Hilflosigkeit, Angst, Hoffnung/Hoffnungslosigkeit, Verlust/Trauer, Einsamkeit.

Käppeli, S. (Hrsg.): Pflegekonzepte. Phänomene im Erleben von Krankheit und Umfeld. Huber, Bern 1999, Bd. 2. Behandelt folgende Konzepte: Selbstkonzept, Selbstpflegedefizit, Immobilität, Ermüdung/Erschöpfung, Schlafstörungen, Inkontinenz.

Kern, M.; Gasper-Paetz, A.: Behandlung von Patienten mit (ex)ulzerierendem Tumorwachstum. In: Zenz, M.; Donner, B. (Hrsg.): Schmerz bei Tumorerkrankungen. Interdisziplinäre Diagnostik und Therapie. Wissenschaftliche Verlagsgesellschaft, Stuttgart 2002.

Lisle, J.: Managing fungating lesions. Nursing Times, 97 (2001) 2: 36–37.

Mendz, G. L.; Megraud, F.: Is the molecular basis of metronidazole resistance in microaerophilic organisms understood? Trends in Microbiology, 10 (2002) 8: 370–375.

NANDA International. NANDA-Pflegediagnosen. Definition und Klassifikation 2005–2006. Huber, Bern 2005.

Moore, O. A.; Smith, L. A.; Campbell, F.; Seer, K.; McQuay, H. J.; Moore, R. A.: Systematic review of the use of honey as a wound dressing. BMC Complementary and Alternative Medicine, 1 (2001) 2; 1–13.

Naylor, W. A.: Skin and Wound Care. In: Kearney, N.; Richardson, A.: Nursing Patients with Cancer. Principles and Practise. Elsevier Churchill Livingstone, London/New York/Oxford/Philadelphia/St Louis/Sydney/Toronto 2006.

Tovey, F.: Honey and sugar as a dressing for wounds and ulcers. Tropical Doctor, 30 (2000) 1: 1.

Visapaa, J. P.; Tillonen, J. S.; Kaihovaara, P. S.; Salaspuro, M. P.: Lack of disulfiram-like reaction with metronidazole and ethanol. Annals of Pharmacotherapy, 36 (2002) 6: 971–974.

Internetadressen

www.worldwidewounds.com/
www.nursingtimes.net/
www.woundcarejournal.com
www.larve.com

6.16
Pruritus

Angelika Feichtner

«Der Juckreiz war schlimmer als alle Schmerzen. Unablässig kratzte ich meine Haut wund und überall blutete ich. Nicht einmal im Schlaf konnte ich aufhören, zu kratzen!»
(Eine Patientin)

Abstract

Etwa 15–20 % der Tumorpatienten leiden, zumindest zeitweilig, unter Pruritus. In der Pädiatrie zum Beispiel klagen ein Viertel der über 12-jährigen Patienten und ein Zehntel der jüngeren Kinder, die unter einer oralen Morphintherapie mit Retardpräparaten stehen, unter Juckreiz (Zernikow et al., 2003: 443). Er gehört zu den am schwierigsten zu behandelnden Symptomen in der Palliative Care. Obwohl der Juckreiz zu den quälendsten, von Betroffenen manchmal als belastender als der Schmerz beschriebenen Symptomen gehört, wird Pruritus von den professionellen Betreuern als Symptom oft nicht entsprechend erkannt und ernst genommen. Bei Pruritus handelt es sich um eine subjektive Wahrnehmung von mehr oder weniger stark ausgeprägtem Juckreiz, eine objektive Quantifizierung ist häufig nicht möglich. Ziel dieses Artikels ist, eine Sensibilisierung für das Erleben des von Juckreiz Betroffenen sowie eine Übersicht über ausgewählte entlastende pflegerische Interventionen zu geben.

Studienziele

Nach Abschluss dieses Kapitels wird die bzw. der Lernende in der Lage sein:

- die umfassenden Auswirkungen und Konsequenzen eines quälenden Juckreizes für den Schwerkranken und seine Angehörigen in der Palliativen Betreuung zu verstehen und zu benennen.

- sich mit der individuellen Bedeutung des Juckreizes für den Betroffenen und seinen Angehörigen auseinander zu setzen.

- sich mit der Bedeutung und den Kriterien des Assessments eines Juckreizes auseinander zu setzen und nach Strategien für den eigenen beruflichen Alltag suchen.

- den Pruritus nicht nur als Symptom wahrzunehmen, sondern auch die damit verbundene Bedeutung im Kontext weiterer Phänomene im Erleben von Schmerz, Machtlosigkeit, Unsicherheit, Isolation und Leiden zu verstehen.

- die psychosoziale Bedeutung des quälenden Juckreizes für den Patienten und seine Angehörigen wahrzunehmen und pflegerische Interventionen abzuleiten.

- die eigene Pflegepraxis und -haltung in der Pflege und in der Begleitung von Schwerkranken und Sterbenden, die an Juckreiz leiden, zu reflektieren.

Schlüsselwörter

Kratzreflex, Xerosis, Cholestase, Urämie, En-cuirasse-Tumoren

Einleitung – Definition

Pruritus (s. a. Kasten) ist ein dominantes Symptom bei verschiedenen Hauterkrankungen, aber auch ein klassisches Symptom bei einzelnen systemischen Erkrankungen. Pruritus kann eine deutlich erkennbare und/oder nachvollziehbare Ursache haben, aber auch ohne Ursache auftreten. Der Juckreiz kann lokalisiert oder generalisiert am ganzen Körper, mit oder ohne sichtbare Hauterscheinungen (Pruritus sine materia) auftreten. Er kann lokalisiert, auch im Epithel der

Bindehaut, im Mund, im Pharynx, in der Nase und im Urogenitaltrakt auftreten. Mit zunehmendem Alter nimmt die Wahrscheinlichkeit eines Pruritus zu (Pruritus senilis).

Die Haut, das größte Organ des Menschen, ist ein schichtweise aufgebautes Organ, bestehend aus Epidermis, Dermis und Subkutis. Der Körper eines erwachsenen Menschen hat ca. 20 m² Oberfläche. Sobald der Mensch einen Juckreiz wahrnimmt, reagiert er mit Kratzen. Der Kratzreflex gilt als einer der stärksten Reflexe beim Menschen.

Reflexe sind Reaktionen auf Reize, die direkt im Rückenmark und ohne Umweg über das Gehirn ausgelöst werden. Die in den oberflächlichen Hautschichten gelegenen Nozizeptoren und nichtmyelinisierte, freie Nervenendigungen von C-Fasern leiten den Juckreiz weiter. Als Mediatoren dafür sind Histamin, endogene Opioide, Substanz P und die Neuropeptide des Proopiomelanocortinsystems bekannt. Kratzen bringt nur kurzfristig Erleichterung, weil der durch das Kratzen verursachte Schmerz die Empfindung des Juckreizes vorübergehend überdeckt. Intensive Wärme- und Kältereize können den Juckreiz vorübergehend unterdrücken.

Bedeutungsaspekte im Umgang mit Pruritus

Bedeutung für den Patienten

Pruritus ist ein Symptom mit biopsychosozialen Auslösern und Verstärkern. Dauerhafter Pruritus ist für Patienten oft schwerer zu ertragen als starke Schmerzen. Schlafstörungen und Reizbarkeit sind häufige Belastungen in Verbindung mit einem Pruritus. Der ständige Juckreiz kann zu Phänomen wie Ohnmacht, Verzweiflung, Hoffnungslosigkeit bis hin zur Suizidalität führen. Der Kratzreflex führt manchmal zur großflächigen, mechanischen Zerstörung der Haut. Daraus resultieren häufig Superinfektionen, die zusätzliche Leiden für den Patienten darstellen. Der Kratzreflex verstärkt oft den Juckreiz und führt zu einem Circulus vitiosus von Juckreiz → Kratzreflex → Hautverletzung.

Bedeutung für die Betreuer

Pruritus gehört zu den am schwierigsten zu behandelnden Symptomen in der Palliative Care. Der Übergang von Jucken zu dysästhetischen neuropathischen Schmerzen ist oft fließend. Anhaltender Pruritus kann andere Symptome, wie Angst, Aggression und Depression, verstärken. Dies führt häufig zum Erleben zunehmender Hilflosigkeit und kann den verzweifelten Zustand des Betroffenen wiederum verstärken. Juckreiz kann durch Angst und Depression wie auch durch Langeweile erheblich intensiver wahrgenommen und empfunden werden. Entspannung und Beschäftigung sowie die Überwindung von Angst und Depression können zur Linderung führen (Bausewein, 2004).

Assessment

Juckreiz ist eine subjektive Wahrnehmung und kann objektiv nicht quantifiziert werden. Ähnlich wie beim Schmerz kann die persönliche Einschätzung der Intensität eines Pruritus durch den Betroffenen mithilfe einer visuellen Analogskala erfolgen (McCormack et al., 1988). Noch verlässlicher lässt sich die Wirksamkeit von Maßnahmen gegen Pruritus durch Beobachten des Kratzverhaltens beurteilen. Diese Einschätzung ist entscheidend, um die Wirksamkeit therapeutischer Maßnahmen beurteilen zu können (s. a. Kasten).

Ursachen eines Pruritus in der Palliative Care

Die häufigsten Ursachen (Twycross, 2003):

- *Xerosis:* Unter Xerosis versteht man die Trockenheit von Haut oder Schleimhaut. Die ausgeprägte Hauttrockenheit ist bei bettlägerigen Patienten eine der

---

Definition

Pruritus (lat. «prurire»: jucken). Pruritus ist eine unangenehme Wahrnehmung der Haut, die reflexartiges, oft zwanghaftes Kratzen zur Folge hat. Am Zustandekommen und an der Verarbeitung sind die Schmerzrezeptoren, das vegetative Nervensystem, die Hirnrinde und Psyche, bestimmte Mediatoren (z. B. Histamin, Trypsin, Kallikrein), das Gefäßsystem der Haut und auch die inneren Organe beteiligt. (Pschyrembel, 2002)

> **Wichtige Assessmentkriterien**
>
> Empfehlung: Nehmen Sie die Theorien über die möglichen Ursachen des Juckreizes und die Deutungsversuche der Patienten ernst.
>
> - Wann begann der Juckreiz?
> - Handelt es sich um einen plötzlichen Juckreiz (Entzündung) oder ein allmählicher Beginn?
> - Ist er medikamentös bedingt? Juckreiz kann auch nach jahrelanger Einnahme eines Medikamentes auftreten (Bausewein, 2004).
> - Wo tritt der Juckreiz auf?
> - Ist der Juckreiz generalisiert oder lokal begrenzt?
> - Wie intensiv ist der Juckreiz (VAS/NRS/VRS)?
> - Wie ist die Qualität des Juckreizes? Brennend? Beißend? Prickelnd? Kribbelnd? Heiß?
> - Bestehen zeitliche Unterschiede in der Intensität des Juckreizes (tagsüber/nachts)?
> - Was verstärkt den Juckreiz? Was lindert ihn?
> - Welche Bedeutung misst der Patient dem Juckreiz zu?
> - Hat der Juckreiz eine Erklärung, eine Deutung?
> - Welchen Einfluss hat der Juckreiz aktuell auf die Lebensqualität?

häufigsten Ursachen für Juckreiz. Hinzu kommen oft mangelnde Flüssigkeitszufuhr, Inkontinenz und eine Überempfindlichkeit gegenüber Seifen (u. a. alkalihaltige Seife, Parfümzusätze).

- *Cholestase:* Eine Cholestase (Störung/Stau des Gallenabflusses) ist oft mit ausgeprägtem Pruritus verbunden. Sie kommt häufig bei Leberzirrhose, bei Obstruktionen der Gallenwege und beim Pankreaskopfkarzinom vor. Der typische Juckreiz beginnt an den Fußsohlen und an den Handflächen. Bei zunehmender Cholestase kommt es meist zu generalisiertem Ikterus und Pruritus. Der Juckreiz erklärt sich pathophysiologisch durch die Retention von Gallensäuren und anderen Gallenbestandteilen.
- *Urämie:* Der Juckreiz in Zusammenhang mit einer fortgeschrittenen Niereninsuffizienz (Urämie) tritt meist generalisiert auf, ist oft aber besonders stark im Bereich des Rückens vorzufinden. Der Juckreiz erklärt sich pathophysiologisch durch die Retention von Harnsäure und anderen harnpflichtigen Bestandteilen.
- *Tumorerkrankungen:* Etwa 15–20 % der an Tumoren Erkrankten leiden zumindest zeitweilig unter Pruritus. Untersuchungen von Storck (1976) zeigten, dass ein generalisierter Pruritus oft einige Jahre vor der eigentlichen Diagnose einer Tumorerkrankung auftreten kann. Bei bestimmten Formen von Tumorerkrankungen kommt es zu lokal begrenztem Pruritus, wie etwa beim Prostatakarzinom, bei dem es gehäuft zu skrotalem Pruritus kommt oder bei Gehirntumoren, die den Boden des vierten Ventrikels betreffen, bei denen es vermehrt zu Juckreiz in der Nase kommt. Pruritus im Bereich der Vulva bei einem Zervixkarzinom oder ein ausgeprägter perianaler Pruritus bei Tumoren des Kolons und des Rektums (v. a. anale Lokalisation) sind häufig auftretende, stark belastende und beschämende Symptome. Manche Patienten mit Tumorerkrankungen, die zu Schädigungen des Zentralnervensystems führen, leiden sehr unter starkem Pruritus. Auch Hautmetastasen sind oft nicht nur schmerzhaft, sondern häufig auch mit starkem, lokalem Pruritus verbunden.
- *Infektionserkrankungen:* Pruritus ist manchmal das erste Symptom einer HIV-bedingten Erkrankung. In weiterer Folge ist ein ausgeprägter Juckreiz, oft in Verbindung mit erythematös-papulären Hautläsionen und Hypereosinophilie ein häufiges Symptom, unter dem HIV-infizierte Patienten leiden.

> **Beachte:** Bei verschiedenen hämatologischen Erkrankungen wie Hodgkin-Lymphom, T-Zell-Lymphom, Leukämie, Morbus Waldenström und Polycythaemia vera kann Pruritus als zusätzlich belastendes Symptom auftreten. Bei Morbus Hodgkin sind die unteren Extremitäten besonders betroffen. Patienten beschreiben diesen Pruritus als «brennend» und als nachts besonders intensiv. Pruritus ist auch eine Begleiterscheinung der prämykotischen Phase einer Mycosis fungoides beim kutanen T-Zell-Lymphom. Der Juckreiz ist besonders massiv im Frühstadium der Erkrankung.

Weitere Ursachen:

- *Pruritus senilis:* Mehr als die Hälfte der Menschen im Alter über 70 Jahre leidet unter Juckreiz. Die Ursache dafür liegt in der erhöhten Histaminsensibili-

tät der Haut und in deren deutlich geringerer Feuchtigkeit. Diese Trockenheit steigert möglicherweise die Produktion von pruritogenen Zytokinen (Breuer-McHam et al., 1998).
- *Analer Pruritus:* Juckreiz im Bereich des Anus, kann bedingt sein durch Oxyuren, Hämorrhoiden, Fissuren, Ekzeme, habituelle Obstipation, Medikamente, Candidose oder Lichen sclerosus et atrophicus.
- *Kontaktekzeme:* Ein Kontaktekzem kann durch Seifen, Grundlagen von Salben und Cremen (besonders häufig: Allergie gegen Wollwachsalkohol), Inkontinenzeinlagen und Stomaverschlüsse entstehen.
- *Opioid-induzierter Pruritus:* Ein opioid-induzierter Pruritus lässt sich durch eine morphinbedingte Histaminfreisetzung begründen. Albrecht (2000) bestätigt, dass Morphin Histamin freisetzt, sodass die Morphinmedikation einschließlich der Retard-Morphine einen bereits vorhandenen Pruritus quälend steigern oder neu auslösen kann (Albrecht, 2000: 640).
- *Andere Medikamente und Substanzen die Pruritus auslösen können:* Acetylsalicylsäure, Aciclovir, Aceclofenac, Amiodaron, Ampicillin, Bleomycin, Betablocker, Cephalosporine, Cocain, Colistin, Cotrimoxazol, Captopril, Clonidin, Diazoxid, Flurbiprofen, Ibuprofen, Imipramin, Isoniazid, Lofepramin, Miconazol, Metronidazol, Naproxen, Propafenon, Pyritinol, Hydroxyethylstärke.

Pflegerische und therapeutische Interventionen

Bei den Interventionen zur Behandlung bzw. Linderung eines Pruritus geht es nicht nur um die Verabreichung von Medikamenten oder die Pflege der Haut als Organ, das unter Juckreiz leidet. Immer ist es der ganze Mensch, der einer umfassenden und besonderen Aufmerksamkeit, Behandlung, Pflege und Berührung bedarf. Professionelle Pflege in diesem Kontext könnte nach Spichiger et al. (2004), heißen, dass die professionelle Pflege auf einer Beziehung beruht «zwischen betreuten Menschen und Pflegenden, welche von letzteren geprägt ist durch sorgende Zuwendung, Einfühlsamkeit und Anteilnahme. Die Beziehung erlaubt die Entfaltung von Ressourcen der Beteiligten, die Offenheit für die zur Pflege nötigen Nähe und das Festlegen gemeinsamer Ziele» (Spichiger et al., 2004). Zur Gestaltung der pflegerischen Interventionen gehört hier vor allem auch die Beziehungspflege. Patienten, die unter einem quälenden Juckreiz leiden, bedürfen der Erfahrung, dass man sich um sie kümmert, dass sich die Pflegenden in ihre Situation einfühlen können und Anteil an ihrem Ergehen nehmen (Spichiger et al., a. a. O.). Quälender Juckreiz ist für die betroffenen Patienten ebenso belastend wie starke Schmerzen, und deshalb muss dieses Symptom von Anfang an sehr ernst genommen werden. Neben einer intensiven und sorgfältigen Hautpflege ist eine Reihe von pflegerischen Maßnahmen zur Linderung eines Pruritus hilfreich.

Maßnahmen gegen Hauttrockenheit (Prävention)

- Ausreichende Flüssigkeitszufuhr oder Rehydrierung
- Mindestens 2 Mal täglich eincremen mit W/O-Emulsionen
- Medizinische Öl-Bäder, Duschöle, Sojamilch ins Badewasser, maximale Wassertemperatur 35 °C, sonst wird der Fettfilm der Haut zerstört. Nach dem Baden nicht abtrocknen, nur abtupfen.
- Reines Mandelöl, rückfettende Hautcremes.
- Haut abtupfen statt sie abzureiben (keinen mechanischen Reiz ausüben)
- Atmungsaktive Kleidung, Naturfasern
- Ruhige Atmosphäre, Pflegehandlungen mit Ruhe ausführen (Hektik vermeiden)
- Empfehlung: Nägel kurz halten.

Beachte: Prophylaxe ist wirkungsvoller als eine Therapie (Weissenberger-Leduc, 2002).

Lokale Maßnahmen zur Linderung des Juckreizes

- Kalte Waschungen/Duschen – Abtupfen mit weichem Handtuch (Reiben vermeiden)
- Feuchte Umschläge mit abgekochtem, erkaltetem Wasser und Baumwolltuch
- Kühle Waschungen mit Kamille- oder Lavendelzusätzen
- Pfefferminzöl 0,5 % zur Einreibung der juckenden Hautareale.
- Kühlkompressen können kurzfristig einen brennenden Juckreiz lindern (Weissenberger-Leduc, 2002: 129).
- Gekühlte, fettende Hautlotionen und Cremes
- Umschläge mit gekühltem Quark
- Waschung mit dünnem Schwarztee
- Essigwaschungen: 1 Teil Essig mit 20 Teilen Wasser mischen und mit einem Schwamm auf die juckende Haut auftragen.
- Gurkenmus: Die Gurken pürieren und den Brei auf die juckenden Hautareale auftragen (Bausewein, 2004: 412).

> **Beachte:** Keine Seifen und keine alkoholhaltigen Lotionen/Lösungen, wie z. B. Franzbranntwein oder Wacholdergeist, verwenden. Möglichst nicht kratzen, sondern die juckenden Hautstellen drücken oder leicht reiben. (Bausewein et al., 2004)

Medikamentöse Behandlung

- EMLA®-Creme als Lokalanästetikum, sollte nur kurzzeitig angewandt werden
- Creme mit 2% Menthol (kühlender Effekt)
- Capsaicin (0,025%) sorgt erst für brennenden Juckreiz, Effekte sistieren nach 72 h. Es wird weder Schmerz noch Juckreiz empfunden. Capsaicin bei renal, cholestatisch und hydroxyethylstärke-induziertem Juckreiz sowie bei Zosterneuralgien und Juckreiz ohne Ursache anwenden.
- Steroidhaltige Cremes und Lotionen wie Methylprednisolon (z. B. Advantan®) oder Hydrocortisonbutyrat (z. B. Alfason®) oder Prednisolon (z. B. Linola-H-Fett N®)
- Antibiotische Salben/Cremes bei Superinfektionen
- Antihistaminika, systemisch z. B. Dimetinden (Fenistil® Drg., 1 mg)
- Nichtsteroidale Antiphlogistika bei ulzerierenden, juckenden Hautmetastasen
- 5-HT3-Antagonisten wie Ondansetron (Navoban®) bei cholestatischem Juckreiz
- Mirtazapin (Remeron®) ist bei cholestatischem Juckreiz hilfreich.
- Steroide
- Aktivkohle: In Tablettenform zeigt sie eindrucksvolle Resultate beim urämischen Pruritus (Albrecht, 2000: 642).
- Bei hartnäckigem nächtlichen Juckreiz: Neuroleptika wie Levomepromazin (Neurocil®) Promethazin (z. B. Atosil®) und Hydroxyzin (z. B. Atarax®)
- Opioidwechsel diskutieren, z. B. von Morphin auf Hydromorphon (Palladon®) (Zernikow et al., 2003), da die Opiatmetaboliten besser ausgeschieden werden (wasserlöslicher, nierengängiger). Allfällig Wechsel z. B. auf Fentanyl (Durogesic® TTS) diskutieren.

> **Beachte:** Salben/Hautcremes mit medikamentösen Substanzen sind verschreibungspflichtig.

Phototherapie

Eine UV-B-Therapie kommt bei Urämie, Cholestase und AIDS infrage. Die Bestrahlungen müssen täglich durchgeführt werden, was für die Patienten jedoch eine erhebliche Belastung darstellen kann.

Zusammenfassung

Pruritus stellt für die betroffenen Patienten oft eine enorme Belastung im alltäglichen Leben dar. Durch den Kratzreflex können Hautschäden mit Superinfektion entstehen. Eine intensive und sehr sorgfältige Hautpflege ist Voraussetzung für alle lindernden Maßnahmen. Anhaltender Pruritus kann andere Symptome, wie Angst und Depression, verstärken und die Patienten in tiefe Verzweiflung stürzen. Dieses äußerst belastende Symptom erfordert eine kompetente und rechtzeitige Einschätzung und rasches Handeln der professionellen Betreuer.

Abschließende Fragen zur Reflexion

- Wie begegnen Sie Patienten in der Palliative Care, die unter quälendem Pruritus leiden?
- Wie gestalten Sie die Beziehungspflege zu diesen Menschen?
- Auf welche ganzheitlichen bzw. interprofessionellen Betreuungskonzepte können Sie zur Behandlung, *Berührung* und Begegnung von an Pruritus leidenden Menschen in Ihrer Institution, in Ihrem Team zurückgreifen?
- Welchen Stellenwert, welche Aufmerksamkeit, Bedeutung und Praxis hat für Sie die umfassende Betreuung und Begleitung dieser an Pruritus leidenden Menschen?

Verwendete Literatur

Albrecht, G.: Dermatologische Symptome. In: Aulbert, E.; Zech, D. (Hrsg.): Lehrbuch der Palliativmedizin. Schattauer, Stuttgart/New York 2000, 1. Nachdruck

Bausewein, C.; Roller, S.; Voltz, R. (Hrsg.): Leitfaden Palliativmedizin. München. Urban & Fischer, München/Jena 2004, 2. A.

Breuer-McHam, J. N.; Marshall, G. D.; Lewis, D. E.; Duvic, M.: Distinct serum cytokines in AIDS-related skin diseases. Viral Immunol. 11 (1998): 215–220.

McCormack, H. M.; de L'Horne, D. J.; Sheather, S.: Clinical applications of visual analogue scales: a critical review. Psychological Med., 18 (1988): 1007–1019.

Pschyrembel: Klinisches Wörterbuch, Walter de Gruyter, Berlin/New York 2002, 258. A.

Spichiger, E.; Kesselring, A.; Spirig, R.; De Gest, S.: Professionelle Pflege – neu definiert. Zwei Kernsätze und acht Ergänzungen. Krankenpflege, 8 (2004): 20–21.

Storck, H.: Cutaneous paraneoplastic syndromes. Medizinische Klinik, 76 (1976): 356–372.

Twycross, R. G.: Itch: scratching more than the surface, QJM, 96 (2003): 7–26.

Weissenberger-Leduc, M.: Handbuch der Palliatvpflege. Springer, Wien/New York 2002, 3. A.

Zernikow, B.; Friedrichsdorf, S.; Henkel, W.: Palliativmedizin im Kindesalter. In: Husebø, S.; Klaschik, E. (Hrsg.): Palliativmedizin. Schmerztherapie, Gesprächsführung, Ethik. Springer, Berlin/Heidelberg 2003.

Weiterführende Literatur

Albrecht, G.: Dermatologische Symptome. In: Aulbert, E., Zech, D. (Hrsg.): Lehrbuch der Palliativmedizin. Schattauer, Stuttgart/New York 1997.

Alan, B.; Fleisher, Jr.; Michaels, J. R.: Pruritus. In: Berger, A.; Portenoy, R. K.; Weissman, D. A. (eds.): Principles & Practice of supportive Oncology. Lippincott-Raven Publishers, Philadelphia 1998.

Benner, P.: Stufen zur Pflegekompetenz. From Novize to Expert. Huber, Bern 1997, 2. Nachdruck.

Bergasa, N.; et al.: Effects of naloxone infusions in patients with the pruritus of cholestasis. A double-blind, randomized, controlled trial. Ann. Intern. Med., 1995: 679–684, www3.interscience.wiley.com/cgi-bin/jissue/106595149.

Borgeat, A.; Wilder-Smith, O. H. G.; Mentha, G.: Subhypnotic doses of propofol relieve pruritus associated with liver disease. Gastroenterology, 104 (1993) 1: 244–247

Davies, M. G.; et al. The efficacy of histamine antagonists as antipruritics in experimentally induced pruritus. Archives of Dermatological Research, 266 (1979): 117–120.

Davy, J.; Ellis, S.: Palliativ pflegen. Sterbende verstehen, beraten und begleiten. Huber, Bern 2003.

Jones, E. A.; Bergasa, N. V.: The pruritus of cholestasis. From bile acids to opiate agonists. Hepatology, 11 (1990): 884–887.

Katcher, J.; Walsh, D.: Opioid-induced itching: morphine sulfate and hydromorphone hydrochloride. J. Pain Symptom Manage., 17 (1999) 1: 70–72(3).

Krajnik, M.; Zylicz, Z.: Understanding pruritis in systemic disease. J. Pain Symptom Manage. 21 (2001): 151–168.

Larijani, G.; et al.: Treatment of opioid-induced pruritus with ondansetron: report of four patients. Pharmacotherapy, 16 (1996) 5: 958–960.

Rolling-Ferrel, B.; Coyle, N. (eds.): Textbook of Palliative Nursing. Oxford University Press, Oxford/New York 2001.

Scott, R. C.; Besag, F. M.; Boyd, S. G.; Berry, D.; Neville, B. G.: Buccal absorption of midazolam: pharmacokinetics and EEG pharmacodynamics. Epilepsia, 39 (1998) 3: 290–294.

Twycross, R.: Pruritus and pain in en cuirasse breast cancer. In: Twycross, R. (ed.): Pain Relief in Advanced Cancer. Churchill Livingstone, Edinburgh 1994: 209.

Vieluf, D.; Matthies, C.; Ring, J.: Dry and itching skin – therapy with a new preparation, containing urea and polidocanol. Zeitschrift fur Hautkrankheiten, 67 (1992): 816–821.

Weixler, D.: Praxis der Sedierung. Facultas, Wien 2003.

Wilde, M.; Markham, A.: Ondansetron: a review of its pharmacology and preliminary clinical findings in novel applications. Drugs, 9; 52 (1996) 5: 773–794.

Yosipovitch, G.: Dry skin and impairment of barrier function associated with itch new insights. International Journal of Cosmetic Science, 26 (2004) 1: 1–7.

Zylicz, Z.; Smits, C.; Chem, D.; Krajnik, M.: Paroxetine for pruritus in advanced cancer. J. Pain Symptom Manage., 16 (1998): 121–124.

Internetadressen

www.itchforum.org: Interational Forum for the Study of the Itch, Wake Forest University

www.aad.org: American Academy of Dermatology.

6.17 Hyperhidrose

Angelika Feichtner

«In der Nacht wacht meine Frau immer wieder völlig nass geschwitzt auf. Das ganze Bett ist bis auf die Matratzenauflage nass. Ich wasche meine Frau dann, wechsle die Wäsche und bette sie frisch. Das Schwitzen schwächt meine Frau sehr und nach dem Wäschewechsel ist sie völlig erschöpft. Oft dauert es nur eine halbe Stunde, bis alles wieder von Neuem durchgeschwitzt ist. Diese Prozedur wiederholt sich mehrmals jede Nacht!» *(Ein Angehöriger)*

Abstract

Patienten mit fortgeschrittenen Tumorerkrankungen leiden häufig unter einer Vielzahl von Symptomen. Je nach Situation des Kranken und seiner Angehörigen richtet sich deren Aufmerksamkeit und die Aufmerksamkeit der professionellen Betreuer oft auf die dominierenden Symptome wie z. B. Schmerzen, Dyspnoe, Obstipation oder Nausea. Aber auch die scheinbar weniger vorherrschenden Symptome, wie Schwitzen oder Fieber, können plötzlich zu dominierenden Symptomen und zu einer großen Belastung für Betroffene und Angehörige werden. Diese Belastung kann einen signifikanten Einfluss auf die Lebensqualität des Patienten und der Angehörigen haben und bedarf deshalb der rechtzeitigen, aufmerksamen Erfassung der Hyperhidrose, der bestmöglichen Behandlung der Ursache und der Linderung der damit verbundenen Leiden. Schwitzen ist von entscheidender Bedeutung für die Gesundheit und gehört zu den alltäglichen Grunderfahrungen des Menschen. So besagt auch eine alte Volksweisheit: «Schwitzen ist gesund». Doch eine übermäßige Schweißbildung in einer palliativen Betreuungssituation kann enorm belasten und zusätzlichen Krankheitswert haben. Etwa 5 % der Patienten mit einer fortgeschrittenen Tumorerkrankung leiden zumindest zeitweise unter Hyperhidrose (Deaner, 1988). Recherchen haben ergeben, dass es derzeit keine eigenständige Pflegediagnose «Hyperhidrose» gibt.

Studienziele

Nach Abschluss dieses Kapitels wird die bzw. der Lernende in der Lage sein:

- sich mit der Bedeutung der Hyperhidrose bei schwer kranken Patienten auseinander zu setzen.
- die Schlüsselwörter zu Hyperhidrose und ihre Bedeutung für Patienten und Angehörige in Zusammenhang mit einer Palliative-Care-Situation zu benennen und zu verstehen.
- die Auswirkungen und oft belastenden Konsequenzen des Nachtschweißes auf die Lebensqualität des Patienten und seiner Angehörigen zu erkennen.
- den Patienten nach ausgewählten Kriterien aufmerksam einzuschätzen, gezielte Pflegeinterventionen abzuleiten und zu dokumentieren.
- die Bedeutung des Pflegeauftrags bei Hyperhidrose zu erkennen und die eigene Pflegepraxis zu reflektieren.

Schlüsselwörter

Hyperhidrose, Hypothalamus, Lebensqualität, Opiatmetaboliten, Vigilanz, Flüssigkeitshaushalt, Pflegeprozess

Einleitung

Schwitzen ist ein schützendes Phänomen zur Regulierung der Körpertemperatur. Darüber hinaus dient es zur Ausscheidung von Stoffwechselprodukten und Giftstoffen. Die Thermoregulation geht vom Hypothalamus aus und hat die Erhaltung eines Sollwertes von etwa 37 °C zum Ziel. Über das Rückenmark und die peripheren Thermorezeptoren der Haut gelangen weitere Informationen zum Hypothalamus, wo die aktuelle Kerntemperatur mit dem Sollwert verglichen und bei Abweichungen gegenreguliert wird. Durch diese Gegenregulation beginnt der Körper zu schwitzen, und über die Schweißverdunstung kommt es wiederum zur Abkühlung des Körpers. Von diesem thermischen Schwitzen unterscheidet man das emotionale Schwitzen infolge psychischer Anspannung, z.B. bei Angst, Stress, Atemnot und Schmerzen.

Ausgewählte Definitionen

Schweiß (griech. «hidros», lat. «sudor») ist die flüssige Sekretabsonderung der ekkrinen Schweißdrüsen der Haut, die ungleichmäßig über den Körper verteilt sind. Die Schweißsekretion (Perspiratio sensibilis) unterliegt der Steuerung durch cholinerge efferente sympathische Nervenfasern und beträgt physiologisch etwa 400–1000 ml pro Tag. Sie ist abhängig von vielen Faktoren (Außentemperatur, Raumtemperatur, Luftfeuchtigkeit, Bekleidung, Körperaktivität, Ernährung, Hormonhaushalt, Ernährungszustand, psychosoziale Verfassung, Medikamente) und kann um ein Vielfaches gesteigert werden.

> **Hyperhidrose** (lat. «hyperhidrosis», engl. «hyperhidrosis») beschreibt eine lokale oder generalisierte Steigerung der Schweißsekretion (Pschyrembel, 2002).

Als Sonderformen der Hyperhidrose gelten der Nachtschweiß und die Hemihyperhidrosis:

- *Nachtschweiß:* nächtliche bis frühmorgendliche Schweißsekretion, vor allem bei fortgeschrittener Lungentuberkulose, Neurasthenie; gelegentlich auch Frühsymptom bei Polymyalgia rheumatica und rheumatoider Arthritis (Roche Lexikon Medizin, 2003). Nachtschweiß tritt oft auch in Verbindung mit hormonellen Veränderungen, bei Schilddrüsenüberfunktion, Morbus Hodgkin und bei chronischer lymphatischer Leukämie auf.
- *Hemihyperhidrosis:* bezeichnet ein einseitiges vermehrtes Schwitzen, das bei verschiedenen neurologischen Erkrankungen, wie z.B. Apoplexie, meist lokal auf das Gesicht und/oder Teile der gleichseitigen Rumpfhälfte beschränkt ist. Selten tritt *Hemihyperhidrosis cruciata* auf, bei der eine Gesichtshälfte und die entgegengesetzte Hälfte des Rumpfes betroffen ist, z.B. bei Syringomyelie.

Im Kontext der Palliative Care ist die Hyperhidrose als Begleitsymptom verschiedener Krankheiten und Zustände (Befinden/Wohlbefinden) des Patienten zu beurteilen und tritt generalisiert auf.

Ursachen

Die Ursachen einer Hyperhidrose sind vielfältig und können sich überlagern:

- Fieber
- Schmerzen
- psychische Belastungen, Erregungszustände und Krisenmomente wie Angst, Dyspnoe
- Infektionen
- endokrine Ursachen
- neurologische Ursachen
- hormonelle Veränderungen/Klimakterium
- verschiedene Malignome, vor allem Lymphome
- Paraneoplasien (Schwitzen oft auch ohne Fieber)
- Lebermetastasen
- Nebenwirkung von Medikamenten (Opioide, Parasympathikomimetika, einzelne Antidepressiva, Kortikoide, Salicylsäure, Metamizol).

Bedeutungsaspekte der Hyperhidrose

Bedeutung für den Patienten

Das starke Schwitzen, vor allem nächtliches Schwitzen, kann sehr belastend für die Patienten sein. Es führt zu Unterbrechungen im Schlaf, zu Essstörungen und zu zunehmender Schwäche. Gerade die gestörte Nachtruhe kann unter Umständen bereits bestehende Symptome, wie z.B. Schmerzen, verstärken. Für die betroffenen Patienten kann das starke Schwitzen ein unerklärliches und bedrohliches Symptom sein. Der damit verbundene Flüssigkeitsverlust kann Begleitsymptome einer Dehydratation zur Folge haben, die mit ihren Symptomen und Phänomenen (z.B. Durst, Mundtrockenheit, Verwirrung, Angst) eine weitere Belastung darstellen. Hier beginnt für die Betroffenen oft ein Circulus vitiosus: Einerseits führt vermehrtes Schwitzen *zu* Erschöpfung, Abgeschlagenheit und Schwäche, andererseits schwitzen sie anfallsartig *vor* Erschöpfung und Entkräftung. Für die Patienten entwickelt sich eine unkontrollierbare Situation, der sie machtlos ausgeliefert sind. Häufig folgt dem Schweißausbruch ein äußerst unangenehmes Frieren (Zittern) des ganzen Körpers.

Bedeutung für die Angehörigen

Für die Angehörigen bedeutet das starke Schwitzen des Patienten eine große Belastung. Vor allem in der häuslichen Pflege stellt es ein ganz praktisches Problem dar: Da die Patienten häufig vor allem nachts stark schwitzen, bedeutet es auch während der Nacht einen erhöhten Betreuungsbedarf. Häufige nächtliche Unterbrechungen des Schlafes führen rasch zur Entkräftung und zur Dekompensation des familiären Betreuungssystems. Der innerhalb kurzer Zeit erhöhte Verbrauch an Bett- und Leibwäsche kann eine weitere Herausforderung für die Angehörigen sein, wenn sich die Infrastruktur nicht anpassen lässt. So ist beispielsweise die Waschmaschine bzw. der Trockner vielleicht nur 1–2 Mal monatlich zugänglich; oder die Wohnung befindet sich im vierten Stock, die Waschmaschine ist im Keller, und zugleich ist kein Lift vorhanden.

Bedeutung für die Pflegenden

In der Pflege muss berücksichtigt werden, dass Hyperhidrose einen Flüssigkeitsverlust von mehreren Litern pro Tag verursachen kann. Meist sind die Patienten nicht in der Lage, dieses Flüssigkeitsdefizit über die orale Flüssigkeitsaufnahme auszugleichen. Bei größerem Flüssigkeitsverlust durch Hyperhidrose ist es entscheidend, eine mögliche Dehydratation rechtzeitig zu erkennen und präventiv zu handeln, damit Komplikationen für den Patienten vorausschauend vermieden werden können.

Assessment

Aus der treffenden und zugleich berührenden Aussage eines Angehörigen (s. Eingangszitat) wird mit wenigen Sätzen die ganze Tragweite der Situation von übermäßigen und rasch aufeinander folgenden Schweißausbrüchen deutlich und bedingt eine frühzeitige und aufmerksame Erfassung, Einschätzung und sorgfältige Dokumentation der Situation. Ergänzend zu den allgemeinen Beobachtungskriterien, die in diesem Kontext als bekannt vorausgesetzt werden, bedarf es einer weiter gehenden Erfassung und Berücksichtigung der zu Grunde liegenden Ursachen und ihrer mannigfachen Einflussfaktoren. Die Dokumentation der Häufigkeit von Schweißattacken ist wichtig, um den Flüssigkeitsverlust einschätzen zu können. Die tägliche Flüssigkeitszufuhr, oral und parenteral und die messbare Flüssigkeitsausfuhr müssen erfasst und dokumentiert werden. Die tägliche Hautinspektion, insbesondere der druckdolenten Körperstellen, und ein tägliches orales Schleimhautassessment müssen als Grundlage für die gezielten Pflegeinterventionen durchgeführt werden. Vigilanz und Orientierungsfähigkeit des Patienten müssen ebenso sorgfältig beobachtet und im Verlauf dokumentiert werden. Die Beurteilung der Bewusstseinslage ist bei der Hyperhidrose nicht zu unterschätzen. Ein Patient, der sehr stark schwitzt und gleichzeitig unter einer Schmerztherapie mit Opioiden (z. B. Morphin) steht, kann unter Umständen mit Verwirrtheit oder mit einem Delir reagieren. Durch den hohen, nicht messbaren Flüssigkeitsverlust (Schwitzen) ist die Ausscheidung der Opiatmetaboliten ungenügend, und es kann zur Kumulation kommen. Der Patient kann in kürzester Zeit verwirrt oder gar delirant werden.

Ausgewählte Interventionen

Medikamentöse, symptomatische Behandlung

Die Behandlung richtet sich normalerweise nach der Ursache. Auf Grund der komplexen medizinischen Situation einer Hyperhidrose und deren Komplikationen bei gleichzeitig progredienter palliativer Krankheitssituation ist eine kausale Therapie oft schwierig. Eine sorgfältige «symptomatische» Behandlung ist bestmöglich anzustreben:

- Überprüfung und, wenn möglich, Anpassung des aktuellen Medikamentenplans
- Anticholinergika und Parasympatholytika mit anticholinerger Wirkung, z. B. Bellanorm® (Bausewein, 2004; Weissenberger-Leduc, 2002).
- Salbeitropfen, Salbeiteeaufgüsse.

Pflegerische Interventionen

Die pflegerischen Interventionen sind der individuellen Situation des Patienten anzupassen. Die Körperpflege, das häufige Wechseln von Leib- und Bettwäsche sowie der Lagewechsel können für den Patienten eine zusätzliche Belastung darstellen. Im Vordergrund stehen, das Wohlbefinden des Patienten zu fördern und unnötige Belastungen zu vermeiden. Intuition, Kreativität, Feinfühligkeit und Professionalität sind hier gefragt.

Patientenedukation

- Aufklärung, Information, Beratung des Patienten wie auch der Angehörigen im individuellen Umgang mit dem Symptom der übermäßigen Schweißbildung (s. Kap. 12.2).

Haut

- Die Haut möglichst trocken halten. Dies kann durch regelmäßige Körperwaschungen mit Salbei-

oder Zinnkrauttee, mit Lavendel- oder Zitronenwasser oder durch Einreibungen mit Essigwasser unterstützt werden (Haut nur abtupfen).
- Die Grundsätze der Kinästhetik und der Basalen Stimulation sind bei der Körperpflege und beim Umbetten zu berücksichtigen. Eine basal beruhigende Körperwaschung kann wohltuend für den Patienten sein und zur Entspannung beitragen.
- Für die Pflege der Haut sollten fettfreie Hautpflegemittel verwendet werden, um die Hautporen nicht zu verstopfen (Wärmeisolation und Wärmestau).
- Es sollte ausgewählte Bettwäsche und Kleidung aus Materialien wie Baumwolle, Seide und anderen Naturmaterialien verwendet werden. Auch haben sich atmungsaktive Matratzenauflagen bewährt. Mehrere dünne Stoffschichten (Unterhemd, darunter ein dünnes Handtuch oder ein Flanelltuch) erscheinen nützlich, um einen für den Patienten anstrengenden Wäschewechsel zu vermeiden und dafür einen Teilwäschewechsel zu ermöglichen.

Flüssigkeit

- Ausreichende Flüssigkeitszufuhr
- Dokumentation der Flüssigkeitseinfuhr bzw. Flüssigkeitsbilanz (s. Kap. 6.8).

Milieugestaltung

- Berücksichtigung der Umgebungsgestaltung in Bezug auf Raumtemperatur, Luftfeuchtigkeit, (Nacht-)Ruhe
- Durchzug vermeiden
- Erfassung und Linderung allfälliger Stressoren
- Sitznachtwache zur punktuellen Entlastung der pflegenden Angehörigen
- Entlastung im Haushalt vermitteln, z. B. bei der Wäsche.

Zusammenfassung

Die Hyperhidrose ist ein nicht zu unterschätzendes Symptom in der Palliative Care. In der deutschsprachigen Fachliteratur zu Palliative Care wird es jedoch kaum berücksichtigt. Auch als eigenständige Pflegediagnose ist die Hyperhidrose noch nicht etabliert. Die Ursachen der Hyperhidrose sind vielfältig. Meist ist nur eine begrenzte symptomatische Behandlung möglich. Primär ist hier die Pflege gefordert, die Lebensqualität der Betroffenen und ihrer Angehörigen bestmöglich zu beeinflussen. Professionalität, Intuition und Kreativität sind hier gefragt. Auch die Patientenedukation spielt im Kontext der Hyperhidrose eine bedeutende Rolle (Aufklärung, Information, Beratung in Bezug auf das Verstehen von Hyperhidrose, des Weiteren in Bezug auf die praktischen und alltäglichen Aspekte wie Kleidung, Ernährung, Flüssigkeitsaufnahme, Körper- und Hautpflege etc.).

Abschließende Fragen zur Reflexion

- Welche Bedeutung messen Sie in Ihrem beruflichen Alltag dem Symptom der Hyperhidrose in der Betreuung von Schwerkranken und Sterbenden zu?
- Welche Strategien wenden Sie in der Betreuung von Schwerkranken und deren Angehörigen an, die unter den mannigfaltigen Auswirkungen der Hyperhidrose leiden?
- Versuchen Sie, eine Pflegediagnose «Hyperhidrose» zu erstellen.

Verwendete Literatur

Bausewein, C.; Roller, S.; Voltz, R. (Hrsg.): Leitfaden Palliativmedizin. Urban & Fischer, München/Jena 2004, 2. A.
Deaner, P.: Thalidomide for distressing nightsweats in advanced malignant disease. Palliative Medicine, 3 (1988): 208–209.
Pschyrembel: Klinisches Wörterbuch. Walter de Gruyter, Berlin/New York 2002.
Roche Lexikon Medizin. Urban & Fischer, Elsevier, München/Jena 2003.
Weissenberger-Leduc, M.: Handbuch der Palliativpflege. Springer, Wien/New York 2002, 3. A.

Weiterführende/ kommentierte Literatur

Chatterjee, S.; Ghosh, K.; Banerjee, T.: An intramedullary tumor presenting with hyperhidrosis. Neurol. India, 52 (2004): 390–391.
Davy, J.; Ellis, S.: Palliativ pflegen. Sterbende verstehen, beraten und begleiten. Huber, Bern 2003.
Doenges, M. E.; Frances, M.; Moorhouse, A.; Geissler-Murr, C.: Pflegediagnosen und Maßnahmen. Huber, Bern 2003, korrigierter Nachdruck der 3., vollständig überarbeiteten und erweiterten A.
Faruqi, S.; et al.: Hemihyperhidrosis in cerebral infarction. Age Ageing, 33 (2004) 5: 514–515. PMID: 15315923.
Georg, J. (Hrsg.): NANDA International. NANDA-Pflegediagnosen. Definition und Klassifikation 2005–2006. Huber, Bern 2005.
Haider, A.; Solish, N.: Hyperhidrosis: an approach to diagnosis and management. Dermatol. Nurs., 16 (2004) 6: 515–517, 523.

Holzle, E.: Physiopathologic aspects and clinical pictures in hyperhidrosis (Beitrag auf Deutsch). Hautarzt, 34 (1983): 596–604.

Käppeli, S. (Hrsg.): Pflegekonzepte. Phänomene im Erleben von Krankheit und Umfeld. Herausgegeben von Mäder, M.; Zeller-Forster, F. Huber, Bern 1998, Bd. 1. Behandelt folgende Konzepte: Leiden, Krise, Hilflosigkeit, Angst, Hoffnung/Hoffnungslosigkeit, Verlust/Trauer, Einsamkeit.

Käppeli, S. (Hrsg.): Pflegekonzepte. Phänomene im Erleben von Krankheit und Umfeld. Huber, Bern 1999, Bd. 2. Behandelt folgende Konzepte: Selbstkonzept, Selbstpflegedefizit, Immobilität, Ermüdung/Erschöpfung, Schlafstörungen, Inkontinenz.

Käppeli, S. (Hrsg.): Pflegekonzepte. Phänomene im Erleben von Krankheit und Umfeld. Huber, Bern 2000, Bd. 3. Behandelt folgende Konzepte: Angehörige, Ungewissheit, Verwirrung, Kommunikation, Bewältigung, Schuld, Stigma, Macht, Aggression, Compliance, Humor.

Kostrzewa, S.; Kutzner, M.: Was wir noch tun können! Basale Stimulation in der Sterbebegleitung. Huber, Bern 2004, 2., durchgesehene und korrigierte A.

Metz, C.; Wild, M.; Heller, A. (Hrsg.): Balsam für Leib und Seele. Pflegen in Hospiz- und Palliative Betreuung. Lambertus, Freiburg, i. Br. 2002.

Pittelkow, M. R.; Loprinzi, C. L.: Pruritus and Sweating in palliative medicine. In: Doyle, D.; Hanks, G.; Cherny, N.; Calmann, K. (eds.): Oxford Texbook of Palliative Medicine (3rd edn.). Oxford University Press, Oxford/New York 2004.

Rhiner, M.; Slatkin, N. E.: Pruritus, Fever, and Sweats. In: Rolling-Ferrel, B.; Coyle, N.: Textbook of Palliative Nursing. Oxford University Press, Oxford/New York 2001.

Twycross, R.; Wilcock, A.: Symptom Management in advanced cancer (3rd edn.). Radcliffe Medical Press, Oxford: 315.

Warren, R.; Heymann, M. D.: Treatment of hyperhidrosis. Dialogues in Dermatology, PubMed 2005, www.ncbi.nlm.nih.gov/entrez/query.fcgi?DB=pubmed.

Internetadressen

www.sweathelp.org

Teil III
Psychosoziale Aspekte

7 Kommunikation, Begleitung und Trauerarbeit

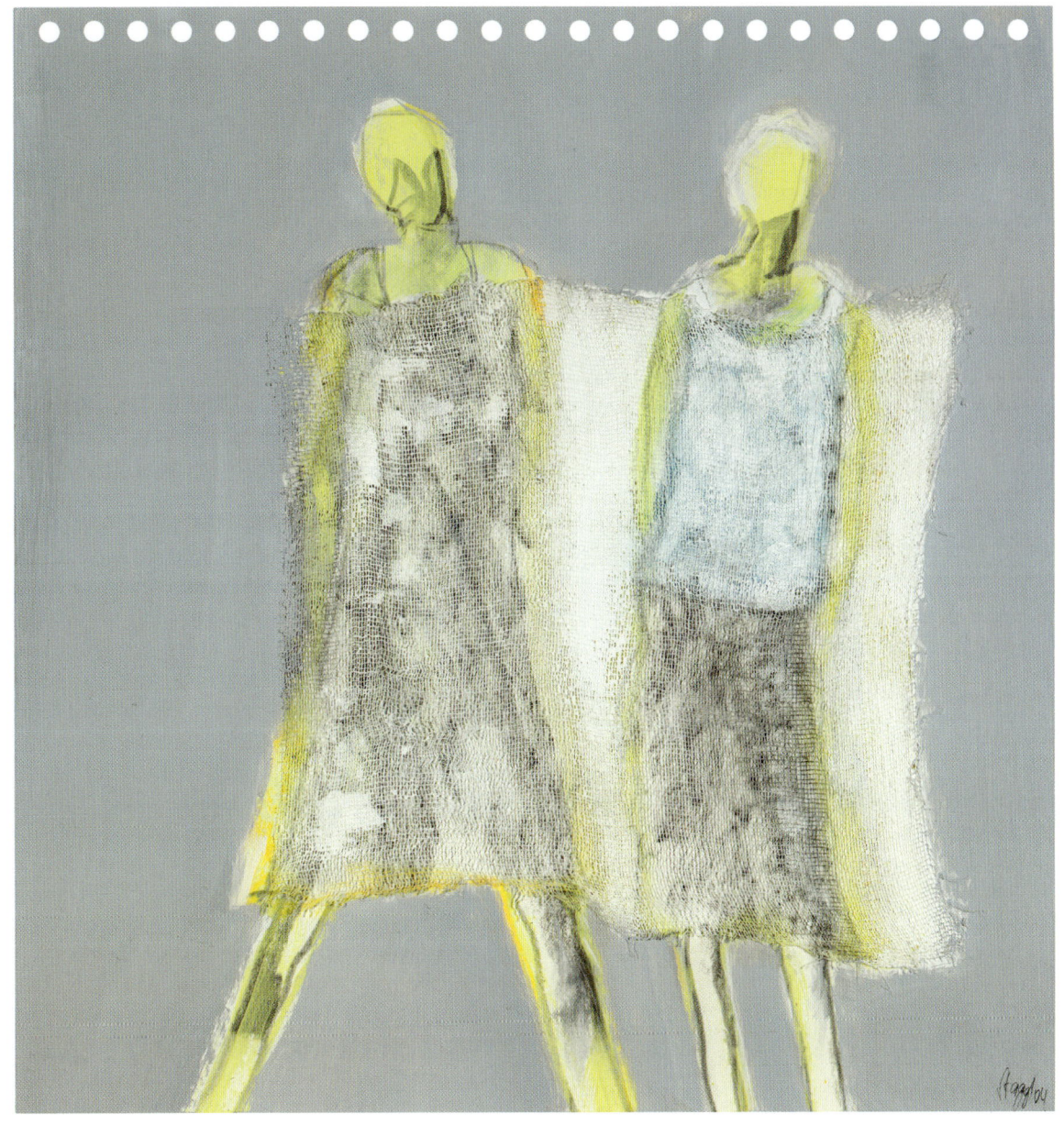

7.1
Unterstützung (pflegender) Angehöriger in der Palliative Care

Wolfgang Hasemann

«Ich wusste nicht, was ich nicht wusste.»
(Eine pflegende Angehörige)

Abstract

Patient und seine Familien bilden in der Palliative Care eine *Unit of Care* (Behandlungseinheit). Ein unheilbar erkranktes und/oder im Sterben begriffenes Familienmitglied zu betreuen und zu pflegen, kann sowohl positive, als auch negative Erfahrungen auslösen. Negative Erfahrungen sind häufig mit großen Belastungen verbunden, die im Extremfall dazu führen können, dass Angehörige ihre Pflegerolle ablegen. Das Kapitel stellt die Multidimensionalität der Situation von pflegenden Angehörigen dar und zeigt ausgewählte mögliche Handlungsansätze auf.

Studienziele

Nach Abschluss dieses Kapitels wird die bzw. der Lernende in der Lage sein:

- die Charakteristika pflegender Angehöriger zu erkennen und zu erörtern.
- sich mit den belastenden Faktoren pflegender Angehöriger auseinander zu setzen und verschiedene Lösungsansätze zu entwickeln.
- die Betreuung und Begleitung pflegender Angehöriger als Konzeptelement des palliativen Versorgungskonzeptes (Palliative Care) zu verstehen und sich konkret mit der praxisnahen Implementierung der Unterstützung pflegender Angehöriger am eigenen Arbeitsort auseinander zu setzen.
- die Patienten- und Familienedukation als Kernelement in der palliativpflegerischen Behandlung, Pflege und Begleitung zu erkennen und interdisziplinäre/interprofessionelle wie auch organisationsübergreifende Strategien zur gezielten und wirksamen Unterstützung der Angehörigen zu entwickeln.

Schlüsselwörter

Genogramm, «trajectory», «unit of care», «young carers», «carer»/«caregiver», Patienten- und Familienedukation

Einleitung – Erwartungen an Angehörige

Während sich traditionelle medizinische Behandlungskonzepte eher auf den einzelnen Patienten konzentrieren, findet man in den Kernelementen der Palliative Care einen Behandlungsfokus, der sowohl auf den Patienten, als auch auf seine Familie gleichermaßen gerichtet ist. Die Weltgesundheitsorganisation WHO betrachtet diese Kombination als äußerst wichtig, ermutigt die Familie, sich *einzumischen* und erwartet deren aktive Beteilung an der Betreuung von Menschen mit einem unheilbaren und fortgeschrittenen Leiden. Als ein Selbstverständnis betrachtet die WHO im Rahmen der Palliative Care die Unterstützung des Patienten und seiner Familie in ihren psychosozialen und spirituellen Bedürfnissen (WHO, 1990). Unterstützende Personen, in diesem Kapitel als pflegende Angehörige bezeichnet, können nach der WHO-Klassifikation sowohl Personen des engsten Familienkreises (Ehepartner, Eltern, Geschwister, Kinder, Pflegeeltern, Adoptiveltern und Großeltern), des erweiterten Familienkreises (Tanten, Onkel, Neffen, Nichten), Freunde, Bekannte, Gleichaltrige, Kollegen, Nachbarn und andere Gemeindemitglieder sein (WHO, 2005). In den USA werden pflegende Angehörige als «caregiver» bezeichnet, in Großbritannien als «carer». Ann Soden, Vorsitzende der Kanadischen Anwaltsvereinigung, schlussfolgerte, dass in der heutigen Zeit jeder Mensch schon einmal pflegender Angehöriger gewesen ist oder sein wird (Canadian Hospice Palliative Care Association, 2004). Ingleton et al. (2003) geben zu bedenken, dass Institutionen und Organisationen mit einer gewissen Selbstverständlichkeit erwarten, dass Angehörige die Rolle des *pflegenden* Angehörigen wahrnehmen. Als logische Konsequenz könnte sich mancher Angehöriger auch bewusst gegen diese Rolle entscheiden (Ingleton et al., 2003).

Anfang der 50er-Jahre des 20. Jahrhunderts begannen Wissenschaftler, die Situation pflegender Angehöriger zu beleuchten. Eine der ersten Angehörigengruppen waren Familien mit einem psychisch kranken Familienmitglied, und 1963 wiesen Grad und Sainsbury erstmals in einer Untersuchung darauf hin, dass die Betreuung von psychisch kranken Patienten durch Familienangehörige belastend sein kann (Grad/Sainsbury, 1963). Zwei Jahre später veröffentlichten Glaser und Strauss ihre Feldstudie zur Betreuung von Sterbenden, die als Meilenstein in der Thematik von sterbenden Patienten und ihren Angehörigen betrachtet werden darf (Glaser/Strauss, 1965).

Anspruch und Wirklichkeit für Zugänge zu Palliative-Care-Leistungen

In der Praxis zeigt sich, dass das Konzept der Palliative Care nicht alle betroffenen Patienten und ihre Angehörigen gleichermaßen erreicht. Ahmed et al. (2004) stellen in ihrer systematischen Übersicht fest, dass bestimmte Bevölkerungsgruppen weniger von der Palliative Care profitieren. Danach sind ethnische Minderheiten, alte Menschen in Pflegeheimen, Menschen aus sozio-ökonomisch niederen Schichten und Wohnsitzlose eher von Palliative-Care-Einrichtungen ausgeschlossen. Auch für chronisch kranke Menschen wie Patienten mit Herzinsuffizienz oder chronisch obstruktiver Lungenerkrankung (COPD) bleiben die Türen eher verschlossen (Ahmed et al., 2004). Gelegentlich werden nichtonkologisch chronisch Kranke auch als «die benachteiligt Sterbenden» bezeichnet (Gott et al., 2004). Menschen mit kognitiven Behinderungen werden schlicht übersehen. Weil sie sich sprachlich nicht so gut äußern können oder Symptome anders wahrnehmen und ausdrücken, werden Situationen, in denen Palliative Care angesagt wäre, verpasst (Tuffrey-Wijne, 2003). In einer Untersuchung von 1300 Todesfällen von geistig behinderten Menschen wurden drei vermeidbare, drei potenziell vermeidbare, drei plötzliche, nicht erklärbare Todesfälle mit anamnestisch bekannter Epilepsie und zwei weitere unerklärbare Todesfälle beschrieben (Kastner et al., 1993). Von den im Jahre 2001 in den 57 untersuchten Palliative-Care-Units überwiegend aus Deutschland, aber auch aus der Schweiz und aus Österreich hatten von den 1304 Patienten gerade 5% nichtmaligne Erkrankungen (Nauck et al., 2004).

Charakteristika pflegender Angehöriger

In der Hospiz- und Palliativbetreuung werden Patienten in ihrer letzten Lebensphase zu einem Drittel von ihren Ehepartnern alleine, zu zwei Dritteln von mehreren Angehörigen betreut, und zwar häufig in der Kombination von Ehepartner und erwachsenen Kindern (Ramirez et al., 1998). Frauen stellen den Hauptanteil der pflegenden Angehörigen in der Palliativbetreuung dar. Tendenziell beteiligen sich immer mehr Männer (Canadian Hospice Palliative Care Association, 2004). Menschen, welche mit einem unheilbar und pflegebedürftigen kranken Menschen zusammenleben, gleiten unabhängig von ihrer Eignung oder ihrem Wunsch automatisch in die Rolle des pflegenden Angehörigen (Addington-Hall/McCarthy, 1995). Demographische Veränderungen, die sich in einer erhöhten Mobilität, einem weniger engen Zusammenleben und einer zunehmenden Anzahl von Single-Haushalten widerspiegeln, haben auch das Spektrum der pflegenden Angehörigen verändert. In Kanada lebten im Jahre 2002 rund 35% der Frauen und 16% der Männer über 65 Jahre alleine. Dies erklärt auch den wachsenden Anteil an Freunden, Bekannten und Nachbarn unter den pflegenden Angehörigen (Canadian Hospice Palliative Care Association, 2004).

Die Altersspanne der pflegenden Angehörigen beginnt im Kindesalter und reicht bis hin zu den Hochbetagten. Die «young carers», wie die pflegenden Kinder auch genannt werden, haben bislang noch wenig gesellschaftliche Beachtung gefunden: 13% der nichterwachsenen pflegenden Kinder sind im Alter zwischen 5–10 Jahre. Ihr Tätigkeitsspektrum reicht von Haushaltstätigkeiten über Verabreichungen von Medikamenten bis hin zur Intimpflege (Dearden/Becker, 2004). In Deutschland üben schätzungsweise 200 000 nichterwachsene Kinder Pflegetätigkeiten aus (Berr, 2005).

Einstellungen des Angehörigen zur Pflegetätigkeit

Bereichernde Aspekte der Pflegetätigkeit

In der Vergangenheit konzentrierte sich die Angehörigenforschung überwiegend auf die Identifikation von Belastungsfaktoren der Pflegendenrolle. Interventionen wurden entwickelt zur Reduktion der Belastung. In einigen wenigen Arbeiten wurden positive Aspekte der Angehörigenpflege untersucht. Verschiedene Autoren kritisieren die einseitige Betrachtung von belastenden Faktoren und befürchten eine Pathologisierung pflegender Angehöriger mit der Gefahr, dass pflegende Angehörige in die Belastung sozialisiert werden könnten (Gaugler et al., 2000). Hudson konnte bei pflegenden Angehörigen feststellen, dass von den 54 Befragten 60% positive Angaben machten. Dabei berichteten sie gleichzeitig, dass neben den positiven Aspekten durchaus auch Herausforderungen, wie die eigene Gesundheit, Familiensituationen, fehlende Kompetenzen im Symptommanagement, eingeschränkte Zeit für sich selbst und inadäquate Unterstützungsangebote, zu meistern waren. Dennoch beurteilten sie positiv:

- dem Patienten näher zu kommen
- den Patienten bei sich zu Hause oder in seiner Nähe zu haben
- gerne pflegender Angehöriger zu sein
- aus Liebe und Zuneigung zu pflegen
- eine Herausforderung zu meistern
- die eigene Stärke zu spüren
- Eltern etwas zurückgeben zu dürfen, das man als Kind bekommen hat (Hudson, 2004).

Lazarus und Folkman entwickelten 1984 ihr Stress-Coping-Modell und schlugen vor, dass Menschen bei der primären Bewertung festlegen, ob sie einen Stressor als einen Nutzen, als Herausforderung oder potenzielle Bedrohung bewerten (Lazarus/Folkman, 1984).

Hudson sieht die positive Bewertung der Rolle des pflegenden Angehörigen als eine Coping-Strategie. Durch den Einsatz von positiven Gefühlen werden Coping-Ressourcen aufrechterhalten (Hudson, 2004).

Belastende Faktoren der Pflegetätigkeit

Pflegende Angehörige begeben sich bei Antritt ihrer Tätigkeit vielfach auf eine einsame und unsichtbare Reise (Spirig, 2002). Denn nicht immer lässt sich eine Krankheitsverlaufskurve («illness trajectory» – Corbin/Strauss, 1991) genau vorhersehen. Bei Patienten mit Malignomen können Krankheitsverlaufskurven eher skizziert werden als bei anderen chronisch kranken Menschen (Exley et al., 2005). Murray et al. (2004) stellten in einer qualitativen Untersuchung von 20 onkologischen und 20 chronisch kranken Patienten deutliche Unterschiede in den Krankheitsverlaufskurven fest. Patienten mit Lungenkrebs und deren Angehörige kannten die Krankheitsverlaufskurve von der Diagnosestellung bis in die terminale Phase ziemlich genau und waren somit in der Lage, sich auf kommende Ereignisse einzustellen und entsprechende Vorbereitungen zu treffen. Bei den Patienten mit Herzinsuffizienz war die Verschlechterung des physischen Zustands schleichend und punktuell unterbrochen durch akute Ereignisse. Der Tod trat meist unerwartet und plötzlich ein, ohne dass eine terminale Phase vorausgegangen wäre (Murray et al., 2004). Veränderte Behandlungsmöglichkeiten haben dazu geführt, dass eine Reihe chronischer Erkrankungen eine verlängerten Krankheitsverlaufskurve mit ungewissem Todeszeitpunkt und -verlauf aufweisen (Ingleton et al., 2003).

Pflegende Angehörige sind meist nur schlecht auf ihre Pflegetätigkeit vorbereitet. Häufig ist die Pflegeintensität unklar (Brazil et al., 2003). Entsprechend der Pflegebedürftigkeit können schnell täglich mehrere Stunden Pflegeaufwand notwendig werden, sodass die Tätigkeit einer Vollzeittätigkeit mehr als entsprechen kann. Pflegende Angehörige reagieren auf die erhöhte zeitliche Inanspruchnahme, indem sie ihr Freizeitverhalten und ihre Ernährungsgewohnheiten verändern, körperlichen Ausgleich oder Aktivitäten in der Gemeinde reduzieren und Freundschaften nicht mehr wie gewohnt pflegen (Periard/Ames, 1993).

Berufstätige und pflegende Angehörige mit Kindern kommen hier sehr schnell an die Belastungsgrenzen. Vielfach ist es erforderlich, zu Gunsten der Pflegetätigkeit die Berufstätigkeit zu reduzieren, sodass auch finanzielle Nachteile in Kauf genommen werden müssen (Ingleton et al., 2003; Rabow et al., 2004). Fehlende Unterstützung, Veränderungen in den Rollenzuweisungen oder der Autonomie können dazu führen, dass pflegende Angehörige ihre Situation als Gefängnis empfinden (Murray et al., 2004).

Pflegende Kinder fehlen häufiger in der Schule, haben weniger Zeit Hausaufgaben zu machen, nehmen weniger an Freizeitaktivitäten und am sozialen Leben teil (Dearden/Becker, 2004). Die Bewertung einer Pflegesituation kann entscheidend sein, ob die Rolle des pflegenden Angehörigen fortgesetzt oder vorzeitig abgebrochen wird, selbst wenn der Patient die Unterstützung des pflegenden Angehörigen benötigen würde (Kasper et al., 1994).

Auswirkungen und Folgen für die pflegenden Angehörigen

Angehörige können ihre Pflegetätigkeit subjektiv als belastend empfinden. In der größten deutschen Studie zur Belastung und gesundheitliche Situation von pflegenden Angehörigen galten nur 24 % als nicht oder nur gering belastet. Hingegen waren 61 % der pflegenden Angehörigen mittelgradig und 15 % stark bis sehr stark belastet (Gräßel, 1998). Nach einem Jahr Pflege von Schlaganfallbetroffenen zeigten deren pflegende Angehörigen Müdigkeit (48 %), Schlafprobleme (46 %), Gelenkschmerzen (42 %), Kopfschmerzen (32 %) und Rückprobleme (30 %) (Hodgson et al., 1996). Nach einer durchschnittlich 3-jährigen Pflegetätigkeit leiden pflegende Angehörige gegenüber der Bevölkerungsdurchschnitt signifikant häufiger unter Erschöpfung, an Glieder-, Magen, und Herzbeschwerden (Gräßel, 1998). Es können auch vermehrt psychische Erkrankungen wie Angststörungen, affektive Störungen oder Depressionen auftreten (Cochrane et al., 1997).

Pflegende Kinder haben vermehrt Schwierigkeiten, Freundschaften zu schließen und vermehrte Schwierigkeiten, ins Erwachsenenalter überzutreten (Dearden/Becker, 2004).

Präferenzen des Patienten hinsichtlich des Betreuungsortes

Obwohl die Mehrheit der todkranken Patienten daheim sterben will, versterben 55 % der Patienten im Krankenhaus (Gott et al., 2004; Ramirez et al., 1998). Neunzig Prozent der todkranken Patienten verbringen ihr letztes Lebensjahr zu Hause, unterbrochen von zeitweiligen Aufenthalten im Krankenhaus (Ramirez et al., 1998). Patienten definieren daheim jedoch nicht unbedingt als den physikalischen Ort des Zuhauses. Der Begriff «daheim» wird auch im übertragen Sinne gebraucht. Dabei geht es um die Nähe zu ihren Lieben. Gott et al. (2004) beobachten in ihrer Untersuchung über die Perspektive alter Menschen in der letzten Lebensphase, dass Pflege durch Angehörige als Ausdruck von Liebe betrachtet wurde. Diese Pflege war etwas anderes, als wenn sie ein «Fremder» aus einer Institution durchgeführt hätte. Das schlimmste Gefühl war, den (Ehe-)Partner zu Hause zurücklassen zu müssen, wenn man sich in die Obhut einer Institution begibt. Warum Patienten das Zuhause so wichtig ist, wurde deutlich bei Assoziationen wie Geborgenheit, Vertrautheit, Autonomie und Sicherheit. Patienten benutzen den Begriff «daheim» als Synonym für die wichtigsten Erinnerungen des Lebens. Sobald sich «Fremde» zu Hause befanden oder die gewohnte Umgebung durch technische Apparaturen fremd wurde, verwandelte sich das Bild in eine Institution, in der man sich befand. Dennoch wägen Patienten ab, in wie weit sie ihren Lieben die Pflege zu Hause zumuten können. Eine Entscheidung für den Wechsel in ein Krankenhaus oder Hospiz konnte eher gefällt werden, wenn bei der häuslichen Versorgung nicht ausreichend qualifizierte Fachkräfte im Hintergrund standen. Auch Kindern möchte man eher nichtintime Pflegetätigkeiten übertragen. Ist absehbar, dass die Angehörigen mit dem Management von Symptomen, wie z. B. Schmerzen oder Inkontinenz, oder mit steigender Bedürftigkeit überfordert sind, trafen Patienten die Entscheidung, in eine Institution zu gehen (Gott et al., 2004).

Die Rolle der Fachkräfte in der Unterstützung Angehöriger

Fachkräfte werden immer wieder kritisiert, dass sie ihr Hauptaugenmerk nur auf den Patienten richten (Hudson, 2004; Payne et al., 1999; Rabow et al., 2004). Pflegende Angehörige fühlen sich häufig nicht als Co-Klienten, sondern als Kollege betrachtet (Payne et al., 1999). Außerdem sagen sie, dass sie sich häufig nicht ausreichend unterstützt fühlten. Weitere Kritikpunkte sind mangelnde Kontinuität, unzureichende Informationen, zu geringe Entlastung, zu geringe Anleitung im Symptommanagement (Hudson, 2004; Wilkinson et al., 1999). Hilfreich für Angehörige ist, wenn sie einen 24-Stunden-Zugang zur Einrichtung oder zum Palliative-Care-Team haben und wenn sie bei der Symptomkontrolle unterstützt werden (Wilkinson et al., 1999). Die Qualität der Kommunikation mit dem Patienten und den Angehörigen sowie zwischen den verschiedenen Berufsgruppen ist von entscheidender Bedeutung. Angehörige benötigen von Fachkräften klare Informationen, insbesondere zu den Themen lebenserhaltende Maßnahmen und Prognose des Patienten (Ahmed et al., 2004).

Möglichkeiten der Unterstützung

Um effektiv und patienten- wie familienorientiert Unterstützung geben zu können, ist eine sorgfältige, holistische Anamnese und Analyse der Situation notwendig. In einem ersten Schritt gilt es, die Schlüsselpersonen und die Hauptpflegepersonen in der Familie zu ermitteln. In der Regel benennt der Patient diese Personen (Hudson, 2003). Mittels eines Genogramms können wichtige Familienstrukturen identifiziert werden (Wright/Leahey, 2000). Ein strukturiertes Assessment hilft, Ressourcen, Bedürfnisse, Bedarf, Fragen und Probleme zu erkennen. Um Belastungssituationen zu erkennen, ist der Einsatz eines Instruments zur Erfassung von Belastungssituationen sinnvoll. Insgesamt kann die Unterstützung auf sehr unterschiedlichen Ebenen erforderlich sein. Häufig sind Informationen und Beratung unterschiedlichster Art erforderlich (s. Kap. 5.4, 7.5 und 12.2).

Auch sind unterschiedliche Arten der Betreuung, Pflege und Behandlung erforderlich wie:

- Pflege (Unterstützung in den Lebensaktivitäten)
- Hausarbeiten (Kochen, Putzen, Waschen)
- Hilfstätigkeiten (Einkaufen, Transporte)
- psychosoziale Unterstützung (Beratung, emotionale Unterstützung, Gespräche)
- spezielle Pflegemaßnahmen (Medikamente verabreichen, Katheter legen)
- Finanzberatung (Versicherung, Schuldenberatung)
- Koordination (Abstimmung der verschiedenen Unterstützungssysteme auf die Familie)
- spirituelle Beratung (Hudson, 2003; Ramirez et al., 1998).

Erfassen der Belastungen pflegender Angehöriger

Im deutschsprachigen Raum hat sich vor allem die Häusliche Pflege-Skala (HPS, s. Anhang) etabliert, welche sich als Weiterentwicklung verschiedener Belastungsskalen, wie z. B. des «Burden Interview» von Zarit versteht (Gräßel/Leutbecher, 1993, 2001). Die Häusliche-Pflege-Skala ist ein Messinstrument zur Feststellung der subjektiven Belastung pflegender Angehöriger. Der Einsatzbereich zielt auf Familienmitglieder, die ihre pflegebedürftigen Angehörigen in der häuslichen Umgebung pflegen und betreuen. Die HPS wurde entwickelt, um die individuellen Bedürfnisse pflegender Angehöriger zu erkennen, Unterstützungsmaßnahmen zu planen und den Verlauf der Belastung in der Praxis zu beurteilen.

Die HPS besteht aus 28 Fragen, welche durch Ankreuzen beantwortet werden. Alle Fragen, wie z. B. Frage 5 («Ich vermisse es, über die Pflege mit anderen sprechen zu können») werden nach demselben Schema beantwortet: «stimmt genau», «stimmt überwiegend», «stimmt ein wenig», «stimmt nicht» (Gräßel et al., 2003). Der Fragebogen kann in 15–20 Minuten ausgefüllt werden. Die Fragen sind so formuliert, dass die Angehörigen selbst den Fragebogen ausfüllen können. Benötigen oder wünschen die Angehörigen Unterstützung beim Ausfüllen, ist darauf zu achten, dass der Angehörige nicht in seiner Entscheidung beeinflusst wird. Für die Auswertung steht eine Schablone zur Verfügung, mit der die Punktezahl ermittelt werden kann. Die Auswertung ist auch ohne Schablone möglich. Dann muss jedoch darauf geachtet werden, dass etwa die Hälfte der Fragen in umgekehrter Reihenfolge ihre Punkte erhalten. Ist die Punktezahl ermittelt, erfolgt die Einteilung in eine der drei Belastungsstufen: «nicht bis gering», «mittelgradig», «stark bis sehr stark». Weiter ist zu entscheiden, ob die pflegebedürftige Person an einem Demenzsyndrom leidet oder nicht. Die Einteilung in die drei Belastungsstufen wurde anhand von Studien zur gesundheitlichen Belastung pflegender Angehöriger entwickelt. Geringgradig belastet zu sein heißt, kein Risiko für psychosomatische Beschwerden zu haben. Ein mittelgradiges Belastungsmaß ist mit einem erhöhten, ein starkes bis sehr starkes Belastungsmaß ist mit einem sehr stark erhöhten Risiko für psychosomatische Beschwerden verbunden.

Nicht wissen, was man nicht weiß

Auf Grund mangelnden Wissens und unzureichender Anleitung in Behandlungsregimes üben Angehörige das Symptommanagement, wie z. B. eine adäquate Schmerzenbehandlung, oftmals nur unzureichend aus. Spezielle Pflegetechniken können Laien nicht ohne vorherige Anleitung korrekt durchführen. Fehlt diese, wird nach Versuch und Irrtum experimentiert (Armes/Addington-Hall, 2003). Oftmals ist Angehörigen auch unklar, auf welche Symptome sie zu achten haben und wann diese relevant werden, sodass professionelle Hilfe geholt werden muss. In einer Fallstudie formulierte eine pflegende Angehörige treffend, *dass sie nicht wusste, was sie nicht wusste.* Fachleute müssen daher gezielte Informationen geben, selbst wenn Laien erst einmal nicht danach fragen (Rabow et al., 2004). Hinzu kommen fehlendes Training in Bewegen, Drehen, Mobilisieren von schwer kranken Patienten und fehlende Routine in physisch anstrengenden Aktivitäten, sodass extreme körperliche Belastungen mit erhöhter Verletzungsgefahr auftreten können (Rabow et al., 2004).

Angehörige benötigen Information und Schulung in folgenden Punkten:

- Diagnose des Patienten
- Ursachen, Bedeutung, Prävention und/oder Management von Symptomen
- Pflegetechniken
- realistische Prognose und wie der Patient vermutlich sterben wird

- plötzliche Veränderungen des Zustands des Patienten, besonders solche, welche den nahenden Tod ankündigen
- Dienste, die in Anspruch genommen werden können (auch in Notfallsituationen).

Wenn die Bedürfnisse pflegender Angehöriger nicht erfüllt werden

Angehörige trauen sich oft nicht, Fachkräften ihre Bedürfnisse mitzuteilen, weil sie glauben, dass diese nicht akzeptiert werden. Die Gründe sind, dass Angehörige:

- glauben, eigene Bedürfnisse nicht vor die des Patienten stellen zu dürfen.
- vermeiden möchten, als inkompetenter pflegender Angehöriger betrachtet zu werden.
- sich vorstellen, dass Sorgen und Leid unvermeidbar sind und nicht verbessert werden können.

Patienten profitieren meistens, wenn ihren pflegenden Angehörigen von Anfang an sorgsame Aufmerksamkeit zuteil wird. Müde, entkräftete und gestresste pflegende Angehörige können den Patienten kaum die notwendige Pflege und emotionale Unterstützung geben, die sie brauchen. Eine große Anzahl von Hospitalisationen sterbender Patienten könnte vermieden werden, wenn pflegende Angehörige rechtzeitig eine aufmerksame und bessere Unterstützung erhalten würden (Ramirez et al., 1998).

Angehörige im Kontext der Palliative Care

Palliative Care verbessert die Lebensqualität des Patienten und seiner Angehörigen in der Situation einer lebensbedrohlichen Erkrankung, indem sie allen Betroffenen Unterstützung im Bereich der Symptomkontrolle, in kulturellen, spirituellen und psychosozialen Aspekten sowie in der Trauerarbeit gewährt (s. Kap. 7.6). Gemäß der WHO-Definition (2002) der Palliative Care soll *dies* geschehen durch Prävention, durch ein kompetentes Assessment mit dem Ziel einer frühzeitigen Erfassung und durch Linderung physischer, psychischer, sozialer und spiritueller Leiden. Dazu zählen:

- das Verhüten, rechtzeitiges Erfassen und/oder Lindern von Schmerzen und anderen unangenehmen Symptomen
- Lebensbejahung und Betrachtung des Sterbens als normaler Vorgang

- weder ein Beschleunigen noch ein Hinauszögern des Sterbens
- das Integrieren psychischer und spiritueller Bedürfnisse in die Betreuung
- ein umfassendes Unterstützungssystem, damit der Patient so aktiv wie möglich bis zum Tod leben kann
- ein interdisziplinärer Teamansatz, der sich an den Patienten und seine Angehörigen richtet und die Trauerarbeit einschließt
- ein Verbessern der Lebensqualität, was sich positiv auf den Krankheitsverlauf auswirken kann.

Abschließende Fragen zur Reflexion

- Welchen Behandlungsfokus hat Palliative Care in Ihrer Institution?
- Welche Bedeutung, welchen Stellenwert messen Sie persönlich wie auch in Ihrem Arbeitsumfeld der Betreuung und Begleitung pflegender Angehöriger zu?
- Gilt die Angehörigenbetreuung als ein implementiertes Konzeptelement im Kontext Ihrer Palliative-Care-Dienstleistung?
- Können Sie in Ihrer Institution, in Ihrem Arbeitsbereich auf implementierte Konzepte, Strukturen bzw. Prozesse zur Patienten- und Familienedukation zurückgreifen?
- Wo sehen Sie konkret in Ihrem beruflichen Alltag die größten Herausforderungen zur Begleitung pflegender Angehöriger, und welche Veränderungen sollten hier aus Ihrer Sicht angestrebt werden?
- Warum sollten Angehörige systematisch einem Screening unterzogen werden?

Verwendete Literatur

Addington-Hall, J.; McCarthy, M.: Dying from cancer: results of a national population-based investigation. Palliat. Med., 9 (1995) 4: 295–305.

Ahmed, N.; Bestall, J. C.; Ahmedzai, S. H.; Payne, S. A.; Clark, D.; Noble, B.: Systematic review of the problems and issues of accessing specialist palliative care by patients, carers and health and social care professionals. Palliat. Med., 18 (2004) 6: 525–542.

Armes, P. J.; Addington-Hall, J. M.: Perspectives on symptom control in patients receiving community palliative care. Palliat. Med., 17 (2003) 7: 608–615.

Berr, C. M.: Die hilfsbedürftigen Helfer. Süddeutsche Zeitung, 29. März (2005): 10.

Brazil, K.; Bedard, M.; Willison, K.; Hode, M.: Caregiving and its impact on families of the terminally ill. Aging Ment. Health, 7 (2003) 5: 376–382.

Canadian Hospice Palliative Care Association: VOICE in Health Policy. The Role of Informal Caregivers in Hospice Palliative and End-of-Life Care in Canada: A Discussion of the Legal, Ethical and Moral Challenges. http://www.chpca.net/informal_caregivers/VOICE_PROJECT-DISCUSSION_DOCUMENT-August2004-2.pdf.

Cochrane, J. J.; Goering, P. N.; Rogers, J. M.: The mental health of informal caregivers in Ontario: an epidemiological survey. Am. J. Public Health, 87 (1997) 12: 2002–2007.

Corbin, J. M.; Strauss, A.: A nursing model for chronic illness management based upon the trajectory framework. Scholarly Inquiry for Nursing Practice, 5 (1991) 3: 155–174.

Dearden, C.; Becker, S.: Young Carers in the UK: The 2004 Report. Carers UK, London 2004.

Exley, C.; Field, D.; Jones, L.; Stokes, T.: Palliative care in the community for cancer and end-stage cardiorespiratory disease: the views of patients, lay-carers and health care professionals. Palliat. Med., 19 (2005) 1: 76–83.

Gaugler, J.; Kane, R.; Langlois, J.: Assessment of family caregivers of older adults. In: Kane, R. L.; Kane, R. A. (eds.): Assessing older persons: measures, meaning, and practical applications. Oxford University Press, Oxford 2000.

Glaser, B. G.; Strauss, A. L.: Awareness of dying. Aldine Publ., Chicago 1965.

Gott, M.; Seymour, J.; Bellamy, G.; Clark, D.; Ahmedzai, S.: Older people's views about home as a place of care at the end of life. Palliat. Med., 18 (2004) 5: 460–467.

Grad, J.; Sainsbury, P.: Mental illness and the family. Lancet, 1 (1963): 544–547.

Gräßel, E.: Belastung und gesundheitliche Situation der Pflegenden: Querschnittuntersuchung zur häuslichen Pflege bei chronischem Hilfs- oder Pflegebedarf im Alter. 2. Aufl. Hänsel-Hohenhausen, Egelsbach 1998.

Gräßel, E.; Chiu, T.; Oliver, R.: Development and validation of the Burden Scale for Family Caregivers (BSFC). COTA Comprehensive Rehabilitation and Mental Health Services, Toronto 2003.

Gräßel, E.; Leutbecher, M.: Häusliche Pflege-Skala HPS. Zur Erfassung der Belastung bei betreuenden oder pflegenden Personen. 1. Aufl. Vleß, Ebersberg 1993.

Gräßel, E.; Leutbecher, M.: Häusliche Pflege-Skala HPS. Zur Erfassung der Belastung bei betreuenden oder pflegenden Personen. 2. Aufl. Vleß, Ebersberg 2001.

Hodgson, S. P.; Wood, V. A.; Langton Hewer, R.: Identification of stroke carers «at risk»: a preliminary study of the predictors of carers' psychological well-being at one year post stroke. Clinical Rehabilitation, 10 (1996) 4: 337–346.

Hudson, P.: Home-based support for palliative care families: challenges and recommendations. Med. J. Aust., 179 (2003) 6 Suppl.: S35–S37.

Hudson, P.: Positive aspects and challenges associated with caring for a dying relative at home. Int. J. Palliat. Nurs., 10 (2004) 2: 58–65; discussion 65.

Ingleton, C.; Payne, S.; Nolan, M.; Carey, I.: Respite in palliative care: a review and discussion of the literature. Palliat. Med., 17 (2003) 7: 567–575.

Kasper, J. D.; Steinbach, U.; Andrews, J.: Caregiver role appraisal and caregiver tasks as factors in ending caregiving. J. Aging Health, 6 (1994) 3: 397–414.

Kastner, T.; Nathanson, R.; Friedman, D. L.: Mortality among individuals with mental retardation living in the community. Am. J. Ment. Retard., 98 (1993) 2: 285–292.

Lazarus, R. S.; Folkman, S.: Stress, appraisal, and coping. Springer Publ. Comp., New York 1984.

Murray, S. A.; Kendall, M.; Boyd, K.; Worth, A.; Benton, T. F.: Exploring the spiritual needs of people dying of lung cancer or heart failure: a prospective qualitative interview study of patients and their carers. Palliat. Med., 18 (2004) 1: 39–45.

Nauck, F.; Ostgathe, C.; Klaschik, E.; Bausewein, C.; Fuchs, M.; Lindena, G.; et al.: Drugs in palliative care: results from a representative survey in Germany. Palliat. Med., 18 (2004) 2: 100–107.

Payne, S.; Smith, P.; Dean, S.: Identifying the concerns of informal carers in palliative care. Palliat. Med., 13 (1999) 1: 37–44.

Periard, M. E.; Ames, B. D.: Lifestyle changes and coping patterns among caregivers of stroke survivors. Public Health Nurs., 10 (1993) 4: 252–256.

Rabow, M. W.; Hauser, J. M.; Adams, J.: Supporting family caregivers at the end of life: «they don't know what they don't know». JAMA, 291 (2004) 4: 483–491.

Ramirez, A.; Addington-Hall, J.; Richards, M.: ABC of palliative care. The carers. BMJ, 316 (1998) 7126: 208–211.

Spirig, R.: In invisibility and isolation: the experience of HIV-affected families in German-speaking Switzerland. Qual. Health Res., 12 (2002) 10: 1323–1337.

Tuffrey-Wijne, I.: The palliative care needs of people with intellectual disabilities: a literature review. Palliat. Med., 17 (2003) 1: 55–62.

WHO – World Health Organization: Cancer pain relief and palliative care. Report of a WHO expert committee. Technical report series, No. 804. Geneva 1990.

WHO – World Health Organization: National cancer control programs: policies and managerial guidelines (2nd edn.). Geneva 2002. http://www.who.int/cancer.

WHO – World Health Organization: ICIDH-2: International Classification of Functioning, Disability and Health. http://www.who.int/icidh. 02.05. (2005).

Wilkinson, E. K.; Salisbury, C.; Bosanquet, N.; Franks, P. J.; Kite, S.; Lorentzon, M.; et al.: Patient and carer preference for, and satisfaction with, specialist models of palliative care: a systematic literature review. Palliat. Med., 13 (1999) 3: 197–216.

Wright, L. M.; Leahey, M.: Nurses and families: a guide to family assessment and intervention (3rd edn.). F. A. Davis, Philadelphia 2000.

Weiterführende Literatur

Abt-Zegelin, A.: Patienten- und Familienedukation in der Pflege. In: Deutscher Verein für Pflegewissenschaft (Hrsg.): Das Originäre der Pflege entdecken. Mabuse, Frankfurt a. M. 2003: 103–115.

Deutsches Netzwerk für Qualitätsentwicklung in der Pflege (Hrsg.): Expertenstandard Schmerzmanagement in der Pflege. Fachhochschule Osnabrück, Osnabrück 2005.

Ewers, M.; Schaeffer, D. (Hrsg.): Am Ende des Lebens. Versorgung und Pflege von Menschen in der letzten Lebensphase. Huber, Bern, 2005.

Lubkin, I. M.; Mecke, S.; Müller, R.; Larsen, P. D.: Chronisch Kranksein: Implikationen und Interventionen für Pflege- und Gesundheitsberufe. Huber, Bern 2002.

Kesselring, A.: Pflege wider den Willen des Patienten? Eine ethisch-moralische Fragestellung. Pflege, 4 (1991) 3: 195–198.

Kesselring, A.: Pflege daheim: Portrait einer harten Arbeit. Krankenpfl. Soins Infirm., 91 (1998) 1: 6–9.

Kesselring, A.; Krulik, T.; Bichsel, M.; Minder, C.; Beck, J. C.; Stuck, A. E.: Emotional and physical demands on caregivers in home care to the elderly in Switzerland and their relationship to nursing home admission. Eur. J. Public Health, 11 (2001) 3: 267–273.

London, F.: Informieren, Schulen, Beraten. Praxishandbuch zur pflegebezogenen Patientenedukation. Deutschsprachige Ausgabe bearbeitet von R. Müller und herausgegeben von A. Abt-Zegelin. Huber, Bern 2003.

Mittelman, M. S.; Ferris, S. H.; Shulman, E.; Steinberg, G.; Levin, B.: A family intervention to delay nursing home placement of patients with Alzheimer disease. A randomized controlled trial. Journal of the American Medical Association, 276 (1996) 21: 1725–1731.

Müller-Mundt, G.: Chronischer Schmerz. Herausforderungen für die Versorgungsgestaltung und Patientenedukation. Huber, Bern 2005.

Müller-Mundt, G.; Schaeffer, D.; Pleschberger, S.; Brinkhoff, P.: Patientenedukation – (k)ein zentrales Thema in der deutschen Pflege? Pflege und Gesellschaft, 5 (2000) 2: 42–53.

Schaeffer, D.: Unterstützungsbedarf pflegender Angehöriger von dementiell Erkrankten. Ergebnisse einer empirischen Studie. Psychomed, Zeitschrift für Psychologie und Medizin, 13 (2001b) 4: 242–249.

Stuck, A. E.; Minder, C. E.; Peter Wuest, I.; Gillmann, G.; Egli, C.; Kesselring, A.; et al.: A randomized trial of in-home visits for disability prevention in community-dwelling older people at low and high risk for nursing home admission. Arch. Intern. Med., 160 (2000) 7: 977–986.

Wild, M.: Zu Hause sterben – Die Angehörigen als Adressaten der Pflege. In: Pleschberger, S.; Heimerl, K.; Wild, M. (Hrsg.): Palliativpflege. Grundlagen für Praxis und Unterricht. Facultas, Wien 2005, 2., aktualisierte A.

Wright, L. M.; Leahey, M.: Nurses and families: a guide to family assessment and intervention (3rd edn.). F. A. Davis, Philadelphia 2000.

Zegelin-Abt, A.; Huneke, M.: Grundzüge einer systematischen Pflegeberatung, PR-Internet, 1 (1999) 1: 11–18.

Internetadressen

www.Patientenedukation.de: Im Frühjahr 2001 wurde in Witten das «Netzwerk Patienten- und Familienedukation in der Pflege e.V.» gegründet. Ziel dieses Netzwerkes ist die Entwicklung und Unterstützung von Patienten- und Familienedukation in der Pflege. Das Netzwerk bietet sich als Fachforum für einen wissenschaftlichen Austausch zur Bedeutung der Patienten-und Familienedukation in der Pflege an und stellt sein fachliches Wissen und Know-how bei der Entwicklung von Schulungskonzepten, Informationsmaterialien etc. zur Verfügung.

www.dnqp.de (Deutsches Netzwerk für Qualitätsentwicklung in der Pflege)

www.medline.de

www.subito.de.

7.2
«Breaking Bad News»: Die Kunst, schwierige Gespräche zu führen, in der palliativen Betreuung

Hans-Jörg Senn

«Die guten Nachrichten verkündigt der Chef gerne selber; für die schlechten schickt er seine Diener aus.»
(Chinesisches Sprichwort)

«Der beste Arzt ist derjenige, welcher seinem Patienten mit Voraussicht und auf Grund aller Kenntnis die gegenwärtige Situation, was vorher war und was in der Zukunft geschehen kann, erläutert.»
(Hippokrates)

Abstract

Ein besonders schwieriges Kapitel im Umgang mit Patienten in fortgeschrittenen oder gar terminalen Krankheitsstadien stellen die leider häufigen Gesprächs- und Verständigungsschwierigkeiten zwischen Patienten, Ärzten und Pflegepersonen dar. Die früheren emotionsgeladenen Endlos-Diskussionen über das Ob einer wahrheitsgetreuen Patienteninformation am Krankenbett bei «unheilbar» Kranken sind zwar in den letzten 10 Jahren glücklicherweise fast überall abgeflaut und haben einer fruchtbareren Diskussion über das Wie solcher Kommunikationen Platz gemacht (Senn, 1998). Es stehen aber immer noch genügend schwierige Aus-, Weiter- und Fortbildungsdefizite bezüglich einer adäquaten Informationsstrategie bei Patienten mit in absehbarer Zeit zum Tode führenden Krankheiten im Raum. Auch heute noch tut sich die Ärzteschaft im Allgemeinen schwer mit der «Unheilkunde» bzw. dem Überbringen und Mitverarbeiten schlechter Botschaften («breaking bad news») gegenüber dem tumorprogredienten oder gar dem voraussichtlich sterbenden Patienten (Bruera et al., 2000). Vielleicht weniger häufig als früher, aber immer noch allzu gerne und allzu häufig wird das Überbringen schlechter Nachrichten und die dadurch ausgelöste, unweigerliche Konfrontation mit den nagenden Fragen des schwer geprüften Kranken – vor allem im Krankenhausbereich – an jüngere, subalterne Mitarbeiterinnen und Mitarbeiter übertragen, und dabei ist es in hohem Maße «Chefsache» (vgl. obiges Motto) und erfordert die höchste Erfahrungsstufe! Der Umgang mit solchen heiklen Informationssituationen gehört in der Palliativmedizin zum unabdingbaren Basis-Rüstzeug darin tätiger ärztlicher und pflegerischer Betreuer und bedarf daher dringend einer intensiveren didaktischen Berücksichtigung (Fallowfield, 1993; Böni, 2005).

Studienziele

Nach Abschluss dieses Kapitels wird die bzw. der Lernende in der Lage sein:

- die Bedeutung der Wahrheit und Wahrhaftigkeit am Krankenbett zu unterscheiden und zu erläutern.
- sich bewusst zu werden, dass es keine statischen, uniformen, standardisierten Informationsstrategien in der Mitteilung von schlechten Nachrichten gibt.
- sich mit den Voraussetzungen einer patientenbezogenen und empathischen Informationskultur auseinander zu setzen.

Einleitung – Die Bedeutung der Wahrhaftigkeit am Krankenbett

Es gibt heute in der Literatur und in der persönlichen Erfahrung im Umgang mit Schwerkranken und Sterbenden genügend Anhaltspunkte dafür, dass der moderne Patient unserer Tage in der Regel «die Wahrheit» über seine effektive Krankheitssituation und seine mutmaßliche Prognose erfahren will (Fallowfield 1993; Jenkins et al., 2001). Die «Wahrheit» ist dabei allerdings ein außerordentlich schwieriger und im Blick auf die Patientenkommunikation keinesfalls absoluter Begriff, ganz abgesehen davon, dass selbst der erfahrenste Arzt – insbesondere bei Krankheiten mit oft unvorhersehbarem Therapieverlauf, wie Krebskrankheiten – die volle Wahrheit über die medizinische und zeitliche Feinprognose einer bestimmten Krankheitssituation ebenso wenig kennt wie der Patient selbst und seine nächste Umgebung. Es ist daher für alle Beteiligten wohl sinnvoller und hilfreicher, an Stelle von bloßer, oft fast mechanischer «Wahrheitsvermittlung» von «Wahrhaftigkeit am Krankenbett» zu sprechen. Wahrhaftigkeit am Krankenbett ist Ausdruck einer inneren Haltung und nicht bloß das Hinüberbringen «wahrer» schlechter Botschaften, die den Kranken und sein soziales Umfeld auch erheblich verletzen können (Senn, 1977; Strebel, 2004).

Was für eine «Wahrheit» braucht der Patient in der Palliativsituation?

Was der Patient (und seine häuslichen Nächsten) in diesen schwierigen irdischen Endstadien einer bösartigen Krankheit erfahren wollen, ist aufrichtige und wahrhaftige Zuwendung (Empathie) vonseiten ihrer ärztlichen und pflegerischen Betreuer (Jenkins et al., 2001). Dies schließt eine zweckmäßige, ehrliche Kommunikation über ungünstige Tatsachen und Krankheitsentwicklungen ebenso ein, wie die Bereitschaft, die psychosozialen Folgen dieses «Überbringens schlechter Nachrichten» mit dem Patienten auch zu tragen und zu verarbeiten – oder dafür zumindest gangbare Wege durch die Vermittlung fähiger Drittpersonen zu suchen (Seelsorger, Psychologen, andere erfahrene Betreuer usw.). Eines ist ganz klar: Eine hilfreiche Kommunikation mit schwer kranken oder gar sterbenden Patienten verträgt sich schlecht mit noch so barmherzig geplanten diagnostischen Notlügen und prognostischen Beschönigungen! Solche – wenn auch gut gemeinten – Verdrängungsstrategien führen unweigerlich zu einem Vertrauensbruch vonseiten des um seine wahre Situation betrogenen Patienten, da er damit in der Disposition seiner beruflichen und familiären Rituale der Verabschiedung aus seiner bisherigen Welt irregeführt wird.

Die juristische Seite der korrekten Patienteninformation

War die Wahl der Patienteninformationsstrategie noch vor 2–3 Jahrzehnten weitgehend dem einzelnen Arzt und seinen Patienten überlassen, haben die meisten Staaten und deren medizinische Gesellschaften oder Akademien mittlerweile juristisch mehr oder minder verbindliche Richtlinien zu diesem Thema erlassen (z. B. Schweiz. Akademie der Medizinischen Wissenschaften, erneuert 2005). Diese Richtlinien können allerdings nur die Grundsatzfragen regeln und haben meistens wenig Bezug zur Praxis, bzw. zum «Wann?», «Wie?» und «Durch wen?». Sie verwenden oft für die Informationsart gegenüber dem Patienten den Begriff «angemessen» – ohne diesen allerdings auch nur annähernd zu definieren. Es leuchtet rasch ein, dass damit keine absolute, uniforme, z. B. prognostische Wissens- und Wahrheitsvermittlung gemeint sein kann. Denn: Was hat die angemessene Informationstaktik über die bevorstehende äußerst schlechte Überlebensprognose bei einem schwerhörigen 85-jährigen Patienten mit inoperablem Magenkarzinom und Lebermetastasen mit der entsprechenden Informationsstrategie bei einer todkranken 35-jährigen Leukämiepatientin und vierfachen Mutter gemeinsam?

Die Defizite unvollkommener Überbringung schlechter Nachrichten

Schlechte Nachrichten können in verschiedener Hinsicht unvollkommen bzw. «falsch» überbracht werden, indem sie:

- gar nicht überbracht werden (anhaltende Nichtinformation).
- als Fehlinformation (bzw. gewollte Desinformation) überbracht werden.
- als falsche Informationstaktik überbracht werden (mangelnde Empathie, Erfahrung).
- als unzweckmäßige, ablenkende Überinformation deklariert werden.

Die Beispiele dafür sind Legion. Einige drastische, exemplarische Situationen wurden als praktische, archetypische Lehr-Hinweise mehrfach publiziert (Senn, 1977, 1998). Allen zu Grunde liegt einerseits eine «Verdrängung der Wirklichkeit» der wahren Krankheitssituation durch die engsten medizinischen Betreuer sowie andererseits die vordergründig wohl gemeinte Tendenz zur «barmherzigen Abschirmung» des Kranken vor unangenehmen Tatsachen. Dabei bleibt offen, ob die vorgegebene Schonung des Kranken im Versteckten nicht eher einen Selbstschutz der Betreuer vor den quälenden Rückfragen des wahrhaftig und eingehend informierten Patienten darstellt.

Wer trägt die Informationsverantwortung?

In den meisten, insbesondere westlichen Ländern ist für das Ausmaß und die Strategie der Patienteninformation auf Grund der herrschenden Rechtslage der zuständige, behandelnde Arzt verantwortlich (Spitalarzt, Hausarzt). Dies wird vonseiten der mitbetreuenden Pflegepersonen oft bemängelt, deren Sicht des Patienten und seiner Informationsbedürfnisse sich – zu Recht oder Unrecht – nicht immer mit derjenigen der Ärzte deckt. Eine zweckmäßige, interdisziplinär abgesprochene und taktvolle Informationsstrategie ist daher unerlässlich, damit sich daraus überhaupt erst eine vertrauensvolle interprofessionelle Kommunikation mit dem terminal kranken Patienten aufbauen kann, welche auch den innerfamiliären Spannungen durch weitere Krankheitsverschlechterungen standhält (Senn, 1977, 1998; Sass, 2001).

Diese Übermittlung schlechter Nachrichten kann auch niemals punktuell-einmalig sein, sondern bedarf – insbesondere bei schrittweiser Verschlechterung der Überlebenschancen – der wiederholten Nacharbeit und Vertiefung bzw. Erklärung. Dabei leisten besonders die Pflegenden und aber auch Therapeuten (Physio-, Ergo-, Musiktherapeutinnen usw.) unschätzbare «Übersetzerdienste», indem sie – falls zweckmäßig mitinformiert – die Lücken und Missverständnisse der ärztlichen Informationsvermittlung gegenüber dem Patienten ausfüllen bzw. nachträglich erklären können. Dies bedingt allerdings deren sinnvolle und rechtzeitige Integration ins Betreuungsteam, z. B. in Form regelmäßiger Teamrapporte, psychosozialer Fallgespräche usw., was im stationären Spitalbereich leichter zu bewerkstelligen ist als in der Ambulanz und Heimpflege. Dabei ist allerdings die Privatsphäre der betroffenen Patienten angemessen zu wahren, und eine effiziente Koordination der Hilfestellungen innerhalb des Betreuer-Teams soll verhindern, dass der Patient nicht einer unkontrollierten, eventuell sogar kontraproduktiven Informations- und Hilfeleistungsvielfalt (Auswüchse eines multidisziplinären Helfer-Syndroms) zum Opfer fällt. Der Patient und seine Umgebung werden auch sehr rasch spüren, ob sein Betreuungsteam fachlich und menschlich harmoniert, oder ob er am Ende – bei allem guten Willen – zum Spielball unterschiedlicher eigensüchtiger Meinungen und eines Profilierungsgebarens wird, die sich leider auch in die bestgemeinten palliativen Betreuungskonzepte und ganz besonders in die delikate Therapie von schwierigen Schmerz- und Verwirrtheitszuständen von Tumorpatienten in terminalen Krankheitsphasen einschleichen können.

Voraussetzungen einer erfolgreichen Informationsstrategie

Die Sektion Psycho-Onkologie der Schweizerischen Arbeitsgemeinschaft für Klinische Krebsforschung (SAKK) hat vor einigen Jahren in einer videoassistierten Studie über die Gesprächstechniken erfahrener medizinischer Onkologen mit schwer kranken Tumorpatienten folgende drei Gesprächsqualitäten herausgearbeitet (Glaus/Senn, 2001):

1. sachlicher Informationsgehalt
2. Patientenzentriertheit des Gesprächs
3. emotionale Wärme der Kommunikation.

Dies ist in der **Abbildung 7.2-1** dargestellt. Ein Idealgespräch (Variante 1) würde alle drei Qualitäten in ausgewogener Weise enthalten. Ein Gespräch wie in den Varianten 6 bis 8 ginge hingegen völlig daneben, und dazwischen gibt es wohl alle Arten mehr oder weniger gelungener Kommunikation mit den Kranken. Es wäre wohl hilfreich, aber ethisch und praktisch wohl kaum zu verantworten, wenn ärztliche und pflegerische Betreuer ihre Gesprächskompetenz und -taktik in der Überbringung unguter Nachrichten durch «peer reviews» periodisch überprüfen ließen. Nicht selten kommt es auch bei erfahrenen

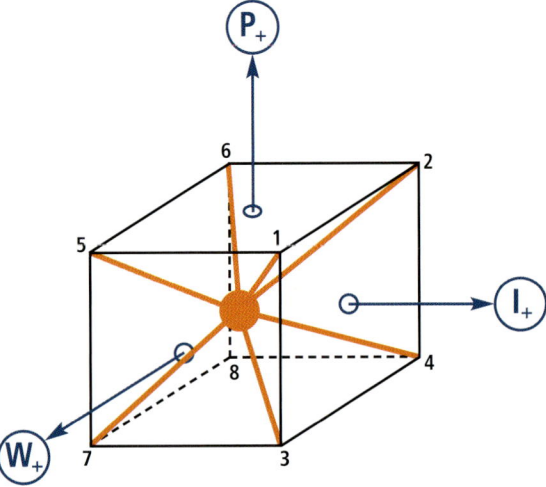

Abbildung 7.2-1: Zusammenwirken der drei Dimensionen eines ärztlichen oder pflegerischen Informationsgesprächs (I = Informationsgehalt; P = Patientenzentriertheit; W = emotionale Wärme) (Quelle: Glaus et al., 2001)

Fachleuten der Palliativmedizin mit der Zeit zur Entwicklung vorurteilshafter, emotional beladener Gesprächs- und Begegnungsmuster, was sich zum Teil in Form zunehmender Schwierigkeiten im Umgang mit bestimmten Patienten bzw. Patientengruppen äußert und auch die innerbetriebliche Zusammenarbeit palliativmedizinischer Betreuungsteams sehr strapazieren kann.

Der patientenbezogene Krankheitsverarbeitungskreisel

Nicht selten tragen auch die Patienten selbst und deren direkte Umgebung zu diesen nicht immer einfachen Kommunikationsproblemen ihrer Betreuer maßgeblich bei. Deren Verarbeitungsprozess – das «Coping» mit neuen, unangenehmen Krankheitssituationen – verläuft in der täglichen Praxis eben meistens nicht so, wie man das in medizinischen und pflegerischen Lehrgängen und Kursen auf Grund diverser missverständlicher Verallgemeinerungen gelernt hat, d.h. in idealisierter Weise linear vom anfänglichen Schock und von der begreiflichen Rebellion über die Zwischenphase der Verweigerung und Depression bis hin zur getrosten Annahme des Schicksals (Glaus/Senn, 2001). Dieser undurchsichtige Verarbeitungsprozess verläuft insbesondere bei Patienten mit fortgeschrittenen, rezidivierenden oder gar terminalen Krebskrankheiten in Wirklichkeit vielmehr in unvorhersehbaren Windungen. Es ist auch für erfahrene Pflegepersonen und Ärzte nicht immer einfach, den Patienten in diesem emotionalen Krankheitsverarbeitungskreisel stets «am richtigen Ort» zu erfassen und abzuholen (**Abb. 7.2-2**). Das Durchlaufen solcher Verarbeitungsprozesse kann mit jedem neuen Ereignis auch wieder von Neuem beginnen (Tumorrezidiv, Krankheitskomplikationen, Schicksalsschlag in der Familie, Tod eines befreundeten Mitpatienten usw.).

Daraus erklären sich – abgesehen vom Phänomen der selektiven Wahrnehmung – oft auch die eklatanten Informationslücken gewisser schon früher wiederholt über ihren Zustand und ihre Prognose eingehend aufgeklärter Patienten. Auch ist nicht zu übersehen, dass ein Teil unserer Schwerkranken mit «Leben auf Zeit» aus oft unerklärlichen Gründen eine selektive Informationsstrategie gegenüber ihren unterschiedlichen fachlichen Betreuern betreibt, was nicht selten zu erheblichen Problemen bei der Motivation und Zusammenarbeit innerhalb des Betreuungsteams führen kann: So kann es vorkommen, dass derselbe terminal Kranke gegenüber der Pflegeperson die morgendliche Körperpflege ablehnt, da er ja ohnehin demnächst sterben müsse, dafür aber auf der Abendvisite den Stationsarzt in eine längere Diskussion über die Auswahl geeigneter Kuraufenthalte nach der Entlassung verwickelt.

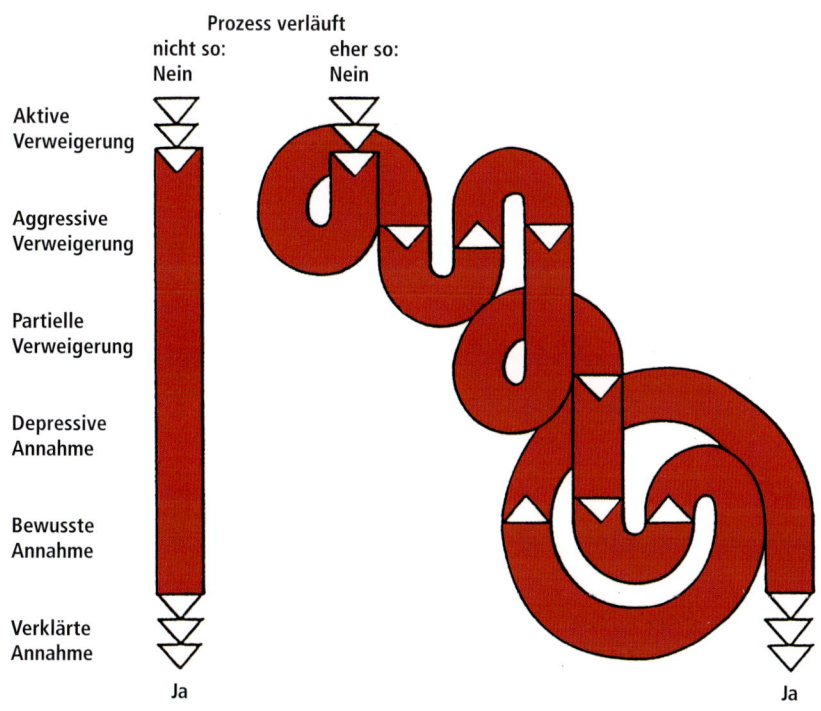

Abbildung 7.2-2: Der Krankheitsverarbeitungsprozess (Quelle: Senn et al., 1998). **Links:** unrealistisch linearer Prozess durch existenziell bedrohte (Tumor-)Patienten **Rechts:** realistischerweise zu erwartender «Verarbeitungskreisel»

Zusammenfassung

1. Schwer kranke Patienten in der palliativen bzw. terminalen Lebenssituation brauchen zweckmäßige, ehrliche, aber taktvolle Informationen über ihre effektive Krankheitssituation.

2. Dies kann nur durch gut ausgebildete, fachlich erfahrene ärztliche und pflegerische Betreuer sowie durch weitere mit diesen Problemen vertraute Fachpersonen geschehen.

3. Den Patienten vorerst kennen lernen: Ein persönliches Vertrauensverhältnis ist unabdingbar für die zweckmäßige, akzeptierte Überbringung schlechter Nachrichten.

4. Den Informationsstand des Patienten selbst ergründen und sich durch das Schweigen und die scheinbare Indifferenz des Kranken nicht täuschen lassen.

5. Den Kranken in seiner eigenen Notlage abholen, um eine auf ihn zentrierte Symptom- und Problemkontrolle zu organisieren und keine palliativen «Schablonenrituale» durchzuführen.

6. Sich nicht scheuen, bei Bedarf andere erfahrene Betreuer und eventuell geeignetere Gesprächspartner einzusetzen (Seelsorger, Psychologen, Pflegepersonen).

7. Hoffnung offen lassen, auch in ausweglosen Situationen, jedoch den Patienten auch vor der programmierten Enttäuschung zerbrochener Illusionen schützen.

8. Den Patienten auch dann akzeptieren, wenn sein Krankheitsverarbeitungsweg phasenweise unverständlich ist und sich unter Umständen auch gegen das Betreuungsteam wendet.

9. Alle am Patienten tätigen Betreuer (Ärzte, Pflegende, weitere Betreuer) periodisch und gleichsinnig informieren: Absprache der Informationsstrategie und des Behandlungsplans.

10. In allen Informationsbemühungen den (urteilsfähigen) Patienten als oberste Instanz über Ausmaß, Art und Zielpersonen mitentscheiden lassen.

Verwendete Literatur

Böni, R.: Umgang mit Tod, Trauer und Verlust. Primary Care, 5 (2005): 96–98.

Bruera, E.; Neumann C. M.; Mazzocato, C.; Stiefel, F.; Sala R.: Attitudes and beliefs of palliative care physicians regarding communications with terminally ill cancer patients. Palliative Medicine, 14 (2000): 287–298.

Fallowfield, L. J.: Giving sad and bad news. Lancet, 341 (1993): 476–478.

Glaus, A.; Senn H.-J.: Supportive und palliative Therapie bei fortgeschrittenen Krebskrankheiten (Teil 2). Schweiz. Med. Forum, 26 (2001): 678–680.

Jenkins, V.; Fallowfield, L. J.; Saul, J.: Information needs of patients with cancer: informations from a larger study in UK cancer centers. Brit. J. Cancer, 84 (2001): 48–51.

Sass, H.-M.; Kielstein, R.: Patientenverfügung und Betreuungsvollmacht. Lit Verlag, Münster 2001.

Schweiz. Akademie der Med. Wissenschaften. Betreuung von Patientinnen und Patienten am Lebensende. Medizinisch-ethische Richtlinien. Schweiz. Ärztezeitung, 86 (2005):172–176.

Senn H.-J.: Wahrhaftigkeit am Krankenbett bei Tumorpatienten. In: Glaus, A.; Jungi, W. F.; Senn, H.-J.: Onkologie für Pflegeberufe. Thieme Stuttgart, 1998: 250–263, 5. A.

Senn, H.-J.: Wahrhaftigkeit am Krankenbett. Schweiz. Ärztezeitung, 58 (1977): 234–241.

Strebel, U.: Gegenseitiger Respekt. Schweiz. Ärztezeitung, 85 (2004): 2645–2647.

Weiterführende Literatur

Aulbert, E.: Kommunikation mit Patienten und Angehörigen. Schattauer, Stuttgart/New York 2000, 1. Nachdruck.

Baumann-Hölzle, R.: Bad news und das gelungene Leben. In: Baumann-Hölzle, R. (Hrsg.): Moderne Medizin – Chance und Bedrohung. Eine Medizinethik entlang dem Lebensbogen. Peter Lang AG, Europäischer Verlag der Wissenschaften, Bern/Berlin/Bruxelles/Frankfurt a. M./New York/Oxford/Wien 2001, Bd. 2.

Bausewein, C.; Roller, S.; Voltz, R. (Hrsg.): Leitfaden Palliativmedizin. Urban & Fischer, München/Jena 2004, 2. A.

Davy, J.; Ellis, S.: Palliativ pflegen. Sterbende verstehen, beraten und begleiten. Huber, Bern 2003.

Fallofield, L.: Communication with the patient and family in palliative medicine. In: Doyle, D.; Hanks, G.; Cherny, N.; Calman, K. (eds.): Oxford Textbook of Palliative Medicine (3rd edn.), Oxford University Press, Oxford 2004.

Frankl, V. E.: Anthropologische Grundlagen der Psychotherapie. Huber, Bern 1975: 120 ff.

Husebø, S.: Kommunikation. In: Husebø, S.; Klaschik, E. (Hrsg.): Palliativmedizin. Schmerztherapie, Gesprächsführung, Ethik. Springer, Berlin/Heidelberg/New York 2003: 119–177, 3. A.

Jahnke, G.: Kommunikation mit schwerstkranken und sterbenden Menschen. In: Pleschberger, S.; Heimerl, K.; Wild, M. (Hrsg.): Palliativpflege. Grundlagen für Praxis und Unterricht. Facultas, Wien 2005, 2., aktualisierte A.

Kearney, N.; Richardson, A.: Nursing Patients with Cancer. Principles and Practice. Elsevier Churchill Livingstone, Edinburgh/London/New York/Oxford/Philadelphia/St. Louis/Sydney/Toronto 2006.

Keller, M.: Aufklärung und Information von Tumorpatienten. In: Margulies, A.; Fellinger, K.; Kroner, Th.; Gaisser, A. (Hrsg.): Onkologische Krankenpflege. Springer, Berlin/Heidelberg/New York, 2002, 3., neu überarbeitete und erweiterte A.

Kristjanson, L. J.: Establishing Goals: Communication Traps and Treatment Lane Changes. Rolling-Ferrel, B.; Coyle, N.: Textbook of Palliative Nursing. Oxford University Press, Oxford 2001.

Meerwein, F.: Das Erstgespräch auf der Abteilung für medizinische Onkologie. In: Bräutigam, W. et al.: Das therapeutische Gespräch mit Krebskranken. Huber, Bern 1985: 41–66.

Müller, M.: Bedeutung der Kommunikation im palliativmedizinischen Team. Schattauer, Stuttgart/New York 2000, 1. Nachdruck.

Nager, F.: Thesen zur Kunst des «breaking bad news». In: Gesundheit, Krankheit, Heilung und Tod. Betrachtungen eines Arztes. Maihof Druck, Luzern, 1998, 3. A.

Rüegger H.: Sterben in Würde? Nachdenken über ein differenziertes Würdeverständnis. NZZ-Buchverlag, Zürich 2003.

Saunders, C.; Baines, M.: Die Wahrheit sagen? In: Leben mit dem Sterben. Betreuung und medizinische Behandlung todkranker Menschen. Huber, Bern 1991.

Schilder, C.: Wahrheit und Wahrhaftigkeit im Interaktionsprozess – die Rolle der Pflegeperson. In: Pleschberger, S.; Heimerl, K.; Wild, M. (Hrsg.): Palliativpflege. Grundlagen für Praxis und Unterricht. Facultas, Wien 2005, 2., aktualisierte A.

Senn, H.-J.; Dringes, P.; Glaus, A.; Jungi, W. F.; Pralle, H. B.; Sauer, R.; Schlag, P. M.: Onkologie. Checkliste. Thieme, Stuttgart, New York 2001: 2, 5. neu bearbeitete A.

Weiher, E.: Mehr als Begleiten. Ein neues Profil für die Seelsorge im Raum von Medizin und Pflege. Grünewald, Mainz 2004, 2. A.

Weiher, E.: Viele Teilwahrheiten ergeben noch keine existenzielle Wahrheit. In: Weiher, E.: Die Religion, die Trauer und der Trost. Seelsorge an den Grenzen des Lebens. Grünewald, Mainz 2004, 2. A.

7.3
Total Pain

Monika Müller

«Wir wissen ja, dass die ganze Schöpfung allzumal stöhnt und allzumal in Wehen leidet bis zum Jetzt.»
(Paulus, Römerbrief)

Abstract

Im Vergleich zur Linderung körperlicher Schmerzen und Symptome des schwer kranken und sterbenden Patienten hat es das Betreuungsteam bei der Wahrnehmung umfassender Schmerzen (Total Pain) nochmals mit einem anderen Handlungsauftrag und einem anderen Umgang zu tun. Hier geht es nicht unbedingt darum, diese Schmerzen gänzlich fortzunehmen. Dies ist in vielen Fällen erfahrungsgemäß auch gar nicht möglich, da diese Art von Schmerz zum existenziellen Daseinsbewusstsein, zum Erfassen der Realität, zum Umgang mit dem Unumgänglichen und zur erforderlichen Trennungsarbeit gehört. Die (Be-)Achtung und Linderung dieser Schmerzen ist im Wesentlichen eine kommunikative Aufgabe, welche versteht, Anteil nimmt, mithilft zu ordnen und zu gliedern, auf noch intakte oder wiederherzustellende Ressourcen achtet und durch Erarbeiten und Erreichen von Teilzielen eine Form der Entspannung und größtmöglichen Gelassenheit und Lebendigkeit im Sterben erreichen mag.

Studienziele

Nach Abschluss dieses Kapitels wird die bzw. der Lernende in der Lage sein:

- die Vielfältigkeit von Schmerzen im Erleben von schwerer Krankheit und in der Sterbephase wahrzunehmen und zu verstehen.
- die Ganzheitlichkeit von Schmerz als Trauerphänomen zu verstehen.
- die Linderung der nichtkörperlichen Schmerzen durch Aussprechen und Zulassen zu begreifen und sich damit auseinander zu setzen.
- sich auf Ressourcen der Schmerzreduktion zu besinnen, sie zu ordnen, zu filtern und auf den eigenen beruflichen Alltag zu übertragen.

Schlüsselwörter

Trennungsarbeit, Total Pain, Weltanschauung, Weltbewältigung, psychosoziale Diagnose, Ziele definieren, Ressourcenorientiertheit, Unterstützung

Umfassenden Schmerz wahrnehmen – Eine Kasuistik

Wie umfassend und vielschichtig Schmerz wahrgenommen werden kann, verdeutlicht die folgende Kasuistik.

Kasuistik: Eine 58-jährige Patientin auf der Palliativstation litt seit Jahren an einem nun exulzerierten Mammakarzinom und befand sich in der letzten Phase ihres Lebens. Sie sprach äußerst schlecht auf die eingeleitete Schmerztherapie an, das heißt, sie tat auch einiges, um die Wirksamkeit zu verhindern, indem sie die Medikamente nicht regelmäßig nahm, die Begleitmedikamente «vergaß» etc. Die Patientin klagte fortwährend diffus über Angst und Schmerzen, dies umso intensiver und konkreter und nahezu vorwurfsvoll, wenn die Entlassung nach Hause diskutiert wurde. In einem Gespräch unter vier Augen wurde deutlich, dass die Schmerzen der Wunde nicht im Vordergrund standen, sondern dass sie Angst verspürte. Und diese betraf nicht so sehr, wie zunächst angenommen, die Angst vor dem kommenden Sterben bzw. vor dem Verlust von Würde oder vor Einsamkeit, sondern ihren Lebensgefährten, bei dem sie eine große Hilflosigkeit angesichts ihres Zustands und ihres Leides erwartete. Ihn wollte sie schonen und trotz ihrer Sehnsucht nach der Heimat lieber bis zu ihrem Ende im Krankenhaus verbleiben. Hier hatten wir es nicht mit Angst in Bezug auf die eigene Person zu tun, sondern mit der Angst um einen anderen Menschen.

Dem Schmerz Orte und Worte geben

«Wir wissen, wo es schmerzt, aber wir wissen nicht, wie es schmerzt» (Timmermanns, 2004). Diesen für die körperliche Schmerztherapie durchaus berechtigten Satz könnte man in Bezug auf unser Thema auch umformulieren: *Wir wissen oft, wie es schmerzt, aber wir wissen manchmal nicht, wo es schmerzt.*

Wenn Behandler und Begleiter im Rahmen medizinischer Kontexte den Begriff «Schmerz» hören, assoziieren sie automatisch und oftmals ausschließlich den körperlichen Schmerz. Es ist Teil des Paradigmenwechsels durch das Konzept der ganzheitlichen palliativen Versorgung, dass dies in diesem Feld anders ist. Schmerz in der palliativen Umsorgung betrifft neben seinem durchaus beachtenswerten physischen Anteil in hohem Maße auch den psychischen sowie den sozialen, den kulturellen und nicht zuletzt den spirituellen Bereich des Menschen. Manchmal ist nur eine der genannten Dimensionen beim Patienten betroffen, oft aber tauchen die verschiedenen Schmerzen auch gleichzeitig auf. Sie stehen dann nicht unverbunden nebeneinander, sondern wirken aufeinander ein, bedingen die jeweils andere Intensität und Häufigkeit.

Hinter diesen trockenen Begriffen «psychisch», «sozial», «kulturell» und «spirituell» verbergen sich alle aufrüttelnden Sorgen, alle mitmenschlichen Probleme und existenziellen Sinnfragen, mit denen wir Menschen es in der Seinsbetrachtung zu tun haben, besonders in allen Lebenskrisen. Wesentliches Merkmal einer Krise ist, dass ein Problem in einem Bereich aufbricht, der existenzielle Zielsetzungen des Lebens tangiert. Eine Lösung des Problems ist oder erscheint in unmittelbarer Zukunft nicht möglich. Die dem betroffenen Menschen zur Verfügung stehenden üblichen Bewältigungsmuster sind überfordert, erschöpft oder nicht verfügbar. Gibt es einen Schmerz, ein Problem, das stärker im Zentrum der Frage nach der eigenen Existenz steht als das Sterbenmüssen? Gibt es eine Schmerztherapie, eine Befreiung, eine Lösung für das Sterbenmüssen – angesichts des Todes? Und kann deshalb das Wissen oder Ahnen um das Sterben nicht viele der vorher verfügbaren Bewältigungsmöglichkeiten rauben oder angesichts der physischen Realität von Krankheit, Schwäche, Verstümmelung und Müdigkeit entmachten?

Total Pain – Die Trennungsarbeit am Lebensende

Unter Total Pain verstehen wir in hohem Maße die Auseinandersetzung des Schwerkranken und Sterbenden mit der Trauer um sein baldiges Sterben und den nahenden Tod.

> Much of what is written here is concerned with feelings, with emotional and family suffering. These have frequently been described as making up the complex «total pain» [...] The automatic prescribing of antidepressant drugs or tranquillizers is to be depreciated; grief is appropriate, and the understanding of suffering and its creative handling may be as important as attempts at its alleviation.
> *(Saunders, 1984)*

> Bei vielem von dem hier Dargestellten geht es um Gefühle, um emotionales und familiäres Leiden. Sie werden oft als Komponenten des Komplexes «Total Pain» dargestellt [...] Das automatische Verschreiben von Antidepressiva oder Tranquilizern ist ausdrücklich abzulehnen; Trauer ist angemessen, und ein Verstehen des Leidens und der kreative Umgang damit sind unter Umständen ebenso wichtig wie seine Linderung.
> *(Saunders, 1984)*

Bedeutung der Trennungsarbeit am Lebensende

Der schwer kranke und sterbende Mensch, dem innerhalb der umfassenden palliativen und hospizlichen Arbeit unser Hauptaugenmerk gilt, ist auch immer ein im höchsten Maße trauernder Mensch (s. Kap. 7.6). Mit dem Zeitpunkt, an dem er zum ersten Mal tief in seinem Innern begriffen hat, dass sein Leben und seine Lebendigkeit akut bedroht sind und die kurativen Behandlungsmöglichkeiten ihre Grenze erreicht haben, beginnt ein heftiger und schmerzlicher Trauerprozess, unabhängig davon, ob er ihn mitteilen kann und will oder nicht; unabhängig davon, ob er zwischenzeitlich wieder «berechtigte oder auch unberechtigte» Hoffnung auf Wiederherstellung oder Heilung fasst. Diese Trauer umfasst alles krankheitsbedingte Verlusterleben seiner Gegenwart und seiner Zukunft. Die Trauer um seine Gegenwart lässt ihn begreifen, dass seine Kraft von Tag zu Tag abnimmt, dass seine Fähigkeiten und Fertigkeiten, auf die er stolz war, schwinden, dass keine körperliche Unversehrtheit mehr gilt, dass seine Autonomie kein selbstverständlicher Zustand mehr ist, dass sich seine Rolle im Beruf und in der Familie stark verändert hat. Dieser Mensch hat nun im gesamten Lebensgefüge eine andere Rolle inne, da er nun zu den «Schwerkranken und Sterbenden» gehört, zu denen, die gesamtgesellschaftlich keine Rolle mehr zu spielen scheinen.

Das Wissen oder zumindest die Ahnung der Diagnose und Prognose lässt ihn außerdem trauernd in die Zukunft blicken. Ziele, die er gerne noch erreicht hätte, rücken in den Bereich von Traum und Utopie, alle Pläne und Hoffnungen, die er hegte, können nur noch unter dem Bann der Unwahrscheinlichkeit angeschaut werden, alle Perspektiven liegen unter der Wolke des «Nie mehr» oder «Nie wieder». Alles, was mit «demnächst», «später» oder «irgendwann einmal» zu tun hat, wird ihn mit bitterer Wehmut erfüllen, da das Leben für seine Empfindung noch nicht hinlänglich und ausreichend gelebt worden ist und das Lebensende immer als vorzeitig und als Abbruch erlebt werden muss. Seine Lebensperspektive zerrinnt ihm förmlich unter den Händen. Eine der möglichen und seltenen Ausnahmen bildet hier vielleicht der sehr alte Mensch, der müde auf ein langes und erfülltes Leben zurückschaut und den man von einem herbeigewünschten Tod sprechen hört. Aber auch hier kann es sich möglicherweise nur auf die Lebensumstände beziehen, unter denen das Leben sich nicht mehr lohnt. Gäbe man diesem Menschen ein Stück entbehrte Lebensqualität zurück, mag vielleicht auch er sich wünschen, wieder zu leben (s. Kap. 4.2).

Trauer um die eigene Vergangenheit

Für einen Schwerkranken und Sterbenden eröffnet sich zu diesen beiden schon unermesslich großen Trauerfeldern letztlich noch ein weiteres, letztes, von dem man in noch gesunden Tagen und im vollen Leben stehend fast keine Vorstellung hat: das der Trauer um seine eigene Vergangenheit. Je näher das Sterben rückt, umso mehr betrübt ihn die Vorstellung, dass mit seinem Hinscheiden auch sein gelebtes Leben zerronnen sein wird, dass das, was er gefühlt, erdacht, erlebt, erlitten hat, nicht mehr da sein wird, dass all das, was sein Innerstes ausgemacht hatte und vielleicht mit so vielerlei Anstrengung erworben und sich zu Eigen gemacht wurde, nun körperlos und damit für die Welt gegenstandslos werden wird. Vielleicht ist dies das schmerzlichste aller Verlusterlebnisse, weil es so unbegreiflich ist: die Vorstellung zu ertragen, dass man sich selber ganz abgeben muss und mit nichts, was einen ausgemacht hat, in dieser Welt vorhanden sein wird. Dies ist sicherlich eine der größten Leistungen eines sterbenden Menschen, diese Abgabe seiner Zukunft und gleichzeitig seiner Vergangenheit zu bewältigen. Auch die Hoffnung oder Gewissheit, im Gedächtnis seiner Liebsten noch eine Weile gegenwärtig zu bleiben und zu überleben, mag manchmal nur ein gelinder Trost in diesem Trauerprozess sein.

Die Bedeutung für unsere Rolle als professionelle Helfer

Mit den oben beschriebenen elementaren Nöten werden wir in unserem beruflichen Alltag konfrontiert. Was bedeutet dies für unsere Rolle und unseren Auftrag? Können/dürfen wir hier delegieren? Können wir hier unsere Rolle abgeben? Ist, weil die medizinische Behandlung zu Ende ist, auch die Beziehung zum Patienten und seinen Angehörigen am Ende angelangt?

Zu diesem Zeitpunkt, wenn sich keine kurativen Maßnahmen mehr anbieten, erkennen Ärzte und Pflegende schmerzlich, dass ihr Handeln Grenzen hat, ihre «Macht» eingeschränkt ist, sie mit ihrer Kompetenz und ihrem Wissen scheinbar am Ende sind. Das mag Gefühle von Unzulänglichkeit, Scham und Ärger auslösen. Spätestens an dieser Stelle der Beziehung zum Patienten bieten Konzepte der umfassenden palliativen Umsorgung ein neues Denk- und Handlungsschema an. Außer der Tatsache, dass zumindest in der Behandlung von körperlichen Schmerzen und anderen Symptomen ein großer Handlungsspielraum aufzuweisen ist, kann darüber hinaus noch Wesentliches mit und für den Patienten getan werden und erfolgen, nämlich in erster Linie ein *Teilen des fremden Schicksals*.

Der Patient, dem keine weitere kurative Behandlung mehr angeboten werden kann, hat auch an diesem Punkt seines Krankheitsverlaufs, und hier noch mehr als vorher, ein Anrecht auf das Fortführen des begonnenen Bündnisses. Hatte das frühere therapeutische Arbeitsbündnis zwischen ihnen die Erhaltung oder Wiederherstellung der Gesundheit zum Ziel, gilt es nun, den Patienten als Selbst in der medizinisch-pflegerischen Handlungssituation zu begreifen und angesichts des sich abzeichnenden Lebensendes mehr das *Befinden* des Patienten als seinen *Befund* ins Zentrum des Interesses zu rücken. Das bedeutet, dass das Begleiten in weiten Teilen das Behandeln ablöst.

Anteilnehmen – Kommunikation als Teil der Schmerzbegleitung statt -bekämpfung

Die Begleitung des Kranken und der sich von ihm verabschiedenden Angehörigen könnte man allgemein so umschreiben: Sich zu ihnen zu gesellen und ihre Ängste, Sorgen und Hoffnungen zu teilen. Begleitung fordert die Aufmerksamkeit und Sorge für Menschen, die ihre Fragen und Probleme in dieser Situation nicht mehr alleine ansehen und bewältigen können.

Der Kern der Begleitung liegt in der Solidarität des Unterstützenden, d. h. in seiner Bereitschaft, den Kranken nicht allein zu lassen, an seiner Geschichte teilzunehmen und ihm Anteilnahme entgegenzubringen. Die wesentlichen Aussagen von uns so genannten Helfern gegenüber Patienten aber sind heutzutage keine teilnahmsvollen, sondern mehr oder wenig deutlich ausgesprochene Appelle zur Bewältigung und finden ausschließlich in einem komplementären Kommunikationsstil, d. h. einer auf Ungleichheit basierenden Haltung von oben nach unten statt. Die Behandler sind die Führenden, die Patienten die Geführten.

> **Beachte:** Die Deutungsleistung in einem Gespräch liegt nicht im Ablenken und Lösen, sondern im Verstehen als Wiedergeben des Verstandenen und der somit bekundeten Anteilnahme und Solidarität. Dies ist bereits ein Akt des Anteilnehmens, er muss nicht gesondert verbalisiert werden.

Weltanschauung statt Weltbewältigung

Die personale Wirklichkeit des Menschen erschließt sich zunächst nicht in der Welt*bewältigung*, sondern in der Welt*anschauung*. Das Weltanschauliche bekundet sich vor allem in der Art, wie wir über die Welt, über das in ihr vorkommende Leid und Glück, sprechen. Das Wort ist nicht Abdruck des Gegenstands, sondern das im Geist erzeugte Bild des Gegenstands. Heidegger nennt die Sprache das «Haus des Seins» (Heidegger, 1950), und Hegel nennt das Sein ohne Sprache «bewußtlose Nacht» (Hegel, n. Stierlin, 1971). Die Sprache ist die Form, in der wir denken und unser Handeln planen. Ohne die sprachliche Benennung von Gegenständen, Vorstellungen, Gegebenheiten, Gefühlen können wir sie überhaupt nicht denken, geschweige denn mit ihnen umgehen oder sie angehen. Phänomene, für die unsere Sprache keine Bezeichnung anbietet, können von uns nicht registriert, bedacht werden – sie *sind* nicht. Wo ein Lebewesen der Umwelt aber nicht sprachlich begegnen kann, indem es ihre Phänomene «auf den Begriff bringt», ist es ihnen als Objekt gleichsam wehrlos ausgeliefert, es kann sich ihnen gegenüber dann nur reaktiv verhalten.

Peter Handke (1970) lässt dies seinen Kasper Hauser so ausdrücken:

> Seit ich sprechen kann, kann ich ordnungsgemäß aufstehen; aber das Fallen tut erst weh, seit ich sprechen kann; aber das Wehtun beim Fallen ist halb so schlimm, seit ich weiß, dass ich über das Wehtun sprechen kann. Seit ich sprechen kann, kann ich [...] in Ordnung bringen.

Ausdruck für den inneren Eindruck erschließen

Dem Sprechen kommt also welt- und sinnerschließende Funktion zu. Das heißt: Wenn wir Menschen hindern, ihre Schmerzen, Gefühle und Gedanken auszudrücken, behindern wir sie, ein Verhältnis zu diesen Schmerzen, Gefühlen und Gedanken und dem durch Schmerzen, Gefühle und Gedanken beantworteten Geschehen aufzubauen. Bedauerlicherweise werden Ärzte und Pflegende bis heute weder dazu ausgebildet, Patienten zum Ausdruck und Beschreiben von Schmerzzuständen jeder Art zu ermuntern, noch ihnen (und sich) zu ermöglichen, in Anschauungen der Welt hineinzuwachsen, hineinzureifen. Professionelle Helfer werden fast ausschließlich als Problemlöser ausgebildet. Mit dem Hineinwachsen in Beruf und Rolle werden Gedanken- und Sprachmuster geschaffen, denen wir folgen. Das ist verhängnisvoll und macht jeden Paradigmenwechsel aufweichbar und in der Tiefe unwirksam. Ärzte und Pflegende werden in der Ausbildung und durch fehlende Vorbilder dazu gebracht, im Lösen von Problemen die Basis für die größten Herausforderungen zu sehen und dies als die Quelle tiefster beruflicher Genugtuung zu empfinden. Im Bereich des Total-Pain-Geschehens aber geht es häufig nicht um die erfolgreiche Bekämpfung des Schmerzes, sondern um sein Teilen und Nachvollziehen, seinen unausweichlichen und immer auch zugleich lebensförderlichen Umgang damit. Die **Abbildungen 7.3-1** bis **7.3-4** stellen das Chaos psychosozialer Nöte in seinem Verlauf dar.

Ordnen, filtern und Ziele definieren

Die Mitteilung und das Aufnehmen der Mitteilung durch das Team sind die Grundvoraussetzung für die weiteren Hilfestellungen. Der nächste Schritt – so kühl dies auch klingen mag – heißt, zu entwirren und zu ordnen. Diese Klärung ist notwendig, um aus miteinander vermischten, unklaren, unbegrenzten Gefühlszuständen Problemstellungen abzuleiten, die dann gemeinsam angeschaut werden können und aus denen sich konkrete Ziele ableiten lassen. Denn nur auf irgendetwas hin kann interveniert und geholfen werden, sonst bleibt psychosoziale Betreuung sterbender Menschen und ihrer Angehörigen auf das Atmosphärische beschränkt. Als Ursache für eine unklare Beziehung zwischen Helfer und Patient sowie aus-

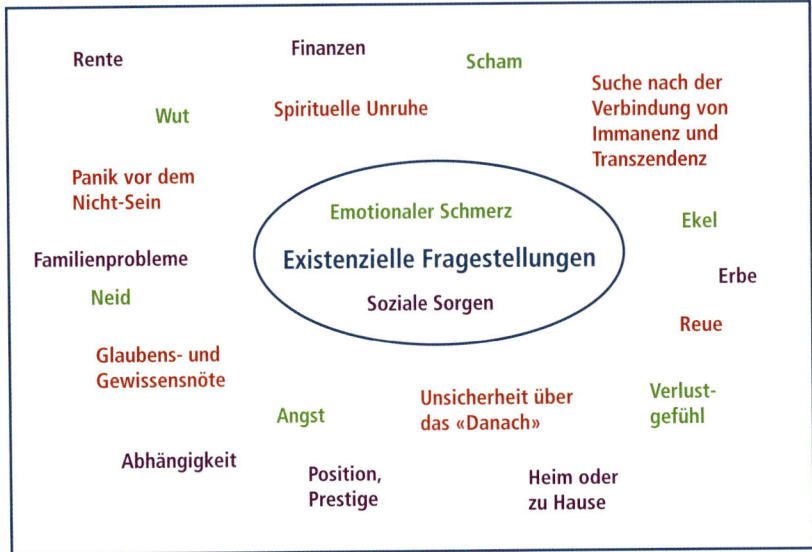

Abbildung 7.3-1: Das Chaos psychosozialer Nöte I (Quelle: Autor)

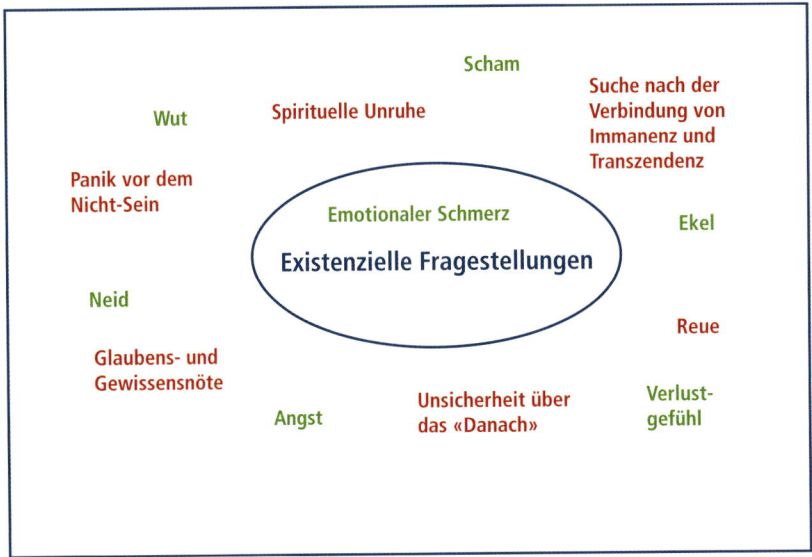

Abbildung 7.3-2: Das Chaos psychosozialer Nöte II (Quelle: Autor)

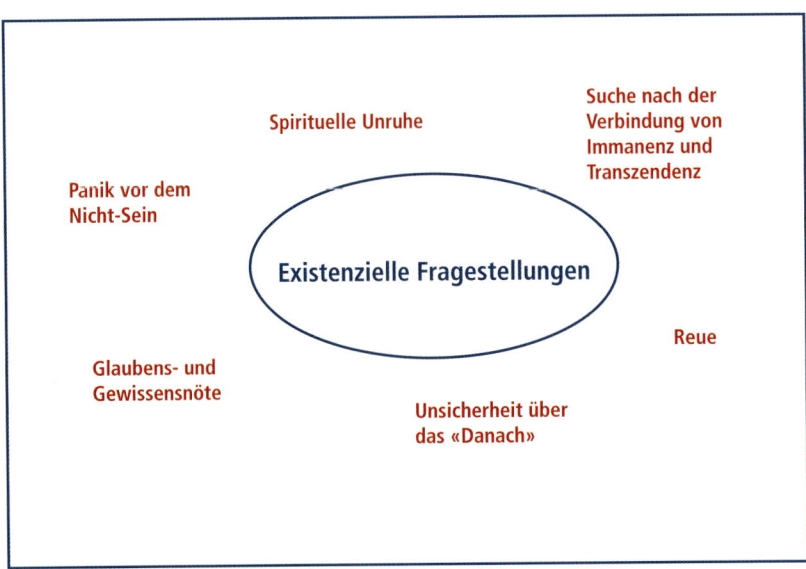

Abbildung 7.3-3: Das Chaos psychosozialer Nöte III (Quelle: Autor)

Abbildung 7.3-4: Das Chaos psychosozialer Nöte IV (Quelle: Autor)

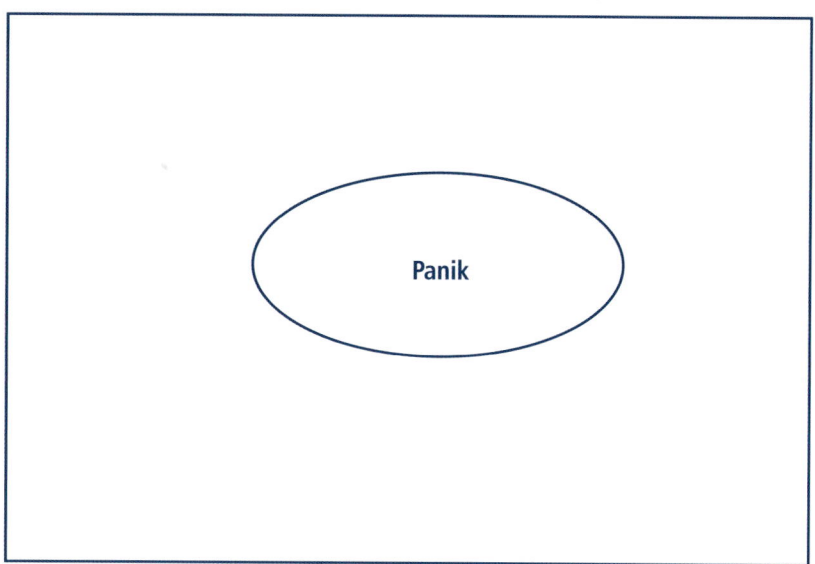

bleibende oder mangelhafte Therapieeffekte wird häufig das Versäumnis benannt, patientenorientierte Ziele als solche zu diskutieren und zu beschreiben. Was im medizinischen Bereich selbstverständlich ist, wird im psychosozialen Kontext noch viel zu zaghaft angegangen. Die Zielformulierung muss immer eine gemeinsame sein und hat im Zusammenhang von Sterben und Tod eine zutiefst ethische Dimension.

Durch genaues Hinhören und Nachfragen grenzen sich die psychosozialen Fragestellungen und Nöte ein (s. Abb. 7.3-1 bis 7.3-4). So muss z. B. herausgefunden werden, was sich hinter dem Satz «Ich habe solche Angst, Herr Doktor!» versteckt. Ist es die Angst vor:

- verstümmelnden Eingriffen
- Verlust von Autonomie und Lebensqualität
- Schmerz, Atemnot
- Rückfällen
- Verlassenwerden und Trennung
- passiver Auslieferung
- Neid und Eifersucht auf Gesunde
- dem eigenen Schatten
- einer Gerichtsbarkeit nach dem Tod?

Welche Angst ist hier gemeint?

Angst ist ein qualvolles, gegenstandsloses Gefühl des Bedrohtseins, immer das Dasein im Ganzen betreffend, es durchdringend und beherrschend (Sartre, 1943). Die Philosophie des 20. Jahrhunderts beschreibt das Wesen der Angst als stumm, vorsprachlich und diffus (Künzli, 1948). Darin liegen auch ihr Bann und ihre dämonische Kraft (s. a. Kasuistik am Anfang des Kapitels). Bei dem Philosophen Kirkegaard (1844) heißt es weiter, dass ohne Sprache Angst nutzlos und verloren bleibt. Wenn aber die Angst zum Sprechen gebracht wird, so kann dies auf sie zurückwirken. Eine solche entäußerte Angst ist etwas anderes: Sie heißt *Furcht*. Die Furcht vor etwas kann man benennen, beschreiben und angehen. Sie ist konkret. Wenn aus der diffusen Angst konkrete Furcht geworden ist, können Lösungsstrategien erarbeitet werden.

Ein weiteres Beispiel aus dem Bereich emotionaler Schmerzen betrifft einen Patienten in Trauer. Der 43-jährige Mann litt an einem nicht operablen malignen Melanom, das ihn entstellte. Er war vor seiner Erkrankung als Universitätsprofessor tätig gewesen und hatte in verschiedenen Gremien politisch mitgearbeitet. Seine sich öfters wiederholende Äußerung lautete: «Es stimmt mich unendlich traurig, mich hier so liegen zu sehen!» In **Tabelle 7.3-1** sind die unterschiedlichen Trauerbezüge dargestellt.

Tabelle 7.3-1: Unterschiedliche Trauerbezüge (Quelle: Autor)

- Verlust der vertrauten Menschen
  - der sozialen Rolle
  - der Rolle innerhalb der Familie
  - von Arbeit, Prestige und Einkommen
- Verlust von Fähigkeiten
  - Lebenszielen
  - Plänen
  - Klärungsmöglichkeiten
- Verlust von Hoffnung
  - Sinn
  - Vergangenheit und Zukunft
  - Kraft und Entschiedenheit
  - Sicherheit, Vorhersehbarkeit und Planbarkeit
  - Kontrolle
- sich selbst verloren gehen

Die allgemeine Vermutung im Team war, dass es sich bei seinem Schmerz um das Gefühl des Prestigeverlustes und um das Gefühl des Fehlens seiner früheren Attraktivität handelte. Im Verlaufe der Begleitung wurde aber deutlich, dass es nicht darum ging, sondern dass er den Verlust von Entscheidungskompetenz und Autonomiefähigkeit betrauerte (s. Tab. 7.3-1). Als dem Team – nicht zuletzt in der gemeinsamen Stationssupervision – deutlich geworden war, welcher Trauerprozess bei dem Patienten ablief, bemühte man sich, ihn in alle medizinischen und pflegerischen Schritte einzubeziehen. Der Patient war beteiligt am Abwägen aller Optionen in der Behandlung und Pflege, in diesem Zusammenhang wurde sein Sterben zu einem planbaren, *ihm gemäßen*, zu bewältigenden Vorgang. Durch das Formulieren und Umsetzen erreichbarer Ziele kann der Patient sein Sterben «angehen» und ggf. in seine Gewalt bringen, bewältigen.

Begleiten heißt Unterstützen

Indem wir so genannten Helfer auch in der psychosozialen und spirituellen Begleitung dem sterbenden Menschen seine Ängste nicht ausreden, seine Sorgen nicht beschwichtigen, seine Ängste und Sorgen nicht zu deuten übernehmen, ihm seine zu erledigenden Aufgaben nicht abnehmen im Sinne von wegnehmen, nehmen wir seine Bedürfnisse ernst:

- sein Bedürfnis nach Wertschätzung und Respekt
- sein Bedürfnis nach Sicherheit
- sein Bedürfnis nach Zugehörigkeit
- sein Bedürfnis nach Autonomie und Entscheidungsfähigkeit.

In einer solchen Begleitung, die mehr unterstützt als stellvertretend macht und hilft, machen wir den Sterbenden nicht klein und abhängig, denn das ist er nicht, auch wenn er sterbend ist. Eine solche Unterstützung signalisiert ihm unsere unabdingbare Zuversicht, dass wir ihm zutrauen, dass er seine letzte Lebenszeit meistern und sein Sterben ertragen, ja vielleicht vollbringen wird. Im Folgenden sind die Stufen der Begleitung wiedergegeben:

- Anteilnehmen
- mehrdimensionale Diagnosestellung
- Ordnen, Filtern, Herausarbeiten
- Zeitplan erstellen
- Untersuchung, Bewertung und Nutzung intakter Gegebenheiten
- Interventionsvorschläge und Stützungsangebote.

Damit schaffen wir einen Raum, in dem möglicherweise noch Wachstum geschehen kann, wie der britische Palliativmediziner Derek Doyle (1999) sagt:

> One of the challenges of palliative care is creating the climate of bridge building with man and with God, of new insights and even self-discovery [...]   *(Doyle, 1999)*

Zusammenfassung

Total Pain umfasst das Abschiednehmen des schwer kranken und sterbenden Menschen von seiner Umwelt, seiner Vergangenheit, Gegenwart und Zukunft und seiner eigenen, bisher erlebten Personalität. Dies kann zu heftigen Gefühlsreaktionen führen, die nicht im Rahmen einer herkömmlichen Schmerzbehandlung und/oder Psychotherapie anzugehen sind. Dies erfordert von den Betreuenden nochmals einen anderen Umgang und Handlungsauftrag, in dem es primär weniger um die «Kontrolle» und Beseitigung umfassender Schmerzen und weiterer damit verbundener Phänomene geht. Es geht auch nicht um die fremdeinschätzende Deutung dessen, was der schwer kranke und sterbende Mensch erlebt, sondern es geht nach Heller (2000) darum, im Erleben umfassenden Leides stets «in Relativierung der eigenen Disziplin und faktisch der eigenen Person» die Einzigartigkeit, die Einmaligkeit und Individualität des sterbenden Menschen zu verstehen und zu bedienen (Heller, 2000: 16–17).

Abschließende Fragen zur Reflexion

- Beschreiben Sie die Trennungsarbeit, die ein sterbender Mensch zu leisten hat. Was lässt diesen Zustand oft zur Total-Pain-Erfahrung werden?

- Welche Möglichkeiten gibt es in Ihrem Arbeitsumfeld, rechtzeitig Entwicklungen eines Total-Pain-Zustands zu erkennen und gezielt zu erfassen (Assessment)?

- Welche Auswirkung hat Total Pain auf die professionellen Helfer?

- Welche Erfahrungen haben Sie konkret in der Betreuung von Patienten mit Total Pain gemacht, und wie sind Sie persönlich bzw. im Team damit umgegangen?

- Welchen konkreten Ansatz des Miterlebens mit Menschen in Total Pain verfolgt die Denk- und Grundhaltung der umfassenden palliativen Versorgung?

Verwendete Literatur

Doyle, D.: Au revoir. Abschiedsvortrag am 6. Europ. Palliativkongress in Genf, September 1999 (unveröff.).
Handke, P.: Kaspar Hauser. Suhrkamp Verlag, Frankfurt a. M. 1970.
Heidegger, M.: Sprache in verlorener Zeit. Vittorio Klostermann Verlag GmbH, Frankfurt a. M. 1950: 326.
Hegel, W. F. zitiert nach: Stierlin, H.: Zwischen Wagnis und Sprachwirrnis. In: Watzlawick, P.: Das Auge des Betrachters, München 1971.
Kirkegaard, S.: Der Begriff Angst. 1844. In: Gesammelte Werke I–XLI. Stuttgart 1950–1974, XI: 172.
Künzli, A.: Angst als abendländische Krankheit. Bern 1948, S. 72.
Römerbrief 8,22. In: Das Neue Testament. Übersetzt von F. Stier. Kösel Verlag, München 1989: 340.
Sartre, J.-P.: L'être et le néant. Paris 1943: 93.
Saunders, C.: The Philosophy of Terminal Care. In: Saunders, C.: The Management of Terminal Malignant Disease (2nd edn.). Oxford University Press, London 1984: 232.
Timmermanns, P.: Der Schmerz und die Ethik. In: Lilie, U.; Zwierlein, E. (Hrsg.): Handbuch Integrale Sterbebegleitung. Gütersloher Verlagshaus, Gütersloh 2004: 23.

Weiterführende/ kommentierte Literatur

Aulbert, E.; Zech, D. (Hrsg.): Lehrbuch der Palliativmedizin. Schattauer, Stuttgart 2000.
Davy, J.; Ellis, S.: Palliativ pflegen. Sterbende verstehen, beraten und begleiten. Deutschsprachige Ausgabe herausgegeben von Feuz, M. Huber, Bern 2003.
Ellershaw, J.; Wilkinson, S. (eds.): Care of the dying. A pathway to excellence. Oxford University Press, Oxford/New York 2003.
Elias, N.: Über die Einsamkeit der Sterbenden. Suhrkamp, Frankfurt a. M. 1982.
Heller, A. (Hrsg.): Kultur des Sterbens. Bedingungen für das Lebensende gestalten. Lambertus, Freiburg i. Br. 1994.
Heller, A.: Die Einmaligkeit von Menschen verstehen. In: Heller, A.; Heimerl, K.; Husebø, S. (Hrsg.): Wenn nichts mehr zu machen ist, ist noch viel zu tun. Wie alte Menschen würdig sterben können. Lambertus, Freiburg i. Br. 2000: 9–24.
Käppeli, S. (Hrsg.): Pflegekonzepte. Phänomene im Erleben von Krankheit und Umfeld. Herausgegeben von Mäder, M.; Zeller-Forster, F. Huber, Bern 1998, Bd. 1. Behandelt folgende Konzepte: Leiden, Krise, Hilflosigkeit, Angst, Hoffnung/Hoffnungslosigkeit, Verlust/Trauer, Einsamkeit.
Käppeli, S. (Hrsg.): Pflegekonzepte. Phänomene im Erleben von Krankheit und Umfeld. Huber, Bern 1999, Bd. 2. Behandelt folgende Konzepte: Selbstkonzept, Selbstpflegedefizit, Immobilität, Ermüdung/Erschöpfung, Schlafstörungen, Inkontinenz.
Käppeli, S. (Hrsg.): Pflegekonzepte. Phänomene im Erleben von Krankheit und Umfeld. Huber, Bern 2000, Bd. 3. Behandelt folgende Konzepte: Angehörige, Ungewissheit, Verwirrung, Kommunikation, Bewältigung, Schuld, Stigma, Macht, Aggression, Compliance, Humor.
Metz, C.; Wild, M.; Heller, A. (Hrsg.): Balsam für Leib und Seele. Pflegen in Hospiz- und Palliativer Betreuung. Lambertus, Freiburg, i. Br. 2002.
Müller, M.: Dem Sterben Leben geben. Gütersloher Verlagshaus, Gütersloh 2004.
Müller-Mundt, G.: Psychologische und biopsychosoziale Schmerzkonzepte. In: Müller-Mundt, G. (Hrsg.): Chronischer Schmerz. Herausforderung für die Versorgungsgestaltung und Patientenedukation. Huber, Bern 2005.
Saunders, C., Baines, M.: Leben mit dem Sterben. Betreuung und medizinische Behandlung todkranker Menschen. Huber, Bern 1991.
Saunders, C.: The management of terminal illness. Hospital Medicine Publication, London 1997.
Saunders, C.: Brücke in eine andere Welt. Herder, Freiburg, i. Br. 1999.
Saunders, C.; Baines, M.: Living with dying. Oxford University Press, Oxford 1983.
Schneider, J. M.: The Overdiagnosis of Depression. Recognizing Grief and its Transformative Potential. Season`s Press, Michigan 2000.
Weiher, E.: Die Religion, die Trauer und der Trost. Seelsorge an den Grenzen des Lebens. Grünewald, Mainz 2004, 2. A.

7.4
Begleitung schwer kranker, sterbender Kinder und Jugendlicher

Andrea Kreisch

«Schaut bitte nicht so traurig! Helft uns, gute Tage zu haben! Eltern, trauert nicht so lange um uns!»
(Stefan, Lydia und David)

Abstract

Ausgehend von den Bedürfnissen des schwer kranken, sterbenden Kindes und Jugendlichen werden pflegerische Möglichkeiten und Aufgaben für das Team aufgezeigt. Die Reaktion auf die dargestellten elterlichen Bedürfnisse einer adäquaten Pflege und Hinwendung zum Kind sowie die Unterstützung durch Information und Kommunikation wird auch als präventive Intervention hinsichtlich einer angemessenen Verlustverarbeitung beschrieben. Speziell hingewiesen wird auf die Situation der Geschwister des jungen Patienten, deren Einbindung in die Begleitung Folgeprobleme zu lindern vermag. Die Kasuistik der Begleitung eines 5-jährigen tumorkranken Mädchens rundet den Beitrag ab.

Jährlich sterben im deutschsprachigen Raum vier von 1000 Kindern. Ist die Zeit der Geburt nach neuesten Statistiken am häufigsten mit dem Risiko zu frühen Sterbens belegt, fordern Unfälle und lebenslimitierende Erkrankungen nächstfolgend ihren Tribut (s. Kap. 9.3). Dieser frühe Tod resultiert dann aus einer medizinisch noch nicht ausreichend beherrschbaren Erkrankung und steht meist am Ende einer mühevollen, intensiven organmedizinischen Behandlung.

Der junge Patient geht seinen Weg und begegnet auf diesem Weg, der häufig mit vielen und längerfristigen Krankenhausaufenthalten verbunden ist, Ärzten und vielen Pflegenden. Sie sind die Betreuenden in vorderster Linie, die die medizinischen Behandlungen vermitteln, durchführen und auch in der Palliation Partner des jungen Patienten und seiner Familie sein sollen.

Begleitung bedeutet in diesem Sinne, jemanden so zu unterstützen, dass er sein eigenes Leben leben und seinen eigenen Tod sterben kann. Welchen Bedürfnissen begegnen wir in unserer Arbeit mit schwer kranken, sterbenden Kindern und Jugendlichen?

Studienziele

Nach Abschluss dieses Kapitels wird die bzw. der Lernende in der Lage sein:

- die Bedürfnisse schwer kranker, sterbender Kinder und Jugendlicher und ihrer Familien zu erkennen, zu verstehen und zu reflektieren und sie als Handlungsleitlinie der pflegerischen Tätigkeit auch in dieser Behandlungsphase anzuerkennen.

- den Patienten als Teil seiner Familie zu erfahren, deren Unterstützung sowohl patientenwirksam ist als auch perspektivisch das gesunde Leben mit dem Verlust fördert.

- die Geschwister des Patienten rechtzeitig und adäquat in den Begleitungsprozess einzubeziehen, deren spezifische Situation mit Angst- und Unsicherheitsgefühlen und vermisster Zuwendung durch die emotional stark belasteten Eltern die Gefahr der Entstehung von Überforderung und zukünftigen Problemen in ihrer Sozialisation birgt, und unterstützende Maßnahmen abzuleiten.

Einleitung – Die Bedürfnisse schwer kranker Kinder und Jugendlicher

Schmerzfreiheit und größtmögliches körperliches Wohlbefinden

Die Erfüllung des Bedürfnisses nach Schmerzfreiheit und körperlichem Wohlbefinden bildet das Fundament für die Möglichkeit, andere Bedürfnisse ggf. erst differenzieren zu können. So müssen die umfassende Sorge um die Befindlichkeit des jungen Patienten und belastende Symptome an erster Stelle stehen. Wesentliche Vorbedingung dafür ist eine auf Vertrauen und Einfühlung basierende Kommunikation mit dem Patienten – denn auch junge Patienten glauben wohl manchmal, dass Schmerzen bei bestimmten Krankheitsbildern unabwendbar seien. Hinzutreten sollte eine achtsam und taktvoll realisierte körperliche Grundpflege, deren definiertes Ziel die Linderung von Beschwerden und Wohlbefinden sein muss.

> **Aus der Forschung:** Amerikanische Wissenschaftler (Wolfe et al., 2000) haben 103 Eltern zur letzten Lebensphase ihrer Kinder befragt, die zwischen 1990 und 1997 an einer Krebserkrankung gestorben waren. Dabei fanden sie, dass fast 90 % der Kinder «sehr» oder «ganz erheblich» an Schmerzen, aber auch unter Müdigkeit und Atemnot gelitten hatten. Dieser hohe Prozentsatz muss als ein beispielhaftes Indiz für ungenügende Schmerzkontrolle und Symptomlinderung bewertet werden (s. Kap. 5.5). Deshalb gilt es, vorhandene aktuelle, wissenschaftlich fundierte Erkenntnisse über Schmerzphysiologie und Schmerzmessung im Kindesalter in eine effiziente Schmerztherapie umzusetzen, wie es z. B. erfolgreich im STOP-Projekt (Schmerz-Therapie in der Onkologischen Pädiatrie) realisiert wird (Zernikow, 2001).

Akzeptierendes Verstehen

Dieses Bedürfnis beinhaltet die Begegnung mit dem jungen Kranken in einer Atmosphäre, die durch Annahme und verstehende Wertschätzung des jungen Patienten geprägt ist. Der junge Kranke sollte spüren können, dass er in diese Wertschätzung unbedingt vertrauen kann. Voraussetzung dafür ist ein wahrhaftiger Umgang miteinander (s. Kap. 7.2).

Wahrhaftigkeit

Ausgangspunkt dieser Überlegungen sind folgende Prämissen:

1. Diagnosen und schlechte Prognosen können vor Kindern kaum verheimlicht werden.
2. Kinder mit fortgeschrittenen Erkrankungen realisieren in der Regel, dass der Tod das endgültige Ende sein wird.
3. Kinder sind fähig, das Herannahen ihres Todes zu spüren.

Unter diesen Voraussetzungen müssen die generelle Vermeidung des Gesprächs, das Äußern von Halbwahrheiten oder Lügen zu Gefühlen der Nichtakzeptanz durch die Umwelt und des Ausgeschlossenseins beim jungen Patienten führen. Folgen sind ein manchmal äußerlich kaum spürbarer innerer Rückzug und ein Schutz der Familie, indem Unwissenheit und Arglosigkeit über die Bedeutungsschwere der Situation vorgetäuscht werden. Es erfolgt ein Beziehungsabbruch zwischen Kind und ärztlich oder pflegerisch Betreuendem. Das Kind, der Jugendliche ist allein mit seinem Wissen und den daraus entstehenden Gefühlen, darunter der Angst. Um diese Realität zu vermeiden, entsteht für die in der Behandlung und Pflege Tätigen die Pflicht und Herausforderung, sensibler Gesprächspartner für das schwer kranke Kind und den Jugendlichen zu sein. Primär ist dies Aufgabe des Arztes. Auf Grund des intensiven Kontakts der Pflegenden, manchmal der Nähe gerade der Auszubildenden zum jungen Patienten, sind aber gerade sie erste Ansprechpartner für Fragen – die meistens jedoch nicht verbal gestellt und auch nicht verbal beantwortet zu werden brauchen. So werden Pflegende nach unserer Erfahrung weniger mit häufig so gefürchteten Fragen wie: «Muss ich sterben?» konfrontiert, sondern sehen sich viel öfter Äußerungen zur konkreten Situation gegenüber (s. Kasuistik).

> **Kasuistik:** Die 16-jährige Patientin, die um ihre austherapierte Knochenkrebserkrankung mit Lungenmetastasen weiß und präfinal unter Atembeschwerden leidet, sagt: «Das Wetter ist so schlecht, ich bekomme wieder so wenig Luft.» – Wir werden ihr unsere Aufmerksamkeit schenken und unser Verständnis für ihre Hoffnung, dass es besser gehen möge (auch wenn wir diese Hoffnung vielleicht nicht mehr teilen können) und uns um lindernde Maßnahmen bemühen.

Diese Umgangsweise stellt eine interprofessionelle Anforderung dar, deren Gelingen eine teaminterne fall- und problembezogene Kommunikation voraussetzt. Sie basiert auf der Achtung vor dem jungen Patienten, dessen intuitivem Wissen sowie dem Ziel, ihn an wichtigen Behandlungsentscheidungen mitwirken zu lassen. Die in den meisten Fällen vorhandene enge Beziehung zum Elternhaus erfordert jedoch von Anfang an auch einen besonders intensiven Austausch mit den wichtigsten Bezugspersonen, die diesen Gesprächsprozess mittragen können müssen, damit ein gemeinsamer Weg von Patient und Eltern möglich wird.

> **Praxistipp:** Die Orientierung am Bedürfnis des jungen Patienten muss uns auch bei der Informationsvermittlung oberstes Gebot sein, die uns auf vermeidendes und ausweichendes Verhalten gewährend reagieren lassen wird.

Das Verständnis des Heranwachsenden von Tod

Die Entwicklung des Verständnisses von Sterben und Tod ist eng verknüpft mit der kognitiven Entwicklung, der sozialen und kulturellen Einbettung und auch mit der individuellen Lebenssituation des Kindes. **Abbildung 7.4-1** zeigt einen schematischen Überblick über den Erwerb der Konzepte vom Tod beim gesunden Kind. Anfangs, etwa im Alter von 3–5 Jahren, erfassen die Kinder die Unterscheidung von belebten und unbelebten Objekten anhand ihrer Funktionalität bzw. Dysfunktionalität. Zuerst ist diese noch veränderlich, wird später dann aber als gültig und zeitlich stabil erlebt. Das Kind reagiert auf diesen Erlebnisbereich gefühlsneutral. Im Alter von ca. 9 Jahren werden die Endgültigkeit (Tote kehren nicht zurück) und die Allgemeingültigkeit des Todes (jeder muss sterben) anerkannt, der mögliche Bezug zur eigenen Person wird realisiert. Die Einsicht in die Notwendigkeit des Todes erreicht das Kind dann mit 11–12 Jahren. Mit zunehmendem Faktenwissen nimmt das Vorhandensein negativer Emotionen zu.

Das individuelle Erleben einer lebensbedrohlichen Erkrankung beeinflusst und beschleunigt diese Entwicklung intensiv. Regressive Verhaltensweisen können dann vor der großen Bedrohung schützen und lassen ein durchaus widersprüchliches Bild von den Fähigkeiten entstehen. Ein Gespräch über aktuelle Empfindungen kann nur gelingen, wenn sich das Kind vom Partner sicher und gehalten fühlt (Bürgin/Di Gallo, 1998).

Der Wunsch, zu Hause zu sein

Ein bedeutsamer, häufig der größte Wunsch des schwer kranken Kindes ist, das Krankenhaus verlassen und zu Hause sein zu dürfen. Die Verwirklichung dieses Wunsches ist abhängig einerseits von der Kompetenzeinschätzung der Eltern durch das Kind («Werden sie helfen können, wenn es mir nicht gut geht?», «Mute ich ihnen damit nicht zu viel zu?») und andererseits von den objektiven Bedingungen. Welche Möglichkeiten gibt es im häuslichen Umfeld, für eine wirksame Schmerztherapie und eine schnelle Symptomkontrolle, z. B. bei Erbrechen, Atemnot oder zerebralen Krampfanfällen, zu sorgen sowie eine psychosoziale Betreuung für das erkrankte Kind und seine Familie anzubieten? So wird in vielen entwickelten Industrieländern der Erde an den Voraussetzungen und der Optimierung einer häuslichen Palliativmedizin und -pflege gearbeitet, um das Leben bis zum letzten Tag so nah an den Bedürfnissen des jungen Patienten wie möglich zu gestalten (Hall, 2000; Collins et al., 1998; Vickers/Carlisle, 2000; Friedrichsdorf et al., 2002).

Möglichkeiten des Ausdrucks

Ist die äußere Welt auf ein Minimum reduziert, wird die innere Welt dadurch sehr geprägt. Zeichnen, Spiel und Musik ermöglichen dem Kind, den Kontakt zur äußeren Welt zu erweitern und sich verständlich zu machen. Auch das Malen, ein kreativer Schaffensprozess, kann für das schwer kranke Kind eine spezifische Möglichkeit des ungestörten Gefühlsausdrucks darstellen. Es bietet die Chance, internale Inhalte im Schutz der Symbolsprache weiterzugeben **(Abb. 7.4-2)**. Diese Mit-Teilung ermöglicht einen Beziehungsaufbau, eine Gemeinsamkeit mit einem anderen Menschen, die auch Angstabbau einschließen kann.

Unterstützung durch geliebte Personen

Unterstützung durch geliebte Personen vermag Gefühle von Unsicherheit zu verringern, die Annahme der Situation zu erleichtern und das Selbstwertgefühl zu stützen. Im jungen Kindesalter sind die bevorzugten Personen immer die Mutter und der Vater. Kinder im Kleinkind- und Vorschulalter leiden auf Grund ihrer starken emotionalen Abhängigkeit unter großen Verlustängsten. So ermöglicht die Anwesenheit der geliebten, vertrauten Mutter das Erleben von Gefühlen der Sicherheit und des Vertrauens. Dem Kind vertraute Betätigungen wie Spielen, das Erleben von Bewegungsmöglichkeiten oder Basteln unterstützen die Kommunikation innerhalb der Familie, die über die Krankheit hinausgeht und intermittierend ein durchaus freudiges Miteinander erlaubt. So kann die kostbare Zeit so intensiv wie möglich genutzt werden. Hinzu tritt eine Stärkung der Kompetenz der Eltern durch die Beschäftigung.

Abbildung 7.4-1: Erwerb der Konzepte vom Tod beim gesunden Kind (Quelle: Autor)

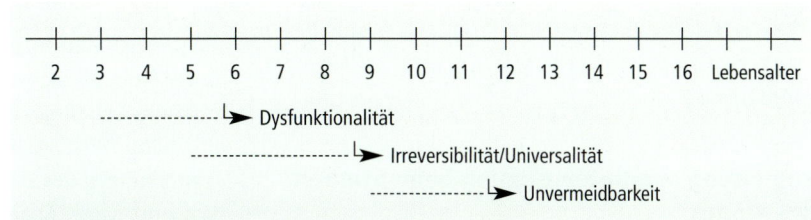

Abbildung 7.4-2: Freie Zeichnung eines 8-jährigen Jungen, eine Woche nach der Diagnose eines bösartigen Hirntumors (Quelle: Autor)

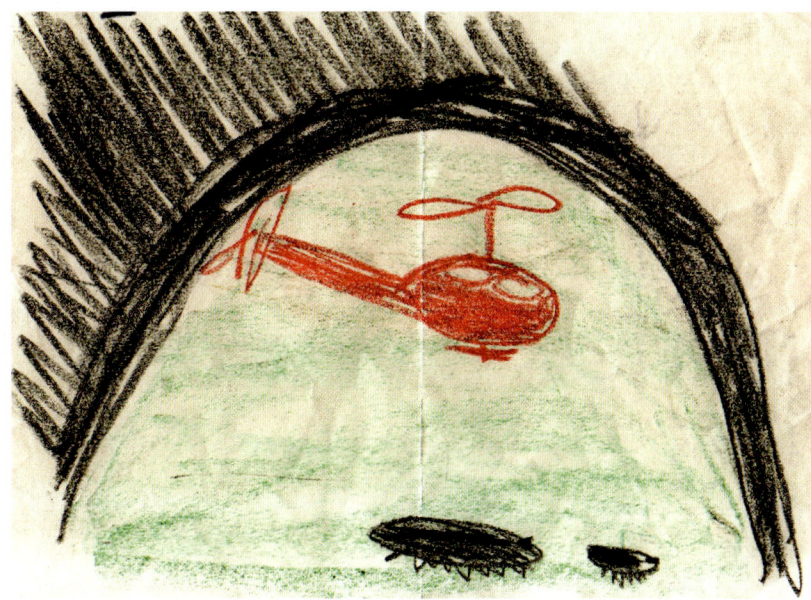

Mit zunehmendem Alter treten andere Personen hinzu: Freunde und die Gruppe der Gleichaltrigen. Sie werden zu intimen Vertrauten, die wichtige Brücken in die Normalität darstellen. Die Eltern werden von den Jugendlichen häufig sehr realistisch eingeschätzt. Mit großem Feingefühl erspüren gerade die Heranwachsenden, ob sich die Angehörigen mit ihrem bevorstehenden Sterben auseinander setzen können. Diese Einschätzung kann dann unkommentierte Konsequenzen für die Situationsgestaltung durch die Jugendlichen haben.

Die Familie

Wird ein Kind schwer krank, sind die Eltern gezwungen, ihr Kind den im Krankenhaus Tätigen zu übergeben und anzuvertrauen. Schon deshalb sind eine achtsame Pflege und Hinwendung zu ihrem Kind immer beste Tür und Pforte zu den Eltern.

Die Bedürfnisse der Eltern

In der Sorge um ihr Liebstes gehen die Eltern Abhängigkeiten ein, und auch sie sind bedroht von Kontrollverlust. So gewinnt eine rechtzeitige und angepasste sachliche und umfassende Aufklärung der Eltern über den Zustand ihres Kindes entscheidenden Einfluss auf das Erleben und die Verarbeitung der Situation.

Information und Kommunikation

Die notwendige Information betrifft, neben der ärztlichen Aufklärung über die Diagnose, die Behandlung und die mögliche Prognose, alle Details pflegerischen Handelns (s. Kap. 12.2). Auch wenn die Möglichkeit der Aufnahme und Verarbeitung bedeutungsschwerer Informationen individuell und situativ verschieden ist, wird die Informationsvermittlung durch die Eltern trotzdem positiv bewertet, auch weil sie eine Vorbereitung auf Kommendes zulässt. Sie ist nämlich eine wichtige Voraussetzung dafür, eine realistische Sicht auf die Vorgänge entwickeln zu können. So stellt die Informationsvermittlung und Kommunikation mit den Eltern eine bedeutsame interdisziplinäre Aufgabe dar.

Aus der Forschung: Bei Interviews von Eltern, die ein Kind durch eine schwere Erkrankung verloren hatten, identifizierte Schwerin (1995) falsche und unzureichende Informationen sowie unbedachte Äußerungen, die Vertrauen unmöglich machen bzw. Schuldgefühle entstehen lassen, als für die Betroffenen in besonderem Maße negativ wirksame Erlebnisse.

Begleitung und Unterstützung beim Sterben des Kindes

So bedeutsam die augenscheinliche Qualität der Pflege und die Kompetenz im Umgang mit dem Kind für das Vertrauen der Eltern in die Pflegenden zu Lebzeiten des Kindes sind, so wichtig ist die aufmerksame und rücksichtsvolle Gestaltung der Bedingungen zum Todeseintritt und kurz darauf für die zukünftige Verlustverarbeitung. Natürlich sollten wir die im Kulturkreis der Familie gepflegten Sitten und Gebräuche kennen und beachten.

Aus der Forschung: Stirbt das Kind im Krankenhaus, so können die Vertrautheit mit der Station, dem Pflegepersonal und anderen Eltern als stützend von den betroffenen Eltern erfahren werden. Für die Verarbeitung hilfreich sind auch Angebote der Pflegenden, Nähe beim Sterbevorgang zu fördern, aber auch die Möglichkeit für die Eltern, den Leichnam ihres Kindes sehen und berühren zu dürfen (Schwerin, 1995). Können diese Angebote von den Eltern genutzt werden, sind sie eine potenzielle Hilfe, den Verlust zukünftig als Realität akzeptieren zu können.

Um sich in der ihnen gemäßen und möglichen Weise verabschieden zu können, sollte die Familie die ihren individuellen Bedürfnissen entsprechende Zeit erhalten. Dazu sollte ein Raum zur Verfügung stehen, der den würdevollen Rahmen für einen letzten intensiven Abschied bieten kann. Seine Nutzung sollte unter dem unaufdringlichen Angebot der Begleitung durch Pflegende oder andere Helfer erfolgen. Das behutsame Herantasten an die individuelle Geschichte des Leids und seine ganz konkrete Gestalt kann ein echtes Mitfühlen erleichtern. Erfahren die Eltern eine respektvolle und mitfühlende Annahme ihrer Gefühle durch uns, erleichtert es ihnen den emotionalen Ausdruck (s. Kap. 9.4).

Praxistipp: Versuchen Sie zu erspüren, welche besondere Bedeutung gerade dieses Kind für die Eltern hat, welche zentralen Erlebnisse mit diesem Kind werden geschildert, welchen Platz hat es im Leben dieser Familie inne?

Folgende Worte können als Wegweiser dienen und uns vor zu hohen Erwartungen an uns selbst schützen: «Eltern und Angehörige brauchen Solidarität, nicht tröstende Worte. Trost gibt es angesichts des Todes eines Kindes ohnedies nicht» (Student, 1989).

Ist das Leben des kleinen Patienten ein sehr kurzes auf dieser Welt, so werden konkrete Hilfestellungen (Unterstützen des körperlichen Kontakts zwischen Eltern und Kind, Anregung zur Namensgebung, Fotografien) künftig Zeugnis von der Existenz des Kindes und dann vom Verlust, der als solcher von der Außenwelt häufig nicht wahrgenommen werden kann, ablegen (s. Kap. 9.3). Von besonderem Wert können in dieser Situation Abschiedsrituale sein. Zu denken ist an die bewusste Gestaltung des Weges, z. B. das Angebot des letzten Waschens des Kindes, allein oder gemeinsam mit der Pflegenden oder die Anwesenheit der Eltern bei dieser Tätigkeit, das Gespräch über die Kleidung des Kindes, Gegenstände, die es begleiten sollen oder die Hinzuziehung eines Pastors bei einer gläubigen Familie. Es gilt, Worte und Zeichen zu finden, um Wirklichkeit und Erleben auszudrücken, wo für die Betroffenen nur Sprachlosigkeit ist.

Ist das Kind gestorben, beginnt der Trauerweg. Nach der Erstarrung kommen die Fragen. Neben der bohrenden Frage: «Warum mein Kind?» wird es immer wieder klare, sachbezogene Fragen geben (etwa: «War mein Kind allein?», «Hat es Schmerzen erleiden müssen?», «Hätte ich etwas anders machen können oder müssen?»), deren ausstehende Beantwortung die Akzeptanz des Verlustes beeinträchtigen können. Auch sie stellen eine interprofessionelle Aufgabe und Herausforderung dar: Die Klärung der Verursachung des Todes ist Inhalt des Gesprächs des Arztes mit den Eltern, dessen Wirkung von den Pflegenden jedoch sensibel unterstützt werden kann. Ein Weg, diesen wichtigen Fragen Raum zu geben, sind Nachgespräche, die auf Einladung der Klinik erfolgen und auch den Mitarbeitern Gelegenheit geben können, sie bewegende Fragen zu klären und sich von der Familie zu verabschieden.

Aus der Forschung: Der Satz «Wenn deine Eltern sterben, verlierst du deine Vergangenheit; wenn dein Kind stirbt, verlierst du deine Zukunft» (E. Luby in: Student, 1990 [Vorwort]) beschreibt treffend die weit in die Ferne reichende Bedeutung dieses Verlusts. Sie ist für ein vermehrtes Entstehen seelischer und psychosomatischer Erkrankungen verantwortlich (Beutel, 2002; Sellschopp/Häberle, 1985). Die durch einen schwer wiegenden Verlust drohende Isolation wurde als der sicherste Auslöser für psychosozialen Distress identifiziert (Dyregrov et al., 2003). Hilfreiche Angebote können Begegnungen mit Gleichbetroffenen sein, die Angstgefühle verringern (Schwerin, 1995) und bei der Akzeptanz des Verlusts mithelfen können. Daneben gibt es in vielen Kliniken auch vom Personal organisierte Treffen mit verwaisten Familien.

Wer anders als Betroffene könnte gegenüber trauernden Eltern formulieren: «Was Sie auch tun, verschwenden Sie Ihr Leben nicht durch unproduktives Trauern. Das beste Andenken an einen geliebten Verstorbenen ist ein erfülltes Leben» (Jensen, 1980: 24).

Die Geschwister

Bruder und/oder Schwester eines schwer kranken Kindes oder Jugendlichen laufen Gefahr, «doppelte Verlierer» zu werden, werden sie doch ihre vertrauteste Person und häufig die bald von Trauer umflorten Eltern auf einmal verlieren. Sie wachsen mit der Erschütterung in den Glauben an das Leben auf. Strukturelle Verschiebungen im Familiensystem, halb- und unbewusst bleibende Gefühle der Geschwister und Vernachlässigung bzw. Überbehütung können die Folge der elterlichen Konzentration auf das schwer kranke Kind und die künftige Trauer sein und Hemmungen in der gesunden Persönlichkeitsentwicklung hervorrufen (s. Kap. 7.5).

Aus der Forschung: Bei 50 % der Geschwisterkinder werden Leistungsabfall, Verhaltensstörungen und Depressionen beschrieben. Auch somatische Symptome sind nicht selten. Der Ausdruck ihrer Trauer ist häufig mit der der Erwachsenen nicht vergleichbar, sie äußert sich dann vielmehr in einer Nachahmung des verstorbenen Kindes, dem Vorgeben von Gleichgültigkeit, Aufmerksamkeits- und Sprachstörungen, Bettnässen, Lügen oder sozialen Konflikten (Schwerin, a.a.O.; Sellschopp/Häberle, a.a.O.).

Deshalb sollten die Geschwisterkinder nach Möglichkeit frühzeitig in den Begleitungsprozess einbezogen werden. Die Eltern können zum offenen Gespräch mit ihren anderen Kindern ermutigt werden. Anlass können Bemerkungen dieser Kinder sein, kleine Zeichen oder Fragen, die ihre Beschäftigung mit der Situation zeigen. Dabei sollten die Meinungen und Gefühle der Eltern nicht ausgeklammert werden, um den Geschwistern ihre eigene Rolle im Geschehen deutlich zu machen, was auch einer Überbewertung vorbeugt. Insbesondere bei kleinen Kindern erscheint es notwendig, eng am konkreten Erlebnis- und Frageninhalt zu bleiben. Ermutigend für die Geschwisterkinder ist die Erfahrung, wenn ihr Bedürfnis nach Geborgenheit oder nach Körperkontakt erkannt und beantwortet wird. Tröstlich kann für die Eltern der Hinweis sein, dass der Wechsel von tiefer Traurigkeit hin zu konzentrierter Beschäftigung mit anderen Inhalten bei Kindern durchaus normal ist. Bei Besuchen beim erkrankten Kind besteht die Möglichkeit für die Pflegenden, das Geschwisterkind wohl wollend anzusprechen und einzubeziehen. Diese Aufmerksamkeit wird es stützen. Bei Bedarf können gemeinsame Gespräche mit Mitarbeitern des psychosozialen Teams angeboten werden.

Der Prozess und die Begleitung

Kasuistik: Lydia war mit 5 Jahren mit einem Weichteiltumor am linken Unterarm und Metastasen im Oberarm und in den Lymphknoten stationär aufgenommen worden. Drittes von vier Kindern eines Ehepaares aus einer kleineren Stadt, wurde Lydia als lebhaft, verschmitzt und anhänglich geschildert. Auch wir konnten sie so kennen lernen, wenn sie in den folgenden Monaten auch oft unbeständig und zerrissen, weinerlich und unlustig wirkte. Ihre Kraft zeigte sich besonders beim Tablettennehmen: ein Ereignis, an dem sich ihr ganzer Protest, ihre Abwehr, all ihre negativen Gefühle (empfundene Einsamkeit, Angst, Verzweiflung und Sich-ausgeliefert-Fühlen) entluden. In der Hoffnung, ihre Eltern würden sie erlösen, ging ihre Abwehr so weit, dass ihre Eltern sie einmal sogar von einem Urlaub auf die Station bringen mussten, um ihr zu demonstrieren, dass die Behandlung nötig sei und auch sie diese Überzeugung teilten. An der Weihnachtsfeier auf Station durften die Geschwister teilnehmen. Nach 9 langen Monaten mit intensiver Behandlung konnte Lydia dann entlassen werden. Endlich wieder leben wie alle anderen auch!

Schon 4 Monate später kam es jedoch zum Rezidiv. Bronchitische Beschwerden ohne Besserungstendenz erforderten eine Diagnostik, die einen ausgedehnten Mediastinaltumor zeigte. Das ärztliche Gespräch mit den Eltern, das ihnen keine Heilung mehr, nur noch eine Linderung in Aussicht stellte, vermochten die Eltern nur aggressiv abzuwehren: ihr Mädchen sei wohl «abgeschrieben». Lydia ist jetzt sichtlich traurig, niedergeschlagen und auch partiell abweisend. Von ihrer lebendigen, zutraulichen Art ist nichts geblieben. Sie ist stark auf die sie begleitende Mutter fixiert und lässt wenige andere Kontakte zu. Nachdem Notfallbestrahlung und Chemotherapie eine schnelle Besserung der Atembeschwerden gebracht haben, werden Beurlaubungen zwischen den Behandlungseinheiten wieder möglich. Lydia spricht nicht über ihre Situation, zeigt sich jedoch dankbar über Beschäftigung in Wartezeiten vor dem sehnsüchtig erwarteten «Jetzt darfst du nach Hause gehen». Dann bittet sie auch oft um kleine Geschenke: Stifte, Notizbuch, Block o. ä. – wie um ein Unterpfand für Zuneigung und Vertrauen. Wir finden es wichtig, für sie, wie von ihr gewünscht, für Ablenkung, Zuwendung ohne Verpflichtungen und Versicherung der Zuneigung, auch außerhalb des Elternhauses da zu sein.

Nach dem Nachweis einer Progredienz des Befundes unter der Therapie wird die chemotherapeutische Behandlung beendet und größter Wert darauf gelegt, die Situation nach Lydias Wünschen zu gestalten. Für das gemeinsame Weihnachtsfest mit ihrer Familie zu Hause bei relativ gutem Befinden ist die ganze Familie sehr dankbar. Da im neuen Jahr auf Grund von Atemnot kein Schlafen mehr möglich ist, kommt sie auf Station, wo sie mit einer Sauerstoffdusche und einer geringen Menge an Schmerzmitteln einen relativ guten Zustand erreicht. Die Mutter ist jetzt beständig am Bett und Lydia viel beschäftigt mit Malen und Basteln, am eindrücklichsten das unermüdliche Ausfüllen von Kurvenblättern, das schier rastlos von ihr betrieben wird und uns bald wie ein Vermächtnis erscheint. In dieser Zeit sind kontinuierliche Gespräche und Kontakte zu wesentlichen und auch banalen Dingen des Alltags für die Mutter ganz wichtig, die auch die Intensität der Zuwendung zu Lydia wie ein feiner Seismograph verfolgt und Angst hat, in dieser scheinbar unbewegten Situation des Wartens auf irgendeine Veränderung vergessen zu werden.

Zwei Wochen nach Wiederaufnahme bittet uns Lydia früh, ihr Zimmer nicht wieder zu verlassen. Vor dem Mittag wird ihr Atem dann ruhiger, und sie schläft ein. Inzwischen sind beide Elternteile am Bett, die unsere Gegenwart als stützend empfinden, und Lydia stirbt am Nachmittag sanft. Gemeinsam mit einer Lieblingskrankenschwester ihrer Tochter haben die Eltern Lydia dann gewaschen. Lydias Eltern sind nicht mit Vorwürfen gegangen. Tröstlich ist für sie in der nächsten Zeit ein ganz persönlicher Kontakt zu dieser Schwester. Mittlerweile kommt die Mutter ein-, zweimal im Jahr auf Station, die vertraut ist mit ihrem Leid und ihrem Verlust. In vom Klinikpersonal organisierten Veranstaltungen für verwaiste Familien sieht die Familie eine Möglichkeit, anderen Betroffenen zu begegnen und an deren Schicksal Anteil zu nehmen. Für die Geschwister Lydias setzen wir immer wieder durch die Gestaltung des Tages das Signal, dass auch sie wichtig sind und Freude haben dürfen auch im Andenken an ihre Schwester.

Die Fokussierung auf die Bedürfnisse Lydias und ihrer Familie und ihre interdisziplinäre Diskussion und Realisierung ermöglichte uns die adäquate Begleitung der Patientin und ihrer Familie in dieser existenziellen Situation. Die Entwicklung bestätigt rückwirkend die Angemessenheit unseres Handelns.

Zusammenfassung

Pflegenden kommt auch bei der Begleitung sterbender Kinder und Jugendlicher eine bedeutsame Aufgabe zu. Sie entsteht im Kontext häufig längerfristiger Krankenhausaufenthalte der jungen Patienten und sollte in enger Orientierung an ihren Bedürfnissen erfüllt werden. Diese werden in Folgendem gesehen:

1. Schmerzfreiheit und größtmögliches körperliches Wohlbefinden

2. akzeptierendes Verstehen der Gefühls- und Gedankenwelt, das die Begegnung mit dem Personal auf der Grundlage von Wahrhaftigkeit einschließt. Da das kindliche Erleben und Verstehen der Situation altersabhängig spezifische Besonderheiten aufweist, sollten Kenntnisse aus der Entwicklungspsychologie Berücksichtigung finden.

3. Unterstützung alters- und entwicklungsabhängiger Intensität durch geliebte Personen, die Sicherheit zu geben vermag

4. Möglichkeiten zu alterstypischer Beschäftigung und zum Ausdruck von Erlebnisinhalten.

Neben der Konzentration auf die Bedürfnisse der schwer kranken Kinder und Jugendlichen ist ein wesentliches Spezifikum der Kinderkrankenpflege die enge und zeitige Kooperation mit den Eltern als den wichtigsten Unterstützungspersonen am Bett. So, wie sich eine kompetente Pflege des kranken Kindes immer positiv auf die Zufriedenheit der Eltern auswirken wird, kann auch mit einem erhöhten förderlichen Einfluss der Eltern auf das Kind gerechnet werden, wenn sie adäquat in den Prozess der Behandlung einbezogen werden. Dies geschieht durch eine angemessene Information über Diagnose und Behandlung, die eine interdisziplinär zu leistende Aufgabe darstellt, und eine Kommunikation mit den Eltern, die von Wertschätzung geprägt ist. Auf dieser Basis kann auch die behutsame Einbeziehung und Begleitung im Sterbeprozess ihres Kindes gelingen, deren Ziel zu diesem Zeitpunkt in erster Linie Hilfestellung zum Erfassen der Realität ist. Auf Grund der großen Variabilität von Trauerreaktionen handelt es sich bei den vorgestellten Aktivitäten um Angebote, über deren Annahme allein die Eltern entscheiden. In diesem Zusammenhang wird auch die Situation der Geschwister des kranken Kindes thematisiert, die durch das Verlusterleben und seine innerfamiliären Konsequenzen in ihrer gesunden Persönlichkeitsentwicklung bedroht sind. Die Reflexion ihrer emotionalen und kognitiven Situation und das Angebot angemessener Hilfen können die Gefahr verringern.

Die Kasuistik von Lydia (s. o.) dient der Schilderung des emotionalen Zustands und Verhaltens einer jungen Patientin im Vorschulalter in der Palliation. Die Handlungskonsequenzen des Teams wurden kontinuierlich einer Prüfung bezüglich ihrer Orientierung an den Bedürfnissen des Kindes, seiner Eltern und Geschwister unterzogen.

Abschließende Fragen zur Reflexion

- Wie erfolgreich gehen Sie und Ihre Kollegen bei der Erfassung von Schmerz und seiner Linderung bei schwer erkrankten Kindern vor? Gibt es Ressourcen? Wenn ja, wo?

- Reflektieren Sie bitte Aspekte günstiger Situationsgestaltung für Eltern schwer kranker Kinder! Womit können Sie im Rahmen Ihres pflegerischen Handelns angemessen unterstützen?

- Welche Möglichkeiten sehen Sie, die Geschwister Ihrer schwer kranken jungen Patienten stärker in den Begleitungsprozess einzubeziehen? Welche Voraussetzungen sind dafür notwendig?

Verwendete Literatur

Beutel, M. E.: Der frühe Verlust eines Kindes. Bewältigung und Hilfe bei Fehl-, Totgeburt und Plötzlichem Kindstod. Huber, Bern 2002, 2., überarbeitete und erweiterte A.

Bürgin, D.; Di Gallo, A.: Pädiatrische Psycho-Onkologie. In: Meerwein, F.; Bräutigam, W. (Hrsg.): Einführung in die Psycho-Onkologie. Huber, Bern 1998: 143–159, 5., überarbeitete und ergänzte A.

Collins, J. J.; Stevens, M. M.; Cousens, P.: Home care for the dying child. A parent's perception. Australian Family Physician, 27 (1998) 7: 610–614.

Dyregrov, K.; Nordanger, D.; Dyregrov, A.: Predictors of psychosocial distress after suicide, SIDS and accidents. Death Studies, 27 (2003) 2: 143–165.

Friedrichsdorf, S.; Menke, A.; Brun, S.; Zernikow, B.: Status Quo der ambulanten Palliativversorgung in der Kinderhämatologie. Eine bundesweite Erhebung im PATE-Projekt. 60. Wissenschaftliche Tagung der Gesellschaft für Pädiatrische Onkologie und Hämatologie (GPOH), Berlin, 22.–23.11.2002 (Vortrag). Monatsschr. Kinderheilkd., 150 (2002) 10: 1311.

Hall, J.: Equipping nurses to care for dying children. Nursing New Zealand, 6 (2000) 5: 19–20.

Jensen, A. H.: Mit Trauer leben. Medic Publishing Co. (1980). (Originaltitel: Healing grief.) übersetzt und bearbeitet von der Eltern-Selbsthilfegruppe krebskranker Kinder, Hamburg.

Schwerin, A. C.: Sterben, Tod und Trauer im Bilde verwaister Eltern. Europäische Hochschulschriften, Reihe 6, Psychologie, Bd. 494. Lang, Frankfurt a. M. 1995.

Sellschopp, A.; Häberle, H.: Untersuchungen zur Familiendynamik nach dem Verlust eines krebskranken Kindes. In: Bräutigam, W.: Das therapeutische Gespräch mit Krebskranken. Huber, Bern 1985.

Student, U.; Student, J. Ch.: Die Angehörigen. In: Student, J. Ch. (Hrsg.): Das Hospiz-Buch. Herder, Freiburg i. Br. 1989, 98–113.

Vickers, J. L.; Carlisle, C.: Choices and Control: Parental experiences in pediatric terminal home care. Journal of Pediatric Oncology Nursing, 17 (2000) 1: 12–21.

Wolfe, J.; Grier, H. E.; Klar, N.; Levin, S. B.; Ellenbogen, J. M.; Salem-Schatz, S.; Emanuel, E. J.; Weeks, J. C.: Symptoms and suffering at the end of life in children with cancer. The New England Journal of Medicine, 342 (2000) 5: 326–333.

Zernikow, B. (Hrsg.): Schmerztherapie bei Kindern. Springer-Verlag, Berlin/Heidelberg/New York 2001.

Weiterführende Literatur

Furth, G. M.: Heilen durch Malen. Die geheimnisvolle Welt der Bilder. Walter-Verlag AG, Olten 1992, 2. A.

Glanzmann, G.; Bergsträßer, E.: Begleiten von sterbenden Kindern und Jugendlichen. Ein Ratgeber für Familien und Helfende. Anja Verlag, Schaffhausen 2001.

Kochendörfer, S.: Bericht aus der Kinderklinik Tübingen: Nachgespräche – Eltern und KlinikmitarbeiterInnen nach dem Tod eines Kindes. Klinische Pädiatrie, 214 (2002) 4: 247–251.

Nijs, M.: Trauern hat seine Zeit. Abschiedsrituale beim frühen Tod eines Kindes. Verlag für Angewandte Psychologie, Göttingen 1999.

Student, J. C.: Trauer über den Tod eines Kindes. Hilfen für «verwaiste Eltern». Arbeitsgruppe «Zu Hause sterben» an der Evangelischen Fachhochschule Hannover, Hannover 1990, 5., völlig revidierte A.

Wellendorf, E.: Kreativität in der Arbeit mit sterbenskranken Kindern. Musik-, Tanz- und Kunsttherapie, 4 (1990): 205–215.

Wingenfeld, K.: Hospizversorgung schwer kranker Kinder mit begrenzter Lebenserwartung. In: Ewers, M.; Schaeffer, D. (Hrsg.): Am Ende des Lebens. Versorgung und Pflege von Menschen in der letzen Lebensphase. Huber, Bern 2005.

7.5
Begleitung von Kindern und Jugendlichen als Angehörige schwer kranker Familienmitglieder

Carola Leppin

«Ihr könnt ihnen eure Liebe geben, doch nicht eure Gedanken, denn sie haben ihre eigenen Gedanken.»
(Khalil Gibran: «Der Prophet»)

Abstract

Die Betreuung von Angehörigen ist eine zentrale Aufgabe im palliativpflegerischen Setting. Kinder als Angehörige zu begleiten, stellt auf Grund ihrer sozialen und psychischen Entwicklungssituation eine besondere Herausforderung und Aufgabe dar. Die Beziehungsnetze von Kindern sind viel kleiner, und somit sind Verunsicherungen und Belastungen schwerer auszugleichen. Sie entwickeln erst langsam Fähigkeiten, ihr eigenes Erleben unabhängig von der psychischen Verfassung ihrer Hauptbezugspersonen werden zu lassen. Eine Gefahr, die unterschätzt oder abgewehrt wird, ist, dass Kinder durch mangelnde Erklärungen und Unterstützung die veränderten Reaktionen der Eltern als durch sie verursacht erleben und Schuldgefühle bzw. Ängste entwickeln. Die Eltern in ihrer Erziehungskompetenz und in der eigenen Verarbeitung der Situation zu unterstützen, ist ein Schlüssel zu Vermeidung oder Verminderung von Entwicklungsstörungen der Kinder. Parallel dazu ist ein Angebot konkreter, auf das Kind abgestimmter Hilfen wünschenswert. Im günstigsten Fall kann das Kind dadurch für das eigene Leben eine stabile Kompetenz im Umgang mit Krankheit entwickeln. In der Praxis gibt es derzeitig nur wenige institutionalisierte Betreuungsangebote. Die frühzeitige und aufmerksame Begleitung von Kindern als ein Spezifikum der Angehörigenbegleitung sollte einen höheren Stellenwert bekommen und im Bewusstsein der Betreuenden verankert werden.

Studienziele

Nach Abschluss dieses Kapitels wird die bzw. der Lernende in der Lage sein:

- Möglichkeiten und Grenzen kindlichen Denkens und Handelns durch die Erweiterung entwicklungspsychologischen Wissens zu verstehen und in der Praxis rechtzeitig zu erkennen.
- die Entwicklung des Verständnisses vom Tod bzw. Verlust bei Kindern zu beschreiben.
- kindgerechte Unterstützungen in der Bewältigung von schweren Erkrankungen eines Elternteils zu planen.
- Eltern Hilfen in der Begleitung ihrer Kinder anzubieten und sie darin zu beraten.
- Hilfen für die Gestaltung von Trauerfeiern mit Kindern zu geben.

Schlüsselwörter

Emotionale Entwicklung, kognitive Entwicklung, Persönlichkeitsentwicklung, Krankheitsverständnis, Verständnis des Kindes vom Tod/Verlust, Trauerbegleitung

Einleitung – Die Schattenkinder im Fokus, eine Kasuistik

Ich hatte Herrn W. während seiner Strahlentherapie kennen gelernt. Seine Hirntumorerkrankung schritt trotz der Behandlung schnell fort und bereitete dem 1,90 m großen kräftigen Mann von Mitte 40 viele Schwierigkeiten. Schon im ersten

Gespräch erzählte er von seiner 7-jährigen Tochter Jana und dem 4-jährigen Sohn Tim. Wie er den Kindern Strahlentherapie erklären könne, wollte er wissen. Mit Tränen in den Augen berichtete er, dass ihm seine Kinder sehr fehlten. Früher hätten sie so gern fangen miteinander gespielt, aber jetzt fehle ihm die Kraft dazu. Wenn alle vier zusammen wären, was nicht oft vorkam, gäbe es schnell Streit mit seiner Frau. Sie sei nervlich am Ende. Meinen Vorschlag eines gemeinsamen Treffens begrüßte er. Jedoch gab es immer wieder neue Gründe, warum kein Termin zu Stande kam. Seine Frau hätte auch nicht viel Zeit, denn vor der Krankheit sei er der einzige Verdiener gewesen und seine Frau versuche nun irgendwie, die «alltäglichen Probleme» zu lösen. Nein, Angehörige oder andere könnten nicht auf die Kinder aufpassen, besonders die Tochter würde schon lange auf niemanden mehr hören. Seine Frau sage, die Kinder würden ihr den Alltag zur Hölle machen. Erst viel später erfuhr ich, dass durch eine Firmeninsolvenz und den Bau des Hauses hohe Schulden angefallen waren.

Da sich das Befinden von Herrn W. nur wenig besserte und besonders die Kräfte in Armen und Beinen nicht wiederkommen wollten, fragte er nach einer Pflege im Hospiz. Gemeinsam mit den Pflegenden hatten wir überlegt, wie wir die Kinder in die Pflege des Vaters einbinden könnten. Seinem Sohn gefiel es mittlerweile sehr, ihm Erdbeeren, genau nach der Anleitung der Pflegenden, einzugeben. Die Tochter tobte durch den Garten und ließ sich eine Menge Dinge einfallen, um die Aufmerksamkeit auf sich zu lenken. Oft gelang ihr dies aber nur wenn sie begann, den Bruder zu ärgern. Die Mutter wurde schnell handgreiflich. Die Besuche endeten dann abrupt, denn Herr W. konnte die Spannungen und den Lärm nur schwer ertragen. Die Mutter entschied nun, die Tochter nicht mehr mitzubringen. Sie müsse zu Hause alleine zurechtkommen. Unsere Versuche, mit der Ehefrau jetzt ins Gespräch zu kommen, blieben erfolglos. Ein Gespräch war erst möglich, nachdem die Tochter eines Abends nicht nach Hause kam und nach langem Suchen in einer Scheune bei den Pferden gefunden worden war. Sie war nun einverstanden, dass Frau G. vom ambulanten Hospizdienst regelmäßig Ausflüge mit der Tochter unternimmt und diese oft mit einem Besuch beim Vater enden lässt. Dann erzählte Jana mit viel Geduld von ihren Erlebnissen. Unsere Helferin bereitete Jana feinfühlig auf den Tod ihres Vaters vor. Sie hatte viele Fragen, auch was mit dem Papa nach dem Tod werde. Die Geschichte von den Erdtrollen, die die Menschen beschützen und liebevoll begleiten, musste Frau G. oft erzählen. Als Herr W. gestorben war, gingen sie ins Zimmer. Die beiden hatten beschlossen, dass Jana die Trollpuppe ins Bett legen könnte. An der Tür zögerte das Kind und Frau G. ging langsam vor, berührte den Vater und erzählte, was sie spürte. Jana traute sich nun, die Puppe an die Füße des Vaters zu stellen und rannte schnell aus dem Zimmer. Frau G. sagte, dass der Vater noch eine Weile in seinem Zimmer bleiben würde. Beim Zusammensein des Hospizteams mit der Familie rannte Jana oft aus der Stube und erst später entdecken die Schwestern, dass der Troll jetzt am Hals von Herrn W. kuschelte.

Erste Forschungsergebnisse

Die komplexen Zusammenhänge zwischen elterlichen Bewältigungsstilen, der Art und Stärke der Belastungen, den Entwicklungsanforderungen und Bewältigungsmöglichkeiten je nach Alter der Kinder sowie dem Rollenverständnis der Betroffenen wurden bisher noch wenig erforscht.

Die Belastungen für Kinder, deren Eltern erkrankt sind, werden sowohl von den Eltern als auch von Betreuungsteams häufig noch unterschätzt.

Jeder dritte Krebskranke hat zum Zeitpunkt der Diagnosestellung Kinder, die noch zu Hause leben. In den USA wird die Quote der betroffenen Kinder auf 5–15 % geschätzt (Krejsa, 2004). In einem von Riedesser veröffentlichten Untersuchungsergebnis (Riedesser, 1999) zeigten Kinder krebskranker Eltern in 25 % eine Verschlechterung der Beziehungen zwischen Müttern und Kindern, wenn die Mütter erkranken. Kinder, deren Elternteil im Sterben liegt, sind signifikant depressiver, ängstlicher und zeigen Verhaltensauffälligkeiten, Selbstwertgefühl und soziale Kompetenz sind geringer. Töchter krebskranker Mütter sind belasteter als Söhne und Töchter krebskranker Väter. Jugendliche haben häufig ein besseres Coping, wobei Eltern die Belastungen häufig unterschätzen.

Seit 2002 gibt es – gefördert von der Europäischen Union – ein 3-jähriges internationales Projekt zur Erforschung dieses Bereichs. Auf dem 39. Kongress der Ärztekammer Nordwürttemberg wurden erste Ergebnisse vorgestellt. Haagen (2004) konstatierte, dass Eltern die Einbeziehung der Kinder in die Betreuung eher annehmen konnten, «wenn es vom behandelnden Arzt empfohlen wird, wenn es als integrierte Routine wahrgenommen wird und wenn die Eltern sich im ersten Kontakt in ihrer elterlichen Kompetenz unterstützt fühlen» (Haagen, 2004). Haagen berichtete auch, dass nach einer Studie von Spiegel (1996) nur 56 % der Kinder über den bevorstehenden Tod eines Elternteils informiert waren (Spiegel et al., 1996, in: Haagen, 2004).

Der Psychotherapeut Kleining konstatierte 2000 auf dem Deutschen Krebskongress: «Die wichtigste Hilfe für die Kinder ist die Stabilität der Eltern» (Kleining, 2000). Aus der Coping-Forschung gibt es Erkenntnisse über die Phasen der Krankheitsverarbeitung die deutlich machen, dass auch bei prämorbid psychisch gesunden Eltern Episoden der Destabilität zu erwarten sind. Prämorbide innerfamiliäre Kommunikations- und Bewältigungsstile prägen den Umgang mit der Erkrankung. Ungelöste Konflikte und durch die Erkrankung entstandene neue oder alte Abhängigkeiten der Betroffenen werden teilweise über die Kinder ausagiert. Durch die gesellschaftlichen Entwicklungen in modernen Industriestaaten ist es zu einer Veränderung der Familienstrukturen (z. B. große Anzahl von Alleinerziehenden, Distanzen zwischen den Generationen) gekommen, die eine fließende innerfamiliäre Stützung des Familiennetzes kompliziert machen.

Kinder versuchen häufig instinktiv, die Lücke auszufüllen und übernehmen daher viel zu früh zu viel. Kleining konstatierte weiter: «Kinder sind meiner Meinung nach nicht durch die Wahrheit belastet, sondern durch die Verantwortung […] Die belasteten Kinder von heute werden die PT-Patienten [Psychotherapiepatienten, Anm. der Autorin] von morgen sein […] Kinder, für die ihre Eltern (auch aus ganz verständlichen Gründen) wenig Aufmerksamkeit finden können, fühlen sich als Außenseiter und verhalten sich auch so» (Kleining, 2000).

Orientierung für Pflegende

In der Definition palliativspezifischer Maßnahmen durch die WHO (2002) sind psychosoziale Leistungen stärker aufgeführt. Daraus leitete Knipping (2003) folgende psychosoziale Kriterien eines palliativen Versorgungskonzeptes ab:

- frühzeitige Wahrnehmung, Erfassung und Berücksichtigung der individuellen Kernbedürfnisse und Kernprobleme des Betroffenen und seiner Familie bis zuletzt
- frühestmögliche Integration biologischer, psychosozialer, spiritueller und kultureller Aspekte (Total Care)
- frühe Integration der Angehörigen in den Prozess der Krankheitsbewältigung, der Verabschiedung sowie der Begleitung der Hinterbliebenen
- Angebot und Bereitstellung einer multiprofessionellen Unterstützung, je nach individuellen Problemen und Bedürfnissen des Betroffenen und seines direkten Umfeldes (Knipping, 2003).

Berne (in: Kriz, 1994) formulierte im Rahmen der transaktionsanalytischen Betrachtung folgende psychische Grundbedürfnisse von Menschen:

- den «Hunger nach Zuwendung»
- den «Hunger nach Stimulierung» und
- den «Hunger nach (Zeit)struktur».

Dies kann gleichzeitig eine gute Orientierung im entwicklungsförderlichen Umgang mit Kindern auch in der Bewältigung von Krisen sein. Die von außen nur schwer erfassbaren Belastungen und Veränderungen, wie Zerstörung oder Verunsicherung des familiären Zukunftsentwurfs, des Lebenszyklus der Familie, der Familienstruktur, der materiellen, psychischen und körperlichen Kräfte der Familie zu achten und in die Betreuungsplanung einzubeziehen, hilft Vertrauen aufzubauen. Einen offenen Umgang mit den Kindern anzuregen, kann das Isolationserleben der Betroffenen deutlich reduzieren und durch ein Miterleben der Kinderwelt neue positive Impulse zur eigenen Stabilisierung ermöglichen, etwa indem man sich ablenken lässt oder die Unbeschwertheit gesunder Kinder spürt. Aus der Coping-Forschung (Keppling, 1998) ist bekannt, dass ein stabiles soziales Netz einer der wirkungsvollsten Faktoren einer guten Krankheitsbewältigung darstellt. Eltern haben häufig unausgesprochene Erwartungen an die Unterstützung durch ihre Kinder. Die Eltern schrittweise in der Akzeptanz der Situation zu begleiten und die Gestaltungsmöglichkeiten ausloten zu helfen, ist ein zentraler Punkt in der Hilfeplanung. Dies kann z. B. mithilfe eines Beziehungsgitters oder Genogramms oder durch Familienaufstellungen geschehen. Häufig ergeben sich auch Veränderungen im Zusammenleben der Generationen, was sich nicht immer positiv auswirken muss. Hier können Probleme mit den Kindern auch eine Erklärung finden. Für Eltern kann es entlastend sein, Kommunikationsmöglichkeiten über die Erkrankung im Erwachsenensystem zu finden und dort die «Informationspolitik» gegenüber dem Kind gut zu überdenken.

Der kindliche Fokus der Erkrankungssituation unterscheidet sich von dem der Erwachsenen deutlich. Kinder können im Kindergartenalter vieles nicht formulieren. Innerlich bewegen sie jedoch häufig folgende Fragen:

- Bin ich schuld?
- Ist Krebs ansteckend?
- Bekomme ich auch Krebs?

- Wer kümmert sich jetzt um mich?
- Was wird aus mir?

Häufige Fragen von Schulkindern sind:

- Kann ich auch an Krebs erkranken?
- Stirbt der Erkrankte?
- Muss ich dann ins Heim?
- Was ist, wenn der (andere Elternteil, Pate) Krebs bekommt?
- Werden wir weniger Geld haben?
- Wer sorgt sich um mich, wenn ... nicht da ist?
- Muss ich allein zu Hause bleiben?
- Kann ich die Krankheit beeinflussen?

Wenn Kinder nicht sprechen
(n. Broeckmann, 2002)

Im Kleinkindalter werden mögliche Sorgen oder Probleme im Spiel ausgedrückt und auch bewältigt. Kinder dabei zu beobachten und mitzuspielen ist eine wunderbare Möglichkeit, diese Sorgen zu entdecken und hilfreich zu sein. Im Schulalter kann es verschiedene Gründe für das Schweigen geben. Einerseits spüren Kinder unter Umständen, dass Eltern selbst das Gespräch vermeiden möchten und nehmen ihnen dies ab. Andererseits haben Kinder Angst, etwas Schreckliches zu erfahren oder mit der fantasierten Schuld konfrontiert zu werden. Das Aufdrängen eines Gesprächs ist kontraproduktiv, denn die Gesprächseinladung ist sicher gehört worden.

Im Gespräch könnten solche Vermutungen angesprochen und auch vorgreifend beantwortet werden. Gesprächsabbrüche stellen bei Kindern, wie übrigens auch bei Erwachsenen, einen Schutzmechanismus vor Überforderung dar.

Woran erkennen wir, ob Kinder Hilfe brauchen?

Hinweise auf Schwierigkeiten können Veränderungen des Kindes in folgende Richtungen sein:

- Überanpassung
- Rückzug
- Schulschwierigkeiten
- Ängste
- Reizbarkeit
- Somatisierungen
- Einnässen
- Essstörungen
- Rückfälle in frühere Entwicklungsstufen
- gehäufte Unfälle oder
- Tendenz zu risikoreichem Verhalten.

Schwierigkeiten können aber auch mit zusätzlichen Belastungen zusammenhängen, wenn z. B. die Freundin weggezogen ist, bzw. durch Ängste der Eltern können die Reaktionen der Kinder verzerrt im Sinne der Aggravation oder Dissimulation wahrgenommen werden. Anpassungen an neue Situationen und Auseinandersetzungen brauchen Zeit und jeder darf mal «einen schlechten Tag» haben.

Emotionale Entwicklung, Krankheitsverständnis und Unterstützungsmöglichkeiten
(n. Rossmann, 1997)

Entwicklungspsychologische Untersuchungen der kognitiven, emotionalen und Persönlichkeitsentwicklungsphasen von Kindern ermöglichen es, altersgerechte Leistungen, Bedürfnisse und notwendige Hilfen als Basis für eine positive Entwicklung abzuleiten.

Säuglingsalter bis zum 3. Lebensjahr

- Das Wissen über Objektkonstanz (etwas ist da, auch wenn ich es nicht mehr sehe) wird erst entwickelt.
- Nonverbale Ausdrucksformen erfordern eine gute Verbindung zwischen den Kommunikationspartnern, um richtig gedeutet zu werden.
- Anfänglich ist das Kind stärker allgemein sozial ansprechbar, erst ab einem halben Jahr schränkt das Kind seine sozialen Reaktionen auf einzelne vertraute Personen ein.
- Zwischen dem 6. Monat und dem 3. Lebensjahr ist die Bindung des Kindes an eine vertraute Person und einen stabilen und kontinuierlichen Betreuungsrahmen besonders wichtig.
- Ab dem 8. Monat ist eine deutliche Zunahme der Trennungsangst festzustellen, die bei erfolgreicher Bindung erst nach dem 2.–3. Lebensjahr wieder verschwindet.
- Kinder können noch kein Verständnis von Krankheit entwickeln, sind aber bei Veränderungen im Betreuungssystem deutlich beeinträchtigt und reagieren auf emotionale Stresszustände der Betreuungspersonen sehr sensibel.

Günstige Entwicklungsbedingungen sind gegeben, wenn die Hauptbezugspersonen gut in der Lage sind, die Bedürfnisse des Kindes zu entschlüsseln und adäquat darauf zu reagieren. Weiterhin ist eine positive, die Entdeckungslust des Kindes unterstützende Betreuung wichtig.

Kleinkindalter

- Kinder können die Bedeutung komplexer Situationen noch nicht voll erfassen.
- Sie haben ein eingeschränktes Zeitverständnis.
- Das Körperverständnis entwickelt sich erst allmählich. Der Aufbau des Körpers aus Zellen ist nur über bildhafte Vergleiche aus der Erfahrungswelt des Kindes erfassbar (z. B. Haus mit vielen Zimmern).
- Sie haben ein geringes Verständnis von Zusammenhängen zwischen mehreren Ereignissen und überdenken Veränderungen eher kindlich egozentrisch (z. B.: «Weil ich etwas Schlimmes gesagt habe, kann Mutti mich nicht drücken»).
- Kinder konzentrieren sich auf das unmittelbar Wahrnehmbare.
- Sie lernen in der Trotzphase durch Austesten, welchen Einfluss sie als eigenständiges Wesen auf ihre Umwelt haben.
- Kinder erklären sich Krankheiten eher über äußere Ereignisse oder im Sinne von Strafe.

Stabilisierend wirkt, wenn die Kinder möglichst viel Zeit mit einer kontinuierlichen Bezugsperson verbringen. Für die erfolgreiche Entwicklung des Selbstwirksamkeitserlebens ist es wichtig, dass sich Alltagsabläufe an den Bedürfnissen der Kinder orientieren. Auch krankheitsbezogene Erklärungen sollten an den Bedürfnissen und Wahrnehmungen der Kinder orientiert sein. Sie erschließen sich Neues eher über das Spiel. Rollenspiele sind dabei von besonderer Bedeutung.

Vorschulalter

- In der Vorstellungswelt vermischen sich Fantasie und Realität.
- Kinder sind zunehmend in der Lage, Veränderungen, Geschehnisse als unabhängig von sich selbst zu betrachten.
- Aus dem kindlichen Gefühls- und Weltverständnis heraus entsteht häufig ein magisches Denken (z. B.: «Wenn ich meine Lieblingspuppe verschenke, wird Vati wieder gesund»).
- Erwachsene sollten dies nicht ausnutzen und Kinder dadurch zu Verhaltensweisen motivieren, die keinen wirklichen Effekt auf die Erkrankung der Bezugsperson haben (z. B.: «Wenn Du lieb bist, dann …»).
- Das sprachliche Vermögen, Gefühle auszudrücken, ist noch gering entwickelt. Sie fühlen sich daher schnell unverstanden und einsam. Emotionale Charakterisierungen erscheinen zumeist sehr grob (z. B.: «Vati ist böse»).

Eine kindgerechte Einbindung in die veränderten Abläufe und die Beibehaltung von Alltagsroutinen sind hilfreich. Es ist wichtig, bei längeren Abwesenheitszeiten der Bezugsperson einen kontinuierlichen Kontakt, z. B. über Telefon oder Bilder, zu ermöglichen. Klärende Gespräche durch Nachfragen oder Handlungsorientierungen anzuregen (z. B.: «Was denkst Du, warum … Krebs bekommen hat?», «Du kannst die Krankheit nicht besser oder schlechter machen, aber Du kannst mich zum Lachen bringen») und die «offizielle» Erlaubnis zum Sprechen zu geben, erleichtert den Kindern das Erfassen der Situation. Die ungünstigste Art, mit schlechten Nachrichten umzugehen, ist, sie zu verschweigen. Auch die Ermutigung zu kindgerechtem Verhalten ist wichtig.

Latenzphase (7–12 Jahre)

- Kinder im Alter von 7–12 Jahren denken in einfachen externen Ursache-Wirkungszusammenhängen (z. B.: «Krankheiten sind ansteckend»).
- Kinder sind zunehmend in der Lage, mehrere Zustände gleichzeitig zu betrachten und auch den Blickwinkel anderer einzunehmen.
- Die Verarbeitung widersprüchlicher Informationen bezogen auf dieselbe Person macht große Schwierigkeiten. Kinder behelfen sich daher mit dem Ausblenden von Teilen der Informationen.
- Im Schulalter entwickelt sich die Fähigkeit, echte und vorgetäuschte Emotionen zu unterscheiden.
- Kinder lernen erst jetzt, Gefühle vorzutäuschen.
- Dem nachgeordnet gelingt es auch, echte Gefühle zu verbergen.
- Kinder lernen und erproben verstärkt Regeln des Zusammenlebens.
- Ein differenzierteres Krankheitsverständnis entwickelt sich. Es ist aber noch stärker an den Auswirkungen der Krankheit im Hier und Jetzt orientiert.

Der Umgang mit Gleichaltrigen ist ein wichtiger Entwicklungsmotor und sollte daher auch in Krankheitssituationen gefördert werden. Die Lehrer des Kindes sollten über die Erkrankung informiert werden. Positive und ablenkende Erlebnisse für die Kinder sollten geplant werden. Auf Symptome und Beschwerden der kranken Eltern sollten Kinder vorbereitet werden. Bei aggressivem oder ängstlichem Verhalten der Kinder sollten Eltern auch ihr eigenes Verhalten überdenken. Gemeinsame Zeiten zu vereinbaren und einzuhalten, gibt Kindern Sicherheit und Orientierung (Schutzzone Familie).

Adoleszenz (von 13 Jahren an)

- Das abstrakte Denken entwickelt sich.
- Theoretisches Wissen und Verhalten gehen häufig nicht konform.
- Die Pubertät ist eine Entwicklungszeit mit vielfältigen Aufgaben (z. B. Akzeptieren des eigenen Körpers, Erwerb der geschlechtsspezifischen Rolle, Gewinnung der emotionalen Unabhängigkeit von den Eltern, Vorbereitung auf ein eigenständiges Leben, Entwicklung eines eigenen Lebensplanes).
- Teenager vertrauen normalerweise eher Erwachsenen außerhalb der Kernfamilie und sind oft einem Elternteil mehr zugetan.
- Krankheit kann als multifaktoriell durch interne und externe Ursachen determiniert verstanden werden.

Die Unabhängigkeit fördernde Verhaltensweisen sind zu unterstützen.

Eigene Bewältigungsstrategien sind zu respektieren. In der Parentifizierung (Überstülpung von Rollen und Normen der Eltern) liegt eine eindeutige Gefahr für die Entwicklung.

Wichtig ist es, Jugendliche dabei zu unterstützen, ein Gleichgewicht aus Pflicht und Lust zu finden. Dies gelingt durch Anteilnahme an den Gedanken und Erfahrungen, durch angemessene Informationsvermittlung und Strukturierung. Der Ablöseprozess vom Elternhaus stellt eine zentrale Entwicklungsaufgabe dar. Eltern mit instabiler psychischer Verfassung fällt es besonders schwer, diese Veränderungen im Beziehungsgeflecht zu akzeptieren. Eine Beratung der Eltern und die Orientierung am Leitsatz «Erwachsene holen sich bei Erwachsenen Hilfe» können hilfreich sein. Wochenendseminare mit anderen betroffenen Jugendlichen sind Erfolg versprechende und bewährte Begleitungsmöglichkeiten.

Verständnis von Tod/Verlust in verschiedenen Altersstufen
(n. Plieth, 2002)

Erlebnisse von Verlust oder Tod begegnen Kindern in vielfältiger Form.

Trauerreaktionen und Vorstellungen vom Tod und von Verlusten sind in den einzelnen Entwicklungsstufen unterschiedlich. Der psychische Entwicklungsstand eines Kindes unterscheidet sich vom Lebensalter und ist abhängig von der Vielfältigkeit der schon erfahrenen Bewältigungsaufgaben, der Verarbeitungsfähigkeit und der sozialen Unterstützung. Die Stärke der Trauerreaktionen ist von der emotionalen Bindung an das Verlustobjekt bestimmt.

Altersstufe 0–6 Jahre

- Kinder empfinden Kummer über Trennung/Abwesenheit und Ängste des Verlassenseins.
- Das Nicht-mehr-Vorhandensein wird teilweise auf eigenes Fehlverhalten zurückgeführt (diffuse Schuldgefühle).
- Tod wird nicht sofort in seiner Endgültigkeit verstanden, eher als weniger aktives Leben, langes Ausruhen oder ein vorübergehender Zustand.

Wegen der rasanten Entwicklung, die Kinder in den ersten 6 Jahren vollziehen, ist neben den vorher beschriebenen Empfindungen die Differenzierung von Entwicklungsstadien angezeigt:

- *9 Monate bis 2½ Jahre:* Das Verlusterleben ist bestimmt durch die traurige Stimmung und die Gefühle der Bezugspersonen.
- *2½–3 Jahre:* Kinder stellen sich im Rollenspiel als «vorübergehend» tot dar, emotional wird dies nicht erlebt.
- *3–6 Jahre:* Es besteht häufig der Glaube, dass der Tod durch bestimmte Verhaltensweisen beeinflusst werden kann und dass nur bestimmte Personen (z. B. alte oder nicht gemochte Personen) davon betroffen werden können. Kinder sind in der Lage, durch Spiele oder Rituale Kontakt zum Verstorbenen zu halten, was oft emotional stabilisierend ist.

Altersstufe 6–10 Jahre

- Das Erleben bewegt sich zwischen Verdrängung und Realitätszuwendung. Dass der Tod eine schmerzhafte Trennung für immer ist, steht im Vordergrund. Kinder realisieren die Endlichkeit der physischen Dimension.

- Aus der Überforderung durch die erfassbare Realität und der emotionalen Unerklärbarkeit des Schmerzes können sich Schuldgefühle entwickeln.
- Es sind individuelle Todesvorstellungen vorhanden. Sie stehen oft mit dem bisher Erlebten in Zusammenhang (z. B. Tod von Fischen im Aquarium, Gerippe aus Gruselgeschichten).

Altersstufe 10–14 Jahre

- Es können starke emotionale Reaktionen auftreten – einerseits Vermeidung der Auseinandersetzung, andererseits unkritische Faszination des Todes bis hin zu nekrophilen Ritualen.
- Kinder deuten den Tod realistisch und erfassen seine Endlichkeitsdimension.
- Der Wegfall magischer Deutungen birgt die große Schwierigkeit, mit dem schmerzhaften Verlust leben lernen zu müssen.

Teilnahme von Kindern an Bestattungen

Aus den Erfahrungen mit Kindern jeden Alters ist eine Teilnahme von Kindern an Bestattungen zu befürworten, wenn eine Betreuungsperson für das Kind zur Verfügung steht, die beruhigend auf das traurige Kind reagieren kann. Kinder sollten *immer* gefragt werden, ob sie eine Teilnahme wünschen. Ferner sollte Folgendes berücksichtigt werden:

- Nimmt das Kind nicht teil, sollte man Fotos machen, um spätere Fragen gut beantworten zu können.
- Eine spätere Annäherung an das Thema sollte ermöglicht werden.
- Das Einrichten einer Trauerecke mit schönen Bildern des Verstorbenen und gemeinsamen Bildern kann eine Alternative oder Ergänzung zur Teilnahme an Trauerfeiern sein.
- Eine natürliche Annäherung und Umgang mit dem Leichnam sollten ermöglicht werden. Hierfür kann vor der Trauerfeier ein Termin mit dem Bestattungsunternehmen vereinbart werden.
- Grabbeigaben können gemeinsam ausgesucht werden, und das Kind kann die Möglichkeit erhalten, sie selbst beizulegen.
- Kindern können Gespräche über Vorstellungen über ein Leben nach dem Tod ermöglicht werden.
- Informationen zum Ablauf und Verhaltensanleitung bei Trauerfeiern können gegeben werden.
- Dem Kind kann die Möglichkeit der schrittweisen Annäherung und – bei Überforderung – des Rückzugs ermöglicht werden.
- Am Tag der Beisetzung sollte auch kindgerechtes Verhalten möglich sein, z. B. Sich-Austoben, Spielen, Malen.

Zusammenfassung

Es gibt für Pflegende drei Hauptschwerpunkte in der aufmerksamen Begleitung von Kindern als Angehörige:

1. Zum Ersten geht es darum, die Eltern anzuregen und anzuleiten, mit Kindern rechtzeitig und offen über die Erkrankungssituation zu kommunizieren. Es erscheint dienlich, die edukativen Pflegemaßnahmen zu erweitern und ein kindgerechtes Verständnis mitzuerarbeiten. Kinder eventuell mit altersgerechten Aufgaben in die Pflege einzubinden, kann deren Selbstwirksamkeitserleben stärken und Hilflosigkeit reduzieren helfen. Neben dem Verständnis über die Erkrankung brauchen Kinder auch Erklärungen zu veränderten Verhaltensweisen von Erwachsenen.

2. Zum Zweiten brauchen Kinder stabile Partner, die eine altersentsprechende Betreuung und Anforderung für das Kind realisieren können. Pflegende können Eltern auf mögliche Unterstützungsangebote (z. B. ambulante Hospizdienste, Erziehungsberatungsstellen, eigene psychologische Unterstützung) aufmerksam machen und eine Brücke dahin bauen helfen.

3. Zum Dritten stellen stationäre Aufenthalte der Eltern für Kinder nicht selten überfordernde Situationen dar. Pflegerische Aufgaben können es sein, eine kindgerechte Annäherung (Zeit lassen für Ambivalenzen), Beschäftigung (z. B. Spielmaterial auf Station, Zeichenpapier) und ein In-Kontakt-Bleiben (zeitliche Orientierung, Telefonate, Besuche in entspannten Zeiten) zu ermöglichen und zu unterstützen.

Abschließende Fragen zur Reflexion

- Wie oft erfassen Sie im Assessment, ob Ihnen anvertraute Patienten Kinder haben?
- Welche Veränderungen könnten/sollten in Ihrem Arbeitsumfeld vorgenommen werden, um Kindern Anpassung an die Pflege- und Betreuungssituation eines schwer erkrankten Elternteils zu erleichtern?

Verwendete Literatur

Broekmann, S.: Plötzlich ist alles anders – wenn Eltern an Krebs erkranken. Klett-Cotta, Stuttgart 2002.

Haagen, M.: Konflikte und Entwicklungsprobleme von Kindern schwer erkrankter Eltern. 39. Kongress der Ärztekammer Nordwürttemberg, Stuttgart 30.1.–1.2.2004 (Vortrag). www.aerztekammer-bw.de/25/15medizin04/319/4.pdf.

Kepplinger, J.: Krebskrankheit und Partnerschaft – Eine Übersicht: Partner und Partnerschaft – eine Ressource für den Patienten. In: Koch, U.; Weis, J.: Krankheitsbewältigung bei Krebs und Möglichkeiten der Unterstützung. Schattauer, Stuttgart 1998.

Kleining, B.: Die im Schatten sieht man nicht... Deutscher Krebskongress, Berlin 2000 (Vortrag). www.dapo-ev.de.

Knipping, C.: Das Verständnis, die Umsetzung und Qualifizierung von Palliative Care in der Schweiz unter besonderer Berücksichtigung der Pflege. Master Thesis, eingereicht an der Fakultät für Interdisziplinäre Forschung und Fortbildung der Universität Klagenfurt/Graz/Wien: Abteilung Palliative Care und Organisationsethik. Eingereicht im Dezember 2003. www.iff.ac.at/pallorg.

Krejsa, O. S.: Mama hat Krebs. Mit Kindern der Krankheit begegnen. Kreuz Verlag, Stuttgart 2004.

Kriz, J.: Grundkonzepte der Psychotherapie. Beltz, Weinheim 1994.

Plieth, M.: Kind und Tod. Zum Umgang mit kindlichen Schreckensvorstellungen und Hoffnungsbildern. Neukirchener Verlag, Neukirchen-Vluyn, 2002.

Riedesser, P.; Schulte-Markhof, M.: Kinder körperlich kranker Eltern: Psychische Folgen und Möglichkeiten der Prävention. Deutsches Ärzteblatt 96 (1999) 38: A-2353.

Rossmann, P.: Einführung in die Entwicklungspsychologie des Kindes- und Jugendalters. Hans Huber, Bern 1997.

WHO – World Health Organization: National cancer control programs: policies and managerial guidelines (2nd edn.). Geneva 2002. www.who.int/cancer.

Weiterführende Literatur

Borcher, T. H.: Wenn Kinder trauern. Rowohlt, Reinbek/Hamburg 1985.

Chemokasper und Radiorobby. Broschüren DLFH und Kinderkrebsstiftung, Bonn.

Fässler-Weibel, P.: Wenn Eltern sterben. Paulusverlag, Freiburg i. Br. 1995.

Fried, A.: Hat Opa einen Anzug an? Carl Hauser, München 1997.

Grollman, E. A.: Lass deiner Trauer Flügel wachsen. Herder, Freiburg i. Br. 2001.

Kaldhol, H.; Oeyen, W.: Abschied von Rune. Heinrich Ellermann, München 2000.

Kroen, W. C.: Da sein, wenn Kinder trauern – Hilfen und Ratschläge für Eltern und Erziehende. Herder, Freiburg i. Br. 2002.

Müller, M.; Schnegg, M.: Unwiederbringlich – vom Sinn der Trauer. Hilfen bei Verlust und Tod. Herder, Freiburg i. Br. 1999.

Student, J. C.: Im Himmel welken keine Blumen. Kinder begegnen dem Tod. Herder spektrum, Freiburg/Basel/Wien 2000, 5., neu bearbeitete A.

Tamaro, S.: Geh wohin Dein Herz dich trägt. Diogenes Verlag, Zürich 1995.

Tausch-Flammer, D.; Bickel, L.: Wenn Kinder nach dem Sterben fragen. Herder, Freiburg i. Br. 2004, 6. A.

Trabert, G.: Als der Mond vor die Sonne trat. Edition Mathieu Belvaux, Luxemburg 2001.

Varley, S.: Leb wohl, lieber Dachs. Annette Beltz Verlag, München 1984.

7.6
Trauerprozesse verstehen und begleiten

Chris Paul und Monika Müller

«Der Ansatz für eine mit-menschliche Begleitung ist, Trauernden einen Ausweg aus der ‹kulturellen Wüste› mit ihrer ‹Ort- und Wortlosigkeit› zu bieten und sie bei der ‹Verortung› und ‹Verwortung› ihrer Trauer zu unterstützen.»
(Brathuhn, 2004)

Abstract

Palliative Versorgung ist vor allem zu Beginn eines Trauerprozesses von entscheidender Bedeutung für die Angehörigen. Durch die rechtzeitige Schaffung angemessener Rahmenbedingungen ermöglicht sie Angehörigen das sinnlich-begreifende und kognitiv-erfassende Erfahren der Realität von Verlust, Sterben und Tod sowie Grundhaltungen des Respekts, der Menschenwürde, der Wahlfreiheit und der Mündigkeit im Trauerprozess. Sie stellt trauernden Angehörigen Informationen über weiterführende Trauerbegleitangebote im Rahmen der jeweiligen palliativen Einrichtung oder darüber hinaus unter Berücksichtigung möglicher Risikofaktoren eines erschwerten Trauerprozesses zur Verfügung. Durch ihre individuellen Angebote, z. B. von kleinen Abschiedsritualen oder regelmäßigen Gedenkfeiern, trägt eine Einrichtung maßgeblich zu einem selbstverständlicheren Umgang mit Trauerprozessen bei.

Studienziele

Nach Abschluss dieses Kapitels wird die bzw. der Lernende in der Lage sein:

- Trauerprozesse als normal und zum menschlichen Leben gehörend zu verstehen.
- Trauerprozesse begrifflich zu fassen, im Überblick theoretisch einzuordnen und zu erörtern.
- die Möglichkeiten palliativer Betreuung und hospizlicher Versorgung im Trauerprozess zu identifizieren und zu skizzieren.
- die Grenzen palliativer Betreuung und hospizlicher Versorgung im Trauerprozess zu erkennen und Netzwerke zur weiteren Unterstützung trauernder Angehöriger zu kennen und zu vermitteln.
- die Unterschiede zwischen der eigenen Trauergeschichte und den darin entwickelten Coping-Mechanismen sowie den Trauergeschichten und Coping-Mechanismen der Angehörigen und Sterbenden deutlicher zu sehen und positiv zu werten.

Schlüsselwörter

Aberkannte Trauer, Abschiednahme, Continuing Bonds – fortgesetzte Bindungen, «Ein neuer Platz» für die Verstorbenen, Einzelbegleitung, erschwerte Trauer, Risikofaktoren, Traueraufgaben, Trauercafé, Trauergruppe, Wirklichkeit des Todes

Einleitung – Verortung von Trauerprozessen im palliativen Kontext

Der Blick auf die Angehörigen

Die umfassende Unterstützung Sterbender und ihrer Angehörigen schließt die Beachtung und spezielle Unterstützung von Trauerprozessen auch nach dem Verlust mit ein. Das betont die WHO (Doyle/Macdonald, 1993), wenn sie als eines der Ziele palliativmedizinischer Versorgung die «Unterstützung der Familie [...] bei der Trauer über den Verlust hinaus» nennt.

Neben der Beachtung der Individualität des Patienten, seiner Wahlmöglichkeit und Selbstbestimmung ist gerade sein «Noch-eingebunden-Sein» in die Familie und den Freundeskreis ein Wert und eine Ressource, die es zu schützen und zu stützen gilt. Ebenso wie der Kranke haben auch seine zu ihm gehörenden

Menschen mit Kontrollverlust, Ohnmacht, Verletzbarkeit, tiefer Verlustangst und nicht vorhandenem Vorstellungsvermögen, ob und wie es «nachher» weitergehen könnte, zu kämpfen. Daraus folgt, dass Freunde und Familienmitglieder nicht nur ein Anhängsel der Patienten sind, die nur deshalb mitbetreut werden, damit es auf diesem indirektem Weg auch den Patienten besser gehe. Familie und Freunde sind niemals nur Mitglieder des erweiterten Behandlungsteams, über die man zum Wohle von Patient und Team verfügen konnte, sondern eigenständige, Leid tragende, manchmal sehr bedürftige oder sogar fordernde «Ungehörige» (Dörner, 2001).

Eines der Ziele der Trauerbegleitung in palliativen Betreuungssituationen ist, die Umstände des Sterbens individuell so gestalten zu helfen, dass die sich später anschließende Trauerarbeit in einem weitestgehend normalen Bereich verlaufen kann. Gleichzeitig muss sie begleiten, was an Schuldgefühlen und Schuldvorwürfen, aber auch an Ängsten und Belastungen aus gerade diesen Umständen des Sterbens entstehen kann. Darüber hinaus ist es ihre Aufgabe, einen Beitrag zur Entwicklung einer angemessenen Trauerkultur in unserer Gesellschaft zu leisten.

Trauerprozesse und Palliative Care

Trauer ist ein komplexes und intensives emotionales, somatisches, kognitives, soziales und kulturelles Geschehen als Reaktion auf einen Verlust. Kulturelle Normen beeinflussen, wer als Trauernde überhaupt anerkannt und unterstützt wird und was in Trauerprozessen als erlaubt, erwünscht, gesund oder angemessen angesehen wird (Parkes, 1997; Doka, 1999). Abschiede und die Trauer um Verlorenes, Vergangenes gehören zum Leben und sind – wenn wir mit offenen Augen sehen – Teil nahezu jeder Lebenssituation. In westlichen Gesellschaften wird dieses Wissen mit viel Energie überspielt und geleugnet, Trauerprozesse sind nicht gern gesehen, werden pathologisiert und als Störfaktor wahrgenommen (Müller/Schnegg, 2004). Auch auf Palliativstationen und in hospizlichen Zusammenhängen können Trauerprozesse Irritationen und Verunsicherung bis hin zu Abwehr auslösen, denn die intensive Beschäftigung mit Sterblichkeit und Sterbeprozessen, wie sie in der palliativen Betreuung notwendig ist, führt nicht automatisch auch zu einer intensiven Beschäftigung mit und Akzeptanz von Trauerprozessen (Paul, 2004; Stroebe et al., 1993).

> **Beachte:** Die Unterstützung des Sterbens als Prozess des Verlierens und Verabschiedens hat sich eine hohe Akzeptanz und Professionalität erkämpft, während die Unterstützung des Trauerns als Prozess *nach* erfolgtem Verlust, *nach* dem Tod und in der Bewegungsrichtung nicht länger auf diesen Tod hin, sondern von ihm weg noch um einen selbstbewussten, gesellschaftlich anerkannten Status ringt.

Sterbeprozesse sind Lebensprozesse, die mit einer Vielzahl von Verlusten und Abschieden für die Sterbenden selbst und für ihre Angehörigen verbunden sind. Sterbende selbst erleben vielfältige Verluste, sie verlieren ihre Gesundheit, ihre Autonomie, sie verlieren Fähigkeiten und soziale Rollen, sie verlieren aber auch Hoffnungen und Ziele. Sie müssen sich auf den Abschied von allen und allem, was sie lieben und ihnen wichtig ist, einstellen (s. Kap. 7.3). Darüber hinaus kann alte Trauer den Sterbeprozess beeinflussen. Die Trauer Sterbender ist Teil des Sterbeprozesses, kann diesen erleichtern oder behindern, sie wird aber stets durch das Sterben selbst beendet. Trauerbegleitung bei Sterbenden geschieht mit einer sehr verkürzten Zeitperspektive, Interventionen müssen sich an dieser oft nur Stunden oder Tage zählenden Zeitperspektive orientieren (Lilie/Zierlein, 2004; s. a. Kasten).

Angehörige erleben die schrittweisen Abschiede ihrer sterbenden Verwandten oder Freunde bereits als Zeit des Trauerns, die jedoch oft bis zum Ende gemischt bleibt mit Hoffnung auf Besserung und Gesundung. Antizipierende Trauer in Vorbereitung auf den Todesfall und Fantasien über das Danach können den nachfolgenden Trauerprozess erleichtern (s. a. Kasten). Dies wird im Vergleich zu Trauerprozessen nach plötzlichen und unerwarteten Toden deutlich. Sie können den Trauerprozess aber nicht vorwegnehmen oder abkürzen (Stroebe, 1993).

Definitionen von Trauer

Entwicklung

Die Komplexität der Reaktionen, welche Trauerprozesse ausmachen, hat zu verschiedenen theoretischen Modellen geführt. Die meisten dieser Modelle sind psychologisch und/oder medizinisch geprägt. Erst in den letzten Jahren werden auch soziologische, kulturwissenschaftliche und sozialpsychologische Einflüsse spürbar. In den 60er- und 70er-Jahren des 20. Jahrhunderts entstanden tiefenpsychologisch geprägte Phasenmodelle, z. B. von Bowlby (1983) oder von Kast (1982), die die Lösung der Bindung an den Verstorbenen forderten und als Ziel des Trauerns einen Zustand der Überwindung und des Loslassens aller

> **Palliative Betreuungskonzepte bei Sterbenden und Angehörigen**
>
> Palliative Betreuungskonzepte unterstützen die Trauerprozesse der *Sterbenden*, indem sie:
>
> - dem Gespräch über z. B. früher verstorbene Familienmitglieder und Lebenspartner und die Trauer um sie Raum geben und bei Bedarf Unterstützung bei noch zu lösenden Trauerthemen/Traueraufgaben geben
> - Trauerprozesse um das eigene Leben, um Hoffnungen und Bindungen ernst nehmen und unterstützen
> - bei Wunsch ritualisierte Formen des Abschiednehmens anbieten.
>
> Palliative Betreuungskonzepte unterstützen die Trauerprozesse der *Angehörigen*, indem sie:
>
> - Angehörige/Zugehörige von Sterbenden nicht allein als funktionierende Mitglieder des multiprofessionellen Teams betrachten
> - Gespräche über die Situation und die Gefühle der Angehörigen/Zugehörigen ermöglichen
> - alle potenziellen Trauernden im Blick behalten und insbesondere Kinder, Jugendliche, Alte und Kranke sowie Menschen, die in enger, aber nicht familiärer Bindung zum Sterbenden stehen/standen einbeziehen und akzeptieren (s. Kap. 7.5)
> - Informationen über den stattfindenden und/oder bevorstehenden Trauerprozess vermitteln
> - Risikofaktoren des bevorstehenden Trauerprozesses erkennen und den Trauernden angemessene Begleitangebote vermitteln
> - eine selbstbestimmte, würdevolle, auf Wunsch ritualisierte Form des Abschiednehmens ermöglichen (s. Kap. 9.4)
> - ein Netzwerk von Begleitangeboten für Trauernde kennen und vermitteln.

Trauer innerhalb eines nicht eindeutig geklärten Zeitrahmens postulierten. Als hilfreich wurde damals ein möglichst expressives Durcharbeiten von Gefühlen angesehen. Die Tiefe der Gefühle, die Dauer des Empfindens und begleitende somatische Reaktionen wurden als Indikatoren für die «pathologische» Trauer herangezogen.

Veränderte Sichtweisen

Seit den 90er-Jahren des vorigen Jahrhunderts ist der Begriff «pathologische Trauer» umstritten. Sinnvoller scheint es, von «erschwerter Trauer» zu sprechen, ausgehend von äußeren und inneren Risikofaktoren, die Trauerprozesse behindern und erschweren können (Müller/Schnegg 1997; Stroebe et al., 1993). Die emotionale Beschäftigung mit der verstorbenen Person und ihrem Tod gilt nicht länger als einziger oder wichtigster Weg, Trauerprozesse zu durchleben. Kognitive und soziale Prozesse haben stärkere Beachtung gefunden. Hierzu gehört z. B. die Betrachtung von Verlustsituationen als kritisches Lebensereignis oder als Stressfaktor (Stroebe et al., 1993) Das Ziel eines Trauerprozesses wurde nun nicht mehr ausschließlich in der Überwindung der Trauer und der getrennten Bindung zu dem Verstorbenen gesehen (Smeding, 2004). Exponiertester Vertreter einer anderen Sichtweise ist Dennis Klass, in dessen Konzept der «Fortgesetzten Bindungen» («continuing bonds») es als normal und gesund gilt, wenn Menschen ihr Leben lang eine mehr oder weniger intensive innere Beziehung zu Verstorbenen aufrecht erhalten:

> Wir können Trauer nicht als einen psychischen Zustand ansehen, der endet und von dem man sich erholt. Die Intensität der Gefühle mag nachlassen und der Trauernde mag sich mehr der Zukunft als der Vergangenheit zuwenden, gleichwohl scheint ein Konzept des Abschließens, das nach einer Festlegung dahingehend verlangt, wann der Trauerprozess endet, nicht vereinbar mit dem Modell, das durch unsere Ergebnisse nahe gelegt wird. Wir schlagen weiterhin vor, dass, anstatt das Loslassen zu betonen, die Betonung auf dem wiederholten Aushandeln der Bedeutung des Verlusts über die Zeit hinweg liegen sollte. Während der Tod endgültig und unwandelbar ist, ist es der Prozess nicht.
> *(Klass et al., 1996, 2001)*

Parkes (1993, 2001) und andere sprechen heute eher von «Wandel» «Verwandlung» als von «darüber hinweg kommen» oder «es überwinden», wenn sie davon sprechen, was Trauerprozesse im Leben von Trauernden bewirken (Stroebe et al., 1993). Wichtig erscheint auch der Hinweis, dass Trauer nicht nur aus negativ bewerteten Gefühlen besteht, sondern auch – vor allem in späteren Jahren – Liebe, Dankbarkeit, Wissen um die eigene Herkunft, Bewusstsein von Zusammenhang und Lebenssinn umfasst (Shuchter/Zisook, 1993). Diese neueren Ansätze in der Trauertheorie, Trauerforschung und Trauerbegleitung sind leider im deutschsprachigen Raum noch nicht weit verbreitet

(Lammer, 2003). Die im englischsprachigen Raum einflussreichen Ansätze von Worden (1991) und Klass et al. (1996) werden im Folgenden kurz dargestellt.

Die vier Traueraufgaben nach Worden

In Deutschland ist das Modell der Aufgaben eines Trauerprozesses von William Worden relativ weit verbreitet, leider jedoch noch nicht in der überarbeiteten Version von 1991, da in den deutschsprachigen Auflagen die entscheidenden Umformulierungen nur schrittweise nachvollzogen wurden.

Worden (1991) akzentuiert mit seinen Traueraufgaben die Eigenverantwortlichkeit und die Handlungsmöglichkeiten von Trauernden, die ihren Trauerprozess nicht passiv durch- oder erleiden müssen, sondern Ansätze zur aktiven Gestaltung und kognitiven wie sozialen Einordnung des Verlusterlebens an die Hand bekommen. Den Begleitenden bietet das Modell der Traueraufgaben ein leicht zu erlernendes Instrument zur Identifikation von Stolpersteinen im Trauerweg, die sowohl in der Prävention, also Vermeidung potenzieller Stolpersteine, wie in der Intervention und der Beseitigung solcher Stolpersteine hilfreich ist.

Im Folgenden werden die vier Traueraufgaben nach Worden (1991) und ihre Bedeutung für palliative Betreuungskonzepte beschrieben.

Aufgabe 1 – Die Wirklichkeit des Verlusts (des Todes) akzeptieren

Es ist normal, eine Todesnachricht zunächst mit heftiger Verneinung zu beantworten und auch nach Wochen und Monate insgeheim noch auf die Rückkehr der Toten oder das Erwachen aus dem «schlechten Film» zu hoffen. Das stückweise Akzeptieren des tatsächlichen Todes und seiner Endgültigkeit ist jedoch Voraussetzung für einen Trauerprozess. Die «Wirklichkeit» insbesondere eines Verlustes durch Tod stellt sich für Trauernde vornehmlich durch sinnliche Begegnung mit dem Sterbeprozess und dem toten Körper her. Die Herstellung von Rahmenbedingungen, in denen Angehörige weitgehend selbstbestimmt und in Würde den Sterbeprozess begleiten und die verstorbene Person verabschieden können, ist eine wesentliche Aufgabe der palliativen Betreuung

Aufgabe 2 – Den Trauerschmerz und darin die Vielfalt der Gefühle durchleben

Unterschiedlichste Gefühle können einen Trauerprozess begleiten: Verzweiflung, Wut, Angst, Schuld, Sehnsucht, Kummer, Einsamkeit, Ohnmacht, Dankbarkeit, Liebe, Leere in oft schneller Folge und oft unbekannter Intensität. Viele dieser Emotionen drücken sich auch auf der somatischen Ebene in Schmerzen vor allem im Herz-, Hals-, Brust- und Bauchbereich aus. Schlafstörungen, Appetitmangel, Unruhe und Konzentrationsstörungen sind normale Begleiterscheinungen intensiver Trauerprozesse und klingen in der Regel innerhalb der ersten Monate nach einem Tod ab. Heftiges Weinen, Tagträume, das Bedürfnis nach Rückzug, der Wunsch nach intensiver Beschäftigung mit der verstorbenen Person und ihrem Sterben sind ebenso häufig anzutreffen wie zeitweise Gefühllosigkeit und das Bedürfnis nach Ablenkung. Palliative Betreuung hat die Aufgabe, Trauernden ohne Wertungen oder normative Vorgaben einen zeitlichen und lokalen Rahmen für individuelle Gefühlsäußerungen zur Verfügung zu stellen. Informationen über die Normalität vielfacher, widersprüchlicher Gefühlsreaktionen können Trauernden helfen, sich selbst und Familienangehörige bzw. Freunde in ihren oft entgegengesetzten Reaktionen besser zu verstehen.

Aufgabe 3 – Sich an eine veränderte Umwelt anpassen, in der die/der Verstorbene fehlt

Wenn ein vertrauter Mensch stirbt, ändert sich die Beziehung der Hinterbliebenen zur Welt und die der Welt zu den Hinterbliebenen. Neue Rollen sind zu lernen – die der Witwe/des Witwers oder der Vollwaise. Neue Fertigkeiten sind zu erlernen. Neue Lebensmöglichkeiten eröffnen sich, und neue Schwierigkeiten entstehen. Palliative Betreuung kann Trauernden durch einfühlsame Begleitung am Sterbebett einen selbstbewussten Start in diese vielfältigen Veränderungsprozesse geben, alles Weitere ist Aufgabe nachgehender Trauerbegleitung (Müller/Schnegg, 2004; Parkes, 2001).

Aufgabe 4 – Der/dem Toten einen neuen Platz zuweisen

Diese vierte Aufgabe formulierte Worden 1991 neu, sodass sie den Aspekt des Erinnerns und Bewahrens stärker berücksichtigt als die frühere Formulierung «Energie aus der verlorenen Beziehung abziehen». Die Aufgabe, Verstorbenen einen neuen Platz in der inneren Gefühlswelt, aber auch im nach außen gezeigten Leben zu geben, kann zu Beginn eines Trauerprozesses nur als langfristiges Ziel formuliert werden. Dies erscheint besonders sinnvoll als Gegengewicht zu dem allgegenwärtigen Begriff des Loslassens (Paul, 2000; Müller/Schnegg, 2004).

Risikofaktoren für erschwerte Trauerprozesse

Ein Drittel bis die Hälfte aller Trauerprozesse nach einem Tod weisen mehrere Risikofaktoren für erschwerte Trauerprozesse auf, es wird geschätzt, dass nur maximal 10% der Trauernden therapeutische Hilfe brauchen (Lindemann, 1944; Middleton et al., 1993). Die aufgelisteten Risikofaktoren können Begleitpersonen aufmerksam machen für zusätzliche Themen und Belastungen der Trauernden, die z. B. in gesellschaftlichen Tabus, in der aktuellen Lebenssituation, in der eigenen Lebensgeschichte oder in der Beziehung zum Verstorbenen begründet sein können (Worden, 1991; Kopp-Breinlinger/Rechenberg-Winter, 2003). Interventionen müssen sich nach den individuellen Gründen für den erschwerten Trauerprozess richten und können dementsprechend so unterschiedlich sein wie die Vermittlung an eine Schuldnerberatung, der Hinweis auf eine Selbsthilfegruppe, Hilfestellung bei der Aufarbeitung lang zurückliegender Verluste oder die Überweisung in eine Psychotherapie zur Klärung schwieriger Beziehungsmuster. Zu den Risikofaktoren für erschwerte Trauerprozesse siehe Kasten.

Risikofaktoren für erschwerte Trauerprozesse

Begleitumstände des Todes/Todesart:

- Verluste, die nicht gesichert sind, etwa wenn ein Mensch vermisst wird
- alle plötzlichen Todesursachen (z. B. Gehirnschlag, Unfall, plötzlicher Kindstod)
- alle mit Gewalt verbundenen Todesarten (z. B. Unfall, Mord, Suizid)
- alle tabuisierten Todesarten (z. B. AIDS, Suizid)
- Verluste, die nicht «wirklich begriffen werden können», weil kein Leichnam vorhanden ist oder weil der Abschied vom Leichnam nicht möglich war/nicht ermöglicht wurde.

Beziehung zwischen Trauernden und Verstorbenen:

- ambivalente Beziehungen mit einem großen Anteil widersprüchlicher Gefühle und Erfahrungen (z. B. ein Vater, der seinen Sohn als Kind häufig geschlagen hat und ihm später unter persönlichen Opfern eine wissenschaftliche Karriere ermöglichte)
- abhängige Beziehungen, in denen der Eine ohne den Anderen nicht leben kann oder will
- narzisstisch geprägte Beziehungen, in denen die andere Person als Erweiterung des eigenen Ich angesehen wird.

Lebensgeschichte und aktuelle Lebenssituation der Trauernden:

- vorangehende Verluste durch Tod (Mehrfachverluste)
- Verluste in Kindheit und Jugend, die nicht angemessen betrauert werden durften
- vorangehende oder aktuelle Verluste (z. B. durch Krankheit, Umzug, Verlust der Arbeit), auch Verlust der Heimat oder des kulturellen Umfelds
- «Schattenkinder», d. h. Menschen, die im Umfeld eines schwer kranken, sterbenden oder bereits gestorbenen Geschwisterkindes nicht wahrgenommen und geachtet werden/wurden.

Persönlichkeit der Trauernden:

- Menschen, die Gefühle von Hilflosigkeit meiden, weil ihr Selbstbild das eines «starken» Menschen ist
- Menschen, die starke Emotionen meiden und sich den Ausdruck von Gefühlen verbieten
- Menschen mit einem rigiden Selbstbild und Rollenkonzept (z. B. «Männer weinen nicht»).

Soziale Faktoren:

- aberkannte Trauer nach einer nicht anerkannten Beziehung (z. B. homosexuelle Partnerschaft)
- aberkannte Trauer nach einer tabuisierten Todesursache (z. B. Suizid, Abtreibung, Tod im Drogenmilieu)
- mangelnde Unterstützung im sozialen Netzwerk (z. B. eine Familie, die die Mutter nach dem Tod ihres Mannes unterstützt, die Kinder aber nicht als trauernd und unterstützungsbedürftig wahrnimmt)
- fehlende soziale Netzwerke (z. B. nach einem Umzug oder durch vorhergehende Vernachlässigung sozialer Kontakte während jahrelanger Pflege eines Angehörigen).

Trauerbegleitung im Rahmen palliativer Betreuungskonzepte

Palliative Care begegnet trauernden Angehörigen in jedem Fall zu Beginn eines Trauerprozesses und hat hier auslösende, erlaubende und den Gesamtprozess mitprägende Bedeutung (Müller/Schnegg, 2004). Die Einbeziehung der Angehörigen in den Sterbeprozess mündet in die Ermöglichung des direkten körperlichen Abschieds von der verstorbenen Person (Kern, 2000). Nachgehende Trauerbegleitung, die Angehörige Monate und Jahre in ihrem Trauerprozess unterstützt, kann Teil des palliativen Versorgungskonzepts sein, bedarf dafür aber zusätzlicher Schulung der Mitarbeitenden und erweiterter organisatorischer Strukturen (Paul, 2004). Der Verweis auf mögliche Formen nachgehender Trauerbegleitung sollte integraler Bestandteil palliativer Betreuungskonzepte für Angehörige sein.

Abschiednahme

Zur Bewältigung der von Worden (1991) formulierten ersten Aufgabe des Trauerns, d.h. die Wirklichkeit des Verlusts/Todes realisieren, ist die Begegnung mit der körperlichen Realität des Verstorbenen sehr hilfreich (s. Kap. 9.4). Die meisten Angehörigen haben das Bedürfnis, Verstorbene noch einmal zu sehen; viele haben aber auch Angst davor oder befürchten eine übermäßige Belastung. Angehörige sollten niemals zu einem Abschied gedrängt werden, eine Entscheidung gegen Abschiednahme ist ebenso zu akzeptieren und zu unterstützen wie eine Entscheidung dafür. Eine als hilfreich empfundene Abschiednahme braucht angemessene Rahmenbedingungen sowie informierende und emotional unterstützende Ermutigung und bei Bedarf Begleitung durch Mitarbeitende der palliativen Einrichtung (Kern, a.a.O.).

Die Rahmenbedingungen schließen räumliche Gegebenheiten für eine Abschiednahme ein. Dies ist entweder das Zimmer, in dem der Verstorbene noch mehrere Stunden bleiben kann, oder ein Abschiedsraum innerhalb der Einrichtung. Ein Raum der Stille, in den Angehörige sich aus der Stationsroutine zurückziehen können, wird auch schon während der Begleitung des Sterbens als unterstützend erlebt. Die Station sollte darauf vorbereitet sein, unterschiedliche kulturelle und religiöse Abschiedsrituale zuzulassen. Manche Einrichtungen haben eigene Rituale entwickelt, die neben den Angehörigen auch den Mitarbeitenden und MitpatientInnen die Gelegenheit geben, von einem Verstorbenen Abschied zu nehmen. Dazu gehören auch gedenkende Zeichen für den Tod bereits im allgemein zugänglichen Eingangsbereich der Einrichtung bzw. der betroffenen Station, z.B. eine brennende Kerze oder ein Foto der verstorbenen Person. Manche Einrichtungen legen ein Gedenkbuch mit einer persönlich gestalteten Seite für jede/n Verstorbene/n aus oder ermöglichen die Eintragungen in ein Kondolenzbuch, das später den Angehörigen mitgegeben wird.

Angehörige, die das Sterben nicht miterlebt haben, wünschen meist Informationen über den Sterbeprozess. Ihnen sollte so ehrlich wie möglich Auskunft gegeben werden, auch wenn dies beinhaltet, von Schmerzen oder Widerständen des Sterbenden zu sprechen.

Angehörige können ermutigt werden, Fotos von den Verstorbenen zu machen, die sie selbst, vor allem aber heranwachsende Kinder und Jugendliche im Lauf der Jahre nutzen können, um sich immer wieder die «Wirklichkeit des Todes» vor Augen zu führen. Die häufig geäußerte Angst, Kinder und Jugendliche könnten den Anblick einer Toten nicht verkraften, steht im Gegensatz zu den Erfahrungen mit Kindern und Jugendlichen am Totenbett. Unter der Bedingung einer guten Begleitung sind Kinder meist unbefangener und klarer in ihrer Begegnung mit einem Leichnam als Erwachsene. Der oft gehörte Satz: «Behalten Sie ihn so in Erinnerung, wie er war» erscheint unsinnig. Das Bild des Verstorbenen ist das letzte mögliche Bild eines Menschen und rundet sozusagen die Bildergalerie eines ganzen Lebens – von den ersten Babyfotos bis zum Sterbebild – ab. Für viele Angehörige ermöglicht dieses letzte Bild erst wieder die Erinnerung an den lebendigen Menschen und ist damit eine wichtige Voraussetzung für den Trauerprozess (Müschenborn, 2003).

Eine verhinderte Abschiednahme – also eine, die nicht aus eigener Entscheidung, sondern durch Abraten oder mangelnde organisatorische Möglichkeiten ausblieb, gehört zu den Risikofaktoren für einen erschwerten Trauerprozess (Worden, 1991).

Der Ort, an dem der Vater, die Schwester, die Ehefrau, das eigene Kind gestorben sind, behält für die meisten Angehörigen auch lange nach dem Tod eine besondere Bedeutung. Manche Angehörige meiden diesen Ort, andere suchen ihn nur zu bestimmten Anlässen wie dem Todestag auf, andere Angehörige suchen ihn regelmäßig und gern auf, weil er für sie eine Verbindung zu dem geliebten und vermissten Menschen darstellt. Palliativstationen und Hospize sollten auf alle drei Reaktionsformen vorbereitet sein.

Insbesondere die Rückkehr aus Anlass eines Jahrestages stellt für viele Angehörige einen wichtigen Schritt im Trauerprozess dar, sie vergewissern sich erneut der Wirklichkeit des Geschehens, erinnern sich auch an die positiven Erlebnisse während des Sterbens, unter anderem an die Unterstützung und Hilfe durch das Team. Gleichzeitig nehmen sie wahr, dass sie selbst sich verändert haben, dass Zeit vergangen ist und ein Weiterleben möglich war. Mitarbeitende sollten sich zu diesen Anlässen die Zeit für ein Gespräch nehmen und, wenn dies gewünscht wird, ein Ritual ermöglichen, wie z. B. das Pflanzen eines Baums im Garten, das Niederlegen einer Blume oder das Anzünden einer Kerze. Manche Einrichtungen führen ein oder zwei Mal im Jahr Gedenkveranstaltungen durch, zu denen alle Angehörigen der in einem bestimmten Zeitraum gestorbenen Patienten eingeladen werden. Diese Gedenkfeiern können religiös geprägt sein oder frei gestaltet werden. Das Bewusstsein, dass weder die Verstorbenen noch die Trauernden vergessen sind, dass vielmehr Fürsorge, Anteilnahme und Würdigung über den Tod hinaus in einer Feier gezeigt werden, tröstet viele Trauernde. Solche Gedenkfeiern sind ein gutes Beispiel dafür, wie Palliativstationen und Hospize Raum für eine neue Trauerkultur schaffen können.

Nachgehende Trauerbegleitung

Unter Trauerbegleitung verstehen wir hier die Begleitung eines trauernden Menschen durch speziell dafür geschulte haupt- oder ehrenamtliche Mitarbeitende in einem abgegrenzten und zuvor vereinbarten zeitlichen und organisatorischen Rahmen (Paul, 2004; Spohr, 2002). Wir empfehlen, die zuvor stattgefundene Sterbebegleitung mit einigen abschließenden Kontakten, z. B. Kondolenz, eventuell einem Besuch der Bestattung oder einem abschließenden Besuch abzuschließen und nicht in eine Trauerbegleitung übergehen zu lassen (Paul, 2004). Die Erfahrung zeigt, dass insbesondere ehrenamtliche Sterbebegleiterinnen durch ihre intensive Anteilnahme «Teil des Systems» einer Familie werden und den zurückbleibenden Familienangehörigen nicht mehr neutral begegnen können. Eigene Erlebnisse, eigene Wertungen des Verhaltens der Sterbenden und der Angehörigen im Sterbeprozess, eigene Gefühle, auch eigene Trauer um die verstorbene Person verhindern eine objektive Begleitung.

Trauerbegleitung sollte stets aus einer Grundhaltung des Respekts und der Akzeptanz den Trauernden gegenüber entstehen. Ein fundiertes Grundwissen über Trauerprozesse, unterschiedlichste Reaktionen und Bewältigungsstrategien und ihre gesellschaftlichen Bedingungen ist Voraussetzung für eine hilfreiche Trauerbegleitung. Gesonderte Befähigungskurse sind sowohl für hauptamtliche Mitarbeitende wie für Freiwillige Hospizhelferinnen sinnvoll, da Trauerprozesse nach einem Tod in anderen Aus- und Fortbildungen meist nur unzureichend behandelt werden (Paul, 2004, 2005; Spohr, 2002).

Wichtig ist in diesem Zusammenhang auch, dass jeder Mensch, der sich für die Begleitung von Trauernden entscheidet, eine eigene Trauergeschichte hat. Zahlreiche Verluste begleiten einen Lebensweg, Menschen verlieren ihre Heimat durch Krieg und Flucht oder einfach durch einen Umzug, Familien verändern sich durch Trennung der Eltern oder den Tod eines Familienmitglieds, Hoffnungen und Träume zerbrechen, Liebesgeschichten erfüllen sich nicht, Freundschaften enden, Arbeitsplätze werden gekündigt. Jeder dieser Verluste löst einen Trauerpozess aus. Manche sind kurz und gut unterstützt, andere geschehen unter erschwerenden Bedingungen und hinterlassen als erschwerte Trauer bleibende Irritationen, Ängste und Lebensbeeinträchtigungen. Jeder, der Trauernde begleitet, geht mit der eigenen Trauergeschichte in diese Begleitungen und ist versucht, die eigenen Strategien in der Verlustbewältigung für allgemein gültig, für alle gut und richtig zu halten (Müller/Schnegg, 2004). Fortbildungen zur Trauerbegleitung legen besonderen Wert auf die Trennung zwischen eigenem Trauererleben der Begleiterin und dem Trauerprozess des jeweils Begleiteten (Parkes, 2001).

Trauerbegleitung im Auftrag einer Palliativstation oder eines Hospizes unterliegt denselben Qualitätsstandards wie die Sterbebegleitung. Mitarbeitende sollten ausreichend für ihre Tätigkeit qualifiziert sein, regelmäßig an Supervisionen, Praxistreffen und Fortbildungen teilnehmen und ihre Begleitungen dokumentieren.

Ausgewählte Formen der nachgehenden Trauerbegleitung

Trauerbegleitung findet in verschiedenen Formen statt (Paul, 2004; Raphael et al., 1993).

Die *Einzelbegleitung* durch haupt- oder ehrenamtliche Mitarbeitende findet bei der trauernden Person zu Hause oder in einem neutralen Raum, z. B. einem Besprechungsraum der Station, statt. Sie umfasst meist fünf bis zehn Treffen von ein bis anderthalb Stunden Dauer und kann bei Bedarf verlängert werden.

Das *Trauercafé* ist ein niedrigschwelliges Begegnungsangebot, das meist zwei- oder vierwöchentlich an einem öffentlichen und gut zugänglichen Raum durchgeführt wird. Ein Team von meist einer hauptamtlichen und mehreren ehrenamtlichen Mitarbeitenden bereitet ein Kaffeetrinken vor, zu dem Trauernde unverbindlich kommen und andere Trauernde zwanglos zum Gespräch treffen können. Die Mitarbeitenden stehen ebenfalls zum Gespräch und für Informationen über weiter gehende Begleitangebote zu Verfügung.

Trauergruppen sind geschlossene und geleitete Gruppen von acht bis zwölf Teilnehmenden, die in der Regel von einer haupt- und einer ehrenamtlichen Mitarbeiterin gemeinsam geleitet werden. Die Gruppen treffen sich für sechs bis zehn Abende und arbeiten mit Gesprächsrunden, kreativen Medien, oft zu bestimmten vorgegebenen Themen oder in einem thematischen Zyklus.

Daneben gibt es *offene Selbsthilfegruppen für Trauernde*, z. B. die Gruppen des VEID e.V. (Verwaiste Eltern in Deutschland e.V.), in denen sich Eltern nach dem Verlust eines Kindes austauschen, oder Gruppen für Angehörige nach einem Suizid unter dem Dach des AGUS e.V. (Angehörige um Suizid).

Trauerbegleitung findet darüber hinaus auch in *Seminaren* für bestimmte Gruppen von Trauernden oder zu bestimmten Themen statt. Zahlreiche *Bücher für Trauernde* und über Trauernde sind in den vergangenen Jahren erschienen. Die neueste Entwicklung sind Angebote für Trauernde im *Internet*. Vor allem Jugendliche und junge Verwitwete nutzen das Internet, um sich mit anderen Trauernden in einer vergleichbaren Situation, aber Hunderte von Kilometern entfernt lebend, auszutauschen.

Nachgehende Trauerbegleitung im Netzwerk

Während Sterbebegleitung ausschließlich von palliativen und hospizlichen Einrichtungen angeboten wird, sieht es bei nachgehender Trauerbegleitung anders aus. Trauerbegleitung wird von einer Vielzahl unterschiedlicher Anbieter organisiert und durchgeführt (Paul, 2004). Trotzdem ist das Angebot noch längst nicht so vielfältig und flächendeckend, dass auch nur ein Bruchteil der Hilfe suchenden Trauernden das für sie Passende findet. Palliative Dienste sollten immer über die in ihrer Region vorhandenen Trauerbegleitangebote informiert sein und mit den an manchen Orten bereits bestehenden Trauernetzwerken kooperieren. Erfahrungsgemäß werden palliative Dienste zunehmend zu Ansprechpartnern für viele unterschiedliche Trauernde, unabhängig davon, ob sie selbst nachgehende Trauerbegleitung, z. B. in Form eines Trauercafés, anbieten. Hilfe suchen dabei oft Menschen, die erschwerte Trauerprozesse durchleben, z. B. weil:

- der eigentliche Trauerfall bereits Jahrzehnte zurückliegt und damals nicht angemessen betrauert werden konnte
- die Todesursache plötzlich oder tabuisiert ist (z. B. nach einem Suizid)
- viele Tode und andere Verluste innerhalb kurzer Zeit zu bewältigen sind oder weil
- die soziale Unterstützung als zu gering empfunden wird.

Es ist wichtig, in einer Anamnese abzuklären, welches Angebot für die einzelne Trauernde zu diesem Zeitpunkt angemessen und wünschenswert ist. Eine Beratung über die Möglichkeiten, die in der jeweiligen Region vorhanden sind, sollte auch eine erste Einschätzung über bestehende Risikofaktoren enthalten. Die Wahl des Angebots trifft die Trauernde selbst (Raphael et al., 1993).

Therapeutische Angebote für Trauernde sind im deutschsprachigen Raum sehr selten. Es ist sinnvoll, durch die jeweiligen Netzwerke zu erkunden, welche Psychotherapeuten im Umfeld mit der therapeutischen Begleitung von Trauer vertraut sind. Dies gilt auch für Traumatherapeuten, die bei der Begleitung traumatisierter Trauernder (z. B. nach Verlust durch ein Gewaltverbrechen) hilfreich sein können. Vielfach stehen andere Probleme neben dem Trauerprozess im Mittelpunkt der Aufmerksamkeit. Wenn Trauernde Suchtprobleme oder psychische Erkrankungen aus der Zeit vor dem Verlust zeigen, muss in jedem Fall eine ärztliche und therapeutische Behandlung empfohlen werden.

> **Zusammenfassung**
>
> Die Begleitung von Angehörigen über den Tod hinaus gehört essenziell zu den Aufgaben palliativer Versorgungskonzepte. Herausragend ist die Bedeutung palliativer Einrichtungen bei der Lösung der von Worden formulierten Aufgabe, die Wirklichkeit des Todes und des Verlusts durch konkrete Begegnung mit dem Verstorbenen zu realisieren. Wenn dies unter Wahrung von Respekt, Mündigkeit und Mitbestimmung geschehen kann, ist ein wichtiger Risikofaktor für erschwerte Trauerprozesse umgangen. Pflegende in palliativen Einrichtungen leisten einen wichtigen Beitrag in den ersten Stunden des Trauerprozesses nach dem Tod eines Menschen, indem sie angemessene Rahmenbedingungen und bei Bedarf eine Begleitung der Abschiednahme anbieten. Die Einrichtung weiter gehender Angebote für Trauernde in Form von Einzelbegleitung, Trauergruppen oder Trauercafés gehört nicht zum originären Aufgabenbereich der Pflegenden. Nachgehende Trauerbegleitung im Rahmen eines palliativen Betreuungskonzepts setzt

eine Zusatzqualifikation der haupt- und ehrenamtlichen Mitarbeitenden voraus. Für die Trauerbegleitung im palliativen Auftrag gelten dabei Qualitätsstandards wie für die Sterbebegleitung. Qualifizierte Trauerbegleitung findet im Netzwerk mit anderen Anbietern von Trauerbegleitung, mit Beratungsstellen für die Problemfelder, welche die Trauer beeinflussen, und mit kompetenten Ärzten und Psychotherapeuten statt.

Abschließende Fragen zur Reflexion

- Vergleichen Sie die im Text aufgeführten unterstützenden Rahmenbedingungen für Trauerprozesse mit denen, die in Ihrer Einrichtung vorhanden sind. Sehen Sie die Notwendigkeit von Veränderungen? Sehen Sie die Möglichkeit für Veränderungen?

- Überprüfen Sie ihre eigenen Trauerstrategien: Wie bewerten Sie heftige Gefühle? Wie gehen Sie mit Erinnerungen an Verstorbene aus Ihrer Familie und Ihrem Freundeskreis um?

- Welche Folgen hat das für Ihren Umgang mit trauernden Angehörigen, denen Sie durch Ihren Beruf begegnen?

- Stellen Sie eine Liste der Trauerangebote auf, die in Ihrer Region vorhanden sind.

Verwendete Literatur

Bowlby, J.: Verlust, Trauer und Depression. Fischer, Frankfurt a. M. 1983.

Brathuhn, S.: Tod und Trauer. In: Lilie U.; Zierlein, E. (Hrsg.): Handbuch Integrierte Sterbebegleitung, Gütersloher Verlagshaus, Gütersloh 2004.

Dörner, K.: Der gute Arzt. Schattauer, Stuttgart 2001: 76.

Doka, K.: Disenfranchised grief. In: Bereavement Care, 18 (1999) 3: 37–39

Doyle, D. H.; MacDonald, N. (eds.): Oxford Textbook of Palliative Medicine. Oxford University Press, Oxford 1993.

Kast, V.: Trauern. Kreuz Verlag, Stuttgart 1982.

Kern, M.: Palliativpflege, Richtlinien und Pflegestandards. Pallia Med Verlag, Bonn 2000.

Klass, D.; Silverman P.; Nickman, S. (ed.): Continuing bonds, new understandings of grief. Taylor & Francis, Philadelphia 1996.

Klass, D.; Silverman P.; Nickman, S.: Fortgesetzte Bindungen. In: Paul, C. (Hrsg.): Neue Wege in der Trauer- und Sterbebegleitung. Gütersloher Verlagshaus, Gütersloh 2001.

Kopp-Breilinger, K.; Rechenberg-Winter, P.: In der Mitte der Nacht beginnt ein neuer Tag. Kösel, München 2003.

Lammer, K.: Den Tod begreifen. Neukirchener Verlag, Neukirchen-Vluyn 2003.

Lilie U.; Zierlein, E. (Hrsg.): Handbuch Integrierte Sterbebegleitung, Gütersloher Verlagshaus, Gütersloh 2004.

Lindemann, E.: Symptomatology and management of acute grief, American Journal of Psychiatry, 101 (1944): 141–148.

Middleton, W.; Raphael, B.; Martinek, N.; Misso, V.: Pathological grief reactions. In: Stroebe, M.; Stroebe, W.; Hansson, R.: Handbook of bereavement, Cambridge University Press, Cambridge 1993.

Müller, M.; Schnegg, M.: Unwiederbringlich – vom Sinn der Trauer. Herder, Freiburg i. Br. 1997.

Müller, M.; Schnegg, M.: Der Weg der Trauer. Herder, Freiburg i. Br. 2004.

Müschenborn, B.: Die Bedeutung der ersten Stunden. In: TrauerInstitut Deutschland e.V.: Qualität in der Trauerbegleitung. Hospizverlag, Wuppertal 2003.

Parkes, C.: Trauerbegleitung – Hilfe oder Schaden? In: Paul, C. (Hrsg.): Neue Wege in der Trauer- und Sterbebegleitung. Gütersloher Verlagshaus, Gütersloh 2001.

Parkes, C.; Laungani, P.; Young, B. (eds.): Death and Bereavement across cultures. Routledge, London 1997.

Parkes, C.: Bereavement as a psychosocial transition: Process of adaption to change. In: Stroebe, M.; Stroebe, W.; Hansson, R.: Handbook of bereavement, Cambridge University Press, Cambridge 1993.

Paul, C.: Wie kann ich mit meiner Trauer leben? Gütersloher Verlagshaus, Gütersloh 2000.

Paul, C. (Hrsg.): Neue Wege in der Trauer- und Sterbebegleitung. Gütersloher Verlagshaus, Gütersloh, 2001.

Paul, C.: Dokumentationsbögen für ehrenamtliche Trauerbegleitung im Rahmen von Hospizdiensten. Pallia Med Verlag, Bonn 2004.

Paul, C.: Fortbildung vor Ort – ein besonderes Fortbildungskonzept. Die Hospiz-Zeitschrift, 7 (2005) 2: 21

Raphael, B.; Middleton, W.; Martinek, N.; Misso, V.: Counseling and therapy of the bereaved. In: Stroebe, M.; Stroebe, W.; Hansson, R.: Handbook of bereavement, Cambridge University Press, Cambridge 1993.

Scherwitzel, G.: Angehörige bei der Auseinandersetzung von Tod und Trauer unterstützen. In: Metz, C.; Wild, M.; Heller, A. (Hrsg.): Balsam für Leib und Seele. Pflegen in Hospiz- und Palliativer Betreuung. Lambertus, Freiburg i. Br. 2002.

Shuchter, S.; Zisook, S.: Pathological grief reactions, In: Stroebe, M.; Stroebe, W.; Hansson, R.: Handbook of bereavement, Cambridge University Press, Cambridge 1993.

Smeding, R. M.: Sechsundzwanzig Worte für Schnee, In: Lilie U.; Zierlein, E. (Hrsg.): Handbuch Integrierte Sterbebegleitung, Gütersloher Verlagshaus, Gütersloh 2004.

Spohr, M. (Hrsg.): Profile für die Befähigung zur Trauerbegleitung. Pallia Med Verlag, Bonn 2002.

Stroebe, M.; Stroebe, W.; Hansson, R.: Handbook of bereavement, Cambridge University Press, Cambridge 1993.

Worden, J. W.: Grief Counseling and Grief Therapy (2nd edn.). Routledge, London 1991.

Weiterführende Literatur

Boschert, S.; Kotz, M.: Tod und Trauer bewältigen (Seminarkonzept). In: Pleschberger, S.; Heimerl, K.; Wild, M. (Hrsg.): Palliativpflege. Grundlagen für Praxis und Unterricht. Facultas, Wien 2005, 2., aktualisierte A.

Müller, M.; Schnegg, M.: Der Weg der Trauer. Herder, Freiburg i. Br. 2004.

Paul, C.: Wie kann ich mit meiner Trauer leben? GTB, Gütersloh 2001.

Paul, C. (Hrsg.): Neue Wege in der Trauer- und Sterbebegleitung. Gütersloher Verlagshaus, Gütersloh 2001.

Wadenpohl, S.: Auseinandersetzung mit Sterben und Tod (Seminarkonzept). In: Pleschberger, S.; Heimerl, K.; Wild, M. (Hrsg.): Palliativpflege. Grundlagen für Praxis und Unterricht. Facultas, Wien 2005, 2., aktualisierte A.

Worden, J. W.: Beratung und Therapie in Trauerfällen, Huber, Bern 2003.

Worden, J. W.: Grief Counseling and Grief Therapy (2nd edn.) Routledge, London 1991.

Internetadressen

www.trauerinstitut.de
www.agus-selbsthilfe.de
www.veid.de

7.7
Vom Umgang mit Abschied und Trauer der Fachkräfte

Monika Müller

«Und wenn die Last nicht mehr tragbar und das Mitfühlen in Sarkasmus oder Unerreichbarkeit sich wandelt, dann ist es Zeit, dem eigenen Tod des Begleiterdaseins zuvorzukommen und innezuhalten.» *(Schnegg, 2000)*

«[…] wer hier arbeitet, bewegt sich in einem vom Tod kontaminierten sozialen Raum. […] Meine These lautet daher, dass dieser ‹ansteckende› Tod die Kernkategorie des ‹doing death› […] ist.» *(Gross, 2005)*

Abstract

In diesem Kapitel geht es um die Frage, welche Strategien Mitarbeitende in der palliativen Versorgung von Sterbenden anwenden könnten, um ihre Belastung angesichts des wiederkehrenden und gehäuften Sterbens in ihrer täglichen Arbeit zu vermindern und einem Burnout vorzubeugen. Anzufragen wird sein, inwieweit die Reaktion auf die Serie von Verlusten mit dem Phänomen von Trauer gleichzusetzen ist und was aus dem heutigen Wissen um Inhalte und Aufgaben von Trauerarbeit für den professionellen Umgang mit Abschieden gelernt und umgesetzt werden kann.

Studienziele

Nach Abschluss dieses Kapitels wird die bzw. der Lernende in der Lage sein:

- die Vulnerabilität und Belastung in diesem besonderen Arbeitsfeld zu erfassen und zu verstehen und sorgsame Nachsicht dafür zu entwickeln, statt aufzubegehren und die Ansprüche an sich angesichts von Leid noch zu erhöhen.
- nachzuvollziehen und sich damit auseinander zu setzen, dass die Reaktion auf gehäufte Verluste trotz der Ähnlichkeit kein Trauerprozess vergleichbar dem von Angehörigen ist.
- aus den Aufgaben von Trennungsarbeit Obliegenheiten für den eigenen beruflichen Umgang mit Verlusten abzuleiten und ggf. durchzuführen.
- die Verantwortung zur Unterstützung auch auf Vorgesetzte und Träger auszuweiten und ggf. anzufragen.

Schlüsselwörter

Trauer/Traueraufgaben, Betroffenheit, sinnerfüllte Beziehung, Reaktionsformen, Realisieren, Validieren, Ausdrücken der Verluste, Coping, Wohlbefinden

Einleitung – Belastung von Fachkräften in der Palliativversorgung Sterbender

> Wissen Sie, bei uns im Haus versterben dreißig Prozent der Bewohner innerhalb ihres ersten Jahres hier. Das bedeutet: Wir lernen jemanden kennen, gewöhnen uns an ihn, gewinnen ihn vielleicht sogar lieb, und dann […] heißt es schon wieder Tschüss, Abschiednehmen. Das hält doch keiner lange aus. Manchmal frage ich mich: Wie viel Tod verträgt der Mensch in so einer Arbeit überhaupt? Und für die Angehörigen wird Trauerbegleitung angeboten, aber wohin mit *unserer* Trauer?

So klagte schimpfend eine Altenpflegerin in einer Palliative-Care-Fortbildung. Und sie fuhr fort, dass es ja zwar wichtig sei, immer bessere Strategien zur Symptombekämpfung und Standards für die Wundbehandlung kennen zu lernen, aber dass es auch einen Kursinhalt zum Thema der eigenen Belastung bei dieser Arbeit geben solle.

Trauer oder Betroffenheit?

In Fortbildungen und Supervisionen wird oft vorwurfsvoll geklagt, dass die professionell in der Sterbebegleitung Tätigen keinen Ort und keinen Ansprechpartner für ihre eigene Trauer hätten. Das muss ernst genommen und genauer beleuchtet werden. Was ist Trauer? Was meinen die in diesem Feld arbeitenden Berufsgruppen, wenn sie von ihrer Trauer um Patienten sprechen?

Trauer, so lautet eine alte, heute immer noch allgemein anerkannte Definition, «ist regelmäßig die Reaktion auf den Verlust einer geliebten Person oder einer an ihre Stelle gerückten Abstraktion» (Freud, 1916). Diese Auslegung des Phänomens Trauer hebt durch die Worte «regelmäßig» und «Reaktion» darauf ab, dass Trauer etwas Wiederkehrendes, Normales, jeden Menschen Betreffendes ist, also eine *Fähigkeit* darstellt, die Menschen grundsätzlich zur Verfügung haben. Eine Ausweitung dieser Definition lässt zu und ist sachdienlich, dass es nicht nur um eine im engeren Sinne geliebte Person gehen muss, sondern um jemanden und in der Folge naturgemäß auch um etwas, zu der/dem eine sinnerfüllte, tiefe Beziehung bestand.

Zu den einzelnen Patienten, die es zu umsorgen gilt, besteht in der Regel diese tiefe sinnerfüllte Beziehung nicht, sie ist dem persönlichen Umfeld der Betreuenden vorbehalten. Diese Art von sinnstiftender, signifikanter Beziehung besteht schon eher zum Beruf, zur Arbeit im Hospiz(dienst) oder auf der Palliativstation selbst, nicht aber zu jedem Menschen, dem in diesem Kontext begegnet wird. Eher als Ausnahme kommt es vor, dass sich Fachkräfte mit sterbenden Menschen anfreunden. In diesem Fall würden sie in der Tat bei deren Ableben Trauer empfinden, so aber eher Erschütterung, Betroffenheit, Schmerz, auch Ermüdung und Überdruss. Dies gilt es zu wissen und auseinander zu halten, weil sonst ein Faktor vermutlich erschwerter Trauerreaktion erlebt würde, die dann zum Tragen kommen kann, wenn ein Mensch gehäuft und in kurzer Zeit mehrere Verlusterfahrungen zu durchleiden hat. Dies würde dazu führen, dass Ärzte, Pflegende und andere nach einigen Sterbefällen ihren Beruf aufgeben müssten, weil die Trauerarbeit ein Maß annehmen würde, das nicht zu leisten wäre.

«Wie wäre es, wenn in einer Anleitung für Hospizkoordinatoren stünde: Studien haben ergeben, dass ein Mensch pro Jahr durchschnittlich 4,3 Sterbefälle ertragen kann. So sollte jeder Begleiter, jede Begleiterin nach spätestens 5 Begleitungen für ein Jahr aus der direkten Sterbebegleitung herausgenommen werden,» lautet der mehr humoristisch gemeinte Beitrag einer Psychologin gegen die Systematisierung und Egalisierung solcher Erfahrung (Dingerkus, 2000).

Formen des Umgangs mit Verlusten

Dennoch sind die oben angeführten Reaktionsformen – und viele andere – auf das dauernde und kumulierende Erleben von Sterben und Tod mitnichten zu verniedlichen oder wegzuwischen mit dem Hinweis, dies sei ja überhaupt keine Trauer. Menschen, die in der palliativen Umsorgung Schwerkranker und Sterbender stehen, gehen immer wieder neu mittel- und kurzfristige Behandlungs- und Begleitungsbeziehungen ein, die durch die Erwartungshaltung des nahenden Todes geprägt sind. Diese wiederholte und Alltag gewordene Begegnung mit Tod löst bei den Beteiligten eine existenzielle Betroffenheit aus, die sich höchst unterschiedlich äußert und einen besonderen Rahmen und Umgang braucht (s. Kasten).

Es liegt auf der Hand, dass die meisten dieser Umgangsstrategien sowohl für die Betreuenden als auch für die umsorgten Personen nicht besonders hilfreich sind. Trotz der feinen Unterscheidung zum Phänomen Trauer ist eine grundsätzliche Notwendigkeit erkennbar, eine tragende und vielleicht allgemeine Strategie

---

Mögliche Reaktionen der Begleiter auf «so viel Tod»

- Abwehrstrategien in Form kühl-professioneller Zugewandtheit, d.h. sich nicht auf eine Beziehung einzulassen, aber das Notwendige an Pflege, Behandlung und Beratung zu leisten
- Schuldgefühle wegen emotionaler Distanz
- Verbrüderung und Verschwesterung mit Patienten (alles für sie tun)
- Ideologisierung der Hospiz- und Palliativarbeit
- Liebäugeln mit Euthanasiegedanken
- Spiritualisierung der Erlebnisse (krampfhafte Überhöhung von Sterbeerfahrungen in einen übergeordneten Kontext)
- Extremes Sich-Versichern der eigenen Lebendigkeit als Gegenbewegung (Sexualisierung des Privatlebens, Suchtverhalten, Gewalt)
- Ohnmacht und Überforderung
- Schwärzester Humor
- Verlassen des Arbeitsplatzes

für den Umgang mit Verlusten in diesem Feld zu finden. Hier ist möglicherweise die heutige Trauerforschung hilfreich und bietet einen Blick auf die Aufgaben, die ein trauernder Angehöriger oder Hinterbliebener zu leisten hat, um mit dem jeweiligen persönlich erlebten Verlust leben zu können (Lammer, 2004).

Übertragung von Traueraufgaben auf die wiederholte Sterbe- und Verlusterfahrung im perimortalen beruflichen Kontext

Die Realität des Verlustes erfassen

Im Kontext der beruflichen Arbeit bedeutet dies, zunächst anzuerkennen, dass nicht nur die Tatsache des Sterbens, sondern auch die individuelle Art und Weise des Sterbens eines Patienten nicht im Kompetenzbereich der helfenden Person liegt. Die Realität zu akzeptieren heißt auch, dass die jeweiligen Kommunikationsmuster eines Patienten, sein systemisches Eingebundensein in die jeweils eigene Umwelt, die Art, sein Sterben zu bewältigen oder auch genauso gut nicht zu bewältigen, vom Begleiter nicht nur erlaubt, sondern gewürdigt werden und dass nicht erwartet wird, dass der Patient den Tod des Begleiters stirbt, sondern seinen persönlichen, eigenen, ihm allein gehörenden Tod sterben darf. Der Anspruch des Begleiters an sich selber, mit seiner Arbeit, ja mit seiner ganzen Person zu einem besonders guten, friedlichen, spirituellen, versöhnten und annehmendem Sterben beizutragen, erhöht das Risiko eines erschwerten Umgangs mit Verlusten, die naturgemäß einen anderen Verlauf nahmen, ja nehmen mussten.

Des Weiteren gehört zu dieser Aufgabe, dass im wirklichen Einlassen auf den Patienten und sein Sterben die Rückfrage an die eigene Beziehung zum sicheren Tod gestellt wird. Diese Beziehung kann man nicht kognitiv und per Willensbeschluss ein für alle Mal herstellen, sondern sie will im Laufe eines Lebens erfühlt, erlebt, erfahren, erschlossen werden. Ein Weg ist, die vielen kleinen Tode, welche die Begleiter im Laufe ihres Lebens streifen – Verlusterlebnisse, Augenblicke des Scheiterns oder der Enttäuschung, Momente des Versagens – zunächst zu sehen, sie zu erkennen und schließlich anzuerkennen, sie zu gestalten und so zu bestehen. Ein Pfleger in einem stationären Hospiz drückte das so aus: «Um arbeiten zu können und effektiv zu sein, muss ich jeden Morgen in meinen eigenen Tod aufwachen! Es hilft mir, mich in meiner Arbeit und meinem Leben fortzubewegen, ohne stecken zu bleiben.» Dies heißt, die eigene Lebensgeschichte reflexiv und emotional zu verstehen und anzunehmen, sich ihr nicht etwa in Resignation zu unterwerfen, sondern *als* Leistung und *in* Leistung zu respektieren. Wer sich selbst bejahen lernt in all den Gebrochenheiten des Lebens, kann den ungeheuren Bruch, den der Tod bedeutet, zumindest ansehen, vielleicht irgendwann annehmen. So gelingt es bestenfalls, in eine Aneignung des Todes hineinzureifen, was weit mehr ist als eine intellektuelle Akzeptanz einer Lehre vom Tod, weil sie das existenzielle Aufnehmen einer über uns verhängten Bestimmung ist, die in Freiheit von uns beantwortet werden will.

Den Verlust validieren

Die Aufgabe der Validierung des Verlustes beinhaltet, in den (begrenzten) Prozess der Rekonstruktion bzw. der Klärung der Beziehung zum verstorbenen Patienten einzusteigen. Dies klingt nach Analyse und Therapie, aber gemeint ist eher, schlicht nachzuschauen, ob mit der Erschütterung wirklich der Patient gemeint ist oder ob nicht eine alte, eigene Trauergeschichte oder ein zum Begleiter gehörender Verlust zum Klingen kommt. Eine solche Verflechtung von Biografien ist in diesem Arbeitsfeld durchaus nicht selten. Sie geschieht vielmehr relativ häufig, weil Menschen lebenslang alle ihre Verlusterfahrungen mit sich tragen und sie nicht etwa irgendwann ad acta legen, sodass bei neuen Verlusten auch die alten wieder berührt werden. An diesem Vorgang ist auch beileibe nicht Unpassendes, Falsches oder Schlimmes, wichtig ist nur, dass diese «Übertragung» bewusst wird, weil sonst alte Muster blind ausagiert werden. In diesem Rahmen wird es auch möglich sein, sich Ambivalenzen, Misstrauen und Aggressionen in der Beziehung zu einem Patienten einzugestehen und zu erlauben. Nicht jeder Sterbende ist mit Eintritt in diesem Zustand und in seine Hilfsbedürftigkeit auch gleichzeitig ein liebenswürdiger Mensch.

Den Verlust ausdrücken

Es scheint ein Zeichen mangelnder Weiterentwicklung und des noch nicht in Gänze erfolgten Paradigmenwechsels in palliativen Versorgungskonzepten zu sein, dass die Kommunikation über die erlebten Verluste von anvertrauten Menschen in der Regel nicht oder nur bruchstückhaft stattfindet. Immer noch sind die Übergaben geprägt von einer kurzen, wenn auch würdevollen Mitteilung des Todes eines Patienten, oft noch verbunden mit dem Hinweis, wie und unter welchen Umständen dieses Sterben erfolgt ist. Als Maßstab eines im Rahmen des Möglichen zufrieden stellenden Sterbens gelten die Standards und Leitlinien palliativer Versorgung. Selten aber wird den Begleitenden der Raum zur Verfügung gestellt, über den Toten und die eigene Beziehung zu ihm zu sprechen. «Wenn wir Gefühle haben, heißt es gleich automatisch, dass wir zu viele Gefühle haben und dass die nicht in den beruflichen Alltag gehörten, sondern in den Privatbereich», klagt eine junge Pflegekraft. Gerade das aber ist unabdingbar für den Umgang mit Verlust: seinen Gefühlen einen Ausdruck, eine Sprache geben.

> Ein Verlust, der nicht spricht, raunt ins beschwerte Herz sich, bis es bricht. (Shakespeare, 1605)

Das bedeutet nicht, dass in solchen Runden uferlos und besonders ritualisiert, bis in alle Einzelheiten hinein Beziehungen dargestellt und beleuchtet werden, aber jede und jeder im Kreis sollte, wenn das Bedürfnis da ist, Gelegenheit zum Ausdruck dessen haben, was sie, was ihn innerlich im Zusammenhang mit dieser Person und diesem Tod beschäftigt. Wenn da eine Kultur des Ausdrucks geschaffen ist (vgl. auch das Vorhandensein und Auslegen so genannter Erinnerungsbücher), ist dieser Aufgabe schon im weitesten Sinn entsprochen und Genüge getan.

Dem Verlust einen Platz im Leben geben

Bei dieser Aufgabe ist zweierlei wichtig:

- der neue Platz und
- das Leben allgemein.

Der neue Platz

Es scheint im Umgang mit Verlusten unterstützend zu sein, die Menschen, denen man begegnet ist und die einem etwas bedeutet haben, nicht dem schnellen Vergessen anheim zu geben. Es mag bei dem einen oder anderen Patienten Wesenszüge, Lebenshaltungen, Weltanschauungen, Gewohnheiten, Redewendungen, Wissensbezüge gegeben haben, die den Begleitenden nicht unbeeindruckt ließen. Diese dürfen ins eigene Leben «hinübergerettet» und benutzt werden zur eigenen vertieften oder besseren Lebensgestaltung. Von Dennis Klass (1999) wissen wir, dass das Fortführen von Bindungen nicht an das leibliche Vorhandensein von Personen gebunden und für das Weiterleben ohne den anderen von tiefer Bedeutung ist. So sind Tote nicht einfach weg, sondern sind Teil des Gesamtlebens und haben durch ihr Beispiel vielfach lebensstützende und -erleichternde Funktion für die zurückgebliebenen Helfer. «Ich hatte wieder einmal zu spüren bekommen, was ich bei der Begegnung mit schwer kranken [...] Menschen oft gedacht hatte: Wir, die wir stromlinienförmig durchs Leben gehen und uns nach dem Glück sehnen, können unendlich viel von denen lernen, die ganz offensichtlich weder Gesundheit noch Zukunft haben» (Husebø, 2002). Und dieses Gelernte heißt es ins eigene Leben zu integrieren, daraus Mut und Hoffnung zu schöpfen.

Das Leben allgemein

In all den Toden, die erlebt werden, hat das eigene Leben hohen Wert, und dies nicht nur als «Platzhalter» für vergangenes Leben. Auch wenn – und gerade weil – Begleiter sich in einem Raum befinden, in dem gehäuft Tod erlebt wird und in dem das sichere Wissen, das Schicksal des Sterbens mit den Vorausgehenden teilen zu müssen, spürbar erfahrbar ist, ist es von großer Bedeutung, sich dem Leben zugehörig zu fühlen. Aus der Burnout-Forschung ist bekannt, wie wichtig der Freundeskreis, die Familie, die Nachbarschaft, andere als berufliche Interessen, Urlaub, Körperbewusstsein, Kunstgenuss, Flow-Erlebnisse, Stille, Naturbegegnung, Bewegung als Salutogenesefaktoren wirksam sind (Fengler, 1998). «Entscheidend wichtig ist es, ein Leben außerhalb des Todes führen zu können [...]» (Fengler, 2000). Es geht keinem Patienten besser und kein Sterben ist leichter, wenn sich Begleiter aus falsch verstandener Solidarität das Leben versagen. Die Umsetzung der in sozialen Berufen manchmal geforderten Selbstlosigkeit führt, wie das Wort schon sagt, zu innerer Leere und erschreckender beruflicher Deformation.

Identität der Helfenden

Im Prinzip sind es die gleichen Coping-Strategien (Rüger et al., 1990), die sowohl die Patienten im Umgang mit ihrem eigenen Sterben als auch ihre Begleiter im Umgang mit dem fremden Sterben für sich finden und gestalten müssen. Die Säulen der Identität (Petzold, 1992) sind für beide Gruppen tragend und sinnstiftend. Für die Fachkräfte sind hier besonders bedeutsam die Säule des sozialen Netzwerks, die Säule von Arbeit und Leistung und die Säule der Werte. Die identitätsstiftende Funktion gerade dieser anspruchsvollen Arbeit und hier vor allem das Mitgestalten von Sterbeumständen durch intensives Wissen und besondere, flexible und schöpferische Fähigkeiten kann sogar zu einer Kraftquelle in der hohen Belastung werden. Die Aktualisierung und Bestärkung der vorhandenen Wertewelt und/oder das Erschließen neuer Werte, z. B. auch durch die Begegnung mit den Kranken, gehört zu den wichtigsten Aufgaben in diesem Berufsfeld. Und doch: Sinn macht Leid und Sterben erträglich, doch nicht ungeschehen. Und der Tod beendet tatsächlich immer ein Leben, das *einzig* war.

Entscheidend ist auch, dass diese Arbeit an Umgangsstilen mit Verlusten nicht der Beliebigkeit, der Bedürftigkeit oder auch einzig dem Eigenengagement der Mitarbeitenden überlassen wird, sondern dass die Träger eine Verantwortung für ihre Mitarbeiter empfinden und deutlich zeigen. Es ist nicht damit getan, Geld und Strukturen bereitzustellen, um eine Palliativstation, ein Hospiz oder einen ambulanten Hospizdienst zu gründen oder einzurichten (s. Kap. 2.1). Da beginnt die Arbeit erst. Es gilt, personalpflegerische Maßnahmen auf der institutionellen und der personellen Ebene zu entwickeln und umzusetzen (Brinkmann, 1993). Der Geist eines Hauses, der Geist der Palliative Care bewährt sich nicht nur am Patientenbett, im Umgang mit Leiden, Schmerzen und Symptomen, sondern erfährt seinen Beweis nicht zuletzt in der Summe der Sorgemaßnahmen, der Care, um das Wohlbefinden der haupt- und ehrenamtlich Mitarbeitenden.

Zusammenfassung

Gehäufte Verlusterfahrungen im beruflichen Kontext sind ernst zu nehmen und als Belastung anzuerkennen. Trotz ähnlicher Symptomatik entsprechen sie nicht dem Trauererleben Zugehöriger und Hinterbliebener. Das Durcharbeiten von Aufgaben analog der Trauerarbeit kann ein geeignetes Verfahren zum Umgang mit Belastungen sein. Ein vertieftes Wissen über eine umfassende palliative Versorgung und entsprechend ausgebildete Fertigkeiten lassen die Mitgestaltung und Verbesserung von Sterbeumständen deutlich werden und erleichtern die Arbeit auf diesem Gebiet. Die regelmäßige Besinnung auf eigene Werte und Haltung dient der Prophylaxe des Burnout.

Abschließende Fragen zur Reflexion

- Wie unterscheiden Sie zwischen Trauer und professioneller Betroffenheit?
- Konkretisieren Sie die möglichen Reaktionen professioneller Helfer auf gehäufte Verlusterfahrungen.
- Wie und wodurch berührt Sie der Tod von Patienten, und welche Umgangsstrategien kennen Sie bei sich selbst?

Verwendete Literatur

Brinkmann, R. D.: Personalpflege: Gesundheit, Wohlbefinden und Arbeitszufriedenheit als strategische Größen im Personalmanagement. Sauer Verlag, Heidelberg 1993.

Dingerkus, G.: Wieviel Tod verträgt der Mensch? Von einer Psychologin. In: Die Hospiz-Zeitschrift, 6 (2000): 15–16.

Fengler, J.: Helfen macht müde. Zur Analyse und Bewältigung von Burnout und beruflicher Deformation. München 1998: 194–196.

Fengler, J.: Interview mit Professor Dr. Jörg Fengler. In: Die Hospiz-Zeitschrift, 6 (2000): 9–11.

Freud, S.: Trauer und Melancholie. In: Gesammelte Werke Bd. 10, Suhrkamp, Frankfurt, 4. Aufl. 1916: 428 ff.

Gross, C. S.: Der ansteckende Tod: Sterbeverläufe im Alters- und Pflegeheim. In: Ewers, M.; Schaeffer, D.: Am Ende des Lebens. Versorgung und Pflege von Menschen in der letzten Lebensphase. Huber, Bern 2005: 155 ff.

Husebø, S.: Leben lohnt sich immer. Von aktiver Sterbehilfe zur Hilfe zum Leben – ein Arzt erzählt. Herder, Freiburg i. Br. 2002: 167.

Klass, D.: Continuing bonds. New understanding of grief. Taylor & Francis, London/Philadelphia 1999.

Lammer, K.: Den Tod begreifen. Neue Wege in der Trauerbegleitung. Kösel, Neukirchen 2004.

Petzold, H. G.: Integrative Therapie – der Gestaltansatz in der Begleitung und psychotherapeutischen Betreuung sterbender Menschen. In: Rösing, I.; Petzold, H. (Hrsg.): Die Begleitung Sterbender. Theorie und Praxis der Thanatotherapie. Junfermann, Paderborn 1992: 438.

Rüger, U.; Blomert, A. F.; Förster, W.: Coping. Theoretische Konzepte, Forschungsansätze, Meßinstrumente zur Krankheitsbewältigung. Vandenhoeck & Ruprecht, Göttingen 1990.

Schnegg, M.: Wieviel Tod verträgt der Mensch? Von einem Seelsorger. Die Hospiz-Zeitschrift, 6 (2000): 13–15.

Shakespeare, W.: Macbeth. 1605. In: Sämtliche Dramen, Bd. 2: 87, Eugen Diedrichs Verlag, Düsseldorf 1993.

Weiterführende Literatur

Benner, P.; Wrubel, J.: Pflege, Stress und Bewältigung. Gelebte Erfahrung von Gesundheit und Krankheit. Huber, Bern 1997.

Davy, J.; Ellis, S.: Palliativ pflegen. Sterbende verstehen, beraten und begleiten. Huber, Bern 2003.

Kast, V.: Sich einlassen und loslassen. Neue Lebensmöglichkeiten bei Trauer und Trennung. Herder, Freiburg i. Br. 1994.

Müller, M.; Schnegg, M.: Der Weg der Trauer. Hilfen bei Verlust und Trauer. Herder, Freiburg i. Br. 2004.

Paul, C.: Neue Wege in der Trauer- und Sterbebegleitung. Hintergründe und Erfahrungsberichte für die Praxis. Gütersloher Verlagshaus, Gütersloh 2001.

Spiegel, Y.: Der Prozess des Trauerns. Hueber, München 1989.

Stähli, A.: Umgang mit Emotionen in der Palliativpflege. Ein Leitfaden. Huber, Stuttgart 2004.

Weiher, E.: Die Religion, die Trauer und der Trost. Seelsorge an den Grenzen des Lebens. Grünewald, Mainz 2004, 2. A.

Weiher, E.: Mehr als Begleiten. Ein neues Profil für die Seelsorge im Raum von Medizin und Pflege. Grünewald, Mainz 2004, 2. A.

Wilkening, K.: Wir leben endlich. Zum Umgang mit Sterben, Tod und Trauer. Vandenhoeck & Ruprecht, Göttingen 1998, 2., durchgesehene A.

Worden, W. J.: Grief counseling and grief therapy. A handbook for the mental health practitioner (2nd edn.). Shucher & Zisook, London 1991.

7.8 Bedeutung der Sexualität in der Palliative Care

Stefan Zettl

Sexualität ist nicht nur Geschlechtsverkehr. Der gesamte Körper ist bis zum letzten Atemzug für zärtliche Berührungen empfänglich.

Abstract

Sexualität stellt bis ins hohe Lebensalter für den Menschen einen potenziell bedeutsamen Aspekt der Lebensqualität dar – auch am Ende seines Lebens. Auch wenn ein Patient durch seine fortschreitende Erkrankung oder deren Behandlung in seiner Fähigkeit eingeschränkt ist, einen Koitus zu vollziehen, heißt das nicht, dass er über keine sexuellen Fantasien, Wünsche und Bedürfnisse nach Zärtlichkeit mehr verfügt. Palliative Care bedeutet in diesem Kontext, das Thema sensibel wahrzunehmen und in der individuellen Gestaltung der Beziehung zum Patienten angemessen zu berücksichtigen.

Studienziele

Nach Abschluss dieses Kapitels wird die bzw. der Lernende in der Lage sein:

- die lebensgeschichtliche Entwicklung und subjektive Bedeutungsgebung der Sexualität von Patienten besser einzuschätzen.
- darauf zu achten, dass nicht falsche Vorstellungen und Stereotype über die Alterssexualität den Umgang mit den Patienten beeinflussen.
- das Thema im Pflegealltag sensibler wahrzunehmen und anzusprechen.

Schlüsselwörter

Sexualmedizin, Alterssexualität

Einleitung – Die lebensgeschichtliche Bedeutung der Sexualität

Sexualität ist eine Quelle von Sinnlichkeit, Lust und Erregung, aber auch Ursache von Konflikten, Enttäuschungen und schmerzlichen Erfahrungen. Ihre Ausdrucksformen variieren in Abhängigkeit vom soziokulturellen Kontext, der Persönlichkeit, den lebensgeschichtlichen Erfahrungen, der Partnerschaft und der aktuellen Lebenssituation. Sie kann mit Gefühlen von Zuneigung und Liebe verbunden sein; manchmal bedeutet sie lediglich einen kurzen Moment der Entspannung oder vielleicht sogar nur Anstrengung mit einem mäßigen Lustgewinn. Sexualität hat viele Seiten und spielt im Leben jedes Menschen eine mehr oder weniger bedeutsame Rolle.

In der Palliativsituation wird der sterbende Mensch mit Ereignissen und Erfahrungen konfrontiert, deren gemeinsame Thematik man mit den Begriffen «Abschiednehmen» und «Verlust» charakterisieren kann. Dies berührt auch die Sexualität, die die Betroffenen spätestens jetzt endgültig loslassen müssen, was mit intensiven Gefühlen der Trauer verbunden sein kann (s. Kap. 7.6). Dabei besteht die Möglichkeit der Integration der bisherigen Ereignisse, Erlebnisse und Erfahrungen in eine umfassende Ordnung und Neubewertung.

Kasuistik: Ein Patient berichtet im Rahmen der Sterbebegleitung:

> In den letzten Tagen habe ich immer wieder an meine erotischen Erfahrungen mit Frauen denken müssen. Ich glaube, es gab wenige Momente in meinem Leben, in denen ich mich so lebendig und einem anderen Menschen nahe gefühlt habe, wie beim Miteinander-Schlafen. Während ich mich sonst oft eher wie ein einsamer Wolf gefühlt habe und Nähe nur schwer zulassen konnte, waren das kostbare Momente, wo ich mich nicht getrennt gefühlt habe. Ich bin so dankbar darüber, dass ich das erleben konnte, und die Erinnerung daran werde ich mitnehmen.

Sexualität und Alter

Eine große Anzahl von Patienten, die uns in der palliativen Betreuung begegnen, sind alte Menschen. Ist für sie Sexualität überhaupt noch ein bedeutsames Thema? Benötigen sie dazu Unterstützung oder ein beratendes Gespräch? Was wissen wir überhaupt über die Sexualität älterer Menschen?

Von der Gesellschaft wird die Sexualität älterer Menschen weitgehend verleugnet, und ältere Paare werden eher als asexuell betrachtet:

> Diese ablehnende Einstellung erklärt auch, warum es nicht viele Hollywood-Filme gibt, in denen ältere Paare miteinander im Bett gezeigt werden, sondern viel eher wird in den Filmen die Vorstellung vermittelt, die «goldenen Jahre» seien eine Zeit der platonischen Liebe, in der eine Umarmung, das Streicheln einer Wange oder vielleicht sogar der eine oder andere Kuss akzeptabel sind, aber alles offenkundig Sexuelle pervers oder unnatürlich wäre.
> *(Masters et al., 1996: 481)*

Die klinische Erfahrung belegt jedoch, dass viele ältere Menschen die eigene Körperlichkeit und Sexualität bis ins hohe Alter hinein als einen wichtigen Teil der eigenen Person ansehen. Dies zeigt sich vielleicht auch darin, dass etwa zwei Drittel der 50- bis 90-Jährigen (64 %), 67–74 % der 50- bis 79-Jährigen und noch ein Drittel der 80-Jährigen und Älteren über erotische Träume berichten (Sydow, 1995).

Der an Morbus Parkinson leidende Samuel Atkin berichtet im Alter von 88 Jahren in seinem Tagebuch:

> 10. Februar – Begann den Tag in depressiver Stimmung – halb tot. Ich werde ihn glorreich beenden. Erotische Gedanken: Ich besitze dreierlei: 1. Einen aktiven Geist, vielleicht weniger imstande, sich den Aufgaben eines reifen Lebens zu widmen, aber uneingeschränkt zu erotischen Phantasien fähig; 2. einen Phallus, der seine vollständige Zeugungskraft und Ejakulationsfähigkeit verloren hat, aber dank der erotischen Imagination immer noch zu lustvollen Empfindungen fähig ist; 3. meine Frau, Objekt meiner romantischen Gefühle.
> *(Zit. nach Hillman, 2000: 176)*

Pablo Picasso fertigte mit 87 Jahren 347 erotische Gravuren; sie zeigen konkrete Abbildungen von Genitalien, starrende Voyeure, Lüstlinge und den sexuellen Akt. Sexualität und mit ihr verbundene erotischen Fantasien bleiben manchmal auch dann bedeutsam, wenn sie schon lange nicht mehr aktiv mit einem Partner geteilt werden können. Verwoerdt et al. (1969) sprechen in diesem Zusammenhang von einem «interest-activity gap» (s. Kasuistik).

> **Kasuistik:** Als sich in den Träumen einer 79-jährigen Frau deren herannahender Tod ankündigt, frage ich sie danach, ob sie sich noch etwas wünsche, bevor ihr Leben endet. Darauf antwortet die Patientin mit einem Lächeln auf ihren Lippen: «Wissen Sie, Herr Zettl, Ihnen kann ich das ja offen sagen, weil ich Sie gut kenne. Ich wäre gerne noch einmal richtig zärtlich mit meinem Mann. Ich würde ihn so gerne noch einmal spüren.» Ihr Ehemann war bereits vor 17 Jahren verstorben, aber die Erinnerung an die gemeinsame befriedigende Sexualität blieb bis zum Ende ihres eigenen Lebens in ihr lebendig.

Die obigen Ausführungen machen deutlich, dass das Sexuelle für Menschen in der Palliativsituation etwas Bedeutsames darstellen kann, aber nicht muss. Grundsätzlich gilt jedoch: Ein offener Zugang zu diesem Thema ist die Freiheit des Behandlers von eigenen Vorurteilen. Es gilt in jedem Einzelfall zu prüfen, welche Bedeutung Liebe und Zärtlichkeit für den Betroffenen hatten und haben, statt sie von vornherein auszuschließen, weil man sie vielleicht als unwichtig erachtet.

Sexualität, nicht nur Geschlechtsverkehr

Auch wenn ein Mensch durch seine Erkrankung oder deren Behandlung in seiner Fähigkeit eingeschränkt ist, einen Koitus zu vollziehen, heißt das nicht, dass er über keine Sexualität mehr verfügt. Es gerät in dieser Situation oft in Vergessenheit, dass der ganze Körper ein sinnliches und potenziell sexuelles Organ ist und diese Fähigkeit zum Empfinden lustvoller Berührungen nur in wenigen Fällen völlig verloren geht. Sexualität ist nicht nur Geschlechtsverkehr. Der Koitus ist Ausdrucksform einer liebevollen Beziehung zwischen zwei Menschen, aber nicht die Einzige. Viele Paare verzichten beim Auftreten einer sexuellen Einschränkung nicht nur auf jeglichen Versuch, den Geschlechtsverkehr zu vollziehen, sondern auch auf jede andere Form von Zärtlichkeit und Körperkontakt. Dabei ist der gesamte Körper bis zum letzten Atemzug für zärtliche Berührungen empfänglich, und zur Liebkosung eignen sich ebenso die Hände, die Lippen, die Zunge oder andere Körperteile. Und er umfasst alle zur Verfügung stehenden Sinne: Sehen, Hören, Riechen, Schmecken oder Tasten. Wenn irgend möglich, sollte daher Patienten und ihren Partnern die Möglichkeit eingeräumt werden, ungestört miteinander zärtlich sein zu können, falls sie dies wünschen.

Sexualität – Für Pflegende ein Tabu?

In einer Befragung von 252 Pflegenden gaben 58,3 % von ihnen an, dass das Thema «Sexualität» im Krankenhaus eher tabuisiert werde als in anderen Lebensbereichen (Klass-Siegel et al., 1992). «Wir pflegen oft asexuell. Die einzig diesbezügliche Handlung ist, ein Handtuch über den Intimbereich zu legen, wenn wir die Ganzkörperwäsche vornehmen» (Blümel, 1990). Die Problematik wird bereits in der Pflegeausbildung deutlich: Das Krankenpflegegesetz und die Ausbildungs- und Prüfungsverordnung für die Krankenpflegeberufe sehen das Fach Sexualmedizin nicht als ein eigenständiges Unterrichtsfach vor, und die Gesundheits- und Krankenpflegeschulen nehmen sich dessen oft nur zögernd an.

In der Untersuchung von Klass-Siegel (a.a.O.) war das Thema «Sexualität» bei 62,7 % der Befragten in der Ausbildung nicht behandelt worden. Im Gegensatz dazu erachteten fast 95 % eine Thematisierung der Sexualität in der Ausbildung und im Berufsalltag für wichtig. Meist beschränken sich die Lehrinhalte auf die Vermittlung anatomischer und physiologischer Kenntnisse wie den Menstruationszyklus. Die Geschlechtlichkeit wird auf die Körperfunktionen reduziert, die möglichen Auswirkungen einzelner Krankheitsbilder und der mit ihr verbundenen Therapieverfahren auf das sexuelle Erleben und Verhalten werden nicht reflektiert. Ebenso unterbleibt die Auseinandersetzung mit dem Verständnis der eigenen Rolle als Mann oder Frau im Krankenhaus oder in der ambulanten Pflege. Es bleibt häufig von den jeweiligen Dozenten und deren Qualifikation und Interessen abhängig, ob im Rahmen der vorgegebenen Themen auch über sexuelle Belange gesprochen wird. In Lehrbüchern zur Gesundheits- und Krankenpflege wie in anderen medizinischen Publikationen finden sich viel zu selten konkrete Hilfestellungen zu einem adäquaten Umgang mit dem Sexuellen im Rahmen der Pflege.

Über Sexualität sprechen – Ein heißes Eisen?

Es existieren kaum menschliche Gesellschaften, in denen nicht mehr oder weniger explizite Regeln im Hinblick auf sexuelles Verhalten bestehen. Diese gesellschaftlichen Normen beeinflussen nicht nur den Patienten, sondern natürlich auch die Pflegenden. Der Psychoanalytiker Michael Balint äußerte in Zusammenhang mit der Arzt-Patient-Beziehung:

> Nirgends sind die Schwierigkeiten, denen sich ein Arzt gegenübersieht, so groß wie auf sexuellem Gebiet. Sobald er mit irgendeinem damit in Beziehung stehenden Problem zu tun hat, kann er nicht umhin, seine eigenen Ansichten und Überzeugungen darüber zu enthüllen.
> *(Balint 1980: 306).*

Gleiches gilt natürlich auch für die Pflegenden. In Gesprächen mit ihnen werden immer wieder Hemmungen deutlich, das Sexuelle anzusprechen, dem Patienten damit vielleicht zu nahe zu treten und aversive Reaktionen zu provozieren. Der Alltag zeigt, dass dies bei taktvollem Vorgehen jedoch ausgesprochen selten geschieht. In einer Stichprobe von gesunden Menschen würden es 92 % begrüßen, wenn Pflegefachpersonen die sexuellen Probleme ihrer Patienten ansprächen (Waterhouse/Metcalfe, 1991).

Voraussetzung für ein offenes Gespräch über Sexualität ist eine von eigenen Vorurteilen freie Atmosphäre, damit Patienten unbelastet ihre eigenen sexuellen Erfahrungen, Wünsche oder Konflikte offen legen können. Eine Auseinandersetzung mit der eigenen sexuellen Entwicklungsgeschichte, den bisherigen positiven und negativen Erfahrungen, Fantasien, Wünschen und vielleicht auch Ängsten erleichtert dabei das Gespräch. Eine genauere Kenntnis der eigenen «inneren Landkarte», die uns in unserem sexuellen Erleben und Verhalten bestimmt, lässt auch besser eine Unterscheidung zu, was zu den eigenen Wahrnehmungen und Empfindungen gehört und was dem Gegenüber zuzuschreiben ist. Ein Pflegefachmann meinte dazu:

> Ich konnte mich, glaube ich, erst dann mit Patienten offen über Sexualität unterhalten, nachdem ich mich ein Stück weit davon freigemacht hatte, was ich von meinem Elternhaus an Botschaften mitbekommen hatte. Meine Mutter hatte immer sehr unter den sexuellen Anforderungen meines Vaters gelitten, und ich konnte mir nur schwer vorstellen, dass es anderen älteren Frauen tatsächlich ganz anders gehen könnte. Ich habe sie immer eher als Opfer ihrer Ehemänner gesehen.

Sexualität und Erotik zwischen Patienten und Pflegenden

Erotische Empfindungen und sexuelle Impulse können nicht nur im Privatleben, sondern überall – also auch im Krankenhaus oder in einem Hospiz – vorkommen. Tätigkeiten wie das Waschen, Einreibungen oder Verbandwechsel erfordern immer wieder den Kontakt mit intimen Körperregionen. In fast jedem anderen sozialen Kontext würden solche Handlungen als sexuelle Handlungen angesehen werden. Vielleicht wird deshalb eine Vielzahl an Abwehrmechanismen eingesetzt, um das Auftauchen sexueller Vorstellungsinhalte zu verhindern. Sie beginnen bereits damit, dass auf der Station aus «Frau Fischer» eine «Schwester Gabi» wird, sie scheinbar mit Dienstbeginn ihr Frau-Sein ablegt und sich in ein schwesterliches Neutrum verwandelt. Das Tragen von weißen Kitteln und Handschuhen, die Händedesinfektion nach einem körperlichen Kontakt mit dem Patienten dienen demnach vielleicht nicht nur der Hygiene, sondern auch dem Wunsch nach Abgrenzung und nach Vermeidung der Konfrontation mit möglichen eigenen sexuellen Fantasien.

Die zunehmende Nähe und Vertrautheit zwischen Pflegenden und Patienten können aber nicht nur Gefühle gegenseitiger Sympathie, sondern bei den Patienten manchmal auch erotische Empfindungen und Fantasien entstehen lassen. Für die Behandelnden ist deren Wahrnehmung oft mit sehr verwirrenden, zwiespältigen oder ablehnenden Gefühlen verbunden. Gespräche über sexuelle Inhalte können diese konflikthaften Empfindungen noch vertiefen.

Schutz gegen diese bedrohlichen Gefühle bietet die «Neutralisierung» der Patienten zu Menschen ohne Geschlecht. Eine Pflegefachfrau äußert sich über die Folgen dieser Grenzziehung:

> Ein Patient in einer solchen Situation wurde für mich später ein Waschobjekt. Mit dem Ablegen seiner Kleider wurde er zu einem der vielen, dem man mit Diskretion und Höflichkeit die Verschiedenheit der Geschlechtszugehörigkeit vergessen macht. Wenn ich es mir genau überlege, so war es, als hätte das weiße Spitalnachthemd den Patienten auch von seiner Geschlechtlichkeit her neutralisiert.
> *(Zeller-Schüle, 1988: 755)*

Zusammenfassung

Sexuelle Fantasien, Zärtlichkeit und Erotik sind bis ins hohe Lebensalter eine potenziell bedeutsame Quelle von Sinnlichkeit, Lust und Erregung.

Nicht für jeden sterbenden Menschen ist das Thema «Sexualität» noch bedeutsam. Dies kann jedoch nicht von vorneherein ausgeschlossen werden.

Die palliative Pflege und Begleitung sind so zu gestalten, dass Patient und Angehörige ungestört Körperkontakt und Zärtlichkeit miteinander teilen können, wenn sie dies wünschen.

Sinnlichkeit und Sexualität können auch einen Bestandteil der Palliative Care darstellen, wenn die dazu notwendige vertrauensvolle Beziehung zwischen Patient und Pflegenden gegeben ist. Das Halten der Hand, das Streicheln oder Einreibungen können Bedürfnisse nach Berührung und Zärtlichkeit stillen.

Abschließende Fragen zur Reflexion

- Welche Bedeutung messen Sie der Sexualität in Ihrem eigenen Leben bei und warum?
- Wurde das Thema Sexualität in Ihrer Pflegeausbildung behandelt?
- Welche Erfahrungen haben Sie damit bisher in der täglichen Arbeit gemacht?
- Wurden Sie von Patienten darauf angesprochen?
- Wie haben Sie darauf reagiert?
- Versuchen Sie das Thema gegenüber Patienten aktiv anzusprechen und eine gewisse Selbstverständlichkeit im Umgang damit zu entwickeln.

Verwendete Literatur

Balint, M.: Der Arzt, sein Patient und die Krankheit. Klett-Cotta, Stuttgart 1980.

Blümel, K.: Krankenpflege und Sexualität. Unveröffentlichtes Vortragsmanuskript, 1990.

Hillman, J.: Vom Sinn des langen Lebens. Kösel, München 2000.

Klass-Siegel, J.; Hein, A.; Ziesen, J.; Eßelborn, H.: Sexualität im Krankenhaus. Die Schwester/Der Pfleger, 45 (1992): 172–180.

Masters, W. H.; Johnson, V. E.; Kolodny, R. C.: Heterosexualität. Die Liebe zwischen Mann und Frau. Ueberreuter, Wien 1996.

Sydow, K. von: Sexuelle Lebensformen älterer Frauen als Thema der psychotherapeutischen, beraterischen und ärztlichen Praxis. Psychosozial, 18 (1995): 61–70.

Verwoerdt, A.; Pfeiffer, F.; Wang, H. S.: Sexual behavior in senescence II. Patterns of sexual activity and interest. Geriatrics, 24 (1969): 137–154.

Waterhouse, J.; Metcalfe, M.: Attitudes toward nurses discussing sexual concerns with patients. J. of Advanced Nursing, 16 (1991): 1048–1054.

Zeller-Schüle, S.: Umgang mit der Sexualität in der Krankenpflege. Die Schwester/Der Pfleger, 27 (1988): 774–780.

Weiterführende Literatur

Beier, K. M.; Bosinski, H. A. G.; Hartmann, U.: Loewit, K.: Sexualmedizin. Urban & Fischer, München/Jena 2005, 2. A.

Delisle, B.; Haselbacher, G.; Weissenrieder, N. (Hrsg.): Schluss mit Lust und Liebe? Sexualität bei chronischen Krankheiten und Körperbehinderungen. Ernst Reinhardt, München/Basel 2003.

Lamb, M.: Sexuality. In: Coyle, N.; Rolling-Ferrel, B. (eds.): Textbook of Palliative Nursing. Oxford University Press, Oxford/New York 2001.

Zettl, S.: Krankheit, Sexualität und Pflege. Hilfestellungen für den Umgang mit einem Tabu. Kohlhammer, Stuttgart 2000.

Zettl, S.: Zwischen Einfühlung und Distanz – Sexualität und Pflege. In: Delisle, B.; Haselbacher G.; Weissenrieder, N. (Hrsg.): Schluss mit Lust und Liebe? Sexualität bei chronischen Krankheiten und Körperbehinderungen. Ernst Reinhardt, München/Basel, 2003: 81–87.

Teil IV
Kulturelle und spirituelle Aspekte in der Palliative Care

8 Religiöse, kulturelle und spirituelle Aufmerksamkeit und Begleitung

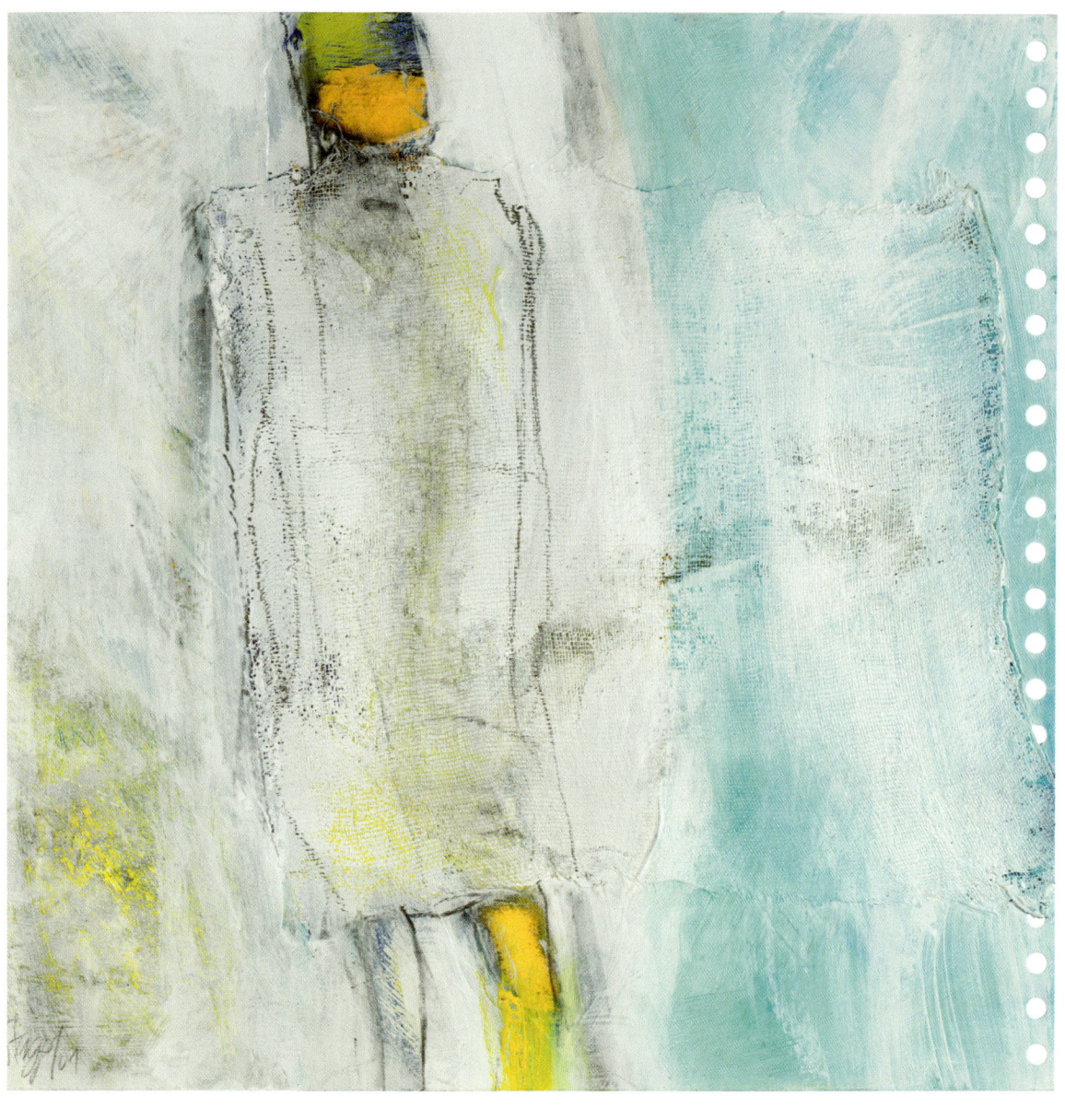

8.1
Bedeutung religiös-kultureller Unterschiede in der Palliative Care

Birgit Heller

«Nach unserer Auffassung sollte man auf dem Boden sterben. Hier sterben viele Leute in Krankenhäusern und etliche unserer Familien sind zu scheu [zu verlangen, was sie möchten]. Wir fühlen uns fehl am Platz, gleich einem Muslim, der auf dem Boden einer Fabrik betet.»
(Bemerkung eines in England lebenden Hindu-Priesters; Firth, 2000: 32; dt. Übers. B. H.)

Abstract

Radikale Patientenorientierung und religiös-kulturelle Unterschiede. Im Rahmen einer Tagung über Humanismus in der Medizin (Alpbach, Österreich, 2002) stellte ein Arzt die Frage: «Was würden Sie tun, wenn der religiös motivierte Wunsch eines Patienten Ihrer eigenen religiösen Überzeugung widerspricht?» Die Antwort darauf kann nur lauten, dass dem Patientenwillen zu entsprechen ist, soweit es der rechtlich-organisatorische Rahmen ermöglicht. Radikale Patientenorientierung ist ein Grundprinzip der Palliative Care, das auch auf den religiös-spirituellen Bereich zu beziehen ist. Gerade die Erfahrungen der Begrenztheit, des Schmerzes, des Verlustes, des Abschieds und unausweichlichen Endes eines Menschenlebens verleihen ethischen und religiös-spirituellen Fragen in der Palliative Care besonderes Gewicht. Die vielbeschworene Interkulturalität und damit auch Interreligiosität gegenwärtigen Lebens und Sterbens verweist letztlich auf die Unterschiede zwischen Menschen. Diese Unterschiede drücken sich aus in verschiedenen menschlichen Sterbekulturen, die stark geprägt sind von religiösen Weltanschauungen. Religion ist Teil der jeweiligen Herkunftskultur eines Menschen. Die Einstellung zu Leben und Tod und der Umgang damit sind weltanschaulich geprägt. Will man Bedingungen schaffen für ein menschliches und menschenwürdiges Sterben, so ist auf kulturelle und religiös-weltanschauliche Differenzen zwischen Menschen zu achten.

Studienziele

Nach Abschluss dieses Kapitels wird die bzw. der Lernende in der Lage sein:

- zu erkennen und nachzuvollziehen, dass es verschiedene Sterbekulturen gibt, die stark geprägt sind durch verschiedene religiöse Antworten auf die Bedeutung von Leben und Tod.
- zu verstehen, dass es kein generalisierbares Konzept für das «gute» Sterben geben kann.
- zu erkennen, dass die interreligiöse Kompetenz eine Qualifikation ist, die den unterschiedlichen religiös-spirituellen Bedürfnissen von sterbenden Menschen Raum gibt.
- sich damit auseinanderzusetzen, dass Spiritual Care nicht nur in den Zuständigkeitsbereich von religiösen «Experten» oder Therapeuten fällt.
- zu erkennen und sich im eigenen beruflichen Alltag damit auseinander zu setzen, dass eine kulturelle und religiöse Sensibilität ihr Maß immer an einem individuellen Menschen findet.
- zu erkennen und zu verstehen, dass für den Erwerb der interreligiösen Kompetenz ein Basiswissen zwar hilfreich ist, aber Einfühlungsvermögen, Respekt, die Relativierung der eigenen Person und Offenheit wichtiger sind als standardisierte Leitfäden oder Konzepte.

Schlüsselwörter

Sterbekulturen, Bedeutung von Leben und Tod, das «gute» Sterben, interreligiöse Kompetenz, Spiritual Care, Grenzen und Probleme religiös-kultureller Sensibilität, Interreligiosität und Interkulturalität als Metaphern, offener Verständnishorizont, keine fixen Leitfäden

Einleitung – Religiöse Kernsätze zur Bedeutung von Leben und Tod

Religionen geben verschiedene Antworten auf die Bedeutung von Leben und Tod. Auffassungen vom Tod sind eng verknüpft mit der Bedeutung und dem Wert, die dem Leben zugeschrieben werden. Aus der Art und Weise, wie die Religionen das Verhältnis zum Tod definieren, lassen sich Grundzüge der Einstellung zum Leben ableiten und umgekehrt.

Charakteristisch für die Vielfalt des Judentums ist der Satz eines früh verstorbenen Rabbiners: «Das Leben festhalten mit offenen Armen». Obwohl es im Judentum durchaus eine Tradition der Vorbereitung auf den Tod gibt, ist es die hohe Wertschätzung des Lebens, die die jüdische Einstellung zum Tod prägt. Das Judentum gilt als die Religion des Lebens schlechthin, die jeden Bruchteil des Lebens für kostbar und heilig erklärt, teilweise ohne Berücksichtigung der Qualität. Der Tod ist nicht gut und kann nur im Ringen um das Leben und im Vertrauen auf die Leben stiftende Macht Gottes angenommen werden.

Im Christentum wird der Tod als Teilhabe an der Auferstehung und am ewigen Leben Jesu Christi aufgefasst. Christus gilt als der Erste der Toten, der den Tod besiegt hat und in dem alle lebendig gemacht werden. Das irdische Leben ist eine dem Zerfall preisgegebene Herberge, die nur ein Durchgangsstadium zum ewigen Leben darstellt. In der Nachfolge Jesu wird das sichere Todesschicksal verwandelt in die Verheißung künftiger Unsterblichkeit.

Dass Gott der Herr über Leben und Tod ist, gilt zwar grundsätzlich auch für Judentum und Christentum, ist aber in besonderer Weise typisch für den Islam. Die Hingabe an den Willen Gottes bildet die Mitte dieser Religion. Leben und Sterben eines Muslim gehören Gott, da die Dauer des Lebens ganz in Gottes Hand liegt. Das Leben wird als eine Prüfung und Vorbereitung betrachtet, der Tod bedeutet die Heimkehr zu Gott.

Aus der Sicht des Hinduismus ist der Atman, das ewige, geistige Prinzip im Menschen, jenseits von Geburt und Tod. Der Atman, das wahre Selbst des Menschen hat mit dem vergänglichen Leben eigentlich gar nichts zu tun. Meist wird es einem Irrtum oder dem Nichtwissen zugeschrieben, dass sich der Atman mit dem vergänglichen irdischen Dasein – dem Kreislauf der Geburten – identifiziert, von dem er sich durch Erkenntnis und liebende Hingabe an einen persönlichen Gott oder uneigennütziges Handeln befreien kann.

Im Buddhismus gilt der Tod als Schlüssel zur Befreiung. So wie die Begegnung mit dem Tod den späteren Buddha, den «Erleuchteten», dazu brachte, einen Ausweg zu suchen aus dem leidhaften, vergänglichen Dasein, bilden Todesbetrachtungen einen wichtigen Teil der spirituellen buddhistischen Praxis. Der Tod wird als Lehrmeister der Menschen aufgefasst, der das Wesen des Lebens wie ein Spiegel sichtbar macht. Befreiung aus dem vom Tod geprägten Leben ist nur durch Einsicht in die Realität des Daseins, restloses Aufgeben des Lebensdurstes und uneigennütziges Handeln möglich.

Kulturen des Sterbens

Professionen, die Schwerkranke und Sterbende betreuen, orientieren sich an einer Leitidee des «guten» Sterbens, die im Hintergrund ihrer Arbeit steht und diese als Zielvorstellung prägt. Das gute Sterben ist jedoch nicht für alle Menschen dasselbe Sterben. Diese Feststellung gilt schon für Menschen, die in einem gemeinsamen Kulturraum leben und umso mehr für Menschen verschiedener Kulturen. Normative Vorstellungen über einen «idealen», d. h. sanften, friedvollen und liebevollen Tod können im Rahmen der Palliative Care zu Belastungen für Betroffene und Fachkräfte führen. Für sich betrachtet bildet die Einsicht, dass das gute Sterben nicht für alle Menschen dasselbe bedeutet, ein Korrektiv für diese Idealbildungen. Menschen leben und sterben nicht nach einem *Strickmuster*. Erweitert um die religiös-kulturelle Perspektive gewinnt die Vorstellung vom guten Sterben viele zusätzliche Facetten. Sie ist Ausgangspunkt der interreligiösen Herausforderung der Palliative Care. Im Rahmen der palliativen Versorgung wirkt sich der Faktor religiös-kulturelle Zugehörigkeit in verschiedenen spezifischen körperlichen, emotionalen und spirituellen Bedürfnissen von Patienten und ihren Angehörigen aus.

> Ein generalisierbares Konzept für das *gute* Sterben gibt es nicht. Das «gute» Sterben ist stets verflochten mit den individuellen Biografien und der Gesamtheit der kulturellen Perspektiven, Deutungen und Einstellungen zu Leben, Verlust und Schmerz, Sterben und Weiterleben.

Obwohl in Krankenhäusern Deutschlands, Österreichs und der Schweiz viele Menschen muslimischen oder jüdischen Glaubens, aber auch Buddhisten und Buddhistinnen sterben, wird doch großenteils nur der institutionalisierten christlichen Seelsorge Platz in der deutschsprachigen Sterbeliteratur eingeräumt. Die deutschsprachige Literatur weist hier im Vergleich mit der angloamerikanischen Literatur einen blinden

Fleck auf. In England und den USA sind in den letzten Jahren viele Publikationen zu interkulturell-interreligiösen Aspekten von Sterben, Tod und Trauer erschienen, die auch explizit einen Orientierungsbeitrag für Palliative Care leisten wollen (z. B. Parry/Ryan 1996; Parkes et al., 1997; Dickenson et al., 2000; Hockey et al., 2001).

Professionen, die mit Sterbenden und ihren Angehörigen zu tun haben, sind auf ein Basiswissen über verschiedene religiös-weltanschauliche Konzepte und Überzeugungen angewiesen. Dieses Wissen wird z. B. unmittelbar relevant in der Ablauforganisation von Sterben, Tod und Aufbahrung im Rahmen eines Krankenhauses. Neben allgemeinmenschlichen Prinzipien respektvollen Umgangs und bestimmten Standards medizinischer und pflegerischer Versorgung müssen die Unterschiede, die sterbende Patienten und ihre Angehörigen kennzeichnen, stärker und aufmerksamer beachtet werden. Da die Pflegenden von allen involvierten Professionen offenbar die meiste Zeit mit den Patienten verbringen, hat diese Gruppe das bisher stärkste Sensorium für die Dimension der Interkulturalität und Interreligiosität entwickelt. Viele einschlägige Beiträge in der Fachliteratur stammen aus der Perspektive der Pflege. Die religiöse Orientierung eines Menschen ist integrativer Bestandteil des gesamten Sterbeprozesses und muss daher von allen involvierten Professionen entsprechend wahrgenommen werden. Da die Pflegenden aber sowohl quantitativ als auch qualitativ den intensivsten Kontakt mit Patienten haben, kommt ihnen zweifellos eine besondere Rolle bei der Berücksichtigung und Organisation interreligiöser Dimensionen in der Betreuung von schwer kranken und sterbenden Menschen zu.

Interreligiöse Kompetenz als Qualitätsmerkmal der Pflege

Das Sterben von Menschen findet vor dem Hintergrund unterschiedlicher Vorstellungen und Werte statt. Bei der Frage nach der Qualität des Lebens am Lebensende spielen kulturell-religiöse Differenzen eine wichtige Rolle. Zu den Faktoren, die zu berücksichtigen sind, zählen die persönlichen Einstellungen zu Leben und Tod, zum «Danach», zu Leiden und Schmerzerleichterung, zur Ernährung und Körperpflege, zu religiösen Observanzen in der letzten Lebensphase, zu Sterbe- und Totenritualen, zu Verlust und Trauer. Daraus ergeben sich spirituelle Bedürfnisse, die zunächst einmal Sensibilität, Respekt und Offenheit aufseiten der Betreuenden erfordern, um den nötigen Raum und die Zeit im alltäglichen Lebensvollzug zu finden.

Im Alter richten viele Menschen den Blick zurück, sie fragen sich nach der Bedeutung ihres Lebens und müssen sich damit zurechtfinden, dass sie es nun nicht mehr in neue Bahnen lenken können. Mit dem Näherrücken des Lebensendes rücken spirituelle Fragen für viele in den Vordergrund. Spiritualität verstehe ich umfassend als eine bestimmte Haltung gegenüber dem Leben und dem Tod, die wesentlich geprägt ist von der Art der Sinngebung und der spezifischen Weise, wie sich Menschen zu ihrer Mitwelt in Beziehung setzen und diese Beziehungen leben.

Den spirituellen Bedürfnissen von schwer kranken und sterbenden Menschen zu entsprechen, kann beispielsweise bedeuten, auf Gebetszeiten, Meditationszeiten, Fasten und Festzeiten, die sich in besonderer Weise auf das Sterben beziehen, Rücksicht zu nehmen und ihnen auch aktiv eine Bedeutung beizumessen. Dass sich diese Forderung in einem streng routinierten Krankenhausalltag teilweise nur schwer umsetzen lässt, liegt auf der Hand. Damit die erforderliche Rücksichtnahme nicht vom Engagement einzelner Personen abhängt, muss sie im Rahmen der vorhandenen Möglichkeiten gemeinsam erwogen und organisiert werden. In vielen Kulturen stehen körperliche und geistige Reinheit in einem engen Zusammenhang. Durch die Berücksichtigung bestimmter Aspekte der Körperpflege oder mancher Speisevorschriften werden deshalb gleichermaßen religiös-spirituelle Bedürfnisse ernst genommen.

> **Beispiel:** MuslimInnen reinigen sich vor den täglichen traditionellen Gebetszeiten mit fließendem Wasser. Für bettlägerige Menschen kann zwar eine Ausnahme gemacht werden, die entsprechende Unterstützung bei der Körperpflege (etwa mit einem Wasserkrug) zu den gewünschten Zeiten trägt aber sehr zum Wohlbefinden eines kranken Menschen bei.

Die Schmerzbehandlung ist ein sensibles Feld, das nicht nur nach einem medizinischen Raster ausgerichtet werden darf. Schmerz ist immer auch eine Frage der kulturellen und individuellen Interpretation.

> **Beispiel:** Im Kontext des Buddhismus können psychisch-spirituelle Dimensionen des Schmerzes das körperliche Schmerzempfinden völlig relativieren. Der Schmerz, der aus der Beeinträchtigung der Wahrnehmungsfähigkeit und der fehlenden Vorbereitung auf den Tod resultiert, kann den Wunsch nach körperlicher Schmerzerleichterung ganz in den Hintergrund treten lassen.

Es stellt eine große Herausforderung für den Krankenhausalltag dar, die Sterbe- und Totenriten der verschiedenen religiösen Traditionen zu respektieren und ihnen Raum – im wörtlichen und im übertragenen Sinn des Wortes – zu geben. In diesem Zusammenhang ist die Tatsache interessant, dass in den meisten religiösen Traditionen der Tod nicht als punktuelles Ereignis betrachtet wird, sondern als ein unterschiedlich lange dauernder Prozess, der einen sensiblen Umgang mit dem Leichnam erfordert (s. Kap. 8.2 und 9.4).

Ein großes Konfliktpotenzial liegt im unterschiedlichen religiös-kulturellen Umgang mit den Gefühlen von Schmerz und Trauer. Damit Palliative Care nicht als kulturelles Konfliktfeld oder sogar als «Pulverfass» erlebt werden muss, sind gerade diese Aspekte, die Betroffene, andere Patienten und Pflegende belasten können, besonders zu beachten. Womöglich sorgt bereits eine räumliche Trennung für Entspannung. Allerdings macht diese Lösung die Auseinandersetzung mit den oft heftigen Abwehrreaktionen der involvierten Berufsgruppen auf die starken Gefühlsäußerungen von Angehörigen nicht überflüssig. Lautes Schreien als Reaktion auf den Tod eines Menschen wird vielfach als unangemessen, hysterisch, peinlich oder sogar aggressiv und unverschämt erlebt. Obwohl die meisten heute verbreiteten Religionen die laute Totenklage, die traditionell vor allem von Frauen ausgeübt wurde, zurückgedrängt haben, hat sich diese Praxis in manchen (beispielsweise muslimischen) Kulturen teilweise erhalten. Da sie nicht zum privatisierten Trauerverhalten der modernen Gesellschaften passt, wird sie tendenziell abgewehrt.

> **Beachte:** Es wäre ein Missverständnis – vielleicht angeregt durch die in westlichen Gesellschaften jüngst entstandene Trauerbegleitung – nun generell Angehörige als «fremd» eingestufter Kulturen oder Religionen zur (wenn auch maßvollen) Äußerung von Schmerz und Trauer zu ermuntern. Moderne Trauerbegleitung und Trauertherapie wollen auf ein Defizit reagieren, das für die Industriegesellschaften als «die Unfähigkeit zu trauern» diagnostiziert wurde. Der Blick auf verschiedene Kulturen und Religionen lehrt, dass expressive Ausdrucksformen von Trauer nicht universal verbreitet sind und ihr Fehlen nicht nur als Defizit der Moderne beschrieben werden kann.

Wer in den Organisationen zuständig ist für die Wahrung der spirituellen Bedürfnisse, ist ungeklärt. Allein der Präsenz und Kontinuität wegen, die sie leistet, scheint die Pflege dazu besonders prädestiniert. Will man die Berücksichtigung der interreligiösen Aspekte des Sterbens nicht dem Zufall und dem guten Willen Einzelner überlassen, muss sie in den Organisationen verankert werden. Sie darf und sollte aber nicht an eigens dafür angestellte «Spezialisten» für spirituelle Begleitung delegiert werden. Abgesehen von der Tradition der konfessionell-christlichen Seelsorge in Krankenhäusern und Hospizen gibt es zahlreiche Initiativen buddhistisch inspirierter spiritueller Begleitung. Spiritual Care wird an manchen Orten als Zusatzausbildung angeboten. Auch wenn die *Zusammenarbeit* mir religiösen Experten notwendig ist, wäre die Anwaltschaft für die spirituellen Bedürfnisse der Patienten bei den Pflegenden auch deshalb gut aufgehoben, weil hier ausschließlich das individuelle Wohl der Menschen, die individuelle Patientenbezogenheit und nicht eine religiöse Tradition der Maßstab für das erwünschte Handeln bleibt.

Probleme und Grenzen des interkulturellen und interreligiösen Zugangs

Wir leben heute in multikulturellen Gesellschaften, dennoch sind die Konsequenzen, die sich daraus ergeben, noch längst nicht ausgelotet. Die Dringlichkeit, auf kulturelle und religiöse Unterschiede von Menschen Rücksicht zu nehmen, ist unbestreitbar und wird in den nächsten Jahrzehnten zunehmen. Kritik kann sich lediglich auf die Art und Weise der Darstellung und Vermittlung beziehen. Ein ganz anderes Problembewusstsein herrscht beispielsweise in Großbritannien, das durch seine längere Tradition der Multikulturalität als Kolonialstaat zu einer intensiven Auseinandersetzung angehalten wurde. In der Ausbildung der Gesundheits- und Pflegeberufe gibt es seit den 80er Jahren des 20. Jahrhunderts Behelfsmaterial zum Thema «Multikulturalität», in welchem kulturell-religiöse Praktiken und Bedürfnisse, die daraus abgeleitet werden, beschrieben und katalogisiert werden («factfile»).

Die Produktion von Checklisten und Faktensammlungen – wie sie etwa im Behelfsmaterial für die Ausbildung der Gesundheits- und Pflegeberufe in Großbritannien schon seit gut 20 Jahren anzutreffen ist – wird allerdings den betroffenen Menschen aus folgenden Gründen nicht gerecht:

1. Die rein deskriptive Information über kulturelle und religiöse Praktiken kann dazu beitragen, bereits bestehende Barrieren zu verfestigen, indem Gefühle der Befremdung und Kuriosität angesichts der «ganz anderen» Umgangsformen mit Sterben und Tod erzeugt werden (s. a. Gunaratnam, 2003).

2. Individuen sind nie nur Spiegelbilder von Kultur. Durch Verallgemeinerung wird die Variation übersehen und der dynamische Prozess, in dem sich ein Individuum innerhalb einer bestimmten Kultur entwickelt. Die vorgeformten Bahnen traditioneller Religiosität bilden nur *eine* Möglichkeit für die individuelle Ausprägung von Spiritualität. In den modernen Gesellschaften ist nicht nur ein Wechsel zwischen religiösen Angeboten denkbar, sondern auch nichtorganisierte Formen von Spiritualität.
3. Religiös-kulturelle Sensibilität gelangt an eine Grenze, wo sie die Verpflichtung gegenüber dem konkreten Menschen überlagert: Maßstab bleibt ein individueller Mensch und nicht eine religiöse Tradition oder die Auffassungen von religiösen Experten. Das Berufsethos aller an der Palliative Care beteiligten Professionen verpflichtet dazu, sich radikal am Willen der Patienten zu orientieren. Interreligiöse Kompetenz zeichnet sich dadurch aus, in der konkreten Begegnung und Begleitung des uns anvertrauten Menschen primär auf die eigene Sichtweise, auf Eigeninteressen und persönliche Absichten zu verzichten. Vielmehr geht es darum, stets sich selbst zu bescheiden und zu relativieren, zur Würdigung der Einmaligkeit, Unantastbarkeit und Integrität des Menschen. Das kann dazu führen, dass im Fall von familiären, von religiös-kulturellen Konflikten oder von unterschiedlichen Perspektiven unter den Fachkräften, Partei für die Patientin bzw. den Patienten ergriffen werden muss.
4. Die Geschlechterdifferenz wurde bisher zu wenig beachtet. Es gibt Unterschiede in der Lebens- und Todeserfahrung der Geschlechter: etwa die (immer noch) einseitig auf Frauen ausgerichtete soziale Verpflichtung zur Fürsorge und Pflege. Die pflegenden Frauen bleiben häufig als (meist pflegebedürftige) Witwen zurück. Frauen waren (und sind) in den meisten Kulturen für Totenfürsorge und Trauer zuständig. Diese traditionell enge Verbindung mit dem Tod wirkt sich nicht zuletzt auch in der Tatsache aus, dass Frauen in den verschiedenen Initiativen der modernen Sterbebegleitung genauso wie in der Palliative Care dominieren.

> **Beachte:** Allerdings kann das oben Gesagte umgekehrt auch bedeuten, dass im Fall von beobachtbar asymmetrischen Geschlechterbeziehungen der Maßstab der Gleichberechtigung der Geschlechter zurückgestellt werden muss, solange die körperliche und geistig-seelische Integrität einer Patientin nicht verletzt wird und sie selbst die bislang gelebten Muster nicht infrage stellt. Missionarische oder persönliche Ambitionen jedweder Art sind mit dem Ethos der Palliative Care unvereinbar.

Ein Basiswissen als Ausgangspunkt darf nicht zu rigiden Verhaltensnormen führen, die die persönliche Auseinandersetzung unnötig erscheinen lassen. Es ist hilfreich und lohnend, die verschiedenen religiösen Perspektiven von Leben, Sterben und Tod nicht nur als fremde kulturelle Eigenarten zu betrachten, sondern sie auch als Facetten kulturenübergreifender menschlicher Religiosität zu begreifen. Eigene Positionen können dadurch zur Diskussion gestellt, vertieft, angeregt oder auch verschärft werden. Interreligiosität und Interkulturalität können in der Palliative Care aber auch als Metaphern fungieren (Rosenblatt, 1993: 18). Diese Dimensionen ernst zu nehmen könnte dazu führen, mit jedem Menschen umzugehen, als gehöre er/ sie zu einer anderen Kultur oder Religion. Die Wahrnehmung von Unterschieden kann dazu beitragen, Personen in ihrer Eigenart zu verstehen und effektiv zu unterstützen. Die Dimension der Interreligiosität erfordert in der Palliative Care jedenfalls einen Verständnishorizont, der offen bleibt für den jeweiligen Menschen. Fixe Leitfäden sind daher wenig hilfreich, wenn es darum geht, Sensibilität für die möglichen Bedürfnisse und Werte eines anderen Menschen zu entwickeln.

Abschließende Fragen zur Reflexion

- Was bedeutet es für Sie persönlich, «gut» zu sterben?
- Welchen Stellenwert schreiben Sie religiös-spirituellen Dimensionen in der Palliative Care zu?

Verwendete Literatur

Dickenson, D. et al. (ed.): Death, Dying and Bereavement. Sage, London 2000.
Firth, S.: Approaches to death in Hindu and Sikh communities in Britain. In: Dickenson, D. et al. (ed.): Death, Dying and Bereavement. Sage, London 2000: 28–34.
Gunaratnam, Y.: Kultur ist nicht alles. Eine Kritik der Multikulturalität in der Palliative Care. In: Heller, B. (Hrsg.): Aller Einkehr ist der Tod. Interreligiöse Zugänge zu Sterben, Tod und Trauer. Lambertus, Freiburg i. Br. 2003: 145–169.
Heller, B. (Hrsg.): Aller Einkehr ist der Tod. Interreligiöse Zugänge zu Sterben, Tod und Trauer. Lambertus, Freiburg i. Br. 2003.
Hockey, J. et al. (ed.): Grief, Mourning and Death Ritual. Open Univ. Press, Buckingham 2001.
Parkes, C. M. et al. (ed.): Death and Bereavement Across Cultures. Routledge, London 1997.
Parry, J. K.; Ryan, A. (ed.): A Cross-Cultural Look at Death, Dying, and Religion. Nelson-Hall Publishers, Chicago, Reprint 1996.

Rosenblatt, P. C.: Cross-cultural variations in the experience, expression, and understanding of grief. In: Irish, D. P. et al. (ed.): Ethnic Variations in Dying, Death, and Grief: Diversity in Universality. Taylor & Francis, Philadelphia 1993: 13–20.

Weiterführende Literatur

Arndt, M. (Hrsg.): Pflege bei Sterbenden. Den Tod leben dürfen: Vom christlichen Anspruch der Krankenpflege. Schlütersche, Hannover 2002.

Berger, A., et al. (eds.): Perspectives on Death and Dying. Cross-Cultural and Multi-Disciplinary Views. The Charles Press, Publishers, Philadelphia 1989.

Bischofberger, O.: Feiern des Lebens. Die Feste in den Religionen. Paulus, Freiburg/Schw. 1994.

Cline, S.: Frauen sterben anders. Wie wir im Leben den Tod bewältigen. Lübbe, Bergisch Gladbach 1997.

Domenig, D. (Hrsg.): Professionelle Transkulturelle Pflege. Huber, Bern 2001.

Elias, N.: Über die Einsamkeit der Sterbenden in unseren Tagen. Suhrkamp, Frankfurt a. M. 1995, 8. A.

Halm, H.: Der Islam. Geschichte und Gegenwart. Beck, München 2004.

Heller, B.: Das Leben ist wertvoll – das Leben ist relativ. Euthanasie und Weltreligionen. In: Heller, B. (Hrsg.): Aller Einkehr ist der Tod. Interreligiöse Zugänge zu Sterben, Tod und Trauer. Lambertus, Freiburg i. Br. 2003.

Herzog, M. (Hrsg.): Totengedenken und Trauerkultur. Geschichte und Zukunft des Umgangs mit Verstorbenen. Kohlhammer, Stuttgart 2001.

Herzog, M. (Hrsg.): Sterben, Tod und Jenseitsglaube. Ende oder letzte Erfüllung des Lebens. Kohlhammer, Stuttgart 2001.

Käppeli, S. (Hrsg.): Zwischen Leiden und Erlösung. Religiöse Motive in der Leidenserfahrung von krebskranken Juden und Christen. Huber, Bern 1998.

Knott, K.: Der Hinduismus. Eine kurze Einführung. Reclam, Stuttgart 2000.

Laager, J. (Hrsg.): Ars moriendi. Die Kunst gut zu leben und gut zu sterben. Texte von Cicero bis Luther. Manesse, Zürich 1996.

Leininger, M. M. (Hrsg.): Kulturelle Dimensionen menschlicher Pflege. Lambertus, Freiburg i. Br. 1998.

Meier, E.: Buddhismus kurz gefasst. Knecht, Frankfurt a. M. 1998.

Neuberger, J.: Die Pflege Sterbender unterschiedlicher Glaubensrichtungen. Ullstein, Berlin 1995.

Schubert, K.: Die Religion des Judentums. Benno-Verlag, Leipzig 1992.

Schwikart, G.: Tod und Trauer in den Weltreligionen. Gütersloher Verlagshaus, Gütersloh 1999.

Waiblinger, F. P. (Hrsg.): Seneca, De brevitate vitae. Die Kürze des Lebens. dtv, München 2001.

Weiher, E.: Die Religion, die Trauer und der Trost. Seelsorge an den Grenzen des Lebens. Grünewald, Mainz 2004, 2. A.

Weil, A. (Hrsg.): Im Spiegel des Todes. Beiträge zu Tod und Sterben aus buddhistischer Sicht. Deutsche Buddhistische Union, München 1995.

8.2
Spirituelle Begleitung in der palliativen Betreuung

Erhard Weiher

«Ich gehöre zwar keiner Kirche und keiner Religion an, aber ich habe trotzdem meinen Glauben.»
(Aussage einer Patientin)

Abstract

Zu Beginn dieses Kapitels werden der Begriff, die Bedeutung und die Rolle der Spiritualität in der Palliativbetreuung dargestellt. Dabei werden die Begriffe «Religion», «Religiosität», «Glaube» und «Spiritualität» in Kurzform definiert und voneinander abgegrenzt bzw. aufeinander bezogen.

Dann wird eine konkrete niederschwellige Methode für das Wahrnehmen und Kommunizieren von Spiritualität vorgestellt. Bei der Begleitung Schwerkranker und Sterbender geht es nämlich nicht nur um (stillschweigende) Achtung vor deren spirituellen Einstellungen. Vielmehr sollen auch Pflegekräfte die Fähigkeit haben, auf die im Patienten verwurzelten spirituellen Kräfte so zu reagieren, dass diese zu bewussten Ressourcen werden, mit denen der Mensch Krankheit und Sterben besser bewältigen kann. Die Leitfrage lautet also: Wie kommt Spiritualität zur Sprache, und was heißt konkret «spirituelle Unterstützung»? Danach wird die Wichtigkeit von Ritualen dargestellt. Diese sind nicht allein den Religionen vorbehalten. Alle patientennahen Professionen haben hilfreiche (aber manchmal auch abgegriffene und «leere») Rituale. In Kurzform werden die christlichen Rituale im Umkreis von Sterben und Tod vorgestellt, um deutlich zu machen, welche spirituelle Bedeutung sie tragen. Außerdem sollen die Pflegepersonen beurteilen können, welche Elemente davon sie sich in ihrer Rolle für die spirituelle Unterstützung von Patienten aneignen können und welche von der professionellen Seelsorge vollzogen werden (s. Kap. 8.1 und 9.4).

Einleitung – Ausgangspunkte für die spirituelle Dimension

Im ganzheitlichen Ansatz der Palliative Care, wie ihn die Weltgesundheitsorganisation fordert, wird neben der physischen, psychischen und sozialen auch die spirituelle Unterstützung von Patienten und Angehörigen genannt. Die Berücksichtigung der spirituellen Bedürfnisse gehört also zu einem Konzept einer höchstmöglichen Lebensqualität für Patienten und Angehörige dazu. Während das Thema «Spiritualität» in vielen Erörterungen erst den Grenzerfahrungen des menschlichen Lebens zugeordnet wird, so als ob sich die existenziell-spirituelle Dimension erst beim unausweichlichen Ende des Lebens melden würde, muss stattdessen von drei Prämissen ausgegangen werden:

1. Spiritualität ist «eine Systemeigenschaft des lebendigen Menschen» (Frick, 2002). Sie ist also in der Regel in die ganze Lebensgestalt eines Menschen hineingewachsen und ist – reflektiert oder nicht reflektiert – in den körperlichen, intellektuellen, psychischen und sozialen Lebensäußerungen eines Menschen als innerster Werte- und Beweggrund anwesend und mitbestimmend. Als die Innen- und Wertewelt eines Menschen motivierender Faktor bestimmt die spirituelle Dimension daher auch ethische Entscheidungen wesentlich mit (s. Kap. 10.1 und 10.7). Das betrifft sowohl die Ethik des Patienten und seiner Angehörigen als auch die der professionellen Begleiter. Der Zusammenhang zwischen Spiritualität und ethischer Entscheidungsgestaltung ist nicht Gegenstand dieses Kapitels.

2. Es gilt, nicht erst dann auf die Spiritualität von Menschen aufmerksam zu werden, wenn diese spirituelle Nöte, Schmerzen und Fragen («spiritual pain», «spiritual problems») äußern – also im Krisenfall. Vielmehr muss sie als wichtige Ressource für die Gestaltung des ganzen Lebens, also auch für

die Verarbeitung von Leidsituationen und erst recht für die Bewältigung von Sterben, Tod und Trauer betrachtet und in die Unterstützung des Patienten einbezogen werden.
3. Da die Angehörigen und das Beziehungsnetz von der Krankheit und vom Sterben des Patienten existenziell (und nicht nur sozial) mitbetroffen sind, werden auch deren spirituelle und religiöse Einstellungen, Potenziale und Werte berührt und angefragt. Spirituelle Begleitung muss also das ganze System des Patienten, seine Beziehungen und letztlich auch die Helfer im Blick haben. Auch wenn im Folgenden meist der Patient ausdrücklich genannt ist und ihm das Hauptaugenmerk gilt, so ist das Beziehungssystem in der Regel mitgemeint.

Verortung und Begriff von «Spiritualität»

Studienziele

Nach Abschluss dieses Abschnitts wird die bzw. der Lernende in der Lage sein zu verstehen und zu erörtern:

- was Spiritualität, Religion und Glauben gemeinsam haben und was sie unterscheidet.
- was Spiritualität in der Unterstützung des Patienten bewirken kann.
- wie die im Menschen wohnende Spiritualität zur Sprache kommen kann.
- dass es nicht nur eine «große» Spiritualität, sondern auch eine Alltagsspiritualität gibt.
- wie die «Sinnfrage» kommuniziert werden kann.
- wie die Begleiter spirituelle Unterstützung geben können, auch wenn sie nicht in einer festen Religion zu Hause sind.

Schlüsselwörter

Alltagsspiritualität, existenzielle Dimension, Glaube, Glaubensspiritualität, Identität, Religion, religiöser Kontrakt, Religiosität, Sinn, Spiritualität, spirituelle Anamnese, symbolische Handlung, Nahtod-Erfahrung, Transzendenz

Was bedeutet Spiritualität?

In einer ersten Umschreibung ist Spiritualität die innere Einstellung, der innere Geist (lat. «spiritus»), mit der ein Mensch auf die Widerfahrnisse des Lebens reagiert und auf sie zu «antworten» versucht. Die Ereignisse, die im Leben eines Menschen geschehen, berühren ihn ja nicht nur von außen, sondern auch in seinem Inneren. Schon wenn der Arzt den Patienten untersucht oder die Pflegeperson einen Perfusor anschließt, greifen sie zwar von außen mit ihren Instrumenten an, aber diese Handlungen lösen im Patienten existenzielle Fragen aus, wie z.B.: «Hoffentlich findet der Arzt nichts Bedrohliches» oder: «Hoffentlich hilft jetzt dieses neue Medikament bei der Schmerzbehandlung». Eine beängstigende Diagnose oder das ungünstige Ergebnis einer Untersuchung kann den Betroffenen in seiner gesamten Existenz erschüttern, und bei jeder neuen Untersuchung können sich im Unterbewusstsein oder Hintergrund Gedanken an den Tod melden. Wenn hier von der «existenziellen Dimension» die Rede ist, dann meint dies die Betroffenheit des Daseins als Mensch überhaupt, die Erfahrung, dass das Selbst ungesichert und in seinem Dasein begrenzt und vom Tod bedroht ist. Im Unterschied zur existenziellen Dimension meint die spirituelle Dimension eher die persönliche Antwort des Menschen auf die Fragen, die sich von der Existenzerfahrung her ergeben. Während Ersteres dem Menschen widerfährt (ihn existenziell betrifft), ist Spiritualität das ganz persönliche Ringen um Sinngebung und die innere Lebenseinstellung, mit der der Mensch der existenziellen Herausforderung begegnet und zu ihr ein hilfreiches Gegengewicht sucht. Dieses Suchen nach persönlicher Sinngebung und einer Grundorientierung in der Welt geschieht ein Leben lang, oft unausdrücklich, im Angesicht des möglichen Lebensendes aber auch ganz ausdrücklich.

Ebenso wie die äußeren Eingriffe der Medizin und der Pflege nicht nur die körperliche Befindlichkeit, sondern vom Körperlichen her den ganzen Menschen betreffen und dem ganzen Menschen zu helfen suchen, so sind die spirituellen Ressourcen eines Menschen nicht nur ein «Herrgottswinkel» in einem abgelegenen Teil seiner Seele, sondern eine innere Quelle für den ganzen Menschen in der Auseinandersetzung mit Sterben und Tod.

Während Spiritualität noch bis über die Mitte des vorigen Jahrhunderts hinaus ein spezifischer Begriff der Frömmigkeitsgeschichte der christlichen Religion war, ist sie heute über den Bereich der Religion hinausgewachsen. Der Begriff «Spiritualität» ist also nicht deckungsgleich mit «Religion».

Erläuterungen zu Religion, Glaube und Spiritualität

Religion ist noch am besten zu beschreiben als ein von einer Gemeinschaft getragenes Sinngebungssystem mit bestimmten Symbolen und Praktiken, welche helfen, sich mit einem höchsten Prinzip (z. B. Gott) in Beziehung zu setzen. Religionspraktiken und Überzeugungen müssen nicht unbedingt tief im Menschen verankert sein. Sie können auch «extrinsisch» bleiben, also innerlich wenig angeeignet sein und als Praxis der Beruhigung und des Verfügenwollens über das Schicksal vollzogen werden.

Glaube hingegen ist «intrinsisch», das heißt, er ist die persönlich angeeignete Haltung, die Menschen einer umfassenden heiligen Wirklichkeit gegenüber haben: wie weit sie sich diesem Heiligen gegenüber öffnen, ihm vertrauen und sich von ihm getragen wissen. Weil Glaube sich ausdrücklich mit dem Heiligen und der höchsten Instanz verbunden weiß, ist er eine vorzügliche Form der Bündelung geistiger und seelischer Energie, mit der der Mensch auch schweren Lebenserfahrungen, nämlich Sterben, Tod und Trauer, begegnen kann.

Spiritualität ist als Begriff einerseits zunächst noch schillernder und unbestimmter als «Religion», andererseits ist er noch umfassender und offen für alles, was in Menschen an geistigen Innenwelten besteht: die ganze Bandbreite der Erfahrungen von «ganz tief zu sich selbst kommen» bis «von etwas Heiligem ergriffen und über sich selbst hinausgehoben sein».

Während man unter Religion mehr ein deutlich umschreibbares Werte- und Symbolsystem versteht, ist Religiosität eher mit der Spiritualität verwandt: Menschen fühlen sich mit etwas Höherem verbunden und von ihm erfüllt (I. Kant: «Der gestirnte Himmel über mir …»), haben eine Lebensdeutung, die über sie selbst hinausweist und Transzendenzerlebnisse, die jedoch nicht übernatürlich sein müssen (z. B. «große Momente» in einem Konzert, beim Sport, große Momente des Glücks, der Naturerfahrung, der Verbundenheit mit anderen Menschen).

Bedeutung der Spiritualität als Ressource

Die Unterscheidung zwischen Religion und Spiritualität ist wichtig, weil viele Menschen sich nicht einer Kirche oder einem religiösen System zuordnen lassen und dennoch in dem ernst genommen sein wollen, was ihnen «heilig ist». «Wissen Sie», hört man oft Menschen sagen, «ich bin kein Kirchgänger, aber ich glaube an etwas Höheres». In der naturwissenschaftlichen Logik der Medizin der Neuzeit war die spirituelle Dimension nicht vorgesehen. In der Pflege wurde sie vorrangig den Ordensfrauen zugeschrieben, die als Krankenschwestern in den Einrichtungen arbeiteten. Damit stehen die Helfer heute vor dem Problem, wie sie Schwerkranke und erst recht Sterbende, für die sie selbst rein kurativ nichts mehr tun können, einem anderen Auffangsystem als dem der reinen Machbarkeit anvertrauen können. Durch die heutigen medizinischen Möglichkeiten wird das Sterben zudem in eine chronische Krankheit verwandelt, die als immer weiter behandelbar erscheint, zugleich aber immer wieder neue Bewältigungsphasen erfordert. Nicht umsonst werden daher gerade in der Palliative Care andere Ressourcen gesucht und neu wertgeschätzt, die den Patienten und ihren Angehörigen aus ihrem eigenen inneren Fundus für die Bewältigung der schwierigen Lebensaufgabe «Sterben» zur Verfügung stehen: die lange unterschätzte, aber anthropologisch grundgelegte Kraft der Spiritualität. Untersuchungen aus den USA zum Beispiel zeigen, dass Menschen dann dem Sterben und ihrem Tod eher zustimmen können, wenn sie einen Glauben an ein Leben nach dem Tod, an einen gerechten Gott oder an ein gerechtes Universum haben (Lamers, 2003). Viele Untersuchungen in den USA, Kanada und Deutschland stellen einen positiven Zusammenhang zwischen einem persönlich bedeutsamen Glauben einerseits und der affektiven wie kognitiven Verarbeitung einer infausten Tumorerkrankung und der Bewältigung der Terminalphase andererseits fest (Pompey, 1998). Man darf also sagen: Gläubige erleben im Durchschnitt häufiger die letzte Lebensphase weniger verzweifelt und können das Sterben leichter akzeptieren.

In spiritueller Hinsicht sollten die Helfer den Patienten mehr inneren Reichtum zutrauen als sie äußerlich zunächst zu fassen bekommen: Man kann davon ausgehen, dass die Fähigkeit zu spiritueller und transzendenter Erfahrung zur neuroanatomischen Grundausstattung des Menschen gehört (Schnabel, 2002). Darauf weisen auch die Nahtod-Erfahrungen hin. Menschen greifen, erst recht in Todesnähe, auf Deutungsressourcen in Form innerer Bilder und spiritueller Erfahrungen zurück, die ohne ihr bewusstes Zutun ganz spontan im Gehirn aktiviert werden. Es sieht so aus, als ob von der Evolution her solche Deutungsgebungen für die stressreiche Begegnung mit Sterben und Tod vorgesehen sind. Die Todesnähe-Forschung zeigt allerdings, dass nicht bei jedem Patienten dieselben sinngebenden Bilder auftauchen (Knobloch, 1999). Das deckt sich mit der Erfahrung, dass längst nicht mehr ein einziges Buch, eine Religion, eine Bibel die Spiritualität der Menschen fassen: Die große Transzendenzerfahrung ist heute nicht mehr Allgemeingut. Im Grunde scheint jeder Mensch seine eigene Spiritualität zu haben. Das stellt die professionellen Begleiter vor die Frage, wie

Spiritualität dann überhaupt noch kommunizierbar ist, und das erst recht in Krisenzeiten: «Was tun wir denn, wenn wir keine Sprache finden, innerhalb derer wir die Unsicherheiten zusammen erleben können?» (Roy, 1997: 33). Wenn uns also objektiv Spiritualität heutzutage immer weniger begegnet (Patienten, die regelmäßig in die Kirche gehen oder klare religiöse Praktiken und Ansichten haben), welche Instrumente gibt es dann für die professionellen Begleiter, diese Dimension hilfreich in die Begleitung einzubeziehen?

Wie geht das konkret: spirituelle Unterstützung?

Spiritualität in der mitmenschlichen Begleitung

Bereits in der Haltung der Helfer kann für den Patienten und seine Angehörigen spürbar die Dimension «Spiritualität» ins Spiel kommen. In der mitmenschlichen Begegnung, in der liebevollen Zuwendung der Pflegenden, entsteht für den Patienten ein Raum, in dem er sich über seine Krankheit hinaus mit seinen oft schwer erträglichen Gefühlen, seinem anderen Geruch, seinem Sich-selbst-fremd-Sein wertgeschätzt erfahren kann. Diese Erfahrung kann der Patient als Gut-aufgehoben-Sein in der Welt und als Angenommen-Sein durch heilige Mächte und durch Gott deuten: Das Spirituelle an der Sterbebegleitung kommt in der Überzeugung derer zum Vorschein «die aufrichtig glauben, dass Gott immer an unserer Arbeit beteiligt ist, weil es sowieso schon von Anfang an auch seine Arbeit war» (Saunders, 1999). Hier stellen die professionellen Helfer mit dem Medium ihrer Person, aber auch in der Art, wie sie ihre Kompetenz und ihre Rolle anbieten, in eher impliziter, also nicht ausdrücklich geöffneter Form, Aspekte von Spiritualität zur Verfügung. Sie haben bereits eine Wirkung darauf, wie Patienten mit ihrer Krankheit und ihrem Sterben leben. Gelassenheit, Liebe und Vertrauen der Begleiter greifen ähnlich tief in die Physiologie des Menschen ein wie ein Medikament. Die Beziehungs- und Kommunikationsgestaltung wurden im vorangehenden Teil beschrieben (vgl. Teil III). Sie sind als Basishaltung ein unverzichtbarer Schlüssel zur Innenwelt des Patienten und damit auch zu seiner spirituellen Schatztruhe.

Spiritualität in der Kommunikation

Wie aber kann der Begleiter nicht nur in seiner Haltung – also indirekt – etwas von dieser Ressource spüren lassen, sondern das spirituelle Potenzial im Patienten so wahrnehmen und stärken, dass dieser es für seinen Krisen- und Sterbeprozess nutzen kann? Die folgende Kasuistik verdeutlicht, wie die Spiritualität eines Menschen in seinen Aussagen zum Vorschein kommt.

> **Kasuistik:** Eine 70-jährige Patientin sagt: «[…] und dabei habe ich noch vor zwei Wochen in meinem Garten gearbeitet». Über solche – oft beiläufig gesagten – alltäglichen Aussagen legen Menschen Spuren, die zu ihrem Inneren führen. Solche Aussagen haben in der Regel vier Ebenen, auf denen der Begleiter «hören» kann:
>
> 1. *Sachebene*: Einen Garten haben, jetzt ist dort vielleicht schon der Frühling oder der Herbst zu spüren …
>
> 2. *Gefühlsebene*: Vielleicht ist die Patientin traurig, dass sie das (zurzeit oder nicht mehr) erleben kann, oder sie will es stolz dem Besucher zeigen.
>
> 3. *Identitätsebene*: Vielleicht will sie sagen, wer sie ist, was alles zu ihr gehört, was sie kann, gerne macht, was sie als ihre Arbeit, ihre Pflichten, ihre Freizeitbeschäftigung sieht …
>
> 4. *Spiritualitätsebene*: So deutet sich ein Mensch über sein Selbst hinaus: Was ihn erfüllt, seine Lebensleistung, seine Erfahrung von Aufblühen und Vergehen, von der (Nicht-)Machbarkeit des Lebens, seine Verbundenheit mit der Ordnung des Lebens, der Güte der Dinge, einem Schöpfer oder einem guten Kosmos …
>
> Was genau von diesen skizzierten Inhalten für diese Patientin zutrifft, kann der Helfer nur im engen Feed-back-Kontakt mit ihr herausfinden.

Hier wird die These vertreten: In jeder Kommunikation geschieht es, dass Menschen etwas von dem öffnen, was sie innerlich erfüllt und ihrem Leben Bedeutung gibt. Sie lassen damit – meist indirekt – auch etwas von ihrer Spiritualität erkennen. Für diesen Reichtum ihrer Seele kann alles zum Symbol werden: jedes Wetter draußen, das Buch auf dem Nachttisch, ein Bild an der Wand, der Sport, die Fotos von den Enkeln, die Operationswunde, der Reiseführer, die Kinder, «die alle was geworden sind», die «schlechten Kartoffeln» auf dem Teller, die Erzählung vom Krieg etc. Darüber gewähren sie dem Begleiter einen Zugang zum «Haus ihres Lebens» und damit auch zu ihrem «Haus des Sterbens», also zu ihren persönlichen Ressourcen und zu den bevorstehenden Abschieden. Die Helfer dürfen also nicht warten, bis vielleicht eines der klassischen Symbole auftaucht: «die große Reise» oder «die Koffer sind gepackt». Es gilt vielmehr, auf die vielen alltäglichen Symbole der Sterbenden zu hören. Selten machen Patienten eine vollständige Lebensbilanz; aber in dieser symbolischen Form holen sie etwas von ihrem Lebensreichtum hervor, der – obwohl davon nur Ausschnitte angesprochen werden – als ganzer gemeint ist.

Symbole verlangen vom Begleiter einen behutsamen, respektvollen und sich selbst relativierenden Umgang:

- Er darf sie nicht überdeuten.
- Er darf sich ihrer nicht bemächtigen, sie nicht für Eigenzwecke benutzen.
- Er darf sie nicht zur Erziehung oder Umpolung des Patienten verwenden. Das heißt, wenn der Patient vom «Blühen» in seinem Garten spricht, darf der Helfer ihn nicht schon vom Vergehen und Loslassen überzeugen wollen.
- Er darf sie nicht dramatisieren oder idealisieren.

Zuallererst weiß der Patient am besten, was seine symbolischen Äußerungen für ihn bedeuten. Auf seine Sinnkonstruktion gilt es zu hören; die Einfälle und Deutungen der Pflegenden/Betreuenden müssen zunächst im Hintergrund bleiben.

Eine hilfreiche Unterscheidung ist die von den «*drei Transzendenzen*»:

- Symbole enthalten mehr als nur die Eigendeutung des Patienten (so sehe ich mich), also seine «*kleine Transzendenz*».
- Sie enthalten auch eine «*mittlere Transzendenz*»: Sie sind aufgeladen mit Bedeutungen aus dem Schatz der Menschheit. Garten, Enkel, Reisen, Engel … haben ihre Kraft nicht nur aus dem selbst Erlebten, der begrenzten privaten Biografie, sondern auch aus dem Lebenssinn vieler Menschen. In Märchen, Romanen, Kunst, Fotografie, Film, Musik etc. ist solche Weisheit deponiert. Auf diese mittlere Transzendenz können auch Pflegende eingehen, indem sie die Symbole des Patienten aufmerksam und wertschätzend berühren und sie würdigen. Damit bekommen sie Bedeutung im Großen und Ganzen der Welt, und zwar erst recht, weil die Pflegeperson das ja auch als Rollenträger, als für den Patienten wichtiger Repräsentant der Gesellschaft, tut.
- Wenn zudem durch die Vertreter der Religion das Symbol des Patienten in Kontakt mit dem «großen Horizont» der Religion, dem Heiligen kommt (z. B. beim Garten: «Ist das Ihr kleines Paradies?»), dann findet es Anschluss an die «*große Transzendenz*».

In den symbolisierenden Aussagen der Patienten sind also nicht nur psychische («Da bin ich traurig, froh …»), intellektuelle («Das erkläre ich mir so …») und soziale («In solchen Beziehungen stehe ich …») Ressourcen enthalten, sondern diese sind in der Regel auch mit impliziten oder expliziten spirituellen Ressourcen verwoben. Im Gespräch mit der Pflegeperson können diese «wacher» werden, sodass sie dem Patienten besser und bedeutungsvoller zur Verfügung stehen als vorher. Damit können die Fachkräfte, auch wenn sie nicht in einer Religion beheimatet sind, im Patienten tief reichende Kräfte zum Schwingen bringen und potenzieren, die in ihm verankert sind. Diese gehen über das hinaus, was der Begleiter durch seine fachlich-funktionalen Angebote, die reine Pflegehandlung, beim Patienten bewirken kann. Auch beim Abstand zum Guten, Erfüllenden, also wenn der Patient etwas entbehrt, verloren hat oder nicht (mehr) tun kann, dann sind seine Sehnsucht, seine Trauer, sein inneres Verbundensein mit dem Ersehnten wichtig dafür, wie er sein Leben deutet und ihm Sinn gibt, also für seine Spiritualität.

Die Frage nach Sinn

Indirekt oder direkt wird bei dieser Art der Kommunikation der professionelle Begleiter zum Helfer bei der Sinnsuche und Lebensdeutung des Patienten. Die Argumentation in diesem Kapitel geht davon aus, dass die Frage nach dem Sinn in der alltäglichen Begleitungspraxis gar nicht so abstrakt und hoch angesetzt vorkommt, wie das zunächst erscheint. Selten reden nämlich die betroffenen Menschen direkt über «den Sinn des Lebens», eher selten auch direkt über Sterben und Tod. Sehr wohl aber reden sie über ihren Selbstentwurf und von ihrem «Heiligen» in symbolischer Form, nämlich indem sie über die Elemente ihrer Identität sprechen, über das, was ihr Leben bisher erfüllt hat und immer noch erfüllt – auch wenn das Erfüllende zurzeit nicht greifbar ist. Sinnfrage und Identität sind aneinander gekoppelt, wie in **Abbildung 8.2-1** schematisch dargestellt.

Bezieht man sich auf die Identitätsstützen nach H. Petzold (Petzold, 1984; s. Kasten), wird sofort klar, dass der Begriff «Identität» nichts Abstraktes ist, sondern das «Was-und-wer-ich-Bin» auf Verwirklichungsbereiche bezogen ist.

Die Verwirklichungsbereiche und Identitätsmomente sind zugleich Sinnempfänger: Der Mensch setzt z. B. durch seinen Beruf, durch Heirat, durch Anschaffung eines Hundes Sinnentwürfe in die Welt; das ist sein «Sinn im Vordergrund». Der Sinn ist nicht die «Vorderseite», also der Hund, das Auto, die Enkel, sondern der ist in ihrer «Rückseite», er verwirklicht sich aber in diesen Sinnträgern. Erst wenn Menschen durch diesen Sinn im Vordergrund hindurch auf den Hintergrund schauen, ahnen sie etwas von dem alles umfassenden Sinn, der sich in ihren Identitätselementen ausdrückt: Von dem, was den Dingen im Vordergrund ihre Fülle und ihren Bedeutungsgehalt ermöglicht. Religiöse Menschen nennen diesen Hintergrund das *All-Eine*, die *Höhere Macht*, *Gott*, den *Geist*, den *Allmächtigen*, das *Heilige Geheimnis* usw. Er ist die «Sonne», die durch die Dinge im Vordergrund hindurchscheint und die allem Bedeutung und umfassend Sinn gibt: Der Heilige, der «das Heilige in mir» ermöglicht und darin am Werk ist.

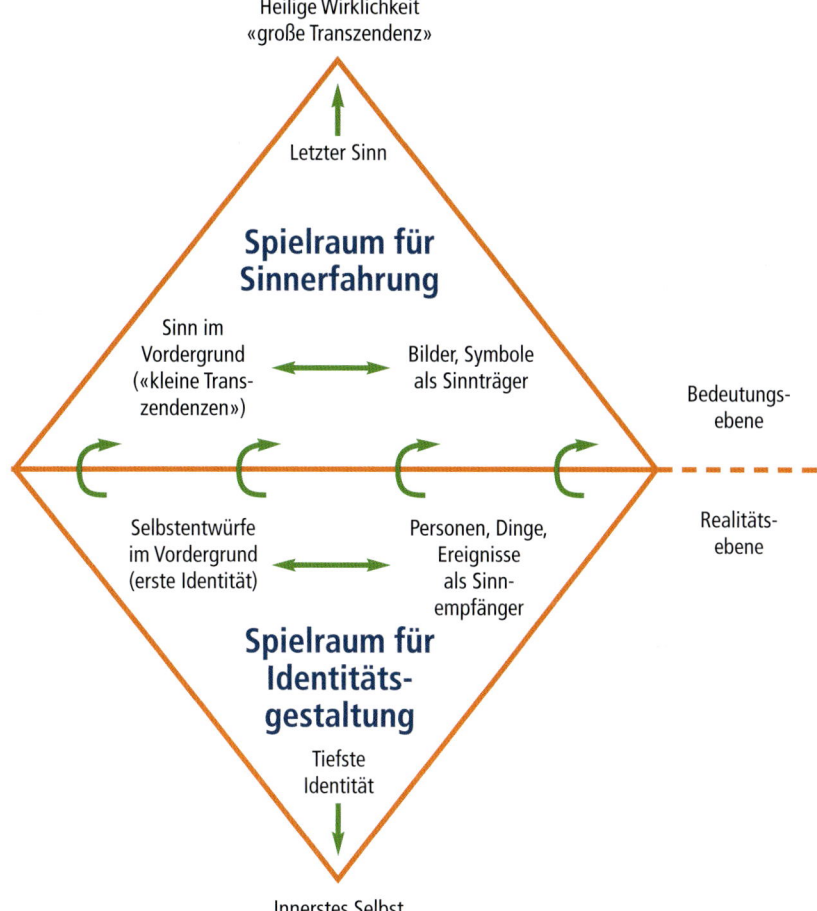

Abbildung 8.2-1: «Sinn» und «Identität» legen sich gegenseitig aus (Quelle: Autor)

Die fünf Identitätsstützen nach H. Petzold

1. Der *Leib* (und damit auch das Geschlecht und die Gestalt)
2. die *sozialen Beziehungen* (also die Enkel, Partner, Freunde etc.)
3. die *Heimat* (materieller Besitz, Wohn- und Zeiträume)
4. *Fähigkeiten* (die sich im Beruf, in gesellschaftlichem Engagement und Hobbys ausdrücken) und
5. die *Ideen-* und *Wertewelt* eines Menschen.

Die Identität kann als Bündel dieser Identitätsmomente aufgefasst werden. Der Mensch identifiziert sich über seinen Leib, seinen Beruf usw. und wird von anderen über diese Momente identifiziert: Das ist der/die mit dem Beruf, dieser Familie etc. In der Alltagskommunikation mit dem Patienten läuft das Gespräch über solche Identitätsmomente. Darin ist – letztlich nur umschreibend definierbar – die tiefste Identität, das «Geheimnis der Person», das innerste Selbst verborgen. Wie Identitätsstützen und «tiefste Identität» aufeinander bezogen sind, veranschaulicht **Abbildung 8.2-2.**

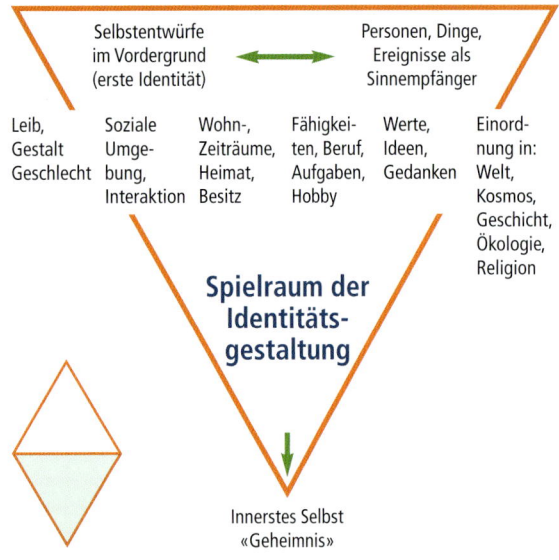

Abbildung 8.2-2: «Identität» (Quelle: Autor)

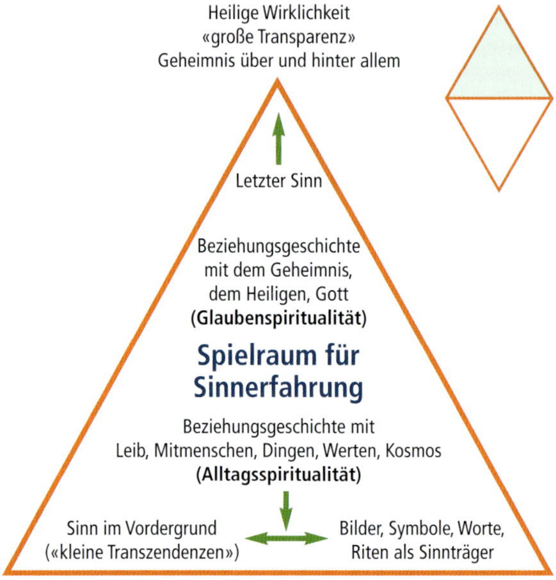

Abbildung 8.2-3: «Sinnraum» und «Spiritualität» (Quelle: Autor)

Die Aufgabe der spirituellen Begleitung wird durch die Unterscheidung zwischen Alltagsspiritualität und Glaubensspiritualität (s. Kasten) gar nicht «hoch» und abstrakt, sondern eine «normale» Möglichkeit im Pflegealltag.

Abbildung 8.2-3 veranschaulicht, wie Alltagsspiritualität und Glaubensspiritualität aufeinander bezogen sind. «Spirituell» ist also jede positive oder negative (oder auch daraus gemischte) Erfahrung, in der Menschen sich mit dem Geheimnis des Lebens in Verbindung sehen.

Um dem vollen Umfang der Kraft der Spiritualität gerecht zu werden, muss über die Alltagsspiritualität hinaus auch die mittlere und große Transzendenz in den Blick genommen werden: «Durch Sterben und Tod zerbricht die schützende Hülle der Alltagsbilder» (Roy, 1997: 33). Sie haben nicht genügend Tragkraft für die ganze Existenz, für die tiefste Erschütterung, das Sterben. Also nicht die Enkel, der Hund und die Erinnerung an den Krieg «tragen» das Leben und Sterben, sondern das darin symbolisierte Heilige. Deswegen erhöht sich die Tragkraft der Alltagsspiritualität, wenn das persönliche, im Sterben zerbrechende oder verlorengehende Symbol mit einer tieferen Quelle, mit dem höchsten Geheimnis oder dem umfassendsten Horizont in Verbindung gebracht wird, wie **Abbildung 8.2-4** verdeutlicht.

Das persönliche Symbol bekommt durch den Anschluss an eine «große» Spiritualität oder eine Religion Weite, Tiefe und eine höhere Potenz. Der bewusste Anschluss der Alltagsspiritualität an eine «große» Spiritualität ist das Kerngeschäft der Fachseelsorge. Spirituelle Begleitung in der nichtseelsorglichen Begegnung bezieht sich in der Regel eher auf die Alltagsspiritualität als auf die Glaubensspiritualität. Im Folgenden wird daher die spirituelle Unterstützung im Pflegealltag zusammenfassend beschrieben (s. Kasten).

Eine für die Begleitpraxis hilfreiche Definition

Hier ist auch der Ort, den Begriff «Spiritualität» für die Begleitpraxis der Fachkräfte durch eine Unterscheidung genauer zu umschreiben:

- Es gibt eine *Alltagsspiritualität*, das ist die Beziehungsgeschichte eines Menschen mit den Dingen und Ereignissen des Lebens. Dort, in der alltäglichen Lebensgestaltung (z. B., dass er seinen Garten liebt, ein Motorrad anschafft), wird etwas von dem symbolisiert, was ihm heilig ist und was ihn zutiefst bewegt.

- Die Alltagsspiritualität wird zur *Glaubensspiritualität*, wenn Menschen diese Verbundenheit ausdrücklich dem höchsten Geheimnis, dem alles umfassenden Sinngrund, Gott, dem Absoluten zuschreiben und sich damit in Verbindung wissen.

Wie geben die Nicht-Religionsbeauftragten spirituelle Unterstützung?

«Werte bleiben auf Grund ihres übergeordneten Charakters für den Sterbenden in der Regel bis zuletzt identifikationsfähig» (Petzold, 1984). Das innere spirituelle oder religiöse System gehört in genau diesen Wertebereich, durch den sich Sterbende auch bei Wegfall vieler Identitätsstützen noch bei sich selbst und mit ihrem innersten Selbst in Verbindung fühlen. Außerdem zeigen Untersuchungen aus den USA, dass Menschen in der Nähe des Todes zu ihren ursprünglichen spirituellen oder religiösen Quellen zurückkehren (Eisenbruch, 1984), auch wenn sie über viele Jahre wenig oder keinen expliziten Kontakt dazu hatten. Wenn ein Mensch im Einklang mit seinem Wertvollsten und für ihn Heiligsten stirbt, dann gibt ihm das eine innerste und *tiefste Würde*. Dann wird ihm Menschenwürde nicht nur von außen zugesprochen, von den Menschen der Umgebung und den Fachleuten, sondern vor allem von dem, was ihn zuinnerst würdigt, von einem für ihn letzten und gültigen Sinn her. Er stirbt dann je nach religiöser Ausrichtung in der Liebe Gottes oder verbunden mit einer höheren Ordnung oder er fühlt sich «eins mit dem All-Einen» oder hat teil am «ewigen Leben». Die Bedeutung dieser Übereinstimmung mit dem innersten Heiligen gilt nicht nur für den Patienten, sondern auch für die Angehörigen in der Sterbe- und erst recht in der Trauerzeit.

Symbolische Kommunikation in der Pflegepraxis

Die oben beschriebene symbolische Kommunikation ist in der heutigen Zeit bei der zunehmenden Individualisierung spiritueller und religiöser Einstellungen ein niederschwelliger Weg der spirituellen Begleitung. Das gilt sowohl für ausdrücklich wie für weniger ausdrücklich religiöse Menschen. Auch bei Menschen mit einer eindeutig religiösen Orientierung ist die Spiritualität sowohl in ihren Glaubens- wie in ihren persönlichen Symbolen enthalten. Bei jeder menschli-

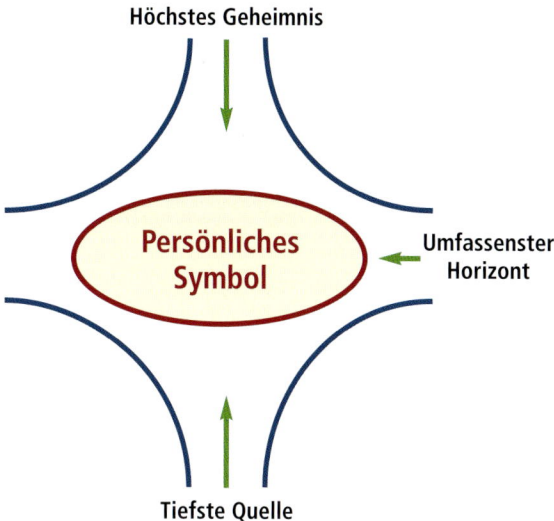

Abbildung 8.2-4: Das persönliche Symbol im Horizont der großen Transzendenz (Quelle: Autor)

chen oder pflegerischen Handlung im Vordergrund (z. B. Temperaturmessen oder Blutabnahme) wird im Hintergrund auch das Geheimnis des Patienten, also die Identitätsebene berührt: «Wird bei weiter steigender Temperatur oder den sich verschlechternden Blutwerten diese Schmerzbehandlung weitergehen oder abgebrochen werden müssen?» Die Fachkräfte werden das Hauptaugenmerk zunächst auf den fachlichen Vordergrund richten und den Hintergrund (die Sorge um die Identität) abblenden. In jeder Profession kann aber der Hintergrund zum Vordergrund werden, z. B. wenn der Patient entsprechende Bemerkungen macht: «Gelt Schwester, es sieht nicht gut aus?» Oder: «Am meisten Sorge mache ich mir um meine Frau.» Hier sollte die Pflegeperson durchaus den Hintergrund des Patienten heraushören z. B.: «Sie sind sehr mit ihrer Frau verbunden, das ist schön.» und nicht abwiegeln. Der Begleiter deckt das spirituelle Geheimnis (die Sorge, den möglichen Abschied, das Geheimnis der Beziehung) nicht weiter auf, er berührt es nur. Er bleibt an der Seite des Patienten und

---

Spirituelle Begleitung

Spirituelle Begleitung ist die Kunst, die dem Patienten eigene Beziehung zu dem, was er als Geheimnis verspürt, wahrzunehmen, sie anzuerkennen, bei Bedarf auf sie einzugehen und sie zu würdigen, ohne sie zunächst verändern, deuten oder bereits kanalisieren zu wollen. Dann kann dieses für den Patienten «Heilige» als Ressource zugänglicher werden und seine tragende Kraft verstärken.

Wenn hier vom Geheimnis die Rede ist, dann ist nicht eine «Blackbox» gemeint, von deren Inhalt wir nichts wissen, sondern eine «Wirk»-lichkeit, die man nicht fassen, über die man nicht verfügen kann, derer man sich nicht bemächtigen darf und die *dennoch* gefüllt ist, die den Menschen ergreift und ihn über sich hinaushebt.

bestätigt und würdigt nicht zuerst das Problem, sondern die Ressource. Wenn der Begleiter in der Palliative Care mehr Zeit hat, kann er sich auch weiter für die Bedeutung des Gartens, der Enkel, des Sports oder des Berufs interessieren. Sterben und Abschied gelingen «besser», wenn zunächst der Reichtum des Lebens bewusst gemacht und *eingesammelt* wird und erst dann überlegt wird, was vielleicht bedrohlich ist, was nicht mehr geht und was vielleicht nur Sehnsucht bleibt. Die Nicht-Religionsbeauftragten werden also mehr auf die Identitätsebene des Patienten eingehen und auf die Identitätsaspekte hören. Dadurch, dass diese Aspekte bei Fachkräften Resonanz erfahren, bekommen sie ihren «Segen». Hier geht also die Pflegeperson auf die Ebene der mittleren Transzendenz: Weil sie etwas von der Bedeutung von Gärten, Enkeln, Hobbys, etwas von Verbundenheit und Trennung versteht, kann sie in ihrer Rolle das persönliche (gefährdete) Symbol des Patienten in die «Schale» menschheitlicher Bedeutung legen und ihm damit eine größere Tragkraft und Verankerung geben, wie **Abbildung 8.2-5** verdeutlicht.

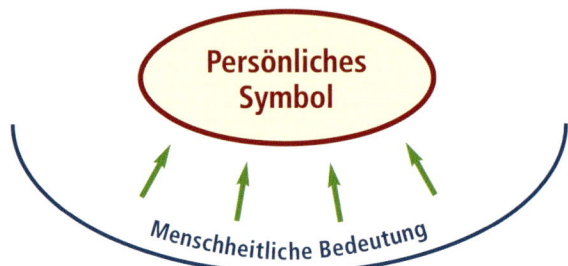

Abbildung 8.2-5: «Schale» der Welt und Lebenserfahrung (Quelle: Autor)

- beim stark entstellten Patienten ein Bild aus guten Tagen über sein Bett hängen: «Das ist er auch!»
- eine Kerze anzünden: Die Bedeutung dieses Zeichens muss nicht in vollem Umfang erklärt werden.
- nach Eintritt des Todes im Beisein der Angehörigen dem Verstorbenen die Augen schließen.
- die Fotos von den Enkeln auf dem Nachttisch bewusst zurecht rücken: «Die sind jetzt auch dabei.»

Angebot von «Sinnträgern»

In der spirituellen Begleitung haben die im Patienten verankerten symbolischen Potenziale Vorrang vor Symbolen, die der Helfer von sich aus dem Patienten anbietet. Aber es ist selbstverständlich auch möglich, dem Patienten «Sinnträger» mitzubringen: eine Spruchkarte, ein Kalenderbild, eine Musik- oder Text-CD, eine Kastanie, eine Ähre, ein Blatt. In jedem Fall sind dabei die Regeln der symbolischen Kommunikation zu beachten: Der Helfer interpretiert zunächst nicht von sich aus den Inhalt, sondern regt den Patienten zu dessen Resonanz an. Er wartet, welche «Musik» im anderen entsteht. Das will dann verstanden, begleitet und vertieft werden. Licht, Kerze, Musik, Gedichte etc. können durchaus dem Patienten als hoffnungsstiftende Symbole des Lebens «hingehalten» werden. Dazu gehören auch Bilder aus dem Schatz der Religionen, sofern sie allgemein menschlich und kulturell anschlussfähig sind (z. B. Jona im Bauch des Fisches, das Labyrinth, neuerdings auch Bilder von Engeln). Bilder und Texte jedoch, die den spezifischen Inhalt einer Glaubensrichtung symbolisieren, bedürfen eines Kontraktes zwischen Patient und Pflegeperson.

Symbolische Handlungen

Aber auch andere symbolische Handlungen tragen «im Hintergrund» etwas von der Spiritualität der Beteiligten, z. B.:

Spirituelle Anamnese

Bei der oben beschriebenen Methode werden Pflegende in Sachen Spiritualität durch ihre Aufmerksamkeit und Fürsorge aktiv und dadurch, dass sie Resonanz auf die in Symbolen enthaltenen Ressourcen geben. Ausdrücklicher können die spirituellen Ressourcen zur Sprache kommen, wenn die Fachkräfte die Möglichkeiten des Patienten in der Anamnese erfragen und sie klinisch erfassen (s. Kasten).

Religiöser Dialog

Auf jeden Fall sollte die spirituelle – aber auch die ausdrücklich mit einer Religion verbundene – Orientierung in der Sterbekultur einer Einrichtung Platz haben. Zum Umgang damit gehört also die Fähigkeit der Fachkräfte, religiöse Zeichen des Patienten aufmerksam wahrzunehmen, dem Patienten zu signalisieren, dass man sie wahrgenommen hat und dass damit in dieser Einrichtung sorgfältig umgegangen wird. Die Pflegeperson kann durchaus auch von sich aus dem Patienten zu erkennen geben, dass sie selbst religiös ist und welche Ausrichtung ihre religiöse Orientierung hat. Dann allerdings muss erst ein Kontrakt mit dem Patienten entstehen: «Ist es Ihnen recht, wenn ich Ihnen sage, wie das meine Religion sieht?» Dann kann der Patient entscheiden (und muss er frei entscheiden können), wie weit er mit dem Helfer in einen spirituellen oder im engeren Sinn religiösen Dialog treten will oder ob das spirituelle Geheimnis unausgesprochen in der Beziehung anwesend sein darf. Ohne einen solchen Kontrakt kann religiöse Verkündigung zur Belästigung des Patienten werden. Das wäre unethisch.

Begegnung mit «fremden» Religionen

Ein professioneller Helfer muss nicht den Inhalt eines spirituellen Systems oder einer Religion mit dem Patienten teilen können, er muss sich nicht umfassend auskennen im Bedeutungsreichtum der anderen Spiritualität. Denn spirituelle und religiöse Vorstellungen und Werte sind kulturell und biografisch angeeignet und können nicht «einfach mal» auch von Fremden verstanden und nachvollzogen werden. Wohl brauchen die Fachleute in Gesundheitsberufen «ein Basiswissen von den religiös-kulturellen Traditionen bezogen auf den Umgang mit Sterben, Tod und Trauer» (Heller/Heller, 2003), um in der Patienten- und Angehörigenbetreuung darauf zu achten und nichts falsch zu machen (s. Kap. 8.1). Die Nicht-Religionsbeauftragten können allerdings nicht aus der inneren Logik und Autorität einer ihnen fremden Religion heraus unterstützen, beten oder fremde Riten vollziehen. Auch so genannte Faktenkataloge (Gunaratnam, 2003), in denen die religiös-kulturellen Praktiken aufgelistet sind, geben keine Handlungsautorität, die im Krisenfall wirksam wäre, sondern nur eine Orientierungshilfe. Zwischen Pflegenden und Patient können allerdings ein Vertrauen und ein emotionaler Kontrakt entstehen, in dem z. B. ein Christ mit einer Muslimin über deren religiöse Krankheitsbewältigung sprechen kann. Es gibt durchaus auch Berührungspunkte zwischen verschiedenen religiösen Welten, sodass Symbole miteinander in Resonanz kommen können.

Aber auch religiöse Symbole und Zeichen des Patienten ermöglichen eine Kommunikation zwischen verschiedenen spirituellen «Welten» (s. Kasten).

Fragen zur spirituellen Anamnese

Nach Weber/Frick (2002) helfen hier Fragen wie:

- In wen oder was setzen Sie Ihre Hoffnung?
- Welche Glaubensüberzeugungen sind für Sie wichtig?
- Betrachten Sie sich als spirituellen oder religiösen Menschen?
- Wie bestimmen Ihre spirituellen Überzeugungen Ihren Umgang mit Ihrer Krankheit?
- Gehören Sie zu einer spirituellen oder religiösen Gemeinschaft?
- Wie soll ich als Ihr Arzt, Ihre Pflegeperson mit diesen Fragen umgehen?

Auf der Basis solcher Interviews kann das gesamte therapeutische Team überlegen, wie es mit den Bedürfnissen und den Werten des Patienten und seiner Angehörigen umgeht. Auch in der Pflegeanamnese kann man heraushören oder erfragen, was dem Patienten wichtig und eventuell sogar «heilig» ist und wie er religiös eingestellt ist.

Achtung vor religiösen Zeichen

Wenn der Helfer ihm fremde religiöse Zeichen (Bücher, heilige Bilder, Medaillen, Gottesdienst im Fernsehen) beim Patienten sieht, sollte er sich genauso, wie das bei anderen Symbolen (Fotos auf dem Nachttisch, Reiseführer etc.) möglich ist, dafür interessieren: «Gehört das zu Ihrer Religion? Was bedeutet das für Sie? Wie macht man das in Ihrer Religion?» Dann kann er dem Patienten Hilfestellungen anbieten, damit sich dieser in seiner religiösen Einstellung gewürdigt sieht und sich in seinen Bräuchen ausdrücken kann. Wenn der Patient oder seine Angehörigen allerdings konkrete Hilfen aus der eigenen Religion wünschen – und erst recht bei spirituellen Krisen (spirituell bedingten Ängsten, Schuldempfinden, Fragen nach Glaubensinhalten, Übergangshilfen beim Sterben) – müssen in einer Palliativeinrichtung Kontakte zu Glaubensgenossen und Religionsvertretern hergestellt werden. Das sind in der Regel die Fachleute, die auch über die authentische Kraft dieser Religion verfügen, die allein zum Frieden der Seele beitragen kann.

Spirituelle Unterstützung durch die verschiedenen Professionen – ein Vergleich

In einem Bild (dieser Vergleich ist in Zusammenarbeit mit Dr. R. Smeding, Brüssel, entstanden) sei die Aufgabe der verschiedenen Professionen noch einmal zusammengefasst: Die verschiedenen Fachmethoden lassen sich mit verschiedenen Fremdsprachen vergleichen; Medizin z. B. mit Französisch, Pflege mit Englisch, Sozialarbeit mit Italienisch, Seelsorge mit Spanisch.

Wenn aber der Patient oder seine Angehörigen sich in der auf den ersten Blick seltsamen Sprache der Spiritualität oder der Religion ausdrücken, dann sprechen sie nicht eine Sondersprache aus einem abgelegenen Teil der Welt, sondern menschlich, also «anthropologisch», so wie die Sprache der Gefühle, der Ergriffenheit oder der Liebe anthropologisch, also eine Elementarsprache und keine Fremdsprache ist.

Jede professionelle Disziplin spricht ihre Fachsprache fließend. Aber der Patient muss das Gefühl haben, dass die Fachleute seine anthropologische Sprache verstehen, auch wenn sie diese nicht fließend sprechen. Wenn ein Patient verwirrt ist, versuchen die Pflegenden ja auch auf die Sprache des Landes «Verwirrt» einzugehen und nicht bei ihrer beruflichen Fremdsprache zu bleiben. Jeder Beruf muss also auch ein bisschen die (für den eigenen Beruf) fremde Sprache «Anthropologisch-Spirituell» lernen. Das bedeutet, dass die Pflegenden einschätzen können, was der Patient braucht, ob er in einer spirituellen Krise ist, ob sie als Helfer mit ihren oft geringen Sprachkenntnissen helfen können, ob es genügt, dass der Patient sich in den Verständigungsbemühungen («passiven» Sprachkenntnissen) des Helfers wiederfindet – oder ob der Helfer den konsiliarischen Dienst Seelsorge einschalten muss. Die Laien in Sachen Spiritualität müssen auf die Fragen und Themen des Patienten nicht fließend antworten können, aber sie können auf der mitmenschlichen Ebene dessen Einsamkeit aufheben, indem sie ihre «Fremdsprachen»-Kenntnisse einsetzen – bis vielleicht ein religiöser «Landsmann» kommt, der die Eigensprache des Patienten verstehen und sprechen kann. So lange ist das spirituelle Problem des Patienten zwar noch nicht gelöst, aber es hat zwischenzeitlich einen *Resonanzraum* bei den Pflegenden gefunden. Eine «Fassung» (ein «Containing») für Spiritualität geben – das können im Prinzip alle Helfer, weil hier nicht nur eine Fachperson, sondern ein Mensch einem Menschen begegnet. Das ist immer heilsam im Leben und im Sterben. Eine gesamtmenschliche Begegnung schließt die spirituelle Ebene mit ein.

Rituale in der spirituellen Begleitung

Studienziele II

Nach Abschluss dieses Abschnitts wird die bzw. der Lernende in der Lage sein:

- zwischen «kleinen» (alltagsweltlichen, auch beruflichen) Ritualen und «großen» (z. B. religiösen) Ritualen zu unterscheiden.
- zu verstehen und sich damit auseinanderzusetzen, dass auch Pflegende Rituale praktizieren, und sie bewusst einsetzen können.
- die Bedeutung von Ritualen für Patienten zu verstehen und zu erläutern.
- die Riten der Religion zu verstehen und zu erörtern – vor allem Gebet und Segen.
- sich einen Überblick zu verschaffen über den Sinn von christlichen Ritualen, um sie auch als Pflegende sachgerecht und patientenorientiert dem Patienten vorschlagen zu können.

Schlüsselwörter II

Abendmahl, Abschiedssituationen, berufliche Rituale, Gebet, Kommunion, Nottaufe, rituelle Unterstützung, Ritus, Salbung, Segen, Symbolrolle

Rituale – Bedeutung und Unterscheidungen

Rituelle Handlungen und Rituale werden in den letzten Jahren auch außerhalb der Religionen wieder zunehmend entdeckt und geschätzt. Es gibt Lebenserfahrungen, wie z. B. Geburt, Schuleintritt, Erwachsen werden, Examen, Beziehungen verbindlich machen, aber auch Sterben, Tod und Trauer, die man nicht analysieren, erklären oder manipulieren kann, und die doch – letztlich spirituell – bedeutungsvoll sind. Gerade im Raum der Machbarkeit der Medizin und ihrer Technik gibt es Ereignisse, deren existenzielle Bedeutung man leicht vernachlässigen und übersehen kann. Man kann diesen existenziellen Herausforderungen aber auch mit einer spirituellen Antwort begegnen. Rituale geben nun allerdings keine rationale Antwort, sondern sie stellen etwas vom Sinn dieses Geschehens sinnlich durch symbolische Handlungen dar: Rituale sagen etwas durch Tun. Erst recht dann, wenn die kurativen Funktionen zurücktreten (müssen). Wenn die Entscheidung gefallen ist, den Patienten in ein Hospiz, auf die Palliativstation oder in ein Pflegeheim zu verlegen, wenn der Sterbende nach Hause entlassen wird, wenn das Sterben oder der Tod im engeren Sinn eintreten, wenn ein Kind bald nach der Geburt stirbt oder tot geboren wird, haben Rituale eine nicht nur religiöse, sondern anthropologisch angelegte Stützfunktion: Hier wird das unerklärliche und doch zur Ordnung des Lebens gehörende Geheimnis von Sterben, Tod und Trauer «be-gangen» und nicht «über-gangen». Untersuchungen (Simon, 1986) haben ergeben, dass Sterbende und Trauernde ihre Situation weniger aufdeckend bearbeiten wollen, sondern dass sie – gerade wenn die Kraftreserven und Kommunikationsmöglichkeiten eingeschränkt sind – eher rituelle Unterstützung brauchen, bei der sie sich anvertrauen können und zu der sie nicht aktiv beitragen müssen (s. Kap. 4.3).

Damit der Sinn von Ritualen nicht zu abstrakt erscheint, ist eine Unterscheidung hilfreich: Es gibt nicht nur ausdrückliche *gesellschaftliche* oder *religiöse*, sondern auch *alltagsweltliche* («kleine») *Rituale*. Zum Beispiel sind die Aufsteh-, Frühstücks-, Begrüßungs- und Wochenendrituale des Patienten nicht nur (bedeutungslose) Gewohnheiten. Sie tragen vielmehr einen persönlichen Sinn (so ist das Leben in Ordnung, so wird wohl auch der heutige Tag gut gehen) und damit etwas von der Spiritualität im weitesten Sinn. In diesem Sinne haben auch die Pflegenden Rituale und *ritualisierte Handlungen*. Gerade im Palliativbereich muss es Standard für alle Fachkräfte sein, sich ihre beruflichen und alltäglichen Rituale bewusst zu machen und sie mit ihren fachlichen Handlungen zu verbinden. Patienten, die selbst kaum noch handlungsfähig und daher von ihren eigenen alltagsweltlichen Ritualen abgeschnitten sind, bedürfen zum einen der Hilfestellung durch die Helfer für ihre persönlichen «kleinen» Rituale, zum anderen bringen die Helfer durch die Art, wie sie z.B. das Zimmer des Patienten betreten, wie sie begrüßen, sich zuwenden, berühren, überwachen, das Essen hinstellen oder sich verabschieden, etwas von der «guten Ordnung» mit, der sich der Patient auch an der Grenze des Lebens anvertrauen kann (s. Kap. 9.1). Die Helfer stellen durch ihre (rituell erkennbare) Haltung dar, dass hier die Leidens-, die Sterbens- und die Todeslandschaft nicht beiläufig hingenommen, sondern ausdrücklich *begangen* und damit als bedeutungsvoll angesehen werden. Man wartet also nicht einfach, bis die Natur den Vorgang Sterben «erledigt» hat, sondern würdigt diese Zeit durch die Rituale der Professionen: Wie wichtig kann es für den Patienten und seine Angehörigen sein, dass und wie liebevoll und achtsam die Pflegende den sterbenden Patienten z.B. lagert, verbindet oder erfrischt. Hier gibt die Pflegende auch dem entstellten und tödlich verwundeten Menschen spirituelle Bedeutung – einfach durch ihr achtsames, fürsorgliches Tun, nicht durch fromme Worte.

Die Riten der Religion

Rituale im engeren Sinn sind die Riten der Religion. Zum Ritus wird ein Ritual dann, wenn es nicht nur von einer «guten Ordnung des Lebens» kündet, sondern sich ausdrücklich auf «das Heilige» bezieht. Mit dem Ritus wird das Geheimnis von Leben, Sterben und Tod als heiliges Geheimnis gedeutet und spirituell qualifiziert. Nicht das Leiden selbst oder das Sterben werden als sinnvoll erklärt, sondern durch den Ritus werden diese Lebenswirklichkeiten in einen Sinnhorizont gestellt und diesem anvertraut. Auch das zerbrechende und leidvolle Leben fällt aus diesem Sinnganzen nicht heraus.

Bevor hier die im Palliativkontext relevanten Riten des christlichen Kulturkreises dargestellt werden, sei auf anthropologisch verallgemeinerbare Riten verwiesen: Gebet und Segen.

Beten in der Pflegepraxis

Beten heißt, (sich) mit der heiligen Wirklichkeit ausdrücklich in Beziehung setzen. Das kann für das Beten des Patienten selbst gelten wie für die, die einen Menschen «ins Gebet nehmen» oder ihm «die Daumen drücken» im Angesicht einer höheren Macht. Bei der heutigen Tabuisierung von persönlicher Religion und religiöser Praxis werden die nichtseelsorglichen Professionen wohl eher selten mit dem Wunsch des Patienten nach Gebet befasst. Das wird weiterhin eher ein spezifisches Thema der professionellen Seelsorge sein. Aber die Helfer sollten sich bewusst machen, dass Beten nicht nur ein Spezialthema der Religion, sondern ein anthropologisch verankertes Sich-Wenden an ein Höheres ist.

Im Gebet geht es um den Wunsch, gesund zu werden, noch eine Weile am Leben teilhaben zu dürfen, die Zuversicht nicht zu verlieren oder ein wichtiges Ereignis noch erleben zu dürfen. Es geht aber auch um die Enttäuschung, dass man nicht mehr beten kann oder dass man lange inständig um eine Wendung des Schicksals gebetet hat und alles nichts genützt hat oder auch um den Wunsch, gut sterben zu können. Wenn der Patient die Pflegenden um ihr Gebet bittet, dann werden sie als Stellvertreter beauftragt, die tiefen Wünsche und Sehnsüchte des Patienten der heiligen Macht vorzutragen und Bote und Übermittler zu dieser Macht hin zu sein. Im Grunde ist das Beten einfach, wenn der Helfer auf die tiefen Bedürfnisse hört, wie sie in der symbolischen Redeweise des Patienten zum Ausdruck kommen (z.B. «Gott, Du weißt, wie sehr sich Herr/Frau … danach sehnt, wieder im Kreis der Familie zu sein. Die Enkel hängen doch so sehr am Großvater. Wir bitten Dich …»). Bei frei formulierten Gebeten ist besonders darauf zu achten, dass die «stellvertretenden» Beter nicht durch ihr Beten die Betroffenen vereinnahmen («Gott, wir wollen doch jetzt alle …») oder zu erziehen versuchen (z. B. Gebet um Geduld, wenn der Patient sich auflehnt), diskret zu manipulieren versuchen oder durch eine im Gebet versteckte Predigt zu belehren. Die Handlungen und Worte der professionellen Helfer (nicht nur der Seelsorger) haben durch deren Symbolfunktion für den Patienten eine hohe Bedeutung. Die Rolle wird zum Verstärker und Transformator der Gedanken des Patienten. Diese werden vom Vordergrund des Alltags in den Hintergrund des Heiligen transformiert. Schon wenn der Helfer dem Patienten in Krisenzeiten sagt: «Ich denke an Sie», wird er für den Patienten zum Zeugen vor einem Höheren: Das Leid und die Sehnsucht bleiben nicht ungehört, sie werden weiter vermittelt. Der Helfer darf im Beisein des Patienten und der Angehörigen erst beten, wenn ein innerer oder ausdrücklicher Kontrakt entsteht, wenn also klar ist, dass beide sich im selben Raum bewegen. Dann wird man vom Arzt, von der Krankenschwester zum «Bruder», zur «Schwester im Glauben», die in Alltagssprache aussprechen, was den Patienten bewegt, z. B.: «Gott möge Ihnen jetzt helfen, dass das gut geht …, dass Sie durch diese schwierige Zeit gut durchkommen …». Oder: «Gott möge Ihnen zur Seite stehen – egal wohin der Weg Sie jetzt führt». Das gilt auch für den bewusstlosen oder verwirrten Patienten.

Zum Segen werden

Die Nicht-Religionsbeauftragten müssen sich auch klar machen, dass ihre Art der Begegnung und ihre Worte für Patienten und Angehörige zum Segen werden können: Hier wird nicht die Pflegende als Privatperson, sondern die Kraft in der Symbolrolle zum Segen. Man erfährt Anerkennung und Achtung von denen, denen die Gesellschaft diese menschheitlich wichtige Rolle (Ärztin, Pfleger, Physiotherapeut etc.) anvertraut. Auf dieser Basis beruht auch die Segenskraft der Religionsbeauftragten: Sie haben die autoritative Kraft ihrer Gebete und Rituale nicht aus sich selbst, sondern sie sind «Priester und Priesterinnen» einer höheren Macht, die den Segen spenden. Dieses ausdrückliche Segnen ist jedoch an eine spezifische Religion gebunden; es ist daher nicht erlaubt, dass ein christlicher Seelsorger einen lebenden oder verstorbenen Muslim ohne Zustimmung z. B. der Angehörigen segnet. Einem Angehörigen einer nicht christlichen Religion ein Kreuz oder ihm fremde religiöse Schriften anzubieten, kann verletzend und damit unethisch sein.

Auch Nicht-Seelsorger können dem Patienten oder – nach dessen Tod – den Angehörigen vertraute Gebete wie das Vater unser, den Psalm 23, das Kreuzzeichen, einen Liedtext, ein Segenswort anbieten, wenn sie in der entsprechenden Religion selbst zu Hause sind und Gebete ihnen selbst etwas bedeuten. Überhaupt muss jeder, der religiös unterstützen will, dafür sorgen, dass er kein religiöses «Sondergut», keine Extremposition vertritt, sondern mit seinen Anschauungen allgemein anschlussfähig bleibt.

Aus dem Erbe der jüdisch-christlichen Religion sei hier ein *Gebet* genannt:

> Psalm 23:
> Der Herr ist mein Hirte, nichts wird mir fehlen.
> Er lässt mich lagern auf grünen Auen
> und führt mich zum Ruheplatz am Wasser.
> Er stillt mein Verlangen;
> er leitet mich auf rechten Pfaden,
> treu seinem Namen.
> Muss ich auch wandern in finsterer Schlucht,
> ich fürchte kein Unheil;
> denn du bist bei mir,
> dein Stock und dein Stab geben mir Zuversicht.
> Du deckst mir den Tisch
> vor den Augen meiner Feinde,
> Du salbst mein Haupt mit Öl,
> du füllst mir reichlich den Becher.
> Lauter Güte und Huld werden mir folgen mein Leben lang
> und im Haus des Herrn darf ich wohnen für lange Zeit.

Christliche Rituale

Im Folgenden sollen einige in der Palliativsituation relevante christliche Rituale dargestellt werden. Das geschieht auch deswegen, weil ein Großteil der Patienten im Umkreis des Todes seine transzendenten Bedürfnisse der christlichen Seelsorge anvertraut. Bei vielen Menschen in Europa ist die kulturelle Identität mit Erinnerungen und Bildern aus der christlichen Religion verbunden, auch wenn sie sich nicht mehr explizit zu dieser Religion bekennen. Zugleich soll mit dieser Skizze den anderen Professionen etwas vom Sinn der christlichen Rituale vorgestellt werden, die sie aus eigener Wertschätzung heraus den Betroffenen vorschlagen können. Andererseits fordert die Kooperation in Palliative Care die Seelsorge heraus, ihre «alten» Riten angemessen in diesen Kontext einzubringen und sie transparent und kommunikabel zu machen. Dabei können die anderen Berufe der Seelsorge im Dialog Impulse geben, damit die überkommenen Riten kontextgerecht weiterentwickelt werden.

Segnen

Seelsorge greift die Situation des Patienten mit allen Sorgen und Hoffnungen auf und stellt den Menschen unter den Segen eines ganz Anderen. Damit wird vermittelt, dass sein Leiden nicht bedeutungslos und leer ist, dass das Schicksal auch in schwierigen und leidvollen Zeiten unter einem guten Stern steht, weil es – wenn auch nicht änderbar – beim Höchsten, bei Gott selbst, gut aufgehoben ist. Das Segnen geschieht durch Auflegen der Hand auf den Kopf oder die Schulter oder durch den Segensgestus des Seelsorgers, z. B. mit dem Kreuzzeichen auf die Stirn des Patienten. Gerade das Kreuzzeichen greift als Segensform die leidvolle Seite des Lebens (das «Kreuz») auf und enthält zugleich die Verheißung, dass «Du wie Jesus Christus da durchkommst und wie er gerettet und zur Auferstehung gerufen wirst» («im Kreuz ist Heil und Hoffnung»). Katholiken beziehen auch Weihwasser mit ein als Zeichen, dass das Leben von der Taufe an unter der liebevollen Macht Gottes steht.

Salbung

In den letzten Jahren wurde als Zeichen der besonderen Zuwendung Gottes («Du salbst mein Haupt mit Öl», Ps. 23) zum kranken Menschen die Salbung wiederbelebt, wie sie im Neuen Testament beschrieben wird: «Wenn einer von Euch krank ist ...» (Jak. 5, 13–16). Mit Salböl wird dem Kranken ein Kreuzzeichen auf die Stirn und in die Handflächen gezeichnet. Als besonderes Zeichen in der Krankheit ist diese Salbung aber für viele Menschen ein Signal, dass sie doch ernstlich krank sind und die «Salben» der Medizin wohl nicht mehr ausreichen. Deswegen gehen viele Patienten – auch Sterbende – nicht oder nur zögernd auf dieses Angebot der Seelsorge ein. Andere jedoch gehen offen darauf ein, weil sie ihr Sterben bewusst gestalten und ihr Leben Gott überlassen wollen.

Sterbesakramente

Das von der katholischen Kirche nach dem Konzil vorgesehene eigentliche Sterbesakrament ist die «Wegzehrung» (Viaticum), die letzte heilige Kommunion. Dieses «Letzte Abendmahl», wie es Jesus vor seinem eigenen Tod mit seinen Jüngern gefeiert hat, ist allerdings unter heutigen Bedingungen (stets neue Hoffnungen auf medizinische Möglichkeiten, Sterben unter Medikamenteneinfluss, große Schwäche, Schluckbeschwerden) oft nicht möglich. Angehörige katholischer Patienten bitten daher in den weitaus meisten Fällen um die Salbung für Sterbende, die «Letzte Ölung», die Patienten auch ohne eigene Aktivität, also auch bei eingeschränktem Bewusstsein, bei Verwirrtheit und im Koma empfangen können.

Ein letztes religiöses Handeln – gleich ob es die katholische «Letzte Ölung» oder ein anderer Akt der Verabschiedung ist – ist nicht nur ein Zeichen für den Sterbenden selbst, sondern eine wichtige spirituelle Unterstützung für die Angehörigen. Deshalb wird es von den Angehörigen oft erst gewünscht, wenn der Patient kaum noch ansprechbar oder sogar schon verstorben ist. Vorher würde es einem das Herz zerreißen, ihm so deutlich sein Sterben anzukündigen und diese Tatsache für sich zu realisieren. Nicht selten wirkt sich eine zu frühe Zustimmung zum Sterben bei den Angehörigen als Schuldgefühl in der Trauerzeit aus. Das Miterleben dieses Zeichens hilft ihnen aber auch, ihren Sterbenden jetzt gut gehen zu lassen, weil jetzt ein «Letztes» gesagt und getan ist. Die Erinnerung daran kann zu einer wichtigen Stütze in der späteren Trauer werden.

Abendmahl und Kommunion

Auch die Feier des Abendmahls oder der Kommunion mit einem kleinen Gottesdienst im Krankenzimmer bringen den Patienten sinnlich spürbar mit Gott in Verbindung. Hier wird der «Herr über Leben und Tod» in Form von Brot und Wein unmittelbar in das Schicksal dieses Menschen einbezogen. Dazu gehören in der Regel auch Worte der Heiligen Schrift, das Vater unser und der Segen. Damit werden der Beistand Gottes und die Verheißung der Auferstehung in jedem dieser Gottesdienste erneuert und dem Patienten zugesprochen.

Beichte

Mit einem von der Kirche Beauftragten werden Aspekte des Lebens angeschaut, abgewogen und im Kontext der eigenen Biografie bewertet. Hier werden noch belastende Themen besprochen, und es wird nach Wegen der Versöhnung mit sich selbst und anderen, am Ende auch mit Gott gesucht. Seelsorge kann dazu anregen, z. B. noch einmal einen Kontakt herzustellen, einen Brief zu schreiben, das Testament zu überdenken, dem Partner zu sagen, dass man ihn liebt, dass man verzeiht. – In der formellen Beichte spricht der Pfarrer dem Patienten konkret und ausdrücklich zu, dass Gott diese Schuld vergibt und dass vor Gott jetzt alles gut wird.

Nottaufe

Eltern erbitten für ein Kind, das nur eine kurze Lebenserwartung hat, aber auch für ein tot geborenes oder kurz vor dem Tod stehendes Kind die Taufe. Hier geht es weniger um die Aufnahme in die Kirche und (heute nicht mehr) um die Bewahrung des Kindes vor der Verdammnis. Eltern brauchen vielmehr dann ein Zeichen, dass auch dieser Hauch von Leben einen Namen hat, dass auch dieses Leben sinnvoll ist und vor Gott und der Welt einen unvergänglichen Wert hat. Die Taufe kann jeder selbst Getaufte im Notfall mit Wasser und den Worten: «Ich taufe Dich im Namen Gottes, des Vaters, des Sohnes und des Heiligen Geistes» spenden. In der Regel ist die Taufe mit der Namensgebung verbunden. Es ist wichtig für die Eltern und die Geschwister, dass auch das verstorbene Kind einen Namen hat und als Familienmitglied wertschätzend benannt und erinnert werden kann. Hilfreich ist eine Taufkerze, die auch später noch an die «kleine Flamme erinnert, die mit diesem Leben aufgeleuchtet ist und die zwar physisch erloschen ist, in unserem Herzen aber immer brennt».

Abschied am Totenbett

Die spirituelle Begleitung hat nicht nur den Patienten im Blick, sondern sie gilt – direkt oder indirekt – auch den Angehörigen. Dadurch, dass diese den Patienten einer höheren Dimension anvertrauen können, werden sie auch selbst unterstützt und getröstet. Solche Unterstützung wirkt sich aber nicht nur auf die Sterbezeit, sondern auch auf die Zeit der Trauer nach dem Tod aus. Diese Feststellung gilt für die Unterstützung durch alle Helfer: Was noch zu Lebzeiten oder im Umkreis des Todes von den Angehörigen als gut und hilfreich erlebt wird, das wird später in der Nach-Tod-Trauer zum «Trittstein» (Smeding/Weiher, 2004), der ihnen im chaotischen Strudel der Trauer einen Halte- und Trostpunkt bietet. Zu diesen guten Erfahrungen, die in der Sterbezeit grundgelegt werden können, gehören auch die rituelle Unterstützung beim Abschied, wenn das Sterben in seine letzte Phase tritt, und der Abschied am Totenbett, wenn der Einbruch des Todes begangen werden muss. Gerade im Palliativ- oder Hospizkontext ist sicher oft so viel Vertrautheit gewachsen, dass auch Nicht-Seelsorger einen Abschied gestalten können, wenn die Seelsorge nicht gewünscht oder nicht erreichbar ist. Zur Gestaltung und Durchführung eines Rituals durch Pflegende siehe Weiher (2004a und 2004c).

Zusammenfassung

Ein Modell für die spirituelle Begleitung sind die in eine Endlosschleife (**Abb. 8.2-6**; Weiher, 2004b) eingebundenen drei Methoden des Umgangs mit Spiritualität:

- die *mitmenschliche* Begleitung, die indirekt Spiritualität enthalten kann

- die *Bedeutung erschließende* Begleitung, bei der der Helfer in der Kommunikation auf die sinngebenden Deutungen und Bedeutungen des Patienten ausdrücklich eingehen und sie würdigen, vertiefen und ihre Tragkraft verstärken kann

- die *rituelle* Begleitung, bei der mit beruflichen Alltagsritualen implizit oder religiösen Riten explizit die Lebens- und Sterbelandschaft «begangen» wird.

Letztlich können aber alle drei Methoden mit dem tiefsten Geheimnis der Existenz nur in Resonanz geraten, es *nur berühren*. Sowohl die tiefste Identität (die Mitte der Person), wie der höchste Sinn (der Grund und das Ziel allen Seins), entziehen sich allen Methoden – denen der Medizin ebenso wie denen der Religion. Und doch ist eben dieses Geheimnis die Grundmelodie des Daseins, die auch in der Dunkelheit des Lebens klingt und in der spirituellen Erfahrung mal deutlicher und mal weniger deutlich vernehmbar ist.

Abschließende Fragen zur Reflexion

- Was hatten Sie vor dem Lesen dieses Kapitels für eine Vorstellung von «Spiritualität»? Deckt sich die hier dargestellte Version mit dem, was Sie persönlich und/oder im Pflegealltag erleben?

- Stellen Sie sich bitte vor, Sie selbst seien PatientIn: Würden Sie die hier beschriebenen Methoden und Anregungen als behutsamen Umgang mit dem Ihnen «Heiligen» empfinden und wäre dieser Umgang für Sie hilfreich und stärkend?

- Bedenken Sie einmal (allein oder im therapeutischen Team), welche Routinen im Pflegealltag Ihnen selbst wichtig und eine Hilfe in Ihrem Beruf sind und welche davon Sie als «rituelle Handlungen» qualifizieren können, die dem Patienten signalisieren, dass er in eine «gute Lebensordnung» eingebettet ist.

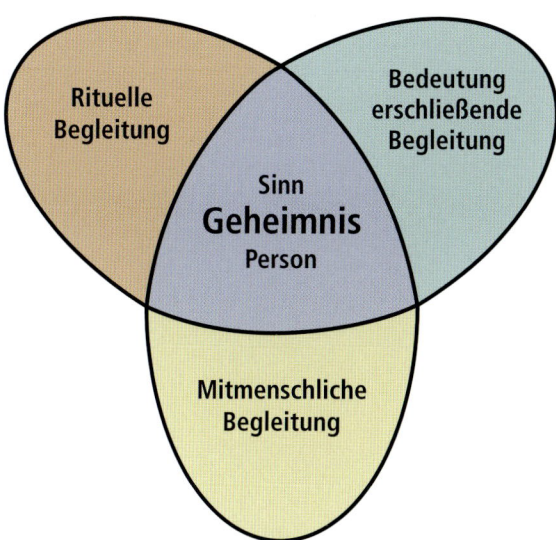

Abbildung 8.2-6: Der Dreipass der spirituellen Begleitung (Quelle: Autor)

Verwendete Literatur

Antonovsky, A.: Salutogenese. Zur Entmystifizierung der Gesundheit, DGVT-Verlag, Tübingen 1997.

Eisenbruch, U.: Cross-cultural aspects of bereavement. A conceptual framework for comparative analysis. Culture, Medicine, Psychiatry, 8 (1984): 283–309.

Frick, E.: Glauben ist keine Wunderdroge. Herder Korrespondenz, 56 (2002) : 41–46.

Gunaratnam, Y.: Kultur ist nicht alles. Eine Kritik der Multikulturalität in der Palliative-Care. In: Heller, B. (Hrsg.): Aller Einkehr ist der Tod. Lambertus, Freiburg i. Br. 2003.

Heller, B.; Heller, A.: Sterben ist mehr als Organversagen. Spiritualität und Palliative Care. In: Heller, B. (Hrsg.): Aller Einkehr ist der Tod. Lambertus, Freiburg i. Br. 2003.

Knobloch, H. et al. (Hrsg.): Todesnähe – Interdisziplinäre Zugänge zu einem außergewöhnlichen Phänomen. Universitätsverlag, Konstanz 1999.

Lamers, W.: Trauer vor und nach dem Tod. Vortrag bei der Fachtagung «Trauer vor und nach dem Tod», 29. Nov. 2003 in Hannover.

Petzold, H.: Integrative Therapie. Der Gestaltansatz in der Begleitung und psychotherapeutischen Betreuung sterbender Menschen. In: Spiegel-Rösing, I. (Hrsg.): Die Begleitung Sterbender. Junfermann, Paderborn 1984.

Pompey, H.: Religiosität in der Lebens- und Leidbewältigung von Tumorpatient/innen. Krankendienst, 71 (1998): 188–199 (dort auch umfangreiche Literaturangaben).

Roy, D.: Ethische Fragen in der Palliativmedizin. In: Aulbert, E.; Zech, D. (Hrsg.): Lehrbuch der Palliativmedizin. Schattauer, Stuttgart/New York 1997.

Saunders, C.: In einem Interview. In: Hörl, C. (Hrsg.): Brücke in eine andere Welt. Herder, Freiburg/Basel, Wien 1999.

Schnabel, U.: Die Biologie des Glaubens. GEO-Wissen, 29 (2002): 31–40.

Simon, L.: Erwartungen an den Seelsorger im Krankenhaus. Lebendige Seelsorge, 37 (1986): 17–23.

Smeding, R.; Weiher, E.: Tot und begraben? Der Seelsorger als Schleusenwärter. In: Weiher, E.: Die Religion, die Trauer und der Trost. Seelsorge an den Grenzen des Lebens. Grünewald, Mainz 2004, 2. A.

Weber, S., Frick, E.: Zur Bedeutung der Spiritualität von Patienten und Betreuern in der Onkologie. In: Sellschopp, A. et al. (Hrsg.): Manual Psychoonkologie. Zuckschwerdt, München/Wien/New York 2002.

Weiher, E.: Die Religion, die Trauer und der Trost. Seelsorge an den Grenzen des Lebens. Grünewald, Mainz 2004a, 2. A.

Weiher, E.: Mehr als Begleiten. Ein neues Profil für die Seelsorge im Raum von Medizin und Pflege. Grünewald, Mainz 2004b, 3. A.

Weiher, E.: Die Sterbestunde im Krankenhaus. Was können die Professionellen im Umkreis des Todes tun? Beiträge zur Thanatologie des Interdisziplinären Arbeitskreises Thanatologie der Joh.-Gutenberg-Universität Mainz, H. 28, 2004c. Zu beziehen über: Ochsmann@psych.Uni-Mainz.de. Hier sind die Aufgaben der Pflegenden ausführlich beschrieben.

Weiterführende/ kommentierte Literatur

Arndt, M. (Hrsg.): Pflege bei Sterbenden. Den Tod leben dürfen: Vom christlichen Anspruch der Krankenpflege. Schlütersche, Hannover 2002.

Barnum, B.: Spiritualität in der Pflege. Huber, Bern 2002. Dort werden vor allem die spirituellen Theorien des New Age und der Humanistischen Psychologie dargestellt, diskutiert und mit denen der traditionellen Religionen verglichen.

Domenig, D. (Hrsg.): Professionelle Transkulturelle Pflege. Huber, Bern 2001.

Hartmann, G.: Lebensdeutung: Theologie für die Seelsorge. Vandenhoeck & Ruprecht, Göttingen 1993.

Heller, A.: Die Einmaligkeit von Menschen verstehen. In: Heller, A.; Heimerl, K.; Husebø, S. (Hrsg.): Wenn nichts mehr zu machen ist, ist noch viel zu tun. Wie alte Menschen würdig sterben können. Lambertus, Freiburg i. Br. 2000.

Käppeli, S. (Hrsg.): Zwischen Leiden und Erlösung. Religiöse Motive in der Leidenserfahrung von krebskranken Juden und Christen. Huber, Bern 1998.

Leininger, M. M. (Hrsg.): Kulturelle Dimensionen menschlicher Pflege. Lambertus, Freiburg i. Br. 1998.

Weiher, E.: Spirituelle Begleitung in der Palliativmedizin. In: Aulbert, E.; Nauck, F.; Radbruch, L. (Hrsg.): Lehrbuch der Palliativmedizin, 2. Aufl. Schattauer, Stuttgart/New York (voraussichtl. Erscheinungsjahr 2006). Dort sind auch besondere spirituelle Themen behandelt: «spirituelle Schmerzen», Schuldempfinden, Visionen, die «Warum»-Frage, Wie kann man Hoffnung machen, wie trösten?

Teil V
Reflexionen und Ansätze zur Versorgungsgestaltung am Lebensende

9 Palliative Betreuung am Lebensende

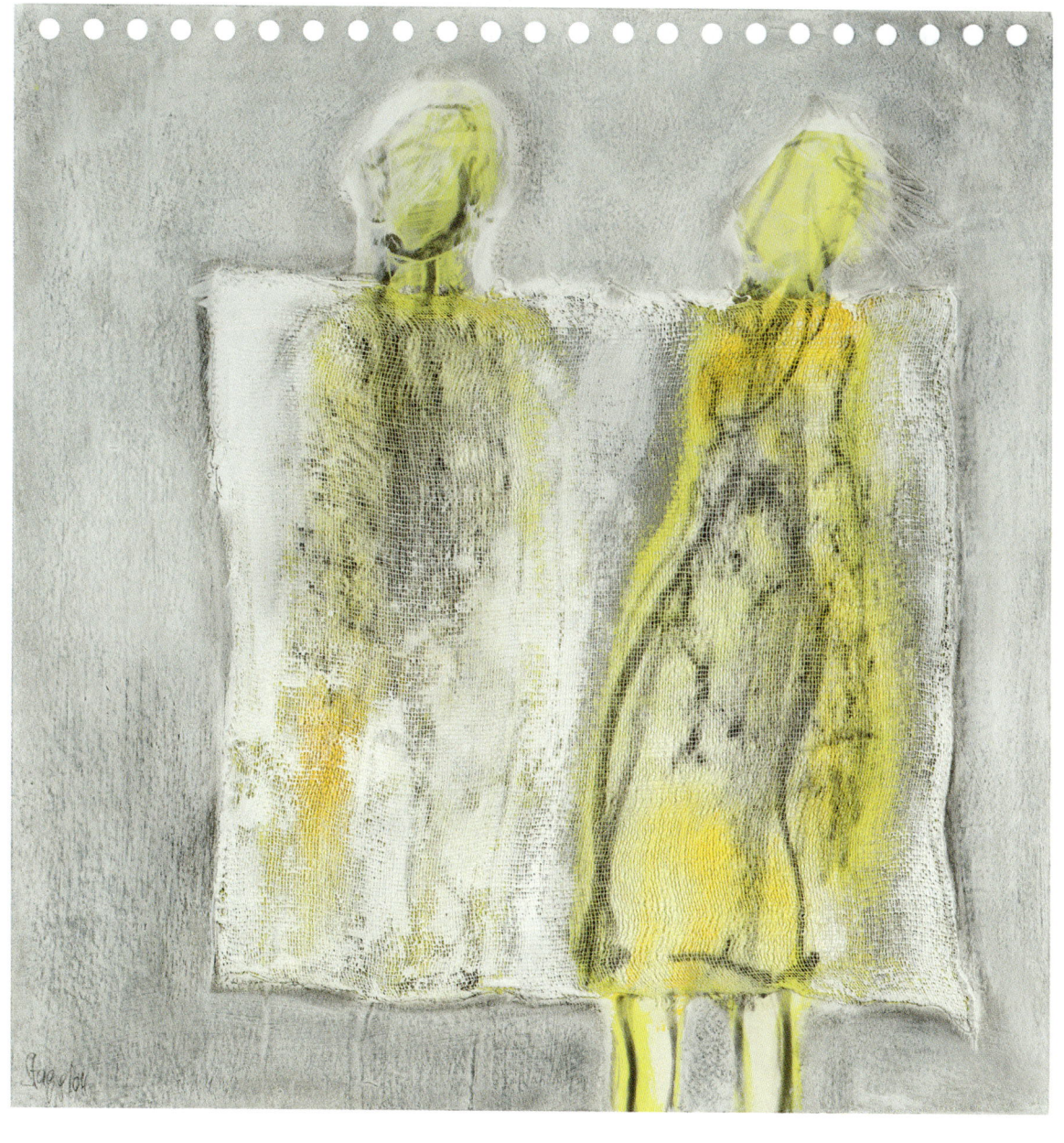

9.1
Betreuung am Lebensende im Akutspital

Elisabeth Spichiger

«Man könnte also sagen, dass 90% von allen, die da sind, einem die Wünsche von den Augen ablesen. Und Kummer mittragen.»
(Eine Patientin zu ihrer Betreuung im Akutspital)

Abstract

Viele Akutspitäler verstehen die Betreuung von Patienten am Lebensende und das Begleiten der Angehörigen nicht als ihre Kernaufgabe. Dieses Kapitel zeigt Möglichkeiten auf für Mitarbeitende im Akutspital, welche die Lebensqualität von Patienten und Angehörigen im Spital verbessern und damit zu einer guten palliativen Betreuung beitragen möchten. Das Kennenlernen von Patienten und Angehörigen als Voraussetzung für eine individuelle und patientenorientierte Betreuung, Patienten als unfreiwillige Gäste, sorgende Zuwendung, Einfühlungsvermögen und Anteilnahme der Betreuenden sowie organisatorische und strukturelle Rahmenbedingungen werden angesprochen und mit ausgewählten Beispielen erläutert.

Studienziele

Nach Abschluss dieses Kapitels wird die bzw. der Lernende in der Lage sein:

- das Kennenlernen von Lebens- und Krankheitserfahrungen der Patienten und Angehörigen als Voraussetzung für eine individuelle und patientenorientierte Betreuung im Spital zu verstehen.

- die Bedeutung eines Spitalaufenthaltes für Patienten und Angehörige zu reflektieren.

- die Bedeutung bleibender Verbindungen zum Daheim für Patienten zu erkennen und Angehörige diesbezüglich zu unterstützen.

- sorgende Zuwendung, Einfühlungsvermögen und Anteilnahme als wesentliche Bedingungen für den Aufbau guter Beziehungen zu Patienten und Angehörigen zu verstehen.

- organisatorische und strukturelle Rahmenbedingungen zu nennen, die eine gute und patientenorientierte Betreuung eines Menschen am Ende des Lebens unterstützen.

Schlüsselwörter

Akutspital, Patient und Angehörige kennen lernen, individuelle Betreuung, Patient als unfreiwilliger Gast, sorgende Zuwendung, Einfühlungsvermögen, Anteilnahme, Respekt, organisatorische und strukturelle Rahmenbedingungen

Einleitung – Zum aktuellen Stand

Die palliative Betreuung will im gesamten Verlauf, also auch in der Endphase einer unheilbaren Krankheit, die Lebensqualität für unheilbar erkrankte Menschen und ihre Angehörigen verbessern, unabhängig von dem Ort, an dem sie betreut werden (Doyle, 1998; Saunders, 1984). Unheilbar kranke Menschen möchten mehrheitlich zu Hause sterben (Karlsen/Addington-Hall, 1998; Pritchard et al., 1998). Häufig werden diese Patienten jedoch hospitalisiert und sterben im Spital, weil die Betreuung zu Hause nicht mehr gewährleistet werden kann (s. Kap. 2.2). Zum Beispiel sterben im Kanton Tessin 70% aller Krebspatienten im Spital (Neuenschwander, 2005). Soll das Ziel einer rechtzeitigen palliativen Betreuung für alle Patienten und Angehörigen erreicht werden, sind die organisationsspezifische Entwicklung und das Umsetzen des Konzeptes auch im Akutspital unumgänglich (s. Kap. 2.1 und 2.4). Viele Spitäler sind jedoch primär auf die Behandlung und Heilung von Patienten und weniger auf die Betreuung von Patienten am Lebensende ausgerichtet. Die Betreuung von Patienten am Lebensende im Akutspital hat deshalb einen eher schlechten Ruf. Patienten und Angehörige beklagen insbesondere eine ungenügende Symptomkontrolle, eine fehlende individuelle Betreuung, schlechte Beziehungen zu den Betreuenden und ungünstige organisatorische und strukturelle Rahmenbedingungen (Andershed/Ternestedt, 1998; Curtis et al., 2001; Czerwiec, 1996; Desbiens/Wu, 2000; Lynn et al., 1997; Pierce, 1999; Rogers et al., 2000).

Im Folgenden werden Möglichkeiten des Gestaltens einer umfassenden Betreuung am Lebensende im Akutspital, die zur bestmöglichen Lebensqualität von Patienten und Angehörigen beiträgt, aufgezeigt. Das Kennenlernen von Patienten und Angehörigen als Voraussetzung für eine individuelle Betreuung, Patienten als unfreiwillige Gäste, sorgende Zuwendung, Einfühlungsvermögen und Anteilnahme der Betreuenden sowie organisatorische und strukturelle Rahmenbedingungen werden angesprochen und anhand von Beispielen erläutert. Kernthemen einer spezifischen palliativen Betreuung, wie z. B. die Symptomkontrolle, werden in Teil II des Buches besprochen.

Dieses Kapitel basiert einerseits auf Literatur, primär auf Publikationen, welche die Betreuung im Spital am Lebensende aus der Sicht von Patienten und Angehörigen darstellen, und andererseits auf einer interpretierenden phänomenologischen Studie, in der Erfahrungen mit der Betreuung unheilbar kranker Patienten und ihrer Angehörigen in einem Schweizer Spital untersucht wurden (Spichiger, 2004). Ohne andere Angaben ist diese Studie die Quelle für Text und Beispiele.

Voraussetzung einer individuellen Betreuung

Menschen werden in eine bestimmte Welt hineingeboren. Entsprechend teilen sie mit anderen Menschen ein gesellschaftliches und kulturelles Umfeld, entsprechende Normen und Wertvorstellungen (Dreyfus, 1991; Heidegger, 1993; Leonard, 1994). Sie sprechen z. B. die gleiche Sprache und haben ähnliche Essgewohnheiten. Diese Gemeinsamkeiten sind wesentlich für das Zusammenleben in einer Gesellschaft, weil sie es möglich machen, dass Menschen sich verstehen und gegenseitig ihr Verhalten interpretieren können.

Im Rahmen der gesellschaftlichen Gegebenheiten führen Einzelpersonen und Familien jedoch ihr eigenes Leben. Sie gestalten ihre Arbeit, ihre Freizeit, ihren Haushalt oder ihre Kontakte nach ihren persönlichen Möglichkeiten, Vorstellungen und Wünschen. Sie sammeln vielfältige Erfahrungen und haben jeweils ihre eigene Lebensgeschichte. Für die meisten Menschen ergibt sich in ihrer Lebensführung eine gewisse Routine, ein normaler Alltag, der dann als selbstverständlich hingenommen wird.

Die unheilbare Krankheit eines Familienmitgliedes erschüttert diesen selbstverständlichen Alltag, die Krankheit bedeutet einen kritischen Einschnitt. Wird ein Spitaleintritt nötig, sind Patienten und Angehörige zusätzlich mit der ihnen oft noch unbekannten Spitalwelt konfrontiert. Krankheit und Spitalaufenthalt bringen Probleme mit sich und erzwingen Veränderungen. Die Betroffenen können ihren normalen, gewohnten Alltag nicht weiterleben, versuchen jedoch, ihr Leben trotz allem so weit wie möglich auf ihre Weise fortzuführen. Wertvorstellungen, Vorlieben und Abneigungen bleiben bestehen, der Patient liest weiterhin seine Zeitung, die Angehörigen führen den Haushalt weiter wie gewohnt usw. Mit anderen Worten: Patienten und Angehörige bringen ihre Lebensgeschichte, ihre Lebens- und Krankheitserfahrungen beim Spitaleintritt mit. Eine Angehörige brachte dies klar zum Ausdruck: «Ein Tag im Spital ist halt auch ein Tag des Lebens.» Ein Fallbeispiel gibt folgende Kasuistik.

Kasuistik: Herr und Frau A. waren beide 75 Jahre alt und seit 50 Jahren verheiratet. Frau A. hatte nach ihrer Heirat Haushaltsführung und Familienbetreuung übernommen, während Herr A. im Produktionsbetrieb der Familie gearbeitet und diesen später übernommen hatte. Vor einigen Jahren hatte er das Unternehmen einem Sohn übergeben, jedoch weiterhin täglich im Betrieb gearbeitet. Herr A. litt seit 9 Jahren an einem Prostatakarzinom. Der anfänglichen Hormontherapie folgten später eine Operation und multipler Metastasen wegen wiederholt Chemo- und Radiotherapien. Seit mehreren Jahren trug Herr A. einen suprapubischen Katheter. Er wurde in einem sehr schlechten Allgemeinzustand notfallmäßig wegen Fieber, starken Bauchschmerzen und einem verstopften Katheter hospitalisiert. Im Spital wurde die Urinableitung sichergestellt, der Infekt antibiotisch behandelt und eine adäquate Schmerztherapie eingeleitet. Für Herrn A. war seine Mitarbeit im Familienbetrieb sehr wichtig, sie war sein Hobby. Seine und die Berichte seiner Frau zeigten, dass er zwar genau über seine Krankheit informiert war, diese aber über all die Jahre weitgehend ignoriert hatte. Seine Frau hatte diese Haltung zwar bedauert, jedoch immer akzeptiert, weil sie beobachtet hatte, dass ihr Mann so am besten mit seiner Krankheit zurechtkam. Im Spital zeigte Herr A. die gleiche Haltung: Er ignorierte seine Krankheit so weit wie möglich und wollte weder darüber noch über seinen bevorstehenden Tod sprechen. Seine Frau – in dem Wissen, dass ihr Mann nicht mehr lange leben würde – akzeptierte seine Haltung auch im Spital und weigerte sich, diese Themen in seiner Gegenwart zu besprechen. Sie brachte klar zum Ausdruck, dass sein Wohlbefinden für sie Priorität hatte: «Was Vater jetzt braucht, ist Liebe und Zuwendung, alles andere spielt keine Rolle.» In Unkenntnis der Krankheitserfahrungen dieses Ehepaares wurde seine Haltung in der Pflegedokumentation unter dem Begriff «Verdrängung» zusammengefasst. Wiederholt versuchten Ärzte erfolglos, mit dem Ehepaar über die schlechte Prognose von Herrn A. zu reden. Frau A. fühlte sich durch solche Gespräche bedrängt und unter Druck gesetzt, während ihr Mann diese Versuche ignorierte.

Das Beispiel zeigt einerseits, wie Herr und Frau A. im Spital an ihrer Art und Weise, mit der unheilbaren Krankheit von Herrn A. umzugehen, festhielten. Andererseits zeigt sich, dass die Bemühungen der Betreuenden auf das im Allgemeinen angestrebte Ziel von umfassender Information und offenem Gespräch über Krebs ausgerichtet waren. Aus der Lebens- und Krankheitsgeschichte des Ehepaares wird jedoch deutlich, dass dieses Vorgehen nicht auf seine Bedürfnisse zugeschnitten war.

Gute theoretische Grundlagen sind eine wesentliche Voraussetzung, um adäquat auf physische, psychische, soziale und spirituelle Bedürfnisse unheilbar kranker Patienten und ihrer Angehörigen eingehen zu können. Wird jedoch generelles, abstraktes Wissen gleichermaßen bei allen Patienten und Angehörigen umgesetzt, erfahren letztere die Betreuung als unpersönlich und distanziert. Es klafft dann eine Lücke zwischen Wissenschaft und gelebter Erfahrung der Betroffenen. Die Betreuenden sind deshalb herausgefordert, Brücken zu bauen, indem sie Patienten und Angehörige als Personen mit ihrer eigenen Geschichte wahrnehmen und ihre wissenschaftlichen Kenntnisse der jeweiligen Situation angepasst umsetzen (Benner, 2001; Gadamer, 1960/1990; McWhinney, 2001).

Eine individuelle Betreuung im Fall von Herrn und Frau A. hätte heißen können, das Gespräch zu suchen, Patient und Ehefrau jeweils von ihren Lebens- und Krankheitserfahrungen erzählen zu lassen, gegenüber Herrn A. zwar Gesprächsbereitschaft zu signalisieren, jedoch seine Haltung zu akzeptieren und mit Frau A. im Einzelgespräch (soweit erwünscht und möglich) offen über die Krankheit und den bevorstehenden Tod ihres Mannes zu reden.

Patienten als unfreiwillige Gäste

Im Spital sein

Patienten erleben den Spitalaufenthalt unterschiedlich. Einige mögen sich fühlen wie im Gefängnis, wenn krankheitsbedingte Probleme einen Spitalaufenthalt erzwingen. Für andere bedeutet eine Spitaleinweisung eine große Erleichterung, weil sie die Betreuung, insbesondere die Symptombehandlung, zu Hause als ungenügend erfahren haben. Die meisten Patienten können jedoch als unfreiwillige Gäste bezeichnet werden. Sie akzeptieren die Notwendigkeit ihres Spitalaufenthaltes, sehnen sich jedoch trotzdem nach dem eigenen Zuhause. Auch mit der besten Betreuung kann das Spital kaum ein Gefühl des «Daheimseins» vermitteln, wie es die eigenen vier Wände bieten. Der folgende Bericht einer Angehörigen und einer Patientin, die für einen Tag nach Hause gehen konnte, illustriert dies:

Partnerin: Zuerst hatten wir eine Tasse guten Tee und etwas anderes Brot, einfach etwas anderes. Musik hören, etwas da sein, etwas zusammen sitzen, Zeitung lesen. Eigentlich ist nicht viel gelaufen, halt das, was man zu Hause so tut.

Patientin: Was wir sonst am Samstag tun.

Partnerin: Einfach ein bisschen da sein, ich kann es nicht anders sagen. Was ich so sehr erhofft hatte, dass es dann wieder einmal möglich sei. Einfach ein bisschen da sein. Und nachher habe ich unsere Nachbarinnen zum Nachtessen eingeladen.

Patientin: Sie haben den Salat zubereitet.

Partnerin: Und ich habe einfach etwas gekocht, worauf sie Lust hatte. Einfach etwas anderes, denn obwohl hier alles stimmt und gut ist, bleibt trotzdem die Sehnsucht, wieder mal zu Hause zu sein, etwas mit einem anderen Geschmack zu essen, etwas anderes um sich zu haben. Eigentlich lief nicht viel, nichts. Nicht wahr?

Patientin: Nichts.

Partnerin: Also eigentlich nichts, aber gerade das hat gut getan, glaube ich. Es hat allen gut getan.

Betreuende können Patienten unterstützen, indem sie ihrer Sehnsucht nach dem eigenen Heim Rechnung tragen und – sofern dies irgendwie möglich ist – in Absprache mit Patient und Angehörigen eine nochmalige Rückkehr nach Hause organisieren. Eine Alternative bietet eine kurzfristige Heimkehr für einige Stunden, einen Tag oder ein Wochenende.

Bleibende Verbindungen zum Daheim

Durch den Spitaleintritt wird der Patient aus seiner Familie und seinem Alltag herausgerissen. Dabei werden aber nicht alle Fäden zum gewohnten Leben abgeschnitten, vielmehr übernehmen Angehörige eine wichtige Brückenfunktion. Sie gewährleisten die Verbindung des Patienten zu seinem Heim und Umfeld außerhalb des Spitals. In erster Linie tun sie dies natürlich durch regelmäßige Besuche, indem sie da sind und Zeit mit dem Patienten verbringen. Wenn Angehörigen die Möglichkeit zu täglichen Besuchen fehlt, kann das Telefon sehr wichtig werden. Angehörige können zudem Dinge ins Spital bringen, die dem Patienten etwas bedeuten und es ihm z. B. ermöglichen, wie gewohnt seine Tageszeitung zu lesen oder seine nächste Umgebung persönlich zu gestalten. Damit bringen Angehörige ein Stück «Daheim» ins Spital und gestalten den Aufenthalt für den Patienten erträglicher. Dazu die Aussage einer Angehörigen: «Er darf auch sein übliches Gläschen Wein haben. Und das finde ich gut, dass man die Sachen weiterführen kann, die man vorher auch gehabt hat.» Manche Angehörige gehen noch einen Schritt weiter und bringen z. B. ein Picknick mit oder organisieren die Geburtstagsparty im Spital statt zu Hause.

Patienten und Angehörige schätzen insbesondere die Möglichkeit, während eines Besuches gemeinsam eine Mahlzeit einzunehmen oder zusammen etwas zu trinken. Das mag damit zusammenhängen, dass das gesellige Beisammensein von Menschen im Alltag sehr oft mit Essen und Trinken verbunden ist. Durch das Aufrechterhalten dieser Tradition wirkt vielleicht ein Spitalbesuch eher wie ein normaler Besuch zu Hause, und das Gespräch fällt leichter, wenn – wie gewohnt – eine Tasse Kaffee dazu getrunken werden kann.

Betreuende können dazu beitragen, diese für Patienten wichtigen Verbindungen zu ihrem Daheim und zu ihrer Alltagswelt aufrechtzuerhalten, indem sie die Bestrebungen von Angehörigen unterstützen. Dies erfordert Flexibilität und die Bereitschaft, von der Spitalroutine abweichende Aktivitäten zuzulassen oder sogar anzuregen. Die Mutter eines Patienten begrüßte z. B. die Idee der Pflegenden, Fotoalben ihres Sohnes ins Spital zu bringen.

Sorgende Zuwendung, Einfühlungsvermögen und Anteilnahme

Im Spital müssen Patienten Untersuchungen und Behandlungen über sich ergehen lassen und die Betreuung durch viele, ihnen zuerst unbekannte Spitalmitarbeiter akzeptieren. Patienten und Angehörige müssen sich in der vorerst fremden Spitalwelt zurechtfinden. Sie sind mit einer Verschlechterung des Gesundheitszustands des Patienten und mit seinem möglichen Tod konfrontiert. Entsprechend fühlen sie sich abhängig und verletzlich. Die Bereitschaft der Betreuenden, sich um Patienten und Angehörige zu kümmern und sich auf eine Beziehung einzulassen, bzw. das fehlende Engagement der Betreuenden sowie die auf einer Station diesbezüglich herrschende Atmosphäre beeinflussen wesentlich das Erleben des Spitalaufenthaltes für Patienten und Angehörige (Andershed/Ternestedt, 1998; Curtis et al., 2001; Czerwiec, 1996; Pierce, 1999).

Begegnungen mit den Betreuenden

Patienten und Angehörige wollen von kompetenten Fachleuten betreut werden. Sie wünschen sich aber auch, dass diese Fachleute ihnen als Menschen begegnen und sie als Personen wahrnehmen. Sie wünschen sich sorgende Zuwendung, Einfühlungsvermögen und Anteilnahme – eine Haltung der Betreuenden, die im Englischen mit dem Begriff «caring» beschrieben wird (Benner/Wrubel, 1989). Eine freundliche Stimme, ein Lachen oder ein fröhliches Gesicht sind Lichtblicke für Patienten und Angehörige. Sie schätzen Betreuende, die sich vorstellen, sie begrüßen, sich verabschieden und auch mal über alltägliche Dinge reden. «Die Physiotherapeutin zeigt stets ein Lächeln. Man fühlt sich schon besser, wenn man sie nur sieht», meinte ein Patient. Für Patienten und Angehörige ist es hilfreich, von lieben und netten Menschen mit guten Umgangsformen betreut zu werden. Unfreundlichkeit erleben sie als sehr verletzend.

Natürlich umfasst Betreuung mehr als lieb und nett sein, aber das Fehlen dieser Eigenschaften gefährdet eine gute, partnerschaftliche Beziehung zwischen Patienten, Angehörigen und Betreuenden. Freundlichkeit, Fröhlichkeit und gute Umgangsformen sind unbedingt notwendige Voraussetzungen für eine gute Betreuung. Betreuende, die auch im oft hektischen Spitalalltag diese Voraussetzungen erfüllen, genügen hohen Anforderungen!

Es reicht jedoch nicht, wenn Betreuende ein freundliches Gesicht aufsetzen. Um von Patienten und Angehörigen positiv erfahren zu werden, müssen Freundlichkeit, Fröhlichkeit und gute Umgangsformen fest in Einfühlungsvermögen, Rücksichtnahme und Respekt verwurzelt sein. Einfühlsame und rücksichtsvolle Betreuende zeigen Verständnis für Patienten und Angehörige, weil sie sich gedanklich in ihre Situation versetzen können. Solche Betreuende werden als verfügbar, gute Zuhörer und engagiert erlebt. Sie sind fähig, Ungesagtes zu spüren und adäquat mit Patienten und Angehörigen zu reden. Zudem respektieren diese Betreuenden alle Patienten und Angehörigen gleichermaßen als Mitmenschen, unabhängig von ihrer Herkunft, sozialen Stellung oder Krankheit. Die folgende Kasuistik und weitere Beispiele illustrieren positive und negative Erfahrungen von Patienten und Angehörigen.

> **Kasuistik:** Herr B. war zur palliativen Betreuung hospitalisiert. Er litt an einem weit fortgeschrittenen Hirntumor mit Hemiplegie, Aphasie und Vergesslichkeit. Herr B. war sehr deprimiert und wollte sterben, er war nicht mehr in der Lage, seine Situation immer realistisch wahrzunehmen. Nach einem Sturz aus dem Rollstuhl fragte er die Pflegenden: «Warum habt Ihr mich nicht am Boden sterben lassen?»
>
> Seine Mutter erlebte die anschließende Begegnung mit einem Dienstarzt folgendermaßen: «Aber nachher kam ein Arzt. Er hatte wahrscheinlich einfach Dienst. Wir Eltern saßen links und rechts vom Patienten. Ich kann mich nicht erinnern, ob er uns begrüßte oder ignorierte, aber das machte nichts. Unser Sohn war der Patient. Dann fragte er: ‹Was ist passiert?› Ja, gut, umgefallen. ‹Haben Sie weh? Nein? Sonst können Sie Tabletten haben.› Und natürlich, unser Sohn sagte dann wieder etwas von am Boden sterben lassen. Ich weiß nicht, wie er es formulierte. Und der Arzt sagte: ‹Was meinen Sie, bis Sie gestorben sind, geht es drei Tage, und drei Tage lassen wir niemandem am Boden im Spital.› So – tatsch, und ‹adieu›. Für mich ist das nicht recht, es ist nicht das, was ich erwarte von einem Arzt einem Patienten gegenüber, der krank ist und nicht mehr so fähig, immer logisch zu denken und zu diskutieren.»

Bezüglich Respekt sagten eine lesbische Patientin und ihre Partnerin, dass ihre Partnerschaft im Spital vom Eintritt bis zum Austritt immer respektiert und als selbstverständliche Gegebenheit akzeptiert wurde, was bekanntlich in der Gesellschaft nicht immer der Fall ist. Dagegen fand ein Patient mit Wirbelmetastasen und Stuhlinkontinenz es sehr verletzend, dass sich die Therapeuten über seine Stuhlinkontinenz beklagten oder sogar die Abteilung anriefen und reklamierten, wenn er nicht sauber zur Therapie kam, obwohl sie wussten, dass er nichts gegen seine Inkontinenz tun konnte.

Sorgende Zuwendung, Einfühlungsvermögen und Anteilnahme fördern das Vertrauen von Patienten und Angehörigen und ermöglichen den Aufbau guter Beziehungen zwischen Patienten, Angehörigen und Betreuenden. Eine solche Haltung lässt Betreuende sehr aufmerksam sein gegenüber individuellen Bedürfnissen. «Sie haben so quasi die Antenne draußen und nehmen alles auf», sagte eine Angehörige.

Erleben der Stationsatmosphäre

Erfahrungen von Patienten und Angehörigen im Spital sind nicht nur von Begegnungen mit einzelnen Betreuenden geprägt. Sie benötigen fortlaufend eine ihnen angepasste Aufklärung, Information und Beratung (s. Kap. 12.2). Patienten und Angehörige nehmen zusätzlich die Atmosphäre einer Station wahr. Verschiedene Stationen können sehr unterschiedlich erlebt werden, wie die folgende Kasuistik zeigt.

> **Kasuistik:** Das waren verschiedene Welten, die Zeit dort und die Zeit hier. Ich hatte dort das Gefühl, ich werde gar nicht als Ehefrau wahrgenommen. Es kamen keine Informationen, wenn ich nicht danach fragte. Hier hat man mir ab und zu gesagt: «Dr. S. möchte dann noch schnell mit Ihnen reden.» Man hat mir dort auch nie gesagt, dass ich die Station anrufen könne, nachts, wenn ich das Gefühl hatte, es sei nicht so gut. Hier kam spontan das Kärtli: «Sie können.»

Die Atmosphäre einer Station wird von den Betreuenden gemeinsam geschaffen. Auf jeder Station werden Dinge in einer bestimmten Weise getan, dies wird meist als selbstverständlich angesehen und kaum hinterfragt. Ein Team, das sorgende Zuwendung, Einfühlungsvermögen und Anteilnahme gegenüber Patienten und Angehörigen wertschätzt und in der täglichen Betreuung lebt, vermittelt diese Haltung neuen Mitarbeitern. Sie lernen, was auf der Station erwartet oder allenfalls sanktioniert wird (Benner et al., 2000).

Damit Patienten und Angehörige sorgende Zuwendung, Einfühlungsvermögen und Anteilnahme erfahren, gilt es für Betreuende zu lernen, sich im richtigen Ausmaß zu engagieren und gute Beziehungen aufzubauen. Das Reflektieren von Erfahrungen bietet dazu eine gute Möglichkeit. Einprägsame Erfahrungen können erzählt werden und als Beispiele von guten Beziehungen bzw. von zu großer Distanziertheit oder übermäßigem Engagement dienen. Einzelnen Betreuenden kann so das richtige Maß des sich Einlassens vermittelt werden, und Teams können ihre gemeinsame Haltung hinterfragen und allenfalls verändern (Benner, 1994; Halpern, 2001).

Organisatorische und strukturelle Rahmenbedingungen

Erfahrungen von Patienten und Angehörigen im Akutspital werden auch vom Organisationssystem und von den Strukturen einer Institution beeinflusst. Angehörige schätzen es, wenn sie jederzeit die Station anrufen können und kompetent Auskunft erhalten. Sie möchten vor allem in den letzten Lebenstagen eines Patienten, nach Wunsch, manchmal rund um die Uhr, anwesend sein können. Eine Visitenkarte der Station, flexible Besuchszeiten, die Möglichkeit, sich im Spital zu verpflegen oder auf Wunsch Mahlzeiten zu bestellen, sowie eine Schlafgelegenheit im Zimmer des Patienten erleichtern es Angehörigen, den Patienten zu begleiten. Eine individuelle Betreuung am Ende des Lebens verlangt oft nach einem Einzelzimmer für den Patienten und einem separaten Raum für Gespräche, um die erwünschte Privatsphäre zu gewährleisten. Dies bedingt entsprechende Prioritäten bei der Zimmerzuteilung und das Vorhandensein der benötigten Räume.

Nach dem Tod eines Patienten ist es für viele Angehörige hilfreich, in Ruhe Abschied nehmen zu können, wie die folgende Kasuistik zeigt.

> **Kasuistik:** Mein Mann war noch eineinhalb Stunden bei ihm. Und er sagte, er sei ruhig gewesen, er sei wirklich eingeschlafen, und er habe dann gemerkt, dass er nicht mehr atme. Er war total entspannt, ruhig, und es hat keinen Kampf gegeben, nichts. Und als ich kam, durften wir bei ihm bleiben, einfach so, etwas länger. Und das war schön. Und ich muss sagen, wie er gestorben ist, das war ein Trost, nach der ganzen Krankheit.

Angehörige möchten zudem, dass der Verstorbene ihren Wünschen entsprechend zurecht gemacht wird (s. Kap. 9.4). Ein Vorgehen nach Schema wird negativ erlebt:

> Sie haben ihm eine Maske angezogen, total unnatürlich. Und ich finde, im Tod sollte man möglichst natürlich bleiben. Ich habe von Anfang an gesagt: «Können Sie ihm ein Polo anziehen?» Und sie haben gesagt, es sei schwierig.

Angehörige, die soeben einen Menschen verloren haben, schätzen fachkundige Informationen über die nötigen nächsten Schritte und einen einfachen administrativen Ablauf.

Eine gute Betreuung am Lebensende erfordert ein Organisationssystem, das Spitalmitarbeitenden aller Funktionen erlaubt, flexibel auf Bedürfnisse einzugehen und diesen weitmöglichst Priorität einzuräumen. Dies wird möglich, wenn die Betreuung am Lebensende auf allen Ebenen des Spitals als Aufgabe anerkannt wird, wenn sich alle Beteiligten eine gute Unterstützung von Patienten und Angehörigen zum Ziel setzen und wenn leitende Mitarbeitende sich für günstige organisatorische und strukturelle Rahmenbedingungen einsetzen.

Zusammenfassung

Zusammenfassend lässt sich sagen, dass Mitarbeitende im Akutspital Erfahrungen von Patienten und Angehörigen mit der Betreuung am Lebensende positiv beeinflussen und den Spitalaufenthalt wesentlich erträglicher machen können, wenn sie:

- sich bemühen, Patienten und Angehörige als Personen mit eigenen Lebens- und Krankheitserfahrungen kennen zu lernen. Dadurch schaffen sie eine gute Voraussetzung für eine individuelle Betreuung.
- die Bedeutung eines Spitalaufenthaltes für Patienten reflektieren und, wenn erwünscht und machbar, eine Rückkehr nach Hause oder eine kurzfristige Heimkehr ermöglichen.
- Angehörige in ihren Bestrebungen, Verbindungen zum Daheim aufrecht zu erhalten, unterstützen.
- Patienten und Angehörigen freundlich, fröhlich und mit Respekt begegnen, sich auf gute Beziehungen einlassen und sorgende Zuwendung, Einfühlungsvermögen und Anteilnahme zum Ausdruck bringen.
- um eine flexible Organisation und strukturelle Rahmenbedingungen bemüht sind, die es erlauben, einen schwierigen Lebensabschnitt für Patienten und Angehörige möglichst ihren Bedürfnissen entsprechend zu gestalten.

Diese Forderungen mögen banal erscheinen, sie stellen jedoch im oft hektischen Alltag eines Akutspitals hohe Anforderungen an die Betreuenden. Das Konzept der palliativen Betreuung lässt sich auch im Akutspital umsetzen. Um die bestmögliche Lebensqualität für Patienten und Angehörige zu erreichen, braucht es eine ausgebildete Grundhaltung, eine menschenfreundliche Atmosphäre, genügende Ressourcen und engagierte Mitarbeitende, die sich täglich für eine gute Betreuung am Lebensende einsetzen und dazu über die nötige Aus- und Weiterbildung sowie Erfahrung verfügen.

Abschließende Fragen zur Reflexion

- Bitte reflektieren Sie die Kultur zur umfassenden Betreuung von Schwerkranken und Patienten am Lebensende an Ihrem Arbeitsplatz.

- Welche organisatorischen und personellen (menschlichen) Entwicklungen, welche Strukturen und Prozesse, welche ethischen Rahmenbedingungen benötigt ein Akutspital, um sich der Betreuung von Patienten am Lebensende und deren Angehörigen zu verpflichten und diese bestmöglich umzusetzen?

Verwendete Literatur

Andershed, B.; Ternestedt, B. M.: Involvement of relatives in the care of the dying in different care cultures: Involvement in the dark or in the light? Cancer Nursing, 21 (1998) 2: 106–116.

Benner, P.: Stufen zur Pflegekompetenz. Huber, Bern 1994.

Benner, P.: The phenomenon of care. In: Toombs, S. K.: Handbook of Phenomenology and Medicine. Kluwer, Boston 2001.

Benner, P.; Tanner, C. A.; Chesla, C.: Pflegeexperten: Pflegekompetenz, klinisches Wissen und alltägliche Ethik. Huber, Bern 2000.

Benner, P.; Wrubel, J.: The Primacy of Caring: Stress and Coping in Health and Illness. Addison-Wesley, Menlo Park 1989.

Curtis, J. R.; Wenrich, M. D.; Carline, J. D.; Shannon, S. E.; Ambrozy, D. M.; Ramsey, P. G.: Understanding physicians' skills at providing end-of-life care: Perspectives of patients, families, and health care workers. Journal of General Internal Medicine, 16 (2001) 1: 41–49.

Czerwiec, M.: When a loved one is dying: Families talk about nursing care. American Journal of Nursing, 96 (1996) 5: 32–36.

Desbiens, N. A.; Wu, A. W.: Pain and suffering in seriously ill hospitalized patients. Journal of the American Geriatrics Society, 48 (2000) 5 (Suppl.): 183–186.

Doyle, D.: The provision of palliative care. In: Doyle, D.; Hanks, G. W. C.; MacDonald, N.: Oxford Textbook of Palliative Medicine (2nd ed.). Oxford University Press, Oxford 1998.

Dreyfus, H. L.: Being-in-the-World: A Commentary on Heidegger's Being and Time, Division 1. MIT Press, Cambridge 1991.

Gadamer, H.-G.: Wahrheit und Methode: Grundzüge einer philosophischen Hermeneutik. J. C. B. Mohr, Tübingen 1960/1990.

Halpern, J.: From Detached Concern to Empathy: Humanizing Medical Practice. Oxford University Press, New York 2001.

Heidegger, M.: Sein und Zeit. Max Niemeyer, Tübingen 1993, 17. A.

Karlsen, S.; Addington-Hall, J.: How do cancer patients who die at home differ from those who die elsewhere? Palliative Medicine, 12 (1998) 4: 279–286.

Leonard, V. W.: A Heideggerian phenomenological perspective on the concept of person. In: Benner, P.: Interpretive Phenomenology: Embodiment, Caring, and Ethics in Health and Illness. Sage, Thousand Oaks, 1994.

Lynn, J.; Teno, J. M.; Phillips, R. S.; Wu, A. W.; Desbiens, N.; Harrold, J.; et al.: Perceptions by family members of the dying experience of older and seriously ill patients. Annals of Internal Medicine, 126 (1997) 2: 97–106.

McWhinney, I. R.: Focusing on lived experience: The evolution of clinical method in Western medicine. In: Toombs, S. K.: Handbook of Phenomenology and Medicine. Kluwer, Boston, 2001.

Neuenschwander, H.: Hospice Ticino: Bei palliativmedizinischer Betreuung die Wahl geben. Managed Care, 1 (2005): 8–10.

Pierce, S. F.: Improving end-of-life care: Gathering suggestions from family members. Nursing Forum, 34 (1999) 2: 5–14.

Pritchard, R. S.; Fisher, E. S.; Teno, J. M.; Sharp, S. M.; Reding, D. J.; Knaus, W. A.; et al.: Influence of patient preferences and local health system characteristics on the place of death. Journal of the American Geriatrics Society, 46 (1998) 10: 1242–1250.

Rogers, A.; Karlsen, S.; Addington-Hall, J.: «All the services were excellent. It is when the human element comes in that things go wrong»: Dissatisfaction with hospital care in the last year of life. Journal of Advanced Nursing, 31 (2000) 4: 768–774.

Saunders, C.: The philosophy of terminal care. In: Saunders, C.: The Management of Terminal Malignant Disease (2nd ed.). Edward Arnold, Baltimore, 1984.

Spichiger, E.: Leading a life with a terminal illness: An interpretive phenomenological study of patients' and family members' experiences of hospital end-of-life care. Unpublished doctoral dissertation, University of California, San Francisco, 2004.

Weiterführende Literatur

Benner, P.; Wrubel, J.: Pflege, Stress und Bewältigung. Gelebte Erfahrung von Gesundheit und Krankheit. Huber, Bern 1997.

Davy, J.; Ellis, S.: Palliativ pflegen. Sterbende verstehen, beraten und begleiten. Huber, Bern 2003.

Ewers, M.; Schaeffer, D.: Am Ende des Lebens. Versorgung und Pflege von Menschen in der letzten Lebensphase. Huber, Bern 2005.

Fitzgerald Miller, J.: Coping fördern – Machtlosigkeit überwinden. Hilfen zur Bewältigung chronischen Krankseins. Huber, Bern 2003.

London, F.: Informieren, Schulen, Beraten. Praxishandbuch zur pflegebezogenen Patientenedukation. Deutschsprachige Ausgabe bearbeitet von Müller, R. und herausgegeben von Abt-Zegelin, A.; Huber, Bern 2003.

Pfeffer, C.: Hier wird immer noch besser gestorben als woanders. Eine Ethnographie stationärer Hospizarbeit. Huber, Bern 2005.

Pleschberger, S.; Heimerl, K.; Wild, M. (Hrsg.): Palliativpflege. Grundlagen für Praxis und Unterricht. Facultas, Wien 2005, 2., aktualisiert A.

9.2 Palliative Betreuung in den letzten Lebenstagen und -stunden

Cornelia Knipping

«I lost my wife to cancer of the stomach. She was only 44 when she died. Fifteen minutes before she died, she cried out for me to chop her legs off due to the pain. She passed away in very distressing circumstances, in a great deal of pain. She lost all her dignity.»

(Ellershaw/Wilkinson, 2003: XII)

Abstract

In diesem Kapitel soll die Betreuung des sterbenden Menschen in den letzten Lebenstagen und -stunden (48–72 Stunden) unter besonderer Berücksichtigung ausgewählter typischer und belastender Symptome des sterbenden Menschen aufgezeigt werden. Ziel der Palliative Care (WHO, 2002) ist die bestmögliche Einflussnahme auf die Lebensqualität des Patienten und seiner Familie, die von einer unheilbaren, fortschreitenden und zum Tode führenden Krankheit betroffen sind. Diese Einflussnahme soll sich in diesem Kapitel auf den sterbenden Menschen in seinen letzten 48–72 Lebensstunden konzentrieren. Nach Klaschik kann eine wirksame Linderung belastender Symptome und Phänomene in einem hohen Prozentsatz erreicht werden, «[…] der vom St. Christopher's Hospice mit 98 % und von der Station für Palliativmedizin in Bonn mit 93 % angegeben wird» (Klaschik, 2003: 276). Dieses Kapitel soll die Reflexion der Betreuenden über eine patientenorientierte und kompetente Behandlung, Pflege und Begleitung des Sterbenden unter besonderer Berücksichtigung belastender Symptome in ihrer eigenen Organisation anregen.

Studienziele

Nach Abschluss dieses Kapitels wird die bzw. der Lernende in der Lage sein:

- die Bedeutung der aufmerksamen und patientenorientierten Betreuung des Sterbenden in den letzten Lebenstagen zu erläutern.
- die wichtigsten typischen Symptome in den letzten Lebenstagen und -stunden differenziert zu benennen, zu beschreiben sowie patientenorientierte Interventionen daraus abzuleiten und zu erläutern.
- sich mit der Bedeutung und ausgewählten Aspekten der Patientenedukation für die Begleitung der Angehörigen Sterbender auseinanderzusetzen und diese individuell auf den eigenen Arbeitsbereich zu übertragen.

Schlüsselwörter

Schmerzen, Dyspnoe, Rasselatmung («death rattle»), Xerostomie, Basale Stimulation, Delir, Agitation, Verwirrung, Patientenedukation, Lebensqualität, Würde

Einleitung

Der Weltärztebund hat 1990 eine gemeinsame Erklärung herausgegeben, die sich dem Schwerkranken widmet, der an einer inkurablen und zum Tode führenden Krankheit und damit verbunden unter starken, chronischen Schmerzen leidet. Darin heißt es:

> Der Arzt muss sich der Dynamik von Schmerzen bewusst sein. Alle Anstrengungen müssen darauf gerichtet sein, Leiden zu lindern. Die Behandlung muss auf die individuellen Bedürfnisse des Patienten abgestellt sein und den bestmöglichen Zustand des Wohlbefindens herbeiführen.

> Der Arzt muss die Wirksamkeit, Wirkungsdauer und Nebenwirkungen der verfügbaren Analgetika kennen, um die richtige Auswahl, Dosierung, Verabreichungsart und Häufigkeit treffen zu können, damit ein Höchstmaß an Schmerzbefreiung für den Patienten sichergestellt werden kann.
> *(Klaschik, 2003: 273)*

Diese Erklärung fordert Ärzte und Betreuende auf, sich intensiv mit dem Sterbeprozess des Patienten auseinanderzusetzen und sich mit den zu erwartenden Verläufen und Symptomen – wie Schmerz, Unruhe, Delir, Dyspnoe, Rasselatmung, Nausea/Emesis – vertraut zu machen, um dem Wohle des Sterbenden und seiner Familie bestmöglich bis zuletzt zu entsprechen.

In der Behandlung, Pflege und Begleitung tragen die Fachkräfte für die ihnen anvertrauten sterbenden Menschen eine hohe Verantwortung, denn *wie* Menschen sterben, das bleibt oft jahrelang im Gedächtnis derer verankert, die weiterleben. Für die Hinterbliebenen sind die Betreuenden deshalb verpflichtet, über den zu erwartenden Verlauf, die Behandlung und Begleitung von Schmerzen und anderen Leiden in den letzen Lebenstagen und -stunden informiert zu sein und bestmöglich zum Wohle des Sterbenden und seiner Familie darauf zu reagieren.

> Was sich in den letzten Lebensstunden des sterbenden Menschen ereignet, kann sich für die Hinterbliebenen entweder als belastendes und oft schwer zu überwindendes Trauma manifestieren oder sich als heilende Quelle für den anschließenden Trauerprozess erschließen.

Im Folgenden sollen ausgewählte typische Symptome und entsprechende umfassende Interventionen benannt werden, die in den letzen 48–72 Lebensstunden den Patienten noch erheblich belasten können und deshalb sowohl eine frühzeitige, kontinuierliche und strukturierte Wahrnehmung und Einschätzung als auch bis zuletzt vorausschauende, professionelle und interdisziplinäre Aufmerksamkeit gegenüber den Phänomenen und Leiden erfordern. Die letzten 48–72 Stunden werden im Folgenden «Sterbephase» bezeichnet.

In der Sterbephase eines Schwerkranken werden übereinstimmend von vielen Autoren als die häufigsten Symptome, unter denen die Sterbenden leiden können, Schmerzen, Angst, Unruhe, Verwirrtheit, Durst und Mundtrockenheit, Dyspnoe, Lungenödem, Rasselatmung und Miktionsstörungen genannt. Die meisten der genannten Symptome sind in einem größeren Zusammenhang auch in Teil II der Symptombehandlung bearbeitet worden.

Tritt ein Mensch in die Sterbephase ein, so ist von den Betreuenden vorausschauend, frühzeitig und aufmerksam im interdisziplinären und interprofessionellen Kontext zu prüfen, welche Medikamente bzw. Interventionen noch weitergeführt, welche reduziert, abgesetzt oder welche neu aufgenommen werden sollten (Klaschik, 2003: 276). Bedarfsweise ist die Applikationsart eines Medikaments entsprechend seiner Äquivalenzdosis z. B. von oral auf subkutan umzustellen. Albrecht (2004) empfiehlt, zusätzlich zur täglichen persönlichen Visite bei einem Sterbenden (z. B. im Spital) mindestens zwei Mal täglich die aktuelle Patientendokumentation zu überprüfen und in interdisziplinärer Absprache und mit jeder Dienstgruppe die reduzierten, abgesetzten oder neu eingesetzten Medikamente bzw. Interventionen anhand des aktuellen Zustands und Befindens (Assessment) des Patienten neu zu evaluieren, zu dokumentieren und anzupassen (Albrecht, 2004: 454). Die Bedeutung der Patientenedukation erscheint auch hier wichtig, damit der Sterbende, sofern er den Prozess wach und adäquat verfolgen kann, und die Angehörigen die Interventionen der Betreuenden nachvollziehen und mittragen können. Ein verbindliches, d. h. in der Organisation unverzichtbares, implementiertes, interdisziplinäres Reassessment, eine Dokumentation und eine verbindliche Reevaluation der Betreuungssituation des Sterbenden erscheinen unerlässlich, um auch hier einmal mehr der WHO-Definition der Palliative Care zu entsprechen, eine bestmögliche und wirksame Einflussnahme auf die Lebensqualität für den Betroffenen und seine Familie zu erlangen.

Es erstaunt und beunruhigt, wie viele Medikamente bei Schwerkranken und Sterbenden bis heute zu finden sind, die sie auf ärztliche Verordnung oder gar auf Drängen der Angehörigen immer noch (zum Teil unter sehr großen Mühen) einzunehmen haben oder von den Betreuenden verabreicht bekommen. Inwieweit diese Vielzahl an Medikamenten für Interaktionen mit für den Patienten belastenden Nebenwirkungen auch und gerade in der Sterbephase verantwortlich sind, wurde weder ausreichend recherchiert noch dokumentiert (s. Kap. 6.1).

Albrecht beschreibt am Beispiel der medikamentösen Therapie das Medikamentenmanagement in der Sterbephase wie folgt:

- Absetzen (beenden)
- Umsetzen (umstellen auf eine andere Applikationsart)
- Vorausplanen (Reservemedikationen verordnen und dokumentieren) (Albrecht, 2004: 454; s. a. Kasten).

Typische Symptome und Interventionen in der Sterbephase

In diesem Abschnitt sollen typische Symptome und Phänomene dargestellt werden, die in der Sterbephase auftreten können, und zwar:

- Schmerzen
- Unruhe und Verwirrtheit
- Dyspnoe
- Rasselatmung («death rattle»)
- Mundtrockenheit
- Miktionsstörungen.

Schmerzen in der Sterbephase

Schmerzen in der Sterbephase, z. B. von Tumorpatienten, sind eines der häufigsten Probleme die auftreten können (s. Kap. 5.5). In der Patientenedukation ist bereits während früherer Krankheitsphasen von den Betreuenden zu beachten, eine patientenorientierte und wirksame Schmerztherapie mit hochpotenten Opioiden nicht hinauszuzögern und für den Sterbeprozess «aufzusparen». Patienten und deren Angehörige befinden sich oft in der Annahme, solange wie möglich auf starkwirksame Schmerzmedikamente verzichten zu wollen, um diese dann für die Sterbephase ausreichend zur Verfügung zu haben. Es gilt, den Patienten und Angehörigen bereits früh zu erklären, dass dies keinen Sinn macht und für eine zufrieden stellende Schmerzlinderung zuletzt sogar noch hinderlich sein kann. Eine bereits früh eingeleitete Analgetikatherapie mit Opioiden kann die Schmerzlinderung in der Sterbephase sicherer und wirksamer gestalten, als wenn sie in der Sterbephase erst neu begonnen werden muss (Grond/Zech, 2000: 466). Die Schmerzintensität kann sich in der Sterbephase nochmals verändern und verstärken. Dies kann verursacht sein durch:

- Tumorprogression
- damit verbundene Begleitsymptome
- Dehydratation
- Fieber
- starkes Schwitzen
- metabolische Veränderungen
- zunehmende Immobilität (Bettlägerigkeit)
- zunehmende Einschränkung der oralen Medikamenteneinnahme bis zur Unfähigkeit
- Dysphagie
- gastrointestinale Obstruktionen
- Angst vor dem zunehmenden Verlust an Autonomie und Selbstgestaltung des eigenen Lebens
- Angst vor dem Sterben und dem Tod (Klaschik/Nauck, 2002).

Eine besondere Herausforderung liegt für die Betreuenden darin, die veränderte oder verstärkte Schmerzintensität rechtzeitig und adäquat zu erfassen, da die Patienten oft zunehmend in ihrer Vigilanz, ihrer Bewusstseinslage und ihrer Kommunikationsfähigkeit eingeschränkt sind und ihre Schmerzsituation unter Umständen nicht mehr adäquat schildern können. Es ist regelmäßig auf nonverbale Zeichen durch Gestik, Mimik, Schwitzen, Tachypnoe, Unruhe, Stöhnen, Abwehrbewegungen oder Schonhaltungen zu achten. Diese sind zu dokumentieren, mit den Angehörigen und weiteren involvierten Fachpersonen zu besprechen, und die Schmerztherapie ist in multiprofessioneller Zusammenarbeit vorausschauend und patientenorientiert zu gestalten.

Erfahrungen am Malteser-Krankenhaus in Bonn (Deutschland) ergaben, dass bei fast der Hälfte (48 %) der Patienten, die dort betreut wurden und auch dort verstarben, keine Änderung der Analgetikadosis erforderlich war. Bei 32 % der Patienten musste bei Ansteigen der Schmerzintensität die Opioiddosis erhöht werden. Bei 20 % der Patienten entstand die Notwen-

---

Medikamentenmanagement in der Sterbephase (n. Albrecht, 2004: 454)

- *Medikamentöse Therapie absetzen – beenden:* Abgesetzt werden können meist Herz-Kreislauf-Medikamente, Antidiabetika, Antibiotika, Antikoagulanzien, Antidepressiva, Laxanzien, Steroide, Hormone, Diuretika, Vitamine, eventuell NSAR.
- *Medikamentöse Therapie umstellen:* Die indizierten Medikamente von oral auf parenteral (in der Regel subkutan) umstellen, sobald das Schlucken und damit die orale Einnahme von Medikamenten, wie z. B. Opioiden, für den Patienten mühsam wird.

- *Medikamentöse Therapie/Verordnungen vorausplanen:* klare ärztliche Verordnung und Dokumentation von Reservemedikamenten (Was? Wie viel? Applikationsart? Wie oft pro Tag?). Eine vorsorgliche schriftliche ärztliche Verordnung der zusätzlichen Bedarfs- bzw. Reservemedikation bei zu erwartenden Komplikationen oder Nebenwirkungen erscheint unerlässlich, um das Wohlbefinden des Sterbenden bis zuletzt zu fördern.

digkeit, die Analgetikadosis zu reduzieren. Zur Schmerztherapie benötigten 90 % aller Patienten bis zu ihrem Tod, ihrem Schmerzniveau angepasst, starke Opioide. Nur ca. 20 % der Patienten konnten die Analgetika bis zuletzt oral zu sich nehmen. Die meisten von ihnen erhielten die zur Schmerztherapie oder Symptomkontrolle erforderlichen Medikamente subkutan oder intravenös. Jonen-Thielemann beschreibt, dass auf der Station für Palliative Therapie am Universitätsklinikum in Köln bei etwa der Hälfte ihrer sterbenden Patienten der Applikationsweg von Analgetika oder anderen Medikamenten zur Symptomtherapie in der Sterbephase auf rektal, enteral über eine PEG, subkutan oder – nach sorgfältig gestellter Indikation in der Einzelsituation – auf intravenös umgestellt wurde (Johnen-Thielemann, 2000: 682). Es erscheint wichtig, die bisher verordnete Analgetikadosis auch und gerade in der Sterbephase *nicht ad libitum*, sondern wie gewohnt nach einem festgelegten Zeitschema kontinuierlich weiter zu verabreichen. Eine Anpassung der Analgetikadosis erfordert vor allem in der Sterbephase unter Umständen nochmals ein engmaschiges und aufmerksames Schmerzassessment sowie die flexible Anpassung der Analgetikadosis, je nach Zustand und Befinden des sterbenden Patienten. Die Umstellung der Applikation von der oralen Morphingabe auf die subkutane Applikation erfolgt im Verhältnis von 1/2 der oralen Tagesdosis (Beispiel: 60 mg Morphin oral = 30 mg Morphin subkutan). Die Umstellung der Applikation von oraler Morphingabe auf die intravenöse Applikation erfolgt im Verhältnis von 1/3–1/2 der oralen Tagesdosis (Beispiel: 60 mg Morphin oral = 20 bzw. 30 mg Morphin intravenös). Entweder wird das Morphin z. B. über eine subkutane Butterfly-Nadel regelmäßig in sechs Einzeldosen oder kontinuierlich verabreicht (s. Kap. 6.8). Unerlässlich ist die präventiv schriftlich fixierte ärztliche Verordnung der Schmerzreservedosis, sodass die zusätzliche Verabreichung dieser Reservemedikation rund um die Uhr, bis zuletzt gesichert ist (Klaschik/ Nauck, 2002: 240; Klaschik: 2003: 273).

Transdermale Schmerztherapie bei Sterbenden

Transdermale Therapiesysteme (TTS) zur Schmerztherapie in der Sterbephase sollten in den letzten Lebenstagen nicht mehr begonnen werden, da die effektive Wirkstoffkonzentration z. B. bei Fentanyl (Steady State) frühestens 12–24 Stunden nach der Pflasterapplikation erreicht wird (Thomm, 2002). Transdermale Therapiesysteme sollten nur bei stabilen Schmerzen angewendet werden. Die Schmerzsituation kann jedoch beim sterbenden Menschen von Tag zu Tag variieren. Zusätzliche Begleitsymptome in der Sterbephase, wie Fieber, Schwitzen, Dyspnoe, Zentralisierung, können auftreten, sodass die transdermale Schmerztherapie in der Sterbephase unkontrollierbar oder unzureichend erscheint und zusätzliche Bedarfsmedikationen erforderlich werden.

Ausgewählte Aspekte der Schmerztherapie betagter Sterbender (Husebø, 2001: 20–25.)

Analgetikatoleranz beim alten Menschen. Beim alten Menschen ist die Analgetikatoleranz oft reduziert. Dies bedingt ein behutsameres und aufmerksameres Vorgehen bei der Schmerztherapie in der Sterbephase. Es empfiehlt sich, insgesamt niedrigere Dosierungen zu wählen, abhängig vom physiologischen Alter und vom Allgemeinzustand des Patienten.

Morphingabe beim älteren Sterbenden. Für die meisten älteren sterbenden Menschen ist Morphin das Analgetikum der Wahl. Es können in vorsichtiger Dosierung Morphintropfen 2 % 5–10 mg (= 5–10 Tr.) alle 4 Stunden oral verabreicht werden. Nach Bedarf ist die orale Morphindosis (oral : subkutan = 2 : 1) auf die subkutane Applikation über einen subkutanen Butterfly umzustellen und das Morphin ggf. ebenso regelmäßig (kontinuierlich oder alle 4 Stunden) zu verabreichen. Entsprechend des Zustands der Hydratation oder Dehydratation (Abnahme der Flüssigkeitszufuhr und der renalen Ausscheidungsleistung) ist die früher verordnete Tagesdosis des Morphinpräparates auf ca. 50 % der früheren peroralen Tagesdosis, z. B. auf sechs subkutane Einzeldosen, zu reduzieren, um Intoxikationen mit entsprechenden Nebenwirkungen, wie Nausea, Emesis, Verwirrung, Halluzinationen, zu vermeiden. Manchmal genügen in der Sterbephase schon sehr wenige Einzeldosen.

Unruhe und Verwirrtheit in der Sterbephase

Nicht selten treten in der Sterbephase gesteigerte motorische Unruhe und mentale Beeinträchtigung auf. Unruhe in der Sterbephase kann verschiedene Ursachen haben und bedarf bis zuletzt der aufmerksamen Beobachtung (Assessment) des Sterbenden. Ob es sich mit aufkommender Unruhe um eine natürliche Unruhe vor dem letzten Durchgang aus dem Leben in den Tod hinein handelt oder ob andere Ursachen, Einflüsse und Ereignisse eine Unruhe, ein Delir mit begleitender Unruhe hervorrufen, bedarf deshalb immer wieder neu und bis zuletzt der aufmerksamen, patientenbezogenen Einschätzung der Gesamtsituation, der kontinuierlichen Symptomkontrolle sowie der kompetenten, gezielten Beachtung belastender Momente. Eine kompetente Differenzialdiagnose mit adäquater Symptombehandlung ist bis zuletzt bereitzuhalten. Dies immer ausgerichtet am Sterbenden selbst, mit dem Grundsatz, aufmerksam zu prüfen, was für den aus dem Leben Scheidenden eine bestmögliche Linderung belastender Leiden sein könnte und alles zu unterlassen, was diese Leiden verstärken oder neue, zusätzliche Leiden hervorrufen könnte. Die medikamentöse Therapie gilt es deshalb sorgfältig abzuwägen. Auch psychosoziale und spirituelle Ereignisse oder Nöte sind bei der interprofessionellen Betreuung zu berücksichtigen, z. B. durch die Integration eines Sozialarbeiters, eines Psychologen oder eines Seelsorgers.

Nach Husebø nehmen kognitive Probleme bei Sterbenden erfahrungsgemäß zu. Es kommt dann zu Symptomen und Phänomenen wie Angst, Unruhe, Verwirrtheit, Verständigungsproblemen, eingeschränkter Vigilanz und damit verbundener Orientierungsstörung und Bewusstseinsverlust (Husebø, 2001: 22). «In den letzten 24–48 Lebensstunden steigt die in Studien beschriebene Inzidenz eines deliranten Syndroms auf bis zu 90 %» (Bausewein et al., 2004: 272).

Präfinales Delirium

Das so genannte präfinale Delirium ist ein in den letzten Lebenstagen oder -stunden häufig auftretendes Symptom und ist charakterisiert durch eine unspezifische, global-zerebrale Dysfunktion mit Störungen:

- des Bewusstseins
- der Aufmerksamkeit und Vigilanz
- der Gedankenprozesse
- der Sinneseindrücke
- der Kommunikationsmuster
- der Emotionen
- des Schlafes und
- des psychomotorischen Verhaltens (Husebø, a. a. O.).

Dies kann die nahen Angehörigen und Freunde irritieren, verunsichern und im Abschiedsprozess zuletzt noch stark belasten. Auch hier gilt eine gute vorausschauende Patientenedukation durch die Betreuenden als Schlüsselkompetenz in der Begleitung von Sterbender und ihrer Angehörigen bis zuletzt. Das präfinale Delirium kann durchaus ein reversibler Zustand sein. Es erfordert deshalb ein kontinuierliches Assessment, eine regelmäßige interprofessionelle Evaluation (z. B. 2 Mal täglich) der aktuellen Medikation (Albrecht, 2004) und des Hydratationszustands sowie eine aufmerksame Berücksichtigung der psychosozialen und spirituellen Ausgangssituation und der Bedürfnisse des Betroffenen und seines Umfeldes.

Medikamentöse Interventionen

Die biologischen, psychosozialen, spirituellen Aspekte sowie die beeinflussenden Umgebungsfaktoren sind sorgfältig zu erheben und individuell zu berücksichtigen. Eine motorische Unruhe kann bei sorgfältig gestellter Indikation z. B. durch Benzodiazepine, Anxiolytika, Neuroleptika und Sedativa medikamentös gelindert werden. Eine palliative Sedierung, eine Hydratation oder therapeutische Dehydratation in den letzten Lebenstagen oder -stunden sind kritisch abzuwägen (s. Kap. 6.8 und 10.6).

Haloperidol (Haldol®) kann hier gut zur Linderung der Verwirrung, eines präfinalen Deliriums, verbunden mit Agitation und Hyperaktivität, beitragen. Primär kann oral oder subkutan mit 1–2 mg 2 Mal täglich begonnen und auf bis zu 10 mg pro Tag erhöht werden. Auch Levomepromazin (Nozinan®, Neurocil®) zeigt als schwach potentes Neuroleptikum mit antipsychotischer Komponente im klinischen Alltag gute Wirkungen bei der Beruhigung agitierter oder deliranter Patienten sowie in der Behandlung von Nausea/Emesis, falls andere Antiemetika nicht ausreichend zu helfen vermögen.

> **Beachte:** Levomepromazin verursacht bei subkutaner Gabe unter Umständen Hautirritationen. Auch die lange Halbwertzeit ist zu berücksichtigen, daher genügt es bei längerer Einnahme oft, das Medikament einmal täglich zu verabreichen (Bausewein, 2004: 579–580).

Dem Eifer um eine komplette Symptomkontrolle in der Sterbephase mit Gefahr der Medikalisierung des Sterbens sind der würdevolle Umgang und der Respekt vor dem natürlichen Prozess des Sterbens entgegen zu setzen. Kognitive Veränderungen sind in der Sterbephase in bis zu 70 % der Fälle normal (Husebø, a. a. O.), und es ist deshalb nicht gewährleistet, dass sich der Wunsch von Patienten und Angehörigen, «unter allen Umständen bei vollem und klarem Bewusstsein sterben zu wollen», erfüllt. Nicht alle Leiden in der Sterbephase können und müssen «unter Kontrolle» gebracht werden. Offen bleibt zudem auch, was der Sterbende selbst an inneren Leiden erfährt, die für die Betreuenden weder fassbar noch bis zuletzt pharmakologisch zu kupieren sind (Johnen-Thielemann, 2000). Manche Leiden werden unter Umständen auf den Sterbenden projiziert und bedingen nicht automatisch, dass auch der Sterbende leidet. Es sei deshalb an dieser Stelle darauf verwiesen, Überlegungen der palliativen Sedierung mit größter Sorgfalt und Verantwortung immer wieder neu in der einzelnen Situation, patientenorientiert und (selbst-)

Tabelle 9.2-1: Multidimensionale Ursachen für Angst, Unruhe, Verwirrung und Delir in den letzten Lebenstagen (Albrecht, 2004: 459; Bausewein, 2004: 272; Husebø, 2001: 22; Weissenberger-Leduc, 2003: 153; Klaschik/Nauck, 2002: 240).

Biologische Aspekte	Psychosoziale Aspekte
• Schmerzen, Dyspnoe, Durst, Mundtrockenheit, Miktionsstörungen, Harnretention (z. B. morphinbedingte Miktionsstörung mit Überlaufblase), Obstipation (v. a. Rektum), Nausea, Emesis, Pruritus (z. B. Ikterus oder opioidbedingte Histaminausschüttung), Dehydratation etc. • Infektionen: Sepsis, Zystitis, Pneumonie • Organversagen: Urämie, hepatogene oder renale Funktionsstörungen • Metabolisch: Steroide! Exsikkose, Hyperkalzämie, Hypoxie, Sepsis, Hyponatriämie, Hypoglykämie • Medikamentös: Opioide, Kortikosteroide, Neuroleptika, Sedativa (paradoxe Reaktion), Benzodiazepine, Entzugssymptomatik (Benzodiazepine, Opioide), Anticholinergika • Neurologisch: ZNS-Veränderungen, hohes Fieber (z. B. bei Pneumonie, Zystitis), zerebrale Beteiligung der Tumorerkrankung (z. B. Hirnmetastasen), Hirnblutung	• Angst, Isolation; unerledigte, unaufbereitete, unversöhnte Lebensbereiche • Sorge um die Hinterbliebenen (Ehepartner, Kinder), endgültiges Zurücklassen der Familie, naher Freunde • Unumgängliche Verabschiedung von persönlichen Lebensentwürfen und -perspektiven, die u. U. einen bedeutungsvollen Lebensinhalt darstellten

Spirituelle Aspekte	Umgebungsaspekte
• Angst vor dem (Ver-)Gehen • Nicht wissen, wohin es geht • Angst vor Gott • Angst vor dem Strafgericht • Schuldgefühle • Trauer über den endgültigen Abschied • Retrospektiv belastende Lebensetappen	• Zu kalt, zu warm • Zu laut, zu leise • Unter- oder Überstimulierung • Plötzliche, ungewohnte, laute, unruhige Umgebungskulisse • Relokationsstresssyndrom (plötzliche, ungewohnte Umgebung durch abrupte Verlegung auf eine andere Abteilung, in ein anderes Zimmer; Verlust, Abschied von gewohnten Bettnachbarn (s. Kap. 4.3)

kritisch abzuwägen und die Indikation dazu anhand bewährter und implementierter Kriterienraster im interprofessionellen, ethischen Entscheidungsprozess gemeinsam zu prüfen, ehe sie von ärztlicher Seite entschieden und verordnet wird.

Dyspnoe

Dyspnoe in der Sterbephase kann eine unerwartete und bedrohliche Situation für den Sterbenden und für die Angehörigen darstellen. Dyspnoe ist oft ein multikausales Symptom. Die Betreuung Sterbender, die unter Dyspnoe leiden, erfordert bei den Fachkräften ein hohes Maß an Assessmentkompetenz sowie an Behandlungs- und Sozialkompetenz. Wichtig erscheint hier, rechtzeitig und differenziert zu erfassen, ob die Dyspnoe im Kontext pathophysiologischer Vorgänge zusätzlich ablaufender Ereignisse, wie Schmerzen, Angst, Trauer, Unruhe oder Panik, zu stehen scheint. Ursachen einer Dyspnoe in der Sterbephase können vorausgegangene medizinische Komplikationen oder Folgen schwerer progredienter Erkrankungen, wie Infekte/Sepsis, Pneumonie, Pleuraerguss, Herzinsuffizienz, Lungenembolie, Lungenödem, starker Hustenreiz, Schmerzen oder Nierenversagen, sein (Husebø, 2001). Mit der Sterbephase kommt es zu einer physiologischen Insuffizienz der kardiovaskulären und renalen Leistungsfähigkeit. Häufig liegt bereits eine progrediente Niereninsuffizienz vor. Eine Hydratation bzw. eine therapeutische Dehydratation ist mit dem Betroffenen selbst (sofern noch möglich), seinen nächsten Angehörigen und den involvierten Betreuenden vor Ort sorgfältig abzuwägen und zum bestmöglichen Wohle des Betroffenen zu beschließen (s. Kap. 6.8 und 6.11). Auf eine intravenöse Verabreichung von Flüssigkeit ist in der Sterbephase zu verzichten, da sie die Gefahr eines Lungenödems auf Grund der finalen Herz- und Niereninsuffizienz stark fördern und eine Dyspnoe verstärken bzw. auslösen kann.

Medikamentöse Therapie der Dyspnoe in der Sterbephase

Zur Behandlung einer Dyspnoe in der Sterbephase ist Morphin das wichtigste und wirksamste Medikament. Bei den Fachkräften, insbesondere in Alters-

und Pflegeheimen, ist zum Teil immer noch eine große Zurückhaltung zu beobachten, da die Skepsis oder Angst vorherrscht, der Eintritt des Todes würde durch das verabreichte Morphin beschleunigt und/oder eingeleitet. Wenn Morphin ausschließlich zur Behandlung der belastenden Dyspnoe in der Sterbephase eingesetzt wird, benötigt man hier oft nur niedrige Dosierungen mit eindrücklichen Effekten der Linderung einer Dyspnoe (Husebø, a. a. O.). Wird das Morphin nicht so gut toleriert, kann auf Hydromorphon zurückgegriffen werden. Bisher ist nicht erwiesen, dass auch andere Opioide eine effektive lindernde Wirkung auf Dyspnoe aufweisen. Deshalb erscheint Morphin neben der Behandlung von Schmerzen auch zur Behandlung einer Dyspnoe als wichtigstes und bisher wirksamstes Medikament.

Morphin bewirkt eine Toleranzerhöhung des Atemzentrums beim Anstieg des arteriellen CO_2-Partialdrucks. Durch eine Abnahme der Atemfrequenz kommt es somit zur Ökonomisierung der angestrengten Atmung. Gleichzeitig wirkt Morphin bei Atemnot anxiolytisch und dämpft die emotionalen Reaktionen. Patienten in der Sterbephase, die bis dahin noch keine Opioidtherapie hatten (opioidnaiv), erhalten anfänglich regelmäßig alle 4 Stunden oder bei Bedarf eine orale Gabe von 2,5–5 mg einer 2%igen Morphintropfenlösung, sofern eine orale Aufnahme noch möglich ist. Oder sie erhalten regelmäßig (je nach Ausgangslage) alle 4 Stunden 2,5–5 mg Morphin, z. B. über eine subkutan infraklavikulär eingelegte Butterfly-Nadel (s. Kap. 6.8). Falls keine Linderung zu verzeichnen ist, kann diese Dosis nach 30 Minuten wiederholt werden. Bei einer intravenösen Applikation werden anfänglich 1–2 mg Morphin verabreicht, dies ist bei Bedarf nach 5–7 Minuten wiederholbar. Bei starker Dyspnoe empfiehlt sich jedoch von Anfang an eine *kontinuierliche*, subkutane oder intravenöse Gabe von Morphin (je nach Ausgangslage) entsprechend der ärztlichen Verordnung, z. B. anfänglich *eintitrierend* 15–20 mg/d Morphin subkutan oder *eintitrierend* 10–15 mg/d Morphin intravenös. Bei Patienten, die bereits unter einer Schmerztherapie, z. B. mit Morphin in Retardform, stehen (opioidpositiv) und zusätzlich unter Dyspnoe leiden, sollte die Opioidtagesdosis je nach Ausgangslage titrierend um 20–30–50 % erhöht werden.

Ist die Dyspnoe mit starker Angst, Unruhe oder Panik verbunden, sollte man diese nicht nur mit einem Opioid (vornehmlich mit Morphin) behandeln (s. Kap. 6.11). Hier sollten zusätzlich Neuroleptika, Tranquilizer oder Sedativa zum Einsatz kommen (Klaschik, 2003: 274). Zur medikamentösen Anxiolyse haben sich kurzwirksame Benzodiazepine wie Lorazepam (Temesta® expidet, z. B. 1 mg sublingual) bewährt, die bei Bedarf langsam auf eine höhere Dosierung (bis zu 3 mg/d = 3 × 1 mg alle 8 Stunden) eintitriert werden können. Weiterhin hat sich als schwach potentes Neuroleptikum das Levomepromazin (Nozinan®) mit antipsychotischer Komponente und – bei agitierten Patienten – z. B. in einer Dosierung von 6,25–12,5 mg oral oder subkutan (alle 6–8 Stunden) bewährt. Unerlässlich erscheint in diesem Kontext die präventive ärztliche Verordnung der Reservedosis von schnellwirksamem Morphin. Die Reservedosis beträgt in der Regel ein Zehntel bis ein Sechstel der Tagesdosis. Es ist Aufgabe der Pflegenden, vorausschauend darauf zu achten, dass mit der Opioidtagesdosis immer auch die Opioidreservedosis von der zuständigen ärztlichen Person verbindlich verordnet wird. Dies ist besonders für den Versorgungskontext in der geriatrischen und häuslichen Pflege und Begleitung erforderlich. Es ist darauf zu achten, dass mit einer täglichen Erhöhung der Tagesdosis auch eine tägliche Anpassung der Reservedosis erfolgt. Letztere sollte großzügig eingesetzt werden, vor allem bei für den Patienten absehbar belastenden Ereignissen wie Verbandswechsel, Körperpflege, Wäschewechsel oder Umlagerung, die zusätzliche Schmerzen oder Atemnot hervorrufen können. Zugleich liegt es in der Kompetenz und Professionalität der Pflegenden, mit dem Patienten und/oder den Angehörigen individuell zu entscheiden, welche pflegerischen Interventionen zum Wohle des Patienten bis zuletzt überhaupt erforderlich sind. Primär gilt auch hier einmal mehr, gemäß der WHO-Definition der Palliative Care, kompetent darum bemüht zu sein, eine bestmögliche Einflussnahme auf die Lebensqualität von Patienten wie auch ihren Familien bis zuletzt zu realisieren. Bestmögliche Einflussnahme auf die Lebensqualität bis zuletzt kann in diesem Kontext jedoch bedingen, sich *patientenbezogen* – dies bedeutet ausnahmslos *zu seinem Wohle* – sich auf ausgewählte pflegerische Interventionen zu beschränken, anstatt sie in einer missverständlich ausgeübten Fürsorge grenzenlos auszuweiten.

Sauerstoff zur Erleichterung und Unterstützung der Atmung

Die Dyspnoe wird nach Klaschik und Nauck (2002) in erster Linie durch eine erhöhte Atemtätigkeit und einen erhöhten CO_2-Partialdruck im arteriellen Blut erzeugt. Sauerstoffmangel ist sehr viel seltener Ursache einer Atemnot und tritt erst auf, wenn eine ausgeprägte Hypoxämie besteht. Somit ist die Ursache der Dyspnoe und Tachypnoe nicht der Sauerstoffmangel an sich, sondern der erhöhte CO_2-Spiegel im arteriellen Blut. Die Applikation von Sauerstoff reduziert also weder eine erhöhte Atemtätigkeit noch die Hypoventilation mit der Folge eines erhöhten CO_2-Partialdrucks. Die Atemnot selbst wird in der Regel durch Versagen der Atemmechanik und Ansteigen des arteriellen CO_2-Partialdrucks hervorgerufen. Die Gabe von Sauerstoff entspricht in dieser Situation einem Placeboeffekt (Klaschik, 2003: 259; Klaschik/Nauck, 2002: 241). Den Angehörigen gilt es, diese pathophysiologischen Vorgänge auf eine einfache, alltagsbezogene, verständliche und nachvollziehbare Weise rechtzeitig zu vermitteln, damit sie verstehen, dass der Sterbende zwar eine mehr oder weniger starke und geräuschvolle Atmung hat, dies jedoch keinen sicheren Hinweis auf eine belastende Dyspnoe darstellt und deshalb auf die Applikation von Sauerstoff verzichtet werden kann. Hinzu kommt, dass das Aufsetzen einer Sauerstoffmaske oder das Einlegen einer nasalen Sauerstoffsonde den Patienten zuletzt noch stark einengen und irritieren kann. Wenn schon eine Sauerstoffmaske, so müsste es eine festsitzende Maske sein, damit die Sauerstoffsättigung im Blut überhaupt steigt. Wer jedoch möchte einem Sterbenden eine solche festsitzende Sauerstoffmaske zumuten? Alles was den Patienten in dieser Phase irritieren, belasten, stören könnte, sollte unter allen Umständen vermieden werden, um zusätzliche Unruhe und Leiden des Sterbenden bestmöglich zu vermeiden. Da die Patienten mit Dyspnoe meist mit geöffnetem Mund atmen und Sauerstoff eine zusätzliche austrocknende Komponente der Nasen- und Mundschleimhaut hat, ist auch hier eine sorgsame Pflege der Nasen- und Mundschleimhaut angezeigt.

Rasselatmung in der Sterbephase

Beschreibung

Die Rasselatmung («death rattle»), in der Literatur auch als «Todesrasseln» oder «terminales/finales Rasseln», «Rasseln» des sterbenden Patienten oder «terminales Brodeln» beschrieben, ist die geräuschvolle Rasselatmung in den letzten Lebenstagen oder -stunden eines sterbenden Menschen. Diese Rasselatmung kann vor allem den pflegenden Angehörigen wie auch den Betreuenden zuletzt noch sehr große Mühe bereiten. Es empfiehlt sich, nicht vom «Rasseln» sterbender Patienten zu sprechen. Auch erscheinen in diesem Kontext Begriffe wie «Todesrasseln» oder «finales/terminales Rasseln» in der umfassenden Betreuung des Sterbenden und seiner Angehörigen ungeschickt gewählt. Nicht der sterbende Patient ist es, der hier zuletzt noch zu «rasseln» beginnt, sondern der Sterbende kann zuletzt unter Umständen noch eine *Rasselatmung* entwickeln. Dies umschreibt nichts anderes als die Rassel*atmung* eines Sterbenden, die in der Sterbephase mehr oder weniger stark ausgeprägt auftreten kann. Das Gleiche mag für die Begriffe von terminaler Pflege oder Terminal Care zutreffen. Bereits mit der respektvollen Sorgfalt in der Auswahl und Umschreibung von Begrifflichkeiten im Kontext der Palliative Care kann sich der würdevolle Umgang mit dem Schwerkranken und Sterbenden darstellen und realisieren. Ein solcher würdevoller Umgang lässt sich auch bereits über die *Würde im Wort* darstellen.

Ursachen

Der Grund dieser geräuschvollen, rasselnden Atmung liegt darin, dass die Patienten in den letzten Lebenstagen oder -stunden oft nicht mehr in der Lage sind, das angesammelte Sekret oder den sich ansammelnden Speichel wie gewohnt zu schlucken bzw. hoch- oder abzuhusten (s. Kap. 6.11).

Die bronchiale Sekretproduktion stellt sich reflektorisch vornehmlich in den oberen Atemwegen der Trachea und im Glottisbereich ein.

Durch zunehmenden Verlust des Schluck- und Hustenreflexes bei gleichzeitig vermehrter Sekret- und Schleimproduktion in den Speicheldrüsen und in der bronchialen Mukosa durch die zunehmende Entkräftung und Bewusstseinsstörung ist der Sterbende nicht mehr in der Lage, das sich ansammelnde Sekret im Oropharynx, in der Trachea und in den Bronchien selbstständig durch kraftvolle Hustenstöße nach oben in Richtung Mundhöhle oder durch reflektorisches und effizientes Schlucken nach unten in Richtung Magen zu transportieren.

Oft zeigt der Patient in den letzen Lebensmonaten, -wochen oder -tagen eine Kachexie, die im Laufe der unheilbaren und progredienten Erkrankung physiologisch auftritt. Diese Kachexie geht auch mit einer Atrophie der Muskulatur im Schlundbereich einher. Sekret zirkuliert unter den mehr oder weniger erschwerten Atemzügen im schlaffen Schlundtrakt hin und her. Die schlaffen und atrophischen Schlundwände schlagen durch den Luftstrom aneinander und erzeugen zusätzlich durch das Hin- und Herbewegen des Sekretes die exspiratorisch und inspiratorisch ausgelöste geräuschvolle, rasselnde Atmung.

Diese geräuschvolle Atmung selbst ist vermutlich weniger ein Ausdruck direkter Atemnot, unter welcher der Sterbende leidet, als vielmehr ein mechanisch-funktionelles Ereignis der sich hin und her bewegenden Schleimansammlung bei gleichzeitig vorhandener schlaffer Schlundmuskulatur sowie der Unfähigkeit, durch aktives Husten oder Schlucken den Schleim wirksam zu beseitigen.

Vorkommen der Rasselatmung in der Sterbephase

Eine Rasselatmung bei Sterbenden wird in der Literatur mit 60–90 % angegeben (Klaschik/Nauck, 2002: 241). Dickman berichtet sogar davon, dass 92 % der sterbenden Patienten von einer vermehrten Sekret- und Schleimproduktion im Respirationstrakt betroffen sind (Dickman, 2003: 48). Mit der Zunahme der bronchialen Sekretion stellen sich beim Sterbenden deshalb zuletzt (unter Umständen) noch Atemnot und Unruhe ein.

Entsprechend der Lokalisation der Schleim- und Sekretproduktion unterscheidet man zwei Arten (Klaschik/Nauck, 2002: 242; Klaschik, 2003: 275):

- *Typ I:* Hier handelt es sich um eine Speichelsekretion in den letzten Lebensstunden eines bewusstseinsgetrübten oder bewusstlosen Patienten bei gleichzeitigem Verlust des Schluckreflexes. Typ I entwickelt sich oft eher unvorhersehbar, entsteht rasch in den letzten Lebensstunden. Es zeigt sich eine gute Ansprechbarkeit auf Anticholinergika.

- *Typ II:* Hier handelt es sich um eine überwiegend bronchiale Schleimsekretion, die über Tage entstehen kann. Der wache Patient wird durch zunehmende Schwäche unfähig, das Sekret kraftvoll ab- oder hoch zu husten. Hier ist die Möglichkeit einer Pneumonie in den letzten Lebenstagen durchaus vorhanden und kann den Sterbenden zusätzlich stark belasten. Je mehr Zeit zwischen der Unfähigkeit, abzuhusten, und dem Todeseintritt liegt, desto eher besteht die Gefahr, dass sich Typ II entwickelt. Eine rasche Symptomlinderung und die Ansprechbarkeit auf Anticholinergika sind hier vermindert (Klaschik/Nauck 2002: 242).

Bedeutung der Rasselatmung für die Angehörigen

An dieser Stelle sei auf die präventive, edukative Funktion der Betreuenden, vor allem der Pflegenden, hingewiesen (s. Kap. 12.2). Patienten und vor allem deren nahestehenden (pflegende) Angehörige erschrecken sehr oft über die geräuschvolle, rasselnde Atmung und verbinden sie mit der Befürchtung, der Sterbende könne zuletzt noch ersticken. Hinterbliebene berichten, dass sie die geräuschvolle, rasselnde Atmung nicht mehr aus ihrer Erinnerung bekommen. Sie leiden oft nachhaltig unter dem Eindruck, dass der ihnen nahe stehende Verstorbene «am lebendigen Leibe qualvoll erstickt sei». Inwieweit der Sterbende selbst durch das Geräusch seiner Atmung tatsächlich beeinträchtigt war und es als Atemnot erlebte, ist nach Albrecht ungeklärt (Albrecht, 2004: 458). Vermutlich wird die Rasselatmung vom Sterbenden selbst nicht einmal mehr wahrgenommen, ist aber für die Angehörigen und die Betreuenden zuletzt oft noch ein großer Belastungsfaktor (Binsack, 2000: 605).

Medikamentöse Therapie

Ist die geräuschvolle Rasselatmung auf eine terminale Linksherzinsuffizienz zurückzuführen, kann die Gabe von Diuretika wie Furosemid (Lasix®) erwogen werden. Dies ist jedoch sorgfältig zu prüfen, da Diuretika eine forcierte Diurese bedingen, die für den Betroffenen und die (pflegenden) Angehörigen eine zusätzliche Belastung darstellen kann – sofern der Patient bis dahin noch keinen Blasenkatheter hat. Unter Umständen ist je nach Ausgangslage des Patienten ein Blasenkatheter zu legen, wenn zu erwarten ist, dass er das Wohlbefinden des Sterbenden fördern kann. Primär geht es jedoch um die Reduktion der bronchialen Schleim- und Sekretproduktion durch Anticholinergika.

> **Beachte:** Wichtig ist, dass mit der Gabe von Anticholinergika rechtzeitig begonnen wird, sobald eine vermehrte Schleimproduktion abzusehen ist bzw. sich dezent erste atemsynchrone Rasselgeräusche einstellen (Dickmann, 2003).

Scopolamin und *Butylscopolamin* (Buscopan®) gelten als kompetitive Hemmer der muscarinergen Rezeptoren, sie bewirken eine Reduktion der Speichelsekretion und eine Entspannung der glatten Bronchialmuskulatur. Im Gastrointestinaltrakt bewirken sie zudem eine Reduktion der Peristaltik sowie der Magen- und Darmsaftproduktion (bedeutsam z. B. bei Ileussymptomatik). Die medikamentöse Therapie besteht vor allem in der «rechtzeitigen» Gabe von Anticholinergika.

Butylscopolamin. Butylscopolamin (Buscopan®) hat eine anticholinerge, spasmolytische und antisekretorische Wirkung. In der Regel werden subkutan alle 6 Stunden 10–20 mg oder je nach Ausgangslage kontinuierlich 80–120 mg/d (z. B. über eine Pumpe) verabreicht. Neben den primär antisekretorischen und spasmolytischen Wirkungen von Butylscopolamin hat es auch einen ausgeprägten antisalivatorischen Effekt (Bausewein, 2004: 566), wobei deshalb von Anfang an eine sorgfältige Munderfrischung und -pflege zu berücksichtigen ist. Es ist zu beachten, dass der antisekretorische Effekt bei subkutaner Bolusgabe nur etwa eine Stunde anhält, daher wird eine kontinuierliche Applikation empfohlen (Albrecht, 2004: 458). Zugleich ist die «therapeutische» Dehydratation in Erwägung zu ziehen und zu berücksichtigen (s. Kap. 6.8).

Scopolamin. Andere Autoren bevorzugen als Anticholinergikum wiederum das Scopolamin (Scopolamine Hydrobromide®) in einer Dosierung von 0,25–0,5 mg, subkutan verabreicht alle 6–8 Stunden oder bei Bedarf kontinuierlich 1,2–2,4 mg/d in der Spritzenpumpe (Albrecht, a.a.O.; Klaschik/Nauck, 2002: 242). Husebø empfiehlt eine Dosierung von 0,3–0,6 mg alle 4–6 Stunden. Bei Überschreiten der Tagesdosis von über 2–3 mg/d ist vereinzelt ein zentrales anticholinerges Syndrom (Sedierung und Krämpfe) zu beobachten (Husebø, 2001: 18). Noch gilt der Einsatz von Anticholinergika längst nicht als standardisierte Behandlung bei Sterbenden mit Rasselatmung. Die Fachkräfte selbst führen hier kontroverse Diskussionen über die Wirksamkeit von Scopolamin bei der geräuschvollen Rasselatmung in der Sterbephase. Scopolamin hat neben der antisekretorischen und antisalivatorischen Wirkung auch einen zentralnervösen, dämpfend-sedierenden Effekt, wobei die sedierende Wirkung des Scopolamins als «Nebenwirkung» auch als wünschenswerte Wirkung genutzt wird (Albrecht, a.a.O.; Klaschik, 2003: 275; Klaschik/Nauck, a.a.O.). Bei wiederholter Gabe kann es zur Kumulation mit paradoxen Wirkungen eines agitierten Delirs kommen (Albrecht, 2004: 459). Nach Husebø (2001) trägt Scopolamin zur Entspannung der glatten Bronchialmuskulatur bei und führt zur Reduktion des Atemwegswiderstands (Husebø, a.a.O.).

> **Beachte:** Scopolamin ist in der Schweiz nicht erhältlich und muss über die internationale Apotheke besorgt werden.

Glycopyrroniumbromid. Glycopyrroniumbromid (Robinul®) ist ein Parasympatholytikum, das eine Reduktion des Speichelflusses, der Sekretion im Pharynx, in der Trachea und im Bronchialsystem sowie eine Minderung der Magensaftsekretion verursacht. Es kann in einer Dosierung von 0,2 mg alle 6 Stunden subkutan bis zu 0,8 mg/d oder als kontinuierliche subkutane Gabe (je nach Ausgangslage) von 1,2 mg bis zu 2 mg/d verabreicht werden. Glycopyrroniumbromid, auch zu finden unter Glycopyrrolat, ist 3 Mal stärker wirksam als Scopolamin und hat keine zentralen Nebenwirkungen, ist jedoch wesentlich teurer!

> **Beachte:** Alle Anticholinergika erzeugen – je nach Dosierung – eine extreme und damit für den Patienten zusätzlich belastende Mundtrockenheit. Eine kompetente kreative Mundpflege ist hier erforderlich.

Pflegerische und edukative Interventionen

Lagerung. Die geräuschvolle Atmung ist oft abhängig von der Position, in welcher der Patient gelagert ist. Den Patienten in einer leichten Oberkörperhochlage zu positionieren (dem Patienten mit einem Stillkissen z.B. eine Reling zu modellieren) und das Fußende leicht nach unten zu stellen mag schon genügen, um die geräuschvolle Atmung zu vermindern und die Atmung insgesamt zu erleichtern. Eine leichte, bequeme kinästhetische 30-Grad-Schräglage (Abb. 9.2-1a) des Patienten hilft oft schon, den störenden Schleim leichter auf oralem Weg nach außen zu bringen. Es sollte darauf geachtet werden, dass der Kopf in Rückenlage nicht zu sehr nach hinten überstreckt liegt, da die Zunge zurückfällt und die Atmung behindern kann. Unter die Unterarme können weiche, modellierbare Kissen gelegt werden. Zusätzlich können unter die Oberarme weich aufgeblasene Luftballone positioniert werden (Abb. 9.2-1b und c). Dies erleichtert die Atemarbeit. Die leicht erhöhten und abduzierten Arme folgen sanft den Atembewegungen des Thorax. Weiche Kissen unter den Knien unterstützen die Arbeit der Bauchmuskulatur. Ergänzend zur Lagerung können ein Ventilator (in nicht zu hoher Drehzahl), ein weit geöffnetes Fenster und frische Luft durch den spürbaren Luftzustrom zur Entspannung aller Beteiligten beitragen.

Kreative Munderfrischung. Eine herausragende Möglichkeit bietet die kreative Mundpflege, in welche die Angehörigen (z.B. nach Basaler Stimulation) eingeführt werden können, um der medikamentös bedingten Xerostomie (z.B. hervorgerufen durch Anticholinergika oder Morphine) entgegenzuwirken. Weiteres siehe unten unter Xerostomie.

Sauerstoff. Die Applikation von Sauerstoff über eine Maske oder Nasensonde wird den Patienten in dieser Situation leider immer noch angeboten, ohne dass man sich überhaupt über den therapeutischen Nutzen im Klaren ist. Die Applikation von Sauerstoff erscheint in dieser Situation *nicht* indiziert! Weiteres siehe unter Dyspnoe.

Absaugen. Nur wenn es unumgänglich erscheint, gilt es, vorsichtig den Mund und den oberen Teil des Rachens abzusaugen. Das tiefe Absaugen mithilfe eines Absaugkatheters ist sinnlos und verursacht mehr Leiden als Nutzen für den Patienten (Husebø, 2001: 18)! Wenn die Inspiration frei ist, sollte grundsätzlich auf das Absaugen verzichtet werden (Albrecht, 2004: 458). Von einem Absaugen des bronchialen Sekrets wird in der Literatur und Praxis mehrheitlich abgeraten, da es zudem die bronchiale Schleimproduktion

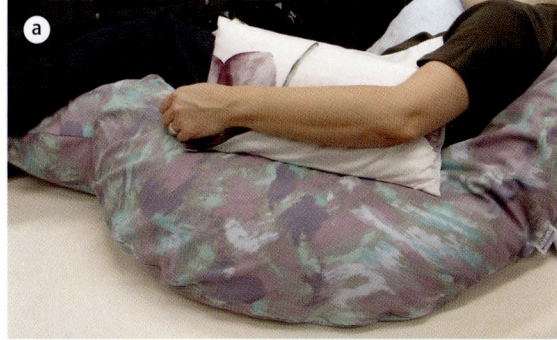
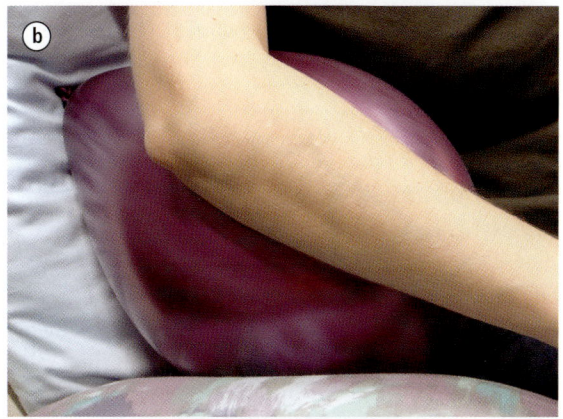
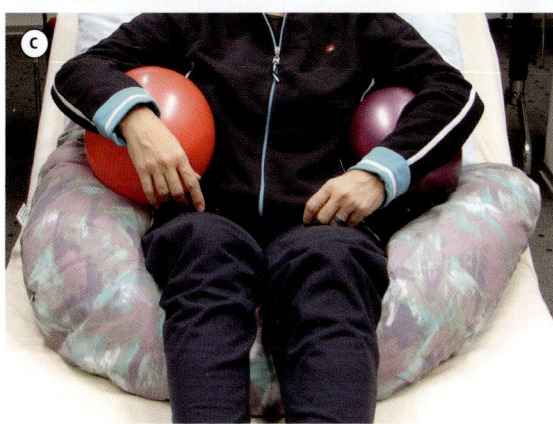

Abbildung 9.2-1: Lagerung bei geräuschvoller Atmung (Erläuterung im Text)
a) Bequeme kinästhetische 30-Grad-Schräglage; b) und c) weich aufgeblasene Luftballone unter den Oberarmen

reizt und anregt, blutende Schleimhautläsionen hervorrufen kann und zum anderen eine sehr große Belastung, Irritation und höchst unangenehme Prozedur für den Sterbenden darstellt. Das eigentliche Problem der Schleimansammlung liegt in der Regel in der Trachea. Eine tracheale Absaugung bedarf jedoch höchster Expertise und Kompetenz der Betreuenden (Husebø, 2001). Auch gilt es gut zu reflektieren, «für wen» hier letztlich abgesaugt wird. Gilt das Absaugen dem Patienten, den Angehörigen oder den Betreuenden, weil sie die geräuschvolle, rasselnde Atmung nicht mehr ertragen können (Albrecht a. a. O.)?

Patientenedukation. Eine vorausschauende, rechtzeitige Aufklärung, Information und Beratung zu einer absehbaren geräuschvollen Atmung sowie die Aufklärung über die rein pathophysiologischen Vorgänge und die gezielten Maßnahmen helfen den (pflegenden) Angehörigen maßgeblich, die geräuschvolle Atmung wahrzunehmen, sie als «natürlich» einzustufen und entsprechend damit umzugehen. Für die Betreuenden, insbesondere die Pflegenden, gilt deshalb, rechtzeitig eine kompetente Patientenedukation zu übernehmen (s. Kap. 5.4 und 12.2). Die Patientenedukation soll dazu beitragen, dass Patienten und vor allem deren nahestehende Angehörige und Freunde verstehen, was es mit dieser geräuschvollen, rasselnden Atmung auf sich hat und dass mit dem atemsynchronen Rasseln nicht zugleich eine Atemnot des Sterbenden anzunehmen ist. Falls sich der sterbende Mensch in einem Mehrbettzimmer befindet, macht dies unter Umständen erforderlich, die Mitpatienten oder Mitbewohner sowie deren Angehörige rechtzeitig über die zu erwartenden oder bereits beginnenden rasselnden Atemgeräusche aufzuklären.

Miktionsstörungen und Harnverhalt

Die akute Harnretention wird – wie die Obstipation – in ihrer Bedeutung und ihrem Auftreten gerade in der Sterbephase immer noch deutlich unterschätzt (Weissenberger-Leduc, 2003).

Ursachen/beeinflussende Faktoren (Kloke/de Stoutz, 1999; Weissenberger-Leduc, 2003; Klaschik/Nauck 2004; Doenges et al., 2003)
- Tonuserhöhung der glatten Muskulatur (Sphinktertonus erhöht und Detrusortonus erniedrigt). Verantwortlich für die Erhöhung des Sphinktertonus können anticholinerge Medikamentenwirkungen sein, z. B. durch trizyklische Antidepressiva, Phenothiazin, Antihistaminika, Haloperidol, Cyclin, aber auch durch Opioide (z. B. Morphin) und andere. Es kommt hier zu einer Abschwächung des Harndrangs, die bis zur quälenden Überlaufblase führen kann (Klaschik/Nauck, 2004).
- Obstipation (Kotsteine im Rektum)
- Zystitis
- Kompression des Blasenhalses bzw. der Urethra durch einen Tumor, Knochenmarkkompression
- Bewusstseinsstörungen.

Symptomatik

- Intermittierende Unruhe
- Unkontrollierter Harndrang
- Dysurie

- Unkontrollierte, nicht immer klar nachzuvollziehende Schmerzdurchbrüche
- Vegetative Sensationen wie plötzliche Schweißausbrüche, Tachypnoe, Tachykardie
- Harninkontinenz/Harnträufeln
- Abgeschwächter Harnstrahl
- Häufiges Wasserlassen von kleinsten Urinmengen, intermittierender Harndrang bei fehlender Urinausscheidung
- Restharn (150 ml und mehr bis zu 1000/1500 ml!)

Ausgewählte Interventionen, je nach Ausgangslage

- Bei zunehmender Unruhe, bei vegetativen Symptomen oder bei Anzeichen unklarer Schmerzdurchbrüche des Sterbenden sollte differenzialdiagnostisch deshalb immer auch der Füllungszustand der Blase (Palpation des Blasenniveaus, Perkussion, wenn möglich Ultraschall) überprüft werden.
- Wahrung der Intimsphäre: Überprüfen des Bedeutungsaspektes beim Patienten, z.B. durch zunehmende Immobilität nicht mehr zur Toilette gehen zu können (Angst, Scham, Verletzung der Intimsphäre, nicht zur Last fallen wollen).
- Falls indiziert und zu verantworten, Aufrechtsitzen des Patienten ermöglichen (Steckbecken, Nachtstuhl, Toilette). Auch Sterbende können unter Umständen, je nach individuellem Befinden mit Unterstützung durchaus noch kurz aufstehen.
- Stimulieren des Reflexbogens durch physikalische Therapie (Wärme/Kälte), Bestreichen der Innenseite der Oberschenkel, die Hände in eine Wasserschüssel eintauchen lassen, Wasser in ein Waschbecken einlaufen lassen, warmes Wasser über den Damm gießen
- Klistier zur Enddarmentleerung
- Einmalkatheterismus, intermittierendes und langsames Ablassen von Urin – dabei nicht mehr als ca. 400–500 ml Urin auf einmal ablassen, ein zu rasches Ablassen des Urins kann zur schmerzhaften Hämaturie führen.
- Legen eines Dauerkatheters, falls indiziert
- Sorgfältige, interdisziplinäre Einschätzung ursächlicher, beeinflussender Faktoren
- Interdisziplinäre Evaluation des aktuellen Medikamentenplans (Reduktion, Beseitigung iatrogen auslösender Faktoren)
- Evaluation des Flüssigkeitshaushalts, der Ein- und Ausfuhr
- Großzügige Schmerzlinderung – je nach ursächlicher Ausgangslage
- Zur Herabsetzung des Tonus der glatten Blasensphinktermuskulatur empfiehlt sich die Verabreichung eines Parasympatikomimetikums wie z.B. Carbachol (Doryl®). Trizyklische Antidepressiva und anticholinerg wirksame Substanzen sollten – wenn möglich – reduziert oder gar abgesetzt werden. Die Indikation zur Reduktion der aktuellen Opioiddosis oder zum Opioidwechsel in dieser Phase ist sorgfältig abzuwägen, um dem Sterbenden zuletzt nicht noch unkontrollierte Schmerzdurchbrüche zuzumuten. In einem solchen Fall hat eine enge Schmerzverlaufskontrolle (2–3 Mal täglich) im interdisziplinären Kontext zu erfolgen (Bausewein, 2004; Doenges et al., 2003; Kloke/de Stoutz, 1999; Klaschik/Nauck, 2004; Weissenberger-Leduc, 2003).

Mundtrockenheit und Mundpflege in den letzten Lebenstagen

Die Mundpflege und kreative Munderfrischung in den letzten Lebenstagen und -stunden ist mehr als eine Pflegeverrichtung, die nach den Mahlzeiten oder nach den Bedürfnissen und Gewohnheiten des Patienten meist mehrmals täglich durchgeführt wird. Eine kompetente Mundpflege ist nach Husebø vielleicht das wichtigste, was für einen Sterbenden getan werden kann (Husebø, 2001: 25).

Dabei sind der Allgemeinzustand, der Bewusstseinszustand und die Vigilanz des Patienten von großer Bedeutung, da sich diese pflegerische Intervention bzw. Unterstützung des Patienten bei der Mundpflege immer wieder neu und individuell am Aktivitätspotenzial und Allgemeinzustand des Patienten ausrichtet. Je weniger der Patient sich aktiv an der Mundpflege beteiligen kann, umso mehr wird die unterstützende und aufmerksame Pflege von außen erforderlich. Es soll in diesem Kapitel weder auf die Grundprinzipien einer kompetenten Mundpflege zur Prophylaxe und Therapie von Schleimhautveränderungen, noch auf die damit verbundenen Pflegediagnosen und Maßnahmen eingegangen werden. Dies wird als bekannt vorausgesetzt (s. a. Kap. 6.14 und weiterführende Literatur zu diesem Kapitel). Vielmehr soll hier die Aufmerksamkeit auf den Sterbenden und seine Familie gerichtet werden, in dem es primär weniger um die gezielte Mundreinigung, die prophylaktische oder therapeutische Mundpflege geht, als vielmehr um die individuelle und umfassende Förderung des Wohlbefindens des Sterbenden durch eine kreative und individuelle Munderfrischung oder -pflege.

Die tägliche Praxis zeigt, dass es bei Sterbenden eine besondere Herausforderung für die Pflegenden wie auch die pflegenden Angehörigen darstellt, eine individuelle und vor allem «patientenorientierte»

Mundpflege durchzuführen. Eine besondere Pflegesituation ist die Sterbephase des Patienten, da die Mundtrockenheit durch die typische Mundatmung wie auch durch diverse Medikamente zu einem vorherrschenden, belastenden Symptom werden kann. Diese Situation kann den Sterbenden in unterschiedlichem Ausmaß nochmals belasten.

Die wohl häufigsten Anforderungen stellen sich bereits ein, bevor überhaupt mit der Mundpflege bzw. -erfrischung begonnen werden kann, weil der Patient:

- den Mund zuweilen erst gar nicht öffnet
- die Zähne fest zusammenbeißt
- das Gesicht abwendet oder
- die Intervention mit den Händen abwehrt, falls er dazu noch in der Lage ist.

Dies ergibt für Pflegende und Angehörige unter Umständen eine anspruchsvolle Ausgangssituation, da zum einen die Notwendigkeit einer regelmäßigen Mundinspektion und -pflege bekannt ist und zum anderen der Betroffene niemals gezwungen werden kann und darf!

Beachte: «Mundpflege in den letzten Lebenstagen setzt die Freiwilligkeit des sterbenden Menschen voraus» (Husebø, a. a. O.).

Der Mund hat große Bedeutung im Leben des Menschen. Auf der Zunge befinden sich z. B. mehr sensible Rezeptoren als an der Fingerkuppe. Die Zunge hat die größte Dichte an sensiblen Rezeptoren und bedarf besonderen Schutzes (Nydahl/Bartoszek, 1999). Der Mund ist ein zentrales Organ des Menschen und gehört zu den wahrnehmungsstärksten Zonen unseres Körpers (Kern/Gasper-Paetz, 2002: 291–293).

Verschiedene Aktivitäten des täglichen Lebens betreffen den Mund:

- *Essen/Trinken:* Dieser Bereich hat viel mit Genuss, mit Lebenslust, mit Lebensqualität zu tun. Das merkt man oft erst dann, wenn man auf Grund einer Erkrankung oder einer Operation eine Nahrungskarenz einhalten muss oder sich dem freiwilligen Verzicht auf Nahrung im Rahmen einer Diät oder Fastenkur unterwirft.
- *Kommunikation:* Wir sprechen mit dem Mund, tauschen Informationen, Gedanken, Stimmungen und Gefühle aus.
- *Zärtlichkeit:* Wir tauschen mit dem Mund und der Zunge Zärtlichkeiten und Berührungen aus. Wie oft fasst man sich unbewusst an den Mund, fährt sich behutsam, in Gedanken versonnen über die Lippen etc.

Der Mund vereinigt in sich zwei Pole: zum einen ist er ein sichtbarer, sozusagen «öffentlicher» Bereich, zum anderen stellt er gleichzeitig einen sehr privaten und intimen Bereich dar. Diese zwei Aspekte gilt es, bei der Durchführung der Mundpflege zu berücksichtigen, da wir als Pflegende diese Grenze mehrmals täglich überschreiten. Dieses Thema erfordert einen behutsamen, respektvollen und sorgfältigen Umgang.

Kreative Munderfrischung

In der Pflege des Sterbenden erscheint der Unterschied zwischen der konventionellen (prophylaktisch-therapeutischen) Mundpflege und der kreativen, fantasievollen Munderfrischung mit Elementen aus der basalen Stimulation wichtig.

Die pflegerische Gestaltung der letzten Lebenstage soll ausschließlich zum Ziel haben, dem Patienten umfassend wohl zu tun, ihm auch hier bis zuletzt Lebensqualität zu erschließen. Es geht um eine patientenbezogene Gestaltung der letzen Lebenstage und -stunden. Dies erfordert hohe Aufmerksamkeit, Kompetenz und Patientenorientiertheit von den Pflegenden. Nicht die *Befunde* einer Mundinspektion stehen primär im Vordergrund, sondern vielmehr das individuelle *Befinden* des Sterbenden selbst. Verbale und nonverbale Reaktionen des Sterbenden sollen die Pflegenden in ihren Interventionen leiten. So geht es hier um mehr als nur eine feuchte, saubere Mundschleimhaut und geschmeidige Lippen. Die Befeuchtung der Mundschleimhaut verlangt nun ein kreatives, fantasievolles, patientenorientiertes, respektvolles und behutsames Vorgehen.

Basale Stimulation in den letzten Lebenstagen am Beispiel der Mundpflege

Die Basale Stimulation mag hier im Kontext der Mundpflege und Munderfrischung bei sterbenden Menschen als ein alles überragendes und unverzichtbares pflegerisches Unterstützungsangebot gelten, da sie sich zum einen auf die zwar oft veränderte, aber stets vorhandene Wahrnehmungsfähigkeit des Sterbenden, zum anderen auf die primäre Förderung seines Wohlbefindens konzentriert. Das Konzept der Basalen Stimulation, das 1975 von Fröhlich zur Förderung geistig und körperlich behinderter Kinder entwickelt wurde, geht davon aus, dass auch schwerst wahrnehmungsgestörte Kinder etwas wahrnehmen können (Kostrzewa/Kutzner, 2004: 83). Das Konzept der Basalen Stimulation wurde in den 80er Jahren des 20. Jahrhunderts von Bienstein in Zusammenarbeit mit Fröhlich in die Gesundheits- und Krankenpflege übernommen. «Bienstein und Fröhlich stellten fest, dass die Förderungsmöglichkeiten für behinderte Kinder ebenso bei wahrnehmungsgestörten Erwachsenen Anwendung finden können» (Kostrzewa/Kutzner, 2004: 84). Sie machten erste Erfahrungen mit der Basalen Stimulation bei folgenden Patientengruppen:

- bewusstlose Patienten
- beatmete Patienten
- Patienten mit Hemiplegie
- desorientierte Patienten
- Patienten in somnolenten Bewusstseinszuständen
- Patienten mit Morbus Alzheimer
- Patienten mit apallischem Syndrom
  (Kostrzewa/ Kutzner, a. a. O.).

Bekanntermaßen erleben Sterbende in den letzten Lebenstagen oft eine Reduktion oder Veränderung der Vigilanz, der Wahrnehmung, der Orientierung (räumlich, zeitlich, zur eigenen Person), der Kommunikationsfähigkeit und -freudigkeit. Sie reagieren nicht immer adäquat. Sie ziehen sich innerlich zurück. Ihr Interesse an der Außenwelt scheint zu schwinden. Sie verzichten zunehmend auf die Nahrungs- und Flüssigkeitsaufnahme. Das Rasten, das Ruhen, die Immobilität, das Innehalten, das Einkehren und ein Ruhebedürfnis rücken immer mehr in den Vordergrund (Glare et al., 2003). Aus verschiedenen Gründen (s. o.) können sich Unruhe, Ängste, Schmerzen, Orientierungslosigkeit oder Verwirrtheit einstellen. Diese Phänomene können auch mit dem zunehmenden Mangel an Eigenerfahrung, Eigenbewegung und der reduzierten Auseinandersetzung mit der Umwelt zusammenhängen. Die Basale Stimulation stellt in solchen Situationen ein ergänzendes Angebot dar, um den Mangel an Eigenerfahrung, Eigenbewegung, Eigenstimulation und die veränderte Auseinandersetzung mit der Umwelt patientenorientiert zu kompensieren. Wenn verbale Kommunikation vielleicht nicht mehr möglich ist, bildet die Basale Stimulation nun eine Basis für einen anderen Umgang und Zugang, eine andere Art von Kommunikation und Annäherung, um mit dem sterbenden Menschen in Beziehung treten zu können und zu bleiben. «Basal stimulierende Pflege bildet nun die Basis zur Kommunikation» (Kostrzewa/Kutzner, a. a. O.).

Durch zunehmende Immobilität und abnehmende Vigilanz verlieren Sterbende das Gefühl von Raum und Zeit, ja sie verlieren schlichtweg die Orientierung über sich selbst. Sie wissen oft nicht mehr, wo oben und unten, rechts oder links, wo vorne oder hinten ist. Die Kinästhetik wie auch die Basale Stimulation stellen zwei unverzichtbare Konzepte dar, um auch Sterbenden in dieser veränderten Wahrnehmung ein Angebot der Orientierung und Wahrnehmung bis zuletzt anzubieten. Sie sollen dazu beitragen, dass der Patient sich selbst spürt, die Grenzen seines Körpers wie auch die Welt außerhalb seines Körpers wahrnimmt, die Anwesenheit naher Angehöriger oder der Pflegenden spürt. In der Basalen Stimulation geht es darum, dem in der Wahrnehmung veränderten Menschen zu helfen, seine noch vorhandenen «basalen» Ressourcen zu entdecken. Die hohe Kunst in der Pflege besteht darin, sich nicht an den scheinbar offensichtlichen Defiziten des Betroffenen zu orientieren (Patient reagiert nicht, reagiert inadäquat etc., lehnt z. B. Pflegeinterventionen ab). Die Basale Stimulation ist ein Ansatz, sich der individuellen Lebens- und Krankheitssituation des Sterbenden respektvoll anzunähern und ihm ausgewählte und geeignete Stimulationsangebote zur Förderung seiner Wahrnehmung oder seiner Orientierung zu machen. Ganz bewusst wird hier von *Angeboten* gesprochen. Es erscheint wichtig, die Angebote immer auch in der steten Aufmerksamkeit gegenüber den individuellen Bedürfnissen und dem Allgemeinzustand des sterbenden Menschen sorgsam zu reflektieren, um nicht in unangemessener Weise das Gegenteil zu provozieren, d. h. statt Orientierung eine Desorientierung, statt Wohlbefinden ein Unwohlsein hervorzurufen. Ein solch unprofessioneller Eifer der Betreuenden könnte bei dem sterbenden Menschen eher Zustände von Verwirrung, Gefühle von Angst, ja von Bedrohung auslösen. Es bedarf daher umso mehr einer achtsamen, patientenbezogenen und respektvollen Aufnahme der Beziehung zum Sterbenden, auch und gerade im Kontext der Mundpflege.

> **Beachte:** Nicht die pflegebezogenen Interventionen, sondern die patientenbezogenen Interventionen prägen die aufmerksame, professionelle und fürsorgliche Pflege des Sterbenden bis zuletzt.

Nydahl und Bartoszek differenzieren verschiedene Wahrnehmungsbereiche des Menschen: den somatischen, vestibulären, vibratorischen, auditiven, oralen, taktil-haptischen und visuellen Wahrnehmungsbereich, auf die hier jedoch nicht näher eingegangen werden soll (Nydahl/Bartoszek, 1999). Ausgehend von diesen Wahrnehmungsbereichen wurden basal stimulierende Angebote entwickelt. In diesem Kapitel soll die orale Stimulation skizziert werden. Weiterführende Literatur zur Basalen Stimulation ist im Literaturverzeichnis zu finden. Wahrnehmung, wahrnehmen können und wahrgenommen werden ermöglichen Identität sowie die Entdeckung und Wahrnehmung seinerselbst und des Gegenübers.

Im Kontext der Mundpflege des Sterbenden nimmt die orale Stimulation – etwa zur Munderfrischung, zur Anregung des Selbstreinigungsprozesses der Mundschleimhaut oder zur Förderung des Wohlbefindens des Betroffenen – eine zentrale Stellung ein. Sie dient in erster Linie dazu, dem Patienten Informationen über sich selbst und seine Umwelt, Zufriedenheit und Genuss zu vermitteln und erfahrbar zu machen (Kostrzewa/Kutzner, 2004: 102). Es empfiehlt sich, wenn immer möglich, Patienten und/oder Angehörige vorher zu fragen, welche Getränke, Flüssigkeiten und Geschmacksrichtungen zur Munderfrischung in den letzten Lebenstagen eingesetzt werden könnten, falls der Patient selbst nicht mehr in der Lage sein sollte, diese Gewohnheiten oder Bedürfnisse zu äußern. Diverse Flüssigkeiten und Medien, wie verschiedene Teesorten, Kaffee, Kakao, Bouillon, Coca Cola, Fruchtsäfte, Limonade, Bier, Wein, Honig oder Konfitüre, können verwendet werden. Auch können Getränke und Flüssigkeiten z. B. zu kleinen mundgerechten Eisstückchen eingefroren werden.

Bei wahrnehmungsbeeinträchtigten Patienten können kleine Obststückchen in eine Mullkompresse («Lunch-Paket») gewickelt werden (Abb. 9.2-2). Es ist darauf zu achten, dass die Mullkompresse von der Pflegenden oder dem Angehörigen gut festgehalten wird, damit der Patient sich nicht daran verschlucken kann (Kostrzewa/Kutzner, 2004: 103).

Gerne verwendet werden z. B. Orangen, Äpfel, Mandarinen, Ananas, Pfirsiche, Nektarinen oder gedämpftes Gemüse, wie Rosenkohl oder Fenchel. Diese Nahrung wird in kleine, mundgerechte Stücke geschnitten und dann in einen leicht mit Wasser befeuchteten Gazetupfer (nicht zu feucht, tropffrei) eingewickelt und in die Mundhöhle gelegt. Die Gaze sollte immer leicht angefeuchtet werden; trockene Gaze auf den Lippen verhindert oft, dass der Patient bereitwillig und neugierig den Mund öffnet. Sollte der Patient die Lippen zusammenpressen, kann vorher eine entspannende orale Stimulation mit sanfter Massage der Kiefermuskulatur dazu verhelfen, den Speichelfluss anzuregen und zur Entspannung der Lippenmuskulatur beizutragen. Wichtig erscheinen, klare, eindeutige, langsame Berührungen und ausstreichende Bewegungen lippenwärts. Die Patienten benötigen Ruhe und Zeit, um zu identifizieren, was sich nun ereignet. Sie müssen sich sicher werden und sein, dass nichts Bedrohliches mit ihnen geschieht. Der Patient muss hier genau beobachtet werden. Es gilt *sein* Tempo aufzunehmen und nicht unser Tempo auf ihn zu übertragen. Erst wenn die Lippen bei dem Patienten eine Entspannung zeigen, kann zum nächsten Schritt übergegangen werden, um z. B. die Lippen mit der entsprechenden Flüssigkeit oder dem vorbereiteten «Lunch-Paket» zu benetzen. Anstatt einen Watteträger oder ein Mundpflegestäbchen zu benützen,

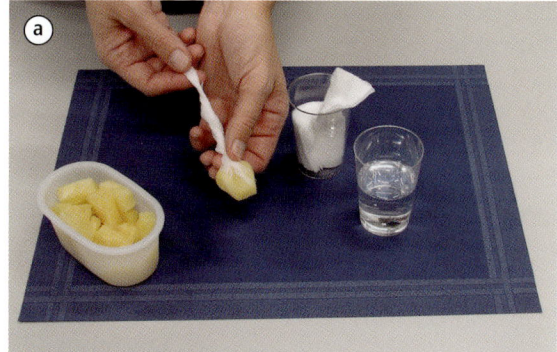
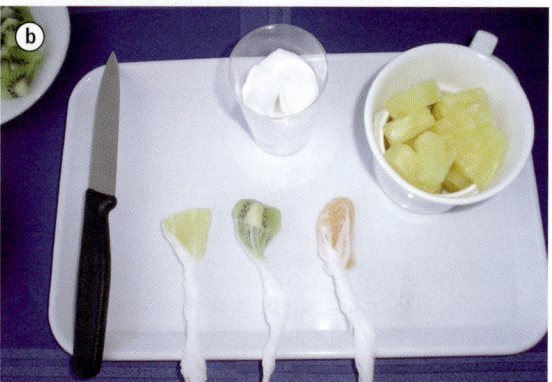
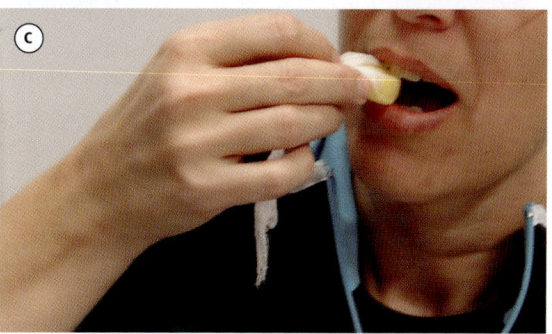

Abbildung 9.2-2: Munderfrischung durch Basale Stimulation (Erläuterung im Text)
a) Vorbereiten eines «Lunch-Pakets»; b) kleine Obststückchen in einer Mullkompresse; c) «Mehr vom Gleichen…!»

kann der eigene Finger des Patienten mit der entsprechenden Flüssigkeit benetzt und ihm mit einer so genannten «geführten» Bewegung an die Lippen geführt werden. Der Patient berührt nun seine Lippen mit dem eigenen Finger und benetzt seine Lippen mit der ausgewählten Flüssigkeit. Oft reagiert der Patient eindrücklich auf das behutsame, vorherige Benetzen der Lippen; die Neugierde wird durch die Geschmackspapillen geweckt, und der Patient wird gelockt, mit seiner Zunge weiter zu untersuchen, ja vielleicht probieren zu wollen, was ihm auf dem Weg über die Lippen angeboten wird. Entweder verschließt der Patient entschlossen den Mund, wenn ihm das Angebot nicht behagt, oder er öffnet ihn zart und wünscht mehr vom Gleichen. Die orale Stimulation erfordert Geduld und Aufmerksamkeit und ist am Anfang sicher etwas zeitintensiv. Diese Investition von Zeit und Geduld lohnt sich, wenn man erlebt, dass der Patient sich wohl fühlt und eine entspannte Mundpflege zur Mundbefeuchtung oder -erfrischung, frei von Angst, Bedrohung, Irritation und Unwohlsein möglich wird (Nydahl/Bartoszek, 1999).

Neben den fruchtigen Stimulanzien bietet die Basale Stimulation in diesem Kontext eine Fülle kreativer Möglichkeiten, die dem Patienten je nach seiner Vorliebe angeboten werden können. So können z. B. auch kleine Stückchen Käse, Gurke, Landjäger, Salami, Essiggurke oder Perlzwiebel sowie Paprikachips, Gummibärchen, saure Drops usw. in den entfalteten Gazetupfer gelegt und zu einem kleinen Säckchen («Lunch-Paket», s. o.) modelliert werden. Es bringt eine geschmackliche Abwechslung für den Patienten und fördert die Kreativität der Pflegenden wie auch der pflegenden Angehörigen. Es wird empfohlen, dass die betreuende Person bei dem Patienten bleibt, den Gazetupfer locker festhält und den Patienten so positioniert, dass der Mund tiefer als der Rachen liegt, damit der Patient sich nicht verschluckt oder Flüssigkeit in den Rachen fließen kann. Keinesfalls darf der Gazetupfer einfach an der Wange des Sterbenden fixiert werden und die betreffende Person sodann das Zimmer verlassen. Dies verfehlt gänzlich die Absicht dieser Form der oralen Stimulation. Es geht nicht darum, den Patienten funktional zu bedienen, sondern die orale Stimulation neben der Förderung des Wohlbefindens als maßgebliche Intervention der menschlichen, anteilnehmenden und -gebenden Beziehungsaufnahme und -pflege zu verstehen. Hierin erweist sich der gelebte Respekt vor dem Sterbenden; ihn auch bei der Intervention der oralen Stimulation nicht einfach sich selbst zu überlassen, sondern ihn durch seine abschiedliche Zeit behutsam, aufmerksam, würdevoll bis zuletzt hindurchzubegleiten. Nicht zuletzt ist das Ziel «professioneller» Pflege auch hier, «[...] für betreute Menschen die bestmöglichen Behandlungs- und Betreuungsergebnisse sowie die bestmögliche Lebensqualität in allen Phasen des Lebens bis zum Tod zu erreichen» (Spichiger et al., 2004: 22).

Bedeutung der Patientenedukation

Einen herausragenden Edukationseffekt haben die orale Stimulation und Mundpflege in den letzten Lebenstagen, wenn die Pflegenden die Angehörigen dazu anleiten können, diese selbstständig zu übernehmen. Wichtig ist, zuvor die Angehörigen gut zu instruieren und zu begleiten, dann aber können sie aktiv etwas tun. Sie können den Prozess «handfest», aktiv mitgestalten, sie können Lebensmittel und Getränke, die der Patient gerne hat oder einst schätzte, besorgen und individuell z. B. zum oben beschriebenen «Lunch-Paket» aufbereiten und anbieten. Die Gestaltung der Mundpflege stellt ein wirksames Edukationsangebot im Kontext der Patienten- und Familienedukation dar. Pflegende Angehörige werden hier im Selbstmanagement, Empowerment und Coping gefördert. Nicht zuletzt erweisen sich solche Edukationsangebote als hilfreiche und nicht zu unterschätzende Unterstützung im Erleben von Abschied und Trauer.

Nydahl und Bartoszek (a. a. O.) weisen darauf hin, die orale Stimulation und die konventionelle Mundpflege zur Mundreinigung nicht nacheinander auszuführen, da dies zu einer Irritation des Sterbenden führen kann, wenn er zuerst die angenehmen Reize der oralen Stimulation mit Ananas oder Mandarinenstückchen erfährt, den Mund bereitwillig öffnet, das Fruchtfleisch, die Fruchtflüssigkeit genüsslich aufsaugt, kaut und lutscht und unmittelbar danach eine für ihn nicht nachvollziehbare prophylaktische Mundpflege – gar mit Zahnpasta, Zahngel oder mit für ihn unerwartet undefinierbarem Mundwasser – erfolgt. Dies gilt es auch den Angehörigen sorgsam zu erklären.

> Wichtig ist, sich immer wieder bewusst zu machen, welches Pflege- und Patientenziel mit der Mundpflege bei Sterbenden verfolgt wird. In der Situation Sterbender haben einzig das Wohlbefinden, verbunden mit angenehmen Erinnerungen und Erfahrungen, höchste Priorität vor einer gründlichen Reinigung des Mundbereichs.

Zusammenfassung

Die aufmerksame Betreuung von Patienten in den letzten Lebenstagen und -stunden und die Unterstützung ihrer Angehörigen ist ein wichtiges Konzeptelement unter den Elementen der Palliative Care. Die letzten Lebenstage und -stunden stellen die Betreuenden u. U. vor spezifische klinische Herausforderungen in der Betreuung des sterbenden Menschen und seiner nahen Angehörigen. Dieses Kapitel handelt bewusst von den typischen symptomlastigen Herausforderungen in der unmittelbaren Betreuung Sterbender. Die Angehörigen verdienen hier ganz besondere fürsorgliche und edukative Aufmerksamkeit. Die multifaktorielle Symptomlastigkeit, die den Sterbenden in den letzten Lebenstagen und -stunden nochmals unerwartet überkommen kann und die Betreuenden maßgeblich herausfordert, ruft zum einen nach rascher und umfassender Leidenslinderung, steht zugleich aber auch in der Gefahr der einseitigen Medikalisierung des Sterbens. Was macht den scheinbaren «Erfolg» einer gelungenen Palliation aus? Ist es das scheinbare Fehlen oder die rasche und bestmögliche medikamentöse «Kontrolle» aller belastenden Symptome wie Schmerz, Angst, Dyspnoe etc. in den letzten Lebenstagen und -stunden? Lebensqualität bis zuletzt für den Patienten und seine nahen Angehörigen anzustreben, geht vermutlich weit über die einseitig medikamentöse «Kontrolle» von Schmerzen und weiteren Leiden hinaus.

Dies erfordert jedoch nochmals einen anderen Umgang mit den belastenden Symptomen und Phänomenen in den letzten Lebenstagen und -stunden des uns anvertrauten sterbenden Menschen und seiner Angehörigen. So geht es weniger um das reine «Organisieren» von Palliative Care in den letzten Lebenstagen eines Menschen, als vielmehr um die patientenorientierte Realisierung von Palliative Care in der ihm verbleibenden Lebenszeit. Dieser andere Umgang setzt eine kompetent ausgebildete Grundhaltung voraus sowie exzellentes (Fach-)Wissen, ausgeprägte Fertigkeiten in der interdisziplinären und interprofessionellen Zusammenarbeit, Kenntnis von und Erfahrung mit unterstützenden Konzepten wie Assessment, Patientenedukation, Basale Stimulation, Kinästhetik, Caring und Kommunikations- und Reflexionskompetenz. Nicht zuletzt bedingt es eine ethische Grundhaltung im Sinne der Care-Ethik, welche sich dem absichtslosen und fürsorglichen Grundprinzip zu Gunsten des Sterbenden und seiner Familie verpflichtet weiß. Im Bewusstsein des Auftrags zur Betreuung des Sterbenden und seiner Angehörigen, mit Konzepten und Standards eben nicht alles «erfolgreich» unter Kontrolle zu bringen, mag die größte Herausforderung in der multiprofessionellen Behandlung, Pflege und Begleitung des Sterbenden in seinen letzten Lebenstagen und -stunden sein und bleiben (s. Kap. 5.3).

Abschließende Fragen zur Reflexion

- Wie *gestaltet* sich in Ihrer Organisation der Umgang mit Sterbenden in den letzten Lebenstagen?
- Woran machen Sie konkret die Betreuungsqualität in der Behandlung, Pflege und Begleitung des Sterbenden und seiner Angehörigen fest?
- Wie gestaltet sich in Ihrer Organisation konkret die interdisziplinäre und interprofessionelle Zusammenarbeit in der Betreuung eines sterbenden Menschen und seiner Angehörigen?
- Welchen Stellenwert und welche konkrete Pflegepraxis weist die Patientenedukation in der Betreuung eines sterbenden Menschen und seiner Angehörigen in Ihrer Organisation, in Ihrem Team auf?

Verwendete Literatur

Albrecht, E.: Symptome in der Sterbephase. In: Bausewein, C.; Roller, S.; Voltz, R. (Hrsg.): Leitfaden Palliativmedizin. Urban & Fischer, München/Jena 2004, 2. A.

Bausewein, C.: Medikamente. In: Bausewein, C.; Roller, S; Voltz, R. (Hrsg.): Leitfaden Palliativmedizin. Urban & Fischer, München/Jena 2004, 2. A.

Bausewein, C.; Roller, S.; Voltz, R. (Hrsg.): Leitfaden Palliativmedizin. Urban & Fischer, München/Jena 2004, 2. A.

Binsack, T.: Rasseln in der Terminalphase. In: Aulbert, E.; Zech, D. (Hrsg.): Lehrbuch der Palliativmedizin. Schattauer, Stuttgart/New York 2000, 1. Nachdruck.

Dickman, A.: Symptom control in care of the dying. How do you manage respiratory tract secretions in the dying patient? In: Ellershaw, J.; Wilkinson, S. (eds): Care of the dying. A pathway to excellence. Oxford University Press. Oxford/New York 2003.

Doenges, M. E.; Frances, M.; Moorhouse, A.; Geissler-Murr, C.: Pflegediagnosen und Maßnahmen. Huber, Bern 2003, korrigierter Nachdruck der 3., vollständig überarbeiteten und erweiterten A.

Ellershaw, J.; Wilkinson, S.: Care of the dying. A pathway to excellence. Oxford University Press, Oxford/New York 2003.

Glare, P.; Dickman, A.; Goodman, M.: Symptom control in care of the dying. In: Ellershaw, J.; Wilkinson, S.: Care of the dying. A pathway to excellence. Oxford University Press, Oxford/New York 2003.

Gottschalck, Th.: Mundhygiene und spezielle Mundpflege. Huber, Bern 2007.

Grond, S.; Zech, D.: Schmerztherapie in der Finalphase. In: Aulbert, E.; Zech, D. (Hrsg.): Lehrbuch der Palliativmedizin. Schattauer, Stuttgart/New York, 2000, 1. Nachdruck.

Husebø, B.: Die letzten Tage und Stunden. Palliative Care für Schwerkranke und Sterbende. MEDLEX Norwegische Gesundheitsinformation, Oslo 2001.

Jonen-Thielemann, I.: Die Terminalphase. In: Aulbert, E.; Zech, D. (Hrsg.): Lehrbuch der Palliativmedizin. Schattauer, Stuttgart/New York 2000, 1. Nachdruck.

Kern, M.; Gasper-Paetz, A.: Krankenpflege in der letzten Lebensphase. In: Zenz, M.; Donner, B. (Hrsg.): Schmerz bei Tumorerkrankungen. Interdisziplinäre Diagnostik und Therapie. Wissenschaftliche Verlagsgesellschaft, Stuttgart 2002.

Klaschik, E.: Schmerztherapie und Symptomkontrolle bei Sterbenden. In: Husebø, S.; Klaschik, E.: Palliativmedizin. Schmerztherapie, Gesprächsführung, Ethik. Springer, Berlin/Heidelberg/New York 2003, 3. A.

Klaschik, E.; Nauck, F.: Finalphase. In: Zenz, M.; Donner, B.: Schmerz bei Tumorerkrankungen. Interdisziplinäre Diagnostik und Therapie. Wissenschaftliche Verlagsgesellschaft, Stuttgart 2002.

Klaschik, E.; Nauck, F.: Medikamentöse Schmerztherapie. In: Bausewein, C.; Roller, S.; Voltz, R.: Leitfaden Palliativmedizin. Urban & Fischer, München/Jena 2004, 2. A.

Kloke, M.; de Stoutz, N.: Symptomorientierte onkologische Therapie. Ein Leitfaden zur pharmakologischen Behandlung. Springer, Berlin 1999, 2. A.

Kostrzewa, St.; Kutzner, M.: Was wir noch tun können! Huber, Bern 2004, 2. A.

Nydahl, P.; Bartoszek, G. (Hrsg.): Basale Stimulation. Ullstein Medical, Wiesbaden 1999, 2. A.

Spichiger, E. et al.: Professionelle Pflege – neu definiert. Zwei Kernsätze und acht Ergänzungen. Krankenpflege, 8 (2004): 20–23.

Thomm, M.: Transdermale Systeme aus der Sicht der Pflegekräfte. In: Likar, R.; Sittl, R.: Praxis der transdermalen Schmerztherapie. UNI-MED Verlag AG, Bremen/London/Boston 2002.

Weissenberger-Leduc, M.: Handbuch Palliativpflege. Springer, Wien/Jena 2003, 3., vollständig überarbeitete A.

WHO – World Health Organization. National cancer control programs: policies and managerial guidelines (2nd edn.). WHO, Genf 2002 (www.who.int/cancer).

Weiterführende Literatur

Bausewein, C.; Rémi, C.; Twycross, R.; Wilcock, A. (Hrsg.): Arzneimitteltherapie in der Palliativmedizin. Elsevier, München 2005.

Bernatzki, G.; Sittl, R.; Likar, R. (Hrsg.): Schmerzbehandlung in der Palliativmedizin. Springer, Wien/New York 2004.

Bienstein, C.; Klein, G.; Schröder, G. (Hrsg.): Atmen. Thieme, Stuttgart/New York 2000.

Bienstein, C.; Fröhlich, A.: Basale Stimulation in der Pflege. Verlag selbstbestimmtes Leben, Düsseldorf 2002, 14. A.

Bienstein, C.; Fröhlich, A.; Haupt, U. (Hrsg.): Fördern, Pflegen und Begleiten. Verlag selbstbestimmtes Leben, Düsseldorf 1997.

Bruckler, I.; Ott, A.: Mundpflege. In: Metz, Chr.; Wild, M.; Heller, A.: Balsam für Leib und Seele. Lambertus, Freiburg i. Br. 2002.

Buchholz, T.; Schürenberg, A.: Lebensbegleitung alter Menschen, Basale Stimulation® in der Pflege alter Menschen. Unter wissenschaftlicher Begleitung von Prof. Dr. Andreas Fröhlich und Christel Bienstein. Huber, Bern 2003.

Cull, A.; Sprangers, M.; Bjordal, K.; Aaronson, N.: On behalf of the EORTC Quality of Life Study Group «EORTC Quality of Life Study Group Translation Procedure». EORTC, Brüssel 1998.

Davy, J.; Ellis, S.: Palliativ pflegen. Sterbende verstehen, beraten und begleiten. Huber, Bern 2003.

Doyle, D.; Hanks, G.; Cherny, N.; Calman, K.: Oxford Textbook of Palliative Medicine. Oxford University Press, Oxford/New York 2004, 3rd edition.

Dunlop, R.: Cancer: Palliative Care. Focus on Cancer. Springer, Heidelberg/New York 1998.

Ellershaw, J. E.; Smith, C.; Overill, S.; Walker, S. E.; Aldrige, J.: Care of the dying: Setting standards for symptom control in the last 48 hours of life. J. Pain Symptom Manage., 21 (2001) 1: 12–17.

Ewers, M.; Schaeffer, D. (Hrsg.): Am Ende des Lebens. Versorgung und Pflege von Menschen in der letzten Lebensphase. Huber, Bern 2005.

Faull, C.; Carter, Y.; Woof, R.: Handbook of Palliative Care. Blackwell Science, Oxford 2000.

Faull, C.; Woof, R.: Palliative Care. An Oxford Core Text. Oxford University Press. Oxford/New York 2002.

Fröhlich, A.: Basale Stimulation. Verlag selbstbestimmtes Leben, Düsseldorf 1996, 8. A.

Fuchs, C.: Gibt es auch spirituelle Dyspnoe? Z. palliative-ch, (2005) 4: 21–23.

Georg, J. (Hrsg.): NANDA International. NANDA-Pflegediagnosen. Definition und Klassifikation 2005–2006. Huber, Bern 2005.

Heller, A.; Heimerl, K.; Metz, C. (Hrsg.): Kultur des Sterbens. Bedingungen für das Lebensende gestalten. Lambertus, Freiburg i. Br. 2000, 2., erweiterte A.

Heller, B.; Heller, A.: Sterben ist mehr als Organversagen. In: Heller, B. (Hrsg.): Aller Einkehr ist der Tod. Interreligiöse Zugänge zu Sterben, Tod und Trauer. Herder, Freiburg i. Br. 2003.

Hohler, F.: Zur Mündung. 37 Geschichten von Leben und Tod. Luchterhand, München 2000.

Husebø, S.: Was bei Schmerzen hilft. Herder, Freiburg i. Br. 1999, 2. A.

Lichter, I.; Hunt, E.: The last 48 hours of life. J. Palliative Care, 6 (1990): 7–15.

London, F.: Informieren, Schulen, Beraten. Praxishandbuch zur pflegebezogenen Patientenedukation. Huber, Bern 2003.

Müller-Mundt, G. (Hrsg.): Chronischer Schmerz. Herausforderungen für die Versorgungsgestaltung und Patientenedukation. Huber, Bern 2005.

Pfeffer, C.: «Hier wird immer noch besser gestorben als woanders». Eine Ethnographie stationärer Hospizarbeit. Huber, Bern 2005.

Pribil, U.: Die letzten Stunden. Sterbende Menschen begleiten und pflegen. In: Pleschberger, S.; Heimerl, K.; Wild, M. (Hrsg.): Palliativpflege. Grundlagen für Praxis und Unterricht. Facultas, Wien 2005, 2. A.

Rollin-Ferrel, B.; Coyle, N.: Textbook of Palliative Nursing. Oxford University Press, Oxford/New York 2001.

Sorge, M.: Atemnot. In: Metz, C.; Wild, M.; Heller, A. (Hrsg.): Balsam für Leib und Seele. Pflege in Hospiz- und Palliativer Betreuung. Lambertus, Freiburg i. Br. 2002.

Stapferhaus Lenzburg (Hrsg.): Last minute. Ein Buch zu Sterben und Tod. Hier und jetzt. Verlag für Kultur und Geschichte GmbH, Baden 1999.

Student, J.-C.; Mühlum, A.; Student, U.: Soziale Arbeit in Hospiz und Palliative Care. Reinhardt UTB, München/Basel 2004.

Student, J. Chr.: Stellungnahme zum Problem des Austrocknens von sterbenden Menschen. In: Das Hospiz-Buch. Lambertus, Freiburg i. Br. 1999, 4. A.

Wilkening, K.: Wir leben endlich. Zum Umgang mit Sterben, Tod und Trauer. Vandenhoeck & Ruprecht, Göttingen 1998, 2., durchgesehene A.

Wilkening, K.; Kunz, R.: Sterben im Pflegeheim. Perspektiven und Praxis einer neuen Abschiedskultur. Vandenhoeck & Ruprecht, Göttingen 2003.

Zenz, M.; Donner, B. (Hrsg.): Schmerz bei Tumorerkrankungen. Interdisziplinäre Diagnostik und Therapie. Wissenschaftliche Verlagsgesellschaft, Stuttgart 2002.

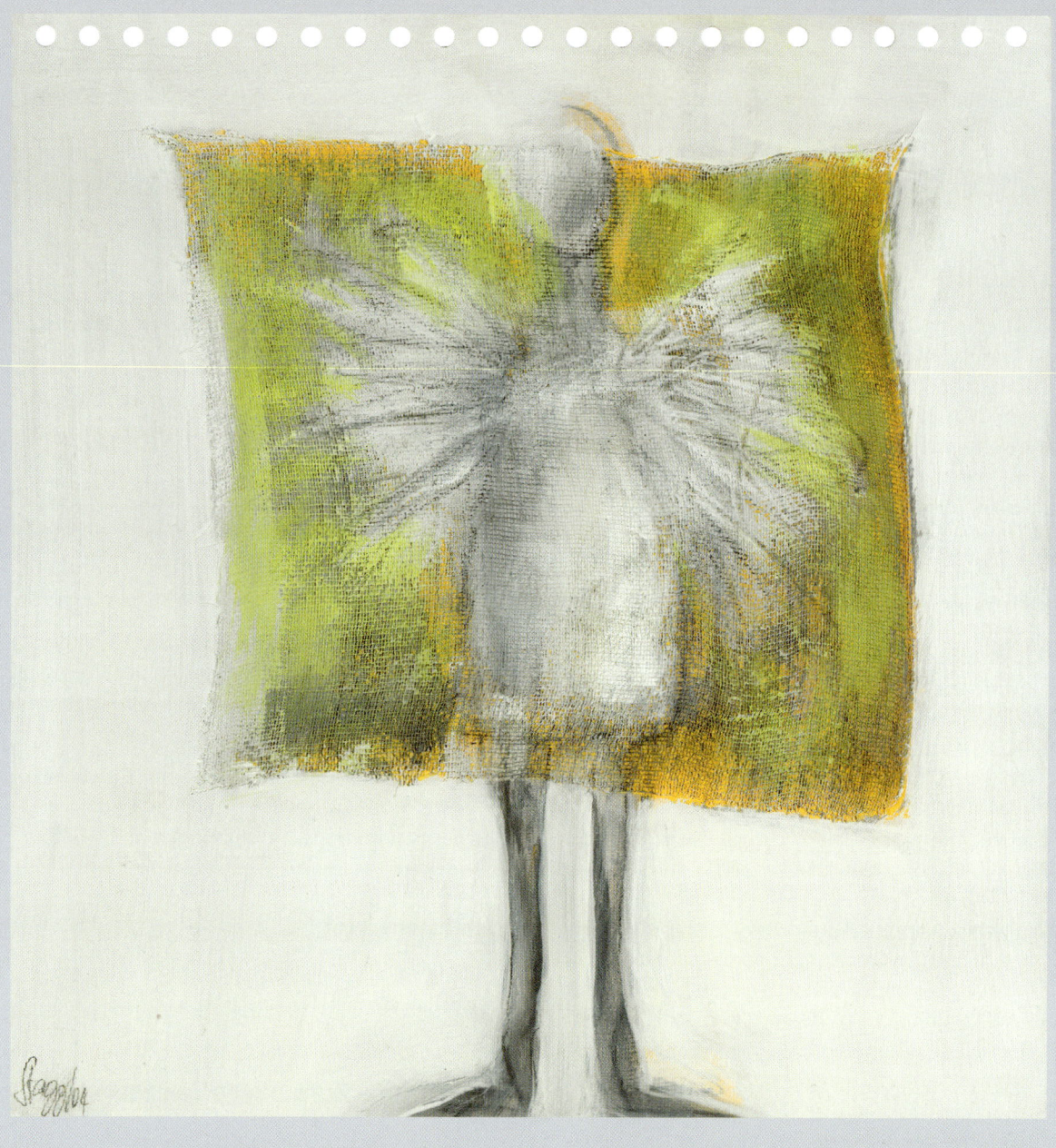

9.3
Palliative Care bei sterbenden Neugeborenen

Eva Cignacco, Lilian Stoffel und Mathias Nelle

«Obwohl es uns jetzt noch traurig macht, dass unser Kind nicht mit uns hier lebt, kann ich seinen Tod akzeptieren und kann das Erlebte in meiner Lebensgeschichte einordnen, das uns geprägt hat. Gesundheitlich geht es mir gut. Ich fühle mich durch dieses Ereignis ein Stück weit selbstbewusster und kompetenter im Umgang mit Tod und Trauer.» *(Mutter eines verstorbenen Neugeborenen)*

Abstract

Neugeborene und Säuglinge weisen unter pädiatrischen Patienten die höchste Sterberate auf. Allerdings lassen sich in Fachartikeln oder Fachbüchern kaum Aussagen über die Behandlungsschwerpunkte in der Palliativpflege bei sterbenden Neugeborenen finden. Die meisten Neugeborenen sterben innerhalb der ersten Lebenswochen auf Grund von extremer Unreife oder Fehlbildungen. Sie sterben entweder unmittelbar nach der Geburt oder nach initialer Behandlung, die aber auf Grund eines fehlenden Nutzens, verbunden mit einem hohen Leidenspotenzial und einer schlechten Prognose abgebrochen wird. Die Erwägung eines Therapieabbruchs in der Neonatologie ist eine der am meisten belastenden Entscheidungen, der sich das Fachpersonal und die Eltern stellen müssen. Gefordert werden dabei von den Betroffenen eine sehr gute interdisziplinäre Zusammenarbeit und eine ausgesprochen hohe kommunikative Kompetenz. Ein strukturierter, von ethischen Prinzipien geleiteter Entscheidungsprozess kann dazu beitragen, Sicherheit in der gemeinsam zu verantwortenden Vorgehensweise zu finden. Die Eltern müssen in die Entscheidungsfindung einbezogen werden. Nach dem Abbruch der kurativen Therapie folgt eine Orientierung an der Palliativpflege. Der Entscheid zur palliativen Behandlung, Pflege und Begleitung muss von den Eltern mitgetragen werden. Begleitung und Betreuung von Eltern und ihrem sterbenden Kind stellen hohe Anforderungen an das Fachpersonal. Die palliative Betreuung muss den Anforderungen einer familienzentrierten Pflege gerecht werden können. Erfahrungen in der Praxis zeigen, dass Aspekte der palliativen Betreuung bei sterbenden Neugeborenen wenig bekannt sind und von den Fachpersonen unterschiedlich wahrgenommen und ausgeführt werden.

Studienziele

Nach Abschluss dieses Kapitels wird die bzw. der Lernende in der Lage sein:

- pflegerische Aspekte der Palliativpflege bei sterbenden Neugeborenen zu kennen, zu benennen und zu erläutern.

- sich mit ausgewählten Aspekten, die in der Betreuung von Eltern eines sterbenden Kindes von Relevanz sind, auseinanderzusetzen und diese zu beschreiben.

- das Schmerzmanagement als wichtiges Kernelement der Palliativpflege bei sterbenden Neugeborenen einzustufen und sich damit auseinander zu setzen.

- zu verstehen, dass Entscheidungen zur palliativen Betreuung bei sterbenden Neugeborenen eines strukturierten, rechtzeitigen und interdisziplinären Entscheidungsprozesses bedürfen.

Schlüsselwörter

Comfort Care, Neugeborene, Entscheidungsprozesse, Elternarbeit, Nachbetreuung

Einleitung – Zum aktuellen Stand

Die Säuglingssterblichkeit in der Schweiz beträgt 4,3 Promille (Bundesamt für Statistik, 2003) und konnte seit den 80er Jahren des 20. Jahrhunderts dank der medizintechnologischen Entwicklung und der vereinten Anstrengungen von Geburtshilfe und Neonatologie signifikant gesenkt werden. Im Jahre 2004 sind in der Schweiz 233 Neugeborene vor Vollendung des ersten Lebensmonats verstorben (Bundesamt für Statistik, 2004). Deren Anteil an der Gesamtzahl Lebendgeborener beträgt 0,31%. Die meisten dieser Neugeborenen (57,5%) starben innerhalb des ersten Lebenstages, weitere 26,1% überlebten die erste Lebenswoche nicht. Der Anteil der Neugeborenen, die innerhalb der ersten Lebenswoche verstirbt, beträgt demnach 83,6% (Bundesamt für Statistik, 2004). Als meistgenannte Todesursachen werden neonatale Fehlbildungen und die Unreife bei sehr früh Geborenen mit einem Geburtsgewicht von < 1500 g beschrieben (Bundesamt für Statistik, 2002). Die Zahlen verdeutlichen, dass sich das Fachpersonal geburtshilflicher Kliniken, vor allem diejenigen mit integrierter Neonatologie, den Anforderungen einer kompetenten palliativen Betreuung sterbender Neu- und Frühgeborener stellen muss. Die Behandlung, Pflege und Begleitung eines sterbenden Neugeborenen und die damit verbundene intensive Begleitung der Eltern ist eine höchst anspruchsvolle Tätigkeit, die eine ausgebildete Grundhaltung, viel Wissen und Können um psychologische Bewältigungsprozesse in einer für Betroffene existenziellen Lebenskrise abverlangt.

Geht der palliativen Betreuung ein Therapieabbruch voraus, so muss berücksichtigt werden, dass die Erwägung eines Therapieabbruchs in der Neonatologie eine der am stärksten belastenden Entscheidungen darstellt, dem sich das Fachpersonal und die Eltern stellen müssen. Situationseinschätzungen und Entscheidungsfindungen, z.B. in Situationen, in denen extrem früh Geborene an der Grenze zur Lebensfähigkeit geboren werden, sind europaweit von einer großen Heterogenität gekennzeichnet. Die Euronic Study Group (2000) verdeutlichte, dass in den befragten acht europäischen Ländern kein Konsens darüber besteht, in welchen Situationen bei Frühgeborenen unter 24 Gestationswochen Intensivpflege oder Palliativpflege angestrebt werden soll. Auch die Einbindung der Eltern in den Entscheidungsfindungsprozess ist in den einzelnen Ländern sehr unterschiedlich. In Frankreich, Italien und Spanien werden die Eltern kaum in den Entscheidungsprozess einbezogen, während in Großbritannien an manchen Orten Eltern über eine große Entscheidungskompetenz hinsichtlich des Einsatzes oder der Zurückhaltung lebenserhaltender Maßnahmen verfügen (Baumann-Hölzle, 2004: 122). Diese Studie hat zu einem internationalen Diskurs geführt, und es wurden in einzelnen Ländern Empfehlungen formuliert. Die Schweizerische Gesellschaft für Neonatologie empfiehlt bei Frühgeborenen im Alter von weniger als 24 Wochen, die Behandlung auf Palliativmaßnahmen zu beschränken (Arbeitsgruppe der Schweizerischen Gesellschaft für Neonatologie, 2002). Bezüglich der palliativen Behandlung, Pflege und Begleitung bei sterbenden Neugeborenen mangelt es in der Schweiz in der klinischen Praxis an Richtlinien, die dem Fachpersonal eine Handlungsorientierung geben würden. Carter und Bhatia (2001) bestätigten in ihrem Bericht, dass die Entwicklung und Implementierung hausinterner Richtlinien zur palliativen Betreuung dazu verhelfen, dem Personal die nötige Sicherheit in der Betreuung der Neugeborenen und ihrer Eltern zu vermitteln. Im deutschsprachigen Raum sind zur palliativen Betreuung von sterbenden Neugeborenen nur wenige Literaturangaben zu finden. Im amerikanischen und angelsächsischen Sprachraum haben sich die Begriffe «comfort care» und «end-of-life care» etabliert. Es liegen aber auch für diesen Sprachraum nur vereinzelte Publikationen vor.

Die Geschichte von Tamara – Eine Kasuistik

Vor der Geburt wurden bei Tamara im zweiten Schwangerschaftstrimenon mittels Pränataldiagnostik schwere Fehlbildungen bei infauster Prognose festgestellt. Die Eltern entschieden sich, die Schwangerschaft weiterzuführen und nach der spontanen Geburt ihre Tochter im Sterben zu begleiten. Tamara wird in der 23 4/7 Schwangerschaftswoche lebend geboren. Das Fachpersonal war auf die Situation vorbereitet, zumal ein Ethikzirkel stattgefunden hatte und das Vorgehen protokollarisch in der Krankengeschichte festgehalten worden war. Man rechnete mit einem Tod innerhalb von 24 Stunden. Tamara wies aber im Sterbeprozess eine unerwartet lange Vitalität auf. Obwohl sie Mühe mit der Atmung hatte, war sie sehr wach und aufmerksam. Tamara war auch nach 36 Stunden noch am Leben, und ihre Vitalität zog eine starke Verunsicherung des Fachpersonals und der Eltern mit sich. Diese Verunsicherung führte am Abend des zweiten Tages dazu, dass das Kind auf Grund seiner Hypothermie für die Pflege in der Isolette von der Mutter getrennt wurde. Diese Trennung führte zu einer Unklarheit in der Ausrichtung der weiteren Betreuung: War sie nun kurativ oder weiterhin palliativ? Das Personal war sich nicht mehr im Klaren. Es fanden interdisziplinäre Gespräche statt, um die pränatale Diagnose auch postnatal bestätigen zu können. Die Diagnose wurde bestätigt. Die Eltern wurden über die Ge-

> spräche informiert, was bei ihnen keine Beruhigung oder Hoffnung, sondern vielmehr Stress auslöste. Sie mussten eng begleitet werden. Trotz der Wärme in der Isolette verschlechterte sich der Zustand zusehends, und Tamara verstarb am Abend des dritten Tages friedlich bei den Eltern. Kurz vor ihrem Tod wurde Tamara durch die Spitalseelsorgerin in Anwesenheit weiterer Angehöriger getauft. Tamara blieb nach dem Tod noch 14 Stunden mit den Eltern im Zimmer, bis sie dann kremiert und auf dem Stadtfriedhof beigesetzt wurde.

Definition und Ziele der Palliative Care bei sterbenden Neugeborenen

Palliativpflege bei sterbenden Neugeborenen betrifft Früh- und Termingeborene, die auf Grund ihrer Unreife oder einer schweren Erkrankung oder Fehlbildung wegen auf die Dauer nicht lebensfähig sind. Die WHO (2002) definiert Palliative Care als eine aktive, umfassende Behandlung von Kranken, die nicht mehr geheilt werden können. Im Vordergrund stehen die Linderung des Schmerzes und anderer Symptome sowie das Eingehen auf psychologische, soziale und religiös-spirituelle Bedürfnisse des Kranken und seiner Angehörigen. Leider lassen sich auch in den Dokumenten der WHO keine expliziten Empfehlungen für die palliative Betreuung sterbender Neugeborener finden. Deren Empfehlungen umfassen Kinder, Jugendliche und Erwachsene.

Palliative Care bedingt einen interdisziplinären Ansatz, um physisches, psychologisches, soziales, emotionales Leiden des sterbenden Neugeborenen und seiner Eltern zu lindern und ihnen in diesem Prozess die nötige Unterstützung – auch eine religiös-spirituelle – zu gewährleisten (Catlin/Carter, 2002). Die WHO (2002) und die American Academy of Pediatrics (2000) geben für Palliativsituationen für Kinder und Jugendliche Empfehlungen, die von den AutorInnen auf die Situation von sterbenden Neugeborenen angepasst wurden:

- Schmerzen und andere quälende Symptome, wie z. B. Atemnot, werden gelindert.
- Das Leben Leben wird bejaht und der Tod als natürlicher Vorgang akzeptiert.
- Der Tod wird weder herbeigeführt noch hinausgezögert.
- Es wird Unterstützung angeboten, damit das Neugeborene bis zum Tod so aktiv wie möglich und in Interaktion mit leben Eltern leben kann.
- Die Eltern und das sterbende Kind werden im Betreuungsprozess als Einheit verstanden. Die Pflege ist familienzentriert. Sie integriert psychologische, kulturelle und religiöse Aspekte.
- Den Eltern wird Unterstützung angeboten, damit sie die Krankheit und das Sterben ihres Neugeborenen und ihre Trauer durchstehen können.

Auf die Beschreibung der einzelnen Punkte wird in der Folge eingegangen.

Entscheidungsfindung in der klinischen Praxis

Die medizinische und pflegerische Behandlung in der Neonatologie ist in vielerlei Hinsicht komplexer geworden. Ethik und ethische Entscheidungsfindungen sind integraler Bestandteil des klinischen Alltags. So gibt eine Untersuchung in den USA an, dass bei 74 % der neonatalen Sterbefälle in der Klinik ethische Entscheidungsfindungen vorausgingen (Vrakking et al., 2005). In den Niederlanden zeigte eine nationale Erhebung, dass 20 % der Neugeborenen plötzlich und unerwartet verstarben und bei 68 % der neonatalen Todesfälle eine ethische Entscheidungsfindung zur Weiterführung der Therapie bzw. zum Therapieabbruch durchgeführt wurde (Vrakking et al., 2005).

Der Entscheid zur palliativen Betreuung sollte durch eine interdisziplinäre und interprofessionelle Situationseinschätzung und -beurteilung prä-, peri-, oder postpartal erfolgen. Von Vorteil ist es, wenn die Institution über einen strukturierten Gesprächsrahmen verfügt, der es unter der Leitung einer Ethikfachperson ermöglicht, medizinisch-ethische Fragen in Zusammenhang mit einem Therapieabbruch oder dem Sterbeprozess zu reflektieren (Medizinische Kinderklinik Inselspital Bern, 2003; Medizin-ethischer Arbeitskreis Neonatologie Zürich, 2003). Dabei müssen Kriterien, wie die zu erwartende Lebensqualität oder das durch die intensivmedizinische Behandlung bedingte Leidenspotenzial des Neugeborenen, aufgenommen, diskutiert und reflektiert werden. Für diese Gespräche ist die Anwendung eines standardisierten Gesprächsleitfadens und einer Protokollvorlage (s. Anhang) zu empfehlen, die es den involvierten Betreuenden ermöglichen, die Komplexität der Fragestellung strukturiert anzugehen. Der Entscheid, der immer einer vorgängigen Situationseinschätzung und Werte- bzw. Güterabwägung folgt, muss transparent und nachvollziehbar sein. Über diese Werte- bzw. Güterabwägung muss auch im Nachhinein noch Rechenschaft abgelegt werden können. Die Teilnahme an einer ethischen Entscheidungsfindung ist im hohen Grad diskursiv. Das beteiligte Fachpersonal muss nebst der Sachkompetenz auch über eine analytische Fähigkeit, über eine ausgebildete Reflexionskompetenz und, damit verbunden, über eine ausgeprägte Begründungskompetenz verfügen. Dies setzt einerseits die Fähigkeit zur Kritik der persönlichen Moral, andererseits Kenntnisse verschiedener Ethikentwürfe, sowie die Fähigkeit voraus, einen ethischen Entscheidungsprozess strukturiert zu verfolgen und zum Entscheid beizutragen (Nelle et al., 2004). Die Meinungsfindung basiert, wenn immer möglich, auf dem Prinzip eines Konsenses (Nelle et al., 2004). Die Situation des sterbenden Neugeborenen wird regelmäßig einer Neubeurteilung unterzogen, um allfällige Veränderungen, wie z. B. eine unerwartet lange Vitalität des Kindes, die zu Verunsicherung der Eltern und des betreuenden Fachpersonals führen kann, rechtzeitig zu erkennen, aufmerksam aufzunehmen und miteinander zu besprechen.

Ein entsprechender Gesprächsleitfaden nebst Protokollvorlage Neonatologie, Version Mai 2003, findet sich im Anhang des Buches.

Einbezug der Eltern in die Entscheidungsfindung

Mc Haffie et al. (2001) heben in ihrer Untersuchung die Bedeutung des Einbezugs der Eltern bei Therapieabbrüchen von Neugeborenen hervor. Bei einer retrospektiven Befragung betroffener Eltern 3 und 13 Monate nach dem Verlust ihres Neugeborenen hatte über die Hälfte der Eltern den Eindruck, die Entscheidungsfindung wesentlich mitgetragen zu haben. Knapp 90 % der Eltern waren auch retrospektiv der Meinung, die richtige Entscheidung für ihr Kind gefällt zu haben. Alle befragten Eltern bestätigten die Richtigkeit, in den Entscheidungsfindungsprozess involviert gewesen zu sein. Folgende Faktoren wurden von den Eltern für die Entscheidungshilfe als elementar beschrieben:

- beobachtbare Verschlechterung des Gesundheitszustands des Neugeborenen
- verständliche und nachvollziehbare Informationen über den kritischen Gesundheitszustand und über die beeinträchtigte neurologische Entwicklung
- ersichtliches Schmerz- und Leidenspotenzial
- allgemein schlechte Lebensprognose.

Entgegen einiger Meinungen und klinischer Praktiken, die Eltern vor Überforderung schützen zu wollen und sie deswegen vom Entscheidungsprozess weitgehend auszuschließen, verdeutlichen Mc Haffie et al., (2001), dass eine Beteiligung an der Entscheidungsfindung für die befragten Eltern psychologisch keine nachteilige Wirkung hatte. Diese Studie hebt die Wichtigkeit des elterlichen Mitentscheides hervor. Auf Grund vorliegender Erkenntnisse wird der Einbezug der Eltern dringend empfohlen.

Pflegerische und medizinische Aspekte in der umfassenden Betreuung

Pierucci et al. (2001) beschreiben in ihrer retrospektiven Studie bei 196 sterbenden Neugeborenen, dass der Entscheid zur palliativen Betreuung eine grundsätzlich andere Vorgehensweise implizierte, zumal intensivmedizinische Maßnahmen ihren Sinn verloren und andere Aspekte prioritär wurden. So wurden z. B. das sterbende Kind und seine Eltern nach dem Entscheid zum Therapieabbruch häufiger in Räumen untergebracht, wo sie den Sterbeprozess und das Abschiednehmen ungestörter erleben konnten, als dies auf der neonatologischen Intensivstation möglich gewesen wäre. In der palliativen Betreuung sterbender Neugeborener gilt es, den im Folgenden beschriebenen Aspekten besondere Aufmerksamkeit zu schenken.

Dokumentation

Der Entscheid zur ausschließlichen palliativen Betreuung muss dokumentiert sein. Hier empfiehlt sich die Verwendung eines strukturierten Protokolls (siehe Gesprächsleitfaden und Protokollvorlage im Anhang). Im Weiteren werden der gesamte Betreuungsverlauf, die damit verbundenen Beobachtungen (Schmerz, Wärme, Atmung, Ernährung, Vitalität), die Gespräche mit den Eltern und die Inhalte weiterer Diskussionen in der medizinisch-ethischen Gruppe kontinuierlich in der medizinischen Krankengeschichte und Pflegedokumentation schriftlich festgehalten. Der eingetretene Tod des Neugeborenen wird ausschließlich vom Arzt/von der Ärztin attestiert und dokumentiert.

Schmerzmanagement bei schwer kranken und sterbenden Neugeborenen

Der Entscheid zur palliativen Betreuung ist mit einer deutlichen Reduktion schmerzhaft invasiver Maßnahmen für das Neugeborene verbunden (Pierrucci et al., 2001). Trotzdem muss dem Schmerzmanagement in Palliativsituationen große Beachtung geschenkt werden.

Die *Schmerzerfassung* bei Neugeborenen stellt Pflegende und ÄrztInnen vor die Schwierigkeit, den

Schmerz zu erkennen, und ihn in seiner Stärke zu objektivieren. Die Einschätzung des Schmerzes erfolgt in der Praxis sehr oft auf der Grundlage einer subjektiven Schmerzbeurteilung, was zu einer ungenügenden und unsystematischen Behandlung von Schmerzsituationen führen kann. Shapiro (1993) stellt in ihrer Studie fest, dass Schmerzen sehr kranker Neugeborener in der Praxis häufig unterschätzt werden und dass die Schmerzeinschätzung von vielen Faktoren, wie Ausbildungsgrad, Erfahrung und persönlicher Einstellung der Betreuungsperson, abhängig ist. Der Schmerz von Neugeborenen ist ein multidimensionales Phänomen, und dessen Erfassung beruht auf physiologischen und verhaltensbezogenen Indikatoren (Cignacco, 2001). Der «Berner Schmerzscore für Neugeborene» (BSN) (Cignacco/Stoffel, 2001) ist ein Instrument, welches beide Dimensionen erfasst (**Abb. 9.3-1**). Das Validierungsverfahren bestätigte die guten psychometrischen Eigenschaften des BSN, auch bei Frühgeborenen unter der 32. Gestationswoche (Cignacco et al., 2003, 2004; Gessler/Cignacco, 2004). Empfohlen wird ein Schmerzassessment alle 4–6 Stunden. Zeigt der BSN erhöhte Werte, erfolgt eine angemessene Intervention, die 30–60 Minuten später ebenfalls mit dem BSN evaluiert wird (Stoffel, 2003).

Für die *Behandlung* stehen nichtmedikamentöse und medikamentöse Interventionen (Opioide und Nichtopioide) zur Verfügung. Um eine optimale Wirksamkeit zu erzielen, bedürfen sowohl nichtmedikamentöse als auch medikamentöse Interventionen zusätzlich einer Reduktion externer Reize wie laute Geräusche und grelles Licht. Das Neugeborene soll es warm haben und darf nicht alleine gelassen werden. Es soll die Kommunikation, Zuwendung und Geborgenheit bekommen, die es benötigt. Für jedes Kind soll deshalb individuell eine optimale Schmerztherapie initiiert werden, bestehend aus nichtmedikamentösen und medikamentösen Behandlungsformen. Im Folgenden werden diese Interventionen zur Analgesie und Sedation in ihrer Anwendung beschrieben.

Nichtmedikamentöse Interventionen zur Analgesie

Ergebnisse einer systematischen Literaturübersicht geben Hinweise darauf, dass nichtmedikamentöse Interventionen zur Schmerzbehandlung bei Früh- und Neugeborenen effektiv sind (Stoffel/Cignacco et al., 2005). Es wird davon ausgegangen, dass nichtmedikamentöse Interventionen den Gate-Control-Mechanismus aktivieren (Melzack/Wall, 1965). Sie führen zu einer endogenen Endorphinausschüttung, die zur Modulation des Schmerzimpulses auf Rückenmarksebene beitragen und schmerzlindernd wirken. Diese Interventionen können auch die Aufmerksamkeit des Neugeborenen aktivieren, vom Schmerz ablenken und den Schmerz dadurch modifizieren (Bellieni et al., 2001). Bei milden Schmerzen wird grundsätzlich empfohlen, eine nichtmedikamentöse Behandlung einzuleiten (Amerikanische und Kanadische Akademie der Pädiatrie, 2000; Anand and the International Evidence-Based Group for Neonatal Pain, 2001). Die nichtmedikamentösen Interventionen können von allen Betreuungspersonen, insbesondere auch von den Eltern durchgeführt werden.

Folgende Interventionen sind nachweislich schmerzlindernd:

- *Kängurupflege* (Johnston et al., 2003): Dabei wird das Neugeborene der Mutter oder dem Vater auf die nackte Haut gelegt und mit Tüchern zugedeckt, sodass es zu keinem Wärmeverlust kommt.
- Nichtnutritives und nutritives Saugen mit Schnuller oder befeuchtetem Watteträger, z. B. mit Muttermilch (Field/Goldson, 1984; Shiao et al., 1997; Corbo et al., 2000; Stevens et al., 1999; Bellieni et al., 2001).
- *Orale Verabreichung von Glucose 30 %:* Die analgetische Wirkung einer oral verabreichten Glucoselösung ist hinreichend untersucht und bestätigt worden (Bauer/Versmold, 2001; Stevens/Ohlsson, 2001; Johnston et al., 2002; Kaufmann et al., 2002; Gibbins et al., 2002). Diese kann dem Neugeborenen zwei Minuten vor einer schmerzhaften Intervention (z. B. kapilläre Blutentnahme) verabreicht werden. Auch unabhängig von einer Intervention kann dem sterbenden Neugeborenen zur Beruhigung Glucose 30 % per Watteträger oder Schnuller gegeben werden. Die orale Glucoselösung ist allerdings kein starkes Schmerzmittel. Sie schwächt lediglich das Schmerzempfinden. Diese Schmerzreduktion erfolgt über die zentrale Freisetzung von Endorphinen mittels orogustatorischer Stimulation. Das Saugen am Schnuller und die Glucoselösung haben einen additiven schmerzlindernden Effekt. Neugeborene mit einem Gewicht von weniger als 1000 g erhalten 0,1 ml Glucose per Verabreichung. Neugeborene über 1000 g erhalten 0,5 ml (Kinderklinik Universitätsspital Insel, 2001).
- *Verschiedene Formen von Musik wie A-Capella-Gesang, Instrumentalmusik oder Musik mit intrauterinen Geräuschen* (Bo/Callaghan, 2000; Butt/Kisilevsky, 2000): Die Musikbox muss mit einem Abstand von 40–60 Zentimetern vor dem Gesichtsfeld des Neugeborenen platziert werden, und die Lautstärke soll 45 Dezibel nicht übersteigen. Wegen der Gefahr einer Reizüberflutung soll die Musik pro Intervention nicht länger als 15 Minuten angeboten werden.

Berner Schmerzscore für Neugeborene (BSN)

Name: _____

Parameter	0	1	2	3	Datum, Zeit und Score							
Schlaf	Ruhiger Schlaf oder Phase physiologischer Wachheit	Oberflächlicher Schlaf mit Augenblinzeln	Erwacht spontan	Kann nicht einschlafen								
Weinen	Kein Weinen	Kurze Weinphase (weniger als 2 Minuten)	Vermehrtes Weinen (mehr als 2 Minuten)	Vermehrtes und schrilles Weinen (mehr als 2 Minuten)								
Beruhigung	Keine Beruhigung notwendig	Weniger als 1 Minute zur Beruhigung	Mehr als 1 Minute zur Beruhigung	Mehr als 2 Minuten zur Beruhigung								
Hautfarbe	rosig	gerötet	Leicht blass evtl. marmoriert	Blass, marmoriert, zyanotisch								
Gesichtsmimik	Gesicht entspannt	Vorübergehendes Verkneifen des Gesichts	Vermehrtes Verkneifen des Gesichts und Zittern des Kinns	Dauerhaftes Verkneifen des Gesichts und Zittern des Kinns								
Körperausdruck	Körper entspannt	Vorwiegend entspannt, kurze Verkrampfung	Häufige Verkrampfung, aber auch Entspannung möglich	Permanente Verkrampfung								
Atmung	Normal und ruhig (Ausgangswert)	Oberflächlich. Zunahme der Frequenz von 10 bis 14 innerhalb von 2' und/oder thorakale Einziehungen	Oberflächlich. Zunahme der Frequenz um 15 bis 19 innerhalb von 2'. Vermehrt thorakale Einziehungen	Oberflächlich und unregelmässig, deutliche Zunahme der Frequenz um gleich oder mehr als 20 innerhalb von 2' und/oder starke thorakale Einziehungen								
			Kein Schmerz: 0–8 Punkte **Schmerz:** ≥ 9 Punkte	TOTAL SUBJEKTIVE INDIKATOREN →								
Herzfrequenz	Normal (Ausgangswert)	Zunahme von 20 bpm oder mehr bpm vom Ausgangswert, **mit** Rückgang zum Ausgangswert innerhalb von 2'	Zunahme von 20 bpm oder mehr bpm vom Ausgangswert, **ohne** Rückgang zum Ausgangswert innerhalb von 2'	Zunahme von 30 bpm oder mehr bpm vom Ausgangswert oder vermehrte Bradykardien innerhalb von 2'								
Sauerstoffsättigung	Senkung von 0 % bis 1,9 %	Senkung von 2 % bis 2,9 %	Senkung von 3 % bis 4,9 %	Senkung von 5 % und mehr.								
			Kein Schmerz: 0–10 Punkte **Schmerz:** ≥ 11 Punkte	TOTAL GESAMTSKALA →								

Abbildung 9.3-1: Berner Schmerzscore für Neugeborene, Punktetotal für subjetive Indikatoren: 21; Punktetotal für Gesamtskala: 27 (Quelle: © Cignacco/Stoffel, Frauenklinik/Medizinische Kinderklinik, Universitätsspital Insel, 2001)

- *Facilitated Tucking*, d. h. Halten in Froschstellung (Corff et al., 1995; Huang et al., 2004; Ward/Larson et al., 2004): Bei dieser Intervention liegt das Neugeborene auf dem Bauch. Die eine Hand der Betreuungsperson umschließt den Kopf des Kindes, die andere flektiert die Beine an das Gesäß heran.
- *Swaddling bzw. Einwickeln* (Fearon et al., 1997; Prasopkittikun/Tilokskulchai, 2003; Huang et al., 2004): Die Methode des Einwickelns bedeutet, dass das Neugeborene nach einer definierten Technik in eine Stoffwindel eingewickelt wird.
- *Multisensorische Stimulation* (Bellieni et al., 2001): Bei dieser Intervention wird das Neugeborene auf verschiedenen Sinnesebenen angesprochen. Es wird durch das Massieren von Rücken und Gesicht beruhigt (taktile Ebene). Dabei werden auf die massierende Haut wenige Tropfen eines wohlriechenden Öles (olfaktorische Ebene) verstrichen. Beim Massieren wird zudem sanft mit ihm gesprochen (auditive Ebene), und es erhält einen mit Glucose 10 % beträufelten Watteträger oder Schnuller, an dem es saugen kann (orogustatorische Ebene).
- *Entwicklungsfördernde Pflege* (Sizun et al., 2002): Die Prinzipien der entwicklungsfördernden Pflege beinhalten Maßnahmen zur Licht- und Lärmreduktion, Kommunikation, Interaktion und Lagerung. Das Neugeborene erhält motorische Unterstützung, wobei es das Gewicht seiner Extremitäten an die Unterstützungsfläche abgeben kann und für die Extremitäten Abstoßmöglichkeiten vorhanden sind (Nestbau). Außerdem hat es die Möglichkeit zu greifen und Gelegenheit zum nichtnutritiven Saugen.

Medikamentöse Interventionen zur Analgesie und Sedation

Besonderheit der Gabe von Opiaten. Anand et al. (2000) empfehlen beim sterbenden Kind die großzügige Verabreichung von Opiaten und Benzodiazepinen. Auch Partridge und Wall (1997) beschreiben in ihrer Studie den häufigen Gebrauch (84 %) von Opiaten bei 165 sterbenden Kindern. Zu beachten ist, dass Opiatdosierungen möglicherweise lebensverkürzend sein können (Schweizerische Akademie Medizinischer Wissenschaften, 1995). Die Verabreichung von Medikamenten mit der Absicht, das Leben des Frühgeborenen zu beenden, ist in der Schweiz strafbar und ethisch nicht zu vertreten (Arbeitsgruppe der Schweizerischen Gesellschaft für Neonatologie, 2002). Zwei anonyme Umfragen bei NeonatologInnen in den Niederlanden (Vrakking et al., 2005) und in Belgien (Provoost et al., 2005) bestätigen, dass die Gabe lebensverkürzender Medikamente in der Absicht, den Sterbeprozess zu verkürzen, von Ärzten vorgenommen wird, obwohl sie verboten ist. Diesem Entscheid lagen die fehlende reale Überlebenschance oder die mit einer sehr schlechten Lebensqualität verbundene Prognose für das betroffene Frühgeborene zu Grunde. Für die Niederlande beschreiben Vrakking et al. (2005) diesbezüglich eine Häufigkeit von 8 %. Für Belgien gelten ähnliche Zahlen. Provoost et al. (2005) stellten dabei ein Verhältnis zwischen dem Alter des Neugeborenen und der Gabe lebensverkürzender Medikamente fest: Bei extrem früh Geborenen war die Anwendung einer lebensverkürzender Medikation fünf Mal höher als bei älteren Kindern. Diese beiden Studien deuten darauf hin, dass sich Neonatologen in Belgien und in den Niederlanden bei ihren Entscheidungsfindungen nicht ausschließlich von der jeweiligen Rechtsprechung leiten lassen, sondern Fragen der Lebensqualität und des Leidenspotenzials für ihre ethische Entscheidungsfindung über die Rechtsprechung stellen. Ähnliche Untersuchungen wurden in anderen Ländern bisher nicht durchgeführt. Die beiden Studien sorgen derzeit in Europa für entsprechende öffentliche und politische Diskussionen.

Medikamentendosierung. Die Medikamentendosierung muss dem Gewicht des Kindes angepasst und ausreichend sein. Nebst der Schmerztherapie muss auch daran gedacht werden, dass das Kind unter Angstzuständen leiden kann, wie dies auch bei Erwachsenen beschrieben wird. Deshalb muss zusätzlich zur Analgesie der Einsatz eines anxiolytischen Medikamentes diskutiert werden. Die Verabreichung von Opiaten und Sedativa bedarf einer ärztlichen Verordnung. In der Folge werden die gebräuchlichsten Analgetika in ihrer Anwendung beschrieben **(Tab. 9.3-1)**.

Wärme und Körpertemperatur

Das sterbende Kind hat Mühe, seine Körpertemperatur zu halten und ist eher unterkühlt. Das Unterkühlen ist charakteristisch für den Sterbeprozess. Ein regelmäßiges Überprüfen der Körpertemperatur axillär ist nicht angebracht, hat keine Konsequenz und stört die nötige Ruhe des Neugeborenen. Da die Hände und Füße oft etwas kühler sind, reichen sie für die Einschätzung der Körpertemperatur nicht aus. Gesicht und Nacken des Kindes sind für das Ertasten der Temperatur maßgebend (Frauenklinik, Universitätsspital Insel Bern, 2003). Es ist auf eine gute Wärmezufuhr durch Körpernähe zu den Eltern, Kopfbede-

9.3 Sterbende Neugeborene

Tabelle 9.3-1: Medikamente in der Palliativpflege sterbender Neugeborener (peroral verabreichte Medikamente mit oder nach der Mahlzeit [ggf. kleiner Nahrungsgabe], da Reizung der Magenschleimhaut; je nach Kreislaufsituation verzögerter Wirkungseintritt, besonders nach rektaler Applikation) (Quelle: Autoren)

Medikament	Dosis nach Verabreichung [mg/kg]	Dosis-Intervall [h]	Wirkungseintritt [min]	Wirkungsdauer [min]	Analgesie	Sedierung	Kommentar
Paracetamol	p.o. 20–25 rektal 30	4–6	60	60–120	+		
Chloralhydrat (Chloraldurat®)	p.o. 20–50 rektal 40–75	4–6	15	60–120		++	
Chlorpromazin (Chlorazin®)	p.o. 0,5–20 i.v. 0,25–0,5	4	15–30	120–180		++	Myoklonien
Phenobarbital	p.o. 10–15 i.v. 5–10	4–6	1–30	120–180		+++	
Midazolam (Dormicum®)	p.o. 0,25 nasal 0,05–0,15 i.v. 0,05–0,15	4–6	1–15	120–180	(+)	++++	langsam i.v. über 5 min anxiolytisch Atemdepression Myoklonien, fragl. Krämpfe i.v. Lsg. als nasale Applikation möglich
Diazepam (Stesolid®)	p.o. 0,25 i.v. 0,05–0,15	4–6	1–5	120–180	(+)	++++	langsam i.v. über 5 min anxiolytisch Atemdepression Myoklonien
Morphin-HCl	s.c. 0,1–0,2 i.m. 0,1–0,2 i.v. 0,05–0,1–(0,2)	4–6	10 5–10	60–120	+++	++	langsam spritzen
Morphin-Sulfat GT 1%	p.o. 0,15–0,3	4–6	20	120–180	+++	++	
Tinctura Opii 0,4%	p.o. 8 Tr./kg KG	4–6	20	60–120	+++	+	33 Tr. = 1 ml = 0,4 mg

ckung und Bekleidung, warme Tücher und Wärmeflaschen zu achten. Sollte es die Situation verlangen, kann auch zu einem Wärmebett und/oder zur Wärmelampe gegriffen werden. Eine Hypothermie des Kindes ist kein Grund, um es für die Pflege von der Mutter zu trennen. Eine Wärmelampe bzw. ein Wärmebett kann im Zimmer der Mutter installiert werden.

Ernährung und Mundpflege

Catlin und Carter (2002) schreiben, die Ernährung sei ein belastender Aspekt für das sterbende Neugeborene und könne die Atmung beeinträchtigen. Ob ein sterbendes Neugeborenes ernährt wird, sollte situativ sowie individuell vereinbart werden. Die Ernährungsmenge richtet sich nach dem Zustand des Kindes. Es ist mit einer reduzierten Nahrungsaufnahme zu rechnen. Das Legen einer Magensonde muss sorgfältig diskutiert werden. Wird entschieden, dass das Kind per Magensonde ernährt wird, muss deren Lage vor jeder Ernährung geprüft werden. Dabei muss berücksichtigt werden, dass das Legen einer Magensonde ein invasiver Eingriff ist und das Neugeborene zur Schmerzprävention Glucose 30% p.o. erhalten sollte. Das Kind kann auch gestillt werden. Durch das Stillen erfährt es Zuwendung, und der Mutter wird ermöglicht, ihrem sterbenden Kind Zuwendung zu geben. Der Entscheid zum Stillen wird der Mutter überlassen. Dieser hängt aber auch vom Kräftezustand des Kindes ab. Es kann für die Mutter auch schon von Bedeutung sein, ihr Neugeborenes lediglich «an der Brust» zu halten, auch wenn es nicht saugen mag. So kann das Neugeborene zumindest die Körperwärme der Mutter spüren und den Körpergeruch der Mutter wahrnehmen (Abb. 9.3-2). Unabhängig von der Ernährungsweise benötigt das Kind eine gute Mund- und Lippenpflege, um diese feucht zu halten und nicht rissig werden zu lassen. Die Mundpflege erfolgt mit Muttermilch, Maltodextrin oder Fencheltee. Die Lippenpflege wird mit Muttermilch oder mit einer fetthaltigen Creme (z. B. Ringelblumensalbe) durchgeführt. Auch soll das nichtnutritive Saugbedürfnis des Kindes mit Muttermilch, Glucose oder Maltodextrin befriedigt werden.

Körperpflege

Es gilt das Prinzip, dass das sterbende Kind möglichst wenig Störungen erleben soll. Daher reduziert sich die Körperpflege auf eine sanfte Gesichtswäsche und auf den Windelwechsel. Auf regelmäßige Bäder soll auch wegen der erniedrigten Körpertemperatur während des Sterbens verzichtet werden. Möglicherweise hilft eine sanfte Massage eines Körperteils dem Kind, sich zu entspannen. So kann entweder eine Rückenmassage oder das Massieren von Füßen und Händen erfolgen. Dabei sollten die Eltern in der Massagetechnik angeleitet werden. Eine Massage ermöglicht den Eltern auch den Aufbau eines körperlichen Kontaktes zum Kind. Pflegefachleute sollten diesen Aspekt mit positiv unterstützenden Äußerungen fördern, wie z. B.:

- Ihr Sohn entspannt sich, wenn Sie ihm sanft den Rücken massieren.
- Ihre Tochter erkennt Sie an Ihrer sanften Berührung.

Lagerung und Nestbau

Durch eine fachgerechte Lagerung mit Lagerungshilfen (Kissen, zusammengerollte Tücher, «Lagerungsschlangen») kann das sterbende Neugeborene gut eingebettet werden, sodass es Geborgenheit verspürt (Abb. 9.3-3). Das Neugeborene soll sein Gewicht auf einer entsprechenden Unterlage abgeben und Grenzen spüren können. Druckstellen sollten vermieden werden, darum ist auf eine Kleidung ohne Knöpfe zu achten (Frauenklinik/Medizinische Kinderklinik, Inselspital Bern, 2001).

Auf Äußerungen von Unwohlsein (Unruhe, Weinen, Körperbewegungen) ist zu achten. Die Lage des Kindes sollte regelmäßig alle 2–3 Stunden gewechselt werden.

Atmung

Im Verlauf des Sterbeprozesses verändert sich die Atmung. Sie wird meist oberflächlicher und unregelmäßiger. Kurz vor Eintritt des Todes kann sich eine

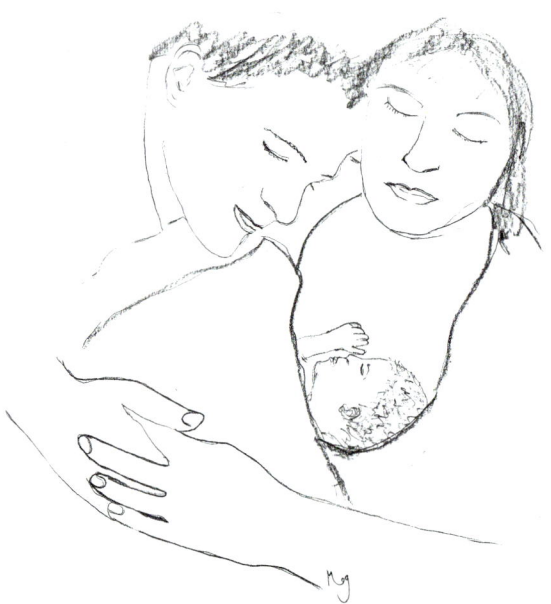

Abbildung 9.3-2: Sterbendes Kind an der Brust (Quelle: Abdruck mit freundlicher Genehmigung von Monika Graf, Pflegefachfrau Neonatologie, Medizinische Kinderklinik, Universitätsspital Insel, Bern 2005)

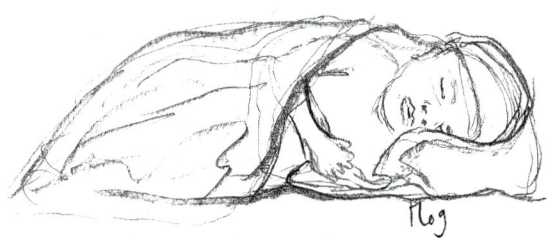

Abbildung 9.3-3: Gelagertes Kind (Quelle: Abdruck mit freundlicher Genehmigung von Monika Graf, Pflegefachfrau Neonatologie, Medizinische Kinderklinik, Universitätsspital Insel, Bern 2005)

Cheyne-Stokes-Atmung entwickeln, die dann zuletzt in eine Schnappatmung übergeht (Holoch et al., 1999). Die Veränderung des Atemmusters kann für die Eltern belastend sein. Sie sollten im Vorhinein über diese Veränderungen aufgeklärt werden. Die Atmung wird nicht regelmäßig ausgezählt, aber in ihrer Qualität beobachtet, um entsprechende lindernde Maßnahmen rechtzeitig einzuleiten. Bei Dyspnoe und «Lufthunger» erhält das Kind Morphin. Morphin sediert das Kind und nimmt ihm möglicherweise auftretende Angstzustände. Angst kann bekanntlich Atemnot verstärken. Es soll kritisch diskutiert werden, ob Sauerstoff verabreicht werden soll. Es wird beschrieben, dass die Sauerstoffgabe den Sterbeprozess verlängern kann (Catlin/Carter, 2002). Die Gabe von Sauerstoff ist unter Umständen für Eltern von Bedeutung: Psychologisch kann die Verabreichung von Sauerstoff den Eltern das Gefühl vermitteln, dem

Kind etwas Gutes zu tun. Wird Sauerstoff verabreicht, soll dieser – wenn immer möglich – angefeuchtet und angewärmt sein. Um Erstickungszustände zu vermeiden und das Wohlbefinden des Kindes zu fördern, soll das Sekret vorsichtig abgesaugt werden. Das Absaugen ist ein schmerzhafter Eingriff und soll nur bei Bedarf angewendet werden. Apnoen und Bradykardien treten im Sterbeprozess gehäuft auf.

Besonderheiten bei der Extubation. Ist bei einem intubierten Neugeborenen die Entscheidung zum Therapieabbruch und zur Extubation gefallen, erfolgt diese durch den ärztlichen Dienst und durch die zuständige diplomierte Pflegefachperson. Dabei muss sicher gestellt sein, dass die Gabe von Muskelrelaxanzien Stunden vor der Extubation gestoppt wurde. Den Eltern sollte dabei die Möglichkeit gegeben werden, den Zeitpunkt der Extubation selbst zu bestimmen (Lundqvist et al., 2003). Diese Entscheidung kann sich wegen der psychischen Belastung der Eltern über wenige Stunden bis zu einigen Tagen hinauszögern. Eine Umfrage bei betroffenen Eltern (Chiswick, 2001) verdeutlichte die Notwendigkeit, den Eltern für die Entscheidung genügend Zeit zu lassen, um ihnen die Möglichkeit zu geben, mit Angehörigen, Freunden und Seelsorgern zu sprechen.

Bei der Extubation werden die Alarme der Überwachungsmonitore und des Beatmungsgerätes vorher ausgeschaltet. Die Eltern entscheiden selbst, ob sie bei der Extubation dabei sein möchten, sollten jedoch dazu ermutigt werden. Es wird ihnen ermöglicht, auch andere Angehörige beizuziehen. Ist das Kind extubiert, wird es den Eltern mit der Möglichkeit des direkten Hautkontaktes gegeben (Känguru-Methode) oder einfach in den Arm gelegt. Es ist auf ein gutes Schmerzmanagement zu achten, und bei Atemnot werden sofort 0,05 mg/kg Morphin i. v. oder 0,1–0,2 mg s. c. verabreicht. In der Regel wird kein Sauerstoff angeboten. Die Eltern sind darüber informiert, dass das Kind vielleicht nicht wie erwartet sofort nach der Extubation stirbt. Dieses Warten auf das Sterben kann zu einer Belastung der Eltern führen. In der Untersuchung von Chiswick (2001) zeigte sich, dass die medizinische Voraussage, wie lange das Kind nach der Extubation noch leben würde, nicht der tatsächlichen Sterbedauer des Kindes entsprach. Ein Viertel der befragten Eltern gab an, dass das Sterben des Kindes entgegen den Prognosen eines raschen Todes zwischen 3 und 36 Stunden dauerte. Diese Zeitspanne verunsicherte die Eltern dermaßen, dass Zweifel an der Richtigkeit des Entscheides und an der gestellten Diagnose aufkamen, was die Eltern in eine weitere Krise stürzte und ihr Vertrauen in das Fachpersonal stark erschütterte.

Die Extubation ist für Eltern eine einschneidende Maßnahme. Das Fachpersonal muss sich der möglichen Gefühlsschwankungen der Eltern bewusst sein und adäquat darauf reagieren können.

> The perception that a baby has entered the process of dying is based on clinical judgement and so it's open to error. – Die Wahrnehmung, dass ein Baby in den Sterbeprozess eingetreten ist, beruht auf einer klinischen Beurteilung und ist demnach fehleranfällig.
>
> *(Chiswick, 2001: F2)*

Betreuung und Einbezug der Eltern

Der Verlust eines Neugeborenen ist eine der schwierigsten und in hohem Maße existenziellen Erfahrungen, die Eltern durchleben (Leon, 1996; Engler/Lasker, 2000; Ujda/Bendiksen 2002). Dessen müssen sich diplomierte Pflegefachpersonen und Ärzte bewusst sein, damit sie sowohl positive, insbesondere aber auch negative Bewältigungsmuster (z. B. Verdrängung) von Eltern richtig interpretieren können. Die Eltern sind in der Situation der Entscheidungsfindung, der Begleitung und Verabschiedung ihres Kindes einer großen emotionalen Belastung ausgesetzt, in welcher sie professioneller Hilfe bedürfen (Chiswick, 2001; Frauenklinik Inselspital Bern, 1999). Die Unterstützung des Fachpersonals wurde von betroffenen Eltern als sehr elementar beschrieben. Lundqvist et al. (2002) zeigten in ihrer Untersuchung, dass, obwohl bei Eltern sterbender Neugeborener Gefühle der Ohnmacht und Hoffnungslosigkeit überwogen, die Beratung und Betreuung durch das Fachpersonal es ihnen überhaupt ermöglichte, diese Belastung durchzustehen. Die im Universitätsspital Insel in Bern seit dem Jahr 2002 angebotene Sprechstunde zur Trauerbegleitung nimmt in der Betreuung trauernder Eltern eine wichtige Unterstützungsfunktion ein. Ergebnisse der ersten Evaluation von betroffenen Eltern deuten darauf hin, dass das Angebot sie darin unterstützt hat, eigene Bedürfnisse wahrzunehmen und zu formulieren, als Paar sich in der gegenseitigen Trauer zu verstehen, das Verlustereignis in das weitere Leben zu integrieren und mit Angehörigen, Freunden und BerufskollegInnen offen über das Erlebte zu kommunizieren. Elementar war das Gefühl im ganzen Trauerprozess, nicht sich selbst überlassen worden zu sein (Neururer, 2004). Von Vorteil ist es für die Eltern, wenn sie sich während des ganzen Betreuungsprozesses auf eine Bezugsperson aus dem pflegerischen und medizinischen Bereich abstützen können.

Folgenden Punkten gilt es, vermehrte Aufmerksamkeit zu schenken:

- Die Eltern werden rechtzeitig in die Entscheidungsfindung zur palliativen Betreuung einbezogen.
- Elterngespräche – im Sinne von Familienkonferenzen – finden in einem Raum statt, in welchem die betroffenen Eltern vor nicht involvierten Zuhörern geschützt sind. Es finden keine Gespräche in der offenen Abteilung statt.
- Die Eltern sind darüber informiert, dass sie für Elterngespräche auch weitere Angehörige beiziehen können, falls sie dies wünschen.
- Bei Gesprächen mit den Eltern werden sie darum gebeten, das wiederzugeben, was sie von den Informationen des Fachpersonals verstanden haben.
- Falls Missverständnisse vorliegen, werden diese im Rahmen des Gesprächs aufgegriffen und ausgeräumt.
- Die Eltern sollen im Gespräch die Möglichkeit erhalten, so viele Fragen zu stellen, wie sie es für nötig erachten.
- Mit den Eltern wird eine offene und transparente Kommunikationsform angestrebt, die weder Realitäten verschleiert noch Ängste und Bangen schürt.
- Die Eltern sind über die getroffenen Maßnahmen, wie Schmerzkontrolle, Atmungskontrolle, Wärmekontrolle, Ernährungsmodus, informiert.
- Die Eltern sind über Grund und Zweck der Opiattherapie sowie über Wirkung und Nebenwirkungen der Opiate informiert.
- Die Eltern sind über interne Unterstützungsangebote (Seelsorge, Trauerbegleitung, Sozialdienst) informiert. Ihre psychologischen, sozialen und religiös-spirituellen Bedürfnisse werden erfasst und berücksichtigt.
- Die Eltern erhalten die Möglichkeit, sich mit ihrem Kind in einem für sie reservierten Raum aufzuhalten (Familienzimmer).
- Die Eltern werden darin angeleitet, ihr sterbendes Kind zu berühren (z. B. durch Hautkontakt), es zu pflegen (Gesichtswäsche und Windelwechsel) und es zu ernähren (z. B. durch Stillen).
- Die Eltern werden (so sie das wünschen) vom Fachpersonal fortlaufend über den Zustand ihres Kindes informiert.
- Sofern es die Eltern wünschen, wird ihnen die Möglichkeit gegeben, das Kind während des Sterbens mit nach Hause zu nehmen. Sie wissen, dass sie jederzeit die Klinik für Ratschläge telefonisch kontaktieren oder auch wieder aufsuchen können.
- Mit den Eltern wird die Möglichkeit der Taufe oder anderer religiöser Handlungen besprochen und bei Bedarf die Seelsorge beigezogen und/oder eine Trauerbegleitung durch dazu ausgebildetes Fachpersonal angeboten. Mögliche Fragestellungen zum

Tabelle 9.3-2: Fragestellungen zur Erfassung religiös-spiritueller Bedürfnisse (Quelle: Highfield, 2000)

- Haben die Religion oder Gott eine Bedeutung für Sie? Können Sie diese Bedeutung beschreiben?
- Sind religiöse Handlungen für Sie von Bedeutung?
- An wen wenden Sie sich, wenn Sie Hilfe brauche? Sind diese Hilfestellungen derzeit möglich?
- Hat die Tatsache, dass Ihr Neugeborenes stirbt oder gestorben ist, etwas an Ihrem Glauben oder Ihren Gefühlen gegenüber Ihrem Gott verändert?
- Haben Sie ein Bild davon, wo Ihr Kind nach seinem Tod sein wird?

Bedarf religiös-spiritueller Bedürfnisse sollen gezielt gestellt werden **(Tab. 9.3-2)**.
- Die Eltern werden ermutigt, Geschwister des Neugeborenen in den Prozess einzubeziehen.
- Die Eltern werden nach dem Tod ihres Kindes angeleitet, es zu waschen, es anzuziehen, es so lange bei sich zu halten und sich von ihm zu verabschieden, wie sie es für nötig und richtig halten.
- Den Eltern werden Erinnerungen von ihrem Kind mitgegeben. Dies können Fotos sein, Fußabdrücke, eine kleine Haarsträhne oder Kleider, die es getragen hat.

Die Eltern werden darüber informiert, dass sie 6–8 Wochen nach dem Verlustereignis zu einem Nachgespräch mit dem betreuenden Fachpersonal (GeburtshelferInnen, NeonatologInnen, Pflegefachfrauen, Hebammen, TrauerbegleiterInnen und SeelsorgerInnen) eingeladen werden. Das Gespräch hat zum Ziel, über das Geschehen aus einer Distanz heraus nochmals zu diskutieren, aufgetauchte Fragen zu beantworten und die Eltern in ihrem Coping Prozess einzuschätzen, um sie bei Bedarf an weitere Fachpersonen weiterverweisen zu können (Frauenklinik, Universitätsspital Insel Bern, 1999).

Einbezug von Geschwistern des sterbenden Neugeborenen

Eine familienzentrierte Pflege bedingt, dass nicht nur die Eltern, sondern auch Geschwister des Neugeborenen in den Prozess einbezogen werden. Die Geschwister werden auf Grund der Belastung der Eltern oft vernachlässigt. Die Eltern sollten darin unterstützt werden Geschwister des Neugeborenen – soweit es das Alter des Kindes jeweils zulässt – in den Prozess einzubeziehen.

Stevens (1999) formuliert für den Einbezug von Geschwistern folgende Empfehlungen:

- Den Geschwistern sollten, ihrer Altersstufe entsprechend, vonseiten des Fachpersonals Informationen über die Erkrankung oder Unreife des Neugeborenen gegeben werden.
- Die Geschwister sollen die Möglichkeit erhalten, Fragen zu stellen, um Missverständnisse oder Fehlinformationen über das sterbende Geschwisterchen auszuräumen.
- Den Geschwistern sollte es erlaubt werden, die Abteilung zu besuchen und bei der Pflege des sterbenden Kindes zuzuschauen.
- Den Geschwistern soll eine Aufgabe gegeben werden (z. B. eine Zeichnung zu machen für das sterbende Kind).
- Den Geschwistern soll eine Möglichkeit gegeben werden, sich von dem sterbenden Kind zu verabschieden, wenn der Tod naht.
- Den Geschwistern sollte die Möglichkeit gegeben werden, an der Beisetzung teilzunehmen. Sie dürfen aber keinesfalls dazu gezwungen werden. Sie sollen darüber frei entscheiden dürfen.

Zusammenfassung

83,6 % der Neugeborenen die versterben, versterben in der ersten Lebenswoche (Bundesamt für Statistik, 2004). Aus diesem Grund ist das Fachpersonal geburtshilflicher und neonatologischer Kliniken am häufigsten mit der palliativen Behandlung, Pflege und Begleitung sterbender Neugeborener konfrontiert. Der Verlust eines Neugeborenen ist eine der schwierigsten und in hohem Maße existenziellen Erfahrungen, die Eltern durchleben. Auch das Fachpersonal wird durch das Sterben und den Tod eines Neugeborenen vor viele unbeantwortete Fragen gestellt. Es kann dabei den eigenen Verlustängsten, Grenzen und Schwächen begegnen. Aus diesem Grund kann auch in der Betreuung von Eltern eines sterbenden Neugeborenen eine Vermeidungshaltung vonseiten des Fachpersonals zu Tage treten. Um dem Fachpersonal die notwendige Handlungsorientierung und Sicherheit in der Betreuung zu vermitteln, sind zum einen klinikinterne Richtlinien, aber auch regelmäßige Schulungen von großer Bedeutung. Das klinische Handeln sollte regelmäßig einer Evaluation unterzogen werden, um Defizite in der Praxis zu erkennen und zu verbessern. Der palliativen Betreuung sollte eine ethische Situationseinschätzung und Entscheidungsfindung vorausgehen, die es im individuellen Fall ermöglicht, medizinisch-ethische Fragen in Zusammenhang mit einem Therapieabbruch oder mit dem Sterbeprozess zu reflektieren und gemeinsam zu tragen. Die Beteiligung des involvierten Fachpersonals an einer ethischen Entscheidungsfindung verlangt neben der Sachkompetenz eine ausgesprochen hohe analytische Fähigkeit und Begründungskompetenz. Diese Kompetenzen müssen geschult und im stetigen Diskurs mit Anderen erlernt und weiterentwickelt werden.

Eine weitere Herausforderung der palliativen Betreuung sterbender Neugeborener ist der rechtzeitige und aufmerksame Einbezug der Eltern, sowohl in die Entscheidungsfindung als auch in die anschließende Betreuung des sterbenden Kindes. Mehrere Studien bestätigen die Wichtigkeit des Einbezugs der Eltern in den Entscheidungsprozess und heben hervor, dass diese Einbindung für die Eltern keine nachteilige Wirkung hatte. Im Gegenteil, es ermöglichte ihnen auch ein Jahr nach dem Verlust des Kindes, diesen Entscheid als folgerichtig zu erachten.

Palliative Situationen sterbender Neugeborener sind als komplex zu erachten. Ihre professionelle Bewältigung ist weitgehend mit einer ausgeprägten Grundhaltung, einer fundierten Berufserfahrung assoziiert. Neben der Überprüfung von Vitalparametern und einem ausgewiesenen Schmerzmanagement ist die familienzentrierte, psychologisch und spirituell-religiöse Betreuung der Eltern höchst anspruchsvoll. Berufserfahrene KollegInnen haben hier eine wichtige Aufgabe in der Einführung und Begleitung unerfahrener KollegInnen wahrzunehmen. Die Empfehlungen in diesem Kapitel können als Grundlage für die Arbeit in der palliativen Behandlung, Pflege und Begleitung sterbender Neugeborener dienen, müssen aber klinikinternen und regionsspezifischen Gegebenheiten individuell angepasst werden. Nach dem Verlustereignis sollte nach ca. 6–8 Wochen ein Elternnachgespräch durchgeführt werden, um Belastungssituationen zu erfassen und Fragen zu beantworten. Abschließend lässt sich feststellen, dass im deutschsprachigen Raum wenig forschungsgestützte Erkenntnisse zu Palliativsituationen sterbender Neugeborener vorliegen. In Zukunft ist dem Erleben von Eltern beim Begleiten ihres sterbenden Neugeborenen, insbesondere den gesundheitsfördernden oder -schädigenden Coping-Strategien durch qualitative Forschung mehr Beachtung und Aufmerksamkeit zu schenken.

Abschließende Fragen zur Reflexion

- Kennen Sie Formen bzw. Modelle eines strukturierten Entscheidungsfindungsprozesses in Ihrer Institution?

- Haben Sie in ihrer Institution die Möglichkeit, an einem Entscheidungsfindungsprozess teilzunehmen?

- Stellen Sie sich vor, Sie pflegen ein sterbendes Neugeborenes. Welche Gedanken haben Sie dabei? Was beschäftigt Sie?

- Stellen Sie sich vor, Sie begleiten ein Elternpaar in ein Familienzimmer, weil sie dort von ihrem sterbenden Kind Abschied nehmen wollen. Was würden Sie nach dem Betreten des Zimmers den Eltern sagen? Was würden Sie ihnen anbieten?

- Nennen und erläutern Sie zwei nichtmedikamentöse Interventionen zur Schmerzlinderung. Wie würden Sie bei der Umsetzung dieser Interventionen konkret vorgehen?

- Welche Problematik besteht bei der Verabreichung eines Opiates beim sterbenden Neugeborenen?

Danksagung

Wir danken Monika Graf, Pflegefachfrau Neonatologie Bern, für die Erstellung der Zeichnungsskizzen zu diesem Kapitel.

Verwendete Literatur

American Academy of Pediatrics: Palliative Care for Children (RE0007). Pediatrics, 106 (2000) 2: 351–357.
American and Canadian Academy of Pediatrics: Prevention and Management of Pain and Stress in the Neonate. Pediatrics, 15 (2000) 2: 454–461.
Anand, K. J. S. and the International Evidence-Based Group for Neonatal Pain: Consensus Statement for the Prevention and Management of Pain in the Newborn. Arch. Pediatr. Adolesc. Med., 155 (2001): 173–180.
Anand, K. J. S.; Menon, G.; Narsinghani, U.; McIntosh, N.: Systemic analgesic therapy. In: Anand, K. J. S.; Stevens, B. J.; Mc Grath, P. J. (eds.): Pain in Neonates. Pain Research and Clinical Management. Elsevier, Amsterdam/Lausanne/New York/Oxford/Shannon/Singapore/Tokyo 2000.
Arbeitsgruppe der Schweizerischen Gesellschaft für Neonatologie: Empfehlungen zur Betreuung von Frühgeborenen an der Grenze der Lebensfähigkeit. Schweiz. Ärztezeitung, 83 (2002): 29/30.
Bauer, K.; Uhrig, C.; Versmold, H.: Wie erleben Mütter Hautkontakt mit ihrem sehr unreifen (Gestationsalter 27–30 Wochen), erst wenige Tage alten Frühgeborenen? Z. Geburtsh. Neonatol., 203 (1999): 250–254.
Bauer, K.; Versmold, H.: Orale Zuckerlösungen in der Schmerztherapie von Neu- und Frühgeborenen. Geburtsh. Neonatal., 205 (2001): 80–85.
Baumann-Hölzle, R.; Müri, C.; Christen, M.; Bögli, B. (Hrsg.): Leben um jeden Preis. Entscheidungsfindung in der Intensivmedizin. Peter Lang, Bern 2004.
Bellieni, C. V.; Buonocore, G.; Nenci, A.; Franci, N.; Cordelli, D. M.; Bagnoli, F.: Sensorial Saturation: an effective analgesic tool for heel-prick in preterm infants. Biol. Neonate, 80 (2001): 15–18.
Bo, L. K.; Callaghan, P.: Soothing pain-elicited distress in Chinese neonates. Pediatrics Apr., 105 (2000) 4: 1–9; 49.
Bundesamt für Statistik, Sektion Bevölkerungsentwicklung, Bern/Neuenburg, 2002.
Bundesamt für Statistik, Sektion Bevölkerungsentwicklung, Bern/Neuenburg, 2003.
Bundesamt für Statistik, Sektion Bevölkerungsentwicklung: Im ersten erfüllten Lebensjahr und Lebensmonat Gestorbene seit 1871/1875. Bern/Neuenburg, 2004.
Butt, M.; Kisilevsky, S.: Music modulates behaviour of premature infants following heel lance. Can. J. Nurs. Res., 31 (2000) 4: 17–39.
Carter, B.; Bhatia, J.: Comfort/Palliative Care Guidelines for Neonatal Practice: Development and Implementation in an Academic Medical Center. J. Perinatol. 21 (2001): 279–283.
Catlin, A.; Carter, B.: Creation of Neonatal End-of-Life Palliative care Protocol. J. Perinatol. 22 (2002): 184–195.
Chiswick, M.: Parents and end of life decision in neonatal practice. Leading article. Arch. Dis. Child Fetal Neonatal. Ed., 85 (2001): F1–F3.
Cignacco, E.; Stoffel, L.: Der Berner Schmerzscore für Neugeborene. UPSA Medica, Baar (CH) 2001.
Cignacco, E.: Schmerzerfassung bei Neugeborenen. Eine Literaturübersicht. Pflege. Die wissenschaftliche Zeitschrift für Pflegeberufe, 14 (2001): 171–181.
Cignacco, E.; Gessler, P.; Müller, R.; Hamers, J. P. H.: Der Berner Schmerzscore für Neugeborene. Die Hebamme, 3 (2003): 160–164.
Cignacco, E.; Gessler, P.; Müller, R.; Hamers, J. P. H.: Pain assessment in the neonate using the Bernese Pain Scale for Neonates. Early Human Development, 78 (2004): 125–131.
Corbo, M. G.; Mansi, G.; Stagni, A.; Romano, A.; Van den Heuvel, J.; Capasso, L.; Raffio, T.; Zoccali, S.; Paludetto, R.: Nonnutritive sucking during heelstick procedures decreases behavioral distress in the newborn infant. Biol. Neonate 77 (2000): 162–167.
Corff, K.; Seideman, R.; Venkataraman, S.; Lutes, L.; Yates, B.: Facilitated tucking: A nonpharmacologic comfort measure for pain in preterm neonates. JOGNN, 24 (1995) 2: 143–147.
Engler, A.; Lasker, J.: Predictors of maternal grief in the year after a newborn death. Illness, Crises & Loss, 8 (2000): 227–243.
Euronic Study Group. Neonatal End-of-Life Decision Making. Physicians' Attitudes and Relationship With Self-reported Practices in 10 European Countries. JAMA, 284 (2000) 19: 2451–2459.
Fearon, I.; Kisilevsky, B.; Hains, S.; Muir, D.; Tranmer, J.: Swaddling after heel lance: age specific effects on behavioral recovery in preterm infants. Dev. Behav. Pediatr., 18 (1997) 4: 222–232.
Field, T.; Goldson, E.: Pacifying effects of nonnutritive Su-

cking on term and preterm neonates during heelstick procedures. Pediatrics, 74 (1984) 6: 1012–1015.

Frauenklinik Universitätsspital Insel Bern: Beratung im Wochenbett. Pflegestandard. Unpublizierte Projektarbeit (2003).

Frauenklinik Universitätsspital Insel Bern: Verlust eines Kindes. Pflegestandard. Unpublizierte Projektarbeit (1999).

Frauenklinik/Medizinische Kinderklinik, Abteilung Neonatologie Universitätsspital Insel Bern: Wahrnehmungs- und entwicklungsfördernde Pflege von Früh- und Neugeborenen. Pflegestandard. Unpublizierte Projektarbeit (2001).

Gessler, P.; Cignacco, E.: Vorgehensweisen zur Schmerzerfassung bei Neugeborenen sowie Vergleich des Berner Schmerzscores für Neugeborene (BSN) mit dem Premature Infant Pain Profile (PIPP). Klin. Pädiatr., 216 (2004): 16–20.

Gibbins, S.; Stevens, B.; Hodnett, E.; Pinelli, J.; Ohlsson, A.; Darlington, G.: Efficacy and Safety of Sucrose for Procedural Pain Relief in Preterm and Term Neonates. Nurs. Res., 51 (2002) 6: 375–382.

Highfield, M.: Providing spiritual care to patients with cancer. Clinical Journal of Oncology Nursing, 4 (2000) 3: 115–120.

Holoch, E.; Gehrke, U.; Knigge-Demal, B.; Zoller, E. (Hrsg.): Lehrbuch Kinderkrankenpflege. Huber, Bern 1999.

Huang, C.-M.; Tung, W.-S.; Kuo, L.-L.; Chang, Y.-J.: Comparison of Pain Responses of Premature Infants to the Heelstick between Containment and Swaddling. Nurs. Res., 12 (2004) 1: 31–40.

Johnston, C.; Filion, F.; Snider, L.; Majnemer, A.; Limperopoulos, C.; Walker, D.; Veilleux, A.; Pelausa, E.; Cake, H.; Stone, S.; Sherrard, A.; Boyer, K.: Routine Sucrose Analgesia During the First Week of Life in Neonates Younger Than 31 Weeks' Postconceptional Age. Pediatrics, 110 (2002) 3: 523–528.

Johnston, C. C.; Stevens, B.; Pinelli, J.; Gibbins, S.; Filion, F.; Jack, A.; Steele, S.; Boyer, K.; Veilleux, A.: Kangaroo care is effective in diminishing pain response in preterm neonates. Arch. Pediatr. Adolesc., 157 (2003) 11: 1084–1088.

Kaufmann, G. E.; Cimo, S.; Miller, L. W.; Blass, E. M.: An evaluation of the effects of sucrose on neonatal pain with 2 commonly used circumcision methods. Am. J. Obstet. Gynecol., 186 (2002) 3: 564–568.

Kinderklinik, Universitätsspital Insel Bern: Schmerzbehandlungskonzept: Richtlinie «Schmerzverminderung und Beruhigung bei Neu- und Frühgeborenen mittels Glucose 30 %. Unpublizierte Projektarbeit (2001).

Leon, I.: Revising psychoanalytic understanding of perinatal loss. Psychoanalytic Psychology 13 (1996): 161–176.

Lundqvist, A.; Nilstun, T.; Dykes, A. K.: Both Empowered and Powerless: Mothers' Experience of Professional Care When Their Newborn Dies. Birth, 29 (2002): 192–199.

Lundqvist, A.; Nilstun, T.; Dykes, A. K.: Neonatal end-of-life care in Sweden. Nursing in Critical Care, 8 (2003) 5: 197–202.

Mc Haffie, H.; Lyon, A.; Hume, R.: Deciding on treatment limitation for neonates: the parents perspective. Eur. J. Pediatr., 160 (2001): 339–344.

Medizinisch-ethischer Arbeitskreis Neonatologie des Universitätsspitals Zürich (Hrsg.): An der Schwelle zum eigenen Leben. Lebensentscheide am Lebensanfang bei zu früh geborenen, kranken und behinderten Kindern in der Neonatologie. Interdisziplinäres Institut für Ethik im Gesundheitswesen, Bern/Berlin/Bruxelles/Frankfurt/M./New York/Oxford/Wien 2003.

Medizinische Kinderklinik Inselspital Bern, Abteilung Neonatologie: Ethisch entscheiden angesichts von Unsicherheit, Leitfaden. Unpublizierte Projektarbeit (2003).

Melzack, R.; Wall, P. D.: Pain mechanism: a new theory. Science, 150 (1965) 699: 971–979.

Nelle, M.; Stoffel, L.; Spescha, P.; Mc Dougall, F.: Medizinethische Entscheidungsfindung in der Neonatologie – Skizzen und Gedanken zum Berner Weg über «Entscheidungen an der Grenze zur Lebensfähigkeit». In: Baumann-Hölzle, R.; Müri, C.; Christen, M.; Bögli, B. (Hrsg.): Leben um jeden Preis. Entscheidungsfindung in der Intensivmedizin. Peter Lang, Bern 2004.

Neururer, S.: Evaluation der Spezialsprechstunde für Trauerbegleitung der Frauenklinik Universitätsspital Insel in Bern. Abschlussarbeit im Rahmen der Ausbildung zur Lebens- und Trauerbegleiterin. Frauenklinik Inselspital Bern (2004), unpubliziertes Manuskript.

Partridge, J.; Wall, S.: Analgesia for Dying Infants Whose Life Support Is Withdrawn or Withheld. Pediatrics, 99 (1997) 1: 76–79.

Pierucci, R.; Kirby, R.; Leuthner, S.: End-of-Life Care for Neonates and Infants: The Experience and Effects of a Palliative Care Consultation Service. Pediatrics, 108 (2001) 3: 653–660.

Prasopkittikun, T.; Tilokskulchai, F.: Management of Pain from Heel Stick in Neonates. An Analysis of Research Conducted in Thailand. J. Perinat. Neonat. Nurs., 17 (2003) 4: 304–312.

Provoost, V.; Cools, F.; Mortier, F.; Bilsen, J.; Ramet, J.; Vandenplas, Y.; Deliens, L.: Medical end-of-life decisions in neoantes and infants in Flanders. Lancet, 365 (2005) 9467: 1315–1320.

Schweizerische Akademie Medizinischer Wissenschaften (SAMW): Medizinisch-ethische Richtlinien für die ärztliche Betreuung sterbender und zerebral schwerst geschädigter Patienten. Schweiz. Ärzteztg., 76 (1995): 1223–1225.

Shapiro, C.: Nurses Judgements of Pain in Term and Preterm Newborns. J. Obstet. Gynecol. Neonatal. Nurs., 22 (1993) 1: 41–47.

Shiao, S. Y.; Chang, Y. J.; Lannon, H.; Yarandia, H.: Meta-Analysis of the effects of non-nutritive sucking on heart rate and peripheral oxygenation: Research from the past 30 years. Issues Compr. Pediatr. Nurs., 20 (1997): 11–24.

Sizun, J.; Ansquer, H.; Browne, J.; Tordjman, S.; Morin, J. F.: Developmental care decreases physiologic and behavioral pain expression in preterm neonates. Journal of Pain, 3 (2002) 6: 446–450.

Stevens, B.; Johnston, C.; Franck, L.; Petryshen, P.; Jack, A.; Foster, G.: The efficacy of developmentally sensitive interventions and sucrose for relieving procedural pain in very low birth weight neonates. Nursing Research, 48 (1999) 1: 35–43.

Stevens, B.; Ohlsson, A.: Sucrose for analgesia in newborn infants undergoing painful procedures. Cochrane Database Syst. Rev. (2001) 4: CD001069.

Stevens, M.: Care of the dying child and adolescent: family adjustment and support. In: Doyle, D.; Hanks, G.; Mc Donald, N. (eds.): Oxford textbook of palliative medicine (2nd edn.). Oxford University Press, Oxford 1999.

Stoffel, L.: Pflegestandard Schmerzmanagement beim Früh- und Neugeborenen in der Neonatologie. Medizinische Kinderklinik Universitätsspital Insel Bern. Unpubliziertes Manuskript (2003).

Stoffel, L.; Cignacco, E.; Hamers, J. P. H.; van Lingen, R.; Mc

Dougall, J.; Nelle, M.: Effektivität nichtmedikamentöser Interventionen zur Schmerzlinderung in der Neonatologie. Eine Literaturübersicht. Pflege. Die wissenschaftliche Zeitschrift, 18 (2005) 3: 147–158.

Ujda, R.; Bendiksen, R.: Health care providers' support and grief after perinatal loss: a qualitative study. Illness, Crises & Loss. 8 (2002): 57–66.

Vrakking, A.; van der Heide, A.; Onwuteaka-Philipsen, B.; Keij-Deerenber, I.; van der Maas, P.; van der Wal, G.: Medical end-of-life decisions made for neonates and infants in the Netherlands, 1995–2001. Lancet, 365 (2005) 9467: 1284–1286.

Ward-Larson, C.; Horn, R.; Gosnell, F.: The Efficacy of Facilitated Tucking for Relieving Procedural Pain of Endotracheal Suctioning in Very Low Birthweight Infants. Am. J. Matern. Child Nurs., 29 (2004) 3: 151–156.

WHO – World Health Organization: Cancer Pain Relief and Palliative Care in Children. Geneva 2002.

Weiterführende Literatur

Siehe verwendete Literatur.

9.4
Vom Leib zum Leichnam – Vom würdigen Umgang mit dem Verstorbenen

Sr. M. Benedicta Arndt

> Wohl endet Tod des Lebens Not,
> Doch schauert Leben vor dem Tod.
> *(Friedrich Rückert)*

Abstract

In der Definition der WHO zur Palliative Care aus dem Jahre 2005 wird hervorgehoben, dass eine palliative Betreuung das Leben bejaht und Sterben als einen natürlichen Vorgang versteht. Weiterhin weist die Definition darauf hin, dass eine palliative Betreuung Hilfs- und Unterstützungsangebote bereitstellt, die es einerseits dem Patienten erlauben sollen, ein möglichst aktives Leben bis zum Tod zu führen und andererseits dazu beitragen sollen, «[…] den Angehörigen die Bewältigung der Krankheitssituation und auch des Trauerprozesses [zu] erleichtern» (www.who.int/cancer/). In diesem Sinne dürfen und sollen Elemente einer umfassenden palliativen Betreuung unter besonderer Berücksichtigung der postmortalen Phase auch und gerade in der Grundversorgung, wie z. B. in den Krankenhäusern, in der Hauskrankenpflege und in Altenpflegeheimen, zum Tragen kommen. In diesem Kapitel wird diese Maxime der Sterbekultur in Bezug auf die peri- und postmortale Phase des Sterbenden und Verstorbenen sowie auf den würdigen Umgang mit dem Leichnam reflektiert.

Die letzte Phase menschlichen Lebens – das Sterben – mag kurz sein oder längere Zeit dauern. Sterben ist ein Teil des Lebens und endet mit dem Tod. Der Tod alsdann ist nicht mehr Leben, wie wir es hier und jetzt kennen. Der Tod ist das Gegenteil des Lebens, Endpunkt menschlichen Seins in dieser Welt. Wie mit der Zeugung, Schwangerschaft und letztendlich mit der Geburt Leben beginnt, so hat Leben auch ein definitives Ende. Der Übergang vom Leben zum Tod, die Transformation des Leibes zum Leichnam macht dieses Ende aus. Dieses Kapitel widmet sich der Reflexion über den würdigen Umgang mit dem Leichnam. Es soll in diesem Kontext auf die unmittelbare Zeit der Fürsorge des Verstorbenen und seine Betreuung eingegangen werden, beides soll aus verschiedenen Perspektiven betrachtet und in Beziehung gesetzt werden zu den An- und Herausforderungen zur Gestaltung der Sterbekultur in der Organisation (vgl. ergänzend die Kap. 7.1 und 7.6). Rechtliche, religiös-kulturelle, historische und organisationsspezifische Aspekte im würdevollen Umgang mit dem Leichnam sollen skizziert werden und zur weiterführenden Reflexion anregen.

Studienziele

Nach Abschluss dieses Kapitels wird die bzw. der Lernende in der Lage sein:

- sich mit ausgewählten Aspekten der Phänomenologie des Lebens und des Todes auseinanderzusetzen.

- sich auf die Leib-Seele-Problematik einzulassen und diese zu reflektieren.

- sich auf einen sensiblen Umgang mit Verstorbenen, ihren Angehörigen, Freunden und Begleitern wie auch mit der eigenen Betroffenheit nach dem Tode eines Patienten, einer Patientin einzulassen und zum eigenen klinischen Alltag in Beziehung zu setzen.

- Informationen zum Eintritt des Todes, zu sicheren und unsicheren Todeszeichen, zum rechtlichen Status der Leiche und zu Einzelfragen im Hinblick auf den Umgang mit der Leiche zu benennen.

- sich mit den unterschiedlichen Riten und kulturellen Besonderheiten im Umgang mit Verstorbenen aus verschiedenen Religionen auseinanderzusetzen, um damit beim Eintritt des Todes individuell bedeutsame Maßnahmen einleiten zu können.

- die Aufmerksamkeit auf die etymologische Herkunft und auf die Bedeutung des Vokabulars zu lenken, das im Umfeld von Sterben und Tod Gebrauch findet und sich damit differenziert auseinanderzusetzen.

Schlüsselwörter

Leben und Tod, Leib, Leichnam, Todeszeichen, Hirntod, peri- und postmortale Phase, Kultur des Sterbens, Bestattung

Einleitung

In der Ferne schneebedeckte Berge, Wälder, ein Fluss, im Vordergrund eine Frühlingswiese mit blühenden Obstbäumen – eine schöne Landschaft, ein wunderbarer Ausblick: «Hier möchte ich begraben sein!» So mag eine Aussage lauten, eine zufällige Bemerkung beim Wandern mit Freunden. Vielleicht entfaltet sich ein Gespräch, in dem unterschiedliche Wünsche und Vorstellungen hinsichtlich des Ortes und der Art der «letzten Ruhe» zur Sprache kommen: So wünscht sich die eine, in der Grabstelle der Familie beerdigt zu werden, ein anderer möchte auf dem Friedhof bei der Kirche seines Heimatdorfes liegen. Auch werden Wünsche ausgesprochen wie: «Ich möchte verbrannt werden – den Gedanken, dass mein Körper von Würmern zerfressen wird, kann ich nicht ertragen». Ein anderer möchte eine Seebestattung und ein dritter in einem Friedwald liegen.

Meine Mutter wies mich bei Besuchen in den letzten Jahren immer wieder darauf hin, dass auf einem Konto genug Geld vorhanden sei, um die Grabpflege ihres Grabes für 10 Jahre im Voraus zu bezahlen – und ich solle den Auftrag dazu einer bestimmten Firma übertragen.

Neben Lebensversicherungen werden von vielen Menschen auch Sterbeversicherungen abgeschlossen, die die Kosten für die Beauftragung eines Bestattungsunternehmens, einen Sarg und eine würdige Trauerfeier sicherstellen sollen.

Es ist Menschen wichtig, was mit ihnen nach dem Tod geschieht.

Der Frage, warum das so ist, wird in diesem Kapitel nachgegangen. Von der Würde, die Menschen haben, die zu achten und zu schützen ist, wird allenthalben gesprochen. Warum wird aber darüber hinaus ein würdevoller Umgang mit dem toten Menschen erwartet? Ist die Würde der Lebenden auf die Toten zu übertragen? Wie gestaltet sich «würdevoller Umgang» mit Verstorbenen?

So geht es in diesem Kapitel nicht ausschließlich um eine faktische Darstellung des Todes und der Art und Weise, wie in unserem deutschsprachigen Kulturkreis und in anderen Kulturen mit Toten umgegangen wird. Das genaue Hinschauen auf menschliche Vergänglichkeit soll auch eine klarere Sicht auf das Leben ermöglichen. Die Gefährdung und Verletzlichkeit menschlichen Lebens begegnet uns täglich. Im Prozess des Sterbens werden wir zur Erfahrung endgültiger Vergänglichkeit geführt, der Tod aber ist das Absolute menschlicher Endlichkeit.

> Der Theologe Wolfgang Beinert schreibt zum Tod: «Zum einen geht es hier um Themen, die keiner bloß distanziert von außen her betrachten und diskutieren kann – der Tod geht eben alle und alle immer an. Zum anderen berühren sie Dimensionen, die sich der menschlichen Direkt-Erfahrung vollkommen entziehen – kein Mensch vermag den Tod je zu erleben» (Beinert, 2000: 7).

Die Bedeutung von Menschsein – Leben und Tod

Menschliches Leben

Der Begriff «menschliches Leben» wurde im Laufe der Geschichte unterschiedlich interpretiert. So wurde im Altertum beispielsweise das Leben von Sklaven und Frauen anders bewertet als das von freien Bürgern. Auch in moderner Zeit finden sich unterschiedliche Auffassungen dazu. Die Handlungsmaßstäbe setzen zu unterschiedlicher Bewertung hinsichtlich der Bedeutung menschlichen Lebens an. Beispielsweise hat die nationalsozialistische Rassenlehre zum staatlich legitimierten Mord an Millionen von Menschen geführt. Die heutigen Debatten zur Gesetzgebung zu verbrauchender Embryonenforschung, zur Abtreibung wie auch zu Fragen der Euthanasie und zum assistierten Suizid können nur vor dem Hintergrund eines eigens formulierten Grundverständnisses vom Leben geführt werden (s. Kap. 10.4 und 10.5). Dennoch besteht ein allgemeiner Konsens darüber, dass menschliches Leben sich vom Leben der Tiere und Pflanzen unterscheidet und nicht in beliebiger

Verfügbarkeit des Menschen steht. Die philosophisch-ethische Auseinandersetzung in diesem Bereich ist notwendige und unverzichtbare Grundlage der Reflexion moralischen Handelns in medizinischen, pflegerischen und weiteren unterstützenden Bereichen wie auch ihrer rechtlichen Festlegungen dazu.

Das Wort «Leben» kann mit dem indogermanischen Wortstamm «lim» in Verbindung gebracht werden und bedeutet «Leim» (feucht, schleimig, klebrig) bzw. «Lehm» (lat. «limus»: Bodenschlamm, Kot), aber auch mit der Wortgruppe «bleiben» («bi-liban»: haften bleiben). Auch das Wort «Leib» ist den gleichen Wurzeln zuzuordnen. Leben in dieser Welt braucht die Materie. Menschsein heißt also Materie sein. Dies bedeutet, einerseits einen Körper haben und gleichzeitig auch «mit Geist begabt sein». Der Mensch verfügt über Körper und Geist. Menschlicher Geist oder die Fähigkeit zu denken und zu fühlen sind an körperliche Funktionen geknüpft. Sie sind von Intelligenz und Bewusstsein wie auch von physiologischen Vorgängen abhängig. Darüber hinaus sagt menschliche Erfahrung aus, dass der Mensch eine Seele (Psyche) hat. So sprechen wir zum Beispiel davon, dass jemand «mit Leib und Seele» bei einer Sache ist, oder dass jemand «bis in die Seele hinein verletzt ist». Das Wort «Seele» ist ein altgermanischer Begriff, der dem Wort «See» zuzuordnen ist. Nach altgermanischen Vorstellungen lebten die Seelen der Ungeborenen und der Toten im Wasser. Die Seele bedeutet «das Innere der Dinge, das Wesen, das zutiefst Bedeutungsvolle». Der Begriff «Leib» bedeutet «beseelter Körper». Der Mensch ist Leib. Die Persönlichkeit des Menschen wird traditionell als die Einheit von Körper, Geist und Seele beschrieben (Becker, 2000: 583).

Für Platon ist der Leib Träger oder Instrument der Seele. Beide, Platon und Aristoteles, lehren eine leibseelische Einheit. Die Seele «hat gestaltende Kraft, die zu ihrer Verwirklichung den Leib benötigt» (Meyer-Drawe, 2000: 578). Auf Platon gehen jedoch auch dualistische Sichtweisen zurück: Der wirkliche Mensch – die Seele – kann sich erst im Tode vom Gefängnis des Körpers befreien, um in vollendeter Schönheit und Ganzheit zu existieren.

Menschliche Sterblichkeit

Die philosophischen Auffassungen vom Verhältnis zwischen Seele und Leib verfeinern und verändern sich im Laufe der Geschichte nicht zuletzt unter dem Einfluss der Entwicklung von Naturwissenschaft, Medizin und Technik. Für den Philosophen Heidegger ist das «Da-sein» in dieser Welt entscheidend. Dieses Dasein ist jedoch bestimmt von der Wirklichkeit des Todes, als der «äußersten Möglichkeit des Daseins» (Capurro, 1991: 232). Im Angesicht seiner Endlichkeit entscheidet der Mensch seine eigene Selbstbestimmung (Capurro, 1991: 236). Im heutigen phänomenologischen Verstehens- und Erfahrungshorizont ist die Leiblichkeit nicht hintergehbare Dimension unserer Existenz. «Mein Leib ist jener Bedeutungskern, der sich wie eine allgemeine Funktion verhält, jedoch existiert und der Krankheit zugänglich ist» (Merleau-Ponty, 1966, zit. in: Korff et al., 2000: 576). Der Leib ist also verletzlich, gefährdet, vergänglich. Menschen sind sterblich.

Jedoch lehrt uns die Natur, dass ohne das Sterben, ohne den Tod kein Leben werden und sein kann. Im Kreislauf von Werden, Sein und Vergehen wächst aus dem Absterbenden jeweils neues Leben. Und nur im wachsenden Einvernehmen und Annehmen des Todes (Ars moriendi) können wir die Kostbarkeit des Lebens (Ars vivendi) richtig verstehen und aus diesem Verständnis heraus lernen, das Leben zu gestalten (Manser, 1989).

Die Bedeutung, die menschlichem Leben zugeschrieben wird, zeigt sich dann auch in der Art und Weise, wie der Tod vorkommen darf – in Szene gesetzt wird.

Menschlicher Tod

Was kommt nach dem Leben, mit dem Eintreten des Todes? Wir wissen es nicht! Von den Toten ist noch niemand wirklich zurückgekehrt, um zu berichten! Diese Tatsache ist festzuhalten. Die Worte «Tod», «tot» und «sterben» haben die gleiche Herkunft aus dem altgermanischen Wortstamm «dunst», «tunst». Es bedeutet soviel wie Staub, Dampf, weist aber auch auf die Umnebelung des Verstandes, betäubt werden, hinschwinden hin. Zu allen Zeiten und in allen Kulturen bestanden Vorstellungen über das Geheimnis von Leben und Tod. Es gab zu allen Zeiten und in allen Kulturen Versuche, den Fragen nach dem Transzendenten, dem Metaphysischen menschlichen Lebens und Sterbens auf die Spur zu kommen. Mythen, Sagen und Märchen sprechen oft eine deutliche Sprache. Die Erfahrungen der Menschheit mit dem Sterben und mit dem, was Lebende vom Tod wissen und fassen konnten, sind seit frühester Zeit verdichtet. Hier ist ein sehr weites Feld, aus dem tieferes Verstehen geschöpft werden kann (siehe v. a. Rahner, 1966). In allen Kulturen und Religionen haben sich Vorstellungen entwickelt, die das Verstehen von Sterben und Tod leiten (Troisfontaines, 1964). Was wir wissen ist die Tatsache, dass der Körper, der materiell fassbare Anteil des Menschen, mit dem Tod vergeht, verwest, sich auflöst.

Materialisten sehen damit auch ein absolutes Ende der individuellen Existenz eines Menschen. Doch finden sich gerade bei den so genannten Primitivstämmen und Urvölkern der Glaube an ein Leben nach dem Tod als «praktische Gewissheit, an der zu zweifeln dem Einzelwesen so wenig in den Sinn kommt, als es an der Wirklichkeit seines bewussten Daseins zweifelt» (Frazer in Troisfontaines, 1964: 28 ff.). Menschen vermuten, glauben und hoffen, dass ein unsterblicher Anteil des Menschen, die Seele (?), in einer hier und jetzt (noch) nicht fassbaren Welt weiterlebt.

Die jetzt wahrgenommene Unvollkommenheit des Menschen und des menschlichen Daseins in der Welt verlangen nach Vollendung. Es wäre eine schwer erträgliche Sinnlosigkeit, wenn sich das Dasein in dieser irdischen Gestalt erschöpfen würde. Somit sind Tod und Vergehen wesentlicher Aspekt einer «überzeitlichen und übermateriellen Daseinsform» (Knoche, 1991: 46)

Im Angesicht des Todes

Mit dem «Eintreten» des Todes geht der Exitus, das «Scheiden» aus dem Leben einher. Tod bedeutet – trotz aller Möglichkeiten transzendenter Existenz – das Ende des Lebens in der uns bekannten, vertrauten Weise. Tod hat eine nicht rückgängig zu machende Qualität. Der Mensch mit seinen Beziehungen, Hoffnungen, Freuden, Belastungen, Sorgen, seinen Schmerzen, seinem Leiden hat aufgehört *zu sein*. Der Tod ist immer Trennung. Er bedeutet Abschied, Scheiden, ist Abscheiden. Der Tod schafft eine neue Wirklichkeit.

Der Anblick eines Verstorbenen konfrontiert uns unerbittlich mit der Absolutheit der Endlichkeit des Lebens und somit auch des eigenen Lebens, lässt uns aber auch die Wirklichkeit unseres Lebendigseins spüren. Bei allen Maßnahmen und nachfolgenden organisatorischen (Ablauf-)Prozessen, die dem Tod eines Menschen folgen, spielt die Auseinandersetzung mit menschlicher Vergänglichkeit eine wesentliche Rolle. Der Verstorbene ist im materiellen Sinn «aus der Welt». Als Person ist der Verstorbene für die Umgebung nicht mehr greifbar. Es besteht keine Möglichkeit mehr der wechselseitigen, interagierenden Kommunikation. Die Angehörigen, Freunde und Pflegenden begegnen dem toten Menschen anders als vor seinem Abscheiden aus dem Leben. So müssen Angehörige, Freunde und Pflegende nun eine neue Art des Umgangs, der Begegnung und der Beziehung zu dem toten Menschen, dem Leichnam finden.

Die Unbeweglichkeit, die Blicklosigkeit, der fehlende Atem, die sich ausbreitende Kälte im Leichnam sind Zeichen für das Ende der biologischen Existenz (Scherer, 2000: 573).

Die emotionale Seite dieser Erfahrung beinhaltet die Auseinandersetzung mit der neuen Wirklichkeit des Verlustes (s. Kap. 7.6 und 7.7).

Mit dem Tod ist der Mensch als Person für die Lebenden nicht mehr greifbar, doch für die Hinterbliebenen bleibt die Erinnerung eine Wirklichkeit ganz eigener Qualität. Mit dem Verlust eines geliebten Menschen ist die Liebe nicht verloren oder gegenstandslos. Die Zuneigung, Achtung und Liebe, die einem Menschen galten, behalten ihre Bedeutung. Wohl werden sie neu und anders zu leben sein; und genau hier liegt eine Begründung für den würdevollen Umgang mit dem Leichnam und die Achtung, die Lebende den Toten im Erinnern entgegenbringen.

Der Tod

Rechtliche und ethische Aspekte

Jeder Mensch ist mit Würde begabt, dies ist festgehalten in den Konstitutionen vieler Staaten wie auch in der Erklärung der allgemeinen Menschenrechte von 1948. Die Achtung dieser Würde steht im Mittelpunkt von Bemühungen um besseres Zusammenleben (s. Kap. 10.1 und 10.4).

Dies drückt sich in ethischen Richtlinien und in rechtlichen Vorgaben aus, die den Umgang von Menschen miteinander regeln, leiten und bestimmen.

Mit dem Tode erlischt die Rechtsfähigkeit des Menschen. Er ist zwar nicht mehr selbstständiger Träger von Rechten und Pflichten (Eser/Langneff, 2000: 574), doch kommen dem Leichnam Rechte zu. Nach deutschem Recht (Totensorgerecht, § 168 StGB: Störung der Totenruhe) ist der Leichnam vor Verunglimpfung geschützt. Weitere rechtliche Vorgaben beim Tod eines Menschen befassen sich mit der Feststellung des Todes, mit der Meldung des Todes beim zuständigen Standes- oder Ordnungsamt und mit der Pflicht zur Bestattung. Diese Bestimmungen sind in Deutschland und in Österreich auf Länderebene geregelt, in der Schweiz fallen sie unter kantonales Recht.

Durch den Tod ändert sich für Angehörige in unterschiedlicher Weise der Personenstand, und dadurch können entsprechende Rechte wirksam werden. Dies betrifft zum Beispiel den Anspruch auf Witwenrente oder die Auszahlung einer Lebensversicherung.

Eine Person wird zur Leiche, «wenn durch den Tod das Leben irreversibel beendet ist» (Becker, 2000:

583). Dennoch ist eine Leiche keine Sache; dies zeigt sich zum Beispiel an der Tatsache, dass beim Transport des Leichnams mit der Bahn ein Beförderungsschein gebraucht wird und nicht ein Frachtbrief (Thomas, 1999: 58).

In einer 2005 vom Deutschen Zentrum für Altersfragen veröffentlichen Charta der Rechte hilfe- und pflegebedürftiger Menschen heißt es in Artikel 8: «Jeder hilfe- und pflegebedürftige Mensch hat das Recht, in Würde zu sterben.» In diesem Artikel wird über verschiedene Aspekte palliativer Betreuung gesprochen. Es geht um die Selbstbestimmung am Lebensende und über das Lebensende hinaus. Zum Thema Abschiednahme, Bestattung heißt es:

> Auch als Verstorbener bzw. Verstorbene haben Sie das Recht, mit Sensibilität und Respekt behandelt zu werden. Ihre zu Lebzeiten geäußerten Wünsche sollen auch nach Ihrem Tode Berücksichtigung finden. Ihren Angehörigen, nahe stehenden Personen und gegebenenfalls Ihren Mitbewohnerinnen und Mitbewohnern soll ausreichend Zeit zur Abschiednahme gegeben werden. Sie haben die Möglichkeit, vorauszubestimmen, wie Sie als Verstorbene bzw. als Verstorbener behandelt werden wollen bzw. wie über Ihren Leichnam verfügt werden soll. Das betrifft beispielsweise die Aufbahrung und die Art der Bestattung.
> Auch über die Frage einer Organentnahme und der Verfügbarkeit Ihres Körpers zu wissenschaftlichen Zwecken können Sie vorausverfügen. Eine Organentnahme ist nur dann erlaubt, wenn Ihrerseits eine ausdrückliche Erklärung zur Organspende, z.B. in einem Organspenderausweis vorliegt. Ist dies nicht der Fall, dürfen Organe nicht ohne die Zustimmung Ihrer Angehörigen entnommen werden.
>
> *(Deutsches Zentrum für Altersfragen, 2005)*

Hier sind die unterschiedlichen rechtlichen und gesetzlichen Bestimmungen zur Organentnahme und der Verfügbarkeit des Körpers für wissenschaftliche Zwecke der einzelnen Länder wie Deutschland, Österreich und der Schweiz individuell zu beachten.

Eintritt des Todes – Todeszeichen

Der Tod tritt ein:

- durch das plötzliche Versagen einer oder mehrerer vitaler Funktionen aus bis dahin tatsächlicher oder scheinbarer Gesundheit
- durch plötzliches Versagen einer vitalen Funktion im Verlauf einer zwingend zum Tode führenden Krankheit
- durch fortschreitenden biologisch oder pathologisch bedingten Kräfteverfall.

Unsichere Todeszeichen

Als Zeichen des Todes sind zu werten:

- Radialispuls nicht mehr tastbar
- Herztöne auskultatorisch nicht mehr zu erfassen
- Blutdruck nicht mehr messbar
- fehlende bzw. keine erkennbare Atmung.

Dennoch erfolgt der Eintritt des Todes prozesshaft. Erst nach und nach sterben die einzelnen Zellen ab. Das Zentralnervensystem gibt seine Funktion auf. Der Körper entspannt sich. So können auch nach dem Aufhören von Herzschlag und Atmung manchmal noch Muskelzuckungen beobachtet werden. Ebenso kann mit dem Entspannen des Zwerchfells Luft aus der Lunge entweichen, sodass der Anschein entsteht, der Patient lebe noch. Auch der Abgang von Stuhl und Urin oder Flatus ist möglich. Weitere unsichere Todeszeichen sind eine blasse Haut, Abkühlung der Haut, vor allem der Extremitäten, fehlende Reflexe, ein eingefallenes Gesicht und eine spitze Nase. Die Augen sind trocken, stumpf und blicklos mit weiten, lichtlosen Pupillen. Der Körper kühlt, abhängig von der Umgebungstemperatur, langsam ab.

Sichere Todeszeichen

Im Zeitraum von 1–2 Stunden entwickeln sich dann die ersten sicheren Todeszeichen. Blut sammelt sich an den tiefer liegenden Stellen des Körpers, es treten konfluierende Totenflecken (Livores mortis) zunächst hinter den Ohren, an Rücken und Gesäß auf. Durch autolytische Prozesse in den Muskeln werden Gelenke und Gliedmaßen steif. Die Leichenstarre (Rigor mortis) beginnt nach ungefähr 2 Stunden am Unterkiefer und breitet sich dann über die oberen und unteren Extremitäten aus. In umgekehrter Reihenfolge lösen sich die versteiften Gliedmaßen im Laufe von 2–3 Tagen wieder. Spätere sichere Todeszeichen sind Fäulniserscheinungen und Verwesungsgeruch, die durch einen beginnenden bakteriellen Zersetzungsprozess hervorgerufen werden.

Feststellung des Todes

Es ist die Aufgabe der Pflegenden, den Zeitpunkt des Todes zu vermerken. Hiermit ist der Zeitpunkt gemeint, an dem Atmung und Herzschlag aufhörten bzw. nicht mehr wahrnehmbar waren. Der Tod ist dann durch einen Arzt festzustellen und schriftlich zu dokumentieren. Hier gelten landesrechtliche Bestimmungen, die leicht voneinander abweichen. Einerseits ist bei Eintritt des Todes sofort ein Arzt zu rufen, andererseits kann dieser einen Totenschein (Totenbescheinigung) erst dann ausstellen, wenn sichere Todeszeichen wahrnehmbar sind. Der Arzt nimmt am Leichnam die so genannte Totenschau (in Österreich: Totenbeschau) vor. Der Totenschein dient zur Vorlage bei der zuständigen Behörde.

Für Deutschland gilt: Der Tod muss am nächsten Werktag nach dem Sterbetag bei der zuständigen Behörde gemeldet werden. Hier wird dann der Eintrag in das Sterberegister vollzogen und eine Sterbeurkunde ausgestellt. Hierzu müssen neben dem Totenschein ein Auszug aus dem Familienbuch des Verstorbenen und der Personalausweis des Meldenden vorliegen. Die Bestattung kann im Allgemeinen frühestens nach 48 Stunden erfolgen. Auch für das Krankenhaus, das Alters- und Pflegeheim, den häuslichen Bereich oder das Hospiz gilt, dass ein Verstorbener nicht sofort nach Feststellen des Todes in die Prosektur oder eine Leichenhalle überführt werden muss. Es gilt, die landesrechtlichen, amtlichen wie auch religionsspezifischen Vorgaben zu konsultieren.

Hirntod

Ohne Reanimation erlöschen auf Grund der fehlenden Hirndurchblutung nach wenigen Sekunden die Hirnstammreflexe. Nach spätestens 30 Sekunden sind keine elektrischen Hirnströme mehr messbar. Der Tod ist eingetreten. Bei erfolgreicher Reanimation bis zu 3 Minuten nach Eintritt des Herzstillstandes bestehen jedoch gute Aussichten, dass sich das Gehirn wieder regeneriert. Reanimatorische Maßnahmen hatten mit der Entwicklung der Intensivmedizin immer größere Aussichten auf Erfolg. Wiederbelebungsmaßnahmen können die Herztätigkeit aber auch dann erfolgreich wieder in Gang setzen, wenn es bereits zu einer irreversiblen Hirnschädigung gekommen ist. Mithilfe von künstlicher Beatmung und der medikamentösen Unterstützung der Herz-Kreislauf-Funktion ist es dann möglich, die vitalen Funktionen eines Menschen aufrecht zu erhalten. Im Jahre 1968 wurde von Wissenschaftlern des Harvard Medical College in den USA zum Zweck der Organentnahme zur Transplantation der vollständige Hirntod als gültiges Kriterium für den Tod festgelegt. In Deutschland gelten zur Feststellung des Hirntodes Entscheidungskriterien der Bundesärztekammer, die 1997 im Zusammenhang mit der Neufassung des Transplantationsgesetzes nach internationalen Richtlinien festgelegt wurden. Hiermit hat ein naturwissenschaftliches Definitionsmerkmal medizintechnische und rechtliche Bedeutung (Arndt, 1996: 128 ff.; Beinert, 2000: 24 ff.; Frohwein et al., 2004: 229 ff.). Der ethische Diskurs zur Organspende soll in diesem Kapitel jedoch nicht weiter bearbeitet werden.

Der Übergang vom Leben zum Tod

In folgender Kasuistik wird der konkrete Übergang vom Leben zum Tod, vom Leib zum Leichnam betrachtet.

> **Kasuistik:** «Auf Wiedersehen Martin!»
> Martin war 22 Jahre alt; vor zehn Monaten, kurz vor Beendigung seines Lehreramtsstudiums begann eine Geschwulst im Kehlkopfbereich zu wachsen. Im Endstadium seiner aggressiven Krebserkrankung lag er nun auf einer Inneren Station. Er trug nach einer Kehlkopfexstirpation eine Trachealkanüle, die täglich gewechselt wurde. Eine Fistel neben dem Tracheostoma war infiziert und wollte sich nicht schließen. Mehrmals täglich musste der Verband erneuert werden, täglich wurde die Trachealkanüle gewechselt. Die junge Krankenpflegeschülerin Manuela hatte guten Kontakt zu dem sonst recht verschlossenen Martin. Am liebsten ließ er sich den Verband von ihr richten. Bei der Übergabe an diesem Morgen wurde bemerkt, dass die Fistel sich vergrößert hatte und die Gefahr eines Durchbruchs in die Karotis bestand. Ein neuer operativer Eingriff wurde von den Ärzten wohl erwogen, erschien jedoch aussichtslos, da das umliegende Gewebe von vorausgegangenen Bestrahlungen angegriffen war. Manuela hatte gerade die Kanüle gewechselt, den Verband erneuert und dann Martin beim Frühstück geholfen, als das Licht über seinem Zimmer wieder aufleuchtete. Manuela öffnete die Tür, um zu sehen, was Martin brauchte. Er saß aufrecht im Bett, eine Hand im Griff des Bettbügels, mit der anderen hielt er einen Spiegel. Neben der Kanüle zuckte Pulsschlag für Pulsschlag ein Blutstrom hervor. Das Bett war rot getränkt. Martin schaute mit schreckgeweiteten Augen in den Spiegel. Er war weiß im Gesicht und atmete flach und vorsichtig. Manuela presste eine dicke Lage Verbandsmull auf die Wunde, doch ihre Hand war sofort blutüberströmt. Martin hatte nun ein Handtuch hervorgezogen, mit dem Manuela die pulsierende Wunde abdeckte. Sie rief nach einer Kollegin und setzte sich dann dicht an Martins Bett. Sanft nahm sie nun den Spiegel aus seiner Hand. Die Kollegin brachte ein frisches Laken und breitete es über die Bettdecke. Martin war zurückgesunken und schaute Manuela unverwandt an. «Auf Wiedersehen Martin», sagte sie leise. Er schloss die Augen, und das Leben strömte von ihm aus.

Oft erleben Pflegende sehr nah und bewusst den Tod eines Patienten. Vielfach gibt es Absprachen mit Angehörigen oder auch mit Patienten selbst, dass sie z. B. im Sterben nicht allein gelassen werden. Gerade in der palliativen Betreuung ist der «Beistand» beim Hinübergang ein bedeutsamer pflegerischer Akt. Vielfach wünschen nächste Angehörige, beim Sterben da zu sein. Die letzte Phase des Sterbens eines Menschen sollte den Angehörigen nicht vorenthalten werden. Allerdings brauchen Sterbende auch Raum, ihren eigenen Weg zu gehen. Diese letzte Wegstrecke darf nicht durch pausenloses «Sorgen und Pflegen» belastet werden.

Der Patientenedukation kommt auch hier eine essenzielle und herausragende Rolle zu, welche von den Pflegenden rechtzeitig gestaltet werden sollte. Begleiterscheinungen im Ableben des sterbenden Menschen, wie z. B. die geräuschvolle rasselnde Atmung, gilt es den Angehörigen rechtzeitig und behutsam zu erklären, damit sie nicht durch zusätzliche Ängste belastet sind, der Sterbende könnte zuletzt noch ersticken (s. Kap. 9.2). Manchmal vermögen Angehörige es kaum, den Sterbenden auch nur für einen Moment allein zu lassen. Die Erfahrung zeigt, dass Sterbende nicht nur in der vertrauten Nähe von Angehörigen oder Freunden «hinübergehen», sondern auch gerade im Augenblick des Alleinseins versterben. Für die Angehörigen ist dieses Erleben nachträglich oft schmerzlich, enttäuschend und belastend. Der Hinweis durch die Pflegenden auf diese Tatsache des Rückzugs in die Intimität im Sterben hilft den Angehörigen bei der langfristigen Bewältigung und in ihrem Trauerprozess.

Beim Eintritt des Todes wie auch in den ersten Stunden nach dem Tod (postmortale Phase) fallen z. B. im Spital Pflegenden, Seelsorgern und Medizinern, aber auch den Angehörigen sofort bestimmte Rollen und Aufgaben zu, die gestaltet werden wollen. Alles, was jetzt geschieht, prägt oft unauslöschlich das Erleben der Zurückbleibenden. Hier geht es einerseits um sachliche Vorgänge und Handlungen, wie auch andererseits um die fürsorglichen und emotionalen Aspekte beginnender Trauerarbeit. Es geht (fast zeitgleich) um Riten, Gesten, um menschliche Zuwendung, den Umgang mit Emotionen, um die pflegerische Fürsorge des Verstorbenen, das Beachten rechtlicher und religiös-kultureller Vorschriften sowie der Berücksichtigung organisationsspezifischer Ablaufprozesse und administrativer Vorgaben. Einerseits sind beim Tod eines Patienten klar umrissene, oft schriftlich dokumentierte pflegerische Maßnahmen durchzuführen, andererseits ergeben sich gleichzeitig unterschiedliche Herausforderungen emotionaler Art. Hierzu gehören:

- die Benachrichtigung des Arztes und der Angehörigen
- die aufmerksame Begleitung der Hinterbliebenen unmittelbar nach dem Ableben des Patienten
- die Versorgung des Verstorbenen (wenn immer möglich gemeinsam mit den Hinterbliebenen)
- die behutsame und verständliche Aufklärung und Orientierung über die nächsten anfallenden Aufgaben und Pflichten, die die Hinterbliebenen bereits wenige Stunden nach dem Tod des Patienten administrativ zu erfüllen haben
- das (gemeinsame) Ordnen der persönlichen Effekten sowie
- das Zusammenstellen der abschließenden Pflegedokumentation.

Das Krankenzimmer, welches bis vor wenigen Augenblicken noch ein Sterbezimmer war, muss, sobald der Verstorbene die Bettenstation verlassen hat, oft schon für den nächsten Patienten vorbereitet werden, der bereits angemeldet ist und dringend auf ein freies Bett wartet. Es kommt einem Wechselbad von Gefühlen gleich, dem die Hinterbliebenen, aber auch die Betreuenden und insbesondere die Pflegenden überlassen sind.

Vom Umgang der Pflegenden mit Sterben und Tod

In einer Studie zum Thema «Sprechen über den Tod» erzählten erfahrene Krankenschwestern und -pfleger über ihre jeweils ersten Begegnungen mit dem Tod im Krankenhaus (Kreher/Arndt, 2006). Hier wurde deutlich, dass auch heute noch auf Sterben und Tod eher im Ausweichen, in das Funktionieren, das Organisieren und in das «Normalisieren» reagiert wird. Pflegende schweigen eher zu diesen Themen oder fürchten angesichts beruflicher Konkurrenzsituationen vor ihren Kollegen und Kolleginnen gar als schwach, verletzlich oder inkompetent dazustehen. Es erscheint wichtig, die Entwicklung einer «offenen Bewusstheit» zu fördern (Glaser/Strauss, 1974: 254). Dies bedeutet, dass Pflegende lernen zu sagen: Ich weiß um das Sterben und um den Tod, ich habe Erfahrungen gemacht, ich kenne meine eigene Verletzlichkeit und kann auch meine Hilflosigkeit dem Tod gegenüber zugeben, kann damit leben und kann mit diesem Wissen meine Aufgabe als Pflegende/als Pfleger wahrnehmen. Ich kann Patienten, ihren Angehörigen und auch meinen Kollegen und Kolleginnen in helfender, verstehender, empathischer Weise nahe sein. Und ich kann in eigener Unsicherheit Hilfe von anderen annehmen und lasse es zu, dass andere auch meine Trauer mittragen, wenn ein Abschied mir schwer wird (s. Kap. 7.7).

Darüber hinaus schlagen Glaser und Strauss (1974: 164 ff.) vor, einen weiteren Bewusstheitskontext aus der Sicht der Pflegenden zu unterscheiden. Hier soll genau die Phase des Sterbens erfasst werden, in der «nichts mehr zu tun bleibt». In dieser Erkenntnis können die Beteiligten sich auf die veränderte Situation einstellen. Im Wissen um den Übergang vom Leben zum Tod können Abschiednehmen und Trauer den ihnen zukommenden Raum langsam füllen. In der Studie von Kreher und Arndt berichten Pflegende wiederholt, dass sie «nicht gleich realisiert hätten, einen Toten vor sich zu haben». Nicht zu unterschätzen ist die Tatsache, dass Auszubildende in der Gesundheits- und Krankenpflege, Praktikanten, Pflegeassistenten, ja selbst Angehörige oftmals noch nie direkt und persönlich mit dem Sterben und dem Tod konfrontiert waren. Dies erfordert gerade von den Pflegenden eine zusätzliche Aufmerksamkeit und Achtsamkeit in der Pflege und Fürsorge eines Sterbenden und Verstorbenen. Gerade die Mitbetreuenden, welche vielleicht noch nie direkt mit dem Tod konfrontiert wurden, jedoch sehr sensibel das Geschehen wahrnehmen, sind in besonderer Weise auf die einfühlsame Vorbereitung und Begleitung durch die Fachkräfte, insbesondere die Pflegenden, angewiesen.

Eine grundsätzliche Frage eröffnet sich in diesem Kontext, nämlich, ob mit dem Tod eines Patienten die pflegerische Verantwortung, d. h. der pflegerische Auftrag aufhört. Wohl erwähnen die meisten Krankenpflegelehrbücher Maßnahmen nach dem Tod, doch entsteht der Eindruck, dass die «Entsorgung der Leiche» und damit das Wiederherstellen der «Normalität» schnell und unauffällig, wenn auch pietätvoll zu geschehen habe. Dies wird bestätigt in der Studie von Arndt und Kreher. Jedoch sollte der Zusammenhang zwischen dem pflegerischen *Gestalten* der postmortalen Phase unmittelbar nach dem Tod eines Menschen und gelingender Trauerarbeit beachtet werden (Plenter/Uhlmann, 2000: 83; s. a. Kasten).

Konsequenzen für die Praxis im Umgang mit Sterben/Tod in der Organisation

Obwohl die meisten Menschen den Wunsch haben, zu Hause zu sterben, wird nach Gronemeyer (2004) der Tod in einer Institution zur Normalität.

Beinhaltet professionelle Pflege Caring über den letzten Atemzug hinaus?

Bedeutsam erscheint an dieser Stelle eine Dialektik, die im Kontext dieses Kapitels auftaucht: Solange ein Patient *lebt,* wird von der *Pflege* des Patienten gesprochen. Begriffe wie «Pflege», «Betreuung», «Begleitung», «Fürsorge», «Umsorgung des sterbenden Patienten» erscheinen wie selbstverständlich. Der Pflegeauftrag erscheint klar und unmissverständlich. Ist der Patient verstorben, so findet rasch eine Ablösung dieser Begrifflichkeiten statt. Nun sprechen die Pflegenden von der *Versorgung (assoziiert mit Entsorgung),* vom *Richten,* vom *Herrichten* des Verstorbenen. Wieso wird nicht auch hier weiter von der Pflege, Betreuung, Begleitung, Fürsorge, Umsorgung des Verstorbenen, des Leichnams gesprochen? Einen *lebendigen* Patienten, schwer krank und sterbend würden Pflegende niemals «richten oder herrichten». Einen Schwerkranken oder Sterbenden zu «versorgen» trifft im Kern nicht den professionellen Pflegeauftrag. Ein Verstorbener wird nun gerichtet, hergerichtet, (ent-)versorgt… Hört Caring mit dem letzten Atemzug, mit dem fehlenden Herzschlag, mit der erloschenen interagierenden Kommunikations- und Beziehungsfähigkeit des verstorbenen Menschen auf? Erhält die Pflege hier nun einen anderen Pflegeauftrag, von der *Pflege* des beseelten Menschen zum *Herrichten* des unbeseelten Toten? Könnte sich genau hier die stringente Fortsetzung des pflegerischen Auftrags zeigen? Liegt nicht auch und gerade im Umgang mit dem Leichnam, in der gerade jetzt nicht nachlassenden Fürsorge, in der Umsorgung, Pflege und Begleitung des Verstorbenen ein Anerkennen, ein Erkennen der Würde eines Menschen? Und dieses Erkennen mag sich fortsetzen, bis der Verstorbene die Patientenstation im Krankenhaus, die Bewohnergruppe des Alten- und Pflegeheims oder die häusliche Umgebung daheim endgültig verlassen hat oder im Aufbahrungsraum menschenwürdig empfangen und aufgebahrt wurde.

Und doch ist die Pflege eines lebendigen Menschen etwas anderes als die Sorge um einen Verstorbenen. Vielleicht spielt bei dieser veränderten Care-Qualität die Tatsache eine Rolle, dass Pflegende mit der physischen Berührung eines Toten hinüberlangen in eine andere, unbekannte Wirklichkeit, die ja eigentlich nicht fassbar ist.

> In Deutschland ereignen sich inzwischen 80% aller Sterbefälle in Pflegeheimen, Krankenhäusern oder anderen Einrichtungen [...] Angesichts von Personalknappheit in den Institutionen und des zunehmenden ökonomischen Druckes in den Krankenhäusern werden Sterbende zum ‹Problem›. Die Fallpauschalenregelung in Deutschland führt zumindest heute bereits dazu, [...] dass bisweilen terminale Patienten in Krankenhäusern als Fehlbelegung gelten.
> *(Gronemeyer et al., 2004: 25)*

Die Frage stellt sich hier, *wie* nun würdevolle Bedingungen für das Lebensende, *wie* ein würdevoller Übergang vom Leib zum Leichnam z.B. in einer Organisation gestaltet werden können. Mehrheitlich werden die Bedingungen am Lebensende bestmöglich und oft hochengagiert von den involvierten Personen vor Ort – vorrangig von den Pflegenden – in der unmittelbaren Betreuung und Begleitung des Sterbenden und Verstorbenen wie auch seiner Angehörigen gestaltet. Dieses Engagement geht oft weit über die vorgegebenen organisatorischen Rahmenbedingungen der jeweiligen Organisation hinaus. Dies kann dann zu einem jähen Erwachen führen, wenn in einem Schwerpunktkrankenhaus mit integrierter Palliativstation von der Krankenhausleitung plötzlich für alle Krankenstationen die Weisung herausgegeben wird, dass ein Verstorbener nach zwei bis spätestens drei Stunden (nach dem Todeszeitpunkt) die Bettenstation verlassen haben sollte. Explizit wird erwähnt, dass dies auch für die Palliativstation gelte. Mit diesem Beispiel wird deutlich, dass es eben nicht nur von den betreuenden Personen abhängig ist, einen menschenwürdigen Umgang mit dem Leichnam zu gewährleisten.

> Damit ein menschenwürdiger Umgang in der Organisation gestaltet werden kann, bedingt dies auch menschenwürdige und menschenfreundliche Rahmenbedingungen, die sowohl das dort tätige Personal wie auch den zu betreuenden Sterbenden, den Verstorbenen und den Angehörigen gelten. Es bedingt weiterhin eine ausgebildete und entwickelte «Organisationskultur des Sterbens».

Würdevolle und ethische Bedingungen rund um die peri- und postmortale Zeit eines Menschen setzen würdevolle und ethische Rahmenbedingungen in einer Organisation voraus. So erfordert es nach Heller «[...] eine doppelte Aufmerksamkeit, um menschenwürdiges Sterben zu ermöglichen, für die Betroffenen, die Helfenden und für die Rahmenbedingungen und Umstände: Keine Sterbebegleitung, ohne Bedingungen des Sterbens zu gestalten» (Heller, 2003: 14). Dies betrifft vor allem Einrichtungen im Gesundheitswesen wie die Krankenhäuser in der Spezial- und Grundversorgung, die Alters- und Pflegeheime wie auch die Hauskrankenpflege. Es wäre ein menschenwürdiger Umgang mit Sterben und Tod zu *realisieren*. Eine *gelebte* menschenwürdige Kultur des Sterbens in einer Organisation ist vermutlich nicht damit zu verwirklichen, dass nun dafür primär Standards, Richtlinien und Pathways entwickelt werden (s. Kap. 1.3). Dies in der vermeintlichen Annahme, dass mit einem nachweislich erbrachten wie von außen bestätigten (zertifizierten) Standard, z.B. zur qualitätvollen Betreuung von Sterbenden, automatisch auf einen würdevollen Umgang mit dem Sterbenden und Verstorbenen in der Organisation geschlossen werden kann. Ein solcher Ansatz kann zwar zur Auszeichnung mit einem Label führen, ob er jedoch die *Organisationskultur* des Sterbens quer durch alle Fachdisziplinen und Professionen wie auch sektorenübergreifend in einer Organisation belebt und entwickelt, bleibt der Frage würdig und dahin gestellt (s. Kap. 2.1, 2.4 und 4.2). Nach Gronemeyer (s. Geleitwort) drängt sich zumindest die Gefahr auf, dass mancherorts heute bereits ebenso von «*Sterbemanagement*» wie von «*qualitätskontrolliertem Sterben*» die Rede ist.

> Das Bemühen um eine menschenwürdige Sterbekultur in einer Organisation beginnt einerseits bei den Menschen selbst, die in der Organisation tätig sind, d.h. mit der Entwicklung einer persönlichen und professionellen Grundhaltung zum Umgang mit Sterben und Tod. Weiterhin beginnt sie andererseits in der Organisation selbst, mit der Entwicklung und Anpassung von ethischen Rahmenbedingungen, die eine Organisationskultur von Sterben und Tod ermöglichen.

Dieses Bemühen um eine ausgebildete und entwickelte *Kultur des Sterbens* entzieht sich jeglicher Verfügbarkeit, Standardisierung, Medikalisierung, Institutionalisierung und nicht zuletzt auch Therapeutisierung des Sterbeprozesses. Sie entzieht sich jeglicher Verordnung von Humanität. Sie entzieht sich letztlich auch jeglichem Label einer Organisation, das zur Präsentation eines nachweislich qualitätsvollen Sterbens nach außen hin gezeigt werden soll. Eine menschenwürdige und menschenfreundliche Kultur des Sterbens in einer Organisation ist vermutlich weniger zu «organisieren», zu zertifizieren, als vielmehr aufmerksam mit den Betroffenen selbst, ihren Angehörigen und Hinterbliebenen individuell *zu leben*. Dies bedingt den Verzicht auf das Machbare bis zuletzt. Es bedingt, Tod und Sterben weder zu idealisieren noch zu therapeutisieren, und es bedingt die entschlossene Absage, sich den Sterbenden, die Sterbeprozesse verfügbar machen zu können. So geht es weniger darum, dass die Betreuenden primär ihre Werte, Vorstellungen und Intentionen verwirklichen, als vielmehr um die ausnahmslose Berücksichtigung der persönlichen Werte und Bedürfnisse, der religiös-kulturellen Unterschiede und Aspekte eines sterbenden Menschen und seiner Angehörigen. Nach Heller (2003) geht es letztlich allein darum:

> [...] einen an den Bedürfnissen der jeweiligen Person entlang entwickelten Prozess der Versorgung zu gestalten [...] Das Sterben ist als individueller Prozess zu begreifen, der in hohem Maße vom Lebenslauf des Patienten beeinflusst ist [...] Es gibt keinen allgemein gültigen Kodex von Formen des Sterbebeistandes. Maßstab ist immer der sterbende Mensch in seiner Individualität bis zuletzt.
>
> *(Heller, 2003: 15–16).*

Vom Leib zum Leichnam

Nach der Feststellung des Todes durch den Arzt erfolgen die pflegerischen Maßnahmen zur letzten Pflege des Leichnams. Zu diesen pflegerischen Maßnahmen gibt es in vielen Institutionen einen «Standard», hausinterne Vereinbarungen für die Pflegenden und weiterführende Merkblätter, Wegleitungen und Broschüren für die Hinterbliebenen.

Es soll hier im Detail nicht auf die letzte Pflege des Verstorbenen unmittelbar nach dem Tod eingegangen werden. Es darf vorausgesetzt werden, dass der pflegerische Umgang mit dem Verstorbenen wie Waschen und Kleiden sowie weitere pflegerische Handlungen Gegenstand der Grundausbildung in der Gesundheits- und Krankenpflege darstellen (vgl. ausführlich dazu die Literatur von Tanzler, 2005: 201–210).

Auch soll hier auf die Entfaltung ausgewählter Rituale nach dem unmittelbaren Tod des Patienten bewusst verzichtet werden, da sie zu vielfältig und zu unterschiedlich sind, je nachdem, in welchem Betreuungskontext und in welchem persönlichen, kulturell-religiösen Lebenskontext sich der Schwerkranke und Verstorbene befand. Abschiedsrituale und religiös-kulturelle Unterschiede sind in diesem Buch jedoch an anderer Stelle an ausgewählten Beispielen bearbeitet worden (s. Kap. 7.6, 8.1 und 8.2).

Reflexionen über die Praxis von Abschiedsritualen

Auf welche Abschiedsrituale eine Organisation oder ein Team sich formal und inhaltlich einlassen kann und möchte, müssen die Mitarbeiter vor Ort jeweils für sich selbst entscheiden. Jede Einrichtung wird hier für sich eine eigene Form suchen, finden und stets anpassen müssen. Solche Abschiedsrituale weisen bereits auf das spezifische Grundverständnis hin und konkretisieren den damit verbundenen umfassenden Leistungsauftrag bis zuletzt im entsprechenden Betreuungskontext. Mit der Praxis der institutionsspezifischen Abschiedsrituale geht es aber auch darum, respektvoll zu berücksichtigen, inwieweit sich einerseits die Betreuenden und andererseits die Hinterbliebenen damit z. B. am Totenbett identifizieren können. Es erscheint an dieser Stelle ratsam, frühzeitig auch mit dem Patienten oder Bewohner selbst (soweit das möglich ist) die Gewohnheiten, die Tradition von Abschiedsritualen des jeweiligen Betreuungskontextes (Krankenhaus, Alters- und Pflegeheim, Palliativstation oder Hospiz) wie auch des Patienten und seiner Familie, sensibel aufzugreifen und den Patienten selbst um seine Stellungnahme zu bitten. Dies beinhaltet, ihn seine persönlichen Bedürfnisse und Werte, seine Zu- und Abneigungen in Bezug auf diverse Abschiedsrituale formulieren zu lassen.

> Würdevoller Umgang mit dem Leichnam kann sich somit genau darin konkretisieren, dass auch und gerade in der postmortalen Zeit, das heißt in den ersten Stunden nach dem Tod, die Abschiedsrituale des Hospizes, der Palliativstation, des Alters- und Pflegeheims nicht gemäß Tradition oder Standard einfach ungefragt vollzogen, sondern entlang den vorab geäußerten Wünschen, Werten und Bedürfnissen und entsprechend zuvor eingeholtem Einvernehmen des Verstorbenen vollzogen werden.

Auch hierin kann die Selbstbestimmung bis zuletzt und über den Tod hinaus eine patientenbezogene Realisierung finden. Es gleicht sonst einer Verletzung des Respektes vor dem Leichnam, ungefragt haus- oder stationsübliche Abschiedsrituale am Totenbett zu vollziehen, welche durchaus der Trauerarbeit der Fachkräfte und Hinterbliebenen dienen können, jedoch nicht an den Bedürfnissen, Werten und Wünschen der jeweiligen Person vorbei *ritualisiert* werden dürfen. Gemeinsame Gebete, Gesänge, ausgewählte kulturelle oder religiöse Riten, das Aufstellen von Symbolen wie eine entzündete Kerze, ein Kreuz, christliche oder andere Symbole oder Bildmotive, das Schmücken des Zimmers mit Blumen, das Auflegen eines Tagebuchs, in dem alle Verstorbenen aufgenommen werden und beispielsweise die Betreuenden, die Angehörigen oder Mitbewohner etwas hineinschreiben können, mögen durchaus hilfreiche, unterstützende Gesten und Rituale sein, die es aber respektvoll und achtsam einzusetzen gilt (s. Kap. 4.2, 8.2 und 9.1). Genau hier beweist sich die stringente Patientenorientierung. Nach Heller ist es die radikale Patientenorientierung (Heller, 2003: 14), welche als ein herausragendes Konzeptelement in der Palliative Care gilt und mit dem Tod des Patienten nicht schlagartig aufhört. Würdevolle Bedingungen und der würdevolle Umgang mit dem Leichnam zeigen sich auch und gerade hier im Vollzug der letzten achtsamen Pflege und Begleitung des Verstorbenen, welche geprägt sein sollte von der nun nicht nachlassenden fürsorglichen Menschenbezogenheit bis zur letzten Ruhestatt. Auch drängt sich einmal mehr an dieser Stelle in der Palliative Care eine Grundhaltung für alle Betreuenden und Begleitenden auf, nämlich sich selbst bescheidend – das meint, sich selbst in seiner Rolle, Funktion, seinem Grundverständnis relativierend – die Einmaligkeit, die Einzigartigkeit des sterbenden Menschen und Verstorbenen zu erkennen und zu bedienen bis zuletzt. So gibt es nach Heller (2003) kein Schema des Sterbens (Heller, 2003: 15–16). Abschiedsrituale in der peri- und postmortalen Phase sollten deshalb nicht ungefragt und an der Individualität des Sterbenden und Verstorbenen vorbei vollzogen werden.

Ausgewählte religiös-kulturelle Unterschiede im unmittelbaren Umgang mit dem Verstorbenen

Die Bedeutung religiös-kultureller Unterschiede in der Palliative Care ist ausführlich in Kapitel 8.1 nachzulesen. In diesem Kapitel sollen die religiös-kulturellen Unterschiede im Umgang mit dem Leichnam in der postmortalen Phase im Überblick aufgezeigt werden. Die respektvolle Berücksichtigung der religiös-kulturellen Unterschiede in der unmittelbaren Fürsorge für den Leichnam konkretisiert und realisiert in einem weiteren Schritt den würdevollen Umgang mit dem Verstorbenen.

Judentum

Für gläubige Juden zeigt sich die Gerechtigkeit Gottes am Tag des Gerichts bei der Auferstehung aller Toten. Der Glaube an den einen Schöpfergott kommt zum Ausdruck in einem Leben nach dem Gesetz. Die Treue zum Gesetz in der Ausübung persönlicher Frömmigkeit wird die Ankunft des Messias bewirken. Am Tag des Gerichts wird allen Gläubigen das Heil geschenkt. Der Mensch stirbt zwar ganz, wird aber mit Leib und Seele auferweckt. Die Totenruhe darf nicht gestört werden. Ein Friedhof ist ein «bet-olam», ein ewiges Haus. Das Judentum kennt keine Wiedergeburt; der je einmalig geschaffene Mensch ist vor Gott verantwortlich.

> **Beachte:** Für Verstorbene jüdischer Religion gibt es einige wichtige Handlungen, die am Leichnam auszuführen sind. Wenn möglich sollten Angehörige oder andere Juden diese vornehmen. Ist dies nicht möglich, können diese Aufgaben auch vom Pflegepersonal übernommen werden: Wenn möglich, sollte ein Rabbi gerufen werden. Acht Minuten lang bleibt der Verstorbene mit einer Feder über Mund und Nase liegen, um eine Atemtätigkeit feststellen zu können. Alsdann schließt der nächste Angehörige Augen und Mund (evtl. den Unterkiefer mit einer Mullbinde hochbinden oder mit einem Kissen unterstützen). Der Tote wird mit den Füßen in Richtung Tür auf den Boden gelegt, die Arme liegen an der Seite des Rumpfes. Ein Laken wird über den Toten gebreitet und neben dem Kopf eine Kerze angezündet. Der Tote darf nicht verlegt oder allein gelassen werden bis zur Abholung. Am Sabbat oder an einem anderen jüdischen Feiertag darf der Leichnam nicht bewegt werden. Die Beerdigung wird zum frühestmöglichen Zeitpunkt durchgeführt. (Neuberger, 1995: 15 ff.)

Christentum

Die christlich geprägte spirituelle Begleitung ist ausführlich in Kapitel 8.2 nachzulesen.

> **Beachte:**
>
> **Römisch-katholische Christen**
>
> Beim Umgang mit Verstorbenen in einer Institution gibt es keine Besonderheiten zu beachten. Sofern es möglich ist, kann im Zimmer eine Kerze angezündet werden, sie ist ein Symbol für den Glauben an die Auferstehung. Vielfach wünschen Angehörige, dass dem Leichnam die Hände wie zum Gebet gefaltet werden und ihm ein Kruzifix oder ein Rosenkranz in die Hand gegeben wird. Nach Wunsch kann mit dem Seelsorger und den Angehörigen eine Andacht gehalten werden.
>
> **Evangelische Christen**
>
> Beim Umgang mit Verstorbenen in einer Institution gibt es keine Besonderheiten zu beachten. Auf Wunsch kann mit dem Seelsorger und den Angehörigen eine Andacht gehalten werden, deren Verlauf mit Schriftlesung, Gebet, Lied und Segen im jeweiligen Kirchengesangbuch abgedruckt ist.

Orthodoxe Christen

Wenn der Sterbende bei Bewusstsein ist, sollten ihm Beichte und Abendmahl ermöglicht werden, und ein Priester sollte das Sterben mit Gebeten begleiten. Beim Umgang mit dem Verstorbenen in einer Institution ist zu beachten, dass ein Mann von einem Mann und eine Frau von einer Frau gewaschen und aufgebahrt werden. Sofern möglich, können Ikonen bzw. ein Kreuz und zwei brennende Kerzen – rechts und links aufgestellt werden. Die Hände werden zur Gebetshaltung gefaltet oder übereinander gelegt. Zur Aufbahrung werden dem Toten seine Schuhe angezogen; die Bestattung erfolgt dann jedoch ohne Schuhe. Wenn der Verstorbene zu Hause aufgebahrt ist, übernehmen die Angehörigen das Ritual, das mündlich weitergegeben wird, so z. B., dass ein nahe stehender Angehöriger das «Lieblingskleid» oder ein weißes Kleid auswählt, das dem Verstorbenen angezogen werden soll. Bevor der Tote in den Sarg gelegt wird, sollte er mit geweihtem Öl gesalbt werden. Orthodoxe Christen, die eine Pilgerfahrt nach Jerusalem unternommen haben, bekommen ein Tuch mit der Darstellung der Kreuzigung Jesu auf die Brust gelegt.

Islam

Im Koran finden sich eindeutige Aussagen über die Existenz eines Paradieses als einem Ort der Freundschaft Gottes wie auch einer Hölle als einem Ort ewiger Verdammnis. Entsprechend seinem Lebenswandel wird der Mensch nach der Gerechtigkeit Gottes an dem einen oder am anderen Ort die Ewigkeit verbringen. Im Sterben fordert der Todesengel den Menschen noch einmal auf, Gottes Gerechtigkeit anzunehmen und sich in die Allmacht des Schöpfers zu ergeben (Islam = Gottergebenheit). Die persönliche Verantwortung für das eigene Leben und die Verdienste, die aus religiösem Vollzug zu erwarten sind, prägen wesentlich auch heute den Alltag muslimischer Gesellschaften.

Beachte: Unmittelbar, nachdem ein muslimischer Patient verstorben ist, werden die Augen des Verstorbenen *durch Angehörige* geschlossen. Es ist für die Pflegenden wichtig zu wissen, dass das Verschließen der Augen bei einem muslimischen Verstorbenen *nicht* durch eine fremde Person geschehen darf. Verstorbene Muslime werden grundsätzlich von Angehörigen versorgt. Tanzler (2005) gibt hier ausführliche, hilfreiche Anregungen für den achtsamen Umgang mit verstorbenen Muslimen, die von den von Berufs wegen beauftragten Betreuenden (v. a. Pflege/Medizin) zu berücksichtigen sind:

- Ein verstorbener muslimischer Mann wird in der Regel von zwei Männern versorgt und gewaschen, eine verstorbene muslimische Frau von zwei Frauen.
- Während der Körper des Verstorbenen einer rituellen Waschung unterzogen wird, werden von den Angehörigen Suren aus dem Koran rezitiert.
- Anschließend wird in die Körperöffnungen und unter die Achseln eine Kampferlösung eingebracht.
- Der Kopf des Verstorbenen wird zur rechten Seite (Schulter) gedreht, sodass der Leichnam mit dem Gesicht in Richtung Mekka bestattet werden kann.
- Danach wird der oder die Verstorbene in ein weißes ungenähtes Tuch (12 Meter Stoff) gehüllt und in den Sarg gelegt.
- Die Hände werden beim Mann über dem Bauch, bei der Frau über der Brust zusammengelegt.
- Es erscheint besonders von Bedeutung, dass der Verstorbene nur von Musliminnen und Muslimen berührt werden darf. Da dies nicht immer möglich ist im klinischen Alltag, ist unbedingt darauf zu achten, dass der Leichnam niemals ohne Handschuhe berührt wird, z. B. beim Entfernen von Drainagen, zuführenden oder ableitenden Kathetern, Pflasterstreifen, beim notwendigen Wenden des Verstorbenen etc.!
- Autopsien am Leichnam sind verboten, da im Islam der Mensch als Ganzheit betrachtet wird und unversehrt zu bleiben hat.
- In der Regel findet die Bestattung innerhalb von 24 Stunden statt. Eine Feuerbestattung ist im Islam verboten (Tanzler, 2005: 204–205).

Muslime lehnen die Verbrennung ab, sie werden ohne Sarg und ohne Bezeichnung des Grabes bestattet. Da dies in vielen Ländern Westeuropas nicht erlaubt ist, ziehen Muslime die Bestattung in der eigenen Heimat vor und beauftragen ein Bestattungsunternehmen, das auf die rasche Vorbereitung und Überführung der Leiche in Länder des Islam spezialisiert ist (Neuberger, 1995: 45 ff.).

Buddhismus und Hinduismus

In den indischen Religionen, die sich Jahrhunderte vor dem Christentum entwickelten, ist der Glaube an unterschiedliche Formen der Seelenwanderung bzw. Reinkarnation oder Wiedergeburt ausgeprägt. Im Unterschied zum Christentum tritt das individuelle Sein vor dem absoluten Sein allen Lebens in den Hintergrund. Das Ziel des irdischen Lebens kommt mit dem Tod der Erfüllung näher: letztlich im absoluten Sein aufzugehen.

Im *Buddhismus* ist dies das Nirwana. Dies ist nicht mehr dem Tod unterworfen. Es ist ein Zufluchtsort, an dem Segen und Wahrheit herrschen; der Ort der höchsten Wirklichkeit (Küng, 1984: 81). Reinkarnation ist im Buddhismus Ausdruck des Leidens, aber auch der Weg zur Überwindung des Leides. Die Befreiung vom Ich (Buddhasein) wird durch den spirituellen Aufstieg und die Loslösung vom personalen Sein erreicht.

Auch der *Hinduismus* sieht die Erlösung des Menschen in der Befreiung aus dem Kreislauf irdischen Lebens. Alle Lebewesen sind Manifestationen einer allumfassenden göttlichen Kraft. Brahman ist das Absolute, dem das Werden und das Vergehen der Personalität des Einzelnen zugeordnet sind. Das Leben in dieser Welt bietet die Chance zur Reinigung und zur Reifung. Die Seelen der Verstorbenen existieren in einem Zwischenreich, aus dem sie immer wieder zu neuem Dasein in dieser Welt geboren werden bis zur vollendeten Reinigung. Bis zu einer Wiedergeburt können 49 Tage vergehen, in denen gute Wünsche und Gebete die Vorbereitung auf ein neues Leben begleiten (Heller, 2003: 61).

Buddhismus und Hinduismus weisen in ihrer jeweiligen Lehre komplexe Entwicklungen auf, die örtlich unterschiedliche Traditionen entwickelten und in vielen Sekten ihre Ausprägung fanden. Es ist zu beachten, dass auch in den asiatischen Ländern die Religion nicht mehr unbedingt bestimmend ist für die Lebensvollzüge.

> **Beachte:** Der Körper des Verstorbenen sollte bis zu 4 Tagen nach dem Tod nicht berührt und gestört werden. Nach der Auffassung des tibetanischen Buddhismus dauert es beispielsweise 3 Tage, bis Bewusstsein und Körper sich getrennt haben (Arndt, 1996: 130). In den meisten Traditionen ist das Verbrennen der Leichen und das Verstreuen der Asche mit den entsprechenden Zeremonien üblich (Heller, 2003: 46 ff.).

Aufbahrung – Abschied

«Den Tod nicht sichtbar werden lassen» – diese Haltung und Einstellung wird inzwischen deutlich hinterfragt. Es wird wieder üblich, den Abschied von einem verstorbenen Familienangehörigen bewusster zu gestalten. Hierzu tragen angepasste räumliche Möglichkeiten in den Krankenhäusern, Altenheimen und Hospizen bei. In manchen Häusern gibt es einen Abschiedsraum, in dem ein Verstorbener bis zur Abholung durch das Beerdigungsinstitut verbleiben kann. Die Zeitspanne, die nach den Bestattungsgesetzen der Länder bzw. der Kantone hierzu vorgesehen ist, variiert zwischen 36 und 72 Stunden nach Eintritt des Todes. Ein Beerdigungsinstitut wird von den Angehörigen beauftragt, weitere Maßnahmen zur Bestattung einzuleiten. Im Allgemeinen finden Vorgespräche zur Beerdigung in den Räumen des Institutes statt. Die Mitarbeiter des beauftragten Institutes beraten hinsichtlich der konkreten Einzelheiten, die zur Beerdigung notwendig sind. Hierzu gehören die Wahl des Sarges, die Gestaltung der Trauerfeier, Blumenschmuck, Musik, Anzeigen und Trauerkarten, und wenn dies noch nicht durch die Familie des Verstorbenen geschehen ist, wird das zuständige Pfarramt benachrichtigt. Die Zeit, bis der Leichnam vom Beerdigungsinstitut abgeholt wird, kann zur Aufbahrung dienen. Hier haben die Angehörigen und Freunde, aber auch die Pflegenden und weitere involvierte Betreuende genügend Zeit zum Abschiednehmen.

In der anthroposophischen Tradition wurden gute Erfahrungen mit dem Aufbahren gemacht. Die Aufgaben, die im Verantwortungsbereich der Pflegenden liegen, werden folgendermaßen zusammengefasst:

- Aufbahren von Verstorbenen im Patientenzimmer und in den Aufbahrungsräumen
- Begleitung der Angehörigen bei Besuchen in den Aufbahrungsräumen
- Betreuung der Verstorbenen bei Abholung durch den Bestatter
- Beratung über Aufbahrung und damit verbundene Angebote zur Gestaltung
- Betreuung der Angehörigen (Plenter/Uhlmann, 2000: 83).

Eine Untersuchung zur Bedeutung der Aufbahrung in einem anthroposophischen Krankenhaus ergab Folgendes (Plenter/Uhlmann, 2000): Die Aufbahrung von Verstorbenen und die Begleitung der Angehörigen durch Pflegende ermöglichen den Angehörigen einen würdevollen Eindruck der aufgebahrten Verstorbenen. Das Bild der Aufbahrung bleibt positiv in

Erinnerung. Vor dem Hintergrund der aufgebauten pflegerischen Beziehung werden die Sterbebegleitung und die Begleitung der Angehörigen in der Aufbahrungszeit als zusammengehörender Prozess bewertet. Die freundliche Gestaltung des Aufbahrungsraumes schafft eine Atmosphäre, die im Prozess des Trauerns Reflexion und Besinnung ermöglicht.

Die Aufbahrung und Verabschiedung von Verstorbenen ist eine wichtige Voraussetzung für den Verlauf der weiteren Trauerarbeit.

Die Aufbahrung kann auch in der Wohnung des Verstorbenen geschehen. Wenn der Patient im Altersheim, Hospiz oder Krankenhaus verstorben ist, bedeutet dies allerdings eine zusätzliche Überführung.

Manche Patienten sprechen in der Zeit der Vorbereitung auf das Sterben oder auch noch früher mit Angehörigen, Freunden, mit einem Seelsorger, vielleicht aber auch mit einer Pflegeperson, zu der eine besondere Beziehung besteht, über die Art und Weise, wie der letzte Abschied gestaltet werden soll. Vielleicht gibt es dazu auch schriftliche Festlegungen/persönliche Werte- und Willenserklärungen, Patientenverfügungen des Verstorbenen (s. Kap. 10.7). Die «Bestattungsvorsorge» betrifft meist die Kleidung, die ein Patient nach seinem Tod tragen möchte, den Blumenschmuck für seine Aufbahrung und Beerdigung, die Gestaltung der Trauerfeier mit Liedern, Texten und ausgewählter Musik (s. Kap. 7.6).

Bestattung

Historisches

Vieles von dem, was über vergangene Kulturen bekannt ist, wurde im Rahmen archäologischer Forschung aus Grabfunden rekonstruiert. Spuren frühen menschlichen Lebens lassen sich am ehesten anhand von Grabbeigaben und Bestattungsgebräuchen nachweisen. Durch die Jahrtausende tauchten in verschiedenen geographischen Konstellationen unterschiedliche Totenkulte auf, die vor dem Hintergrund magisch-religiösen Verstehens entstanden sind. Die ältesten Grabfunde lassen sich bis auf 50 000 vor Christus zurückdatieren. Die Ausrichtung von Grabanlagen nach bestimmten Konstellationen der Gestirne ist aus keltischen und ägyptischen Kulturen bekannt. Pyramiden und andere Grabanlagen in Ägypten stammen aus der Zeit zwischen 3000 und 1000 vor Christus (Stein, 1993: 20 ff.). Spuren keltischer Steindolmen und Hügelgräber sind in ganz Europa zu finden, vor allem aber in Irland und in der Bretagne. Sie stammen aus dem 6.–2. Jahrtausend vor Christus (Uris, 1972: 12). Auch die Bestattung des Leichnams in so genannten Hockergräbern in zusammengekrümmter Position (Fötusstellung) mit angezogenen Armen und Beinen, auf der Seite liegend, aber auch sitzend, lassen die Hoffnung auf eine Existenz nach dem Tode erahnen. Hockergräber finden sich in Europa in vorgeschichtlichen Kulturstufen, kommen aber auch heute noch bei Naturvölkern vor.

Auch die Verbrennung von Leichen ist in verschiedenen indogermanischen Kulturen, wie z. B. bei den Kelten, Germanen und Slawen sowie bei den Griechen und Römern bekannt. Wir mögen davon ausgehen, dass die Vorstellung bestand, mit dem Vergehen in der «heiligen Flamme» sei der Tote auf ewig der Verwesung enthoben und werde dem Kosmos zugeführt. Natürlich mögen dem Verbrennen auch ganz praktische Gründe zuzuordnen sein (vgl. Becker, 2000: 584). Auf die Verbrennung als kultische Handlung in der späten Bronzezeit (1250–750 v. Chr.) lassen zum Beispiel Urnenfelderfunde in Franzhausen (Österreich) schließen. Hier wurden Brandgräberfelder mit Resten von über 2000 Bestattungen freigelegt. Es ist der größte bekannte frühgeschichtliche Bestattungsort Europas.

Im christlichen Europa wurde ab dem 9. Jahrhundert das Verbrennen der Toten unüblich. Karl der Große verordnete durch Gesetz die Erdbestattung. Im Mittelalter mag die Angst vor Ansteckung in Zusammenhang mit den großen Pestzügen dann entscheidend gewesen sein, dass Verbrennungen von Leichen wieder praktiziert wurden.

Die *Beerdigung* folgt dem biblischen Wort: «Denn du bist Erde und sollst zu Erde werden» (Gen 3,19). Letztendlich fanden und finden sich in allen Kulturen Riten, die auf einen sorgsamen und ehrfürchtigen Umgang mit den Verstorbenen schließen lassen. Als Übergangsritual hat die Bestattung Bedeutung für die Hinterbliebenen, die den Verstorbenen verabschieden, der «die Welt der Lebenden verlassen muss und einen neuen Platz bei den Toten findet» (Die deutschen Bischöfe, 2005: 19).

Das Bestattungswesen

Rechtliche Vorgaben – Allgemeines

Im Zuge von Krieg oder Katastrophen, durch Seuchen oder Hungernöte bedingt, waren immer wieder Massengräber notwendig, doch wird diese Art der Beerdigung als unwürdig empfunden. Von jeher war es wichtig, individuelle Grabstätten und Friedhöfe zu haben, um dem Totengedenken konkrete Orte zu geben. Die anonyme Bestattung ist heute grundsätzlich möglich und wird auf die besondere Verfügung von Verstorbenen auf Friedhöfen realisiert. Oft ist es der Wunsch eines Menschen, nach dem Tod niemandem mehr zur Last zu fallen, lieber kein bekanntes Grab als ein unter Umständen vernachlässigtes Grab zu haben. Allerdings ist es für Angehörige vielfach sehr schwer, auf einen konkreten Ort der Trauer verzichten zu müssen.

Registrierte Bestattungsunternehmen sind in Deutschland, Österreich und in der Schweiz verantwortlich für die Vorbereitung, die Organisation und Durchführung von Bestattungen. Um im Bestattungswesen tätig zu werden, sind entsprechende Ausbildungen und Qualifikationen notwendig. Die Anforderungen an Bestatter unterscheiden sich leicht in den deutschsprachigen Ländern. In den Aufgabenbereich von Bestattern oder Leichenbesorgern fällt auch die Vorbereitung des Leichnams für die Bestattung, die Thanatopraxie. Hierzu gehören u. U. Desinfektion, einfache Konservierung, kosmetische Behandlung und Schminken eines Verstorbenen, um den Verfallsprozess für kurze Zeit hinauszuzögern.

In vielen Bundesländern Österreichs und Deutschlands und auch in einigen Kantonen der Schweiz wurden vor nicht allzulanger Zeit Bestattungsgesetze überarbeitet, um den Anforderungen unserer Zeit zu entsprechen.

Die gültigen Fassungen stammen meist aus den Jahren 1991 bis 2005. Neue Regelungen betreffen vor allem die folgenden Punkte:

- den rechtlichen Anspruch auf Bestattung für Fehl- und Totgeburten
- die Gleichstellung von Lebenspartnern bei der Bestattung ihres Angehörigen. In den neueren Fassungen haben Lebenspartner jetzt die gleichen Rechte wie Ehepartner.
- die Privatisierung von Friedhöfen und Krematorien. Bisher waren Gemeinden oder Kirchen Betreiber oder Träger von Friedhöfen.
- Der Friedhofszwang für die Beisetzung von Aschenurnen wird besonders vonseiten der humanistischen Gesellschaften kritisiert. Während dies in einigen europäischen Ländern nicht notwendig ist, besteht in Deutschland, Österreich und in der Schweiz die Pflicht, die Bestattung (auch einer Aschenurne) auf einem ausgewiesenen Friedhof bzw. in einem Friedwald durchzuführen.
- Der Sargzwang ist in einigen Bundesländern aufgehoben. Hierdurch wird es möglich, den Gebräuchen von Muslimen bei der Bestattung zu entsprechen (Fincke, 2004: 55 ff.).

Erdbestattung und Feuerbestattung

Noch bis in die Mitte des vergangenen Jahrhunderts war die Erdbestattung im Sarg im Rahmen einer Trauerfeier oder eines Trauergottesdienstes üblich.

In den 50er-Jahren des 19. Jahrhunderts kam das Verbrennen von Toten in Zusammenhang mit fortschreitender Säkularisierung auch in Europa wieder in Gebrauch. Um die Wirklichkeit eines absoluten Endes menschlicher Existenz zu unterstreichen und zunächst als Zeichen des Protestes gegen den christlichen Glauben an eine Auferstehung, wurde der Leichnam verbrannt. In Nordamerika zur normalen Praxis der Leichenbestattung gehörend, wurden nun zuerst in Italien, dann in Deutschland und in anderen europäischen Ländern Krematorien in Betrieb genommen. Es ist schwierig, die Praxis der Bestattung, die sich in verschiedenen Kulturen bildet, von der Auffassung über das Leben nach dem Tod zu trennen. Noch bis in die Mitte des vergangenen Jahrhunderts war es im christlichen Verstehen von Tod und leiblicher Auferstehung undenkbar, sich einäschern zu lassen (George, 1997: 129; Albrecht et al., 1999: 133). Ein 1886 in Kraft getretenes offizielles Verbot der katholischen Kirche zur Feuerbestattung wurde 1964 aufgehoben. Im Kirchenrecht von 1983 heißt es: «Nachdrücklich empfiehlt die Kirche, dass die fromme Gewohnheit beibehalten wird, den Leichnam Verstorbener zu beerdigen. Sie verbietet indessen die Feuerbestattung nicht, es sei denn, sie ist aus Gründen gewählt worden, die der christlichen Glaubenslehre widersprechen» (Die deutschen Bischöfe, 2005: 23). Im katholischen Katechismus wird darauf hingewiesen, dass die Einäscherung gestattet ist, «sofern sie den Glauben an die Auferstehung des Fleisches nicht in Frage stellen will» (Katechismus der Katholischen Kirche, 1993: 2301).

Entsprechend den Gesetzgebungen in Deutschland, Österreich und der Schweiz darf die Einäscherung einer Leiche nur in einer behördlich genehmigten Feuerbestattungsanlage (Krematorium) vorgenommen werden. Die Leichenasche muss in einer Urne verschlossen, mit Namen des Verstorbenen, Todesdatum und Datum der Einäscherung versehen, an speziell für diesen Zweck ausgewiesenen Orten einer Bestattungsanlage (Friedhof, Urnenhain, Urnenmauer) beigesetzt werden. In einigen deutschen Bundesländern ist das Verstreuen der Asche in ausgewiesenen Bereichen von Friedhöfen erlaubt. Aschenurnen können also nicht von Angehörigen privat verwahrt werden oder auf einem Privatgrundstück verbleiben. Der entschiedene Protest der Kirchen hatte die Aufhebung des Friedhofszwangs für Urnen verhindert. In der Schweiz ist die Bestattung von Urnen auch außerhalb speziell ausgewiesener Friedhöfe – entsprechend dem jeweils gültigen kantonalen Recht – möglich.

Die Bestattung von Toten (Tob 1, 16–18) wird schon in frühchristlicher Tradition den sechs Werken der Barmherzigkeit nach dem Neuen Testament (Mt 25, 35–36) als Siebentes hinzugefügt. Seit dem späten Mittelalter konstituierten sich Bruderschaften, die es sich zur Aufgabe machten, Armen und Fremden Verstorbenen ein würdiges Begräbnis zu bereiten. In einigen Diözesen bestehen bis heute solche Bruderschaften. Zum Beispiel gibt es seit 1414 in der Erzdiözese Paderborn die «Elendenbruderschaft», deren Mitglieder es sich zur Aufgabe gemacht haben, Fremde oder «Elende» zu bestatten. Auch heute noch sorgen sie sich neben anderen sozialen Belangen um eine würdige Bestattung von Obdachlosen und halten das Jahresgedächtnis der jeweils von ihnen zu Grabe getragenen.

In Deutschland ist generell für mittellose Verstorbene eine Sozialbestattung vorgesehen. In einigen Städten der Schweiz (z. B. Zürich und Basel) wird für die Bürger kostenlos ein Sarg zur Verfügung gestellt.

Umgang mit der Asche

Weitere Möglichkeiten der Bestattung setzen zunächst die Einäscherung voraus. Dies gilt für die See-Bestattung – hier wird im Rahmen einer Trauerfeier die Urne im Meer versenkt – wie für die Bestattung in einem Friedwald, wo die Beisetzung zwischen den Wurzeln eines Baumes erfolgt. Das Verstreuen der Asche aus einem Ballon bei der Luftbestattung ist in Deutschland nicht möglich. Von einem Schweizer Unternehmen wird für das Herstellen eines Diamanten aus der Asche von Verstorbenen geworben (George, 1997: 128).

Weiterführende Literatur zu Vorstellungen über Leben und Tod in verschiedene Kulturen und Religionen der Gegenwart (Arndt, 2002; Neuberger, 1995).

Zusammenfassung

Welche Bedeutung das Sterben und der Tod in einer Organisation haben, drückt sich unweigerlich auch in der organisationalen Gestaltung der peri- und postmortalen Zeit des Sterbenden und Verstorbenen aus. Nach Heller (2003) geht es hier um die «Organisations-*Kultur* des Sterbens» (2003: 13). Ein würdiger Umgang mit dem Verstorbenen setzt würdevolle und menschenfreundliche Rahmenbedingungen in einer Organisation voraus, die sowohl das Personal, als auch den Kranken, den Sterbenden, den Angehörigen und den Hinterbliebenen betreffen. Nach Heller gibt es kein Schema des Sterbens: «Das Sterben ist vielgesichtig» (Heller, 2003: 15). So wie es darum geht, die Individualität des Sterbenden wahr- und aufzunehmen, mit ihm und seinen Angehörigen gemeinsam sein Sterben individuell zu realisieren, geht es auch im würdigen Umgang mit dem Leichnam um nichts anderes, als um die nicht nachlassende Fürsorge und Achtsamkeit, einen entlang den persönlichen, kulturell-religiösen Werten und Bedürfnissen des Verstorbenen entwickelten, umfassenden Prozess der postmortalen Pflege und Begleitung zu gestalten. So kann es letztlich kein Schema im würdevollen Umgang mit dem Leichnam geben. Aber es erfordert von den Fachkräften, vor allem von den Pflegenden und Freiwilligen, ein hohes Maß an hermeneutischer Kompetenz, «also das Verstehen von Situationen und deren Bedeutung für den pflegebedürftigen Menschen, und zwar aus einer sozusagen einfühlenden Distanz heraus, die trotz großer Nähe die Fremdheit achtet» (Steppe, 1996). Würdevoller Umgang mit dem Leichnam lässt sich einerseits nicht durch Standards regeln, und zugleich erfordert er andererseits, dass «[...] die unterschiedlichen Professionellen und die Versorgungskontexte vom Krankenhaus bis zum Pflegeheim ihre Handlungen, Regeln, Verfahren und Muster entwickeln, um die Wahrnehmung dieser Individualität zu ermöglichen und ihre Dienstleistungen entsprechend zu organisieren» (Heller, 2003: 15). Diese Dienstleistungen nun zu organisieren heißt aber nicht, ein Programm nach Schablone, einen Standard zur Sterbebegleitung sektorenübergreifend für die ganze Organisation zu entwickeln. Nach Gronemeyer hat die Idee einer flächendeckenden Versorgung von Palliative Care auch etwas Bedrohliches, «[...] weil sie die Möglichkeit eines egalisierten, gleichgeschalteten Lebensendes heraufbeschwört» (Gronemeyer, 2004: 44). Ist es denkbar, den Umgang mit Sterben und Tod in einer Organisation zukünftig so zu organisieren, dass er schließlich – losgelöst von der Individualität und Einzigartigkeit, der persönlichen und kulturell-religiösen Bezüge des Sterbenden und Verstorbenen – an Qualitätsstandards gemessen werden kann? In diesem Kapitel wurde bewusst darauf verzichtet, Antworten zu geben, vielmehr soll das Nachdenken darüber vorangetrieben werden, wie ein würdevoller Umgang mit dem Verstorbenen und seinen Angehörigen sich zukünftig realisieren und gestalten lassen könnte.

Abschließende Fragen zur Reflexion

- Wie ließe sich die Kultur zu Sterben und Tod in Ihrer Organisation beschreiben? Versuchen Sie, dies in Ihrem Team zu reflektieren.
- Welches Verständnis verbindet sich für Sie im Umgang mit dem Leichnam (Begrifflichkeiten von Richten, Herrichten, Versorgen oder Umsorgen und Pflegen des Verstorbenen)?
- Lesen Sie in entsprechenden Sammelwerken und Lexika Texte zu folgenden Begriffen: Leben, Tod, Leiche, Leib-Seele-Dualismus, Bestattungsriten.
- Suchen Sie in einschlägigen Gesetzeswerken Ihres Landes nach Rechtsvorschriften zur Feststellung des Todes, zur Totenruhe und zum Bestattungswesen.
- Besuchen Sie ein Bestattungsunternehmen in Ihrer Nähe, und fragen Sie nach Einzelheiten zu folgenden Themen: Aufbahrung, Trauerfeier, Bestattungsarten (s. a. Dreyer, 2002, unter www.Planet-Wissen, «Bestattung»), rechtliche Vorgaben.
- Erbitten Sie bei der Verwaltung Ihres örtlichen Friedhofs den Text der Friedhofsordnung.
- Bilden Sie eine Arbeitsgruppe, und diskutieren Sie vorhandene Standards zum Umgang mit Sterbenden und Verstorbenen in Ihrer oder einer anderen Einrichtung. Setzen Sie diese Standards in Beziehung zur Organisationskultur des Sterbens.

Verwendete Literatur

Albrecht, E.; Orth, C.; Schmidt, H.: Hospizpraxis – Ein Leitfaden für Menschen, die Sterbenden helfen wollen. Herder, Freiburg i. Br. 1999, 4. A.

Arndt, M.: Ethik denken – Maßstäbe zum Handeln in der Pflege. Thieme, Stuttgart 1996.

Arndt, Sr. M. B.: Pflege bei Sterbenden. Den Tod leben dürfen: Vom christlichen Anspruch der Krankenpflege. Schlütersche Verlagsanstalt, Hannover 2002.

Becker, V.: Leiche. In: Korff, W.; Beck, L.; Mikat, P.: Lexikon der Bio-Ethik. Gütersloher Verlagshaus, Gütersloh 2000: 583–584.

Beinert, W.: Tod und jenseits des Todes. Friedrich Pustet, Regensburg 2000.

Capurro, R.: Martin Heidegger. In: Nida-Rümelin, J.: Philosophie der Gegenwart. Alfred Kröner Verlag, Stuttgart 1991: 229–247.

Deutsches Zentrum für Altersfragen: Charta der Rechte hilfe- und pflegebedürftiger Menschen. Berlin 2005

Die deutschen Bischöfe (Hrsg.): Tote begraben und Trauernde trösten. Bestattungskultur im Wandel aus katholischer Sicht. Sekretariat der Deutschen Bischofskonferenz, Bonn 2005.

Eser, A.; Langneff, K.: Tod. In: Korff, W.; Beck, L.; Mikat, P.: Lexikon der Bio-Ethik. Gütersloher Verlagshaus, Gütersloh 2000: 574–575.

Fincke, A.: Bestattungsrituale. In: Student, J.-C.: Sterben, Tod und Trauer. Herder, Freiburg i. Br. 2004: 55–57.

Frazer, J. G.: The Golden Bough. MacMillan & Co. Ltd., London 1929.

Frowein, R. A.; Firsching, R.; Dietzmann, K.: Todesfeststellung/Todeszeitpunkt. In: Student, J.-C.: Sterben, Tod und Trauer. Herder, Freiburg i. Br. 2004: 227–231.

George, U.: Die Beerdigung. In: Mittag, O.: Der letzte Weg – Wie wir mit dem Tod umgehen. TRIAS, Stuttgart 1997: 128–141.

Glaser, B. G.; Strauss A. L.: Interaktion mit Sterbenden. Beobachtungen für Ärzte, Schwestern, Seelsorger und Angehörige. Vandenhoeck & Ruprecht, Göttingen 1974.

Gronemeyer, R.; Fink, M.; Glogisch, M.; Schumann, F.: Palliative Care in Europa. In: Bundesarbeitsgemeinschaft Hospiz e.V. (Hrsg.): Helfen am Ende des Lebens. Hospizarbeit und Palliative Care in Europa. der hospiz verlag, Wuppertal 2004.

Heller, B. (Hrsg.): Aller Einkehr ist der Tod: Interreligiöser Zugang zu Sterben, Tod und Trauer. Lambertus, Freiburg i. Br. 2003.

Heller, A.; Heimerl, K.; Husebø, S. (Hrsg.): Wenn nichts mehr zu machen ist, ist noch viel zu tun. Wie alte Menschen würdig sterben können. Lambertus, Freiburg i. Br. 2000, 2. A.

Katechismus der Katholischen Kirche. Libreria Editrice Vaticana, R. Oldenbourg Verlag, München 1993.

Knoche, H.: Himmel oder Hölle: Zum Kern der Botschaft Jesu, gegen moderne Verharmlosungen: Ökumenische Reflexionen zur Soteriologie, Ekklesiologie und Eschatologie. Behrendt Meta-Verlag, München 1991.

Korff, W.; Beck, L.; Mikat, P. (Hrsg.): Lexikon der Bio-Ethik. Gütersloher Verlagshaus, Gütersloh 2000: 574–575.

Kreher, S.; Arndt, Sr. M. B.: Die Sprache der Pflegenden – Vom Sterben schweigen. In: Dally, A.; Ostertag, M.; Ueberschär, E.: Vom Sterben sprechen: Beiträge der Hospiztagungen 2001 bis 2005 an der Evangelischen Akademie Loccum. Loccumer Protokolle 10/05, Loccum 2006 (i. E.)

Küng, H.: Ewiges Leben? Piper Verlag, München 1984.

Manser, J.: Wer mich zum Freunde hat, dem kann's nicht fehlen. Versuch einer spirituellen Theologie zur Ars moriendi heute. In: Wagner, H. (Hrsg.): Ars moriendi. Erwägungen zur Kunst des Sterbens. Herder, Freiburg/Basel/Wien 1989.

Meyer-Drawe, K.: Leib. In: Korff, W.; Beck, L.; Mikat, P.: Lexikon der Bio-Ethik. Gütersloher Verlagshaus, Gütersloh 2000: 574–577.

Neuberger, J.: Die Pflege Sterbender unterschiedlicher Glaubensrichtungen. Ullstein Mosby, Berlin/Wiesbaden 1995.

Plenter, C.; Uhlmann, B.: Förderung der Trauerarbeit für Angehörige durch Aufbahrung und Verabschiedung von Verstorbenen – ein Ziel professioneller Pflege? Pflege und Gesundheit, 5 (2000) 3: 82–88.

Rahner, H.: Griechische Mythen in christlicher Deutung. Rhein Verlag, Zürich 1966, 3. A.

Scherer, G.: Tod. In: Korff, W.; Beck, L.; Mikat, P.: Lexikon der Bio-Ethik. Gütersloher Verlagshaus, Gütersloh 2000: 572–574.

Stein, W.: Der große Kulturfahrplan. F. A. Herbig Verlag, München/Berlin 1993.

Steppe, H.: Quo vadis Fachpflege? Unveröffentlichtes Referat, Diakonisches Werk, Stuttgart 1996.

Tanzler, M.: Wenn der Tod eingetreten ist. Die Aufgabe der Pflege. In: Pleschberger, S.; Heimerl, K.; Wild, M. (Hrsg.): Palliativpflege. Grundlagen für Praxis und Unterricht. Facultas, Wien 2005, 2., aktualisierte A.

Thomas, C.: Berührungsängste? Vom Umgang mit der Leiche. Verlagsgesellschaft Köln, Köln 1999, 3. A.

Troisfontaines, R.: Ich sterbe nicht. Herder, Freiburg i. Br. 1964.

Uris, J.; Uris, L.: Irland, Schreckliche Schönheit. Kindler Verlag, München 1972.

Internetadressen

www.planet-wissen.de/, Zugang am 30.12.05: Jürgen Dreyer, Bestattungskultur (Stand vom 24.11.2005)

www.who.int/cancer – World Health Organization (2005)

Weiterführende/ kommentierte Literatur

Die deutschen Bischöfe (Hrsg.): Tote begraben und Trauernde trösten. Bestattungskultur im Wandel aus katholischer Sicht. Bonn 2005. Theologische und anthropologische Auseinandersetzung zu Fragen im Umfeld von Tod und Sterben; pastorale Hilfen im Trauerfall und zur Gestaltung von Bestattungen.

Ewers, M.; Schaeffer, D. (Hrsg.): Am Ende des Lebens. Versorgung und Pflege in der letzten Lebensphase. Huber, Bern 2005. Aus gesundheits- und pflegewissenschaftlicher Perspektive werden mit Vertretern unterschiedlicher Disziplinen an ausgewählten Aspekten die Versorgung und Pflege von Menschen in der letzten Lebensphase im internationalen Vergleich kritisch reflektiert und hervorragend aufgezeichnet.

Frazer, J. G.: The Golden Bough. MacMillan & Co. Ltd., London 1929. Das englischsprachige Standardwerk ethnologischer Studien magisch-religiöser Praktiken.

Gronemeyer, R.; Loewy, E. H. (Hrsg.): Wohin mit den Sterbenden? Hospize in Europa – Ansätze im Vergleich. Forum «Hospiz», Bd. 3. Lit Verlag, Münster/Hamburg/London 2002. Dieser Band legt in eindrücklicher Weise Berichte über Erfahrungen mit Hospizen aus verschiedenen europäischen Ländern vor und geht aus unterschiedlichen Perspektiven der Frage nach, wie sich der Hospizgedanke in Europa entwickelt.

Heller, B. (Hrsg.): Aller Einkehr ist der Tod: Interreligiöser Zugang zu Sterben, Tod und Trauer. Lambertus, Freiburg i. Br. 2003. In diesem Buch finden sich sehr detaillierte und sensible Beschreibungen interreligiöser Zugänge zu Sterben, Tod und Trauer, versehen mit ausgezeichnetem Bildmaterial.

Hoff, J.; In der Schmitten, J. (Hrsg.): Wann ist der Mensch tot? Rowohlt, Reinbek bei Hamburg 1994. Ein Beitrag zur Organtransplantation. Argumente pro und kontra werden in sachlicher und ausgewogener Weise dargelegt; ein wichtiger Beitrag zur Hirntodproblematik.

Institut für Geschichte der Medizin der Medizinischen Fakultät Carl Gustav Carus der Technischen Universität Dresden. Forum Medizinethik des Kathedralforums Dresden (Hrsg.): Sterben im Leben. König & Bauer AG, Radebeul 2003. Eine hervorragende, tiefgehende Sammlung mit künstlerischen Werken zu Krankheit und Tod, zur Kultur des Sterbens. Die Absicht dieser Sammlung liegt in der Bewahrung, der Thematisierung und dem Anstoß von Auseinandersetzung zum «Sterben im Leben». Anfragen zu diesem Bildband sind bei Herrn Frank Oehmichen (Mitautor dieses Buches) einzuholen.

Knoche, H.: Himmel oder Hölle: Zum Kern der Botschaft Jesu, gegen moderne Verharmlosungen: Ökumenische Reflexionen zur Soteriologie, Ekklesiologie und Eschatologie. Dr. Behrendt Meta-Verlag, München 1991. Die Kapitel 7 bis 10 in diesem äußerst lesenswerten theologischen Text behandeln «Sinn und Widersinn des Todes». Eine wertvolle Zusammenschau und Erklärung verschiedener philosophischer und theologischer Positionen, die in ein tieferes Verstehen der christlichen Botschaft als Lebenshilfe einmünden.

Neuberger, J.: Die Pflege Sterbender unterschiedlicher Glaubensrichtungen. Ullstein Mosby, Berlin/Wiesbaden 1995. Ein kleines Büchlein, geschrieben von einer jüdischen Rabbinerin, gibt wichtige praktische Hinweise zum Brauchtum um Tod und Sterben in verschiedenen Kulturen.

Pfeffer, C.: «Hier wird immer noch besser gestorben als woanders». Eine Ethnographie stationärer Hospizarbeit. Huber, Bern 2005. Zum Thema «Versorgen des Leichnams» siehe das Kapitel «Fertigmachen» und Abschied, S. 313–357. In dieser ethnographischen Studie findet sich eine sehr umfangreiche Literatursammlung zu den Themen «Sterben» und «Tod».

Stapferhaus Lenzburg (Hrsg.): Last minute. Ein Buch zu Sterben und Tod. Hier + Jetzt. Verlag für Kultur und Geschichte, Baden 1999. «Last minute» zeigt mit seinen vielfältigen Texten, Photographien und Bildern in nachdenklicher und tief bewegender Weise auf, dass der Umgang mit dem Lebensende vielfältig und gestaltbar geworden ist. Das Projekt «Last minute» widmet sich der Kultur von Sterben und Tod in unserer säkularisierten, multikulturellen Gesellschaft. Sterben, Tod, Bestatten, Trauern und Leben werden in diesem Buch aus verschiedenen Perspektiven beleuchtet.

Thomas, C.: Berührungsängste? Vom Umgang mit der Leiche. Verlagsgesellschaft Köln, Köln 1999, 3. A. Ein Buch, in dem die bekannte Radiokorrespondentin dem Thema «Tod und Trauer» vor dem Hintergrund persönlicher Recherchen und Befragungen nachgeht. Einstellungen, Meinungen und Erfahrungen kommen in diesem journalistischem Text zum Ausdruck.

Weiher, E.: Die Religion, die Trauer und der Trost. Grünewald, Mainz 1999. In diesem Buch setzt der Autor, katholischer Krankenhausseelsorger, sich mit Fragen der Seelsorge im Umfeld von Sterben und Tod auseinander. Die Kapitel über Abschied und Trauer geben tiefe, verstehende Einblicke in die Wirklichkeit.

Teil VI
Ethik und Moral

10 Ethische, moralische, juristische Aspekte im Kontext der Palliative Care

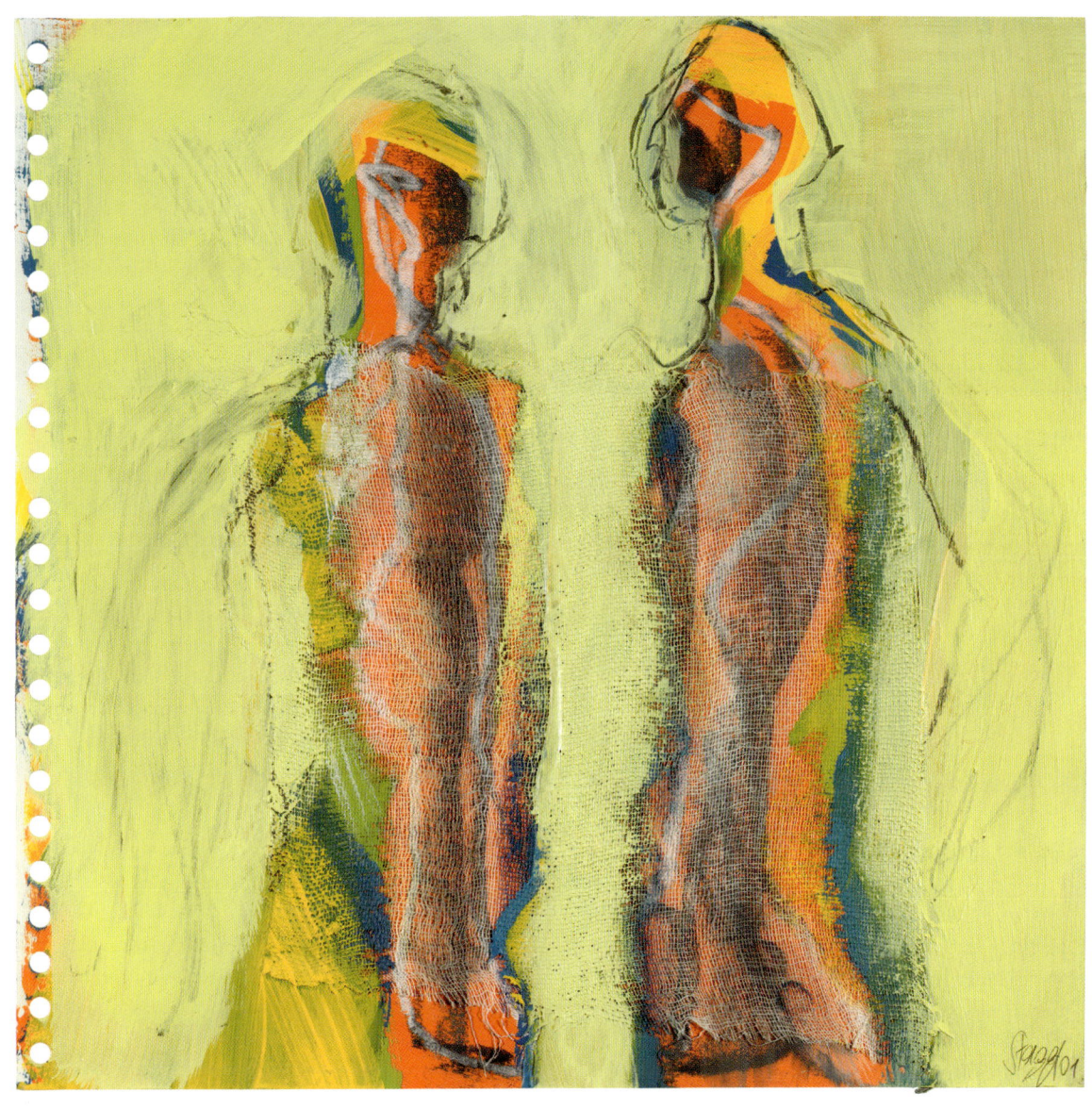

10.1
Ethik und Palliative Care – Das Gute als Handlungsorientierung

Settimio Monteverde

«O Herr, gib jedem seinen eignen Tod.
Das Sterben, das aus jenem Leben geht,
darin er Liebe hatte, Sinn und Not.
Denn wir sind nur die Schale und das Blatt.
Der große Tod, den jeder in sich hat,
das ist die Frucht, um die sich alles dreht.»
(Rainer Maria Rilke: Das Stundenbuch, 1903)

Abstract

Therapeutisches Handeln angesichts von Sterben und Tod wird durch gesellschaftlich akzeptierte Vorstellungen eines guten Todes normiert. Diese kreisen um die konträren Intuitionen der Leidenslinderung und des Wartenkönnens auf den Tod, welche zentrale Werte des Ethos der Palliative Care bilden. Im Extremfall können sie gegensätzliche therapeutische Implikationen haben, die von der Leidenslinderung unter Inkaufnahme des Todes bis zur Lebenserhaltung um jeden Preis reichen. Einerseits generiert also das Ethos selbst moralische Probleme, so vor allem im Bereich von Sterbehilfen, Sedation und Forschung am Menschen. Andererseits reflektiert Palliative Care als Zweig der medizinischen Grundversorgung allgemeine Grund- und Zielkonflikte der Medizin. Hier gliedert sich auch Palliation in den medizinethischen Diskurs ein, der in der Mitte des letzten Jahrhunderts als Reaktion auf die Ausweitung der therapeutischen und diagnostischen Möglichkeiten initiiert worden ist und nach den inneren Werten fragt, die ärztliches und pflegerisches Handeln leiten sollen. In den Prinzipien «Autonomie», «Gutes tun», «Nicht schaden» und «Gerechtigkeit» wurden Leitideen solchen Handelns erkannt. Diese fließen in Güterabwägungen ein, mit denen sich die ethische Entscheidungsfindung im klinischen Kontext strukturieren lässt.

Studienziele

Palliative Care wird mit Grundhaltungen assoziiert, die stark auf die moralische Dimension hinweisen, mit denen unsere Kultur dem Thema «Sterben und Tod» begegnet. So ist es nicht verwunderlich, dass den Themen «Ethik» und «Palliative Care» ein hoher Verwandtschaftsgrad zugesprochen wird.

Nach Abschluss dieses Kapitels wird die bzw. der Lernende in der Lage sein:

- nachzuvollziehen, dass die medizinethische Reflexion trotz dieser Nähe eigenständig ist und alle Bereiche pflegerischen und ärztlichen Handelns umfasst.

- zu verstehen und nachzuvollziehen, dass für den Kontext der Palliative Care divergierende Vorstellungen eines guten Todes spezifisch sind, welche moralische Probleme generieren können, für die durch eine Abwägung von Gütern und Übeln eine verantwortbare Entscheidungsfindung angestrebt wird.

Schlüsselwörter

Ethik, Ethos, Moral, Intuition, moralische Irritation, Konflikt, Dilemma, «informed consent», Tugend, Kasuistik, ethisches Prinzip, «principlism», Autonomie, Gutes tun, Nicht-Schaden, Gerechtigkeit, Güterabwägung, Menschenwürde, Gesetz der Doppelwirkung, Sterbehilfen, Sedation, Forschungsethik, Risiko-Nutzen-Abwägung

Der gute Tod – Ethos und Ethik in der Palliative Care

Einleitung – Ars vivendi und Ars moriendi

Die berühmten Worte des Dichters Rainer Maria Rilke (1875–1926) aus dem «Stundenbuch» sind ein Ausdruck der Erkenntnis, wie stark die Verfügbarkeit medizinischen Wissens und Könnens die Wahrnehmung von Leben, Sterben und Tod beeinflusst hat. Für den Kritiker Rilke ist es lediglich der kleine Tod, der in den Institutionen der Medizin gestorben wird, der sich einschleicht in die Lücken eines Systems, das sich als blinder diagnostischer und therapeutischer Apparat gebärdet. Die Polarität zwischen dem persönlichen «großen» Tod und dem anonymen «kleinen» Tod bildet eine Denkfigur, die in den Praxisfeldern der Palliative Care in starkem Maße präsent ist. Immer sind es werthafte Vorstellungen eines guten Lebens und eines guten Sterbens, die den inneren Kern bilden, aus dem heraus sich Palliative Care in allen Phasen der Behandlung eines inkurablen Leidens gestaltet. Nach dem Philosophen Epikur (341–270 v. Chr.) sind die Kunst, gut zu leben, und die Kunst, gut zu sterben, ein und dasselbe. Die Ars moriendi ist eine Variation der Ars vivendi. Deshalb sind für die ethische Diskussion Unterscheidungen aus dem angelsächsischen Sprachraum, wie «supportive care», «end-of-life care» oder «terminal care», letztlich zweitrangig. Als Wissenschaft vom moralischen Handeln geht Ethik davon aus, dass der Mensch zur Freiheit befähigt ist. Doch gerade dies nötigt dazu, Freiheitsspielräume eingehend zu prüfen, Rechte und Pflichten, die Menschen geltend machen, kritisch abzuwägen.

Vorstellungen vom guten Tod weisen eine große Variabilität auf (Walter, 2003: 218). Sie sind eingebettet in das Verständnis von einem gelingenden Leben, das jede Gesellschaft in religiöser oder säkularisierter Form hervorbringt. Sie zeigen das auf, was im jeweiligen kulturellen und sozialen Kontext als gut und richtig gilt in Bezug auf Ereignisse, durch die Menschen Mitglieder einer Gemeinschaft werden oder eben aufhören, solche zu sein. Der griechische Philosoph Sokrates (470–399 v. Chr.) stellt erstmals die Frage, ob hinter den verschiedenen Vorstellungen vom Guten, die den Alltag der Menschen prägen, noch ein absolut Gutes stehen könne, das gleichermaßen als Ursprung und Ziel menschlichen Strebens diene. Die Idee des höchsten Gutes bleibt bei Sokrates nicht abstrakt. Er verbindet mit ihr die praktische Forderung, Böses mit Gutem zu vergelten – und dies geschieht für ihn immer aus einer inneren Einsicht heraus, durch das Hören auf die innere Stimme, den Logos.

Wurzeln unsere Vorstellungen eines guten Lebens letztlich in der Idee des absolut Guten, so gilt dies auch für die Vorstellungen eines guten Todes. Diese sind integraler Bestandteil des *Ethos der Palliative Care*, das bewusst oder unbewusst dem Denken und Handeln in der Palliative Care zu Grunde liegt. Das Ethos drückt sozusagen die Philosophie eines Betreuungskonzepts aus, dessen Wurzeln bis ins Mittelalter zurückreichen, als die ersten Hospitäler für verwundete Kreuzfahrer und ermüdete PilgerInnen eröffnet wurden.

Davon zu unterscheiden, wenn auch nicht zu trennen, ist die *Ethik der Palliative Care*: Damit ist die explizite Beschäftigung mit moralischen Problemen in Zusammenhang mit der Praxis der Palliative Care umschrieben, die sie größtenteils auch mit anderen Disziplinen teilt. Die Beschreibung der Dynamik zwischen Ethos und Ethik in der Palliative Care ist Gegenstand der weiteren Ausführungen **(Tab. 10.1-1)**.

Ethik und Moral

Ethik ist die Wissenschaft, welche menschliches Handeln im Bezug auf die Vorstellungen vom Guten und Richtigen untersucht. Sie kann dies beschreibend (deskriptive Ethik) oder kritisch-wertend (normative

Tabelle 10.1-1: Palliative Care – Ethos und Ethik (Quelle: Autor)

Ethos der Palliative Care	Ethik in der Palliative Care
Das Ethos bezeichnet:	Die Ethik konzentriert sich auf:
• die Identifikationsgrundlage der Palliative Care	• moralische Probleme, die durch das Ethos selbst generiert werden oder dieses zum Gegenstand haben
• die «Philosophie» des auf Palliation bezogenen Betreuungskonzepts.	• konkrete Fragestellungen.
Es artikuliert sich in zwei fundamentalen Intuitionen:	Sie orientiert sich:
• die «aktive» Intuition der Leidenslinderung	• an den Prinzipien der biomedizinischen Ethik
• die «passive» Intuition des Warten-Könnens auf den Tod.	• am interdisziplinären ethischen Diskurs, der auf eine Entscheidungsfindung mittels Güterabwägung ausgerichtet ist.

Ethik) tun. Die Wurzeln der Ethik als wissenschaftliche Disziplin gehen auf den griechischen Philosophen Aristoteles (384–322 v. Chr.) zurück. Das Nachdenken jedoch, wie das Gute nicht nur im relativen Sinn, sondern absolut gut sein kann, setzt bereits vor Aristoteles und Sokrates an, nämlich dort, wo Menschen überlieferte Strukturen, seien sie mythischer, kosmischer oder politischer Art, hinterfragen. Dabei setzen sie dem, was unverrückbar erscheint, aber angesichts der konkreten Lebenserfahrung fragwürdig wird, einen absoluten Standpunkt entgegen. So schildert Sophokles (496–406 v. Chr.) im Drama «Antigone» den Konflikt zwischen gesetztem Recht (Themis) und Gerechtigkeit (Dike): Der Tyrann Kreon verbietet es Antigone, ihren ermordeten Bruder Polyneikes zu begraben. In einem Akt der Verzweiflung bringt sich Antigone um. Der fromme Hiob aus dem Alten Testament wirft auf dramatische Art die Frage nach dem Leiden des Gerechten auf: Er ringt mit Gott, um den Sinn seines Unglücks zu verstehen, appelliert an die Gerechtigkeit als Idee, vor der sich jedes gesetzte Recht zu legitimieren hat.

Ausdruck dessen, was wir für gut und richtig halten, sind unsere Urteile und Intuitionen, die wir bewusst oder unbewusst äußern. In ihnen manifestiert sich Moral, also die Summe all derjenigen Normen, Werte und Verhaltensregeln, die innerhalb einer Gruppe von Menschen (Familie, Institution, Gesellschaft, Staat) faktisch gelten und gegenseitig eingefordert werden. In dem Werturteil «Es ist gut, Versprechen zu halten» oder in dem Verpflichtungsurteil «Man muss einem Menschen helfen, der in Not ist» kommen Kernelemente solcher Moral zur Sprache, die auch im Umfeld der Palliative Care präsent sind. Intuitionen bilden weitere Bestandteile der Moral: Als primär nicht sprachliche, spontane, unmittelbare Reaktionen auf eine Beobachtung bezeugen sie individuelle oder sozial akzeptierte bzw. gewünschte Werthaltungen. Wenn wir etwa einen Patienten sehen, der entblößt im Bett liegt und an den Händen fixiert ist, befällt uns ein Gefühl der Empörung, ohne dass wir lange darüber nachdenken müssen. Beim Anblick einer Patientin, die im terminalen Lungenödem mit Atemnot zu kämpfen scheint, können uns spontan Gefühle der Ohnmacht und des Mitleids überkommen, die uns Impulse für pflegerische Interventionen geben.

Leiden lindern versus Warten-Können: Zwei Grundintuitionen

Das Ethos der Palliative Care geht von zwei Grundintuitionen aus, die auf sehr alte Traditionen zurückgreifen und durch die Pionierarbeit von Dame Cicely Saunders (†) für die moderne Hospizarbeit fruchtbar gemacht wurden. Als normative, d. h. wertschöpfende Elemente des Ethos der Palliative Care stecken sie im Wesentlichen den Horizont ethischen Nachdenkens in der Palliative Care ab, insofern sich in der Polarität dieser beiden Intuitionen viele Probleme der Ethik in der Palliative Care verorten lassen (Tab. 10.1-2).

Leiden lindern – Die «aktive» Intuition der fürsorglichen Zuwendung

Die mittelalterliche Legenda aurea berichtet über den Heiligen Martin von Tours, der beim Anblick eines nackten Bettlers spontan seinen Mantel («pallium») nimmt, ihn entzweiteilt und den einen Teil über den frierenden Bettler wirft. Diese Geschichte drückt die erste zentrale Intuition innerhalb des Ethos der Palliative Care aus: Der Mensch darf gegenüber dem beobachteten Leiden seines Mitmenschen nicht gleichgültig bleiben, sondern muss um eine adäquate Antwort auf dieses Leiden bemüht sein. Das Gefühl des Mitleids operationalisiert sich sozusagen in den Werken der Barmherzigkeit. Zum «großen» Tod, von dem bei Rilke die Rede war, gehört gemäß dieser Intuition ein Sterben, das frei ist von Leiden. Dabei wird Leiden – gemäß dem Total-Pain-Konzept von Cicely Saunders – als Phänomen wahrgenommen, das eine somatische, soziale, psychologische und spirituelle Dimension hat. Der Aktionsradius dieser Intuition schließt sowohl eine professionelle Symptomkontrolle als auch eine angemessene psychosoziale Begleitung ein. Bedarf es aggressiver Mittel, um eine adäquate Symptomkontrolle zu gewährleisten, so können gemäß dieser Intuition auch solche eingesetzt werden, die unter Umständen zu einer beschleunigten Herbeiführung des Todes führen können. Der «große Tod» ist hier ein Tod, dem ein schmerzfreies Sterben vorausgeht.

Ausharren – Die «passive» Intuition des Warten-Könnens auf den Tod

Die zweite zentrale Intuition besagt, dass der Tod ein Ereignis ist, das abgewartet werden muss (Fischer, 2002: 129). Ihre Wurzeln sind in der jüdischen Medizinethik zu finden. Sie reichen von den Überlieferungen der Thora und des Talmuds bis zu den Schriften der großen Rabbiner zurück. In der heutigen säkularisierten Ausdrucksform steht diese Intuition in der Nähe zur Kritik an der «Medikalisierung des Lebens», formuliert sie aber als Kritik an der «Medikalisierung des Sterbens», welche durch die Bereitstellung medizinischer Technik ermöglicht werde. Idealtypisch wird hier dem «medikalisierten» Tod ein natürlicher Tod

Tabelle 10.1-2: Zwei Grundintuitionen der Palliative Care (Quelle: Autor)

Leiden lindern	Warten können
Der Mensch darf gegenüber dem Leiden anderer nicht gleichgültig sein.	Der Mensch darf den natürlichen Verlauf der Krankheit nicht beeinflussen.
Extremform:	Extremform:
Um Leiden zu lindern, kann auch Leben verkürzt werden.	Auch leidendes Leben darf nicht verkürzt werden.

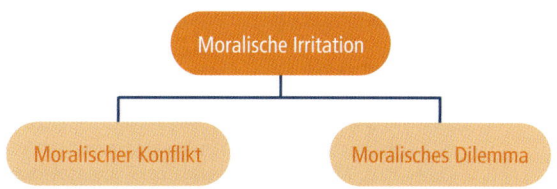

Abbildung 10.1-1: Moralische Irritation (Quelle: Autor)

entgegengehalten, der sich möglichst frei von menschlicher Beeinflussung ereignet (Clark, 2002: 907). In ihrer stärksten Ausprägung besagt diese Intuition, dass Palliative Care einen Gegenpol zur beschleunigten Herbeiführung des Todes darstelle und deshalb geeignet sei, präventiv jegliche Form aktiver Sterbehilfe und assistierter Selbsttötung zu verhindern. Der «große Tod» stellt sich gemäß dieser Intuition dann ein, wenn Therapien zur Symptomkontrolle so gestaltet werden, dass sie den natürlichen Verlauf einer zum Tode führenden Krankheit nicht beeinflussen.

Beide Grundintuitionen des Ethos der Palliative Care fließen in die WHO-Definition (2002) ein:

> [...] Palliative Care:
> - provides relief from pain and other distressing symptoms;
> - affirms life and regards dying as a normal process;
> - intends neither to hasten or postpone death [...] (WHO, 2002).
>
> [...] Palliative Care:
> - sorgt für Linderung von Schmerz und anderen Leiden verursachenden Symptomen;
> - bejaht das Leben und betrachtet Sterben als normalen Prozess
> - will den Tod weder beschleunigen noch verzögern [...] (WHO, 2002).

Stehen in der WHO-Definition die Leidenslinderung und die Nichtbeeinflussung des Todeseintritts unvermittelt nebeneinander, so wird bei einer näheren Betrachtung deutlich, dass hinter der gemeinsamen Zielvorstellung eines guten Todes beide Intuitionen zu konträren Handlungsoptionen führen können. Diese umfassen einen Spannungsbogen, der im Extremfall von der aktiven Verkürzung eines von Leiden gezeichneten Lebens bis zur Erhaltung von Leben um jeden Preis führen kann (Tab. 10.1-2).

Vom Ethos zur Ethik

Ursprung ethischen Nachdenkens ist auch im Rahmen der Palliative Care eine *moralische Irritation*.

Diese liegt auch der in **Tabelle 10.1-3** erläuterten Kasuistik zu Grunde.

Eine moralische Irritation kann zwei Formen annehmen **(Abb. 10.1-1)**:

- *emotional (moralischer Konflikt):* Eine Situation verstößt gegen unsere elementaren Grundüberzeugungen und Intuitionen. Wir beobachten eine Handlung, die in Widerspruch zu moralischen Werten und Überzeugungen steht, welche die Frucht unserer Sozialisation und Prägung sind. Das Beobachtete löst in uns spontane Reaktionen des Unbehagens aus. Wir sind ratlos darüber, welche Form des Handelns in der gegebenen Situation adäquat erscheint.
  - Beispiele: Grundintuitionen der Palliative Care im klinischen Alltag (s. Kasuistik), Gewaltanwendung in der Pflege, Bestechung, prognostische Lügen.

- *rational und reflexiv (moralisches Dilemma):* Das Nachdenken über eine ausweglose Situation lässt erkennen, dass für die Lösung eines moralischen Problems zwei Alternativen denkbar sind, die beide eine hohe Plausibilität aufweisen, aber nicht gleichzeitig realisierbar sind. Hinter den zur Wahl stehenden Optionen stehen oft ethische Prinzipien. Die Wahl der einen Option geschieht immer nur unter Ausblendung der anderen, gleichberechtigten Option. Es liegt ein Entscheidungsdruck vor.
  - Beispiele: freiheitsbeschränkende Maßnahmen bei akuter Verwirrung (Gutes tun/Nicht-Schaden versus Autonomie); palliative Sedation ohne Kenntnis des aktuellen Patientenwillens (Gutes tun versus Autonomie); Antibiotikatherapie ohne erwartbaren Nutzen auf Drängen des Patienten hin (Autonomie versus Gerechtigkeit).

Zusammenfassung

Ethisches Nachdenken in der Palliative Care wird immer durch eine moralische Irritation ausgelöst, welche die Gestalt eines Konflikts oder eines Di-

Tabelle 10.1-3: Grundintuitionen in der Praxis (Quelle: Autor)

Kasuistik	Eine Pflegefachfrau verabreicht in der Nacht einer Patientin, die nicht mehr ansprechbar ist, aber unruhig wirkt und unter Schmerzen zu leiden scheint, die verordnete Opiatreserve. Die Patientin verstirbt eine Stunde später. Beim Morgenrapport äussert die Pflegefachfrau Zweifel darüber, ob sie wegen der zeitlichen Nähe zwischen der Opiatapplikation und dem Todeseintritt richtig gehandelt habe.		Anspruch, befolgt zu werden. Dies nimmt die Pflegefachfrau als moralische Irritation wahr.
		Fazit	Intuitionen sind unerlässliche Daten unseres Moralbewusstseins. In ihnen drücken wir aus, was wir spontan für richtig und gut halten oder was – wie im Ethos von Palliative Care – auf dem Boden einer langen Tradition als gemeinsamer Wertebezug gewachsen ist. Die Realität zeigt jedoch, dass Menschen in derselben Situation verschiedene, auch konträre Intuitionen haben können. Hier erwächst aus dem Ethos selber der Bedarf an Ethik, insofern letztere nach rationalen Begründungen sucht, welche das Handeln daraufhin untersuchen, ob es moralisch verantwortbar ist.
Fragen	Wie lässt sich anhand der beiden moralischen Grundintuitionen das Handeln der Pflegefachfrau beschreiben? Welche Gründe lassen sich anbringen, gemäss der «aktiven» oder der «passiven» Intuition zu handeln?		
Impulse	Die Pflegefachfrau gibt der Patientin angesichts des beobachteten Leidens Schmerzmittel, von denen sie weiss, dass sie Leben verkürzen können. Die Tatsache, dass der Tod kurze Zeit später tatsächlich eintritt, löst Verunsicherung aus: Die Pflegefachfrau hat einerseits aus dem Willen gehandelt, die Schmerzen der Patientin zu lindern. Andererseits kann sie den Eindruck nicht entkräften, den Tod der Patientin kausal bewirkt zu haben, somit das «natürliche Ende» nicht abgewartet zu haben. Beide Intuitionen erheben in der Situation den unmittelbaren	Merke	Ethik ist die Wissenschaft, die sich der Begründung moralischer Urteile widmet. Sie erteilt keine kategorischen Handlungsanweisungen, sagt uns also nicht, was wir tun sollen. Vielmehr liefert sie uns gute Gründe, die uns zeigen, wie wir gut handeln können, welchen Intuitionen und moralischen Urteilen wir begründeterweise Folge leisten können.

lemmas annehmen kann. Dabei lassen sich zwei Faktoren unterscheiden: Einerseits löst das Ethos selbst die moralische Irritation aus, insofern die konträren Grundintuitionen der Leidenslinderung und des Wartenkönnens jeweils unmittelbaren Anspruch auf Befolgung erheben. Andererseits hat Palliative Care als Zweig der medizinischen Grundversorgung auch Teil an deren Zielkonflikten. Ethische Fragestellungen, die in diesem Kontext entstehen, sind nicht ethosbedingt, sondern beziehen sich auf den ambivalenten Charakter des stetig wachsenden medizinisch-technischem Verfügungswissens. Die Reflexion kreist hier um die redundante Frage, ob das, was getan werden kann, auch getan werden soll.

Medizinethische Ansätze

Einleitung – Moderne Medizinethik

Neue Erkenntnisse in der Symptomkontrolle, Diagnostik und Therapie stellen auch im Bereich der Palliation ärztliches und pflegerisches Handeln nicht nur unter die pragmatische Differenz von (fachlich) *richtig und falsch*, sondern auch unter die moralische Differenz von *gut und schlecht*. Radikale Transformationen haben dazu beigetragen, dass sich die Medizinethik seit den 60er Jahren des 20. Jahrhunderts als eine interdisziplinäre, das Gesundheitssystem als Ganzes umfassende Ethik («health care ethics») formieren konnte.

Zuerst wurde in den USA über die Bedingungen moderner Medizinethik systematisch nachgedacht: Neue Probleme, wie etwa die Verteilung von Dialyse- und Beatmungsplätzen, der Abbruch intensivmedizinischer Therapien oder die Forschung an geistig Behinderten, schienen mit dem traditionellen ärztlichen Ethos nicht mehr lösbar zu sein. Die paternalistische, einseitig vom Arzt gestaltete Arzt-Patient-Beziehung wurde erweitert durch die Integration des Autonomieprinzips und die breitere Abstützung der Entscheidungskompetenz. Doch wie liessen sich solche innovativen Modelle umsetzen? Schon bald entwickelten sich in den USA verschiedene methodologische Ansätze, die versuchten, den normativen Anspruch allgemein akzeptierter moralischer Grundüberzeugungen («shared maxims») in eine Theorie des Handelns in der Biomedizin umzusetzen.

Tugendethik und Kasuistik

Tugenden sind internalisierte Handlungsmuster, die den moralischen Charakter, die innere Triebfeder der handelnden Person schildern. Sie beschreiben die Haltung, welche hinter der konkreten Handlung steht. Nach Aristoteles könne diese eingeübt bzw. sukzessive erworben werden. Neben den klassischen Tugenden, wie Klugheit, Gerechtigkeit, Tapferkeit und Mässigung, sind auch theologische Tugenden, wie Glaube, Liebe und Hoffnung, formuliert worden. Im konkreten Fall haben sie eine hohe Orientierungsleistung, bedürfen aber der Korrektur durch die Erfahrung. Erfolgreich waren tugendethische Ansätze vor allem in der Arbeit der ersten Ethikkommissionen, da über die Tugenden oft ein besserer Konsens gefunden werden kann als über divergierende moralische Theorien oder Regelsysteme. So kann man sich leichter über die Tugend der Wahrhaftigkeit einigen als über eine ethische Theorie, die die Verantwortung als Grundprinzip hat. Als Ausdruck der «common morality» erhalten Tugenden durch ihre große Akzeptanz eine hohe moralische Verbindlichkeit (normative Relevanz). Der Schweizerische Berufsverband der Pflegefachfrauen und -männer (SBK) hat in seinem Dokument «Ethik in der Pflegepraxis» die Tugenden *Vertrauenswürdigkeit*, *Treue*, *Wahrhaftigkeit* und *Aufrichtigkeit* als für den Pflegeberuf wichtige Charakterdispositionen beschrieben (SBK, 2003: 23).

Die Kasuistik, d. h. die Analyse von Einzelfällen und das Heranziehen vorausgegangener Urteile für neue analoge oder vergleichbare Fälle, spielt für die Entwicklung der Medizinethik eine wichtige Rolle. Die Lösung eines ethischen Problems wird hier nicht direkt aus einem übergeordneten ethischen Prinzip als vielmehr aus dem Vergleich eines neuen Falles mit einem alten, für paradigmatisch erachteten Fall abgeleitet. In der Aus- und Weiterbildung der Pflegeberufe wurde Ethik lange Zeit als Kasuistik betrieben.

Prinzipienethik und «principlism»

Im Gegensatz zur Tugendethik oder Kasuistik orientieren sich Prinzipienethiken an allgemeinen Begriffen, die fähig sind, menschliches Handeln zu normieren, so etwa die Prinzipien *Verantwortung*, *Nützlichkeit*, *Gerechtigkeit*, *Fürsorge*, *Pflicht* oder *Mitleid*. Weil diese aus der Erfahrung nicht direkt ableitbar sind, können sie ein großes kritisches Potenzial für die Realität aufweisen. Eine Möglichkeit, die verschiedenen methodologischen Ansätze zu vergleichen bietet **Tabelle 10.1-4**.

Einen regelrechten Siegeszug haben die von Tom Beauchamp und James Childress nunmehr in der 5. Auflage (2001) publizierten *Principles of Biomedical Ethics* gefeiert, die sich in der klinischen Praxis in den USA etabliert haben und auch in Europa als «principlism» bekannt worden sind (Beauchamp et al., 2001). Bei dem Versuch, gesellschaftlich akzeptiertes moralisches Handeln kohärent zu beschreiben, stoßen die Autoren auf vier allgemein anerkannte moralische Prinzipien: «*Autonomie*», «*Gutes tun*», «*Nicht-Schaden*» und «*Gerechtigkeit*». Diesen vier Prinzipien entsprechen vier Grundpflichten («prima facie-duties»), die im Einzelfall gegeneinander abgewogen und ausgeglichen werden müssen. Auf den Vorwurf einer sturen Prinzipienorientierung eingehend ergän-

Tabelle 10.1-4: Methoden der Ethik (Quelle: Autor)

Kasuistik	Frau P. leidet unter diffusen Schmerzzuständen. Sie verlangt vermehrt nach Schmerzmitteln. In der Patientendokumentation ist neu festgehalten, dass Frau P. jedes zweite Mal Placebos erhält. Sie wurde nicht über diese Maßnahme informiert.
Fragen	Wie lässt sich die moralische Dimension des Problems beschreiben im Rahmen: 1. einer kasuistischen Vorgehensweise? 2. einer Ethik, deren oberstes Ziel die Fürsorge für den kranken Menschen ist? 3. einer Tugendethik (Vertrauenswürdigkeit, Wahrhaftigkeit, Treue, Aufrichtigkeit)? 4. einer Abwägung der Prinzipien Autonomie, Gutes tun, Nicht-Schaden und Gerechtigkeit?
Impulse	Je nach Ansatz (1–4) kann die ethische Argumentation anders aussehen und zu verschiedenen Lösungen des moralischen Problems führen. Während für die Fürsorgeethik denkbar ist, dass die Placebogabe moralisch gerechtfertigt werden kann, scheint dies aus tugendethischer Sicht ausgeschlossen. Die Kasuistik bleibt auf vergleichbare Fälle angewiesen, um verbindliche Aussagen machen zu können. Eine sinnvolle Güterabwägung scheint nur im Rahmen des 4. Modells möglich.

zen Beauchamp und Childress ihre Theorie mit tugendethischen Ansätzen. Die Verbindung des methodischen Ansatzes des «principlism» mit der Tugendethik wurde auch für das Ethikdokument des SBK (2003) fruchtbar gemacht. In ihm werden die vier Grundprinzipien und die Tugenden in ihrer Relevanz für die pflegerische Praxis geschildert.

Prinzipien biomedizinischer Ethik im Kontext der Palliative Care

Ethik in der Palliative Care verfügt über keinen gesonderten methodischen Ansatz zur Lösung moralischer Probleme, sondern teilt diesen mit anderen Disziplinen und Versorgungskonzepten. Die zunehmende Vernetzung von Patientenpfaden und Fachkompetenzen im Gesundheitswesen weckt den Bedarf nach einer inter- und transdisziplinär betriebenen ethischen Diskussion. Jüngere Entwicklungen in der Palliative Care, den klassischen Fokus der Onkologie um palliative Aspekte der Geriatrie, Pädiatrie, Rehabilitation etc. zu erweitern, begünstigen diese Tendenz.

Jede inhaltliche Annäherung an die moralische Dimension therapeutischen Handelns muss der Tatsache Rechnung tragen, dass heute eine Pluralität von Überzeugungen und Werten vorherrscht, die auf verschiedene lebensweltliche Perspektiven zurückzuführen ist. Religiöse, politische und soziale Werte werden vermehrt daraufhin hinterfragt, ob sie sich in allgemein gültige Aussagen entschlüsseln lassen und konsensfähig sind. Dies gilt auch für Vorstellungen vom guten Leben und guten Sterben. Im medizinischen Kontext erhält diese Forderung insofern Nachdruck, als die Akteure fast immer in einem Zwang und zeitlichen Druck stehen, sich entscheiden zu *müssen* und nach Mitteln suchen, sich korrekt entscheiden zu *können*. Die Erkenntnis des Wertepluralismus und der verschiedenen professionellen Perspektiven war für die Arbeit der ersten Ethikkommissionen grundlegend. Die Suche nach einer «common morality», die – jenseits partikularer Interessen und Prägungen – als gemeinsame Basis dienen konnte, führte zur Entdeckung der ethischen Prinzipien «Autonomie», «Gutes tun», «Nicht-Schaden» und «Gerechtigkeit» als allgemein akzeptierte Leitlinien im interdisziplinären Diskurs. Dies hat sich unverändert auch im Kontext der Palliative Care bewährt (Saraiva, 2003: 158).

Autonomie

«Autonomie als Kennzeichen des Humanen ist ein unverlierbares Grundcharakteristikum, das ausnahmslos jedem menschlichen Lebewesen zuerkannt wird, unabhängig davon, ob es de facto fähig ist, sich als autonome Person zu verwirklichen» (Pieper, 2000a: 291).

Die Entdeckung des Begriffs der Autonomie (griech.: autónomos – nach eigenen Gesetzen lebend) gab einen wesentlichen Impuls für die Entstehung der neueren Medizinethik. Die Autonomie des Menschen zu respektieren heißt, dessen Wünsche, Wert- und Zielvorstellungen als Ausdruck seines Selbstbildes zu achten. Für Immanuel Kant (1724–1804) ist der Mensch autonom, d. h. von Vernunft aus fähig, sich selbst das innere Gesetz des Handelns (den kategorischen Imperativ) zu geben und die Pflichten zu erkennen, welche das Moralgesetz ihm auferlegt: «Handle nur nach derjenigen Maxime, von der du auch wollen kannst, dass sie ein allgemeines Gesetz werde» (Pauer-Studer, 2003: 12).

Diente der Autonomiebegriff anfänglich dazu, im Zuge der amerikanischen Bürgerrechtsbewegung die Rechte von Patienten verbindlich zu formulieren, so verschob sich später der Fokus auf die Qualität der Information: Im Konzept des «informed consent» (Einverständnis nach Aufklärung) wurde das Einverständnis des Patienten auf Grund erhaltener und verstandener Information als grundlegendes Prinzip der Arzt-Patient-Beziehung sowie anderer therapeutischer Berufe erkannt. Dieses bezeichnet folglich nicht nur die legale, sondern auch die moralische Grundlage jeglicher Intervention am Menschen, die eine therapeutische Absicht verfolgt. Sie kann auch das Recht auf Nichtwissen, auf Ablehnung einer Intervention («informed refusal») oder auf Antizipation der Einwilligung für zukünftige Interventionen im Sinne einer Patientenverfügung beinhalten.

Hauptschwierigkeiten im klinischen Kontext der Palliative Care bestehen darin, den Grad an Autonomie und die Konsequenzen für Therapieentscheide zu bestimmen. Einigkeit besteht darüber, dass sowohl Freiheit von fremder Beeinflussung («liberty») als auch Handlungsfreiheit («agency») unverzichtbar sind, um vom autonomen Charakter einer Entscheidung sprechen zu können. Autonomie im Sinne der Kompetenz, Informationen zu verstehen, zu bewerten und als Entscheidungsgrundlage zu brauchen, ist nie absolut vorhanden oder nicht vorhanden: Oft ist sie graduell vorhanden oder nur aufgabenbezogen. Eine Patientin kann z. B. sehr klar mitteilen, dass sie keinen Hunger hat, aber nicht, ob sie einen Besuch des Seelsorgers wünscht. Der Aspekt der Gradualität und der Aufgabenbezogenheit spielt gerade in der Pflege von Bewusstlosen, Kindern, geistig Behinderten, Menschen mit Demenz und psychisch Kranken eine wichtige Rolle (s. Kasten).

Kriterien einer ersatzweisen Entscheidungsfindung

Bei nicht (mehr) gegebener Urteilsfähigkeit gilt es, im Sinne einer ersatzweisen Entscheidungsfindung («surrogate decision making») (Beauchamp et al., 2001: 98 ff.) so zu entscheiden,

1. wie der Patient wahrscheinlich entschieden hätte, wäre er aktuell urteilsfähig («substituted judgement standard»).

2. wie der Patient sich entschieden hat, wenn sein im Voraus geäußerte Wille hinreichend bekannt ist («pure autonomy standard»).

3. wie es in der aktuellen Situation im besten Interesse des Patienten liegt («best interest standard»).

Beispiel: Herr P. liegt im Sterben. Wegen der hoch dosierten Gabe von Diuretika wird das Einnässen zunehmend zu einem pflegerischen Problem. Am Pflegerapport bespricht das Team mögliche Interventionen. Welche Szenarien sind gemäß den Standards 1, 2 und 3 denkbar?

Der Primat der Autonomie erfährt vor allem aus der Perspektive einer Fürsorgeethik immer wieder Kritik. Das größte Problem wird in einer individualistischen Verkürzung des Subjektes gesehen, welche das soziale Umfeld ausklammert. Dieses spielt aber gerade in der Palliative Care eine zentrale Rolle (Woods, 2002: 160). In der Euthanasie-Debatte und in der Kontroverse um die assistierte Selbsttötung erscheint Autonomie als Recht auf ein selbstbestimmtes Sterben. Ein Recht auf Autonomie hat seine natürliche Grenze in der Autonomie des Mitmenschen. Im Wunsch nach einer aktiven Tötung auf Verlangen oder einer assistierten Selbsttötung wird diese Grenze besonders deutlich. Die Schwierigkeit, in diesem Zusammenhang einen moralischen und juristischen Konsens zu finden, ist nicht zuletzt in den konträren Grundintuitionen des Ethos der Palliative Care selbst begründet. Hier kann mit Immanuel Kant nur an die Funktion des Rechts erinnert werden, interpersonelle Konflikte so zu regeln, dass die Freiheitsräume der Individuen im größtmöglichen Maß erhalten bleiben (Seelmann, 2001: 59).

Gutes tun

Das dem Geiste der hippokratischen Tradition entnommene Prinzip, Gutes zu tun, drückt primär die Pflicht aus, zum Wohle des Anderen zu handeln. Dabei wird unterschieden, ob die Handlung das durch eine Zweitperson «objektiv» wahrgenommene Wohl des Begünstigten fördert, ohne nach dessen *eigenen* Wünschen und Werten zu fragen. Diese Position wird in der Medizinethik als *Paternalismus* bezeichnet. Sie hat heute nur noch in Notfallsituationen ihre Berechtigung, wenn vitale Indikationen bestehen, die ein rasches Handeln zu Gunsten eines als sehr wichtig erachteten Guts, wie z. B. eines Menschenlebens, erfordern. Die andere, als *Fürsorgeethik* («ethics of care») bekannte Form versucht hingegen, das Gute unter Einbezug der subjektiven Werte und Überzeugungen der begünstigten Person zu ermitteln.

Auch die zentrale Intuition der Leidenslinderung lässt sich unter diesem Prinzip einordnen. Sie besagt, dass eine professionelle Symptomkontrolle zum Ziel hat, eine adäquate Antwort auf wahrgenommenes Leiden zu geben, was ihr eine hohe moralische Qualität verleiht. Dem anderen das gewähren, was ihm gut tut, heißt im konkreten Fall, Vor- und Nachteile einer Intervention gegeneinander abzuwägen, um einen möglichen Nutzen und Risiken auszubalancieren. Dies schließt die Suche nach Alternativen ein, wie z. B. die palliative Sedation bei therapierefraktären Schmerzzuständen. Gerade in der Debatte um die aktive Sterbehilfe führen die Befürworter einer aktiven Tötung auf Verlangen dieses Prinzip mit ins Feld. Sie drücken damit aus, dass als Ultima Ratio die Beseitigung von Leiden auch die Tötung des Leidenden beinhalten kann. Dies wiederum verstößt gegen die zweite, «passive» Grundintuition des Warten-Könnens. Das moralische Grundproblem jedoch, welches Maß an Leiden einem Menschen zugemutet werden kann, bleibt bestehen.

Hier hat die ethische Argumentation in der Palliative Care eine doppelte Aufgabe:

1. Sie muss die Gefahr einer paternalistischen Bagatellisierung des Leidens abwehren, indem sie die Grenzen der medikamentösen Palliation nicht aus den Augen verliert (Unterscheidung zwischen *Schmerz* und *Leid*).
2. Dort, wo aktive Tötung auf Verlangen rechtlich implementiert ist (Niederlande, Belgien), muss sie auf die Erstellung und Einhaltung von Sorgfaltskriterien achten, welche die Gewähr geben, dass die Akteure aus freiem Willen heraus handeln und bestehende Alternativen ausgeschöpft sind.

Nicht schaden

«Nihil nocere» (lat.: nicht schaden) ist ein zentrales Prinzip der hippokratischen Tradition. Theoretisch wird diskutiert, ob die Prinzipien «Gutes tun» und «Nicht-Schaden» komplementärer Natur sind und unter einem einzigen Prinzip, z. B. dem Wohlergehen des Patienten, subsumiert werden können. Die diagnostische und therapeutische Fragmentarisierung der Medizin nötigt aber zur begrifflichen Unterscheidung zwischen dem Tun des Guten und der Verhinderung von Schaden: Dies zeigt der ambivalente Charakter zahlreicher Optionen auf, die etwa im Rahmen der prädiktiven oder reproduktiven Medizin gegeben sind. Die Forschung am gesunden und kranken Menschen erhält als Motor des Fortschritts in der Erkennung und Behandlung von Krankheiten eine hohe moralische Dignität. Doch ist der Forschung eine unverrückbare Grenze gegeben, und zwar im Recht des kranken Menschen:

- in einer sicheren Umgebung untergebracht zu sein
- keinem Zwang ausgesetzt zu sein
- keinen physischen, psychischen oder moralischen Schaden zu erleiden und
- nicht getötet zu werden.

Dimensionen des Nicht-Schadens

Nicht zu schaden bedeutet:

- aktiv keinen Schaden zufügen
- Patienten keinem Risiko aussetzen, Schaden zu erleiden

- Interventionen nicht durchzuführen, deren Nutzlosigkeit («futility») erwiesen ist

Merke: Auch das Unterlassen von Maßnahmen kann eine Form von Schädigung sein.

Gerechtigkeit

Überall dort, wo Menschen in Beziehung zueinander treten, spielen Aspekte der Gerechtigkeit eine zentrale Rolle. Für Aristoteles ist Gerechtigkeit eine Tugend, d.h. eine Haltung, die etwas über die sittliche Qualität von Menschen innerhalb einer Gemeinschaft aussagt. Sie ist für ihn zugleich ein ethisches Prinzip, das fundamentale Strukturen innerhalb dieser Gemeinschaft ordnet. Formal wird eine ausgleichende von einer austeilenden Gerechtigkeit unterschieden: Während bei der ersteren nur der Wert der Ware oder der Dienstleistung, nicht aber Unterschiede innerhalb der Personen maßgebend sind, berücksichtigt die Verteilgerechtigkeit den sozialen Kontext. Der gerechte Anteil, der dem Einzelnen zusteht, variiert. Er richtet sich nach einem Kriterium, das besagt, in welcher Hinsicht Menschen bei der Verteilung eines Guts berücksichtigt werden sollen. Umstritten ist, welches Kriterium bei der Verteilung welchen Guts zur Geltung kommen soll. Auch Palliative Care ist in den letzten Jahren zunehmend als Gut erkannt worden, das knapp ist und deshalb mittels gerechter Kriterien zu verteilen ist (s. Kasten). Doch die Bestimmung solcher Kriterien ist umstritten.

Merke: Die Zielvorstellung der Gerechtigkeit besagt, dass Patienten in vergleichbaren Situationen das Anrecht auf eine vergleichbare Behandlung haben. Die inhaltliche Ausformulierung dieses Postulates bedarf klarer Kriterien. Diese müssen einer gesellschaftlichen Diskussion zugänglich sein und Palliative Care als Teil der medizinischen Grundversorgung einschließen.

In **Tabelle 10.1-5** werden ausgewählte Leitfragen zu den oben genannten Prinzipien formuliert.

Güterabwägung

Die Aufschlüsselung moralischer Probleme im Rahmen der Palliative Care mittels der vier Prinzipien «Autonomie», «Nicht-Schaden», «Gutes tun» und «Gerechtigkeit» zeigt, dass diese für vier Einzelperspektiven (Patient, Therapie, Therapeut, Gemeinschaft) stehen, die im Einzelfall in Konkurrenz treten können.

Ziel jedes Entscheidungsfindungsprozesses ist es, eine vernünftige Güterabwägung zu ermöglichen, indem jede Option, die zur Auswahl steht, auf ihre Vor- und Nachteile hin befragt wird. Dabei ist der Begriff des «Gutes» weit gefasst: Neben moralischen Werten kann er Grundrechte (Freiheit, Leben, Eigentum), Verbrauchsgüter (Kleidung, Nahrung) und soziale Güter (Bildung, Arbeit) bezeichnen. Im medizinischen Alltag sind Güterabwägungen an der Tagesordnung. Liegt ihnen eine moralische Irritation zu Grunde, ist es Aufgabe des *ethischen* Entscheidungsfindungsprozesses, moralisch relevante Faktoren zusammenzutragen und einzelne Optionen, die sich aus der Zusammenschau aller Faktoren ergeben, kritisch gegeneinander abzuwägen. Viele ethisch brisante Situationen in der Palliative Care sind dadurch charakterisiert, dass ein als wichtig erachtetes Gut (z.B. der autonome Wunsch eines Patienten) nur unter Preisgabe eines anderen Guts (z.B. die gerechte Verteilung von Pflegeressourcen) sichergestellt werden kann. **Abbildung 10.1-2** verdeutlicht den Hauptfokus der oben erwähnten ethischen Prinzipien.

Der Schweizerische Berufsverband der Pflegefachfrauen und -männer hat den ethischen Entscheidungsfindungsprozesses mit folgenden Phasen beschrieben (SBK, 2003: 31):

- das Verstehen der Situation
- das Verstehen des Umfeldes
- das Verstehen der involvierten Werte
- die Suche nach Lösungen
- die Prüfung der vorgeschlagenen Lösungen
- die Entscheidung, Ausführung und Evaluation.

In der Abwägung von Gütern spielen sowohl moralische (individuelle und berufliche Werte) als auch außermoralische (Diagnose, Prognose, soziale Situation etc.) Faktoren eine Rolle. Aus der Zusammenschau ergibt sich eine Gewichtung, die im Einzelfall begründet, wieso dem einen Gut (z.B. dem Wunsch des Patienten, trotz intensiven Pflegebedarfs zu Hause zu sterben) Vorrang gegeben wird und weitere relevante Faktoren (z.B. ökonomische, soziale oder weitere moralische Aspekte) bewusst nachgeordnet werden. **Tabelle 10.1-6** zeigt exemplarisch die Phasen der Güterabwägung.

Menschenwürde als Grenze der Güterabwägung

Nicht alles, was an Gütern ermittelt wird, kann gegen ein anderes Gut abgewogen werden.

Autonomie, Gutes tun, Nicht-Schaden und Gerechtigkeit lassen sich dynamisch miteinander vergleichen.

Tabelle 10.1-5: Leitfragen zu den vier Prinzipien (Quelle: Autor)

Prinzip Hauptfokus*	Autonomie «Patient»	Gutes tun «Therapie»	Nicht-Schaden «Therapeut»	Gerechtigkeit «Gemeinschaft»
Leitfragen	• Ist der Patient entscheidungsfähig? • Kann er seine Wünsche mitteilen? • Wer entscheidet? • Wie ist die Rolle der Angehörigen? • Welches sind die Wünsche des Patienten?	• Wie kann dem Patienten geholfen werden? • Wie wirkt sich die geplante Intervention aus? • Worin besteht medizinisch und pflegerisch der größte Nutzen für den Patienten?	• Steht der Therapeut in einer Doppelrolle (Forscher, Manager)? • Wie kann der Schutz des Patienten wahrgenommen werden? • Fügt die geplante Intervention Schaden zu? Falls ja: Wie? • Wie sieht das Ergebnis mit oder ohne die geplante Intervention aus?	• Welche Ressource steht in der konkreten Situation zur Verteilung (Personal, Spitalbett, Medikament, etc.)? • Wer entscheidet? • Welche Kriterien der Allokation kommen infrage? Welche nicht?
Grenzen, Probleme	• Ebenen der ersatzweisen Entscheidungsfindung: Welche trifft zu? • Autonomie des Therapeuten • Vorrang anderer Prinzipien	• Paternalismus als Ausblendung des Wertebezugs des Patienten • Vorrang anderer Prinzipien	• inadäquate Therapie aus Angst, dem Patienten Schaden zuzufügen • Vorrang anderer Prinzipien	• Transparenz in der Festlegung von Kriterien der Rationierung, Evaluation mit den Beteiligten • Vorrang anderer Prinzipien
Kasuistikik	Herr P. leidet an einer Leukämie im fortgeschrittenen Stadium. Chemotherapien und Stammzelltransplantationen haben massive Nebenwirkungen gehabt, ohne jedoch den gewünschten Erfolg zu bringen. Er wird nach Hause entlassen und von der hämatologischen Einheit weiterhin ambulant betreut. Zweimal wöchentlich erhält er Thrombozytenkonzentrate durch die ambulante Brückenpflege. Die Ehefrau und die beiden Söhne wissen, dass der Zustand ernst ist, möchten aber mit Herrn P. nicht über das Sterben sprechen. Sie wissen, dass er den Umbau des Hauses, der zum Zeitpunkt der Entlassung aus dem Spital noch im Gang ist, gerne miterleben würde. Bei einer Nachkontrolle wird Herrn P. mitgeteilt, dass das Spital «nichts mehr» für ihn tun kann. Herr P. hat sichtlich Mühe mit dieser Information und besteht auf die Transfusionen. Die Brückenpflege hat zunehmend Schwierigkeiten, einen sicheren Venenzugang zu legen, noch mehr aber damit, dass Herr P. sich weigert, über den Sinn dieser Therapie zu diskutieren, obwohl sein Zustand sich täglich sichtbar verschlechtert. • Wie lässt sich das Fallbeispiel anhand der vier Prinzipien beschreiben? • Welche Werte und Güter stehen auf dem Spiel? • Welche Elemente sind für die Entscheidungsfindung wichtig, welche nicht? • Welche Dimensionen der Geschichte werden durch die vier Prinzipien nicht abgedeckt?			

* Der Begriff ist nicht im exklusiven Sinne zu verstehen.

Doch stellt sich die Frage, in welchem Maße das, was in der konkreten Situation an moralisch relevanten Faktoren in Erfahrung gebracht werden kann, menschlichem Ermessen zur Disposition steht. Der Begriff der *Menschenwürde* eignet sich in diesem Kontext, um die symbolische Grenze jeglicher Güterabwägung aufzuzeigen: Diese besagt, dass der Mensch in seiner biopsychosozialen Einheit der Verfügung anderer Menschen *letztendlich* entzogen bleibt. Das *Proprium humanum*, das Eigentliche am Menschen, entsteht in einem existenziellen Wertebezug und im Erleben seiner selbst als biografische Einheit. Dieses kann keiner Güterabwägung unterzogen werden **(Abb. 10.1-3)**.

In der medizinethischen Debatte spielt der Begriff der Menschenwürde eine sehr wichtige Rolle. Im Gegensatz dazu steht die Tatsache, dass jede inhaltliche Umschreibung des Begriffs umstritten ist und Folge-

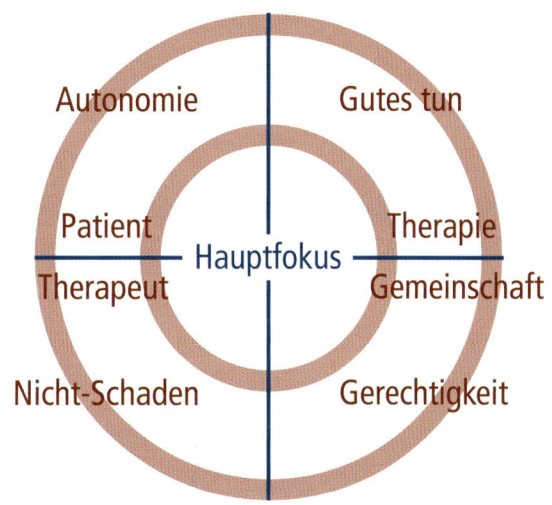

Abbildung 10.1-2: Der Hauptfokus ethischer Prinzipien (Quelle: Autor)

Tabelle 10.1-6: Phasen der Güterabwägung (Quelle: Autor)

Arbeitsschritt	Merkmale
1. Die Güter werden ermittelt.	medizinische, rechtliche, soziale, moralische Güter
2. Die Güter werden verglichen.	mögliche Prioritäten in der konkreten Situation
3. Die Güter werden abgewogen.	eigentliche Abwägung, strategische Planung, Durchführung

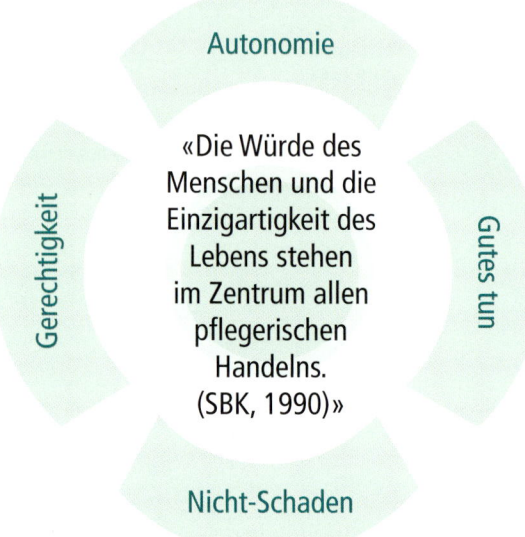

Abbildung 10.1-3: Menschenwürde als Grenze der Güterabwägung (Quelle: Autor)

probleme theoretischer und praktischer Art zeitigt. Hier geht es nicht um eine extensive Darlegung dieses Begriffs, sondern primär um die Beobachtung, dass er im medizinischen Kontext vorwiegend negativ gebraucht wird, d.h. dort, wo vermutet wird, diese Würde sei *verletzt*.

Merke: Wir verletzen die Menschenwürde dann, wenn das, was wir einem Menschen zufügen, dessen rationale Zustimmung nicht erhalten könnte, z. B. durch:

- Diskriminierung auf Grund der Rasse, des Geschlechts, des Alters, der Krankheit
- jegliche Intervention an Einwilligungsunfähigen, die gegen deren Willen erfolgt und/oder keinen erwiesenen Nutzen erwarten lässt
- Formen fremdnütziger Forschung an Einwilligungsunfähigen (Sprachbarriere, Demenz, temporäre Unfähigkeit auf Grund einer Erkrankung).

Zusammenfassung

Ethik setzt sich nicht ausschließlich mit dem Ethos der Palliative Care auseinander. Ebenso ist sie eingebettet in die grundsätzliche moralische Reflexion über Möglichkeiten und Grenzen therapeutischen Handelns im ärztlichen und pflegerischen Kontext. Der methodische Ansatz des «principlism» hat in der praktischen Diskussion ein hohes Maß an Konsens gewonnen. Er sieht in den Prinzipien «Autonomie», «Gutes tun», «Nicht-Schaden» und «Gerechtigkeit» Zugänge zur moralischen Dimension. Diese erlauben eine Abwägung von Gütern und Übeln, welche für die ethische Entscheidungsfindung unverzichtbar ist. Als Grenze der Güterabwägung bietet sich der Begriff der Menschenwürde an. Er bezeichnet die Pflicht, Interventionen an Menschen nur dann vorzunehmen, wenn deren rationale Zustimmung – als Ausdruck ihres «Lebensentwurfs» – hypothetisch denkbar ist oder faktisch vorliegt.

Vier ausgewählte Aspekte zur abschließenden Reflexion

Die palliativmedizinische Pflege und Betreuung von Menschen weist neben allgemeinen ethischen Fragen typische Problemfelder auf, die sich auf die eingangs beschriebene Polarität der beiden Grundintuitionen der Palliative Care – die Linderung von Leiden und das Warten-Können auf den Tod – zurückführen lassen. Solche Themen können sowohl begrifflich-theoretischer als auch praktischer Natur sein. Sie sind für das Verständnis der moralischen Dimension in den Praxisfeldern der Palliative Care, insbesondere der End-of-Life Care, von zentraler Bedeutung.

Das Gesetz der Doppelwirkung

Güterabwägungen bilden einen festen Bestandteil medizinischen und pflegerischen Denkens und Handelns. Für die Pflege in der Endphase des Lebens zeichnet sich oft ein Assessment ab, das zu Gunsten einer optimalen Symptomkontrolle Nebenwirkungen medikamentöser Therapien erkennt, aber zur Erlangung eines übergeordneten Ziels bewusst in Kauf nimmt. Das aus der katholischen Moraltheologie entnommene Gesetz der Doppelwirkung («rule of double effect») wurde in der Palliative Care in starkem Maße rezipiert. Es versucht, mit der Unterscheidung von (1) Wirkungen, die intendiert sind und (2) Wirkungen, die nur in Kauf genommen werden, diese Abwägung auf der Ebene der ethischen Argumentation zu begründen. In der Verfolgung eines guten Ziels kann es nach dem Gesetz der Doppelwirkung moralisch zulässig sein, auch schlechte Wirkungen in Kauf zu nehmen. So kann es keine Intention der Pflegenden sein, durch die Verabreichung von Medikamenten dem Patienten das Bewusstsein zu nehmen, doch als Nebenwirkung einer starken Analgesie kann sie diesen Effekt – wegen des übergeordneten Ziels – in Kauf nehmen. Thomas von Aquin (1225–1274) bindet das Gesetz der Doppelwirkung an vier Bedingungen (Kennedy Schwarz, 2004: 126–127):

1. *die Art der Handlung:* Die Handlung muss prinzipiell eine gute Absicht verfolgen, das heißt, Tötung oder Betrug fallen von Anfang an nicht unter dieses Gesetz.
2. *die Intention des Handelnden:* Der Handelnde muss nur die gute Wirkung wünschen (Schmerzfreiheit, normale Atmung etc.), auch wenn er um die weiteren Wirkungen weiß.
3. *die Unterscheidung zwischen Mitteln und Wirkungen:* Die schlechte Wirkung, z. B. der Tod des Patienten, darf nicht das Mittel sein, um die gute Wirkung, z. B. Schmerzfreiheit, zu erzielen.
4. *das Verhältnis zwischen der guten und der schlechten Wirkung (Proportionalität):* Die gute Wirkung muss die schlechte überwiegen.

Das Gesetz der Doppelwirkung ist schon mehrfacher Kritik unterworfen worden. Die stärkste betrifft die mangelnde Plausibilität der Unterscheidung zwischen intendierten und nur in Kauf genommenen Wirkungen einer Intervention. Eine abschließende Beurteilung gestaltet sich schwierig. Konsens besteht jedoch dahingehend, dass dieses Gesetz dazu beiträgt, Licht auf eine Grauzone zu werfen, in der sich Ärzte und Pflegende gerade in der terminalen Pflege bewegen.

Merke: Das Gesetz der Doppelwirkung trägt positiv dazu bei, dass dem Bedarf einer optimalen Symptomkontrolle auch vom moralischen Standpunkt her Nachdruck verliehen wird, indem es das Handlungsspektrum in der Behandlung therapierefraktärer Symptome offen hält.

Trotzdem bleibt die Frage bestehen, in welchem Ausmaß die Inkaufnahme negativer Wirkungen einer Intervention nicht ebenso begründungspflichtig ist wie positive Wirkungen. Das Gesetz der Doppelwirkung kann keine Nivellierung der moralischen Argumentation zum Ziel haben, sondern muss der Anfangspunkt weiterer Überlegungen sein.

Sterbehilfen

Die technische Verfügbarkeit und der extensive Einsatz medizinischer Lebenshilfen haben die Frage nach Sterbehilfen provoziert, welche den Phänomenen «Sterben» und «Tod» – so die Kritiker – ihren natürlichen Platz zurückgeben sollten. Unter Sterbehilfen werden all jene medizinischen Entscheidungen am Lebensende verstanden, die den Eintritt des Todes beschleunigen können (Faisst et al., 2003: 1676). Generiert wird die moralische Problematik dadurch, dass hier die Polarität der beiden Grundintuitionen in der End-of-Life Care in aller Deutlichkeit ersichtlich wird.

Eine Sterbehilfe wird als passiv bezeichnet, wenn sie in einem Verzicht oder Abbruch lebenserhaltender Maßnahmen besteht («Hilfe beim Sterben»). In der Schweiz steht eine einheitliche rechtliche Regelung noch aus. Es herrscht Konsens, dass sie moralisch geboten ist, wenn keine Aussicht auf Heilung besteht. Aktiv ist die Sterbehilfe dann, wenn das Ziel die Tötung des Patienten ist, auf dessen ausdrückliches Verlangen oder ohne dieses («Hilfe zum Sterben»). Außer in den Niederlanden und in Belgien gilt sie als illegal und i. d. R. moralisch verboten. Die indirekt aktive Sterbehilfe wendet das Gesetz der Doppelwirkung an: Besteht die Intention, Leiden zu lindern, dürfen vorhersehbare lebensverkürzende Wirkungen einer Symptombehandlung in Kauf genommen werden. In der Schweiz ist diese Form der Sterbehilfe gesetzlich nicht geregelt, gilt aber gemäß den Richtlinien der Schweizerischen Akademie der Medizinischen Wissenschaften (SAMW) als moralisch erlaubt (SAMW, 2004) (s. Kap. 10.4 und 10.5).

Als gesonderte Kategorie der Sterbehilfe ist die Beihilfe zum Suizid immer wieder ins Kreuzfeuer der Kritik geraten. Während der US-Bundesstaat Oregon die Suizidbeihilfe legalisiert hat, ist sie in der Schweiz straffrei, wenn ausgeschlossen werden kann, dass vonseiten des Helfers selbstsüchtige Gründe vorliegen (Schweizerisches Strafgesetzbuch, Artikel 115). Gemäß dem traditionellen Berufsethos ist die Beihilfe zum Suizid aus ärztlicher und aus pflegerischer Sicht nicht Teil der eigenen Berufstätigkeit. Die Richtlinien der SAMW (2004) haben erstmals Verständnis gezeigt für die individuelle Gewissensentscheidung eines Arztes, der sich angesichts unerträglichen Leidens seines

Patienten dafür entscheiden kann, anders zu handeln als das Berufsethos es vorsieht, entweder indem er das zum Tod führende Medikament rezeptiert oder indem er den Patienten nicht alleine lässt, wenn letzterer das Medikament einnimmt.

> **Merke:**
> - Die Grenzen zwischen aktiv/indirekt aktiv und passiv können fließend sein. Wir handeln oft in einer Grauzone.
> - Die Einschätzung, ob jemand in einer terminalen Situation Schmerzen hat oder agitiert ist, kann innerhalb des Pflege- und Ärzteteams variieren (indirekt aktive versus aktive Sterbehilfe).
> - Die Kategorien «aktiv» und «passiv» haben vor allem in der Rechtsprechung eine wichtige Rolle. Sie beantworten aber nicht (immer) die Frage nach unserem Umgang mit menschlichem Leiden. Legalität und Moralität sind zu unterscheiden. Die Tatsache, dass eine Handlung legal ist, besagt nicht immer etwas darüber, ob sich auch moralisch gute Gründe aufbringen lassen, die diese Handlung rechtfertigen.

Die ethische Diskussion um Sterbehilfen erschöpft sich nicht in der Erörterung positivrechtlicher Bestimmungen, die diese regeln bzw. regeln sollen. Wo Formen aktiver Sterbehilfe und Beihilfe zum Suizid erlaubt sind, besteht die ethische Analyse in einer detaillierten Untersuchung der *prozeduralen Dimension*, die gewährleisten soll, dass niemand zu Handlungen gezwungen wird, die er mit seinem Gewissen nicht vereinbaren könnte. Wer mit der Entscheidung zu einer (indirekt) aktiven Sterbehilfe die Intuition priorisiert, Leiden zu lindern, trägt die moralische Beweislast, aufzuzeigen, dass ein solches Leiden nicht anders gelindert werden kann als mit dieser Form der Sterbehilfe. Dasselbe gilt für die Bevorzugung der Intuition, den natürlichen Ablauf des Sterbeprozesses möglichst frei von menschlicher Beeinflussung zu halten, wenn der Preis dafür eine Verlängerung von Leiden ist.

Sedation

Sedation als beabsichtigter oder vorhergesehener Effekt hypnotisch bzw. analgetisch wirksamer Medikamente erfährt eine zunehmende Beachtung. Für die moralische Bewertung bedeutsam ist die formale Einordnung sedierender Maßnahmen in die Kategorien der Sterbehilfen (passiv, aktiv, indirekt aktiv). *Terminale Sedation* als Ultima ratio bei therapierefraktären Symptomen (z. B. progressive Atemnot bei zentral obstruierendem Bronchuskarzinom) wird als *Sedation im Sterben* der passiven Sterbehilfe zugerechnet (s. Kap. 10.6). In der Regel ist sie zeitlich begrenzt, da sich klinisch ein baldiger Todeseintritt abzeichnet. Die Inkaufnahme einer Reduktion des Bewusstseinszustands erscheint hier als einzige Möglichkeit, Leiden zu lindern. Das Gesetz der Doppelwirkung liefert hier die moralische Begründung, denn die primäre Absicht besteht in der Symptomkontrolle (Birnbacher, 2004: 360).

Schwieriger ist die moralische Bewertung einer Therapie, die eine *Sedation zum Sterben* darstellt und nicht als Symptomkontrolle im engeren Sinne beschreibbar ist. Begründen können sie Ärzte und Pflegende etwa damit, dass auf Grund eines mutmaßlichen Krankheitsverlaufs die *Prävention* vorhergesehener Symptome nur durch einen Verlust des Bewusstseins bewerkstelligt werden kann. Wünscht der Patient hingegen eine Sedation, ohne dass ein präventiver oder therapeutischer Effekt erkennbar ist, bleibt einzig das Bewusstsein als «Symptom» übrig, das durch die Sedation ausgeschaltet werden soll. Mag hier zunächst ein anxiolytischer und antidepressiver Effekt durchaus plausibel und erwünscht sein, so erscheint eine Dosiseskalation, die Nebenwirkungen sedierender Medikamente vorhersieht und in Kauf nimmt, moralisch zunehmend fragwürdig: «Here, the means to achieve the end consist of an irreversible elimination of the subject of all conscious experience» – «Hier besteht das Mittel zur Erreichung des Endes in einer irreversiblen Elimination des Subjekts allen bewussten Erlebens» (Gordijn et al., 2002: 189).

> **Merke:**
> - Sedation als *reines Mittel* im Rahmen der Symptomkontrolle gilt als moralisch nicht kontrovers. Sie lässt sich mit dem Gesetz der Doppelwirkung begründen.
> - Sedation mit dem *reinen Zweck* der Ausschaltung des Bewusstseins setzt steigende Dosen an Sedativa ein, welche zu einer Beeinträchtigung von Vitalfunktionen (Atmung und Kreislauf) führen können. Letztere lassen sich argumentativ nicht mit dem Gesetz der Doppelwirkung abstützen. Diese Art der Sedation ist formal der aktiven Sterbehilfe zuzurechnen.

Exkurs – Forschungsethik und Palliative Care

Sollen die Errungenschaften in der Pflege und Betreuung von Patienten mit inkurablen Leiden nachhaltig gesichert werden, bedarf es klinischer Forschung. Diese untersucht das Spektrum palliativer Interventionen auf Evidenz. Ferner vermittelt sie neues Grundlagenwissen in die Praxis. Dadurch leistet Forschung einen unverzichtbaren Beitrag zur qualitativen Entwicklung der Palliative Care. Als größter Einwand gegen Forschungsvorhaben wird vorgebracht, dass die Patienten eine hohe *Vulnerabilität* (lat.: Verletzbarkeit) aufweisen, die durch den nahenden Tod und durch belastende krankheitsbedingte Symptome hervorgerufen werde. Die forschungsethische Reflexion möchte diesem Einwand gerecht werden und Wege aufzeigen, wie sich die moralisch begründbare Pflicht zur Forschung unter den speziellen Voraussetzungen der Palliation wahrnehmen lässt. Als zentrale Größe für die ethische Beurteilung der Forschung am Menschen erweist sich die Abwägung zwischen Nutzen und Risiko. Der Nürnberger Codex, die Erklärungen des Weltärztebundes von Helsinki sowie die so genannte Bioethikkonvention des Europarates fordern für jedes Forschungsvorhaben am Menschen einen plausiblen Grund, der das Risiko, das Menschen eigen- oder uneigennützig auf sich nehmen, rechtfertigt.

Im Kontext klinischer Forschung stehen Ärzte und Pflegende in typischen *Rollendilemmata:* Einerseits nehmen sie sich als Therapeuten wahr, die sich dem Wohle des Patienten verpflichtet wissen. Andererseits sind sie als Forschende darauf bedacht, objektivierbare wissenschaftliche Erkenntnis zu ermöglichen. Dieses Rollendilemma radikalisiert sich in der Palliative Care. Hier verschärft sich das Gebot, Patienten auf Grund ihrer Vulnerabilität nur einem minimalen Risiko auszusetzen. Der für die Validität quantitativer Forschung geltende Goldstandard des randomisierten, placebokontrollierten Designs wird immer wieder massiver Kritik unterzogen (Kirkham/Abel, 2001: 50). Ebenso ist es schwierig, Endpunkte und Ergebnisse von Forschungsprojekten zu objektivieren: Die meisten Studienteilnehmer versterben in absehbarer Zeit. Zudem gibt es divergente Modelle für die Messung der Effizienz in der Symptomkontrolle und der Lebensqualität (Hearn/Higginson, 2001: 127).

Eine besondere Situation bildet der «compassionate use», d.h. der Einsatz eines noch nicht zugelassenen Medikaments im Rahmen einer so genannten Heilbehandlung. Da bestehende Therapien als ungenügend erachtet werden, wird – als Ultima ratio – individuell eine Bewilligung oder eine Sonderbewilligung erteilt, um therapierefraktäre Symptome oder unmittelbar lebensbedrohliche Zustände zu behandeln. Wie **Abbildung 10.1-4** verdeutlicht, überwiegt hier der erhoffte individuelle Nutzen vor allfälligen Risiken *eindeutig,* was für alle anderen Formen des Humanexperiments nicht der Fall ist.

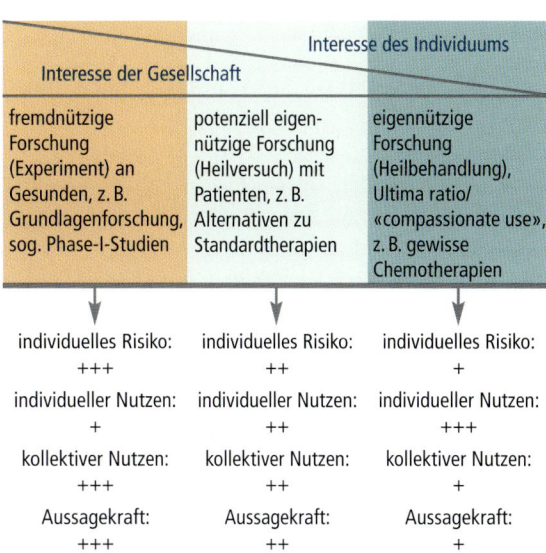

Abbildung 10.1-4: Forschungskontexte in der Palliative Care (Quelle: Autor)

Zusammenfassung

Das Gute als Handlungsorientierung teilt Palliative Care auch mit anderen medizinischen Subdisziplinen und Versorgungskonzepten. In diesen lassen sich mittels der Prinzipien der biomedizinischen Ethik klinische Entscheidungsfindungen auf Grund von Güterabwägungen vollziehen. Die Eigenheit der Palliative Care besteht darin, dass sich charakteristische Wertvorstellungen über das gute Leben und das gute Sterben in Form zweier Grundintuitionen (Leiden lindern, Warten-Können auf den Tod) äußern, die in der konkreten Situation unmittelbar Anspruch auf Befolgung erheben.

Der Grundsatz «Palliative Care follows the patient» (Doyle, 2001: 49) drückt das Ideal einer palliativen Betreuung und Behandlung aus, in der nicht der Patient den institutionellen Behandlungspfaden folgen muss, sondern diese so konzipiert sind, dass sie um den Patienten herum eine Vernetzung von Ressourcen und Kompetenzen gewährleisten. Dies hat weit reichende Folgen für die ethische Auseinandersetzung: Eine solche kann nicht als Binnenethik einer einzelnen Berufsgruppe gestaltet werden, sondern muss derart sein, dass sie durch alle Beteiligten und unter Zuhilfenahme der gleichen Begrifflichkeit kommunizierbar ist. Das Postulat der *Patientenzentrierung* in der Palliative Care führt notwendigerweise zu dem Postulat der *Interdisziplinarität* und *Interprofessionalität* der ethischen Reflexion.

Was im forschungsethischen Kontext der Palliative Care als Gebot der konsequenten Risikominimierung erscheint, trifft generell für Güterabwägungen in der Palliative Care zu. Nicht *dass* Güter abgewogen werden unterscheidet Palliative Care von anderen Disziplinen, sondern *wie* sie abgewogen werden, nämlich so, dass das Wohl des Patienten und die Förderung der Lebensqualität gegenüber anderen Gütern systematisch Vorrang haben. Somit lässt sich die Handlung, die unter ethischen Gesichtspunkten beleuchtet wird, nicht von der Haltung, die Erstere hervorbringt, trennen. Diese radikale Orientierung (Patientenorientierung) der Güterabwägung am Wohl des Patienten ist das verbindende Glied, welches Ethos und Ethik in der Palliative Care zu einem unteilbaren Ganzen vereinigt. Sie alleine vermag die existenzielle Dimension des Leidens in den klinischen Alltag zu integrieren.

Verwendete Literatur

Beauchamp, T. L.; Childress, J. F.: Principles of Biomedical Ethics (5th edn.). Oxford University Press, Oxford 2001.
Birnbacher, D.: Terminale Sedierung, Sterbehilfe und kausale Rollen. Ethik in der Medizin, 16 (2004): 358–368.
Clark, D.: Between hope and acceptance: the medicalisation of dying. BMJ, 324 (2002) 905–907.
Doyle, D.: The provision of palliative care. In: Doyle, D.; Hanks, G. W. C.; MacDonald, N. (Hrsg.): Oxford Textbook of Palliative Medicine (2nd edn.). Oxford University Press, Oxford 2001.
Faisst, K.; Fischer, S.; Bosshard, G.; Zellweger, U.; Bär, W.; Gutzwiller, F.: Medizinische Entscheidungen am Lebensende in sechs europäischen Ländern: Erste Ergebnisse. Schweiz. Ärzteztg., 84 (2003): 1676–1678.
Fischer, J.: Medizin- und bioethische Perspektiven. Beiträge zur Urteilsbildung im Bereich von Medizin und Biologie. Theologischer Verlag Zürich, Zürich 2002.
Gordijn, B.; Crul, B.; Zylicz, Z.: Euthanasia and physician-assisted suicide. In: The Ethics of Palliative Care. European Perspectives. Open University Press, Buckingham 2002: 181–197.
Hearn, J.; Higginson, I. J.: Outcome measures in palliative care for advanced cancer patients: a review. In: Field, D.; Clark, D.; Corner, J.; Davis, C. (Hrsg.): Researching Palliative Care. Open University Press, Buckingham 2001: 127–140.
Kennedy Schwarz, J.: The Rule of Double Effect and Its Role in Facilitating Good End-of-Life Palliative Care. Journal of Hospice and Palliative Nursing, 6 (2004): 125–133.
Kirkham, S. R.; Abel, J.: Placebo-controlled trials in palliative care: the argument against. In: Field, D.; Clark, D.; Corner, J.; Davis, C. (Hrsg.): Researching Palliative Care. Open University Press, Buckingham 2001: 49–55.
Pauer-Studer, H.: Einführung in die Ethik. Facultas, Wien 2003.
Pieper, A.: Autonomie. In: Korff, W.; Beck, L.; Mikat, P.: Lexikon der Bioethik, Bd. 1. Gütersloher Verlagshaus, Gütersloh 2000a: 289–293.
Rilke, R. M.: Das Stundenbuch. Insel, Frankfurt 1959.
Saraiva Ferraz Gonçalves, J. A.: Palliative care and the principles of biomedical ethics. European Journal of Palliative Care, 10 (2003): 158–159.
Schweizerische Akademie der Medizinischen Wissenschaften (SAMW): Betreuung von Patientinnen und Patienten am Lebensende. Medizinisch-ethische Richtlinien der SAMW, abrufbar unter www.samw.ch/content/Richtlinien/d_RL_Sterbehilfe.pdf (SAMW, 2004).
Schweizerischer Berufsverband der Pflegefachfrauen und Pflegefachmänner (SBK): Ethik in der Pflegepraxis, Bern 2003.
Seelmann, K.: Rechtsphilosophie. Beck, München 2001.
Walter, T.: Historical and cultural variants on the good death. BMJ, 327 (2003): 218–220.
WHO – World Health Organization: Definition of Palliative Care, abrufbar unter www.who.int/cancer/%20/palliative/definition/en/ (WHO, 2002).
Woods, S.: Respect for autonomy and palliative care. In: ten Have, H.; Clark, D.: The Ethics of Palliative Care. European Perspectives. Open University Press, Buckingham 2002: 145–165.

Weiterführende Literatur

Arndt, M.: Pflege und Ethik zwischen Macht und Hilflosigkeit. In: Wiesemann, C.; Erichsen, N.; Behrendt, H.; Biller-Adorno, N.; Frewer, A. (Hrsg.): Pflege und Ethik. Leitfaden für Wissenschaft und Praxis. Kohlhammer, Stuttgart 2003: 11–29.
Asch, D.: The role of critical care nurses in euthanasia and assisted suicide. New Engl. J. Med., 23 (1996): 1374–1379.
Balzer, P.; Rippe, K. P.; Schaber, P.: Menschenwürde vs. Würde der Kreatur. Begriffsbestimmung, Gentechnik, Ethikkommissionen. Verlag Karl Alber, Freiburg i. Br. 1999.
Dekkers, W.; Sandman, L.; Webb, P.: Good death or good life as a goal of palliative care. In: ten Have, H.; Clark, D. (Hrsg.): The Ethics of Palliative Care. European Perspectives. Open University Press, Buckingham 2002: 106–125.
den Hartogh, G. A.: Zur Unterscheidung von terminaler Sedierung und Sterbehilfe. Ethik in der Medizin, 16 (2004): 378–391.
Elias, N.: Über die Einsamkeit der Sterbenden. Suhrkamp, Frankfurt a. M. 1982.
Fry, S.; Johnstone, M.-J.: Ethics in Nursing Practice. A Guide to Ethical Decision Making (2nd edn.). Blackwell, Oxford 2002.
Gamlin, R.: An exploration of the meaning of dignity in palliative care. European Journal of Palliative Care, 5 (1998): 187–190.
Georges, J.-J.; Grypdonck, M.: Moral problems experienced by nurses when caring for terminally ill people: A literature review. Nursing Ethics, 9 (2002): 155–169.
Hurst, S.; Mauron, A.: Assisted suicide and euthanasia in Switzerland: allowing a role for non-physicians. BMJ, 326 (2003): 271–273.
Illich, I.: Und führe uns nicht in die Diagnose, sondern erlöse uns von dem Streben nach Gesundheit. Eröffnungsvortrag auf dem Symposium «Gesundheit Krankheit – Metaphern des Lebens und der Gesellschaft», Bologna, 24.10.1998; erschienen in «Le Monde diplomatique», dt. Ausg., 4./5. Jg., April 1999.

Jansen, L. A.; Sulmasy, D. P.: Sedation, Alimentation, Hydration, and Equivocation: Careful Conversation about Care at the End of Life. Ann. Intern. Med., 136 (2002): 845–849.

Knellwolf, U.; Rüegger, H.: In Leiden und Sterben begleiten. Kleine Geschichten – Ethische Impulse. TVZ, Zürich 2004.

Körtner, H. J.: Grundkurs Pflegeethik. Facultas UTB. Wien 2004.

Maio, G.: Ethik der Forschung am Menschen. Frommann-Holzboog, Stuttgart/Bad Cannstatt, 2002.

Müller, H. C.: Terminale Sedierung. Ausweg im Einzelfall, Mittelweg oder schiefe Ebene? Z. Ethik in der Medizin, 4 (2004): 369–377.

Müller-Busch, H. C.: Sterbende sedieren? Z. Palliativmed., 5 (2004): 107–112.

Müller-Busch, H. C.: Zur Behandlung ethischer Probleme und Konflikte bei sterbenskranken und sterbenden Menschen. Z. Palliativmed., 3 (2002): 70–77.

Müller-Busch. H. C.; Klaschik, E.; Oduncu, F. S.; Schindler, T.; Woskanjan, S.: Euthanasie bei unerträglichem Leid? Eine Studie der Deutschen Gesellschaft für Palliativmedizin zum Thema Sterbehilfe im Jahr 2002. Z. Palliativmed., 4 (2003): 75–84.

Neuenschwander, H.: Palliative versus terminale Sedation. Z. Schweiz. Med. Forum, 5 (2005): 241–245.

Pieper, A.: Einführung in die Ethik. Francke, Tübingen 2000b, 4. A.

Radbruch, L.: Reflections on the use of sedation in terminal care. EJPC, 9 (2002) 6: 237–239.

Randall, F.; Downie, R. S.: Palliative Care Ethics. A Companion for all Specialties (2nd edn.). Oxford University Press, Oxford 2001.

Rüegger, H.: Sterben in Würde? Nachdenken über ein differenziertes Würdeverständnis. TVZ, Zürich 2004.

Seelmann, K.: Sterbehilfe: Die Rechtslage in der Schweiz. In: Brudermüller, G.; Marx, W.; Schüttauf, K. (Hrsg.): Suizid und Sterbehilfe. Könighausen & Neumann, Würzburg 2003: 135–146.

Seligman, M.: Cancer clinical trials. In: Ethical eye: Biomedical research. Council of Europe Publishing, Strasbourg 2004: 71–82.

Smith, T.: Ethics in Medical Research. A Handbook of Good Practice. Cambridge University Press, Cambridge 1999.

Weixler D.; Paulitsch K. (Hrsg.): Praxis der Sedierung. Facultas-WUV, Wien 2003.

Zimmermann-Acklin, M.: Das Doppelwirkungsprinzip und seine Bedeutung für intensivmedizinische Dilemmaentscheidungen. Bioethica Forum, 40, 2004: 2–8.

10.2
Ethische Entscheidungskulturen – Hindernis oder Unterstützung am Lebensende

Stefan Dinges

«Es ist ein großer Unterschied für einen alten Menschen, ob er als lästige Bürde angesehen oder in eine Gemeinschaft integriert wird, deren Mitglieder sich entschieden haben, bis zu einem gewissen Grad ihre Besitztümer zu opfern, um sein Alter zu sichern …
Durch die Art, wie sich eine Gesellschaft gegenüber ihren Alten verhält, enthüllt sie unmissverständlich die Wahrheit – oft sorgsam verschleiert – über ihre Grundsätze und Ziele.»
(Simone de Beauvoir, 1977)

Abstract

Entscheidungsqualität ist Versorgungsqualität, so Rainer Wettreck. Ethische Entscheidungen am Lebensende sind partizipativ, multiprofessionell, kontextsensibel und patientenzentriert zu gestalten. Dazu ist der Blick auf die organisationalen Rahmenbedingungen und Widersprüche der Versorgungseinrichtungen hilfreich. Strukturen von Ethikberatung sind eine Dienstleistung an den Einrichtungen, aber auch an den Menschen: Patienten und ihre Angehörigen profitieren davon ebenso wie die begleitenden professionellen Teams. Patienten fühlen sich sicherer, das Team macht weniger Fehler bzw. kann offene Situationen und ihre Widersprüche besser balancieren. Kommunikativen Kompetenzen kommt dabei eine wichtige Rolle zu.

Studienziele

Nach Abschluss dieses Kapitels wird die bzw. der Lernende in der Lage sein:

- sich in der Begriffslandschaft rund um Moral und Ethik, Ethikberatung und Organisationsethik zu orientieren.
- ethische Kulturen und Rahmenbedingungen in Organisationen wahrzunehmen und zu beschreiben.
- sich mit ausgewählten Prinzipien, Modellen und Strukturen ethischer Entscheidungsfindung als Bausteinen einer neuen Ethikkultur in Organisationen auseinanderzusetzen.
- sich engagiert und motiviert mit ethischen Fragen auseinanderzusetzen und diese mit dem Blick auf die dazu hilfreichen Kompetenzen zu bearbeiten.

Schlüsselwörter

Ethik, Moral, ethische Kompetenz, ethische Entscheidungen, Entscheidungskultur, Organisationsethik, Ethikberatung

Einleitung – Ethische Reisebegleitung

Die WHO (2002) definiert Palliative Care als ein ganzheitliches, biopsychosoziales und spirituelles Versorgungskonzept, das wesentlich als Teamleistung zu Gunsten von Patienten mit lebensbedrohlicher Krankheit und deren Angehörigen angeboten werden soll. Ausdrücklich wird betont, dass die Patienten unterstützt werden sollen, so aktiv wie möglich zu leben. Damit stehen auch die (ethischen) Entscheidungen auf dem Prüfstand: Werden Entscheidungen so getroffen, dass sie einen Beitrag zur Versorgungsqualität leisten und die Würde aller Beteiligten sichern?

Ethische Entscheidungen am Lebensende sind eine große Herausforderung. Im Thema «Lebensende» spiegeln sich gleichsam wie in einem Brennglas viele andere gesellschaftliche und persönliche Themen. Das Stichwort «Kultur» zielt auf einen größeren Bezugsrahmen hin. Es betrifft Entscheidungskulturen in Familien, in Organisationen (Pflegeheimen, Krankenhäusern, Hauskrankenpflege etc.) und in verschiedenen gesellschaftlichen Kontexten (auf kommunaler Ebene, im Gesundheitssystem, in der Politik etc.).

Im Modus einer «ethischen Reisebegleitung» (Loewy, 1995: 46–47) sind vier Fragen zu stellen:
1. Wer hat das Recht zu entscheiden? Dann:
2. Wo stehen wir – was ist der Status quo?
   - Welche vorherrschenden Kulturen in Bezug auf ethische Entscheidungen treffen wir an?
   - Wo werden diese Fragen derzeit gestellt, wo werden sie nicht gestellt?
   - Wer ist in der Regel an diesen Entscheidungen beteiligt, wer wird (bewusst oder unbewusst) nicht beteiligt?
   - Was geben ethische Entscheidungen vor, erreichen zu wollen, und was erreichen sie wirklich?
   - Wer definiert, was «gute» ethische Entscheidungen sind?
   - Und wer muss mit diesen Definitionen wie leben?

Auf der Basis dieser Standortbestimmung und Situationsanalyse ist die dritte Frage zu stellen:
3. Wo wollen wir hin?
   - Was sind die möglichen und unmöglichen Reiseziele?
   - Wie können erwünschte Entscheidungskulturen an unterschiedlichen Orten aussehen?
   - Wie möchten wir zukünftig entscheiden?
4. Zuletzt stellt sich die Methodenfrage: Wie kommen wir von A nach B?, die Frage nach den Kommunikationsmitteln, die Einzelpersonen, Berufsgruppen oder Organisationen helfen, Situationen anders und neu einzuschätzen und damit auf der Basis von Prioritäten, Wertschätzung und gegenseitigem Respekt zu durchführbaren Entscheidungen und Handlungsmöglichkeiten zu gelangen.

Entscheidungskulturen am Lebensende

Moral und Ethik

Moral und Ethik sind als zwei unterschiedliche Perspektiven von Gut und Richtig zu sehen. Es werden die persönliche und die kollektive oder gesellschaftliche Moral unterschieden. Damit sind jeweils Sets von Werten, Normen und Haltungen gemeint, in denen sich das aktuell für gut und wahr Gehaltene abbildet:

- *Moral* ist die «ureigene Einstellung zur Frage nach der richtigen/falschen oder guten/schlechten Handlung oder Unterlassung» (Gillen, 2004).

Steinkamp und Gordijn weisen insbesondere auf die «moralische Intuition» hin, die für spontane Bewertungen von Handlungen zuständig ist. (Steinkamp/Gordijn, 2005: 43). Als «moralisches Unbehagen» verweist diese Intuition jedoch auf einen Orientierungsbedarf, der Ergebnis kritischen Nachdenkens sein sollte. Dementsprechend ist Ethik das methodische, kritische und argumentative Nachdenken über Moral (Steinkamp/Gordijn, 2005: 49).

- *Ethik* ist zu sehen als eine «Reflexion verschiedener vorhandener moralischer Positionen mit dem Ziel, eine Gruppe gemeinsam handlungsfähig zu halten» (Gillen, 2004). Die ethische Reflexion ist grundsätzlich als inhaltlich ergebnisoffen zu postulieren: Es braucht die Erlaubnis und die Möglichkeit «Alternativen zum Status quo [zu] denken» (Sedmak, 2003: 217). In der Regel entsteht zwischen Moral und Ethik ein kreatives Spannungsfeld: Die ethische Reflexion beschreibt und bestätigt wahrgenommene moralische Intuitionen oder bereits getroffene moralische Werturteile und Handlungen bzw. stellt sie infrage. Das Gleichgewicht zwischen Bestätigen und Infragestellen erscheint notwendig: Ohne sie gäbe es keine Veränderung. Geraten sie aus der Balance, stehen die Identität und die Handlungsfähigkeit von Individuen und Einrichtungen auf dem Spiel.

> Die ethische Reflexion bringt Widersprüche zu Tage, deren Eigenheit es ist, dass sie sich nicht auflösen lassen. Sie sind «anzuerkennen und auszuhalten» (Heintel/Götz, 2000: 61); sie sind zu prozessieren, auszubalancieren und lassen sich nur kommunikativ bearbeiten.

Marianne Rabe hat dazu die *ethischen Kompetenzen* formuliert. Es braucht:

> [...] die Fähigkeit zur Reflexion, Formulierung und Begründung der eigenen moralischen Orientierungen, weiter die Fähigkeit zum Erkennen moralischer Probleme in der eigenen Praxis, Urteilsfähigkeit, Diskursfähigkeit und schließlich Wachheit und Mut, auch tatsächlich moralisch zu handeln. Ethische Kompetenz bildet so verstanden eine Brücke zwischen personaler und sozial-kommunikativer Kompetenz.
> *(Rabe, 2005: 131)*

Notwendige Fragen

Die Entscheidungen am Lebensende kreisen um sehr vielfältige Themen:

- *existenzielle Fragen:* Wo und wie möchte ich sterben? Wer soll mich pflegen und begleiten? Können Familien die Pflege eines Angehörigen zu

Hause leisten? Wie können die Angehörigen mit dem Sterben eines Verwandten umgehen? Wer oder was ist hilfreich beim Abschiednehmen, beim Trauern?
- *psychosoziale* und *spirituelle Fragen:* Wer oder was gibt dem Leben in der letzten Lebensphase Sinn? Bin ich noch in der Lage, selbst für spirituelle und soziale Bedürfnisse Rechnung zu tragen, oder werden dies andere in meinem Sinne tun? Wie bin ich in der Lage, mit Schmerzen umzugehen? Was bedeutet für wen Lebensqualität und Würde?
- *medizinisch-pflegerische Fragen:* Welche Diagnosen und Therapien sind noch sinnvoll zu beginnen? Wie wird die Entscheidung zum Therapieverzicht kommuniziert? Wie gehen Angehörige und professionelle Teams mit dem (Wunsch nach) Behandlungsabbruch um? Welche (notfall-)medizinischen Maßnahmen sind unterstützend für den Sterbeverlauf? Unter welchen Umständen ist eine Einweisung ins Krankenhaus in der Sterbephase sinnvoll? Und: Wie kommen sterbende Menschen aus dem Krankenhaus wieder zurück dorthin, wo sie sich zu Hause gefühlt haben? Wie ist Kontinuität in der Betreuung Sterbender zu gewährleisten?

Ethische Dilemmata

Überall dort, wo diese Fragen – in der Regel vorausschauend und präventiv – gestellt und verlässlich bearbeitet werden, ist von *Entscheidungskompetenz* zu sprechen, die eine angemessene Versorgungsqualität zur Folge hat. Werden diese wichtigen Fragen jedoch nicht rechtzeitig und in kontinuierlichen Routinen gestellt, entstehen aus dem Alltag heraus kurzfristige, zeitgedrängte, oft unreflektierte und überstürzte Entscheidungen, oder es entsteht eine Reihe von ethischen Dilemmata, die krisenhafte Züge ausbilden und weitere Fragwürdigkeiten nach sich ziehen:

- Konkrete Willensäußerungen von (verbal oder nonverbal) kommunikationsfähigen Patienten werden nicht wahrgenommen und nicht nachgefragt.
- Notwendige Aufklärungsgespräche mit Patienten werden weder rechtzeitig noch regelmäßig geführt. Ganz gleich, ob der Grund in Zeit- oder Personalmangel liegt oder ob die eigene Unsicherheit im Umgang mit den Themen «Sterben» und «Tod» dahinter steht: Damit wird verhindert, dass Menschen am Lebensende sich rechtzeitig mit den für sie wichtigen Anliegen befassen können, dass sie ihren eigenen Willen (auf der Basis ihrer Werte und medizinisch-pflegerischer Informationen) bilden können, dass ihnen die Möglichkeit zum Abschiednehmen genommen wird etc.
- Aus einer Rücksicht heraus werden (ohne Absprache mit den Patienten) Informationen an Angehörige weitergegeben, und diese werden in Entscheidungspositionen über Themen gebracht, in denen ihnen keine Entscheidungskompetenz zukommt. Ebenso werden Entscheidungen unter besonderer Berücksichtigung der Angehörigen getroffen.
- Indem Pflegende, die Seelsorge und die psychosozialen Professionen nicht in den Prozess von Aufklärungsgesprächen eingebunden werden, wird ihnen zugleich die Chance genommen, einen angemessenen Beitrag zur Patientenedukation, zur Begleitung und Versorgung zu leisten. Hier wird von ÄrztInnen ein Zuviel an Verantwortung übernommen, der sie aus mangelnder Kontinuität zugleich auch nicht gerecht werden können.
- Anstatt verantwortliche Angebote über mögliche und notwendige Diagnosen und Behandlungen zu machen, treffen ÄrztInnen vorauseilend paternalistische Entscheidungen, z. B. indem Diagnosen und Therapien aus einer Notfall-Logik heraus gestellt bzw. begonnen werden.

Dies hat eine ganze Reihe von Konsequenzen:

- Es werden – oft unter großem Zeitdruck – Behandlungen mit großer Tragweite begonnen, mit deren Beendigung sich die medizinisch-pflegerischen Teams in der Regel dann sehr schwer tun. Dazu kommt eine Unkenntnis der legalen Rahmenbedingungen indirekter und passiver Sterbehilfe: Bis zu 20% der Fachkräfte halten Therapieverzicht oder Therapieabbruch für unerlaubte, aktive Sterbehilfe (Van Oorschot et al., 2005).
- Der zeitliche Ablauf, der sich beim Sterben eigentlich verlangsamt, wird unnötig dynamisiert und beschleunigt. Dies verhindert das Abschiednehmen und die anschließende Trauer.
- Statt den Willen von Patienten zu respektieren, nicht mehr ins Spital eingeliefert zu werden und zu Hause eine ausreichende Symptomkontrolle zu erhalten und ein stabiles Betreuungsnetz zu haben, sterben Patienten immer wieder unterwegs im Krankenwagen, an Stelle einer palliativen Versorgung von Atemnot, Angst- und Unruhezuständen daheim.
- Während auf der einen Seite das Zuviel an medizinischen Interventionen beobachtet wird, ist zeitgleich auch ein Zuwenig an medizinischer Unterstützung festzustellen: In der ambulanten und hausärztlichen, aber auch in der stationären Altenbetreuung fehlt (insbesondere am Wochenende und in der Nacht) die Kontinuität der medizinischen und pflegerischen Versorgung, die dann durch Notärzte ersetzt wird.

- In den Langzeitpflegeeinrichtungen werden gegen den Willen von Patienten und Angehörigen Maßnahmen wie das Setzen von PEG-Sonden erzwungen, für die keine medizinischen Indikationen vorliegen. An der Stelle einer Auseinandersetzung und Bewusstseinsbildung darüber, wie die Gesellschaft alte Menschen würdig und wertschätzend versorgt und betreut, kommt es zu einer Verantwortungsdelegation: Entweder wird Ärzten oder Krankenhäusern der Ball zu gespielt, wie z. B. beim Setzen von PEG-Sonden; oder die Angehörigen werden ungerechtfertigt unter Druck gesetzt, mit Argumenten wie: «Sie können doch nicht wollen, dass ihr/e Vater/Mutter verhungert...». Dahinter stehen eigentlich mangelnde Aufklärung, fehlendes Wissen über Palliative Care und eine zu knapp gehaltene Personaldecke. Die Bedeutung und konkrete Praxis der Patienten- und Angehörigenedukation werden unterschätzt bzw. vernachlässigt.
- Auch im Bereich der freiheitseinschränkenden Maßnahmen, die eine systematische Verletzung der Menschenrechte darstellen, kommt es zu einer Verantwortungsdelegation an Ärzte, Juristen und Gerichte, die diese Maßnahmen meist ohne ausreichende medizinische Indikation anordnen sollen.
- Kommunikative und entsprechende ethische Themen sind nicht oder mangelhaft in den Curricula der medizinischen und pflegerisch-sozialen Berufe formuliert und integriert.

Hinderliche Kulturmerkmale für ethische Entscheidungen

Ist mit diesen Beobachtungen und Erfahrungen die ethische Entscheidungskultur am Lebensende ausreichend beschrieben? Auf einer weiteren Reflexionsebene fallen eine Reihe anderer Beobachtungen auf. Diese beschreiben eine unbefriedigende Entscheidungskultur im deutschsprachigen Raum: Ein nicht unbeträchtlicher Teil der Menschen neigt zur Delegation der Verantwortung an Experten und Facheinrichtungen, da die Bewältigung des Alltags am Lebensende komplex ist. Ängste und Unsicherheiten müssen bewältigt werden. Die Bereitschaft zur eigenen Vorsorge, z. B. durch Patientenverfügungen oder Betreuungsvollmachten, ist vergleichsweise schwach ausgebildet (s. Kap. 10.7).

Individuen fallen heute Verantwortung und Entscheidungen zu, die früher an Organisationen und Institutionen, wie Kirche und Kommune, gebunden waren. Dazu kommt, dass die familiären und sozialen Netzwerke brüchiger und grobmaschiger geworden sind; Individualisierungstendenzen verstärken sich.

Unsere Kultur neigt dazu, für Versagen, Mängel und Fehler persönliche Verantwortung zu suchen; es braucht offenbar Sündenböcke und Schuldige. Dies hat nicht nur die Konsequenz, dass Fehlentscheidungen und Fehler unsichtbar gemacht werden. Da eine persönliche Verantwortungsübernahme die Karriere ruinieren und Haftungs- bzw. Regressforderungen nach sich ziehen kann, gehen Ärzte und Leitungsverantwortliche «auf Nummer sicher». Behandlungen nach dem Prinzip «state of the art» bewirken, dass im Zweifelsfall alles Mögliche getan wird.

Gleichzeitig verhindern triviale Schuldzuschreibungen und Personalisierungen ein systemisches Lernen und Verbessern von Versorgungssituationen: Wenn die Ärzte, die Personalsituation oder die Politiker schuld sind, muss auch nicht über gemeinsame Verantwortungsübernahme und Lernprozesse nachgedacht und in Veränderungen investiert werden. Ebenso kontraproduktiv ist das Denken und Urteilen in Opfer-Täter-Dichotomien, die Entwertungen auf beiden Seiten zur Folge haben. In den Entscheidungssituationen stehen die Beteiligten nicht auf einer gemeinsamen Ebene. Abhängigkeiten, Unterschiede in Macht, Position und Wissen machen tragfähige und nachhaltige Entscheidungen auf Augenhöhe unmöglich.

Das Machbare wird auch gemacht – auf diesen menschlichen Wesenszug hat bereits Friedrich Dürrenmatt in seinem Stück «Die Physiker» hingewiesen. Die ureigensten Lebensvollzüge, das Geboren-Werden und das Sterben, werden dem medizinisch Machbaren unterworfen. Ivan Illich hat von der Medikalisierung des Lebens gesprochen (Illich, 1995). Zumindest die freie Entscheidung über den gewünschten Einsatz der Medizin muss als Sollbruchstelle implementiert werden, damit nicht die Logik ärztlicher Routinen den Lebensanfang und das Lebensende dominieren.

Die Personalisierung von Problemsituationen ist zu Gunsten eines neuen Verständnisses der unterschiedlichen Kulturen zu überwinden: Hier geht es um das Miteinander komplementärer Berufslogiken an Problemstellungen: Auf der einen Seite steht ein naturwissenschaftlich-technisches Herangehen an Probleme. Medizinischer Erfolg ist über Versuch und Irrtum sowie über eine Standardisierung von Situationen erreichbar. Dies beinhaltet aber auch eine Unsicherheit und Hilflosigkeit gegenüber dem Einzelfall. Insbesondere am Lebensende, wo nicht mehr die Heilung bestimmter Krankheiten im Fokus ist, steht das zweite Prinzip viel stärker im Mittelpunkt: Vom ursprünglichen Verständnis her bietet Pflege hier eigentlich ein Beziehungsgeschehen an, das dem Sterbenden die notwendige Fürsorge zukommen lässt und zugleich die Würde auf Grund der Individualität und Personalität schützt. Dies gelingt weder in der Rollengestaltung noch in einer geteilten Verantwortungsübernahme.

Insbesondere die naturwissenschaftlich-technisch-männliche Herangehensweise neigt dazu, die aufkommenden Emotionen auszublenden, die eine wichtige Ressource sind, wenn es gelingt, sie aus der Unmittelbarkeit des Erlebens heraus in eine Besprechbarkeit zu bringen (Ausdruck der inneren Eindrücke). Gerade das Ausblenden von Emotionen und den dahinter stehenden Bedürfnissen verursacht die symptomatisch anhaltenden schlechten Gefühle, die bei Patienten und den Angehörigen, aber auch bei den Fachkräften im Team Auswirkungen wie Burnout, Depressionen, Lethargie oder pathologische Trauer auslösen können.

Religiöse Interpretationen von Schmerzen und Leiden, Sünde und Opfer, Leben und Tod, Gott und Mensch begegnen uns nicht nur bei den Sterbenden und ihren Angehörigen; sie sind auch bei den Betreuenden und Pflegenden ebenso implizit wie oft unreflektiert handlungsleitend. Diese Muster sind dazu im gesellschaftlich Unbewussten der Gegenwartskultur verankert. So sind Unterschiede zu vermuten in einer katholischen oder protestantischen Herangehensweise an Fragen bezüglich Schmerzen, Fehlentscheidungen oder aktiver Sterbehilfe. Die Auswirkungen religiöser Muster aus dem Bereich des Buddhismus und der Muslime sind derzeit noch weitgehend unerforscht (s. Kap. 8.1 und 8.2).

Die erwünschte Kultur

Unterschiedliche Lebenskonzepte und Wertvorstellungen, Bedarf und Bedürfnis treten in Konkurrenz oder Spannung zueinander: Sicherheit und Versorgung, Autonomie und Fürsorge, Unantastbarkeit des Lebens und Lebensqualität. Gemeinsam ist diesen Themen, dass hier nach Orientierung gesucht wird, was auf der anderen Seite bedeutet, dass die Themen in Diskussion und Auseinandersetzung und damit grundsätzlich (noch) offen sind.

Ebenen von Widersprüchen und Wertkonflikten

Damit treten Widersprüche und Wertkonflikte auf, die nicht trivial zu entscheiden sind. Im Grunde werden dieselben Interventionsebenen angespielt, die Wegleitner und Heller in Kapitel 2.4 aufgezeigt haben.

Ethische Entscheidungen stehen an:

1. *intra- und interpersonal* auf der Ebene persönlicher Moral
   - unterschiedliche Menschenbilder
   - Wertepräferenzen
   - Grundhaltungen
   - Argumentationsweisen
   - Lebenskonzepte.

2. *interpersonal und interprofessionell* auf der Ebene unterschiedlicher Berufsethiken
   - naturwissenschaftliche Herangehensweisen und Argumentationen, z. B. in der ärztlichen Berufs- und Standesethik oder in der Medizinethik
   - Konzepte der Pflegeethik, denen prioritär Beziehungs- und Fürsorgemodelle (Care-Ethik) zu Grunde liegen und die zugleich versuchen, medizinische Kompetenzen zu integrieren
   - Berufsethiken der psychosozialen Berufe, die im weitesten Sinne Hilfe zur Selbsthilfe bzw. Empowerment, Selfmanagement anbieten
   - religiös motivierte Ethiken, die in seelsorgerischen und spirituellen Konzepten Sinnhorizonte und transzendente Wertfiguren eröffnen.

3. *intra- und interorganisational* stehen – je nach Organisationsprofil und Leitbild – Entscheidungen an, was das Besondere an einer Organisation ist. Hier geht es um Werteentscheidungen, die einen Unterschied machen: Konfessionelle Einrichtungen treten auf dem Gesundheitsmarkt in Konkurrenz und Kooperation mit kommunalen oder privaten Anbietern. Gleichzeitig wird mit der Entscheidung für ein bestimmtes Profil auch die gewünschte

---

Zur Reflexion

Sie haben im vorangehenden Text Beschreibungen von Kulturelementen gelesen, die zum einen negative Auswirkungen zeigen, zum anderen damit ein besseres Verstehen dieser Phänomene erreichen möchten. Bitte diskutieren Sie:

- Wo haben Sie ähnliche/unterschiedliche Beobachtungen gemacht?
- Welchen Erklärungsmustern können Sie zustimmen/nicht zustimmen?
- Welche Erklärungen sind für Sie hinderlich/förderlich?
- Wie können die negativen Elemente als förderliche Perspektiven beschrieben werden?

Identität nach innen kommuniziert: Was ist hier für wahr zu halten, wie müssen Mitarbeiter sich verhalten, was ist von der Leitung zu erwarten? Wie definiert sich das Zueinander von Subeinheiten zum Ganzen der Organisation? Werte, die hier in Spannung zueinander treten, sind:
- der Wert der Gewinnmaximierung
- der Wert einer bewussten Gestaltung des Gesundheitsmarktes
- Werte, die aus religiösen Motivationen heraus bestimmte Angebote machen oder nicht machen (z. B. Komplementärmedizin, Familienplanung, Positionen für/gegen Sterbehilfe).

4. *gesundheits-* und *gesellschaftspolitisch* werden einerseits wichtige Vorentscheidungen getroffen:
- Welches Gewicht, welche Bedeutungen wird den Patientenverfügungen zugebilligt?
- Welche Ressourcen sollen für Palliativversorgung zur Verfügung gestellt werden?
- Was macht die Palliativversorgung am Lebensende überhaupt aus?
- Was macht zutiefst den Erfolg der Palliativversorgung aus?
- Woran orientiert sich überhaupt der «Erfolg»? Daran, dass die Symptome unter Kontrolle sind und der Patient nun gehen kann/darf? Sollen am Lebensende medizinische Leistungen rationiert werden; wenn ja, nach welchen Kriterien?

Andererseits bleiben mitunter Rahmenbedingungen offen, die Wertentscheidungen benötigen:
- Was ist der Gesellschaft die Versorgung alter und sterbender Menschen wert?
- Welchen Stellenwert haben alte Menschen überhaupt?
- Wird eine Anwaltschaft für Menschen und ihre verletzliche Würde gewährleistet, auch wenn sie aktuell nicht mehr entscheiden können (s. Kap. 10.4)?

Ethische Wertekonkurrenz und -konflikte

Ethische Wertekonkurrenz und -konflikte lassen sich nicht einfach auflösen. Eine Aufgabe ethischer Situationseinschätzung und Entscheidungsfindung ist, die prinzipielle Unentscheidbarkeit festzustellen und zugleich durch Kommunikation unterschiedlicher Wertfiguren tragfähige Kompromisse als Lösung zu finden, die darin bestehen, dass andere Wertpräferenzen erst einmal bewusst wahrgenommen und dann respektiert werden.

In der Moderation ethischer Entscheidungsfindung ist es hilfreich, die Ebene zu lokalisieren, auf der der Konflikt entstanden ist: Der Wunsch oder die Ablehnung einer PEG-Sonde kann auf der Ebene persönlicher Moralvorstellungen hinsichtlich der Begründungen von Sterben oder Verhungern-Lassen verortet werden. Auf der Ebene der Berufsethik ist die Begründung richtiges oder falsches, gutes oder schlechtes professionelles Handeln. Auf der organisationsethischen Ebene stellt sich z. B. die Frage: Ist es gewollt, dass hier routinemäßig bettlägerigen Patienten eine Ernährungssonde gesetzt wird?

Ebenso hilfreich ist es, die ethische Fragestellung auch bevorzugt auf der identifizierten Ebene zu belassen: Es ist kontraproduktiv, sich mit den Wertentscheidungen des Gesundheitssystems zu befassen, wenn der Konflikt auf der Ebene persönlicher Moral verortet wurde. Der Erkenntnisweg startet oft bei der moralischen Intuition eines Einzelnen. Das moralische Unbehagen ist oft der Anfang, jedoch hoffentlich nicht das Ende der Auseinandersetzung. Über die nüchterne Beschreibung und Faktensammlung – zunächst ohne Bewertung oder vorschnelle Lösungssuche – gelangt man zur ausformulierten moralisch-ethischen Fragestellung, z. B.: Welche Werte und Güter stehen bei der Entscheidung für einen Behandlungsabbruch in Konkurrenz? Und: Wie gelangen wir zur einer tragfähigen Lösung, die den Willen des Patienten ausreichend berücksichtigt? Von einer solchen Fragestellung aus startet das moderierte und strukturierte Nachdenken (= Ethik!) über mögliche und gewünschte Lösungswege. Gerade bei eskalierenden Emotionen, etwa in Konflikten, durch akute Trauer oder auf Grund von Fehlentscheidungen, kann ein Schritt notwendig sein, der diese Gefühle ausreichend berücksichtigt: Die Moderation leitet eine Runde ein, in der alle Anwesenden ihre Gefühle ausdrücken können, mit den Phrasen: «Es macht mich betroffen, ...» oder: «Es (be-)trifft mich, ...». Das Artikulieren der Emotionen macht dann die dahinterliegenden Bedürfnisse sichtbar, die bei der Lösungsfindung zu berücksichtigen sind.

Bausteine für eine förderliche Entscheidungskultur

Eine ethische Entscheidungskultur am Lebensende wird gefördert:

- durch eine entsprechende Vorsorge im persönlichen und familialen Kontext. Werteanamnesen sowie Patientenverfügungen, die rechtzeitig mit Angehörigen und Hausarzt kommuniziert werden, sind dabei hilfreich (s. Kap. 107).
- indem divergierende und konflikthafte Wertfiguren sichtbar und besprechbar werden. Die er-

wünschte Kultur drückt sich eher in Beschreibung und Wertschätzung als in Beurteilungen und Anweisungen aus. Gute Erfahrungen gibt es mit dem einfachen Kommunikations- und Moderationsmodell der «gewaltfreien Kommunikation» (Rosenberg, 2004).
- indem die direkte bzw. indirekte Beteiligung aller relevant Betroffenen gesichert und moderiert wird. Hier wird im Folgenden auf einige Modelle der Ethikberatung verwiesen.
- durch die Einbeziehung der Intuitionen und Emotionen von allen an einer Entscheidung Beteiligten als Indikator und Katalysator von Betroffenheiten und unterschiedlichen Bedürfnissen.
- indem für angemessene ethische Entscheidungen, durch die Leitung von Organisationen angeordnet, die entsprechenden Zeiträume zur Verfügung gestellt werden. Die Erfahrung zeigt, dass innerhalb einer Dreiviertelstunde ein Ergebnis erreicht werden kann: Entweder gelingt eine neue Situationseinschätzung, eine grundlegende Orientierung, eine Empfehlung oder Entscheidung – oder die Dilemmasituation tritt deutlicher zu Tage und braucht andere Beteiligte oder erneutes Sich-Auseinandersetzen.
- durch die Entwicklung von organisationsethischen Prozessen und Strukturen: Tritt wiederholt eine Fragestellung auf, weist dies darauf hin, dass diese offensichtlich auf übergeordneten Ebenen der Gesamtorganisation mit Positionierung der Leitungskräfte zu bearbeiten und zu lösen ist.
- indem es gelingt, die unheimlichen Beschleunigungen im Sterbeprozess zu Gunsten einer Kultur des Innehaltens und der Entschleunigung zu verlangsamen. Entscheidungen am Lebensende, denen eine gute palliative Anamnese zu Grunde liegt, werden nicht auf Leben und Tod, sondern «angesichts» von Leben und Tod getroffen (z.B. frühzeitiges holistisches Patienten- und Familienassessment, Werteanamnesen, Patientenverfügungen etc.). Es geht hier weniger um die Identifikation von medizinorientierten Interventionen als vielmehr um patientenorientierte Interventionen, die gleichermaßen das Tun und das Lassen beschreiben.
- durch eine prinzipielle Fragehaltung aller Beteiligten, die auf Orientierung und Verstehen an Stelle vorschneller Antworten ausgerichtet ist.
- durch den Mut, Verantwortung für die eigenen Werte und Zuständigkeiten zu übernehmen mit der Weisheit, Entscheidungen nicht auf ewig, sondern überprüf- und korrigierbar, flexibel zu gestalten – auch mit dem Wissen, dass nicht alle Entscheidungen am Lebensende revidierbar sind.

Organisationsethik

Merkmale, Verfahrensweisen und Ziele der Organisationsethik lassen sich wie folgt beschreiben:

- Organisationsethik ist als ein Reflexionskontext zur Gestaltung und Veränderung von Organisationen zu verstehen. Organisationsethik bietet einen Rahmen, um die Qualität von Situationseinschätzungen und Empfehlungen, von Entscheidungen und Versorgungskontexten zu verbessern. Organisationsethische Prozesse haben auch das Potenzial, die Perspektiven unterschiedlicher Berufsethiken in ein Gesamtes einer Organisation integrieren zu können. Organisationsethik konzentriert sich auf Einrichtungen und Organisationen (z.B. im Gesundheitswesen) als einen mittleren Ort der Reflexion zwischen Individualethik und Sozialethik.
- Organisationsethik prozessiert und verortet die Frage nach dem Guten. Sie berücksichtigt hierbei, dass neben der rationalen auch eine emotionale Auseinandersetzung notwendig zu leisten und zu organisieren ist. Das Konzept der Organisationsethik berücksichtigt, dass die formale, strukturelle Seite der Ethik (Wie kommen wir zu guten Entscheidungen?) genauso wichtig ist wie die inhaltliche Seite (Was entscheiden wir eigentlich mit wem?).
- Organisationsethik zielt auf Organisations*entwicklung* bzw. auf Intervention in Organisationen. Organisationsethik ist selbst Ergebnis und Prozess von Entscheidungen, meist von Entscheidungen der Leitung. Es bedeutet auch, dass durch die Leitung Prozesse und Kompetenzen einer solchen Selbstreflexion ermöglicht werden, zeitlich, kommunikativ und finanziell. Organisationsethik zielt darauf hin, Prozesssicherheit, Verbindlichkeit und Ergebnissicherung, Auswertungsformen und Rückmeldeschleifen im Bezug auf ethische Fragen zu etablieren. Konsequenterweise muss die Leitung natürlich auch jene Umwelten (Aufsichtsrat, Verwaltungsrat) involvieren, denen gegenüber sie selbst rechenschaftspflichtig ist. Ebenso bedarf es unbedingt der Einsatzbereitschaft der Mitarbeiter, die durch transparente Regeln der Unterbrechung und der Beteiligung entsteht: Wer darf wann eine ethische Frage markieren? In welchen Settings wird wer an der Bearbeitung beteiligt? Von allen Beteiligten braucht es einen gelassenen Umgang mit den möglichen oder unmöglichen Konsequenzen dieser Entwicklungsprozesse.
- Organisationsethik ist eine Form neuer ethischer organisationaler Selbstreflexion (kollektives Gewissen; Heintel, 2000). Sie stellt die Frage nach der «organisationalen Unschuld der Ethik und nach

der ethischen Unschuld der Organisation» (Heller et al., 2003). Sie geht davon aus, dass nicht Experten über andere oder etwas entscheiden, sondern die Betroffenen selbst von Anfang an adäquat am Prozess der Entscheidungsfindung zu beteiligen sind. Sie löst die Ethik aus der individuellen Reduktion (Individualethik) heraus und stellt den intersubjektiven Diskurs in den Kontext von Organisationen und Interorganisationalität.

Hilfreiche Instrumente und förderliche Strukturen für eine neue Entscheidungskultur

Wie kommt die Ethik (das strukturierte Nachdenken über Moral) in den Alltag? Es braucht die Erlaubnis zum ethischen Fragen und Regeln der Unterbrechung; auf Seiten der Mitarbeiter braucht es eine entsprechende Aufmerksamkeit und ein ethisches Bewusstsein. An den Alltagsschnittstellen wie Übergaben und Dienstbesprechungen werden evident gewordene ethische Fragen explizit und routinemäßig von den Mitarbeitern in ethischen Überprüfungen, etwa nach Sterbefällen, oder in interdisziplinären Ethikvisiten bearbeitet. Für weitergehende Fragen und Entscheidungen stehen interne Moderationsteams für interprofessionelle Fallbesprechungen zur Verfügung. Auf der Ebene eines Ethikkomitees werden Fragen der politisch-strategischen Ausrichtung eines Krankenhauses bearbeitet.

Dem *Basismoderationsmodell* bleiben die vier Fragen von Erich Loewy (1995):

- Wer hat das Recht zu entscheiden?
- Wo stehen wir? (Status quo?)
- Wo wollen wir hin? (quo vadis?)
- Wie kommen wir von A nach B?

Dabei ist die Reihenfolge unbedingt einzuhalten. Diese Fragen lassen sich in viele Alltagsroutinen integrieren, in denen im Rahmen unterschiedlicher Verantwortlichkeiten zu berücksichtigen ist, wer über was zu entscheiden hat:

- das multiprofessionelle Team über sinnvolle Behandlungsangebote
- die Angehörigen über notwendige Unterstützung (als Angebot oder Nachfrage) und
- die Patienten über das gewünschte Ende ihres Lebens.

Die unterschiedlichen Beratungsmodelle bauen alle auf diesem Grundprinzip auf: Die Nimwegener Methode ist im klinisch-medizinischen Alltag entstanden (Steinkamp/Gordijn, 2005). Das Modell der ethischen Situationseinschätzung berücksichtigt besonders

Ethikberatung

Ethische Fallbesprechungen bilden oft den Einstieg zu einer ethischen Entscheidungskultur in einer Einrichtung bzw. Organisation. In Form von (kollegialer) Beratung wird eine Orientierung für gute, weniger gute oder gar schlechte Handlungsmöglichkeiten in bestimmten Situationen geschaffen. Dazu ist es hilfreich zu beschreiben, von welcher Situation man ausgeht, welche Verantwortlichkeiten und Entscheidungskompetenzen vorliegen. Anhand dieser Analyse werden dann mögliche Ziele beschrieben. Durch multiperspektivische Fallbesprechungen werden mehr Informationen gesammelt, Situationen neu und anders analysiert, Einschätzungen vorgenommen, Empfehlungen ausgesprochen und Entscheidungen vorbereitet. Entgegen manchen Vorstellungen interveniert Ethikberatung nicht direkt in die Zuständigkeiten und die Verantwortungsebenen in den Einrichtungen; eigentlich interveniert Ethikberatung in das Verhältnis multiprofessioneller Teams zu ihrer eigenen Praxis. Der nächste Schritt ist die Implementierung ethischer Besprechungsstrukturen als ein Angebot expliziter Ethikberatung in Sozial- und Gesundheitseinrichtungen. Dazu sind Moderatoren bzw. Supervisoren auszuwählen. Sie stehen zeitweise – möglichst nicht in der eigenen Abteilung – für die Dienstleistung der Moderation von ethischen Fallbesprechungen zur Verfügung. Diese Moderation bedarf einer Ausbildung und speist sich aus Moderationskompetenz und -erfahrung, klinischem bzw. fachlichem Know-how und Kenntnissen in ethischen Fragestellungen und Argumentationen. Mit diesen Strukturen und Beauftragungen wird auch die Ebene kollegialer Beratung verlassen. Je nach Größe der Einrichtung ist eine Anlaufstelle oder ein Koordinator hilfreich: Hier werden die Anfragen angenommen, es wird nach den geeigneten Settings gesucht und Ethikberatung in Gang gesetzt, wenn es sich tatsächlich um eine ethische Fragestellung handelt.

Emotionen und kommt aus der Pflege (Rabe, 1998; Rabe, 2005). Ein Beispiel eines Gesamtentwurfs auf der Basis organisationsethischer Ausrichtung zeigt Hans Bartosch (Bartosch, 2005).

Zuletzt ist noch die oft gestellte Frage zu beantworten: Startet man Ethikberatung «bottom up» oder «top down»? Ethikberatung (s. Kasten) hat im Idealfall beide Ebenen im Blick; über den Start entscheidet oft die Gunst der Stunde: Entweder sind engagierte Mitarbeiter unterwegs, oder der Impuls kommt von Führungskräften. **Abbildung 10.2-1** soll die Organisationsethik und Ethikberatung mit ihren Kompetenzen, Strukturen und Ebenen im Überblick verdeutlichen.

scheidungen am Lebensende zu plädieren; das gilt für Patienten und ihre Angehörigen ebenso wie für die ehren- und hauptamtlichen Teams in Betreuung und Begleitung. Entscheidend ist letztlich, ob es gelingt, «das Lebensende zu orchestrieren» (Loewy, 1995), damit ein Mensch das Kunstwerk seines Lebens zu gestalten vermag.

Abschließende Fragen zur Reflexion

- Wie ist die ethische Entscheidungs*kultur* in Ihrem Arbeitskontext zu beschreiben?
- Was sind hilfreiche und was sind hinderliche Elemente?
- Welche Rolle und Stellung erhält die Pflege in Ihrer Institution im Kontext ethischer Entscheidungsprozesse, und welche Rahmenbedingungen und Kompetenzen sind dafür hilfreich?
- Wie würden Sie die organisationsethische Ausrichtung Ihrer Einrichtung/Ihres Dienstes beschreiben?
- Diskutieren Sie mit Kolleginnen und Kollegen, ob Sie auch unter widrigen Rahmenbedingungen ethisch verantwortlich entscheiden und handeln können. Wenn ja, um welchen Preis und mit welchen Konsequenzen?

Zusammenfassung

Eine Änderung der Entscheidungskultur ist nicht nur am Lebensende möglich und eröffnet neue Handlungsspielräume für interprofessionelle Teams. Die Pflegenden stehen hier oft schon in einer exponierten und anwaltschaftlichen Funktion zu Gunsten von Menschen am Lebensende. Es ist deutlich geworden, dass zu einer ethisch authentischen Haltung unabdingbar auch die organisationalen Rahmenbedingungen erst gute Entscheidungen ermöglichen. Es ist für eine Kultur der Vernetzung zu Gunsten von nachhaltigen Entscheidungen am Lebensende zu plädieren;

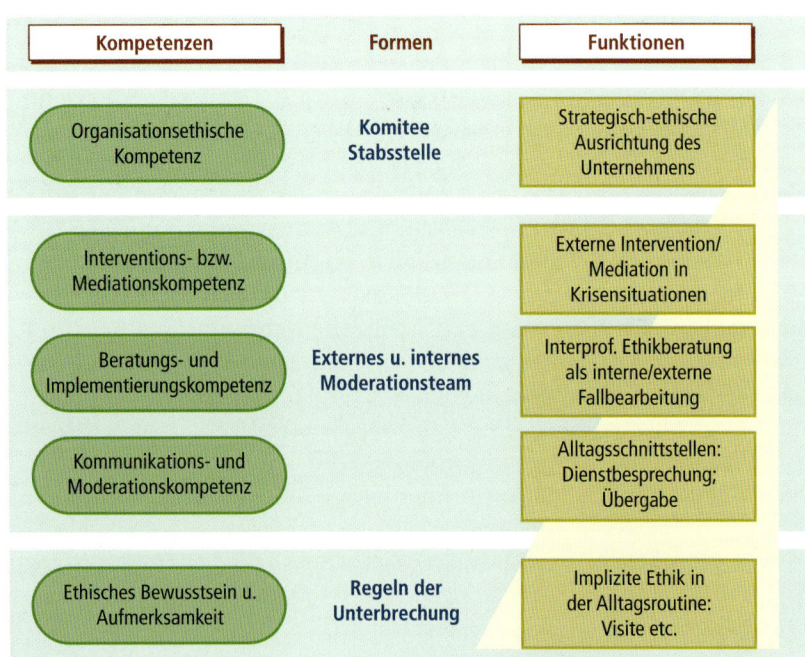

Abbildung 10.2-1: Organisationsethik und Ethikberatung – Kompetenzen, Strukturen und Ebenen (Quelle: © Dinges)

Verwendete Literatur

Bartosch, H.: Ethikberatung im Florence-Nightingale-Krankenhaus. In: Bartosch, H.; Coenen-Marx, C.; Erkenbrecht, J. F.; Heller, A. (Hrsg.): Leben ist kostbar. Der Palliative Care- und Ethikprozess der Kaiserswerther Diakonie. Lambertus, Freiburg i. Br. 2005: 26–43.

Beauvoir, Simone de: Das Alter [La Vieillesse], Essay. Zürich: Ex Libris, 1977.

Dinges, St.; Heller, A.: Ethikberatung im Krankenhaus. In: Heller, A.; Krobath, Th. (Hrsg.): OrganisationsEthik. Organisationsentwicklung in Kirchen, Caritas und Diakonie. Lambertus, Freiburg i. Br. 2004: 419–428.

Gillen, E.: Ethikberatung im Krankenhaus. Vortrag, gehalten an der Katholischen Akademie «Die Wolfsburg», 15.9.2004.

Heintel, P.; Götz, K.: Das Verhältnis von Institution und Organisation. Zur Dialektik von Abhängigkeit und Zwang. Managementkonzepte, Bd. 7. Hampp, München/Mering 2000.

Illich I.: Die Nemesis der Medizin. Die Kritik der Medikalisierung des Lebens. C. H. Beck, München 1995.

Loewy, E. H.: Ethische Fragen in der Medizin. Springer, Wien/New York 1995.

Rabe, M.: Dumm gelaufen? – Und dann? Intensiv 6 (1998): 217–221.

Rabe, M.: Strukturierte Falldiskussion anhand eines Reflexionsmodells. In: Arbeitsgruppe «Pflege und Ethik» der Akademie für Ethik in der Medizin e.V. (Hrsg.): «Für alle Fälle ...» Arbeit mit Fallgeschichten in der Pflegeethik. Kunz, Hannover 2005: 131–144.

Rosenberg, M. B.: Gewaltfreie Kommunikation. Eine Sprache des Lebens. Junfermann, Paderborn 2004.

Sedmark, C.: Eine kleine Verteidigung der Philosophie. C. H. Beck, München 2003.

Steinkamp, N.; Gordijn, B.: Ethik in Klinik und Pflegeeinrichtung – ein Arbeitsbuch. Luchterhand, Neuwied/Köln/München 2005.

van Oorschot, B.; Lipp, V.; Tietze, A.; Nickel, N.; Simon, A.: Einstellungen zur Sterbehilfe und zu Patientenverfügungen. Ergebnisse einer Befragung von 727 Ärzten. DMW, 6 (2005): 261–265.

Weiterführende Literatur

Arndt, M.: Pflege und Ethik zwischen Macht und Hilflosigkeit. In: Wiesemann, C.; Erichsen, N.; Behrendt, H.; Biller-Adorno, N.; Frewer, A. (Hrsg.): Pflege und Ethik. Leitfaden für Wissenschaft und Praxis. Kohlhammer, Stuttgart 2003: 11–29.

Conradi, E.: Take Care. Grundlagen einer Ethik der Achtsamkeit. Campus, Frankfurt a. M./New York 2001.

Ewers, M.; Schaeffer, D. (Hrsg.): Am Ende des Lebens. Versorgung und Pflege von Menschen in der letzten Lebensphase. Huber, Bern 2005.

Heller, A.; Dinges, St.; Heimerl, K.; Reitinger, E.; Wegleitner, K.: Palliative Kultur in der stationären Altenhilfe. Zeitschrift für Gerontologie und Geriatrie, 36 (2003): 360–365.

Körtner, H. J.: Grundkurs Pflegeethik. Facultas UTB, Wien 2004.

Mettner, M.; Schmitt-Mannhart, R. (Hrsg.): Wie ich sterben will. Autonomie, Abhängigkeit und Selbstverantwortung am Lebensende. NZN, Zürich 2003.

Pleschberger, S.: Nur nicht zur Last fallen. Sterben in Würde aus der Sicht alter Menschen in Pflegeheimen. Lambertus, Freiburg i. Br. 2005.

Reitinger, E.; Heller, A.; Tesch-Römer, C.; Zeman, P.: Leitkategorie Menschenwürde. Zum Sterben in stationären Pflegeeinrichtungen. Lambertus, Freiburg i. Br. 2004.

Schaeffer, D.; Günnewig, J.; Ewers, M.: Versorgung in der letzten Lebensphase. Analyse einzelner Fallverläufe. Veröffentlichungsreihe des Instituts für Pflegewissenschaft an der Universität Bielefeld (IPW), März 2003. www.uni-bielefeld.de/IPW.

Wehkamp, K.: Die Ethik der Heilberufe und die Herausforderungen der Ökonomie. Humanitas, Berlin (= Berliner Medizinethische Schriften), Heft 49, 2004.

Wettreck, R.: «Das ist doch mein Leben.» Selbstbestimmung, Vernetzung, Entscheidungsqualität in der letzten Lebensphase. Zeitschrift für Ethik in der Medizin, 15 (2003): 87–96.

Wettreck, R.: «Wie wird über mich entscheiden, wenn ich nicht mehr entscheiden kann?» Entscheidungsqualität, ethische Strukturentwicklung und ethische Mediation. Wege zum Menschen, 56 (2004).

Wettreck, R. (Hrsg.): Lebenswert – zum aktuellen Stand der biomedizinischen Ethik. Lit Verlag, Münster 2004.

10.3
Ethischer Diskurs in der Palliative Care und Intensivmedizin

Frank Oehmichen

«Letzten Endes verlängert und verbessert die wissenschaftliche Medizin zwar das Leben, sie verschlimmert aber auch zugleich den Tod.» *(Lown, 2002)*

Abstract

Auf der einen Seite sind durch den medizinischen Fortschritt Lebensverlängerung und Verbesserung der Lebensqualität der Betroffenen möglich, auf der anderen Seite kann Leben ungewollt immer abhängiger von technischen Verfahren sein und Sterben auf ungewollte Weise verlängert werden. Die Entscheidung zwischen den beiden Polen, Lebensverlängerung und Leidenslinderung, spitzt sich bei Entscheidungen in der Intensivmedizin auf eine existenzielle Antwort zu und ist naturgemäß ein Prozess der Auseinandersetzung verschiedener Positionen. Diese Auseinandersetzung kann nur befriedigend gelingen, wenn sich alle an der Entscheidung beteiligten Personen auf einen kommunikativen Weg verständigen. In diesem Kapitel wird ein Weg zur Strukturierung der Entscheidungsfindung vorgeschlagen, am Fallbeispiel diskutiert und mit Hinweisen zur praktischen Anwendung im Alltag der Intensivmedizin versehen.

Studienziele

Nach Abschluss dieses Kapitels wird die bzw. der Lernende in der Lage sein:

- den eigenen beruflichen Alltag in Bezug auf die Prozesse der ethischen Situationseinschätzung und Entscheidungsfindung in komplexen, palliativen Betreuungssituationen zu reflektieren.
- sich mit der Bedeutung von strukturierten, ethischen Fallbesprechungen und den einzelnen Schritten zur ethischen Urteilsbildung auseinanderzusetzen.
- die Schritte der ethischen Urteilsbildung (Situationsanalyse, Handlungsalternativen, Abwägung und Entscheidung) auf den eigenen beruflichen Alltag zu übertragen und einzelne Patientenbeispiele zu reflektieren.

Schlüsselwörter

Intensivmedizin, Palliative Care, Therapieziel, Therapiereduktion, ethische Urteilsbildung, kommunikative Entscheidungsfindung

Einleitung und Kasuistik

In den vergangenen Jahrzehnten veränderten sich die Möglichkeiten der Medizin dramatisch. Es stehen Überwachungsmöglichkeiten und Wiederbelebungsverfahren sowie vielfältige Medikamente zur Verfügung. Maschinelle Organersatzverfahren können Störungen von Herz, Niere, Lunge und Leber überbrücken helfen. Die Behandlung auf der Intensivstation erfolgt zunächst zur Abwendung einer lebensbedrohlichen Situation. Der Zustand kann Folge einer akuten Erkrankung sein, ist aber auch denkbar als Ergebnis einer chronischen, langsam fortschreitenden Veränderung. Mit den intensivmedizinischen Maßnahmen soll Zeit zur Restitution der physiologischen Lebensprozesse gewonnen werden. Das Behandlungsziel der Intensivtherapie ist im Ansatz lebenserhaltend. Was aber, wenn die Erfolgsaussichten dieser Bemühungen zur Lebenserhaltung immer geringer werden? Wo ist die Grenze zwischen notwendiger Lebensverlängerung und unzumutbarer Leidensverstärkung? Ab wann muss der kurative Weg verlassen und das palliative Ziel in den Blick genommen werden?

Hier können sich für alle an der Entscheidung beteiligten Ärzte und Pflegenden, für Therapeuten und Angehörige, aber auch für den Patienten selbst vielfältige und wechselnde Blickwinkel und Sichtweisen ergeben. Die Vorstellungen über das Behandlungsziel müssen nicht immer übereinstimmen, auch können die Entscheidungsprozesse bei den Beteiligten zeitlich unsynchronisiert verlaufen (s. Kasuistik). In allen Stadien einer Erkrankung werden Entscheidungen getroffen. Welche Möglichkeiten gibt es, diese Prozesse zwischen Patient, Angehörigen und professionellem Umfeld zu organisieren, zu erleichtern, ja in manchen Fällen überhaupt erst zu ermöglichen?

> **Kasuistik:** Frau A. H., eine 73-jährige Patientin, leidet seit vielen Jahren an einer arteriellen Hypertonie und an Diabetes mellitus, sie ist übergewichtig. Zusätzlich besteht eine chronische Lungenerkrankung, die bei der Patientin an Zahl und Intensität zunehmende Zustände von Luftnot zur Folge hat. Diesbezüglich wird vom Hausarzt eine Diagnostik eingeleitet, sie erbringt als ursächliche Erkrankung eine schwere Aortenklappenstenose. Auf Anraten des Kardiologen entschließt sich die Patientin zu einer Operation. Der Klappenersatz wird am 7. Oktober 2003 durchgeführt. Jedoch erleidet die Patientin am 20. November 2003 eine Zustandsverschlechterung mit einem schweren Lungenödem, welches für einige Tage erneut zur maschinellen Beatmung führt. Am 10. Dezember 2003 verschlechtert sich der Zustand der Patientin erneut dramatisch. Ursache dieses Rückschlags sind ein Perikarderguss und eine zusätzliche subvalvuläre Aortenstenose (Einengung des linksventrikulären Ausflusstraktes). In der Notfalloperation wird der Perikarderguss entlastet, eine kausale Sanierung der subvalvulären Aortenstenose ist operationstechnisch nicht möglich, sodass als einziger Ausweg die Anlage eines apikodeszendalen Bypasses (Implantation einer künstlichen fünften Herzklappe an der Herzspitze, davon ausgehend eine Gefäßprothese zur Aorta descendens) erscheint und durchgeführt wird. Nach anfänglicher Besserung muss die Patientin wegen eines septischen Krankheitsbildes am 12. Dezember 2003 erneut beatmet werden, zusätzlich entwickelt sich ein Nierenversagen. Bei Stabilisierung der Kreislaufsituation und der Nierenfunktion wird am 31. Dezember 2003 die Sedierung beendet. Die Patientin ist wach und bezüglich einfacher Aufforderungen voll kooperativ, aber noch nahezu vollständig respiratorabhängig. Am 9. Januar 2004 muss sie erneut notfallmäßig wegen einer Nachblutung operiert werden. Nach Beendigung der Narkose fällt eine rechtsseitige Hemiparese auf, in der bildgebenden Diagnostik wird ein Hirninfarkt bestätigt. Da ein kurzfristiges Entwöhnen von der Beatmung nicht mehr realistisch erscheint, wird die Patientin in ein Zentrum für Beatmungsentwöhnung verlegt. Auch in dieser Einrichtung gelang nach intensiven Versuchen keine Reduktion der Abhängigkeit vom Beatmungsgerät. Ende Februar entwickelte die Patientin Fieber. Deshalb wurde am 27. Februar 2004 die weitere Strategie besprochen. Bis zu diesem Zeitpunkt hatte es eine Reihe von Arztgesprächen mit dem Stationsarzt gegeben, eine Reduktion der Therapieintensität war bisher weder vom Arzt noch vom Ehemann angesprochen worden.

Die Kasuistik beschreibt deutlich die Situation der Intensivmedizin außerhalb klassischer palliativer Situationen. Bei onkologischen Krankheitsbildern haben Palliativmedizin und Pflege einen festen Platz errungen, bei Herz-Kreislauf-Erkrankungen, Lungen- und Leberkrankheiten ist die Etablierung palliativer Ziele jedoch eher die Ausnahme. Lebenserhaltung erscheint oft nur ein Problem der technischen und apparativen Machbarkeit. Doch auch im Bereich dieser nichtonkologischen Erkrankungen muss rechtzeitig die Frage nach palliativen Behandlungszielen gestellt und beantwortet werden. Wird diese Frage nicht frühzeitig im Behandlungsverlauf, also vor einer lebensbedrohlichen Situation, thematisiert, stellt sie sich dann auf der Intensivstation mit unausweichlicher Härte. In der Intensivmedizin müssen Strategien entwickelt werden, um mit diesem Dilemma umzugehen. Dabei sind die medizinischen und pflegerischen Fakten, die therapeutischen Möglichkeiten und die Prognose in den Blick zu nehmen. Der Wille des Patienten spielt eine entscheidende Rolle. Die Position der Angehörigen, aber auch rechtliche und gesellschaftliche Rahmenbedingungen lassen sich bei der Entscheidungsfindung nicht vernachlässigen. Zur Entscheidung über die weitere Behandlung ist es hilfreich, eine Schrittfolge zu beschreiben, die den Prozess der Situationseinschätzung und Entscheidungsfindung strukturiert. Bei komplexen Entscheidungen ist es notwendig, die Einzelschritte genauer zu betrachten, um die Argumente schärfer zu fassen, damit im Ergebnis keine Perspektive übersehen wird. Gleichzeitig bietet sich die Möglichkeit, alle Einflussgrößen und Ergebnisse nachvollziehbar zu dokumentieren.

Grundsätzlich lässt sich zur Festlegung der medizinischen Behandlungsentscheidung als Weg zur ethischen Urteilsbildung die nachstehende Schrittfolge im Entscheidungsmodell vorschlagen:

- Schritt 1: Situationsanalyse
- Schritt 2: Handlungsalternativen
- Schritt 3: Abwägung und Verbindlichkeitsprüfung
- Schritt 4: Entscheidung und Dokumentation.

In den Schritten 1 bis 3 können jeweils die medizinische Ebene, die pflegerisch-therapeutische Ebene, die Ebene des Patienten, die Ebene der Umgebung des Patienten und die ethische Ebene getrennt betrachtet werden.

Schritte ethischer Urteilsbildung

Situationsanalyse

Medizinische Ebene. Bei dieser Analyse ist es erforderlich, zunächst die vorliegende medizinische Situation klar zu beschreiben. Hierzu gehören das Sammeln der anamnestischen Angaben, das Überprüfen der Diagnosen und die Beschreibung der bisherigen Behandlungsschritte.

Pflegerisch-therapeutische Ebene. Selbstverständlich sind die Perspektiven der Pflegenden und der weiteren Mitarbeiter im Behandlungsteam zu berücksichtigen. Dabei müssen die Ressourcen, die Kompetenzen des Patienten, aber auch die Probleme aus pflegerischer und aus der Sicht anderer Professionen, wie Physiotherapie und Ergotherapie, beleuchtet werden.

Patientenebene. Auch gilt es, die persönliche Anschauung des Patienten genau zu erfassen. Welche Lebens- und Wertevorstellungen des Patienten bestehen oder bestanden bisher, welche Schwerpunkte gibt oder gab es in vorangegangenen Entscheidungssituationen? Darüber hinaus ist zu fragen, über welche Kenntnisse der Betroffene bezüglich seiner eigenen Krankheit verfügt.

Umgebungsebene. Weiterhin müssen die persönlichen, aber auch die gesellschaftlichen Umgebungsfaktoren geprüft werden. Welche Familienverhältnisse liegen vor? Über welche Kenntnisse zur Erkrankung ihres Angehörigen verfügen die einzelnen Familienmitglieder? Die Analyse sollte ausgedehnt werden bis hin zu allgemeinen rechtlichen Erwägungen, beispielsweise zu Begriffsbestimmungen der Sterbehilfe und der Sterbebegleitung. Auf welche dieser Facetten besonderes Gewicht gelegt wird, ergibt sich aus dem Einzelfall.

Ethische Ebene. In diesem Bereich geht es darum zu analysieren, welche ethischen Werte und Normen im gegebenen Fall berührt werden, so beispielsweise die Grundnormen wie «Respekt vor Autonomie», «Nicht-Schaden», «Wohltun» und «Gerechtigkeit» (Beauchamp/Childress, 2001). Es gilt zu beschreiben, welche ethischen Konflikte die Situation beinhalten kann.

Im nächsten Schritt müssen die bestehenden Möglichkeiten der Behandlung und der Betreuung bedacht werden (s. Kap. 10.1).

Handlungsalternativen

Medizinische Ebene. In dieser Phase der Entscheidungsfindung werden die prinzipiellen Möglichkeiten in die Diskussion eingebracht. Für unterschiedliche Behandlungsoptionen sind dabei die unter Umständen verschiedenen prognostischen Möglichkeiten zu bedenken. Klar angesprochen werden die Unsicherheiten, welche von den einzelnen medizinischen Experten durchaus unterschiedlich beurteilt werden können.

Pflegerisch-therapeutische Ebene. Es ist erforderlich, sowohl die weiteren stationären als auch die teilstationären und ambulanten pflegerischen und therapeutischen Möglichkeiten und Aussichten antizipierend zu beleuchten.

Patientenebene. Es gilt, aus der Sicht des Patienten die unterschiedlichen Alternativen zu eruieren. Welche subjektive Wahrnehmung und Deutung der Erkrankung besteht? Welche eigenen Ressourcen lassen sich mobilisieren? Welche Bewältigungsstrategien sind für den Betroffenen verfügbar oder können verfügbar gemacht werden? Welches sind seine Wertvorstellungen?

Umgebungsebene. Auch die Umgebung kann die Handlungsmöglichkeiten beeinflussen. Verschiedene familiäre Unterstützungsstrategien sind zu bedenken, möglicherweise müssen innerfamiliär unterschiedliche Verarbeitungsstrategien berücksichtigt werden. Auch bezüglich der Handlungsoptionen müssen die Erwägungen bis hin zur Beschreibung der verschiedenen rechtlichen Positionen ausgedehnt werden. Die gesellschaftliche Akzeptanz der einzelnen Optionen ist zu diskutieren.

Ethische Ebene. Es erfolgt eine Prüfung der Werte und Normen, welche bei den einzelnen Handlungsmöglichkeiten berührt werden können. Lassen sich aus den Handlungen spätere moralische oder ethische Konflikte absehen? Stehen die Positionen und Wertvorstellungen aller an der Entscheidungsfindung Beteiligten im Einklang oder im Widerspruch?

Erst nach dieser Beschreibung der einzelnen Handlungsmöglichkeiten erfolgt die Abwägung der einzelnen Optionen.

Abwägung

Medizinische Ebene. Eine medizinische Behandlungsempfehlung muss aus der Sicht des Arztes in Kenntnis der vorangegangenen Situationsanalyse und Optionsprüfung gegeben werden. Diese Empfehlung ist von fachlichem Sachverstand geprägt und kann bezogen auf die individuelle Situation des Einzelfalles durchaus von üblichen Empfehlungen und Standards abweichen. In diesem Schritt erfolgt also die Applikation allgemein indizierbarer medizinischer Möglichkeiten auf die konkrete Situation. Erst in diesem Schritt wird klar, welche Behandlung der Arzt in der vorliegenden Situation für indiziert erachtet.

Pflegerisch-therapeutische Ebene. Nach der medizinischen Empfehlung muss nun eine Abwägung aus der Sicht der Pflegenden bzw. der involvierten Therapeuten erfolgen. Auch diese Empfehlungen sollten bewusst als individueller Standpunkt, auf eigenen Erfahrungen beruhend, charakterisiert werden.

Patientenebene. Anhand der Situationsbeschreibung und der Analyse der Handlungsmöglichkeiten sowie der individuellen ärztlichen und pflegerisch-therapeutischen Empfehlungen stehen dem Patienten jetzt ausreichend Informationen und Empfehlungen für eine eigene Entscheidung zur Verfügung. Er kann den Empfehlungen der Teammitglieder, die nicht unbedingt einheitlicher Meinung sein müssen, folgen oder aber einen anderen Weg wünschen. Voraussetzung für die Akzeptanz des Patientenwillens ist seine Einwilligungsfähigkeit zum Zeitpunkt der Entscheidung, d. h. die Fähigkeit, Wesen und Tragweite der Entscheidung zu erkennen und zielgerichtet und ohne Willensmängel handeln zu können.

Umgebungsebene. Die Personen des engeren und weiteren Umfeldes des Patienten sind von der Entscheidung betroffen. An dieser Stelle können sie ihre Position zur Entscheidung einbringen und damit den Entschluss des Patienten möglicherweise beeinflussen.

Ethische Ebene. Auf dieser Ebene sollten die einzelnen Handlungsmöglichkeiten und -wünsche auf ihre Vorzugswürdigkeit geprüft werden. Sie baut auf den Entscheidungen der medizinischen Ebene, der Patienten- und der Umgebungsebene auf. Dabei geht es um die Frage, welche Werte oder Normen schwerer wiegen, welchen Gütern der Vorrang zu geben ist.

Nach dieser Abwägung der Argumente in den einzelnen Ebenen ist der abschließende Schritt der Entscheidung erforderlich.

Entscheidung und Dokumentation

Bei der Entscheidung müssen die vielfältigen und möglicherweise unterschiedlichen Einsichten aus den Schritten 1 bis 3 zu einem Entschluss geformt werden. Nach Festlegung der Entscheidung muss diese im Krankenblatt dokumentiert werden. Dabei ist es erforderlich, auch den Weg der Entscheidung und die Argumente der teilnehmenden Personen zu protokollieren.

Nach der allgemeinen Beschreibung der Schrittfolge und Schwerpunkte für die ethische Entscheidungsfindung zur Festlegung der Therapieintensität soll das Modell jetzt am Fallbeispiel angewendet werden. Dabei lassen sich natürlich nicht alle Diskussionsinhalte beleuchten, trotzdem können die Grundsätze der praktischen Umsetzung deutlich werden.

Kommentar zur Kasuistik

Situationsanalyse

Medizinische Ebene. Die Erkrankung der Patientin (Aortenklappenstenose bei guter linksventrikulärer Funktion) ist unter Ausnutzung der heutigen medizinischen Möglichkeiten gut behandelbar. Allerdings findet sich eine Reihe von individuellen Risikofaktoren, welche den Heilungsprozess vorhersehbar komplizieren (Adipositas, chronisch obstruktive Lungenerkrankung). Im Verlauf der Behandlung traten zusätzlich verschiedene Komplikationen auf, die unter Einsatz konventioneller und nichtkonventioneller Therapieverfahren beherrscht werden konnten. Mit dem Auftreten des Schlaganfalls und der annehmbar langfristigen Abhängigkeit vom Beatmungsgerät entwickelte sich eine neue medizinische Konstellation. Trotz des Einsatzes entsprechender Entwöhnungsverfahren gelang nach einem mehrwöchigen Behandlungsversuch keine Verringerung der Respiratorabhängigkeit. Für eine Strategie der Weiterbehandlung in einer solchen Situation waren keine allgemeinen Standards oder Leitlinien bekannt.

Pflegerisch-therapeutische Ebene. Aus dieser Sicht war eine zunehmende Einschränkung der Möglichkeiten zu konstatieren. Realistische Perspektiven für eine ambulante Betreuung wurden nicht gesehen.

Patientenebene. Allgemeine Überlegungen zu Wünschen in schwierigen medizinischen Situationen, etwa im Sinne der Auseinandersetzung mit den Möglichkeiten der Patientenverfügung hatte die Patientin nie angestellt. Es gab keine Gespräche mit der Familie über die Möglichkeiten bei Auftreten einer schweren Krankheit. Auch hatte die seit einigen Jahren zunehmende Luftnot nie zu Krankenhauseinweisungen geführt, sodass derartige Überlegungen von außen, etwa durch den Hausarzt oder einen Krankenhausarzt, nicht angestoßen wurden. Ob sich die Patientin in Zusammenhang mit der Operation derartige Gedanken gemacht hatte, war nicht zu ermitteln, jedenfalls fanden sich in den Arztbriefen keine Hinweise auf eine derartige Diskussion. Über die Behandlungswünsche der Patientin ließ sich also keine verwertbare Information gewinnen. Bei Aufnahme in die Spezialabteilung wurde der psychische Zustand der Patientin folgendermaßen beschrieben:

> Frau H. ist wach, bewusstseinsklar und reagiert adäquat mit Blickkontakt. Die rechtsseitige, nahezu komplette Hemiparese besteht unverändert fort. Die Kommunikation lässt sich zum Teil über Lidschluss, zum Teil über Mimik und Händedrücken realisieren. Allerdings ist die Patientin sehr schnell erschöpfbar (innerhalb von Minuten), die konzentrative Belastbarkeit stellt sich als deutlich gemindert dar.
> *(Auszug aus dem Aufnahmebefund)*

Die psychische Situation hat sich trotz entsprechender therapeutischer Angebote im Verlauf verschlechtert:

> Es bestand bei Frau H. eine ausgeprägte depressive Grundstimmung. Im gesamten Behandlungszeitraum ist einzuschätzen, dass Frau H. zunehmend die Behandlung, Therapiemaßnahmen und Maßnahmen der Körperpflege verweigerte und ablehnte. Sie schloss demonstrativ die Augen, nahm keinen Blickkontakt zu den betreffenden Personen auf und verweigerte jegliche nonverbale Kommunikation. Auch unter antidepressiver Medikation konnte diese Situation nicht verbessert werden.
> *(Auszug aus dem neuropsychologischen Verlaufsbericht)*

Diese Entwicklung wurde vom Pflegepersonal in gleicher Weise wahrgenommen.

Umgebungsebene. Die Patientin war verheiratet, der Ehemann nahm regen Anteil an der Behandlung, indem er täglich die Arbeit der Therapeuten unterstützte und versuchte, die Aktivitäten seiner Frau zu fördern. Dazu hatte er sich am Ort der Klinik ein Zimmer gemietet. Die Familie des Sohnes wurde nur selten in die Behandlung einbezogen, da sie weit entfernt wohnte und ein Säugling zu versorgen war. Auch der Sohn hatte nach Rücksprache keine Kenntnisse über spezielle Wünsche der Mutter, ebenso wenig der Hausarzt. Offensichtlich bestanden keine weiteren nahen Kontakte. Zu juristischen Fragen wünschte der Ehemann kein Gespräch.

Ethische Ebene. Die Frage der Unterscheidung zwischen aktiver und passiver Sterbehilfe wurde durch die Ärzte thematisiert. Eine weitergehende Erörterung dieser Begriffe lehnte der Ehemann ab.

Handlungsalternativen

Medizinische Ebene. Der Oberarzt beschrieb die medizinischen Möglichkeiten: Aus ärztlicher Sicht war es nach mehrmonatigem komplikationsreichem Verlauf in der Herzchirurgie und mehrwöchigem Verlauf im Entwöhnungszentrum erforderlich, Festlegungen zu treffen, wie bei der erneuten Verschlechterung zu verfahren sei. Es wurde klargestellt, dass allgemein anerkannte und übliche Prognosekriterien fehlten. Versuche zur medikamentösen und therapeutischen Unterstützung bei zunehmend depressiver, ja ablehnender Stimmungslage waren fehlgeschlagen, zusätzliche therapeutische Möglichkeiten bestanden nicht. Man konnte mit hoher Wahrscheinlichkeit davon ausgehen, dass als einzige realistische Möglichkeit ein schwer pflegebedürftiger Zustand und eine annehmbar dauerhafte Respiratorabhängigkeit für die Patientin zu beschreiben waren. An therapeutischen Möglichkeiten bei drohender Verschlechterung wurden angesprochen:

- erneute antibiotische Therapie
- medikamentöse Kreislaufstützung
- erneute chirurgische Intervention bei potenzieller Infektion des Fremdmaterials
- erneute Dialyse bei möglichem Nierenversagen.

Darüber hinaus wurden auch palliative Wege, wie Verzicht auf Therapieintensivierung, Beendigung der Antikoagulation sowie Sedierung und Beatmungsverzicht, zur Diskussion gestellt.

Pflegerisch-therapeutische Ebene. Durch die regelmäßig am Gespräch teilnehmende Pflegeperson wurde deutlich gemacht, dass aus ihrer Wahrnehmung die Kraft der Patientin zum Aushalten der therapeutischen Belastungen erlahmt war.

Patientenebene. Bezüglich der aktuellen Einflussmöglichkeit der Patientin wurde von allen am Gespräch teilnehmenden Personen (Oberarzt, Stationsarzt, Pflegeperson, Ehemann) übereinstimmend festgestellt, dass sie nicht mehr in der Lage sei, eindeutig Art und Risiko oder gar Tragweite der Therapie zu verstehen und es damit nicht möglich sei, ihre Willensäußerung in die Entscheidung einzubeziehen.

Umgebungsebene. Die Erwägungen zur Prognose wurden von den beteiligten Personen im Wesentlichen geteilt. Der Ehemann (als rechtswirksamer Stellvertreter) äußerte sich nach der Diskussion über die juristische Beurteilung der Unterlassung bestimmter therapeutischer Möglichkeiten folgendermaßen: «Eine Entscheidung für meine Frau kann ich nicht treffen. Ich will nämlich keine aktive Sterbehilfe, und etwas ausschalten ist aktiv. Aber wenn plötzlich etwas passiert und von Ihnen gerade keiner da ist oder es keiner merkt, dann geschieht es einfach. Dann habe ich nichts entschieden, und Sie haben nichts entschieden. Verstehen Sie mich?» Aus der Sicht der Pflegenden war bezüglich der Verbesserung der Stimmungslage der Patientin keine weitere Hilfe sichtbar.

Ethische Ebene. Hinsichtlich der Unterscheidung aktiver und passiver Sterbehilfe beschrieben die Ärzte die Gewissheit, dass die Unterlassung einer theoretisch möglichen Therapie keine Form der aktiven Sterbehilfe darstellt, sondern entweder bei fehlender Indikation zur Behandlungsfortführung oder bei fehlender Einwilligung durch die Patientin oder ihren Stellvertreter klar in den Rahmen der passiven Sterbehilfe einzuordnen war. Einigkeit bestand darin, dass dem Ehemann keine diesbezügliche Entscheidung abgerungen werden sollte, dieser Punkt wurde klar vom Oberarzt angesprochen. Gleichzeitig führte der Oberarzt an, dass Grenzen der medizinischen Möglichkeiten bestehen und möglicherweise in Kürze erreicht würden. Diese Auffassung teilten alle am Gespräch beteiligten Personen.

Verbindlichkeitsprüfung

Medizinische Ebene. Ein Abbruch der lebenserhaltenden Behandlung ist im Fallbeispiel über den ausdrücklichen oder den mutmaßlichen Willen der Patientin oder über den Willen des Stellvertreters nicht zu begründen. Eine Indikation zur neuerlichen Intensivierung der Intensivtherapie wird durch den Oberarzt nach dem bisherigen Verlauf nicht mehr gesehen und dementsprechend auch nicht mehr empfohlen bzw. angeboten.

Pflegerisch-therapeutische Ebene. Die Pflegeperson plädierte klar für die konsequente Durchsetzung einer palliativen, leidenslindernden Zielstellung. Für weitere lebensverlängernde Maßnahmen sah sie nach dem Verlauf keine Rechtfertigung mehr.

Patientenebene. Die Patientin kann nicht an der Entscheidung teilnehmen.

Umgebungsebene. Der Ehemann ist mit diesem Vorgehen einverstanden. Er hat keinen zusätzlichen Informations- oder Gesprächsbedarf und führt für sich offensichtlich keine weitergehenden Abwägungen durch.

Ethische Ebene. Durch die sich im Gespräch herauskristallisierenden Möglichkeiten wird die Autonomie der Patientin nicht verletzt. Eine Form der aktiven Sterbehilfe liegt bei dem durch den Arzt vorgeschlagenen Weg nicht vor. Das Vorgehen wird auch als rechtskonform eingeschätzt. Weitergehende Konflikte werden nicht befürchtet.

Entscheidung und Dokumentation

Nach Beschreibung des bisherigen Diskussionsverlaufs wird im Krankenblatt vermerkt, dass im weiteren Verlauf die medizinisch notwendige Therapie durchgeführt wird. Eine Intensivierung der Intensivtherapie ist aus ärztlicher und pflegerisch-therapeutischer Sicht nicht mehr indiziert. Die Beatmung als lebenserhaltende Maßnahme wird fortgeführt. Die Festlegung der weiteren Schritte zur Linderung möglicher Beschwerden wird in die Verantwortung der Ärzte und des Pflegepersonals gelegt. In den folgenden Tagen verschlechterte sich der Zustand der Patientin. Auf medikamentöse Kreislaufstützung wurde verzichtet, ebenfalls auf den Einsatz von Antibiotika. Ein Beenden der Respiratortherapie erschien den Ärzten im Blick auf die Situation des Ehemannes nicht möglich. Bis zum Lebensende der Patientin erfolgte eine Sedierung. Sie starb am 12. März 2004 im Beisein ihres Mannes.

Kommentar zum Vierstufenmodell

Im medizinischen Alltag gibt es eine Vielzahl von Gesprächen, zwischen Ärzten, Pflegepersonal, Therapeuten, Angehörigen usw. Viele Fragen werden dabei gestellt, manche werden beantwortet, manche Dinge bleiben aber auch auf allen Seiten unausgesprochen. Je länger eine Behandlung dauert, je ungewisser die Situation ist, desto dringlicher wird es, sich Gedanken über die Intensität der weiteren Therapie zu machen. Eine solche Diskussion muss den medizinischen und pflegerisch-therapeutischen Gegebenheiten Rechnung tragen, sie muss die Erfahrungen aller an der Behandlung und Betreuung beteiligten Personen aufnehmen und nicht zuletzt den Willen des Patienten und die Position der Angehörigen beachten, vielleicht aber auch ganz andere Perspektiven einbeziehen. Zur Lösung einer solchen Aufgabe ist es hilfreich, sich einer Leitschiene zu bedienen. Dazu eignet sich das vorgeschlagene Vierstufenmodell. Es bietet aufeinanderfolgende Schritte an, fordert dabei aber nicht deren zwingende Abarbeitung. Auch die Dauer der einzelnen Schritte bleibt variabel, bedarfsangepasst.

Im ersten Schritt werden die medizinischen Sachverhalte noch einmal im Überblick allen Gesprächsteilnehmern dargestellt. Nach dieser Situationsanalyse besteht die Chance, dass alle an der Entscheidung beteiligten Personen die grundlegenden Fakten bewusst erkennen. Bei einem derart formalisierten Vorgehen ist sichergestellt, dass zunächst dass vorhandene Wissen noch einmal zusammengetragen wird, Wissenslücken geschlossen werden und alles nochmals im Überblick betrachtet wird. Dabei können diagnostische und therapeutische Begriffe erklärt werden, auch die Aufgabe der Intensivmedizin soll verdeutlicht werden. Ihr Einsatz als Hilfe zur Heilung für den kranken Organismus ist zu sehen. «So ist sie im Grunde nur dann indiziert, wenn eine solche Selbsthilfe der allgemeinen Erfahrung nach noch möglich ist» (Schara, 1998). Intensivmedizin kann aber auch begonnen worden sein, um einen Behandlungsversuch überhaupt erst zu ermöglichen, sie dient in diesen Fällen dazu, «um herauszufinden, ob man hätte behandeln dürfen» (Schara, 1981). Intensivmedizin ermöglicht auch den Einsatz von Verfahren, die noch nicht allgemeine Erfahrung sind. Dabei kann die Rechtfertigung des Einsatzes außergewöhnlicher Therapiestrategien unterschiedlich beurteilt werden. Das ist nicht verwunderlich, hängt doch die Behandlung von Patienten neben der Einhaltung allgemeiner Standards und Richtlinien von subjektiven Faktoren, wie z. B. der individuellen Erfahrung des Arztes oder dem Ort der Behandlung, ab. So wissen wir beispielsweise aus Untersuchungen im Rettungsdienst, dass beim Auffinden eines Patienten mit Kreislaufstillstand 54,0 % der Internisten, 64,4 % der Anästhesisten und 87,5 % der Chirurgen einen Reanimationsversuch beginnen. Lebend erreichen bei diesem Vorgehen 15,3 %, 15,4 % und 20,8 % der Patienten die Klinik (Meyer, 1998). Bei unsicherer Situation lässt sich eine Überlebenschance nur durch intensive Therapie wahren. Allerdings betrachtete die Untersuchung nur die Rate der Aufnahme ins Krankenhaus, nicht aber die Entlassungsrate und den Grad der hypoxischen Hirnschädigung. Diese Auseinandersetzung zwischen unterschiedlichen medizinischen Auffassungen oder der Einsatz ungewöhnlicher oder experimenteller Therapieverfahren kann im angegebenen Modell zur Entscheidungsfindung thematisiert werden. Im geschilderten Fall war nur mit Hilfe der Intensivtherapie der elektive Aortenklappenersatz, die Anlage des apikodeszendalen Bypasses und die Überwindung des Nierenversagens mit zunächst gutem Ergebnis möglich geworden. Mit dem Auftreten des Schlaganfalls und der folgenden Beeinträchtigung des Bewusstseins und der langfristigen Abhängigkeit vom Beatmungsgerät entwickelte sich eine neue medizinische Konstellation. Spätestens seit dem Eintreten dieses Zustands gab es keine Standards oder Leitlinien, trotzdem war eine Festlegung der Therapieintensität erforderlich! Dieses Fehlen klarer Entscheidungsvorgaben und die daraus resultierende Unsicherheit ist eine für den Arzt belastende Situation. Sie erzwingt eine verantwortlich zu treffende Einzelfallentscheidung, eine Entscheidung, die in hohem Maße von den beteiligten Personen abhängt. Diese Problematik muss offen angesprochen werden. Im nächsten Schritt ist es erforderlich, alle noch zur Verfügung stehenden Handlungsoptionen zu beschreiben. Es gilt, die Ressourcen zu erschließen, und an dieser Stelle sind die Blickwinkel der Ärzte, der Pflegenden, der Therapeuten und der anderen beteiligten Berufsgruppen, aber auch der Angehörigen unverzichtbar. Alle prinzipiellen Möglichkeiten müssen zur Diskussion gestellt werden, wie z. B. die vorgestellten Behandlungsoptionen bei Nierenersatz (n. Galla, 2000):

- Beschreibung der verfügbaren Nierenersatzmöglichkeiten (im Zentrum oder zu Hause)
- unter primärer Einleitung palliativer Behandlung kein Beginn einer Nierenersatztherapie
- zeitlich begrenzter Behandlungsversuch
- jederzeit Behandlungsabbruch und Einleitung einer palliativen Therapie möglich.

Unabdingbar ist bei diesem Schritt eine Beschreibung der Prognose. Dabei überwiegt in vielen Fällen die Unsicherheit. Beispielsweise lassen sich für einen negativen Verlauf nach Verlassen der Intensivstation nur relativ unscharfe Prognosemarker wie ein «fatales Grundleiden» oder eine «schwere Funktionseinschränkung» identifizieren (Boumendil et al., 2004). So kann die Prognose oft nur mit «gut», «schlecht» oder «unklar» beschrieben werden. Trotz aller Unsicherheit ist eine ärztliche Festlegung hinsichtlich der Prognose ein wichtiges Element im Entscheidungsprozess. Ohne die Festlegung der Prognose führen wir «jede Therapie mit maximalem Aufwand weiter, bis zwischenzeitliche Komplikationen den Verlauf unbeeinflussbar entscheiden, oder wir beenden die Therapie nach einem mehr oder weniger langen Verlauf und nehmen unentrinnbar einen Anteil Fehlurteile in Kauf» (Spittler, 1999).

Eine *Prognosebeurteilung* fordert Fachkenntnis, Erfahrung und Verantwortungsbewusstsein, sie ist ärztliche Aufgabe:

> Unser Handeln ist Teil der allgemeinen Auffassungen unserer Zeit, auch nicht das geringste Restrisiko zu tolerieren. So behandeln wir im Wesentlichen alles und jeden auch mit den Maßnahmen der maximalen Intensivtherapie. Wir sind aufgefordert, über diesen Rückschritt seit Hippokrates nachzudenken.
> *(Schuster, 1990)*

Bei der Darlegung der medizinischen Argumente für eine Behandlungsentscheidung in der Intensivmedizin muss deutlich gemacht werden, dass die Festlegung der Therapieintensität eine notwendige Entscheidung ist. Die Therapieintensität lässt sich gemäß einem Stufenschema der Intensivtherapie **(Tab. 10.3-1)** vorschlagen und anpassen.

Es besteht auch die Möglichkeit, dass der Patient selbst, die Angehörigen oder das Pflegepersonal die Wünsche nach Veränderung der Therapieintensität in die Diskussion einbringen. So regen z. B. bei der Anwendung chronischer Dialyseverfahren in 50,2 % der Arzt, in 23,8 % der Patient und in 21,9 % der Fälle die Angehörigen den Abbruch der Dialyse an (Catalano et al., 1996). Die möglichen Folgen der Therapieveränderung sind zu besprechen. Die Letalität nach einem Verzicht auf den Einsatz zusätzlicher intensivtherapeutischer Möglichkeiten lag bei 57 %, nach Entzug laufender intensivtherapeutischer Verfahren bei 92 % (Ferrand et al., 2001). Daraus resultiert eine weitere wichtige Information: Selbst nach komplettem Entzug der lebenserhaltenden apparativen und medikamentösen Unterstützung überleben 8 % der Patienten und bedürfen im weiteren Verlauf intensiver palliativer Pflege. Dieser mögliche Verlauf und die Optionen müssen besprochen werden. Dazu gehören:

- Verbleib auf der Intensivstation
- Verlegung auf eine Pflegestation
- Entlassung in ein Hospiz, eine Pflegeeinrichtung oder nach Hause.

An den meisten Entscheidungen auf der Intensivstation können die Patienten nicht mehr direkt beteiligt werden. In der schon angeführten Untersuchung von Ferrand et al. (2001) waren 73 % der Patienten krankheits- oder behandlungsbedingt entscheidungsinkompetent; 3 % wurden in die Entscheidung einbezogen oder zumindest informiert. Hingegen blieben 24 % der Patienten, obwohl als kompetent eingeschätzt, ohne Informationen. Diese Zahl kann durch mangelnde Kommunikation des Behandlungsteams mit dem Patienten erklärt werden. Hier ließe sich durch klares Thematisieren entsprechend dem vorgeschlagenen

Tabelle 10.3-1: Stufenschema der Intensivtherapie (Quelle: Autor)

Prognose	Maßnahmen
bei zunächst unklarer und bei guter Prognose	Maximaltherapie: • Einsatz aller medikamentösen und technischen Möglichkeiten
bei unsicherer Prognose	Erhalt der Therapieintensität: • laufende Therapie wird angepasst • kein Einsatz zusätzlicher Verfahren (keine Dialyse, Reanimationsverzicht) • nach Prognosesicherung neue Entscheidung
bei schlechter Prognose	Reduktion der Therapieintensität: • lebenserhaltende Therapie wird reduziert • Priorität der leidenslindernden Maßnahmen (Linderung von Schmerzen, Luftnot, Hunger und Durst, Pflege, Beistand)
nach Feststellung des Hirntodes	Therapieabbruch: • ggf. Weiterführung intensivmedizinischer Maßnahmen bis zur Organentnahme

Modell oder durch entsprechendes Gesprächstraining Abhilfe schaffen. Allerdings bestehen neben subjektiven Kommunikationsmängeln auch objektive Einschränkungen. Trotz schwerer Erkrankung mit vorhersehbaren Komplikationen verweigern viele Patienten ihre Beteiligung an Entscheidungen zur Therapie bewusst oder unbewusst. Bei einer Befragung von Patienten mit amyotropher Lateralsklerose lehnten 20 % eine antizipierende Willensäußerung strikt ab (Buchardi et al., 2004). Bei einer anderen Befragung ergab sich, dass 73 % der Dialysepatienten der Meinung waren, ihre behandelnden Ärzte könnten selbstständig eine richtige Entscheidung zur Behandlungsintensität treffen, 88 % wünschten bei eigener Entscheidungsunfähigkeit eine gemeinsame Entscheidung durch Ärzte, Pflegepersonal und Angehörige (Eibach/Schäfer, 1997). Diese Ergebnisse lassen sich nicht verallgemeinern, da chronisch Kranke ein anderes Verhältnis zu ihrem behandelnden Arzt haben als zu einem in der Regel nicht selbst ausgewählten Intensivmediziner. Trotzdem bleibt die Tatsache, dass durchaus der Wille bestehen kann, Entscheidungen nicht selbst treffen zu müssen. Dieser Wunsch des Patienten, Verantwortung abgeben zu können, muss wahrgenommen und berücksichtigt werden. Mit einem formalen Bestehen auf Autonomie wird man diesen Patienten nicht gerecht. Dieser Wunsch kann sich auch bei den Angehörigen finden (s. Kasuistik: «Eine Entscheidung für meine

Frau kann ich nicht treffen.»). Das vorgeschlagene Entscheidungsmodell bietet gute Möglichkeiten, diese Bedürfnisse aufzunehmen.

Bei der gemeinsamen Diskussion der gesellschaftlichen, rechtlichen und ethischen Perspektiven müssen verschiedene, zum Teil sich ausschließende Positionen thematisiert und in ihren Folgen verdeutlicht werden. So werden beispielsweise Flüssigkeitszufuhr und Beatmung als eine grundlegende und damit unverzichtbare Basalversorgung angesehen (Gründel, 2003). Eine andere Empfehlung hingegen fordert das Stillen von Hunger und Durst sowie das Lindern von Schmerzen und Luftnot (Bundesärztekammer, 2004). Innerhalb der Ärzteschaft besteht deutliche Unsicherheit bezüglich der Unterlassung intensivtherapeutischer Maßnahmen und deren rechtlicher Einordnung. So halten immerhin 48,8 % der befragten Ärzte den Abbruch einer künstlichen Beatmung fälschlicherweise für eine Form der aktiven Sterbehilfe (Weber et al., 2001). Solche Wahrnehmungs- und Interpretationsunterschiede müssen unbedingt besprochen werden, können sie doch leicht Unsicherheiten und Auseinandersetzungen zur Folge haben und ggf. einen Trauer- und Verarbeitungsprozess negativ beeinflussen.

Im beschriebenen Fall (s. Kasuistik in der Einleitung) wurde im Schritt der Verbindlichkeitsprüfung die Möglichkeit genutzt, für eine prinzipiell indizierbare medizinischen Maßnahme im konkreten Einzelfall nach genauer Prüfung der Umstände, die Indikation nicht mehr zu stellen. Eine für den Einzelfall nicht mehr indizierte Therapie muss nicht mehr angeboten werden. Dabei vermag das Entscheidungsmodell nicht, die belastende Verantwortung dieser Entscheidung vom Arzt fernzuhalten. Es fordert von ihm bei aller eigenen Unsicherheit eine klare Positionierung. Er kann die Entscheidung verantworten, wenn sie fachlich und emotional von den Teilnehmern des Entscheidungsprozesses getragen wird. Dieses Vorgehen erzwingt vom möglicherweise überforderten Patienten oder seinen Angehörigen bzw. vom rechtlichen Stellvertreter keine Lösung schwieriger Fragen an der Grenze von Leben und Sterben. Es übergibt die Entscheidungsfindung an eine Gruppe Beteiligter in der Verantwortung des Arztes in Form einer nachvollziehbaren medizinischen Entscheidung. Die Entscheidung wird manifest durch die Festlegung der fehlenden ärztlichen Indikation zur weiteren lebensverlängernden Behandlung. Dabei bleibt ein für den behandelnden Arzt zu verantwortender Ermessensspielraum, der sich einer eineindeutigen Beurteilung im Nachhinein entzieht. In diesen Gesprächen mit Patienten und deren Angehörigen, mit dem Pflegepersonal und den Therapeuten werden hohe Anforderungen an die Kommunikationsfähigkeit gestellt.

Weil es nicht leicht fällt, dem Sterbenden sowohl die Einsicht als auch das Sich-Fügen in eine medizinisch so gut wie aussichtslose Lage zu vermitteln, bedarf es der Klugheit, Gelassenheit, Besonnenheit, Gerechtigkeit und der «Tapferkeit in Form von Zivilcourage» (Höffe, 2002). Der Arzt muss in der Lage sein, dem Patienten und den Angehörigen den Eintritt des Sterbeprozesses und die daraus resultierende Linderungspflicht klar zu vermitteln. Das Akzeptieren mag dabei dem Patienten, den Angehörigen, dem Pflegepersonal und dem Arzt selbst schwer fallen. Ein Nichtakzeptieren aber kann das Sterben verlängern und sich somit gegen die Interessen des Patienten richten.

Bezogen auf die Kasuistik war es nach dem Entscheidungsprozess eben nicht mehr erforderlich, das unausweichliche Ausschalten des Beatmungsgerätes für die weitere Sterbebegleitung vom Ehemann zu fordern. Die beschriebene Kommunikationsstruktur kann die Etablierung spezieller Ethikkommissionen in den Krankenhäusern erübrigen und entspricht damit den aktuellen Empfehlungen intensivmedizinischer Gesellschaften (Konsensuspapier der Intensivmedizinischen Gesellschaften Österreichs, 2004). Allerdings darf eine wesentliche Einschränkung nicht unerwähnt bleiben. Offenheit und Kommunikationsfähigkeit werden vorausgesetzt. Wenn der Arzt oder das Team diese Anforderungen allgemein oder im speziellen Fall nicht erfüllen kann, bietet das Entscheidungsmodell keine interne Lösung. Dann müssen Möglichkeiten einer äußeren Unterstützung gesucht werden. Diese Unterstützung kann sowohl der Arzt als auch jeder andere an der Diskussion beteiligte Partner rufen. Dafür sind prinzipiell das Einholen fachlicher Expertisen, die Einbeziehung eines externen Moderators oder eine gerichtliche Klärung denkbar. Auf jeden Fall ist festzuhalten, dass die Klärung medizinischer Entscheidungen auf juristischer Ebene ein Versagen der Kommunikation dokumentiert und als letzter Ausweg der Problemlösung begriffen werden sollte.

Neben der Fixierung der Entscheidung ist auch die Dokumentation der Entscheidungsfindung erforderlich. Leider werden diese Entscheidungen oft nicht nachvollziehbar dokumentiert, beispielsweise nur in 11 % der entsprechenden Fälle (Ferrand et al., 2001). In der Dokumentation ist es notwendig festzuhalten, welche medizinische Entscheidung vom Arzt verantwortet wird. Der Wille des Patienten bzw. seines Stellvertreters muss entsprechend berücksichtigt und die Entscheidung von allen im Entscheidungsprozess beteiligten Personen mitgetragen werden. Dabei erleichtert die vorgeschlagene Schrittfolge die Fixierung der Entscheidungsfindung.

Bei der Anwendung des Modells wurde deutlich, dass nicht in jedem Fall alle Ebenen der Schrittfolge gleichermaßen bedeutsam sein müssen, sie verstehen sich als Angebot. Aus der konkreten Situation kann sich eine unterschiedliche Zusammensetzung der an der Diskussion Beteiligten ergeben. Selbst bei Bewusstseinseinschränkung kann der Patient die Entscheidung noch immer über eine frühere schriftliche oder mündliche Willensäußerung beeinflussen, er sitzt gleichsam mit am Gesprächstisch. Die Notwendigkeit zur Reflexion der Position der Angehörigen kann sich unterschiedlich darstellen. Es lassen sich nach der angegebenen prinzipiellen Schrittfolge gleichermaßen Situationen behandeln, bei denen größere Positionsunterschiede gegenüber den Angehörigen oder unter diesen selbst zu berücksichtigen sind. Auch die Gewichtung der Diskussion gesellschaftlicher oder juristischer Probleme kann in unterschiedlichen Fallkonstellationen unterschiedliche Bedeutung haben. Letztlich beschreibt das Modell einen Standard der kommunikativen Urteilsbildung für medizinische Situationen.

Zusammenfassung

Behandlungsentscheidungen auf der Intensivstation berühren existenzielle Fragen des Patienten, aber letztlich auch der Beteiligten. Solche Entscheidungsprozesse sind schwierig und bedürfen einer klaren Strukturierung, organisatorischer Rahmenbedingungen und einer professionellen Moderation im Prozess der ethischen Situationseinschätzung und der Entscheidungsfindung. Dabei ist eine Vielzahl objektiver medizinischer und pflegerisch-therapeutischer Fakten zu berücksichtigen. Nicht immer lassen sich statistisch abgesicherte Argumente verwenden. Oft müssen sich die Entscheidungsträger mit mehr oder weniger genau bestimmbaren Wahrscheinlichkeitsangaben zufrieden geben. Darüber hinaus bestehen vielfältige subjektive Einflüsse seitens der Ärzte und des Pflegeteams, seitens des Patienten und seiner Angehörigen, aber auch bezüglich juristischer und gesellschaftlicher Anforderungen und Möglichkeiten. Bei der Beantwortung der Frage nach der notwendigen Behandlungsintensität kann es deshalb keine schematischen Lösungsversuche geben. Für den Entscheidungsprozess hilfreich sind Qualitätsanforderungen, nicht aber die Formalisierung durch externe Kommissionen und Komitees. Nur die an der Entscheidung beteiligten Personen haben ausreichende Informationen und die nötige Nähe für eine menschlich vertretbare Entscheidung. Ein strukturierter Entscheidungsweg hilft, Fakten verschiedener Ebenen aufzuzeigen und zu diskutieren. Oft öffnet sich erst danach der Blick auf die unterschiedlichen Möglichkeiten. Diese Erkenntnis zwingt, den Prozess in kleine Einzelschritte zu zerlegen, Schritte die Zeit brauchen. Die Zeit ist hilfreich für die Qualität des Entscheidungsprozesses. Es besteht die Chance, die Entscheidung nicht atemlos zu fällen. Der unsichere Patient oder Angehörige erhält die Möglichkeit einer sanften Wegweisung, jedoch keine autoritäre Zielvorgabe. Nach der Prioritätenbeschreibung durch den Patienten bleibt nach der vorgeschlagenen Schrittfolge auch Raum zur Reflexion anderer Positionen. Verschiedene gesellschaftliche Positionen können bewusst zur Sprache gebracht werden. Eine Entscheidung erfolgt erst nach dieser Reflexion. Juristische Momente werden einbezogen, dominieren aber die Entscheidung nicht, sondern werden gleichfalls auf der nachfolgend zu diskutierenden ethischen Ebene gewürdigt. Die letzte Verantwortung der medizinischen Entscheidung bleibt beim Arzt. Der Selbstbestimmung des Patienten wird ein hoher Stellenwert beigemessen. Der Entscheidungsweg versucht den Patienten zur Selbstbestimmung zu befähigen, bietet aber gleichzeitig auch Unterstützung, wenn der Patient durch die Entscheidung überfordert wird. Der strukturierte Entscheidungsweg schafft einen geschützten Raum, in dem schwierige Lebenssituationen ohne Tabu diskutiert werden können. Ein Missbrauch wird verhindert, weil die vorgeschlagene Schrittfolge ausreichende Öffentlichkeit erzwingt. Weiter gehende Forderungen der juristischen Absicherung, wie z. B. eine regelhafte gerichtliche Kontrolle derartiger Entscheidungen, erscheinen in den sensiblen Fragen des Lebensendes als überzogen. Mit einem juristischen Instrumentarium ist die Grenze des Lebens nur unzureichend beschreibbar. Die Festlegung der Therapieintensität muss das Ergebnis eines sozialen und kommunikativen Entscheidungsprozesses sein. Nur so kann die Behandlung eines Patienten seinem individuellen Einzelfall gerecht werden.

Abschließende Fragen zur Reflexion

- Wie lassen sich Ressourcen bzw. Kompetenzen des Patienten, aber auch der Angehörigen bezüglich der Beteiligung an der Entscheidung zu Therapie und Betreuung des Patienten am besten identifizieren und aktivieren?

- Welche Rolle haben Pflegende beim Schutz des Patienten oder seiner Angehörigen vor unentscheidbaren Konflikten?

- Wie gestalten sich an Ihrem Arbeitsplatz Prozesse ethischer Entscheidungsfindung?

Verwendete Literatur

Beauchamp, T. L.; Childress, J. F.: Principles of Biomedical Ethics. Oxford University Press, New York/Oxford 2001.

Boumendil, A.; Maury, E.; Reinhard, I.; Luquel, L.; Offenstadt, G.; Guidet, B.: Prognosis of patients aged 80 years and over admitted in medical intensive care unit. Intensive Care Med., 30 (2004): 647–654.

Buchardi, N.; Rauprich, O.; Vollmann, J.: Patientenselbstbestimmung und Patientenverfügungen aus der Sicht von Patienten mit amyotropher Lateralsklerose. Ethik Med., 16 (2004): 7–21.

Bundesärztekammer: Grundsätze der Bundesärztekammer zur ärztlichen Sterbebegleitung. DÄ, 101 (2004): B1076–B1077.

Catalano, C.; Goodship, T. H.; Graham, K. A.; Marino, C.; Brown, A. L.; Tapson, J. S.; Ward, M. K.; Wilkinson, R.: Withdrawal of renal replacement therapy in Newcastle upon Tyne: 1964–1993. Nephrol. Dial. Transplant., 11 (1996): 133–139.

Eibach, U.; Schäfer, K.: Autonomie von Patienten und Patientenwünsche bei Dialysepatienten. Ergebnisse einer Patientenbefragung und Kommentar aus ethischer Sicht. Zeitschrift für Medizinische Ethik, 43 (1997): 261–272.

Ferrand, E.; Robert, R.; Ingrand, P.; Lemaire, F.: Withholding and withdrawal of life support in intensive-care units in France: a prospective survey. Lancet, 357 (2001): 9–14.

Galla, J. H.: Guideline Renal Physicians Association and American Society of Nephrology. J. Am. Soc. Nephrol., 11 (2000): 1340–1342.

Gründel, J.: Stichwort Intensivmedizin. In: Hunold, W. G. (Hrsg.): Lexikon der christlichen Ethik. Herder, Freiburg/Basel/Wien 2003.

Höffe, O.: Medizin ohne Ethik? Suhrkamp, Frankfurt a. M. 2002.

Konsensuspapier der Intensivmedizinischen Gesellschaften Österreichs: Empfehlungen zum Thema Therapiebegrenzung und -beendigung an Intensivstationen. Wiener Klinische Wochenschrift, 116 (2004) 21–22: 763–767.

Lown, B.: Die verlorene Kunst des Heilens. Schattauer, Stuttgart 2002.

Meyer, W.: Neue Aspekte der Psychologie in Notfallmedizin und Rettungsdienst. Notarzt, 14 (1998): 85–89.

Schara, J.: Vortrag zur Eröffnung des 17. Zentraleuropäischen Anästhesiekongresses in Berlin 1981. Anästhesiologie und Intensivmedizin, 22 (1981) 12: 367–369.

Schara, J.: Stichwort: Intensivmedizin. In: Korff, W.; Beck, L.; Mikat, P. (Hrsg.): Lexikon der Bioethik. Gütersloher Verlagshaus, Gütersloh 1998.

Schuster, H. P.: Lebensqualität als Bewertungskriterium in der Intensivmedizin. Med. Fortsch., 2 (1990): 193–212.

Spittler, J. F.: Krankheitsbedingte Bewusstseinsstörungen. Fortschr. Neurol. Psychiatr., 67 (1999): 37–47.

Weber, M.; Stiehl, M.; Reiter, J.; Rittner, C.: Ethische Entscheidung am Ende des Lebens. DÄ, 98 (2001): A3184–A3188.

Weiterführende Literatur

Baumann-Hölzle, R. (Hrsg.): Moderne Medizin – Chance und Bedrohung. Eine Medizinethik entlang dem Lebensbogen, Bd. 2. Peter Lang AG, Europäischer Verlag der Wissenschaften, Bern/Berlin/Bruxelles/Franfurt a. M./New York/Oxford/Wien 2001.

Jox, R. J.: Bewusstlos, aber autonom? Ethik Med., 16 (2004): 401–414

Lawin, P.: Grenzen der Intensivmedizin – ökonomische und ethische Grenzen. Anästhesist, 49 (2000): 1054–1064.

Körtner, U. H. J.: Grundkurs Pflegeethik. Fakultas UTB, Wien 2004.

Müller-Busch, H. C.: Intensivmedizin – Palliativmedizin, Widerspruch oder Ergänzung? AINS, 36 (2001): 726–734.

Opderbecke, H. W.; Weissauer, W.: Grenzen intensivmedizinischer Behandlungspflicht. Anästhesist, 48 (1999): 207–217.

Schweizerische Akademie der Medizinischen Wissenschaften: Medizinisch-ethische Richtlinien zu Grenzfragen der Intensivmedizin. Intensivmed., 37 (2000): 514–519.

Steinkamp, N.; Gordijn, B. (Hrsg.): Ethik in der Klinik – ein Arbeitsbuch. Zwischen Leitbild und Stationsalltag. Luchterhand, Imprint der Wolters Kluwer Deutschland GmbH, Neuwied/Köln/München 2003.

10.4
«Sterben in Würde» als Auftrag menschenwürdiger Sterbebegleitung

Heinz Rüegger

«Alle Menschen sind frei und gleich an Würde und Rechten geboren.»
(Art. 1 der Allgemeinen Erklärung der Menschenrechte der Vereinten Nationen vom 10. Dezember 1948)

«Die Würde des Menschen ist zu achten und zu schützen.»
(Art. 7 der Bundesverfassung der Schweizerischen Eidgenossenschaft)

«Die Würde des Menschen ist unantastbar.»
(Art. 1 des Grundgesetzes für die Bundesrepublik Deutschland)

Abstract

Der Ruf nach einem «Sterben in Würde» spiegelt Veränderungen in der Gesellschaft wider, die spezifische Ängste im Blick auf das eigene Sterben hervorrufen: Ängste vor allem in Bezug auf einen möglichen Autonomieverlust, auf Abhängigkeit von anderen, aber auch auf unerwünschte medizinische Maßnahmen der Lebensverlängerung, die einen nicht sterben lassen, wenn man sterben möchte. Mit dem Begriff der Würde ist ein Grundwert ethischer Orientierung angesprochen, auf den sich alle moralischen Prinzipien beziehen müssen. Menschenwürde gilt im klassischen Sinn als grundsätzlich mit dem Menschsein gegeben und deshalb auch unverlierbar. Demgegenüber gewinnt zunehmend ein Würdeverständnis Raum, das Würde an empirische Fähigkeiten bindet oder als Lebensqualität (miss)versteht. Angesichts dieser Entwicklung ist für die Palliative Care die Unterscheidung zwischen normativer Menschenwürde und empirischer Handlungswürde zentral. Sterbende können ihre Menschenwürde nicht verlieren, müssen sie also auch nicht durch eigene Fähigkeiten oder Leistungen, z. B. durch einen sogenannten selbstbestimmten Tod, sichern. Entscheidend ist nur, dass Pflegende und Betreuende in ihrem Umgang mit Sterbenden den Respekt vor deren Menschenwürde durch ihre Haltung und ihr Handeln zum Ausdruck bringen und dass Institutionen, denen schwer kranke, alte und sterbende Menschen anvertraut werden, angemessene Rahmenbedingungen des Sterbens schaffen – im Sinne einer interdisziplinären «Organisationskultur des Sterbens». Das bewusst gehandhabte Prinzip des Respekts vor der Menschenwürde jedes Menschen dient als Schutz – gerade im Umgang mit Pflegebedürftigen und Sterbenden in stark belastenden Situationen, in denen leicht unreflektierte Gefühle aufkommen können, das Leben der Betroffenen sei entwürdigend und nicht mehr lebenswert.

Studienziele

Nach Abschluss dieses Kapitels wird die bzw. der Lernende in der Lage sein:

- zu verstehen, was Menschen meinen, wenn sie wünschen oder verlangen, in Würde sterben zu können.
- die Funktion des Prinzips «Menschenwürde» als ethisches Axiom zu erkennen.
- unterschiedliche Verständnisse von Menschenwürde in ihrer Auswirkung zu erkennen und zu verstehen.
- zwischen inhärenter Menschenwürde und kontingenter Handlungswürde zu unterscheiden.
- das Prinzip des Respekts vor der Menschenwürde in seiner Relevanz für die Betreuung kranker und sterbender Personen wahrzunehmen.

Schlüsselbegriffe

Inhärente Menschenwürde, kontingente Handlungswürde, Menschenrechte, Lebensqualität, Sterbehilfe

Einleitung – Die Forderung nach einem «Sterben in Würde»

Der weit verbreitete Ruf nach einem «Sterben in Würde» ist neueren Datums und spiegelt Aspekte der Lebenswirklichkeit westlicher Gesellschaften mit einer hoch entwickelten Medizin wider. Hinter diesem Ruf stehen unter anderem drei Entwicklungen:

- technisch verfremdetes Sterben
- Multimorbidität im hohen Alter
- Selbstbestimmung.

Technisch verfremdetes Sterben

Zum einen sind da die beeindruckenden Errungenschaften der modernen Medizin, nicht zuletzt der Intensivmedizin, die niemand mehr missen möchten, die aber eine Kehrseite haben: Die stark erweiterten Möglichkeiten künstlicher Lebensverlängerung wecken bei vielen die Angst vor einem technisch verfremdeten Sterben, vor einer Medizin, die den Tod unter Ausschöpfung aller Möglichkeiten bis zuletzt bekämpft, auch wenn dies gar nicht mehr dem Willen und Wohl des Sterbenden entspricht, der sein Leben lieber in Ruhe beenden möchte, weil Lebensverlängerung nur noch Leidensverlängerung bedeutet.

> **Beachte:** Der Wunsch, in Würde zu sterben, heißt hier, dass man einen Menschen, wenn es soweit ist, auch sterben lässt und die Medizin nicht mehr zum Kämpfen gegen den Tod, sondern palliativ, also umfassend zur Linderung und zur *Hilfe beim Sterben* eingesetzt wird.

Multimorbidität im hohen Alter

Zum andern bringt es die moderne Langlebigkeit mit sich, dass das Risiko steigt, hochbetagt noch eine Phase durchleben zu müssen, die von chronischer Multimorbidität und Pflegebedürftigkeit geprägt ist. Dazu gehört auch die Angst vor einer Demenz mit der Möglichkeit krankhafter Persönlichkeitsveränderungen.

> **Beachte:** Der Wunsch, in Würde zu sterben, heißt hier, rechtzeitig sterben zu können, bevor eine solche Phase der starken Pflegeabhängigkeit und des Leidens an gerontopsychiatrischen Krankheiten einsetzt, die viele als entwürdigend empfinden.

Selbstbestimmung

Schließlich ist unsere moderne westliche Kultur tiefgreifend von der Haltung des Individualismus und dem Ideal der Autonomie geprägt. Ja, für viele besteht die Würde geradezu in der Fähigkeit, selbst über das eigene Leben bestimmen zu können und sich nicht durch die Gesellschaft, durch andere Menschen oder das Schicksal fremdbestimmen lassen zu müssen.

> **Beachte:** Der Wunsch, in Würde zu sterben, heißt hier, den Zeitpunkt und ggf. die Art des Sterbens selber bestimmen zu können – ein letzter Akt von Freiheit, den man als würdevoll empfindet.

In allen drei Punkten überschneidet sich das Anliegen eines Sterbens in Würde mit dem Thema der Sterbehilfe oder Euthanasie in ihren verschiedenen Formen (Knellwolf/Rüegger, 2004: 84–88). Und umgekehrt: In der Debatte um die Sterbehilfe geht es immer auch um ein angemessenes Verständnis der Menschenwürde.

Menschenwürde als Grundwert

Sprechen wir von Menschenwürde, so reden wir von einem in streng wörtlichem Sinne grund-legenden moralischen Wert oder Prinzip, von «einem wirklich ersten Anfang, von dem alles andere ausgeht, einem Grund-Satz, der allen gewöhnlichen Sätzen und Argumenten zu Grunde liegt» (Höffe, 2002: 51). Man nennt dies auch ein philosophisches *Axiom*: eine Basis-Annahme, die nicht weiter begründet oder von etwas anderem hergeleitet werden kann, sondern aus sich selbst einleuchten muss, inhaltlich aber sehr wohl entfaltet und in ihrer Bedeutung einsichtig gemacht werden kann.

> Menschenwürde ist ein *normatives* Prinzip, das man nicht empirisch am Menschen nachweisen und nicht logisch folgernd beweisen kann; man kann sie nur als mit dem Menschsein gegeben *entdecken* und *anerkennen*.

Menschenwürde bzw. das Prinzip des Respekts vor der dem Menschen eigenen Würde ist gewissermaßen «das Prinzip ‹hinter› den Prinzipien, sozusagen der Schlussstein des ethischen Prinzipiengebäudes» (Knoepffler, 2004: 16), aus dem nicht unbedingt immer eindeutige, direkte Handlungsanweisungen abgeleitet werden können, vor dem sich aber alles moralische Handeln und jede ethische Argumentation rechtfertigen muss. In diesem Sinne nennt Knoepffler die Menschenwürde ein «regulatives Prinzip» (ebd.: 13–16).

Nun ist Menschenwürde ein Begriff, der inhaltlich eine gewisse Diffusität aufweist, was ihm die Kritik eingetragen hat, er sei eine «nichts sagende Leerformel» (Hoerster, 2002: 28) und deswegen ethisch wenig brauchbar. Dem ist entgegenzuhalten, dass das Konzept Menschenwürde zwar gewiss nicht alle ethischen Begründungsprobleme löst, aber dennoch weltweit über unterschiedliche Kulturen und ethische Ansätze hinweg eine zentrale Bedeutung gewonnen hat und:

> [...] einen übergreifenden Konsens in einer mehr und mehr säkularisierten Welt darstellt. [...] Es ist ein fundamental menschendienliches Prinzip, [...] sodass auch in pluralistischen Gesellschaften davon ausgegangen werden kann, dass das Prinzip der Menschenwürde ein Prinzip darstellt, dem praktisch alle zustimmen können.
> (Knoepffler, 2004: 10, 90)

Das inhaltliche Verständnis von Menschenwürde

Das klassische Verständnis der unbedingten Menschenwürde

Mit dem Konzept der Menschenwürde wird ein sozialer Wert- und Achtungsanspruch ausgedrückt, der dem Menschen im Blick auf seine Sonderstellung in der Natur zuerkannt wird. «Es markiert das menschliche Nicht-mehr-Tiersein in seinem verletzbaren [...] Anspruch auf Achtung und personhaft-selbstverantwortete Individualität» (Kohler, 2001: 21). Theologisch wurde diese Würde mit dem biblischen Hinweis auf die so genannte Gottebenbildlichkeit des Menschen (Gen. 1,26f.) begründet. Philosophisch wurde das Verständnis des Begriffs Menschenwürde prägend, das Immanuel Kant (1724–1804) entwickelte. Ihm zufolge kommt dem Menschen als moralfähigem Vernunftwesen ein absoluter innerer Wert zu, der über jeden Preis erhaben ist und gegen keinen anderen Wert aufgerechnet werden kann. Er besteht darin, dass «der Mensch als Zweck an sich selbst existiert, nicht bloß als Mittel zum beliebigen Gebrauche für diesen oder jenen Willen» (zit. bei Höffe, 2002: 65). Diese *Selbstzwecklichkeit* und damit auch *Eigenverantwortlichkeit* des Menschen ist bei Kant ein oberster, absoluter Wert, dem alles moralische Handeln und ethische Denken verpflichtet ist.

Menschenwürde bedeutet vor diesem theologischen und philosophischen Hintergrund:

- den Anspruch auf Schutz des eigenen Lebens und seiner Integrität mitsamt dem Recht auf Befriedigung der elementaren Grundbedürfnisse
- das Recht auf Menschenrechte
- den Anspruch auf Autonomie, also auf moralische Selbstbestimmung und Eigenverantwortlichkeit
- den Anspruch auf Achtung vor der eigenen Person.

Dieser vierfache Anspruch kommt jedem Menschen zu, einfach weil er Mensch ist, unabhängig von seiner Herkunft, seiner Rasse, seiner Religion, seinem sozialen Stand, seinen Fähigkeiten, seinem Alter, seinem Geschlecht, seinem Gesundheitszustand und seinen Lebensumständen. Auch einem Verbrecher, auch einem gefolterten Häftling, auch einem Slumbewohner, auch einem in hohem Maße dementen Menschen kommt diese Würde als unbedingter, von keinen Bedingungen abhängiger Anspruch zu.

Darum formuliert Artikel 1 der Allgemeinen Erklärung der Menschenrechte der Vereinten Nationen vom 10. Dezember 1948: «Alle Menschen sind frei und gleich an Würde und Rechten geboren.» Aus dieser allen Menschen gleichen Würde werden dann die einzelnen Menschenrechte abgeleitet. Menschenrechte basieren auf diesem unbedingten Verständnis von Menschenwürde, das man als das klassische bezeichnen kann. Diese Würde muss man sich nicht durch irgendwelche Leistungen verdienen, sie ist dem Menschen von Anfang an mitgegeben. Darum kann man die Menschenwürde auch als *Wesenswürde* oder als *inhärente* (d. h. dem Menschen innewohnende oder angeborene) *Würde* bezeichnen. Sie ist unverlierbar und in diesem Sinne unantastbar. Sie kann zwar missachtet, verletzt, mit Füßen getreten werden, wenn Menschen einander inhuman behandeln; aber auch als verletzte Würde bleibt die Menschenwürde ein Wert und ein Anspruch, der jedem Menschen eigen ist und die Forderung enthält, von anderen respektiert zu werden.

Im Blick auf die medizinisch-pflegerische Betreuung von Menschen in Spitälern und Heimen halten die medizinisch-ethischen Richtlinien der Schweizerischen Akademie der Medizinischen Wissenschaften (SAMW) zur «Behandlung und Betreuung von älteren, pflegebedürftigen Menschen» darum fest:

> Der Anspruch auf Respektierung der Menschenwürde und Autonomie gilt uneingeschränkt für alle Menschen. [...] Eingeschränkte Autonomiefähigkeiten, welche [...] das Gleichgewicht zwischen den abhängigen und unabhängigen Seiten bei einem Menschen stören, heben den *Anspruch* auf Respektierung seiner Würde und Autonomie nicht auf.
> (SAMW, 2004: Pkt. 3.1)

Menschenwürde ist so verstanden ein Privileg, ein Anspruch, den jeder Mensch hat; sie ist aber zugleich eine Verantwortung, eine Aufgabe. Dieser Aufgabencharakter der Menschenwürde, also die Verantwortung, sie bei sich selbst und bei anderen zu respektieren, kommt bei Kant in seinem kategorischen Imperativ zum Tragen: «Handle so, dass du die Menschheit, sowohl in deiner Person als in der Person eines jeden anderen, jederzeit zugleich als Zweck, niemals bloß als Mittel brauchst» (zit. bei Höffe, 2002: 65).

Das relativierende Verständnis der bedingten Menschenwürde

Dem im Vorangehenden beschriebenen klassischen, unbedingten Verständnis von Menschenwürde steht ein in neuerer Zeit immer mehr um sich greifendes relativierendes Verständnis gegenüber, das davon ausgeht, dass Menschenwürde nicht einfach jedem Menschen in jeder Situation eigen ist. Dabei sind zwei Vorstellungen zu unterscheiden:

- philosophisch reflektierte Positionen
- eine unreflektierte, mehr intuitive Vorstellung.

Die *philosophisch reflektierten Positionen* vertreten die Ansicht, Menschenwürde komme nicht allen Menschen zu, sondern nur solchen, die gewisse Bedingungen erfüllen, die z. B. über ein gewisses Maß an kognitiven Fähigkeiten oder an Selbstachtung verfügen. Ulrich Eibach weist darauf hin, dass neben Vertretern der angelsächsischen empiristischen Philosophie

> [...] zunehmend auch deutsche Philosophen (teils auch Theologen) und Juristen davon ausgehen, dass biologisch-menschlichem Leben erst dann *der moralische Status, Person zu sein und eine entsprechende Würde* zu haben, zukommt, wenn und solange sich angeblich spezifisch menschliche geistige Fähigkeiten – *wie Selbstbewusstsein, bewusste Interessen, Autonomie* etc. – empirisch aufweisen lassen. Biologisch gesehen der menschlichen Gattung zugehörige Wesen, die diese Fähigkeiten [...] durch Krankheit, z. B. altersbedingten cerebralen Abbau, verloren haben, wären demnach *keine Personen* und hätten *keine Personwürde*. [...] Wer auf Grund des Fehlens solcher geistiger Fähigkeiten sein Leben nicht selbsttätig verwirklichen kann, [...] der kann für sich nicht Würde beanspruchen. Deshalb können auch andere für derart «würdeloses» Dasein keine Menschenrechte einfordern. *(Eibach, 2004: 251 f.)*

Von diesen reflektierten Positionen zu unterscheiden ist die weit verbreitete *unreflektierte, mehr intuitive Vorstellung*, Würde habe mit Lebensqualität zu tun und ein Verlust an Lebensqualität, z. B. durch eine fortschreitende schwere Krankheit, durch Pflegeabhängigkeit oder durch einen Verlust an Autonomiefähigkeit, sei entwürdigend. So hat sich z. B. der Schweizer Nationalrat Victor Ruffy 1994 in einer Motion für die Liberalisierung aktiver Sterbehilfe eingesetzt mit der Begründung, dass es «unheilbare Krankheiten gibt, welche mit fortschreitender Entwicklung die Würde des Menschen in schwerer Weise beeinträchtigen» (zit. bei Rüegger, 2003: 13). Und eine vom Eidgenössischen Justiz- und Polizeidepartement daraufhin eingesetzte Expertenkommission befand ebenfalls, die Liberalisierung von aktiver Sterbehilfe sei zu erwägen, weil es dabei um nicht weniger als den «Schutz des Lebens und der Menschenwürde» gehe (ebd.: 14). Aktive Sterbehilfe wird hier offenbar verstanden als Schutz eines menschlichen Lebens vor ständig fortschreitendem Würdeverlust (s. Kap. 10.5).

Eine ähnliche Würdevorstellung findet sich etwa bei dem Berliner Gerontologen Paul B. Baltes, wenn er die Meinung vertritt:

> Demenzen [...] bedeuten den schleichenden Verlust vieler Grundeigenschaften des Homo sapiens wie etwa Intentionalität, Selbstständigkeit, Identität und soziale Eingebundenheit – *Eigenschaften*, die wesentlich die menschliche Würde bestimmen und es dem Individuum ermöglichen, seine «Menschenrechte» autonom auszuüben.
> *(Baltes, 2003: 17)*

Angesichts der irreversiblen Verlustprozesse des von Demenz betroffenen hohen Alters, wenn «der Lebensweg zunehmend zum Leidensweg gerät», stellt sich nach Baltes «eine neue und beängstigende Herausforderung: die Erhaltung der menschlichen Würde in den späten Jahren des Lebens» (2003: 17). Hier wird die Würde hochbetagter Menschen an kognitive Fähigkeiten und ganz generell an Eigenschaften gebunden, die für das Leben des Homo sapiens kennzeichnend sind, im hohen Alter aber verloren gehen können. Aufgabe der Gesellschaft und der gerontologischen Forschung ist es entsprechend, nach Wegen zu suchen, wie diese verloren gehenden Eigenschaften und die mit ihnen dahinschwindende Würde länger erhalten bleiben können.

In beiden hier angesprochenen Varianten wird von einem relativierten, nur noch bedingten Verständnis von Menschenwürde ausgegangen, dem zufolge Menschen in Situationen geraten können, in denen sie ihre Würde verlieren. Wird vor einem solchen – heute weit verbreiteten – Hintergrund der Wunsch nach einem Sterben in Würde laut, geht es darum, rechtzeitig, z. B. durch irgendeine Form von Sterbehilfe (v. a. Suizid-Beihilfe oder aktive Sterbehilfe), aus dem Leben zu scheiden, bevor der befürchtete bzw. postulierte Würdeverlust eintritt.

Es liegt auf der Hand, dass ein solches an Bedingungen der Gesundheit bzw. der Lebensqualität gebundenes Würdeverständnis Ängste hervorruft und Druck ausübt, und zwar gerade auf die besonders verletzlichen Menschen, die unter ihrer Lebenssituation sowieso schon besonders leiden. Die im konkreten

Fall vielleicht nur ganz subtil und zwischen den Zeilen geäußerte, gesamtgesellschaftlich aber immer wieder zum Ausdruck gebrachte Vorstellung, das Erdulden eines schweren Krankheits- und Sterbeprozesses sei unter Umständen entwürdigend und beeinträchtige die Menschenwürde, kann Leidenden und Sterbenden nur allzu leicht den Gedanken nahe legen, doch selber für ein würdiges Sterben Verantwortung übernehmen und «selbstbestimmt» rechtzeitig aus dem Leben scheiden zu sollen. In Zeiten zunehmenden Kostendrucks im Gesundheitswesen erhalten solche Gedankengänge noch besonderes Gewicht.

Umgekehrt verstärkt ein solches nur noch bedingtes Würdeverständnis unweigerlich die Gefahr, dass Ärzte und Pflegende – wie in den letzten Jahren wiederholt geschehen! – eigenmächtig zur Tötung von ihnen anvertrauten Menschen schreiten, deren Leben sie nicht mehr als unter dem Schutz eines unbedingten Menschenwürdeprinzips stehend erachten (Eibach, 2004: 259 f.).

Handlungswürde

Das Konzept der Menschenwürde mit den aus ihm abgeleiteten Menschenrechten ist ein eminentes Schutzprinzip. Nicht umsonst hat es vor allem nach den Erfahrungen mit den Unmenschlichkeiten des deutschen Nationalsozialismus Eingang in zahlreiche Verfassungen und Texte internationalen Rechts sowie in medizinethische Richtlinien gefunden. Das Prinzip der Menschenwürde schützt das Leben jedes auch noch so behinderten, kranken oder pflegeabhängigen Menschen, und es postuliert das Recht jedes Menschen, eigenverantwortlich über sein Leben und die ihm allenfalls zukommenden Therapien zu bestimmen. Menschenwürde im Sinne dieses Schutzanspruchs ist jedem Menschen von vornherein eigen, braucht nicht durch irgendwelche eigene Leistungen gesichert zu werden und kann nicht verloren gehen – auch nicht in einem schwierigen, leidvollen Sterbeprozess (s. Kap. 9.2).

Nun gibt es neben dieser inhärenten, dem Menschen innewohnenden Wesenswürde noch eine andere Art von Würde: die *Handlungswürde*. Sie ist gemeint, wenn man z. B. von einem Sportler, der eine Niederlage ehrlich eingesteht und nach dem Spiel seinem Gegner fair zum Sieg gratuliert, sagt, er habe sich als «würdiger Verlierer» erwiesen. Sie ist auch gemeint, wenn man etwa von einer Pfarrerin sagt, sie habe einen Trauergottesdienst würdig gestaltet. Würdigkeit meint hier ein Verhalten, das der eigenen Verantwortung und der Achtung vor den beteiligten Personen, ihrer Menschenwürde und ihren Ansprüchen gerecht wird. (Zur Unterscheidung von Menschenwürde und Handlungswürde vgl. Knellwolf/Rüegger, 2004: 81).

In diesem Sinne ist von Ärztinnen, Pflegenden und Betreuenden zu fordern, dass sie sterbende Menschen würdig begleiten und behandeln. Das bedeutet, sie so zu behandeln, dass in all ihrem Tun und in ihrer ganzen Einstellung der Respekt vor der unverlierbaren Würde auch eines schwer leidenden, pflegeabhängigen, sterbenden Patienten zum Ausdruck kommt. Diese Art von Handlungswürde ist nicht selbstverständlich gegeben wie die Menschenwürde, sie ist uns vielmehr aufgetragen und ist *kontingent*, das heißt, sie hängt von unserem Tun und Lassen ab, von den bestehenden Rahmenbedingungen, die wir schaffen, und von der persönlichen Haltung derer, die jemanden im Leiden und Sterben begleiten. Anders ausgedrückt:

> Jemanden im Sterben würdig begleiten heißt, ihn so begleiten, dass wir jederzeit seiner unverlierbaren Würde eingedenk sind und deren Anspruch an uns gerecht zu werden versuchen. Zu diesem Anspruch gehört insbesondere der Respekt vor dem autonomen Willen eines Patienten oder einer Patientin.

Die Richtlinien der SAMW zur «Betreuung von Patientinnen und Patienten am Lebensende» betonen darum zu Recht: «Jeder Patient hat das Recht auf Selbstbestimmung [...] Die Respektierung des Willens des urteilsfähigen Patienten ist zentral für das ärztliche Handeln.» Und selbst bei nicht mehr urteilsfähigen PatientInnen bleibt der Anspruch unverändert, nach deren «mutmaßlichem Willen» zu handeln (SAMW, 2004: Punkte 2., 2.1, 2.2.1).

Handlungswürde von Pflegenden ist eine kontingente moralische Leistung, die sie den ihrer Betreuung Anbefohlenen um deren inhärenter Menschenwürde willen schulden. Nach Eibach (2004) ist es unsere Verpflichtung, «auch wenn es durch Krankheit, Altern und Behinderung zum Abbau der Persönlichkeit kommt, ‹hinter› der zerbrochenen Persönlichkeit die [...] Person in ihrer einmaligen und unverlierbaren Würde zu sehen und sie entsprechend zu achten und zu behandeln» (Eibach, 2004: 256). Darum ist es angemessen, dass am Anfang der vom SBK herausgegebenen «Ethischen Grundsätze für die Pflege» der Leitsatz steht: «Die Würde des Menschen und die Einzigartigkeit des Lebens stehen im Zentrum allen pflegerischen Handelns» (SBK/ASI, 1990: 7).

Damit solche Handlungswürde in der Praxis der Betreuung von Schwerkranken und Sterbenden in einem Spital, in der spitalexternen ambulanten Betreuung oder im Heim gelebt werden kann, ist es allerdings entscheidend, dass in diesen Organisationen auch entsprechende «menschenfreundliche» Rahmen- und Arbeitsbedingungen herrschen, die einer menschenwürdigen Sterbebegleitung nicht nur nicht entgegenstehen, sondern sie fördern. Dass in einer Institution in Würde, d. h. in menschenwürdiger, respektvoller Begleitung gestorben werden kann, ist deshalb auch eine Frage der Organisationsentwicklung mit dem Ziel einer interdisziplinären «Organisationskultur des Sterbens» (Heller, 2000: 13, 21, 128–148).

Zusammenfassung

Was also kann «Sterben in Würde» sinnvollerweise bedeuten? Sagen wir zuerst, was es *nicht* bedeutet. Es kann nicht heißen, dass die sterbende Person Gefahr läuft, ihre Würde durch den fortschreitenden Krankheitsverlauf zu verlieren und deswegen selbst dafür Verantwortung tragen muss, zu einem Zeitpunkt oder auf eine Art zu sterben, die ihre Würde sicherstellt. Eine solche Vorstellung würde Leistungsdruck erzeugen und wäre geradezu inhuman, würde das ohnehin nicht einfache Sterben nur noch schwieriger machen. Pointiert gesagt: Die Menschenwürde ist unverlierbar, man muss nichts für sie tun und kann auch im Sterben nicht aus ihr herausfallen. Insofern steht jedes Sterben eines Menschen unter dem Anspruch seiner unantastbaren Würde, die sein Leben schützt und eine respektvolle Sterbebegleitung fordert (s. Kap. 9.4).

Sinnvoll erscheint mir die Rede von einem «Sterben in Würde» nur insofern, als damit ein Anspruch an die professionellen und freiwilligen Betreuerinnen und Begleiter eines Sterbenden gemeint ist, diesen menschenwürdig, d. h. bis zuletzt mit Respekt vor seiner unverlierbaren Menschenwürde zu behandeln, auch wenn die Umstände seines Sterbens vielleicht mühsam, elend und mit Gefühlen der Scham und des Ekels belastet sind. Gerade dann ist es wichtig, sich klar zu machen, dass jeder Mensch eine unverlierbare Würde und Anspruch darauf hat, dieser Würde gemäß, also menschenwürdig behandelt zu werden. Mit den Worten von Eibach:

> Nicht darauf kommt es an, dass man die Personwürde als eigene Qualität vorweisen kann, sondern dass sie als eine unverlierbare Größe selbst dann geachtet wird, wenn sie dem «empirischen» Auge unter einer vielleicht zerrütteten Persönlichkeit [oder einer äußerst belastenden Sterbesituation, H. R.] verborgen ist. (Eibach, 2004: 258)

Zu einem solchen Respekt vor der Würde eines Sterbenden gehört eine menschenwürdige Sterbekultur, wie sie die zahlreichen Initiativen der Hospizarbeit und der Palliative Care in den letzten Jahrzehnten beispielhaft entwickelt haben (Wilkening/Kunz, 2003). In den neuen Richtlinien der SAMW zur «Betreuung von Patientinnen und Patienten am Lebensende» heißt es dazu in einer knappen Zusammenfassung:

> Patienten in der letzten Lebensphase haben ein Anrecht auf palliative Betreuung. Diese umfasst alle medizinischen und pflegerischen Interventionen sowie die psychische, soziale und seelsorgerliche Unterstützung von Patienten und Angehörigen, welche darauf abzielen, Leiden zu lindern und die bestmögliche Lebensqualität des Patienten zu gewährleisten. Eine zentrale Aufgabe des Betreuungsteams besteht in einer wirksamen Symptomtherapie. Dazu gehören auch das Eingehen auf Nöte sowie die Verfügbarkeit und die Begleitung für den Patienten und seine Angehörigen. Alle potenziell hilfreichen technischen und personellen Ressourcen (z. B. Fachpersonen für psychische, soziale und seelsorgerliche Begleitung) sollen bei Bedarf zugezogen werden. [...] Wünsche nach einer persönlichen Gestaltung der letzten Lebensphase sollen unterstützt werden. Die Betreuung soll auch die Begleitung der Angehörigen, in manchen Fällen über den Tod des Patienten hinaus, umfassen. (SAMW, 2004: Punkt 3.1)

Abschließende Fragen zur Reflexion

- Welche gesellschaftlichen Entwicklungen und persönlichen Motive stehen hinter dem heute zu hörenden Ruf nach einem «Sterben in Würde»?
- Was beinhaltet das Prinzip des Respekts vor der Menschenwürde?
- Worin unterscheiden sich die inhärente Menschenwürde und die kontingente Handlungswürde?
- Was ist die Relevanz dieser Unterscheidung im Blick auf die Situation des Sterbens und der Sterbebegleitung?

Verwendete Literatur

Baltes, P. B.: Das hohe Alter – mehr Bürde als Würde? Max-Planck-Forschung, 2 (2003): 15–19.

Eibach, U.: Streit um Menschenwürde und Gottebenbildlichkeit. Seine Bedeutung für den Umgang mit schwerstpflegebedürftigen und sterbenden Menschen. Theologische Beiträge, 35 (2004) 5: 245–261.

Heller, A.; Heimerl, K.; Metz, C. (Hrsg.): Kultur des Sterbens. Bedingungen für das Lebensende gestalten. Lambertus, Freiburg i. Br. 2000.

Höffe, O.: Medizin ohne Ethik? Suhrkamp, Frankfurt a. M. 2002: 49–69.

Hoerster, N.: Ethik des Embryonenschutzes. Ein rechtsphilosophischer Essay. Reclam, Stuttgart 2002.

Kohler, G.: Daedalus oder: Science Fiction und die Erfahrung der Metaphysik. Magazin UniZürich, 3 (2001): 18–21.

Knellwolf, U.; Rüegger, H.: In Leiden und Sterben begleiten. Kleine Geschichten – Ethische Impulse. TVZ, Zürich 2004: 73–82.

Knoepffler, N.: Menschenwürde in der Bioethik. Springer, Berlin 2004.

Rüegger, H.: Sterben in Würde? Nachdenken über ein differenziertes Würdeverständnis. TVZ, Zürich 2004, 2. A.

SBK/ASI – Schweizer Berufsverband der Pflegefachfrauen und Pflegefachmänner (SBK) – Association suisse des infirmières et infirmiers, Associazione svizzera infermiere e enfermieri (ASI): Ethische Grundsätze für die Pflege. Bern 1990.

SAMW – Schweizerische Akademie der Medizinischen Wissenschaften: Behandlung und Betreuung von älteren, pflegebedürftigen Menschen. Medizinisch-ethische Richtlinien und Empfehlungen der SAMW. Basel 2004.

SAMW – Schweizerische Akademie der Medizinischen Wissenschaften: Betreuung von Patientinnen und Patienten am Lebensende. Medizinisch-ethische Richtlinien der SAMW. Basel 2004.

Wilkening K.; Kunz R.: Sterben im Pflegeheim. Perspektiven und Praxis einer neuen Abschiedskultur. Vandenhoeck & Ruprecht, Göttingen 2003, 2. A.

Weiterführende Literatur

Dörner, K.: Tödliches Mitleid. Zur Sozialen Frage der Unerträglichkeit des Lebens. Paranus, Neumünster 2002.

Eibach, U.: Menschenwürde an den Grenzen des Lebens. Einführung in Fragen der Bioethik aus christlicher Sicht. Neukirchener Verlag, Neukirchen-Vluyn 2000.

Elias, N.: Über die Einsamkeit der Sterbenden. Suhrkamp, Frankfurt a. M. 1982.

Ewers, M.; Schaeffer, D. (Hrsg.): Am Ende des Lebens. Versorgung und Pflege von Menschen in der letzten Lebensphase. Huber, Bern 2005.

Heller, A.; Krobath. T. (Hrsg.): OrganisationsEthik. Organisationsentwicklung in Kirchen, Caritas und Diakonie. Lambertus, Freiburg i. Br. 2003.

Heller, A.; Heimerl, K.; Husebø, St. (Hrsg.): Wenn nichts mehr zu machen ist, ist noch viel zu tun. Wie alte Menschen würdig sterben können. Lambertus, Freiburg i. Br. 2000, 2. A.

Klie, Th.; Wilkening, K. (verantw.): In Würde sterben. Zeitschrift für Gerontologie und Geriatrie, 36 (2003) 5: 331–365 (Themenschwerpunkt dieses Heftes).

Körtner, U. H. J.: Unverfügbarkeit des Lebens? Grundfragen der Bioethik und der medizinischen Ethik. Neukirchener Verlag, Neukirchen-Vluyn 2001: 133–138.

Körtner, U. H. J.: Grundkurs Pflegeethik. Facultas UTB, Wien 2004.

Loewy, E. H.; Springer-Loewy, R.: Ethische Fragen am Ende des Lebens. In: Pleschberger, S.; Heimerl, K.; Wild, M. (Hrsg.): Palliativpflege. Grundlagen für Praxis und Unterricht. Facultas, Wien 2005, 2., aktualisierte A.

Mettner, M. (Hrsg.): Wie menschenwürdig sterben? Zur Debatte um die Sterbehilfe und zur Praxis der Sterbebegleitung. NZN, Zürich 2000.

Mettner, M.; Schmitt-Mannhart, R. (Hrsg.): Wie ich sterben will. Autonomie, Abhängigkeit und Selbstverantwortung am Lebensende. NZN, Zürich 2003.

Pleschberger, S. (Hrsg.): Nur nicht zur Last fallen. Sterben in Würde aus der Sicht alter Menschen in Pflegeheimen. Lambertus, Freiburg i. Br. 2005.

Reitinger, E.; Heller, A.; Tesch-Römer, C.; Zemann, P.: Leitkategorie Menschenwürde. Zum Sterben in stationären Pflegeeinrichtungen. Lambertus, Freiburg i. Br. 2004.

Ruegger, H.: Das Sterben. Auf der Suche nach der eigenen Lebenskunst. V&R, Göttingen 2006.

Schockenhoff, E.: Sterbehilfe und Menschenwürde. Begleitung zu einem «eigenen Tod». Pustet, Regensburg 1991.

Student, J.-C. (Hrsg.): Das Hospiz-Buch. Lambertus, Freiburg i. Br. 1999, 4. A.

10.5
Euthanasie-Debatte an ausgewählten Beispielen im europäischen Vergleich

Elke Simon

«Euthanasie bei unerträglichem Leid?»

Abstract

Euthanasie gehört zu den Themen, über die in den letzten Jahren besonders kontrovers diskutiert wurde. Das liegt nicht zuletzt daran, dass dieses Thema eine Fülle zentraler Fragen des Lebens betrifft. Hier bündeln sich pflegerische, medizinische, gesellschafts- und sozialpolitische, ökonomische, juristische und vor allem ethische Fragen. Für jeden Einzelnen ist das Thema Euthanasie mit ganz existenziellen Fragen verbunden. Denn unweigerlich begibt man sich bei der Frage nach der eigenen Haltung zur Euthanasie an das größte Tabuthema des Lebens: an die Endlichkeit des eigenen Daseins. Denn der Tod und das Wissen vom Tod, ist, wie Elias feststellt, ein Problem der Lebenden und etwas, was dem Menschen Probleme schafft (Elias, 1982: 10 ff.). Und diese Probleme sind gewaltig. Wir haben heute im Allgemeinen die Kultur des Sterbens verlernt (Mettner, 2000: 11) und sind angesichts dieser Probleme sprachlos, fühlen uns schnell hilflos und überfordert. Hinzu kommen oft diffuse oder auch ganz konkrete Ängste:

- Angst davor, anderen zur Last zu fallen, die Selbstständigkeit zu verlieren und von anderen abhängig zu sein
- Angst, am Ende allein und verlassen zu sein
- Angst vor einem Übermaß an medizinischer Behandlung, die den Tod möglicherweise hinauszögert, aber das Sterben verlängert
- Angst vor Veränderungen der eigenen Persönlichkeit oder gar dem Persönlichkeitszerfall
- Angst vor dem Verlust der Würde.

Diese Ängste stehen sicher auch im Hintergrund, wenn in der Öffentlichkeit über das Thema «Euthanasie» diskutiert wird. Deshalb ergibt sich oft eine sehr emotionale Diskussion, bei der stichhaltige Argumente, die es sowohl auf Seiten der Befürworter wie der Gegner der Euthanasie gibt, manchmal zu kurz kommen. Ausgangspunkt dieses Kapitels ist deshalb das Bewusstwerden des emotionalen Faktors, um sich kurzzeitig davon zu lösen, weitere Perspektiven und Facetten der Euthanasie-Debatte zu beleuchten, damit am Ende die eigene Haltung und das eigene Credo zur Frage der Euthanasie reflektiert werden kann. Doch was genau meinen wir eigentlich, wenn wir von Euthanasie sprechen?

Studienziele

Nach Abschluss des Kapitels wird die bzw. der Lernende in der Lage sein:

- verschiedene Definitionen der Sterbehilfe differenziert zu unterscheiden und zu erläutern.
- Hintergründe für die wieder erstarkte europäische Euthanasie-Diskussion nachvollziehbar zu kennen.
- unterschiedliche Motive für Euthanasie differenziert zu identifizieren und zu beschreiben.
- ethische Grundprinzipien in der Euthanasie-Debatte zu erfassen.
- die Entstehung/Entwicklung der Legalisierung von Euthanasie zu kennen und differenziert zu reflektieren.
- Probleme und Herausforderungen einer legalen Euthanasie-Praxis zu erkennen.
- die eigene Haltung, das eigene Credo zur Euthanasie-Debatte zu reflektieren und zu formulieren.

- Gesundheits- und gesellschaftspolitische Herausforderungen im Kontext der Euthanasie-Debatte für die Zukunft abzuleiten.

Schlüsselwörter

Aktive Sterbehilfe, Selbstbestimmung, passive Sterbehilfe, Würde, indirekte Sterbehilfe, Fürsorge, Euthanasie, (tödliches) Mitleid, Beihilfe zum Suizid, Sorgfaltskriterien, Sterbebegleitung, «Sterbehelfer-Organisationen»

Einleitung – Begriffsklärung

In den deutschsprachigen Ländern Europas tut man sich mit der Verwendung des Begriffs «Euthanasie» schwer: Euthanasie (gr.) guter, leichter Tod (Georg/Frowein, 2001: 271). So sind viele verschiedene Bezeichnungen unter dem Sammelbegriff «Sterbehilfe» entstanden, die mittlerweile für Unklarheit und Verwirrung sorgen. Im europäischen Sprachgebrauch finden sich nicht nur die Bezeichnungen «aktive», «indirekte» und «passive» Sterbehilfe, sondern auch noch die Kombinationen von direkter aktiver sowie indirekter aktiver Sterbehilfe[1], die die ohnehin emotionale Diskussion noch zusätzlich erschweren (Knellwolf/Rüegger, 2004: 83). Auch der Terminus «begleiteter Suizid» ist ein naher Verwandter dieser Bedeutungsgruppe. Selbst Ärzten und Pflegepersonal ist die genaue Definition der einzelnen Bezeichnungen oft unklar[2], was die generelle Schwierigkeit dieser Thematik nicht gerade erleichtert. Wie soll ein Arzt wissen, ob eine Handlung möglicherweise strafbar ist oder nicht, wenn er nicht den genauen Unterschied zwischen aktiver und passiver Sterbehilfe kennt? Entspricht das Abschalten eines medizinischen Apparates als aktive Handlung sofort aktiver Sterbehilfe und ist daher in jedem Fall verboten? Und selbst unter den Juristen, die über ein mögliches Fehlverhalten zu urteilen haben, ist die Unsicherheit bei der korrekten Begriffsbezeichnung groß (vgl. hierzu eine bundesweite Studie unter deutschen Vormundschaftsrichtern aus dem Jahre 2005 unter www.bmj.bund.de). Ein wichtiges Kriterium zur Unterscheidung ist das Motiv des Handelnden.

Definitionen im Überblick[3]

Aktive Sterbehilfe. Aktive Sterbehilfe ist das bewusste, aktive (ärztliche) Eingreifen zur Beendigung des Lebens. Ziel der Handlung ist die Herbeiführung des Todeseintritts, z. B. durch eine tödlich wirkende Substanz. Vorausgesetzt wird, dass das Leben des Sterbewilligen auf sein ausdrückliches Verlangen hin beendet wird. Darüber hinaus gibt es auch aktive Sterbehilfe ohne das ausdrückliche Verlangen der leidenden Person. In diesem Fall handelt es sich eindeutig um den Straftatbestand der Tötung.

Hier zusätzlich von freiwilliger aktiver oder unfreiwilliger aktiver Sterbehilfe zu sprechen, scheint nicht sinnvoll und notwendig, sondern würde die ohnehin vorhandene Begriffsverwirrung unnötig erweitern. Für beide Formen der aktiven Sterbehilfe wird auch der Begriff «Euthanasie» verwendet.

Motiv: Das Leben/Leiden wird durch Töten beendet.

Passive Sterbehilfe. Passive Sterbehilfe meint den Verzicht bzw. den Abbruch einer bereits begonnenen sterbens- bzw. lebensverlängernden Behandlung, z. B. das Abstellen einer Beatmungsmaschine.

Motiv: Das Sterben wird als natürlicher Prozess zugelassen.

Indirekte Sterbehilfe. Indirekte Sterbehilfe ist die unbeabsichtigte, in Ausnahmefällen aber als unvermeidliche Nebenfolge in Kauf genommene Beschleunigung des Todeseintritts, z. B. durch eine indizierte hochpotente Schmerztherapie. Allein die Tatsache, dass hier z. B. durch die Gabe eines Medikaments aktiv gehandelt wird, rechtfertigt die Bezeichnung «indirekte, aktive Sterbehilfe» nicht und sollte deshalb der Klarheit wegen vermieden werden.

Motiv: Das Leiden wird durch Medikamente gelindert, wobei das Medikament die (Über-)Lebensdauer unbeabsichtigt herabsetzen kann.

Euthanasie. Euthanasie ist das Synonym für aktive Sterbehilfe und wird in allen anderen Ländern auch so verwandt. Weitere Kombinationen, wie aktive oder indirekte Euthanasie, sind deshalb nicht sinnvoll. Euthanasie meint ausdrücklich *nicht* den Therapieverzicht bei aussichtsloser Prognose, die Beendigung me-

---

[1] Dazu hat der Europarat eine Studie in 34 seiner Mitgliedsstaaten veröffentlicht. Die Ergebnisse sind einzusehen unter www.coe.int/T/E/Legal_Affairs/Legal_co-operation/Bioethics/Activities/Euthanasia/INF(2003)8e_replies_euthanasia.pdf.

[2] Nach einer Studie von M. Weber ist nur knapp der Hälfte der Mediziner die korrekte Bedeutung von aktiver und passiver Sterbehilfe bekannt. Eine weitere Untersuchung unter Medizinstudenten zeigt, dass nur ca. 30 % von ihnen die korrekte Begriffsbezeichnung kennen (www.medizinauskunft.de/artikel/aktuell/03_01_sterbebegleitung.php).

[3] Nach eapc unter www.eapcnet.org/download/for Euthanasia/PM200317(2)Matervstvedt.pdf

dizinischer Maßnahmen bei Einverständnis des Patienten oder die Palliative Sedierung (den Einsatz von Sedativa zur Linderung unerträglichen Leidens in den letzten Lebenstagen).

Beihilfe zum Suizid. Bei der Beihilfe zum Suizid werden dem Suizidenten entsprechende Rahmenbedingungen geschaffen, durch die er sein Leben selbst beenden kann – etwa, indem ein zum Tode führendes Medikament besorgt und so positioniert wird, dass es sich der Suizident selbst verabreichen kann.

Sterbebegleitung. Sterbebegleitung bezeichnet nicht die Hilfe *zum* Sterben, sondern vielmehr Hilfe *beim* Sterben. Hierzu zählt auf der einen Seite jede Form psychosozialer und spiritueller Begleitung, sei es durch Angehörige und Freunde oder durch ehrenamtliche oder professionelle Mitarbeiter sowie auf der anderen Seite die notwendige pflegerische Unterstützung und palliative Betreuung. In diesem Zusammenhang ist die stark wachsende Hospizbewegung zu nennen, die sich der Sterbebegleitung in besonderer Weise angenommen hat.

Renaissance der Euthanasie-Diskussion und Stellenwert der Selbstbestimmung, Würde und Fürsorge

Nach den Ereignissen während der Zeit des Nationalsozialismus wurde über Euthanasie lange Zeit kaum geredet. Kein Wunder, denn der eigentlich gemeinte «schöne Tod» aus dem Griechischen «eu-» (schön) und «thanatos» (Tod) wurde in seiner inhaltlichen Bedeutung ins Gegenteil verkehrt und zur Bezeichnung für ein *Massenvernichtungsprogramm unwerten Lebens*. Doch seit ein paar Jahren wird wieder sehr lebhaft über Euthanasie diskutiert. Die Gründe dafür sind vielschichtig. Da ist zum einen die Entwicklung der Medizin, die so enorme Fortschritte gemacht hat. Was im Allgemeinen ein Segen für die Menschheit ist, wird zur Hilflosigkeit, wenn der Punkt erreicht ist, an dem auch die Medizin nicht mehr weiterhelfen kann. Die Erkenntnis des Mediziners, mit den ihm zur Verfügung stehenden Mitteln nicht weiterzukommen, nichts mehr tun zu können, um die früher oder später zum Tode führende Krankheit zu heilen, ist nicht nur für ihn sehr schmerzlich, sondern stürzt den Betroffenen und Angehörige oft in eine schwere Krise. Auffällig ist jedoch, dass die Angst vor Krankheit und Leid selten so groß war wie in den Zeiten eines sehr hohen Niveaus an medizinischer Versorgung in unseren Breitengraden, was Ivan Illich zu der These führt, dass paradoxerweise mit dem Grad der Modernisierung und Verankerung politischer Forderungen auch das Maß an Beunruhigung und Sorge um den eigenen Gesundheitszustand steigt (Illich, 1998: 3). Dagegen scheint man etwas tun zu müssen. Gesundheit, Glücklichsein sind positiv besetzt und haben einen hohen Stellenwert in der Gesellschaft. Krankheit, Schmerzen, Leiden erhalten eine negative Bedeutung und sollten möglichst vermieden werden. Deshalb wird viel dafür getan, diese negativen Einflüsse zu vermeiden oder zu beheben. Auf diese Weise wird auch versucht, das Sterben zu planen und zu regeln. Fast scheint es, als könne der Mensch mit dem nötigen Maß an Selbstbestimmung den Tod als unabwendbares Schicksal in ein selbst zu verantwortendes «Machsal» (Marquard, 1981: 67 ff.) wenden. Selbstbestimmung am Lebensende ist dabei ein schwieriges Thema. Schon zu gesunden Zeiten sind wir als Mitglieder einer Gesellschaft Teil eines Gefüges von miteinander lebenden Menschen, in dem unsere Selbstbestimmung da ihre Grenzen hat, wo sie an die Grenzen der Regeln menschlichen Zusammenlebens stößt. Wie schwierig ist es dann gerade in einer Situation der Schwäche, der Abhängigkeit, des Sterbens, unsere Selbstbestimmung umzusetzen? Verliert man sein Recht auf Selbstbestimmung, wenn man es auf Grund seiner körperlichen oder geistigen Verfassung nicht mehr durchsetzen kann? In einer Zeit, in der Selbstbestimmung und Autonomie einen hohen gesellschaftlichen Stellenwert haben und jeder für sein Schicksal selbst verantwortlich erscheint, geraten Schwache, Leidende, Sterbende schnell an den Rand der Gesellschaft, weil verminderte Selbstbestimmung gleichgesetzt wird mit vermindertem Lebenswert oder Unwürde (Dörner, 2002: 108). Gern wird in der Euthanasie-Diskussion das Argument verwendet, nur ein selbstbestimmtes Sterben sei ein Sterben in Würde (Rüegger, 2003: 48). Dabei geraten die großen ethischen Prinzipien von Selbstbestimmung und Würde oft in ein ungutes Wechselspiel, und eine Ethik der Ungleichbewertung hält Einzug. Es scheint so, als zerstörten Krankheit und Leid das, was die Würde eines Menschen ausmacht (s. Kap. 10.4). In der Euthanasie-Debatte hört man dann oft den Gedanken, dass ein leidendes Leben ein unwürdiges Leben sei, das zu leben sich nicht mehr lohne. Hier ist Würde abhängig von zugeschriebenen Eigenschaften, Qualitäten, Fähigkeiten, Rollen, Status, Erfolg etc. Wäre dem so, dann würde sich die Menge an Würde in gleichem Maße abschwächen, weil sich Fähigkeiten und Kompetenzen krankheits- oder altersbedingt erst gar nicht entwickeln können oder verloren gehen. Hätten beispielsweise Demente dann noch Würde? Setzt man diesem Würdeverständnis die Würde als

Seinswürde gegenüber (inhärente Würde), dann gilt sie als Wesensmerkmal, das der Mensch durch sein Menschsein an sich erhält. Diese Würde ist ein für alle Mal unantastbar, unverletzbar, unverlierbar und kann weder von außen zugesprochen noch aberkannt werden. Ausgehend von diesem Würdeverständnis hat das entscheidende Konsequenzen für den Umgang mit den Mitmenschen, vor allem auch für den Umgang mit Schwachen, Leidenden, Sterbenden (vgl. Rüegger, 2003). Das Spannungsfeld im Verhältnis der unverlierbaren Seinswürde (inhärente Würde) zur abhängigen und variablen Handlungswürde (kontingente Würde) entfaltet Rüegger in einem Artikel in diesem Lehrbuch. Dieses Würdeverständnis zu Grunde gelegt, lässt uns unserem Gegenüber voll Respekt und Achtung in allen Lebenslagen entgegentreten. Erklärt man ein Sterben in Würde zu einem erreichbaren Ziel und zur eigenverantwortlichen Aufgabe für jeden, fordert man damit eigentlich eine neue Kultur des Umgangs mit Sterben. Diese Kultur wäre geprägt von einer Ethik der Solidarität und Fürsorge, des Zuhörens, Verstehens, Ernstnehmens und Füreinander-Daseins (Knellwolf/Rüegger, 2004: 72 ff.; Dörner, 2002: 112 f.).

Die Forderung der Euthanasie-Bewegung nach einem Sterben in Würde als Entsprechung eines Lebens in Würde erscheint demnach als ein Absurdum, weil Menschenwürde selbst bei schwerer und fortschreitender Krankheit bis in das Sterben hinein nicht verloren gehen kann.

Motive der Euthanasie

Was kann Menschen dazu bewegen, das Leben anderer Menschen auf ihren Wunsch hin vorzeitig zu beenden? Die Motive für Euthanasie liegen größten Teils nicht im Bereich der so genannten niederen Beweggründe. Häufig wird für Euthanasie-Handlungen genau das Gegenteil behauptet, nämlich eine absolut lautere, humane, fast liebevolle Absicht.

(Tödliches) Mitleid. Oft hört man von Angehörigen Aussagen wie: «So zu leiden, das hat mein Vater nicht gewollt. Welch eine Qual! All diese fürchterlichen Apparate um ihn herum, hätte er das gewusst, hätte er sich das Ende gewünscht. Warum kann man denn da nichts tun?» Genaues Zuhören, Ernstnehmen der Sorgen und weiteres, einfühlsames Fragen macht nicht selten deutlich: Der Angehörige selbst ist es, der die Situation seines Vaters nicht aushält und deshalb beenden möchte. Oft weiß er gar nicht wirklich um die genaue Einstellung seines Vaters, was allein durch die Wortwahl, dem Wechsel einer Tatsachenaussage «... das hat mein Vater nicht gewollt...» zu der Vermutung «... hätte er das gewusst, hätte er...» deutlich wird. Die Hilflosigkeit beim Anblick von Leid, sicherlich auch die Sorge sowie fehlende Unterstützung und Hilfe führen nicht selten dazu, dass der Wunsch, dieses möge doch endlich ein Ende haben, auf den Betroffenen projiziert wird. «Töten aus Mitleid?», wie Payk (2004) in seinem gleichnamigen Buch fragt, ist sicher eines der stärksten Motive. Vorrangig vorgegebenes Mitleid erweist sich häufig nicht mehr als «Bereitschaft zur empathischen, aktiven Teilnahme an der tatsächlichen Lebenssituation eines Leidenden und Sterbenden, sondern in Wirklichkeit als Ausdruck eigenen Unbehagens, ja der Unfähigkeit, das Ringen eines Menschen mit dem Tod mit ansehen und erleben zu müssen» (Payk, 2004: 17; Dörner, 2002: 102 ff.). Oft meinen wir mit dem Mitleid gar nicht das Leiden des anderen, sondern unser eigenes Leiden. Und nicht selten müssen wir vor der eigenen Schwäche kapitulieren. Euthanasie ist in diesem Fall jedoch die Erlösung *vom* anderen statt der Erlösung *des* anderen (Dörner, 2002: 137). Auch in den zunehmenden Fällen von Patiententötungen durch Pflegekräfte (vgl. Tötungsfälle eines Pflegefachmanns aus der Innerschweiz oder eines Pflegers im bayerischen Sonthofen) wird fast immer Mitleid mit den Patienten als Grund des Tötungsdeliktes angegeben. In der Öffentlichkeit werden diese Täter nicht selten als erlösende Engel bezeichnet.

Würdeverlust. Nach dem Mitleid bildet das Motiv «Gegen den Verlust der Würde» die zweitgrößte Gruppe. «Das ist doch keine Würde mehr, wenn jemand allein an Apparaten und Schläuchen hängt, wenn er unter sich macht oder gewickelt werden muss», kann man oft hören. Zwar ist in allen Staatsverfassungen die Würde des Menschen als unantastbar und schützenswert gekennzeichnet (z. B. Erklärung der Menschenrechte der UN vom 10.12.1948 oder Art. 7 SGB der Schweizerischen Eidgenossenschaft oder Art. 1, Abs. 1 und 2 GG der BRD). Aber wie in Kapitel 10.4 skizziert, scheint Würde zunehmend eine zugesprochene Eigenschaft zu sein, die man besitzen, aber auch verlieren kann. Hier wird das Axiom der wesenseigenen Würde negiert. Eine Befürwortung von Euthanasie mit dem Argument, das verbleibende Leben eines Schwerstkranken in einem Pflegeheim sei doch unwürdig, ist inakzeptabel, da wir erst jahrelang hinnehmen, dass sich unzumutbare Lebensbedingungen für Schwerstkranke und Sterbende etablieren und dann Euthanasie als notwendige Konsequenz daraus ziehen. Lässt sich die Würde menschlichen Lebens im Ernstfall denn tatsächlich nur durch die Beendigung des Lebens aufrechterhalten?

Ökonomischer Druck. Auch wachsende ökonomische Zwänge im Gesundheitswesen dürfen heutzutage nicht mehr als völlig absurdes Motiv abgetan werden. In Deutschland hat folgende Idee des Bochumer Theologen Joachim Wiemeyer und des Konstanzer Sozialwissenschaftlers Friedrich Beyer für Aufregung gesorgt: Für Patienten ab einem bestimmten Alter, z. B. 70 Jahren, sollte eine Behandlungsgrenze eingeführt werden, ab der die Solidargemeinschaft nicht mehr für anfallende Behandlungskosten aufkommen sollte. Einige Politiker zeigten große Sympathien für diese Form der Sparmaßnahmen. Die Betroffenen selbst, Schwerstkranke und Sterbende, Apalliker und Demente, konnten sich gegen solche Vorgehensweise nicht wehren. Und warum sollte man solchen Menschen eine kostenintensive Behandlung gewähren, wenn ein junger Patient, der noch sein ganzes (produktives) Leben vor sich hat, deswegen möglicherweise darauf verzichten müsste? Ein Unterlassen wichtiger Behandlungsmaßnahmen kann fast unbemerkt, schleichend zur Euthanasie werden (Payk, 2004: 14).

Gesellschaftlicher Druck. Welches Signal senden wir den Leidenden und Sterbenden, wenn wir behaupten, kein Mensch müsse heutzutage mehr leiden, wenn wir für uns entscheiden, dass bei schwerer Krankheit die Grenze dessen, was erträglich und lebenswert ist, überschritten wird, und das auch für andere postulieren, wenn wir die Kranken und Sterbenden zu Randgruppen der Gesellschaft degradieren und vorrechnen, wie sie in ihrer Versorgung die Allgemeinheit belasten, wenn wir behaupten, die «Soziale Frage» werde uns in Anbetracht der auf kommenden Alterspyramide enorm belasten und könne nur gelöst werden, wenn jeder seinen eigenen Beitrag zum Erhalt des Sozial- und Gesundheitswesens beisteuere (Dörner, 2002: 99 ff.)? Ist es dann verwunderlich, dass wieder eine Ethik des Rechts auf den eigenen Tod die öffentliche Meinung prägt? Der gesellschaftliche Druck, den wir – vielleicht unmerklich und unbewusst – aufbauen, kann so groß werden, dass sich Menschen aus einem sozialen Verantwortungsgefühl heraus zum Suizid oder zur Euthanasie verpflichtet fühlen könnten (Spaemann, 1997: 19 ff.).

Welches Motiv auch immer zu Grunde liegt, jederzeit gilt es aufmerksam, differenziert und sehr genau auf die Behandlung und den Umgang mit hilfsbedürftigen Menschen, die auf andere angewiesen sind, zu achten. Dieser verantwortungsvolle Auftrag kommt insbesondere dem Pflegepersonal zu, da sie es sind, die den häufigsten und intensivsten Kontakt zu den Betroffenen und ihren Angehörigen haben.

Ausgewählte Recherchen zur Euthanasie-Entwicklung in Europa

Was viele vor noch gar nicht allzu langer Zeit für undenkbar hielten, gehört heute schon zur gelebten Realität. Es wird nicht nur über Euthanasie geredet, sondern sie wird auch vollzogen. Was für die einen ein Rückschritt mit gefährlichen Folgen ist, bedeutet für die anderen eine längst überfällige Entwicklung einer aufgeklärten Gesellschaft. Schaut man sich den Verlauf an, wie es in einem Land dahin kommt, dass Euthanasie straffrei bzw. legalisiert wird, so sind in allen Ländern gleiche Muster zu entdecken. Begleitet und mit vorbereitet wird der Schritt der Legalisierung meist durch die professionelle Arbeit von Euthanasie-Befürwortern, häufig von so genannten «Sterbehelfer»-Organisationen. Diese haben das Ziel, das Recht auf straffreie Euthanasie zu erwirken. Viele von ihnen bieten den straffreien begleiteten Suizid an. Sterbehelferorganisationen arbeiten in der Regel zweigleisig: zum einen politisch-strategisch und nutzen dabei ihre guten Kontakte zu einflussreichen Politikern und Juristen, zum anderen auf einer breiten gesellschaftlichen Ebene, auf der sie viel Lobbyarbeit betreiben und schwierige Einzelfälle (wie Diane Pretty in Großbritannien oder Terry Schiavo in den USA), die die ohnehin vorhandene Angst in der Bevölkerung aufgreifen, für ihr Anliegen nutzen. An dieser Stelle kann nur an den Beispielen einiger Länder aufgezeigt werden, wie sich die Euthanasie-Bewegung in Europa entwickelt.

Niederlande

Weltweites Aufsehen erlangten die Niederlande mit ihrer Entscheidung, Euthanasie und Beihilfe zum Suizid zu legalisieren.[1] Am 1. April 2002 ist ein entsprechendes Gesetz in Kraft getreten, das die straffreie Durchführung von Euthanasie ermöglicht und diese damit als ein Element der medizinischen Praxis anerkennt. Ausschlaggebend für diese Neuregelung war offiziell, die seit ca. zehn Jahren gängige Praxis der Durchführung und Duldung von Euthanasie transparenter zu machen und dadurch besser kontrollieren zu können. Schon seit 1990 gab es ein Abkommen zwischen dem Justizminister und der Königlich Niederländischen Medizinischen Gesellschaft (KNMG),

---

[1] Eine weitergehende Darstellung der Sterbehilfe-Entwicklung in den Niederlanden findet sich z. B. bei Jochemsen, H.: Sterbehilfe in den Niederlanden. In: Beckmann, R.; Löhr, M.; Schätzle, J.: Sterben in Würde – Beiträge zur Debatte über Sterbehilfe. Sinus, Krefeld 2004).

> **Sorgfaltskriterien der Euthanasie**
>
> Ein Arzt muss, um heute den so genannten Sorgfaltskriterien[1] zu entsprechen:
>
> 1. zu der Überzeugung gelangt sein, dass der Patient sein Ersuchen freiwillig, nach reiflicher Überlegung und anhaltend gestellt hat.
> 2. zu der Überzeugung gelangt sein, dass der Zustand des Patienten aussichtslos und sein Leiden unerträglich war.
> 3. den Patienten über die Situation, in der er sich befand, und über seine Aussichten informiert haben.
> 4. gemeinsam mit dem Patienten zu der Überzeugung gelangt sein, dass es keine andere akzeptable Lösung gab.
> 5. mindestens einen anderen unabhängigen Arzt zu Rate gezogen haben, der den Patienten begutachtet und schriftlich sein Urteil über die anderen Sorgfaltskriterien abgegeben hat.
> 6. bei der Lebensbeendigung oder bei der Hilfe zur Selbsttötung aus medizinischer Sicht sorgfältig vorgegangen sein.
> 7. jeden Fall von Euthanasie einer der fünf Kontrollkommissionen, die sich aus einem Juristen, einem Arzt und einem Ethiker/Philosophen zusammensetzt, melden.
> 8. bei Minderjährigen im Alter zwischen 12 und 16 Jahren die Einwilligung der Eltern einholen.

das Euthanasie unter bestimmten Umständen möglich machte. Da eine entsprechende gesetzliche Verankerung fehlte, ging man davon aus, dass es eine Grauzone im Bereich Euthanasie geben werde. Diese Grauzone wollte man nun zwölf Jahre später durch die Legalisierung der Euthanasie minimieren: Ärzte sollten sich nicht weiter davor scheuen, Euthanasie-Maßnahmen zu melden. Die neue Regelung verfolgte unter anderem das Ziel, die Zahl der gemeldeten Fälle zu erhöhen. Maßgebliches Instrument dafür war die Einführung so genannter Sorgfaltskriterien (s. Kasten).

Drei von der Niederländischen Regierung in Auftrag gegebene Untersuchungen in den Jahren 1990 (Van der Maas et al., 1991), 1995 (Van der Wal/van der Maas et al., 1996) und 2001 (Van der Wal et al., 2003), auf die sich folgende Ergebnisse beziehen, stellen fest, dass sich die Zahl der gemeldeten Euthanasie-Fälle nicht deutlich erhöht hat (auch in: Regionale Toetsingscommissies Euthanasie, Jaarsverlag, Den Haag 1999: 8 ff.). Auf Grund der Datenlage kann man zu der Überzeugung gelangen, die eingerichteten Kontrollkommissionen könnten Ärzte von ihrer Meldepflicht eher abhalten (Jochemsen, 2004: 242). Nur gut die Hälfte aller Fälle werden hier offiziell angezeigt. Weitere Punkte der Untersuchungen machen deutlich, dass es auch bei all den Sorgfaltskriterien keine absolute Sicherheit geben kann. Von 1040 Fällen, die im Jahre 1990 angezeigt wurden, wurde Euthanasie 375 Mal an entscheidungs*fähigen*, aber 665 Mal an entscheidungs*unfähigen* Personen durchgeführt. Im Jahre 1995 wurde in 17 % der Fälle das Leben von Patienten ohne ihren ausdrücklichen Wunsch beendet. Tatsächlich sind es also eher die Ärzte als die Patienten, die entscheiden, wann das Leben beendet wird. Nach den Gründen dafür gefragt, gaben Ärzte unter anderem an, dass:

- keine Aussicht auf Besserung bestanden habe
- man dem Verlust der Würde vorbeugen wollte
- jede weitere Behandlung sinnlos erschien
- Angehörige mit der Situation nicht fertig wurden
- die Lebensqualität zu niedrig gewesen sei.

Auch zu wenig Wissen über mögliche Behandlungsalternativen oder eine zu schlechte Qualität der Palliativmedizin werden als Gründe genannt (van der Waal et al., 2003: 99). Eine Euthanasie-Maßnahme gestaltet sich bei weitem nicht so einfach, wie sie oft dargestellt wird. Nach einer Studie der Universität Rotterdam im Jahre 2000 kam es in 535 Fällen von Euthanasie zu Komplikationen in Form von Muskelkrämpfen, Erbrechen etc., in weiteren 6 % dieser Fälle zum verlängerten Todeskampf, Koma oder auch Wiedererwachen.[2] Dabei können Kontrollkommissionen das Leiden der Patienten nicht verhindern. Das Problem der eingesetzten Kontrollkommissionen ist zudem, dass sie erst posthum tagen und bei ihren Treffen eine gesammelte Zahl von Euthanasie-Fällen zu bearbeiten haben, sodass im Schnitt deshalb oft nicht mehr als

---

[1] In: Richtlinien zur ärztlichen Durchführung der Euthanasie in den Niederlanden, z. B. nach Keown, 1995
[2] Siehe nl-Studie: Groenewoud, J. H. et. al.: Clinical Problems with the Performance of Euthanasie as Physician-Assisted Suicide in the Netherlands. NEJM, 342 (2000): 551–556.

> ### Entwicklungen durch die Legalisierung der Euthanasie
>
> 1. Die Legalisierung der Euthanasie hat im Bewusstsein der Bevölkerung einen fatalen Wandel erzielt. Bestand anfangs die Möglichkeit zur Euthanasie, entwickelte sich im Laufe der letzten Jahre fast eine gewisse Pflicht zur Euthanasie. So kommt es nicht mehr selten vor, dass Angehörige gefragt werden: «Was, Euer Vater quält sich immer noch? Das geht jetzt doch schon seit über einem Monat? Könnt Ihr das denn verantworten?»
> 2. Umgekehrt sehen sich Ärzte immer häufiger mit Fragen konfrontiert wie: «Wie lange wird es Ihrer Meinung nach denn noch dauern? Wir wollten eigentlich in fünf Wochen in den Urlaub fahren.» Euthanasie als eine von mehreren Behandlungsmöglichkeiten widerspricht zutiefst der eigentlichen Aufgabe des Arztes. Dies kann nicht ohne gravierende Folgen für das Arzt-Patienten-Verhältnis bleiben.
> 3. Auch für die Ärzte selbst hat sich ein Wandel ergeben. Oft fühlen sie sich gedrängt, Euthanasie durchzuführen oder andernfalls Patienten an einen Kollegen abzugeben. Schon jetzt kommt es vor, dass Ärzte oder Pflegende, die sich weigern, Euthanasie oder Beihilfe zum Suizid zu leisten, Schwierigkeiten bei der Einstellung in Einrichtungen des Gesundheitswesens haben, so Dr. P. C. Hildering, Vorsitzender des Niederländischen Ärzteverbandes in einem Vortrag anlässlich des 2. Praktikerkolloquiums der Deutschen Hospiz Stiftung am 4.12.2001 in Dortmund.
> 4. Die Vorbildfunktion sollte in ihrer Bedeutung nicht unterschätzt werden. Fällt in einem Land diese hohe Barriere, bleibt das nie ohne Folgen für andere Länder. Die ganze Welt hat auf die Niederlande geschaut. Und es war nur eine Frage der Zeit, bis dieser Entwicklungsschritt auch von anderen Ländern diskutiert und/oder vollzogen wurde.
> 5. Und schließlich der häufig genannte, aber leider in seiner tatsächlichen Wirkung oft unterschätzte «Slippery-slope»-Effekt (Keown, 1995). Mit der Akzeptanz von Euthanasie für einwilligungsfähige Erwachsene begann es, dann wurde über die Ausweitung auf Minderjährige diskutiert, dann auf die für psychisch Kranke und gerontopsychiatrisch veränderte Alte (www.kath.net/detail.php?id=10443) und mittlerweile auch über die Ausweitung für behinderte oder schwerstkranke Babys. All diese Gruppen wurden anfangs voller Überzeugung und im Namen ethisch-moralischer Verantwortlichkeit kategorisch ausgeschlossen. Folgt man jedoch einmal der Logik, dass krankes, nicht mehr oder noch nicht selbstbestimmtes Leben nicht lebenswert ist oder keine Würde trägt, so kann man dieses Ausschlussprinzip nicht länger aufrechterhalten. Dann gibt es keine Grenzen mehr, und man muss sich wirklich fragen lassen, wann und bei welchen Gruppen es in Zukunft noch Vorbehalte gegen Euthanasie gibt.
> 6. Drastisch zugenommen haben in den letzten Jahren auch Fälle terminaler Sedierung, die eigentlich als Ultima ratio eingesetzt, jetzt aber zum Ausweichgleis für Euthanasie zu werden scheinen.[1]

drei Minuten Zeit pro Euthanasie-Fall bleiben. Hinzu kommt, dass Ärzte in bisher keinem Fall Euthanasie gemeldet haben, die sie ohne Zustimmung des Patienten vollzogen haben (Jochemsen, 2004: 244). Rückblickend lässt sich sagen, dass das erhoffte Ziel, die Quote der gemeldeten Euthanasie-Fälle zu erhöhen, wohl eher nicht eingetreten ist.

Die Folgen

Schon kurze Zeit nach Einführung des Niederländischen Euthanasie-Gesetzes ist durch Untersuchungen aus dem eigenen Land festzustellen, dass eine Kontrolle von Euthanasie durch keine der so genannten Sorgfaltskriterien oder Kontrollmechanismen möglich ist. Die Grauzone und die Zone des Missbrauchs wurden nicht minimiert. Im Gegenteil: Die gesetzliche Zulassung von Euthanasie führte zu einer freizügigeren Praxis. Nach anfänglicher Begeisterung der niederländischen Bevölkerung, als einziges Land ehrlich mit diesem heiklen Thema umzugehen und sich in der Gewissheit zu wiegen, im Zweifelsfall die Euthanasie-Lösung in Anspruch nehmen zu können, gibt es mittlerweile immer mehr Niederländer, die eine Credo-Card bei sich tragen, auf der steht, dass ihr Leben nicht vorzeitig beendet werden soll. Dort steht – ins Deutsche übersetzt – zu lesen: «Eine medizinische Behandlung darf bei mir nicht aus dem Grund abgebrochen werden, weil die zu erwartende Lebensqualität vermindert sein könnte, denn das ist etwas,

---

[1] www.medknowledge.de/abstract/med/med2004/08-2004-17-terminale-sedierung-da.htm und bei Rietjens, J. A. C. et al.: Ann. Int. Med., 141 (2004): 178–185.

was niemand wirklich beurteilen kann. Ich verwehre mich gegen jede lebensbeendende Handlung, denn niemand hat das Recht, Menschen zu töten» (www.hippokrates.ch/niederlande/Credocard.html).

Mehrere gravierende Entwicklungen sind durch die Legalisierung der Euthanasie in Gang gesetzt worden, die nachhaltige Folgen haben (s. Kasten) (Jochemsen, 2004: 245 ff.; Fuchs, 1997: 55 ff.).

Damit haben die Niederlande in der gesamten Welt eine Lawine losgetreten, die durch nichts mehr gestoppt werden kann. Die Überlegungen und Entwicklungen der Länder, die hier im Folgenden kurz skizziert werden sollen, geben ein Beispiel dafür.

Belgien

Die am 23. September 2002 in Kraft getretene Legalisierung von Euthanasie in Belgien («wet betreffende de euthanasie/loi relative à l'euthanasie») ist – entgegen weit verbreiteter Auffassung – nicht in erster Linie die Nachahmung niederländischer Verhältnisse, sondern das Ergebnis jahrelanger gesellschafts- und gesundheitspolitischer Diskussionen. Seit den 60er Jahren des 20. Jahrhunderts wurde in Belgien immer wieder versucht, Euthanasie zu legalisieren. Dieses Vorhaben konnte realisiert werden, als 1999 das Bündnis aus Liberalen, Sozialisten und Grünen die Wahl gewann. Wieder wurde auf Grund von der Regierung in Auftrag gegebener Untersuchungen herausgefunden, dass die Zahl illegal praktizierter Euthanasie-Fälle hoch sei. Wieder wurden so genannte Sorgfaltskriterien – die denen der Niederlande sehr ähneln – entwickelt, um Missbrauch zu verhindern, wieder wurden Kontrollkommissionen (Federale Controle en Evaluatiecommissie/Commission de suivi Euthanasie) eingesetzt. Auch hier zeigte sich schon kurze Zeit später, dass dieses Modell, alle Euthanasie-Fälle bei solchen Kontrollkommissionen zu melden, gescheitert ist.[1] Wie in den Niederlanden besteht die Möglichkeit, über den Weg einer schriftlichen Vorausverfügung auch im Falle der Nicht-Äußerungsfähigkeit Euthanasie einzufordern. Wesentliche und gravierende Unterschiede liegen in Folgendem[2]: Strenger als in den Niederlanden ist es insofern, als die Beihilfe zum Suizid durch das Gesetz nicht mit abgedeckt ist und auch Minderjährige von Euthanasie ausgeschlossen sind. Weiter und wesentlich gravierender ist es, weil ein Patient in Belgien nicht sterbenskrank sein muss, um getötet zu werden. Hier reicht es aus, an einer unheilbaren Krankheit zu leiden. Dazu kommt – und das ist ein großer Unterschied – dass in Belgien auch psychisch Kranke nicht von Euthanasie-Maßnahmen ausgeschlossen werden.

Spätestens hier muss gefragt werden: Kann Euthanasie bei Depressiven, physisch und psychisch Schwerkranken und Kindern das Mittel sein, um ihre Autonomie zu verwirklichen?

Kontinuierlich und sehr konsequent wird in Belgien die Auflösung des absoluten Lebensschutzes weiter fortgeführt. Seit April 2005 können Ärzte in 250 Apotheken des Landes so genannte Euthanasie-Kits erwerben, die Ampullen mit den Wirkstoffen Penthothal und Norcuron, ein Schlafmittel sowie die notwendigen Instrumente zum korrekten Applizieren der Mittel beinhalten. Diese Sets kosten 60 Euro und sind innerhalb von 24 Stunden lieferbar.[3]

Schweiz

Am Beispiel der Schweiz lassen sich zwei Dinge sehr gut exemplarisch darstellen:

- die Rolle der «Sterbehelferorganisationen»
- die Rolle der Ärzteschaft.

Zu 1) Die Straffreiheit der Beihilfe zum Suizid (nach Art. 115), die sich in der Praxis jedoch nur schwer trennen lässt von der Tötung auf Verlangen (Art. 114), ermöglicht «Sterbehelferorganisationen» wie Exit (ca. 70 000 Mitglieder), Exit-International und Dignitas (ca. 2500 Mitglieder, davon die Hälfte im Ausland) ein Handeln im rechtsfreien Raum und führt zu Phänomenen wie dem «Sterbetourismus-Patienten»[4], der aus dem umliegenden Ausland, aber auch aus den USA und Israel in die Schweiz reist, um sich bei der Selbsttötung helfen zu lassen. Für solche Zwecke hat beispielsweise die «Sterbehelferorganisation» Dignitas zwei Apartments (Zürich, Reinbach) angemietet. Dort erhalten sie tödlich wirkende Medikamente, die sie dann selbst einnehmen können. Im Jahr 2002 haben das beispielsweise über 50 Menschen in Anspruch genommen, 31 davon kamen allein aus Deutschland.[5] Um für eventuelle Verhandlungen vor Gericht gewappnet zu sein und den rechtmäßigen

---

[1] www.expatica.com/source/site_article.asp?subchannel_id=48&story_id=2571 (22.4.2004)
[2] Ein ausführlicher Vergleich der niederländischen und belgischen Euthanasie-Gesetzgebung findet sich bei Khorrami, K.: Die «Euthanasie-Gesetze» im Vergleich. Eine Darstellung der aktuellen Rechtslage in den Niederlanden und in Belgien. Medizinrecht, Heft 1 (2003): 19–25.
[3] www.aerzteblatt.de/v4/news/news.asp?id=19830
[4] Siehe z. B. www.kath.ch/aktuell_detail.php?meid=9259 oder aerzteblatt.de/v4/news/news.asp?id=19717
[5] www.kath.ch/aktuell_detail.php?meid=9274

Ablauf dokumentieren zu können, filmt ein Dignitas-Angehöriger seit kurzer Zeit den Vorgang des Sterbens.[1] Die vielen Mitglieder ermöglichen durch ihre tatkräftige finanzielle Unterstützung den Vorsitzenden, das Ziel einer möglichst weitgehenden und für alle zugänglichen Euthanasie-Regelung voranzutreiben. Sie sind sich dabei des Signals, das sie ins In- und Ausland setzen, sehr wohl bewusst und hoffen, dass sich durch die Wahrnehmung des wachsenden Sterbetourismus politische Entscheidungen für eine legalisierte Euthanasie-Praxis beschleunigen. Seit dem 1.1.2001 ist es den «Sterbehelferorganisationen» immerhin schon erlaubt, in Züricher Altenheimen Beihilfe zum Suizid zu leisten (Schächter, 2004: 271).

Zu 2) Der Schweizerischen Akademie der Medizinischen Wissenschaften (SAMW) kommt in dieser Diskussion eine entscheidende Bedeutung zu. Da die von ihr verabschiedeten Richtlinien von der Vereinigung der Schweizer Ärztinnen und Ärzte in die Standesordnung aufgenommen werden, sind sie für alle Ärzte verbindlich. Das Thema «Sterbehilfe» wurde erstmals im Jahre 1976 Gegenstand der Richtlinien der SAMW. Seither hat es in dieser Frage viele Änderungen, Revisionen und Ergänzungen der Richtlinien gegeben. Besonders einschneidend waren die Änderungen im Jahre 2004. In den Empfehlungen unter dem Titel: «Behandlung und Betreuung von älteren pflegebedürftigen Menschen»[2] wird für Ärzte und Pflegepersonal dem «Suizid unter der Beihilfe eines Dritten» breiter Raum eröffnet. Interessanterweise wird diese Neuerung begründet mit der zukünftigen demographischen Entwicklung, dem Verweis auf die damit steigenden Gesundheitskosten und dem Wunsch, «der Autonomie der älteren Person einen zentralen Stellenwert ein(zu)räumen». Für die Umsetzung der Beihilfe zum Suizid sei eine enge Zusammenarbeit mit den so genannten professionellen Sterbehelfern wünschenswert.

Hier stellt sich die Frage: Was ist das für ein Zeichen, wenn Ärzte dem Patienten gegenüber signalisieren, dass sie zwar medizinisch nichts mehr tun können, aber zum «Sterbenhelfen» bereit sind.

Die Position des Europarates

Auch der Europarat hat sich immer wieder mit dem Thema «Euthanasie» beschäftigt. Im Juni 1999 ist mit der Recommendation 1418/99 eine richtungweisende Entscheidung gefallen.[3] Dabei stimmte der Europarat mit parlamentarischer Mehrheit für ein absolutes Verbot einer gezielten Lebens- und Leidensverkürzung. In diesem Sinne entschied der Europäische Gerichtshof auch in dem von den so genannten «Sterbehelferorganisationen» medienwirksam aufbereiteten Fall der Diane Pretty (GB). Nach Legalisierung der Euthanasie in den Niederlanden und Belgien strebten beide Länder ein Hearing des Gesundheitsausschusses des Europarates zum Thema Sterbehilfe an. Anfang September 2003 reichte der Schweizer Dick Marty einen Report ein, in dem er die straffreie Durchführung von Euthanasie in allen 45 Mitgliedstaaten empfahl. Mit knapper Mehrheit beschloss der Gesundheitsausschuss, den Marty-Report in die Parlamentarische Versammlung einzubringen und damit die weitgehende Freigabe der Euthanasie zu empfehlen. Am 23. September 2003 reichte der Berichterstatter des Rechtsausschusses, Kevin McNamara, einen Änderungsantrag ein, der die Kernaussagen zur Befürwortung der Euthanasie streicht. Erst dadurch und Dank gründlicher Recherche von Euthanasie-Gegnern sind die bis dahin leisen und unbemerkten Ereignisse im Europarat bekannt geworden. Durch eine Öffentlichkeitskampagne der Euthanasie-Gegner wurden anberaumte Sitzungen, in denen Martys Vorschläge und die Änderungsanträge dazu behandelt werden sollten, fünf Mal in letzter Minute vertagt. Ende März 2004 übertrug der Gesundheitsausschuss (aus reinen Verfahrensgründen) den Marty-Entwurf samt Änderungsanträgen der Parlamentarischen Versammlung, die diesen einen Monat später wiederum in den Gesundheitsausschuss zurückgab. Am 4. Oktober 2004 – also gut ein Jahr nach dem Einreichen des Marty-Reports – legte Marty einen überarbeiteten Bericht vor, der eine überraschende Wendung enthielt. Er besagte, dass es auf Grund kultureller Sensibilitäten in den Mitgliedstaaten nicht möglich sei, ein Modell zu empfehlen, dem alle Staaten folgen können. Die Mitgliedstaaten sollten stattdessen eine Politik fördern, die Menschen am Lebensende unterstützt und keinen Sterbewunsch erweckt. Am 17. Dezember 2004 nahm der Gesundheitsausschuss den Entwurf «Assistance to ill persons at end of life» mit 10 zu 7 Stimmen an. Am 27. April 2005 wurde der Report letztmals in der Parlamentarischen Versammlung diskutiert. In einer Endabstimmung wurde die Resolution von Dick Marty endgültig abgelehnt.

Anzumerken bleibt, dass Marty neben seiner Euthanasie-Forderung auch immer einen flächendeckenden Ausbau von Palliativmedizin und angemessenen

---

[1] www.aerztezeitung.de/docs/2005/02/08/022a0501.asp?cat=/magazin/sterbehilfe
[2] www.samw.ch/content/Richtlinien/D_RL_AeMiA_2004
[3] Text unter www.dgpalliativmedizin.de/pdf/GR%20Europarat%201999%20PV%20REC%201418%20(E).pdf

Einrichtungen für Schwerstkranke gefordert hat. Diese Kombination der Forderung von Euthanasie und Palliative Care wird von den Euthanasie-Befürwortern durchgängig verwendet. Hierbei besteht die Gefahr, dass das Palliative-Care-Konzept das entgegenstehende Konzept einer absichtlichen, vorzeitigen Lebensbeendigung beschönigt. Es wäre fatal, wenn Palliative Care hierdurch eine Feigenblatt-Funktion erhielte. Die wirkliche Würdigung, Realisierung und vor allem Implementierung des Palliative-Care-Konzeptes in das bestehende Gesundheitssystem kann hingegen eine – wenn nicht *die* – Antwort auf die Euthanasie-Debatte sein.

Herausforderungen

Rechnet man die vorliegenden Zahlen der Erfahrungswerte aus den Niederlanden auf ganz Europa hoch, so wären 100 000 Menschen von Euthanasie betroffen, ein Viertel davon, ohne ihr Einverständnis dazu gegeben zu haben. Soll dies verhindert werden, muss man sich zukünftig stärker denn je den umfassenden Herausforderungen der Betroffenen und ihrer Angehörigen in der individuellen Auseinandersetzung und Bewältigung von schwerer Krankheit, Sterben und Tod, sowie den damit aufkommenden Ängsten und Sorgen schwerstkranker und sterbender Menschen widmen. Nicht nur für Pflegende ist das eine sehr große Aufgabe, die schnell an die eigenen Grenzen führt. Denn die Angst vor einem unwürdigen, einem leiderfüllten, einsamen und schmerzhaften Lebensende entsteht schon vorher. Deshalb geht diese Frage alle an und stellt uns zukünftig vor große Herausforderungen.

Individuelle Herausforderungen

Jeder Mensch sollte ermutigt und unterstützt werden, sich dem großen Tabuthema des Lebens, nämlich den Fragen rund um das Sterben und den Tod, in seiner ihm gemäßen Form stellen. Das ist zumeist ein sehr schmerzhafter Prozess, der viel Zeit benötigt und immer wieder überdacht sein will. Rechtzeitig Vorsorge zu treffen – etwa in Form einer Patientenverfügung – und auch mit Bekannten und Freunden darüber zu sprechen kann dabei hilfreich sein (s. Kap. 10.7). Gerade für Menschen in pflegerischen Berufen ist das oft schwer, da sie häufig und so nah mit dem Thema konfrontiert sind. Eine authentische Auseinandersetzung mit dem Thema kann für Fachkräfte ein hilfreicher und erleichternder Umgang mit dem Unumgänglichen im Alltag sein.

Gesellschaftliche Herausforderungen

Gesellschaftliche Stimmungsbilder entwickeln sich schnell und haben oft großen Einfluss sowohl auf die individuelle Meinungsbildung als auch auf politische Entwicklungen. Eine Auseinandersetzung mit dem Thema «Euthanasie» kann nur mittels einer ehrlichen Diskussion funktionieren. Meinungsbildung auf der Grundlage medienwirksam dargestellter tragischer Einzelfälle ist gefährlich. Sie lösen schnell Emotionen aus, belassen es aber leider dabei, ohne zu überlegen, welche verschiedenen Handlungsoptionen es gibt. Ethische Grundsätze können nicht von Einzelfällen, für die es meistens eine gute Begründung gibt, abgeleitet werden. Es muss unserer Gesellschaft gelingen, ein Klima zu schaffen, in dem wieder auf die Nöte und Ängste anderer geachtet wird. Das Ziel muss ein, in gegenseitiger Achtung für die persönliche Einstellung einzelner, neben allen Ansprüchen auf Selbstbestimmung immer zuerst die ethischen Prinzipien der Fürsorge und Solidarität füreinander im Blick zu haben.

Medizinisch-pflegerische Herausforderungen

Mediziner und Pflegekräfte sind insofern besonders stark von dem Problem der Euthanasie betroffen: Mediziner, weil sie es sind, die über lebensverlängernde oder verkürzende Behandlungen zu entscheiden haben, und Pflegende, weil sie meist den häufigsten und engsten Kontakt zu den Betroffenen haben. Beides ist eine enorme Herausforderung. Jeder Einzelne ist aufgefordert, sehr genau und äußerst sensibel bei den Betroffenen hinzuhören und auch auf das zu achten, was vielleicht nicht ausgesprochen wird, z. B.:

- Was gibt mir der Betroffene zu verstehen?
- Welche Gedanken quälen ihn?
- Was bedeutet sein Leiden für ihn?
- Was fällt mir besonders auf?

Alle Beobachtungen sind wichtig und müssen unbedingt im Team besprochen und entsprechend dokumentiert werden. Interdisziplinarität und Interprofessionalität sind hierbei unabdingbar. Heller umschreibt das Grundprinzip der Interdisziplinarität damit, dass es immer auch die Relativierung der eigenen Disziplin und faktisch der eigenen Person impliziert. «Intellektuelle und soziale Bescheidenheit, ja Demut, sind angemessene Haltungen interdisziplinären Arbeitens» (Heller, 2000: 17). Zu dieser Teamarbeit zählt vor allem auch die Ehrlichkeit, eigene Grenzen oder eigene Unsicherheiten, z. B. in der exakten Bedeutung der Termini (s. o.), zu erkennen und zu benennen und die Bereitschaft, von anderen zu lernen. Deshalb ist es dringend erforderlich, dass das Thema «Euthanasie» stärker als bisher auch in die Lehrpläne aufgenommen wird. Wenn Medizin und Pflege in Zukunft nicht verstärkt Alternativen zur Euthanasie anbieten können, wird diese Entwicklung kaum aufzuhalten sein. Palliative Care ist dabei ein wertvolles Konzept, welches nach der WHO-Definition das Leben bejaht und Sterben als einen natürlichen Prozess versteht. Palliative Care beabsichtigt, weder den Tod herbeizuführen, noch das Sterben hinauszuzögern (WHO, 2002).

Politische Herausforderungen

Nicht immer liegen die Gründe für Euthanasie im persönlich-privaten Bereich. Zunehmend wird medizinisch-pflegerisches Handeln von ökonomischen Faktoren bestimmt. Gerade das, was schwerstkranke Menschen und deren Angehörigen besonders benötigen, nämlich Aufklärung, Information, Beratung, kommunikative Unterstützung, Zuwendung, lässt sich jedoch kaum abrechnen. Hier muss die Politik ermöglichen, Rahmenbedingungen zu schaffen, die sowohl den Patienten die Form der Behandlung wählen lassen, die er für sich wünscht, als auch im stationären und ambulanten Sektor Behandlungen und Betreuung ermöglichen, die sich budgettechnisch bislang nicht realisieren lassen. Dies wäre beispielsweise über die Einführung so genannter Tagesbudgets möglich.

Zusammenfassung

Weniger die Angst vor dem Tod als die Angst vor dem Sterben sorgt die Menschen. Berichte über die rasante Entwicklung der Medizin, die häufig unheimlich wirkt und die dahingehend zu hinterfragen wäre, ob sie wirklich immer dem Wohle des Patienten dient, die Veränderung unserer Familien- und Gesellschaftsstruktur, Überalterung, zunehmende Vereinsamung und wirtschaftsökonomische Zwänge schüren diese Ängste täglich. Gepaart mit dem großen Wunsch der Menschen nach Selbstbestimmung, auch im Sterben, lassen diese Faktoren Euthanasie für viele attraktiv erscheinen.

Die Angst vor dem Sterben darf niemandem abgesprochen werden, sie darf aber auch nicht entfacht werden. Vielmehr müssen wir der Angst begegnen, sie ernst nehmen und versuchen herauszufinden, was sie auslöst. Der Wunsch, nicht mehr leben zu wollen meint in den seltensten Fällen «entsorge mich», sondern ist Ausdruck einer tiefen Verzweiflung, wie etwa: «Ich fühle mich unnütz, allein, stelle für andere eine Last dar, habe meine Rolle, meinen Status, meine Funktion verloren, habe keine Lebensqualität mehr, leide an Körper und Seele. Bitte helft mir, dass sich das ändert!» Nur wenn sich jedes Land darauf konzentriert, bei diesen Problemen konkrete Abhilfe zu schaffen und echte, überzeugende und finanzierbare Alternativen zur Euthanasie voranzutreiben, können alte Systeme abgelöst werden, Zustände verändert und der Ruf nach Euthanasie und damit die Entsolidarisierung von Menschen, die unserer besonderen Zuwendung bedürfen, zumindest deutlich reduziert oder gar verhindert werden.

Abschließende Fragen zur Reflexion

- Wie stellt sich die Euthanasie-Debatte in meinem eigenen Land dar?
- Sind die rechtlichen Grundlagen und Konsequenzen der Sterbehilfe im eigenen Land bekannt?
- Wie ist meine persönliche Grundhaltung und Einstellung zur Euthanasie?
- Was würde auf meiner «Credo-Card» stehen?
- Wie diskutieren wir im Team die Begriffe der Sterbehilfe, Würde und Selbstbestimmung?
- Wie gehen wir im Betreuungsteam mit dem Wunsch von Patienten/Angehörigen nach Euthanasie um?
- Gibt es in meiner Organisation/Institution eine ethische Richtlinie, ein ethisches Leitbild und konkrete implementierte Strukturen für den Umgang mit Sterbehilfe?
- Weiß ich, an wen ich mich wenden kann, wenn ich in meinem beruflichen Alltag mit Gewissenskonflikten im Umgang mit der Sterbehilfe konfrontiert bin?

Verwendete Literatur

Beine, K.-H.: Sehen, Hören, Schweigen. Patiententötungen und aktive Sterbehilfe. Lambertus, Freiburg i. Br. 1998.

Dörner, K.: Tödliches Mitleid. Zur Sozialen Frage der Unerträglichkeit des Lebens. Paranus, Neumünster 2002.

Elias, N.: Über die Einsamkeit der Sterbenden. Suhrkamp, Frankfurt a. M. 1982.

Fuchs, Th.: Euthanasie und Ethik. In: Speamann, R.; Fuchs, Th. (Hrsg): Töten oder sterben lassen? Worum es in der Euthanasiedebatte geht. Herder, Freiburg i. Br. 1997.

Georg, J.; Frowein, M. (Hrsg.): Pflegelexikon. Huber, Bern 2001, 2. A.

Heller, A.: Die Einmaligkeit von Menschen verstehen. In: Heller, A.; Heimerl, K.; Husebø, St. (Hrsg.): Wenn nichts mehr zu machen ist, ist noch viel zu tun. Wie alte Menschen würdig sterben können. Lambertus, Freiburg i. Br. 2000, 2. A.

Illich, I.: Und führe uns nicht in die Diagnose, sondern erlöse uns von dem Streben nach Gesundheit. Eröffnungsvortrag auf dem Symposium «Gesundheit, Krankheit – Metaphern des Lebens und der Gesellschaft», Bologna, 24.10.1998; erschienen in «Le Monde diplomatique», dt. Ausg., 4./5. Jg., April 1999.

Jochemsen, H.: Sterbehilfe in den Niederlanden. In: Beckmann, R.; Löhr, M.; Schätzle, J. (Hrsg.): Sterben in Würde. Beiträge zur Debatte über Sterbehilfe. Sinus, Krefeld 2004.

Keown, J.: Euthanasia in the Netherlands: sliding down the slippery slope? In: Keown, J. (ed.): Euthanasia Examinde. Ethical, Clinical and Legal Perspectives, Cambridge University Press, 1995: 261–296.

Knellwolf, U.; Rüegger, H.: In Leiden und Sterben begleiten. Kleine Geschichten, ethische Impulse. TVZ, Zürich 2004.

Marquard, O.: Ende des Schicksals? Einige Bemerkungen über die Unvermeidlichkeit des Unverfügbaren. In: Marquard, O.: Abschied vom Prinzipiellen. Philosophische Studien, Stuttgart 1981: 67–90.

Mettner, M. (Hrsg.): Wie menschenwürdig sterben? Zur Debatte um die Sterbehilfe und zur Praxis der Sterbebegleitung. NZN, Zürich 2000.

Payk, T. R.: Töten aus Mitleid? Über das Recht und die Pflicht zu sterben. Reclam, Leipzig 2004.

Rüegger, H.: Sterben in Würde? Nachdenken über ein differenziertes Würdeverständnis. NZN, Zürich 2003.

Schächter, R.: Die Euthanasiedebatte in der Schweiz. In: Beckmann, R.; Löhr, M.; Schätzle, J. (Hrsg.): Sterben in Würde. Beiträge zur Debatte über Sterbehilfe. Sinus, Krefeld 2004.

Spaemann, R.: Zur Beurteilung des Selbstmords. In: Spaemann, R.; Fuchs, Th. (Hrsg.): Töten oder sterben lassen? Worum es in der Euthanasiedebatte geht. Herder, Freiburg i. Br. 1997.

Van der Maas, P. J. et al.: Medische beslissingen rond het levenseinde. SDU Uitgeverij, Den Haag 1991.

Van der Wal, G. et al.: Medische besluitvorming aan het einde van het leven. De praktijk en de toetsingsprocedure euthanasie. De Tijdstroom, Utrecht 2003.

Van der Wal, G.; Van der Maas, P. J. et al: Euthanasie en andere medische beslissingen rond het levenseinde. De praktijk en de meldingsprocedure. SDU Uitgevers, Den Haag 1996.

WHO – World Health Organization: Definition of palliative care (2002). www.who.int/cancer.

Weiterführende Literatur

Baumann-Hölzle, R.: Unbeschränkte Kontrolle über den eigenen Tod? Ethische Überlegungen zur Sterbehilfe in den Niederlanden. In: Baumann-Hölzle, R. (Hrsg.): Moderne Medizin – Chance und Bedrohung. Eine Medizinethik entlang dem Lebensbogen, Bd. 2. Peter Lang AG, Europäischer Verlag der Wissenschaften, Bern/Berlin/Bruxelles/Franfurt a. M./New York/Oxford/Wien 2001.

Baumann-Hölzle, R.: Aktive Sterbehilfe auch in der Schweiz? Sozialethische Überlegungen zur Motion Ruffy. In: Baumann-Hölzle, R. (Hrsg.): Moderne Medizin – Chance und Bedrohung. Eine Medizinethik entlang dem Lebensbogen, Bd. 2. Peter Lang AG, Europäischer Verlag der Wissenschaften, Bern/Berlin/Bruxelles/Franfurt a. M./New York/Oxford/Wien 2001.

Beckmann, R.; Löhr, M.; Schätzle, J. (Hrsg.): Sterben in Würde. Beiträge zur Debatte über Sterbehilfe. Sinus, Krefeld 2004.

BIOSKOP-AutorInnenkollektiv: «Sterbehilfe» die neue Zivilkultur des Tötens? Mabuse, Frankfurt a. M. 2002.

Dörner, K.: Der gute Arzt. Lehrbuch der ärztlichen Grundhaltung. Schriftenreihe der Akademie für integrierte Medizin. Schattauer, Stuttgart/New York 2001.

Khorrami, K.: Die «Euthanasie-Gesetze» im Vergleich. Eine Darstellung der aktuellen Rechtslage in den Niederlanden und in Belgien. Medizinrecht, 1 (2003): 19–25.

Heller, A.; Heimerl, K.; Husebø, St. (Hrsg.): Wenn nichts mehr zu machen ist, ist noch viel zu tun. Wie alte Menschen würdig sterben können. Lambertus, Freiburg i. Br. 2000, 2. A.

Loewy, E. H.; Springer-Loewy, R.: Ethische Fragen am Ende des Lebens. In: Pleschberger, S.; Heimerl, K.; Wild, M. (Hrsg.): Palliativpflege. Grundlagen für Praxis und Unterricht. Facultas, Wien 2005, 2., aktualisierte A.

Mettner, M.; Schmitt-Mannhart, R. (Hrsg.): Wie ich sterben will. Autonomie, Abhängigkeit und Selbstverantwortung am Lebensende. NZN, Zürich 2003.

Müller, H. C.: Terminale Sedierung. Ausweg im Einzelfall, Mittelweg oder schiefe Ebene? Z. Ethik in der Medizin, 4 (2004): 369–377.

Müller-Busch, H. C.: Sterbende sedieren? Z. Palliativmed., 5 (2004): 107–112.

Müller-Busch, H. C.: Zur Behandlung ethischer Probleme und Konflikte bei sterbenskranken und sterbenden Menschen. Z. Palliativmed., 3 (2002): 70–77.

Müller-Busch. H. C.; Klaschik, E.; Oduncu, F. S.; Schindler, T.; Woskanjan, S.: Euthanasie bei unerträglichem Leid? Eine Studie der Deutschen Gesellschaft für Palliativmedizin zum Thema Sterbehilfe im Jahr 2002. Z. Palliativmed., 4 (2003): 75–84.

Neuenschwander, H.: Palliative versus terminale Sedation. Z. Schweiz. Med. Forum, 5 (2005): 241–245.

Pleschberger, S. (Hrsg.): Nur nicht zur Last fallen. Sterben in Würde aus der Sicht alter Menschen in Pflegeheimen. Lambertus, Freiburg i. Br. 2005.

Radbruch, L.: Reflections on the use of sedation in terminal care. EJPC, 9 (2002) 6: 237–239.

Reitinger, E.; Heller, A.; Tesch-Römer, C.; Zemann, P.: Leitkategorie Menschenwürde. Zum Sterben in stationären Pflegeeinrichtungen. Lambertus, Freiburg i. Br. 2004.

Schumpelick, V. (Hrsg.): Klinische Sterbehilfe und Menschenwürde. Ein deutsch-niederländischer Dialog. Herder, Freiburg i. Br. 2003.

Schweizerischer Berufsverband der Pflegefachfrauen und Pflegefachmänner (SBK): Ethik in der Pflegepraxis, Bern 2003.

Seelmann, K.: Sterbehilfe: Die Rechtslage in der Schweiz. In: Brudermüller, G., Marx, W., Schüttauf, K. (Hrsg.): Suizid und Sterbehilfe. Königshausen & Neumann, Würzburg 2003: 135–146.

Sohn, W.; Zenz, M.: Euthanasia in Europe. National laws, medical guidelines, ethical aspects. Schattauer, Stuttgart 2001.

Von Lutterotti, M.: Sterbehilfe. Gebot der Menschlichkeit? Patmos, Düsseldorf 2002.

10.6
Palliative Sedierung

Dietmar Weixler

«Der Fundamentalirrtum besteht in der Unkenntnis der eigenen Grenze.»
(Bourdieu, 2004)

Abstract

Die palliative Sedierung des Sterbenden ist eine Form der Symptomkontrolle auf dem Wege einer Bewusstseinsdämpfung durch die Verabreichung schlafanstoßender Medikamente. Sie kann in Extremsituationen unerträglichen Leidens am Lebensende eines schwer kranken und sterbenden Menschen Erleichterung schaffen (Müller-Busch, 2004). Seit 1990 gibt es im Kontext der Euthanasie-Diskussion leidenschaftlich geführte Debatten, ob diese Art einer therapeutischen Intervention ethisch zu rechtfertigen sei. Besorgnis entsteht gleichermaßen, ob mit der palliativen Sedierung nicht eine verdeckte Form einer vorzeitigen Lebensbeendigung aufgenommen und praktiziert wird. Indikationen, Entscheidungsprozesse, Intentionen, Mittel, Wege und Ziele sind die maßgeblichen Faktoren, die es kritisch und miteinander zu reflektieren gilt. Werthaltungen, moralische Grundhaltungen und Grundverständnisse, Philosophien und die Bedingungen einer Lebens-, Sterbe-, Arbeits- und Rechtskultur sind die Bedingungen in der Palliative Care für den interprofessionellen Diskurs um dieses Thema.

Studienziele

Nach Abschluss dieses Kapitels wird die bzw. der Lernende in der Lage sein:

- sich mit den Indikationen, den Intentionen, den Zielen und den ethischen Aspekten einer palliativen Sedierung auseinanderzusetzen.

- sich eine eigene Meinung zur palliativen Sedierung zu bilden und diese zu artikulieren.

- die eigene Praxis der palliativen Sedierung mit dem Betreuungsteam vor Ort kritisch zu reflektieren.

- sich dem ethischen Diskurs zu stellen und sich daran zu beteiligen, wenn es um die Indikation zur palliativen Sedierung geht.

Schlüsselwörter

End-of-Life Care, Symptomkontrolle, therapierefraktäre Symptome, Gesetz der Doppelwirkung, Midazolam, Lorazepam, Euthanasie, psychoexistenzielles Leiden, Delir, Angst, Sedierung, Tachyphylaxie, Einschätzung von Sedierungseffekten

Einleitung – Definitionen

Palliative Sedierung ist die pharmakologische Induktion (und Aufrechterhaltung) eines Schlafzustands, nachdem bei einem unheilbar Kranken am Ende seines Lebens alle Mittel zur Kontrolle quälender Symptome ausgeschöpft worden sind und diese Intervention als einzige effektive Maßnahme zur Symptomkontrolle bleibt (mod. n. Chater et al., 1998).

Als *Sterbephase* (Finalphase: die letzten Lebensstunden bis Lebenstage) wird jener Zeitrahmen eines sterbenden Menschen angesehen, in dem sich alle normativen Bezüge von Geist, Seele und Körper in radikaler Weise ändern. Der Sterbende zieht sich in ein reduziert verbal kommuniziertes inneres Erleben zurück, das Interesse an der Außenwelt nimmt ab, die körperliche Aktivität, Essen und Trinken nehmen ab. Das Bett kann für gewöhnlich nicht mehr verlassen werden, häufig kann eine Änderung der Körperposition nicht mehr toleriert werden. Bei adäquater Erfahrung in Palliative Care, ausreichenden Ressourcen und größtem Engagement des Betreuungsumfeldes kann eine hinreichende Kontrolle quälender physischer Symptome und psychoexistenziellen Leidens bei 93–98 % der Patienten erzielt werden (Husebø/Klaschik, 2003). Das bedeutet, dass nicht für alle Sterbenden eine suffiziente Symptomkontrolle zu ermöglichen ist.

Als *therapierefraktär* werden Symptome bezeichnet, wenn mögliche Behandlungen nicht erfolgreich waren oder durch Teamkonsens auf der Grundlage wiederholter und aufmerksamer Beurteilung erfahrener Experten eingeschätzt werden kann, dass im Rahmen der zeitlichen Rahmenbedingungen keine Methode zur Linderung zur Verfügung steht bzw. aus einem möglichen Vorgehen dem Patienten kein günstiges Nutzen-Schaden-Verhältnis erwächst (Cherny/ Portenoy, 1994). Quälende Symptome stehen in komplexer Beziehung zueinander: Angst und Schmerz verstärken einander wechselseitig. Angst, Schmerz, Depression und Atemnot können anteilig das Schlafmuster stören, Depression verstärkt das Schmerzempfinden etc. Jede therapeutische Interaktion, die das Gefüge der Symptome beeinflusst, wird das Leidensganze beeinflussen. Leiden ist eine subjektive und existenzielle Erfahrung eines wachbewussten Menschen, es betrifft das Individuum in seiner ganzen Wesenheit. Psychoexistenzielles Leiden wird einerseits als notwendiger Schritt in der Lebensvollendung angesehen (sinnhaftes Leiden nach Frankl, 1996), andererseits kann seine Intensität das Maß des Tragbaren überschreiten und eine therapeutische Intervention fordern. Für wen der Rahmen des Erträglichen zu eng wird, zeigt sich mitunter in der emotional geführten Diskussion um die Notwendigkeit einer Intervention. Das ist vor allem zutreffend, wenn der Sterbende seine Bedürfnisse nicht mehr verbal kommunizieren kann und Angehörige bzw. Betreuende ein Eingreifen reklamieren. Kulturelle Faktoren, Philosophien und Haltungen in Bezug auf ein «gutes» Sterben sind signifikante Einflussfaktoren im engagierten Diskurs um medikamentöse Maßnahmen, die auf das menschliche Bewusstsein wirken. Das wache, kritische Bewusstsein wird in unserer Gesellschaft mit Individualität und Wert verknüpft, und letztlich bedingen Entscheidungen von Rechtsgültigkeit das Vorhandensein eines ungetrübten Wachbewusstseins.

Ethischer Diskurs

Wer hat das Recht, eine Entscheidung zur palliativen Sedierung zu treffen?

Wer das Recht hat, Entscheidungen zu treffen, ist abhängig von der Rechtskultur einer Gesellschaft. Die mitteleuropäische Rechtskultur räumt der selbstkompetenten Entscheidung des dispositionsfähigen Individuums diese Macht ein. Das Prinzip der Autonomie spiegelt den Respekt für die Freiheit des Anderen wider. Die Voraussetzungen für selbstkompetentes Entscheiden sind die Möglichkeit, Informationen zu erhalten und zu verarbeiten, die Möglichkeit zu wählen und die Möglichkeit, Wünsche zu äußern.

Problematische Umstände liegen vor, wenn ein Individuum durch Beschränkungen nicht in der Lage ist, seine Möglichkeiten zu (er)kennen oder ihm die Rechtskultur der Betreuungssozietät diese Möglichkeiten vorenthält. Individuelle Einschränkungen betreffen Erkrankungen und Leidenszustände der Seele (z. B. schwere Depression) oder des Geistes (z. B. Delir). Ein Betreuungssystem kann einem Sterbenden auch dadurch die Möglichkeit zu wählen verwehren, indem es ihm Informationen vorenthält oder zu spät oder gar nicht erteilt. Wenn der Entscheidungsprozess zu spät initiiert wird, nimmt die Wahrscheinlichkeit zu, dass der Patient nicht mehr im Sinnes eines Einverständnisses nach Aufklärung («informed consent») seine Zustimmung geben kann. Für den Fall, dass ein irreversibler Zustand eingetreten ist, der das Individuum von einer persönlichen Wahl ausschließt, sind der hinterlassene (Patientenverfügung) oder mutmaßliche Patientenwille (Ziel: im besten Interesse des individuell Betroffenen handeln) für Entscheidungen maßgeblich, wenn nicht ein Gericht einen Interessenvertreter eingesetzt hat.

Ist eine Palliative Sedierung ethisch zu rechtfertigen ?

Unter der Bedingung, dass die Voraussetzungen der Indikationsstellung, des Entscheidungsprozesses sowie der Durchführung und ihrer Rahmenbedingungen erfüllt sind (s. u.), ist palliative Sedierung ethisch gerechtfertigt. Die zu Grunde liegenden ethischen Prinzipien sind die *Autonomie* (s. o.) und die *Proportionalität*.

Das Prinzip der Proportionalität fordert ein angemessenes Gleichgewicht zwischen nützlichen und schädlichen Effekten einer Handlung. In Bezug auf die palliative Sedierung bedeutet dies, dass die wahrscheinlichen Vorteile für den Patienten mögliche Nachteile im aktuellen, individuellen und konkreten Kontext überwiegen. Das Prinzip der Doppelwirkung («double effect», Tab. 10.6-1) wird als Rechtfertigung herangezogen, um die moralische Wertigkeit der palliativen Sedierung zu erklären. Diese Regel trifft eine moralische Unterscheidung zwischen einer (guten) Absicht und möglichen schädlichen, jedoch nicht beabsichtigten Folgen dieser Absicht. Wenngleich die

Tabelle 10.6-1: Anwendung des Prinzips der Doppelwirkung auf die palliative Sedierung (Quelle: Autor)

Zur Handlung	Zur Sedierung
• Die Handlung an sich ist nicht unmoralisch.	• Sedierung ist an sich nicht unmoralisch (wertneutral).
• Die Absicht dahinter ist nicht unmoralisch.	• Die Absicht ist eine Linderung unerträglichen Leidens.
• Die Mittel, um Gutes zu erreichen, sind nicht schlecht.	• Die Mittel sind nicht schlecht.
• die beabsichtigten guten Effekte sind proportional größer als die schlechten Effekte.	• Die Linderung von Leiden höchster Intensität überwiegt mögliche schädliche Effekte.
• Es gibt keine anderen Mittel, um die guten Effekte zu erreichen, ohne potenziell ungünstige Effekte zu erreichen.	• Alle anderen therapeutischen Mittel sind ausgeschöpft.

Tabelle 10.6-2: Unterscheidung zwischen palliativer Sedierung und Euthanasie (Quelle: Autor)

Parameter	Palliative Sedierung	Euthanasie
Intention	Symptomkontrolle	Töten
Mittel	Sedativum	Narkotikum
Effekt	Linderung von Leiden	unmittelbarer Tod

palliative Sedierung zur Erleichterung schwieriger, therapierefraktärer Situationen in den letzten Lebenstagen und -stunden gerechtfertigt sein kann, ist sie jedoch vor dem Hintergrund aktueller Sterbehilfediskussionen in Bezug auf die Voraussetzungen, die Intentionen, die Entscheidungskriterien, die Technik und die ethisch relevanten Aspekte wachsam, sorgsam und immer wieder neu kritisch zu reflektieren (Müller-Busch, 2004).

Wesentlich für die moralische Bewertung einer Handlung sind:

- die Absicht (Intention), unter der sie begonnen wird
- die Art und Weise (Mittel), wie sie durchgeführt wird, und
- die Wirkung (Effekt), die sie zu erreichen trachtet.

Intention, Mittel und Effekt der palliativen Sedierung lassen den Unterschied zur Euthanasie erkennen **(Tab. 10.6-2)**.

Definition Euthanasie

Euthanasie bedeutet Tötung auf Verlangen. Ein Arzt tötet eine Person absichtlich durch die Verabfolgung von Medikamenten nach selbstkompetenter und freiwilliger Entscheidung der betroffenen Person (Materstvedt et al., 2003). Der sachlich am deutlichsten nachvollziehbare Unterschied zwischen Euthanasie und palliativer Sedierung liegt in den Mitteln, die den Effekt erzielen.

Der Effekt der *Euthanasie* ist der sofortige Tod des euthanasierten Menschen, bewirkt durch:

- ein Pharmakon, das durch die Art der Substanz (z.B. Barbiturat, kein bekannter Antagonist vorhanden, hohe Toxizität/niedrige therapeutische Breite) geeignet ist, den Tod herbeizuführen
- die gewählte Dosis (hohe Dosis) und
- den Weg der Verabreichung (intravenös, daher rasche Anflutung im ZNS).

Bei der *palliativen Sedierung* wird ein Medikament (Benzodiazepin) gewählt, das:

- durch einen Antagonisten (Flumazenil) potenziell reversibel ist und
- in niedrigster Dosis verabreicht wird, die wirksam ist, um Leiden durch Bewusstseinsdämpfung zu kontrollieren (Zuführen der Substanz in kleinen Schritten [Titration zum Effekt] bzw. subkutane Gabe).

Die Reversibilität des Verfahrens zeigt sich auch in der Durchführung, wenn z.B. eine intermittierende (z.B. nächtliche) Verabreichung gewählt wird. Die EAPC Ethics Task Force unterscheidet klar zwischen palliativer Sedierung und Euthanasie (Materstvedt et al., a.a.O.). Das Töten einer Person im Kontext der Medizin, sei es gegen den Willen der betroffenen Person (unfreiwillig, «involuntary») oder nichtfreiwillig (Person ist unfähig einzuwilligen, «nonvoluntary») ist nicht Euthanasie, sondern *Mord* (Materstvedt et al., 2003). Die Frage, ob eine palliative Sedierung das Leben verkürzt, wurde nicht mit hinreichenden Belegen beantwortet, obwohl sich neun Studien damit befasst haben. Als heute gültige Aussage kann gelten, dass es «keine Hinweise darauf gibt, dass eine palliative Sedierung das Leben eines Menschen verkürzt».

Konflikte durch palliative Sedierung

Der Diskurs um palliative Sedierung wird mit großer Emotionalität und aus extremen Positionen heraus geführt. Dafür gibt es mehrere Gründe:

1. Die Terminologie ist inkonsistent und verwirrend, es existieren mehr als 15 Definitionen und mehre-

re Begrifflichkeiten im internationalen Schriftgut. Ärzte neigen dazu, Definitionen unterschiedlich zu interpretieren. In den letzten Jahren haben sich mehrere Autoren und Gremien zu Recht von dem Begriff «terminale Sedierung» distanziert. Terminale Sedierung ist doppeldeutig und missverständlich (Sedierung *am* Ende des Lebens – Sedierung *zum* Ende des Lebens?): man könnte annehmen, es sei ein Verfahren gemeint, das beabsichtigt, durch Sedierung den Tod eines Menschen herbeiführen zu wollen oder in Kauf zu nehmen. Von Wein wurde der brauchbare Begriff «palliative Sedierung des unmittelbar Sterbenden» («palliative sedation of the imminently dying») geprägt (Wein, 2000).

2. Die Methodik vieler wissenschaftlicher Arbeiten ist inkonsistent, es wurde häufig versäumt, Entscheidungspfade oder Ziele («endpoints») zu definieren, einige gebräuchliche Pharmaka (z.B. Barbiturate) implizierten schlechte Steuerbarkeit bzw. unklare Absichten, und pharmakonassoziierte Daten aus der Population älterer, schwer kranker und sterbender Menschen fehlen. Die Indikationsstellung war und ist unklar und umstritten. Ein Verfahren, das in einer Frequenzstreuung von 1–72 % angewendet wird (Morita, 2004a), muss dubios erscheinen. Die Schlussfolgerungen aus gewissen Arbeiten sind bizarr (Cowan/Walsh, 2001).
3. Wenn immer ein medizinisches Verfahren mit dem menschlichen Bewusstsein interagiert, werden individuelle philosophische, moralische, kulturelle, ethische und historische Bezüge hergestellt (Morita, 2004a). Daher prallen Dogmen aneinander, und tabuisierte Inhalte verschleiern einen rational nachvollziehbaren Diskurs. Die Grundlage menschlichen Zusammenlebens ist die Akzeptanz, dass ein Gegenüber unterschiedliche moralische Bezüge und Normen haben darf; dieses Prinzip hatte im Diskurs nicht immer eine Existenzgrundlage.
4. Palliative Sedierung erfordert definierte Rahmenbedingungen, einen komplexen, strukturierten und nachvollziehbaren Entscheidungsprozess und daher eine hohe kommunikative Leistung. Konflikte mit Rechtssystemen, Angehörigen und in Betreuungsteams sind bei ungenügenden Prozessen absehbar. Teamkonflikte sind zu erwarten, wenn eine Gruppe etwas entscheidet (Ärzte), was die andere Gruppe auszuführen bzw. zu erleben hat (Pflegende).
5. Die wissenschaftlichen Belege aus Arbeiten hoher Qualität sind als unzureichend anzusehen, wesentliche Fragen sind nicht beantwortet.

Medikamente zur palliativen Sedierung

Benzodiazepine und Antipsychotika

Ein ideales Sedativum gibt es nicht. Benzodiazepine erfüllen die besten Voraussetzungen, sie sind:

- relativ sicher (hoher therapeutischer Index, relativ geringe Toxizität)
- antagonisierbar
- wirken angstlösend, entspannend, antikonvulsiv, zentral skelettmuskelrelaxierend und schlafanstoßend.

Benzodiazepine mit kurzer Halbwertszeit sollen für die palliative Sedierung bevorzugt werden (Breitbart/Rosenfeld, 1999; Wein, 2000).

Eines der Hauptprobleme der Benzodiazepine im Allgemeinen ist das Phänomen der *anterograden Amnesie*: der Sedierte kann wach und kontaktfähig erscheinen, kann jedoch die sensorischen Informationen nicht verarbeiten und erinnert sich nicht an die Zeitperiode, in der die Substanz zugeführt worden ist. Diese Unterbrechung der subjektiven Zeitkontinuität verwirrt, verunsichert und hat im Beziehungskontext einschneidende Bedeutung. Kontakte, Besuche, kommunizierte Inhalte sind häufig nicht erinnerlich. Daher wird empfohlen, den Patienten und seine Angehörigen rechtzeitig darüber zu informieren und im Falle einer beabsichtigten tiefen kontinuierlichen Sedierung ein Abschiedsritual vor Beginn der Sedierung zu ermöglichen.

Midazolam

Das wasserlösliche Midazolam (Dormicum®) ist das am häufigsten angewandte Sedativum (Cowan/Palmer, 2002). Midazolam kann auf verschiedenen Wegen verabreicht werden: oral, rektal, intravenös, subkutan, intramuskulär und transmukosal. Der subkutane Applikationsweg ist die in der Palliative Care am häufigsten verwendete Route, um Midazolam zu verabreichen (Cowan/Palmer, 2002). **Tabelle 10.6-3** gibt einen Überblick der Kenndaten zu Midazolam (Dormicum®).

Es wird empfohlen, mit der niedrigsten Dosis zu beginnen, mit der das Therapieziel zu erreichen ist (niedrigster Sedierungseffekt, der zur Linderung der belastenden Symptome führt). Die Resorption aus einem subkutanen Depot erfolgt bei Gesunden mit 96 % nahezu vollständig (Pecking et al., 2002), daher ist beim Wechsel von subkutaner auf intravenöse Zu-

Tabelle 10.6-3: Kenndaten von Midazolam (Dormicum®) (Quelle: Autor)

Parameter	Intravenöse Darreichung	Subkutane Darreichung
Initialdosis	0,5–1 mg (nie mehr als 2 mg!)	1–2 mg
Wirkbeginn	1 min	keine Daten
Wirkmaximum	4–5 min	keine Daten
Wirkdauer eines Bolus	15–80 min	keine Daten
Erhaltungsdosis	0,4–10 mg/h	0,4–10 mg/h

fuhr oder umgekehrt keine Dosiskorrektur vorzunehmen. Eine Steigerung der Zufuhrrate ist bei intravenöser Verabreichung frühestens nach 5 Minuten sinnvoll. Für die Anpassung der subkutanen Dosis liegen keine Empfehlungen vor, es ist jedoch anzunehmen, dass eine Dosissteigerung in einem Zeitintervall von weniger als 15 Minuten die Resorptionskinetik übersteuert. Dosisänderungen sind in Schritten von 25–50 % innerhalb eines sinnvollen Rahmens möglich. Wenn keine Einwände bestehen, ist eine Anwendung als *Patient-Controlled-Sedation* (PCS, analog zur PCA) zu begrüßen, da damit die größte Sicherheit durch adäquate bedarfsorientierte Steuerung besteht. Eine Zubereitung von Midazolam mit Opioiden in einer Mischspritze ist aus toxikologischen Gründen strikt abzulehnen, da die Intention der Anwendungen unterschiedlich ist und die kombinierte Anwendung von Opioiden und Midazolam auf Grund einer unterschiedlichen Pharmakokinetik zu unabwägbaren Effekten führt. Schon 1990 wurden durch die Kombination von Fentanyl und Midazolam 90 Todesfälle verzeichnet (Bailey et al., 1990). Opioide und Benzodiazepine haben hinsichtlich sedierender Effekte synergistische Wirkungen. Die gefährlichste Komplikation durch Midazolam ist der Atemstillstand, der ausgelöst wird, wenn eine zu hohe Dosis rasch anflutet, wenn Angst und Stress der letzte Trigger des Atemantriebs sind oder wenn Midazolam mit anderen atemdepressiven Substanzen kombiniert wird. Midazolam ist in einer Mischspritze mit Dexamethason physikalisch relativ stabil. Bei Raumtemperatur bestehen nach 48 Stunden noch 60–80 % Effektivität, derselbe Wert wird nach einer Woche Lagerung bei 5 °C erreicht (Good et al., 2004).

Probleme mit Midazolam

Eine subkutane Anwendung kann zu Hautirritation und brennenden Schmerzen führen. Unerwünschte Wirkungen sind Übelkeit, Schluckauf, Kopfschmerzen und Schwindel. Paradoxe Wirkungen sind bei Menschen über 65 Jahren, bei Kindern und bei anamnestischen Hinweisen auf eine Persönlichkeit mit schwieriger Impulskontrolle und Enthemmungszuständen (durch Alkohol etc.) immer wieder zu sehen und liegen häufig in einer inadäquat hohen Dosis, die zur Enthemmung führt. Es treten Zustände von Unruhe, Agitation bis zum Delir mit einer Gefährdung der Patientensicherheit auf.

Differenzialtherapeutisch kann sich bei Vorliegen eines Verdachts die Verabreichung des Benzodiazepin-Antagonisten Flumazenil (Anexate®) in einer Dosis von 0,2 mg bewähren (Weixler, 2003).

Nach 24 Stunden ununterbrochener Zufuhr von Midazolam ist eine verlängerte Wirkdauer zu erwarten, ab 48–72 Stunden ist der Aufwachzeitpunkt nicht mehr vorhersehbar.

Gleichzeitig entwickelt sich dosisabhängig innerhalb von Stunden bis Tagen eine Tachyphylaxie, d. h. eine rasche Toleranz gegen das Medikament. Der Nettoeffekt der Wirkung ist unvorhersehbar. Das Titrieren der optimalen Dosis für ein definiertes Sedierungsziel kann in einem solchen Fall durch schrittweise Reduktion der Dosis oder durch einen täglichen Aufwachversuch erreicht werden, um einen Überhang von Sedativa zu vermeiden. Diese Maßnahme hat eine hohe wissenschaftliche Evidenz (Grad A) (Schaffrath et al., 2004). Eine diskontinuierliche Zufuhr ist aus diesem Grund sinnvoll, z. B. im Sinne der nächtlichen Sedierung.

Eines der Hauptprobleme vor allem rasch anflutender Benzodiazepine wie Midazolam ist das Phänomen der anterograden Amnesie (s. o.), die bei Midazolam regelhaft auftritt. Über die subjektive Phänomenologie von Midazolam bei Sterbenden fehlen Literaturhinweise, bei der übrigen Population werden beschrieben:

- Schweregefühl
- Ruhe
- Gelassenheit
- Antriebslosigkeit
- Müdigkeit
- Schläfrigkeit
- teilnahmslose Distanziertheit («alles egal, bedeutungslos»)
- mitunter Enthemmungsphänomene von Heiterkeit, Wut und Traurigkeit.

Die Arbeitsgruppe um Müller-Busch konnte zeigen, dass unter einer adäquat gesteuerten palliativen Sedierung auch in den letzten 48 Stunden des Lebens bei zwei Dritteln der Patienten eine orale Aufnahme von Flüssigkeit bzw. bei 10 von 80 Patienten sogar eine enterale Ernährung möglich ist. Die Fähigkeit zur verbalen Kommunikation blieb bei der Hälfte der Patienten erhalten (Müller-Busch et al., 2003).

Lorazepam

In den angloamerikanischen Ländern wird im Kontext der Palliative Care auch häufig Lorazepam (Temesta®, Tavor®) verwendet. Lorazepam kann auch oral und in niedriger Dosis als Tagesanxiolytikum verabreicht werden (0,5–1 mg bis zu 4 Mal tgl.), es ist in einer transmukosal wirksamen Zubereitung verfügbar (Temesta-expidet® 1 mg und 2,5 mg).

Für die palliative Sedierung werden 0,5–2 mg alle 4–6 Stunden, transmukosal oder intravenös empfohlen (Cowan/Walsh, 2001). Grundsätzlich ist der oralen bzw. transmukosalen Anwendung der Vorzug zu geben, eine nächtliche parenterale Sedierung ist mit Lorazepam 2 mg zu beginnen (s. c. oder in 100 ml NaCl 0,9 % i. v.). Wenn nach 30 Minuten nicht der erwünschte Erfolg eintritt, kann die Dosis wiederholt werden. Lorazepam wirkt auch gut gegen angstassoziierte Übelkeit. Intravenös verabreichtes Lorazepam beginnt nach 1–5 Minuten zu wirken, erreicht aber erst nach 15–30 Minuten ein Wirkmaximum. Für eine kontinuierliche Sedierung in der Intensivmedizin liegt der Dosierungsbereich bei 0,01–0,1 mg/kg KG/h – es ist mit der geringsten wirksamen Dosis zu beginnen.

Clonazepam, Alprazolam

Andere sinnvolle Benzodiazepine sind Clonazepam (Rivotril®) oder Alprazolam (Xanax®, Xanor®).

Clonazepam wirkt besonders gut bei Angst und Panik, soll deutlich atemdepressiver als Midazolam sein und kann ebenfalls kontinuierlich zugeführt werden: Tagesdosis 2–5 mg (max. 15 mg). Clonazepam muss als intravenöser Bolus mit äußerster Vorsicht injiziert werden, am besten in winzigen Titrationsschritten von 0,1 mg in Minutenabständen, die Wirkung setzt sofort ein und hält nach einem Bolus 1–2 Stunden an. Als orale Präparationen stehen 0,5 mg und 2,5 mg zur Verfügung.

Alprazolam wirkt auch antidepressiv und existiert nur in Tablettenform zu 0,5 mg, als initiale Dosis werden 0,25 mg empfohlen.

Antipsychotika als Zusatz

Wenn durch Benzodiazepine allein keine ausreichenden Effekte zu erzielen sind, d. h. wenn 10 mg Midazolam pro Stunde nicht zu einem sinnvollen Sedierungseffekt führen, erscheint eine zusätzliche Gabe von schlafanstoßenden Antipsychotika sinnvoll. Levomepromazin (Neurocil®) in Dosen von 5–15 mg p. o. oder s. c. bzw. von 12,5–25 mg 3 Mal täglich i. m. wird empfohlen (Cowan/Walsh, 2001).

Stark schlafanstoßend und gering antipsychotisch wirkt Prothipendyl (Dominal®), das in 40-mg-Ampullen erhältlich ist. Die Tagesdosen bewegen sich zwischen 240 mg und 600 mg. Dies entspricht einer Perfusorspritze von 50 ml + 10 Ampullen Dominal forte® + 28 ml NaCl 0,9 % bei einer Flussrate von:

- 1 ml/h = 200 mg/24 h
- 2 ml/h = 400 mg/24 h
- 3 ml/h = 600 mg/24 h.

Das Narkosemittel Propofol hat zwar eine sehr günstige Steuerbarkeit, jedoch eine sehr geringe therapeutische Breite (Apnoen). Seine Anwendung soll auf Intensivstationen und Anwender mit Kompetenz in der Atemwegssicherung beschränkt bleiben. Barbiturate sind in der Zielsetzung der palliativen Sedierung ungeeignet, dasselbe gilt für Scopolamin und Opioide (Cowan/Walsh, 2001; Cowan/Palmer, 2002). Das Benzodiazepin Diazepam ist wegen seiner langen Halbwertszeit von 20–60 Stunden nicht adäquat. Eine Substanz mit Zukunft könnte der zentrale Alpha-2-Agonist Dexmedetomidin sein (USA: Precedex®) (Weixler, 2003).

Indikationen für eine palliative Sedierung

Unbeherrschbare Atemnot und unkontrollierbare Schmerzen sind die am häufigsten genannten physischen Symptome (Morita, 2004a), weitere Indikationen sind unbeherrschbare Blutungen und gastrointestinale Syndrome (Müller-Busch et al., 2003). Müller-Busch et al. (2003) haben beobachtet, dass die palliative Sedierung für den Indikationsbereich «psychoexistenzielles Leiden» in einem Beobachtungszeitraum von 7 Jahren von 7 % auf 19 % zugenommen hat und dass diese Maßnahme der Symptomkontrolle von etwa einem Drittel der Patienten angefordert wird (Müller-Busch et al., 2003). Morita (2004b) konnte nachweisen, dass der psychosoziale Support für diese Indikationsstellung in vielen Fällen nicht existent war und auch der spirituelle Support unzureichend war (Morita, 2004b)! Es ist bekannt, dass bis zu 58 % der sterbenden Tumorpatienten an einer Depression leiden und nur ein geringer Anteil davon durch geeignete Untersuchungen fachmännisch (DSM-IV, ICD-10) diagnostiziert (Breitbart/ Rosenfeld, 1999) bzw. ein noch kleinerer Anteil behandelt wird.

In der letzten Lebenswoche ist ein Delir in bis zu 83 % prävalent (Rousseau, 2000). Das Delir ist multifaktoriell bedingt; prädisponierend sind lange Aufenthalte in Betreuungseinrichtungen, hohe Opioiddosen, rasche Opioidsteigerungen bzw. die Akkumulation von Opioidmetaboliten (Morphin-6-Glucuronid) (Rousseau, 2000) und Dehydratation (s. Kap. 6.10 und 9.2). Viele Medikamente sind als fördernde Faktoren möglich, darunter auch Scopolamin, Corticoide, Benzodiazepine und Metoclopramid. Ein Delir ist ein für den Patienten quälendes Symptom wie Schmerz, Atemnot oder Übelkeit (Casarett, 2001). Die therapeutische Substanz der Wahl beim Delir ist Haloperidol, Benzodiazepine alleine sind als Monotherapie des Delirs nicht geeignet (Lipmann et al., 2000). Aus der Literatur geht hervor, dass ein Delir in 14–60 % die Indikation für eine palliative Sedierung ist (Müller-Busch, 2004) – ein konzeptueller Missstand! Fainsinger et al. (1993) haben die zu Grunde liegenden Ursachen von kognitiven Störungen und Agitation evaluiert und behandelt sowie durch eine akkurate Opioid- und Flüssigkeitstherapie die Indikation für eine palliative Sedierung auf 3 % reduzieren können (Fainsinger et al., 1993). Auch wenn man alle nichtmedizinischen Argumente unberücksichtigt lässt, dürfte eine palliative Sedierung auf Grund psychoexistenziellen Leidens nur in Ausnahmefällen indiziert sein – Morita (2004b) schätzt 1 %. Es sei daher nahe liegend, dieses Verfahren für diese Indikation nur in spezialisierten Palliative-Care-Einrichtungen durchzuführen (Morita, 2004b). Methoden und Nachweise der Qualitätssicherung scheinen angezeigt, wenn eine Institution die palliative Sedierung anwendet.

Pflegerische Probleme durch palliative Sedierung

Sedierte Patienten sind in ihren kommunikativen Möglichkeiten beschränkt. Willensäußerungen können häufig nicht artikuliert werden. Die Erfahrungen der Intensivpflege haben gezeigt, dass man als Pflegefachperson der Gefahr ausgesetzt ist, tief sedierte Menschen wie leblose Objekte zu begreifen, weil sich die Wesenheit des Individuums nur extrem reduziert mitteilt. Angehörige sind sehr sensibel in der Wahrnehmung einer solchen veränderten Interaktion. Daher ist es empfehlenswert, allen Menschen, deren Bewusstsein pharmakologisch getrübt worden ist, mit derselben verbalisierten Achtung entgegenzutreten wie vollständig wachen Patienten (Begrüßung, Ankündigung von Pflegehandlungen, Veränderungen der Atmosphäre etc.).

Sedierte Menschen zeigen eine geringere Spontanmotorik, das heißt, auf gute Lagerung und einen guten Lagewechsel ist Rücksicht zu nehmen. Besonderes Augenmerk ist auf die Ausscheidungen, auf den Schutz der Augen (evtl. unvollständiger Lidschluss) und auf die Mundpflege (Atmung mit offenem Mund) zu lenken. Ein interdisziplinärer Austausch mit Fachpflegenden der Intensivpflege erscheint für die Praxis vielversprechend.

Alle physiologischen Abwehrreflexe werden durch Sedierung kompromittiert. Es existieren keine Untersuchungen, die Auskunft über Sedierungskomplikationen bei Sterbenden geben (Aspirations-, Pneumonie-, Thromboembolierisiko etc.). Es ist sinnvoll, vorsorglich einen Plan für das Auftreten von Regurgitation oder Erbrechen – vor allem bei gastrointestinaler Obstruktion – zu erstellen. Solche Überlegungen sollten prospektiv auch angestellt werden, wenn die Wahrscheinlichkeit von Blutungen besteht, welche die Atemwege betreffen können (Tumore von Gesicht, Hals, Atemwegen, Speiseröhre).

Morita konnte anhand einer Befragung von 3187 Pflegepersonen in Japan zeigen, dass für 12 % der Befragten durch palliative Sedierung eine ungewöhnliche emotionale Belastung entsteht, 30 % der Pflegenden wollen nur wegen dieses Verfahrens, auf Grund einer Erfahrung von Hilflosigkeit und Ausgeliefertseins ihren Arbeitsplatz verlassen (Morita et al., 2004). Fachinformationen, Zeitressourcen und Teamkonferenzen zur palliativen Sedierung und die Klärung von moralischen Grundhaltungen und Werthaltungen der Betreuenden gelten als Möglichkeiten, um mit den Konfliktsituationen konstruktiv umzugehen. Häufig bestehen differierende Bedürfnisse und Wünsche von Patienten und ihren Angehörigen, wenn es darum geht, zu sedieren. Daher ist es auch in diesem Kontext sinnvoll, die Fragen der End-of-Life Care frühzeitig, d. h. um den Zeitpunkt, an dem feststeht, dass eine Krankheit unheilbar ist, anzusprechen.

Assessment der Sedierungseffekte, Ziele, Monitoring

Die Intensität von Sedierungseffekten ist im individuellen Fall nicht vorhersehbar. Sedierung ist ein kontinuierlicher, stufenloser Prozess. Übereinkunftsgemäß werden jedoch vier Stadien festgelegt (Weixler/Paulitsch, 2003):

1. Anxiolyse
2. leichte Sedierung («light sedation», «conscious sedation», «mild sedation»)
3. tiefe Sedierung («deep sedation», «heavy sedation», verbale Kommunikation nicht mehr möglich)
4. Narkose (bzw. Koma; Patient reagiert auch auf Zufügen stärkster Reize nicht).

Es gibt verschiedene Möglichkeiten der Einschätzung von Sedierungseffekten: subjektive, untersucherorientierte und technische Methoden. Eine subjektive Einschätzung einer Sedierung kann mittels NRS oder VAS – analog zur Schmerzmessung – erfolgen. Als Endpunkte wurden in der Literatur vorgeschlagen:

- NRS 1: «sehr wach»
- NRS 10: «extrem schläfrig» oder: «Ich kann nicht wach bleiben».

Es steht außer Diskussion, dass diese Art des Assessments als störend und gegen die Intention gerichtet aufgefasst werden kann – etwa als würde man einen Patienten aufwecken und ihn fragen, ob er etwas zum Schlafen haben wolle. Technische Methoden des Monitorings dürften nur für wissenschaftliche Fragestellungen unter Einhaltung ethischer Richtlinien infrage kommen (z.B. der wenig beeinträchtigende BIS-Monitor, eine Klebeelektrode an der Stirn), sind jedoch sonst im Kontext der Palliative Care deplatziert (Weixler/Paulitsch, 2003).

Die beobachterorientierten Einschätzungen der Sedierungstiefe sind einfach, valide und weisen eine hohe Übereinstimmung bei der Anwendung durch verschiedene Untersucher auf.

Die Untersuchung auf Stimulusreaktionen ist für einen sterbenden Menschen möglicherweise störend. Die Gefahren der Übersedierung wiegen jedoch schwerer als ein mögliches Unbehagen. Es ist individuell und flexibel einzuschätzen, wie häufig und wie intensiv man mit dem Patienten interagiert, um in der Zielsetzung seinen individuellen situativen Interessen zu dienen. Andere Beobachtungen (Reaktion auf Veränderungen der Umgebung, der Körperposition, auf Angehörige etc.) mögen in die Einschätzung der Sedierungsqualität eingehen (s. Wilson Sedation Scale in **Tab. 10.6-4** und Ramsey Score in **Tab. 10.6-5**).

Als Ziel sollte jene minimale Trübung des Bewusstseins aufgefasst werden, bei der die Äußerung des sedierten Menschen im Hinblick auf sein unkontrollierbares Symptom als «deutlich besser» interpretierbar wird. Eine verbales Feed-back des Betroffenen ist ideal.

Wenn die verbale Kommunikationsfähigkeit über weite Zeiträume erhalten bleibt, spricht man von *leichter Sedierung* («mild sedation», «conscious sedation»). Weitere beobachtbare Effekte einer Sedierung sind:

Tabelle 10.6-4: Die Wilson Sedation Scale (Quelle: Autor)

1. vollständig wach und orientiert
2. schläfrig
3. Augen geschlossen, weckbar durch Ansprechen
4. Augen geschlossen, weckbar durch leichte Stimulation (leichtes Ziehen am Ohr)
5. Augen geschlossen, nicht weckbar durch leichte Stimulation

Tabelle 10.6-5: Der Ramsey Score (Quelle: Autor)

1. ängstlich oder unruhig
2. kooperativ, orientiert, ruhig
3. reagiert nur auf Aufforderung
4. brüske Reaktion auf Beklopfen der Stirn oder lauten akustischen Stimulus
5. träge Reaktion auf Beklopfen der Stirn oder lauten akustischen Stimulus
6. keine Reaktion auf Beklopfen der Stirn oder lauten akustischen Stimulus

- Angespannte Muskeln lockern sich.
- Die Mimik wird glatt.
- Die Beine rotieren nach außen.
- Spontanbewegungen nehmen ab und werden schlecht koordiniert.
- Glasige Augen und seltener Lidschlag bis zum Lidschluss treten auf.
- Die Augäpfel rollen nach oben.
- Gähnen oder eine spontane Mundöffnung können beobachtet werden.

Es ist einzurechnen, ob diese Effekte in Ruhe, bei Pflegemaßnahmen, in Anwesenheit von Angehörigen, bei Tageslicht oder beim Wechsel der Umgebungsfaktoren (z.B. Geräusche) auftreten.

Mit zunehmender Sedierungstiefe wird die Sprache verwaschen, schlecht artikuliert, leise, undeutlich, von Anwesenden unabhängig. Schließlich enden phonetische Äußerungen.

Das Kriterium *tiefe Sedierung* («heavy sedation», «deep sedation») wird ab dem Zeitpunkt erreicht, ab dem die verbale Kommunikationsfähigkeit verloren geht. Weitere Zeichen einer tiefen Sedierung sind, dass die Reaktion auf Ansprache träger wird und sich verliert, und schließlich reagiert der Betroffene nicht einmal mehr auf die Nennung seines Namens. In der Folge reagiert der Sedierte nicht mehr auf geringfügige taktile Reize (Streicheln, Zupfen am

Ohrläppchen, Beklopfen der Stirn). Eine zu tiefe Sedierung mit Übergang in eine Allgemeinnarkose besteht, wenn auch durch starke Stimuli bzw. Schmerzreize im Gesicht nur eine träge bzw. keine Reaktion folgt. Es ist klar, dass man Sterbende nicht mit Untersuchungen traktiert – sollte sich jedoch erweisen, dass aus der Gesamtschau eine Sedierung tendenziell tiefer wird oder nicht mehr angemessen ist, weil der Sterbevorgang fortschreitet, ist mit einer Reduktion oder einem Beenden der Sedativazufuhr zu antworten.

Empfehlungen für eine Leitlinie zur Durchführung einer palliativen Sedierung

Entscheidungsfindung

- Eine frühzeitige Situationseinschätzung und Entscheidungsfindung ist kritisch. Die Diskussion der End-of-Life Care ist ab dem Zeitpunkt, an dem feststeht, dass die weit fortgeschrittene Krankheit unheilbar ist, mit dem Betroffenen, den Angehörigen, Pflegenden und Ärzten, d.h. mit allen an der Betreuung Beteiligten, zu führen. Das über allem stehende Ziel ist, einen Prozess zum Konsens im Betreuungsteam zu ermöglichen (Braun et al., 2003; Morita et al., 2004; Wein, 2000). In diesem Prozess werden die Ziele einer palliativen Sedierung erklärt und definiert (Cowan et al., 2002).
- Der Prozess, der zur informierten Zustimmung («informed consent»; lat. «consentire»: eines Sinnes sein) führt, wird dokumentiert. Die Aufklärungsgespräche haben den möglichen Nutzen gegenüber dem möglichen Schaden, den Auswirkungen auf die Kommunikation und die Vigilanz des Sedierten sowie mögliche Komplikationen des Verfahrens zum Inhalt. Im Sinne eines gemeinsam erlebten Wahrnehmungsvorgangs ist es nützlich, die vorliegenden Symptome des Leidenden und den klinischen Zustand auszusprechen und Begründungen für das Sedierungsverfahren namhaft zu machen. Die Ziele des Verfahrens (Komfort, Symptomlinderung), das Anführen von Alternativen (wenn vorhanden) und ein unabhängiger Plan für andere Therapien (Flüssigkeit, Ernährung etc.) sind zu erstellen.
- Das Bereitstellen einer hinreichenden und zeitgerechten psychosozialen und spirituellen Unterstützung sind unabdingbare Voraussetzungen, will ein Betreuungssystem Palliative Sedierung als Verfahren zur Symptomkontrolle implementieren.
- Ehe Palliative Sedierung geplant wird, muss geklärt werden, ob bei dem Patienten eine Depression oder ein Delir vorliegt. Ein Fachkonsil durch einen Psychiater und eine Klassifikation nach internationalen Diagnosekriterien (z. B. ICD) sind empfehlenswert.
- Die Entscheidung, die zu einer Palliativen Sedierung führt, hat «am Bett des Patienten» und nicht aus hierarchisch-örtlicher Distanz («am grünen Tisch») zu erfolgen.

Indikation

- Zur Entscheidung soll ein Palliativmediziner zugezogen werden (Braun et al., 2003), um fachlich folgende Fragen zu klären:
  - Handelt es sich um eine weit fortgeschrittene, unheilbare Krankheit am Ende des Lebens?
  - Ist der Patient in der Sterbephase?
  - Ist die Erkrankung bzw. Komplikation *irreversibel*?
  - Wurden bei überwiegend physischem Leiden alle Mittel ausgeschöpft?
  - Kann das Symptom mit Recht als *therapierefraktäres Symptom* bezeichnet werden?
  - Bedarf die Intensität der Symptome einer prompten Intervention?
- Falls psychoexistenzielles Leiden vorliegt, sollte ein Facharzt für Psychiatrie einbezogen werden (Morita, 2004b). Diese Maßnahme sollte vorher angekündigt werden.
- Palliative Sedierung soll nicht durch *eine* Einzelperson (z. B. *einen* Arzt) festgelegt werden (Cowan et al., 2002; Wein 2000).
- Mehrere Autoren sprechen sich dafür aus, eine Palliative Sedierung auf terminale Krankheitsstadien zu beschränken (Braun et al., 2003; Cowan et al., 2002). Einige Autoren grenzen diesen Bereich mit mehr Bestimmtheit ein: Palliative Sedierung wird anwendbar, wenn der Tod in den nächsten Tagen (Braun et al., 2003; Cowan et al., 2001) bzw. 48 Stunden erwartet (Müller-Busch, 2004) werden kann.
- Als weitere Bedingung wurde namhaft gemacht, dass die Maßnahmen oder Interventionen, welche das Leben verlängern können, ausgeschöpft worden sind (Cowan et al., 2001, Wein, 2000). Mit anderen Worten gesagt, sollten die Ursachen der Symptome unbehandelbar und die Symptome selbst durch andere Mittel nicht behandelbar sein (Wein, 2000).
- Eine wiederholte, regelmäßige Einschätzung und Dokumentation des Zustands des Betroffenen durch ausgebildete, erfahrene Experten wird nahe gelegt (Wein, 2000).

- Ökonomischer Druck muss nachvollziehbar als «Indikation» ausgeschlossen werden, ehe eine palliative Sedierung initiiert wird.
- Die Planung des Verfahrens (intermittierend-kontinuierlich) muss begründet und dokumentiert werden.
- Als Zielgrößen könnten definiert werden:
  - deutliche Reduktion der Intensität des therapierefraktären Symptoms
  - größtmöglicher Komfort
  - ruhiger Nachtschlaf
  - Erhalten der verbalen Kommunikationsfähigkeit, wenn möglich
  - Orientierung an den Wünschen und dem Willen des Patienten, seinem entsprechend Zustand angemessen (Müller-Busch, 2004).
- Mehrere Autoren empfehlen vor Beginn einer palliativen Sedierung eine DNR-Order im Sinne eines Konsenses zu vereinbaren (DNR = do not try to resuscitate/bei Herz-Kreislauf-Stillstand keine Wiederbelebungsmaßnahmen versuchen) (Braun et al., 2003; Cowan et al., 2001; Wein, 2000).
- Die weiteren Therapien (z. B. Flüssigkeits- und Ernährungstherapie etc.) sollten unabhängig von einem Sedierungsverfahren festgelegt werden (Cowan et al., 2001), und deren Nutzen, Schaden und Umfang sollten durch täglich aktualisierte Einschätzung evaluiert werden.

Technik

- Die Planung und Durchführung einer palliativen Sedierung sollte auf Personal beschränkt bleiben, das im Hinblick auf Sedativa und Sedierung ausgebildet ist (Braun et al., 2003).
- Es ist rational, zu Beginn einer palliativen Sedierung mit potenziell reversiblen Substanzen zu agieren. Für die Benzodiazepine Midazolam oder Lorazepam steht der injizierbare Antagonist Flumazenil zur Verfügung.
- Jene Dosis möge gewählt und ggf. angepasst werden, die als geringste Dosis titrierend zum vereinbarten Ziel führt.
- Zu Beginn wird eine Midazolamdosis von 0,5 mg/h empfohlen. Diese Dosis kann bis auf 10 mg/h gesteigert werden.
- Eine subkutane Gabe von Midazolam wird empfohlen. Wenn Midazolam intravenös appliziert wird, müssen entsprechende Vorsichtsmaßnahmen eingehalten werden.
- Ein Assessment der Effekte bzw. des Bewusstseinszustands durch qualifiziertes Personal mittels Sedierungs-Score wird 3–4 Mal täglich empfohlen.
- Flumazenil (Anexate®) muss jederzeit (innerhalb 1 Minute) greifbar sein, wenn an einer Institution ein potentes Benzodiazepin wie Midazolam oder Lorazepam i. v./s. c. injiziert wird.
- Falls die Effekte der Sedierung zunehmen oder die Agonie eintritt, wird eine Dosisreduktion des Sedativums empfohlen.
- Wenn es sich erweist, dass ein Dosisexzess (> 10 mg Midazolam/h) nötig erscheint, kann zusätzlich ein Antipsychotikum zugefügt werden. In diesem Fall ist eine kritische Evaluation aller Bedingungen nützlich.
- Mischspritzen (kombinierte Zubereitungen) von Benzodiazepinen und Opioiden werden nicht empfohlen. Falls eine Opioidtherapie indiziert ist (Schmerzen, Atemnot, Husten), soll diese weitergeführt werden (Cowan et al., 2001). Die Evaluation der Morphineffekte möge sich an geeigneten Kenngrößen orientieren.
- Palliative Sedierung soll ein individualisiertes, «maßgeschneidertes» und evaluiertes Verfahren sein (Müller-Busch, 2003).
- Es ist zwingend, ein Sedierungsprotokoll zur Dokumentation zu führen.
- Ein Sedierungsprotokoll ist ein Instrument der interdisziplinären Kommunikation, aus dem Anordnung, Indikation, Durchführung, Zielgrößen und Evaluation der Sedierungseffekte und der Symptome nachvollziehbar sind. Der Prozess soll klar und transparent sein (Wein, 2000). Das Sedierungsprotokoll ist der wichtigste Hinweis auf die indirekten Zeichen der Intention.
- Die Vitalparameter des sedierten Patienten sollen mit angemessenen Methoden regulär beobachtet werden: Bewusstsein (Sedierungs-Score), Atmung (Beobachten der Atemfrequenz), Kreislauf (Braun et al., 2003; Wein, 2000). Routinemessungen von Blutdruck und Puls sind nicht notwendig (Cowan et al., 2001), insgesamt ist einem individualisierten, d. h. einem dem Patienten angemessenen und seinen Interessen dienenden Verfahren der Vorzug zu geben.
- Kontinuierliche Sedierungsverfahren sollen nur in spezialisierten Einrichtungen (Palliativstation, Hospiz) begonnen und durchgeführt werden (Morita, 2004b).
- Falls eine intermittierende Sedierung zur Anwendung kommt, ist eine palliativmedizinische Supervision empfehlenswert.
- Den intermittierenden Sedierungsverfahren ist der Vorzug zu geben.
- Tiefe Sedierung soll zeitlich begrenzt angewendet werden (Materstvedt et al., 2003).
- Dem sedierten Menschen am Ende seines Lebens möge personeller Beistand zuteil werden (Müller-Busch, 2004).

- Besonderes pflegerisches Augenmerk ist auf Harn, Stuhl, Lagerung/Druckstellen, Augen- und Mundpflege zu richten (Cowan et al., 2001).
- Falls eine höhere Wahrscheinlichkeit von Aspiration besteht, wird empfohlen, einen entsprechenden Notfallplan anzulegen (Cowan et al., 2001).
- Die Gabe von Sauerstoff im Zuge einer palliativen Sedierung kann nur im Hinblick auf einen guten Komfort des Sterbenden, nicht jedoch zur Behandlung abweichender Werte empfohlen werden (Cowan et al., 2001).

Zusammenfassung

Palliative Sedierung ist ein ethisch gerechtfertigtes Verfahren der Symptomkontrolle bei therapierefraktären Symptomen. Psychoexistenzielles Leiden dürfte nur in Ausnahmefällen eine Indikation sein, entsprechende Bedingungen sind einzuhalten (ausreichende psychosoziale und spirituelle Unterstützung, psychiatrisch-fachärztliche Untersuchung und Behandlung). Delir und Depression sind am Ende des Lebens häufig, werden jedoch selten richtig erkannt und behandelt. Die Implementierung von Leitlinien wird Fachgesellschaften und Instituten empfohlen – um der anwenderbedingten Streubreite eines potenziell gefahrvollen Verfahrens im Sinne der Patienten- und Anwendersicherheit als Maßnahme der Qualitätssicherung einen rationalen Rahmen zu geben. Kriterien der Voraussetzungen, der Entscheidungskriterien, der Technik, der Intention und der ethisch relevanten Aspekte gilt es überall dort zu entwickeln, wo eine palliative Sedierung praktiziert wird. Die Wissenschaft ist gefordert, gut belegte Daten zu erbringen, die ein rationales Handeln begründen können. Werthaltungen und Philosophien um das Sterben sollen transparent sein, wenn ein Verfahren gewählt wird, das in erster Linie das Bewusstsein eines Menschen am Ende seines Lebens berührt.

Abschließende Fragen zur Reflexion

- Was ist mein persönliches Grundverständnis von palliativer Sedierung?
- Welche Haltung habe ich gegenüber der palliativen Sedierung?
- Wie und über wen verlaufen an meinem Arbeitsplatz die Entscheidungsprozesse in Bezug auf eine palliative Sedierung?
- Gibt es in meiner Institution, an meinem Arbeitsplatz so genannte Sedierungsrichtlinien, nach denen der interprofessionelle Entscheidungsprozess hinsichtlich der palliativen Sedierung nachvollziehbar gestaltet wird?
- Existieren an meinem Arbeitsplatz Richtlinien zur Durchführung, Dokumentation und Transparenz einer palliativen Sedierung?

Verwendete Literatur

Bailey, P.; Pace, N.; Ashburn, M.; et al.: Frequent Hypoxemia and Apnea after Sedation with Midazolam and Fentanyl. Anesthesiology, 73 (1990): 826.

Bourdieu, P.: Die verborgenen Mechanismen der Macht. Schriften zu Politik und Kultur, Band 1. VSA-Verlag, Hamburg 2004.

Braun, T. C.; Hagen, N. A.; Clark, T.: Development of a Clinical Practice Guideline for Palliative Sedation. J. Palliat. Med., 6 (2003) 3: 345–350.

Breitbart, B.; Rosenfeld, B. D.: Physician-assisted Suicide: The Influence of Psychosocial Issues. Cancer Control, 6 (1999) 2: 146–161.

Casarett, D. J.: Diagnosis and Management of Delirium Near the End of Life. Ann. Intern. Med., 135 (2001): 32–40.

Chater, S.; Viola, R.; Paterson, J.; Jarvis, V.: Sedation for Intractable Distress in the Dying – a Survey of Experts. Pall. Med. 12 (1998): 255–269.

Cherny, N. I.; Portenoy, R. K.: Sedation in the Management of Refractory Symptoms: Guidelines for Evaluation and Treatment. J. Palliative Care, 10 (1994): 31–39.

Cowan, J. D.; Palmer, T. W.: Practical Guide to Palliative Sedation. Current Oncology Reports, 4 (2002): 242–249.

Cowan, J. D.; Walsh, D.: Terminal Sedation in Palliative Medicine – Definition and Review of the Literature. Support Care Cancer, 9 (2001) 10: 403–407.

Fainsinger, R. L.; Tapper, M.; Bruera, E.: A Perspective on the Management of Delirium in Terminally Ill Patients on a Palliative Care Unit. J. Palliat. Care, 9 (1993): 4–8.

Frankl, V.: Der leidende Mensch. Huber, Bern 1996.

Good, P. D.; Schneider, J. J.; Ravenscroft, P. J.: The Compatibility and Stability of Midazolam and Dexamethasone in Infusion Solutions. J. Symptom Manag., 27 (2004) 5: 471–475.

Husebø, S.; Klaschik, E.: Palliativmedizin. Schmerztherapie, Gesprächsführung, Ethik. Springer, Berlin/Heidelberg 2003, 3. A.

Lipmann, A. G.; Jackson, K. C. II; Tyler, L. S.: Evidence Based Symptom Control in Palliative Care. Pharmaceutical Products Press, Binghamton, NY 2000.

Materstvedt, L. J.; Clark, D.; Ellershaw, J.; et al.: Euthanasia and Physician-assisted Suicide: a View from an EAPC Ethics Task Force. Palliat. Med., 17 (2003): 97–101.

Morita, T.: Differences in Physician Reported Practice in Palliative Sedation Therapy. Support Care Cancer, 12 (2004a): 584–592.

Morita, T.: Palliative Sedation to relieve Psychoexistential Suffering of Terminally ill Cancer Patients. J. Pain Symptom Manag. 28 (2004b) 5: 445–450.

Morita, T.; Miayashita, M.; Rimura, R.; et al.: Emotional Burdens of Nurses in Palliative Sedation Therapy. Palliat. Med., 18 (2004): 550–557.

Müller-Busch, C.; Andres, I.; Jehser, T.: Sedation in Palliative Care – a Critical Analysis of 7 years Experience. BMC Palliative Care, 2 (2003): 2. www.biomedcentral.com/1472-684X/2/2.

Müller-Busch, H. C.: Sterbende sedieren? Z. Palliativmed., 5 (2004): 107–112.

Pecking, M.; Montestruc, F.; Marquet, P.; et al.: Absolute Bioavailability of Midazolam after Subcutaneous Administration to Healthy Volunteers. Br. J. Clin. Pharmacol., 54 (2002) 4: 357–362 (22).

Rousseau, P.: The Ethical Validity and Clinical Experience of Palliative Sedation. Mayo Clin. Proc., 75 (2000): 1064–1069.

Schaffrath, E.; Kuhlen, R.; Tonner, P. H.: Analgesie und Sedierung in der Intensivmedizin. Anästhesist, 53 (2004): 1111–1132.

Wein, S.: Sedation of the Imminently Dying. Oncology, 14 (2000) 4: 585–592.

Weixler, D.; Paulitsch, K. (Hrsg.): Praxis der Sedierung. Facultas-WUV, Wien 2003.

Weiterführende Literatur

Birnbacher, D. et al.: Sedierung und Sterbehilfe. Ethik in der Medizin, 16 (2004) 4: 317–432.

Ellershaw, J.; Wilkinson, S. (eds.): Care of the dying. A pathway to excellence. Oxford University Press, Oxford 2003.

Müller, H. C.: Terminale Sedierung. Ausweg im Einzelfall, Mittelweg oder schiefe Ebene? Ethik in der Medizin, 16 (2004) 4: 369–377.

Müller-Busch, H. C.: Zur Behandlung ethischer Probleme und Konflikte bei sterbenskranken und sterbenden Menschen. Z. Palliativmed., 3 (2002): 70–77.

Müller-Busch, H. C.; Klaschik, E.; Oduncu, F. S.; Schindler, T.; Woskanjan, S.: Euthanasie bei unerträglichem Leid? Eine Studie der Deutschen Gesellschaft für Palliativmedizin zum Thema Sterbehilfe im Jahr 2002. Z. Palliativmed. 4 (2003): 75–84.

Neuenschwander, H.: Palliative versus terminale Sedation. Z. Schweiz. Med. Forum, 5 (2005): 241–245.

Radbruch, L.: Reflections on the use of sedation in terminal care. EJPC, 9 (2002) 6: 237–239.

10.7
Die Bedeutung der Werteanamnese als Grundlage für Patientenverfügungen

Peter Lack

«Ich dachte, es sei ganz einfach, mich mit den Fragen ums Lebensende auseinanderzusetzen. Bis ich dann merkte: ich weiß gar nicht, wie ich mit meiner Frau darüber reden soll. Die Beratung hat mir einen Rahmen gegeben, um dann auch das Gespräch mit Angehörigen zu suchen.»
(Pensionierter Mandant nach einem Beratungsgespräch)

Abstract

Bei der Patientenverfügung handelt es sich um ein Instrument, das seit den 70er Jahren des 20. Jahrhunderts vermehrt mit dem Ziel auftaucht, für den Fall von Äußerungs- oder Urteilsunfähigkeit den persönlichen Patientenwillen darzulegen. Meistens handelt es sich dabei um medizinische Anordnungen im Sinne von *Therapiebeschränkungen;* selten anzutreffen sind (bis jetzt noch) Patientenverfügungen, die ein Nicht-Unterlassen von Behandlungsmaßnahmen fordern. In der Palliative Care leistet auch die Patientenverfügung – vor allem auf Grund der Werteklärung und Werteanamnese – einen wichtigen Beitrag zur Lebensqualität des Betroffenen und seiner Angehörigen. Darüber hinaus ist sie ein wichtiges Erfassungsinstrument patientenbezogener Behandlungs- und Betreuungswünsche und leistet auch in dieser Hinsicht einen Beitrag zur Lebensqualität.

Studienziele

Nach Abschluss dieses Kapitels wird die bzw. der Lernende in der Lage sein:

- die persönlichen Motive, die zum Verfassen einer Patientenverfügung führen können, zu kennen.
- die dreifache Funktion der Patientenverfügung zu verstehen und zu erörtern.
- unterschiedliche Formen von Patientenverfügungen zuzuordnen und zu erklären.
- Qualitätskriterien für Patientenverfügungen zu benennen und den Aufbau einer Patientenverfügung darzulegen.
- die Bedeutung der individuellen und patientenorientierten Beratung zu verstehen und zu erörtern.

Schlüsselwörter

Patientenverfügung, letzte Dinge, Vorsorge, Gesundheitsvollmacht, Vollmacht, Patientenrecht, Selbstbestimmung, Werteanamnese, Werteklärung, Patientenbezogenheit, «informed consent», Kommunikation

Einleitung – Begriffsklärungen

Zur Bezeichnung des Instruments einer Patientenverfügung werden bis heute ganz unterschiedliche Begriffe verwendet, wie z. B. «Patiententestament», «Patientenvereinbarung» oder «Sterbeverfügung». Die Bezeichnung «Patiententestament» ist insofern nicht richtig, weil ein Testament erst nach dem Tode eines Menschen wirksam wird – was ja im Falle der Patientenverfügung genau vermieden werden soll! Der Begriff «Vereinbarung» ist problematisch, weil eine Vereinbarung unter zwei oder mehr Parteien geschlossen wird und sich diese auf bestimmte Punkte, z. B. ein Vorgehen, einigen. In den meisten Fällen sind aber die zukünftige Situation, in der der Patientenwille berücksichtigt werden soll, sowie die involvierten Parteien zum Zeitpunkt des Verfassens unbekannt, und entsprechend kann keine Vereinbarung abgeschlossen werden. Die «Vorausbestimmung» einer Person mittels eines schriftlichen Dokuments wird deshalb richtigerweise als Vorausverfügung bezeichnet. Sie hat folgende Grundstruktur: *Wenn X passiert, soll Z getan werden.* Für Fragen der medizinischen Behandlung wird der Begriff «Patientenverfügung» verwendet.

Kontext der Patientenverfügung

Medizinischer Fortschritt – Lebensqualität oder Lebensdauer?

Patientenverfügungen müssen im Kontext der zunehmenden medizinischen und pharmakologischen Möglichkeiten am Lebensende verstanden werden. Den meisten Patientenverfügungen war ein Abwehrreflex gegen Medizin und Ärzteschaft und «technische Apparate» eigen, und für manche trifft das bis heute zu. Entsprechend sind dann die Formulierungen: «Ich will keine Apparatemedizin», «Ich will nicht an den Schläuchen hängen» oder «Man soll mich in Würde sterben lassen». Darin spiegelt sich die Skepsis Vieler den Errungenschaften der modernen Medizin gegenüber. Viele Fortschritte im Bereich der Kuration und der Intensivmedizin waren für den Bürger oder Patienten ambivalent. Neben Erfahrungen, dass schwere Erkrankungen abgewendet werden konnten, haben viele auch erlebt, wie durch Kuration und intensive Therapien Lebensqualität verloren ging und Menschen in einen Zustand versetzt wurden, der als «Dahinvegetieren» oder «unnötige Lebensverlängerung» betrachtet wurde. Die meisten Personen, die eine Patientenverfügung unterzeichnen, wollen damit eine Krankheits- und Betreuungssituation vermeiden, die durch *große Abhängigkeit* und eine *unsichere Prognose* charakterisiert ist. Mit der Anordnung einer Therapiebeschränkung soll dem Sterbenlassen in kritischen Situationen der Vorzug gegeben werden. Damit macht der Verfügende – in den meisten Fällen vermutlich ohne sich dessen bewusst zu sein – eine Äußerung über seine persönlichen Lebenseinstellungen und Werte in Bezug auf Lebensqualität, Krankheit, Sterben und Tod. Dies geschieht oft in einer sprachlich nicht eindeutigen Form, indem ethische Aussagen und medizinische Maßnahmen unreflektiert nebeneinander gestellt oder in unklarer Weise verknüpft werden. Gegen diese «Einmischung» des Patienten in Behandlungsentscheidungen haben sich Ärzte und Pflegende oft gewehrt mit dem Hinweis, dass medizinische Maßnahmen auf der Basis einer fachlichen Expertise gefällt würden und nicht im Voraus vom Patienten verfügt werden könnten. Entsprechend schlecht war der Ruf der Patientenverfügung über lange Zeit vor allem bei Ärzten und Pflegenden.

Vom Sterben zuhause zum Sterben in der öffentlichen Einrichtung

In dem Zeitraum, in welchem die Patientenverfügung entsteht, lässt sich eine zweite Veränderung feststellen: Menschen sterben zunehmend nicht mehr zuhause. Dies kann einerseits mit dem bereits angesprochenen medizinischen Fortschritt erklärt werden, hat aber auch mit dem Umstand zu tun, dass sich die Formen familiären Zusammenlebens auf Grund anderer Einflüsse verändert haben. Die verschiedenen Generationen einer (Groß-)Familie leben nur noch selten im selben Haus, oft nicht mehr am selben Ort und zunehmend nicht einmal mehr in derselben Region. Damit sind auch die Möglichkeiten, nahe Angehörige bei Krankheit und im Sterben zu begleiten, reduziert worden. Stattdessen wurden chronisch kranke und sterbende Menschen zunehmend in öffentlichen stationären Einrichtungen betreut, und so hat eine Verlagerung aus dem familiären, vertrauten Rahmen hin in die öffentliche Einrichtung (Spital, Heim etc.) und zu Fachpersonen stattgefunden. Mit dieser Gegenüberstellung ist nichts über die Qualität der Betreuung ausgesagt. Viele dieser Einrichtungen waren und sind in der Folge bestrebt, das Leben und Sterben in den Einrichtungen so persönlich wie möglich zu gestalten. Auch die Hospizbewegung ist als Reaktion auf diese Entwicklung zu verstehen. Sie hat sich zum Ziel gesetzt, auch in der Institution ein Sterben *wie zuhause* zu ermöglichen und hat zu diesem Zweck neue Prinzipien der Betreuung entwickelt. In Bezug auf das Thema dieses Kapitels ist bemerkenswert, dass sich die Hospizbewegung schon früh für die Patientenverfügung eingesetzt hat.

Ethischer Diskurs – Selbstbestimmung versus Fremdbestimmung

In der medizinethischen Diskussion hat das Prinzip der Autonomie in den vergangenen Jahrzehnten zunehmend an Bedeutung gewonnen (Beauchamp/Childress, 1994). In Bezug auf Therapieentscheidungen ist das informierte Einverständnis («informed consent») zu einem ethischen Standard geworden, und die Selbstbestimmung des Patienten hat großes Gewicht erhalten. Im Zuge dieser Entwicklung verändert sich die Arzt-Patient-Beziehung weg von einem paternalistischen und hin zu einem partnerschaftlichen Modell. Aus dem «Salus aegroti suprema lex» (Das Wohl des Kranken ist das höchste Gesetz) ist die «Voluntas aegroti suprema lex» (Der Wille des Kranken ist das höchste Gesetz) geworden (Ohly, 2004). Dieser Wandel lässt sich in der zunehmenden Akzeptanz der Patientenverfügung durch Ärzteorganisationen verfolgen. Während beispielsweise medizinethische Richtlinien der SAMW die Verbindlichkeit der Patientenverfügung 1976 und 1981 verneinen (SAMW, 1976, 1981), wird diese in den im Jahre 2004 erschienenen Richtlinien für die Begleitung von Menschen am Lebensende klar bejaht: «Patientenverfügungen sind zu befolgen, soweit sie auf die konkrete Situation zutreffen und keine Anhaltspunkte dafür vorliegen, dass sie dem derzeitigen Willen des Patienten nicht mehr entsprechen» (SAMW, 2004). Die Richtlinien fordern zudem, dass Arzt und Pflegepersonal bei nicht äußerungsfähigen Patienten aktiv abklären, ob eine Patientenverfügung vorliegt.

Folgerungen

Der Kontext, in welchem die Patientenverfügung steht, ist gekennzeichnet:

1. von einer medizinischen Entwicklung, die in Diskrepanz stehen kann zur persönlichen Einstellung gegenüber Leben, Krankheit und Sterben
2. von einer zunehmenden Verlagerung des Krankseins und Sterbens vom häuslichen Rahmen und der Betreuung durch Angehörige in die öffentliche Einrichtung und die Betreuung durch Fachpersonen
3. von einer veränderten Arzt-Patient-Beziehung, weg von einer paternalistischen Fürsorgepflicht und hin zu einer partnerschaftlichen Sichtweise, in welcher der Patientenwille zur grundsätzlichen Rechtfertigung bei Therapieentscheidungen wird.

Diese drei Faktoren sind es, die zur Entstehung und Verbreitung der Patientenverfügung beigetragen haben. Diese Umstände sind auch heute noch für viele Menschen oder Patienten Anlass, eine Patientenverfügung zu erstellen.

Hinter der «Chiffre» medizinischer Anweisungen stehen oft ganz persönliche Aspekte wie:

1. die persönliche Lebenseinstellung und Haltung in Bezug auf Gesundheit, Krankheit, Abhängigkeit, Sterben und Tod
2. emotionale Anliegen wie Geborgenheit, Fürsorge, Sicherheit, Betreuung usw.
3. die eigene Auseinandersetzung mit dem Prozess der Erkrankung oder des Älterwerdens und das Anliegen, diesen Lebensabschnitt aktiv mitzugestalten und nicht nur passiver Empfänger von medizinischen oder pflegerischen Leistungen zu sein.

Die persönlichen Aspekte sollten unter Einbezug der holistischen Sichtweise (physisch, psychisch, sozial, kulturell und spirituell) berücksichtigt werden.

Sie sollten von Anfang an beim Reflektieren und Erstellen von Patientenverfügungen einfließen und bewusst thematisiert werden. Entsprechend greift das Verständnis der Patientenverfügung als *Selbstbestimmungsinstrument allein* zu kurz (Lack, 2005). Die Patientenverfügung ist:

- ein Instrument der persönlichen Werteklärung durch die Auseinandersetzung mit dem Leben, mit Krankheit, Sterben und Tod
- ein Instrument der Kommunikation mit dem behandelnden Team und den Angehörigen
- ein Instrument der Edukation zur patientenorientierten Aufklärung, Information und Beratung
- ein Instrument der Edukation zur Befähigung des Betroffenen, seine individuelle Situation einzuschätzen, Entscheidungsprozesse mitzugestalten, um überhaupt in Behandlungs- wie auch Betreuungsentscheide «aufgeklärt und informiert» einwilligen zu können («informed consent»)
- ein Selbstbestimmungsinstrument für den Fall der Äußerungs- oder Urteilsunfähigkeit durch die Verschriftlichung der persönlichen Werte und des persönlichen Willens.

Formen von Patientenverfügungen

In Deutschland, der Schweiz und in Österreich gibt es eine Vielzahl von Vorlagen für Patientenverfügungen, welche von unterschiedlichen Organisationen, z.B. Ärztegesellschaften, Hospizeinrichtungen, Patientenorganisationen, Kirchen oder anderen weltanschaulichen Organisationen etc. angeboten werden. In Deutschland ist man im Rahmen des Gesetzgebungsverfahrens zur Patientenverfügung im Jahr 2004 auf mehr als tausend Formulare gestoßen! Bei der überwiegenden Zahl handelt es sich um ein- bis zweiseitige vorgedruckte Dokumente, bei denen nur der Name eingesetzt und unterschrieben wird, allenfalls mit der Möglichkeit, persönliche Ergänzungen vorzunehmen. Dies spiegelt die Patientenverfügung wider, wie sie seit ihren Anfängen anzutreffen ist. Eine geringere Anzahl von Vorlagen gibt Multiple-Choice-Fragen vor, aus denen ausgewählt und so die Verfügung erstellt wird. Hier handelt es sich teilweise um umfangreichere, mehrseitige Dokumente. Schließlich gibt es Unterlagen, mit denen auf Grund von Informationen, von Textbausteinen oder Fragen eine Patientenverfügung erstellt wird. Solche Verfügungen weisen einen höheren Differenzierungs- und Detaillierungsgrad auf, der aber meist eine Beratung nötig macht. Die Formen von Patientenverfügungen können wie folgt gegliedert werden:

- vollständig formulierte Vorlagen: z. B. Ärztekammer Hamburg (D), Schweizerische Ärztevereinigung FMH (CH) etc.
- teilweise (vor-)formulierte Vorlagen mit der Möglichkeit persönlicher Ergänzungen: z. B. Ärztekammer Baden-Württemberg (D), Caritas Schweiz (CH), Dialog Ethik (CH)
- Informationsbroschüren zum Erstellen individueller Patientenverfügungen: GGG Voluntas (CH), Esslinger Initiative (D), Humanistischer Verband Deutschland (D), Deutsche Hospiz Stiftung (D), Deutsches Bundesjustizministerium (D), Österreichische Patienten- und Pflegeanwaltschaft (A).

Qualitätskriterien einer validen Patientenverfügung

Die zunehmende Verbreitung und die Akzeptanz des Instruments der Patientenverfügung bei Fachpersonen hat zu Bestrebungen geführt, Form und Inhalte der Patientenverfügung zu vereinheitlichen. Meran et al. (2002) haben im Auftrag des deutschen Bundesministeriums der Gesundheit Qualitätsstandards für valide Patientenverfügungen vorgelegt (a. a. O.). Dies auf Grund der Erfahrung, dass sich die Umsetzung von Patientenverfügungen in vielen Fällen als schwierig erwies, weil sie zu allgemein gehalten, nicht aussagekräftig waren oder medizinische Anordnungen enthielten, die nicht umsetzbar waren. Neben inhaltlichen Anforderungen, auf die hier nicht eingegangen wird, weil sie in erster Linie für die Gesetzgebung relevant sind, handelt es sich dabei um Anforderungen an den Prozess der persönlichen Willensbildung. Dazu zählen:

- Identifizieren und Formulieren persönlicher Wertvorstellungen
- Aufklärung, Information und Beratung
- Motivation und Ziele.

Die Qualität einer Patientenverfügung hängt von der vorausgehenden Willensbildung ab (a. a. O.). Dazu braucht es Informationen und Kenntnisse über mögliche Anwendungssituationen, Krankheitsverläufe, Hilfen für die Reflexion und das Formulieren eigener Werte und der persönlichen Lebenseinstellung. Eine vorausgehende Beratung ist deshalb empfehlenswert (a. a. O.; Enquete-Kommission, 2004). Dem Identifizieren und Formulieren eigener Wertvorstellungen kommt dabei besondere Bedeutung zu. Die Beratung kann durch Ärzte, insbesondere Hausärzte, oder durch spezialisierte Beratungsstellen für Vorsorgeverfügungen geschehen (a. a. O). Besteht beim Verfügenden bereits eine Diagnose, *so ist das vorausgehende beratende Gespräch unumgänglich* (Bundesministerium der Justiz, 2004). Schließlich sollte in der Beratung auch die Absicht, welche mit dem Dokument verfolgt wird, geklärt und der Verfügende auf Unterschiede zwischen vorgestellter und tatsächlicher Anwendungssituation hingewiesen werden (a. a. O.).

In der Praxis ist zu unterscheiden zwischen Verfügungen von Personen mit bestehender Krankheitsdiagnose und Verfügungen von Personen ohne Krankheitsdiagnose. Es besteht Einigkeit darüber, dass für die Wirksamkeit der Patientenverfügung eine Übereinstimmung zwischen der in der Verfügung beschriebenen Situation (bzw. den Situationen) und der Anwendungssituation gegeben sein muss (a. a. O.; Enquete-Kommission, 2004; Bundesministerium der Justiz, 2004).

Dies ist bei Verfügungen, bei denen zum Zeitpunkt des Erstellens keine Krankheitsdiagnose vorliegt, schwieriger zu erreichen, weil die Spannbreite möglicher zukünftiger Situationen viel größer ist als bei einer Person mit einer bekannten fortschreitenden Erkrankung, z. B. einem Krebsleiden. Aus diesem Grund ist es wichtig, dass Verfügungen von Personen ohne bestehende Diagnose mehr noch als eine umfangreiche Anordnung medizinischer Maßnahmen eine *aussagekräftige Werteerklärung* enthalten (Deutsche Hospiz Stiftung, 2003). Damit haben Bevollmächtigte und behandelndes Team eine Situationseinschätzungs- und Entscheidungsgrundlage für Situationen, für welche die Patientenverfügung keine oder nur unzureichend präzise Anordnungen enthält. In einer Patientenverfügung mit bestehender Diagnose können die denkbaren oder zu erwartenden Krankheitsverläufe und deren potenzielle Behandlungsentscheidungen im Voraus besser erfasst und damit die medizinischen Interventionen präziser formuliert werden. Eine vorausgegangene Werteerklärung bleibt immer sinnvoll und kann potenzielle Behandlungsentscheidungen erleichtern.

In dieser Situation stellt das Beratungsgespräch für den Patienten eine individuelle und persönliche Auseinandersetzung mit der fortschreitenden Krankheit und für den Arzt nicht nur eine medizinorientierte, sondern individuell an der Person orientierte Auftragsklärung dar. Es geht hier um das Formulieren «patientenorientierter» medizinischer Interventionen.

Regeln für das Erstellen einer Patientenverfügung

Beim Erstellen einer Patientenverfügung sollten folgende Regeln beachtet werden:

- Wenn ein Mensch im Erleben von Gesundheit eine Patientenverfügung erstellt, muss sie von der Werteerklärung her aufgebaut werden.
- Wenn ein Mensch im Erleben einer schweren, fortschreitenden Krankheit hinsichtlich der zu erwartenden medizinischen Situation (Prognosen, Komplikationen) eine Patientenverfügung erstellt, können die medizinischen Interventionen im Kontext einer vorausgegangenen Werteanamnese mit dem Verfügenden präziser diskutiert, konkretisiert und formuliert werden. Um diese Differenzierung zu erreichen, und zwar so, dass sie der Verfügende verstanden hat und nachvollziehen kann, ist eine persönliche Beratung unabdingbar und trägt zur Stärkung der Patientenautonomie bei.
- Auch sollte berücksichtigt werden, dass die schriftlich formulierte Willensäußerung in der Patientenverfügung so aufgenommen wird, dass sie in rasch sich wandelnden Ereignissen im progredienten Krankheitsverlauf zum Wohle des Patienten angepasst werden kann. Gerade im Erleben von sich rasch wandelnden Krankheitsverläufen, die sich unterschiedlich schwer in ihren Belastungen und Leiden darstellen können, unterliegen Betroffene wie auch deren Angehörige oft auch noch einmal einem Wandel ihrer einst formulierten Werte und den dazugehörigen patientenorientierten Interventionen. Dies bedingt (wenn immer möglich) in der aktuellen Situation eine Verifikation des einst formulierten Willens des Verfügenden.

Folgendes Beispiel wurde von der Herausgeberin freundlicherweise zur Verfügung gestellt (s. Kasuistik).

Kasuistik: Ein 50-jähriger Patient (verwitwet, ein Sohn) mit einem fortschreitenden Ösophaguskarzinom bemerkt seit zwei Wochen, dass sein Stuhl sich zunehmend schwarz verfärbt. Zusätzlich leidet er unter ausgeprägter Müdigkeit und starker Erschöpfung. Es stellt sich im Verlaufe der nächsten Tage eine leichte Belastungsdyspnoe ein. Im Gespräch mit der zuständigen Onkologin in einem onkologischen Ambulatorium, dem einzigen Sohn des Patienten und der ambulanten Bezugspflegeperson werden verschiedene Optionen medizinischer Interventionen diskutiert. Eine zuvor erstellte Werteanamnese liegt vor. Sie soll nun als Grundlage dienen, um eine Patientenverfügung auf Grund der aktuellen Krankheitssituation zu erstellen. Im Vordergrund stehen das Thema der vermuteten okkulten Blutung im Gastrointestinaltrakt und die damit verbundenen, den Patienten stark belastende Phänome der Erschöpfung, Appetitlosigkeit und der beginnenden Belastungsdyspnoe. Verschiedene diagnostische und therapeutische Optionen werden vorgestellt und besprochen. Der Patient äußert klar und bestimmt, dass er weder diagnostische noch bildgebende Abklärungen (Röntgen, Endoskopie etc.) sowie keinerlei therapeutische Interventionen (z. B. Bluttransfusionen) wünscht. Er begründet seine Entscheidung nach vorheriger Aufklärung, Information und Beratung damit, dass er sich seiner bevorstehenden Sterbesituation bewusst sei und keinerlei lebensverlängernde Maßnahmen wünsche. Das Unwohlsein in Bezug auf die Anämie will er in Kauf nehmen. Umfassende lindernde Maßnahmen, gestützt auf seine Werteanamnese (physisch, psychisch, sozial, kulturell, spirituell) werden im Gespräch miteinander identifiziert und formuliert. Nach einer Woche ruft der Patient seinen Sohn an und äußert, dass er nun doch eine Transfusion wünsche und deshalb für zwei Tage ins Spital gehen möchte. Der Allgemeinzustand des Patienten hat sich weiterhin verschlechtert, er benötigt vermehrt Unterstützung auf Grund seines zunehmenden Selbstpflegedefizits. Der Patient leidet am meisten unter der ausgeprägten Erschöpfung, die sein Wohlsein maßgeblich beeinträchtigt. Die Atmung erscheint stabil. Der Erschöpfungszustand ist für den Patienten auch in Ruhe kaum auszuhalten. Eine Hospitalisation wird eingeleitet. Der zuständige Stationsarzt erhält die Werteanamnese und die Patientenverfügung und äußert verständnislos, dass ihm der Sinn einer solchen Patientenverfügung sehr fraglich erscheine, wenn der Patient nun doch Transfusionen wünsche, obwohl er in der Patientenverfügung vor einer Woche schriftlich festgelegt habe, dass er keine mehr wünsche und sterben wolle.

An diesem Beispiel wird deutlich, dass eine Patientenverfügung primär nicht dazu dient, den einst formulierten Willen des Patienten statisch zu verfolgen und nun unter allen Umständen einzuhalten bzw. durchzusetzen. Primär geht es in der Formulierung des Patientenwillens darum, dass der Patient über den Dialog die Fähigkeit und die Kompetenz erlangt, sich über seine eigenen Werte und Grundhaltungen, sein persönliches Erleben, dessen Bedeutungsaspekte wie auch seine individuellen Befindlichkeiten klarer zu werden, diese zu identifizieren und zu formulieren, um letztlich einen Ausdruck für die vielfältigen inneren Eindrücke zu gewinnen. Der Patient erhielt in Absprache mit dem Betreuungsteam noch am selben Tag zwei Transfusionen. Die Vermittlung lief maßgeblich über die Bezugspflegeperson, die einst die Werteanamnese erhoben und diese aus aktuellem Anlass mit dem Patienten neu diskutierte. Nach eigenen Aussagen profitierte der Patient von dieser Transfusionstherapie, da sich sein Wohlbefinden maßgeblich verbesserte, das quälende Erleben der Erschöpfung und des unerträglichen Unwohlseins nicht mehr so dominant war. Der Patient war dadurch in der Lage, mit seinem Sohn die letzten Lebenstage des Abschiedes bewusster, aufmerksamer und im individuellen Erleben eines besseren Wohlbefindens zu verbringen. Vier Tage nach der Transfusionstherapie verstarb der Patient im Spital.

Formale Anforderungen an eine Patientenverfügung

Zu den formalen Qualitätsanforderungen gehören:

- die Form der Patientenverfügung
- das Datum
- der Ort der Aufbewahrung/die Hinterlegung
- die Bekanntgabe des Vorhandenseins einer Patientenverfügung.

Es wird überwiegend die Meinung vertreten, dass Patientenverfügungen aus Gründen der Beweislast schriftlich abgefasst und mit einer persönlichen Unterschrift versehen sein sollten (Meran et al., 2002; Enquete-Kommission, 2004). Es besteht auch Konsens, dass die Verfügung datiert sein soll, damit die Aktualität der Verfügung ersichtlich ist. Eng damit verknüpft ist die Frage der Gültigkeit, die mehrheitlich dahingehend beantwortet wird, dass die Gültigkeitsdauer beschränkt sein soll und damit die regelmäßige Aktualisierung eine Wirksamkeitsvoraussetzung ist (a. a. O.). Die Vorschläge gehen von 3–5 Jahren aus (Enquete-Kommission, 2004). Die Praxis zeigt jedoch, dass diese Zeitspanne vor allem bei Patienten mit der Diagnose einer unheilbaren und (rasch) fortschreitenden Krankheit zu lang erscheint. Patienten, die sich in einer progredienten palliativen Betreuungssituation befinden, sind oft raschen, unvorhergesehenen und wechselnden Krankheitsmomenten unterworfen. Empfehlenswert erscheint in diesem Fall, mit Patienten und deren Familien die Patientenverfügungen in kürzeren Abständen (einmal jährlich oder alle 6 Monate) mit einer Person aus dem Betreuungsteam zu evaluieren und anzupassen. Dies ermöglicht vor allen Dingen dem Betroffenen, sich mit seiner Werteerklärung und den damit verbundenen medizinischen Interventionen *prozesshaft* auseinander zu setzen. Dieser schriftlich dokumentierte Prozess (und nicht nur die Unterschrift mit aktualisiertem Datum) erhöht die Validität und Verbindlichkeit einer Patientenverfügung. Vor diesem Hintergrund scheint die derzeit aufkommende gängige Praxis mittels Jahresbestätigungen etc., die ohne eine persönliche Beratung erfolgen, überdenkenswert. Allerdings sieht das sich zurzeit in Vernehmlassung befindliche neue Schweizerische Vormundschaftsrecht (Erwachsenenschutzgesetz) beim Rechtsinstitut der Patientenverfügung keine zeitliche Gültigkeitsdauer vor, das heißt, eine solche wäre gemäß Entwurf unbeschränkt gültig (Eidgenössisches Justiz- und Polizeidepartement, 2003). Dies ist angesichts der in der ethischen Diskussion stark gewichteten Voraussetzung der Aktualität der Willenserklärung problematisch (Meran et al., 2002). Von zentraler Bedeutung ist die rasche *Zugänglichkeit der Verfügung*. Dies kann einerseits dadurch geschehen, dass der Verfügende entweder das Dokument immer bei sich trägt oder die Verfügung bei einer jederzeit zugänglichen Aufbewahrungsstelle hinterlegt hat. Verschiedene Organisationen bieten diese Möglichkeit an, so z. B. Dialog Ethik (Zürich), GGG Voluntas (Basel), das Deutsche Rote Kreuz (Mainz), die Deutsche Hospiz Stiftung (Dortmund) oder der Humanistische Verband Deutschlands (Berlin). Auch die Schaffung *zentraler Aufbewahrungsstellen* wird in Deutschland und der Schweiz diskutiert. Die Bekanntgabe des Vorhandenseins geht vom Patienten aus, z. B. über eine mündliche Mitteilung oder mittels Hinweiskarte. Ergänzend dazu sollte im klinischen Alltag die Frage nach der Patientenverfügung routinemäßig beim Eintrittsgespräch gestellt, ggf. diskutiert und in der Patientendokumentation abgelegt werden. Bedenken, Patienten würden mit dieser Frage vor den Kopf gestoßen, konnten widerlegt werden (Federspiel, 2004).

Gliederungspunkte einer Patientenverfügung

Eine Patientenverfügung sollte folgende Punkte enthalten:

- Identität der Person: Name, Vorname, Geburtsdatum, Heimatort, Wohnort
- Eingangsformel: Im Besitz meiner geistigen Kräfte, nach reiflicher Überlegung (und nach Beratungsgesprächen mit/bei) verfüge ich hiermit, für den Fall, dass ich meinen Willen nicht mehr bilden oder mich verständlich äußern kann, Folgendes:
  - Situationen, für die die Patientenverfügung gelten soll (Anwendungssituationen)
  - bestehende Diagnosen
  - absehbare Prognosen, Komplikationen im aktuellen Krankheitsverlauf
  - Werteerklärung

- medizinische Maßnahmen
- Ernährung/Flüssigkeit
- Verbote/Einschränkungen bei Verwendung von fremden Organen/Flüssigkeiten
- Begleitung/Seelsorge
- Sterbeort
- Organspende
- Autopsie
- Einsicht in die Krankengeschichte
- Hinweise auf weitere Verfügungen (Betreuungsverfügung, Vollmachten, Vorsorgeauftrag, Bestattungsverfügung)
- Ort, Datum, Unterschrift.

Vertrauenspersonen, d.h. Bevollmächtigte, werden in der Schweiz üblicherweise in eine Patientenverfügung integriert. In Deutschland und Österreich werden diese oft mittels einer separaten «Gesundheitsvollmacht» bezeichnet. In beiden Fällen ist es wichtig, Ärzte und behandelndes Team von der Schweigepflicht gegenüber diesen Personen zu entbinden.

Beratung beim Erstellen von Patientenverfügungen

Inhalte der Beratung

In der Beratung wird die Auseinandersetzung mit persönlichen Wertvorstellungen angeregt und der Verfügende beim Formulieren seiner Werteerklärung unterstützt. Informationen über mögliche medizinische Interventionen oder – bei bekannter Diagnose – die mögliche Entwicklung der Erkrankung werden dargelegt. Es ist wichtig, dass auch persönliche und tabuisierte Themen, wie Einsamkeit, Beziehungsnetz, das Erleben des Krankseins und Sterbens etc. angesprochen werden (s. Kasten). Auch rechtliche, ethische, psychosoziale, pflegerische und medizinische Fragen gehören zum Beratungsumfang. Das Ergebnis dieses Prozesses ist ein Dokument, das der persönlichen Klärung, der Kommunikation mit Angehörigen und Betreuenden sowie der Selbstbestimmung für den Fall von Urteils- oder Äußerungsunfähigkeit dienen soll.

Hilfestellungen für die Werteanamnese

Wie bereits erwähnt, zeichnet sich eine gute Verfügung durch hohe Individualität in der Werteerklärung aus (Deutsche Hospiz Stiftung, 2003). Sass und Kielstein (2001) haben fundierte Methoden für die Willensklärung bei Vorausverfügungen beschrieben und weiterentwickelt. Sie schlagen vor, eine *Wertanamnese* mit dem Patienten zu erstellen. Diese Informationen sollten nicht nur für eine Patientenverfügung, sondern bei jedem Patienten erhoben werden, um sie dann wie andere anamnestisch erhobene Informationen in die patientenbezogene Behandlung einfließen zu lassen. Kielstein und Sass haben das

---

Leitfragen für die Beratung (Esslinger Initiative, 2000)

- Warum wurde der jetzige Zeitpunkt gewählt? Gibt es einen konkreten Anlass?
- Was will der Ratsuchende mit den Verfügungen erreichen?
- Was weiß der/die Verfügende über Vorsorgeverfügungen?
- Wie sieht die gegenwärtige Lebenssituation des Ratsuchenden aus (Lebensform, Gesundheit/Krankheit, Zukunft, religiöse Orientierung)?
- Hat sich der Ratsuchende bereits mit Krankheit, Sterben und Tod auseinandergesetzt? Mit welchen Personen, in welchem Rahmen/Kontext?
- Welche Ängste, Wünsche und Bedürfnisse verbindet die Person mit der Vorstellung, schwer krank zu sein, nicht mehr selbst entscheiden zu können, von anderen abhängig zu sein?

- Was bedeutet für die Rat suchende Person «würdiges Sterben»?
- Kennen Personen aus dem Umfeld die Haltung, den Willen und die Bedürfnisse der Person?
- Gibt es Personen, die als Vertrauenspersonen/Bevollmächtigte eingesetzt werden sollen? Was spricht dafür, was spricht dagegen?
- Wurde darüber schon mit den betreffenden Personen gesprochen?
- Gibt es einen Hausarzt/behandelnden Arzt? Wie ist das Verhältnis zur Rat suchenden Person?
- Welche Rolle spielen Glaube/Religion/Spiritualität für die Rat suchende Person?

Modell der «Narrativen Wertanamnese und Patientenverfügung» (2001) entwickelt, das eine Auseinandersetzung anhand von Fallgeschichten sowie einen prospektiven Werteentwurf und eine Patientenverfügung vereint. Die meisten Methoden der Werteklärung erfordern jedoch eine persönliche Beratung, da sie hohe Anforderungen an Reflexionsfähigkeit, sprachliche Ausdrucksmöglichkeiten und medizinisch-pflegerische Kenntnisse verlangen. Auch Klie und Student (2001) haben dazu eine Sammlung von Fragen aufgelistet, die bei der Werteklärung hilfreich sind.

Anforderungen an Betreuende und Palliativeinrichtungen

Soll eine Patientenverfügung die dargelegten Qualitätsanforderungen erfüllen, wird sich ein Beratungsangebot als unumgänglich erweisen. In palliativen Einrichtungen sollte dieses Beratungsangebot seinen festen Platz in der Ablauforganisation haben. Möglich sind Modelle, bei denen mit qualifizierten Freiwilligen gearbeitet wird, wie bei der Esslinger Initiative (D) oder GGG Voluntas (CH). Alternativ oder ergänzend werden Ärzte, Pflegende, Sozialarbeiter oder weitere Personen des multidisziplinären Teams nach vorausgehender Fortbildung für diese Tätigkeit klar bezeichnet. Zentral ist, dass alle Betreuenden Gesprächsbereitschaft zeigen, wenn Fragen, Sorgen, Ängste über den Verlauf der Krankheit geäußert werden. Dies ist oft der Ausgangspunkt, um ins Gespräch über die zukünftige Behandlung zu kommen, rechtzeitig eine Klärung herbeizuführen und dies im Sinne einer Patientenverfügung schriftlich festzuhalten.

Zusammenfassung

Die Patientenverfügung vereint persönliche Werthaltungen, psychosoziale, spirituelle, kulturelle und medizinische Anliegen. In standesethischen Richtlinien ist ihre Verbindlichkeit unbestritten, die rechtliche Bindung ist aber nicht oder noch nicht einheitlich geregelt. Konkrete Gesetzesentwürfe sind in Vorbereitung (Deutschland, Schweiz). Um die Verbindlichkeit zu garantieren, ist die Formulierung von Qualitätskriterien für valide Patientenverfügungen unumgänglich. Der Wert der Patientenverfügung liegt vor allem im Prozess der persönlichen Werteklärung und in der Kommunikation zwischen Verfügendem, Angehörigen und Betreuenden begründet. Entsprechend steigt die Aussagekraft einer Patientenverfügung mit dem Grad der Individualität der Verfügung.

Vorformulierte Patientenverfügungen entsprechen dieser Anforderung nur beschränkt oder gar nicht.

Die Beratung beim Erstellen gewährleistet die Einhaltung qualitativer Standards, entspricht dem Anspruch der informierten Entscheidung und ist eine Hilfe bei der persönlichen Auseinandersetzung. Sie sollte in palliativen Einrichtungen institutionell und personell verankert sein. Durch den vorsorgenden Charakter wird die Patientenverfügung zu einem präventiven Instrument für eine patientenorientierte Behandlung, und Begleitung. Ethische Dilemmata und moralische Konflikte können vorausschauend vermieden oder rechtzeitig identifiziert werden. Damit leistet die Patientenverfügung einerseits einen Beitrag zur Lebensqualität des Patienten und hat andererseits durch den Aspekt der Auftragsklärung für alle Betreuende eine entlastende Funktion.

Abschließende Fragen zur Reflexion

- Habe ich für mich persönlich eine Werteerklärung formuliert?
- Welche Fragen ergeben sich hinsichtlich einer Werteerklärung konkret für mich?
- Gibt es in meiner Institution Personen, die für den Umgang mit Werteanamnesen, Patientenverfügungen und den dazugehörigen Beratungsgesprächen ausgebildet und ernannt wurden?
- Welchen Stellenwert haben Patientenverfügungen in meiner Institution, in meinem Team, bei mir?
- Wer weiß in unserer Institution über Patientenverfügungen Bescheid?
- Welche Arten von Patientenverfügungen sind in unserer Institution gebräuchlich und implementiert?

Verwendete Literatur

Beauchamp, T. L.; Childress J. F.: Principles of Biomedical Ethics (4th edn.). Oxford University Press, Oxford/New York 1994.

Bundesministerium der Justiz: Ethische, rechtliche und medizinische Aspekte zur Bewertung von Patientenverfügungen. Bericht der Arbeitsgruppe «Patientenautonomie am Lebensende». Deutsche Regierung, Berlin 2004.

Deutsche Hospiz Stiftung: Für Validität und Praktikabilität. Patientenverfügungen auf dem Prüfstand. Dortmund 2003. www.hospize.de/texte/checkliste.htm.

Eidgenössisches Justiz- und Polizeidepartement (www.ofj.admin.ch/themen/vormund/entw-zgb-d.pdf) Vorentwurf für eine Revision des Zivilgesetzbuches. Bundesamt für Justiz, Bern 2003.

Enquete-Kommission Ethik und Recht der modernen Medizin des Deutschen Bundestages: Zwischenbericht – Patientenverfügungen (Drucksache 15/3700). Deutsche Regierung, Berlin 2004.

Esslinger Initiative (Hrsg.): Vorsorgen – selbst bestimmen – im Leben und Sterben. Fachhochschule Esslingen, Esslingen 2000, 4. A.

Federspiel, B.: Patientenverfügung zur Auftragsklärung am Lebensende. Schweiz. Gesellschaft für Gesundheitspolitik, Zürich 2004.

Klie, T.; Student, J.-C. (Hrsg.): Die Patientenverfügung. Was Sie tun können, um richtig vorzusorgen. Herder spektrum, Freiburg/Basel/Wien 2001, 6. A.

Lack, P.: Die individuell im Beratungsgespräch erstellte Patientenverfügung als Klärungs-, Selbstbestimmungs- und Kommunikationsinstrument. Schweiz. Ärzteztg. 86 (2005) 11: 689–694.

Meran, J. G.; Geissendörfer S. E.; May, A. T.; Simon, A. (Hrsg.): Möglichkeiten einer standardisierten Patientenverfügung – Gutachten im Auftrag des Bundesministeriums der Gesundheit. Lit Verlag, Münster 2002.

Ohly, A.: Das Recht zu sterben. CHV aktuell. Christophorus Hospiz Verein, München, 47 (2004): 21–23.

SAMW – Schweizerische Akademie der Medizinischen Wissenschaften: Richtlinien für die Sterbehilfe. Schwabe & Co., Basel 1976.

SAMW – Schweizerische Akademie der Medizinischen Wissenschaften: Richtlinien für die Sterbehilfe. Schwabe & Co., Basel 1981.

SAMW – Schweizerische Akademie der Medizinischen Wissenschaften: Betreuung von Patientinnen und Patienten am Lebensende (2004). www.samw.ch.

Sass, H.-M.; Kielstein, R.: Patientenverfügung und Betreuungsvollmacht. Lit-Verlag, Münster 2001.

Weiterführende Literatur

Bauer, A.; Klie, Th.: Patientenverfügungen/Vorsorgevollmachten – richtig beraten? C. F. Müller, Heidelberg 2003.

Bayerisches Staatsministerium der Justiz (Hrsg.): Vorsorge für Unfall, Krankheit und Alter durch Vollmacht, Betreuungsverfügung, Patientenverfügung. C. H. Beck, München 2004, 7. A.

Bundesministerium der Justiz: Patientenverfügung. Wie bestimme ich, was medizinisch unternommen werden soll, wenn ich entscheidungsunfähig bin? Berlin 2004.

Dörner, K.: Der gute Arzt. Lehrbuch der ärztlichen Grundhaltung. Schriftenreihe für Integrierte Medizin. Schattauer, Stuttgart/New York 2001.

Kesselring, A. (Hrsg.): Die Lebenswelt der Patienten. Pflegewissenschaftliche Studien. Huber, Bern 1996.

Loewy, E. H.; Springer-Loewy, R.: Ethische Fragen am Ende des Lebens. In: Pleschberger, S.; Heimerl, K.; Wild, M. (Hrsg.): Palliativpflege. Grundlagen für Praxis und Unterricht. Facultas, Wien 2005, 2., aktualisierte A.

May, A.; Gawrich, S.; Stiegel, K.: Empirische Erfahrungen mit werteanamnestischen Betreuungsverfügungen. Medizinethische Materialien des Zentrums für Medizinische Ethik Bochum, 113 (1997): 1–68.

Meran, J.: Patientenverfügung und Stellvertretende Entscheidung im klinischen Kontext. In: Koch, H. G.; Meran, J. G.; Sass, H. M. (Hrsg.): Patientenverfügung und Stellvertretende Entscheidungen in rechtlicher, medizinischer und ethischer Sicht. Medizinethische Materialien des Zentrums für medizinische Ethik. Bochum, 93 (1996): 2–19.

Mettner, M.; Schmitt-Mannhart R. (Hrsg.): Wie ich sterben will. Autonomie, Abhängigkeit und Selbstverantwortung am Lebensende. NZN Buchverlag AG, Zürich 2003.

Niederösterreichische Patienten- und Pflegeanwaltschaft (Hrsg.): Ratgeber zur Patientenverfügung. Die vorausschauende Selbstbestimmung des Patienten. NÖ Patientenanwaltschaft, St. Pölten, 2002.

SAMW – Schweizerische Akademie der Medizinischen Wissenschaften: Palliative Care. Medizinisch-ethische Richtlinien und Empfehlungen. www.samw.ch.

Sass, H. M.: Patientenverfügung in philosophisch-ethischer Perspektive. Zur Validität und Praktikabilität wertanamnestischer Betreuungsverfügungen. In: Ev. Akademie Iserlohn (Hrsg): Die Patientenverfügung: Vorsorgliche Selbstbestimmung im Hinblick auf das eigene Sterben? Anliegen und Probleme. Iserlohn 1998: 49–70.

Schäfer, D.: Patientenverfügungen. Krank – aber entscheidungsfähig. Schriftenreihe Gesundheit, Pflege. Soziale Arbeit, Bd. 11. Hans Jacobs, Lage 2001.

Student, J.-C. (Hrsg.): Das Hospiz-Buch. Lambertus, Freiburg i. Br. 1999, 4., erweiterte A.

Wilkening, K.; Kunz, R. (Hrsg.): Sterben im Pflegeheim. Perspektiven und Praxis einer neuen Abschiedskultur. Vandenhoeck & Ruprecht, Göttingen 2003.

Teil VII
Ausgewählte Zielgruppen in der Palliative Care

11 Palliative Care bei HIV/AIDS und ALS, in der Pädiatrie und in der Gerontopsychiatrie

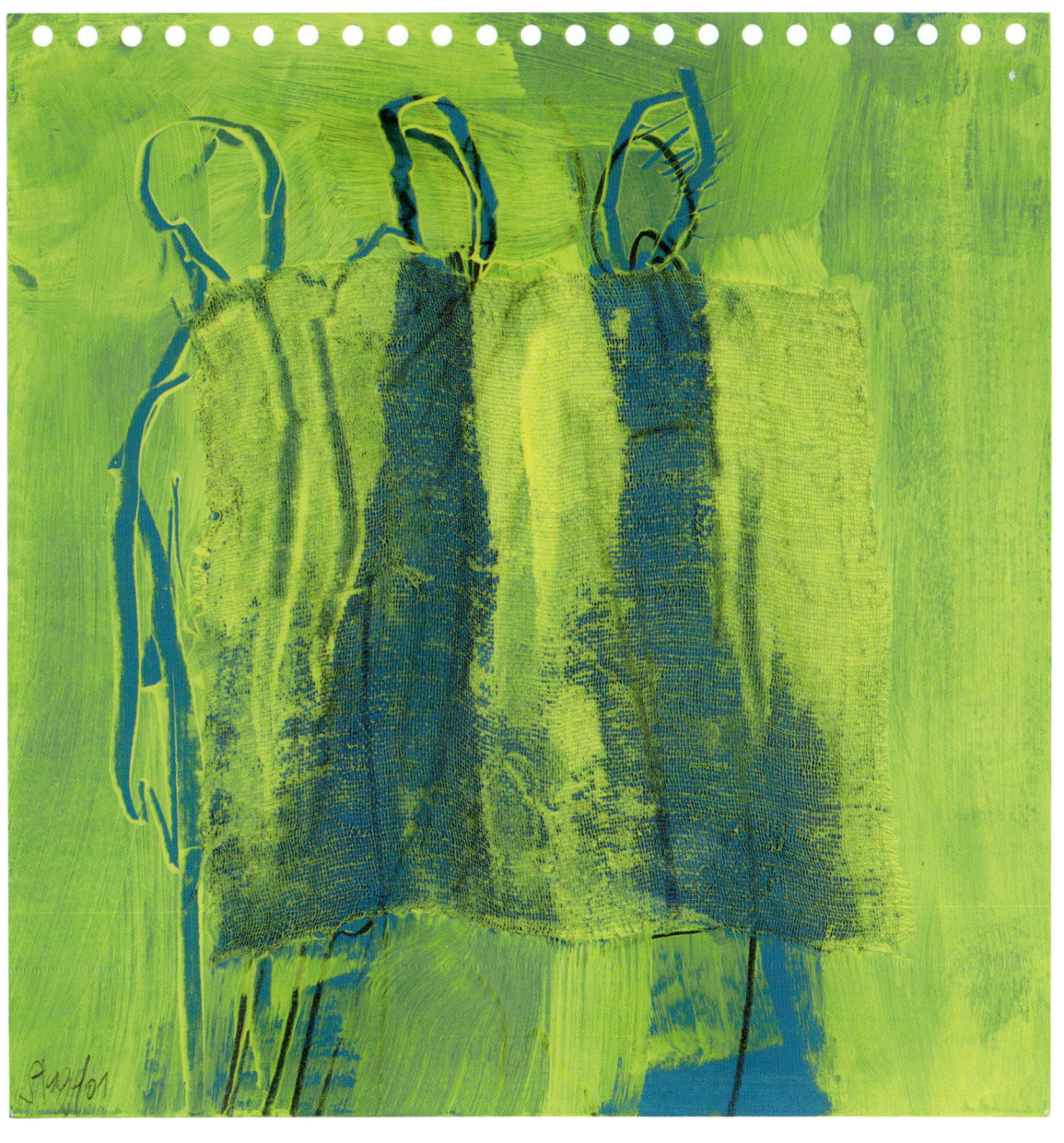

11.1
Chronischkrankheitsmanagement mit palliativen Ansätzen am Beispiel von HIV/AIDS

Rebecca Spirig

«Ja, ich lebe – aber nicht immer sehr.»

Abstract

Für eine optimale Betreuung von Menschen, die mit HIV/AIDS leben, ist ein Chronischkrankheitsmanagement mit palliativen Ansätzen erforderlich. Diese Kombination ermöglicht einen flexiblen Einsatz von Serviceleistungen verschiedenster Fachkräfte, je nach den Bedürfnissen von Patientinnen und Patienten. In diesem Kapitel wird das «selbstregulierende HIV/AIDS-Symptommanagement-Modell» vorgestellt, ein integrierendes Betreuungsmodell für HIV-Infizierte und AIDS-Kranke. Im Mittelpunkt stehen die Symptomerfahrung und das Symptom- und Medikamentenmanagement von Betroffenen. Das Modell basiert auf einer partnerschaftlichen Zusammenarbeit von Patientinnen und Patienten, Angehörigen und Fachkräften. Es wurde im Rahmen von Studien und Praxisentwicklungsprojekten entwickelt und kann Fachpersonen bei der Betreuung von Menschen mit HIV/AIDS in den verschiedenen Krankheitsphasen unterstützen.

Studienziele

Nach Abschluss dieses Kapitels wird die bzw. der Lernende in der Lage sein:

- einige aktuelle Zahlen und Hintergründe der Krankheit HIV/AIDS zu benennen.
- ein Chronischkrankheitsmanagement mit palliativen Ansätzen als Erfordernis zu erkennen und zu verstehen, um Menschen, die mit HIV/AIDS leben, optimal betreuen und begleiten zu können.
- die drei Hauptaufgaben von Betroffenen und Angehörigen zu benennen und zu erläutern, die im Verlauf des Lebens mit HIV/AIDS als chronisch-progrediente Krankheit auftreten.
- die wesentlichen Konzepte des HIV/AIDS-Symptommanagement-Modells (SSMM-HIV) zu beschreiben, die Zusammenhänge aufzuzeigen, zu erklären und zu begründen, warum dies ein umfassendes Betreuungsmodell darstellt.

Schlüsselwörter

HIV/AIDS, Chronischkrankheitsmanagement mit palliativen Ansätzen, Symptommanagement, Patientenedukation

Einleitung – HIV/AIDS, eine Krankheit im Wandel

In den vergangenen 20 Jahren hat sich HIV/AIDS in den westlichen Ländern von einer Epidemie zu einer chronisch-progredienten Krankheit gewandelt. Von den weltweit über 40 Millionen HIV-Infizierten leben 15 000–16 000 in der Schweiz (Yerly et al., 2004). Die Krankheit HIV/AIDS wird in drei Stadien eingeteilt: Stadium A beschreibt die akute Infektion und die asymptomatische Phase, Stadium B das symptomatische Stadium mit genau definierten Symptomen und Krankheiten, und Stadium C bezeichnet AIDS, mit den dazugehörigen opportunistischen Erkrankungen (CDC, 2005). Die Einführung der antiretroviralen Therapie (ART), einer Kombination von mindestens drei wirksamen Virostatika, Mitte der 90er-Jahre des 20. Jahrhunderts hat zu einem Rückgang von AIDS geführt. Diese Medikamente werden in diversen Kombinationen verabreicht und müssen sehr genau überwacht werden. Gegenstand der Überwachung sind die Wirksamkeit und Verträglichkeit der Medikamente sowie die Unterstützung der Betroffenen bei der Adhärenz (Furrer et al., 2003). Für die Wirksamkeit der Therapie und zur Vermeidung von Medikamentenresistenzen ist eine mindestens 95-prozentige Adhärenz über die gesamte Therapiedauer notwendig (Paterson et al., 2000; Stone, 2002). Komplexe Behandlungsschemata, Medikamentennebenwirkungen, Depression und Drogenkonsum erschweren es vielen HIV-Infizierten, dieses Ziel zu erreichen.

Dank ART ist die Mortalität von HIV/AIDS um 80–90 % zurückgegangen (Egger et al., 2002). Der Krankheitsverlauf hat sich damit grundlegend verändert. HIV-Infizierte und AIDS-Kranke leben heute mit komplexen Medikamentenkombinationen und vielfältigsten Symptomen in ihrem alltäglichen Umfeld, wo sie von Angehörigen unterstützt und in Praxen medizinisch und pflegerisch betreut werden (s. Kasuistik). Trotz großer Behandlungserfolge darf jedoch nicht vergessen werden, dass HIV/AIDS nicht geheilt werden kann, d. h. immer noch eine progrediente Krankheit ist, die zum Tode führen kann. In den letzten Jahren haben beispielsweise jährlich 190–300 Menschen in der Schweiz ein Stadium C entwickelt (BAG, 2005). An AIDS gestorben sind seit 2000 jährlich 70–124 Patienten (BAG, 2005).

> **Kasuistik:** Der 51-jährige Herr Muster lebt seit 17 Jahren mit HIV/AIDS. Er kommt regelmäßig in die HIV-Sprechstunde und ist momentan mit einer antiretroviralen Kombinationstherapie gut eingestellt. Vor 5 Jahren wurde AIDS diagnostiziert. Seither musste Herr Muster bereits zwei Mal wegen einer opportunistischen Infektion, einer so genannten Pneumocystis-carinii-Pneumonie, hospitalisiert werden. Seit 2 Jahren kann Herr Muster auf Grund von Neuropathien und Schwäche kaum mehr gehen. Er wird von seiner 75-jährigen Mutter zu Hause gepflegt. Herr Muster leidet unter starken Schmerzen, die er mit regelmäßigen Morphineinnahmen kontrolliert. Während der letzten Konsultation erzählte er zudem von einer bleiernen Müdigkeit, die ihn am Ausüben seiner bereits sehr eingeschränkten Aktivitäten hindert.

Krankheitsmanagement bei HIV-Infizierten und AIDS-Kranken

Für eine State-of-the-art-Betreuung von Menschen, die mit HIV/AIDS leben, ist ein Chronischkrankheitsmanagement mit palliativen Ansätzen erforderlich (Selwyn et al., 2003). Ein solches stellt eine große Herausforderung für Pflegende, Ärztinnen und Ärzte dar, weil die häufig praktizierte Dichotomie (Trennung) von kurativ versus palliativ aufzugeben und HIV-infizierten und AIDS-kranken Menschen während der verschiedenen Krankheitsphasen ein integrierter Behandlungs- und Betreuungsansatz anzubieten ist. Ein solcher ist unbedingt nötig, um dem individuellen Bedarf und den Bedürfnissen der Betroffenen nachzukommen. Die Evaluation einer palliativen Dienstleistung (N = 132) zeigte die wesentlichen Patientenprobleme auf. Entscheidungsfindungen bezüglich Therapie und Pflege waren für 68 % der Betroffenen mit größten Schwierigkeiten verbunden. Diverse Symptome waren belastend, wie Übelkeit und Erbrechen (14 %), Schmerzen (40 %) und Schläfrigkeit (13 %). Psychosoziale Aspekte wie Depression (23 %) waren ebenfalls häufig. Auch Familienkonflikte wurden benannt (13 %). Ein integrierendes Modell, bei dem je nach Problemstellung die Ärztin, die Pflegefachperson oder der Pfarrer eingesetzt wurde, ermöglichte die volle oder teilweise Lösung der Probleme in 68–91 % der Situationen (Selwyn et al., 2003). Ein ambulantes Angebot, das sowohl eine aktuelle Diagnostik und die beste medikamentöse Behandlung als auch palliative Zusatzangebote wie Symptom-, Ernährungs- und Schmerzberatung umfasste, wurde am meisten geschätzt (Karus et al., 2004).

Wesentlich für einen integrierten Betreuungsansatz ist es, den gesamten Krankheitsverlauf bereits prospektiv im Auge zu haben, um HIV-Infizierte und AIDS-Kranke und ihre Angehörigen bei den Aufgaben zu unterstützen, die im Verlauf des Lebens mit dieser chronischen Krankheit auftreten. Drei Aufgaben können unterschieden werden:

1. *medizinisches Management:* Dazu gehört der alltägliche Umgang mit der Diagnostik, den diversen Symptomen und den komplexen Therapieverordnungen sowie der Prävention.
2. *Rollenmanagement:* Ein Leben mit HIV/AIDS bedeutet für alle Beteiligten, sich fortlaufend anzupassen und neue, der jeweiligen Krankheitsphase angepasste Normalitäten in der Arbeit und der Familie zu finden.
3. *emotionales Management:* Dieses umfasst die Bewältigung von Angst, Stigma, Frustration und Trauer in Bezug auf die Krankheit (Strauss et al., 1984).

Um die Betroffenen und ihre Angehörigen im Krankheitsmanagement zu unterstützen, werden heute während der akuten und chronischen Krankheitsphasen nebst einer therapeutisch aktuellen Diagnostik und Behandlung auch vermehrt Schulungsprogramme empfohlen (Bodenheimer et al., 2002; s. a. Kap. 5.4 und 12.2). Diesen Programmen liegt ein erweitertes Verständnis von Schulung zu Grunde, das neben der Wissensvermittlung die Befähigung zum Selbstmanagement ins Zentrum stellt (Bodenheimer et al., 2002; Lorig/Holman, 2003). Lorig und Holman (2003) haben die folgenden Elemente des Selbstmanagements vorgestellt und getestet: Problemlösung, Entscheidungsfindung, Ressourcenorientierung, partnerschaftliche Zusammenarbeit mit Fachkräften und Aktionsorientierung. Lerntheoretische Grundlage der Schulungsprogramme ist die sozial kognitive Theorie von Bandura (1995). Diese zielt darauf ab, dass Betroffene durch den Austausch von Erfahrungen, durch Vorbilder, durch Ermutigung und über die Bestätigung durch Erfolge im Selbstmanagement erfolgreich werden. Solche Schulungsprogramme waren äußerst effektiv. Kontrollierte Studien zeigten beispielsweise, dass sie höhere Selbstwirksamkeitsüberzeugungen erbrachten (Lorig et al., 1999; Barlow et al., 2002), das heißt, dass Patienten auf Grund der Programme eine höhere Überzeugung zeigten, wirksam mit der Krankheit umgehen zu können. Ein Ansatz, der ein Chronischkrankheitsmanagement mit palliativen Ansätzen ins Zentrum stellt, profitiert von solchen Schulungsprogrammen, weil damit Betroffene und Angehörige die Hauptakteure im Krankheitsmanagement werden und lernen, partnerschaftlich mit Fachkräften zusammenzuarbeiten. Laut Bodenheimer et al. (2002) ist eine partnerschaftliche Zusammenarbeit, bei der sowohl Patientenerfahrung und -expertise als auch professionelle Erfahrung und Expertise gewichtet werden, von zentraler Bedeutung.

Das selbstregulierende HIV/AIDS-Symptommanagement-Modell (SSMM-HIV)

Nachfolgend wird das «selbstregulierende HIV/AIDS-Symptommanagement-Modell» **(Abb. 11.1-1)**, ein integrierendes Betreuungsmodell für HIV-Infizierte und AIDS-Kranke vorgestellt (Spirig et al., 2005). Im Mittelpunkt stehen die Symptomerfahrung und das Symptom- und Medikamentenmanagement von Betroffenen. Das Modell basiert auf einer partnerschaftlichen Zusammenarbeit von Patientinnen und Patienten, Angehörigen und Fachkräften. Es wurde im Rahmen unserer Studien und Praxisentwicklungsprojekte entwickelt und kann Fachkräfte bei der Betreuung von HIV/AIDS-Patienten in den verschiedenen Krankheitsphasen unterstützen. Dabei werden Schulungsprogramme, die auf die Wissensvermittlung und die Befähigung zum Selbstmanagement fokussieren, gezielt eingesetzt (Bodenheimer et al.; 2002; Lorig/Holman, 2003). Das hier vorgestellte SSMM-HIV stellt eine überarbeitete Version eines bereits an anderer Stelle zur Publikation eingereichten Modells dar (Spirig et al., 2005).

Das SSMM-HIV verbindet die Konzepte Symptomerfahrung und soziale Unterstützung mit Symptom- und Medikamentenmanagement, Lebensqualität und klinischen Resultaten. Das Modell basiert auf der Selbstregulationstheorie von Leventhal et al. (Leventhal et al., 1992; Hagger/Orbell, 2003). Im Unterschied zu Leventhal positioniert unser Modell die soziale Unterstützung als zentrales Konzept. Wie Leventhal gewichtet das SSMM-HIV die Selbstregulation. Damit ist die Informationsrückkoppelung gemeint, die ein dynamisches Spiel zwischen allen Konzepten ermöglicht. Konkret bedeutet dies, dass Betroffene auf Grund von Feed-backs Selbstregulationsmechanismen einsetzen, die Verhaltensveränderungen bei ihnen selbst, aber auch bei Bezugspersonen und Fachkräften zur Folge haben.

Krankheitsrepräsentation

Die Krankheitsrepräsentation beschreibt laut Leventhal et al. die inneren Bilder, die sich Menschen über ihre Krankheit machen (Leventhal et al., 1992; Hagger/Orbell, 2003). Betroffene sprechen über die Art der Krankheitsübertragung, von lieben und bösen Viren und von Menschen, die verstehen, und anderen, die abwerten. Die Krankheitsrepräsentation ist eine Synthese verschiedenster Informationen auf Grund von Erfahrungen, des kulturellen Hintergrundes, sozialer Bilder, wichtiger Bezugspersonen und Fachkräfte und der momentanen Krankheitswahrnehmung der Betroffenen (Leventhal et al. 1992). Beispielsweise prägen die Bilder der AIDS-Kranken aus den 80er- und 90er-Jahren des vergangenen Jahrhunderts die heutigen Krankheitsrepräsentationen immer noch stark mit. Die Bilder, die sich HIV-Infizierte und AIDS-Kranke machen, sind je nach Krankheitsstadium unterschiedlich. Beispielsweise stellen sich HIV-Infizierte Fragen, die die Prävention betreffen, und AIDS-Kranke solche, die weitgehend mit den Konsequenzen der Krankheit wie etwa dem Tod und der möglichen Krankheitsbehandlung verbunden sind. Die Erfahrungen, die Betroffene im Verlaufe ihrer Krankheit machen, sind in dieser Phase wesentlich.

Symptomerfahrung

Die Symptomerfahrung beschreibt, wie Patientinnen und Patienten ihre Krankheit feststellen. Sie ist von

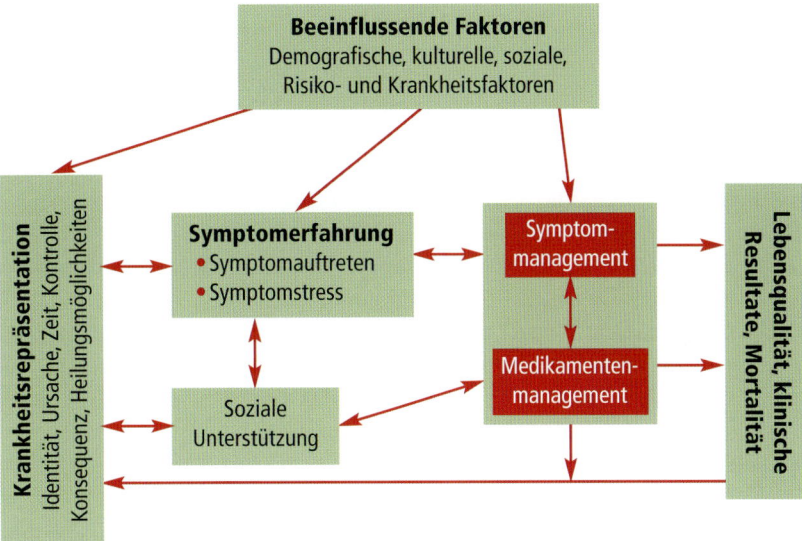

Abbildung 11.1-1: Das HIV/AIDS-Symptommanagement-Modell (SSMM-HIV)
(© R. Spirig)

den Veränderungen der biopsychosozialen Funktion und Wahrnehmung geprägt (Dodd/Miaskowski, 2000). Das Modell postuliert, dass die Symptomerfahrung von der Krankheitsrepräsentation der Betroffenen und von verschiedenen Faktoren wie Alter, Geschlecht, Religion, Kultur und Risikofaktoren beeinflusst wird (Hagger/Orbell, 2003). Die Symptomerfahrung wird von zwei eng miteinander verbundenen Prozessen, einem kognitiven und einem emotionalen geprägt.

Symptomauftreten

Der kognitive Prozess, das Symptomauftreten, stellt die Präsenz der Symptome dar. Diese wird anhand von Häufigkeit, Schwere und Dauer der Symptome eingeschätzt. Betroffene erleben vielfältige Symptome, welche durch die Krankheit selbst, die Medikamente, Komorbiditäten und opportunistische Erkrankungen ausgelöst werden. Mathews et al. (2000) berichteten, dass nur 9,1% einer untersuchten Population (N = 4042) keine Symptome zeigten. Nach der Einführung von ART Mitte der 90er-Jahre des 20. Jahrhunderts waren Fatigue (60–80%) und Durchfall (40–75%) die häufigsten Symptome. Im terminalen Stadium von AIDS stehen die vielfältigen Schmerzen von Betroffenen häufig im Vordergrund. Es kann sich um Neuro- oder Myelopathien oder um Schmerzen handeln, die in Bezug zur ART und anderen Medikamenten, wie etwa einer Chemotherapie, stehen (Kutzen, 2004).

Symptomstress

Der Symptomstress beschreibt die emotionalen Prozesse und das Leiden, die mit dem Symptom verbunden sind. Vogl et al. (1999) berichteten, dass 20% der Patientinnen und Patienten (N = 504) jedes der untersuchten 28 Symptome als hochgradig stressvoll bezeichneten. Dies sind wichtige Resultate, weil der Symptomstress von Betroffenen deren Umgang mit den Symptomen und den Medikamenten prägt und letztlich auch die Lebensqualität und die klinischen Ergebnisse, wie etwa die CD4-Zellzahl, negativ beeinflusst. In der Klinik sehen wir beispielsweise immer wieder AIDS-Kranke, die auf Grund von Symptomen wie starken Durchfällen und häufiger Übelkeit die Kombinationstherapie nicht oder reduziert einnehmen.

Soziale Unterstützung

Im SSMM-HIV nimmt die soziale Unterstützung eine zentrale Stellung ein. Sie beschreibt die alltägliche Unterstützung von Menschen durch verschiedene Bezugspersonen, wie Partner, Freundinnen, Bekannte und Verwandte, aber auch durch Fachkräfte. In einer qualitativen Studie mit 11 HIV-Familiennetzwerken wurden die Präsenz und die Unterstützung einer nahen und stabilen Bezugsperson als wesentlich für das generelle Wohlbefinden von HIV-Infizierten und AIDS-Kranken beschrieben. Dabei wurden die Nähe und die gegenseitige freundschaftliche Unterstützung betont (Spirig, 2002). Soziale Unterstützung hat Auswirkungen auf den Krankheitsverlauf. Eine longitudinale deskriptive Studie mit den Daten der Schweizerischen HIV-Kohortenstudie (N = 5350) demonstrierte, dass die Präsenz einer stabilen Partnerschaft ein signifikanter Prädiktor einer langsameren Krankheitsentwicklung war (Young et al., 2004).

Soziale Unterstützung, Symptomerfahrung und -management

Auf Grund von Untersuchungen und Praxiserfahrungen wissen wir, dass die soziale Unterstützung die Symptomerfahrung und das Symptommanagement von Betroffenen wesentlich beeinflusst. Zum Beispiel berichtete eine Studie, dass mehr soziale Unterstützung zu weniger depressiven Verstimmungen und zu einer verbesserten Lebensqualität führt (Ingram et al., 1999). Auf Grund einer qualitativen Studie mit neun homosexuellen Paaren wurde das Symptommanagement als der wichtigste Bereich innerhalb der häuslichen Unterstützung der AIDS-Kranken beschrieben (Powell-Cope, 1996).

Soziale Unterstützung und Medikamentenmanagement

Es ist bekannt, dass die vielfältigen Bezugspersonen eine wichtige Unterstützungsfunktion im Medikamentenmanagement wahrnehmen. Sie sind es, die mit den Betroffenen über den Sinn und Zweck der Medikamente diskutieren oder Medikamente richten und verabreichen. Eine professionelle Unterstützung im Bereich Medikamentenmanagement sollte sich deshalb immer an direkt Betroffene und Bezugspersonen richten. Verschiedentlich konnte eine erfolgreiche Paarunterstützung nachgewiesen werden. Beispielsweise zeigte eine randomisierte Studie mit einem Selbstmanagementtraining für hetero- und homosexuelle serodiskordante Paare (N = 215) eine signifikante Verbesserung des Medikamentenmanagements und einen deutlichen Adhärenzunterschied zwischen der Interventions- und der Kontrollgruppe (Remien et al., 2005).

Symptommanagement

Mit «Symptommanagement» sind der alltägliche Umgang der Betroffenen mit den vorhandenen Symptomen sowie die innerhalb dieser Arbeit getroffenen Entscheidungen gemeint. Diese Entscheidungen betreffen Fragen, ob und wann Fachkräfte aufgesucht oder welche Medikamente eingenommen bzw. nicht eingenommen werden. Die Patientinnen und Patienten sind die zentralen Personen im Symptommanagement. Ein aktives Selbstmanagement beinhaltet sowohl die Überwachung der Symptome als auch die Intervention. Es gibt leider nur wenige publizierte Studien, in denen beschrieben wird, wie HIV-Infizierte und AIDS-Kranke Symptommanagementfähigkeiten entwickeln. Eine qualitative Evaluation einer Schulung des Gesundheitsverhaltens mit dem Schwerpunkt auf dem Selbstmanagement zeigte, dass die Aktivität der Teilnehmenden (N = 24) bezüglich des Symptommanagements zunahm. Die unterrichteten Fähigkeiten waren «Überwachung der Symptome» und «aktives Für-sich-selbst-Sorgen» (Gifford/Sengupta, 1999).

Medikamentenmanagement

Medikamentenmanagement beinhaltet die alltägliche Arbeit der HIV-Infizierten und AIDS-Kranken in Bezug auf die diversen Medikamente. Dabei geht es um Informationen über Medikamente, das Besorgen derselben, die Bereitschaft, sie einzunehmen, das Richten und das tatsächliche Einnehmen. Die Arbeit mit den Fachkräften, wie etwa das Einholen der adäquaten Informationen, darf dabei nicht vergessen werden.

Wie bereits erwähnt, ist eine 95-prozentige Adhärenz der ART außerordentlich wichtig. Adhärenz wird dabei als das Ausmaß des Verhaltens bzgl. der Medikamenteneinnahmen verstanden, das der Abmachung entspricht, die gemeinsam mit Fachkräften getroffen wurde (WHO, 2003). Eine Non-Adhärenz bei der ART beeinflusst die Virusreplikation, die CD4-Zellzahl und Virusmutationen und geht mit einer Zunahme der Morbidität, Mortalität und vermehrten Hospitalisationen einher (Paterson et al., 2000). Bei Personen, die mit HIV/AIDS leben, wird die Prävalenz der Adhärenz bei der ART mit 0–54 % angegeben (WHO, 2003). Dies verdeutlicht, dass Medikamentenmanagement und Adhärenz zwei wesentliche Themen im gesamten HIV/AIDS-Krankheitsmanagement sind. Ein adäquates Medikamentenmanagement ist notwendig, da insbesondere AIDS-Kranke nicht nur mit der ART, sondern mit den vielfältigsten Medikamenten umgehen müssen. Auch ist die Rolle der ART im letzten Stadium von HIV/AIDS nicht klar definiert. Auf Grund von Praxiserfahrungen und der wenigen publizierten Literatur wissen wir, dass Kranke, die regelmäßig eine ART durchführen, über eine Verbesserung der Symptomerfahrung berichten (Kutzen, 2004). Die ART sollte nach heutigem Wissensstand demnach so lange unterstützt werden, als Vorteile für die Betroffenen entstehen.

Lebensqualität

Die gesundheitsbezogene Lebensqualität beschreibt die subjektive Einschätzung des physischen, mental/kognitiven und sozialen Funktionierens und Wohlbefindens. Das SSMM-HIV betrachtet die Lebensqualität als Ergebnis des momentanen Gesundheits- bzw.

Symptomzustands von Betroffenen. Eine randomisierte Studie (Badia et al., 2000; N = 296) und eine explorative Studie (Bastardo/Kimberlin, 2000; N = 118) zeigten, dass HIV-Infizierte und AIDS-Kranke mit mehr Symptomen niedrigere Lebensqualitätsergebnisse aufwiesen. Zudem konnte nachgewiesen werden, dass eine höhere Symptomhäufigkeit mit einem rascheren Krankheitsverlauf assoziiert war, der zu einer geringeren Lebensqualität führte (Crystal et al., 2000). Die Einschätzung der Lebensqualität, die subjektive Befragung der Patientinnen und Patienten, kann Fachkräften demnach ein wichtiger Wegweiser bei der Betreuung von Betroffenen sein.

Zusammenfassung

Die publizierte Literatur und Praxiserfahrungen zeigen deutlich, dass ein Chronischkrankheitsmanagement mit palliativen Ansätzen für Menschen, die mit HIV/AIDS leben, der adäquate Ansatz ist. Dabei stehen übergeordnete Aufgaben wie die Unterstützung des medizinischen Managements, des Rollenmanagements und des emotionalen Managements für Betroffene und Bezugspersonen in allen Krankheitsphasen im Vordergrund. Für eine sinnvolle Behandlung und Betreuung von HIV-Infizierten und AIDS-Kranken während des gesamten Krankheitsverlaufes kann das vorgestellte Modell SSMM-HIV den Fachkräften als Orientierungshilfe dienen. In der Pflege eines AIDS-Kranken, der unter starken Schmerzen und Fatigue leidet, können Fachkräfte das SSMM-HIV nutzen, um die Verbindung der Konzepte «Symptomerfahrung», «soziale Unterstützung», «Symptom- und Medikamentenmanagement» und «Lebensqualität» zu gewichten. Fachkräfte können Patientinnen und Patienten sowie Angehörige einbeziehen, um die Bedürfnisse im Hinblick auf das Symptommanagement einzuschätzen. Betroffene können über Symptome und Symptombeobachtungen informiert werden. Wesentlich ist beispielsweise, dass der Symptomstress wahrgenommen und eingeschätzt wird.

Das SSMM-HIV ist auf die soziale Unterstützung konzentriert und ermöglicht es den Fachkräften damit, Bezugspersonen als Hauptbeteiligte in das Krankheitsmanagement einzubeziehen und nötigenfalls zu unterstützen. Im Falle von AIDS können Bezugspersonen selbst Ängste entwickeln. Das große Leiden von AIDS-Kranken kann Hilflosigkeit auslösen. Fachkräfte sind sowohl den HIV-Infizierten und AIDS-Kranken als auch den Bezugspersonen verpflichtet und haben mit dem SSMM-HIV ein unterstützendes Modell zur Hand.

Abschließende Fragen zur Reflexion

- Warum und wie kann ein Modell wie das selbstregulierende Symptommanagement-Modell (SSMM-HIV) Fachkräfte bei einer umfassenden Betreuung von Menschen mit HIV/AIDS und deren Bezugspersonen unterstützen?

- Identifizieren und beschreiben Sie den konkreten Ansatz der Patientenedukation im Kontext des Chronischkrankheitsmanagements mit palliativen Ansätzen für Menschen, die mit HIV/AIDS leben.

Verwendete Literatur

Badia, X.; Podzamczer, D.; Casado, A.; Lopez-Lavid, C.; Garcia, M.: Evaluating changes in health status in HIV-infected patients: Medical Outcomes Study – HIV and Multidimensional Quality of Life – HIV quality of life questionnaires. Spanish MOS-HIV and MQOL-HIV Validation Group. AIDS, 14 (2000) 10: 1439–1447.

BAG – Bundesamt für Gesundheit: Eckdaten zur Epidemie von AIDS und HIV in der Schweiz. Bundesamt für Gesundheit, Bern 2005.

BAG – Bundesamt für Gesundheit: Gemeldete Todesfälle bei Personen mit AIDS. Bundesamt für Gesundheit, Bern 2005.

Bandura, A.: Exercise of personal and collective efficacy in changing societies. Self-efficacy in changing societies. University Press, Melbourne 1995.

Barlow, J.; Whright, C.; Sheasby, J.; Turner, A.; Hainsworth, J.: «Self-management approaches for people with chronic conditions: a review.» Patient Education and Counseling, 48 (2002): 177–187.

Bastardo, Y. M.; Kimberlin, C. L.: Relationship between quality of life, social support and disease-related factors in HIV-infected persons in Venezuela. AIDS Care, 12 (2000) 5: 673–684.

Bodenheimer, T.; Lorig, K.; Holman, H.; Grumbach, K. (2002). Patient self management of chronic disease in primary care. JAMA, 288 (2002) 19: 2469–2475.

Bodenheimer, T.; Wagner, E. H.; Grumbach, K.: Improving primary care for patients with chronic illness. JAMA, 288 (2002) 14: 1775–1779.

Bodenheimer, T.; Wagner, E. H.; Grumbach, K.: Improving primary care for patients with chronic illness: the chronic care model, Part 2. JAMA, 288 (2002) 15: 1909–1914.

CDC – Centers for Disease Control: 1993 Revised Classification System for HIV Infection and Expanded Surveillance Case Definition for AIDS Among Adolescents and Adults. Center for Disease Control 2005.

Crystal, S.; Fleishman, J. A.; Hays, R. D.; Shapiro, M. F.; Bozette, S. A.: Physical and role functioning among persons with HIV: results from a nationally representative survey. Medical Care 38 (2000) 12: 1210–23.

Dodd, M. J.; Miaskowski, C.: The PRO-SELF Program: a self-care intervention program for patients receiving cancer treatment. Seminars in Oncology Nursing 16 (2000) 4: 300–308; discussion 308–316.

Egger, M.; May, M.; Chene, G.; Phillips, A. N.; Ledergerber, B.; Dabis, F.; Costagliola, D.; D'Arminio Monforte, A.; de Wolf, F.; Reiss, P.; Lundgren, J. D.; Justice, A. C.; Staszewski, S.; Leport, C.; Hogg, R. S.; Sabin, C. A.; Gill, M. J.; Salzberger, B.; Sterne, J. A.: Prognosis of HIV-1-infected patients starting highly active antiretroviral therapy: a collaborative analysis of prospective studies. Lancet, 360 (2002) 9327: 119–129.

Furrer, H.; Battegay, M.; Spirig, R.; Flepp, M.: Herausforderungen bei der HIV-Langzeitbetreuung. Dtsch. Med. Wochenschr. 128 (2003) 19: 1064–1069.

Gifford, A. L.; Sengupta, S.: Self-management health education for chronic HIV infection. AIDS Care, 11 (1999) 1: 115–130.

Hagger, M. S.; Orbell, S.: A meta-analytic review of the common-sense model of illness representation. Psychology and Health, 18 (2003) 2: 141–184.

Ingram, K. M.; Jones, D. A.; Fass, R. J.; Neidig, J. L.; Song, Y. S.: Social support and unsupportive social interactions: their association with depression among people living with HIV. AIDS Care, 11 (1999) 3: 313–29.

Karus, D.; Raveis, V. H.; Marconi, K.; Hanna, B.; Selwyn, P.; Alexander, C.; Perrone, M.; Higginson, I.: Service needs of patients with advanced HIV disease: a comparison of client and staff reports at three palliative care projects. AIDS Patient Care STDS, 18 (2004) 3: 145–158.

Kutzen, H. S.: Integration of palliative care into primary care for human immunodeficiency virus-infected patients. Am. J. Med. Sci., 328 (2004) 1: 37–47.

Leventhal, H.; Diefenbach, M.; Leventhal, E. A.: Illness cognition: Using common sense to understand treatment adherence and affect cognition interactions. Cognitive Therapy and Research, 16 (1992) 2: 143–163.

Lorig, K. R.; Holman, H.: Self-management education: history, definition, outcomes, and mechanisms. Ann. Behav. Med., 26 (2003) 1: 1–7.

Lorig, K. R.; Sobel, D. S.; Stewart, A. L.; Brown, B. W., Jr.; Bandura, A.; Ritter, P.; Gonzalez, V. M.; Laurent, D. D.; Holman, H. R.: Evidence suggesting that a chronic disease self-management program can improve health status while reducing hospitalization: a randomized trial. Med. Care, 37 (1999) 1: 5–14.

Mathews, W. C.; McCutchan, J. A.; Asch, S.; Turner, B. J.; Gifford, A. L.; Kuromiya, K.; Brown, J. B.; Shapiro, M. F.; Bozette, S.: National estimates of HIV-related symptom prevalence from the HIV cost and services utilization study. Medical Care, 38 (2000) 7: 750–762.

Paterson, D. L.; Swindells, S.; Mohr, J.; Brester, M.; Vergis, E.; Squier, C.; Wagener, M.; Singh, N.: Adherence to protease inhibitor therapy and outcomes in patients with HIV infection. Ann. Intern. Med., 133 (2000): 21–30.

Powell-Cope, G. M.: HIV disease symptom management in the context of committed relationships. J. Assoc. Nurses AIDS Care, 7 (1996) 3: 19–28.

Remien, R. H.; Stirratt, M. J.; Dolezal, C.; Dognin, J. S.; Wagner, G. J.; Carballo-Dieguez, A.; El-Bassel, N.; Jung, T. M.: Couple-focused support to improve HIV medication adherence: a randomized controlled trial. AIDS 19 (2005) 8: 807–814.

Selwyn, P. A.; Rivard, M.: Palliative care for AIDS at a large urban teaching hospital: program description and preliminary outcomes. J. Palliat. Med., 6 (2003) 3: 461–474.

Spirig, R.: In invisibility and isolation: The experiences of HIV affected families in German-speaking Switzerland. Qualitative Health Research, 12 (2002) 10: 1323–1337.

Spirig, R.; Moody, K.; Battegay, M.; De Geest, S.: Symptom Management in HIV: Advancing the Conceptualization. Submitted to Advances in Nursing Science ANS, 2005.

Stone, V. E.: Enhancing Adherence to Antiretrovirals: Strategies and Regimes. Medscape HIV/AIDS eJournal: www.medscape.com/viewarticle/438193. 2002.

Strauss, A.; Fagerhaugh, S.; Glaser, B.; Maines, D.; Suczek, B.; Wiener, C.: Chronic illness and the quality of life. Mosby, St. Louis 1984.

Vogl, D.; Rosenfeld, B.; Breitbart, W.; Thaler, H.; Passik, S.; McDonald, M.; Portenoy, K.: Symptom prevalence, characteristics, and distress in AIDS outpatients. Journal of Pain and Symptom Management, 18 (1999) 4: 253–262.

WHO – World Health Organization: Adherence to long-term therapies: Evidence for action. WHO, Geneva 2003.

Yerly, S.; Jost, S.; Telenti, A.; Flepp, M.; Kaiser, L.; Chave, J. P.; Vernazza, P.; Battegay, M.; Furrer, H.; Chanzy, B.; Burgisser, P.; Rickenbach, M.; Gebhardt, M.; Bernard, M. C.; Perneger, T.; Hirschel, B.; Perrin, L.: Infrequent transmission of HIV-1 drug-resistant variants. Antivir. Ther., 9 (2004) 3: 375–384.

Young, J.; De Geest, S.; Spirig, R.; Flepp, M.; Rickenbach, M.; Furrer, H.; Bernasconi, E.; Hirschel, B.; Telenti, A.; Vernazza, P.; Battegay, M.; Bucher, H. C.: Stable partnership and progression to AIDS or death in HIV infected patients receiving highly active antiretroviral therapy: Swiss HIV cohort study. BMJ, 328 (2004) 7430: 15.

Weiterführende Literatur

Ewers, M.; Schaeffer, D.: Am Ende des Lebens. Versorgung und Pflege von Menschen in der letzten Lebensphase. Huber, Bern 2005.

London, F.: Informieren, Schulen, Beraten. Praxishandbuch zur pflegebezogenen Patientenedukation. Deutschsprachige Ausgabe bearbeitet von Müller, R., und herausgegeben von Abt-Zegelin, A.; Huber, Bern 2003.

Miller, W. R.; Rollnick, S.; Schroer, B.: Motivierende Gesprächsführung. Deutsche Ausgabe bearbeitet und herausgegeben von Kremer, G. Lambertus, Freiburg i. Br. 1999.

Müller-Mundt, G.: Chronischer Schmerz. Herausforderungen für die Versorgungsgestaltung und Patientenedukation. Huber, Bern 2005.

Portenoy, R. K.; Bruera, E.: Issues in Palliative Care Research. Oxford University Press, Oxford/New York 2003.

Schaeffer, D.; Moers, M.: Ambulante Pflege von HIV- und Aids-Patienten. P95-201 – Veröffentlichungsreihe der Arbeitsgruppe Public Health im Wissenschaftszentrum Berlin für Sozialforschung (WZB). Berlin 1995.

Schaeffer, D.: Der Patient als Nutzer. Krankheitsbewältigung und Versorgungsnutzung im Verlauf chronischer Krankheit. Huber, Bern 2004.

Schaeffer, D.; Ewers, M. (Hrsg.): Ambulant vor stationär. Perspektiven für eine integrierte ambulante Pflege Schwerkranker. Huber, Bern 2002.

11.2
Betreuung von Patienten mit amyotropher Lateralsklerose (ALS)

Yvonne Frei

«Eines Tages, des Klagens müde, brach ich zu einer inneren Forschungsreise auf. Was will diese Krankheit mit mir? Das war meine Frage. Nach und nach stellten sich Antworten ein. Beim Erleben der Schönheit und Intensität der noch möglichen Dinge spüre ich die leise Akzeptanz, dass das mein Schicksal und meine Lebensgeschichte ist. Nach jeder durchgestandenen Bitternis werde ich etwas zuversichtlicher auf diesem schweren Weg. Ich weiß ja, dass mein Innerstes schön, hell und warm ist und vor allem unantastbar.»

(Worte einer Patientin während ihres Krankheitsverlaufes der ALS; Frei, 2005).

Abstract

Ziel einer umfassenden palliativen Betreuung ist nach der WHO-Definition (WHO, 1990, 2002) die Wiederherstellung und/oder Erhaltung einer möglichst hohen Lebensqualität für Patienten und deren Familien, welche mit dem Erleben einer unheilbaren, fortschreitenden Erkrankung konfrontiert sind. Das Palliative-Care-Konzept umfasst eine Grundhaltung der sorgenden, umhüllenden Aufmerksamkeit für den leidenden Menschen; es fordert patientenorientierte Entscheidungen zu Interventionen und verlangt Umsetzungen und Handlungen aus diesem Verständnis von Fürsorge (Caring) in der multiprofessionellen Teamarbeit (Wittensöldner, 2004). Die amyotrophe Lateralsklerose (ALS) erfüllt diese Definition schon vom Zeitpunkt der Diagnose an. Die chronisch progrediente Erkrankung und der kausaltherapeutisch kaum beeinflussbare Verlauf stellen für Patienten mit ALS, ihre Familien und das Betreuungsteam eine umfassende, interdisziplinäre und interprofessionelle Herausforderung dar. Heller et al. (1999) nennen als angemessene Haltung in der Palliative Care des interdisziplinären Arbeitens die Demut sowie intellektuelle und soziale Bescheidenheit und fordern die Relativierung der eigenen Disziplin und Person für eine erfolgreiche Zusammenarbeit auf der einen Seite und zum Wohl des Betroffenen auf der anderen Seite. Dies bezeichnen Heller et al. als eine neue Kultur der Kooperation. Der Betreuungsansatz von Betroffenen mit ALS ist von Anbeginn nicht heilungsorientiert, sondern *gestaltungsorientiert*. Trotz zunehmender Körperbehinderung gilt es, gemeinsam mit den Betroffenen und ihren Familien ihnen gemäß lebenswerte Jahre zu gestalten. Schwerpunktmäßig geht es bei dieser Begleitung sowohl um lindernde Maßnahmen als auch um die Unterstützung bei der emotionalen Krankheitsakzeptanz, um Patientenedukation, um Sinnfindung, um ein wachsendes Einverständnis in das Unabwendbare und die Wandlung von Werten. Es braucht ein hohes Maß an Sorgfalt, diesen kranken Menschen ehrlich und echt zu begegnen, denn Tod und Vergänglichkeit sind bereits bei Diagnosestellung mitbestimmende Elemente.

Studienziele

Nach Abschluss dieses Kapitels wird die bzw. der Lernende in der Lage sein:

- das Krankheitsbild «amyotrophe Lateralsklerose» (ALS) zu verstehen und zu erläutern.
- das individuelle Erleben und die Bedeutung für Betroffene und Angehörige einzuschätzen.
- den Krankheitsverlauf beratend und vorausschauend zu erfassen und zu planen.
- die Selbsthilfefähigkeit der Familien zu stärken.
- die Ziele und Interventionen als professionellen Pflegeauftrag zu bearbeiten.
- die pflegerische Beziehung als wesentlichen Teil der Betreuung wahrzunehmen und diese zu leben und zu gestalten.

> **Schlüsselwörter**
>
> Neurologische Erkrankung, Symptomkontrolle, Palliative Care, Hermeneutik, Patientenedukation, Ressourcenorientierung, Lebensqualität, Gestaltungsmöglichkeiten, End-of-Life Care

Einleitung

Gerade die Entwicklung in der Neurologie am Beispiel der amyotrophen Lateralsklerose zeigt deutlich, dass die patienten- und familienorientierte palliative Medizin, Pflege und Begleitung sich nicht nur auf den Schmerz, nicht nur auf Tumorerkrankungen und auch nicht nur auf die Terminalphase beschränken, sondern einen umfassenden und ganzheitlichen Ansatz zur multiprofessionellen und organisationsübergreifenden Betreuung von schwer kranken, chronisch kranken Patienten und ihren Familien während des gesamten Krankheitsverlaufes bis zuletzt darstellen.

Das Krankheitsbild

Definition

Die ALS ist die häufigste degenerative Systemerkrankung des motorischen Systems mit Zelluntergängen der Pyramidenzellen im motorischen Kortex – oberes oder zentrales Motoneuron – sowie der Alpha-Motoneurone im unteren Hirnstamm und im Vorderhorn des Rückenmarks – so genanntes unteres oder peripheres Motoneuron (Neundörfer, 2002).

Sie ist eine chronische Erkrankung des zentralen Nervensystems, von der schätzungsweise 400–600 Schweizer betroffen sind. Jährlich diagnostiziert man 2–3 Neuerkrankungen/100 000 Einwohner, wobei das Durchschnittsalter der Betroffenen zwischen dem 30. und 70. Lebensjahr liegt (www.als-sg.ch).

> ALS gilt als die schicksalsschwerste Erkrankung des Menschen und wird die «Krankheit der tausend Abschiede» genannt.

In erster Linie sind die motorischen Nervenzellen (Motoneurone) im Gehirn (1. Motoneuron) und im Rückenmark (2. Motoneuron) betroffen. Die Motoneurone bilden eine funktionelle Einheit mit der Muskulatur, daher ist ihr Untergang im klinischen Verlauf durch progrediente Lähmungen, Muskelatrophien, Faszikulationen, Spastik und Schluckstörungen charakterisiert. Sprechunfähigkeit sowie Ateminsuffizienz treten in unterschiedlicher Ausprägung und Reihenfolge auf.

Der Mensch hat eine außerordentliche Fähigkeit, diesen Zellzerfall zu kompensieren. Erst wenn 50 % der Nervenfasern zerstört sind, werden neurologische Symptome manifest.

Die fünf Sinne – Hören, Sehen, Schmecken, Riechen und Sensibilität – sind in der Regel durch die ALS nicht beeinträchtigt. Aus einer neuen Studie (International Alliance, 2005) geht hervor, dass bei 10–20 % der Patienten während des Krankheitsverlaufes Einschränkungen der intellektuellen Fähigkeiten zu finden sind. Bisher ging man davon aus, dass Intelligenz und Gedächtnis in aller Regel intakt bleiben.

Die unwillkürliche Muskulatur der inneren Organe (Herz, Blase, Darm, die Augenmuskeln und die Sexualmuskulatur) bleibt verschont. Schmerzen gehören typischerweise nicht zum Bild der ALS. Diese können jedoch sekundär durch Muskelatrophie, Kontrakturen und Spasmen bedingt auftreten. Menschen, die an ALS erkrankt sind, weisen sehr unterschiedliche pflegerelevante Symptome und Phänomene auf. Der Krankheitsverlauf ist kaum vorhersehbar, was zu vielen Planungsunsicherheiten führt (Mishel, 1997).

Ein kleiner Teil der Patienten (10 %) leidet an der erblichen Form, der familiären ALS (FALS), im Gegensatz zu der sporadischen Form (SALS). Ätiologie und Pathogenese der ALS sind trotz großer Fortschritte der Grundlagenforschung weitgehend ungeklärt. Die ALS kommt weltweit in allen Kulturen und sozialen Schichten gleichermaßen vor. Sie ist nicht ansteckend.

Diagnostik

In frühen Krankheitsstadien, solange die Symptome unspezifisch sind, kann die Diagnosestellung sehr schwierig sein. In der Frühphase ist die ALS meist eine Ausschlussdiagnose, das heißt, es wird eine Reihe von Untersuchungen durchgeführt, um andere Erkrankungen, die sich ähnlich präsentieren, ausschließen zu können.

Die Diagnosephase oder der lange Weg, bis die Krankheit einen Namen erhält, ist bei ALS sehr komplex. Da es keinen spezifischen Marker gibt (Borasio/Anneser, 2003), sind neben der klinisch-neurologischen Untersuchung ergänzende Abklärungen, wie die Elektrophysiologie, Laboruntersuchungen und die Liquorpunktion, erforderlich. Die Muskelbiopsie ist ein wichtiges Hilfsmittel der differenzialdiagnostischen Auswertung bei Verdacht auf ALS. Mit der ärztlichen Aufklärung der Patienten und der nächsten Angehörigen im Kontext der Diagnostik beginnt bereits das umfassende Konzept der Palliative Care wirksam zu werden. Dieser wichtige Aufklärungsprozess erfordert Verständnis, Offenheit, Zeit und Mitgefühl. Die Patienten müssen rechtzeitig, vollumfänglich und patientenorientiert informiert werden über:

- den Verlauf der Erkrankung
- die Prognose
- zu erwartende Probleme
- das Symptommanagement
- den Stand der Forschung
- Hilfsangebote (u. a. ALS-Help, eine Dienstleistung der Schweizerischen Gesellschaft für Muskelkranke in Zürich) und
- lokale Kontakt- und Selbsthilfegruppen.

Die ALS-Forschung konzentriert sich heute im Wesentlichen auf die molekularbiologische und die genetische Forschung und die sich daraus ableitenden Therapieansätze sowie auf die symptomatische Behandlung der im Verlauf zunehmenden mannigfaltigen funktionellen Beeinträchtigungen.

Vermutungen über die Entstehung der ALS

Die Vermutung, dass einige Fälle von ALS auf eine durch Zeckenbissinfektion hervorgerufene Erkrankung zurückzuführen seien, hat sich als nicht haltbar erwiesen. Die Vermutung, ALS könnte durch eine Virusinfektion verursacht werden, konnte ebenso wenig bewiesen werden wie die Hypothese einer toxischen Ursache durch Schwermetalle, Umweltgifte, Amalgam, Impfstoffe oder Ähnliches. Ebenso wenig bestehen Zusammenhänge mit zu schwerer Arbeit, emotionalem Stress, zurückliegenden Verletzungen oder Operationen.

Allerdings weiß man heute, dass der Krankheitsprozess bei ALS lange Zeit vor dem Auftreten der ersten Symptome beginnt. Daraus folgt, dass der genaue Zeitpunkt des Erkrankungsbeginns bei keinem Patienten eindeutig feststellbar ist.

Verlauf und Prognose

Die ALS verläuft in der Regel linear, das heißt, sie zeigt eine konstante Verschlechterung. Rein statistisch beträgt die durchschnittliche Lebenserwartung neudiagnostizierter Fälle zwischen 3 und 5 Jahren; 20 % der Betroffenen leben länger (www.als-sg.ch). Der Tod tritt fast immer im Rahmen eines Atemversagens ein. ALS-Patienten sterben jedoch keinen qualvollen (Erstickungs-)Tod, sondern schlafen meist friedlich ein (sog. CO_2-Narkose). Es ist von großer Wichtigkeit, dass dieses aus Erfahrung mit vielen ALS-Patienten gewonnene Wissen frühzeitig und einfühlsam kommuniziert wird.

Trotz intensiver Forschung ist derzeit keine Heilung dieser folgenschweren Erkrankung in Sicht. Das einzig zugelassene Medikament für ALS, der Glutamatantagonist Riluzol, bewirkt lediglich eine Lebensverlängerung um zirka 3 Monate (Lacomblez et al., 1996). Neben dem Bestreben, sofern dies ein Patientenziel ist, das Fortschreiten der Erkrankung zu verlangsamen, steht der Erhalt bzw. die bestmögliche Einflussnahme auf die Lebensqualität im Vordergrund. Dieses nichtonkologische Beispiel einer von Anbeginn palliativen Krankheitssituation verbietet ein starres Therapiekonzept.

> **Beachte:** Ein rechtzeitiges und vorausschauendes sowie patienten- und familienorientiertes Eingehen auf persönliche Bedürfnisse, Werte und Ressourcen in der Auseinandersetzung mit der Krankheit ist von den Fachkräften gefordert. Eine multidisziplinäre Problembearbeitung ist anzustreben. Zudem ist es unabdingbar, das Ziel dieser kranken Menschen zu kennen, um diese intensive und herausfordernde Lebensbegleitung leisten zu können.

Symptome und Symptomkontrolle

Im Laufe der Erkrankung können sich eine Vielzahl von Symptomen einstellen (Voltz/Borasio, 2003).

Fortschreitende Muskelschwäche und Muskelschwund

Die ALS beginnt häufig mit einer Arm- oder Beinschwäche, die sich im Verlauf auf alle Extremitäten, den Rumpf- und die Kopf-Hals-Muskulatur ausweitet. Physiotherapeutische Übungen, dreimal wöchentlich, sind zur Vermeidung von Kontrakturen und Gelenkproblemen hilfreich und dienen gleichzeitig der Schmerzprophylaxe. Bewegungseinschränkungen der oberen Extremitäten beeinflussen zudem die Atmung und verursachen Schmerzen, vor allem bei der Mobilisation. Mit gezielten Muskeldehnungen wird bei neuromuskulären Erkrankungen angestrebt, zunehmende Bewegungseinschränkungen zu verzögern und dadurch Funktionsdefizite zu reduzieren oder Funktionen zu verbessern (Brokmeier, 2001). Die progredient verlaufende ALS verlangt vom Physiotherapeuten eine dauernde Neuevaluation und individuelle, patientenorientierte Zielanpassung.

Geeignete Hilfsmittel und Anpassungen für Rollstühle, Transferhilfen, Matratzensysteme etc. zur richtigen Zeit zur Verfügung zu haben, erfordert vorausschauendes, interdisziplinäres und koordiniertes Planen. Frühzeitige Entscheidungen über die Art der Hilfsmittelversorgung und die Finanzabklärung haben hohe Priorität. Die Ausstattung mit den richtigen Hilfsmitteln kann den persönlichen Aktionsradius und somit auch die Lebensqualität von Anfang an um ein Vielfaches verbessern.

Muskelfaszikulationen, Krämpfe und Spastik

Typisch für die Krankheit sind die insbesondere zu Beginn der Erkrankung auftretenden Muskelzuckungen. Sie können in schmerzhafte Muskelkrämpfe übergehen. Unterschiedlich deutlich ausgeprägt ist die Spastik der Extremitätenmuskulatur. Die antispastische Medikation muss sorgfältig titriert werden, denn eine mäßige Spastik ist häufig besser für die Mobilität als eine schlaffe Parese.

Sprechstörung (Dysarthrie)

Bei zirka einem Viertel aller Patienten beginnt die ALS mit Sprech- und Schluckstörungen (bulbäre Form). Sprechverlust gilt bei vielen Patienten als der einschneidenste Verlust. Verlust des Sprechens erzeugt Angst vor Isolation, vor Missverständnissen, fördert Misstrauen und muss auf beiden Seiten als große Herausforderung an die Geduld betrachtet werden.

Das Ziel der logopädischen Unterstützung liegt in der Stärkung des noch vorhandenen Potenzials und der optimalen Nutzung physiologischer Reserven. In einer späteren Phase werden die Auswahl und Anpassung von Kommunikationshilfen wichtig, wie in **Abbildung 11.2-1** und **11.2-2** dargestellt ist. Vor der Entscheidung für ein Gerät sollten sich die Anwender von Fachleuten ausführlich beraten lassen, um eine gemeinsame Lösung für die individuellen Bedürfnisse zu finden (vgl. www.activecommunication.ch oder www.fst.ch). Folgende Produkte können die Lebensqualität für Patienten und Angehörige positiv beeinflussen:

- elektronische Kommunikationshilfen mit Sprachausgabe
- schriftorientierte Kommunikationshilfen
- Computereingabehilfen
- Umweltsteuerungen
- Notrufsysteme
- Blattwendegeräte.

Im Weiteren bewähren sich Sprechtafeln, die laufend an die veränderte Situation und die Bedürfnisse des Patienten angepasst werden. Sie sind vor allem sinnvoll im Einsatz unterwegs, während der Körperpflege oder bei bettlägerigen Patienten. Eine erleichterte Handhabung von Alphabettafeln ergibt sich, wenn das Alphabet nummeriert in 4er-Gruppen unterteilt ist. Zu beachten ist ferner:

- Vermehrt Augenkontakt aufnehmen!
- Ja/Nein-Fragen tragen zusätzlich zur Verständigung bei.
- Reduktion oder Verlust der Mimik beim ALS-Patienten darf nicht mit Interessensverlust verwechselt werden!

Schluckstörung (Dysphagie)

Ursache: Motilitätsstörung von Zunge, Pharynx und Ösophagus.

Folge: häufiges Verschlucken mit Aspirationsgefahr, anfänglich vor allem bei Flüssigkeiten.

Interventionen:

- Der therapeutische Ansatz besteht in einer Veränderung der Speisenkonsistenz zu Gunsten dickflüssiger, pürierter, kalorienreicher Kost.
- Der Patient erlernt Schlucktechniken wie das so genannte supraglottische Schlucken, welche die Aspirationsgefahr reduzieren (Anleitung durch speziell ausgebildete Logopäden unter Berücksichtigung der Körper- und Kopfhaltung).
- Bei mangelnder Flüssigkeitszufuhr und steter Gewichtsreduktion muss frühzeitig die Möglichkeit der Ernährung via PEG-Sonde thematisiert werden. Die Vorteile der PEG-Sonde lassen sich durch folgende Aussage treffend beschreiben: «Die Lust am Essen kann bleiben, die Last fällt weg.»
- In Einzelfällen lehnt der Patient eine PEG-Sonde bewusst ab, um Einfluss zu nehmen auf die Dauer der restlich verbleibenden Lebenszeit – die oft als Leidenszeit erlebt wird, im Wissen darum, die Überlebenszeit dadurch möglicherweise zu verkürzen.

Ateminsuffizienz

Bei ALS-bedingter Schwäche der Atemmuskulatur kann das Einatmen so erschwert sein, dass sowohl eine Anstrengungs- wie eine Ruhe-Dyspnoe entsteht. Prophylaktische respiratorische Maßnahmen, z. B. in Form einer Atemtherapie, können sehr früh im Verlauf der Krankheit in Anspruch genommen werden. Unter anderem wird an der Erhaltung der Hustenkraft für die Sekretmobilisation und an der Stimmstärke gearbeitet.

Eine Mehrheit der Patienten mit ALS leidet viele Monate vor Eintritt des Todes an Symptomen der chronischen Hypoventilation (s. Kasten), welche die Lebensqualität erheblich beeinträchtigen können.

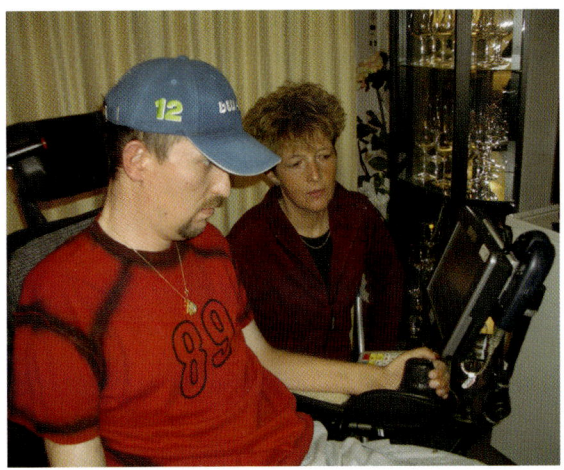

Abbildung 11.2-1: Dynamisches Kommunikationsgerät. Unter dynamischen Kommunikationsgeräten sind Systeme zu verstehen, die am Bildschirm verschiedene Kommunikationsseiten anzeigen können. Das Gerät kann als Sprach- und als Schreibcomputer eingesetzt werden. (Quelle: Abdruck mit freundlicher Genehmigung von Herrn Josel Mangold [Patient] und Frau Susanna Richli [Beratung], ParaHelp/ALS-Help Nottwil Schweiz)

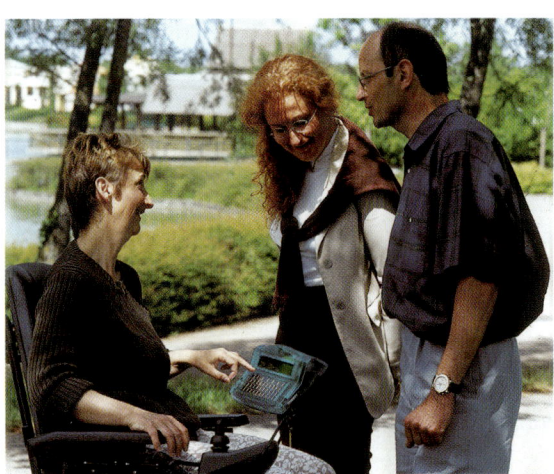

Abbildung 11.2-2: Lightwriter – handlicher, schriftorientierter Kommunikator mit kleiner Grundfläche. Dank der zwei gegenüberliegenden Displays können beide Gesprächspartner den Text gleichzeitig lesen. (Quelle: Abdruck mit freundlicher Genehmigung der Fondation Suisse pour les Téléthèses Neuchâtel Schweiz, © Protéor, Dijon; in der Schweiz erhältlich bei der FST – www.fst.ch)

Die respiratorische Palliation ist eine komplexe, anspruchsvolle Aufgabe. Eine Dauerbeatmung über ein Tracheostoma wird bei umfassender Aufklärung nur von einzelnen Patienten gewünscht. Ob eine nichtinvasive Ventilation (NIV) zum therapeutischen Plan hinzugefügt wird (Bloch, 2004), entscheidet die Abklärung in einem dafür ausgerüsteten und spezialisierten Zentrum (z. B. Muskel ALS/Zentrum Kantonsspital St. Gallen, Schweizer Paraplegiker Zentrum Nottwil, Neurologische Klinik Inselspital Bern oder Pneumologie Universitätsspital Zürich). Lungenfunktionstests, Blutgasanalysen und Untersuchungen im Schlaflabor geben Aufschluss über die Indikation einer nichtinvasiven Überdruckbeatmung. Diese Maßnahme stellt heute bei ALS-bedingten Atemproblemen eine etablierte palliative Therapie dar. Moderne tragbare Geräte für die nichtinvasive Überdruckbeatmung sind im Einsatz. Sie können über Netzstrom oder Batterie betrieben werden. Ein Schlauch leitet die Luft zur Nasen- oder Mund-Nasen-Maske. Die Ausrüstung für die Maskenbeatmung wird in den entsprechenden Zentren angepasst und deren Anwendung eingeübt.

Die Literatur liefert Hinweise (Arbeitsgruppe für mechanische Heimventilation, 2001), dass die nichtinvasive Beatmung bei ALS eine Lebensverlängerung bewirkt, ohne indessen den tödlichen Ausgang zu verhindern. Wenn der beatmete Patient wiederholt zum Ausdruck bringt, dass die Fortsetzung der Therapie für ihn eine unzumutbare Verlängerung seines Leidens bedeutet, muss dem Wunsch nach Beendigung der Beatmung unter Begleitung von medikamentösen Maßnahmen entsprochen werden. Dieses Vorgehen

Zeichen der Hypoventilation

- Schlafstörungen, Albträume
- Müdigkeit, Schwächegefühl
- Kopf-, Nacken- und Gliederschmerzen
- zunehmender Leistungsabfall, Konzentrationsstörungen
- Tagesschläfrigkeit
- Stimmungslabilität, Angstzustände
- Tachykardie und Tachypnoe
- sichtbarer Einsatz der Atemhilfsmuskulatur
- Dyspnoe, z. B. beim Sprechen
- hartnäckige Bronchialverschleimung
- rezidivierende respiratorische Infekte
- persistierende Ödeme
- Zyanose

orientiert sich nach den Prinzipien der passiven Sterbehilfe, wie sie in den Richtlinien der Schweizerischen Akademie der medizinischen Wissenschaften (SAMW, 2004) festgelegt sind. Sie umfassen die Unterlassung oder das Nichtfortsetzen von Medikationen oder von technischen Maßnahmen inklusive die Beatmung.

Zwangslachen/-weinen

Ein für den Patienten und seine Umgebung irritierendes Problem stellt das mitunter bei ALS-Patienten auftretende unkontrollierte Lachen und Weinen dar. Es ist wichtig zu wissen, dass eine solch unkontrollierte emotionale Labilität krankheitsbedingt ist und kein Symptom einer Depression oder geistigen Verwirrung darstellt. Um Missverständnissen vorzubeugen, heißt das für die Pflegepraxis konkret, dass die Angehörigen und Freunde über dieses Phänomen rechtzeitig und angemessen aufgeklärt werden müssen, wenn der Patient z. B. beim Anblick von Besuch regelmäßig weint. Das kann auch heißen, dass der intellektuell wache Patient die Mahlzeiten in Gemeinschaft meidet, weil er zu unpassenden Situationen lacht und dadurch eine Fehleinschätzung der Lage befürchtet. Das Symptom «pathologisches Lachen/Weinen» ist medikamentös gut zugänglich, wird aber von den Patienten selten erwähnt.

Speichelfluss und Verschleimung

Die von vielen ALS-Patienten als sehr unangenehm empfundene Pseudohypersalivation ist nicht auf eine verstärkte Speichelproduktion, sondern auf die verminderte Schluckfähigkeit zurückzuführen. Therapeutische Maßnahmen können zur Reduktion des Speichelflusses eingesetzt werden. Die nächtliche Lagerung ist der Situation anzupassen.

Im Spätstadium entsteht oft eine als quälend empfundene, zähe Verschleimung der oberen Atemwege, die nicht abgehustet werden kann. Sie ist therapeutisch schwer zugänglich, hilfreich sind:

- möglichst ausreichende Flüssigkeitszufuhr
- Vernebler
- evtl. Inhalationsgerät
- Papaya- oder Ananassaft
- Malven-, Thymian- oder Salbeitee.

Stationär kann das assistierte maschinelle Abhusten mithilfe des «Cough Assist» erfolgen.

Obstipation/Urinausscheidung

Obstipation wird verursacht durch Bewegungsmangel oder – medikamentös bedingt – durch Morphin, das zur Schmerztherapie oder als atemunterstützende Maßnahme verordnet wird. Eine milde Laxanzientherapie ist angezeigt. Ziel ist, einen patientenorientierten zeitlichen Rhythmus der Stuhlentleerung zu erreichen, um zusätzliche Transfers zu vermeiden. Dasselbe gilt für die Urinausscheidung, weshalb Urinflasche oder Kondomurinal im Einsatz sind. Für die Patientin kann die Einlage eines suprapubischen Blasenkatheters sinnvoll sein. Dies bedeutet sowohl für die Patientin als auch für die Pflegenden eine Entlastung.

Schlafstörungen

Hier handelt es sich häufig um Schlafstörungen, bedingt durch:

- Ängste, Depression, Albträume
- Paresen mit Unfähigkeit zum Positionswechsel im Schlaf
- Faszikulationen und Spasmen
- Schluckstörungen mit Aspiration von Speichel
- Atemnot im Liegen (Orthopnoe).

Eine gezielte Behandlung dieser Ursachen kann sowohl dem Patienten wie seinen Angehörigen zu einer zufrieden stellenden Nachtruhe verhelfen. Entlastung kann unter Umständen auch eine geeignete Matratze bringen, die die Notwendigkeit des Umlagerns in der Nacht reduziert.

Erleben und Bedeutung für Betroffene

Nach der Diagnose beginnt der lange Weg zum selbstbestimmten Umgang mit der Krankheit. Die Erkrankten befinden sich in einem Entwicklungsprozess auf dem Weg vom Laien zum Experten. Durch die Bewusstwerdung, dass sich Fähigkeiten unumkehrbar verändern, müssen sie reflektieren und abwägen, welche Konsequenzen ein Fähigkeitsverlust für den Alltag, die Biografie, die Angehörigen nach sich zieht. Das heißt, es sind zunächst die Fähigkeitsverluste, die zu neuen körperlichen und psychischen Erfahrungen führen. Die Erkrankten müssen innerhalb dieses Denkprozesses stets neu abwägen, welche Prioritäten gesetzt werden müssen, um zumindest ein akzeptables Gleichgewicht zwischen der eigenen Krankheitsarbeit, ihrem Selbstwertgefühl, der Alltagsgestaltung, den Ressourcen und Verlusten und dem komplizierten Wechselspiel mit den Angehörigen und den Fachkräften zu erreichen. Die Erkrankten lernen in dieser Phase, ihr Selbst- und Körperbild sukzessive neu zu definieren, das Tätig-Sein neu zu bewerten. Sie entwickeln Strategien zur Kompensation der Fähigkeitsverluste und gestalten soziale Kontakte um. Es ist ein gedankliches Verweilen abwechselnd im Einst und Jetzt, das von den Betroffenen als sehr herausfordernd erlebt wird. Der eigene Lebensentwurf muss unausweichlich adaptiert werden. Im Kontext der Individualität des Menschen ist anzuerkennen, dass Krankheit für jeden eine eigene, ganz persönliche Bedeutung hat. Patienten-Empowerment fördert und würdigt die Kompetenz und Mündigkeit eines Menschen. Menschen mit Lebensschwierigkeiten verfügen, unabhängig von der Schwere ihrer Beeinträchtigung, über ein unveräußerliches Partizipations- und Wahlrecht im Hinblick auf die Gestaltung ihres Lebensalltags (Herriger, 2004). Dieses Vertrauen in die Stärken der Menschen ist leitend für die Empowerment-Praxis. Sie soll helfen, z. B. durch eine kompetente Patientenedukation die Fähigkeiten, Ressourcen und Kompetenzen des Betroffenen zu erfassen und für den Umgang und die Anpassung an den unabwendbaren Krankheitsverlauf zu stärken (s. Kap. 3.1, 5.4 und 12.2).

Sinnorientierung

> Sinnfindung wird immer dann zur zentralen Frage, wenn sie nicht mehr einfach im Weiterleben und Gesundwerden, in der Selbstverständlichkeit des Gesunden und Normalen gefunden werden kann.

Gerade die Leiden, die nicht beseitigt oder nur teilweise gelindert werden können, verlangen nach einem Verstehenshorizont, nach einem Sinnzusammenhang, in den sie eingeordnet werden können (Frankl, 1988). Es ist eine zu würdigende Höchstleistung des Menschen, wenn er trotz Krankheit und Leid ein der Situation angepasstes, gelungenes und zufriedenes Leben zu führen vermag und seine vielleicht nur kurz bemessene Zukunft neu entwirft. Es geht in der Hauptsache darum, im Sinne einer Perspektive zu entdecken, dass der Patient erleben und verstehen kann, dass der Mensch in jeder Lebenslage die Möglichkeit zur Entwicklung hat. Lack (2005) beschreibt, dass beim Erleben von schwerem Leid die Deutung, die Sinngebung und das Einordnen in einen der Person übergeordneten Kontext eine wichtige Bewältigungsstrategie von Patienten darstellen. Das Erfassen der persönlichen Bedeutung der Leidenserfahrung ist zentral. Diese setzt sich aus kognitiven, spirituellen, emotionalen, sozialen und biografischen Erfahrungen, Einsichten und Überzeugungen zusammen.

Um die gesunden inneren Anteile auch beim kranken Menschen wahrzunehmen und zu fördern, bietet das Modell der Salutogenese einen hilfreichen Ansatz (Bengel et al., 1998). Die Suche nach diesen intakten inneren Anteilen kann zum Quell neuer Lebensenergie führen. Patient und Lebenspartner entwickeln Formen, in denen der Schmerz über das Verlorene und das Entstehen der neuen Sichtweise geteilt werden können.

Lebensqualität bei ALS

> Lebensqualität heißt immer auch Betreuungsqualität.

Die Erfahrung zeigt, dass die wünschenswerte Betreuungskontinuität, die vor allem beim Patienten mit Sprechverlust von immenser Bedeutung ist, nicht immer gewährt werden kann. Alle Pflegeinterventionen müssen zum Ziel haben, Selbsthilfekräfte des Betroffenen zu mobilisieren und zu unterstützen, um eine bestmögliche Lebensqualität zu erreichen. Hoffnungsfördernde Elemente befähigen Betroffene wie Beteiligte, diesen schweren Lebensabschnitt gemeinsam zu gehen. Lebensqualität wird immer als ein individuell veränderliches Konzept betrachtet.

Sexualität bei ALS-Patienten und ihren Lebenspartnern

Pathophysiologisch führt die ALS zu keiner Einschränkung der Sexualfunktion. Aus der Studie von Wasner et al. (2002) zur Dokumentierung der klinischen Relevanz von sexuellen Funktionsstörungen bei ALS zeigen erste Ergebnisse, dass die Sexualität auch nach Einsetzen der Krankheit eine große Bedeutung für ALS-Patienten und ihre Partner besitzt. Interessanterweise berichten 70% der Patienten und 40% der Partner, dass die Krankheit ihre Paarbeziehung insgesamt eher verbessert hätte. Die meisten Probleme stehen mit negativen psychologischen Konsequenzen der Erkrankung, wie Depression, Angst und Veränderungen des Körpergefühls, in Zusammenhang. Ein entsprechendes Beratungsangebot könnte die Auswirkungen der Krankheit auf diesen wichtigen Bereich lindern helfen.

Angehörige

> **Zielsetzung:** Erfülltes Leben zu leben bis zum Tod für den Kranken und ein gesundes Überleben trotz allen Leides für die Angehörigen.

Laut Parce (1998) zeigt sich, dass Angehörige nicht nur Entlastung und Trost brauchen. Wichtig ist es darüber hinaus, pflegende Angehörige zu befähigen und den erforderlichen Anleitungsbedarf zu gewährleisten, damit sie den Platz an der Seite des Patienten einnehmen können (s. Kap. 7.1). Es braucht die Würdigung all jener Frauen und Männer, welche die alltägliche Pflege und Begleitung leisten, im Bewusstsein, dass Kranksein das gesamte soziale Umfeld betrifft. Allein auf Grund der Ausnahmesituation, in der sich betreuende Angehörige befinden, sind Spannungen und Konflikte zu erwarten. Das Interesse, das ihnen entgegengebracht wird, bleibt doch in erster Linie bezogen auf den Patienten. Viele Angehörige befinden sich in einer selbst von den professionell Pflegenden nicht immer wahrgenommenen Lebens- und Sinnkrise. Ihre emotionale Verfassung ist labil – nicht zuletzt, weil die Zukunft ungewiss ist. Die unterstützende Begleitung erfordert ein hohes Maß reflektierten beruflichen Handelns. Die Krankheit bedeutet auch für Angehörige einen abrupten Einschnitt in ihr Leben. Gelingt den Angehörigen das Wahrnehmen der eigenen Befindlichkeit, wird es möglich, sich neu zu orientieren und sich in der aktuellen Situation zu reflektieren. Oft schätzen die Betroffenen die Beziehung zu ihren Lebenspartnern als höchstes Gut ein, das ihnen großen Rückhalt gibt. Insbesondere bei Entscheidungen von großer Tragweite beanspruchen die Patienten die Hilfe ihrer Angehörigen in besonderem Maße.

Belastungen für pflegende Angehörige

Biopsychosoziale Ausprägungen der Belastung:

- *körperliche* Belastung durch
  - körperliche, pflegerische Verrichtungen
  - fehlende pflegerische Kompetenzen, mangelnde Patientenedukation
  - die mit der Pflege einhergehende permanente Präsenz
  - chronisches Schlafdefizit, unregelmäßige Essgewohnheiten
  - eigene alters- und krankheitsbedingte Einschränkungen
- *seelische* Belastung durch
  - ein Gefühl der Verpflichtung dem Pflegebedürftigen gegenüber
  - Erwartungshaltungen aus dem Umfeld
  - eine mögliche Umkehr bisheriger Rollen in der Partnerbeziehung
  - Konflikte mit eigenen Wünschen und Bedürfnissen
  - das Bewusstsein der bevorstehenden Lebensendphase
  - Umgang mit Abschied, Sterben und Tod
- *soziale* Belastung durch
  - die Gefahr der sozialen Isolation aus Zeitmangel
  - Reduktion bzw. Verlust der persönlichen Freizeit, Urlaub, Hobbys
  - fehlende Anerkennung der Pflegeleistung
  - finanzielle Engpässe.

Entlastungen für pflegende Angehörige

Möglichkeiten des Umgangs mit Belastungen:

- Erkennen und Eingestehen eigener Grenzen und Fähigkeiten
- Wann muss und wie kann die Pflegeperson Grenzen setzen?
- Freiraum schaffen für persönliche Interessen und Bedürfnisse
- Einplanen von Urlaubs- und Erholungsphasen.

Möglichkeiten und Angebote zur Entlastung:

- Pflegeberatungsdienst ALS-Help, zu Hause oder in Institutionen, für Menschen mit der Diagnose ALS und deren Angehörige
- Erlernen eigener Pflegekompetenzen
- Care Training, z. B. des ALS-Zentrums am Kantonsspital St. Gallen
- Spitex
- regionale Kontakt- und Selbsthilfegruppen
- Entlastungsdienste: u. a. Familienentlastung, Mahlzeitendienst
- Nutzung geeigneter Hilfsmittel
- Transporthilfen
- Erweiterung des Betreuungsnetzes durch Nachbarschaftshilfe, Freundeskreis, Nachtwache
- Freiwilligendienste
- Tagesheim, Tagesstätten
- vorübergehende stationäre Pflege (Ferienbett, ergotherapeutische Hilfsmittelberatung und -anpassung stationär etc.).

Bedeutung und Verbindlichkeit einer Patientenverfügung

Es empfiehlt sich, eine individuelle Patientenverfügung unter Berücksichtigung der bestehenden Diagnose rechtzeitig, d. h. vor dem Verlust der Sprechfähigkeit, zu erstellen. Sie dient der eigenen Werteklärung des Betroffenen und seiner individuellen Entscheidungsfindung, damit bei medizinischen und pflegerischen Maßnahmen in seinem Sinne gehandelt wird. Sie klärt im Weiteren die individuellen Bedürfnisse menschlicher Zuwendung und fördert ge-

genseitiges Verständnis und Vertrauen. Wenn klare und eindeutige Aussagen zu den in der aktuellen Krankheitssituation anstehenden Entscheidungen gemacht werden, welche nicht nur medizinorientierte Interventionen, sondern auch und gerade patientenorientierte Interventionen beschreiben, ist die *individuelle* Patientenverfügung ein hilfreiches Instrument zur rechtzeitigen, vorausschauenden, gemeinsamen Situationseinschätzung und Entscheidungsfindung. Je früher eine so genannte Werteanamnese aufgenommen und patientenorientierte bzw. patientenbezogene Interventionen (Tun oder Lassen) miteinander identifiziert, thematisiert und dokumentiert werden, desto wirksamer und verbindlicher ist die darauf aufbauende individuelle Patientenverfügung (s. Kap. 10.3 und 10.7). Damit es dem Patienten möglich ist, qualifizierte Entscheidungen zu treffen und autonom zu handeln, muss er rechtzeitig und fortlaufend informiert werden. Dies setzt einen frühzeitigen Dialog mit allen Beteiligten und eine kompetente Patientenedukation voraus (s. Kap. 12.2). Patienten und Angehörige haben das Bedürfnis und den Anspruch nach Information, Anleitung und Beratung. Die Patientenverfügung stellt für den Arzt eine Auftragsklärung dar. Patientenorientierung heißt in diesem Zusammenhang, mit dem Patienten zu entscheiden und zu handeln. Der Patient ist Auftraggeber und gleichberechtigter Partner im Pflege- und Betreuungsprozess.

Pflegepersonen als Ressource nutzen

Nebst Fachkompetenz brauchen die an ALS Erkrankten den zugewandten, beziehungsfähigen Partner, den Begleiter, der ihre ganze Persönlichkeit in ihrem biopsychosozialen, kulturellen und spirituellen Kontext ernst nimmt, der ihnen hilft, ihre existenziellen Ängste und ihre Kümmernisse zu ertragen. «Caring» beschreibt eine fürsorgende, umsorgende Haltung, welche das Wohlergehen und die menschliche Würde des Patienten wie auch seiner Familie schützt und erhält. Die salutogenetische Eigenleistung des Patienten, die Eigenverantwortung und Mitgestaltung verlangt, ergänzt die Unterstützung der begleitenden Helfer. Empathie und offene Darlegung der Fakten sind wichtige Merkmale, die den interaktiven Prozess des Vertrauens aller Beteiligten fördern. Eine wertschätzende Kommunikationskultur, die sich durch Eigenschaften wie verständlich, klar, situationsgerecht, patientenbezogen, zuhörend, ehrlich und konstruktiv auszeichnet, trägt zu einem guten Miteinander bei. Die Schnittstellenunterstützung, unter der sich neben der Reflexion des eigenen Tuns auch immer das Reflektieren des Tuns der anderen versteht, trägt dazu bei, die Handlungsmotive der anderen im System (organisationsübergreifend) zu erkennen und zu verstehen sowie zum Wohle des Betroffenen ergänzend aufeinander zu beziehen. Case Management ist eine Betreuungsmethode, mit der die Koordination, die Kontinuität, die Qualität der Behandlung und die Begleitung des Patienten über den gesamten Krankheitsverlauf hinweg verbessert werden. Dadurch können immer wieder neu und unerwartet auftretende Problemsituationen vorausschauend und hilfreich unterstützt werden.

Zum Pflegebedarf

Krankheitsbedingt sind ALS-Patienten auf eine sehr aufmerksame Pflege angewiesen. Ob und wie lange ALS-Betroffene zu Hause gepflegt und betreut werden können, hängt von folgenden Umständen und Faktoren ab (Richli, 2004):

- Stadium und Verlauf der Krankheit
- familiäre Situation
- soziales Netz
- Wohnsituation
- finanzielle Möglichkeiten
- Lebenseinstellung.

Damit die Begleitung und die erforderliche Pflege in der häuslichen Umgebung möglich sind, haben in der Betreuung folgende Punkte Priorität:

- Information und kommunikative Kompetenz
- früher Einbezug der Angehörigen
- Interdisziplinarität, Interprofessionalität und Interorganisationalität (Heller et al., 1999)
- Bereitschaft zur Vernetzung
- Betreuungskontinuität.

End-of-Life Care

Das bekannte Zitat: «Wenn nichts mehr zu machen ist, ist noch viel zu tun», gilt in umfassender Weise beim ALS-Kranken und seinem sozialen System. Palliative Care legt den Schwerpunkt vor allem auf die Zeit vor dem Tod, auf das Leben, auf die aktive Lebenspflege (Knipping, 2003). «Mitgestaltung des Lebens» lautet der Auftrag im multiprofessionellen Team, das bereit ist, den Betroffenen und ihren Angehörigen seine Fähigkeiten und Kompetenzen zur Verfügung zu stellen. Ohne die Entwicklung eines gemeinsamen Verständnisses kann dieser komplexen Betreuungssituation nicht gerecht begegnet werden.

Der kranke Mensch und seine Angehörigen stehen im Mittelpunkt. Es ist stets die ganze Gruppe, die der Fürsorge bedarf. Es gehört dazu, den Tod zu thematisieren, damit der entsprechende Beistand auch in der Endphase des Lebens geleistet werden kann.

Zusammenfassung

Eine der wichtigsten Kompetenzen der professionellen Pflege ist die hermeneutische Kompetenz, die das Verstehen von Situationen und deren Bedeutung für den pflegebedürftigen Menschen und seine Familie in den Vordergrund stellt. Steppe (1996) schreibt von einer Ethik des Verstehens, aus einer sozusagen einfühlenden Distanz, die trotz großer Nähe die Fremdheit achtet. Die Bedeutung der Krankheit für den Patienten zu verstehen erhöht das Verständnis für seine Coping-Strategien oder macht es erst möglich, sein Verhalten einzuordnen. Mitten im Leben stehend werden die Betroffenen von der Diagnose überrascht. Sie empfinden diese Nachricht als eine plötzlich auftretende Bedrohung für das eigene Leben und den Lebensentwurf. Eine Kernfrage in der Begegnung mit ALS-Patienten lautet: Wo ist der Betroffene hilflos, und wo ist er es *nicht*? Dieser Ansatz kann verhindern, die Sicht auf das zu versperren, was dem Einzelnen in der jeweiligen Situation wertvoll, wichtig und wesentlich erscheint. Er gibt Orientierung und verhindert Unter- oder Überversorgung. Die Patienten wollen wahrgenommen werden in ihren Bedürfnissen und brauchen Anerkennung und Respekt. Dasselbe gilt für die betroffenen Familien. Durch die Erfahrung der Zugehörigkeit erlebt der Patient, dass er wertvoll ist. Sich darauf einzustellen und sich zu motivieren, die schwierigen Herausforderungen anzunehmen und durchzuhalten, geschieht im Dialog mit sich selbst. Zur patientenorientierten, pflegerischen Relevanz gehört, dass in Zukunft Aufklärungspraxis und Pflegeversorgung, der gesamte Patientenedukationsprozess für diese Patientengruppe weiter verbessert werden sollten. Es fehlen Institutionen, die bereit sind, ALS-Betroffene aufzunehmen und die erforderliche anspruchsvolle Pflege bei Bedarf über Monate hinweg zu leisten.

Abschließende Fragen zur Reflexion

- Welche Bedeutung hat die ALS für den Patienten und seine Angehörigen?
- Welche Rahmenbedingungen müssen erfüllt sein, damit die Pflege des ALS-Betroffenen zu Hause möglich ist?
- Was beinhaltet konkret die Patientenedukation in der Behandlung, Pflege und Begleitung von ALS-Patienten und deren Familien?
- Welche Ziele und Interventionen lassen sich daraus für die Pflegenden bei der umfassenden Betreuung dieser Patienten ableiten?

Verwendete Literatur

Arbeitsgruppe für mechanische Heimventilation LLS/SGP: Atemprobleme bei Patienten mit amyotropher Lateralsklerose: Therapeutische Optionen. In: Schweiz. Med. Forum, 39 (2001): 972–977.

Bengel, J.; Strittmatter, R.; Willmann, H.: Was erhält Menschen gesund? Antonovskys Modell der Salutogenese – Diskussionsstand und Stellenwert. Forschung und Praxis der Gesundheitsförderung, Band 6. Köln 1998.

Bloch, K. E.: Ateminsuffizienz bei neuromuskulären Erkrankungen. In: Info 62, Schweizerische Gesellschaft für Muskelkranke SGMK, Zürich 2004: 18–22.

Borasio, G. D.; Anneser, J. (Hrsg.): Amyotrophe Lateralsklerose (ALS) – Eine Information für Patienten und Angehörige. Bremberger, München 2003, Broschüre im Auftrag von Deutsche Gesellschaft für Muskelkranke, DGM Freiburg, 8. A. SGMK, Schweizerische Gesellschaft für Muskelkranke, Zürich.

Borasio, G. D.; Kaub-Wittemer, D.; Neudert, C.; Querner, V.; Wasner, M.: Die amyotrophe Lateralsklerose : ein Paradigma für nichtonkologische Palliativforschung. Palliativmedizin, 3 (2002) 4: 105–112.

Brokmeier, A.: Manuelle Therapie. Enke Verlag, Stuttgart 2001, 3. A.

Frankl, V. E.: Die Sinnfrage in der Psychotherapie. Piper, München 1988.

Frei, Y.: Amyotrophe Lateralsklerose – Pflegeberatung ALS-Help aus salutogenetischer Sicht. Abschlussarbeit Höhere Fachausbildung Pflege Stufe 1, Fachmodul Palliative Care, Schweizerischer Berufsverband Krankenpflege (SBK) Bildungszentrum, Zürich 2005.

Heller, A.; Heimerl, K.; Husebø, St. (Hrsg.): Wenn nichts mehr zu machen ist, ist noch viel zu tun. Wie alte Menschen würdig sterben können. Lambertus, Freiburg i. Br. 1999.

Herriger, N.: Grundlagentext Empowerment 2004. www.empowerment.de.

International Alliance, Philadelphia 2005. www.alsmndalliance.org.

Knipping, C.: LE 119 Grundlagen der Palliative Care. Unterrichtsunterlagen zum Fachmodul Palliative Care der Höheren Fachausbildung Pflege Stufe 1, Schweizerischer Berufsverband Krankenpflege (SBK) Bildungszentrum, Zürich 2003.

Lack, P.: Der Umgang mit Leiden – Herausforderungen an Palliative-Care-Einrichtungen. In: palliative-ch. Zeitschrift der Schweiz. Gesellschaft für Palliative Medizin, Pflege und Begleitung SGPMP, 2 (2005): 4–7.

Lacomblez L.; Bensimon, G.; Leigh, P. N.; Guillet, P.; Meininger, V.: Dose-ranging study of riluzole in amyotrophic lateral sclerosis. 1996.

Mishel, M. H.: Mit chronischer Krankheit leben. Mit Unsicherheit leben. In: Funk, S. G.; Tornquist, E. M.; Champagne, M. T.; Wiese, R. (Hrsg.): Die Pflege chronisch Kranker. Huber, Bern 1997.

Neundörfer, B.: Praxis der amyotrophen Lateralsklerose. Uni-Med Verlag AG, Bremen 2002.

Parce, R. R.: Offen und wahrhaftig gegenüber treten. Edition Sage, London 1998.

Richli, S.: Amyotrophe Lateralsklerose im häuslichen Umfeld. ALS Tag, Nottwil 2004.

SAMW – Schweizerische Akademie der Medizinischen Wissenschaften: Betreuung von Patientinnen und Patienten am Lebensende. Medizinisch-ethische Richtlinien. Basel 2004.

Steppe, H.: Menschen pflegen Menschen. Quo vadis Fachpflege? www.diakonie.de 1996.

Voltz, R.; Borasio, G. D.: Neurologische Erkrankungen. In: Bausewein, C.; Roller, S.; Voltz, R. (Hrsg.): Leitfaden Palliativmedizin. Urban & Fischer, München 2003: 240 – 256, 2. A.

Wasner, M.; Enödy, U.; Borasio, G. D.: Sexuality in patients with amyotrophic lateral sclerosis (ALS) and their partners. Z Palliativmedizin, 3 (2002) 4: 110.

WHO – World Health Organization: Cancer pain relief and palliative care. Report of a WHO Expert Committee. Geneva 1990/2002. www.who.int/cancer.

Wittensöldner, C.: Palliative Care – Ein Angebot. Abschlussarbeit Höhere Fachausbildung Pflege Stufe 1, Fachmodul Palliative Care. Schweizerischer Berufsverband Krankenpflege (SBK), Zürich 2004.

Weiterführende Literatur

Benner, P.: Stufen zur Pflegekompetenz. From Novice to Expert. Huber, Bern 1997, 2. Nachdruck.

Borasio, G. D.; Rogers, A.; Voltz, R.: Palliative medicine in non-malignant neurological disorders. Oxford Textbook of Palliative Medicine (3rd edn.). Oxford University Press, Oxford/New York 2004.

Buchardi, N.; Rauprich, O.; Vollmann, J.: Patientenselbstbestimmung und Patientenverfügungen aus der Sicht von Patienten mit amyotropher Lateralsklerose. Ethik Med., 16 (2004): 7–21.

Buijssen, H.: Die Beratung von pflegenden Angehörigen. Beltz, Weinheim 1997.

Doenges, M. E.; Frances, M.; Moorhouse, A.; Geissler-Murr, C.: Pflegediagnosen und Maßnahmen. Huber, Bern 2003, korrigierter Nachdruck der 3., vollständig überarbeiteten und erweiterten A.

Dykes, P. C.; Wheeler, K. (Hrsg.): Critical Pathways – Interdisziplinäre Versorgungspfade. DRG-Management-Instrumente. Huber, Bern 2002.

Ewers, M.; Schaeffer, D. (Hrsg.): Am Ende des Lebens. Versorgung und Pflege von Menschen in der letzten Lebensphase. Huber, Bern 2005.

Ewers, M.; Schaeffer, D. (Hrsg.): Case Management in Theorie und Praxis. Huber, Bern 2000.

Friedemann, M. L.: Familien- und umweltbezogene Pflege. Die Theorie des systemischen Gleichgewichtes. Huber, Bern 1996.

Funk, S. G.; Tornquist, E. M.; Champagne, M. T.; Wiese, R. A. (Hrsg.): Die Pflege chronisch Kranker. Key Aspects. Huber, Bern 1997.

Georg, J. (Hrsg.): NANDA International. NANDA-Pflegediagnosen. Definition und Klassifikation 2005–2006. Huber, Bern 2005.

London, F.: Informieren, Schulen, Beraten – Praxishandbuch zur pflegebezogenen Patientenedukation. Huber, Bern 2003.

Portenoy, R. K.; Bruera, E.: Issues in Palliative Care Research. Oxford University Press, Oxford/New York 2003.

Schaeffer, D.; Ewers, M. (Hrsg.): Ambulant vor stationär. Perspektiven für eine integrierte ambulante Pflege Schwerkranker. Huber, Bern 2002.

Voltz, R.; Bernat, J. L.; Borasio, G. D.; Maddocks, I.; Oliver, D.; Portenoy, R. K.: Palliative Care in Neurology. Oxford University Press, Oxford/New York 2004.

Internetadressen

www.als-site.de/linkportal

www.als-sg.ch: Muskelzentrum/ALS clinic, Kantonsspital St. Gallen

www.als.gate.at: Österreichische ALS-Gesellschaft

www.activecommunication.ch: Active Communication GmbH, elektronische Hilfsmittel

www.alsmndalliance.org: International Alliance of ALS/MND

www.dgm.org: Deutsche Gesellschaft für Muskelkranke

www.fst.ch: FST, Stiftung für elektronische Hilfsmittel, Neuchâtel

www.lungenliga.ch: Lungenliga Schweiz, Bern; Thema: Heimbeatmung

www.neurohelp.ch: Ratgeber für Betroffene und Angehörige

www.Patientenedukation.de

www.muskelkrank.ch: Schweizerische Gesellschaft für Muskelkranke SGMK, Zürich

www.paranet.ch: Schweizer Paraplegiker-Zentrum, Parahelp, ALS-Help

www.samw.ch: Schweizerische Akademie der Medizinischen Wissenschaften

www.come.to/trauer: Homepage Yvonne Frei zum Thema Trauer

www.trauerinstitut.de

www.agus-selbsthilfe.de.

Weiterführende Adressen

ALS-Help, Beratungsdienst für Menschen mit der Diagnose Amyotrophe Lateralsklerose und deren Angehörige. Kontakt: SGMK, Zürich; Tel.: +44 245 80 32; E-Mail: sgmk@sgmk.ch.

Weitere Ansprechstellen in der Schweiz sind die neurologischen Universitätskliniken und die neurologischen Kliniken der großen Kantonsspitäler. Führend zum Thema ALS: St. Gallen, Basel, Zürich, Bern.

11.3 Palliative Care am Beispiel der Pädiatrie

Eva Bergsträsser

> Tears in heaven: «Wüsstest du meinen Namen, wenn ich dich im Himmel sähe? Wäre es wie immer, wenn ich dich im Himmel sähe? Ich muss stark sein und weitermachen, weil ich weiß, ich gehöre nicht hier in den Himmel.»
> (Eric Clapton widmete dieses Lied seinem Sohn Conor, der 1991 in Manhattan aus dem Fenster des 53. Stockes stürzte und starb.)

Abstract

Die Bedeutung der Palliative Care bei Kindern hat im Wesentlichen zwei Aspekte: den des kranken Kindes, der unter anderem die Symptomkontrolle, Unterstützung im Alltag, Lebensqualität und Entwicklungsaspekte umfasst, und den der Eltern und gesunden Geschwisterkinder, die eine besondere Rolle im Leben des kranken Kindes spielen und die mit dem Tod des Kindes besonderen und nachhaltigen Belastungen ausgesetzt sind (s. Kap. 7.4).

Studienziele

Nach Abschluss dieses Kapitels wird die bzw. der Lernende in der Lage sein:

- die spezifische Bedeutung und die Herausforderungen der Palliative Care in der Pädiatrie zu benennen und zu erklären.
- die Indikationen für ein palliatives Betreuungskonzept in der Pädiatrie zu benennen und zu beschreiben.
- die wichtigsten Eckpunkte der Palliative Care bei Kindern im Hinblick auf «Merkmale eines guten Todes» (wie sie in der Literatur beschrieben wurden) zu benennen und zu erläutern.
- die konkreten Anforderungen an die interprofessionelle Behandlung, Pflege und Begleitung eines schwerstkranken Kindes und seiner Familie zu erkennen und zu beschreiben.
- ausgewählte Modelle der Palliative Care bei Kindern zu benennen.

Schlüsselwörter

Indikationen der Palliative Care in der Pädiatrie, lebensbedrohliche Krankheiten, Merkmale eines guten Todes, Entscheidungsprozesse, Alltagsaktivitäten, Neonatologie, Betreuungskonzept

Einleitung – Besonderheiten einer pädiatrischen Palliative Care

Die WHO hat 1998 auf die Besonderheiten der Palliative Care bei Kindern hingewiesen (WHO, 1998). Sie hat sich dabei nicht nur auf das Kind in der terminalen Krankheitsphase beschränkt, sondern alle Kinder mit Krebskrankheiten eingeschlossen, dies unabhängig von ihrer geografischen Herkunft und unabhängig davon, ob eine gezielte Behandlung eingeleitet wird oder nicht. Palliative Care soll zum Zeitpunkt der Diagnosestellung beginnen und die Familie von Anfang an ins Zentrum der Behandlung, Pflege und Begleitung stellen. Dies stimmt mit Stellungnahmen und Forderungen anderer internationaler Fachgesellschaften überein:

- US Initiative for Pediatric Palliative Care (IPPC)
- Children's Hospice International (CHI)
- Association for Children with Life-threatening or Terminal Conditions and their Families (ACT)
- American Academy of Pediatrics (AAP)
- Société Internationale pour Oncologie Pédiatrique (SIOP).

Einige der aufgeführten Fachgesellschaften öffnen den Rahmen für alle Kinder mit lebensbedrohlichen Krankheiten, auch wenn diese geheilt werden können. Die American Academy of Pediatrics (AAP) hat eine Erklärung herausgegeben, welche ausführlich auf die verschiedenen Belange und deren Konsequenzen für die Palliative Care in der Pädiatrie eingeht (AAP, 2000). Diese umfasst die Aspekte in der Betreuung und Begleitung des kranken Kindes und seiner Familie wie auch die Verfügbarkeit und Vergütung der Palliative Care und die Notwendigkeit von Unterstützungsmaßnahmen in der Aus-, Fort- und Weiterbildung sowie die Forschung auf dem Gebiet der Palliative Care.

Diese klar formulierten Stellungnahmen zeigen, dass auch im Bereich der Pädiatrie eine Verpflichtung und eine Notwendigkeit für den Einsatz der Palliative Care bestehen. Das Kind wie auch der Jugendliche stellen einige besondere Anforderungen an die Palliative Care. Im medizinischen Alltag wird deutlich, dass die erfolgreiche Entwicklung in der Medizin auch in der Pädiatrie zu einer enormen Verbesserung der Überlebensrate von Kindern mit lebensbedrohenden Krankheiten, wie Krebs und kongenitalen Herzfehlern, sowie von Frühgeborenen geführt hat. Damit sind die Erwartungen an das medizinisch Mögliche in einer zum Teil bedenklichen Weise gestiegen, und folglich wird der Tod als ein zu verhinderndes, unnatürliches Ereignis angesehen. So ist es häufig für medizinisches Fachpersonal wie für Eltern äußerst schwierig, einen Krankheitsverlauf, der mit medizinisch-technischen Mitteln nicht mehr wirksam und realistisch zu beeinflussen ist, anzunehmen. Dies kann insbesondere in der Pädiatrie zu einem verzögerten Einsatz von palliativen Behandlungsansätzen führen. Auch aus diesem Kontext heraus werden die Bedeutung und die spezifischen Herausforderungen einer Palliative Care in der Pädiatrie deutlich (s. Kap. 9.3).

Indikationen der Palliative Care

Die Todesursachen im Kindes- und Jugendalter unterscheiden sich maßgeblich von denen des Erwachsenenalters. Die Hälfte der Todesfälle tritt im ersten Lebensjahr, vor allem perinatal, auf und hat angeborene Erkrankungen, Fehlbildungen und Komplikationen nach einer Frühgeburt sowie den plötzlichen Kindstod des älteren Säuglings zur Ursache. Bei älteren Kindern und vor allem bei Jugendlichen dominieren Unfälle und Suizide. Die lebensbedrohlichen und unheilbar chronischen Krankheiten, die zum Tod eines Kindes führen können, haben ein breites Spektrum, das in vier Gruppen (ACT, 2003) unterteilt werden kann:

1. *lebensbedrohliche Krankheiten mit kurativen Behandlungsoptionen*
    - Beispiele: Krebs, komplexe Herzfehler, Leber- und Nierenerkrankungen
    - Die Behandlung (zeitlich begrenzt oder lebenslang) kann erfolgreich sein. Krankheitsprogression, Rezidiv, Therapiekomplikationen etc. verändern das Behandlungsziel im Sinne der Palliative Care.

2. *unheilbare Krankheiten mit eingeschränkter Lebenserwartung*
    - Beispiele: zystische Fibrose, HIV-Infektion
    - Neue Therapien führen zu immer höherer Lebenserwartung. Trotz unheilbarer Krankheit gibt es lange Phasen eines im Vergleich mit Gleichaltrigen «normalen» Lebens.

3. *unheilbare Krankheiten mit progredientem Verlauf ohne kurative Behandlungsoptionen*
    - Beispiele: Stoffwechsel-, Speicherkrankheiten, Muskeldystrophie
    - Hier dominieren vorwiegend palliative Behandlungen, beginnend in den ersten Lebensmonaten, selten in den ersten Lebensjahren über lange Zeitperioden.

4. *unheilbare Krankheiten mit schwerer langjähriger Behinderung*
    - Beispiele: schwere Zerebralparese, schwere Mehrfachbehinderung nach ZNS-Infarkt, genetisch bedingte Syndrome
    - Die Behandlung erfolgt mit rehabilitativen Ansätzen. Es zeigen sich zum Teil lange Verläufe ohne Progression, aber mit schwerer Behinderung und Begleitproblemen, Komplikationen und eingeschränkter Lebenserwartung.

Nicht alle dieser Kinder bedürfen einer alle Dimensionen umfassenden Palliative Care. Mit Dimensionen sind die verschiedenen Konzeptelemente aus dem Palliative-Care-Konzept gemeint:

- Symptom- und Schmerzkontrolle
- Unterstützung im Alltag
- Unterstützung im psychosozialen Bereich
- Unterstützung der Familie
- Entlastungsmöglichkeiten für die Familie.

Kinder der zweiten Gruppe können z. B. mit medizinischen Maßnahmen über lange Zeit ein fast normales Leben ohne deutliche Beeinträchtigungen führen. Das bedeutet, dass der individuelle Bedarf abgeklärt und in der Folge regelmäßig evaluiert und angepasst werden muss. Aus der Zusammenstellung geht auch hervor, dass die Bedürfnisse und der Betreuungsbedarf dieser Kinder sehr unterschiedlich sein können und die Palliative Care sehr variabel von wenigen Tagen bis zu vielen Jahren dauern kann.

Eckpunkte der Palliative Care in der Pädiatrie

Generell finden viele Aspekte aus der Palliative Care von Erwachsenen auch bei Kindern Anwendung. Die von Steinhauser et al. (2000) identifizierten «Merkmale eines guten Todes» – wie Schmerz und Symptomkontrolle, klare Entscheidungsfindung, Vorbereitung auf den Tod, Gefühl der Lebensvollendung, anderen Menschen Gutes tun, als ganzer Mensch behandelt werden – haben in vielerlei Hinsicht auch in der Betreuung von Kindern und Jugendlichen in der letzten Lebensphase Bedeutung.

Schmerz- und Symptomkontrolle

Die Schmerz- und Symptomkontrolle hat bei einem Kind jeden Alters, also von Geburt an, höchste Priorität. Sie wird häufig erschwert durch die noch fehlende Ausdrucksmöglichkeit des Kindes, sodass der rechtzeitigen und kompetenten Fremdeinschätzung hohe Bedeutung zukommt. Die Einschätzung einer Schmerzkontrolle durch Ärzte stimmt oft nicht mit der von Eltern überein (Wolfe et al., 2000), und zwar auch in der pädiatrischen Onkologie, die im Vergleich zu anderen Subspezialitäten oder zur allgemeinen Pädiatrie über ein hohes Maß an Erfahrung in der Behandlung von Schmerzen verfügt. Dieser Bereich der Palliative Care hat einen hohen Stellenwert für die Lebensqualität des schwerstkranken Kindes und seiner Familie und verdient deshalb immer Beachtung und kritische Evaluation.

Entscheidungsfindung

In der Pädiatrie findet sich die Besonderheit *delegierter Entscheidungen*. Eltern empfinden es häufig als sehr belastend, für ihr Kind Entscheidungen treffen und tragen zu müssen, auch wenn ein solcher Prozess niemals allein durch die Eltern, sondern in Begleitung eines Betreuungsteams erfolgen sollte. Ebenso können Differenzen in der Einschätzung eines Krankheitsverlaufes und entsprechend zu treffender Maßnahmen entstehen, die vom Behandlungsteam respektiert werden sollen. In dem Wissen, dass Kinder mit langen, schweren und potenziell tödlichen Krankheitsverläufen ein Verständnis von ihrer Krankheit und vom Tod entwickeln, das ihrem Alter häufig weit voraus ist (Bluebond-Langner, 1989), werden Kinder heute ihrer psychoemotionalen und geistigen Entwicklung sowie ihrer Befindlichkeit gemäß zunehmend aktiv in Entscheidungsprozesse einbezogen (Nitschke et al., 2000; Freyer, 2004). Für das kranke Kind wie für die Eltern und das betreuende Team kann es sehr entlastend sein, wenn das Kind einer Entscheidung zustimmen kann oder diese sogar selbst gelenkt hat. Um diesen Prozess positiv zu begleiten, ist es oft hilfreich, Psychologen oder andere, nicht direkt in die Behandlung und Entscheidung involvierte Personen einzubeziehen. Auf einer ganz anderen Ebene kann auch dem Wunsch kleiner Kinder nach Teilhabe Raum gegeben werden, indem man sie in Handlungen einbezieht und sie über die für sie wichtigen Dinge mitentscheiden lässt, etwa wie und wo und in welcher Farbe z. B. ein Verband gemacht oder wie die Medikamente zur Schmerzbehandlung verabreicht werden.

Vorbereitung auf den Tod und Gefühl der Lebensvollendung

Kinder und vor allem Jugendliche äußern Wünsche, letzte Dinge zu regeln. Nicht alle können dies klar formulieren, und manchmal wird «das Letzte» – ein in Verschwiegenheit gebastelter Helikopter, ein Buch o. ä. – erst im Nachhinein verständlich. Sie verteilen ihr Hab und Gut und bestimmen, wer was bekommen soll. Kinder haben Vorstellungen von ihrem Tod und davon, wie ihre Beerdigung und die damit verbundenen Festlichkeiten stattfinden sollen. Sie haben Vorstellungen, wie ihr Leben nach ihrem Tod weitergehen könnte, und es ist von großer Wichtigkeit, dass die Zurückbleibenden sie nie vergessen werden.

Für andere Menschen etwas tun

Kinder versuchen wie Erwachsene, Erinnerungen zurückzulassen, wie z. B. die von einem 7-jährigen Mädchen bemalten Bilderrahmen mit einem Bild von ihr, die sie ihr nahe stehenden Menschen kurz vor ihrem Tod schenkte. Kinder können in ihrer letzten Lebensphase eine große Fürsorglichkeit für Eltern oder Geschwister entwickeln, wie die Sorge um den Schlaf eines Elternteils oder schulische Leistungen des Geschwisterkindes. Für viele Kinder ist es wichtig, sicher zu sein, dass die Familie nach ihrem Tod weiterlebt und nicht in Trauer «erstickt».

Als ganzer Mensch behandelt werden

Unabhängig von ihrem Alter ist es für ein krankes Kind, einen kranken Jugendlichen ebenso wichtig wie für einen Erwachsenen, in seinen Belangen wahr- und ernst genommen zu werden. Ein ganz wesentlicher Bereich ist hier z. B. das Ernstnehmen von Schmerzen und anderen Symptomen oder Bedürfnissen.

Prinzipielle Aspekte der Begleitung

Die palliative Begleitung eines Kindes und seiner Familie erfolgt in einem interprofessionellen Team. Je nach dem Ort der Betreuung, der Komplexität des Krankheitsbildes sowie der Situation des Kindes und der Familie müssen die einzelnen Aspekte des palliativen Betreuungskonzeptes in der Pädiatrie immer wieder neu und unterschiedlich gewichtet werden (Himelstein et al., 2004; Toce/Collins, 2003).

Anforderungen an ein palliatives Betreuungskonzept in der Pädiatrie:

1. verantwortliche Personen bestimmen, die über lange Zeit mit hoher Kontinuität zur Verfügung stehen
2. die Erreichbarkeit mindestens einer Fachperson sicherstellen
3. Kommunikation des Betreuungsteams mit dem kranken Kind und seinen Eltern und eventuell mit weiteren Familienangehörigen; Krankheitsverständnis, Prognose, Bedürfnisse, Erfordernisse, potenzielle Probleme, Ängste und Sorgen abklären
4. Behandlungsplan erstellen (Wie, wo, wann und mit wem werden Behandlungs- und Betreuungsziele regelmäßig evaluiert?)
5. gemeinsam getroffene Entscheidungen (z. B. in Bezug auf eine Reanimation oder die Indikation für Hospitalisation) definieren und dokumentieren
6. feststellen, welche Alltagsaktivitäten für das Kind wichtig sind
7. feststellen, ob es letzte Wünsche gibt, die erfüllt werden können.

Das Kind steht im Zentrum der Entscheidungen; möglicherweise verpflichtet aber eine besondere Familienkonstellation, z. B. Patchwork-Familien oder eine psychische Erkrankung eines Elternteils, zu einer darauf ausgerichteten Betreuung.

In der *Begleitung* schwer kranker und damit äußerst abhängiger Menschen, zu denen auch Kinder mit ihren Familien gehören, ist es von größter Wichtigkeit, eine klare professionelle und menschliche Begleitung zu gewährleisten. Dies erfordert von den professionellen Begleitern und Begleiterinnen auf der einen Seite, sich auf ein schwerstkrankes Kind und seine Familie einzulassen, und auf der anderen Seite, sich abgrenzen zu können und sich nicht in einer «überfürsorglichen» Haltung mit dem Kind und seinen Eltern zu verbinden. Eine zu enge Betreuungssituation kann es Eltern und Familien zusätzlich erschweren, nach dem Tod ihres geliebten Kindes weiterleben und ihrem Leben wieder einen Sinn geben zu können.

Kinder können häufig lange ihren gewohnten *Alltagsaktivitäten* wie dem Besuch des Kindergartens, der Schule und dem Spielen mit Gleichaltrigen nachgehen. Es ist wichtig, dies zu fördern und die entsprechenden Institutionen darauf vorzubereiten. Dieser Alltagsbezug hilft Kindern mit chronischen, langwierig verlaufenden Krankheiten, einen Alltag leben zu dürfen, der ihrem Alter, ihrer Entwicklung und ihrem Wunsch entspricht, auch in dieser Situation die Welt zu entdecken. Schwerstkranke Kinder finden bei diesen Aktivitäten Ablenkung, die auch in Bezug auf die Schmerz- und Symptomkontrolle eine große Bedeutung haben kann. Häufig ist das auch der Rahmen, in dem Kinder «letzte Dinge», wie z. B. die Versöhnung mit einem Klassenkameraden, regeln oder von Freunden und den Lehrern Abschied nehmen können.

Besondere Beachtung verdient in diesem Kontext auch die Betreuung von *Früh- und Neugeborenen* an der Grenze der Lebensfähigkeit infolge Unreife oder schwerster Fehlbildungen (Cignacco et al., 2004). Entscheidungen müssen unter erschwerten Bedingungen getroffen werden und sollen in einem kontinuierlich geführten Dialog zwischen allen Beteiligten (mindestens Ärzte, Pflegefachpersonen, Seelsorge – theologisch oder psychologisch – und Eltern) erfolgen. Lebensunterstützende Maßnahmen können es Eltern ermöglichen, unter dem häufig entstehenden Zeitdruck in ausweglosen Situationen, bei unerwarteter Geburt oder Terminunsicherheit, am Entscheidungsprozess teilzuhaben und in Ruhe von ihrem Kind Abschied zu nehmen (s. Kap. 9.3).

Modelle der Palliative Care bei Kindern

Die Betreuung eines schwerstkranken Kindes kann häufig zu Hause mit Unterstützung durch einen ambulanten Pflegedienst für Kinder, den lokalen Kinderarzt und ggf. durch den Spezialisten aus dem Behandlungszentrum erfolgen. Die wichtigsten Dokumente (s. Abschnitt «Betreuungskonzept») liegen den Eltern und allen Involvierten vor. Zur Entlastung der Familie oder zur Einstellung bzw. Optimierung einer speziellen Behandlung sind vorübergehende stationäre Aufenthalte in dem für das Kind bekannten Behandlungszentrum möglich. Für Kinder mit langen Krankheitsverläufen, schwersten Behinderungen (3. und 4. Indikationsgruppe) wäre ein Hospiz, das Entlastungsaufenthalte, Langzeitbetreuung und Familienbegleitung auch über den Tod hinaus anbietet, eine vielen Aspekten genügende Institution. Einige europäische Länder verfügen diesbezüglich über gute Erfahrungen (Deutscher Kinderhospizverein, Internet; ACT, 2003; Dangel, 2002; Davies/Sumner, 2004).

Wichtige Voraussetzung ist eine gute Vernetzung von Personen, Einrichtungen und Zentren, die im Bereich der Palliative Care über fundierte Fachkenntnisse verfügen und von weniger erfahrenen professionellen Betreuungspersonen konsultiert werden können. Die Betreuungsqualität zeigt sich hier in der Beziehungsqualität aller involvierten Fachpersonen und Organisationen. Sie erhöht und sichert zum Wohle des betroffenen Kindes und seiner Familie die Betreuungskontinuität bis zuletzt.

Zusammenfassung

Palliative Care gewinnt auch im Bereich der Pädiatrie zunehmend an Bedeutung und ist als klare Konsequenz einer erfolgreichen Spitzenmedizin zu sehen. Besonderheiten gegenüber der Palliative Care bei Erwachsenen ergeben sich auf der einen Seite durch das ganz andere Krankheitsspektrum und durch das *aufwachsende* Kind, das sich auch in seiner Krankheit weiterentwickelt, und auf der anderen Seite bei den Eltern, die die primären Bezugspersonen des Kindes und zugleich selbst zutiefst betroffen und leidend durch die Krankheit ihres Kindes geworden sind. Sie stehen vor der Aufgabe, für ihr Kind Entscheidungen zu treffen, was sie einer extremen Verantwortung und Belastung aussetzt und neben allen Anforderungen ein großes Konfliktpotenzial mit sich bringt. Hieraus ergeben sich die beschriebenen Anforderungen an eine Begleitung des Kindes und seiner Familie.

Ein auf pädiatrische Bedürfnisse zugeschnittenes Palliative-Care-Programm müsste die Elemente der Patientenbetreuung mit den entsprechenden Anforderungen an Pflegeplanung und -koordination, Forschung und Evaluation sowie Aus-, Fort- und Weiterbildung beinhalten. Zur weiteren Bedarfsplanung erscheint es notwendig, die aktuelle und ganzheitliche Situation der Kinder mit lebenslimitierenden Erkrankungen besser zu erfassen. Dies beinhaltet auch die Entwicklung geeigneter Messinstrumente zur Beurteilung der Lebensqualität und deren Beeinflussbarkeit durch therapeutische Maßnahmen.

Ziel der palliativen Begleitung eines Kindes und seiner Familie soll es sein, dem Kind ein möglichst beschwerdearmes Lebensende zu ermöglichen, in dem Raum ist, alters- und entwicklungsgemäß zu leben, und den Eltern gezielte Unterstützung zu geben, ihr Kind darin zu begleiten und selbst nach dem Tod des Kindes ein sinnerfülltes Leben weiterleben zu können. So wie es Eric Clapton in seinem berühmten Lied «Tears in heaven» ausdrückt. Neben dem fortwährenden Gedenken an das verstorbene Kind geht es auch um das eigene Weiterleben nach dessen Tod.

Abschließende Fragen zur Reflexion

- Überlegen Sie sich bitte zu je einer Krankheit aus den oben beschriebenen vier Indikationsgruppen die wichtigsten Aspekte einer palliativen Begleitung, wenn das Kind unter Symptomen zu leiden beginnt. Wählen Sie verschiedene Altersstufen aus, und sammeln Sie Stichpunkte zu den Dimensionen: «Symptomkontrolle», «Kommunikation mit dem Kind und seinen Eltern», «Alltagsgestaltung» sowie «konkrete Anforderungen an den Ort der Betreuung und an das Betreuungsteam».

- Welche Hindernisse bestehen bei der Einleitung einer spezifisch palliativen Betreuung eines Kindes, und welche Maßnahmen könnten ergriffen werden, um Verzögerungen mit negativer Auswirkung zu vermeiden? Konsultieren Sie dazu bitte eine der nachstehend angegebenen Internetseiten.

Verwendete Literatur

AAP – American Academy of Pediatrics: Palliative Care for Children. Pediatrics, 106 (2000) 2: 351–357.

ACT – Association for Children with Life-threatening or Terminal Conditions and their Families (ACT), Royal College of Paediatrics and Child Health (RCPCH): A Guide to the Development of Children's Palliative Care Services. London 2003, 2. A.

Bluebond-Langner, M.: Words of Dying Children and their Well Siblings. Death Studies, 13 (1989) 1: 1–16.

Cignacco, E.; Stoffel, L.; Raio, L.; Schneider, H.; Nelle, M.: Empfehlungen zur Palliativpflege von sterbenden Neugeborenen. Zeitschrift für Geburtshilfe & Neonatologie, 208 (2004): 155–160.

Dangel, T.: The Status of Pediatric Palliative Care in Europe. Journal of Pain and Symptom Management, 24 (2002) 2: 160–165.

Davies, B.; Sumner, B.: Special Considerations for Children in Palliative Medicine. In: Doyle, D.; Hanks, G.; Chermy, N.; Calman, K.: Oxford Textbook of Palliative Medicine (3rd edn.). Oxford University Press, Oxford 2004.

Freyer, D. R.: Care of the Dying Adolescent: Special Considerations. Pediatrics, 113 (2004): 381–388.

Hilden, J. M.; Emanuel, E. J.; Fairclough, D. L.; Link, M. P.; Foley, K. M.; Clarridge, B. C.; Schnipper, L. E.; Mayer, R. J.: Attitudes and Practices Among Pediatric Oncologists Regarding End-of-Life Care: Results of the 1998 American Society of Clinical Oncology Survey. Journal of Clinical Oncology, 19 (2001): 205–212.

Himelstein, B. P.; Hilden, J. M.; Boldt, A. M.; Weissman, D.: Pediatric Palliative Care. New Engl. J. Med., 350 (2004) 17: 1752–1762.

Masera, G.; Spinetta, J. J.; Jankovic, M.; Ablin, A. R.; D'Angio, G. J.; Van Dongen-Melman, J.; Eden, T.; Martins, A. G.; Mulhern, R. K.; Oppenheim, D.; Topf, R.; Chesler, M. A.: Guidelines for Assistance to Terminally Ill Children with Cancer: A Report of the SIOP Working Committee on Psychosocial Issues in Pediatric Oncology. Medical and Pediatric Oncology, 32 (1999): 44–48.

Nitschke, R.; Meyer, W. H.; Sexauer, C. L.; Parkhurst, J. B.; Foster, P.; Huszti, H.: Perspective. Care of Terminally Ill Children with Cancer. Medical and Pediatric Oncology, 34 (2000): 268–270.

Steinhauser, K. E.; Clipp, E. C.; McNeilly, M.; Christakis, N. A.; McIntyre, L. M.; Tulsky, J. A.: In Search of a Good Death: Observations of Patients, Families, and Providers. Ann. Intern. Med., 132 (2000) 10: 825–832.

Toce, S.; Collins, M.: The FOOTPRINTS[SM] Model of Pediatric Palliative Care. Journal of Palliative Medicine, 6 (2003) 6: 989–1000.

WHO – World Health Organization: Cancer Pain Relief and Palliative Care in Children. WHO, Geneva 1998.

Wolfe, J.; Grier, H. E.; Klar, N.; Levin, S. B.; Salem-Schatz, S.; Emanuel, E. J.: Symptoms and Suffering at the End of Life in Children with Cancer. New Engl. J. Med., 342 (2000) 5: 326–348.

Weiterführende Literatur

Glanzmann, G.; Bergsträsser, E.: Begleiten von sterbenden Kindern und Jugendlichen. Ein Ratgeber für Familien und Helfende. Anja Verlag, Schaffhausen 2001.

Kreichberg, U.; Valdimarsdóttir, U.; Onelöv, E.; Henter, J.-I.; Steineck, G.: Talking about Death with Children Who Have Severe Malignant Disease. New Engl. J. Med., 351 (2004) 12: 1175–1186.

Topf, R.; Bergsträsser, E.: Palliative Betreuung und Behandlung. In: Gadner, H.; Gaedicke, G.; Niemeyer, C.; Ritter, J.: Pädiatrische Hämatologie und Onkologie. Thieme, Heidelberg 2005.

Internetadressen, Kontakte

www.act.org.uk, info@act.org.uk: Association for Children with Live-threatening or Terminal Conditions and their Families (ACT), Orchard House, Bristol BS1 5DT

www.chionline.org: Children's Hospice International (CHI)

www.deutscher-kinderhospizverein.de: Deutscher Kinderhospizverein e.V., Bahnhofstr. 7, D-57462 Olpe

www.schmerzenbeikindern.de: Institut für Kinderschmerztherapie und Pädiatrische Palliativmedizin (IKP), Vestische Kinder- und Jugendklinik Datteln, Universität Witten-Herdecke, Dr.-Friedrich-Steiner-Str. 5, D-45711 Datteln

www.ippcweb.org: US Initiative for Pediatric Palliative Care (IPPC).

11.4 Palliative Care am Beispiel der Gerontopsychiatrie

David Baer

«Wir bestehen alle nur aus buntscheckigen Fetzen, die so locker und lose aneinander hängen, dass jeder von ihnen jeden Augenblick flattert, wie er will. Daher gibt es ebenso viele Unterschiede zwischen uns und uns selbst wie zwischen uns und den anderen.» *(Michel de Montaigne)*

Abstract

Palliative Care bietet für die gerontopsychiatrische Pflege wichtige Handlungsinstrumente, die mit der allgemeinen Professionalisierung in diesem Pflegebereich verknüpft werden müssen. Die Professionalisierungsbemühungen unterliegen allerdings derzeit heftigen, insbesondere ökonomisch geprägten Gegenströmungen. Soll sich die Palliative Care auch in der gerontopsychiatrischen Pflege bewähren, sind Schwerpunktmaßnahmen in der Organisationsentwicklung und im Ausbildungsbereich nötig. Zudem müssen die systemisch-therapeutische Beziehungsqualität und Rollenausübung im Pflegealltag sowie die genügende Auseinandersetzung mit ethischen Perspektiven der gerontopsychiatrischen Pflege weiter gefördert werden.

Studienziele

Nach Abschluss dieses Kapitels wird die bzw. der Lernende in der Lage sein:

- die wesentlichen Aspekte und Kennzahlen des gerontopsychiatrischen Pflegealltags zu verstehen und nachzuvollziehen.
- sich mit der Bedeutung und den zukünftigen Herausforderungen der Palliative Care für die gerontopsychiatrische Pflege auseinander zu setzen und diese zu erörtern.
- ausgewählte Umsetzungsprobleme der Palliative Care in der Gerontopsychiatrie zu erkennen, zu beschreiben und erste Konsequenzen daraus abzuleiten.
- die hauptsächlichen Strategien für die zukünftige Einbettung der Palliative Care in die Weiterentwicklung der gerontopsychiatrischen Pflege zu identifizieren und konkret zu benennen.

Schlüsselwörter

Gerontopsychiatrie, gerontopsychiatrische Pflege, Selbstgestaltungsmöglichkeiten, Selbstverfügungsrecht, Demenz, Depression, Angst

Einleitung – Die gerontopsychiatrische Herausforderung

In den vergangenen Jahren ist die gerontopsychiatrische Pflege, vor allem ausgelöst durch die öffentliche Debatte über die Zunahme demenzieller Erkrankungen, stärker ins Licht öffentlicher und professioneller Wahrnehmung gerückt. Palliative Care wird – oft missverstanden als Sterbebegleitungskonzept – ansatzweise diskutiert. Womit beschäftigt sich die gerontopsychiatrische Pflege? Und wie sollte Palliative Care einbezogen werden? Im Folgenden werden diese Fragen, bezogen auf die Situation der Langzeitpflege gerontopsychiatrischer Klienten im Alters- und Pflegeheim, aufgegriffen.

Statistische Fakten

Daten aus der Schweiz

Das hauptsächliche Lebensumfeld gerontopsychiatrisch betroffener Menschen ist zu Hause, sogar bei Personen mit schwerer Demenz (Diener, 2002). Je schwerer sich jedoch Behinderungen auf die Selbstgestaltungsmöglichkeiten im Alltag auswirken und je stärker diese mit hohem Alter verknüpft sind, desto wahrscheinlicher wird der Eintritt in ein Alters- und Pflegeheim. So wurden in der Schweiz 2003 insgesamt fast 82 000 Personen in Institutionen für Betagte betreut (Bundesamt für Statistik, 2005). Etwa 4 % der 65- bis 79-Jährigen in der Schweiz leben in einem Alters- und Pflegeheim, während es bei den über 85-Jährigen bereits 38,5 % sind. Im nationalen Forschungsprogramm 32, «Alter», wurde geschätzt, dass im Jahre 2000 etwa 60 % der Alters- und Pflegeheimbewohner und -bewohnerinnen an hirnorganischen Störungen litten. Eine begleitende Studie zu diesem Forschungsprogramm zeigte, dass 48 % der Bewohner und Bewohnerinnen von Alters- und Pflegeheimen deutliche Kommunikations- und Beziehungsprobleme und 25 % deutliche Anzeichen von Angst- und Depressionszuständen aufwiesen (Höpflinger/Stuckelberger, 1999).

Daten aus Deutschland

Die Berliner Altersstudie BASE aus dem Jahre 1996 zeigte unter anderem folgende Befunde (Helmchen et al., 1996):

- 44 % der 70-jährigen und älteren Westberliner zeigten keinerlei psychische Störungen.
- 24 % waren im Rahmen der Diagnostik nach dem Diagnostischen und Statistischen Manual psychischer Störungen (DSM-III-R) eindeutig psychisch krank.
- Als häufigste psychische Krankheiten wurden bei 14 % der Untersuchten Demenzen gefunden. Während bei den 70-Jährigen noch keine Demenzerkrankungen gefunden wurden, betrug ihr Anteil bei den 90-Jährigen über 40 %.
- Die zweithäufigste Gruppe psychischer Erkrankungen waren Depressionen mit 9 %.

Die Deutsche Gesellschaft für Gerontopsychiatrie und -psychotherapie DGGPP vertritt die Auffassung (s. www.dggpp.de):

- 25–30 % der Altenbevölkerung habe psychische Störungen.
- 10 % davon habe psychische Störungen in einer Intensität, die eine fachliche Intervention erforderlich mache.
- Demenzen machten zwei Drittel bis drei Viertel der Krankheitsfälle aus.
- schwere depressive Störungen kämen bei 2–5 % und paranoide Syndrome bei mehr als 4 % der Altenbevölkerung vor.
- 0,5–2 % der Altenbevölkerung habe eine Alkoholerkrankung.

Ferner litten mehr als 40 % der Bewohner von Altenheimen an psychischen Störungen, wobei es sich dabei nicht nur um Demenzen handle, sondern in mindestens einem Drittel aller Fälle um ein Leiden an gravierenden depressiven Symptomen.

Wer also in der stationären gerontopsychiatrischen Pflege arbeitet, trifft immer häufiger Menschen mit Einschränkungen in den Bereichen Kommunikation, Beziehungsgestaltung, Selbstpflege, Urteilsfähigkeit. Palliative Care hat hier ein Umsetzungsproblem insbesondere bei Überlegungen zur Lebensqualität, zur Selbstbestimmung und zur Selbstverfügung. Erforderlich sind ethische Überlegungen in Bezug auf ethische Strukturen und Prozesse, aber auch qualifiziertes professionelles, interdisziplinäres Fachpersonal, das sich der Komplexität der Situation gewappnet sieht und kompetent darauf reagieren kann (s. Kap. 2.4).

Besonderheiten gerontopsychiatrischer Pflege

Öffentliches und fachliches Zerrbild

In den Ursprüngen der modernen Alterspflegeorganisationen ab etwa den 60er Jahren des 20. Jahrhunderts war man «der Ansicht, dass die Pflege von alten Menschen letztlich etwas fachlich eher Anspruchsloses, Einförmiges sei. Das hatte zur Folge, dass von Beginn an nicht daran gedacht wurde, eine ernst zu nehmende Fachausbildung für die Begleitung von alten Menschen zu implementieren» (Baer, 2005: 141). Allerdings wurden seit diesen Anfängen erhebliche Fortschritte erzielt: «Trotz widrigen Bedingungen [...] wurde und wird viel Gutes, durchaus im Sinne einer Alltagstherapie auf Anfangsniveau, getan» (Baer, 2005: 142).

Polemisierend negative Sichtweisen sind dennoch nicht selten: «Die Altenproblematik liegt aber nicht nur in der falschen [...] Erziehung zum Unmündigen [...] Selbst Profis der Gerontologie und Geriatrie sehen unter ihren Alten den Patienten – nur jeder einen anderen [...]» (Böhm, 1990). Böhm meint damit, dass jeder Spezialist eine andere Ansicht darüber habe, was für den Klienten gut sei. Dadurch würde der Klient Gefahr laufen, zwischen den unterschiedlichen professionellen Interessen sozusagen zerrieben zu werden.

Prozesse, welche die Autonomie der Bewohner und Bewohnerinnen zu untergraben drohen, werden oft ausgiebiger reflektiert als solche, die autonomiebewahrend wirken: «Die BewohnerInnen wählen häufig den Weg der Regression, den Rückzug in ihre inneren Welten, um dem unerträglichen Gefühl des Verlustes von Einfluss und Selbstbestimmung zu entgehen» (Koch-Straube, 2003: 331). Die Praxis gibt aber immer überzeugendere Antworten auf zweifellos vorkommende negative Aspekte. Wohngruppenkonzepte, die zunehmende Auseinandersetzung mit normalisierten Lebensbedingungen sowie die Entwicklung immer komplexerer Theorien, Konzepte und Modelle für die Arbeit mit alten, persönlichkeitsveränderten Menschen liefern dafür eindrückliche Belege (siehe z. B. Kitwood, 2000; Strässer et al., 2000; Lind, 2003).

Dennoch sind insbesondere die strukturellen Probleme in der fachlichen Weiterentwicklung der gerontopsychiatrischen Pflege noch vielfältig. So ist nach wie vor zu beklagen (Baer, 1999), dass:

- viele Betriebe mit gerontopsychiatrisch bedürftigen Klienten einen hohen Anteil (über 50 %) von Pflegepersonen ohne entsprechende Vor-, Aus- oder Weiterbildung beschäftigen
- die ständige Konfrontation der Pflegenden mit Grundfragen des Seins nicht mit genügenden Aufarbeitungsmöglichkeiten korrespondiert
- die Menge an Aufgaben in der Pflege ständig steigt, während auf Grund einseitig ökonomischer Argumentation weder fachlich noch quantitativ genügend reagiert werden kann.

Trotz gelegentlicher Mystifizierung des gerontopsychiatrischen Umfeldes als «Ferne Insel» (Schneider, 2005) ist der Blick auf das Alters- und Pflegeheim als Endstation des Lebens nicht aufrecht zu halten. Bis wir aber hervorragende soziotherapeutische Strukturen und ein zeitgemäßes therapeutisches Rollenverständnis und -verhalten in einer Vielzahl von Betrieben für gerontopsychiatrische Pflege durchgesetzt haben (Baer/Meier, 2004), ist es noch ein Stück Weg. Wie es Klaus Dörner einmal in Bezug auf das Verhältnis von Fachkräften zu ihren langzeitpsychiatrischen Klienten treffend ausdrückte: «Denn so viel in der Vergangenheit über Euch geredet worden ist, so wenig mit Euch» (Dörner, 2001: 11).

Auswirkungen auf die Umsetzung der Palliative Care

Palliative Care hat auf Grund ihres zutiefst lebensbejahenden Credos eine enorme Bedeutung für die gerontopsychiatrische Pflege. Gerade gerontopsychiatrisch betroffene Menschen und ihr betreuendes bzw. pflegendes Umfeld brauchen *lebensbejahende* Modelle, ist doch viel zu oft noch die Frage zu hören, ob ein von unheilbaren psychischen Veränderungen geprägtes Leben lebenswert sei. Die Gerontopsychiatrie kann deshalb diesen in der Hospizbewegung entstandenen «mächtigen Humanisierungsimpuls» (Heimerl/Heller, 2001) wohl genauso gut brauchen wie etwa schwer krebskranke Menschen. Palliative Care ist als *Teil* der laufenden allgemeinen Professionalisierung der gerontopsychiatrischen Pflege zu betrachten. Sie sollte eingebettet in der systematisierenden allgemeinen Entwicklung der gerontopsychiatrischen Pflege umgesetzt werden, sonst besteht die Gefahr von Missverständnissen: So verwechseln Berufsangehörige heute Palliative Care manchmal mit Sterbebegleitung. Dies führt dann zu völlig absurd wirkenden Vorgehensweisen, etwa wenn bereits innerhalb der ersten Stunden nach einem Heimeintritt bei Assessments Gespräche über Fragen um Sterben und Tod geführt werden – wo doch die eintretende Person es nicht nur mit vielleicht heftigen gerontopsychiatrischen Symptomen, sondern auch noch mit der Zumutung zu tun hat, sich in einen völlig neuen, bisher unbekannten *Lebens*zusammenhang einzuordnen.

In der gerontopsychiatrischen Pflege geht es – und hier ist sie ganz bei einem umfassenden Verständnis der Palliative Care – zentral um das menschenwürdige *Weiterleben an sich* in einem hoffentlich interessanten, spannenden, manchmal fordernden, manchmal langweiligen und bisweilen einfach normalen Lebensalltag unter veränderten Vorbedingungen für die persönliche Lebensgestaltung. Wir beschäftigen uns hierbei mit zahlreichen Grundlagen: «In der Ausübung der Maßnahmen arbeiten wir mit rehabilitativen, erhaltenden, validierenden *und palliativen* Grundsätzen» (Schläpfer, 2002, Hervorhebung durch den Autor).

> Palliative Care ist als Teil einer Entwicklung in Richtung einer zunehmenden Humanisierung und Normalisierung des Alltagslebens gerontopsychiatrisch betroffener Menschen zu verstehen, der – wie anderen Überlegungen auch – ein wichtiger, aber nicht der einzige Platz einzuräumen ist.

Prämissen für die Weiterentwicklung der Palliative Care in der Gerontopsychiatrie

Wer Palliative Care in der Gerontopsychiatrie will, muss sich mit der spezifischen Versorgungs- und Betreuungslogik sowie mit der jeweiligen Betreuungskultur in der Gerontopsychiatrie sorgfältig auseinander setzen (s. a. Heller et al., 2000). Man muss sich auch darüber klar sein, dass deren Umsetzung wesentlich von einer hohen therapeutischen Beziehungsqualität im Viereck Klient-Pflegeperson-Angehörige-Ärzteschaft abhängig ist. Therapeutische Beziehungsqualität in genügendem Ausmaß wiederum kann nur dann erreicht werden (Rogers, 1989), wenn die Therapeuten:

- sich zu gleichwertiger Bedeutung und zum Wert jedes Individuums unabhängig vom jeweiligen Zustand bekennen und entsprechend handeln
- eine Grundsatzhypothese verinnerlichen, derzufolge der/die KlientIn eigene Kräfte zur Verbesserung der persönlichen Situation sinnvoll beisteuern will
- eine persönliche Grundhaltung pflegen, zu der Authentizität, Empathie, Selbstreflexion und Zuverlässigkeit unabdingbar dazugehören
- die Bewusstheit entwickeln, dass das «Helfen» zwiespältig ist und bleibt und ein potenzielles Machtgefälle beinhaltet, was entsprechende Sorgfalt in der Beziehungsgestaltung erfordert
- sich das Wissen um Techniken und Methoden der personzentrierten Arbeit aneignen.

Zusammenfassung

Die Entwicklung professioneller gerontopsychiatrischer Pflege steht zunehmend unter dem Einfluss ökonomistischer Strömungen: «Patienten, Angehörige und Pflegende werden immer wieder mit der Situation konfrontiert, dass Pflege auf reines Handeln und damit auf wirtschaftliche Überlegungen ausgerichtet wird, dies zu Lasten von Dialog und Begleitung» (SBK und FMH, 2001). Dennoch müssen eine dialogische Haltung und der Aufbau tragfähiger sozialer Beziehungen in der gerontopsychiatrischen Pflege im Zentrum aller Überlegungen bleiben. Das heißt, den ökonomistischen Vorstellungen überzeugende fachliche Arbeit auch unter schwierigen Bedingungen entgegenzusetzen und diesbezüglich fest zu bleiben. Damit dies gut gelingt, bedarf es stützender und begleitender Maßnahmen:

- eine eigentliche gerontopsychiatrische Zusatzqualifikation unter Einbezug der Palliative Care
- die praktische, handlungsorientierte und systematisierende ethische Auseinandersetzung aller Mitarbeitenden der Gerontopsychiatrie mit Grundfragen des Lebens und Sterbens

- eine fachliche Debatte darüber, was Palliative Care zur gerontopsychiatrischen Pflege beitragen soll
- eine interdisziplinäre Ausweitung der Diskussion um Palliative Care mit Menschen, die unter Einschränkungen des Willens, des Wollens, der Wahrnehmung und/oder der Urteilsfähigkeit leiden.

Abschließende Fragen zur Reflexion

- Welche Diskussionen führen Sie in Ihrem Arbeitsalltag hinsichtlich der Palliative Care bei Menschen mit schweren Einschränkungen der Urteilsfähigkeit, und wie beurteilen Sie diese vor dem Hintergrund dieses Kapitels?
- Welche Möglichkeiten und Methoden zur Ermittlung der Pflegeanliegen massiv kommunikationseingeschränkter Menschen verwenden Sie, und wie beurteilen Sie deren Wirksamkeit?

Verwendete Literatur

Baer, D.: Integrative Gerontotherapie. Personverständnis und soziodynamische Begleitung mit dem Lebensdomänen-Modell. Vitalba, Rupperswil 2005.

Baer, D.: Die Ethik-Bremser. In: NOVA, Zeitschrift für Geriatrie-, Rehabilitations- und Langzeitpflege, 5 (1999): 24–27.

Baer, D.; Meier, N.: Integrative Gerontotherapie. In: NOVA, Zeitschrift für Geriatrie-, Rehabilitations- und Langzeitpflege, 10 (2004), 20–23.

Böhm, E.: Verwirrt nicht die Verwirrten. Neue Ansätze geriatrischer Krankenpflege. Psychiatrieverlag, Bonn 1990, 4. A.

Bundesamt für Statistik: Krankenhausstatistik und Statistik der sozialmedizinischen Institutionen 2003. Neuchâtel 2005.

Diener, O.: Grundversorgung Demenz. Ambulante und teilstationäre Grundversorgung von Demenzkranken sowie Unterstützungsangebote für deren Angehörige. Schweizerische Alzheimervereinigung und Pro Senectute Schweiz, Zürich 2002.

Dörner, K.: Gesprächsversuch? Hörversuch! In: Dörner, K. (Hrsg.): Ende der Veranstaltung. Anfänge der Chronisch-Kranken-Psychiatrie. Paranus, Neumünster 2001.

Heimerl, K.; Heller, A.: Vom Modell- zum Regelfall. Aus Modellen der Hospiz- und Palliativarbeit lernen. In: Heimerl, K.; Heller, A.: Eine große Vision in kleinen Schritten. Lambertus, Freiburg i. Br. 2001.

Heller, A.; Heimerl, K.; Husebø, S. (Hrsg.): Wenn nichts mehr zu machen ist, ist noch viel zu tun. Wie alte Menschen würdig sterben können. Lambertus, Freiburg i. Br. 2000.

Helmchen, H. et al.: Psychische Erkrankungen im Alter. In: Mayer, K.-U.; Baltes, P. B. (Hrsg.): Die Berliner Altersstudie. Akademie-Verlag, Berlin 1996.

Höpflinger, F.; Stuckelberger, A.: Alter. Hauptergebnisse und Folgerungen aus dem nationalen Forschungsprogramm 32 NFP 32. Bern 1999.

Kitwood, T.: Demenz. Der person-zentrierte Ansatz im Umgang mit verwirrten Menschen. Huber, Bern 2000.

Koch-Straube, U.: Fremde Welt Pflegeheim. Eine ethnologische Studie. Huber, Bern 2003, 2., korrigierte A.

Lind, S.: Demenzkranke Menschen pflegen. Grundlagen, Strategien und Konzepte. Huber, Bern 2003.

Rogers, C.: Die klientenzentrierte Gesprächspsychotherapie. Fischer Taschenbuchverlag, Frankfurt a. M. 1989.

SBK und FMH: Pflege und Begleitung in der Endphase des Lebens. Eine gemeinsame Erklärung des Schweizerischen Berufsverbandes der Krankenschwestern und Krankenpfleger (SBK) und der Verbindung der Schweizer Ärztinnen und Ärzte (FMH). In: Schweiz. Ärzteztg., 82 (2001) 6, 255–257.

Schläpfer, I.: Attraktive Arbeitsplätze in der Langzeitpflege. In: Schrittmacherin, Publikation des Schweizerischen Berufsverbandes der Pflegefachfrauen und -männer SBK, Sektion Bern, 4 (2002): 6–7.

Schneider, R.: Besuch auf einer fernen Insel. In: Das Wochenendmagazin plus. Wochenendbeilage der Neuen Luzerner Zeitung Nr. 42 vom 19. Februar 2005, S. 40 f.

Strässer, H. et al. (Hrsg.): Innovativer Umgang mit Dementen. Strategien, Konzepte und Einrichtungen in Europa. Demenzverein Saarlouis e.V., Saarlouis 2000.

Weiterführende Literatur

Heller, A.; Heimerl, K.; Metz, C. (Hrsg.): Kultur des Sterbens. Bedingungen für das Lebensende gestalten. Lambertus, Freiburg i. Br. 2000, 2., erweiterte A.

Kitwood, T.: Demenz. Der person-zentrierte Ansatz im Umgang mit verwirrten Menschen. Huber, Bern 2004, 3., erweiterte A.

Peplau, H. E.: Zwischenmenschliche Beziehungen in der Pflege. Ausgewählte Werke. Hrsg.: O'Toole, A. W.; Welt, S. R. Huber, Bern 1997.

Pleschberger, S. (Hrsg.): Nur nicht zur Last fallen. Sterben in Würde aus der Sicht alter Menschen in Pflegeheimen. Lambertus, Freiburg i. Br. 2005.

Reitinger, E.; Heller, A.; Tesch-Römer, C.; Zemann, P.: Leitkategorie Menschenwürde. Zum Sterben in stationären Pflegeeinrichtungen. Lambertus, Freiburg i. Br. 2004.

Sauter, D.; Abderhalden, C.; Needham, I.; Wolff, S. (Hrsg.): Lehrbuch Psychiatrische Pflege. Huber, Bern 2004.

Internetadressen

www.dggpp.de/publikationen/position_anfrage_medFachgesellschaften.php3

Teil VIII
Qualität in der Palliative Care

12 Ausgewählte Zugänge und Methoden zur Versorgungsqualität

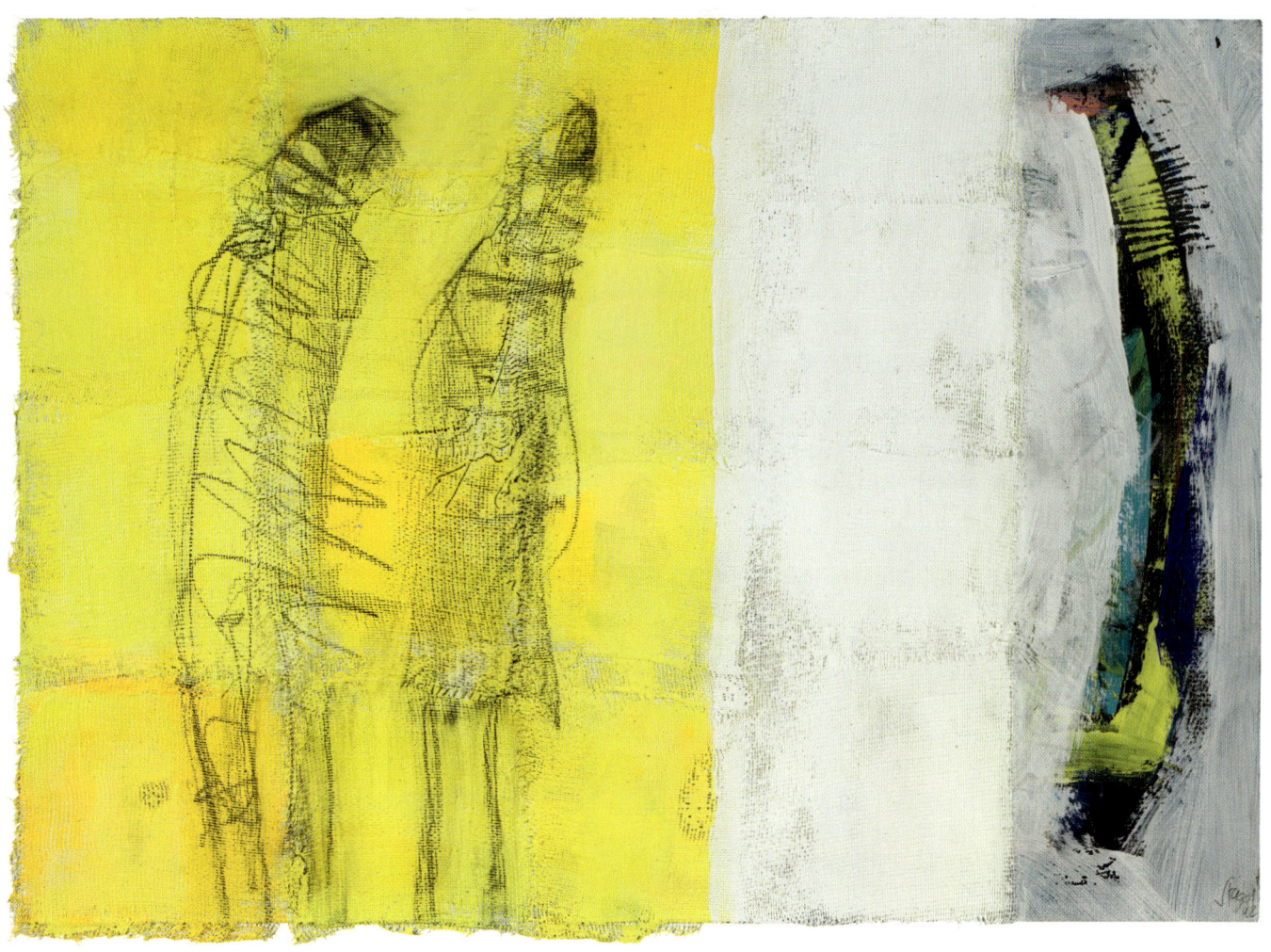

12.1
Reflexionen zur Versorgungsgestaltung am Lebensende

Cornelia Knipping

«Alles wirkliche Leben ist Begegnung.»
(Martin Buber, in: Liesenfeld/Buber, 1999)

Abstract

Die Grundlage dieses Kapitels ist eine in Deutschland durchgeführte Untersuchung, bei der es in erster Line bewusst nicht um die Behandlungs-, sondern um die Versorgungsrealität von Menschen in der letzten Lebensphase ging. Damit wurde beispiellos für die bundesdeutsche Forschungswirklichkeit ein innovatives Vorhaben realisiert (Schaeffer, 2005: 69–92). Im Mittelpunkt der Untersuchung stand die Versorgungswirklichkeit von Menschen in der letzten Lebensphase, auf die hin die «Nutzer»-Perspektive der betroffenen Menschen im Erleben von schwerer Krankheit (unter besonderer Berücksichtigung pflegender Angehöriger) beleuchtet wurde. Das heißt, es ging um die Frage, wie sich die Versorgungsrealität aus der Sicht der betroffenen Menschen ausnimmt. Diese Untersuchung wurde im Rahmen der Begleitforschung eines Modellversuchs zur Erprobung ambulanter Palliativpflege durchgeführt, und es wurde eine so genannte Versorgungsdiagnose gestellt mit dem Ziel, die Präferenzen und die Problemsicht der betroffenen Menschen und deren Familien im Erleben von schwerer, chronischer Krankheit, von Sterben und Tod auf ihre reale Versorgungswirklichkeit hin zu identifizieren. Der ambulanten Palliativpflege kam hier im Kontext der Versorgung von Menschen in der letzten Lebensphase eine besondere Bedeutung zu. In diesem Kapitel sollen ausgewählte Ergebnisse dieser Untersuchung auf das Palliative-Care-Konzept übertragen und unter besonderer Berücksichtigung der Pflege sollen weitere Entwicklungslinien für die Gestaltung einer integrierten Versorgung von Menschen in der letzten Lebensphase positioniert und reflektiert werden.

Studienziele

Nach Abschluss dieses Kapitels wird die bzw. der Lernende in der Lage sein:

- sich mit der Versorgungsrealität von Menschen in der letzten Lebensphase auseinander zu setzen.
- zu erkennen, dass die Versorgungsgestaltung in der letzten Lebensphase die Integration der Betroffenen und ihrer pflegenden Angehörigen voraussetzt.
- zu erkennen, dass Behandlungsgestaltung immer auch Versorgungsgestaltung bedingt.
- sich in der Versorgungsgestaltung an den individuellen Präferenzen, der Problemsicht der Betroffenen selbst auszurichten und daraufhin im interprofessionellen Kontext die Behandlungsgestaltung zu reflektieren und zu realisieren.
- zu verstehen, dass Versorgungsgestaltung nicht erst mit der Sterbephase beginnt, sondern von Anfang an auch die davor liegenden Phasen im Krankheits- und Versorgungsverlauf berücksichtigt.
- sich mit dem Ereignis des sozialen Sterbens in der letzten Lebensphase auseinander zu setzen und daraufhin die eigene Versorgungspraxis (Normal- wie Spezialversorgung) zu reflektieren.

Schlüsselwörter

Versorgungsrealität, Versorgungsdiagnose, Versorgungsgestaltung, Versorgungsqualität, Lebensqualität, «caring professions», Gesundheit, Medikalisierung, Institutionalisierung, soziales Sterben

Einleitung

Epidemiologische und demografische Entwicklungen werden europaweit auch Einfluss auf die zukünftige Entwicklung der Palliative Care nehmen. Zwei Tendenzen sind nach Gronemeyer et al. (2004) zu erkennen, die sich nachhaltig auf die Entwicklung von Palliative Care auswirken werden: «Das ist einerseits der ganz Europa erfassende Alterungsprozess und andererseits die damit einhergehende ebenfalls europaweite Krise der Gesundheitssysteme» (Gronemeyer et al., 2004: 22). Einschlägige Referenzen bestätigen die absehbare Überalterung der Bevölkerung mit ihren Folgen (Gronemeyer et al., 2004; Gronemeyer/ Loewy, 2002; Ewers/Schaeffer, 2005; Schaeffer, 2004; Spirig et al., 2001). In den kommenden 20 Jahren wird es europaweit eine drastische Veränderung im Altersaufbau der Bevölkerung geben. Die Zahl der über 65-Jährigen wird zum einen drastisch zunehmen, während zugleich die Zahl der unter 65-Jährigen spürbar abnehmen wird (vgl. dazu «Alternde Bevölkerungen Europas» in: Gronemeyer et al., 2004: 23). So wird «[…] künftig eine wachsende Zahl an Sterbenden in hohem und höherem Lebensalter zu versorgen sein. Zugleich aber werden durch die abnehmende Zahl der Menschen in erwerbsfähigem Alter für diese Aufgabe zwangsläufig immer weniger personelle und materielle Ressourcen zur Verfügung stehen» (Ewers/ Schaeffer, 2005: 8). Der Anstieg der Lebenserwartung, veränderte Vorstellungen über Lebensqualität, der Wandel des Krankheitsspektrums hin zu vermehrten chronischen Krankheiten, aber auch die grundlegenden Veränderungen in den Familiensystemen und den sozialen Netzwerken, die verstärkte Berufstätigkeit der Frauen, die Zunahme der Single-Haushalte und das damit verbundene zunehmende Verwiesensein auf Fremdhilfe und -pflege sowie die individuelle Art der Lebensgestaltung kennzeichnen Tendenzen, die das Gesundheitswesen und gesellschaftliche Entwicklungen bereits verändert haben und weiterhin verändern werden (Haslbeck/ Schaeffer, 2006; Spirig et al., a.a.O.; Steppe, 1996). Es stellt sich hier unweigerlich die Frage, wie sich zukünftig der Umgang mit schwer kranken, chronisch kranken, behinderten, (hoch-)betagten gerontopsychiatrisch kranken und nicht zuletzt mit den sterbenden Menschen und deren Familien nicht nur bestmöglich organisieren, kontrollieren oder gar managen lässt, sondern wie sich dieser Umgang, auch und gerade entsprechend ihrer Lebens- und Versorgungsrealität, d. h. ihrer individuellen Versorgungsdiagnose würdevoll *gestalten* lässt (s. Kap. 11.1 bis 11.4).

Institutionalisierung und Medikalisierung des Sterbens

Immer mehr Menschen sterben in Institutionen, obwohl es ihr Wunsch ist, bis zuletzt daheim bleiben zu können. Nachweisliche Zahlen bestätigen dies, «[…] wohingegen das private Umfeld als Sterbeort an Bedeutung verloren hat» (Ewers/Schaeffer, 2005: 9). Obwohl die Mehrzahl der Menschen nicht in der Institution versterben will, ereignen sich z.B. in Deutschland» […] inzwischen ca. 80 Prozent aller Sterbefälle in Pflegeheimen, Krankenhäusern oder anderen Einrichtungen» (Gronemeyer et al., 2004: 25). Menschen in der letzten Lebensphase befinden sich heute nach Gronemeyer et al. in einer fundamental anderen Situation als z. B. im 19. Jahrhundert. Wurden die Menschen bis zum 19. Jahrhundert durch die Familie und den zuständigen Geistlichen in ihrem Lebenskontext, entsprechend ihrer Versorgungsrealität versorgt und begleitet, ist eine Verlagerung auf die bestmögliche medizinische und pflegerische *Behandlung* in unterschiedlicher Ausprägung zu beobachten. Wenngleich von der palliativmedizinischen und -pflegerischen *Versorgung* gesprochen wird, liegt die Gewichtung dennoch auf der bestmöglichen *Behandlung* im Sinne von «best practice». Kurative Aspekte auch in der palliativen Betreuungssituation prägen den Alltag der Akteure: z.B. bestmögliche Beseitigung/Behandlung von Schmerzen, von Infekten, von Dyspnoe, Nausea, Emesis, Obstipation, Agitation, Delir, Verwirrung, terminaler Dyspnoe, Angst oder Unruhe. Andererseits werden Gesichtspunkte einer patienten- und familienbezogenen Versorgung und Betreuung entsprechend der aktuellen Versorgungsrealität im *Erleben* und im *Umgang* mit diesen belastenden Symptomen und Phänomenen vernachlässigt (Schaeffer, 2005: 81). Anders ausgedrückt: Die früher oder später zum Tode führende Krankheit sowie der sich individuell dazu einstellende Krankheitsverlauf (Diagnose, Therapie, Nachbehandlung, Tod) finden durchaus ein hohes Maß an Aufmerksamkeit in Bezug auf die multiprofessionelle *Behandlung*. Unberücksichtigt bleibt oft jedoch die Integration der individuellen Perspektive der betroffenen Menschen in die konkrete Gestaltung ihrer *Versorgung*, das heißt entsprechend ihren individuellen Präferenzen, ihrer lebensweltlichen Problemsicht auf ihre jeweils eigene Versorgungswirklichkeit zu reagieren.

Beobachtet man die strukturellen und konzeptuellen Entwicklungen der Palliative Care im deutschsprachigen Raum, fallen unter anderem folgende Aktivitäten auf:

- So genannte *Einheiten von Palliativbetten* werden zunehmend auf unterschiedlichen Abteilungen in

Krankenhäusern, aber inzwischen auch in Alters- und Pflegeheimen implementiert.
- Es entstehen palliativmedizinische Kompetenzzentren.
- Palliativstationen, stationäre und ambulante Hospize werden neu eröffnet.

Die palliativspezifische Versorgung Schwerkranker und Sterbender in der letzten Lebensphase begrenzt sich vorwiegend auf Enklaven und hat längst noch nicht die Normalversorgung erreicht (Schaeffer, 2005: 69). Die Qualität in der Palliative Care soll bestmöglich verbessert werden. Dazu gibt es verschiedene Ansätze:

- Errichtung von (Kompetenz-)Zentren für Palliativmedizin
- Errichtung von ambulanten und stationären Hospizen
- Fort- und Weiterbildungen im sekundären und tertiären Bereich (Professionalisierung)
- Entwicklung von Standards, Guidelines, Pathways (Standardisierung)
- Zertifizierungsbestrebungen von palliativen Einrichtungen.

Die Professionalisierung, die Pädagogisierung, die Therapeutisierung, die Institutionalisierung und Medikalisierung der Lebensphase Sterben halten Einzug mit dem (vermeintlichen) Ziel, dadurch die Versorgung in der letzten Lebensphase zu optimieren und zu sichern. Nach wie vor sind diese Entwicklungen und Engagements eher auf die Spezialisten, die Experten, die Spezialeinheiten ausgerichtet und haben bis heute nicht annähernd die Normalversorgung erreicht. Grundlegend stellt sich die Frage, woran sich *Qualität in der Palliative Care* zukünftig orientiert. Werden bei dieser Fragestellung überhaupt die betroffenen Menschen (Patient und Familie) aktiv in die Festlegung der Behandlungs- und Versorgungsqualität einbezogen? Welche Wirklichkeiten dominieren welches Engagement? Ist es die Expertenwirklichkeit? Ist es die Perspektive der betroffenen Menschen selbst (und um die geht es letztlich) mit ihrer Versorgungswirklichkeit? Wer oder was steht hier im Mittelpunkt aller Bemühungen? Dominiert die Versorgungswirklichkeit von Menschen in der letzten Lebensphase, die den Ausgangspunkt aller weiteren Entwicklungen in der Palliative Care darstellen sollte, oder dominieren die Behandlerwirklichkeit und ökonomische Aspekte, welche darüber befinden, was der Mensch in der letzten Lebensphase zu welchem Zeitpunkt, von wem, wo, in welcher Form und in welchem Ausmaß benötigt, was ihm tatsächlich zustehen mag und nicht zuletzt, was es

auch kosten darf? Woran orientiert man sich letztlich in der Entwicklung von Qualitätsstandards und Curricula in dem Bemühen um Professionalisierung, Pädagogisierung, Standardisierung, Therapeutisierung, in der Organisation von internen Audits, in der Vorbereitung von Zertifizierungen? Stehen letztlich im Zentrum aller Innovationsbemühungen nicht vielmehr medizinische, pflegerische, psychologische und spirituelle *Behandlungskonzepte* im Vordergrund, um Palliative Care bestmöglich zu *organisieren und zu standardisieren*, anstatt Palliative Care entlang den Bedürfnissen, den Werten, den Präferenzen, den Perspektiven, der individuellen Problemsicht und vor allem der Versorgungsrealität des Betroffenen in seinem jeweils eigenen Krankheitsverlauf mit ihm *vor Ort* zu *realisieren*?

Nach Gronemeyer et al. (2004) gibt es kaum noch Zweifel daran, «[…] dass Palliative Care zu einem Teil der medizinischen Tätigkeit und damit des Gesundheitssektors geworden ist» (Gronemeyer et al., 2004: 26). Nach Schaeffer werde die «Unterbeleuchtung» der Pflege wie auch anderer Professionen sprachlich allein schon daran sichtbar, dass in Deutschland aus Palliative Care längst Palliativmedizin geworden sei und die medizinische Behandlung im Zentrum aller Bemühungen stehe (Schaeffer, 2005: 70). Spezialversorgungseinheiten werden häufig als (Kompetenz-)Zentren für *Palliativmedizin* deklariert. Die Entwicklung von Spezialeinheiten oder Zentren ohne gleichzeitige Aufmerksamkeit und Berücksichtigung der Normalversorgung, der Versorgungsrealität aus der Perspektive der betroffenen Menschen und die aktive Integration der angrenzenden Versorgungsbereiche (ambulante/stationäre Grund- und Regelversorgung) mag vordergründig eindrücklich erscheinen, letztlich wird sie jedoch für den schwer kranken, den hoch betagten, den dementen, den komatösen, den sterbenden Menschen und sein soziales Netz selbst keine wirksamen Verbesserungen einer integrierten Versorgungsqualität in Bezug auf die Lebens- und Sterbequalität in der letzten Lebensphase nachhaltig garantieren und sichern können. Abgesehen davon: was ist mit den Menschen, die sich nicht mehr äußern können? So erscheint der Ansatz bedeutsam, dass eine nachhaltige Verbesserung der Versorgungsqualität in der letzten Lebensphase bedingt, Palliative Care als institutions- und professionsübergreifendes Modell in allen Strukturen des Gesundheitswesens gleichermaßen zu ermöglichen und zu implementieren, und zwar ausgerichtet an der Versorgungsrealität der betroffenen Menschen und ihrer sozialen Bezüge.

Es wird deutlich, dass es in der Palliative Care um ein umfassendes *Versorgungskonzept* geht, welches über eine bestmöglich *organisierte*, umfassende *Behandlung,* wie z. B. Schmerz- und Symptomtherapie, hinausgehen muss, wenn sie jemals die Versorgungswirklichkeit der Kranken und ihrer Familien erreichen und gestalten will.

> Eine umfassende Behandlung bedingt neben der Krankheits- oder Symptomdiagnose deshalb immer auch eine umfassende *Versorgungsdiagnose*. Sie bedingt neben der Berücksichtigung individueller Behandlungsmöglichkeiten immer auch die Berücksichtigung und Aufmerksamkeit der individuellen *Versorgungsmöglichkeiten*. Behandlungsentscheidungen können und dürfen nicht mehr von individuellen *Versorgungsentscheidungen* losgelöst werden. Die Behandlungsqualität zeigt ihr Ergebnis deshalb letztlich in der *Versorgungsqualität*. Die Behandlungsgestaltung bedingt die gleichzeitige Berücksichtigung der *Versorgungsgestaltung*. Nicht zuletzt ist zu erwähnen, dass dies in allen Phasen des Krankheits- und Versorgungsgeschehens zu erfolgen hat (s. Kap. 3.1 und 3.2).

Schaeffer (2005) kam in zurückliegenden Studien zu der Erkenntnis:

> [...] dass der Beginn des Abwärts und Sterbens – besonders des sozialen Sterbens – sehr viel früher einsetzt, und wichtiger noch: weil sich im Verlauf des oft langen Krankheits- und Versorgungsgeschehens meist weit reichende Problemaufschichtungen vollziehen, die in der Zeit des Sterbens kulminieren. Die in dieser Phase manifest werdenden Probleme können folglich erst dann in ihrer Tragweite verstanden werden, wenn auch die davor liegenden Phasen der Krankheits- und Versorgungsverläufe in den Blick genommen werden. Und auch Maßnahmen zur Ermöglichung eines humanen Sterbens [...] bereits in den davor liegenden Phasen ansetzen. *(Schaeffer, 2005: 71)*

Rolling-Ferrel und Coyle (2001) betonen ebenso die Bedeutung, die einzelnen Krankheitsphasen (Diagnose, Behandlung, Nachbehandlung und Sterben) bereits im Pflegeassessment aufmerksam zu berücksichtigen (Rolling-Ferrell/Coyle, 2001: 37–50).

Egalisierung des Sterbens

Eindrücklich beschreiben Gronemeyer et al. (2004) die Probleme und Gefahren der Palliative Care, die letztlich auch einen Einfluss auf die individuelle Versorgungsqualität in der Versorgung und Pflege von Menschen in der letzten Lebensphase haben werden. Europaweit sind stringent Bemühungen zu verzeichnen, um mit Palliative Care wirksam zu Gunsten der Betroffenen und ihrer Familien eine humanitäre Antwort auf die vielfältigen Herausforderungen im Umgang mit schwerer, chronischer Krankheit, Sterben und Tod geben zu können.

> Die europäische Gesellschaft – so kann man sagen – ist im Begriff, auf das Problem des Sterbens eine neue gemeinsame Antwort zu finden: Palliative Care löst regionale Formen des Umganges mit Sterben und Tod ab, die so vielfältig waren, wie die Kulturen, die Sprachen, die Ernährung, die Erziehung [...] es kann aber auch nicht übersehen werden, dass die Idee einer «flächendeckenden Versorgung mit Palliative Care» auch etwas Bedrohliches hat, weil sie die Möglichkeit eines egalisierten, gleichgeschalteten Lebensendes heraufbeschwört. *(Gronemeyer et al., 2004: 45)*

Das Bedrohliche mag sich schon darin anbahnen, dass es je länger je mehr für alle belastenden Symptomlagen demnächst Standards und Konsensusdokumente gibt, um bestmöglich im Sinne einer «best practice» auf ausgewählte Symptome in der palliativen Behandlung reagieren zu können. Die *Behandlungsqualität* wird damit optimiert und standardisiert. Es zeigt, «[...] dass das Handeln der professionellen Akteure insbesondere in der medizinischen Versorgung vorrangig durch ‹somatische Fixierung› gekennzeichnet ist. Kurative Aspekte (‹cure›) stehen im Vordergrund, wohingegen Gesichtspunkte der Versorgung und Betreuung (‹care›) vernachlässigt werden» (Schaeffer, 2005: 81). Die Gefahr besteht, dass sich Palliative Care im Sinne von «Feuerwehrübungen» auf Einzelepisoden reduziert, «[...] in der Brüche und Diskontinuitäten, aber auch Unter- und Fehlversorgung keine Ausnahmeerscheinungen darstellen» (Schaeffer, a. a. O.). Im Vordergrund steht weniger der Patient mit seiner ganzen realen Versorgungswirklichkeit, mit seinen vielfältigen biologischen, sozialen, psychischen, biografischen und lebensweltlichen Bewältigungsanforderungen, der z.B. unter chronischen, gar komplexen Schmerzen oder Dyspnoe leidet, als vielmehr das Symptom, das – möglichst nach internationaler Expertenmeinung – bestmöglich bis zuletzt behandelt werden kann.

Neben der Institutionalisierung, Medikalisierung und Egalisierung des Sterbens drängt sich ein weiterer Aspekt auf: die Spiritualisierung und Ritualisierung des Sterbens (s. Kap. 9.4).

Spiritualisierung des Sterbens

Geht man gemäß der WHO-Definition der Palliative Care (2002) von der frühzeitigen Erfassung und Berücksichtigung religiöser, spiritueller Bedürfnisse und weiterer Probleme im Kontext einer umfassenden palliativen Betreuung aus, so ist die Spiritualität eingebunden in den physischen, psychosozialen und kulturellen Kontext der Palliative Care. Das Ziel ist die umfassende und ganzheitliche Aufmerksamkeit gegenüber der Qualität der Versorgung des Betroffenen und seiner Familie. Das Ziel ist somit nicht die Behandlungsqualität, das heißt, es soll nicht auf einem ausgewählten Gebiet, sei es über die Schmerztherapie oder die Symptomkontrolle, das Monopol über das Sterben «zurückerobert» werden (Heller/Heller 2003: 9).

Es stellt sich hier im Kontext der Spiritualität die Frage, wer im Mittelpunkt steht. Geht es um den Betroffenen in seiner Einmaligkeit als Mensch, mit seinem stets individuellen, einzigartigen, unantastbaren und einmaligen Geheimnis im Werden, Sein und Vergehen, welchen es absichtslos zu begleiten gilt? Oder geht es um den spirituellen Begleiter, der sich z. B. mit der «Spiritualisierung» unmerklich der Spiritualität in der Palliative Care «bemächtigt» (Knipping, 2003). Gronemeyer et al. (2004) positionieren das Bedrohliche einer flächendeckenden Versorgung mit Palliative Care und der damit verbundenen Möglichkeit eines egalisierten, gleichgeschalteten Lebensendes auch im Kontext der Debatten um Palliative Care und Spiritualität.

> Allen ist klar, dass eine perfekte medizinische und pflegerische Betreuung am Ende des Lebens dürftig bleibt, wenn sie das, was man einmal die «Seele» genannt hat, unberücksichtigt lässt. Aber was soll da sein in einer säkularisierten Lebenswelt? Kann man den Seelenschmerz managen wie den Körperschmerz? Wird «Spiritualität» so zu einem Additiv, das bei Bedarf wie Morphium wohldosiert eingesetzt werden kann? Ist es denkbar, Spiritualität so zu instrumentalisieren, dass sie dann europaweit und von allen lokalen und kulturellen Bezügen abgelöst, schließlich an Qualitätsstandards gemessen, in Palliative Care als Dienstleistung einsetzbar ist? *(Gronemeyer et al., 2004: 45)*

Die Spiritualität kann aber auch noch einen anderen Aspekt aufzeigen, der ebenfalls etwas Bedrohliches hat: Die *Verzweckung* der spirituellen Wirklichkeit des Schwerkranken und Sterbenden. Diese unmerkliche Verzweckung kann zwei Gründe haben:

1. indem die Begleitperson selbst vielleicht aus einer eigenen Hilflosigkeit oder einem «gut gemeinten» seelsorgerlichen Verständnis heraus meint, den Sterbenden spirituell, ritualisiert auf einen *guten* Tod vorbereiten zu müssen
2. indem Sterben und Tod nicht mehr als ein natürlicher Vorgang betrachtet und begleitet (WHO, 2002), sondern bis zuletzt noch als psychotherapeutischer Arbeitsprozess verstanden und benutzt wird, um mit dem schwer kranken und sterbenden Menschen zuletzt noch in eine therapeutische (gar mystische) Arbeitsbeziehung einzutreten, die zumindest die Gefahr der persönlichen Verzweckung und der ungefragten eigennützigen Bemächtigung der Spiritualität, letztlich auch des Missbrauchs der Grundphilosophie der Palliative Care in sich birgt.

> **Beachte:** Es erscheint wesentlich, dass die Begleitperson selbstkritisch, uneigennützig und verantwortungsvoll zu Beginn und im Verlauf einer Begleitung erfasst, welche inneren, spirituellen Bedürfnisse der Betroffene und welche sie selbst als Begleitperson hat. Unter Spiritualität als integratives Konzeptelement in der Palliative Care ist die Demut zu verstehen, sich das Innerste des Menschen, sich das spirituell innerste Geheimnis des Schwerkranken und Sterbenden niemals verfügbar machen zu wollen oder gar der Öffentlichkeit zu präsentieren. Buber spricht von der unmittelbaren Beziehung zum Du: «Die Beziehung zum Du ist unmittelbar [...] Zwischen Ich und Du steht kein Zweck, keine Gier und keine Vorwegnahme; und die Sehnsucht selber verwandelt sich, da sie aus dem Traum in die Erscheinung stürzt. Alles Mittel ist Hindernis. Nur wo alles Mittel zerfallen ist, geschieht die Begegnung» (Liesenfeld/Buber, 1999: 5)

Es soll hier zumindest auf die Gefahr und Verführung hingewiesen werden, das Sterben durch eine einseitige Konzentration auf die spirituellen Aspekte nicht mehr als einen natürlichen Prozess zu betrachten, sondern dem Sterben etwas Mittelbares, etwas Mystisches oder gar Außergewöhnliches angedeihen zu lassen, dem nur noch durch mittelbare, mystische und außergewöhnliche Interventionen und Begleitungen begegnet werden kann. Interreligiosität, verstanden lediglich als *ein* Konzeptelement unter anderen in der Palliative Care, bedingt, dass jede einzelne involvierte Profession und Person bereit ist, sich kollegial, verantwortlich und verbindlich in das Palliative-Care-Versorgungskonzept einbinden zu lassen, um ihre Fähigkeiten, ihre Expertise und Kompetenzen zu Gunsten eines gemeinsamen Grundverständnisses und Zieles, einer gemeinsamen Haltung, zu Gunsten einzig des Betroffenen und seiner Angehörigen selbst zur Verfügung zu stellen und nicht für eigene solistische Auftritte oder Karrieren zu benützen (Heller et al., 2000; Heller/Heller, 2003). Gelingt eine solche verbindliche und einmütige Einbindung des eigenen professionellen Wirkens und Seins in den gemeinsamen palliativen Versorgungsauftrag, so impliziert das unvermeidlich die Relativierung der eigenen Disziplin und Person, es anerkennt und bekennt die eigene Entbehrlichkeit und zeichnet sich dadurch aus, der anderen Profession oder Institution zu gegebenem Anlass und einzig zum Wohle des Betroffenen und seiner Familie «den Vortritt zu geben».

Heller et al. (2000) umschreibt die uneingeschränkte Patientenorientierung im Kontext einer umfassenden palliativen Betreuung wie folgt:

Versorgung als Haltung speist sich aus dem Wissen um die Unaustauschbarkeit des jeweiligen Menschen, der als Patient nicht ein interessanter «Fall» mit einer Krankheit, mit multimorbiden Erkrankungen ist und der fachlichen Behandlung bedarf. Behandlung geht ein in ein umfassendes Verständnis, eine Haltung von Sorgen und Versorgen. Versorgung in der letzten Lebensphase umfassend zu realisieren, bedeutet, den Menschen in seiner biopsychosozialen und spirituellen Ganzheit zu sehen. Der «ganze» Mensch gerät in den Blick. Ihm Bedeutung und Zugehörigkeit zu vermitteln, Individualität aufzunehmen, Unterschiede und Besonderheiten wahrzunehmen, darum geht es in den Versorgungsorganisationen, die stark durch Standardisierung und Regelhaftigkeit, durch die Abstraktion vom Individuellen gekennzeichnet ist: «Die meisten Menschen, die sich um Patienten kümmern, wollen die Unterschiede und Besonderheiten des Einzelnen nicht wahrhaben, da dieser Prozess Zeit raubend ist. Das Erkennen derartiger Unterschiede erfordert Engagement, während Verallgemeinerung meist einfacher ist. Es ist effizient, Patienten in Kategorien zu stecken; je weniger, desto besser; jede Kategorie bekommt eine standardisierte Behandlung; eine Größe für alle.»
(Heller et al., 2000: 16)

Nach Gronemeyer et al. (2004) wird sich Palliative Care zukünftig mit der Frage auseinander setzen müssen, wie eine europaweite Egalisierung bei gleichzeitiger Beseitigung aller kulturellen Differenzen vermieden werden kann (Gronemeyer et al., 2004: 48).

> Anders ausgedrückt: Wie kann es regional, national und international gelingen, sich in der Entwicklung der Palliative Care weniger um organisierte Gleichschaltung von Versorgungskonzepten als vielmehr professions- und kontextübergreifend unter aktiver Einbeziehung des Betroffenen und seines familiären Netzes um eine gemeinsame, integrierte und individuelle Versorgungsgestaltung *vor Ort* zu bemühen?

Versorgungswirklichkeiten und abgeleitete Entwicklungsherausforderungen

Im Folgenden sollen in enger Anlehnung an die Publikation von Ewers und Schaeffer (2005) an ausgewählten Themen aus ihrer Untersuchung zur Versorgung und Pflege von Menschen in der letzten Lebensphase zu den von ihnen diagnostizierten Versorgungswirklichkeiten und deren Entwicklungsherausforderungen ausgewählte Aspekte zum Palliative-Care-Konzept identifiziert und positioniert werden (Schaeffer, 2005: 69–91).

Europaweit besteht Einmütigkeit darüber, sich für eine humane, würdevolle Versorgung von Menschen, die sich in der letzten Lebensphase befinden, wirksam zu engagieren und einzusetzen (Schaeffer, 2005: 69). Unterschiedliche Engagements, wie weiter oben auswahlweise skizziert, weisen seit Jahren exemplarisch auf stringente Engagements und sichtbare Entwicklungen hin, die sich auf verschiedenen Ebenen wie der gesundheitspolitischen Ebene, der Ebene internationaler und nationaler Fachgesellschaften, der Ebene internationaler, nationaler und regionaler Aktivitäten, wie auch der Ebene, die unmittelbar die Versorgungskontexte und die darin involvierten Teams und Fachpersonen im Gesundheitswesen betreffen, zeigen. Es herrscht Übereinstimmung dahingehend, sich für eine Verbesserung der Versorgung von Menschen in der letzten Lebensphase einzusetzen (Jaspers/Schindler, 2005). In der von Schaeffer beschriebenen Versorgungsdiagnose von Menschen, die sich in der letzten Lebensphase befinden, wurden eindrücklich verschiedene Facetten der wahren *Versorgungswirklichkeit* Schwerkranker, Sterbender und ihrer Familien sichtbar, welche Hinweise darauf geben, dass die Umsetzung der bestmöglichen Versorgung von Menschen in der letzten Lebensphase oft an der *Wirklichkeit*, am unmittelbaren *Alltag* der Versorgung vorbei erfolgt. Nach wie vor erscheint nach Schaeffer die Versorgung in der letzten Lebensphase auf *Enklaven* begrenzt und hat laut ihrer Untersuchung die Normalversorgung noch nicht annähernd erreicht. Dies zeigte sich auch darin, dass in der Versorgungsgestaltung vor Ort die Integration der Betroffenen und ihrer Familien, die Aufmerksamkeit ihrer Versorgungsrealität vermisst wurden. Es wurde festgestellt, dass die Patientenorientierung und die aktive Teilhabe der Betroffenen am Versorgungsgeschehen wenig bis gar keine Berücksichtigung fand und dies sich entsprechend belastend (zum Teil tragisch) für die Schwerkranken, Sterbenden und vor allem die pflegenden Angehörigen auswirkte. Diesen Gedanken kann man weiterführen in Bezug auf die involvierten Akteure und feststellen, dass die Normalversorgung in der Versorgungslandschaft der letzten Lebensphase in Bezug auf die Akteure vor Ort (Pflege, Hausarzt- oder Facharztmedizin, Physiotherapie, Apotheke etc.) gleichermaßen noch nicht annähernd erreicht ist, um das empfohlene Behandlungsregime der spezialisierten Palliativeinheiten nahtlos, ohne Unterbrechungen und Diskontinuitäten auf die Versorgungswirklichkeit der Betroffenen hin miteinander zu prüfen, entsprechend anzupassen und/oder übernehmen zu können, um damit letztlich die patientenbezogene Versorgungsgestaltung durch eine ununterbrochene Betreuungskontinuität zu sichern. Nicht zuletzt wird genau dies einen essenziellen Parameter darstellen und einen maßgeblichen Einfluss auf die Versorgungsqualität haben und weniger standardisierte, organisierte Behandlungsprogramme, die letztlich an der lebensweltlichen Realität der betroffenen Menschen wie auch der regionalen Akteure vor Ort vorbei die Versorgungsgestaltung der letzten Lebensphase verhindern und den Drehtüreffekt eines permanenten Wechsels zwischen Krankenhausversorgung und häuslicher Versorgung provozieren und vorprogrammieren.

An dieser Stelle soll kurz auf das unterschiedliche Selbst- und Fremdverständnis, die Bedeutung und den divergierenden Stellenwert der einzelnen Professionen in der Palliative Care eingegangen werden. Schaeffer (2005) spricht von der so genannten *Unterbeleuchtung der Pflege* wie auch anderer für eine angemessene Versorgung Sterbender wichtiger «*caring professions*», welche allein schon sprachlich darin sichtbar wird, dass z. B. in Deutschland aus Palliative Care längst Palliativmedizin geworden und die medizinische Behandlung im Zentrum der Innovationsbemühungen steht. In den deutschsprachigen Nachbarländern ist Ähnliches zu beobachten.

Folgt man dem Definitionsverständnis der WHO von Palliative Care (2002), so handelt es sich jedoch um ein Versorgungskonzept, welches den Menschen als biopsychosoziale und spirituelle Einheit erkennt und anerkennt und deshalb von Anfang an eine biopsychosozial, spirituell und kulturell ausgerichtete Behandlung und Versorgungsgestaltung bedingt (s. Kap. 1.2). Somit verteilen sich von Anfang an auch die Herausforderungen zur Behandlung, Pflege und Begleitung von Menschen und deren Familien in der letzten Lebensphase auf ein multiprofessionelles, sektoren- und organisationsübergreifendes Versorgungskonzept, das weder nur von einer Disziplin noch nur von einem Versorgungskontext (z. B. Palliativstation, ambulante oder stationäre Hospize) in Dominanz übernommen werden kann und darf. Heller et al. (2000) geht davon aus:

> [...] dass Palliative Care das Dach ist, unter dem sich verschiedene Disziplinen und Professionen unterschiedlichster Versorgungskontexte, Laien und Professionelle versammeln. Um der ganzheitlichen Betreuung der Menschen willen, wird die Ergänzungsbedürftigkeit der eigenen Sichtweise zum Ausgangspunkt des Denkens und Handelns. Die Dominanz der Medizin und ihrer Behandlungslogik ist zu Gunsten neuer systemischer Kooperationsformen und Kommunikationen zwischen den Disziplinen, Professionen und Organisationen zu relativieren.
> *(Heller et al., 2000: 14)*

Es erscheint an dieser Stelle wichtig, sich über der *Behandlungslogik* auch und gerade mit der *Versorgungslogik* auseinander zu setzen. Sich jedoch mit der *Versorgungslogik* auseinander zu setzen impliziert, von Anfang an auf verschiedenen Ebenen, sei es in der Gesundheitspolitik, in den verschiedensten Versorgungskontexten (Grund- und Spezialversorgung), in der Entwicklung von Curricula, Fachliteratur und Qualitätsstandards, in den Bemühungen um Qualifizierung etc., um eine paritätische Integration aller «*caring professions*» bemüht zu sein. So erscheint in diesem Lichte keine Profession wichtiger, bedeutsamer, gewichtiger als die andere Profession. Nach Heller et al. (2000) impliziert Interdisziplinarität «[...] immer auch die Relativierung der eigenen Disziplin und faktisch der eigenen Person. Das narzisstische Bedürfnis nach Geltung und Anerkennung, nach Bedeutung und Unentbehrlichkeit wird neu positioniert. Intellektuelle und soziale Bescheidenheit, ja Demut, sind angemessene Haltungen interdisziplinären Arbeitens» (Heller et al., 2000: 17). Sich nicht nur auf die umfassende Behandlung, sondern auch auf die umfassende Versorgung des Menschen in der letzten Lebensphase einzulassen bedingt, von Anfang an das Ziel anzustreben, multiprofessionell und kontextübergreifend die Präferenzen und die individuelle Problemsicht der betroffenen Schwerkranken und Sterbenden auf ihre reale Versorgungswirklichkeit hin zu ermitteln **(Abb. 12.1-1)** um den Behandlungs- und Versorgungsverlauf sodann mit ihnen und ihren Familien individuell und ihnen gemäß zu gestalten (s. Kap. 3.1, 3.2; 5.3, 5.4, 12.2).

Die Behandlung des Schwerkranken und Sterbenden in der letzten Lebensphase wie auch die Betreuung seiner Familie, erweitert um die aufrichtige Sorge – die Fürsorge (Caring) – und die Begegnung, machen letztlich erst die Versorgungsgestaltung und -qualität aus und bedingen, dass sich die Versorgungsphilosophie der Palliative Care, bezogen auf die Akteure wie auch auf die verschiedenen Versorgungskontexte, im Bild eines Symphonieorchesters und nicht in der Virtuosität des solistischen Stehgeigers aufgehoben weiß (Heller/Heller, 2003: 10).

Versorgungsgestaltung in der letzten Lebensphase unter besonderer Berücksichtigung der Pflege

Im Folgenden sollen zusammenfassend ausgewählte Ergebnisse der von Schaeffer (2005: 69–92) angeführten Untersuchung, in der die Versorgungswirklichkeit von Menschen in der letzten Lebensphase im Mittelpunkt stand, als weiterführendes Arbeitsmaterial aufgenommen werden, um es exemplarisch auf die Palliative-Care-Definition der WHO (2002) zu übertragen. Die Entfaltung des Palliative-Care-Konzeptes erfolgt unter Bezug auf die von der WHO formulierte Definition der Palliative Care aus dem Jahre 2002.

Anhand von Fallerhebungen, die auf ihre Krankheits- und Versorgungsverläufe analysiert wurden,

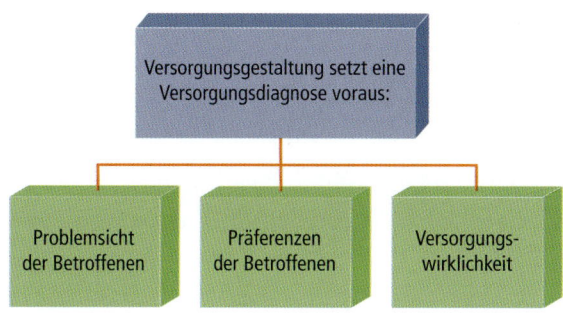

Abbildung 12.1-1: Versorgungsdiagnose (© C. Knipping)

wurde in Deutschland eine *Versorgungsdiagnose* von Menschen in der letzten Lebensphase erstellt (vgl. dazu Ewers et al., 2001; Ewers/Badura, 2003). Dabei lag der Schwerpunkt auf der «Nutzer»-Sicht, d. h. auf der Perspektive der Betroffenen hinsichtlich ihrer konkreten Probleme in der Versorgungsgestaltung, die hier nun im Überblick vorgestellt werden sollen. Auf die wichtigsten Ergebnisse folgt zuerst eine zusammenfassende Skizze der aus der Angehörigenperspektive dargestellten Versorgungsprobleme. Sie werden in enger Anlehnung an Schaeffer (2005) paraphrasiert und in einem Raster als farbig hinterlegte Textpassage jeweils vorangestellt. In Anlehnung an das Palliative-Care-Versorgungskonzept sollen davon ausgewählte Aspekte zur Versorgungsgestaltung der letzten Lebensphase abgeleitet und reflektiert werden. Begrifflichkeiten wie Lebensqualität, Behandlungs- und Versorgungsqualität werden in diesem Kontext dialektisch reflektiert und erste konzeptionelle Konsequenzen für die konkrete Versorgungsgestaltung davon abgeleitet. Sie mögen als Anstoß und weiterführendes Material für die Gesundheitswissenschaften, zur Förderung der Versorgungsgestaltung von Menschen in der letzten Lebensphase dienen.

Wie nun konkret der *Ansatz (Approach) zur Verbesserung der Lebensqualität von Patienten wie auch deren Familien* erfolgen soll, wird unmissverständlich in der WHO-Definition der Palliative Care dargelegt (s. Kasten).

Was meint in diesem Kontext konkret «bestmögliche Einflussnahme auf die Lebensqualität», wenn man sie nicht nur auf die Behandlungsqualität, sondern auch und gerade auf die Versorgungsqualität überträgt? Der Ansatz zur *Verbesserung der Lebensqualität* bedarf hier zentraler Aufmerksamkeit in der Gestaltung der Versorgung von Menschen in der letzten Lebensphase. Meint Lebensqualität «bestmögliche Einflussnahme auf die Behandlungsqualität», welche sich letztlich im Engagement der professionellen Akteure reduziert auf die bestmögliche Einflussnahme zur Therapie (Kontrolle) von belastenden Symptomen und Phänomenen (Medikalisierung/Therapeutisierung)? Oder ist die bestmögliche Einflussnahme auf die Lebensqualität auch und gerade neu zu positionieren in der bestmöglichen Einflussnahme auf die *Versorgungsqualität*, d. h. die rechtzeitige, ganzheitliche und systembezogene Unterstützung in der letzten Lebensphase von schwer kranken, sterbenden Menschen und deren Familien? Ist hier Lebensqualität (neu) zu positionieren im Kontext von Versorgungsqualität? Wer definiert Lebensqualität? Woran orientiert sich Lebensqualität? Was ist hier der (scheinbare) Erfolg einer bestmöglichen Einflussnahme auf die Lebensqualität? Was heißt Lebensqualität, ausgerichtet an der Versorgungswirklichkeit der *betroffenen Menschen selbst*? Was heißt Lebensqualität, ausgerichtet an der Behandlungswirklichkeit der *professionellen Akteure*? Inwieweit ist Lebensqualität über die Behandlungsmöglichkeiten hinaus im Kontext der Versorgungsmöglichkeiten, von Behandlungsentscheidun-

---

WHO-Definition der Palliative Care

Palliative care is an approach that improves the quality of life of patients and their families facing the problem associated with life-threatening illness, through the prevention and relief of suffering by means of early identification and impeccable assessment and treatment of pain and other problems, physical, psychosocial and spiritual. Palliative care:

- provides relief from pain and other distressing symptoms;
- affirms life and regards dying as a normal process;
- intends neither to hasten or postpone death;
- integrates the psychological and spiritual aspects of patient care;
- offers a support system to help patients live as actively as possible until death;
- offers a support system to help the family cope during the patients illness and in their own bereavement;
- uses a team approach to address the needs of patients and their families, including bereavement counseling, if indicated;
- will enhance quality of life, and may also positively influence the course of illness;
- is applicable early in the course of illness, in conjunction with other therapies that are intended to prolong life, such as chemotherapy or radiation therapy, and includes those investigations needed to better understand and manage distressing clinical complications.

(WHO, 2002, zuletzt abgerufen am 10.3.2006)

> **Palliative Care:**
>
> - soll erfolgen durch Prävention, durch eine tadellose Erfassung und Einschätzung (Assessment) und Linderung von Schmerzen und anderen belastenden Problemen sowie weiterer psychischer, sozialer wie spiritueller Leiden
> - erfolgt durch Linderung von Schmerzen und weiteren belastenden Symptomen
> - erweist sich darin, sich zum Leben zu bekennen, Sterben und Tod als einen normalen Prozess zu betrachten
> - beabsichtigt, den Tod weder zu beschleunigen noch ihn hinauszuzögern
> - erweist sich in der Fürsorge um den Patienten in der Integration psychologischer und spiritueller Aspekte
> - erfolgt durch das Angebot eines unterstützenden Systems (Support), um Patienten zu helfen, ein möglichst aktives Leben bis zum Tod zu führen
> - erfolgt durch das Angebot eines unterstützenden Systems, um den Familien zu helfen, sich mit allen Phasen im Krankheitsverlauf (Diagnose, Therapie, Nachbehandlung, Sterben und Tod) und den eigenen damit verbundenen Trauerphasen auseinander zu setzen (Coping)
> - soll erfolgen durch ein interdisziplinäres und interprofessionelles Team, welches sich primär an den Bedürfnissen der Patienten und deren Familien ausrichtet und Aufmerksamkeit zur Unterstützung in der Trauerarbeit schenkt, sofern dies gewünscht wird und indiziert ist.
>
> *(WHO, 2002; freie Übersetzung durch die Autorin)*

gen zu den unabdingbar damit verbundenen Versorgungsentscheiden, von Behandlungsqualität und der gleichwohl zu berücksichtigenden Versorgungsqualität und nicht zuletzt von Behandlungsgestaltung und der damit verbundenen Versorgungsgestaltung (neu) zu positionieren und als integrierter Versorgungsansatz zu konzeptualisieren?

Nach Gronemeyer et al. (2004) trägt das *neue* Gesicht der Palliative Care auch ambivalente Züge, die nachdenklich stimmen:

1. Die Begleitung von Sterbenskranken wird als eine Ausrichtung *hin zum Leben* verstanden, sollte somit viel früher ansetzen und bezieht sich nicht mehr nur auf die Sterbezeit. Ist Palliative Care so zu verstehen, dass die bestmögliche Einflussnahme auf die Lebensqualität nicht nur als eine Ausrichtung *hin* zum Leben zu verstehen ist (was immer das heißen mag), sondern auch beabsichtigt, eine umfassende und systemorientierte Unterstützung und Begleitung *durch* das (von schwerer Krankheit herausgeforderte) Leben zu geben? Heißt das, gemeinsam in der aufrichtigen und integrierten Fürsorge (Caring), den Betroffenen und seine Familie durch die vielen vulnerablen Situationen, verbunden mit seinen individuellen lebensweltlichen Bewältigungsherausforderungen, gleichwohl konzeptionell und nicht ad libitum zu begleiten? Welchen konzeptionellen, integrierten Rahmen erfordern z. B. Konzepte wie Caring, Empowerment, Patientenedukation im Kontext der Palliative Care (s. Kap. 5.4, 12.2. und 12.3)? Was heißt konzeptionell für die Versorgungsgestaltung der letzten Lebensphase?

2. Lebensqualität ist eines der erklärten Behandlungsziele der Palliative Care. Darf es auch um Abschiedsqualität, gelebte abschiedliche Existenz, um Sterbequalität gehen? «Auf internationalen Konferenzen drängt das Thema der ‹Lebensqualität› das des ‹würdevollen Sterbens› mehr und mehr in den Hintergrund. Angesichts dieser Entwicklung formuliert Dame Cicely Saunders: ‹We must not forget that all our patients are eventually going to die and we must not so much concentrate on quality of life up to dying that we forget the actual problem of the dying, the last days and weeks, the families, the bereavement and so on›» (Gronemeyer et al., 2004: 29). Geht es letztlich nicht viel mehr um den bestmöglichen, vorausschauenden (präventiven) Umgang mit dem oft Unaufhaltsamen und Unumgänglichen? Wann und wie erfolgt eine integrierte Versorgungsgestaltung der letzten Lebensphase (z. B. der letzten Lebenswochen oder -tage)? Erfolgt sie *präventiv* (vorbeugend, früherkennend, vorausschauend), *konzeptionell* (strukturiert, geplant, implementiert) oder *ad libitum* (bei Bedarf, je nach Ausgangslage)? Was erscheint hier letztlich als Erfolg im Kontext der Palliative Care? Erfolg in Bezug auf was? Erfolg letztlich für wen? Erfolg auf was hin ausgerichtet?

Bestmögliche Lebensqualität – so das erklärte Ziel der WHO-Definition der Palliative Care – soll unter Berücksichtigung der pflegerischen, medizinischen, psychosozialen und spirituellen Dimensionen eines Menschen und seiner Familie im Ereignis und Erleben einer lebensbedrohlichen Erkrankung gewährleistet werden, umfassendes Leiden soll gelindert werden. Was könnte mit *Berücksichtigung*, mit *Einflussnahme* und mit *Linderung* in diesem Kontext auch noch gemeint sein? Geht es hier nur um die bestmögliche Beseitigung, Reduktion, Linderung von Leiden oder kann es auch um die *Befähigung*, um die Erschließung von Ressourcen und innerer Kräfte, um die Wahrnehmung, Einschätzung und bestmögliche Unterstützung der Kompetenzen des Betroffenen und seiner Familie – auch und gerade im Umgang mit Leiden – gehen (s. Kap. 3.1 und 3.2)? In diesem Kontext drängt sich wesentlich der Begriff von Gesundheit auf. Welche Bedeutung und Aufmerksamkeit erfährt Gesundheit im Palliative-Care-Konzept? Illich (1995) umschreibt Gesundheit wie folgt:

> Immerhin ist Gesundheit nur ein ganz alltägliches Wort, das bezeichnet, in welchem Maß Menschen mit ihren inneren Zuständen und ihren Umweltbedingungen fertig werden [...] Das gesundheitliche Niveau wird folglich dort am höchsten sein, wo die Umwelt die Menschen zu persönlicher, autonomer, verantwortlicher Lebensbewältigung befähigt. Das gesundheitliche Niveau sinkt nur dort, wo das Überleben übermäßig von der heteronomen (fremdbestimmten) Regelung der organischen Gleichgewichte abhängig gemacht wird.   *(Illich, 1995: 13)*

Bestmögliche Einflussnahme auf die Lebensqualität meint in diesem Kontext vielleicht auch, den Betroffenen wie auch seine Angehörigen zu einem persönlichen, autonomen und verantwortlichen Umgang zur Lebensbewältigung des Unabwendbaren zu befähigen. So taucht in diesem Kontext neben der Medikalisierung des Sterbens bei Illich der Begriff der sozialen Übermedikalisierung auf, die sich zu dem summiert, was Illich als Enteignung der Gesundheit bezeichnet. Nicht zuletzt weist Illich auf eine Gefahr der Gesundheitsberufe hin, insofern «[...] als sie die Fähigkeit der Menschen zerstören, ihre menschliche Schwäche, Verletzlichkeit und Einmaligkeit auf persönliche, autonome Weise zu bewältigen [...] sie bedeutet die Paralysierung jeglicher gesunden Reaktion auf Leiden, Schwäche und Tod [...] Dies führt unvermeidlich zur verwalteten Instandhaltung des Lebens auf einem hohen Niveau subletaler Krankheit» (Illich, 1995: 27–28).

Was ist Palliative Care (s. Kap. 1.3)? Ist es letztlich eine neue Form von moderner Medizin, um den schwer kranken und sterbenden Menschen (wenn schon nichts mehr daran zu ändern ist, die Grundkrankheit aufzuhalten und/oder zu heilen) bis zuletzt gleichermaßen alles Erdenkliche zur Verfügung und bereitzustellen, um einerseits Lebensqualität bestmöglich zu verbessern und um andererseits im bestmöglichen Engagement umfassendes Leiden bis zuletzt zu lindern, zu kontrollieren, gar zu beseitigen?

> Heißt Palliative Care, um eine bestmögliche *Bereitstellung* von international verabschiedeten Palliative-Care-Leistungen (durch Professionalisierung, Standardisierung, Institutionalisierung etc.) bemüht zu sein oder gleichermaßen um eine bestmögliche *Befähigung* der Betroffenen und ihrer Angehörigen für den Umgang mit dem Unumgänglichen, für die individuelle Anpassung im Krankheits- und Versorgungsverlauf in ihrer spezifischen Versorgungsrealität bemüht zu sein?

Im Letzten geht es vermutlich weniger um Angebote bester medizinischer Versorgung als vielmehr um die Aufmerksamkeit, gleichermaßen auf soziale, systemische, kulturelle Herausforderungen in der Erlebenswelt und der Versorgungswirklichkeit der Betroffenen zu reagieren. Versorgungsqualität in diesem Kontext meint, den Schwerkranken und Sterbenden vor der einseitigen Konsumentenrolle zu schützen und ihn wie auch seine Angehörigen von Anfang an partizipierend einzubinden in die individuelle Versorgungsgestaltung *vor Ort*. Dies erfordert jedoch ein Umdenken, einen Paradigmenwechsel, eine andere Art von Versorgungskultur sowie andere konzeptuelle Zugänge und Annäherungen, die neben den Behandlungsstrategien gleichermaßen die Versorgungsgestaltung berücksichtigen. Im Lichte der Gesundheitswissenschaften bekommen diese Aspekte eine neue Aufmerksamkeit, Dringlichkeit und Relevanz. Palliative Care wird in diesem Sinne je länger je mehr auch zu einem vordringlichen Anliegen von Public-Health-Aufgaben.

Diese Reflexionen zu Palliative Care sollen im Folgenden in Beziehung gesetzt werden zu den ermittelten Versorgungsproblemen der oben benannten Untersuchung (Schaeffer, a. a. O.). Davon abgeleitet werden weiterführende Aspekte zur Versorgungsgestaltung, dies unter Berücksichtigung der «*caring professions*». Aus gesundheitswissenschaftlicher Perspektive werden die Patienten und ihre versorgenden Angehörigen als «Nutzer» zu aktiven Mitgestaltern in der Rolle im Versorgungswesen.

Ausgewählte Ergebnisse und Entwicklungslinien in Bezug auf die Versorgungsprobleme

Kommunikationsprobleme und Informationsdefizite – Stellenwert des Hausarztes

Als zentrale Versorgungsprobleme in Bezug auf die Kommunikation und Information wurden aus der Angehörigenperspektive drei Probleme in besonderer Weise sichtbar:

Es bestanden Kommunikationsprobleme vor allem im akutmedizinischen Sektor:

- zwischen den an der Behandlung und Versorgung beteiligten Akteuren
- zwischen den Patienten und den Angehörigen
- in der Interaktion zwischen Arzt, Patient bzw. seinen Angehörigen.

Es wurde deutlich, dass diese Kommunikationsprobleme den *gesamten* Krankheits- und Versorgungsverlauf durchzogen haben und bereits mit der Diagnosestellung auftraten.

Als ein zentral empfundenes Problem wurde die Mitteilung der tödlichen Diagnose («breaking bad news») erlebt. Im Erleben einer existenziellen Irritation, eines schockartigen Zustands, gelähmter Handlungsfähigkeit sowie der unweigerlich ausgelösten Krise mangelte es aus aus Sicht der Angehörigen an begleitender Unterstützung, gleichwohl wurden (wiederholte) Gespräche vermisst. Kommunikationsprobleme kennzeichneten jedoch auch den gesamten Krankheitsverlauf von der Diagnose über Therapie, Nachbehandlung, Sterben und Tod bis über den Tod hinaus (s. Kap. 7.1 und 7.2). Während aller Phasen im Erleben von schwerer Krankheit wurde vermisst, ausreichend mit Wissen und angemessener Information – entsprechend der jeweiligen Krankheitsphase – über die jeweiligen Behandlungs- und Versorgungsmöglichkeiten aufgeklärt worden zu sein. Der Einbezug in Behandlungs- und Versorgungsentscheide («shared decision making») wurde vermisst. Die Patientenedukation wurde vernachlässigt (s. Kap. 5.4 und 12.2). Als weiteres Versorgungsproblem wurden aus Nutzersicht auch die niedergelassenen Haus- und Fachärzte benannt. Dies wurde damit begründet, dass ihnen einerseits die nötige Zeit, andererseits aber auch die Fachkompetenz zur Bereitstellung und Gewährleistung einer palliativmedizinischen Behandlung und Schmerztherapie fehle. Versorgungsprobleme traten vor allem dort auf, wo es darum ging, spezialisierte Schmerztherapeuten hinzuzuziehen. So entstanden zumeist komplizierte Interaktions- und Kooperationsdynamiken, die von den Betroffenen wiederum als sehr belastend erlebt wurden. Auch die Kooperation zwischen Medizin und Pflege und anderen Instanzen gestaltete sich zum Teil belastend, was zur Folge hatte, dass auch eine Einweisung in ein Krankenhaus letztlich sogar als die sichere Variante bevorzugt wurde.

Abgeleitete Entwicklungslinien unter besonderer Berücksichtigung der Pflege zu: Kommunikationsprobleme und Informationsdefizite – Stellenwert des Hausarztes.

Welche konzeptionellen Herausforderungen und Anpassungen stellen sich hier für die Versorgungsgestaltung im Kontext des Palliative-Care-Konzeptes dar?

Kommunikation und Patientenedukation:

- hat so früh wie möglich – bereits beginnend mit der Diagnosestellung – zu erfolgen
- betrifft alle Phasen im Behandlungs- und Versorgungsverlauf
- orientiert sich an den Präferenzen, der Expertise, den Ressourcen, der Problemsicht und der Versorgungsrealität der Betroffenen (Patient/Angehörige)
- setzt ein kontinuierliches (inter-)professionelles, patientenbezogenes (Re-)Assessment voraus, welches sowohl holistisch, hermeneutisch, systemisch und stets phasenorientiert in Bezug auf die Krankheits- und Versorgungsphase ausgerichtet ist (s. Kap. 3.1, 3.2, 5.3 und 5.4)
- ist von Prävention geprägt, welche durch eine aktive Nutzerbeteiligung, z. B. durch eine geplante (und nicht ad libitum vorgenommene), rechtzeitige, vorausschauende, phasenorientierte Aufklärung, Information, Beratung, Kooperation wie auch durch gezielte Ermächtigung zur Patientenexpertise, Betroffene wie auch deren Familien in ihrem Empowerment, ihrem Coping, ihrem Selbstmanagement stärkt
- berücksichtigt und integriert in der Versorgungsgestaltung neben den medizinischen und pflegerischen Behandlungserfordernissen die aus der Nutzerperspektive formulierte Versorgungsrealität
- erweist sich im aufmerksamen Bereithalten, im vorausschauenden und rechtzeitigen Offerieren von Angeboten unterstützender Systeme, die sich entsprechend dem Krankheits- und Versorgungsverlauf der Betroffenen und ihrer Familien stets an der entsprechenden Versorgungsrealität orientieren und zur Auseinandersetzung und Bewältigung mit der Krankheit, mit Sterben und Tod und darüber hinaus beitragen
- setzt eine paritätische, interprofessionelle und interorganisationale Interaktion, Kooperation und enge Zusammenarbeit zwischen den professionellen Akteuren aus der Spezial- und der Normalversorgung im stationären wie ambulanten Bereich voraus, die sich stets neu an den Bedürfnissen des Patienten und seiner Familie ausrichtet.

Lebensqualität bedeutet hier nicht nur, von Schmerzen oder anderen belastenden Symptomen frei zu sein. Ihre tiefere, über den krankheitsbezogenen Umgang hinausgehende Bedeutung erschließt sich erst daraus, wie in der Begegnung von Betroffenen und Begleitenden mit Gesundheit, Krankheit, Sterben und Tod (gesundheitsförderlich) umgegangen wird, wie sie verstanden und wie Gesundheit, Krankheit und Sterben gestaltet werden.

Vernachlässigung subjektiver Konsequenzen – provozierte Verunsicherung

Ein weiteres Versorgungsproblem wurde als negative Begleiterscheinung schwerer Krankheit benannt: das Phänomen der Verunsicherung.

> Zugespitzt ging es um die «provozierte» Unsicherheit, welche vermuten lässt, dass sie hätte vorausgesehen, rechtzeitig angegangen oder gar vermieden werden können. Unsicherheit korrespondiert mit Ungewissheit, und Ungewissheit ist mehr oder weniger der Begleiter schlechthin, der den Menschen im Erleben einer progredienten, tödlich verlaufenden Krankheit beansprucht und herausfordert. Unsicherheit und Verunsicherung wurden aber auch aus der Angehörigenperspektive durch das *Versorgungswesen selbst* provoziert. Die Betroffenen fanden sich nicht mehr zurecht im Versorgungswesen, in den vielen für sie intransparenten Instanzen innerhalb der Versorgungskette und Zuständigkeiten. Durch eine große Instanzenvielfalt waren einerseits sehr viele professionelle Akteure, Organisationen und Abteilungen involviert, die Kommunikation und Koordination untereinander aber erschien insuffizient. Lange Instanzenketten bewirkten, dass die Betroffenen sich (scheinbar) ziellos im Versorgungswesen hin- und hergeschleust erlebten. Die *Unberechenbarkeit des Krankheitsverlaufs* und die *Nicht-Prognostizierbarkeit* dessen, was sich im Krankheitsverlauf ereignen könnte, provozierte weitere Verunsicherung. *Diagnostische und therapeutische Unsicherheiten*, ausgelöst durch *Verständigungs- und Kooperationsprobleme* der professionellen Akteure selbst, provozierte vermehrt Unsicherheit und Verunsicherungen. Es litt die Vertrauensbasis zu den Fachkräften, sie provozierte und produzierte letztlich Misstrauen. Nicht zuletzt warf das *Nahen des Sterbens* auch Unsicherheiten und Verunsicherung auf, welche sich oft in massive Hilflosigkeit kehrte.

Auf verschiedenen Ebenen kann sich diese oben benannte Unsicherheit bzw. Verunsicherung zeigen. Allein das Erleben, der Umgang mit den mannigfachen *krankheitsbedingten Symptomen* und Phänomenen, wie Schmerz, Fatigue, Dyspnoe, Inkontinenz, Verwirrung, Delirium, epileptische Anfälle, Immobilität etc., und wiederum deren entsprechenden Begleitphänomen im Erleben von Krankheit, wie Angst, Schlafstörungen, Rastlosigkeit, Appetitlosigkeit, Entkräftung, Dehydratation, Anorexie und Kachexie, rufen massive Verunsicherungen bei den Betroffenen und Angehörigen hervor. Häufig vermögen die Betroffenen die krankheitsbedingten Symptome und deren Auswirkungen nicht zu verstehen, nicht zu deuten, und jedes neu auftretende oder nicht abklingende Symptom bringt den Circulus vitiosus von Verunsicherung, Angst etc. stets neu in Gang. Welche konzeptionellen Ansätze und Zugänge können über das Palliative-Care-Konzept erschlossen werden, um diese Unsicherheiten erst gar nicht zu provozieren (Prävention), sie rechtzeitig zu erkennen (Assessment) oder ihnen rechtzeitig und fürsorglich zu begegnen (Care)? Wie können die damit verbundenen Gefühle von Angst und Überforderung, das Erleben von Ohnmacht, dem Versorgungssystem je länger je mehr nur noch «ausgeliefert» zu sein, rechtzeitig wahr- und aufgenommen und hilfreich begleitet werden? Es erscheint fraglich, primär darauf hinzuarbeiten, dass die oben beschriebenen Symptome und Phänomene samt ihren Folgen und Begleitphänomenen bestmöglich beseitigt oder unter Kontrolle gebracht werden können. Hilfreich mag bereits sein, dass die Sicht der Betroffenen und ihrer Angehörigen in Bezug auf ihr individuelles Erleben, ihre individuelle Deutung rechtzeitig, aufmerksam und empathisch erfasst, auf die aktuelle Versorgungsrealität übertragen und nicht nur das (medikamentöse) Behandlungsregime, sondern vielmehr noch das Bedingungsfeld daraufhin vorausschauend eingeschätzt und angepasst wird. Ein rechtzeitiger, aufgeklärter, vorausschauender und hilfreicher Umgang mit dem Unumgänglichen im gesamten Krankheitsverlauf mag hier der negativen Begleiterscheinung von Unsicherheit und Verunsicherung eine stabilisierende Komponente verleihen.

Abgeleitete Entwicklungslinien unter besonderer Berücksichtigung der Pflege zu: Vernachlässigung subjektiver Konsequenzen – provozierte Verunsicherung

Welche konzeptionellen Herausforderungen und Anpassungen stellen sich hier für die Gestaltung der Versorgung im Kontext des Palliative-Care-Konzeptes dar?

Die oben beschriebene, negative Begleiterscheinung von (provozierter) Unsicherheit und Verunsicherung im Erleben von schwerer Krankheit zu verhüten, rechtzeitig zu erkennen und anzugehen, erfordert:

- von Anfang an eine phasenorientierte und kompetente Patientenedukation (s. Kap. 5.4 und 12.2)
- ein kompetentes Pflege- und Fokusassessment sowie ein regelmäßiges (Re-)Assessment je nach Ausgangslage (s. Kap. 3.1, 3.2, 5.3 und 9.2)
- die Gestaltung patientenorientierter, für den Patienten durchschaubarer, transparenter und nachvollziehbarer Versorgungspfade
- Kontinuität in der Kommunikation, *einerseits* in Bezug auf den Krankheitsverlauf, auf zu erwartende potenzielle Entwicklungen, *andererseits* darauf bezogen in der gleichzeitigen Ermittlung der persönlichen Werte, Bedürfnisse, Präferenzen, der individuellen Einschätzung und Expertise, der Bedeutungsaspekte des Betroffenen und seiner Angehörigen zum Krankheitsverlauf und seines individuellen Versorgungsalltags (s. Kap. 7.2, 10.7, 11.1 und 11.2)
- regelmäßige Familienkonferenzen (ambulant wie stationär), um den Betroffenen und Angehörigen Sicherheit zu vermitteln und sie zu ermächtigen (Empowerment, Coping), einen für sie lebens- und gesundheitsförderlichen Umgang (Salutogenese) entsprechend ihrer Krankheits- und Versorgungsrealität mit den professionellen Akteuren und Institutionen vor Ort realisieren zu können.

Förderung der Lebensqualität, bestmögliche Einflussnahme auf die Lebensqualität kann hier bedeuten, interprofessionell und interorganisational um die rechtzeitige, vorausschauende, umfassende, integrierende und lebensnahe Bereitstellung eines *Sicherheit stiftenden Rückhaltes* bemüht zu sein und weniger, eine bestmögliche Behandlungsqualität anzustreben, welche oft die Versorgungsrealität der Betroffenen völlig außen vorhält und eine multifaktorielle Krisenanfälligkeit vorprogrammiert. Die Behandlungsmöglichkeiten werden in Beziehung gesetzt zu den Versorgungsmöglichkeiten. Behandlungsentscheide bedingen immer auch Versorgungsentscheide und dürfen deshalb nicht losgelöst von den aktuellen, oft vielfältigen sozialen, psychischen, biografischen und lebensweltlichen Bewältigungsanforderungen des Betroffenen wie auch der pflegenden Angehörigen getroffen (verordnet) werden. Behandlungsqualität («cure») steht nicht mehr vor Versorgungsqualität («care»). Die Behandlungsgestaltung orientiert sich immer auch an der Versorgungsgestaltung. Die Versorgungsgestaltung richtet sich primär nicht an der Behandlungsgestaltung aus, sondern umgekehrt: Die Behandlungsgestaltung richtet sich vorausschauend, aufmerksam und integrierend immer auch auf die Versorgungsgestaltung aus.

Unterbewertung von Versorgungsaufgaben, Case Management und Ressourcenerhalt familiärer und informeller Hilfe

Als weiteres Versorgungsproblem wurde zum einen die überstarke Gewichtung der *somatischen Fixierung (Medikalisierung)*, zum anderen die mangelnde Aufmerksamkeit und Gewichtung von Versorgungsaufgaben benannt. Das Handeln der professionellen Akteure, vorrangig durch die medizinische Versorgung («cure»), stand im Vordergrund, wohingegen Gesichtspunkte der Versorgung und Betreuung («care») vernachlässigt erschienen. Die medizinische Behandlung wurde als «somatische Fixierung» gekennzeichnet. Das Versorgungsproblem, welches sich darstellte, lag unter anderem darin, dass sich die Behandlung ständig auf so genannte Einzelepisoden reduzierte. Diese Art von Betreuung beeinträchtigte zum einen empfindsam die Versorgungs- und Betreuungskontinuität und löste zum anderen unkontrollierte Aktivitäten im Sinne von Unter- oder Fehlversorgung aus.

Die einseitige Beachtung oder die Überbewertung somatischer Aspekte – z. B. der Schmerztherapie, der Flüssigkeits- und Ernährungstherapie, der Atemtherapie und der Therapie komplexer Wundsituationen – sowie das engmaschige Monitoring und die Konzentration auf eine bestmögliche Behandlung (Kontrolle) von belastenden Symptomen können unmerklich und oft in kürzester Zeit das häusliche Versorgungswesen schwächen und völlig zum Erliegen bringen. Dies betrifft vor allem die pflegenden Angehörigen sowie die professionellen Akteure. Typische Begleiterscheinungen im Versorgungsalltag, mit denen stets zu rechnen ist, sind vor allem in der Gestaltung der häuslichen Versorgung die Krisenanfälligkeit, die aufkommende Instabilität und die oft damit verbundene, provozierte «Feuerwehrübung» aller Beteiligten. Umso wichtiger erscheint es deshalb, vorausschauend um eine tragfähige und sichere Versorgungsgestaltung daheim besorgt zu sein und diese regelmäßig – vor allem mit den Betroffenen, den pflegenden Angehörigen und den involvierten Fachkräften vor Ort – aufmerksam und geplant einzuschätzen, regelmäßig zu evaluieren und anzupassen.

Eine Unterbewertung und mangelnde Aufmerksamkeit gegenüber der Versorgungsrealität wiederum kann z. B. bei der Entlassungsplanung maßgebliche Auswirkungen auf somatisch begleitete Leiden haben. So kann der so genannte Durchbruchschmerz durchaus ein Hinweis auf eine sich anbahnende Insuffizienz der häuslichen Versorgung sein. Therapieresistente Episoden von Nausea und Emesis können Ausdruck dafür sein, *dass daheim bereits im wahrsten Sinne des Wortes «das Fass überläuft»* und es unter Umständen weniger einer Magenablaufsonde, als vielmehr einer raschen Abhilfe und Entlastung in der Versorgungsgestaltung daheim bedarf. Unruhe und Agitation mögen einen Ausdruck von Angst darstellen, da sich die Unruhe, Ohnmacht und Hilflosigkeit der pflegenden Angehörigen auf den Schwerkranken und Sterbenden übertragen. Ein Circulus vitiosus beginnt sich zu entwickeln. So kann die somatische Fixierung sich langsam und schleichend entwickelnde oder bereits subtil vorhandene Versorgungsprobleme übersehen und früher oder später eine drastische Dekompensation des psychosozialen Versorgungsalltags provozieren. Dies hat oft traumatischen Charakter für die Betroffenen und die pflegenden Angehörigen, da es in der Regel zu Notfallübungen, verbunden mit Stress, Hektik und Druck kommt und in den letzten Lebenstagen oder gar -stunden noch zu blitzartigen Einweisungen ins Krankenhaus führt. Nicht zuletzt löst dies bei den Angehörigen oft zusätzliche Skrupel aus, da sie sich in der Annahme erleben, komplett versagt zu haben.

Pflegende Angehörige übernehmen oft einen sehr hohen Anteil in der Organisation und praktischen Durchführung der Versorgung. Nicht nur, dass sie Betreuungs- und Pflegeaufgaben übernehmen (dies oft über einen langen Zeitraum – nicht selten Tag und Nacht). Sie nehmen zusätzlich auch Case-Management-Funktionen wahr. Wie weiter oben beschrieben sind die pflegenden Angehörigen den mannigfachen organisatorischen Aufgaben, den diagnostischen und therapeutischen Terminplanungen und -absprachen, der Sorge um die Organisation, Bereitstellung und korrekte Abgabe oder Einnahme der verordneten Medikamente, zugleich der provozierten Unsicherheit, den Koordinations- wie auch Integrationsproblemen hilflos ausgeliefert. Unüberschaubare Instanzen- und *Behandlungsketten* verhindern den Aufbau und die Pflege von *Beziehungsketten*. Zugleich erfahren die Angehörigen Vernachlässigung ihrer Versorgungsrealität und sind nicht zuletzt einzig sich selbst überlassen. Die Gefahr der Überforderung führt früher oder später zur Eskalation.

Abgeleitete Entwicklungslinien unter besonderer Berücksichtigung der Pflege zu: Unterbewertung von Versorgungsaufgaben, Case Management und Ressourcenerhalt familiärer und informeller Hilfe

Welche konzeptionellen Herausforderungen und Anpassungen stellen sich hier für die Versorgungsgestaltung im Kontext des Palliative-Care-Konzeptes dar?

Um den Ressourcenerhalt familiärer und informeller Hilfe zu gewährleisten, bedarf es:

- der Sicherstellung einer tragfähigen, integrierten häuslichen Versorgung – je kleiner die familiären Netzwerke, desto bedeutsamer die Ressourcenerfassung und -sicherung
- der rechtzeitigen Integration und Unterstützung pflegender Angehöriger (s. Kap. 7.1, 7.2, 11.1 und 11.2)
- der rechtzeitigen, aufmerksamen und wertschätzenden Kooperation mit den pflegenden Angehörigen
- der rechtzeitigen und regelmäßigen Kommunikation und Koordination aller involvierten Personen und Organisationen – vor allem bei der Entlassungsplanung und darüber hinaus (s. Kap. 2.2)
- der rechtzeitigen Organisation von Maßnahmen und Material zur kontinuierlichen Weiterversorgung daheim
- der geplanten Patientenedukation (nicht ad libitum) durch die gesamten Behandlungs- und Versorgungsphasen hindurch unter besonderer und rechtzeitiger Berücksichtigung der letzten Lebenstage (s. Kap. 9.2 und 12.2)
- der Vermittlung von ausgewähltem Wissen und Know-how in Bezug auf die aktuelle Behandlungs- und Versorgungsgestaltung, vor allem in der Übernahme ganz praktischer Pflege- und Betreuungsaufgaben (Patientenedukation, Pflegedidaktik)
- eines regelmäßigen, holistischen und systemorientierten (Re-)Assessments der Versorgungsrealität vor Ort (s. Kap. 3.1 und 3.2)
- der individuellen, vorausschauenden, systembezogenen Planung und Gestaltung des realen Versorgungsgeschehens (s. Kap. 2.1 bis 2.3)
- der kompetenten, anwaltschaftlichen Unterstützung und Begleitung – besonders der pflegenden Angehörigen (Case Management) – durch die komplexe Versorgungslandschaft hindurch
- der rechtzeitigen Antizipation und gemeinsamen Vorbereitung der praktischen Versorgungsgestaltung vor allem der letzten Lebenstage (s. Kap. 9.1 und 9.2).

Der Pflege (Hauskrankenpflege und palliative Pflegedienste) kommt hier eine herausragende Rolle einer rechtzeitigen, kompetenten und versorgungsrealen Entlassungsplanung und weiterführenden Versorgungsgestaltung zu, um eine tragfähige, integrierte, patienten- und familienbezogene Versorgung vorbereiten und in Koordination der involvierten Fachkräfte bestmöglich realisieren zu können.

Zusammenfassung

Die Ausführungen zeigen auf, dass eine qualitätvolle palliative Versorgung und Betreuung von Menschen in der letzten Lebensphase sich weder nur auf die bestmögliche medizinische Behandlung noch ausschließlich auf die Sterbephase bezieht. Versorgungsqualität bis zuletzt wird sich darin erweisen, dass sie so früh wie möglich beginnt und alle Phasen des Krankheits- und Versorgungsverlaufs berücksichtigt. Ebenso wurde deutlich, dass eine qualitätvolle Versorgungsgestaltung, die von der WHO deklarierte Definition der Palliative Care positionierte Maxime der bestmöglichen Einflussnahme auf die Lebensqualität, von Anfang an eine konzeptionelle Partizipation der Betroffenen und deren Angehörigen voraussetzt. Die nachhaltige Realisierung einer patienten- und familienbezogenen Gestaltung der Versorgung in der letzten Lebensphase fordert dazu auf, palliativ-*medizinisch* geprägte Versorgungskonzepte zu überdenken und konzeptionell einerseits eine holistisch und systemisch orientierte Behandlung, Pflege und Begleitung sowie andererseits eine Integration der angrenzenden Versorgungsbereiche (Normalversorgung) entsprechend der Versorgungsrealität der Betroffenen zu entwickeln. Anstatt immer weiter in die Spezialversorgung zu investieren, erscheint es notwendig, die angrenzenden Bereiche der Normalversorgung, wie Hauskrankenpflege, Alters- und Pflegeheime, Hausarztpraxen, Physiotherapie, ehrenamtliche Organisationen etc., zu stärken und von Anfang an aktiv in die palliative Betreuung zu integrieren. So geht es darum, die Versorgungskette einerseits so klein wie möglich zu halten, andererseits die Dienstleistungen sorgfältig je nach Versorgungsrealität mit den betroffenen Patienten und ihren Angehörigen gezielt auszuwählen und aufeinander zu beziehen. Es erscheint erforderlich, sich vom Grundverständnis her neu mit dem Palliative-Care-Konzept auseinander zu setzen, denn je nach Grundhaltung, Grundorientierung und Bezug zur Palliative Care wird es Einfluss nehmen auf die Gestaltung der Behandlung und Versorgung von Menschen in der letzten Lebensphase. Es wird unweigerlich Einfluss nehmen, entweder auf die patienten- und familienferne oder auf die patienten- und familiennahe Gestaltung der letzten Lebensphase.

Bestmögliche Einflussnahme auf die Lebensqualität reduziert sich nicht mehr nur auf die Beseitigung, Linderung oder Kontrolle belastender Symptome oder Leiden, sondern erweitert sich um den konzeptionellen Ansatz der Förderung bzw. Erhaltung von Gesundheit im Erleben schwerer Krankheit. Nach Illich (1995) ist darauf hinzuwirken, dass die Betroffenen und ihre Angehörigen befähigt werden, mit ihren inneren Zuständen und ihren realen Umweltbedingungen fertig zu werden. Das gesundheitliche Niveau wird nach Illich (1995) nicht dort am höchsten sein, wo alles Leiden eliminiert wird, sondern es wird dort am höchsten sein, wo die Umwelt die Menschen zu persönlicher, autonomer, verantwortlicher Lebensbewältigung befähigt und sie darin bestärkt. Ganz besondere Aufmerksamkeit gilt hier den Menschen, die sich nicht mehr adäquat und verständlich mitteilen können, unter den Verlusten der Mitteilungsfähigkeit leiden, kognitiv eingeschränkt, aphasisch oder gar komatös sind. Übertragen auf die Palliative Care erschließt dies die Kultur und den konzeptionellen Ansatz der Versorgungsgestaltung am Lebensende, die Menschen nicht nur zu behandeln, sondern sie vielmehr darin zu würdigen, im Erleben von schwerer Krankheit und Abhängigkeit, im Angewiesen- und Verwiesensein, im Sterben und im Tod ihre menschliche Schwäche, Vulnerabilität und Einmaligkeit auf ihre jeweils eigene, persönliche, autonome und deshalb immer auch gesunde Weise zu gestalten.

Abschließende Fragen zur Reflexion

- Welche konzeptionellen Herausforderungen und Anpassungen stellen sich für Sie in der Gestaltung der Versorgung von Menschen in der letzten Lebensphase im Kontext des Palliative-Care-Konzeptes?
- Was ist Ihr Verständnis von Gesundheit und Krankheit im Kontext der Palliative Care?
- Was bedeutet für Sie «bestmögliche Einflussnahme auf die Lebensqualität»?
- Welchen Stellenwert hat bei Ihnen die *Gestaltung* der Versorgung von Menschen in der letzten Lebensphase in den bestehenden primären Grundstrukturen im Gesundheitswesen, z.B. in der Normalversorgung?

Verwendete Literatur

Ewers, M.; Badura, B.: Die Nutzer palliativ-pflegerisch tätiger Hausbetreuungsdienste. In: Ewers, M.; Schaeffer, D. (Hrsg.): Palliativ-pflegerisch tätige Hausbetreuungsdienste in NRW: Ergebnisse der Begleitforschung. P03-121. Veröffentlichungsreihe des Instituts für Pflegewissenschaft an der Universität Bielefeld (IPW), Bielefeld 2003.

Ewers, M.; Schaeffer, D. (Hrsg.): Am Ende des Lebens. Versorgung und Pflege von Menschen in der letzten Lebensphase. Huber, Bern 2005.

Ewers, M.; Fuhr, A.; Günnewig, J.: Palliativ-pflegerische Hausbetreuungsdienste in NRW. Teilergebnisse eines Modellprojektes. P01-114. Veröffentlichungsreihe des Instituts für Pflegewissenschaft an der Universität Bielefeld (IPW). Bielefeld 2001.

Gronemeyer, R.; Fink, M.; Globisch, M.; Schumann, F.: Palliative Care in Europa. In: Bundesarbeitsgemeinschaft Hospiz e.V. (Hrsg.): Helfen am Ende des Lebens. Hospizarbeit und Palliative Care in Europa. Schriftenreihe Band VII. der hospiz verlag, Wuppertal 2004.

Gronemeyer, R.; Loewy, E. H. (Hrsg.): Wohin mit den Sterbenden? Hospize in Europa – Ansätze zu einem Vergleich. Lit Verlag, Münster/Hamburg/London 2002.

Haslbeck, J. W.; Schaeffer, D.: Palliative Care und Familie. Krankendienst, 79 (2006) 2: 33–41.

Heller, A.; Heimerl, K.; Husebø, S. (Hrsg.): Wenn nichts mehr zu machen ist, ist noch viel zu tun. Wie alte Menschen würdig sterben können. Lambertus, Freiburg i. Br. 2000.

Heller, B.; Heller, A.: Sterben ist mehr als Organversagen. Spiritualität und Palliative Care. In: Heller, B. (Hrsg.): Aller Einkehr ist der Tod. Interreligiöse Zugänge zu Sterben, Tod und Trauer. Lambertus, Freiburg i. Br. 2003.

Illich, I.: Die Nemesis der Medizin. Die Kritik der Medikalisierung des Lebens. Verlag C. H. Beck, München 1995, 4., überarbeitete und ergänzte A.

Jaspers, B.; Schindler, T.: Stand der Palliativmedizin und Hospizarbeit in Deutschland und im Vergleich zu ausgewählten Staaten (Belgien, Frankreich, Großbritannien, Niederlande, Norwegen, Österreich, Polen, Schweden, Schweiz, Spanien). Gutachten im Auftrag der Bundestags-Enquete-Kommission «Ethik und Recht der modernen Medizin». Berlin 2005 (Kom.-Drs. 15/226) (www.bundestag.de/parlament/kommissionen/ethik_med/gutachten/gutachten02_palliativmedizin.pdf).

Knipping, C.: Das Verständnis, die Umsetzung und Qualifizierung von Palliative Care in der Schweiz unter besonderer Berücksichtigung der Pflege. Eine Literaturrecherche. Master Thesis, eingereicht am 11. Dezember 2003 an der Fakultät für Interdisziplinäre Forschung und Fortbildung der Universität Klagenfurt, Graz und Wien. Abteilung Palliative Care und OrganisationsEthik, Wien 2003 (www.iff.ac.at/pallorg).

Liesenfeld, S.; Buber, M.: Alles wirkliche Leben ist Begegnung. Verlag Neue Stadt, München/Zürich/Wien 1999, 2. A.

Rolling-Ferrel, B.; Coyle, N. (eds.): Textbook of Palliative Nursing. Oxford University Press, Oxford/New York 2001.

Schaeffer, D.: Versorgungswirklichkeit in der letzten Lebensphase: Ergebnisse einer Analyse der Nutzerperspektive. In: Ewers, M.; Schaeffer, D. (Hrsg.): Am Ende des Lebens. Versorgung und Pflege von Menschen in der letzten Lebensphase. Huber, Bern 2005.

Schaeffer, D. (Hrsg.): Der Patient als Nutzer. Krankheitsbewältigung und Versorgungsnutzung im Verlauf chronischer Krankheit. Huber, Bern 2004.

Spirig, R.; Petry, H.; Kesselring, A.; De Geest, S.: Visionen für die Zukunft – Die Pflege als Beruf im Gesundheitswesen der Deutschschweiz. Pflege, 14 (2001) 3: 141–151.

Steppe, H.: Quo vadis Fachpflege? Unveröffentlichtes Referat, Diakonisches Werk, Stuttgart 1996.

WHO – World Health Organization. National cancer control programs: policies and managerial guidelines. WHO, Genf 2002 (www.who.int/cancer/palliative/definition/en, Zugang: 10.3.2006)

Verwendete Internetadressen

www.dgpalliativmedizin.de
www.palliative.ch
www.palliativ.at

Weiterführende Internetadressen

www.dnqp.de (Deutsches Netzwerk für Qualitätsentwicklung in der Pflege DNQP)
www.eapcnet.org (European Association for Palliative Care)
www.iff.ac.at/pallorg (Fakultät für Interdisziplinäre Forschung und Fortbildung, IFF)
www.uni-bielefeld.de/IPW (Institut für Pflegewissenschaft an der Universität Bielefeld)

Weiterführende Literatur

Bergmann, A.: Der entseelte Patient. Die moderne Medizin und der Tod. Aufbau-Verlag, Berlin 2004.

Bischof, H. P.; Heimerl, K.; Heller, A. (Hrsg.): Für alle, die es brauchen. Integrierte palliative Versorgung – das Vorarlberger Modell. Lambertus, Freiburg i. Br. 2002.

Corbin, J. M.; Strauss, A. L.: Weiterleben lernen – Verlauf und Bewältigung chronischer Krankheit. Huber, Bern 2004.

Deutsches Netzwerk für Qualitätsentwicklung in der Pflege (Hrsg.): Expertenstandard Schmerzmanagement in der Pflege bei akuten oder tumorbedingten chronischen Schmerzen. Entwicklung – Konsentierung – Implementierung. Fachhochschule Osnabrück. Osnabrück 2005.

Dörner, K.: Der gute Arzt. Lehrbuch der ärztlichen Grundhaltung. Schattauer, Stuttgart/New York 2003, 2. A.

Ewers, M.; Schaeffer, D. (Hrsg.): Case Management in Theorie und Praxis. Huber, Bern 2000.

Ewers, M.: Anleitung als Aufgabe der Pflege. Ergebnisse einer Literaturanalyse. Veröffentlichungsreihe des Instituts für Pflegewissenschaft an der Universität Bielefeld (IPW). Bielefeld 2001.

Gronemeyer, R.: Kampf der Generationen. Deutsche Verlags-Anstalt, München 2004.

Gronemeyer, R.: Die späte Institution. Das Hospiz als Fluchtburg. In: Gronemeyer, R.; Loewy, E. H. (Hrsg.): Wohin mit den Sterbenden? Hospize in Europa – Ansätze zu einem Vergleich. Lit Verlag, Münster 2002.

Haslbeck, J. W.: Mitverantwortung in existentiellen und krisenhaften Situationen – Erfahrungen von Angehörigen in der häuslichen Sterbebegleitung mit palliativen Versorgungsstrukturen. In: Schnell, M. W. (Hrsg.): Ethik der Interpersonalität. Die Zuwendung zum anderen Menschen im Licht der empirischen Forschung. Schlütersche Verlagsgesellschaft, Hannover 2005.

Heller, A.; Heimerl, K.; Metz, C. (Hrsg.): Kultur des Sterbens. Bedingungen für das Lebensende gestalten. Lambertus, Freiburg i. Br. 2000, 2., erweiterte A.

Heller, A.: Der Umgang mit Sterbenden – individualisierte und standardisierte Versorgung. In: Metz, C.; Wild, M.; Heller, A. (Hrsg.): Balsam für Leib und Seele. Pflegen in Hospiz- und Palliativer Betreuung. Lambertus, Freiburg i. Br. 2002.

Jaspers, B.; Schindler, T.: Stand der Palliativmedizin und Hospizarbeit in Deutschland und im Vergleich zu ausgewählten Staaten (Belgien, Frankreich, Großbritannien, Niederlande, Norwegen, Österreich, Polen, Schweden, Schweiz, Spanien). Gutachten im Auftrag der Bundestags-Enquete-Kommission «Ethik und Recht der modernen Medizin». Berlin 2005 (Kom.-Drs. 15/226) (www.bundestag.de/parlament/kommissionen/ethik_med/gutachten/gutachten02_palliativmedizin.pdf).

Krajic, K.; Giessler, E.; Grundböck, A.; Pelikan, J.: Ambulante Versorgung Schwer- und Schwerstkranker. Eine explorative Meta-Analyse zehn internationaler Modelle. P98-104. Veröffentlichungsreihe des Instituts für Pflegewissenschaft an der Universität Bielefeld (IPW), Bielefeld 1998.

Loewy, E. H.; Springer-Loewy, R.: Ethische Fragen am Lebensende. In: Pleschberger, S.; Heimerl, K.; Wild, M. (Hrsg.): Palliativpflege. Grundlagen für Praxis und Unterricht. Facultas, Wien 2005, 2., aktualisierte A.

Loewy, E. H.: Wohin mit den Sterbenden. Hospize in Europa – Ansätze im Vergleich. Lit Verlag, Münster/Hamburg/London 2002: 139–145.

Müller-Mundt, G. (Hrsg.): Chronischer Schmerz. Herausforderungen für die Versorgungsgestaltung und Patientenedukation. Huber, Bern 2005.

Peplau, H. E.: Zwischenmenschliche Beziehungen in der Pflege. Ausgewählte Werke. Huber, Bern 1997.

Pleschberger, S.: Palliative Care. Ein Versorgungskonzept für sterbende Menschen. Institut für Pflegewissenschaft an der Universität Bielefeld (IPW), Bielefeld 2000 (www.uni-bielefeld.de/IPW).

Schaeffer, D. (Hrsg.): Der Patient als Nutzer. Krankheitsbewältigung und Versorgungsnutzung im Verlauf chronischer Krankheit. Huber, Bern 2004.

Schaeffer, D.; Günnewig, J.; Ewers, M.: Versorgung in der letzten Lebensphase. Analyse einzelner Fallverläufe. P03-120. Veröffentlichungsreihe des Instituts für Pflegewissenschaft an der Universität Bielefeld (IPW), Bielefeld 2003.

Schaeffer, D.; Moers, M.: Bewältigung chronischer Krankheiten – Herausforderungen für die Pflege. In: Rennen-Allhoff, B.; Schaeffer, D. (Hrsg.): Handbuch Pflegewissenschaft. Juventa, Weinheim/München, 2003, 2. A.

Schindler, T.; Rieger, A.; Woskanjan, S.: Krebskranken ein Sterben zu Hause zu ermöglichen. DÄB, 97 (2000) 41: 2688–2692.

Schindler, T.; Rieger, A.; Woskanjan, S.: Home Care Berlin. Daten zur häuslichen Versorgung schwerkranker und sterbender Tumorpatienten. Onkologie, 26 (2003): 184–189.

Stapferhaus Lenzburg (Hrsg.): Last minute. Ein Buch zu Sterben und Tod. Verlag für Kultur und Geschichte, Baden 1999.

Student, J.-C. (Hrsg.): Das Hospiz Buch. Lambertus, Freiburg i. Br. 1994.

Wegleitner, K.: Palliative Care in Graubünden. Leben bis zuletzt – Menschenwürdig Sterben. Zusammenfassender Endbericht einer Versorgungsdiagnose zu Palliative Care in Graubünden. Chur November 2005. Unveröffentlicher Bericht. Zu erhalten bei der Menzi-Jenni-Gertrud-Stiftung Chur (Schweiz).

Weiher, E.: Spiritualität in der Sterbebegleitung. In: Pleschberger, S.; Heimerl, K.; Wild, M. (Hrsg.): Palliativpflege. Grundlagen für Praxis und Unterricht. Facultas, Wien 2005, 2., aktualisierte A.

Weiher, E. (Hrsg.): Die Religion, die Trauer und der Trost. Seelsorge an den Grenzen des Lebens. Grünewald, Mainz 2004, 2. A.

12.2 Patientenedukation in der Palliative Care

Angelika Abt-Zegelin

«Wissen ist einer der wichtigsten Rohstoffe.»
(Sir Peter Ustinov)

Abstract

Ein Kapitel über Patientenedukation[1] in einem Buch über Palliative Care? Einigen Lesern kommt dies vielleicht seltsam vor. Wenn Pflege von manchen Zeitgenossen insgesamt als Restkategorie aller Gesundheitsbemühungen gesehen wird – jenseits von Prävention, Rehabilitation und Edukation – ist dann nicht die Pflege im palliativen Bereich wirklich «das allerletzte Ende der Fahnenstange»? Man möchte entgegensetzen: Die Menschen leben (noch), sie sind im Leben gegenwärtig, und ihr «DaSein» wird ganz bewusst erlebt. Unter diesem Aspekt werden gute Information und Beratung sogar besonders wichtig. Es geht primär nicht darum, ein Mehr an Lebenszeit anzustreben, sondern darum, Lebensqualität zu erhalten, der Zeit Sinn zu geben, den Tagen, Wochen und Monaten *Leben* zu ermöglichen, gute Entscheidungen zu fällen und kompetent zwischen Alternativen abzuwägen.

Dabei gilt es, die Betroffenen möglichst unabhängig von Institutionen und Fachkräften zu machen, sie zu befähigen, ihren Lebensweg selbst (mit-)zugestalten. Die Entwicklung der Palliative Care hin zu ambulanten Dienstleistungen erscheint hier als der richtige Weg. Gerade in der Palliative Care hat der stete Austausch zwischen Betroffenen, den ihnen nahe stehenden Bezugspersonen und den Fachkräften einen besonderen Stellenwert. Palliative Care wird in diesem Zusammenhang als etwas verstanden, das an vielen Orten und nicht etwa nur auf «Palliativstationen» oder in Hospizen möglich ist. Desgleichen beschränkt sich Palliative Care nicht etwa nur auf die Sterbesituation, Palliative Care wird vielmehr überall dort erforderlich, wo umfassendes, längerfristiges Leiden bei unheilbarer und progredienter Krankheit gemindert werden kann und soll (s. Kap. 5.4).

Studienziele

Nach Abschluss dieses Kapitels wird die bzw. der Lernende in der Lage sein:

- Begriffe, Grundannahmen und Argumente für die Patientenedukation zu benennen und zu erörtern.

- die Rolle der Pflegefachpersonen in der Patienten- und Familienedukation zu erkennen und zu diskutieren.

- ausgewählte Aspekte aus der Patientenedukation auf das Palliative-Care-Konzept zu übertragen und exemplarisch zu beschreiben.

- die Zugangswege und Möglichkeiten für eine Patienten- und Familienedukation zu nennen und zu erläutern sowie auf den eigenen Arbeitskontext zu übertragen (Schulungen, Beratungsinhalte, Broschüren).

- pädagogisch-psychologische Grundlagen für eine Patienten- und Familienedukation zu benennen und zu erklären.

---

[1] «Patienten- und Familienedukation» wurde vor einigen Jahren, nach längerer Diskussion, als Oberbegriff für verschiedene Aktivitäten im hier vorgestellten Zusammenhang (Wittener Konzept) gewählt. Ausdrücklich einbezogen sind alle pflegebedürftigen Menschen im häuslichen Bereich oder Hospiz, ihre Angehörigen, Altenheimbewohner und generell alle an Gesundheitsfragen interessierten Menschen. Die Bezeichnung «patient education» ist international gebräuchlich, sie firmiert in der Regel unter den Oberbegriffen «health education» oder «health communication». In der englischsprachigen Bedeutung wird dabei ein weites Verständnis von Edukation zugrundegelegt – nicht etwa das Pendant des deutschen Wortes «Erziehung» mit dem Beigeschmack der Belehrung und Unmündigkeit.

> **Schlüsselwörter**
>
> Angehörigenberatung, Compliance, Informationsmaterial, Patientenschulung, Patientenedukation, Lerntypen, Symptomkontrolle, Verständlichkeit

Einleitung – Begriffsklärungen

Unter dem hier vorgestellten Konzept der pflegeorientierten Edukation werden insbesondere drei Hauptaktivitäten verstanden: Information, Schulung und Beratung. In der Klientensituation überschneiden sich diese Aktivitäten möglicherweise, lassen sich aber vom Ansatz her recht gut unterscheiden:

- *Information:* gezielte Mitteilung, Bereitstellung verschiedener Medien, Vermittlung relevanter Adressen in einem offenen Angebot, Recherchehilfen
- *Schulung:* zielorientiertes, strukturiertes und geplantes Vermitteln von Wissen bzw. Fertigkeiten
- *Beratung:* ergebnisoffener, dialogischer Prozess, in dem eine individuelle und bedürfnisgerechte Problemlösung vorbereitet wird.

Im englischen Sprachraum wird die Edukation bisweilen unterteilt in Edukation und Counseling (Beratung). Viele weitere Bezeichnungen, wie Anleitung, Instruktion, Training, Lehren («teaching») oder Unterweisung, ersetzen insbesondere den Schulungsbegriff. Insgesamt ist in diesem Bereich, wie so oft in der Pflege, ein großer Begriffswirrwarr festzustellen. Letztlich geht es darum, dass durch veränderte Lebensumstände neue Strategien erforderlich werden und Ratsuchende Entscheidungen fällen müssen bzw. zusätzliches Wissen in ihr Weltbild, ihren Lebensalltag integrieren und umsetzen sollen. Welche Bezeichnungen auch gewählt werden, über diese Zielsetzungen sind sich die Akteure im Wesentlichen einig.

Im Bereich der Palliative Care wird es überwiegend um Beratung gehen, aber auch die Informationen sind wichtig, seien es mündliche Hinweise oder das Aushändigen von Schriftmaterial bzw. Broschüren. Daneben müssen auch Schulungen angeboten werden, etwa als Mikroschulungen im Sinne kleinster Lerneinheiten, um bestimmte Fertigkeiten oder Verhaltensweisen einzuüben. Dazu gehören z. B. Sondenkostgabe, Verbandwechsel, Transfer, Absaugen und Injektionen. Auch diese kleinen Schulungseinheiten müssen konzeptionell aufbereitet werden und sollten wissensgestützt (möglichst evidenzbasiert) und didaktisiert sein.

Thematisch kommt ein breites Spektrum an Pflegethemen infrage. Denkbare Inhalte reichen von der Katheterpflege über Obstipation, Schmerzprophylaxe oder Ernährungsfragen bis hin zur Lebensplanung oder Inanspruchnahme verschiedener Unterstützungsangebote und finanzieller Hilfe. Großen Raum wird der individuelle Umgang mit Angst und Schmerz einnehmen, daher ist hier ein spezielles Kapitel vorgesehen. Aber auch alle im Abschnitt Symptomkontrolle aufgeführten Beschwerden, seien es Atemnot, Müdigkeit oder Übelkeit, können edukative Maßnahmen erforderlich machen. Gut vorstellbar sind auch unterstützende Angebote zur Situationsbewältigung für die (pflegenden) Angehörigen in der Palliative Care.

Zur Bedeutung der pflegebezogenen Patientenedukation

Viele Gründe sprechen dafür, dass die pflegebezogene Patienten- und Familienedukation in den nächsten Jahren zunehmend an Bedeutung gewinnen wird. In manchen Bereichen gibt es schon bewährte Konzepte, durchaus auch mit positiven Kosten-Nutzen-Bilanzen. In Leitlinien und nationalen Standards nimmt Patientenedukation zunehmend Raum ein, klinische Behandlungspfade sind ohne Patientenedukation nicht mehr denkbar, jegliche «Entlassungsplanung» geht mit Information, Schulung und Beratung einher. Interventionen der Patientenedukation können an allen Orten pflegerischer Betreuung angeboten werden. Nur wenige Offerten berücksichtigen bisher das Wissen und die Erfahrung der Betroffenen selbst, obgleich in der täglichen Auseinandersetzung die Kranken selbst zu Experten werden und ihr Erfahrungswissen für andere hilfreich sein kann.

> **Beachte:** Chronisch Kranke und ihre Angehörigen sind keine «Laien», sie sind Fachleute ihrer eigenen Lebenssituation. Bei einer gelungenen Edukation werden die Empfehlungen der Fachkräfte mit der konkreten Lebenslage der Betroffenen in Übereinstimmung gebracht.

Grundannahmen des hier vorgestellten Konzeptes von Patientenedukation sind:

- Jede Gesundheitsstörung ist eine Lebenserfahrung und eine Lernaufgabe, langfristige Prozesse erfordern eine dauerhafte Auseinandersetzung.
- Eine gelingende Bewältigung ist mit der Person verknüpft, der Betroffene ist Koproduzent des Ergebnisses.
- Menschen wünschen mehr Beteiligung, sie möchten selber einen aktiven Beitrag leisten.

- Kontrolle über die eigene Lebenssituation zu haben ist ein elementares Bedürfnis; das Gefühl, keinen Einfluss nehmen zu können, ist schwer erträglich.
- Kranken wird durch Selbstbestimmung und die Möglichkeit der Mitgestaltung ihrer Lebenssituation ihre Würde bestätigt und Autonomie zurückgegeben.

Patientenedukation überschneidet sich vielfach mit Case-Management-Konzepten (Ewers/Schaeffer, 2000). Mit anderen Worten: Eine Fallbegleitung oder Pflegeüberleitung erfordert immer auch edukative Maßnahmen. Schlecht informierte Patienten bzw. Angehörige werden schnell zu Opfern der zahlreichen Bruchstellen im Gesundheitswesen. Die «Mündigkeit» der Kranken ist ein viel zitiertes und sehr anspruchsvolles Ziel – im Alltag ist es anzustreben, aber oft nicht erreichbar. In der Regel wird verkannt, dass Kranke auch Leidende sind, dass sie oft einfach rasche (Ab-)Hilfe suchen oder ihre Pflegebedürftigkeit anderen nicht zumuten wollen. Viele Patienten nehmen sich zurück, auch in Anerkennung einer (oft vermeintlichen) Fachautorität. Trotzdem darf das Ziel einer Befähigung zu selbstständigem und informiertem Handeln nicht aus den Augen verloren werden. Kranke fühlen sich oft hilflos und ausgeliefert, daher ist die Überwindung dieses Gefühls der Machtlosigkeit ein realistisches, aber auch schwieriges Ziel.

Theoretische Wurzeln der Patienten- und Familienedukation

Patientenedukation lässt sich aus vielerlei theoretischen Wurzeln ableiten, neben pädagogischen und pflegetheoretischen Überlegungen bieten die Gesundheitswissenschaften viele Argumente für die Patientenedukation. Insbesondere das Konzept der Salutogenese (Antonovsky, 1993) mit seiner Orientierung an Ressourcen bildet eine gute Grundlage. Die Psychologie liefert zahlreiche Begründungen, etwa durch das Stress-Adaptationsmodell (Lazarus/Folkman, 1984) oder durch die Theorien zur Selbstwirksamkeit (Bandura, 1977). Wichtig sind auch Ansätze, die stärker die Perspektive und individuellen Deutungsaspekte der Patienten und ihrer Angehörigen in den Mittelpunkt stellen, etwa die Erkenntnisse über «subjektive Krankheitstheorien» (Faltermaier et al., 1998) oder über das «Alltagswissen» (Schütz, 1971).

Besonders tragfähig für die Palliative Care ist der Ansatz der «Verlaufskurve», entwickelt im interdisziplinären Arbeitshorizont «Chronische Krankheit» (Corbin/Strauss, 2004). Verlaufskurven (Trajekte) zeigen die Komplexität der Krankheitsbewältigung und der Aufgaben für alle Beteiligten – weit umfassender als ein medizinorientierter, objektivierbarer Verlauf.

> Trajekte schließen das subjektive Kranksein ein, die Alltagsveränderungen, das Lernen, die Hermeneutik, die Integration in die Biografie – sie verlaufen dynamisch, stabile und instabile Phasen wechseln sich ab.

Pflegeberufe als Akteure

Pflegende sind als Berufsgruppe täglich gefordert, Information, Beratung und Schulung in Fragen der alltäglichen Versorgung zu übernehmen. In Kliniken, Altenheimen und in der häuslichen Pflege ist keine andere Berufsgruppe dafür zuständig und vorstellbar. Die Beziehung zwischen Pflegenden und Gepflegten ist eine wichtige Ressource für die Anleitung. Pflegende sind bei den Betroffenen präsent, sie kennen die Personen und die Umstände, können gute Momente des Dialogs erkennen und sprechen die Sprache der Patienten. Häufig werden Pflegende angesprochen, wenn Patienten die Ausführungen des Arztes nicht verstanden haben.

In vielen Pflegemodellen und -theorien ist die Verselbstständigung der Patienten ein Grundanliegen professionellen Pflegehandelns. Einige Pflegetheorien (u. a. Henderson, 1977, und Orem, 1997) greifen ausdrücklich auf Wissen und Selbstständigkeit der Betroffenen zurück. Der wichtigste Grund für die Übernahme edukativer Funktionen der Pflege liegt jedoch in den Themen selbst. Es geht ja um Fragen der alltäglichen Versorgung, Bewältigung und Gestaltung, meistens in einer Verflechtung körperlicher, seelischer und sozialer Aspekte! In der Regel sind es die Fachkräfte, die in Akutphasen stellvertretend für den Betroffenen handeln müssen, dabei können Pflegende als Rollenmodell für erfolgreiches Agieren dienen. Es geht darum, dass beruflich Pflegende lernen, diese Situationen vorausschauend wahrzunehmen, besser zu strukturieren und pädagogisch zu nutzen. Besonders die Arbeiten von Benner zeigen die Schlüsselrolle der Pflege in der Begleitung der Kranken auf (Benner, 1984; Benner/Wrubel, 1997; Benner et al., 2000).

Trotz aller positiven Argumente für eine pflegeorientierte Edukation muss jedoch festgestellt werden, dass Pflegende in den deutschsprachigen Ländern den Auftrag der Patienten- und Familienedukation bisher nur ungenügend wahrnehmen. In der Pflege werden Patienten eher zufällig und unsystematisch angeleitet. Den Patienten «mal eben etwas zeigen» heißt es, und diese Tätigkeiten sind oft nicht konzeptualisiert, werden kaum kommuniziert oder dokumentiert und schon gar nicht evaluiert. Trotzdem ist zu vermuten, dass ein Großteil an informeller Information «nebenbei» von den Pflegenden vermittelt wird. Oft stellen Patienten mehreren Pflegenden immer wieder die gleichen Fragen, sie machen sich selbst ein Bild aus den unterschiedlichen Antworten – gerade bei existenziellen Fragen und in kritischen Situationen ist dies gut verständlich. Der Zeitaufwand dieser kommunikativen Arbeit dürfte beträchtlich sein, wird aber nicht besonders wahrgenommen, sondern firmiert oft als alltäglicher Schwatz nebenbei. Diese informellen Gespräche dürfen nicht mit Patientenedukation verwechselt werden, sind allerdings ebenfalls wichtig für die Kranken.

Patientenedukation versteht sich allerdings als gezielte und bewusste Maßnahme, möglichst maßgeschneidert, individuell auf die Bedürfnisse und Situation dieses Patienten/Klienten einzugehen. In der Ausbildung sowie in Fort- und Weiterbildungen werden Pflegende noch immer viel zu wenig auf Gesprächs- und Schulungsaufgaben vorbereitet, obwohl die Ausbildungsbestimmungen der letzten Jahre in diese Richtung weisen. Leider glauben viele Pflegende selbst, dass für Schulung und Beratung keine besonderen Kompetenzen nötig sind. Sie sehen ihre Aufgaben zuerst im «handwerklichen» Bereich. «Da habe ich ein schlechtes Gewissen, das ist ja keine richtige Arbeit», meinte ein Krankenpfleger, um die Gesprächsarbeit mit den Patienten gegenüber den Kollegen zu rechtfertigen.

Pflegende fühlen sich unsicher bei Beratungstätigkeiten, sie fürchten, Falsches mitzuteilen. «Ich habe Angst vor der Verantwortung, ich stehe ja mit einem Bein im Gefängnis», sagte eine Krankenschwester in einem pädagogischen Vorbereitungskurs.

Kommunikation als zentrales Element der Palliativpflege

Ein sehr empfehlenswertes Buch zum Thema «Beratung in der Palliative Care» (Davy/Ellis, 2003) wurde unter dem Titel «Palliativ pflegen» ins Deutsche übersetzt. Die Autoren gehen davon aus, dass Isolation und Sinnverlust beherrschende Themen in der Palliative Care sind. Das Werk geht auf viele Besonderheiten in der Kommunikation ein, zeigt Beispiele und Lösungen für Problemsituationen. Schwerpunkt sind dabei die notwendigen «beraterischen Fähigkeiten» in der Palliative Care. Dabei wird auf die bekannten beziehungsorientierten Grundlagen nach Rogers (1961) zurückgegriffen, es geht um Klientenzentriertheit, um Akzeptanz, Echtheit und Wertschätzung, um Offenheit und Ehrlichkeit, um aufmerksames Zuhören, um den Einsatz von weiterführenden Fragen und ums Rückmelden. Obwohl das Buch viele eindrückliche Situationen schildert und ein Kapitel den Titel «Wie man beraterische Fähigkeiten entwickelt» trägt, dürfte klar sein, dass sich die Grundlagen klientenorientierter Beratung nicht allein durch ein Buch vermitteln lassen. Für den Bereich Gesprächsführung und Kommunikation gibt es ja viele Bücher unterschiedlichster Qualität auch aus anderen Bereichen. Hier sind sicherlich verschiedene (Präsenz-)Qualifikationen erforderlich, Umfang und Dauer mögen variabel sein – je nach Vorerfahrung und Persönlichkeit. Ferner muss eine Weiterentwicklung durch beständige Praxisreflexion, eventuell auch durch Supervision und kollegiale Rückmeldung hinzukommen.

Davy und Ellis (2003) räumen auch der Familie die ihr zustehende wichtige Rolle ein, sie gehen auf die Arbeit mit Familiengenogrammen ein und thematisieren konfliktreiche Situationen aus der Sicht der Familienmitglieder – hervorragende Grundlagen einer modernen «familienorientierten» Pflege. Die gegenseitigen Einflüsse zwischen Angehörigen und Patienten sind groß, mitunter wird auch von den Angehörigen als «Patienten 2. Ordnung» gesprochen – nicht umsonst wurden die Fragen der Unterstützung (pflegender) Angehöriger in Kapitel 7.1 aufgenommen. Lange Zeit wurden die Angehörigen vonseiten der beruflich Pflegenden eher als «Störenfriede» betrachtet. Inzwischen wandelt sich diese Auffassung, und die Angehörigen werden ebenfalls als Adressaten professioneller Pflege verstanden (Schnepp, 2002). Daneben wird klar, dass auch die Angehörigen durch Krankheit und Pflegebedürftigkeit des Verwandten hoch belastet sind, manchmal werden sie selbst krank.

Übereinstimmend schildern Angehörige die belastenden Faktoren. Es sind noch nicht einmal die körperlichen Anstrengungen bzw. der Umgang mit Gebrechen. Am schwierigsten ist die Bewältigung von Verhaltensstörungen, Alltagsinkompetenz, Gedächtnisverlust, eingeschränkter Kommunikation und Rückzug. Viele Angehörige befinden sich deswegen in einer ambivalenten Situation. Pflegende Angehörige glauben oft, rund um die Uhr verfügbar sein zu müssen, sie kommen nicht zur Ruhe, gönnen sich keine Auszeit und stellen ihre Wünsche zurück (Buijssen, 1997). Sie brauchen Hilfe beim Helfen und sind deswegen wichtige Adressaten von Beratung, Information und Schulung. Die professionelle Pflege bezieht die Familienangehörigen mit ein und betrachtet sie nicht als Konkurrenten.

> Patientenedukation ist ohne frühzeitige und vorausschauende Einbeziehung der (pflegenden) Angehörigen nicht denkbar, ganz besonders gilt dies für die Palliative Care.

Compliance und Symptomkontrolle

Alltagssituationen sind oft komplexer, als die Behandler vermuten: Menschen wollen ihren Lebensstil fortsetzen, möchten ihre Familienintimität wahren, sie haben Haustiere, möchten noch einmal reisen, haben «ungesunde Hobbys» bzw. leben unter schwierigen Bedingungen. Wichtig ist, sich in der Patientenedukation mit dem realen Umfeld und Lebenskontext der Betroffenen auseinander zu setzen – in der Palliative Care hat dies oberste Priorität.

Der Begriff «Symptommanagement» ist besonders durch die palliative Medizin im angloamerikanischen Raum transportiert worden. So sinnvoll die Linderung einzelner Krankheitszeichen auch ist, niemals werden isoliert einzelne Beschwerden «kuriert» bzw. «unter Kontrolle gebracht». Immer müssen die Person und ihr Lebenskontext gleichermaßen betrachtet werden (s. Kap. 12.1). Weitgehende Autonomie im gewohnten Alltagsvollzug soll angestrebt werden. Dies kann durchaus mit einem (unhinterfragten) Symptommanagement kollidieren, etwa wenn die Nebenwirkungen von Medikamenten die Lebensqualität wiederum einschränken. Die Bezeichnungen Management und Kontrolle bedeuten auch nicht, dass Symptome einfach zum Verschwinden gebracht werden sollen, in manchen Fällen haben Beschwerden verschiedene (subjektive) Bedeutungen und entstehen überhaupt erst in der Wahrnehmung unterschiedlich Beteiligter. Häufig herrschen auch veraltete Vorstellungen von «Compliance» vor – es wird davon ausgegangen, dass der Patient tut, was der Arzt sagt. Besonders aus der Pflegewissenschaft wird diese naive Auffassung von Compliance kritisiert (Evangelista, 1999) und eine informierte *und* autonome Entscheidungsfähigkeit der betroffenen Menschen gefordert. Der Begriff Non-Compliance wird im Sinne von Nicht-Wollen oder Nicht-Kooperieren oft negativ assoziiert, dabei liegen Gründe für das «Ausscheren» der Patienten oft im Unvermögen, im Nicht-Verstehen oder Vergessen-Haben. Besonders langfristige Krankheiten mit aufwändigen Verhaltensauflagen erschweren den Patienten die Therapietreue. Vielleicht hängt die hohe Rate an «Ausbrechern» mit einer zu engen Auffassung von Compliance zusammen. Menschen brauchen Freiräume und Optionen, hier müssen vor allem Chancen eröffnet werden, Verhaltensweisen zu probieren und Folgen zu korrigieren. Die Vermittlungsweise sollte die Erfahrungen der Betroffenen einbeziehen, aktives und beteiligtes, erwachsenengerechtes Lernen sollte im Vordergrund stehen. Eine gute Übersicht der Grundlagen erwachsenengerechten Lernens findet sich in den Klappentexten des Buches von London (2003). Lehrerzentriertes Lernen mit «erhobenem Zeigefinger» ist unpassend – leider weisen etliche herkömmliche Patientenschulungsprogramme im Medizinbetrieb diese und andere Mängel auf.

Komplexität der Edukation

Wichtig ist, dass Pflegende bei edukativen Situationen rechtzeitig erkennen, wann zusätzliche Hilfe aktiviert werden sollte – eigene Grenzen zu respektieren ist ein Zeichen von Professionalität. So kann in einem Krankheitsverarbeitungsprozess durchaus eine psychotherapeutische Behandlung erforderlich werden, ungelöste Familienkonflikte können die Einarbeitung der Angehörigen blockieren, zahlreiche Fachfragen können Expertenmeinungen erforderlich machen.

Für das Gelingen der Interventionen in der Patienten- und Familienedukation sind etliche Aspekte wichtig:

- Zeitpunkt
- Vorwissen
- manuelle/kognitive Möglichkeiten des Patienten
- Krankheitsverarbeitung und -erfahrung
- seelische Verfassung/Motivation
- Umfeldbedingungen
- Lernstile und -interessen.

Die pädagogische Psychologie differenziert nach Lerntypen, deren Unterschiedlichkeit auf der Betonung von Sinneszugängen liegt, allerdings sind viele Menschen «Mischtypen», und die Erkenntnisse zeigen, dass die Merkleistungen besser sind, wenn mehrere «Kanäle» aktiviert werden. Der *visuelle* Typ benötigt Illustrationen, hat ein bildhaftes Vorstellungsvermögen, markiert und malt viel. Der *auditive* Typ lernt durch Zuhören und Reden, er achtet auch auf Stimmlage und mitschwingende Bedeutung – er liest und studiert gern und steigert das Behalten durch lautes Lesen. Der *Bewegungstyp* lernt haptisch, über den Tastsinn, er muss abstrakte Gedankengänge motorisch konkretisieren. Im Gegensatz dazu wird ein *kognitiv* Lernender erst die theoretischen Hintergründe kennen lernen wollen, er denkt nach und reflektiert das Gesehene und Gehörte, um sich Wissen anzueignen.

Eine gute Patienteninformation bzw. -schulung zeichnet sich dadurch aus, dass das Wissen personenorientiert «kleingearbeitet», portioniert und gut verständlich vermittelt wird. Lehr- bzw. Anschauungsmaterial unterstützen die Aktivität, auch Mimik und Gestik können Aussagen unterstreichen. Erfahrene «Pädagogen» sichern die Interaktion in jedem Schritt ab, in dem sie auf die Signale des Gegenübers achten: Runzelt der Patient die Stirn oder folgt er zustimmend? Ein professionelles Vorgehen beachtet auch die individuelle Lernerfahrung der Betroffenen zu diesem Thema, das Bisherige wird reflektiert, vorhandenes Vorwissen wird integriert.

Selbstverständlich wird davon ausgegangen, dass für jedes Thema neuzeitliches Wissen zusammengestellt wird. Das Recherchieren in Datenbanken, Nachschlagen in neuen Büchern und Befragen von Experten ist Grundlage der Vorbereitung aller Aktivitäten. In den meisten Fällen liegt zu Pflegethemen bisher kein «evidenz-basiertes Wissen» vor.

In dem breiten Rahmen von Patientenedukation ist diese Form wissenschaftlicher Qualitätssicherung bisher nicht durchführbar, sie muss aber angestrebt werden. Die vermittelten Inhalte sollten jedoch auf dem neuesten Stand des Wissens beruhen, und die Quellen müssen angegeben werden.

Günstige Momente in der Patientenedukation

Der günstigste Moment ist natürlich, wenn die Betroffenen selber nachfragen. Im Pflegealltag verstreichen diese Gelegenheiten oft ungenutzt, sei es, weil im Augenblick keine Zeit ist oder weil das Informationsbedürfnis der Betroffenen erst gar nicht wahrgenommen wurde. Fragen Betroffene gezielt nach, entstehen aus diesen informellen Situationen oft besonders fruchtbare Beratungen, denn der Patient ist motiviert. Pädagogisch günstige Momente können aber auch herbeigeführt werden. London (2003) widmet in ihrem Buch dem Thema des pädagogisch günstigen Moments ein umfangreiches Kapitel. Unterschiedliche Lernbereiche sind zu berücksichtigen:

- Einstellungen und Gefühle, z. B. beim Betrachten der Wunde nach einer Mastektomie oder bei der Erhöhung der Opiatdosis bei stärkeren Schmerzen
- kognitive Inhalte, etwa bei der Berechnung der Broteinheiten bei Diabetes
- praktische Fähigkeiten (psychomotorisch), wie Gehen mit dem Gehstock, die Eingabe von Sondenkost oder die subkutane Verabreichung einer Schmerzreservedosis.

Beachte: Die Bereiche des emotionalen, kognitiven und psychomotorischen Lernens entsprechen den Feldern Wollen, Wissen und Können – sie müssen zur Deckung gebracht werden, damit tatsächliches Handeln erfolgt.

Prozesshafter Verlauf

Schulungen folgen definierten Prozessschritten, in denen Bedürfnis, Bedarf und Bereitschaft eingeschätzt, Ziele definiert, die Aktivitäten geplant und durchgeführt werden – schließlich werden die Ergebnisse ausgewertet. Auch strukturierte Edukationsprogramme können niemals in derselben Form übertragen werden, zu unterschiedlich sind die Voraussetzungen bei den einzelnen Teilnehmern, die Ziele werden individuell ausgehandelt. Der Lernbedarf lässt sich anhand von Fragen zum Wissensstand des Patienten einschätzen:

- Kennt er die Symptome seiner Krankheit?
- Ist er über die Ursachen informiert?
- Weiß er, welche Selbstpflegemaßnahmen wirksam sind?
- Weiß er über Komplikationen und ihre Anzeichen Bescheid?
- Kennt er die Behandlung und ihre Nebenwirkungen?

Im angloamerikanischen Sprachraum existieren eine Menge spezieller Assessments für (fast) jede krankheitsbedingte Lernsituation. Die Lernbereitschaft lässt sich an den Fragen des Patienten ablesen:

- Zeigt er Interesse, Langeweile oder Abwehr?
- Ist er emotional und kognitiv in der Lage, Informationen aufzunehmen?

Gerade in der Palliative Care ist es besonders wichtig, die psychische Lage des Betroffenen zu berücksichtigen, ohne die Beachtung der Befindlichkeit sind Erfolge der Lehr- und Lernaktivitäten oft infrage gestellt. Grundsätzlich muss abgeklärt werden, inwieweit die Angehörigen an den Schritten teilnehmen sollen und können.

Angst ist stets ein schlechter Ratgeber. Bei Schulungsmaßnahmen sollte ein förderliches Klima mit vielen Beispielen und Übungsmöglichkeiten geschaffen werden – «schulmeisterliches» Verhalten und Leistungsdruck sind zu vermeiden. Insbesondere die Erkenntnisse der pädagogischen Psychologie liefern Grundlagen für die Schulung und Information der Patienten.

Die Tiefe neuer Kenntnisse ist unterschiedlich und sie reicht von Faktenwissen über Prinzipien bis hin zur Anwendungsorientierung. Den anspruchsvollsten Bereich in der Patientenedukation stellt «optionales Wissen» dar. Hier eröffnen sich den Betroffenen Wahlmöglichkeiten, sie verhalten sich adäquat bei Komplikationen, können auch unter veränderten Bedingungen eine für sie günstige Wahl treffen. Dieses optionale Wissen ist besonders wichtig bei langfristigen gesundheitlichen Änderungen. Je enger und strenger Auflagen für die Betroffenen sind, desto eher besteht die Gefahr des Ausscherens aus Therapiekonzepten. In diesem Zusammenhang ist festzustellen, dass es nur wenig geeignetes Lehrmaterial für die Patienten- und Familienedukation gibt. Offensichtlich müssen Beispiele und Modelle viel einfacher sein, um Zusammenhänge zu erklären.

Nicht selten müssen einfache Modelle selbst erstellt, Zeichnungen müssen in Eigenarbeit angefertigt werden. Immer ist die Frage zu stellen, welche Kenntnisse wirklich notwendig sind: die Betroffenen brauchen eben nicht eine verkleinerte Version des Wissens von Fachkräften, sondern möchten andere Dinge wissen. Leider werden im Textmaterial – zum Teil unbeabsichtigt – manchmal auch negative Einstellungen transportiert. Darauf sollte verzichtet werden. Insgesamt ist Informationsmaterial zu wenig differenziert, beispielsweise im Hinblick auf bestimmte Altersgruppen, wie Kinder und Jugendliche, oder auf Migranten. Auch werden häufige Einschränkungen wie Hör- und Sehbehinderungen oder manuelle Behinderungen in Edukationskonzepten nicht berücksichtigt.

Alle Aktivitäten der Patientenedukation sollten nachvollziehbar dokumentiert werden, eventuell mittels besonders dafür vorgesehener Formulare. In Besprechungen und Fallkonferenzen sind Vorgehen und Fortschritte bei einzelnen Patienten zu thematisieren. Das Aufschreiben der Maßnahmen stellt eine erste Stufe dar, um die Angebote zu evaluieren. Das Auswerten der Aktivitäten ermöglicht Qualitätssicherung, Weiterentwicklung und später auch Forschung. All dies ist notwendig, um Patientenedukation langfristig zu begründen und zu etablieren. Schwierig ist, Ergebnisindikatoren zu finden, die über leicht messbare «Werte» hinausgehen. Vielfach begnügt man sich mit der «kognitiven Reproduktion», mit der Wiedergabe gelernten Wissens, etwa durch die schon genannten Assessments oder durch Multiple-Choice-Tests.

> **Beachte:** Medizinisch Unkundige sind oft beeindruckt von Apparaturen, Schläuchen und Verfahrensweisen. Es kann vorkommen, dass ein sterbender Mensch nach Hause möchte, dies aber unterbleibt, weil die Angehörigen fürchten, nicht mit der intravenösen/subkutanen Infusion oder dem Blasenkatheter zurechtzukommen. Gerade in der Palliative Care sollte den pflegenden Personen Mut gemacht werden, die Situation bewältigen zu können!

Die Möglichkeit, sich bei Problemen telefonisch Rat holen zu können, bringt Erleichterung. In der Regel lassen sich viele Dinge auf einfache Prinzipien zurückführen und gut erklären. Gerade für die ambulante Betreuung Schwerkranker und Sterbender muss es Ziel sein, eher einfache, patienten- und familien-

orientierte Abläufe zu planen und weniger, kleine Intensivstationen einzurichten. Manchmal schwingt hier auch unbewusst der Übereifer der Fachkräfte mit, ohne annähernd die Möglichkeiten und Grenzen der häuslichen Betreuung – sei es der Betroffenen wie auch der Betreuenden – im Detail zu kennen. So manches wird auch in der häuslichen Umgebung gar nicht gebraucht: wird sehr oft und vorsichtig «oral» Flüssigkeit eingegeben, kann möglicherweise auf eine Infusion verzichtet werden. Es gibt viele Beispiele dafür, dass sich Handlungsweisen vereinfachen lassen.

Mikroschulungen

Die Entwicklung von Mikroschulungen war eine der ersten Aktivitäten des Wittener Konzeptes.

> Unter Mikroschulungen werden kleine Lehr- bzw. Lerneinheiten verstanden, die eine spezifische Fertigkeit bzw. Verhaltensweise schulen oder ein definiertes Wissen vermitteln.

Der Begriff «Mikro» zeigt an, dass es sich um kurze Einheiten handelt, die durchschnittlich 15–20 Minuten, maximal 1 Stunde dauern. Die Adressaten sind eine oder zwei Personen. Zunächst wurde eine Einheit zum Thema «Subkutane Injektion», eine häufig zu erlernende Fertigkeit für Patienten bzw. Angehörige, erstellt. Das Vorgehen wurde in einer Schrittabfolge standardisiert und in einem Textpaket zusammengefasst. Wichtige Grundlage sind dabei die Recherche und Zusammenfassung neuzeitlichen Wissens zum Thema. Erstaunlicherweise ergaben sich beim Thema «Subkutane Injektion» – immerhin eine sehr häufige Maßnahme – im Vergleich verschiedener Pflegelehrbücher ganz unterschiedliche Varianten in der Vorgehensweise.

Im Ablauf der Mikroschulung wird bei den Lernenden zunächst das Vorwissen ermittelt, dann werden die Inhalte materialgestützt dargestellt und praktisch demonstriert. Es wird gemeinsam geübt, auf Fragen eingegangen, Informationsmaterial ausgehändigt und abschließend das Vorgehen noch einmal geprüft. Das Textpaket enthält alle relevanten Informationen und Dokumentationsbögen für die Mikroschulung. Dazu gehört eventuell ein Materialkorb mit den erforderlichen Unterlagen und Gegenständen. Erstrebenswert ist das Angebot der Mikroschulungen vor Ort, im Pflegeprozess auf den Stationen, im häuslichen Bereich oder beim niedergelassenen Arzt. Viele pflegerelevante, häufig vorkommende Themen eignen sich für Mikroschulungen. Im Netzwerk Patientenedukation sind vorbereitet: «Umgang mit einem Dosier-Aerosol» und «Transfer».

Strukturierte Anleitungen

> Strukturierte Anleitungen sind umfangreichere Edukationsprogramme. Sie enthalten die drei Elemente Information, Schulung und Beratung und bestehen aus Dossiers zu speziellen Veränderungen.

In strukturierter Form begleiten diese Anleitungen den Patienten während des Klinikaufenthaltes und zielen darauf ab, ihn und seine Angehörigen bis zur Entlassung zum Selbstmanagement zu befähigen. Im Netzwerk wurde ein solches Programm für Kehlkopfoperierte/ Tracheotomierte in zweijähriger Vorarbeit durch eine Arbeitsgruppe entwickelt und implementiert. Ein weiteres Programm widmet sich Epilepsiepatienten, ein Programm für Brustkrebspatientinnen in der ersten klinischen Phase ist in Vorbereitung. Auch für den Kontext der Palliative Care ist ein umfangreiches Dossier vorstellbar.

Materialsichtung und -entwicklung

Eine wenig aufwändige Maßnahme zum Einstieg in die Patientenedukation ist das Auslegen, besser noch Aushändigen von bereits auf dem Markt befindlichem Informationsmaterial für Patienten und Angehörige. Dazu könnte auch eine kleine Patienten-Bibliothek, ein Regal mit Broschüren, eventuell auch mit Leihbüchern gehören. Das Angebot zu den einzelnen Krankheiten und Gesundheitsstörungen ist riesig, viele Unterlagen können kostenlos bezogen und immer wieder nachbestellt werden.

Die Materialien sollten auf jeden Fall gesichtet und bewertet werden, und die Fachkräfte sollten unbedingt über die Broschüren Bescheid wissen. Wichtig ist, dass die Inhalte dem jeweiligen Behandlungs- und Pflegekonzept entsprechen. Oft sind die Unterlagen mit Werbung durchsetzt. In den letzten Jahren wird auch zunehmend das Internet genutzt, um Informationen zu finden. Die Quellen aus dem jeweiligen Arbeitsfeld sollten allen Pflegenden bekannt sein. Infrage kommen Materialien aus der Industrie – die entsprechenden Unternehmen stellen gern Patienteninformationsmaterial bereit (evtl. Kontakt zu den Vertretern über die Apotheke bzw. den Einkauf). Die meisten großen Unternehmen unterhalten ganze Abteilungen zur Patienteninformation und haben zahlreiche Dossiers entwickelt.

Die Hinweise zur Medikamenteneinnahme sind ein bekanntes Problemfeld. Niemand fühlt sich richtig zuständig, die Beipackzettel sind für die Betroffenen oft unverständlich. In der Palliative Care sollte verstärkt auf dieses Thema geachtet werden, z. B. im Kontext der Schmerztherapie. Eine weitere Möglichkeit ist der Einsatz von Materialien der Selbsthilfe- bzw. Interessengruppen. Oft eignen sich auch Materialien der Krankenkassen und Versicherungen oder der Ministerien. Verbände und Interessengruppen gibt es für viele Krankheiten und Probleme.

Alle Broschüren, die ausgegeben werden, sollten vorher aufmerksam von den Fachkräften geprüft werden. Es zeigt sich häufig, dass die verschiedenen Materialien zum gleichen Inhalt unterschiedliche Stärken und Schwächen haben. Die «maßgeschneiderte» Broschüre gibt es nicht, bei komplexen Situationen sind meist mehrere Ratgeber erforderlich. Oft haben die Hersteller selbst darauf reagiert und die Informationen auf mehrere Broschüren verteilt.

Auch die Zielgruppen der Materialien sind nicht homogen. Aus diesem Grund sollten verschiedene Unterlagen bereitgehalten werden, eventuell ergänzen sich die Informationen ganz gut. Ungeeignete Informationen sollten aussortiert werden.

Für viele Themen im Pflege- bzw. Krankenhausalltag gibt es allerdings kein Material, vor allem wenn kein Verkaufsinteresse dahinter steht. In diesem Fall können Pflegende selbst kurze Informationsblätter für die Patienten und ihre Angehörigen erstellen.

In unserem Umfeld zur pflegebezogenen Patientenedukation ist eine «Wittener Liste zur Broschürenbeurteilung» entstanden. Sie enthält zehn Aspekte, die sowohl bei der Selbsterarbeitung von Informationsmaterial als auch bei der Beurteilung anderer Broschüren berücksichtigt werden sollten (s. Kasten).

Auf einige der genannten Aspekte soll näher eingegangen werden. Die ersten drei Aspekte beziehen sich auf die inhaltliche Nutzerorientierung, die mittleren Gesichtspunkte auf die Gestaltung und die letzten Angaben auf die Wissensbasierung. Informationsmaterial sollte zielgruppenspezifisch erstellt werden: Fachkräfte brauchen andere Hinweise als Betroffene, pflegende Angehörige eine andere Ansprache als die zu Pflegenden. Nicht selten versuchen Urheber von Broschüren alle möglichen Interessenten gleichzeitig zu informieren, was nur in wenigen Fällen gelingen kann. Die ausdrückliche Angabe eines Ziels erleichtert die Konzeption einer Broschüre, außerdem können Ziele dazu dienen, Information und Aufbau daran zu messen, ob das angegebene Ziel auch erreicht wird. In pflegerischen Zusammenhängen geht es meistens um Alltagsrelevanz, um Hilfe bei vielerlei täglichen bzw. regelmäßigen Aktivitäten – danach sollte das Material beurteilt werden.

Leider wird oft der Gang medizinischen Denkens auf Broschüren für Betroffene übertragen: es geht um Ätiologie, Epidemiologie, Prognose, Diagnostik, Differenzialdiagnose, Therapie etc.; vieles davon interessiert kranke Menschen und ihre Angehörigen nicht, selbst wenn es in einer vereinfachten Sprache angeboten wird. Relevant sind Informationen, die *handlungsweisend* sind, im Vordergrund stehen Fragen des Sich-Verhaltens und des Umgangs mit Alltagsaspekten. Eine persönliche Ansprache («Sie») erhöht den Bezug.

Hinweise zur Erstellung von Broschüren

Bei der Erstellung von Broschüren ist Folgendes zu berücksichtigen:

- Informationen für Betroffene sollten zu einer positiven Bewältigung beitragen, eine Stärkung der Einsicht: «Das bekomme ich in den Griff» zum Ziel haben. Diese Grundanlage ist nicht selbstverständlich, mitunter finden sich sogar diskriminierende oder resignierende bzw. übervorsichtige Inhalte.
- Manchmal wird der Ratsuchende auch (unabsichtlich) lächerlich gemacht, etwa durch ein Layout oder Zeichnungen z. B. nach dem Motto: «Hurra, eine Bronchoskopie!» Broschüren und Plakate sollten die Betroffenen ernst nehmen.
- Broschüren sollten nicht zu umfangreich und mit Informationen überladen sein – weitergehende Zielsetzungen sollten ausgewiesen werden (z. B. Info-Mappen für Interessierte). Viele Menschen lesen ungern und überfliegen Hinweise in wenigen Minuten.
- Als Schriftgröße wird eine 12- oder 14-Punkt-Schrift empfohlen, durchaus fett gedruckt, damit soll der Text auch für Menschen mit Seheinschränkungen gut lesbar sein. Wichtig ist eine klare und einfache Schrift.
- Durch Schriftgröße und Umfangbeschränkung muss eine Auswahl der wichtigsten Inhalte erfolgen.

- Zur Verständlichkeitsüberprüfung des Textes sei das «Hamburger Verständlichkeitskonzept» (Langer et al., 2002) empfohlen. Unverständliche Fachsprache ist zu vermeiden, allerdings hat es sich als gut erwiesen, den allgemein verständlichen Ausdruck durch das Fachwort (in Klammern) zu ergänzen. Im englischen Sprachraum werden zur Prüfung der Textverständlichkeit «Lesbarkeitsformeln», wie z. B. die Fry-Lesbarkeitsformel, der Flesch-Lesbarkeitsscore (erscheint als Hilfe in der PC-Textverarbeitung) oder das SAM-Schema eingesetzt.
- In der Regel werden die durchschnittliche Anzahl der Silben pro Wort sowie der Wörter pro Satz gezählt, mathematisch in Formeln berechnet und ausgedrückt. Der Flesch-Lesbarkeitsgrad erreicht als besten Wert maximal 100 Punkte als beste Lesbarkeit. Damit entspricht er dem Leseniveau der fünften Klasse, die Zuweisung erfolgt nach Bildungsgrad, dies ist durchaus kritikwürdig. Die einfachsten Texte sind allerdings nicht immer die lesefreundlichsten. Die Formeln aus dem englischsprachigen Raum sind des komplexeren Ausdrucks in der deutschen Sprache wegen hier zu Lande kaum nutzbar.
- Broschüren müssen klar gegliedert, Überschriften ausgewiesen sein, und auch inhaltlich müssen sie einem «roten Faden» folgen. Dazu stellt man sich am besten Fragen und Gedankengang der Nutzer vor.
- In vielen Fällen lohnt sich eine professionelle Beratung, hilfreich ist auch, das Material nach den ersten Broschürenentwürfen in einem kleinen Prätest an der Zielgruppe zu prüfen. Oft versuchen die Autoren, zu viele Informationen in eine Handreichung hineinzubringen, andererseits sollten die Texte so gut verteilt sein, dass nicht halbe Seiten freibleiben.

Wittener Liste zur Broschürenbeurteilung

1. Werden die Zielgruppe und das Ziel angegeben?
2. Ist der Alltagsbezug vorhanden? Wie relevant sind die Informationen?
3. Ist positive Bewältigung beabsichtigt? Gibt es eine persönliche Ansprache?
4. Welchen Umfang hat die Broschüre bei welcher Schriftgröße?
5. Wie ist die Verständlichkeit?
6. Wie erscheinen das Layout, Überschriften, Abbildungen und die Gliederung?
7. Sind neuzeitliches Wissen, eine Literaturstützung, Quellenangaben und ein Datum ersichtlich?
8. Sind Autorenhinweise sowie Hinweise zur Finanzierung bzw. auf eine spezielle Abhängigkeit erkennbar?
9. Gibt es weiterführende Hinweise/Adressen?
10. Deckt die Broschüre das Thema vollständig ab, oder fehlen Aspekte?

- Im Power-Point-Zeitalter werden oft auch zu viele Gestaltungselemente eingesetzt, es wird mit verschiedenen Schrifttypen, -größen, Farben und Gestaltungselementen gearbeitet.
- Abbildungen und Grafiken sollten den Text stützen und selbsterklärend sein. Schwierig ist die Auswahl von Fotos. Dabei wird oft der Fehler gemacht, dass Bilder gewählt werden, die Experten beeindruckt haben und einen ungünstigen Verlauf, wie z. B. einen Dekubitus großen Ausmaßes, eine umfangreiche Elephantiasis oder einen riesigen Darmprolaps nach Stoma-Anlage, zeigen. Betroffene erschrecken sich häufig bei solchen Abbildungen.

Wissensbasierung

Das Wissen im Informationsmaterial sollte dem «State of the Art» entsprechen, zeitgemäße Lehrbücher bieten dazu einen Anhaltspunkt. Die Argumentation sollte auch durch Fachartikel und wissenschaftliche Beiträge der letzten Jahre gestützt werden (Quellen angeben). Wichtig ist, dass Broschüren auch mit Angaben zum Erscheinungsjahr, zur Auflagenhöhe usw. versehen werden.

Richtig ist die Forderung nach Evidenzbasierung, obwohl in der Pflege und in der Medizin der Anteil noch gering ist. Immerhin werden für immer mehr Themen Leitlinien zur Verfügung gestellt. In der Medizin geschieht dies durch wissenschaftliche Fachgesellschaften, in der deutschen Pflege wurden bisher fünf nationale Expertenstandards auf den Weg gebracht. Die Forderung nach wissenschaftlich gestützter Verbraucherinformation ist möglicherweise verfrüht. Leider haben viele Urheber von Informationsmaterial zudem einen eher unmündigen und dümmlichen Adressaten als Zielgruppe vor Augen. Die Auftraggeber, Finanziers und Autoren von Broschüren sollten kenntlich sein, nur so können bestimmte Werbeinteressen und Abhängigkeiten beurteilt werden. Unabhängige Informationen sind zu bevorzugen, allerdings ist dies in vielen Fällen schwer zu beurteilen (z. B. bei Handreichungen durch Ärzteverbände). Ergänzend zur Wittener Liste muss natürlich auch auf die Verfügbarkeit von Broschüren geachtet werden:

- Entstehen Kosten?
- In welchem Umfang können die Broschüren bestellt werden?
- Ist eine Neuauflage vorgesehen?

Broschüren ergänzen durch Gespräch

Das Auslegen von Broschüren ist unverbindlicher als ein Aushändigen. Doch auch Letzteres reicht nicht. Das Aushändigen von Broschüren sollte mit definierten Gesprächsinhalten einhergehen. Wir empfehlen, einen Gesprächsleitfaden zusätzlich zur Weitergabe von Informationsmaterial zu entwickeln.

Schriftliches Informationsmaterial kann Gespräche vorbereiten, Fragen können durch das Lesen entstehen. Auch zur Nachbereitung und Ergänzung von Gesprächen eignen sich Broschüren. Eine weitere Möglichkeit ist, die Texte zur Gesprächsgrundlage zu machen und die Inhalte Schritt für Schritt durchzugehen.

Zusammenfassung

Die Nachfrage nach Palliative Care steigt. Dieses Feld zeichnet sich durch einige Besonderheiten aus, darunter ein deutlich interdisziplinärer Ansatz, die Betonung von Lebensqualität und die Fokussierung auf die individuelle Autonomie. Eine verstärkte Information, Schulung und Beratung gehören absolut dazu, um die Selbstständigkeit der Kranken zu fördern.

In den letzten Jahren ist es gelungen, der gesamten beruflichen Pflegelandschaft durch einzelne Entwicklungen neue Impulse zu geben. So sind durch die Pflege Aids-Kranker eine neue Offenheit und eine stärkere Betonung des ambulanten Bereichs erreicht worden. Durch die Pflege behinderter Menschen hat der Lebensweltbezug Raum gefunden. Durch neuere Ansätze bei demenzkranken Menschen sind die Personorientierung und die Bedeutung der Angehörigen in den Mittelpunkt gerückt. Auch Palliative Care braucht Familienorientierung.

Abschließend soll noch einmal auf die enge Verbindung zwischen Palliative Care und Patientenedukation eingegangen werden. In der WHO-Definition der Palliative Care (www.who.int/cancer) ist die Rede von «bestmöglicher Einflussnahme auf die Lebensqualität der Patienten und Angehörigen». Besonders durch Prävention, frühzeitiges Assessment und edukative Maßnahmen kann umfassendes Leiden verhütet oder rechtzeitig gelindert werden.

Abschließende Fragen zur Reflexion

- Zu den Elementen kritischen Denkens gehört ein Perspektivenwechsel. Denken Sie sich in die Angehörigen der Patienten in der Palliative Care ein. Welche für die Patientenedukation relevanten Fragen und Probleme könnten sich zu welchem Zeitpunkt ergeben? Erstellen Sie eine Liste, und diskutieren Sie die Themen mit Ihrem Team.

- Broschürenbewertung: Wählen Sie eine Informationsschrift, die sich an Kranke in der palliativen Betreuung richtet, und beurteilen Sie diese Broschüre. Beziehen Sie Ihre Kollegen ein.
- Nehmen Sie ein Patientenproblem, z. B. Appetitlosigkeit oder Schmerzdurchbrüche bei einem schwer kranken Menschen. Entwickeln Sie zu jedem Ereignis mindestens 15 Ideen zur Verbesserung der Situation, und geben Sie für zwei dieser Vorschläge eine genaue Strategie im Sinne von Informieren, Schulen und Beraten an.

Verwendete Literatur

Antonovsky, A.: Gesundheitsforschung versus Krankheitsforschung. In: Franke, A.; Broda M.: Psychosomatische Gesundheit. DgvtVerlag, Tübingen 1993.
Bandura, A.: SelfEfficacy: toward a unifying theory of behavioural change. Psychological Review, 84 (1977): 191–215.
Benner, P.: Stufen zur Pflegekompetenz. Huber, Bern 1984.
Benner P.; Tanner, C. A.; Chesla, C. A: Pflegeexperten. Huber, Bern 2000.
Benner, P.; Wrubel, J.: Pflege, Stress und Bewältigung. Gelebte Erfahrung von Gesundheit und Krankheit. Huber, Bern 1997.
Buijssen, H.: Die Beratung von pflegenden Angehörigen. Beltz, Weinheim 1997.
Corbin, J. M.; Strauss, A. L.: Weiterleben lernen. Verlauf und Bewältigung chronischer Krankheit. Huber, Bern 2004, 2., vollständig überarbeitete und erweiterte Auflage.
Davy, J.; Ellis, S.: Palliativ pflegen. Sterbende verstehen, beraten und begleiten. Huber, Bern 2003.
Evangelista, L. S.: Compliance: a concept analysis. In: Nursing Forum, 34 (1999) 1: 8–15.
Ewers, M.; Schaeffer, D.: Case Management in Theorie und Praxis. Huber, Bern 2000.
Faltermaier, T.; Kühnlein, I.; BurdaViering, M.: Gesundheit im Alltag. Juventa, Weinheim 1998.
Henderson, V.: Grundregeln der Krankenpflege. ICN, Genf 1977.
Langer, I.; Schulz von Thun, F.; Tausch, R.: Sich verständlich ausdrücken. Ernst Reinhardt, München 2002.
Lazarus, R. S.; Folkman, S.: Stress, Appraisal and Coping. Springer, New York 1984.
London, F.: Informieren, Schulen, Beraten – Praxishandbuch zur pflegebezogenen Patientenedukation. Huber, Bern 2003.
Orem, D.: Strukturkonzepte der Pflegepraxis. Ullstein Mosby, Wiesbaden 1997.
Rogers, C. R.: On becoming a person. Houghton Mifflin, Boston 1961.
Schnepp, W. (Hrsg.): Angehörige pflegen. Huber, Bern 2002.
Schütz, A.: Gesammelte Aufsätze 1 – das Problem der sozialen Wirklichkeit. Martinus Nijhoff, Den Haag 1971.

Weiterführende Literatur

Abt-Zegelin, A.: Patienten- und Familienedukation in der Pflege. In: Deutscher Verein für Pflegewissenschaft (Hrsg.): Das Originäre der Pflege entdecken. Mabuse, Frankfurt a. M. 2003: 103–115.
Abt-Zegelin, A.: Patientenedukation als Pflegeaufgabe. Planung und Aufbau von zwei Patienteninformationszentren. Forum Sozialstation, 23 (1999) 96: 66–68.
Antonovsky, A.: Salutogenese. Zur Entmystifizierung der Gesundheit. Dgvt, Tübingen 1997.
Canobbio, M. H.: Praxishandbuch Patientenschulung und -beratung. Ullstein-Medical, Wiesbaden 1998.
Deutsches Netzwerk für Qualitätsentwicklung in der Pflege (Hrsg.): Expertenstandard Schmerzmanagement in der Pflege. Fachhochschule Osnabrück, Osnabrück 2005.
Müller-Mundt, G. (Hrsg.): Chronischer Schmerz. Herausforderungen für die Versorgungsgestaltung und Patientenedukation. Huber, Bern 2005.
Müller-Mundt, G.: Patientenedukation zur Unterstützung des Selbstmanagements. In: Hurrelmann, K.; Leppin, K. (Hrsg.): Moderne Gesundheitskommunikation. Huber, Bern 2001a: 94–106.
Müller-Mundt, G.; Schaeffer, D.: Patientenschulung in der Pflege. In: von Reibnitz, C.; Schnabel, P. E.; Hurrelmann, K. (Hrsg.): Der mündige Patient. Juventa, Weinheim/München 2001.
Müller-Mundt, G.; Schaeffer, D.; Pleschberger, S.; Brinkhoff, P.: Patientenedukation – (k)ein zentrales Thema in der deutschen Pflege? Pflege und Gesellschaft, 5 (2000) 2: 42–53.
Petermann, F.: Patientenschulung und Patientenberatung. Hogrefe, Göttingen 1997.
Pusch, K.: Anforderungen an Schulungsmaterial für pflegende Angehörige. Die Schwester/Der Pfleger, 41 (2002) 8: 652–659.
Schaeffer, D.: Unterstützungsbedarf pflegender Angehöriger von dementiell Erkrankten. Ergebnisse einer empirischen Studie. Psychomed, Zeitschrift für Psychologie und Medizin, 13 (2001b) 4: 242–249.
Schaeffer, D.; Günnewig, J.; Ewers, M.: Versorgung in der letzten Lebensphase. Analyse einzelner Fallverläufe 2003. Veröffentlichungsreihe des Instituts für Pflegewissenschaft an der Universität Bielefeld, P03–120. IPW, Bielefeld 2003.
Schaeffer, D.: Patientenorientierung und -beteiligung in der pflegerischen Versorgung. In: Reibnitz, C.; Schnabel, P. E.; Hurrelmann, K. (Hrsg.): Der mündige Patient. Juventa, Weinheim/München, 2001a.
Steimel, R.: Individuelle Angehörigenschulung. Schlütersche, Hannover 2003.
WHO – World Health Organization: Therapeutic Patient Education. WHO, Copenhagen 1998.
Zegelin-Abt, A.; Huneke, M.: Grundzüge einer systematischen Pflegeberatung. PR-Internet, 1 (1999) 1: 11–18.

Zeitschriften zum Thema Patientenedukation

In der deutschen Presselandschaft gibt es bislang noch keine Zeitschrift, die sich primär mit dem Thema Patientenedukation auseinander setzt. International führend ist die wissenschaftliche Zeitschrift *Patient Education and Counseling*, Elsevier Science Ireland Ltd. ISSN: 0738-3991

Internetadressen und Suchmaschinen zum Thema Patientenedukation

www.Patientenedukation.de
www.dnqp.de: Deutsches Netzwerk für Qualitätsentwicklung in der Pflege
www.medline.de
www.subito.de

12.3
Das interRAI Assessment für die palliative Versorgung

Vjenka Garms-Homolová

«Das ‹One size fits all›-Modell für die palliative Versorgung am Lebensende funktioniert nicht. Die Leute denken normalerweise an eine terminale Erkrankung, wenn sie über das Lebensende nachdenken. Aber nur 23 % der Amerikaner sterben an Krebs, der Erkrankung, zu der üblicherweise eine besondere terminale Phase gehört. Die meisten Menschen, speziell die chronisch Kranken, werden nie als ‹terminal krank› diagnostiziert, aber auch sie brauchen die palliative Versorgung.»

(Frei übersetzt nach Lunney et al., 2003)

Abstract

Das «interRAI Assessment für die palliative Versorgung» (interRAI PC) ist ein standardisiertes und vollstrukturiertes Assessment, das für die palliative Pflege und Betreuung bestimmt ist, nicht nur in Spezialeinrichtungen, etwa Hospizen, sondern überall dort, wo Kranke, Alte, Behinderte und Personen mit Pflegebedarf ihre letzten Lebensabschnitte verbringen. In diesem Kapitel wird das Assessment vorgestellt. Unterstrichen wird die Relevanz eines Assessments, das nicht diagnoseabhängig ist und in verschiedenen Versorgungssettings angewandt werden kann. Danach folgt die Geschichte der Entwicklung dieses speziellen Instruments aus der interRAI-Familie von Instrumenten, die insbesondere für alte, multimorbide, funktionell beeinträchtigte Personengruppen bestimmt sind. Nachfolgend werden der Aufbau und die Inhalte des interRAI PC und die Anwendungsbereiche sowie die Regeln für den Einsatz des Instruments genauer beschrieben.

Studienziele

Nach Abschluss dieses Kapitels wird die bzw. der Lernende in der Lage sein:

- Basisinformationen über das interRAI Assessment für die palliative Versorgung (interRAI PC) zu benennen und dessen Aufbau, die Entwicklungsgeschichte, den Anwendungszweck und die Anwendungsmöglichkeiten zu erläutern.

- zu reflektieren, wie sich das interRAI PC in das System weiterer interRAI Assessmentinstrumente einfügen lässt.

- zu verstehen und sich damit auseinander zu setzen, dass die Qualitätsverbesserung palliativer Versorgung im integrierten Versorgungssystem auch die Verwendung integrierter Informationssysteme erfordert.

- den Begriff «Assessment» zu erläutern und von anderen verwandten Begriffen, wie etwa «Pflegedokumentation», «Pflegeskala», «Pflegeanamnese», zu unterscheiden.

- sich im Bereich der Methoden weiterzubilden und Trainings zu absolvieren, in denen die Verwendung von Instrumenten des interRAI-Systems gelernt werden kann.

- nach angemessenen Methoden der Patientenbeurteilung sowie der Handlungs- und Wirkungskontrolle in der Pflege und Versorgung zu suchen und sich damit für den eigenen beruflichen Alltag auseinander zu setzen.

- sich damit auseinander zu setzen, wie die palliative Versorgung unter besonderer Berücksichtigung der Lebensorte überall dort verbessert und ihre Qualität evaluiert werden kann, wo die Mehrheit der Bevölkerung die letzten Lebensabschnitte erlebt.

Schlüsselwörter

Assessment, interRAI, standardisiertes Instrument, klinische Betreuungspläne, Outcome-Messung, Lebensqualität, Versorgungsqualität

Einleitung – Der Faktor «Zeit»

Wenn von palliativer Betreuung und Pflege die Rede ist, denken viele an Krebskranke und an die «abgegrenzten» Sterbephasen. Die Perspektive ist jedoch, so June Lunney in der Diskussion des Artikels über den funktionalen Abbau am Lebensende, nicht realitätsgerecht (Lunney et al., 2003), weil das Lebensende der meisten Menschen anders aussieht. Häufig tritt es relativ unerwartet ein – meist nach einer plötzlichen, krisenhaften Zuspitzung einer schon lange vorhandenen, sich kontinuierlich verschlechternden chronischen Erkrankung. Nicht selten sind hier Faktoren der faktisch unnötigen Hospitalisation und der durch die Versorgungslücken verursachten «Verschiebebahnhöfe» (Garms-Homolová/Schaeffer, 1992) ursächlich mitbeteiligt. Doch bei einem Großteil der Bevölkerung nähert sich das Lebensende sehr langsam. Der Tod tritt glücklicherweise erst im hohen oder höchsten Alter ein. Diesem Prozess sind allerdings nicht die zeitlich kalkulierbaren, charakteristischen «Sterbephasen» mit einer nur wenige Wochen, maximal Monate dauernden Verschlechterung vorgelagert, auf die man in speziellen Einrichtungen für Sterbende (Hospize, Sterbewohnungen) vorbereitet ist.

Im Gegenteil! Bevor alte, hoch betagte Menschen sterben, haben viele von ihnen schon Jahre der Pflegebedürftigkeit, des kognitiven und funktionalen Abbaus und relativer Vereinsamung hinter sich. Nur wenige Personen, die in dieser Weise ihr Lebensende erwarten, erhalten vorher eine qualifizierte palliative Betreuung. Obwohl heute die verschiedensten Einrichtungen über die Möglichkeiten qualifizierter Palliativbetreuung verfügen, ist diese in einem normalen Pflegeheim oder einem ambulanten Pflegedienst in der Grundversorgung dennoch eine Seltenheit! Dies lässt sich exemplarisch anhand der geringen Qualität des Schmerzmanagements in Pflegeheimen belegen (Won et al., 1999), das in spezialisierten palliativen Einrichtungen die zentrale Aufgabe darstellt. Die Grundsätze der palliativen Versorgung müssen deshalb weit stärker Eingang in «normale» Krankenhäuser, in die Grund- und Regelversorgung, in Einrichtungen für die Langzeitversorgung und in Pflegeheime finden. Und sie müssen auch im Kontext der häuslichen Pflege routinemäßig praktiziert werden (s. Kap. 2.1).

Wenn es um alte, multimorbide Personen geht, deren Lebensreserven aufgebraucht sind, müssen die Schwerpunkte der palliativen Versorgung verlagert oder erweitert werden. Zwar behalten die Aufgaben der Symptomlinderung, der emotionalen, sozialen und spirituellen Betreuung auch hier eine herausragende Bedeutung, doch gewinnen die Unterstützung der Alltagsaktivitäten und die Auseinandersetzung mit dem kognitiven Abbau an Relevanz (Wrobel/Steinhagen-Thiessen, 2000; Geiselmann et al., 2000; Lunney et al., 2003). Eine genaue Information über den Grad der funktionalen Abhängigkeit und Unabhängigkeit, über den kognitiven Zustand, die Stimmungslage etc. wird benötigt, um eine patientenorientierte bedarfs- und bedürfnisgerechte Pflege und Betreuung für diese Personen zu entwickeln und den Pflegeprozess zu steuern. Nicht nur die Versorgung selbst, sondern auch die Informationserfassung und Dokumentation bei alten Patienten sind geringfügig anders gelagert als in der herkömmlichen palliativen Versorgung (Nauck, 2000).

Entwicklungsgeschichte des interRAI PC und die interRAI

Um den vorangehend genannten Erfordernissen gerecht zu werden und die Qualität der Betreuung dort zu verbessern, wo die meisten alten Menschen vor ihrem Lebensende Hilfe, Behandlung, Pflege und Begleitung bekommen, begann eine internationale Gruppe von WissenschaftlerInnen, die sich mit der Entwicklung und Implementation von Assessmentinstrumenten für die Langzeitversorgung befasst, bereits vor längerer Zeit, das so genannte «Resident Assessment Instrument for Palliative Care in All Settings» (Steel et al., 2003) zu entwickeln. Diese standardisierte Methode sollte vor allem eine Sammlung der Informationen ermöglichen, die geeignet wären, als Basis für die Entwicklung individueller Pflegepläne zu dienen und die Versorgungsentscheidungen der palliativen Phase zu unterstützen. Zudem kann das interRAI PC noch eine weitere Funktion erfüllen, nämlich eine Grundlage für die Patientenklassifikation (Case Mix) und für Outcome-Messungen schaffen. Mit «Outcomes» sind hier die Ergebnisse sowie die Wirkung der palliativen Pflege und Versorgung gemeint.

Warum soll sich eine Gruppe von WissenschaftlerInnen, die sich interRAI nennt, mit dieser Aufgabe befassen? Die Antwort findet sich in der Satzung dieses Netzwerks, das Forscher aus über 20 Ländern verbindet. Sie setzen sich mit ihren Arbeiten dafür ein, dass die Gesundheitsversorgung für alte, gebrechliche oder behinderte Personen verbessert wird. Sie fördern die evidenzbasierte klinische Praxis, sind jedoch auch darum bemüht, die gesundheitspolitischen Entscheidungen durch geeignete Daten und Forschungsarbeiten zu unterstützen. Ein wichtiger Grundsatz ist die Verbindung von Daten und klinischen Parametern verschiedener Versorgungssettings. Denn die Mehrheit der kranken oder funktional beeinträchtigten Individuen wird heute nicht ausschließlich in einer einzigen Versorgungseinrichtung betreut. Vielmehr sind speziell für die zweite Lebenshälfte Versorgungsverläufe typisch, die sich durch den Wechsel zwischen verschiedenen Einrichtungen, Diensten und Programmen unterschiedlicher Intensität auszeichnen. Nicht einmal das Pflegeheim steht isoliert da, denn Pflegeheimbewohner werden in Deutschland oft in Akutkrankenhäuser eingewiesen (s. Kap. 4.3). In anderen Ländern, etwa den USA, leisten Pflegeheime einen großen Teil der so genannten postakuten Versorgung. Weitere Beispiele für den Wechsel zwischen Einrichtungen bieten sich bei Klienten ambulanter Pflegedienste, die parallel zur Pflege auch durch Ärzte behandelt werden. Sie verbringen mit hoher Wahrscheinlichkeit jedes Jahr einige Tage im Krankenhaus, bekommen danach idealerweise eine Therapie, z. B. Krankengymnastik, und benötigen nicht selten auch eine psychosoziale oder psychotherapeutische Beratung bzw. Behandlung. Alle diese Einrichtungen brauchen entsprechende Zustandsinformationen. Besonders wünschenswert ist es, dass die Informationen einzelner Settings ineinander greifen und eine Kontinuität des Informationsflusses garantieren **(Abb. 12.3-1)**. Hier ist das InterRAI Assessmentsystem für eine integrierte und kontinuierliche Versorgung dargestellt.

In diesem Kontext muss auch das hier präsentierte inter*RAI* PC betrachtet werden. Es ist einer von mehreren Bestandteilen **(Tab. 12.3-1)** des gesamten Assessmentsystems, das seit Ende der 80er-Jahre des 20. Jahrhunderts entwickelt, getestet und implementiert wird, um die Qualität der Pflege und Versorgung für chronisch kranke und pflegebedürftige Personen zu verbessern. Die ersten Instrumente dieses Systems, das RAI 1.0 und 2.0, waren für die stationären Einrichtungen der Langzeitversorgung bestimmt (vgl. auch Garms-Homolová/Gilgen, 2000). Sie wurden bereits in den 90er-Jahren des vergangenen Jahrhunderts in die Praxis eingeführt. Seitdem sind sie in einigen Ländern, z. B. in den USA, für die stationäre Langzeitpflege als Pflichtassessment vorgeschrieben. Schritt für Schritt folgten weitere Instrumente, so für die häusliche (ambulante) Versorgung (RAI HC), die Versorgung psychisch Kranker in stationären und ambulanten Einrichtungen (RAI MH und CMH), ein Assessment für die postakute Versorgung jener Patienten, die aus der Akutversorgung in weniger intensive Versorgungsbereiche verlegt werden, und schließlich das inter*RAI* AC für Akutkrankenhäuser, das als ein Screening- und Überleitungsinstrument unter anderem das Case Management unterstützen soll (s. Tab. 12.3-1).

Das inter*RAI* PC für die palliative Versorgung gehört zu den jüngeren Instrumenten dieser Methodenfamilie. Die erste Version des Instruments für die palliative Versorgung wurde zunächst in sieben Einrichtungen in den USA, Tschechien und Schweden getestet. Durchgeführt wurden 144 «dual Assessments», bei denen in einer Zeitspanne von 72 Stunden Patienten von zwei unterschiedlichen Fachkräften, in der Regel Pflegepersonen, unter vergleichbaren Bedingungen beurteilt wurden, um die Reliabilität zu testen. Die Erprobung erstreckte sich auf Patienten aus Akutkrankenhäusern und Hospizprogrammen, auf Bewohner in Heimen und auf Pflegeempfänger der häuslichen Versorgung. Eine Randomisierung war nicht in jedem Fall gegeben. Etwa 25 % der Untersuchten hatten nicht mehr als eine Woche zu leben. Die Reliabilität wurde auf der Basis einer Kongruenz der Urteile gemessen (gewichtetes Kappa, mit dem

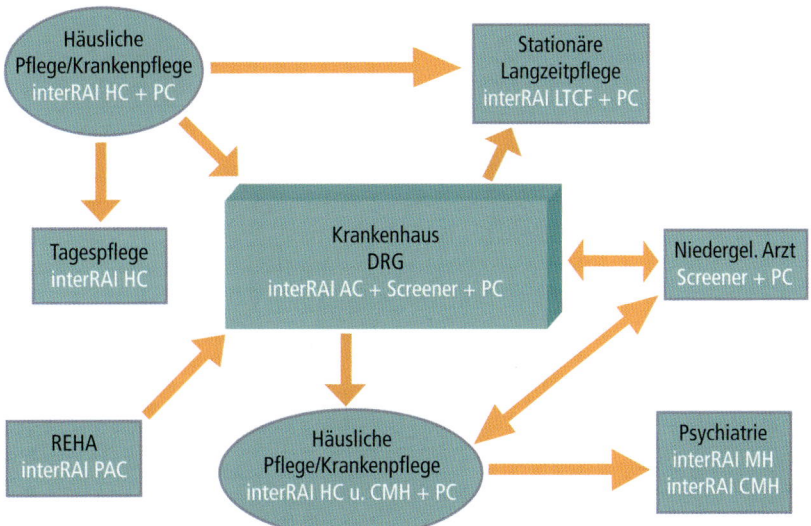

Abbildung 12.3-1: inter*RAI* Assessmentsystem für eine integrierte und kontinuierliche Versorgung (Quelle: Autor)

Tabelle 12.3-1: Übersicht über das interRAI System von Assessments

Bezeichnung des Instruments	Zweck/Zielpopulation	Stand und Anwendung
InterRAI LTCF (Long Term Care Facilities)	• Pflegeplanung, Qualitätsmessung, Qualifizierung in stationären Langzeiteinrichtungen, Management und Benchmarking • ältere und alte Erwachsene in der stationären Langzeitversorgung	• Neben der englischen ist auch eine deutsche Version verfügbar. • Anwendung in 17 Sprachen in rund 20 Ländern
InterRAI HC (Home Care)	• Assessment für häusliche Versorgung und Pflege • Pflegeplanung, Qualitätsmessung, Management, Benchmarking • Erwachsene über 18 Jahren mit Bedarf an ambulanter Pflege	• Neben der englischen ist auch eine deutsche Version verfügbar. • Anwendung in 14 Sprachen in rund 15 Ländern
InterRAI PAC Assessment (Postacute Care)	• Assessment für stationäre Postakutversorgung und geriatrische Rehabilitation auf dem Basislevel • Outcome-Evaluation, Patientenklassifikation, prospective Payment, Personalbemessung • Ältere/alte PatientInnen mit drohendem funktionalem und kognitivem Abbau	• Neben der englischen ist auch eine deutsche Version verfügbar. • Anwendung in 4 Sprachen in 4 Ländern
InterRAI MH (Mental Health)	• Assessment für stationäre Psychiatrie, einschließlich der Gerontopsychiatrie und forensischen Einrichtungen • Unterstützt die Pflegeplanung, Wirkungsmessung, Patientenklassifikation und ist Basis für die Kostenerstattung	• Neben der englischen sind auch eine deutsche, spanische und schwedische Version verfügbar • Anwendung vorwiegend in Kanada
InterRAI CMH (Community Mental Health)	• Assessment für die gemeindenahe Versorgung von Personen mit psychischen Erkrankungen • zu Hause lebende Erwachsene ab 18 Jahren	• Neben der englischen sind auch eine deutsche und spanische Version vorhanden. • Das Instrument wird derzeit noch getestet und optimiert.
InterRAI AC (Acute Care)	• Assessment für alte, multimorbide Personen im Akutkrankenhaus • unterstützt das Entlassungsmanagement und die Überleitung • eignet sich für Case Management und Beratung • alte, multimorbide Patienten, oft im Vorfeld des geriatrischen Assessments	• Neben der englischen ist auch eine deutsche Version verfügbar. • Das Instrument ist in 9 Sprachen vorhanden und wird derzeit in 8 Ländern getestet.
InterRAI PC (Palliative Care)	• Assessment für die palliative Versorgung in verschiedenen, auch nichtspezialisierten Einrichtungen und Programmen • zur Pflege-/Betreuungsplanung, Auswahl von PatientInnen für eine gezielte Intervention • Effektivitätskontrolle • Training	• Neben der englischen sind auch eine deutsche und französische Version verfügbar. • Das Instrument wird derzeit in rund 5 Ländern getestet.
InterRAI AL (Assisted Living)	• Assessment für verschiedene Modelle des betreuten Wohnens • Evaluation der Programme, Prävention, Management • KlientInnen im betreuten Wohnen	• Nur eine englische Version ist vorhanden. • Anwendung derzeit nur in den USA. In anderen Ländern wird das InterRAI HC für das betreute Wohnen verwendet.
InterRAI Screener	• Screening, Identifizierung von Personen mit Bedarf, Unterstützung von Entscheidungen, Case Management	• Neben der englischen ist auch eine deutsche Version vorhanden. • Anwendung in den USA und Großbritannien. • Erprobung erfolgt auch in weiteren Ländern, z. B. in Deutschland.

der Abstand zwischen zwei Antworten festgestellt wird; Cohen, 1960; Steel et al., 2003). Dieses Maß bewegt sich zwischen –1 und +1, eine gute Übereinstimmung gilt als erzielt, wenn der Wert möglichst hoch ist (Borz/Döring, 1995). Ein Kappa < 0,40 zeigt, dass die Beurteilungen verschiedener ExpertInnen nicht oder nur sehr eingeschränkt übereinstimmen, also nicht reliabel sind. Ein Kappa von 0,40 bis 0,75 zeigt eine angemessene, ein Kappa von > 0,75 eine exzellente Reliabilität an. Die Auswertungen ergaben, dass die meisten Items des inter*RAI* PC, speziell die zentralen Symptome und Fragen des Schmerzmanagements, exzellente Kappawerte erzielen konnten.

Das jetzt vorliegende inter*RAI* PC stellt eine Weiterentwicklung dar. Diese erfolgte Hand in Hand mit der Modernisierung sämtlicher inter*RAI* Instrumente unter der Leitung von Doktor John Morris, dem stellvertretenden Direktor am Hebrew Rehabilitation Center in Boston. Die meisten inter*RAI* Instrumente wurden im Umfang reduziert und besser als bisher aufeinander abgestimmt. Das jetzige inter*RAI* PC ergänzt die einzelnen Assessments des Systems. Es wird eingesetzt, wenn beispielsweise Pflegeheimbewohner oder Empfänger ambulanter Pflege palliativ betreut werden. Es kann jedoch auch als eigenständiges Assessment in sämtlichen Versorgungssettings der palliativen Betreuung angewandt werden.

Aufbau und Bestandteile des inter*RAI* PC

Um den Aufbau des inter*RAI* PC Instruments, aber auch der anderen inter*RAI* Assessment Tools (s. Tab. 12.3-1) zu verstehen, sollten wir uns ein wenig mit der Bedeutung des Begriffs «Assessment» auseinander setzen. Bis Mitte der 80er-Jahre des 20. Jahrhunderts verwendete man den Begriff «Assessment» für sämtliche Arten von Erhebungen, von der Meinungsumfrage bis zur Programmevaluation. Dann jedoch begann sich die Bedeutung des Begriffs zu wandeln. Als «Need Assessment» bezeichnet man heute in der sozialwissenschaftlichen Methodologie ein systematisches Verfahren, das verwendet wird, um Prioritäten zu setzen und Entscheidungen zu treffen, die der Optimierung von Prozessen und Organisationen dienen können, aber auch zur Planung und Allokation von Ressourcen verwendet wird (n. Witkin/Altschuld, 1995: 4). Der Ausgangspunkt ist immer der gefundene Bedarf – entweder auf der Ebene der Individuen oder ganzer Organisationen.

Die Identifizierung des Bedarfs, seine Dokumentation und seine Analyse sind die zentralen Schritte jedes richtigen Assessmentverfahrens, nicht aber die einzigen. Denn im Gegensatz zu Erhebungen und Befragungen bleibt ein Assessment nicht bei einer Informationssammlung (und -auswertung) stehen. Vielmehr gehören auch der Entwurf eines Handlungsplans sowie dessen Implementation und Evaluation zum Assessment (a. a. O.).

Im Kontext der Pflege und Betreuung meint ein Handlungsplan entweder den Pflege- bzw. Behandlungsplan oder aber auch den Plan zur kontinuierlichen Qualitätsverbesserung (**Abb. 12.3-2**). Ebenso kann es um betriebswirtschaftliche Belange, etwa um die Personalbedarfsplanung gehen. Hier wird die grundlegende Differenz zu einer herkömmlichen Pflegedokumentation sichtbar, die auf das Sammeln und Dokumentieren von Informationen begrenzt ist. Freilich soll eine Dokumentation auch für die Pflegeplanung verwendet werden, doch fehlt oft das Bindeglied zwischen den angehäuften Informationen und dem Pflegeplan. Welche der dokumentierten Angaben müssen unbedingt in einem Pflegeplan berücksichtigt werden? Wie sollen Prioritäten gesetzt werden?

Weil diese Fragen die Pflegekräfte in der Praxis überfordern, unterbleibt oft die Verbindung zwischen Pflegedokumentation und Pflegeplan. Dieser hat häufig gar nichts damit zu tun, was bei der individuellen Patientenbeurteilung festgestellt wurde. Er wird (trotz einer guten Dokumentation) aus dem «hohlen Bauch heraus» geschrieben. Die inter*RAI* Assessments bieten aber strukturierte Hilfen bei der Auswahl und Bewertung der bei Patienten festgestellten Probleme und Risiken. Mit Hilfe von Risikoerkennungstafeln und strukturierten «Protokollen» (Resident Assessment Protocols – RAPs, auf Deutsch auch «Abklärungshilfen» – vgl. Garms-Homolová/Gilgen, 2000; Garms-Homolová, 2002) wird die Auswahl der relevanten Probleme, Ressourcen und Risiken erleichtert.

Ein anderer Zugang ist die Profilbildung («profiling»). Auf der Basis der Beurteilung des Patientenzustands kann von jeder Person ein persönliches Profil (**Abb. 12.3-3**) erstellt werden. Dieses ist dann die Grundlage nicht allein für den Pflege- bzw. Betreuungsplan, sondern auch für die Kontrolle der erzielten Wirkung und die Beobachtung spontaner Zustandsveränderungen.

Die inter*RAI* Assessments unterscheiden sich also diametral von den Instrumenten, die «nur» für eine Dokumentation geeignet sind. Ebenso differieren sie von einzelnen Skalen, etwa dem Bartel-Index (Mahoney/Barthel, 1965), der Mini Mental Scale (Folstein et al., 1978) oder von einer bloßen Symptomerfassung (Bruera et al., 1991).

Die inter*RAI* Instrumente verfolgen eine konsequente Handlungsorientierung. Inkorporiert sind strukturierte oder strukturierende Handlungsvorga-

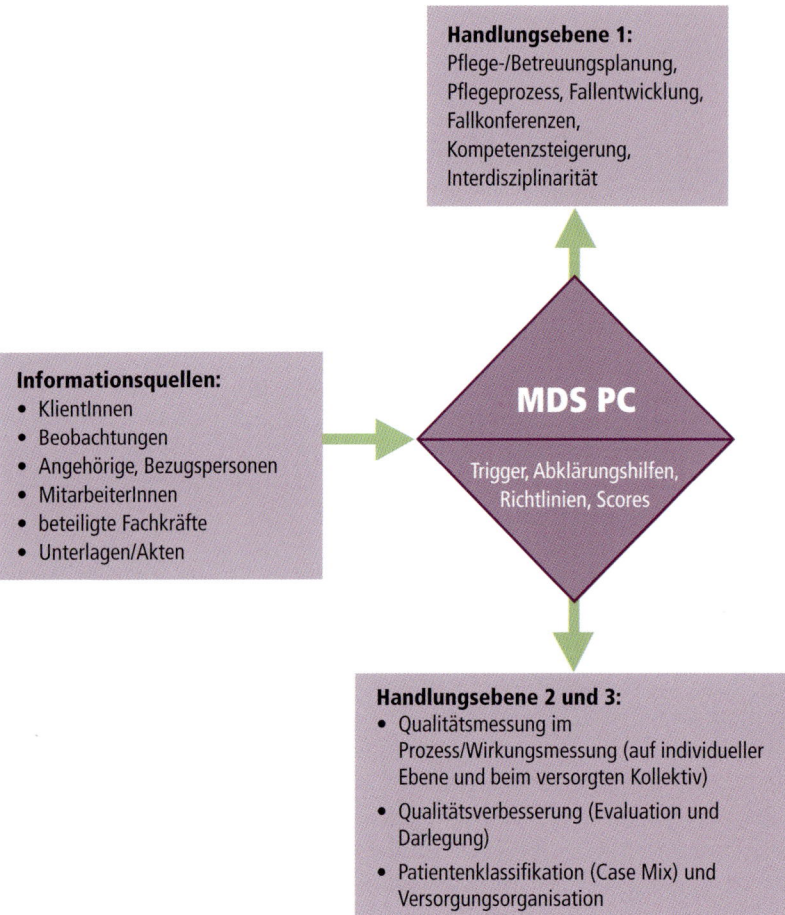

Abbildung 12.3-2: Schematische Darstellung des inter*RAI* Assessment für die palliative Versorgung (inter*RAI* PC) (Quelle: Autor)

ben. Deshalb besteht jedes inter*RAI* Assessment Instrument aus drei Teilen:

- Minimum Data Set für die palliative Versorgung (MDS PC)
- ein System von Triggern
- vollstrukturierte Richtlinien.

Das Minimum Data Set für die palliative Versorgung

Das Minimum Data Set für die palliative Versorgung (MDS PC) ist ein Beurteilungsbogen und zugleich Dokumentationsinstrument. Es dient als ein Leitfaden für die Beurteilung des Zustands der Klienten. Die gewonnenen Informationen werden hier gleich dokumentiert. Wie jedes andere Dokumentationsinstrument enthält auch das MDS PC einen Bereich zur Eintragung von Stammdaten: Name, Geschlecht und Versicherungsnummer werden hier genauso erfasst wie z. B. Angaben über die Wohnkonstellation und den Wohnort. Auch die Diagnosen, die die gegenwärtige Betreuung begründen, und die subjektiven Erwartungen an die Pflege bzw. Betreuungsziele werden hier eingetragen. Danach folgen einzelne thematische Bereiche, die im Folgenden detailliert beschrieben werden.

Das MDS ist vollstrukturiert und standardisiert. Mit Vollstrukturiertheit ist gemeint, dass die Antwortangaben vorformuliert sind. Die Mitarbeiterin, die den Bogen bearbeitet, trägt Zahlen und Kreuze ein, muss sich jedoch nicht durch lange Formulierungen und offene Antworten aufhalten lassen. Diese Form hat mehrere Vorteile, etwa die Vergleichbarkeit der Angaben im Zeitverlauf, wenn die Beurteilung wiederholt wird.

Wenn von Standardisierung gesprochen wird, nehmen viele Pflegepersonen, häufig jedoch auch Therapeuten oder Sozialarbeiter eine ablehnende Haltung ein. Sie fürchten, dass ihnen eine standardisierte Methode nicht erlaubt, die individuellen Eigenarten, den Bedarf und die Bedürfnisse der Kranken zu erfassen. In Wirklichkeit beschreibt dieser Begriff etwas anderes, nämlich die Tatsache, dass sich die Methode zur Messung dieser speziellen Population eignet, für die sie bestimmt ist, und dass sie darüber hinaus auch

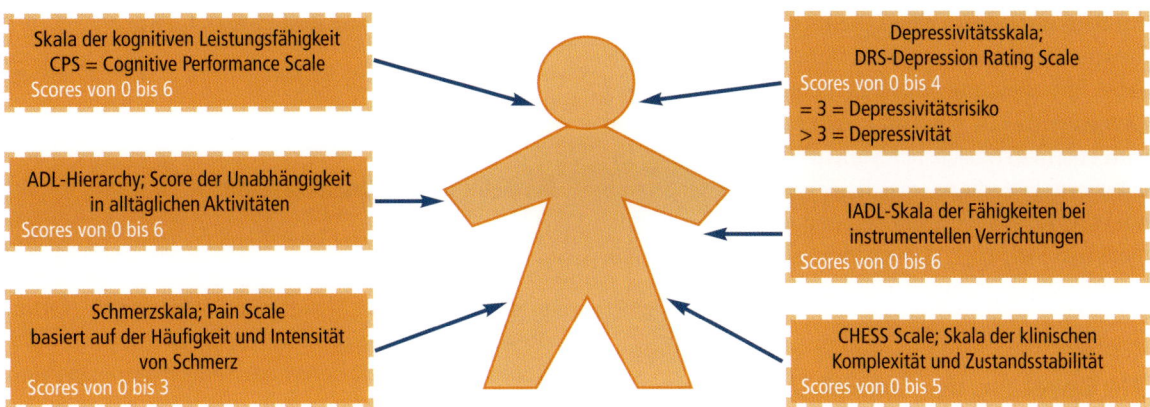

Abbildung 12.3-3: Elemente des persönlichen Profils auf der Grundlage des inter*RAI* PC (Quelle: Autor)

«Messdaten» liefern kann, die eine Vergleichbarkeit aller Zielpersonen garantiert. Konkret heißt dies, dass der Zustand aller Patienten, bei denen das Assessment angewandt wird, mit dem gleichen Maß gemessen wird. Die Voraussetzung dafür ist vor allem die gemeinsame Sprache und Definition einzelner Begriffe. Es muss klar und eindeutig sein, was gemeint ist, wenn von «Inkontinenz», «Hilfsmittelbedürftigkeit» oder «Beeinträchtigter Kommunikationsfähigkeit» gesprochen wird. Zur Standardisierung tragen auch Zeitvorgaben bei. Letzteres ist so zu verstehen, dass der Zeitrahmen, auf den sich die Angaben beziehen, immer genau vorgegeben ist: So wird beispielsweise die Selbstversorgungsfähigkeit im Alltagsvollzug für die letzten 3 Tage angegeben, aber das Zusammenwohnen des Kranken mit einer Bezugsperson für die letzten 6 Monate dokumentiert.

Das MDS PC ist ein Instrument, das sich durch zwei Charakteristika der Methodengüte auszeichnet: es ist valide und reliabel. Beide Eigenschaften sind wichtige Gütekriterien. «Die Validität eines Tests gibt an, wie gut der Test in der Lage ist, genau das zu messen, was er zu messen vorgibt» (Borz/Döring, 1995: 185). Sie wird mit statistischen Verfahren festgestellt. Der Begriff «Reliabilität» steht für die Zuverlässigkeit und Präzision eines Messinstruments. Schon vorher wurde auf die hohe Reliabilität der meisten PC-Items hingewiesen. Hand in Hand mit der Reliabilität geht auch die Forderung nach Objektivität (Borz, 1984). Damit ist gemeint, dass verschiedene Anwender zu gleichen Resultaten gelangen sollten.

Thematische Bereiche des MDS PC

Wie bereits erwähnt, wird der Assessmentteil, der zur Beurteilung der PatientInnen und zur Dokumentation der Information dient, als «Minimum Data Set», abgekürzt MDS bezeichnet. Der Begriff «Minimum» weist auf die Notwendigkeit hin, das Gleichgewicht zwischen dem Bedarf an möglichst umfassenden Informationen einerseits und der begrenzten Zeit, die den Fachkräften zur Verfügung steht, andererseits zu finden.

Das Schwergewicht speziell dieses Assessments liegt auf Problemen, die sich bei älteren und alten Menschen in der letzten Lebensphase stellen (s. a. Geiselmann et al., 2000; Wrobel/Steinhagen-Thiessen, 2000) und mit denen sich der Zustand der Kranken charakterisieren lässt. Es handelt sich weder um eine Leistungsdokumentation, die in anderen Zusammenhängen eine zentrale Rolle spielt (Nauck, 2000), noch um eine Methode, die diagnosespezifisch aufgebaut wäre oder einen Symptomkomplex zum Gegenstand hätte (vgl. z. B. Cella, 1997).

Das System von Triggern

Wie bereits erwähnt, gehört zum Assessment für die palliative Versorgung (inter*RAI* PC) auch ein System von Triggern (dt.: Alarmzeichen), die auf besondere Probleme, Risiken und Ressourcen hinweisen. Diese Trigger erleichtern einer Pflegekraft oder einem Mitglied des Betreuungsteams die Identifizierung der Zustandsmerkmale, die zwingend eine Intervention erfordern und daher im Pflege- und Betreuungsplan unbedingt berücksichtigt werden müssen. Dieser Teil des inter*RAI* PC befindet sich derzeit aber noch in der Testphase.

Die vollstrukturierten Richtlinien

Die vollstrukturierten Richtlinien sind eine Zusammenstellung evidenzbasierter Anweisungen, die für das Betreuungsteam eine Orientierung im klinischen Entscheidungsprozess bieten, ohne jedoch die eigentliche Entscheidung vorwegzunehmen. Auch dieser Assessmentteil ist noch im Entwicklungsstadium und wird erst in den nächsten Monaten veröffentlicht. Interessierte Leser können sich aber mithilfe der älteren inter*RAI* Assessments informieren, wie solche Richtlinien aussehen (vgl. Garms-Homolová/Gilgen, 2000: 189 ff.; Garms-Homolová, 2002: 83 ff.).

Die Bereiche des inter*RAI* PC

Das inter*RAI* PC hat 15 Bereiche.

Bereich A: Personenbezogene Angaben

Ziel der Dokumentation personenbezogener Angaben ist die Erfassung von Grunddaten der PatientInnen. An erster Stelle werden also der Name, die Anschrift, das Geschlecht und Geburtsdatum, der Familienstand, Wohnort am Aufnahmetag und ebenso der gewöhnliche Aufenthaltsort, ferner Angaben zur Wohnkonstellation (allein oder mit anderen Personen lebend) und versicherungsrelevante Daten (Nummer, Art der Leistung, ggf. Pflegebedürftigkeit) eingetragen. Des Weiteren wird der Grund des Assessments notiert. Handelt es sich um die erste Beurteilung, etwa die Aufnahme der Patientin in das Palliativprogramm? Geht es um eine Routineüberprüfung des Zustands und der Betreuungsergebnisse? Oder wird eine Überweisung bzw. Entlassung vorbereitet? Es folgen Angaben über die palliative Betreuung und die Krankenhausaufenthalte in den letzten 90 Tagen, danach die wichtigsten Diagnosen mit zusätzlichen Angaben darüber, ob die diagnostizierte Erkrankung die jetzige Versorgung notwendig macht und aktiv behandelt wird oder nicht. Zum Bereich A gehört auch die prognostische Angabe zur Lebenserwartung sowohl aus der Sicht der Fachkräfte als auch aus der Sicht der PatientInnen selbst.

Ein Item dieses Bereichs fällt aus dem Rahmen: Es ist die Frage nach der persönlichen Einschätzung der Betreuungsziele aus der Sicht des Patienten. Diese Frage wird nämlich offen gestellt, das heißt, es gibt keine Vorgaben, die nur mit Kreuzchen oder Nummern eingetragen werden können, wie es in den anderen Punkten der Fall ist.

Wie bei allen anderen inter*RAI* Instrumenten sollten diese und alle weiteren Informationen aus verschiedenen Quellen bezogen werden: von den PatientInnen selbst, von Angehörigen, Fachkräften und semiprofessionellen HelferInnen, aber auch aus der Patientenakte.

Bereich B: Aufnahme und Vorgeschichte

In diesem Abschnitt wird der Beginn der palliativen Betreuung verzeichnet.

Bereich C: Gesundheitszustand

Ziel der Beurteilung dieses Bereichs ist die Erfassung der Beschwerden, mit denen sich viele PatientInnen in der palliativen Versorgung auseinander setzen müssen. Häufig beeinträchtigen diese Symptome das Wohlbefinden, reduzieren die Alltagskompetenz und schränken Kontakte und Kommunikation der PatientInnen ein.

An erster Stelle der wichtigen Symptome stehen Schmerzen. Sie spielen in jeder Form der palliativen Betreuung eine zentrale Rolle und stellen daher den wichtigsten Teil der meisten Palliativdokumentationen (Nauck, 2000) dar. Das MDS PC erfasst die folgenden Aspekte des Schmerzes: Häufigkeit, Intensität und Dauer der Schmerzen, Anfallschmerzen und neue Schmerzen, die innerhalb der letzten 3 Tage aufgetreten sind, früher jedoch nicht bekannt waren. Der abschließende Punkt ist der Angemessenheit der Schmerzkontrolle aus der Sicht des Patienten gewidmet: Lassen sich die Schmerzen nur mit oder auch ohne Behandlung ertragen? Lassen sich die Schmerzen mit der jetzigen Medikation beherrschen? Ist überhaupt ein Schmerzmanagement vorhanden und wirksam? Die Schmerz-Items bilden die Basis für die Berechnung der Schmerz-Scores, die für die Erstellung eines klinischen Profils, aber z. B. auch für die verlaufsorientierte Qualitäts- und Wirksamkeitskontrolle von großer Bedeutung sind (s. Abb. 12.3-3).

Neben Schmerzen werden auch andere Gesundheitsprobleme erhoben, so der Zustand der Atmung, Stürze in den letzten 90 Tagen und die Symptome, die so häufig das Leben von Personen in fortgeschrittenen Phasen terminaler Erkrankungen belasten, wie z. B. Reflux, Verstopfung, Übelkeit, Mundtrockenheit und Krämpfe. Schließlich gehören Fragen nach dem Rauchen und Alkoholkonsum diesem Bereich an.

Bereich D: Ernährungsstatus

Nur wenige Angaben zum Ernährungsstatus werden erhoben, so die Körpermaße, Ernährungsprobleme und Einschränkungen der Flüssigkeitsaufnahme, die Art der Ernährung («normal» oder speziell, oral oder nicht etc.) und die subjektive Bewertung der Ernährungssituation seitens des Patienten.

Bereich E: Zustand der Haut

Die Beurteilung und Dokumentation von Hautproblemen ist unerlässlich, will man die Patienten angemessen betreuen, denn häufig sind Hautausschläge, Juckreiz, schlecht heilende Wunden und andere hautpathologische Begleitsymptome der Grund für das verminderte Wohlbefinden von PatientInnen in der letzten Lebensphase. Zudem ist das Risiko von Ulzera bei den geschwächten, bettlägerigen PatientInnen beträchtlich. Alle diese Probleme werden erhoben und dokumentiert.

Bereich F: Kognitive Fähigkeiten

Das Ziel ist die Erfassung der Entscheidungsunabhängigkeit in alltäglichen Situationen.

Ein zweiter Komplex dieses Bereichs ist das Gedächtnis. Dokumentiert werden:

- das Kurzzeitgedächtnis (Erinnerung nach etwa 5 Minuten)
- das prozedurale Gedächtnis (die Fähigkeit, sich an eine sinnvolle Abfolge von Aufgaben zu erinnern) und
- das situative Gedächtnis (bezogen auf Personen und Örtlichkeiten).

Der dritte Komplex umfasst Veränderungen der kognitiven Funktion.

Bereich G: Fähigkeiten zur Kommunikation und Hörfähigkeit

Das Ziel ist es, genaue Informationen darüber zu erhalten, wie gut der Patient:

- sich ausdrücken kann und verständlich ist
- sprachliche Äußerungen anderer verstehen kann
- hören kann.

Bereich H: Stimmungslage und Verhalten

Die Stimmungslage ist ein Zustand, der den Verlauf der Grunderkrankung und das gesamte Wohlbefinden wesentlich prägt. Nicht selten ist es die Stimmungslage, nicht aber die körperliche Symptomatik, die darüber entscheidet, welche Qualität die letzten Phasen des Lebens von PatientInnen haben, ob sie mit Isolation, Angst und Langeweile verbunden sind oder ob Integration und Teilhabe bestehen bleiben. Deshalb sind die Informationen über die Stimmungslage im Pflege- bzw. Betreuungsplan unbedingt zu berücksichtigen. Beurteilt werden das Auftreten einer traurigen/ängstlichen Stimmung und subjektive Gefühlssituationen in den letzten 3 Tagen, sozialer Rückzug sowie der Verzicht auf gewohnte Aktivitäten.

Bereich I: Psychosoziales Wohlbefinden

Unter dieser Bezeichnung verbergen sich Angaben zur persönlichen Lebensbilanz der PatientInnen anhand von Fragen wie:

- Hat die Person ihr Leben und ihre Angelegenheiten geordnet?
- Akzeptiert sie die derzeitige Situation?
- Hat sie eine persönliche Zukunftsperspektive?

Auch wird auf die Relevanz der Religion und des Glaubens eingegangen.

Bereich J: Körperliche Funktionsfähigkeit bei instrumentellen und elementaren Verrichtungen (IADL und ADL)

Ziel ist die Erfassung des Grades der Unabhängigkeit bei der täglichen Selbstversorgung in den letzten 3 Tagen. Zu den instrumentellen Aktivitätsbereichen gehören:

- Essenszubereitung (Vorbereitung der Zutaten, Kochen, Auftragen und Wegräumen)
- gewöhnliche Hausarbeit (Staubwischen, Aufräumen, Bettmachen, Abwaschen) und
- die Handhabung von Medikamenten (Fläschchen öffnen, Dosierung abmessen, Regelmäßigkeit wahren und Medizin einnehmen).

Ferner werden sieben elementare Aktivitätskomplexe (ADL) beurteilt und entsprechende Fähigkeiten dokumentiert:

- Baden/Duschen
- persönliche Hygiene (Fähigkeit sich zu pflegen, sich zu kämmen, die Zähne zu putzen, sich zu rasieren, Make-up aufzulegen usw.)
- Gehfähigkeit (in der Wohnung/im Haus)
- Transfer zur Toilette (oder zum Nachtstuhl)
- Toilettenbenutzung (einschließlich der Vorbereitung und der gängigen hygienischen Maßnahmen)
- Bewegung im Bett (Hinlegen, Aufsetzen, Drehen, Lageveränderung) sowie
- Essen und Trinken (einschließlich der Mitwirkung bei der Sondenernährung und anderen Sonderernährungsformen).

Bereich K: Kontinenz

Ziel ist die Beurteilung und Dokumentation der Ausscheidungskontrolle (Blase und Darm). Zusätzlich wird die Verwendung von Hilfsmitteln bei Urininkontinenz in den letzten 3 Tagen erfasst.

Bereich L: Medikamente

Dokumentiert werden verordnete und nichtverordnete Medikamente, die der Patient in den letzten 7 Tagen eingenommen hat: Name, Dosierung, Häufigkeit und Art der Verabreichung. Auch werden entsprechende Unverträglichkeiten erfasst.

Bereich M: Behandlungen und Inanspruchnahme von Diensten

Dieser Bereich bezieht sich nicht allein auf den Zustand, sondern die Leistungen und Maßnahmen, die beim Patienten in den letzten 3 Tagen durchgeführt wurden. Erfasst werden sowohl Behandlungen als auch Pflege und nichtärztliche Therapien.

Bereich N: Legale Verantwortung und Verfügungen

Ziel dieses Bereichs ist die Dokumentation sowohl der rechtlichen Situation (Betreuer?) als auch der die Behandlung betreffenden Verfügungen, etwa der bewussten Ablehnung von Maßnahmen wie der Wiederbelebung oder eine bestimmte Medikation. Als Drittes werden hier persönliche Wünsche hinsichtlich des Sterbens erfasst.

Bereich O: Informelle Unterstützung

Im Zentrum des Interesses steht die Intensität des Kontakts des Kranken zu seinen Bezugspersonen und die informelle Hilfe durch zwei prinzipielle Helfer. Gefragt wird, wer die Helfer sind und ob sie mit der Patientin/dem Patienten zusammen wohnen, ferner nach der Art der Hilfe und ihrer Dauer in Stunden.

Bereich Q: Assessmentinformation

An dieser Stelle verzeichnen die MitarbeiterInnen (in der Regel die Pflegekräfte), wer für die Durchführung des Assessments und/oder seiner einzelnen Teile verantwortlich war und wann die Einzelbereiche ausgefüllt wurden.

Bereich: Anmerkungen

Dieser Bereich ist nicht strukturiert, sodass weitere Informationen aller Art eingetragen werden können.

Regeln für die Verwendung des interRAI PC

Das Copyright und die Nutzungsrechte für die USA und alle anderen Länder liegen bei der Organisation, die das Instrument entwickelt hat, also bei der interRAI. Die interRAI ist gemäß ihrer Satzung ein wissenschaftliches Netzwerk, das sich um die Qualitätsverbesserung der Versorgung, speziell der klinischen Arbeit von Pflege und anderen Berufsgruppen einsetzt. Deshalb stellt sie ihre Instrumente den Einrichtungen und/oder auch Regierungsinstitutionen zumeist kostenlos zur Verfügung. Voraussetzung ist freilich die Beachtung bestimmter Regeln, etwa der Bestimmung, dass weder das gesamte Instrument noch seine einzelnen Bestandteile, speziell die Skalen und Indizes, verändert werden dürfen. Nur länderspezifische Angaben, etwa zur Kostendeckung und Angaben zu Betreuungseinrichtungen, müssen an ländereigene Besonderheiten angepasst werden. Dies geschieht im Zuge der autorisierten Übersetzung nach Regeln der interRAI. So sollen die Instrumente nicht nur übersetzt werden, sondern es wird auch eine Rückübersetzung gefordert, damit das Instrument nicht verfälscht wird. In den meisten Ländern laufen Untersuchungen der Reliabilität und Validität. Die Nutzer dürfen neue Items aufnehmen, allerdings nur so, dass die Konsistenz und Homogenität (Borz/Döring, 1995) des Gesamtinstruments nicht beeinträchtigt werden.

Weitere Regeln betreffen die Nutzung. So sollen z. B. die Anwender geschult werden, um das Assessment sachgerecht durchführen zu können. Alle diese Bestimmungen sind in Vereinbarungen festgelegt, die die Anwender mit den lokalen interRAI Vertretern unterzeichnen sollen.

Zusammenfassung

Mit dem interRAI PC wird ein Assessmentinstrument für verschiedene Versorgungssettings vorgestellt, vor allem für solche Einrichtungen und Dienste, die nicht auf die Menschen in der letzten Lebensphase spezialisiert, dennoch aber gewillt sind, eine qualitativ hochwertige palliative Versorgung zu garantieren. Das Instrument entspricht den Belangen eines interdisziplinären und organisationsübergreifenden Ansatzes, jedoch unterstreicht es die Probleme, die vor allem mit Mitteln der professionellen Pflege bewältigt werden können.

Abschließende Fragen zur Reflexion

- Haben Sie sich bereits mit den Möglichkeiten eines vollstrukturierten, standardisierten Assessments auseinander gesetzt und die konkreten Felder in der eigenen Arbeit identifiziert, in denen das interRAI PC eine sinnvolle Erweiterung der bestehenden Praxis darstellen könnte?

- Haben Sie sich bereits mit Literatur und/oder den Erfahrungen anderer Fachpersonen und Organisationen zu den verschiedenen Versionen des interRAI Assessment (z. B. stationärer Bereich, häuslicher Bereich, palliativer Bereich) auseinander gesetzt?

Verwendete Literatur

Borz, J.: Lehrbuch der empirischen Forschung. Springer, Berlin/Heidelberg/New York 1984.

Borz, J.; Döring, N.: Forschungsmethoden und Evaluation für Sozialwissenschaftler. Springer, Berlin/Heidelberg/New York/Tokyo 1995.

Bruera, E.; Kuehn, N.; Miller, M. J.; Selmser, P.; Macmillan, K.: The Edmonton Symptom Assessment System (ESAS): A Simple Method for the Assessment of Palliative Care Patients. Journal of Palliative Care 7, 1991: 6–9.

Cella, D.: The Functional Assessment of Cancer Therapy-Anemia (FACT-AN) Scale: A New Tool for the Assessment of Outcomes in Cancer Anemia and Fatigue. Semin. Hematol., 34 (1997): 13–19.

Cohen, J.: A Coefficient of Agreement for Nominal Scales. Educational and Psychological Measurement, 20 (1960): 37–46.

Folstein, M.; Folstein, S.; McHugh, P.: Mini Mental Scale: A Practical Method for Grading the Cognitive State of Patients for the Clinicians. J. Psychiatr. Res. 12 (1978): 189–198.

Garms-Homolová, V. (Hrsg.): Assessment für die häusliche Versorgung und Pflege. Huber, Bern 2002.

Garms-Homolová, V.; Gilgen, R. (Hrsg.): Resident Assessment Instrument, RAI 2.0. Beurteilung, Dokumentation und Pflegeplanung in der Langzeitpflege und geriatrischen Rehabilitation. Huber, Bern 2000.

Garms-Homolová, V.; Schaeffer, D.: Versorgung alter Menschen. Lambertus, Freiburg i. Br. 1992.

Geiselmann, B.; Neumann, E.-M.; Kanowski, S.: Spezielle Probleme in der gerontopsychiatrischen Behandlung und der Pflege Demenzkranker. In: Aulbert, E.; Zech, D. (Hrsg.): Lehrbuch der Palliativmedizin. Schattauer, Stuttgart 2000: 414–425.

Lunney, J. R.; Lynn, J.; Foley, D. J.; Lipson, S.; Guralnik, J.: Patterns of Functional Decline at the End of Life. JAMA, 289 (2003): 2387–2392.

Mahoney, F.; Barthel, D. W.: Functional Evaluation. The Barthel Index. Md. Med. J., 14 (1965): 61–65.

Nauck, F.: Dokumentation und Qualitätskontrolle in der Palliativmedizin. In: Aulbert, E.; Zech, D. (Hrsg.): Lehrbuch der Palliativmedizin. Schattauer, Stuttgart 2000: 971–978.

Steel, K.; Ljunggren, G.; Topinková, E.; Morris, J. N.; Vitale, C.; Fries, B. E.: RAI PC – an Assessment for Palliative Care in All Settings. Amer. Journal of Hospice and Palliative Care, 20 (2003) 3: 211–219.

Witkin, B. R.; Altschuld, J. W.: Planning and Conducting Needs Assessment. A Practical Guide. Sage, Thousand Oaks/London/New Delhi 1995.

Won, A.; Lapane, K.; Gambassi, G.; Bernabei, R.; Mor, V.; Lipshitz, L.: Correlates And Management of Nonmalignant Pain In the Nursing Home. Journal of American Geriatrics Society, 47 (1999) 8: 936–942.

Wrobel, N.; Steinhagen-Thiessen, E.: Geriatrische Krankheitsbilder. In: Aulbert, E.; Zech, D. (Hrsg.): Lehrbuch der Palliativmedizin. Schattauer, Stuttgart 2000: 145–165.

Weiterführende Literatur

Doenges, M. E.; Moorhouse, M. F.; Geissler-Murr, A. G.: Pflegediagnosen und Maßnahmen. Huber, Bern 2002, 3., vollständig überarbeitete und erweiterte A.

Ewers, M.; Schaeffer, D. (Hrsg.): Am Ende des Lebens. Versorgung und Pflege von Menschen in der letzten Lebensphase. Huber, Bern 2005.

Georg, J. (Hrsg.): NANDA International. NANDA-Pflegediagnosen. Definition und Klassifikation 2005–2006. Huber, Bern 2005.

Johnson, M.; Maas, M.; Moorhead, S.: Pflegeergebnisklassifikation (NOC). Huber, Bern 2005.

McCloskey, J.; Bulecheck, G. M.: Pflegeinterventionsklassifikation (NIC). Huber, Bern 2003.

Internetadressen

www.interRAI.org
www.igk-forschung.de

Teil IX
Anhang

Pflegeanamnese[1]

einer umfassenden Patienten- und Angehörigensituation als Grundlage zur Formulierung von Pflegediagnosen

Krankheits- und Versorgungsphase: ☐ Diagnose ☐ Therapie ☐ Nachbehandlung ☐ Sterben

Name: _____ Vorname: _____ Geburtsdatum: _____ Krankheitsdiagnose: _____

1: Sie sind zu uns gekommen wegen … Sie haben uns gerufen, weil …(Grund)
2: Wie ist das für Sie? (Hermeneutik)
3: Wie gehen Sie damit um? (Coping)
4: Was heißt dies für Ihren konkreten Alltag (ATL)
5: Was bedeutet es für Ihre Angehörigen? (Hermeneutik für die Familie)
6: Wie können wir Ihnen am besten helfen?

Physische Aspekte	**Psycho-soziale Aspekte**
Probleme, Defizite, Kompetenzen, Ressourcen	Probleme, Defizite, Kompetenzen, Ressourcen

Spirituelle Aspekte	**Kulturelle Aspekte**
Probleme, Defizite, Kompetenzen, Ressourcen	Probleme, Defizite, Kompetenzen, Ressourcen

---

[1] nach: Anderegg-Tschudin, H.; Käppeli, S.; Knoepfel-Christoffel, A.: Qualitäts-Management am Beispiel der Pflegediagnostik. Vom Wissen zum Handeln. Projekthandbuch für Verantwortliche im Pflegedienst. Zürich, Direktion des Gesundheitswesens 1998, S. 26

Fokusassessment[1]

am Beispiel der Pflegediagnose «**Chronische Schmerzen**» im Schmerzassessment einer Patienten- und Angehörigensituation

Krankheits- und Versorgungsphase: ☐ Diagnose ☐ Therapie ☐ Nachbehandlung ☐ Sterben

Name: _____ Vorname: _____ Geburtsdatum: _____ Krankheitsdiagnose: _____

1: Sie sind zu uns gekommen wegen … Sie haben uns gerufen, weil … (Grund, z. B. wegen Ihrer Schmerzsituation)
2: Wie ist das für Sie? (**Hermeneutik** der Schmerzsituation)
3: Wie gehen Sie damit um? (**Umgang** mit anhaltenden Schmerzen)? (Coping)
4: Was heißt dies für Ihren Alltag? (mit den Schmerzen zu leben **im Alltag**) (ATL)
5: Was bedeutet es für Ihre Angehörigen? (z.B. **Hermeneutik für die Familie**)
6: Wie können wir Ihnen am besten helfen? (z.B. in Ihrer momentanen Schmerzsituation)

Physische Aspekte	**Psycho-soziale Aspekte**
Probleme, Defizite, Kompetenzen, Ressourcen	Probleme, Defizite, Kompetenzen, Ressourcen
Spirituelle Aspekte	**Kulturelle Aspekte**
Probleme, Defizite, Kompetenzen, Ressourcen	Probleme, Defizite, Kompetenzen, Ressourcen

[1] nach: Anderegg-Tschudin, H.; Käppeli, S.; Knoepfel-Christoffel, A.: Qualitäts-Management am Beispiel der Pflegediagnostik. Vom Wissen zum Handeln. Projekthandbuch für Verantwortliche im Pflegedienst. Zürich, Direktion des Gesundheitswesens 1998, S. 26

ECPA – Schmerzeinschätzung bei kommunikationsbeeinträchtigten alten Menschen

Échelle comportementale de la douleur pour personnes âgées non communicantes (ECPA)
(Quelle: Morello, R.; Jean, A.; Alix, M.: Groupe Regates 2002; deutsche Version Kunz R., 2003)

Datum:	Patient:	
vis.:	Geb.:	Zimmer:

Dimension 1: Beobachtungen vor der Pflege

ITEM 1 – Gesichtsausdruck: Blick und Mimik

0	entspannter Gesichtsausdruck
1	besorgter, gespannter Blick
2	ab und zu Verziehen des Gesichts, Grimassen
3	verkrampfter u./o. ängstlicher Blick
4	vollständig starrer Blick/Ausdruck

ITEM 2 – Spontane Ruhehaltung (Suche einer Schonhaltung)

0	keinerlei Schonhaltung
1	Patient vermeidet eine bestimmten Position, Haltung
2	Patient wählt eine Schonhaltung
3	Patient sucht erfolglos eine schmerzfreie Schonhaltung
4	Patient bleibt vollst. immobil (wie festgenagelt durch Schmerzen)

ITEM 3 – Bewegungen und Mobilität (im u./o. außerhalb des Bettes)

0	Patient mobilisiert und bewegt sich wie gewohnt*
1	Pat. bewegt sich wie gewohnt*, vermeidet aber gewisse Bewegungen
2	seltenere/verlangsamte Bewegungen entgegen Gewohnheit*
3	Immobilität entgegen Gewohnheit*
4	Apathie, Niedergeschlagenheit oder starke Unruhe entgegen Gewohnheit*

ITEM 4 – Kontakt zur Umgebung (Blick, Gesten, verbal)

0	üblicher Kontakt wie gewohnt*
1	Herstellen von Kontakt erschwert entgegen Gewohnheit*
2	Pat. vermeidet Kontaktaufnahme entgegen Gewohnheit*
3	Fehlen jeglichen Kontaktes entgegen Gewohnheit*
4	totale Indifferenz entgegen Gewohnheit*

* im Vergleich zu den vorhergehenden Tagen

Dimension 2: Beobachtungen während der Pflege

ITEM 5 – Ängstliche Erwartung bei Pflege

0 Patient zeigt keine Angst
1 ängstlicher Blick, angstvoller Ausdruck
2 Patient reagiert mit Unruhe
3 Patient reagiert aggressiv
4 Patient schreit, stöhnt, jammert

ITEM 6 – Reaktionen bei der Mobilisation

0 Pat. steht auf/lässt sich mobilisieren ohne spezielle Beachtung
1 Pat. hat gespannten Blick/scheint Mobilisation und Pflege zu fürchten
2 Pat. klammert mit den Händen/macht Gebärden während Mob. und Pflege
3 Patient nimmt während Mobilisation/Pflege eine Schonhaltung ein
4 Patient wehrt sich gegen Mobilisation oder Pflege

ITEM 7 – Reaktionen während der Pflege von schmerzhaften Zonen

0 keinerlei Reaktionen während der Pflege
1 Reaktionen während Pflege, ohne Eingrenzung
2 Reaktion beim Anfassen od. Berühren schmerzhafter Zonen
3 Reaktion bei flüchtiger Berührung schmerzhafter Zonen
4 Unmöglichkeit, sich schmerzhafter Zone zu nähern

ITEM 8 – Verbale Äußerungen während der Pflege

0 keine Äußerungen während der Pflege
1 Schmerzäußerung, wenn man sich an den Patienten wendet
2 Schmerzäußerung, sobald Pflegeperson beim Patienten ist
3 spontane Schmerzäußerung od. spontanes leises Weinen, Schluchzen
4 spontanes Schreien oder qualvolle Äußerungen

Total

Anwendungshinweise:

- ECPA wird nur angewendet, wenn eine Schmerzerfassung mit üblichen Instrumenten unmöglich ist.
- Wachkoma-Patienten können mit ECPA nicht erfasst werden.
- ECPA wird von Pflegenden ausgefüllt, welche den Patienten mindestens in den letzten 2 Tagen gepflegt haben.
- ECPA ist ein Erfassungsinstrument für Verhaltensänderungen, welche auf Schmerzen hinweisen, jedoch kein direktes Schmerzerfassungsinstrument.

Häusliche Pflege-Skala (HPS)

HPS
Häusliche Pflege-Skala

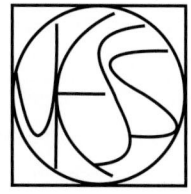

- **Angaben zu Ihrer Person:**   heutiges Datum _____

  Name: _____ Geb.datum: _____ Geschlecht: _____

- **Angaben zu der von Ihnen betreuten/gepflegten Person:**

  Name: _____ Geb.datum: _____ Geschlecht: _____

  Ursache der Pflegebedürftigkeit: _____
  (wenn möglich in Form der ärztl. Diagnose)

> Zu den nachfolgenden Aussagen bitten wir Sie um Angaben, die in Zusammenhang mit Ihrer *gegenwärtigen* Situation stehen. In den Aussagen wird nicht zwischen Betreuung und Pflege unterschieden. Mit dem Wort «Pflege» ist beides gemeint.
>
> ✍ Kreuzen Sie zu jeder Aussage die Spalte an (rechts daneben), die für Sie am ehesten zutrifft. Beantworten Sie bitte jede Frage!

---

	stimmt genau	stimmt überwiegend	stimmt ein wenig	stimmt nicht
1. Ich fühle mich morgens ausgeschlafen.	❑	❑	❑	❑
2. Durch die Pflege hat die Zufriedenheit mit meinem Leben gelitten.	❑	❑	❑	❑
3. Ich fühle mich oft körperlich erschöpft.	❑	❑	❑	❑
4. Ich habe hin und wieder den Wunsch, aus meiner Situation «auszubrechen».	❑	❑	❑	❑
5. Ich vermisse es, über die Pflege mit anderen sprechen zu können.	❑	❑	❑	❑
6. Mir bleibt genügend Zeit für meine eigenen Interessen und Bedürfnisse.	❑	❑	❑	❑
7. Ich fühle mich von dem/der Pflegebedürftigen manchmal ausgenützt.	❑	❑	❑	❑
8. Ich kann außerhalb der Pflegesituation abschalten.	❑	❑	❑	❑
9. Es fällt mir leicht, dem/der Pflegebedürftigen bei den notwendigen Dingen zu helfen (z. B. beim Waschen und Essen).	❑	❑	❑	❑

bitte wenden 🖙

Quelle: Gräßel, E.: Häusliche-Pflege-Skala (HPS). Vless-Verlag, Ebersbach 2001

	stimmt genau	stimmt überwiegend	stimmt ein wenig	stimmt nicht
10. Ich empfinde mich manchmal nicht mehr richtig als «ich selbst».	❏	❏	❏	❏
11. Die von mir geleistete Pflege wird von anderen entsprechend anerkannt.	❏	❏	❏	❏
12. Mein Lebensstandard hat sich durch die Pflege verringert.	❏	❏	❏	❏
13. Ich habe das Gefühl, dass mir die Pflege aufgedrängt wurde.	❏	❏	❏	❏
14. Die Wünsche des/der Pflegebedürftigen sind meiner Meinung nach angemessen.	❏	❏	❏	❏
15. Ich habe das Gefühl, die Pflege «im Griff» zu haben.	❏	❏	❏	❏
16. Durch die Pflege wird meine Gesundheit angegriffen.	❏	❏	❏	❏
17. Ich kann mich noch von Herzen freuen.	❏	❏	❏	❏
18. Wegen der Pflege musste ich Pläne für meine Zukunft aufgeben.	❏	❏	❏	❏
19. Es macht mir nichts aus, wenn Außenstehende die Situation des/der Pflegebedürftigen mitbekommen.	❏	❏	❏	❏
20. Die Pflege kostet viel von meiner eigenen Kraft.	❏	❏	❏	❏
21. Ich fühle mich «hin und her gerissen» zwischen den Anforderungen meiner Umgebung (z. B. Familie) und den Anforderungen durch die Pflege.	❏	❏	❏	❏
22. Ich empfinde den Kontakt zu dem/der Pflegebedürftigen als gut.	❏	❏	❏	❏
23. Wegen der Pflege gibt es Probleme mit anderen Familienangehörigen.	❏	❏	❏	❏
24. Ich habe das Gefühl, ich sollte mal wieder ausspannen.	❏	❏	❏	❏
25. Ich sorge mich aufgrund der Pflege um meine Zukunft.	❏	❏	❏	❏
26. Wegen der Pflege leidet meine Beziehung zu Familienangehörigen, Verwandten, Freunden und Bekannten.	❏	❏	❏	❏
27. Das Schicksal des/der Pflegebedürftigen macht mich traurig.	❏	❏	❏	❏
28. Neben der Pflege kann ich meine sonstigen Aufgaben des täglichen Lebens meinen Vorstellungen entsprechend erledigen.	❏	❏	❏	❏

Quelle: Gräßel, E.: Häusliche-Pflege-Skala (HPS). Vless-Verlag, Ebersbach 2001

Die Skala und das zur Interpretation unerlässliche Manual von Elmar Gräßel (2001): «Häusliche-Pflege-Skala (HPS)» ist erhältlich bei der:
Vless Verlags GmbH, Valentingasse 7–9, DE-85560 Ebersberg, Tel.: 0049 8092-864920, Fax: 0049 8092 864949, E-Mail: info@vless.de

Teamgespräch Neonatologie – Gesprächsleitfaden und Protokollvorlage

Version Mai 2003; der Abdruck erfolgt mit freundlicher Genehmigung der Medizinischen Kinderklinik, Universitätsspital Insel Bern, Schweiz.

Datum: **Zeit:**   **Name des Kindes:**

Gespräch Nr.:

Teamgespräch Neonatologie

Gesprächsleitfaden und Protokollvorlage

Teilnehmerinnen und Teilnehmer

Gesprächsleiterin oder -leiter:

- ○ Obligatorisch:
- ○ Konsiliarisch:
- ○ Lernende (anwesend/nicht anwesend; Berufsgruppe)

Anlass des Ethikgespräches

1. Hauptgrund

- ○ Sehr unreifes Frühgeborenes
- ○ Schwer fehlgebildetes Kind
- ○ Neurologisch geschädigtes Kind
- ○ Schwierigkeiten Eltern – Team
- ○ Schwierigkeiten innerhalb des Teams
- ○ Andere:...................................

Nähere Angaben:

2. Wer hat das Gespräch angeregt?

○ Arzt/Ärztin   ○ Dipl. Pflegefachfrau/-mann   ○ Gemeinsam   ○ Eltern   ○ Andere:

Situation des Kindes

1. Ärztlicher und pflegerischer Sachverhalt (Stichworte; ausführlich siehe KG)

2. Mindestens drei praktikable Handlungsmöglichkeiten mit möglichen Folgen:

a)
b)
c)
d) ev.

3. Wertungsfragen zur Situation des Kindes

a) Wie erträglich bzw. unerträglich schätzen wir die belastenden und schmerzhaften Maßnahmen für das Kind ein?

Szenario							
a	erträglich						unerträglich
b							
c							
d							

b) Wie gross bzw. gering sind die Überlebenschancen?

Szenario							
a	groß						gering
b							
c							
d							

c) Wie lebenshinderlich schätzen wir allfällige irreversible langfristige Schädigungen ein?

Szenario							
a	schwach						stark
b							
c							
d							

4. Darf das Kind sterben? – Was geht uns dabei durch Kopf und Herz? Was würde das konkret heissen?

5. Priorisierung (siehe Szenarios)

Priorität hat das Szenario ....:   Die 2-3 wichtigsten Gründe sind:

> Wir sind dem **Wohl des Kindes** verpflichtet. Kann die Priorisierung dieses Anliegen einlösen oder spüren wir eine Unstimmigkeit? Wenn ja: Wie lässt sich diese Unstimmigkeit formulieren?

Kontext

1. Emotionales und soziales Umfeld des Kindes

Die momentan vorhandene und im Moment absehbare Unterstützung für das Kind schätzen wir folgendermassen ein:

Emotionale Unterstützung: ○ gut   Soziale Unterstützung: ○ gut
                            ○ nicht so gut   ○ nicht so gut
                            ○ nicht beurteilbar   ○ nicht beurteilbar

2. Elternverantwortung

2.1 Wie schätzen die Eltern die Situation des Kindes ein?

○ realistisch   ○ unrealistisch   ○ anderes:

2.2 Wir schätzen die Eltern so ein, dass sie

○ bereit und fähig sind zu entscheiden
○ sich auf eine partnerschaftliche Entscheidung einlassen
○ lieber nicht selber entscheiden wollen
○ im Moment überfordert sind, selber oder partnerschaftlich zu entscheiden
○ anderes:

2.3 Die Überzeugung der Eltern

○ kennen wir und lautet:
○ kennen wir, sind aber anderer Meinung; Grund:
○ kennen wir nicht und müssen sie erfragen
○ kennen wir nicht und können sie nicht erfragen; Grund:

3. Ressourcen: Gibt es Engpässe im ärztlichen Bereich, in Pflege oder Begleitung?

Szenario	nein	ja	Wenn ja: welche?
a	○	○	
b	○	○	
c	○	○	
d	○	○	

Was bedeutet es für unsere Entscheidungen, wenn wir ein Ressourcenproblem feststellen müssen?

Überprüfung der Priorisierung: Nach Erwägen des Kontextes können wir an unserer Priorisierung

○ festhalten   ○ nicht festhalten   ○ sind sehr unsicher

Die zwei, drei wichtigsten Gründe dafür sind:

Ethische Gegenprobe: Die ethische Gegenprobe – keine Diskriminierung wegen Sprache, Rasse, Herkunft, Behinderung/Krankheit, Bürgerrechtsstatus... – hat stattgefunden und dabei wurden vor allem folgende Gesichtspunkte bedacht:

Einbezug anderer Dienste

Zusätzliche Unterstützung von (Zutreffendes ankreuzen)

Dienst	anbieten	informieren	abwarten
Sozialberatung			
Seelsorge			
Trauerbegleitung			
Psychologie			
Ethischer Beratungsdienst			
Dolmetscherdienst			
Anderes:			

Elterngespräch

Ansprechpersonen für die Eltern sind:

Für das Elterngespräch verantwortlich sind:

Für das Protokoll:

Name, Vorname: Ort: Datum:

Patientenedukation: Literatur und Links

Dieser Serviceteil zum Thema Patientenedukation verfolgt verschiedene Ziele. Pflegende und Angehörige anderer Gesundheitsberufe können hier weiterführende bzw. vertiefende Literaturangaben finden, um sich Wissen zum Thema Patientenedukation anzueignen oder bestehendes Wissen zu vertiefen. Außerdem finden sie Angaben über ausgewählte Schulungsprogramme, die bereits auf ihre Wirksamkeit hin wissenschaftlich untersucht wurden und seit Jahren zum Einsatz kommen.

Ein weiterer Schwerpunkt ist die Auflistung von Medien, die Sie selbst zur Patientenedukation nutzen können. Dies sind sowohl Verlage, die ein breites Angebot an gut verständlicher Literatur herausgeben, als auch Internet-Seiten, die den Betroffenen Hilfestellungen geben können in der alltäglichen Auseinandersetzung mit ihrer Erkrankung oder Lebenssituation.

In diesen Bereichen wurde eine Auswahl an Beispielen getroffen. Sie erhebt keinen Anspruch auf Vollständigkeit. Weitergehende Informationen finden sich im Internet.

Literatur zum Thema Patientenedukation

Bücher

Antonovsky, A.: Unraveling the Mystery of Health. Jossey Bass, San Francisco 1987.

Aspen, Reference Group: Palliative Care Patient & Family Counseling Manual, 2nd Edition. Aspen Publ./Lippincott, Philadelphia 2002.

Bacorn Bastable, S.: Essentials of Patient Education. Jones & Bartlett, Boston 2005³.

Canobbio, M. M.: Praxishandbuch Patientenschulung und -beratung. Ullstein-Medical, Wiesbaden 1998.

Canobbio, M. M.: Mosby's Handbook of Patient Teaching. Mosby, St. Louis 2005³.

Falvo D. R.: Effective Patient Education: A Guide to Increased Compliance. Jones & Bartlett, Boston, 2004.

Gillespie, T.: Oncology Patient Education Resource Manual, 2nd Edition. Delmar/Thomson Learning, London 2001.

Hurrelmann, K.; Leppin, A. (Hrsg.): Moderne Gesundheitskommunikation. Verlag Hans Huber, Bern 2001.

Jackson, M.: Pocket Guide for Patient Education. Jones & Bartlett, Boston, 2006.

Klug-Redmann, B.: Patientenschulung und -beratung. Ullstein-Mosby, Wiesbaden 1997.

Lamparter-Lang, R.: Patientenschulung. Verlag Hans Huber, Bern 1997.

London, F.: No Time to Teach? A Nurse's Guide to Patient and Family Education. Lippincott, Philadelphia 1999.

London, F.: Informieren, Schulen, Beraten. Praxishandbuch zur pflegebezogenen Patientenedukation. Verlag Hans Huber, Bern 2003.

Lorig, K.: Patient Education: A Practical Approach. 3rd Edition. Sage, Thousand Oaks 2001.

Müller-Mundt, G.: Chronischer Schmerz – Herausforderungen für die Versorgungsgestaltung und Patientenedukation. Verlag Hans Huber, Bern 2005.

Murtagh, J.: Patient Education. McGraw-Hill Australia, Sidney 2005.

Petermann, F.: Patientenschulung und Patientenberatung. Hogrefe, Göttingen 1997.

Pestonjee, S. F.: Nurse's Handbook of Patient Education. LWW, Philadelphia 2000.

Rankin, S. H.; Stallings, K. D.: Patient Education – Issues, Principles, Practice. Lippincott, Philadelphia 2001⁴.

Rankin, S. H.; Stallings, K. D.; London, F.: Patient Education in Health and Illness. 5th Edition. Lippincott, Philadelphia 2005

Redman, B. K.: Women's Health Needs in Patient Education. Springer Pub. Co., New York 1999.

Redman, B. K.: The Practice of Patient Education. Mosby, St. Louis 2001⁹.

Redman, B. K.; Royden Winchell, M.: Measurement Tools in Patient Education. 2nd Edition. Springer Publ., New York 2003.

Redman, B. K.: Advances in Patient Education, Springer Publ., New York 2004.

Reibnitz, C. von; Schnabel, P. E.; Hurrelmann, K. (Hrsg.): Der mündige Patient. Juventa, Weinheim/München 2001.

Sailer, M.: Praxishandbuch Patientenedukation. Schulung – Anleitung – Beratung. WK-Fachbücher, Elchingen 2004.

Schaeffer D.; Schmidt-Kaehler S. (Hrsg.): Lehrbuch Patientenberatung. Verlag Hans Huber, Bern 2006.

Schmidt-Kaehler, S.: Patienteninformation Online – Theoretische Grundlagen, Planung und Entwicklung eines Konzeptes für die Patientenschulung im Internet. Verlag Hans Huber, Bern 2004.

Steimel, R.: Individuelle Angehörigenschulung. Schlütersche, Hannover 2003.

WHO: Therapeutic Patient Education, Copenhagen 1998.

Artikel in Fachzeitschriften/Buchbeiträge

Abt-Zegelin, A.: Patienten- und Familienedukation in der Pflege. In: Deutscher Verein für Pflegewissenschaft (Hrsg.): Das Originäre der Pflege entdecken. Pflege beschreiben, erfassen, begrenzen. Sonderausgabe Pflege & Gesellschaft. Mabuse, Frankfurt, 2003, S. 103–115.

Favre-Jéquier, I.: Für größere Selbständigkeit – Patientenschulung in der Krankenpflege. *Krankenpflege/Soins Infirmiers*, 81 (1988) 6: 26–29.

Georg, J.: Beratungsbedarf – Wissensdefizite erkennen und ausgleichen. *Pflege aktuell* 58 (2004) 12: 648–659.

Georg, J.: Alte Menschen beraten – Wissensdefizite erkennen und ausgleichen. *NOVA* 36 (2005) 10: 34–36.

Huber, M.: Patientenberatung und -edukation. Welche Anforderungsprofile werden an die Pflege in Zukunft gestellt? *PR-Internet für die Pflege*, (2002) 3: 65–72.

Huber-Wirtz, C.: Der Weg zur eigenverantwortlichen Krankheitsbewältigung. *Krankenpflege/Soins Infirmiers*, 94 (2001) 8: 8–10.

Jakoplic, L.: Aktivierende Pflege bei Inkontinenz. *Heilberufe*, (2000) 3: 58–59.

Knelange, C.: Beratung in der Pflege – als Aufgabe erkannt und professionell ausgeübt?. *Pflege & Gesellschaft*, 5 (2000) 1: 4–11.

Mohr, P.: Chronisch kranke Menschen benötigen Hilfe zur Selbsthilfe. *Pflegezeitschrift*, (2002) 11: 809–812.

Müller-Mundt, G.; Schaeffer, D.; Pleschenberger, S.; Brinkhoff, P.: Patientenedukation – (k)ein Thema in der deutschen Pflege? *Pflege & Gesellschaft*, 5 (2000) 2: 42–53.

Pusch, K.: Anforderungen an Schulungsmaterial für pflegende Angehörige. *Die Schwester/Der Pfleger*, 41 (2002) 8: 652–659.

Rösing, S.: Angehörigenanleitung. *Die Schwester/Der Pfleger*, 39 (2000) 9: 772–775.

Staenke, E.: Eigenpflege fördert die Selbständigkeit. *Pflegezeitschrift*, 54 (2001) 8: 564–567.

Steimel, R.; et al.: Schon vor der Entlassung die Zeit danach proben. *Pflegezeitschrift*, 54 (2001) 8: 562–563.

Zegelin-Abt, A.: Patienten-Edukation als Pflegeaufgabe. *Forum Sozialstation*, 96 (1999) 2: 66–68.

Zegelin-Abt, A.; Huneke, M.: Grundzüge einer systematischen Pflegeberatung, *PR-Internet*, 1 (1999) 1: 11–18.

Bibliografie

Renneke, S.: Information, Schulung und Beratung von Patienten und Angehörigen. Eine kommentierte Bibliographie deutschsprachiger Literatur für Pflegende. Kuratorium Deutsche Altershilfe, Köln 2000.

Beratung/Schulung in der häuslichen Pflege

Abt-Zegelin, A.: Höchste Zeit für fundierte Programme. *Forum Sozialstation*, 120 (2003) 2: 22–24.

Abt-Zegelin, A.; Steinbock, S.: Angehörige informieren, schulen und beraten. *Forum Sozialstation*, 121 (2003) 4: 36–38.

Buhl, A.: Pflegeberatung kann die Visitenkarte des Pflegedienstes sein. *Pflegen Ambulant*, 8 (1997) 1: 10–17.

Darby, A.; Teske-Kotzian, M.; Tietz, K.: Pflegende müssen sich pflegen. *Häusliche Pflege*, (1998) 3: 54–57.

Grieshaber, U.: Oft reicht ein einzelner Besuch nicht aus. *Forum Sozialstation*, 79 (1996) 4: 17–19.

Grieshaber, U.: Pflegekurse: Raus aus der Sackgasse. *Forum Sozialstation*, 110 (2001) 6: 22–23.

Klie, T.: Dilemma von Kontrolle und Beratung bleibt. *Forum Sozialstation*, 83 (1996), 6: 28–30.

Plück, S.; Giersberg, A.: Pflegepersonen zu Hause schulen. *Forum Sozialstation*, 91 (1998) 4: 40.

Siedhoff, C.: Qualität sichern heißt Wissen weitergeben. *Pflegen Ambulant*, 8 (1997) 6: 28–30.

Weerenbeck, J.; Bungter, U.: Beratung unter Dach und Fach in der Pflege. *Forum Sozialstation*, 85 (1997) 4: 48–50.

Wolf, C.: Konzept für Häusliche Pflegeberatung. *Forum Sozialstation*, 102 (2000) 2: 38–41.

Zeitschriften zum Thema Patientenedukation

In der deutschen Presselandschaft gibt es bislang noch keine Zeitschrift, die sich primär mit dem Thema Patientenedukation auseinandersetzt. International führend ist die wissenschaftliche Zeitschrift:

Patient Education and Counseling,
Elsevier Science Ireland Ltd.
ISSN: 0738-3991
http://www.elsevier.nl/locate/pateducou

Davon abgesehen erscheinen zahlreiche, meist englischsprachige Aufsätze, zur Patientenedukation in den themengebundenen (medizinischen) Zeitschriften, etwa in den Bereichen Krebskrankheiten, Kinderheilkunde, Organtransplantationen bzw. überhaupt zur perioperativen Phase bei verschiedenen Eingriffen.

Evaluierte Schulungsprogramme

Es gibt einige Schulungsprogramme, die schon lange in der klinischen Praxis eingesetzt werden und deren Wirksamkeit durch entsprechende Studien belegt ist. Einige Konzepte werden zur Zeit in Studien auf ihre Wirksamkeit hin untersucht. Etablierte Schulungen gibt es in den Bereichen:

- Alzheimer
- Asthma
- Bluthochdruck
- Diabetes
- Epilepsie
- Häusliche Pflege
- Neurodermitis
- Rheuma
- Schmerz.

Darüber hinaus gibt es weitere Felder, in denen sich Schulungsprogramme bewährt haben, seien es in der Kardiologischen Rehabilitation, in der Rehabilitation

Querschnittgelähmter oder Schlaganfallbetroffener, in der Behandlung bei chronischen Hautkrankheiten oder in der Rehabilitation nach Organtransplantationen – bitte informieren Sie sich bei den einschlägigen Akteuren.

Allgemeine Informationen über Schulungsprogramme finden Sie im Internet unter:

- http://www.patienten-information.de/patientenschulungen.htm

Im Auftrag des AOK Bundesverbandes hat das Institut für angewandte Qualitätsförderung und Forschung im Gesundheitswesen GmbH in Kooperation mit dem Institut für Allgemeinmedizin am Uniklinikum Kiel und der Sektion Allgemeinmedizin der Universität Heidelberg eine Recherche und Bewertung von Schulungsprogrammen in Deutschland vorgenommen. Die Ergebnisse sollen in die Disease-Management-Projekte einfließen. Der Ergebnisbericht dieser Untersuchung ist unter der folgenden Internetadresse veröffentlicht:

- http://www.allgemeinmedizin.uni-kiel.de/lit/Bericht_pat.pdf

Informationen zu den Schulungsinhalten und Abläufen der einzelnen Schulungen finden Sie auch auf den nachfolgend angegebenen exemplarischen Internet-Seiten:

Alzheimer

Für die Schulung von Angehörigen von Alzheimer-Patienten wurde ein modulares Schulungsprogramm «Hilfe zum Helfen» durch die Deutsche Alzheimer Gesellschaft entwickelt (Moderation/Gestaltung: A. Abt-Zegelin). Informationen dazu finden Sie im Internet unter:

- http://www.deutsche-alzheimer.de/3_2.html

Häusliche Pflege

Im Patienten-Informations-Zentrum Lippstadt werden zur Zeit im Rahmen einer Forschungs-Förderung durch die Robert Bosch Stiftung Module zur Schulung von pflegenden Angehörigen in der häuslichen Umgebung entwickelt. Die Ergebnisse dieser Aktivitäten können seit Herbst 2003 abgerufen werden. Die Adresse finden Sie im Abschnitt Netzwerk für Patienten- und Familienedukation in der Pflege am Ende dieses Serviceteils.

Epilepsie

Für die Schulung von Patienten mit Epilepsie wurde ein modulares Schulungsprogramm (MOSES) entwickelt. Informationen finden Sie im Internet unter:

- http://www.izepilepsie.de/cweb/design/home.icom?id=54#1
- http://www.zrf.uni-bremen.de/zkr/forschung/BERICHT/FB2001/inhalt.html

Schmerz

Das Thema Schmerz ist ein weites Feld für einschlägige Schulungsprogramme. Informieren Sie sich bei den entsprechenden Pharmafirmen und Fachgesellschaften.

Wichtige Adressen und Ansprechpartner

Akteure im Gesundheitswesen

- Bundeszentrale für gesundheitliche Aufklärung (BzgA)
  Ostmerheimer Straße 220
  51109 Köln
  http://www.bzga.de

- Nationale Kontakt- und Informationsstelle zur Anregung und Unterstützung von Selbsthilfegruppen (NAKOS)
  Albrecht-Achilles-Straße 65
  10709 Berlin
  http://www.nakos.de

- Kuratorium Deutsche Altershilfe (KDA)
  An der Pauluskirche 3
  50677 Köln
  http://www.kda.de

Medien, die zur Patientenedukation genutzt werden können

Bücher für Betroffene

Es gibt einige Verlage, die ein umfangreiches Programm an betroffenengerechter Selbsthilfeliteratur auflegen und dabei einen Schwerpunkt in der Alltagsbewältigung setzen:

- Fischer Tb, Frankfurt am Main
  – Ratgeber

- Gräfe und Unzer, München
  - GU Ratgeber
- Kiepenheuer und Witsch, Köln
  - Kursbücher
- Kohlhammer-Verlag, Stuttgart
  - Rat und Hilfe
- Stiftung Warentest, Berlin
  - Handbücher zu einzelnen Themen
- Trias-Verlag, Stuttgart
  - Ratgeber
  - Gesundheit Kompakt
- Verlag Hans Huber, Bern (Schweiz)
  - Ratgeber: Psychologie

Informationsmaterialien von Pharma- und Hilfsmittelindustrie

Die Pharmafirmen und Unternehmen der Hilfsmittelindustrie investieren große Summen in den Bereich der Schulung und Information ihrer potenziellen Kunden. So können bei einigen Firmen komplette Schulungsunterlagen einschließlich der erforderlichen Präsentationen (z. B. Folien, Arbeitsblätter u. a.) angefordert werden. Diese Angebote orientieren sich weitestgehend an der Produktpalette dieser Firmen, und Sie können die Referenten der bei Ihnen häufig verwendeten Produkte gezielt auf solche Unterlagen ansprechen.

Die meisten Pharmafirmen verfügen auch über ein breites Angebot an Informationsmedien für Betroffene. Themen, zu denen es eine Fülle an Material gibt, das Sie zur Patienteninformation nutzen können, sind z. B.:

- Apnoebehandlung
- Dekubitusprävention
- Dialysebehandlung
- Ernährungstherapie
- Inkontinenzversorgung
- Schmerztherapie
- Stomatherapie
- Wundversorgung.

Das Internet

Ein Medium, das im Zusammenhang mit der Information, Schulung und Beratung von Betroffenen immer mehr an Bedeutung gewinnt, ist das Internet. Die wichtigsten Vorteile sind sicher die allgemeine Verfügbarkeit auch sehr spezieller Informationen, die Möglichkeit mit den Verfassern in direkten Kontakt zu treten und die zeitliche Nähe der Veröffentlichung zum Verfassen der Inhalte. Gerade für den medizinisch-therapeutischen Laien ist die Fülle der Informationen oft sehr verwirrend. Qualitätskriterien bezogen auf die Veröffentlichungen und die Anbieter sind ein Weg, um mehr Sicherheit für die Betroffenen zu schaffen. Informationen zum Thema Qualitätskriterien für Gesundheitsinformationen finden Sie auf folgenden Seiten:

- http://www.afgis.de (Aktionsforum Gesundheitsinformationssystem)
- http://www.aezq.de (Ärztliche Zentralstelle Qualitätssicherung)

Gesundheitsportale sind Internetseiten, die Informationen zu Gesundheit und Krankheit bündeln und unter einem gemeinsamen Dach anbieten. Hier kann der Suchende schnell einen Überblick zu einem speziellen Thema erhalten. Die meisten Portale verfügen über eine eigene Suchfunktion und veröffentlichen nur zertifizierte Seiten, z. B. nach dem Hon-Code.

- Gesundheits-Portale:
  - http://www.medicine-worldwide.de
  - http://www.netdoktor.de
  - http://www.evidence.de
  - http://www.gesundheitsscout24.de
- Medizinische Leitlinien in der Diagnostik und Therapie:
  - http://www.awmf.de
  - http://www.evidence.de

Eine andere Möglichkeit, im Internet gezielt nach Informationen zu suchen, ist die Nutzung von Suchmaschinen. Hier werden entsprechende Suchbegriffe eingegeben, und das Suchprogramm erstellt daraufhin Listen mit den Adressen von Internetseiten, auf denen Sie Informationen zu dem eingegebenen Suchbegriff finden können.

- Allgemeine Suchmaschinen
  - http://www.google.de
  - http://de.yahoo.com
  - http://www.lycos.de
  - http://de.altavista.com
  - http://www.fireball.de
- Wissenschaftliche Suchmaschinen (spezielle Suche nach Artikeln in Fachzeitschriften):
  - http://www.medline.de
  - http://www.subito.de
  - http://www.scirus.com
  - http://www.scholar.google.com

Natürlich sind auch die großen Interessenverbände, Ministerien, Selbsthilfeorganisationen und Akteure im Gesundheitswesen mit ihren Seiten im Internet vertreten. Nachfolgend sind die Adressen zunächst nach allgemeinen Gebieten geordnet und dann einige wichtige Internetseiten zu häufig auftretenden Erkrankungen genannt.

Links und Verknüpfungen für Patienteninformation nach allgemeinen Gebieten

- Ernährung
  - http://www.aid.de (aid-Infodienst)
  - http://www.dge.de (Deutsche Gesellschaft für Ernährung)
  - http://www.vfed.de (Verband für Ernährung und Diätetik)
- Gesundheit
  - http://www.bfge.de (Bundesvereinigung Gesundheit e. V.)
  - http://www.bzga.de (Bundeszentrale für gesundheitliche Aufklärung)
  - http://www.dgh-online.de (Deutsche Gesundheitshilfe e. V.)
- Selbsthilfe
  - www.nakos.de (eine Auflistung aller Selbsthilfeverbände und Interessenverbände in Deutschland)
  - http://www.kosch.ch (Koordination und Förderung von Selbsthilfegruppen in der Schweiz)

Links und Verknüpfungen für Patienteninformation bei ausgewählten Erkrankungen

- AIDS
  - http://www.aidshilfe.de (Deutsche Aidshilfe e. V.)
  - http://www.hivnet.de (Aidsaufklärung e. V.)
- Alzheimer
  - http://www.deutsche-alzheimer.de
  - http://www.alzheimer-forschung.de
- Krebs
  - http://www.deutsche-krebsgesellschaft.de
  - http://www.krebshilfe.de
  - http://www.dkfz-heidelberg.de (Deutsches Krebsforschungszentrum Heidelberg)
  - http://www.krebsinformation.de
  - http://www.krebs-wegweiser.de (Tumorzentrum Freiburg)
  - http://www.inkanet.de (Informationsnetz für Krebspatienten und Angehörige)
- Schlaganfall
  - http://www.schlaganfall-hilfe.de
  - http://www.schlaganfall-info.de
  - http://www.schlaganfallnetz.de
- Schmerz
  - http://www.schmerzselbsthilfe.de
  - http://www.schmerzgesellschaft.de

Das Netzwerk für Patienten- und Familienedukation in der Pflege

Im Frühjahr des Jahres 2001 wurde in Witten das «Netzwerk Patienten- und Familienedukation in der Pflege e. V.» gegründet. Ziel dieses Netzwerkes ist die Entwicklung und Unterstützung von Patienten-/Familienedukation in der Pflege, um:

- diese als Aufgabe der Pflege in Deutschland zu etablieren
- durch die Einrichtung eines Netzwerkes den Informationsfluss der Beteiligten untereinander zu fördern und Patienten- bzw. Familienedukation in der Öffentlichkeit darzustellen und ihr eine Lobby zu verschaffen
- die Situation von kurz-/langfristig pflegebedürftigen Menschen durch Schulung, Information und Beratung zu verbessern.

Das Netzwerk bietet sich als Fachforum für einen wissenschaftlichen Austausch zur Bedeutung der Patienten- und Familienedukation in der Pflege an und stellt sein fachliches Wissen und Know-how bei der Entwicklung von Schulungskonzepten, Informationsmaterialien u. a. zur Verfügung.

Interessierte können gegen eine gestaffelte Gebühr auch Unterstützung bei der Errichtung von Patienten-Informations-Zentren erhalten. Nähere Informationen sind erhältlich beim:

Netzwerk Patienten- und Familienedukation in der Pflege e. V.
Institut für Pflegewissenschaft
Stockumer Straße 10–12
58453 Witten
Telefon: 02302/669358
E-Mail: Verein@patientenedukation.de
Internet: http://www.Patientenedukation.de

Zuvor sind zwei Patienten-Informations-Zentren in Lippstadt und Lüdenscheid als pflegerische Modellprojekte in Kooperation mit dem pflegewissenschaftlichen Institut der Universität Witten/Herdecke entstanden. Diese Zentren bieten Patienten, ihren Angehörigen und anderen Betroffenen aus der Region die Möglichkeit, sich umfassend über ihre Erkrankung zu informieren. Neben umfangreichen Bibliotheken mit laiengerechter Literatur stehen den Besuchern dort auch Videos oder PC mit Internetanschluss zur Verfügung. Erfahrene Pflegende begleiten die Besucher bei der Recherche. Außerdem können zu bestimmten Themen Schulungen in Anspruch genommen werden. Erste Konzepte zur Patienten- und Angehörigenedukation wurden bereits entwickelt und befinden sich zur Zeit in der Erprobung (Anleitung von Patienten nach Kehlkopfentfernung, Schulung der subkutanen Selbstinjektion, Blutdruck-Selbstkontrolle u. a.)

Beide Einrichtungen sind bei diversen Vorstellungen in Fachkreisen auf ein reges Interesse gestoßen und mehrfach prämiert worden.

Das Patienten-Informations-Zentrum Lippstadt
Braukstr. 15
59556 Lippstadt
Telefon 02941/949520
E-Mail: info@piz-lippstadt.de

Das Patienten-Informations-Zentrum Lüdenscheid
Klinikum Lüdenscheid
Paulmannshöherstr. 14
58515 Lüdenscheid
Telefon 02351/46-2121
E-Mail: patienteninformationszentrum@gmx.de

Stand: Juni 2006

Johanna Gossens mit Ergänzungen von Jürgen Georg und Angelika Abt-Zegelin.

Gekürzte und aktualisierte Version aus: London, F.: Informieren, Schulen, Beraten. Praxishandbuch zur pflegebezogenen Patientenedukation. Verlag Hans Huber, Bern 2003.

Adressenverzeichnis

Unterstützung und Beratung – die Krebsliga in Ihrer Region (CH)

Krebsliga Aargau
Milchgasse 41
CH-5000 Aarau
Tel. 0041 (0)62 824 08 86
Fax 0041 (0)62 824 80 50
admin@krebsliga-aargau.ch
www.krebsliga-aargau.ch
PK 50-12121-7

Krebsliga beider Basel
Mittlere Str. 35
CH-4056 Basel
Tel. 0041 (0)61 319 99 88
Fax 0041 (0)61 319 99 89
info@klbb.ch
www.krebsliga-basel.ch
PK 40-28150-6

Bernische Krebsliga
Ligue bernoise
contre le cancer
Marktgasse 55
Postfach 184
CH-3000 Bern 7
Tel. 0041 (0)31 313 24 24
Fax 0041 (0)31 313 24 20
info@bernischekrebsliga.ch
www.bernischekrebsliga.ch
PK 30-22695-4

Bündner Krebsliga
Alexanderstr. 38
CH-7000 Chur
Tel. 0041 (0)81 252 50 90
Fax 0041 (0)81 253 76 08
js@krebsliga-gr.ch
www.krebsliga-gr.ch
PK 70-1442-0

Ligue fribourgeoise
contre le cancer
Krebsliga Freiburg
Route des Daillettes 1
case postale 181
CH-1709 Fribourg
tél. 0041 (0)26 426 02 90
fax 0041 (0)26 426 02 88
info@liguecancer-fr.ch
www.liguecancer-fr.ch
CCP 17-6131-3

Ligue genevoise
contre le cancer
17, boulevard des Philosophes
CH-1205 Genève
tél. 0041 (0)22 322 13 33
fax 0041 (0)22 322 13 39
ligue.cancer@mediane.ch
www.lgc.ch
CCP 12-380-8

Krebsliga Glarus
Kantonsspital
CH-8750 Glarus
Tel. 0041 (0)55 646 32 47
Fax 0041 (0)55 646 43 00
krebsliga-gl@bluewin.ch
PK 87-2462-9

Ligue jurassienne
contre le cancer
Rue de l'Hôpital 40
case postale 2210
CH-2800 Delémont
tél. 0041 (0)32 422 20 30
fax 0041 (0)32 422 26 10
ligue.ju.cancer@bluewin.ch
CCP 25-7881-3

**Ligue neuchâteloise
contre le cancer**
Faubourg du Lac 17
case postale
CH-2001 Neuchâtel
tél. 0041 (0)32 721 23 25
lncc@ne.ch
CCP 20-6717-9

Krebsliga Schaffhausen
Kantonsspital
CH-8208 Schaffhausen
Tel. 0041 (0)52 634 29 33
Fax 0041 (0)52 634 29 34
krebsliga.sozber@kssh.ch
PK 82-3096-2

Krebsliga Solothurn
Dornacherstr. 33
CH-4500 Solothurn
Tel. 0041 (0)32 628 68 10
Fax 0041 (0)32 628 68 11
info@krebsliga-so.ch
www.krebsliga-so.ch
PK 45-1044-7

**Krebsliga
St. Gallen-Appenzell**
Flurhofstr. 7
CH-9000 St. Gallen
Tel. 0041 (0)71 242 70 00
Fax 0041 (0)71 242 70 30
beratung@krebsliga-sg.ch
www.krebsliga-sg.ch
PK 90-15390-1

Thurgauische Krebsliga
Bahnhofstr. 5
CH-8570 Weinfelden
Tel. 0041 (0)71 626 70 00
Fax 0041 (0)71 626 70 01
info@tgkl.ch
www.tgkl.ch
PK 85-4796-4

**Lega ticinese
contro il cancro**
Via Colombi 1
CH-6500 Bellinzona
tel. 0041 (0)91 820 64 20
fax 0041 (0)91 826 32 68
info@legacancro.ch
www.legacancro.ch
CCP 65-126-6

**Ligue valaisanne
contre le cancer
Walliser Liga
für Krebsbekämpfung**
Siège central:
Rue de la Dixence 19
CH-1950 Sion
tél. 0041 (0)27 322 99 74
fax 0041 (0)27 322 99 75
lvcc.sion@netplus.ch
Beratungsbüro:
Spitalstr. 5
CH-3900 Brig
Tel. 0041 (0)27 922 93 21
Mobil 0041 (0)79 644 80 18
Fax 0041 (0)27 922 93 25
wkl.brig@bluewin.ch
CCP/PK 19-340-2

**Ligue vaudoise
contre le cancer**
Av. de Gratta-Paille 2
case postale 411
CH-1000 Lausanne 30 Grey
tél. 0041 (0)21 641 15 15
fax 0041 (0)21 641 15 40
info@lvc.ch
www.lvc.ch
CCP 10-22260-0

Krebsliga Zentralschweiz
Hirschmattstr. 29
CH-6003 Luzern
Tel. 0041 (0)41 210 25 50
Fax 0041 (0)41 210 26 50
info@krebsliga.info
www.krebsliga.info
PK 60-13232-5

Krebsliga Zug
Alpenstr. 14
CH-6300 Zug
Tel. 0041 (0)41 720 20 45
Fax 0041 (0)41 720 20 46
info@krebsliga-zug.ch
www.krebsliga-zug.ch
PK 80-56342-6

Krebsliga Zürich
Klosbachstr. 2
CH-8032 Zürich
Tel. 0041 (0)44 388 55 00
Fax 0041 (0)44 388 55 11
info@krebsliga-zh.ch
www.krebsliga-zh.ch
PK 80-868-5

Krebshilfe Liechtenstein
Im Malarsch 4
FL-9494 Schaan
Tel. 00423 233 18 45
Fax 00423 233 18 55
admin@krebshilfe.li
www.krebshilfe.li
PK 90-4828-8

Ausgewählte Links zu den Themen «Schmerztherapie» und «Palliative Care»

Fachgesellschaften und (gemeinnützige) Vereine

Bundesarbeitsgemeinschaft Hospiz e.V. *(BAG Hospiz)* (www.hospiz.net): Homepage der 1992 als gemeinnütziger Verein gegründeten Interessenvertretung der Hospizbewegung in Deutschland zur Förderung von ambulanten, teilstationären und stationären Hospizen und Palliativmedizin. Bietet u. a. Informationen zu Palliative Care, Gesetzesinitiativen und Rahmenvereinbarungen mit den gesetzlichen Krankenkassen zu Palliative Care sowie einen Adressennachweis stationärer und ambulanter Hospizeinrichtungen.

Deutsche Gesellschaft für Palliativmedizin (DGP) (www.dgpalliativmedizin.de/): Hompage der 1994 gegründeten Deutschen Gesellschaft für Palliativmedizin (DGP), bietet neben Informationen zu unterschiedlichen Arbeitskreisen (einschl. Arbeitsgruppe «Palliativpflege») Literaturhinweise und Zugang zu Dokumenten der DGP (einschl. Basisdokumentation für Palliativstationen). Unter der Rubrik «Adressen» finden sich die Anschriften von klinischen Palliativstationen und stationären Hospizen im Bundesgebiet sowie ein Link zum Nachweis ambulanter Hospizdienste auf der Website der Bundesarbeitsgemeinschaft Hospiz (www.hospiz.net bzw. www.hospizbewegung.de).

Deutsche Gesellschaft für Psychologische Schmerztherapie und -forschung (DGPSF) (www.dgpsf.de): Homepage der Deutschen Gesellschaft für Psychologische Schmerztherapie und -forschung (DGPSF), bietet für Nichtmitglieder allgemeine Informationen zur psychologischen Schmerztherapie und einen Adressennachweis qualifizierter psychologischer Schmerztherapeuten.

Deutsche Gesellschaft zum Studium des Schmerzes e.V. (DGSS) (www.dgsp.org.org/index.asp): Homepage der Deutschen Gesellschaft zum Studium des Schmerzes e.V. (DGSS), d.h. der 1975 gegründeten wissenschaftlichen Schmerzgesellschaft und deutschen Sektion der Internationalen Association for the Study of Pain (IASP). Auf der Homepage finden sich neben aktuellen Informationen unter der Rubrik «Archiv/Service» Literaturhinweise zu unterschiedlichen Themen, Dokumentationshilfen und eine Liste von Literaturempfehlungen für Patienten.

Deutsche Hospiz Stiftung (www.hospize.de): Homepage der Deutschen Hospiz Stiftung, bietet Informationen zur Hospizarbeit und zu Hospizeinrichtungen in Deutschland sowie zum Schmerz- und Hospiztelefon der Hospizstiftung, einer mit Unterstützung der DGSS aufgebauten Informationsbörse zu Fragen der Hospizarbeit, Palliativmedizin und Schmerztherapie. Vermittlung von Adressen von Schmerztherapeuten und Hospizdiensten, Informationsmaterial einschließlich Materialien zur medizinischen Patientenanwaltschaft, Kontaktstellen von Hospizdiensten sowie in Notfällen direkte Beratung durch die Hauptstelle der Hospizstiftung in Dortmund und das Informationsbüro in München:

Hauptstelle in Dortmund, Tel.: 0231 / 73 80 73-0
Informationsbüro Berlin, Tel.: 030 / 284 44 84-0
Informationsbüro München, Tel.: 089 / 20 20 81-0.

Deutsche Schmerzgesellschaft e.V. (www.deutsche-schmerzgesellschaft.org): Homepage der Deutschen Schmerzgesellschaft e.V., die 2001 als Zusammenschluss der Deutschen Gesellschaft zum Studium des Schmerzes (DGSS), der Deutschen Migräne- und Kopfschmerzgesellschaft (DMKG), der Deutschen Gesellschaft für Psychologische Schmerztherapie und -forschung (DGPSF) und des Bundesverbandes Deutsche Schmerzhilfe e.V. gegründet wurde (mit entsprechenden Links zu den jeweiligen Homepages).

Deutsches Netzwerk für Qualitätssicherung in der Pflege (DNQP) (www.dnqp.de): Homepage des Deutschen Netzwerks für Qualitätssicherung in der Pflege (DNQP); die an der Fachhochschule Osnabrück angesiedelte Geschäftsstelle koordiniert die mit Mitteln des Bundesgesundheitsministeriums geförderte Entwicklung von Nationalen Expertenstandards in der Pflege. Auf der Homepage sind neben grundlegenden Informationen zur Qualitäts- und Standardentwicklung und zu den Projekten des DNQP u. a. ergänzende Materialien zu dem 2003/2004 entwickelten Expertenstandard «Schmerzmanagement in der Pflege bei akuten und tumorbedingten Schmerzen» abrufbar.

Krebsschmerz Informationsdienst (KSID) (www.ksid.de): Die Homepage des vom Bundesgesundheitsministerium geförderten Krebsinformationsdienstes (KID) des Deutschen Krebsforschungszentrums Heidelberg (DKFZ) bietet u. a. grundlegende Informationen über (Tumor-)Schmerz und Schmerztherapie. Die 1999 eingerichtete Internetplattform ergänzt den seit 1986 bestehenden telefonischen Informationsdienst des KID zu (Tumor-) Schmerz, anderen tumorbedingten belastenden Symptomen, möglichen therapiebedingten Symptomen bei Tumorerkrankungen und Möglichkeiten zu deren Linderung (z.B. chronische Erschöpfung/Fatigue, Übelkeit und Erbrechen, Lymphödeme):
Tel.: 06221 / 42 20 00 (Mo.–Fr. 12–16 Uhr).

Netzwerk für Patienten- und Familienedukation in der Pflege e.V. (www.Patientenedukation.de): Das Netzwerk bietet sich als Fachforum für einen wissenschaftlichen Austausch zur Bedeutung der Patienten- und Familienedukation in der Pflege an und stellt sein fachliches Wissen bei der Entwicklung von Schulungskonzepten, Informationsmaterialien u.a. zur Verfügung.

National Guideline Clearinghouse™ (NGC) (www.guidelines/gov): Vom NGC mit Fördermitteln der U.S. Agency for Health Care Research and Quality (vormals U.S. Agency for Health Care Policy and Research) geförderte und in Kooperation mit der American Medical Association und der American Association of Health Plans bereit gestellte Internetseite mit evidenzbasierten klinischen Leitlinien.

Die Österreichische Palliativgesellschaft (OPG) (http://www.palliativ.at) bezweckt die Förderung folgender Ziele: Entwicklung der palliativen («lindernden») Medizin und Betreuung unter Berücksichtigung der regionalen und institutionellen Besonderheiten. Aus-, Fort- und Weiterbildung derjenigen Mitarbeiter des Gesundheitswesens, die palliative Medizin und Betreuung ausüben. Austausch von klinischen Erfahrungen. Forschung im Bereich der palliativen Medizin, Pflege und psychischen Betreuung. Information aller Berufsgruppen des Gesundheits- und Sozialwesens, der Behörden und der Öffentlichkeit. Eindeutige Stellungnahme zu Euthanasiefrage: Die Palliativmedizin bejaht das Leben und sieht Sterben als einen natürlichen Prozess. Sie lehnt aktive Sterbehilfe in jeder Form ab.

Schmerztherapeutisches Kolloquium e.V. (StK) – Deutsche Schmerztherapeutische Gesellschaft (www.stk-ev.de): Homepage des Schmerztherapeutischen Kolloquiums e.V. – Deutsche Schmerztherapeutische Gesellschaft (eine der größten Fachgesellschaft im Bereich Schmerztherapie), bietet grundlegende Informationen und Literaturhinweise zum Thema «chronische Schmerzen». Turnusmäßige Herausgabe des Schmerztherapieführers Deutschlands.

Schweizerische Gesellschaft für Palliative Medizin, Pflege und Begleitung (SGPMPB) (www.palliative.ch): Homepage der Schweizerischen Gesellschaft für Palliative Medizin, Pflege und Begleitung (SGPMPB), bietet Informationen zu aktuellen Themen und Aktivitäten der SGPMPB, u. a. im Bereich der Ausbildung, Forschung und Qualitätssicherung, zentrale Dokumente der SGPMPB (z.B. Leitlinien zur Palliative Care, Positionspapier zur Euthanasie) werden als PDF-Datei vorgehalten.

Dachverbände der Selbsthilfevereinigungen für Menschen mit chronischen Schmerzen

(Auswahl der Kooperationspartner der Fachgesellschaften)

Deutsche Schmerzliga e.V. (www.schmerzliga.de): Homepage der Deutschen Schmerzliga e.V., die als Dachverband der Selbsthilfegruppen schmerzkranker Menschen 1990 von Schmerzpatienten und Ärzten als gemeinnütziger Verein gegründet wurde. Die Schmerzliga kooperiert mit dem Schmerztherapeutischen Kolloquium (StK) – Deutsche Schmerztherapeutische Gesellschaft, einer der größten Fachgesellschaften im Bereich der Schmerztherapie. Neben allgemeinen Informationen zum Thema chronischer Schmerz bietet sie Vermittlung von Adressen regionaler Selbsthilfegruppen und von Schmerztherapieeinrichtungen an.

Deutsche Schmerzhilfe e.V. (www.schmerzselbsthilfe.de): Homepage der Deutschen Schmerzhilfe e.V.; Zusammenschluss von Selbsthilfeinitiativen und -verbänden in den einzelnen Bundesländern. Kooperiert mit der Deutschen Schmerzgesellschaft e.V. bzw. den ihr angeschlossenen Fachgesellschaften. Auf der Homepage finden sich jeweils aktuelle Informationen zu gesundheitspolitischen Fragen und Veränderungen (z. B. für Schmerztherapie relevante Fragen und Modalitäten der Kostenerstattung oder Selbstbeteiligung). Bietet Informationen zum Thema chronischer Schmerz und die Vermittlung von Adressen von Selbsthilfegruppen und Schmerztherapieeinrichtungen.

Weitere Adressen finden sich auf den Homepages der folgenden Palliativgesellschaften:

- Europa: European Association for Palliative Care (EAPC) http://www.eapcnet.org/
- Deutschland: Deutsche Gesellschaft für Palliativmedizin (DGP) e. V. http://www.dgpalliativmedizin.de/
- Österreich: Österreichische Palliativgesellschaft http://www.palliative-care.at/
- Schweiz: Schweizerische Gesellschaft für Palliative Medizin, Pflege und Begleitung (SGPMB) http://www.palliative.ch

AutorInnenverzeichnis

Angelika Abt-Zegelin (Dr.) arbeitet als Pflegewissenschaftlerin am Institut für Pflegewissenschaft der Universität Witten/Herdecke. Als Curriculumbeauftragte ist sie zuständig für die Entwicklung des Studienprogrammes, inhaltlich bearbeitet sie u. a. das Feld «pflegebezogene Patienten-/Familienedukation». Angelika Abt-Zegelin ist im Erstberuf Krankenschwester. Sie war viele Jahre in der Aus- und Weiterbildung von Pflegenden tätig und hat nebenberuflich Erziehungswissenschaften studiert. Berufspolitisch hat sie an der Akademisierung von Pflege in Deutschland mitgewirkt. In den vergangenen Jahrzehnten widmete sie sich verschiedenen Themen, z. B. Pflegerituale, Sprache und Pflege, Demenz und seit einigen Jahren auch Bettlägerigkeit, dem Fokus ihrer Doktorarbeit. Sie hat über hundert Fachartikel und zahlreiche Buchbeiträge publiziert.

Sie ist Autorin des Kapitels «Patientenedukation in der Palliative Care».

Abt-Zegelin
Angelika
Dr.
Institut für Pflegewissenschaft
Universität Witten/Herdecke
Stockumerstr. 10–12
DE-58453 Witten

Tel.: +49 / 230 292 63 79
Fax: +49 / 230 292 63 18
E-Mail: zegelin@uni-wh.de

Sr. Marianne Benedicta Arndt (Prof. Dr.) lehrt und arbeitet zurzeit an der Hochschule Neubrandenburg. Sie ist Krankenschwester, Lehrerin für Pflegeberufe und Pflegewissenschaftlerin (Studium der Pastoraltheologie/Religionspädagogik, Pflegewissenschaft und Moralphilosophie). Sie lehrte Pflegewissenschaft und Ethik im Gesundheitswesen an verschiedenen Universitäten (Humboldt Universität zu Berlin, University of Stirling in Schottland, Privatuniversität Witten/Herdecke). Publikationen zu berufspolitischen Themen und vor allem im Bereich Ethik in der Pflege; Mitglied und ehem. Vorstandsmitglied der Akademie für Ethik in der Medizin, Gründungsmitglied im Deutschen Verein für Pflegewissenschaft- und Forschung.

Sr. M. Benedicta ist Autorin des Kapitels «Vom Leib zum Leichnam – Vom würdigen Umgang mit dem Verstorbenen».

Sr. M. Benedicta (Prof. Dr. Arndt)
Benediktinische Cella Neubrandenburg
Am See 5a
DE-17217 Penzlin

Tel.: +49 / 39 62 22 15 04
Mobil: +49 / 162 74 23 477
E-Mail: sr.m.benedicta@benediktinische-cella-neubrandenburg.de oder benedicta@hs-nb.de

David Baer arbeitet seit 1993 als selbstständiger Unternehmensberater und Ausbildungstrainer, insbesondere in und für Organisationen der Gerontopsychiatrie. Ursprünglich dipl. Psychiatriepfleger, dipl. Supervisor/Organisationsentwickler, ist er heute Geschäftsführer der vitalba in Rupperswil. Er lehrt die von ihm entwickelte integrative Gerontotherapie IGT nach Baer und ist Autor des Buches «Integrative Gerontotherapie. Personverständnis und soziodynamische Begleitung mit dem Lebensdomänenmodell nach Baer» sowie Verfasser zahlreicher Fachartikel zu gerontopsychiatrischen Fachthemen.

David Baer ist Autor des Kapitels «Palliative Care am Beispiel der Gerontopsychiatrie».

Baer
David
Geschäftsführer
vitalba
Aarestr. 29
CH-5102 Rupperswil

Tel.: +41 / 62 897 62 62
E-Mail: david.baer@vitalba.ch

Eva Bergsträsser (Dr. med.) arbeitet als Kinderärztin mit Spezialisierung für pädiatrische Hämatologie/Onkologie am Universitäts-Kinderspital Zürich. Schwerpunkte in der klinischen Tätigkeit sind Palliative Care und Schmerztherapie bei Kindern. Sie lehrt, publiziert und engagiert sich in schweizerischen Projekten für diesen Bereich.

Eva Bergsträsser ist Autorin des Kapitels «Palliative Care am Beispiel der Pädiatrie».

Bergsträsser
Eva
Dr. med.
Universitäts-Kinderspital Zürich
Steinwiesstr. 75
CH-8032 Zürich

Tel.: +41 / 44 266 7111
Fax: +41 / 44 266 7171
E-Mail: eva.bergstraesser@kispi.unizh.ch

Karl W. Bitschnau (MAS Palliative Care) ist Leiter der Hospizbewegung Vorarlberg und stellvertretender Vorsitzender im Dachverband Hospiz Österreich. Als Diplom-Sozialarbeiter arbeitet er an der Palliativstation Hohenems mit. Er ist Referent u. a. bei internationalen Universitätslehrgängen mit den Schwerpunkten Sozialarbeit, Ehrenamt und «soziale Dimension in Palliative Care».

Karl W. Bitschnau ist Autor des Kapitels «Palliative Care und Sozialarbeit».

Bitschnau
Karl W.
MAS (Palliative Care)
Hospizbewegung Vorarlberg
Maria-Mutter-Weg 2
A-6800 Feldkirch

Tel.: +43 / 5522 200-1101
Fax: +43 / 5522 200-1105
E-Mail: karl.bitschnau@caritas.at und
karl.bitschnau@utanet.at (privat)

Daniel Büche (Dr. med., MSc Palliative Care and Policy) ist Internist, FMH Innere Medizin, arbeitet als Oberarzt auf der Palliativstation am Kantonsspital St. Gallen. Er betreut Patienten mit chronifizierten Schmerzen im ambulanten und stationären Bereich am Kantonsspital St. Gallen. Er ist Dozent an verschiedenen Institutionen mit Schwerpunkt Physiologie und Pathophysiologie des Schmerzes sowie Schmerztherapie.

Daniel Büche ist Autor der Kapitel «Phänomene der Chronifizierung des Schmerzes» und «Pharmakotherapie – Möglichkeiten und Grenzen» in der Palliative Care.

Büche
Daniel, Johannes
Dr. med., MSc in Palliative Care
Palliativstation, Kantonsspital St. Gallen
CH-9007 St. Gallen

Tel.: +41 / 71 494 11 58
Fax: +41 / 71 494 63 24
E-Mail: daniel.bueche@kssg.ch

Eva Cignacco ist Hebamme, Pflegeexpertin HöFa II und Pflegewissenschaftlerin (MNSc). Nach langjähriger klinischer Berufserfahrung in der Geburtshilfe, arbeitet sie heute als wissenschaftliche Mitarbeiterin am Institut für Pflegewissenschaft der Universität Basel. Dort ist sie für den Forschungsschwerpunkt «Schmerzmanagement bei Neugeborenen» zuständig. Sie forscht und publiziert seit mehreren Jahren zu verschiedenen Aspekten des neonatalen Schmerzes und schließt derzeit ihre Doktorarbeit in diesem Themenbereich ab. Sie ist zudem Fachexpertin für Geburtshilfe und hat im Verlag Hans Huber zwei Lehrbücher für Hebammen herausgegeben.

Eva Cignacco ist Mitautorin des Kapitels «Palliative Care bei sterbenden Neugborenen».

Cignacco
Eva
MNSc, PhD (cand.)
Institut für Pflegewissenschaft, Universität Basel
Bernoullistr. 28
CH-4056 Basel

Tel.: +41 / 31 302 96 11 und +41 / 76 577 96 11
E-Mail: eva.cignacco@freesurf.ch und
eva.cignacco@unibas.ch

Stefan Dinges (Dr. theol.) arbeitet als wissenschaftlicher Angestellter an der Abteilung Palliative Care und OrganisationsEthik, Fakultät für Interdisziplinäre Forschung und Fortbildung der Universität Klagenfurt. Er ist Organisationsberater, Erwachsenenbildner und Theologe. Arbeitsschwerpunkte sind derzeit Projekte und Beratungen im Bereich von Wertemanagement, klinischer Ethikberatung, Fehlermanagement und Organisationsentwicklung. Seit September 2005 wissenschaftlicher Leiter des interdiszipinären MAS-Programms Palliative Care der Abteilung.

Stefan Dinges ist Autor des Kapitels «Ethische Entscheidungskulturen – Hindernis oder Unterstützung am Lebensende».

Dinges
Stefan
Dr. theol.
Alpen-Adria-Universität Klagenfurt in Wien
Fakultät für Interdisziplinäre Forschung und Fortbildung (IFF)
Abteilung: Palliative Care und OrganisationsEthik
Schottenfeldgasse 29/I/4
A-1070 Wien

Tel.: +43 / 1 522 40 00-105
Fax: +43 / 1 522 40 00-178
E-Mail: stefan.dinges@uni-klu.ac.at
Internet: www.iff.ac.at/pallorg

Angelika Feichtner arbeitet als Pflegedienstleitung im Sozialkompetenzzentrum Rum. Sie ist Pflegefachfrau und Referentin bei verschiedenen Palliative-Care-Lehrgängen.

Angelika Feichtner ist Autorin der Kapitel «Orale Schleimhautveränderungen: Stomatitis und Xerostomie», «Exulzerierende Tumorwunden», «Pruritus» und «Hyperhidrosis».

Feichtner
Angelika
Pflegedienstleitung
Soko Rum
Innstr. 19
A-6063 Rum

E-Mail: angelika.feichtner@gmx.net (priv.)

Yvonne Frei arbeitet im Hospiz im Park in Arlesheim, Klinik für palliative Medizin, Pflege und Begleitung. Im Pflegeteam widmet sie sich der Betreuung schwerstkranker und sterbender Menschen. Sie ist dipl. Pflegefachfrau HöFa I, mit Schwerpunkt Palliative Care. Sie hat Erfahrung in der Gesprächsgruppenleitung für Trauernde und führt die ALS-Kontaktgruppe in Basel. Im Beratungsdienst ALS-Help, einem Angebot für Menschen mit der Diagnose «amyotrophe Lateralsklerose» und deren Angehörige, ist sie für die Pflegefachberatung und Schulung (Patientenedukation) sowohl zu Hause wie in Institutionen zuständig.

Yvonne Frei ist Autorin des Kapitels «Betreuung von Patienten mit amyotropher Lateralsklerose (ALS)».

Frei
Yvonne
Dipl. Pflegefachfrau, HöFa I Palliative Care
Beratung ALS-Help
Terrassenstr. 5
CH-4144 Arlesheim

Tel.: +41 / 61 701 72 82
Fax: +41 / 61 701 72 82
E-Mail: yvonne.frei@intergga.ch

Agnes Glaus (PhD, MSc, dipl. Pflegefachfrau) arbeitet als Pflegewissenschaftlerin am Tumorzentrum ZeTuP, dem Zentrum für Tumordiagnostik, Behandlung und Prävention in St. Gallen. Sie arbeitet teilzeitlich in der ambulanten Onkologiepflege, führt eine Praxis für Krebsprävention- und Früherfassung und ist freiberuflich in Forschung und Lehre tätig. Sie ist Autorin vieler Publikationen im Bereich Onkologiepflege und Supportive Care sowie Herausgeberin des Buches «Onkologie für Pflegeberufe».

Agnes Glaus ist Autorin des Kapitels «Fatigue».

Glaus
Agnes
PhD, MSc
Tumorzentrum ZeTuP
Zentrum für Tumordiagnostik, Behandlung und Pflege
Rorschacherstr. 150
CH-9006 St. Gallen

Tel.: +41 / 71 243 00 43
Fax: +41 / 71 243 00 44
E-Mail: aglaus@sg.zetup.ch

Gudrun Graf (Dr. med. univ.) arbeitet als Assistenzärztin an der Abteilung für Anästhesiologie und Intensivmedizin am Landeskrankenhaus (LKH) Klagenfurt, Zentrum für interdisziplinäre Schmerztherapie, Onkologie und Palliativmedizin. Aktive Tätigkeit im Palliativ- und Schmerzbereich, ferner wissenschaftliche Arbeiten sowie Publikationen mit Prof. Dr. Rudolf Likar (Präsident der österr. Schmerz-Gesellschaft und im Vorstand der österr. Palliativgesellschaft).

Gudrun Graf ist Autorin des Kapitels «Dyspnoe».

Graf
Gudrun
Dr. med. univ.
Landeskrankenhaus Klagenfurt (LKH)
St. Veiterstr. 47
A-9020 Klagenfurt

Tel.: +43 / 463 538-0 (Dect: 26171)
E-Mail: Gudrun.Graf@lkh-klu.at

Reimer Gronemeyer (Dr. theol. Dr. rer. soc.) Professor für Soziologie an der Justus-Liebig-Universität Gießen. In jüngster Zeit Forschungsprojekte über «Die Folgen von HIV/AIDS im südlichen Afrika» (DFG) und «Palliative Care und Hospizarbeit in Europa» (Robert Bosch Stiftung). Die Ergebnisse der Forschungsarbeiten sind publiziert.

Reimer Gronemeyer ist Autor des Geleitwortes.

Gronemeyer
Reimer
Prof.
Institut für Soziologie an der Justus-Liebig-Universität Gießen
Karl-Glöckner-Str. 21 E
DE-35394 Gießen

Tel.: +49 / 641 992 32 04
Fax: +49 / 641 992 32 19
E-Mail: reimer.gronemeyer@sowi.uni-giessen.de

Wolfgang Hasemann (MNS) arbeitet als klinischer Pflegespezialist/ANP mit dem Schwerpunkt Geriatrie in der Abteilung klinische Pflegewissenschaft des Universitätsspitals Basel und leitet das Projekt Delirium (akute Verwirrtheit). In seiner klinischen Tätigkeit berät er Patienten, Angehörige, Pflegende und Ärzte. Er ist Pflegefachmann, -lehrer und -wissenschaftler (MSN) und lehrt an der Universität Basel im Studiengang Pflegewissenschaft in den Modulen «Wissenschaftliches Arbeiten», «Advanced Nursing Practice» und «Arbeit mit Familien». Für die wissenschaftliche Zeitschrift «Pflege» ist er als Peer Reviewer tätig.

Wolfgang Hasemann ist Autor des Kapitels «Unterstützung (pflegender) Angehöriger in der Palliative Care».

Hasemann
Wolfgang
MNS
Abteilung Klinische Pflegewissenschaft
Universitätsspital Basel
Hebelstr. 10
CH-4031 Basel

Tel.: +41 / 61 328 67 86
E-Mail: WHasemann@uhbs.ch

Katharina Heimerl (Ass. Prof. Dr. MPH) ist z. Zt. als Assistenzprofessorin an der Abteilung Palliative Care und OrganisationsEthik der Fakultät für Interdisziplinäre Forschung und Fortbildung (IFF) der Universität Klagenfurt tätig. Sie ist Medizinerin und Gesundheitswissenschaftlerin und lehrt, forscht, publiziert und ist als Organisationsberaterin im Bereich Umsetzung und Evaluierung von Palliative Care tätig.

Katharina Heimerl ist Mitautorin des Kapitels: «Implementierung der Palliative Care im Überblick» und Autorin des Kapitels «Bedürfnisse von Patientinnen und Bewohnerinnen am Lebensende».

Heimerl
Katharina
Ass. Prof. Dr. MPH
Alpen-Adria-Universität Klagenfurt in Wien
Fakultät für Interdisziplinäre Forschung
und Fortbildung (IFF)
Abteilung: Palliative Care und OrganisationsEthik
Schottenfeldgasse 29/4
A-1070 Wien

Tel.: +43 / 1 522 4000-101
Fax: +43 / 1 522 4000-178
E-Mail: katharina.heimerl@uni-klu.ac.at
Internet: www.iff.ac.at/pallorg

Andreas Heller M.A. (Univ. Prof. Dr.), Theologie, Philosophie, Ethik Sozialwissenschaften, Organisationsberatung, lehrt und forscht an der Universität Klagenfurt, näherhin der Abteilung Palliative Care und OrganisationsEthik der IFF-Fakultät in Wien, die er ebenso leitet wie den Internationalen Universitätslehrgang Palliative Care. Seit mehr als 20 Jahren Publikations-, Vortrags- und Beratungstätigkeit zu Themen von Pflege, Versorgung, Sterben, Tod und Trauer mit besonderer Fokussierung auf interdisziplinäre Fragestellungen, organisationsbezogene Modellentwicklungen und Implementierungsprozesse; u. a. Hauptherausgeber der Buchreihe Palliative Care und OrganisationsEthik im Lambertus-Verlag, Freiburg, 14 Bände ff.

Andreas Heller ist Mitautor der Kapitel «Palliative Care – Haltungen und Orientierungen», «Implementierung der Palliative Care im Überblick» und «Palliative Care in der stationären Altenhilfe – Ansätze der Implementierung».

Heller
Andreas
Univ.-Prof. Dr.
Alpen-Adria-Universität Klagenfurt in Wien
Fakultät für Interdisziplinäre Forschung und Fortbildung
Leiter der Abteilung Palliative Care und OrganisationsEthik
Schottenfeldgasse 29/I/4
A-1070 Wien

Tel.: +43 / 1 522 4000-102
Fax: +43 / 1 522 4000-178
E-Mail: andreas.heller@uni-klu.-ac.at
Sekretariat: karin.schoenbauer@uni-klu.ac.at
Internet: www.iff.ac.at/pallorg

Birgit Heller (Prof. DDr.) ist tätig am Institut für Religionswissenschaft der Universität Wien. Im Rahmen des Universitätslehrgangs Palliative Care der Universität Klagenfurt lehrt sie zum Thema «Sterben, Tod und Trauer in den Religionen».

Birgit Heller ist Autorin des Kapitels «Bedeutung religiös-kultureller Unterschiede in der Palliative Care».

Heller
Birgit
Ao. Univ.-Prof. Dr. Dr. habil.

Institut für Religionswissenschaft
Universität Wien
Freyung 6a/II/4
A-1010 Wien

Tel.: +43 / 1 4277-31 602
Fax: +43 / 1 4277-93 16
E-Mail: birgit.heller@univie.ac.at

C.-Maria Hempel (Dr. med.) ist Fachärztin für Neurologie/Psychiatrie und Brückenärztin im Krankenhaus Sankt Joseph-Stift in Dresden. Von dort aus betreut sie Palliativpatienten, die in ihrer vertrauten Umgebung sterben möchten, im Hausbesuch.

Maria Hempel ist Autorin des Kapitels «Agitation».

Hempel
C.-Maria
Dr. med.
Krankenhaus St. Joseph-Stift Dresden
Wintergartenstr. 15/17
DE-01307 Dresden

Tel.: +49 / 351 4440-2209
Fax: +49 / 351 4440-2210
E-Mail: brueckenteam@josephstift-dresden.de

Vjenka Garms-Homolová (Prof. Dr. phil.) ist Gesundheitsforscherin mit Interesse an der Versorgung chronisch kranker und alter Menschen und an Fragen des Gesundheitssystems. Sie ist Professorin für Pflege- und Gesundheitsmanagement an der Alice Salomon University of Applied Sciences in Berlin und Honorarprofessorin für Theorie und Methoden der Versorgungsforschung an der Technischen Universität, ebenfalls in Berlin.

Vjenka Garms-Homolová ist Autorin des Kapitels «Das inter*RAI* Assessment für die palliative Versorgung».

Garms-Homolová
Vjenka
Prof. Dr. phil.
Institut für Gesundheitsanalysen und soziale Konzepte e.V.
Spessartstr. 12,
DE-14197 Berlin

Tel.: +49 / 30 827 022 20
Fax: +49 / 30 827 022 21
E-Mail: IGKLOFTNEU@aol.com

Birgit Jaspers arbeitet freiberuflich als wissenschaftliche Assistentin an der Lehr- und Forschungsstelle Palliativmedizin der Universität Bonn, Lehrstuhl Prof. Dr. med. E. Klaschik, sowie als Übersetzerin, Journalistin und als Ethikreferentin am Zentrum für Palliativmedizin, Malteser Krankenhaus Bonn-Hardtberg. Sie ist Philosophin und Germanistin mit den Schwerpunktthemen internationale Entwicklung, Euthanasie, Würde und Patientenverfügung. Im Jahr 2004 erstellte Birgit Jaspers zusammen mit Dr. med. Thomas Schindler im Auftrag der Enquete-Kommission des Bundestages «Ethik und Recht der modernen Medizin» ein Gutachten zum Stand der Palliativmedizin und Hospizarbeit in Deutschland und im Vergleich zu ausgewählten Staaten.

Birgit Jaspers ist Mitautorin des Kapitels «Therapie chronischer Schmerzen bei Erwachsenen und Kindern».

Jaspers
Birgit
Lehr- und Forschungsstelle Palliativmedizin
Universität Bonn
Malteser Krankenhaus Bonn-Hardtberg e.V.
Von-Hompesch-Str. 1
DE-53123 Bonn

Tel.: +49 / 228 6481 139 40 (direkt)
Tel.: +49 / 228 6481 361 (Sekretariat)
Fax: +49 / 228 6481 851
E-Mail: Birgit.Jaspers@Malteser.de

Silvia Käppeli (PD, PhD, Dr. phil.) leitet das Zentrum für Entwicklung und Forschung in der Pflege am Universitätsspital Zürich. Sie ist Pflegewissenschaftlerin (PD, PhD) und hat zusätzlich in Judaistik promoviert (Dr. phil.). Nebst ihrer Funktion am Universitätsspital Zürich lehrt sie an verschiedenen Hochschulen. Durch Publikations- und Kongresstätigkeit engagiert sie sich in der Fortbildung Pflegender. Im Jahr 2005 hat sie sich an der Universität Witten/Herdecke in Deutschland im Fachgebiet Pflegewissenschaft habilitiert. Ihre Habilitationsschrift trägt den Titel: «Vom Glaubenswerk zur Pflegewissenschaft, Geschichte des Mitleidens in der christlichen, jüdischen und freiberuflichen Krankenpflege».

Silvia Käppeli ist Autorin des Kapitels «Bedeutung der Pflegediagnostik in der Palliative Care».

Käppeli
Silvia
PD PhD, Dr. phil.
Universitätsspital Zürich, ZEFP
Rämistr. 100
CH-8091 Zürich

Tel.: +41 / 1 255 39 54
Fax: +41 / 1 255 43 95
E-Mail: silvia.kaeppeli@usz.ch

Cornelia Helga Knipping (MAS Palliative Care) arbeitete von 2001 bis Anfang 2007 in der Beratung, Fort- und Weiterbildung an der European School of Oncology (ESO-d) der Deutschsprachig-Europäischen Stiftung für onkologische Fortbildung und Kongresse D-Sonk in St. Gallen. Sie ist Hebamme, dipl. Pflegefachfrau, Lehrerin für Pflegeberufe, im Besitz der Höheren Fachausbildung Pflege (HöFa I) mit Schwerpunkt Onkologie und eines Master of Advanced Studies (MAS) Palliative Care. Sie praktizierte von 2001 bis 2006 als diplomierte Pflegefachfrau im Palliativen Brückendienst der Krebsliga St. Gallen-Appenzell. Sie hat verschiedene Fort- und Weiterbildungslehrgänge in Palliative Care für dipl. Pflegefachpersonen in der Schweiz aufgebaut und geleitet. Durch Publikations- und Kongresstätigkeit engagiert sie sich in der Fortbildung Pflegender in Palliative Care.

Cornelia Knipping ist Herausgeberin des Lehrbuches Palliative Care und Autorin der Kapitel «Reflexionen zum Assessment in der Palliative Care», «Reflexionen zum Schmerzassessment in der Pflege», «Subkutantherapie und Dehydratation in der letzten Lebensphase», «Palliative Betreuung in den letzten Lebenstagen und -stunden», «Reflexionen zur Versorgungsgestaltung am Lebensende» und Mitautorin des Kapitels «Palliative Care – Haltungen und Orientierungen».

Knipping
Cornelia
MAS Palliative Care
Speicherstr. 122
CH-9011 St. Gallen

E-Mail: c.knipping@bluewin.ch

Andrea Kreisch (Dr. rer. nat., Dipl.-Psych.) arbeitet als Diplom-Psychologin in der psychosozialen Betreuung onkologisch und hämatologisch erkrankter Kinder und Jugendlicher und ihrer Familien. Sie ist an der Klinik und Poliklinik für Kinder- und Jugendmedizin des Universitätsklinikums «Carl Gustav Carus» in Dresden tätig.

Andrea Kreisch ist Autorin des Kapitels «Begleitung schwer kranker, sterbender Kinder und Jugendlicher».

Kreisch
Andrea
Dr. rer. nat.
Diplom-Psychologin
Universitätskinderklinik Dresden
Fetscherstr. 74
DE-01307 Dresden

Tel.: +49 / 351 458-4980
Fax: +49 / 351 458 5864
E-Mail: Andrea.Kreisch@uniklinikum-dresden.de

Roland Kunz (Dr. med.) ist Chefarzt Geriatrie am Bezirksspital Affoltern a. Albis. Als Geriater und Palliativmediziner lehrt er in verschiedenen Postgraduierten-Lehrgängen und publiziert regelmäßig zum Thema Palliative Care in der Geriatrie. Seit 2005 ist er Co-Präsident der Schweizerischen Gesellschaft für Palliative Medizin, Pflege und Begleitung (SGPMPB).

Roland Kunz ist Autor der Kapitel «Holistisches Assessment als Grundlage der Palliative Care in der Geriatrie», «Schmerztherapie in der Geriatrie» und «Schmerzerfassung und -therapie bei Demenzkranken».

Kunz
Roland
Dr. med.
Bezirksspital Affoltern
Sonnenbergstrasse 27
CH-8910 Affoltern a. A.

Tel.: +41 / 44 714 21 11
Fax: +41 / 44 714 25 32
E-Mail: roland.kunz@spitalaffoltern.ch
Internet: www.palliative.ch

Peter Lack (lic. theol.) ist Geschäftsleiter von GGG Voluntas in Basel, einer Vermittlungs- und Beratungsstelle im ambulanten Hospizbereich. Er hat Theologie studiert in Luzern, Berkeley (USA) und Fribourg (Schweiz). Weiterbildung in klinischer Seelsorge (CPE) am San Francisco General Hospital und als NPO-Manager an der Universität Fribourg. Er ist Lehrsupervisor CPT/KSA. Tätigkeit als Erwachsenenbildner. Er ist Vorsitzender der Arbeitsgruppe «Patientenverfügung» der Schweizerischen Akademie der Medizinischen Wissenschaften. Er publiziert u. a. zu den Themen Begleitung in der letzten Lebensphase und Vorsorgeverfügungen.

Peter Lack ist Autor der Kapitel «Palliative Care und Freiwilligenarbeit – Mitmenschliches Handeln und soziales Engagement» und «Die Bedeutung der Werteanamnese als Grundlage für Patientenverfügungen».

Lack
Peter
lic.theol., dipl. NPO-Manager VMI,
Supervisor CPT i.A.
GGG Voluntas
Leimenstr. 76
CH-4051 Basel

Tel.: +41 / 61 225 55 28 oder 61 225 55 25
Fax: +41 / 61 225 55 29
E-Mail: peter.lack@gmx.ch

Carola Leppin (Dipl.-Psych.) arbeitet als Psychoonkologin in einem Akutkrankenhaus mit onkologischem Schwerpunkt in Neuruppin/Norddeutschland. Sie ist Diplom-Psychologin und Psychologische Psychotherapeutin mit der Zusatzqualifikation Psychoonkologie und betreut seit 1996 Menschen mit Tumorerkrankungen und deren Angehörige. Erfahrungen mit Kindern sammelte sie weiterhin in der kinderonkologischen Station der Universitätsklinik «Carl Gustav Carus», Dresden.

Carola Leppin ist Autorin des Kapitels «Begleitung von Kindern und Jugendlichen als Angehörige schwer kranker Familienmitglieder».

Leppin
Carola
Dipl.-Psych.
Rotdornstr. 14
DE-16845 Garz

Tel.: +49 / 33 928 90 45 3
Fax: +49 / 33 928 90 45 2
E-Mail: c.leppin@ruppiner-kliniken.de

Elisabeth Medicus (Dr. med.) ist leitende Ärztin im Hospiz Innsbruck. Sie ist Ärztin für Allgemeinmedizin. Als Referentin für Palliativmedizin der Ärztekammer für Tirol ist sie für die regionale Weiterbildung der Ärzte in Palliativmedizin zuständig.

Elisabeth Medicus ist Autorin der Kapitel «Epilepsie, Hirndruck, spinale Kompression, Myoklonien» und «Delir».

Medicus
Elisabeth
Dr. med.
Hospiz Innsbruck
Sennstr. 1
A-6020 Innsbruck

Tel.: +43 / 512 58 73 35
Fax: +43 / 512 58 73 35 8
E-Mail: e.medicus@dioezese-innsbruck.at

Settimio Monteverde (lic. theol. VDM, MAE), evangelischer Theologe und Master of Advanced Studies in Applied Ethics (MAE), arbeitet als Pflegefachmann Anästhesie am Bethesda-Spital Basel. Er ist Mitglied der Ethikkommission des Schweizerischen Berufsverbandes der Pflegefachfrauen und -männer (SBK) und der Ethikkommission beider Basel. In der Grund- und Weiterbildung der Pflegeberufe übt er eine Dozententätigkeit für die Bereiche Pflegeethik und ethische Entscheidungsfindung im klinischen Alltag aus. Er ist Mitbegründer vom «Palliativnetz Nordwestschweiz».

Settimio Monteverde ist Autor des Kapitels «Ethik und Palliative Care – Das Gute als Handlungsorientierung».

Monteverde
Settimio
lic. theol. VDM, MAE
Blauenstr. 24
CH-4054 Basel

Tel.: +41 / 61 301 78 14
E-Mail: monteverde@hispeed.ch

Monika Müller M.A., zurzeit tätig als Leiterin der rheinischen Ansprechstelle im Land NRW zur Pflege Sterbender, Hospizarbeit und Angehörigenbegleitung. Sie hat Philosophie, Pädagogik und Literatur studiert und ist Mitarbeiterin am Zentrum für Palliativmedizin an der Universität Bonn und am Lehrstuhl für Palliativmedizin. Sie ist Therapeutin und Supervisorin. In den Kursen für Ärzte und Pflegende lehrt sie insbesondere die Bereiche Kommunikation, Trauer und Spiritualität. Publikationen: «Der Weg der Trauer» (Herder 1997, zusammen mit Matthias Schnegg); «Dem Sterben Leben geben» (Gütersloher Verlagshaus, 2004).

Monika Müller ist Autorin der Kapitel «Total Pain» und «Vom Umgang mit Abschied und Trauer der Fachkräfte» sowie Mitautorin des Kapitels «Trauerprozesse verstehen und begleiten».

Müller
Monika
M.A.
Zentrum für Palliativmedizin
Malteser Krankenhaus Bonn-Hardtberg e.V.
Von-Hompesch-Str. 1
DE-53123 Bonn

Tel.: +49 / 228 74 65 47
E-Mail: alpha-bonn@t-online.de
Internet: www.alpha-nrw.de
Internet: www.trauerinstitut.de

H. Christof Müller-Busch (Prof. Dr. med.) ist seit 1995 Ltd. Arzt der Abteilung für Anästhesie, Palliativmedizin und Schmerztherapie am Gemeinschaftskrankenhaus Havelhöhe in Berlin. Er lehrt an der Universität Witten/Herdecke, der Humboldt Universität Berlin und am Institut Universitaire Kurt Boesch in Sion. In verschiedenen Untersuchungen sowie zahlreichen Publikationen und Vorträgen der letzten Jahre beschäftigte er sich u. a. mit komplementären Möglichkeiten der Symptomkontrolle, der Kommunikation mit Sterbenskranken und ethischen Problemen in Grenzbereichen. Er ist Sprecher des AK

«Ethik» und seit 2006 Präsident der Deutschen Gesellschaft für Palliativmedizin sowie Träger des Förderpreises Palliativmedizin 2004.

H. Christof Müller-Busch ist Autor der Kapitel «Palliative Care in der Spezialversorgung» und «Vom Umgang mit Angst und Depressionen in der Palliativbetreuung».

Müller-Busch
H. Christof
Prof. Dr. med.
Abteilung für Anästhesiologie, Palliativmedizin und Schmerztherapie
am Gemeinschaftskrankenhaus Havelhöhe
Kladower Damm 221
DE-14089 Berlin

Tel.: +49 / 30 3650-1160
Fax: +49 / 30 3650-1161
E-Mail: muebu@havelhoehe.de

Gabriele Müller-Mundt (Dr. PH, M.A.) – Soziologie, Neuere Geschichte, Wissenschafts- und Technikgeschichte – arbeitet seit 1999 als wissenschaftliche Mitarbeiterin am Institut für Pflegewissenschaft an der Universität Bielefeld (IPW), wo sie u. a. am Aufbau des Arbeitsschwerpunktes «Patientenorientierte Pflegeforschung» mitgewirkt hat. Im Jahr 2004 folgte die Promotion zum Thema «Leben mit chronischem Schmerz – Herausforderungen für die Versorgungsgestaltung und Patientenedukation» an der Fakultät für Gesundheitswissenschaften der Universität Bielefeld. Sie war Mitglied der Expertengruppe «Schmerzmanagement» des Deutschen Netzwerks für Qualitätsentwicklung in der Pflege (DNQP) zur Erarbeitung des Expertenstandards «Schmerzmanagement in der Pflege bei akuten und tumorbedingten Schmerzen» (2003/04). Arbeitsschwerpunkte: patientenorientierte Pflege und Versorgung (Schwerpunkte: Schmerz- und Symptommanagement, Therapiemanagement im Alltag, Patienten- und Familienedukation, ambulante und klinische Versorgung), interdisziplinäre und sektorenübergreifende Qualitätsentwicklung im Gesundheitswesen sowie Arbeits- und Belastungssituation der Gesundheitsberufe.

Gabriele Müller-Mundt ist Autorin des Kapitels «Patientenedukation am Beispiel chronischer Schmerzen».

Müller-Mundt
Gabriele
Dr. PH, M.A., Krankenschwester
Institut für Pflegewissenschaft an der Universität Bielefeld (IPW)
Universitätsstr. 25
DE-33615 Bielefeld

Tel.: +49 / 521 106-48 03
Fax: +49 / 521 106-64 37
E-Mail: gabriele.mueller-mundt@uni-bielefeld.de

Friedemann Nauck (Prof. Dr. med.) ist Direktor der Abteilung Palliativmedizin an der Georg-August-Universität Göttingen, Stiftungsprofessur der Deutschen Krebshilfe, Lehrstuhl für Palliativmedizin. Nach dem Krankenpflegeexamen 1975 Studium der Medizin. Facharztweiterbildung Anästhesie. Von 1991 bis 2006 Oberarzt der Abteilung für Anästhesie, Intensiv-/Palliativmedizin und Schmerztherapie am Malteser Krankenhaus Bonn-Hardtberg e.V. Weiterbildung in Palliativmedizin 1988 und 1989 in Großbritannien (Oxford), Zusatzweiterbildung Spezielle Schmerztherapie. Lehrtätigkeit an den Universitäten Bonn, Wien, Salzburg und Klagenfurt. Mitglied der Deutschen Gesellschaft zum Studium des Schmerzes (DGSS), der Deutschen Gesellschaft für Palliativmedizin e.V. (DGP) und der Europäischen Gesellschaft für Palliativmedizin (EAPC); 1995–2003 Vorstandsmitglied der EAPC. Mitherausgeber des «Lehrbuch der Palliativmedizin» sowie Mitautor des Buches «Schmerztherapie – Kompendium für Ausbildung und Praxis», zahlreiche Buchbeiträge und Artikel zur Schmerztherapie bei Tumorpatienten und anderen Themen der Palliativmedizin.

Friedemann Nauck ist Mitautor des Kapitels «Schmerztherapie chronischer Schmerzen bei Erwachsenen und bei Kindern».

Nauck
Friedemann
Prof. Dr. med.
Direktor Abteilung Palliativmedizin
Zentrum Anaesthesiologie,
Rettungs- und Intensivmedizin
Bereich Humanmedizin – Universität Göttingen
Robert-Koch-Straße 40
DE-37075 Göttingen

Tel.: +49 / 551 39 10500
Fax: +49 / 551 390 Funk
E-Mail: Friedemann.Nauck@med.uni-goettingen.de

Mathias Nelle (PD Dr. med.) ist Facharzt für Kinderheilkunde, speziell Neonatologie und pädiatrische Intensivmedizin. Er hat von 1980 bis 1986 in Göttingen studiert und seine klinische Ausbildung an den Kinderkliniken in Kaiserslautern und Heidelberg absolviert (1988–1996). Nach der Habilitation 1999 an der Medizinischen Fakultät Heidelberg und Tätigkeit als Geschäftsführender Oberarzt der Abt. Neonatologie (Prof. Otwin Linderkamp) erfolgte 2002 die Ernennung zum Abteilungsleiter Neonatologie an die Universitäts-Kinderklinik nach Bern. In seiner Funktion beschäftigt er sich neben klinischen Fragen zur Kreislaufregulation und Durchblutung auch zunehmend mit ökonomischen, gesellschaftlichen und ethischen Aspekten der modernen Medizin.

Mathias Nelle ist Mitautor des Kapitels «Palliative Care bei sterbenden Neugeborenen».

Nelle
Mathias
PD Dr. med.
Universitäts-Kinderklinik Bern, Abt. Neonatologie
Effingerstr. 102
CH-3010 Bern

Tel.: +41 / 31 632 14 03
Fax: +41 / 31 632 14 05
E-Mail: mathias.nelle@insel.ch

Frank Oehmichen (Internist, Kardiologe, Notfallmediziner) arbeitet an der Klinik BAVARIA in Kreischa bei Dresden als Chefarzt der Kardiologie und Stellv. Chefarzt der Abteilung für Intensiv- und Frührehabilitation. Diese Abteilung ist ein Zentrum für postprimäre Intensivtherapie und Beatmungsentwöhnung mit 50 Beatmungsplätzen. Darüber hinaus betreut er hausärztlich eine ambulante Fachpflegeeinrichtung für Intensivpflege. Er ist Professor für Sozialmedizin und Ethik an der Hochschule für soziale Arbeit (Dresden) und hat an der IFF (Klagenfurt) Lehraufträge zu Fragen der Ethik sozialer Berufe bzw. der Kommunikation bei Behandlungsentscheidungen.

Frank Oehmichen ist Autor des Kapitels «Ethischer Diskurs in der Palliative Care und Intensivmedizin».

Oehmichen
Frank
MU Dr.
August-Bebel-Str. 49
DE-01445 Radebeul

Tel.: +49 / 351 830 17 29
E-Mail: Oehmichen-Radebeul@t-online.de

Chris Paul (Soziale Verhaltenswissenschaftlerin B.A.) arbeitet als Trauerbegleiterin in eigener Praxis in Bonn, als Fachautorin und Bildungsreferentin. Als Vorsitzende des Trauerinstituts Deutschland e.V. entwickelt und unterrichtet sie Fortbildungen für verschiedene Berufsgruppen zum Thema Trauer und Trauerbegleitung. Ihr momentaner Forschungsschwerpunkt sind Schuldgefühle im Trauerprozess. Veröffentlichungen (Auswahl): «Warum hast Du uns das angetan? Begleitbuch für Trauernde, wenn jemand sich das Leben genommen hat» (Gütersloh, 1998, 4. Aufl. 2004), «Mit meiner Trauer leben, Begleitbuch für Trauernde» (Gütersloh, 2000), «Neue Wege in der Trauer- und Sterbebegleitung» (Hrsg.; Gütersloh, 2001), «Dokumentationsbögen für ehrenamtliche Trauerbegleitung» (Bonn, 2003).

Chris Paul ist Mitautorin des Kapitels «Trauerprozesse verstehen und begleiten».

Chris
Paul
Soziale Verhaltenswissenschaftlerin B.A.
Siegfried-Leopold-Str. 45
DE-53225 Bonn

Tel./Fax: +49 / 228 684 66 91
E-Mail: cpaul@trauerinstitut.de
Internet: www.trauerinstitut.de

Sabine Pleschberger (Dr. MPH, DGKP) ist seit 2001 als wissenschaftliche Mitarbeiterin an der Abteilung Palliative Care und OrganisationsEthik in Wien, Fakultät für Interdisziplinäre Forschung und Fortbildung der Universität Klagenfurt, beschäftigt. Sie ist Sozial, Pflege- und Gesundheitswissenschaftlerin. Arbeitsschwerpunkte: Versorgungsforschung im Bereich Palliative Care, Nutzersicht im Gesundheitswesen, Ethik im Gesundheitswesen; Lehrtätigkeit im Bereich Pflegeforschung, Palliative Care und Public Health. Sie ist Mitherausgeberin des Buches «Palliativpflege. Grundlagen für Unterricht und Praxis» (Facultas, 2005 in 2. A.).

Sabine Pleschberger ist Autorin des Kapitels «Die historische Entwicklung von Hospizarbeit und Palliative Care» und Mitautorin des Kapitels «Implementierung der Palliative Care im Überblick».

Pleschberger
Sabine
Dr. MPH, DGKP
Alpen-Adria-Universität Klagenfurt in Wien
Fakultät für Interdisziplinäre Forschung und Fortbildung (IFF)
Abteilung: Palliative Care und OrganisationsEthik
Schottenfeldgasse 29/I/4
A-1070 Wien

Tel.: +43 / 1 522 4000-104
Fax: +43 / 1 522 4000-178
E-Mail: sabine.pleschberger@uni-klu.ac.at
Internet: www.iff.ac.at/pallorg

Heinz Rüegger (Dr. theol.) ist promovierter Theologe mit Nachdiplomausbildungen in Angewandter Ethik und in Gerontologie. Er arbeitet als Leiter der Stabsstelle Theologie und Ethik in der Stiftung Diakoniewerk Neumünster – Schweizerische Pflegerinnenschule in Zollikerberg und ist Mitglied der Akademie für Ethik in der Medizin.

Heinz Rüegger ist Autor des Kapitels «‹Sterben in Würde› als Auftrag menschenwürdiger Begleitung».

Rüegger
Heinz
Dr. theol.
Stiftung Diakoniewerk Neumünster
Schweizerische Pflegerinnenschule
Trichtenhauserstr. 24
CH-8125 Zollikerberg

Tel.: +41 44 397 30 02
Fax: +41 44 391 33 71
E-Mail: h.ruegger@diakoniewerk-neumuenster.ch

Thomas Schindler (Dr. med.) hat von 1995 bis 2004 als Arzt in verschiedenen palliativmedizinischen Modellprojekten im ambulanten Sektor gearbeitet (Home Care Berlin, Palliativmedizinischer Konsiliardienst für Berliner Hausärzte, Palliativmedizinischer Konsiliardienst in Nordrhein-Westfalen). Seit 2005 ist er hauptamtlicher Geschäftsführer der Deutschen Gesellschaft für Palliativmedizin. Im Jahr 2004 erstellte Thomas Schindler zusammen mit Birgit Jaspers im Auftrag der Enquete-Kommission des Bundestages «Ethik und Recht der modernen Medizin» ein Gutachten zum Stand der Palliativmedizin und Hospizarbeit in Deutschland und im Vergleich zu ausgewählten Staaten.

Thomas Schindler ist Autor des Kapitels «Palliative Care in der ambulanten Versorgung».

Schindler
Thomas
Dr. med.
Südwall 1–5
DE-47608 Geldern

Tel.: +49 / 2831 97 78 66
Fax: +49 / 2831 97 78 77
E-Mail: noel.schindler@web.de

Barbara Schubert ist Internistin und Palliativmedizinerin. Sie leitet als Oberärztin die seit dem Jahr 2000 bestehende Palliativstation am Krankenhaus St. Joseph-Stift Dresden und ein seit dem Jahr 2004 an der Klinik etabliertes multiprofessionelles Home-Care-Projekt. Kontinuierliche Qualifikation in Palliative Care und deren Lehre seit 1993 in Deutschland und Norwegen, seit 1998 regelmäßige Lehrtätigkeit in Palliative Care für Ärzte, Pflegende, Medizinstudenten, Sozialarbeiter und Laien. Vorsitzende der Landesarbeitsgemeinschaft Hospiz Sachsen e.V.

Barbara Schubert ist Mitautorin der Kapitel «Übelkeit und Erbrechen» und «Obstipation und Diarrhoe».

Schubert
Barbara
Oberärztin am Krankenhaus St. Joseph-Stift
Wintergartenstr. 15–17
DE-01307 Dresden

Tel.: +49 / 351 44 40 54 12
Fax: +49 / 351 44 40 24 23
E-Mail: schubert@josephstift-dresden.de

Ulrich Schuler (PD Dr. med.) ist Internist mit Schwerpunkt Hämatologie/Onkologie und leitet als Oberarzt in der Medizinischen Klinik I des Universitätsklinikums Dresden den Bereich Hämatologie. Forschungsinteressen sind Therapiestudien, u. a. im Bereich der Supportivtherapeutika, und die Chemotherapie bei älteren Patienten. Im palliativmedizinischen Kontext weiss sich Ulrich Schuler vor allem folgenden Themen verpflichtet: Schmerztherapie, Pharmakologie, Kommunikation und Ethik. Er vertritt die Hämatologie/Onkologie sowie Teilbereiche der Palliativmedizin in der Ausbildung von Medizinstudenten an der Medizinischen Fakultät Dresden.

Ulrich Schuler ist Mitautor der Kapitel «Übelkeit und Erbrechen» und «Obstipation und Diarrhoe».

Schuler
Ulrich
PD Dr. med.
Medizinische Klinik und Poliklinik I
Fetscherstr. 74
DE-01307 Dresden

Tel.: +49 / 351 458 46 70
Fax: +49 / 351 458 53 62
E-Mail: ulrich.schuler@uniklinikum-dresden.de

Hans-Jörg Senn (Prof. Dr. med. em.) ist Facharzt für Innere Medizin, speziell Hämatologie und Onkologie, und seit 1998 ärztlicher und wissenschaftlicher Direktor des Tumorzentrums ZeTuP für Tumordiagnostik, Behandlung und Prävention in St. Gallen/Schweiz. Zuvor hatte er während 25 Jahren das Onkologiezentrum und die Medizinische Klinik C (Gastroenterologie, Hämatologie und Onkologie mit Palliativstation) am Kantonsspital St. Gallen geleitet und die internationalen St. Galler Krebskongresse sowie die Deutschsprachige Sektion der Europan School of Oncology gegründet.

Hans-Jörg Senn ist Autor des Kapitels «‹Breaking Bad News›: Die Kunst, schwierige Gespräche zu führen, in der palliativen Betreuung».

Senn
Hans-Jörg
Prof. Dr. med.
Tumorzentrum ZeTuP
Zentrum für Tumordiagnostik, Behandlung und Prävention
Rorschacherstr. 150
CH-9006 St.Gallen

Tel.: +41 / 71 243 00 43
Fax: +41 / 71 243 00 44
E-Mail: hjsenn@sg.zetup.ch

Elke Simon (Dipl.-Theol.) ist ev. Diplom-Theologin und arbeitet als Leitung im Vorstandsbüro bei der Deutschen Hospiz Stiftung in Dortmund. Inhaltliche Schwerpunkte in dieser Arbeit der Patientenschutzorganisation für Schwerstkranke und Sterbende sind vor allen Dingen die Themen Euthanasie und Patientenverfügungen, darüber hinaus die Entwicklung strategischer Konzepte zur Integration hospizlicher und palliativer Standards in die Regelversorgung des Gesundheitswesens.

Elke Simon ist Autorin des Kapitels «Euthanasie-Debatte an ausgewählten Beispielen im europäischen Vergleich».

Simon
Elke
Dipl.-Theol.
Leitung Vorstandsbüro
Deutsche Hospiz Stiftung
Europaplatz 7
DE-44269 Dortmund

Tel.: +49 / 231 73 80 73-7
Fax: +49 / 231 73 80 73-1
E-Mail: simon@hospize.de
Internet: www.hospize.de

Elisabeth Spichiger (PhD, RN) ist dipl. Pflegefachfrau, Pflegeexpertin und Pflegewissenschaftlerin und arbeitet am Institut für Pflegewissenschaft der Universität Basel. Sie lehrt qualitative Forschung und forscht im Bereich Palliative Care. Zudem ist sie wissenschaftliche Mitarbeiterin in der Klinik für Allgemeine Innere Medizin und im Bereich Pflegeentwicklung und Forschung der Direktion Pflege des Inselspitals Bern.

Elisabeth Spichiger ist Autorin des Kapitels «Palliative Betreuung am Lebensende im Akutspital».

Spichiger
Elisabeth
PhD, RN
Holligenstr. 101/18
CH-3008 Bern

Tel. P: +41 / 31 371 42 88
Fax G: +41 / 61 267 09 55
E-Mail : elisabeth.spichiger@unibas.ch

Rebecca Spirig (Prof. PhD, RN) ist Professorin und Leiterin der Abteilung für Klinische Pflegewissenschaft am Universitätsspital Basel. Sie ist Pflegespezialistin mit Schwerpunkt Chronischkrankheitsmanagement und HIV/AIDS und entwickelt die Pflegepraxis zusammen mit Kolleginnen und Kollegen weiter. Zum Beispiel hat sie im Bereich HIV zusammen mit dem Pflege- und interdisziplinären Team eine Advanced Nursing Practice eingerichtet.

Rebecca Spirig ist Autorin des Kapitels «Chronischkrankheitsmanagement mit palliativen Ansätzen am Beispiel von HIV/AIDS».

Spirig
Rebecca
Prof. PhD, RN
Abteilung Klinische Pflegewissenschaft,
Universitätsspital Basel und
Institut für Klinische Pflegewissenschaft,
Universität Basel
Markgräflerhof
Hebelstr. 10
CH-4031 Basel

Tel.: +41 / 61 265 35 25
E-Mail: rspirig@uhbs.ch

Verena Staggl (Mag. phil., M.A.) ist Kunsttherapeutin und Lehrtherapeutin in eigener Praxis in St. Gallen. Nach dem Studium der Translationswissenschaften und der Kunstgeschichte an der Universität Innsbruck, Ausbildung in kunst- und ausdrucksorientierter Psychotherapie in der Schweiz und Cambridge (USA). Als freischaffende Künstlerin langjährige und intensive Auseinandersetzung mit dem Thema «Mensch-Sein». Zahlreiche Ausstellungen und Kunstprojekte in der Schweiz und in Italien, u. a. in der Schule für Gesundheits- und Krankenpflege am Ostschweizer Kinderspital in St. Gallen.

Von Verena Staggl sind die eindrücklichen Bilder, die sie großzügig, in tief dankenswerter Weise und zur besonderen Freude der Herausgeberin für dieses Lehrbuch zur Verfügung stellte.

Staggl
Verena
Mag. phil., M.A.
Atelier für Musik und Gestaltung
Rorschacherstr. 109A
CH-9000 St. Gallen

Tel.: +41 / 71 244 30 01
E-Mail: vstaggl@dplanet.ch
Internet: www.canto-azul.ch, www.verena-staggl.com

Barbara Steffen-Bürgi (MAS Palliative Care) arbeitet am UniversitätsSpital Zürich als wissenschaftliche Mitarbeiterin am Zentrum für Entwicklung und Forschung Pflege (ZEFP) sowie als pflegerische Leiterin des Zentrums für interdisziplinäre Patientenschulung und -beratung (ZiPP). Die Autorin ist Lehrerin für Pflegeberufe, Pflegeexpertin, mit einer Ausbildung in logotherapeutisch-existenzanalytischer Begleitung und Beratung und hat im Januar 2005 erfolgreich den Masterstudiengang Master of Advanced Studies (MAS) Palliative Care an der Fakultät für Interdisziplinäre Forschung und Fortbildung der Abteilung Palliative Care und OrganisationsEthik in Wien absolviert.

Barbara Steffen ist Autorin des Kapitels «Reflexionen zu ausgewählten Definitionen der Palliative Care».

Steffen-Bürgi
Barbara
UniversitätsSpital Zürich
Zentrum für Entwicklung und Forschung Pflege (ZEFP)
Sonneggstr. 6
CH-8091 Zürich

Tel.: +41 / 44 255 34 06
Fax: +41 / 44 255 43 95
E-Mail: barbara.steffen@usz.ch

Friedrich Stiefel (Prof. Dr. med.) arbeitet als Chefarzt des Psychiatrischen Konsiliar- und Liaison-Dienstes am Universitätsspital Lausanne. Er ist Professor an der Medizinischen Fakultät und lehrt an den Universitäten Lausannne und Fribourg Psychosoziale Medizin.

Friedrich Stiefel ist Autor des Kapitels «Schlafstörungen bei Patienten mit chronischen Schmerzen».

Stiefel
Friedrich
Prof. Dr. med.
Service de Psychiatrie de Liaison
CHUV
CH-1011 Lausanne

Tel.: +41 / 21 314 10 90
Fax: +41 / 21 314 10 86
E-Mail: frederic.stiefel@chuv.ch

Lilian Stoffel arbeitet als Pflegeexpertin in der Medizinischen Kinderklinik des Universitätsspitals Insel in Bern. Sie ist diplomierte Pflegefachfrau in Pädiatrie und Pflegeexpertin HöFa II. Sie ist Fachexpertin für den Bereich der Neonatologie und dort Mitglied der Ethikkerngruppe.

Lilian Stoffel ist Mitautorin des Kapitels «Palliative Care bei sterbenden Neugeborenen».

Stoffel
Lilian
Pflegeexpertin
Med. Kinderklinik, Universitätsspital Insel Bern
Effingerstr. 102
CH-3010 Bern

Tel.: +41 / 31 632 14 15
E-Mail: liliane.stoffel@insel.ch

Florian Strasser (Dr. med. FMH, ABHPM) arbeitet als Onkologe und Palliativmediziner am Kantonsspital St. Gallen im Ambulatorium, im Konsiliardienst, auf der Palliativstation und im Palliativen Brückendienst der Krebsliga St. Gallen-Appenzell. Er ist Arzt mit den Spezialgebieten Innere Medizin (FMH), Medizinische Onkologie (FMH) und Palliativmedizin (ABHPM: American Board of Hospice and Palliative Medicine). Seine Forschung und Lehre hat als Schwerpunkte Anorexie/Kachexie/Müdigkeit und Symptomerfassung in der Palliativen Onkologie. Die Lehre und Vortragstätigkeit ist interdisziplinär und auf verschiedene Lehrniveaus ausgerichtet.

Florian Strasser ist Autor der Kapitel: «Ernährung und Appetitlosigkeit», «Anorexie und Kachexie» und «Gastrointestinale Obstruktion».

Strasser
Florian
Dr. med. FMH, ABHPM
Onkologie und Palliativmedizin
Fachbereich Onkologie/Hämatologie,
Departement Innere Medizin
Kantonsspital St. Gallen
Rorschacherstr.
CH-9007 St. Gallen

Tel.: +41 / 71 494 11 11
Fax: +41 / 71 494 63 25
E-Mail: florian.strasser@kssg.ch

Johann-Christoph Student (Prof. Dr. med. Dr. theol. h.c.) hat von 1997–2006 als Gesamtleiter alle vier Arbeitsbereiche (ambulanter Bereich, stationärer Bereich, Kinder-Bereich und die Akademie) des Hospiz Stuttgart geleitet. Er ist Palliativmediziner und Psychotherapeut und seit den 1980er-Jahren ebenso praktisch wie forschend und lehrend auf dem Gebiet der Sterbe- und Trauerbegleitung tätig. Er gilt als Vater der deutschen Hospizbewegung. Gemeinsam mit Thomas Klie leitet er das Kontaktstudium Palliative Care an der Ev. Fachhochschule Freiburg in Kooperation mit dem Hospiz Stuttgart und der IFF Wien der Univ. Klagenfurt. Zahlreiche, zum Teil grundlegende Publikationen zu Sterbe- und Trauerbegleitung, Palliativmedizin, Hospizarbeit und ethischen Fragen am Lebensende.

Johann-Christoph Student ist Autor des Kapitels «Palliative Care im stationären Hospiz».

Student
Johann-Christoph
Prof. Dr. med. Dr. h.c.
Deutsches Institut für Palliative Care
St. Gallener Weg 2
DE-79189 Bad-Krozingen

Tel.: +49 / 7633 101957
Fax: +49 / 7633 948997
E-Mail: info@christoph-student.de
Internet: www.christoph-student.de

Klaus Wegleitner (Mag.) arbeitet als wissenschaftlicher Mitarbeiter und Lehrbeauftragter an der Fakultät für Interdisziplinäre Forschung und Fortbildung (IFF) der Alpen-Adria-Universität Klagenfurt, Abteilung Palliative Care und OrganisationsEthik. Arbeitsschwerpunkte: Versorgungsforschung, Implementierung der Palliative Care in Regionen und Organisationen, Organisationsentwicklung im Sozial- und Gesundheitsbereich, Medizin- und Gesundheitssoziologie. Studium der Soziologie, Wissenschaftsforschung, Philosophie, Politikwissenschaft und Sozialpädagogik in Graz und Wien. Dissertant am Institut für Soziologie in Wien.

Klaus Wegleitner ist Mitautor des Kapitels «Palliative Care in der stationären Altenhilfe – Ansätze der Implementierung».

Klaus Wegleitner
Mag.
Alpen-Adria-Universität Klagenfurt in Wien
Fakultät für Interdisziplinäre Forschung und Fortbildung (IFF)
Abteilung Palliative Care und OrganisationsEthik
Schottenfeldgasse 29/I/4
A-1070 Wien

Tel.: +43 / 1 522 4000-625
E-Mail: klaus.wegleitner@uni-klu.ac.at
Internet: www.iff.ac.at/pallorg

Erhard Weiher (Dr. h. c. theol.) ist katholischer Pfarrer an den Universitätskliniken Mainz. Er ist Diplom-Physiker und -Theologe, hat Ausbildungen in der TZI, in der therapeutischen Seelsorge und Trauerbegleitung und ist vielfältig tätig in der Aus- und Fortbildung für pastorale, medizinische und pflegerische Berufe. Diverse Veröffentlichungen zu den Themen Spiritualität, Trauer, Medizin-Ethik.

Erhard Weiher ist Autor des Kapitels «Spirituelle Begleitung in der palliativen Betreuung».

Erhard Weiher
Dr. h. c. theol., Pfarrer
Kathol. Klinikpfarramt
Langenbeckstr. 1
DE-55131 Mainz

Tel.: +49 / 6131 17 72 20
Fax: +49 / 6131 17 55 31
E-Mail: nicklas@seelsorge.klinik.uni-mainz.de

Dietmar Weixler (Dr. med.) arbeitet als Facharzt für Anästhesie und Intensivmedizin im Landesklinikum Waldviertel Horn, Österreich. Dort ist er Bereichsverantwortlicher für die Schmerzdienste und Leiter des interprofessionellen Palliative Support Teams. Er ist als Notarzt beim Christophorus-Flugrettungsverein tätig und hat die Ausbildung zum Arzt für Allgemeinmedizin absolviert. Er ist im Leitungsteam des Palliativmedizinischen Intensivlehrganges in Wien und unterrichtet an verschiedenen Basislehrgängen für Palliative Care in Österreich und der Schweiz. Vorträge für die Pflegeausbildung in Basaler Stimulation, Notfallmedizin, Kommunikation. Publikationen: «Praxis der Sedierung» (Facultas-WUV, 2003), «Notfallmedikamente» (Facultas-WUV, 2000).

Dietmar Weixler ist Autor des Artikels «Palliative Sedierung».

Weixler
Dietmar
Dr. med.
Landesklinikum Waldviertel Horn
Spitalg. 10
A-3580 Horn

Tel.: +43 / 676 630 61 01
Fax: +43 / 2982 26 61 13 50
E-Mail: dietmar.weixler@horn.1knoe.at

Cécile Wittensöldner arbeitet zurzeit als gerontologische Fachberaterin im Geriatrischen Kompetenzzentrum Felix Platter-Spital, Basel. Sie ist diplomierte Pflegefachfrau, diplomierte Erwachsenenbildnerin und Diplomierte Gerontologin SAG. Sie ist Kursleiterin und Referentin im Bereich Gerontologische Pflege.

Cécile Wittensöldner ist Autorin des Kapitels «Relokationssyndrom: Vom Unterwegssein zum Ort des Abschiednehmens im Alter».

Wittensöldner
Cécile
Dipl. Gerontologin SAG
Röttelerstr. 3
CH-4058 Basel BS

Tel.: +41 / 61 691 89 04
Fax: +41 / 61 691 89 04
E-Mail: c.wittensoeldner@bluewin.ch

Boris Zernikow (Priv.-Doz. Dr. med.) ist Chefarzt des Klinikbereichs und des Instituts für Kinderschmerztherapie und Pädiatrische Palliativmedizin inklusive interdisziplinärer Kinderschmerzambulanz an der Vestischen Kinder- und Jungenklinik Datteln – Universität Witten/Herdecke. Von 1998 bis 2001 Projektleiter des Qualitätssicherungsprojektes STOP (Schmerz-Therapie in der onkologischen Pädiatrie). Seit 2001 Projektleiter von PATE (Palliativmedizin und -therapie sowie ihre Evaluation in der Kinderhämatoonkologie) der Gesellschaft für Pädiatrische Onkologie und Hämatologie – gefördert durch die Deutsche Kinderkrebsstiftung und die Mundipharma GmbH. Initiator von «Eigenes Leben – Hilfen für Kinder mit Schmerzen oder lebensverkürzenden Erkrankungen e.V.». Wissenschaftliche Leitung der Dattelner Kinderschmerztage – Kongress für Kinderschmerztherapie und pädiatrische Palliativmedizin. Herausgeber von «Schmerztherapie bei Kindern», welches mittlerweile in dritter Auflage im Springer Verlag erschienen ist. Preisträger des Wissenschaftspreises der Gesellschaft für Neonatologie und Pädiatrische Intensivmedizin 1994, Finalist 2002 The Golden Helix Award, Finalist Deutscher Gesundheitspreis 2004, Förderpreis für Interdisziplinarität in der Medizin 2004 der Deutschen Gesellschaft für Interdisziplinäre Klinische Medizin (DGIKM e.V.), Klinikförderpreis 2005, verliehen von der Bayerischen Landesbank.

Boris Zernikow ist Mitautor des Kapitels «Therapie chronischer Schmerzen bei Erwachsenen und Kindern».

Zernikow
Boris
Priv.-Doz. Dr. med.
Chefarzt
Vodafone Stiftungsinstitut für Kinderschmerztherapie
und Pädiatrische Palliativmedizin
Vestische Kinder- und Jugendklinik Datteln
Universität Witten/Herdecke
Dr.-Friedrich-Steiner-Str. 5
DE-45711 Datteln

Tel.: +49 / 2363 97 51 80
Fax: +49 / 2363 642 11
E-Mail: Boris.Zernikow@t-online.de

Stefan Zettl (Dipl.-Psych., Dipl.-Biol.) arbeitet als Psychoanalytiker und Sexualtherapeut am Nierenzentrum der Medizinischen Universitätsklinik Heidelberg sowie in eigener psychotherapeutischer Praxis. Lehrtherapeut und Supervisor am Heidelberger Institut für Tiefenpsychologie sowie Dozent am Institut für Psychoanalyse und Psychotherapie Heidelberg/Mannheim. Autor zahlreicher Zeitschriftenartikel und Bücher zu den Themen Psychosoziale Onkologie, Sexualmedizin und Psychoanalyse.

Stefan Zettl ist Autor des Kapitels «Bedeutung der Sexualität in der Palliative Care».

Zettl
Stefan
Dipl.-Psych., Dipl.-Biol.
Nierenzentrum Heidelberg
Im Neuenheimer Feld 162
DE-69120 Heidelberg

Tel.: +49 / 6221 911 20
Fax: +49 / 6221 911 990
E-Mail: Stefan.Zettl@med.uni-heidelberg.de

Medikamentenverzeichnis

Generikum	Handelsname(n), Bsp.
Aceclofenac	Biophenal®
Acetylsalicylsäure	Aspirin®
Aciclovir	Zovirax®
Adrenalin	Suprarenin
Alprazolam	Xanax®, Xanor®
Alvimopan	Entrareg®
Amidotrizoesäure	Gastrografin®
Amitryptylin	Saroten®
Amiodaron	Cordarex®
Amphotericin B	Amphomoronal®, Moronal®
Ampicillin	Binotal®
Aprepitant	Emend®
Atropin	
Benzocain	Subcutin® N-Lösung
Benzydamin	Tantum®
Bisacodyl	Dulcolax®
Bleomycin	Vincristin
Buprenorphin	Temqesic, Transtec
Buspiron	Buspar®, Bespar
Butylscopolaminium-bromid	Buscopan®
Capsaicin	Capsamol®-Salbe
Captopril	Tensobon®, Adocor®
Carbachol	Doryl®
Carbamazepin	Tegretal®, Tegretol®, Sirtal
Ceruletid	Takus®

Generikum	Handelsname(n), Bsp.
Chloralhydrat	Chloraldurat®
Chlorhexidin	Chlorhexamed®
Chlorpromazin	Chlorazin®
Cholestyramin	Vasosan P®
Citalopram	Cipramil®, Sepram®
Clomethiazol	Distraneurin®
Clomipramin	Anafranil®
Clonazepam	Rivotril®
Clonidin	Catapresan®
Codein	Bronchicum Codein®
Colistin	Diarönt®mono
Cotrimoxazol	Cotrimok-Waff®
Cyclizin	Valoid®
Dantrolen	Dantamacrin®
Dexamethason	Fortecortin®
Dexmedetomidin	Precedex® (USA)
Dexpanthenol	Bepanthen®
Diazepam	Stesolid®, Valium®
Diazoxid	Hypertonalur®
Diclofenac	Voltaren®
Dihydrocodein	Paracodin®
Dimenhydrinat	Vomex®
Dimetinden	Fenistil®
Diphenhydramin	Emesan®
Docusat	Norgalax®, Potsilo®
Dolasetron	Anemet®
Domperidon	Motilium®
Doxepin	Sinquan® (CH)

Generikum	Handelsname(n), Bsp.
Doxylamin	Sedaplus®, Gittalun®
Dronabinol	Marinol®
Fentanyl	Durogesic® TTS
Fluconazol	Diflucan®
Flumazenil	Anexate®
Fluoxetin	Fluctine®
Flupirtin	Katadolon®
Flurbiprofen	Froben®
Fluvoxamin	Floxyfral®
Furosemid	Lasix®
Gabapentin	Neurontin®
Glutaminsäure	Pepsaletten N
Glycerin	Glycilax®, Pyrilay®
Glykopyrroniumbromid	Robinul®
Granisetron	Kevatril®
Haloperidol	Haldol®
Hydrocortisonbutyrat	Alfason®
Hydromorphon	Palladon®
Hydroxyethylstärke	HAES-steril®, Plasma Fusin®
Hydroxyzin	Atarax®
Hyoscinhydrobromid	Scopolamin®
Ibuprofen	Ibuprofen®
Imipramin	Tofranil®
Isoniazid	Tebesium®
Jod-Polyvidon	Betaisodona®, Betadine®
Kaolin	Kao-prompt®
Ketamin	Ketalar®, Ketanest®
Lactulose	Bifiteral®
Lefazolin	Gramakin®, Basocef®
Levomepromazin	Neurocil®, Nozinan®
Levomethadon	Methadon®
Lidocain	Xylocain®
Lofepramin	Gamonil®
Loperamid	Imodium®
Lorazepam	Temesta®, Temesta expidet, Tavor®
Macrogol 3350	Movicol®
Magnesiumsulfat	Bittersalz®
Medroxyprogesteron	Farlutal®
Megestrolacetat	Megestat®
Melatonin	Melatonin
Melperon	Eunerpan®
Metamizol	Novalgin®
Methylphenidat	Ritalin®
Methylprednisolon	Advantan®
Metoclopramid	Paspertin, Gastrosil®
Metronidazol	Clont®
Mexiletin	Mexitil®
Mianserin	Tolvin®, Amirine
Miconazol	Daktar®
Midazolam	Dormicum®
Mirtazapin	Remeron®, Remergil®
Morphin	MST® Retard-Granulat, MST cont®, Morphin Sulfat GT 1 %
Morphinhydrochlorid	Morphin®
Nabilon	Cesamet®
Naloxon	Narcanti®
Naltrexon	Naloxon®
Naproxen	Proxen®, Malexin®
Natriumhydrogencarbonat	Lecicarbon®
Natriumpicosulfat	Laxans ratio®
Natriumsulfat	Glaubersalz®
N-Butylscopolamin	Buscopan®
Neostigmin	Prostigmin®
Octreotid	Sandostatin®
Olanzapin	Zyprexa®
Ondansetron	Navoban®, Zofran®

Generikum	Handelsname(n), Bsp.
Oxazepam	Radedorm®, Adumbran®
Oxycodon	Oxycontin®, Oxygesic®
Palonosetron	Aloxi®
Paracetamol	Dafalgan®, Paracetamol®
Paraffin	Obstinol®, Agarol®
Paroxetin	Tagonis®, Seroxat®
Pethidin	Dolantin
Phenobarbital	Luminal®, Lepinal®
Phenytoin	Phenhydan®, Zentropil®
Pipamperon	Dipiperon®
Piritramid	Dipidolor®
Polihexanid	Lavasept®
Prednisolon	Decortin®, Linola-H-Fett N®, Prednison®
Pregabalin	Lyrica®
Promethazin	Atosil®
Propafenon	Propamerck®
Propofol	Disoprivan®
Prothipendyl	Dominal®
Pyridostigminbromid	Kalymin®
Pyritinol	Encephabol
Ranitidin	Zantic®
Riluzol	Rilutek®
Scopolamin	Scopolamine Hydrobromide®, Scopoderm TTS®
Sertralin	Zoloft®, Gladem®
Sorbit	Mikroklist®
Sucralfat	Ulcogant®
Terbutalin	Bricanyl®
Tetracain	Pantocain®
Tetrahydrocannabinol (Cannabis)	
Tetrazepam	Musaril®, Rilex®

Generikum	Handelsname(n), Bsp.
Thalidomid	Contergan®
Theophyllin	Enphyllin®, Uniphyllin®
Thioridazin	Jatroneural®
Tilidin	Valoron®
Tinctura opii (4%)	
Tramadol	Tramal®
Triflupromazin	Psyquil®
Tropisetron	Navoban®
Vancomycin	VANCO®
Venlafaxin	Trevicor®
Zolpidem	Bikalm®, Stilnox®
Zopiclon	Ximovan®

Produkt, Substanz(-gemisch) etc.	Handelsname, Bsp.
Alginat-Hydrofaser	Aquacel®
Aluminiumformiat; wässriger Auszug aus Kamillenblüten, Salbeiblättern und Arnikablüten	Cional-Kreussler-Tropfen®
Äthanol, Natrium-Xylensulfonat	Nilodor®
Attenuierte E.-coli-Spezies	Mutaflor®
Belladonna-Alkaloide	Bellanorm®
Flohsamen	Agiolax®
Lauromacrogolum 400, Vitulinae sanguinis fractio deproteinata; Hilfsstoffe: Propylparaben, Methylparaben, Menthol, Gelatine, Pektin, Polyethylen, flüssiges Paraffin, Carmellose-Natrium, Pfefferminzöl	Solcoseryl Dentalpaste®
Lidocainum-, + Prilocainum-Creme	EMLA®
Medizinische Kohle	Kohle-Compretten

Produkt, Substanz(-gemisch) etc.	Handelsname, Bsp.	Produkt, Substanz(-gemisch) etc.	Handelsname, Bsp.
Oxetacin + Aluminiumhydroxid + Magnesiumhydroxid	Tepilta® Suspension	Tetracainhydrochlorid, Aminoquinurid-dihydrochlorid	Herviros®
Pankreasenzyme	Kreon forte®	Transparentfolie	Tegaderm®
Polyvynilpyrrolidion und Hyaluronsäure	Gelclair®	Transparentfolie	Op-side Folie®
		Verbandsstoff	Kaltostat®
Saccharomyces boulardii	Perenterol®	Verbandsstoff	Tenderwet®
Senna	Pursennid®, Liquidepur®	Wassermelonenkerne	San Jin Xi Gua Shuang Hou Pian®
Sheabutter, Lipide, Zinkoxid, Vitamin E, Wirkstoffe des Ginkoblattes	Lasepton®		

Abkürzungsverzeichnis

AADL	Advanced Activities of Daily Living	DGPSF	Deutsche Gesellschaft für Psychologische Schmerztherapie und -forschung
AAP	American Academy of Pediatrics (USA)	DGSS	Deutsche Gesellschaft zum Studium des Schmerzes e.V.
ACT	Association for Children with Life-threatening or Terminal Conditions and their Families	DKFZ	Deutsches Krebsforschungszentrum Heidelberg
ADL	Aktivitäten des täglichen Lebens	DMKG	Deutsche Migräne- und Kopfschmerzgesellschaft
AHCPR	Agency for Health Care Policy and Research (USA)	DNQP	Deutsches Netzwerk für Qualitätsentwicklung in der Pflege
ALS	amyotrophe Lateralsklerose	EAPC	European Association for Palliative Care
APD	ambulanter Palliativdienst	ECPA	Echelle comportementale de la douleur pour personnes âgées non communicantes
ART	antiretrovirale Therapie		
ASE	atemstimulierende Einreibung	EFAT	Edmonton Functional Assessment Tool
BADL	«basic activities of daily living»	EORTC	European Organisation for Research and Treatment of Cancer
BÄK	Bundesärztekammer (D)		
BMAGS	Bundesministerium für Arbeit, Gesundheit und Soziales (AU)	ESAS	Edmonton Symptom Assessment Scale
		FALS	familiäre amyotrophe Lateralsklerose
BMGS	Bundesministerium für Gesundheit und Soziale Sicherung (D)	FAQ	Fatigue Assessment Questionnaire
		FIM	Functional Independence Measure
BOSOFO	Bochumer Sozialforum	GABA	Gamma-Amino-Buttersäure
BtMVV	Betäubungsmittel-Verschreibungsverordnung	GKV	gesetzliche Krankenversicherung
CFS	Chronic Fatigue Syndrome	GMG	Gesundheitsmodernisierungsgesetz (D)
CHI	Children's Hospice International	GZW	Geriatriezentrum am Wienerwald
CHV	Christophorus Hospiz Verein e.V.	HPS	Häusliche Pflege-Skala
CINV	«chemotherapy induced nausea and vomiting»	IADL	Instrumental Activities of Daily Living
		IASP	International Association for the Study of Pain
CNR1	Cannabinoidrezeptor 1		
CNR2	Cannabinoidrezeptor 2	IFF	Fakultät für Interdisziplinäre Forschung und Fortbildung der Universität Klagenfurt
CoE	Council of Europe, Europarat		
COPD	chronisch-obstruktive Lungenerkrankung	IL-...	Interleukin-...
CPOE	«computerized physician order entry»	inter*RAI* PC	inter*RAI* Assessment für die palliative Versorgung
CRP	C-reaktives Protein		
CRPS	«chronic regional pain syndrome»	IPPC	Initiative for Pediatric Palliative Care (USA)
DGGPP	Deutsche Gesellschaft für Gerontopsychiatrie und -psychotherapie	KI	Kurzinfusion
		KOF	Körperoberfläche
DGP	Deutsche Gesellschaft für Palliativmedizin		

KSID	Krebsschmerz Informationsdienst	PKV	private Krankenversicherung
LA	Lebensaktivität	PONV	postoperatives Erbrechen
LASA	lineare Analogskala	PRECEDE	Predisposing, Reinforcing and Enabeling Causes in Educational Diagnosis and Evaluation
LKF	Leistungsorientierte Krankenanstalten Finanzierung (AU)		
LMF	«lipid mobilising factor»	PRI	Pain Relief Index
M-3-G	Morphin-3-Glucuronid	RAI	Resident Assessment Instrument
M-6-G	Morphin-6-Glucuronid	RAP	Resident Assessment Protocol
MAI	Medication Appropriateness Index	SAKK	Schweizerische Arbeitsgemeinschaft für Klinische Krebsforschung
MDS	Minimum Data Set		
MHH	Medizinische Hochschule Hannover	SALS	sporadische amyotrophe Lateralsklerose
MMS	Mini Mental State	SAM	Suitability Assessment of Materials
MRT	Magnetresonanztomographie	SAMW	Schweizerische Akademie der Medizinischen Wissenschaften
NAS	numerische Analogskala		
NCHSPCS	National Council for Hospice and Specialist Palliative Care Services (GB)	SBK/ASI	Schweizer Berufsverband der Pflegefachfrauen und Pflegefachmänner (SBK) – Association suisse des infirmières et infirmiers, Associazione svizzera infermiere e infermieri (ASI)
NGC	National Guideline Clearinghouse™ (USA)		
NIV	nichtinvasive Ventilation		
NMDA	N-Methyl-D-Aspartat	SGB	Sozialgesetzbuch (D)
NO	Stickstoffmonoxid	SGPMP	Schweizerische Gesellschaft für Palliative Medizin, Pflege und Begleitung
NPCHO	National Palliative Care and Hospice Organization (USA)		
		SGPMPB	Schweizerische Gesellschaft für Palliative Medizin, Pflege und Begleitung
NPI	Neuropsychiatrisches Inventar		
NRS	numerische Skala	SIOP	Société Internationale pour Oncologie Pédiatrique
NSAIDs	«nonsteroidal antiinflammatory drugs»		
NSAR	nichtsteroidale Antirheumatika	SSMM-HIV	HIV/AIDS-Symptommanagement-Modell
ÖBIG	Österreichisches Bundesinstitut für Gesundheitswesen	SSRI	selektiver Serotonin-Wiederaufnahme-Hemmer
ÖKAP	Österreichischer Krankenanstaltenplan	StK	Schmerztherapeutisches Kolloquium e.V.
OMAS	Oral Mukositis Assessment Scale	SVR	Sachverständigenrat zur Begutachtung der Entwicklung im Gesundheitswesen (D)
OMI	Oral Mukositis Index		
OSP	onkologische Schwerpunktpraxis	TNF-α	Tumor-Nekrose-Faktor α
PCA	«patient controlled analgesia», patientenkontrollierte Analgesie	TPN	totale parenterale Ernährung
		TTS	transdermales Therapiesystem
PCS	«patient controlled sedation», patientenkontrollierte Sedierung	TZI	Themenzentrierte Interaktion
		UAE	unerwünschtes Arzneimittelereignis
		VAS	Visuelle Analogskala
PCT	Palliative Care Team	VRS	Verbale Ratingskala
PIF	«proteolysis inducing factor»	WHO	World Health Organization

Personen- und Sachwortverzeichnis

A
AADL 145
Abbau
–, kognitiver 109
Abdomen-Leerbild 290
Abdomensonografie 281, 286, 326
Abdominalschmerzen 285
Abendmahl 451, 510
–, Letztes 451
Abhängigkeit 146, 191, 310
–, gestaltete 43
–, physische 202
–, psychische 202
–, soziale 158
Abhusten 473
Ablenkung 253, 277
Ablöseprozess 407
Abneigung 459
Absaugen 474, 493
Absaugung
–, tracheale 475
Abscheiden 502
Abscheu 350
Abschied 452, 502, 511 ff.
–, körperlicher 415
Abschiednahme 415
–, verhinderte 415
Abschied-Nehmen 139, 148, 149
Abschiednehmen 425, 487, 506
Abschiedsprozess 469
Abschiedsraum 511
Abschiedsrituale 398, 410, 415, 508, 509
Abschiedsschmerz 168
Absorption 241, 268, 280
Absprache
–, interdisziplinäre 466
Absterbendes 501
Abstinenzsymptom 333
Abtreibung 500
Abwehr 411
Abwehrmechanismen
–, intrapsychische 310
Abwehrstrategien 421
Abwendung 310
A-Capella-Gesang 488
Acetylsalicylsäure 287, 360
Achtsamkeit 133
Active Total Care 31 ff.
Activities of Daily Living (ADL) 145
Adjuvantien 204

ADL 145
Adrenalin 142, 354, 355
Advanced Activities of Daily Living (AADL) 145
Advantan® 361
Affektbildungen 375
Aggression 147
Aggressivität 310, 338, 340
Agiolax® 284
Agitation 129, 296, 316 ff., 339, 469
– Auslöser 317
– Definition 316, 317
– Diagnostik 320
– Kommunikation 321
–, psychische 318
–, soziale 319
–, spirituelle 318
–, terminale 322
– Therapie 320
– Therapie, medikamentöse 322
– Umfeldgestaltung 321
– Ursachen, physische 317
– Zuwendung 320
Agitiertheit 316
Agnosie 128, 236
Agonie 297
Agranulozytose 208
AIDS 190, 191, 248, 257, 259, 285, 361
– Bewegung 91
Aikenhead, Mary 25
Akathisie 317
Aktionsradius 253
Aktivierung 171
Aktivität
–, intrinsische 208
–, psychische 252
Aktivitäten des täglichen Lebens (ATL) 108
Aktivkohle 361
Akutspital
– Betreuung 458 ff.
– Betreuung, individuelle 459, 460
– Patienten 460, 461
– Rahmenbedingungen 463
– Stand, aktueller 458, 459
– Stationsatmosphäre 462
– Zuwendung 461 ff.
Akzeptieren 413
Albträume 211, 212
Alfason® 361
Algesiemetrie 171
Alginat-Hydrofaser 354

Algodystrophie 158
Alkohol 254, 286, 344, 346
Alkoholentzug 333, 339
All-Eine 443, 445
Alleinsein 307, 310
Allgemeingültigkeit 396
Allgemeinzustand (AZ) 259, 281, 290
Allmächtige 443
Alltag
–, geriatrischer 73
–, selbstverständlicher 459
Alltagsaktivitäten 109
Alltagsbedingungen 193
Alltagsbewältigung 184, 188, 194
Alltagsbilder 444
Alltagsfunktionen 236
Alltagslernen 144
Alltagsmanagement 194
Alltagsroutine 52, 193
Alltagsspiritualität 444
Alltagsstruktur 83
Alltagsstrukturierung 193
Alltagswelt 461
Aloxi® 276
ALS s. Muskelschwund
Altenhilfe
–, stationäre 73 ff.
Altenpflege
–, stationäre 78
Altenplanung
–, kommunale 55
Alternativmedizin 384
Altertum 500
Alvimopan 282
Alzheimer-Krankheit 234
Amidotrizoesäure 281, 284
Aminosäuren 259, 266
Amitriptylin 164, 213, 340
Amphetamine 251
Amphomoronal® 345
Amphotericin 345
Analgesie 488
–, patientenkontrollierte (PCA) 219, 328
Analgetika 191, 332
– Antiphlogistika, nichtsteroidale (NSAID) 207
– Auswahl 204
–, nicht-opioidhaltige 203, 204, 207, 208
–, nichtsaure antipyretische 207, 208
–, opioidhaltige 208 ff.

Analgetikatherapie 181
–, parenterale 206
Analgetikatoleranz 468
Analogskala
–, visuelle (VAS) 159, 174, 178 ff., 200, 230, 358, 359
Analpflege 281, 286
Anämie 251, 327
Anamnese 125
–, holistische 375
–, spirituelle 446, 447
Anamnesegespräch 118
Andacht 509
Androgene
–, anabole 261
Anemet® 276
Anfälle
– Definition 333
–, epileptische 332 ff.
–, fokale 334
– Formen 334
–, generalisierte 334
– Patientenedukation 334
– Status epilepticus 334
– Therapie 334, 335
– Ursachen 333
Anfallsymptome 331
Angebot 67 ff., 478
Angehörige 200, 402 ff.
– Bestattung 408
– Brückenfunktion 461
– Krankheitsverständnis 405 ff.
– Schattenkinder 402 ff.
Angehörige, pflegende 372 ff.
– Anspruch 373
– Belastungen 376
– Betreuungsort 375
– Charakteristika 373
– Einstellungen 374
– Erwartungen 372, 398
– Fachkräfte 375
– Folgen 375
Angehörigenedukation 188, 194
Angehörigenforschung 374
Angiotensinsystem 266
Angst 168, 228, 307 ff., 318, 325, 390, 391, 471
– Dimensionen 308
– Erkrankung, eigenständige 311
–, existenzielle 308, 310
– Kommunikation 309, 310
–, krankhafte 309
–, normale 308, 309
–, pathologische 308, 309
–, stenokardische 308
– Terminalphase 310
– Ursachen 470
–, vitale 308, 310
Angsterkrankung 209, 311, 312
– Komponenten 311
Ängstlichkeit 317
Angststörungen 209
Angstzustände 121, 492
Anilinderivate 207

Anleitung 71, 189, 190, 191, 193, 200
Annehmen-Müssen 270
Anorexie 33, 248, 257 ff., 273
Anorexie/Kachexie 265 ff., 291
– Aspekte, hermeneutische 268, 269
– Betreuung 270
– Ernährungsprobleme 276, 268
– Pathophysiologie 265, 266
–, primäre 265
–, sekundäre 266
– Ursachen 265, 266, 268
– Verarbeitungsstrategien 269, 268
Anpassung 69
–, übermäßige 310
Ansatz
–, kommunaler 77
Anspannungsphase 143
Antagonisten
– 5-HT3-Antagonisten 212, 361
– μ-Antagonisten 282
Antarrhythmika 215
Antazida 242
Anteilnahme 459, 461, 462
Anteilnehmen 388
Antibiotika 320, 327
Anticholinergika 276, 291, 327, 328, 340, 365, 472, 474
Antichronifizierungsfaktoren 159
Antidepressiva 212, 213, 262
– Kontraindikationen 214
– Nebenwirkungen 213, 214
–, sedierende 164
–, trizyklische 212, 213, 251, 480
Antiemetika 274, 291, 332, 469
–, prokinetische 275
Antihistaminika 164, 212, 277, 291, 332, 361, 480
Antikonvulsiva 213
– Nebenwirkungen 214
Antimykotika 345
Antioxidanzien 261
Antiphlogistika 345, 204
Antirheumatika 261
–, nichtsteroidale (NSAR) 215, 232, 241
Anti-TNF-Antikörper 261
Antitussiva 327
Antriebsstörungen 332
Antwort
–, spirituelle 448
Antwortmechanismen
–, immunologische 249
Anxiolyse 471
Anxiolytika 317, 469
Anzeigen 511
Apathie 128 f., 338
Aphasie 180, 236
Aphthen 342, 343, 347
Apnoe 493
Apoplexie 364
Appetitlosigkeit 126, 158, 181, 257, 259, 266
Appetitstörungen 129
Applikationswege 242

–, bukkale 242
–, orale 242
–, rektale 242
–, subkutane 242
–, sublinguale 242
Apraxie 128, 236
Aprepitant 276
Aquacel® 354
Äquivalenzdosis 466
Ärger 228
Arginin 262
Arrosion 85
Ars moriendi 501
Ars vivendi 501
Arthritis
–, rheumatoide 248, 364
Arzneimitteldosierung 242
– Arzneimittelereignis, unerwünschtes (UAE) 241
– Körpergewicht 242
– Leberfunktion 242
– Nierenfunktion 242
Arzneimittelinteraktionen 243, 241
Arzneimittelwirkungen
–, unerwünschte 241, 243, 244
Arzt-Patient-Beziehung 427
Asche 511, 514
Aspekte
–, kulturelle 431
–, religiöse 431 ff.
–, spirituelle 431
Aspiration 273
Aspirationspneumonie 347
Aspirin® 286
Assessment 102 ff., 120, 125, 466
–, edukatives 144
–, holistisches 114
–, holistisches/Geriatrie 124 ff.
–, phänomenspezifisches 112
Assessmentcenter 108
Assessmentdaten 127
Assessmentinstrumente 103 ff., 114
– Gütekriterien 103, 104
– Gütekriterien, validierte 103, 105
– Objektivität 105
– Reliabilität 104
– Validität 104
Assessmentkompetenzen 111
Assessmentkultur
–, holistische 106
Assessmentprozedur 103
Assessmentprozess 106, 114
Assessmenttests 125
Aszites 286, 290
Atarax® 361
Atemarbeit 474
Atemdepression 202
Atemfrequenz 202, 203, 471
Atemgeräusche 326
Atemmechanik 472
Atemmuster 492
Atemnot 121, 126, 324, 355, 471, 472
Atemstörungen 85
Atemtätigkeit 509

Atemtherapie 200
Atemtyp 326
Atemzentrum 471
Atemzugvolumen 202
ATL 108, 112, 118
Atmosphäre 83
Atmung 491, 492, 503
– Ökonomisierung 471
–, periodische 326
Atmungskontrolle 494
Atosil® 361
Atrophie 472
Atropin 328
Aufbahrung 510 ff.
Aufbahrungsraum 512
Auferstehung 509
Aufklärung 134, 135, 189, 191
Auflagen 200
Aufmerksamkeitsstörungen 337, 338
Aufnahmefähigkeit 193
Aufstoßen 121
Ausbildung 64, 70
Ausdruck 389
– Eindruck 389
Ausdrucksformen
–, nonverbale 405
Ausfallsymptome
–, neurologische 331
Ausflucht 142
Auszehrung 257
Auto Syringe Sub-Q-Set 27 G 300
Automatismus 133
Autonomie 42, 133, 177, 184, 194, 228, 392
Autonomieverlust 223
Autopsien 510
Aversionen 273

B

Bachmann, Ingeborg 172
Baclofen 213, 215
Bäder 200
BADL 145
Balint, Michael 427
Barmherzigkeit 514
Barrett, Howard 25
Barrieren
–, patientenbezogene 190
Basic activities of daily living (BADL) 145
Basismedikation 181
Basisversorgung 70, 118
Bauch-Kopf-Achse 266
Bauchmuskulatur 474
Beatmung 327
–, künstliche 504
Beatmungsgeräte 493
Bedarf 67 ff., 110
Bedarfsmedikation 200, 467
Bedeutsamkeit 170
Bedeutung
– des Schmerzes 159
–, spirituelle 449
Bedeutungsdimension 111

Bedingungen
–, würdevolle 509
Bedürfnismanagement 132
Bedürfnisse 69, 83, 125, 131 ff., 146, 392
–, religiös-spirituelle 494
–, spirituelle 127, 434, 438
Beerdigung 512
Beerdigungsinstitut 511
Befähigende 192
Befinden 388, 477
Befindlichkeit 125
Befunde 388, 477
Begleiten 90, 149, 192
Begleitung 90, 134, 135, 371 ff., 394 ff.
– Grundprinzipien 23 ff.
– Kinder 394 ff.
– Kinder, sterbende 402 ff.
–, mitmenschliche 441
–, qualifizierte 58
– Rolle 91
–, spirituelle 435, 438 ff.
– Stufen 392
Begleitung, spirituelle 438 ff.
– Dimension 438, 439
– Identität 442 ff.
– Identitätsstützen 443
– Rituale 448 ff.
– Spiritualität 439 ff.
– Unterstützung, spirituelle 441
Begleitungsbeziehungen 421
Begräbnis
–, würdiges 514
Begründungskompetenz 487
Behandlung
–, intensivmedizinische 486
–, kosmetische 513
–, palliative 23 ff.
Behandlungsbeziehungen 421
Behandlungseinheit 372
Behandlungskonzepte 119
Beheimatung 142
Behinderung
– der Arme 126
Beichte 451, 510
Beistand 505
Belastung 63, 109, 125, 201
–, emotionale 493
–, psychosoziale 262
–, subjektive 376
Belastungsgrenzen 374, 275
Belastungsniveau 142
Belastungssituationen 86, 192, 376
Belastungsskala 376
Bellanorm® 365
Bemühen 132
Benzocain 345
Benzodiazepine 165, 214, 276, 327, 335, 339, 340, 469, 490
Benzydamid 345
Bepanthen® 283, 345
Beratung 60, 71, 189 ff., 262
Bereich
–, geschlechtsspezifischer 160

–, kultureller 160
–, sozialer 160
–, spiritueller 160
Berliner Palliative-Care-Netzwerk 69
Berner Schmerzscore für Neugeborene (BSN) 488, 489
Berührungen
–, lustvolle 426
Beschäftigungsmuster 127
Beschönigung
–, prognostische 381
Beschwerden
–, körperliche 146
Besorgnis 146
Bestatter 513
Bestattung 408, 416, 511, 512
–, anonyme 513
Bestattungsanlage 513
Bestattungsgebräuche 512
Bestattungsgesetze 513
Bestattungsunternehmen 500, 513
Bestattungsvorsorge 512
Bestattungswesen 512
Besuchszeiten
–, flexible 463
Betadine® 345
Betaisodona® 345
Betäubungsmittel-Verschreibungsverordnung (BtMVV) 209
Beten 449
betholam 509
Betreuung
–, aktive 31 ff.
–, ganzheitliche 31 ff.
–, individuelle 459 ff.
–, kontinuierliche 85
– Neugeborene, sterbende 484 ff.
–, palliative 457 ff.
–, patientenorientierte 458
–, qualifizierte 58
–, ressourcenorientierte 32
–, salutogenetische 32
–, seelsorgerische 76
– Sterbephase 465 ff.
Betreuungsalltag 76
Betreuungsbedarf 110
Betreuungsbedürfnis 32
Betreuungskonzepte 74
Betreuungsnetz 125
Betreuungsplanung 127
Betreuungsprozesse 132, 486
Betreuungsqualität 73
Betroffenheit 201, 421
Betroffenenorientierung
–, radikale 44
Bewältigbarkeit 170
Bewältigungsherausforderungen 187, 188
Bewältigungskompetenzen 187, 192
Bewältigungsmuster 387
–, negative 493
–, positive 493
Bewältigungsprozess
–, psychologischer 485

Bewältigungsstile
–, elterliche 403
Bewegung
–, geführte 479
Bewegungsunruhe
–, isolierte 317
Bewusstheit
–, offene 505
Bewusstheitskontext 506
Bewusstsein 501
Bewusstseinslage 365, 467
Bewusstseinsminderung 338
Bewusstseinsstörungen 317, 337, 480
Bewusstseinsveränderungen 121
Bewusstseinsverlust 469
Beziehungen 120
–, familiäre 319
–, mitmenschliche 91
–, schlechte 459
–, soziale 443
Beziehungsabbruch 395
Beziehungsgefüge 97
Beziehungsgitter 404
Beziehungssysteme 97
Bifiteral® 205, 283
Bildmotive 508
Bindungen
–, fortgesetzte 412
Bioverfügbarkeit 241, 242
Biperiden 340
Bisacodyl 220, 283
Bisphosphonate 216
Bittersalz® 283
Blackbox 445
Blasenkatheter 473
Blasensphinktermuskulatur 480
Blässe 273
Bleomycin 327
Blumen 508
Blumenschmuck 511
Blutdruck 503
Blutungen 61, 85, 350, 351, 354, 356
–, akute 354, 356
Blutwurz 346
BMI 259
Bodenschlamm 501
Body Mass Index (BMI) 259
Boerhave-Syndrom 273
Bonbons
–, zuckerfreie 348
Botschaften
–, schlechte 380
Bouillon 347
Bradykardie 326, 493
Bradypnoe 202
Brahman 511
Brandgräberfelder 512
Breaking Bad News 380
breakthrough pain 206
Brechakt 273
Brechzentrum 273
Brodeln
–, terminales 472
Bronchialsekretion 327

Bronchospasmolytika 327
Brückenfunktion 461
Brückenschwestern 69
Brückenteams 69
Bruderschaften 514
BSN 488, 489
BtMVV 209
Buddhasein 511
Buddhismus 433, 511
Buprenorphin 206, 208, 210, 213, 219
Burden Interview 376
Bürgergesellschaft 78
Burnout 420
– Forschung 423
Buscopan® 276, 291, 302, 328, 473
Buspiron 317
Butterfly 297 ff.
– Arten 300
– Fixierung 300
– Lokalisation, infraklavikulär 300
– Nadel 298 ff., 468, 471
– Pflege 300
Butylscopolamin 215, 276, 291, 302, 473
Butylscopolaminiumbromid 328

C

Calciumalginat-Watte 354
Candida albicans 343
Candidiasis 345
Candidose 343
Cannabinoide 261
Cannabis 164
– Derivate 276
Capsaicin 361
Carbachol 480
Carbamazepin 214
Carbo-animalis-Tabletten 354
Care 31, 40, 187, 424
Care of the Dying 26
Care, palliative
– Entwicklung, historische 23 ff.
– Qualität 506
caregiver 40, 372
carer 323
Caring 40, 184, 461, 480, 506
Caring for the Caregivers 64
Case Management 45
Ceiling-Effekt 210, 211
Ceruletid 283, 284
Cesamet® 276
C-Fasern 358
Chaos 390, 391
Chemorezeptortriggerzone 273
Chemotherapie 31, 34
Chemotherapy Induced Nausea and Vomiting (CINV) 274, 275
Cheyne-Stokes-Atmung 326, 492
Chirurgie 31
Chloraldurat® 491
Chloralhydrat 491
Chlorazin® 291, 491
Chlorhexamed® 345
Chlorhexidin 345

Chlorophyll-Lösung 354
Chlorpromazin 276, 291, 491
Cholestase 359, 361
Cholestyramin 286
Cholinergika 347
Chordotomie 221
Christen
–, evangelische 509
–, orthodoxe 510
–, römisch-katholische 509
Christentum 433, 509
Christophorus Hospiz Verein e. V. 75
Chronic Fatigue Syndrome (CSF) 248
chronic pain 156
chronic regional pain system 158
CINV 274, 275
Cional-Kreussler-Tropfen 346
Citalopram 214
Clark, David 24
Clearance
–, hepatische 241
–, renale 241
clinical benefit 260
Clomethiazol 322
Clomipramin 213
Clonazepam 213, 214, 302
Clont® 345, 354
CO_2
– Partialdruck 471, 472
– Spiegel 471
Codein 209, 242, 286
Cohn, Ruth 93
Co-Klienten 375
Colifoam® 286
comfort care 35, 485
Community Care 78
Compassion 42, 44
Compliance 119
Computertomographie 290
Containing 448
continuing bonds 412
COPD 259
Coping 112, 173, 177, 184, 191, 251, 308, 383, 403, 480
– Forschung 404
– Prozess 494
– Ressourcen 170, 374
– Strategie 141, 374, 423
Cortison 346
COX 207, 208, 241
CPOE-System 244
C-reaktives Protein (CRP) 259
Crème
–, fetthaltige 492
Crescendo-Schmerzen 332
CRP 259
– Schwellenwert 266
CSF 248
Cyclin 275, 480
Cyclizin 277
Cyclooxygenase (COX) 207, 208, 241

D

Daheim 461
Daheimsein 460
Dämmerzustand 334
Dampf 501
Dantrolen 213
Darmflora
–, physiologische 286
Darmgasverteilung 286
Darmgeräusche 281, 286, 289
Darmkrebs 289
Darmpassage 280
Darmrohr 286
Darmteilverschluss 289
– siehe Obstruktion
Da-sein 501
Dasein 92
Daseinsform
–, übermaterielle 502
–, überzeitliche 502
Dauerkatheter 480
Dazwischen
– Ort 141, 147, 148
– Sein 142
– Zeit 148
Death Rattle 222, 472 ff.
Débridement
–, chirurgisches 354
Decortin® 276
Defäkation 279
Defäkationsreflex 280
Definitionen 30 ff., 39 ff.
Defizite
–, kognitive 127, 128
–, sensorische 333
Dehydratation 274, 277, 291, 293 ff., 364, 468
– Aspekte, hermeneutische 298
– Assessment 297
– Erscheinungsformen 296
–, hypertonische 295
–, hypotonische 295
– Indikation 304
– Intervention, gezielte 297, 298
–, isotonische 295
– Konsequenzen, pflegerische 304
– Pflegediagnose 295 ff.
–, terminale 293 ff., 297, 302 ff.
–, therapeutische 293, 469, 470, 473
– Ursachen 295, 296
Dehydrierung 263
De-Institutionalisierungsansatz 77 ff.
Dekompression 291
Dekubitus 85, 125, 176
Delir 234, 310, 317, 337 ff., 365, 468
–, agitiertes 474
– Angehörigenedukation 339
– Assessment 338
– Definition 337
–, hyperaktives 338
–, hypoaktives 338
– Pflegepraxis 339, 340
–, präfinales 469
– Therapie 339

– Ursachen 337, 338, 470
Delirium
– siehe Delir
Demenz 176, 180
Demenzerkrankungen 127
Demenzformen 234
Demenzkrankheiten 125, 234 ff.
– Diagnose 235
– Schmerztherapie 236, 237
Demoralisationssyndrom 99
Denial 53
Denken
–, abstraktes 128, 407
Denkstörungen 317
Dentalpaste 347
Depression 99, 129, 253, 307 ff., 325, 340
– Formen 313
– Formen, reaktive 313
– Formen, reflexive 313
– Häufigkeit 312
– Merkmale 313
– Sterbewünsche 314
– Suizidalität 313, 314
– Suizidwünsche 314
– Symptome 313
– Trauer 312
– Umgang 313, 314
– Zeichen, psychische 312
Depressivität 156
Deprivation 147
Dermis 358
Desensibilisierung 160
Desinfektion 513
Desorientiertheit 317
Desorientierung 145, 477
Destabilität 404
Detrusortonus 480
Deutsches Netzwerk für Qualitätsentwicklung in der Pflege (DNQP) 173 ff.
Dexamethason 215, 251, 262, 275, 276, 291, 302, 327, 332, 333, 335
Dexpanthenol 283
– Spüllösung 345
Diabetes mellitus 85
Diagnose 44, 125, 127
–, medizinische 118, 119
Diagnosis Related Groups 65
Diagnostik 102 ff., 118
Dialog 188
–, interprofessioneller 332
–, religiöser 446
Diarrhoe 202, 205, 285 ff.
– Beschwerden 285, 286
–, chologene 286
– Definition 285
– Diagnostik 286
–, falsche 280
– Häufigkeit 285
– Maßnahmen, allgemeine 286
–, paradoxe 285, 286
– Symptombehandlung 286, 287
– Symptome 285

– Therapie, medikamentöse 287
– Ursachen 285, 286
Diät 476
Diazepam 242, 302, 317, 322, 334, 335, 491
Diclofenac 218
Differenzsetzung 76
Diflucan® 345
Dihydrocodein 209
Dimenhydrinat 205, 220, 277, 291
Dimension 159
– des Leidens 188
–, existenzielle 439
–, hermeneutische 253
–, physische 407
–, psychologische 159
–, soziale 96, 99, 159
–, spirituelle 159, 438 ff.
Dimetinden 361
Diphenhydramin 164, 277
Dipiperon® 322
Direkt-Erfahrung 500
Disstress 143, 398
Distraneurin® 322
Distribution 241
Diurese
–, forcierte 473
Diuretika 320, 473
Diuretikamedikation 297
DNQP 174 ff.
Docusat 284
– Natrium 284
Dokumentation 52, 118, 119, 127, 487
Dokumentationssystem 118
Dolasetron 276
Dolometer 180
Domperidon 220, 262, 276
Dopamin 273, 275
Dormicum® 276, 302, 322, 327, 355, 491
Doryl® 480
Dosierung 242
Dosis 191
Doxepin 213
Doxylamin 317
Doyle, Derek 392
Dreisäulenmodell 69
Dronabinol 276
DRS-R-98 338
Druck
–, intraabdomineller 273, 274
Drucksteigerung
–, intrakranielle 85
Duftkissen 354
Dulcolax® 283
Durchbruchagitation 339
Durchbruchhalluzination 339
Durchfall
– siehe Diarrhoe
Durchschlafen 164
Durogesic® TTS
Durst 121, 466
Durstgefühl 291
Duschöle 360

Dynamik
—, familiäre 125
Dysfunktion
—, autonome 266
Dysfunktionalität 396, 397
Dyspnoe 176, 222, 324 ff., 466, 470 ff., 492
— Anamnese 326
— Anticholinergikatherapie 328
— Begriffserklärung 324, 325
— Diagnostik 326, 327
— Maßnahmen, begleitende 329
— Morphintherapie 328
— Sauerstoff-Gabe 328, 329
— Therapie, medikamentöse 327
— Therapie, ursächliche 327
— Ursachen 325, 326
— Zustandsbild, klinisches 326
Dyspnoeanamnese 326
Dyspnoeassessment 103
Dysurie 480

E

E.-coli-Spezies
—, attenuierte 286
EACP-Definition 36, 91
eating-related distress 258
Ebene
—, auditive 490
—, olfaktorische 490
—, orogustatorische 490
—, taktile 490
Échelle comportementale de la douleur pour personnes âgées non communicantes (ECPA) 174, 236
ECPA 174, 236
— Items 236
Edmonton Functional Assessment Tool (EFAT) 258
Edmonton Symptom Assessment Scale (ESAS) 125, 126, 174, 258
Edukation 144, 147, 149, 177
Edukationsangebot 480
Edukationsbedarf 189
Edukationserfordernisse 193
Edukationsprogramme 190, 193
Edukationsstrategien 192, 193
Edukationsvoraussetzungen 193
EFAT 258
Effekte
—, paradoxe 317
Ehepartner 373
Ehrenamt 91
Ehrlichkeit 200
Eibischteig-Bonbons 347
Eibischwurzel 347
Eicosanoide 267
Eigenbewegung 478
Eigendynamik 132
Eigenerfahrung 478
Eigenkompetenz 194
Eigenlogik 78
Eigenstimulation 478
Eigenverantwortlichkeit 413

Eignungen 108
Einäscherung 513, 514
Einbindung
—, soziale 69
Einflussstauung 85
Einfühlungsvermögen 69, 88, 459, 461, 462
Einheit
—, leibseelische 501
Einklemmungssyndrom 331
Einmaligkeit 436, 509
Einmalkatheterismus 480
Einreibungen 200, 360, 366
—, atemstimulierende 200
Einsamkeit 146
—, existenzielle 310
Einsatzbereitschaft 60
Einschätzung
—, pflegerische 106
Einschätzungsinstrumente 174
Einschlafen 164
Einschnitt
—, kritischer 459
Einschränkungen
—, sexuelle 426
Einweisungsquote 60
Einwickeln 490
Einzelbegleitung 416
Einzelgespräche 460
Einzel-Item-Verfahren 180, 181
Einzelschulungen 190
Einzelzimmer 463
Einzigartigkeit 509
Eislutscher 346
Eisstäbchen 346, 347
Eiswürfel 346
Eiweiße 261
Ekel 351
Ekelgefühl 268, 286
Elektrolytersatz 286
Elektrolytstörungen 273
Elektrolytverschiebungen 251
Elektrostimulation
—, transkutane 193
Elendenbruderschaft 514
Eliminationshalbwertszeit 241
Eliminierung 231
Elterngespräche 494
Embryonenforschung 500
Emend® 276
Emesan® 277
Emesis 181, 200, 289
— siehe Übelkeit
EMLA-Creme® 361
Emotionen
—, negative 396
Empathie 91, 93, 381
Empfindungen
—, erotische 427, 428
Empowerment 119, 177, 184, 189, 194, 480
Emulsionen 360
Endgültigkeit 396, 413
Endlichkeit 501, 502

Endlos-Diskussionen 380
end-of-life care 34 ff., 485
— Aktivitäten 24
Endorphinausschüttung
—, endogene 488
Endoskopie 286
Energie-Balance 254
Energiekonto 249, 250
Energieverlust 164
Engagement 52
Enquete
— der Heime 78
— Kommission 82
Entfremdung 146
Entgleisungen
—, endokrine 251
—, hormonale 251
Enthemmung 129, 339
Entlassung 200, 201
Entlassungsmanagement 86
Entlassungspotenzial 127
Entlastung
—, emotionale 92
Entscheidungen 55
—, ethische 438
Entscheidungsfähigkeit 392
Entscheidungsfindung 117, 128, 485 ff., 490, 494
—, ethische 486, 490
Entscheidungskompetenz 189, 485
Entscheidungsprozesse 487
—, ethische 487
Entscheidungsspielraum 147
Entsorgung 506
Entspannung 200
Entspannungstechniken 193
Entspannungsübungen 192
Entstellungen 85
Enttabuisierung 27
Enttäuschung 147
Entwicklung
—, demografische 67 ff.
—, medizinische 485
Entwicklungsstörungen 402
Entwicklungsstränge 67
Entzugsdelir 317
Entzugsprobleme 282
Entzugssymptome 202
Entzündungen 261
Epidermis 358
Epiduralraum 332
episodic pain 206
Erbrechen 121, 211, 212, 289, 331
— siehe Übelkeit
—, antizipatorisches 273
—, postoperatives (PONV) 275
—, schwallartiges 332
Erdbestattung 512, 513
Erfahrung 78
—, negative 372
—, sexuelle 427
Erfahrungsdimension 111
Erfahrungsschatz 64

Erfahrungsqualität 167, 168
Erfordernisse 76
Erguss 251, 326, 327
Erhebungen 103
Erinnerungsbücher 423
Erkrankung
–, fortschreitende 84
Erleben
–, sexuelles 427
Ermüdung 421
Ernährung 254, 257 ff., 491
–, ballaststoffreiche 281
–, enterale 261, 262
–, parenterale 261, 262
–, totale parenterale (TPN) 262
Ernährungsassessment 258 ff.
Ernährungsberatung 261, 262
Ernährungsmenge 491
Ernährungsmodus 494
Ernährungsprobleme 257 ff., 289
– Assessment 258
– Behandlung 260
– Einschätzung 258
– Erfassung 258
– Ernährungstipps 261
– Ethik 260 ff.
– Kontext 259
– Reversibilität 259
– Therapieformen 262
– Ursachen 259
– Ziele 259
Ernährungsstörungen 158
Ernährungszustand 127
Erosionen 243
Erregung 425
Erregungszustand 316
Erreichbarkeit 69
Ersatz-Zuhause 82, 84, 87
Erschöpfung 156, 248
Erschöpfungsphase 147
Erschütterung 421
Erstanamnese 108, 167
Erstarrung 398
Ersteinschätzung 107, 181
Erstgespräch 111, 112, 118
Ersticken 310
Erstickungsanfälle 85
Erstickungszustände 493
Erythropoietin 252
ESAS 125, 126, 174, 258
Essen 477
Essgewohnheiten 146
Essigwaschungen 360
Essigwasser 366
Essstörungen 129
Ethik 486
Ethikentwürfe 487
Eunerpan® 322
Euphorie 129, 338
European Association for Palliative Care 36
Eustress 143
Euthanasie 314, 500
Euthanasiegedanken 421

Evaluation 193, 199, 232
–, systemische 76
Existenz
–, biologische 502
–, transzendente 502
Exitus 502
Exkretion 241
Expertenorganisation 133
Expertenwissensansatz 74 ff.
Expertise 63
Exsudat 352, 353
Externalität 52
Extubation 493

F
Fabiola 25
Faces Pain Scale 217, 218
Fachkompetenz 64
Fachkräfte 420 ff.
– Belastung 420
– Betroffenheit 421
– Identität 423
– Trauer 421
– Traueraufgaben 422, 423
– Umgang mit Verlusten 421
Fachseelsorge 444
Fachwissen 74
Facilitated Tucking 490
factfile 435
Fähigkeiten 125, 421 443
–, analytische 487
–, kognitive 126
Fäkalkollektor 286
Faktenkataloge 447
Faktoren
–, prädisponierende 192
Familie 148
Familienbuch 504
Familienedukation 188, 479
Familienkonferenzen 494
Familienkreis
–, engster 372
–, erweiterter 372
Familienstrukturen 376
Familiensystem 399
Familienzimmer 494
Fantasien 427
–, sexuelle 428
Farlutal® 262
Faserstoffe 282, 284
Fassung 448
Fasten 434
Fastenkur 476
Fastenzeiten 434
Faszination 253
Fatigue 181, 193, 247 ff., 267
– Assessment 249
– Beratung 251
– Definition 248
– Gefühle 249
–, kognitive 253
– Manifestationsformen 248
–, mentale 253
– Patienteneduktation 251

– Schwelle 249
– Screening 250
– Therapie 250, 251
– Tod, nahender 252
– Ursachen 249
– Wahrnehmung 249
Fatigue Assessment Questionnaire (FAQ) 250
Fatigueassessment 104, 112
Fäulniserscheinungen 503
Feed-back-Kontakt 441
Fegefeuer 318
Fehlbildungen 484 ff.
Fehlinformationen 191, 381
Feil, Naomi 340
Fencheltee 492
Fenistil® 361
Fentanyl 204, 205, 210, 213, 259, 282, 291, 302, 361, 468
Fentanylcitrat 206, 210
Fertigkeiten
–, psychomotorische 193
Fette 261
Feuerbestattung 510, 513
Feuerbestattungsanlage 513
Fieber 251
Finalphase 221
Finanzierung 69
First-Pass-Effekt 241 ff.
Fistel
–, enterokolische 286
Fistelbildung 352
Flamme
–, heilige 512
Flexibilität 63
Flohsamen 284
Fluconazol 345
Fluoxetin 214
Flupirtin 208
Flüssigkeit 254
Flüssigkeitsbilanz 366
Flüssigkeitsdefizit 293 ff.
–, physiologisches 304
Flüssigkeitsersatz 286
Flüssigkeitshaushalt 480
Flüssigkeitsreduktion 293
Flüssigkeitssubstitution 294, 298
Flüssigkeitsverlust 273, 364, 365
Flüssigkeitszufuhr 291, 293, 343, 360
–, messbare 365
Fluvoxamin 213
Fokusassessment 112, 113
Fördermittel 62
Fortbildung 75, 93
Fortbildungsveranstaltungen 201
Fortecortin® 276, 302
Fötusstellung 512
Fragen
–, medizinisch-ethische 486
Fragestellung
–, existenzielle 390, 391
Frakturen 61, 85, 227, 332
–, pathologische 332
Franzbranntwein 361

Frau-Sein 428
Freiwillige 91
– siehe Helfer, freiwillige
Freiwilligenarbeit 90 ff.
– Anforderungen 92
– Aufgaben 92
– Charakter 91
– Nutzen 92
– Zweck 91
Fremdanamnese 234
Fremdeinschätzung 199, 217
Fremdgefährdung 321
Fremdheit 52
Freundlichkeit 461
Freundschaft
–, organisierte 91
Friedhof 500, 513
Friedhofszwang 513
Friedwald 500, 514
Fröhlichkeit 461
Frömmigkeit 509
Froschstellung 490
Frustration 147
Functional Independence Measure (FIM) 258
Funktionalität 396
Funktionen
–, exekutive 236
–, kognitive 337, 338
–, vitale 503, 504
Furcht 111, 146, 308, 392
Furosemid 302, 327, 473
Fürsorge 121, 321
–, paternalistische 42
Fürsorgepflicht 97
Fürsorglichkeit 88

G

Gabapentin 214
Galenik 231
Gallenabflussstörungen 359
Ganzheit 501
Ganzheitlichkeit 119
Ganzkörperwäsche 427
Gäste 44
–, unfreiwillige 459, 460
Gastfreundschaft 25
Gastrografin® 281, 284
Gastrosil® 276
Gastrostomie 291
Gate-Control-Mechanismus 488
Gebete 449, 508, 510
Gebetshaltung 510
Gebetszeiten 434
Geborgenheit 61, 64, 321, 488, 492
–, spirituelle 318
Gebührenordnung 60
Geburt 499
Geburtshilfe 485
Gedächtnisstörungen 128, 158, 236, 337, 338
Gedenkveranstaltungen 416
Geduld 88
Gefühlsebene 441

Gefühlserlebnis 168
Gefühlswelt
–, innere 413
Gegengewalt 321
Gehbehinderung 126
Geheimnis
–, heiliges 443
–, spirituelles 445, 446
–, unerklärliches 449
Gehirntumoren 359
Geist 443
–, menschlicher 501
Gelassenheit 441
Gelclair® 346
Gemeinsamkeiten 459
Gemeinwesenorientierung 55
Genogramm 375, 376, 404
Genuss 476
Genussmittel 254
Geräusche
–, intrauterine 488
Gerechtigkeit 510
Gereiztheit 164
Geriatrie 124 ff.
– Assessment, holistisches 125
– Demenzkranke 127
– Patientenwillen 127
– Symptombewertung 125
– Zielvereinbarung 127
Geriatriezentrum am Wienerwald 74
Gerokomeion 140
Gerontologie 140, 143
Geruchsbelastung 351
Geruchsbinder 354
Geruchsreduktion 352, 354
Gesamtzustand 127
Gesänge 508
Geschichte 24 ff.
Geschlechtlichkeit 427
Geschlechtsverkehr 426
Geschmacksempfindungen 344
Geschmacks-Fragebogen 258
Geschmackspapillen 479
Geschmacksstörung 262
Geschmacksveränderung 257 ff.
Geschwürbildung 351
Gesellschaft
–, multikulturelle 435
Gesichter-Rating-Skala 180
Gesichterskala (nach Bieri) 180
Gesichtswäsche 492, 494
Gespräch 200
–, offenes 460
Gespräche, schwierige 380 ff.
– Alternativmedizin 384
– Informationsstrategie 382, 383
– Informationsverantwortung 382
– Krankheitsverarbeitungskreisel 383
– Nachrichten, schlechte 381, 382
– Patienteninformation 381
– Wahrhaftigkeit 380, 381
– Wahrheit 381
Gesprächsabbrüche 405
Gesprächsangebote 92

Gesprächsbereitschaft 460
Gesprächsführung 93
Gesprächsleitfaden 118
–, standardisierter 486, 487
Gesprächsschwierigkeiten 380
Gestaltung
– Sterberaum 134, 136
– Sterbezeit 134, 136
Gestirne 512
Gesundheitsdienste 192
Gesundheitsmodernisierungsgesetz 62
Gesundheitssysteme 51, 54, 192
Gesundheitsversorgung 67
Gesundheitszustand 127
Getränke 479
Gewalt 421
Gewebezerfall 351
Gewichtsveränderungen 146
Gewichtsverlust 229, 257, 259
Gewohnheiten 83, 126
Gewöhnung 202
Ghrelin 261
– Werte 266
Giftstoffe 273
Gingivitis 345
Glaube 440
Glauben 509
Glaubensspiritualität 444
Glaubersalz® 283
Glaubwürdigkeit 199
Gleitmittel 282, 284
Glottisbereich 472
Glucose 488, 490 ff.
Glucoselösung
–, orale 488
Glukoseintoleranz 261
Glycerin-Zitronenstäbchen 343
Glycopyrrolat 328, 474
Glykopyrronium 276
Glycopyrroniumbromid 474
Glyzerin 284
Gott 443
Gottergebenheit 510
Gottesdienst 451
Grabbeigaben 408, 512
Grabpflege 500
Grabstätten
–, individuelle 512
Grabstelle 500
Granisetron 275, 276
Graseby-Pumpe 302, 303, 328
Grundbedürfnisse
–, psychische 404
Grunddimension 96
Grundprinzipien 31
Grundversorgung 63, 67, 70, 110, 118
Gruppenschulungen 190
Gültigkeit 104
Gurkenmus 360
Gütekriterien 103
Güterabwägung 486

H

H1-Rezeptorantagonisten 212
Halbwertszeit 469
Haldol® 262, 276, 291, 302, 322, 469
Halitosis 343, 344
Halluzinationen 129, 212, 317, 337, 339
Haloperidol 206, 212, 274 ff., 291, 302, 317, 322, 339, 469, 480
Haltungen 39 ff., 41 ff.
– Bescheidenheit 44
– Demut 44
–, innere 87
Hämatologie 60
Hämaturie 480
Hämodialyse 327
Hämoglobin 251, 252
Handeln
–, moralisches 501
Handhabbarkeit 170
Handlungen 53
–, ritualisierte 449
–, rituelle siehe Rituale
–, symbolische 446, 448
Handlungsautonomie 190
Handlungsebene 192
Handlungsgrundsätze 105
Handlungskapazität 193
Handlungskompetenzen 144, 171, 183, 189
Handlungskonzepte 40
Handlungslogik 189
Handlungsmöglichkeit 52
Handlungsoptionen 190
Handlungsorientierung 485
Handlungsplanungsschwäche 128
Handlungsspielraum 147
Handlungswirksamkeit 190
Harninkontinenz 480
Harnretention 340, 479
Harnsäure 359
Harnstrahl 480
Harnträufeln 480
Harnverhalt 33, 211, 212, 479
Hauptberufliche 90
Hauptbezugsperson 405
Haus
– des Seins 389
Hausarzt 59, 62, 63, 71, 84
Hausbesuche 60
Hauskrankenpflegedienste 61
Häusliche Pflege-Skala (HPS) 376, 679
Häuslichkeit
–, ausgelagerte 82
Haut 127
Hautcremes
–, rückfettende 360
Hauterkrankungen 357
Hautinspektion 365
Hautirritationen 469
Hautkontakt 493, 494
Hautläsionen
–, erythematös-papuläre 359

Hautlotionen
–, fettende 360
Hautmetastasen 351, 359
Hautpflege 286
Hautpflegemittel
–, fettfreie 366
Hautporen 366
Hauttrockenheit 358, 360
Hautveränderungen 121
Hefepilz 343
Heilmethoden
–, alternative 384
Heimat 141, 443
Heimatdorf 500
Heimatland 142
Heimbeiräte 77
Heimkehr
–, kurzfristige 460
Heim-Sauerstoff-Versorgung 329
Heimweh 142
Heimwehkrankheit 142
Heimwehschmerz 168
Helfen
–, existenzielles 42
Helfende 40
Helfer
–, freiwillige 82 ff., 91
Helfermotivation 93
Helfer-Syndrom 382
Hemihyperhidrosis 364
– cruciata 364
Henderson, Virginia 190
Heparin 299, 354
Herausforderungen
–, existenzielle 448
Herkunftsland 432
Hermeneutik 107, 148
Herrgottswinkel 439
Herrichten 506
Herviros® 347
Herzinsuffizienz 251, 470
Herzstillstand 504
Herztätigkeit 504
Herztöne 503
Herzversagen 85
Hieronymus 25
Hilfe 63
Hilfestellung 64
Hilflosigkeit 147, 310, 505
Hilfsangebote 499
Hinduismus 433, 511
Hinhören 390
Hirndruck 331 ff.
– Assessment 332
– Definition 331
– Perspektive, interprofessionelle 332
– Therapie 332
– Ursachen 331
Hirndurchblutung 504
Hirnmetastasen 332, 333
Hirnrinde 273
Hirnschädigung
–, irreversible 504
Hirnstamm 273

Hirnstammreflexe 504
Hirnströme
–, elektrische 504
Hirntod 504
Hirntumoren 332, 333
Histamin 273, 275, 358
Histaminfreisetzung 212
Histaminsensibilität 359
HIV-Infektionen 359
HNO-Tumoren 351
Hockergräber 512
Hodgkin-Lymphom 359
Hoffnungslosigkeit 156, 493
Holismus 111
holistisch 111
Hölle 510
Holter-EKG 266
Home-Care-Projekt 69
Honigwürfel 346
Hören 126
Hormonanaloga 277
Hormone 142, 241, 251
Hörstörung 126
hospes 44
Hospice Care 25, 27, 35
Hospital 25
Hospitalisationen 299
Hospiz 25, 51, 54, 69, 70, 78
– Ansatz 75 ff.
– Arbeit 24 ff., 27, 81
– Idee 24, 27 ff., 75
– Initiative 67
– Konzept 25, 82, 93
– Stationen 83 ff.
– Team 67, 75
Hospiz Haus Hörn 82
Hospiz zum Heiligen Franziskus 82
Hospiz, stationäres 27, 81 ff.
– Aufnahme-Vorgaben 84 ff.
– Entlassungsmanagement 86 ff.
– Indikation 84
– Schwächen 83
– Stärken 83
Hospizarbeit 27, 81
– Historische Entwicklung 24 ff.
– Mitarbeitende, ehrenamtliche 27
Hospizbewegung 24 ff., 55, 75, 81, 96, 131,
– Internationalisierung 26
Hospizdienste 81
–, ambulante 26, 27, 60
–, mobile 54
Hospizidee
– Konzept, globales 27
Hôtel-Dieu 25
HPS 376
Hügelgräber 512
Humanisierung 88
Humor
–, schwarzer 421
Hunger
– nach Stimulierung 404
– nach (Zeit)Struktur 404
– nach Zuwendung 404

Husten 327, 472
Hustenreflex 472
Hustenstöße 472
Hyaluronidase 301
Hydratation 303, 347, 468, 469, 470
–, intravenöse 298
–, subkutane 294
–, terminale 293 ff.
Hydrierung
–, minimale 262
Hydrocortison 286
Hydrocortisonbutyrat 361
Hydrogele 348, 354, 354
Hydrokolloide 354
Hydromorphon 204, 210, 213, 219, 232, 328, 361, 471
Hydropolymerverbände 354
Hydroxyzin 164, 361
Hydrozephalus 332
Hyoscinhydrobromid 328
Hyperaktivität 337, 338, 469
Hyperalgesie 181
Hyperemesis gravidarum 273
Hypereosinophilie 359
Hyperhidrose 363 ff.
– Assessment 365
– Bedeutung 364, 365
– Definitionen 364
– Hemihyperhidrosis 362
– Interventionen 365
– Nachtschweiß 364
– Patientenedukation 365
Hyperkalzämie 85, 251, 274, 294
Hypermetabolismus 266
Hyperthyreose 281
Hyperventilation 326
Hypnotika 164, 317
Hypoaktivität 337, 338
Hypodermoklyse 293 ff., 300 ff.
– Applikation 301
– Definition 300
– Evaluation 302
– Indikation 301, 302
– Infusionslösungen 301
– Kontraindikation 302
Hypogonadismus 266
Hyponatriämie 273
Hypophyse 142
Hypothalamus 363
Hypothermie 491
Hypoventilation 471
Hypovolämie 297
Hypoxämie 328, 471

I

IADL 125, 145
IASP 168, 216
Ibuprofen 204, 207, 208, 218, 219
ICD-10-Diagnose 248, 249
Ideenwelt 443
Identität 119, 423, 442 ff.
–, kulturelle 97
–, tiefste 443
Identitätsarbeit 188

Identitätsaspekte 446
Identitätsebene 441, 445, 446
Identitätselemente 443
Identitätsgestaltung 443, 444
Identitätsmomente 442, 443
Identitätsstützen 442 ff.
Ideologisierung 421
Ikonen 510
Ikterus 359
Ileus 61, 289
Ileussymptomatik 473
illness trajectory 374
Imagination 253
Imaginationstechniken 193
Imipramin 213
Immobilität 253, 266, 297, 477, 480
Immunsuppression 158
Immunsystem 143
Imodium® 286
Implementierung 73 ff., 78
– Interventionsebenen 75
– Prozess 76
Impulse
–, sexuelle 427
In-Beziehung-Treten 111
Index
–, kardialer 231
Individualisierung 45, 78
Individualität 63, 410
Infektionen 251, 327, 353
Information 189 ff., 201
–, angemessene 381
–, gezielte 376
–, sachliche 384
–, umfassende 460
Informationsgehalt
–, sachlicher 382
Informationslücken 383
Informationsmaterialien 191
Informationsmedien 190
Informationsstrategie 382
–, selektive 383
Informationstaktik
–, falsche 381
Informationsverantwortung 382
informed consent 304
Infusionsgerät 26
Inkontinenz 126, 333
Inkontinenzeinlagen 360
Innenwelt
–, geistige 440
Institution
–, totale 55
Instrumental activities of daily living (IADL) 125, 145
Instrumentalmusik 488
Insulin 299
Insulinresistenz 266
Integration 108
Integrität 119
Intelligenz 501
Intensivpflege 73
Interaktion 40
–, themenzentrierte 93

Interdisziplinarität 119
Interesse 112
interest-activity gap 426
Interkulturalität 432, 434, 436
Interleukin-1 (IL-1) 266
Interleukin-6 (IL-6) 266
International Association for the Study of Pain (IASP) 168, 216
Interpretationen 39 ff.
Interprofessionalität 119
interRAIPC 110
Interreligiosität 432, 434, 436
Intervention
–, medikamentöse 469
–, medizinische 134, 135
–, psychoedukative 193
–, verhaltenstherapeutische 164
Interventionsbedarf 103
Interventionsebenen 74
Interventionsstudien 190
Interviews
–, qualitative 131, 134
Intimsphäre 480
Intoxikationen 317
Irreversibilität 397
Irritabilität 129
Irritationen 411
Islam 433, 510
Isolation 253, 351
Isterhebung
–, multiperspektivische 77
Istzustand 103, 108

J

Jerusalem 510
Jod-Polyvidon 345
Jogurt 287
Juckreiz 121, 211, 212, 358
– siehe Pruritus
Judentum 433, 509
Jugendliche
– siehe Kinder

K

Kachexie 121, 257, 472
– siehe Anorexie
Kaiserswerther Diakonie 77
Kaliumspiegel 295
Kälteanwendungen 193
Kältereize 358
Kaltostat® 354
Kalymin® 284
Kamille 346, 360
Kampferlösung 510
Känguru-Methode 493
Kängurupflege 488
Kaolin 287
Kao-prompt® 287
Kardiaka 320
Karies 345
Karzinoid 286
Kaugummis
–, zuckerfreie 348

Kennenlernen 459
Kerngebiete
–, motorische 273
Ketamin 216, 302
Kevatril® 275, 276
Kinästhetik 200, 477
Kinder und Jugendliche 394 ff.
– Bedürfnisse 395 ff.
– Begleitung 399
– Familie 397 ff.
– Geschwister 399
– Prozess 399
Kinder
–, minderjährige 98
Kinderbraunüle 300
Kinderonkologie 216
Kindervenflon 300
Kirche
–, katholische 451
Klärung 194
Klass, Dennis 412, 422
Kleidung
–, atmungsaktive 360
Klistier 284, 480
Knochenmetastasen 332
Koanalgetika 213
Kochsalzlösung
–, isotonische 353
Kodein 327
Koffeingenuss
–, übermäßiger 317
Kognitionsstörungen 337
Kohärenzgefühl 170, 253
Kohle
– Compretten® 286
–, medizinische 286
Kohledioxidretention 329
Kohlekompressen 354
Kohlenhydrate 261
Koitus 426
Kojer, Marina 74
Koliken 289, 347
Kolitis
–, membranöse 286
Kolonmassage 281
Koloskopie 281
Koma 338
Kommunales Entwicklungsprojekt LIMITS 77
Kommunikation 40 ff., 53, 111, 125, 201, 371 ff., 477, 488
– basale Stimulation 478
–, ehrliche 381
–, symbolische 445, 446
–, verbale 477
Kommunikationsfähigkeit 467, 477
Kommunikationsformen
–, transparente 494
Kommunikationsfreudigkeit 477
Kommunikationskompetenz 201
Kommunikationsstörungen 229, 235, 236
Kommunikationsstrukturen 52, 320

Kommunion 451
–, heilige 451
Komorbidität 251
Kompetenzen 64, 78, 108, 119
–, diagnostische 111
–, edukative 111
–, hermeneutische 111
–, interreligiöse 434
–, kommunikative 111, 192, 484
–, soziale 236
Kompetenzstufen 145
Komplikationen 61, 64
–, thromboembolische 261
Kompression 480
Kompression, spinale 332 ff.
– Assessment 332, 333
– Definition 332
– Therapie 333
– Ursache 332
– Warnsymptome 333
Kondolenz 416
Kondolenzbuch 415
Konfliktsituationen 201
Konservierung
–, einfache 513
Konsiliardienst 68
Konsument 43
Kontaktblutungen 354
Kontaktekzem 360
Kontinenz 127
Kontrastmitteldarstellung 290
Kontrolle 40, 480
Kontrollierbarkeit 143
Kontrollüberzeugung 143, 147
–, externale 143
–, internale 143
Kontrollverlust 275, 310, 397, 411
Konzentrationsfähigkeit 193
Konzentrationsmangel 146
Konzentrationsschwäche 164
Konzentrationsstörungen 158, 202
Konzepte 30 ff.
–, kulturelle 45
–, religiöse 45
–, religiös-weltanschauliche 434
–, spirituelle 45
– Versorgung am Lebensende 39
Kooperation 54, 78
Koordination 69
Kopf-Muskel-Achse 266
Kopfschmerzen 331, 332
Koran 510
Körper
–, beseelter 501
Körpergeruch 491
Körperkontakt 426, 490
Körperlichkeit 426
Körperpflege 492
Körperschema 235
Körpertemperatur 363, 490
Körperwahrnehmung 192
Körperwärme 491
Körperwaschungen 365, 366

Kortikosteroide 213, 261, 276, 291
– Nebenwirkungen 214, 215
Kortison 262, 327
Kostaufbau 286
Kostenträger 62
Kotansammlung 281
Kraft
–, gestaltende 501
Kräfteverfall 503
Krampfanfall 85
Krämpfe 474
Kraniopharyngeom 85
Krankenbobachtung 199
Krankenkassen 82
Krankenpflege
–, häusliche 60
Krankenversicherung
–, gesetzliche 62
Krankheitserfahrungen 460
Krankheitsmanagement 188
Krankheitsverarbeitung
– Phasen 404
Krankheitsverarbeitungskreisel 383
Krankheitsverlauf 64
Krankheitsverlaufskurve 374
Krankheitsverständnis 406
Kratzen 358
–, zwanghaftes 358
Kratzreflex 358
Kratzverhalten 358
Kreatininwerte 231
Krebs 257, 259
Krebserkrankung 25, 34, 60, 198
Krebspatienten 68
Krebsschmerzen 227
Krebsschmerzinitiative 69
Krematorium 513
Krens 248
Kreon forte® 286
Kreuz 510
Kreuzigung Jesu 510
Kreuzzeichen 451
Krise 93
– Bewältigung 86
–, psychosoziale 86
–, spirituelle 86, 448
Krisenintervention 71, 86 ff., 207
Krisenkompetenz 86
Krisenverlauf 93
Kruzifix 509
Kryotherapie 327
Kübler-Ross, Elisabeth 26
Kühlkompressen 360
Kultur 41, 106
– der Partizipation 54
– des Helfens 42
– des Sterbens 507
–, gelebte 507
–, hospizlich-palliative 44
–, palliative 44, 53, 78
Kultur, palliative 54
– Kommunalisierung 55
Kulturarbeit 55
Kummer 407

Kunde 43
KUS-Skala 217

L

Labilität
–, emotionale 338
Lachgas 223
Lactulose 220, 283
Lady Almoner 25
Lagerung 200, 277, 474, 475, 492
Lagerungshilfen 492
Lähmungen 333
Landkarte
–, innere 427
Langeweile 358
LASA 249
Lasepton® 354
Lasertherapie 327
Lasix® 302, 327, 473
Lautstärke 488
Lavasept® 354
Lavendel 360
Lavendelöl 354
Lavendelwasser 366
Laxans 212
Laxans ratio® 283
Laxanzien 202, 242, 282 ff.
– Einnahme 285
–, osmotisch wirksame 282, 283
–, stimulierende 282, 283
Leben 486, 499, 501
–, ewiges 445
–, menschliches 500
Lebendgeborene 485
Lebendigsein 502
Lebensaktivität (LA) 145
Lebensbejahung 377
Lebensbilanz 442
Lebensdeutung 440, 442
Lebensdimensionen 172, 180
Lebenseinstellung 439
Lebensende 507
– Betreuung 457 ff.
Lebensentwürfe 194
Lebensereignisse
–, kritische 144, 412
Lebenserfahrungen 460
Lebensfähigkeit 485
Lebensführung 459
Lebensgeschichte 125, 459
Lebensgestaltung 145, 193
Lebenskrisen 386, 485
–, existenzielle 485
Lebenslust 476
Lebensmittel 479
Lebensorientierung 177
Lebensort 140, 145
Lebens-Ort 148
Lebensperspektive 193, 194, 388
Lebensprognose
–, geringe 84, 85
Lebensprozesse 411
Lebensqualität 31 ff., 51, 82, 140, 171, 226, 458, 486, 490

Lebensquantität 82
Lebenssinn 412, 442
Lebensstil 189
Lebensumfeld 194, 321
Lebenswille 128
Leberinsuffizienz 291, 335
Leberversagen 85
Leberzirrhose 243, 359
Lecicarbon® 283
Lehm 501
Leib 443, 499, 508
Leiblichkeit 501
Leiche 502
Leichenasche 513
Leichenbesorger 513
Leichenstarre 503
Leichnam 499 ff., 502, 504, 508
Leiden 42
Leidensmomente 172
Leidenspotenzial 486, 487, 490
Leim 501
Leinsaat 284
Leistung 110
Leistungsangebot 67
Leistungsmerkmale 108
Leistungsvermögen
–, kognitives 193
Leitkategorie
– Menschenwürde 132
Lenz, Siegfried 167
Lernen
– von Organisationen 51 ff.
Lernfähigkeiten 189, 192
Lernkapazität 193
Lernpotenziale 76
Lernprogramme 190
Lernprozess 74
Lernstile 192
Lernstörungen 337
Lernvoraussetzungen 189, 192
Lern-Weg 144
Lethargie 273
Leukämie 359, 364
Leukoplakie 345
Leukosen 85
Levomepromazin 164, 276, 302, 322, 328, 339, 361, 469, 471
Levomethadon 211, 219, 302
Lhermitte-Zeichen 333
Lidocain 215, 301, 346
– HCL 345
Liebe 425, 426, 441
Liebesbotschaften 275
Liebesschmerz 168
Liebkosung 426
Lieblingskleid 510
Lieblingsspeisen 277
Likert-Skala 249
Linear-Analog-Skala (LASA) 249
Linksherzinsuffizienz 473
Linola-H-Fett N® 361
Lipidpneumonie 282
Lippen 476
Lippenpflege 347, 348, 492

Lippenpomade 347
Liquidepur® 283
Livores mortis 503
LMF 266
Locus 140, 141
Logotherapie 173
Lokalanästhetika 215, 346, 361
Loperamid 286
Lorazepam 165, 276, 322, 327, 334, 339, 355, 471
Loslassen 411, 413
Luft
–, frische 474
Luftbefeuchter 348
Luftbestattung 514
Luftfeuchtigkeit 366
Lufthunger 492
Lunch-Pakete 479, 480
Lungenödem 327, 466, 470
Lungentuberkulose 364
Lust 425
Lustgewinn 425
Lymphangiosis 327
Lymphknoten
–, exulzerierender 351

M

Macht
–, höhere 443
Macrogol 212, 283
Magenausgangsstenose 275
Magenmotilität 273
Magensaftsekretion 474
Magensekretion 273
Magensonde 290, 343, 491
Magnesiumsulfat 283
MAI 244
Malabsorption 285
Maladaptation 253
Mallory-Weiss-Syndrom 273
Malnutrition 258 ff., 259, 290
– Screening Index 259
Maltodextrin 492
Mammakarzinome 351
Mandelöl 347, 360
Mangelernährung 257, 273
Manifestation 249
Marinol® 276
Massagen 348
–, sanfte 200, 479, 492
Massengräber 512
Massieren 490
Maßnahmen
–, aktivierende 200
–, diätetische 286
–, lebenserhaltende 485
–, physikalische 200
–, physiotherapeutische 193
Materie 501
Matratzenauflagen
–, atmungsaktive 366
MDS 126, 127
Medication Appropriateness Index (MAI) 244

Medikamente 466
–, anxiolytische 209
–, lebensverkürzende 490
Medikamentenapplikation
–, subkutane artifizielle 294
Medikamenteninteraktionen 251
Medikamentenkumulation 297
Medikamentenmanagement 466, 467
Medikamentenplan 480
Medikamentenspritzenpumpe 302, 303
Medikation 127
Medikationsfehler 241
Meditationszeiten 434
Medroxyprogesteron 251, 262
Medulla 273
Megestat® 261
Megestrolacetat 251, 262
Meinungsfindung 487
Mekka 510
Melatonin 164, 251
Melisse 346
Melperon 322
Meningeosis carcinomatosa 332
Menschenbezogenheit 509
Menschenbild
–, ganzheitliches 114
Menschenrechte 502
Menschenwürde 42
Menschsein 500, 501
Menthol 361
Merkfähigkeitsschwäche 128
Messias 509
Messinstrumente 200
Metabolisierung 231, 241, 243
Metabolismus 231
Metall-Stents 290
Metamizol 203, 206, 207, 218, 219, 302
Metaphysisches 501
Metastasen 85
Methadon 210, 211, 243, 291, 302
Methylnaltrexon 282
Methylphenidat 212
Methylprednisolon 361
Methylprednison 243
Metoclopramid 206, 212, 243, 262, 275, 276, 291, 302, 347
Metronidazol 286, 345, 354
– Gel 354
Mexiletin 215, 216
Mianserin 164
Midazolam 276, 302, 322, 327, 334, 355, 491
Migräne 169
Mikroklist® 283
Miktionsstörungen 121, 181, 466, 475
Minderheiten
–, ethnische 373
Mindeststandards 93
Mineralstoffe 259, 266
Mini Mental State (MMS) 128, 338
Minimum Data Set (MDS) 126, 127
Minzöl 354
Mirtazapin 164, 212, 361
Miserere 289

Misshandlungen 86
Misstrauen 147
Mitentscheid
–, elterlicher 487
Mitgefühl 88, 351
Mithilfe 71
Mitleiden 188
Mitleidenschaft 42, 44
Mit-Menschen 222
Mit-Sein 147
Mit-Teilung 396
Mitteilung
–, gezielte 189
Mittelalter 514
MMS 128, 338
Mobilisation 200
Mobilisierung 252, 281
Modell
– der Palliativen Geriatrie 75
– des Lebens 145
–, integriertes 34
–, transtheoretisches 193
Modelleinrichtungen 69
Modellprojekte 60, 62, 67
– LIMITS 54
Modellversuch
– Sterbebegleitung 74
Models of Good Practice 75
Monroe, Barbara 96
Moral
–, persönliche 487
Morbus
– Hodgkin 359, 364
– Sudeck 158
– Waldenström 359
Mord
–, legitimer 500
Moronal® 345
Morphin 201, 204, 207 ff., 213, 219, 282, 291, 302, 327, 328, 361, 468, 470 ff., 492
– Gabe 26, 468
– Gel 346, 353
– HCL 491
– Mythen 190, 201
– Retardtablette 205
– Sulfat 205, 491
– Tropfen 205
– Verbrauch 199
Morphinhydrochlorid 302
Morphintherapie
– Dauertropfinfusion 205
– Kinder 205
Motilität 289
Motilium® 262, 276
Mount, Balfour 26, 31
Movicol® 283
MST cont® 328
MST® Retard-Granulat 205
Mucin 347
Mucolytika 327
Müdigkeit 164, 202
–, extreme 247 ff.
–, unübliche 247 ff.

Müdigkeitsgefühle 248
Müdigkeitsmanifestationen 248, 250
Mukositis 343
Multidimensional Fatigue Inventory 250
Multikulturalität 435
Multimorbidität 124 ff., 231
Multiperspektivität 52
Mund
– Bedeutung 477
– Pole 477
Mundassessment 344
Mundatmung 343, 347, 348, 477
Munderfrischung 477, 478, 479
Mundgeruch
– siehe Halitosis
Mundhöhle 342
Mundinspektion 345, 477
Mundpflege 270, 343 ff., 476 ff., 491
– Anforderungen 477
– Ziele 480
Mundreinigung 476, 480
Mundschleimhaut 291, 476
Mundspülungen 346
–, alkoholische 343
Mundstatus 127
Mundtrockenheit 33, 211, 289, 342 ff., 466, 476 ff.
– siehe Xerostomie
Musik 488, 511
Musikbox 488
Muskelabbau 266
Muskeldystrophie
–, progressive 85
Muskel-Leber-Achse 266
Muskelrelaxanzien 213, 215, 493
Muskelschwund
–, fortschreitender (ALS) 85
Muskelzuckungen 503
Mutaflor® 286
Mutter 491
Muttermilch 488, 492
Mycosis fungoides 359
Myoklonien 211, 213, 333 ff.
– Definition 335
– Therapie 335
– Ursachen 335
Myotonolytika 213
Myrrhe 346

N
Nabilon 276
Nachfragen 390
Nachgespräche 398, 494
Nachrichten
–, schlechte 380
Nacht
–, bewusstlose 389
Nachtschweiß 364
Nackenschmerzen 332
NaCl-Lösung 301
Nährstoffmangel 266
Nahrungsaufnahme 342, 344
–, orale 259

Nahrungsergänzungsmittel 261
Nahrungssupplemente 262
Nahtod-Erfahrungen 440
Naloperidol 262
Naloxon 205, 208, 209, 282, 284
Naltrexon 282
Namensgebung 452
NANDA 295
Narcanti® 205, 284
Nasendekubitus 291
National Council for Hospice and Specialist Palliative Care Services 34
National Hospice Council 27
National Palliative Care and Hospice Organization 85
Natriumhydrogencarbonat 283
Natriumpicosulfat 212, 220, 283
Natriumspiegel 295
Natriumsulfat 283
Naturfasern 360
Naturmaterialien 366
Nausea 181, 200, 261, 262, 289
– siehe Übelkeit
Nausea/Emesis 291
– Verlaufsprotokoll 277
Navoban® 276, 361
Nebenwirkungen 191, 200, 202, 229
–, anticholinerge 164
Nekrose 353
Nekrotisierung 352
Neonatologie 484 ff.
Neostigmin 283
Nervus vagus 273
Nestbau 490, 492
Netzwerkarbeit 55
Neugeborene, sterbende
– Aspekte, pflegerische 487 ff.
– Atmung 492, 493
– Betreuung 484
– Definition 486
– Dokumentation 487
– Eltern 493, 494
– Entscheidungsfindung 486, 487
– Ernährung 491, 492
– Extubation 493
– Geschwister 494, 495
– Körperpflege 492
– Körpertemperatur 490, 491
– Lagerung 492
– Medikamente 491
– Mundpflege 491, 492
– Nestbau 492
– Schmerzmanagement 487 ff.
– Stand, aktueller 484 ff.
– Wärme 490, 491
Neuralgien 227
Neurasthenie 364
Neurocil® 276, 322, 361, 469
Neuroleptika 212, 212, 262, 276, 291, 317, 318, 361, 469, 471
–, atypische 339
–, sedierende 164
Neurolyse 221
Neuropeptide 358

Neuropsychiatrisches Inventar (NPI) 128, 129
Neurotransmitter 275
Neutralisierung 428
Nicht-Religionsbeaftragte 446, 447, 450
Nicht-Totsein 310
Nierenfunktion 231
Niereninsuffizienz 296, 359, 470
Nierenversagen 85
Nilodolor® 354
Nirwana 511
NK1-Antagonisten 276
NMDA-Rezeptorantagonist 211
NO 266
Non-Compliance 193
Noradrenalin 142
Norgalax® 284
Normalität 506
Normen 459
–, kulturelle 411
Norpethidin 219
Nostalgie 142
Nöte
–, psychosoziale 390, 391
Notfall-Plan 329
Notlüge
–, diagnostische 381
Nottaufe 451, 452
Novalgin® 302
Nozinan® 302, 328, 469, 471
Nozizeption 249
Nozizeptoren 358
Nozizeptorschmerzen 203
–, somatische 203
–, viszerale 203
NPI 128, 129
NRS 174, 178 ff., 230, 359
NRW-Palliativpflegeprojekt 62
Nucleotide 262
Numerische Skala (NRS) 174, 178 ff., 230, 359
Nutzer 43

O

Obdachlose 514
Obdachlosenasyle 142
Oberkörperhochlage 474
Oberkörperlagerung 332
Objektivität 105, 175, 176
Objektkonstanz 405
Obstinol® 284
Obstipation 33, 181, 200, 202, 211, 212, 279 ff., 340, 480
– Beschwerden 280
–, chronische 280
– Definition 279
– Diagnostik 280, 281
– Häufigkeit 279
– Maßnahmen, allgemeine 281
– Stufenplan 282
– Symptombehandlung 281
– Symptome 280
– Therapie, medikamentöse 282
– Ursachen 280

Obstruktion 85, 289 ff.
– Ableitung, externe 290, 291
– Begriffserklärung 289
– Behandlung 289 ff.
– Behandlung, medikamentöse 291
– Diagnose 289
–, funktionelle 290
–, gastrointestinale 289 ff.
–, hohe 289
– Interventionen, gastrointestinale 290
– Klinik 289
– Maßnahmen, operative 290
–, mechanische 289
–, tiefe 289
– Ursachen 289
Octreotid 277, 286, 291, 302
Ödeme 327
Offenheit 64, 200
Ohnmacht 411, 421, 493
Okklusivverbände 354
Öl
– Bäder 360
–, geweihtes 510
Olanzapin 276
Olivenöl 347
Ölung
–, letzte 451
OMAS 345
Omega-3-Fettsäuren 261, 262
OMI 345
Ondansetron 212, 220, 275, 276, 361
Onkologie 34, 60
Operation 290
Opiate 164, 232, 287, 291, 490
Opiatrotation 209
Opiattherapie 279, 286, 494
Opiatwechsel 181, 317
Opioidapplikation
–, intravenöse 221
–, intraventrikuläre 221
–, rückenmarksnahe 221
–, subkutane 220, 221
Opioide 160, 182, 199, 201 ff., 219 ff., 222, 241, 340, 355, 365, 467, 468, 471, 480, 488
– Abhängigkeit 202
– Agonisten 208, 210, 211
– Antagonisten 202, 208, 282
– Dosierung 209
– Dosisanpassung 204
– Dosissteigerung 204
– Einstiegsdosierung 202
–, endogene 358
– Entzugssymptome 202
– Gesamttagesdosis 204
– Indikation 209
– Missbrauch 202
–, mittelstarke 204
– Nebenwirkungen 211 ff.
– Phobie 191
–, schnell wirksame 206
–, starke 204
– Titrationsvorgang 205

– Toleranzentwicklung 202
– Überdosierung 202
– Wirkdauer 200
– Wirksamkeit 209
– Wirkungseintritt 200
– Wirkungsmaximum 200
Opioidrezeptor
– μ-Opioidrezeptor 210
Opioidrotation 209
– siehe Opioidwechsel
Opioidtherapie 274
Opioidtoxizität 335
Opioidwechsel 213, 361
Opiumtinktur 287
Op-side-Folie® 300
Oral Mukositis Assessment Scale (OMAS) 345
Oral Mukositis Index (OMI) 345
Orchestrierung
– des Lebensendes 40, 44, 51
Ordensfrauen 440
Ordnen 389 ff.
Ordnung
–, gute 449
Organentnahme 503
Organfunktionsstörungen 249
Organisationen 44, 45, 50 ff., 63, 76, 78
– Alten- und Pflegeheime 54
– Hospiz- und Palliativeinrichtungen 54 f.
– Krankenhäuser 53
Organisationsdiagnose
–, interventionsorientierte 76
Organisationseinheiten 76
Organisationsentwicklung 106, 132
Organisationsentwicklungsansatz 76 ff.
Organisationsformen 78
Organisationskultur 78
Organisationslogik 76
Organisationsstruktur
–, ambulante 59 ff.
– des Sterbens 507
Organisationsziele
–, widersprüchliche 51
Organspende 503
Organspenderausweis 503
Organversagen
–, terminales 85
Orientierung 39, 44 ff., 147, 478
– Interdisziplinarität 44
– Interkulturalität 45
– Interorganisationalität 45
– Interprofessionalität 44
– Interreligiosität 45
–, palliative 43
–, religiöse 446
Orientierungsfähigkeit 365
Orientierungsstörungen 128, 338, 469
Orthopnoe 326
Ortswechsel 140, 141 ff., 147
– Kennzeichen 146
Ösophagusruptur 273
Ösophagussphinkter
–, distaler 273

Österreichischer Krankenanstaltenplan 70
Ovarialkarzinom 289
Oxazepam 164
Oxetacin 345
Oxycodon 210, 213, 219, 232, 242, 328
Oxycontin® 328

P

Pain Relief Index (PRI) 180, 181
Palladon® 361
Palliaktivität 53
Palliation 290
palliativ 30
Palliativberatungsdienste 54
Palliativbetreuung 31, 67, 74
Palliativdienste 65
–, ambulante (APD) 60 ff.
Palliative Care 82
– Angebote 88
– Beratungsdienste 87
– Beratungsteams 87
– Dokumente 90
– Intensivstationen 82
– Konzepte 67 ff.
– Sonderstationen 87
– Spezialstationen 87
– Teams 64
Palliative Care Support Team 26
Palliative Care Teams 60, 63
Palliativmedizin 27, 31, 63
Palliativpflege 27, 63
Palliativstationen 27, 51, 54, 67, 69, 70
Palliativstützpunkte 71
Palliativteams 63, 70
Palliativversorgung 31, 58, 63
–, ambulante 59
Palliativzimmer 53
Pallilallie 53
Palliphobie 53
Pallium 141, 148
Palonosetron 276
Panik 391, 471
Panikattacken 209, 327
Pankreasenzyme 286
Pankreaskopfkarzinom 359
Panthenol 347
Pantocain® 346
Paracetamol 203, 207, 218, 219, 320, 491
Paradies 510
Paraffin 282, 284
Paragraph 39a SGB V 82, 84
Paranoia 337
Paraparese 333
Paraplegie 333
Parasympathikomimetika
Parasympathikus 158
Parasympatholytika 365, 474
Parentifizierung 407
Parkes, Colin Murry 26
Parodontose 345
Paroxetin 212, 214
Partnerschaft 425
Paspertin® 262, 276, 302, 347

patiens 33, 43
Patient 43
patient education 189
patient teaching 189
Patienten
–, demenzkranke 127
Patientenakte
–, elektronische 53
Patientenaktivierung 177
Patientenanleitung 199
Patientenberatung 193
Patientendokumentation 466
Patientenedukation 108, 121, 177, 187 ff., 270, 329, 466 ff., 480, 505
– Begleitung 193
– Bewältigungsherausforderungen 188
– Forschung 190, 191
– Inhalte 191, 192
– Prinzipien 188 ff.
– Schmerzen, chronische 191 ff.
– Zielebenen 191, 192
Patientenedukationsprogramme 192
Patientengeschichte 136
Patientengut 43
Patienteninformation 199, 381
Patientenorientierung 131, 133, 432
–, radikale 508, 509
–, stringente 508
Patientenschulung 189
Patientenverfügung 55, 127, 128, 135, 512
Patientenwillen 432
Patientenzentriertheit 382
Patientenzufriedenheit 133
PCA-Pumpe 328
peer reviews 382
PEG 295
Pentazocin 243
Perenterol® 286
Periduralkatheter 220
Peristaltik 266, 273, 473
Personalschlüssel 69
Personenstand 502
Persönlichkeit 501
Persönlichkeitsentwicklungsphasen 405
Persönlichkeitsmuster 337
Persönlichkeitsrechte 78
Persönlichkeitsstruktur
–, ängstliche 209
Persönlichkeitsveränderung 128
Perspektivenabgleich 190
Perspiratio sensibilis 364
Perzeption 249
Pethidin 219, 243
Pfarramt 511
Pfefferminzöl 360
Pflege 25, 506
–, entwicklungsfördernde 490
–, familienzentrierte 486, 494
–, gerontologische 149
– Grundprinzipien 23 ff.
–, terminale 472

Pflegealltag 131 ff.
Pflegeanamnese 107, 113, 117, 140
Pflegeassessment 102, 106 ff., 114
–, holistisches 110
–, pflegediagnostisches 111
Pflegeauftrag 506
Pflegebedarf 108, 110
Pflegediagnosen 107, 111, 117, 169
Pflegediagnostik 107, 117 ff.
– Bedeutung 120
Pflegedienste 59, 62, 63, 71
Pflegefachpersonal 60
Pflegeheime 73, 84
Pflegeintensität 374
Pflegekonzepte 119
Pflegekräfte 84
Pflegemodell
–, integriertes 110
Pflegephänomene 118
Pflegeplanung 107, 127
Pflegepraxis 107, 167
Pflegepriorität 169
Pflegeprozess 107, 117
Pflegerealität 59
Pflegesyndrom 118
Pflegeversicherung 82
Phänomenassessment 112
Phantomschmerzen 227
Pharmakodynamik 241
Pharmakogenetik 242
Pharmakokinetik 231, 241
Pharmakotherapie 240 ff.
– Arzneimittelinteraktionen 243
– Arzneimittelwirkungen, unerwünschte 241, 243 ff.
– Grundbegriffe 241
Phase
–, postmortale 499 ff., 505, 509
Phasenmodelle 34, 411
Phenobarbital 491
Phenothiazin 480
Phenytoin 334
Phlebitis 299
Phototherapie 361
Picasso, Pablo 426
Picker-Commonwealth Institut 133
PIF 266
Pilger 25
Pilgerfahrt 510
Pilocarpin-Augentropfen 347
Pilzinfektionen 332
Pipamperon 322
Piritramid 220
Placeboeffekt 472
Planung 64
Plasmakonzentration 242
Plasmaproteinbindung 241
Plasmozytom 273
Plätschern 289
Platzhalter 423
Pleurapunktion 327
Pleurodese 327

Pneumonie 473
Polycythaemia vera 359
Polymorphismus 209
Polymyalgia rheumatica 364
Polyneuropathien 227
PONV
– siehe Erbrechen, postoperatives
Portsysteme 220
Postgraduiertenstudiengänge 70
Postzoster-Neuralgien 227
Potsilo® 284
Präalbumin 262
Praktiken
–, religiös-kulturelle 447
Prävention 120, 184
Präventionskultur 106
PRECEDE-Modell 191, 192
Predisposing, Reinforcing and Enabeling Causes in Educational Diagnosis and Evaluation (PRECEDE) 191, 192
Prednisolon 276, 361
Prednison 243, 262, 276
Prestigeverlust 392
PRI 180, 181
Priester 450, 510
Prioritätensetzung 117 ff.
Privatsphäre 463
Problemlösung 190
Problemlösungsfähigkeit 190
Problemsituationen 200
Problemwahrnehmung 190
Professional Burocracy 133
Profi-Freiwillige 90
Profis 90
Progestagene 261, 262
Prognose 125
–, schlechte 484
Prognosekriterien 85
Programmevaluation 103
Projekte 52, 54
– Leben bis zuletzt 76
– Organisationskultur des Sterbens 76
Prokinetika 261, 262, 276, 291
Promethazin 361
Proopiomelanocortinsystem 358
Prostaglandinsynthese 241
Prostaglandinsystem 266
Prostatakarzinom 359
Prostigmin® 283
Protein
–, C-reaktives (CRP) 266
Protokollvorlage 486, 487
Prozess
–, autolytischer 503
–, multiperspektivischer 55
Pruritus 181, 357 ff.
–, analer 360
– Assessment 358, 359
– Bedeutung 358
–, cholestatischer 361
– Definition 357, 358
– Interventionen 360, 361

–, opioid-induzierter 360
– Phototherapie 361
–, senilis 358, 359
–, sine materia 357
–, urämischer 361
– Ursachen 358 ff.
Psyche 501
Psychologen 469
Psychologie
–, kognitive 189
Psychopharmaka 320
–, atypische 276
Psychostimulanzien 251
Psychosyndrome
–, akute organische 317
–, organische 337
Psyquil® 302
Pulsoxymetrie 326
Pursennid® 283
Pyramiden 512
Pyrazolderivate 207
Pyridostigminbromid 284
Pyrilax® 284

Q

Qualifikation 68, 78
Qualifizierungsprogramm 54
Qualitätsentwicklung 106
Qualitätssicherung 92
Qualitätsstandard 82, 88
– Krisenbewältigung 82
Qualitätsverbesserung 74
Quarkumschläge 360
Quelle
–, heilende 466
Quellstoffe 282, 284
Querschnittssyndrome 333

R

Rabbi 509
Radialispuls 503
Radikale
–, freie 266
Radiotherapie 31
Radionuklidtherapie 221
Rahmenbedingungen 55
–, ethische 507
–, ungünstige 459
–, würdevolle 507
RAI 126
Ranitidin 302
Rasselatmung 466 ff., 472 ff.
– Typ I 473
– Typ II 473
Rasselgeräusche 326
Rasseln
–, finales 472
–, terminales 222, 324, 325, 472
Rassenlehre
–, nationalsozialistische 500
Raster
– zur Bearbeitung von Pflegekonzepten 145
Rationalisierung 310

Ratlosigkeit 317, 338
Raumtemperatur 366
Reaktion
–, professionelle 169
Realisierung 106
Realitätszuwendung 407
Reanimation 504
Reassessment 466
Rechtsfähigkeit 502
Redefluss
–, verminderter 338
Redlichkeit
–, ethische 88
Reflex 272
Reflexbogen 480
Reflexion 93, 190, 194
Reflexionskompetenz 201, 487
Reflexmuster
–, vegetatives 273
Reflexzonentherapie 281
Refugee Police Group 142
Refugium 142, 149
Regelfinanzierung 60, 62
Regelkreismodelle 193
Regeln 78
Regelversorgung 63, 67 ff., 74
Regression 310
Rehydratation 294
– Indikation 304
Rehydrierung 294, 360
Reinkarnation 511
Reisschleim 346
Reizbarkeit 129, 338, 358
Reizdifferenzierung 171
Reizsymptome 331
Reizüberflutung 488
Rektalschaum 286
Relaxation 253
Reliabilität 104, 175, 176, 182
Religion 433, 439, 440, 449 f.
–, christliche 450
–, fremde 447
Religionsbeauftragte 450
Relokation 141, ff.
Relokationssyndrom 139 ff.
– Assessment 144 ff.
– Intervention, therapeutische 147, 148
– Interventionen, präventive 146, 147
Remeron® 361
Reservedosis 471
Reservemedikation 181, 466 ff.
Resident Assessment Instrument for Palliative Care in All Settings (interRAIPC) 110
Resident Assessment Instrument (RAI) 126
Resonanzraum 448
Resorption 231
Resorptionsoberfläche 242
Respekt 392, 461, 462
–, gelebter 480
Ressourcen 125, 146, 386
–, basale 478

– Kenntnis 86
–, persönliche 91
–, psychosoziale 188
–, soziale 192, 194
– Spektrum 87
–, spirituelle 439, 442
– Vielfalt 87
Restharn 476
Restschmerz 181
Retsina 348
Rezeptoraffinität 208, 210
Rezeptoragonisten
– δ-Rezeptoragonist 211
– μ-Rezeptoragonist 211
Rezeptoren 241
–, muscarinerge 473
– κ-Rezeptor 210
– μ-Rezeptor 280
–, sensible 476
Rhagaden 343
Rhizotomie 221
Rigor mortis 503
Rilke, Rainer Maria 43
Ringelblumensalbe 492
Rippenfrakturen 273
Riten 508
– fremde 447
– siehe Rituale
Rituale 448 ff.
–, alltagsweltliche 449
– Bedeutung 448, 449
– Beten 449, 450
–, christliche 438, 450 ff.
–, gesellschaftliche 449
–, große 448, 449
–, kleine 449
–, nekrophile 408
–, religiöse 449
– Segen 449, 450
Rivotril® 302
Robinul® 276, 328, 474
Roborans 251
Rolle
– der Pflegeperson 120, 388
– des Patienten 132, 133
Rollenspiele 407
Rollenträger 442
Röntgenkontrastmittel
–, hyperosmolares 281
Röntgenübersichtsaufnahme 281, 286
Rosenhonig 347
Rosenkranz 509
Routine 78
Rückblick 120
Rück-Sicht 45
Rücksichtnahme 461
Rückzug 351
Rückzugsverhalten 146
Ruhe
–, letzte 500
Ruhebedürfnis 477
Ruhestatt
–, letzte 509

S
Sabbat 509
Saccharomyces boulardii 286
Sachebene 441
Sachkompetenz 487
Sachlichkeit 105
Salbei 346
– Tee 365
– Tropfen 365
Salböl 451
Salbung 451
Salutogenese 146, 170, 173, 183
Salutogenesefaktoren 423
Salzlösungen 284
San Jin Xi Gua Shuang Hou Pian® 348
Sandostatin® 277, 286, 291, 302
Sarg 511
Sargzwang 513
Sättigungsgefühl 258
Sättigungssignale 266
Sauerstoff 328, 471, 472, 474, 492, 493
Sauerstoffgabe 334
Sauerstoffmangel 471
Sauerstoffmaske 472
Sauerstoffsättigung 202, 472
Sauerstoffsonde 472
Saugbedürfnis 492
Saugen 488
Säuglingssterblichkeit 484
Saunders, Cicely 24 ff.
Scham 351, 352
Schamgefühle 286, 310
Schattenkinder 402 ff.
Scheiden 502
Schicksal
–, fremdes 388
Schilddrüsenüberfunktion 364
Schlaf
– Anamnese 164
– Dauer 164
–, postiktaler 335
Schlaflosigkeit 33, 146, 202
–, völlige 338
Schlafqualität 164
Schlafstörungen 129, 146, 158, 163 ff., 228, 358
– Therapie, medikamentöse 165
– Vorgehen 164
Schlaf-Wach-Rhythmus 337 ff.
Schleimhautassessment 365
Schleimhautentzündungen 342
Schleimhautläsionen 475
Schleimhautschwellung 327
Schleimhautveränderungen
–, orale 342
Schleimproduktion 473
–, bronchiale 474
Schleimsekretion
–, bronchiale 473
Schluckauf 85
Schluckbeschwerden 33, 121
Schlucken 472
Schluckprobleme 126, 268, 344
Schluckreflex 472, 473

Schmerz 33, 107, 155 ff., 163 ff., 198 ff., 291, 466 ff.
- –, abdomineller 202
- –, akuter 157, 203
- – Analyse 232
- – Anamnese 108, 203
- – Anamnesebogen 175
- – Ansatz, holistischer 160 ff.
- – Ansatz, multimodaler 160 ff.
- – Attacken 206, 207
- – Auffassung 191
- – Ausgangslage 181
- – Äußerung 176
- –, ausstrahlender 332
- – Bedeutung 180
- – Beeinflussung 230
- – Begleitsymptome 157, 158
- – Begleitung 389
- – Bekämpfung 24
- – Beurteilung 488
- – Charakter 230
- – Chronifizierung 156 ff.
- – chronischer 113, 203, 226 ff.
- – Definition 167 ff.
- – Diagnose 167, 203
- – Durchbruch 177, 182
- – Einschätzung 173 ff., 488
- – Empfinden 176, 488
- – Empfindung 180
- – Erfassung 127, 159, 171, 199, 232 ff., 487
- – Erkennung 232
- – Erleben 172, 176, 177, 188, 192
- – Form 203
- – Freiheit 199, 395
- – Gedächtnis 158
- – Geschehen 158
- – Intensität 164, 174, 176 ff., 199, 467
- – Interview 230
- – Karte 217
- – Klassifikation 168
- – Kontrolle 31, 41, 134, 135, 171, 191, 494
- –, körperlicher 386, 387
- – Krisen 192, 193
- – Leitung, veränderte 229
- – Linderung 199
- – Management 26, 168, 173, 177, 187, 190 ff., 226, 487, 493
- – Medikamente 467
- – Medikation 193
- – Merkmale 176, 180
- – Messung 171, 216 ff. 230
- – Multidimensionalität 26, 157, 158
- –, neuropathischer 203
- – Niveau 199, 468
- – Notfälle 207
- –, nozizeptiver 203
- – Persönlichkeit 159
- – Phänomene 231
- – Plan 200
- – Prävention 188
- –, psychischer 227
- – Qualität 180, 203
- – Quelle 168
- – Reduktion 181
- – Rezeptoren 203, 358
- – Schilderungen 226
- – Schlafstörungen 163 ff.
- – Schmerzdurchbruch 191, 206, 207
- – Schmerzerfassung 159
- – Schmerztherapie 160 ff. 198 ff.
- – Score 178
- – Situation 174, 488
- – Skalen 177 ff.
- –, sozialer 227
- –, spiritueller 228
- – Spitzen 192
- – Stärke 230
- – Tagebuch 200
- – Theorie 168
- – Therapie siehe Schmerztherapie
- – Toleranz 172, 176 ff., 236
- – Typ 199
- –, umfassender 386
- – Verlauf 180
- – Verlaufsdokumentation 175, 176 181 ff., 199
- – Verwaltung 41
- – Zeichen 203
- – Zustände 191
- – Zustände, extreme 207
Schmerzanamnese 108, 203,
- – Kinder 217
Schmerzassessment 103, 113, 159, 167 ff., 174 ff., 187, 199, 468, 488
- – Definitionen 168 ff.
- – Dokumentation 174 ff.
- – Geriatrie 229 ff.
- – Instrumente 174, 175, 183
- – Pathogenese 170, 171
- – Salutogenese 170, 171
- – Schmerzerfassung 171, 172
- – Schmerzintensität 176 ff.
- – Schmerzverlaufskontrolle 181 ff.
Schmerzeinschätzung 173 ff., 488
- – Selbsteinschätzung 174
- – Fremdeinschätzung 174, 175
Schmerzen/Geriatrie 226 ff.
- – Folgen 228
- – Prävalenz 226
- – Total Pain 227, 228
- – Ursachen 227
Schmerzerfassung 171, 172
- – affektiv 171
- – autonom-somatomotorisch 171
- – kognitiv 171
- – sensorisch-diskriminativ 171
Schmerzerfassung/Demenzkranke 234 ff.
- – Auswirkungen 235
- – Schmerzassessment 236
- – Schmerztherapie 236
Schmerzgesichter-Skala 217, 218
Schmerzmessung/Kinder 216 ff.
Schmerzmittelgebrauch 193
Schmerzreduktionsskala 180, 181

Schmerztherapie 26, 60, 85, 160 ff., 191, 198 ff., 203
- – Adjuvanzien 213 ff.
- – Antiarrhythmika 215
- – Antidepressiva 213
- – Antikonvulsiva 214
- – Attacken 206, 207
- – Bisphosphanate 216
- – Demenzkranke 234 ff
- – Erwachsene 198 ff.
- – Finalphase 221
- – Geriatrie 226 ff.
- – Indikationen 204
- – Ketamin 216
- – Kinder 198 ff
- – Koanalgetika 213
- – Kontraindikationen 204
- – Lokalanästhetika 215
- – Medikamente 207 ff.
- – Muskelrelaxanzien 215
- – Nebenwirkungen 204
- –, orale 204
- –, parenterale 206
- – Spasmolytika 215
- – Therapieplan 204
- –, transdermale 205, 206
- – WHO-Stufenschema 203
Schmerztherapie/Geriatrie 226 ff.
- –, adjuvante 232
- – Compliance 231
- –, nichtmedikamentöse 232
- – Schmerzassessment 229 ff.
- – Systeme, transdermale (TTS) 231, 232
- – Therapie 231
- – Unterversorgung 229
Schmerztherapie/Kinder 216 ff.
- – Analgetika, nicht-opioidhaltige 218
- – Begleitmedikamente 220
- –, chirurgische 221
- –, destruktive 221
- – Dosierung 218 ff.
- –, invasive 220
- –, medikamentöse 217 ff.
- –, nicht-medikamentöse 217, 218
- – Opioide 217 219 ff.
- – Strahlentherapie 221
Schmerzverlaufskontrolle 480
- – Dokumentation 181 ff.
Schminken 513
Schnappatmung 492
Schnittstellen 63
Schnittstellenmanagement 45, 63 ff.
Schnuller 488
Schönheit 501
Schöpfergott 509
Schräglage 474
Schreckreaktion
- –, verstärkte 338
Schrift, Heilige 451
Schuld 310
Schuldgefühle 147, 275, 351, 408
- –, diffuse 407
Schulungsprogramme 190

Schutz 142
Schutzfunktion 310
Schutzhütte 142
Schutzmechanismus 272
Schutzreflex 273
Schutzzone 407
Schwangerschaft 499
Schwangerschaftserbrechen 273
Schwarztee 360
Schweiß 364
Schweißattacken 365
Schweißausbruch 202, 273, 364, 480
Schweißbildung
–, übermäßige siehe Hyperhidrose
Schweißdrüsen 364
Schweißsekretion 364
Schweißverdunstung 364
Schweizerische Gesellschaft für Palliative Medizin, Pflege und Begleitung (SGPMPB) 70
Schwerhörigkeit 180
Schwitzen 33, 211, 212
–, nächtliches 346
Scopoderm TTS® 276
Scopoderm® 328
Scopolamin 276, 328, 473, 474
Scopolamine Hydrobromide® 474
Scopolamin-patches 328
Screening-Instrumente 127
Sedation 488
Sedativa 202, 317, 469, 471
Sedierung 202, 211, 212, 474
–, palliative 469
–, terminierende 223
Seebestattung 500
See-Bestattung 514
Seele 501, 509
Seelenschmerz 168
Seelenwanderung 511
Seelsorge 25, 147, 435, 451, 494
–, christliche 450
Seelsorger 469, 509
Segen 446, 449
Segensform 451
Segnen 451
Sehfähigkeit 126
Sehnsucht 142
Sehstörung 126, 332
Sein 501
–, absolutes 511
–, individuelles 511
Seinsbetrachtung 386, 387
Seinsdimesionen 168
Seinskompetenzen 171, 183
Seitenlagerung
–, stabile 335
Sekret 472, 493
Sekretion
–, intestinale 289
Sekretproduktion 473
–, bronchiale 472
Sekten 511
Sektor
–, stationärer 69

Sekundärinfektionen 350, 351
Sekundärprävention 192
Selbstbeobachtung 192
Selbstbestimmung 77, 119, 410, 501, 503
Selbstdarstellung 112
Selbstgefährdung 321
Selbsthilfe 32
Selbsthilfefähigkeit 190
Selbsthilfegruppen
–, offene 417
Selbstmanagement 83, 177, 184, 187, 189, 480
Selbstorganisation 83
Selbstpflege 192
Selbstpflegekompetenz 190
Selbstreflexion 45
Selbstregulation 189
Selbstreinigungsprozess 478
Selbststeuerungsfähigkeit 190
Selbsttötung 313
Selbstverantwortung 149
Selbstvertrauen 42, 147
Selbstwert 147
Selbstwertgefühl 143, 146, 252
Selbstwirksamkeitserlebnis 406
Self-management 189
Senna 283
Sensibilisierung 192
Sensibilität
–, religiös-kulturelle 436
Sepsis 333, 351
Serotonin 273, 275
– Antagonisten 275, 276
– Wiederaufnahmehemmer 251
Sertralin 214
Serumalbumin 243
Serumkreatinin 242
Setrone 276
Sexualisierung 421
Sexualität 425 ff.
– Alter 426
– Bedeutung 425, 426
– Erotik 427
– Geschlechtverkehr 426
– Tabu 427
Sich-Einlassen 270
Sicherheit 61, 64, 392
Sich-Verabschieden 120
Silbernitrat-Sticks 354
Sinn 442, 443
Sinnempfänger 442
Sinnentwürfe 442
Sinnerfahrung 443, 444
Sinnfrage 93, 318
–, existenzielle 386, 387
Sinngebung 439
Sinnhaftigkeit 170
Sinnlichkeit 425
Sinnraum 444
Sinnsuche 442
Sinnträger 443, 446
Situationsbeurteilung 486
Situationsbewältigung 194

Situationseinschätzung 485, 486
Sklerose, multiple 85, 248
Smileys 180
Soden, Ann 373
Sojamilch 360
Solcoseryl Dentalpaste 347
Solidarität 149, 389
–, existenzielle 42
Sollzustand 103
Somatisierungsreaktionen 209
Sonde
–, nasogastrale 295
Sonne 443
Soor 343
Sorbit 283
Sorgemaßnahmen 424
SORGSAM 54
Sozialarbeit 25, 96 ff.
– Assessment 98
– Funktionen 99
– Grundsatz 97
Sozialarbeiter 469
Sozialberatung 147
Sozialbestattung 514
Sozialdienste 494
Sozialkompetenzen 144, 201
Sozialkontakt 147
Sozialstationen 61, 62
Spasmolytika 213, 215
Speichel 472
–, mucinhaltiger 347
Speichelbildung 343
Speichelersatz 347
Speichelfluss 126, 273, 474, 478
Speichelpool 345
Speichelproduktion 348
–, verminderte 347
Speichelsekretion 473
Spezialisierung 70
Spezialleistungen 68
Spezialversorgung 67 ff., 70
– Deutschland 69
– Österreich 70
– Schweiz 70
Sphinktertonus 480
Spiritual Care 435
spiritual pain 438
spiritual problems 438
Spiritualisierung 421
Spiritualität 93, 434, 436, 438 ff., 444, 449
Spiritualitätsebene 441
spiritus 439
Spontanblutungen 354
Sprachstörungen 128
Sprachverständnisstörungen 128, 236
Spritzenpumpe 474
St. Christopher's Hospice 25, 81, 96, 148, 465
St. Josefs-Heim 75
Standardisierungen 53
Starvation 266
Stationsatmosphäre 462
Status epilepticus 85, 334

Staub 501
Steady State 468
Steatorrhoe 286
Steindolmen, keltische 512
Stents 289
Sterbebegleitung 35, 63, 75, 76, 307, 416, 507, 512
–, psychosoziale 60
Sterbedauer 493
Sterbeerfahrung 422
Sterbefälle
–, neonatale 486
Sterbehilfe 69, 77, 223, 312
Sterbekultur 432 ff., 499
Sterbemanagement 507
Sterben 73, 96, 253, 499
–, friedliches 332
–, gutes 433
–, qualitätskontrolliertes 43, 507
Sterben-Müssen 387
Sterbeorte 148
Sterbephase 303
Sterbephase/Betreuung, palliative 465 ff.
– Absaugen 474
– Delirium, präfinales 469, 470
– Dyspnoe 470 ff.
– Harnverhalt 479, 478
– Lagerung 474
– Medikamentenmanagement 467
– Miktionsstörungen 479, 478
– Morphingabe 468
– Munderfrischung 474
– Mundpflege 475 ff.
– Mundtrockenheit 475 ff.
– Rasselatmung 472 ff.
– Sauerstoff 471, 472, 474
– Schmerzen 467, 468
– Stimulation, basale 476 ff.
– Symptome, typische 467 ff.
– Unruhe 468, 469
– Verwirrtheit 468, 469
Sterbeprozess 298, 411, 466, 486, 490
Sterberegister 504
Sterbesakrament 451
Sterbeurkunde 504
Sterbeversicherung 500
Sterblichkeit 411
–, menschliche 501
Steroide 361
Steroidmyopathie 332
Stesolid® 491
Stillen 491, 494
Stillkissen 474
Stimmung
–, gehobene 337
–, manische 337
–, traurige 407
Stimmungslage 126
Stimmungsstörungen 337
Stimulanzien
–, fruchtige 479
Stimulation
–, basale 200, 477 ff.

–, multisensorische 490
–, orale 479
–, orogustatorische 488
Stimulationsangebote 477
Stimulus 142
Stoffe
–, katabole 266
Stoffwechselentgleisungen 85
Stoffwechsellage
–, katabole 265
Stoffwechselstörung 85
Stomasäckchen 354
Stomatitis 342 ff.
– Aphthen 343
– Assessment 343, 345
– Bedeutung 343
– Definition 342
– Einschätzungsskalen 345
– Gradeinteilung 343
– Halitosis 343
– Mukositis 343
– Mundinspektion 345
– Mundspülungen 346
– Pflege 345 ff.
– Rhagaden 343
– Soor 343
– Therapie 345 ff.
– Ursachen 343
– Xerostomie 343
STOP-Projekt 395
Störfaktoren 133
Störung
–, affektive 317
–, gastrointestinale 146
–, hormonelle 158
–, metabolische 251
–, psychomotorische 337
–, vegetative 317
Strahlenenterokolitis 286
Strahlentherapie 34, 333
–, palliative 221
Stress 142, 143, 147, 148, 191, 325
–, oxidativer 266
Stress-Coping-Modell 374
Stressfaktor 318, 335, 412
Stressor 142, 143, 366, 374
Stresssituationen 261
Stress-Symptome 142
Stresssyndrome 146, 147
Stressverarbeitung 139
Stridor 326
Struktur
–, familiäre 125
Strukturveränderungen 63
Stuhlabgang, gehäufter
– siehe Diarrhoe
Stuhlassessment 103, 280, 286
Stuhlentleerung
–, schmerzhafte 279
Stuhlfrequenz 279, 286
Stuhlinkontinenz 280, 285, 286
Stuhlverhalt
– siehe Obstipation
Sturzrisiko 125

Subcutin® N-Lösung 345
Subileus 290, 291
Subileussymptomatik 281
Subkutantherapie 293, 298 ff., 300
– Butterfly-Nadel 299 ff.
– Definitionen 294
– Hypodermoklyse 293 ff., 300 ff.
– Medikamente 302
– Technik 299, 300
Subkutis 358
Sublimierung 310
Substanz P 358
Substanz-P-Neurokinin-1-Rezeptoren 275
Sucht 191, 202
Suchtverhalten 191, 421
Sucralfat 346, 354
Suizid
–, assistierter 500
Suizidalität 86
Suizidrisiko 313
Sündenfall 223
Superinfektion 285, 358
Supervision 78, 93, 201, 416, 421
SUPPORT 69
support/education system 144
Supportive Care 34 ff.
Suppositorien 284
Suprarenin 327
Sure 510
Swaddling 490
Symbole 442, 508, 509
–, persönliche 445, 446
–, religiöse 447
Symbolrolle 450
Symbolsprache 396
Sympathie 428
Sympathikus 142, 158, 273
Symptombehandlung
–, palliative 85
Symptome
–, affektive 128
–, neurologische 331
–, psychische 200
–, quälende 486
Symptomen-Cluster 252
Symptomerleben 190, 191
Symptomkontrolle 33, 68, 134, 171, 240, 459
Symptomlage 192
Symptomlastigkeit
–, multifaktorielle 480
Symptommanagement 26, 33
Symptomspirale
– Krebs 311
Syndrom
–, amenzielles 317
–, delirantes 297, 317, 469
–, zentrales anticholinerges 474
Syndrompflegediagnose 143
Syringomyelie 364
System
–, affektives 158, 160
– Ahlener 55

- Familie 97
-, kognitives 158, 160
-, motorisches 158
-, muskuläres 159
-, sensorisches 159
-, unterstützendes-erzieherisches 144
-, vegetatives 158, 160
Systeme
-, transdermale 231, 232

T

Tachykardie 202, 273, 326, 480
Tachypnoe 202, 326, 471, 480
Tagebuch 508
Tageshospiz 27, 69
Takus® 283, 284
Tantum® 345
Tasma, David 25, 96
Taufe 452, 494
Taufkerze 452
Tavor® 276, 322
Team 64
- Arbeit 64
-, interdisziplinäres 82
-, interprofessionelles 119
-, mobiles 60
-, multidisziplinäres 199, 201
-, multiprofessionelles 118, 119
- Struktur 58
Teebaumöl 346, 347
Tegaderm® 300
Temesta® 327, 471
Temesta® expidet 355
Tempo 479
Tenderwet® 354
Tepilta® Suspension 345
Terbutalin 327
Terminal Care 35, 472
Terminalphase 221, 310, 335, 347
Terminologie 27
Testament
-, Neues 451, 514
Testkriterien 103
Testosteron 251, 266
Tetrazepam 215
Thalidomid 261
Thanatopraxie 513
Theophyllin 327
Therapie
-, transdermale 205, 206
-, ursachenzentrierte 260
Therapieabbruch 484 ff., 493
Therapieansatz
-, multimodaler 160
Therapiesysteme
-, transdermale (TTS) 205, 231, 328, 468
Therapieziele 127
Thermoregulation 363
Thermorezeptoren 363
Thioridazin 212
Thompson, John 26
Thromboemboliegefahr 262

Thromboseprophylaxe 354
Tilidin 209
Tinctura opii 286, 491
Tod 74, 486, 499
-, menschlicher 501 ff.
Todesangst 308, 324
Todesengel 510
Todesnähe 310
- Forschung 440
Todesrasseln 472
Todestag 415
Todesverleugnung 35
Todesvorstellungen 408
Todeszeichen 503
Todeszeitpunkt 503
Toleranz 88, 191
Toleranzentwicklung 202
Toleranzschwelle 176
total pain 26, 32, 41, 159, 172, 188, 223, 227 ff., 386 ff.
- Beschreibung 387
- Chaos psychosozialer Nöte 390, 391
- Management 41
- Ordnen 390
- Phänomen 158, 159
- Schmerzbegleitung 389, 390
- Trennungsarbeit 387 ff.
- Unterstützen 392
- Wahrnehmung 386, 387
Totenbeschau 504
Totenbescheinigung 504
Totenbett 452, 508
Totenflecken 503
Totenfürsorge 436
Totengedenken 512
Totenklage 435
Totenkulte 512
Totenruhe 509
Totenschau 504
Totenschein 504
Totsein 310
Trachea 472
Tracheotomie 327
Tradition 461
-, religiöse 435
-, religiös-kulturelle 447
Trägerorganisation 76
Trainingsprogramme 252
Tramadol 204, 209, 220, 232, 302
Tramal® 302
Tranquilizer 471
Transfer 146
transfer anxiety 146
transfer shock 146
transfer stress 146
Transmitter 273
Transparentfolie 300
Transplantationsgesetze 504
Transportprotein 243
Transzendentes 501
Transzendenzen 169, 442
- Erfahrung 440
- Erlebnisse 440
-, große 442, 444, 445

-, kleine 442
-, mittlere 442, 446
Trauer 73, 93, 147, 411, 420, 505
-, antizipierende 312, 411
- Arbeit 188, 371 ff. 387, 410 ff., 420, 505, 512
- Aufgaben 413, 422
- Begleitung 34, 82, 411, 412, 435, 494
-, erschwerte 412
- Merkmale 313
-, nachgehende 416
-, pathologische 412
- Vergangenheit 388
-, vorbereitende 312
Trauerbezüge 391
Trauercafé 416
Trauerecke 408
Trauerfeier 408, 500, 511
Trauerfelder 388
Trauerforschung 412, 422
Trauergeschichte 416
Trauergruppen 417
Trauerkarten 511
Trauerkultur 416
Trauernachsorge 82
Trauerprozess 388, 410 ff., 466, 499
- Abschiednahme 415
-, erschwerter 414
-, nachgehende 416
- Trauer 411 ff.
- Traueraufgaben 413
- Trauerbegleitung 415
- Trauerschmerz 413
- Verortung 410, 411
Trauerreaktion 121
-, erschwerte 421
Trauerschmerz 413
Trauertherapie 435
Trauerverhalten
-, privates 435
Trauerweg 398
Trauma 466
Träume
-, erotische 426
Traumtherapeuten 417
Traurigkeit 147
Trennung 502
Trennungsarbeit 387
Trennungsangst 405
Trennungsschmerz 168
Triflupromazin 302
Trinkbedürfnis 297
Trinken 476
Trinkmenge 281
Trochoskopie 281
Tropisetron 212, 276
Trotzphase 406
TTS 205, 231, 328, 468
Tübinger Projekt 69
Tubus
-, endotrachealer 343
Tumorausdehnung 290
Tumorblutung 354, 355

Tumoren 85
–, aufbrechende 350
–, exulzerierende 85
Tumorerkrankung 198
Tumorerkrankungen 190, 191
Tumormarker 266
Tumor-Nekrose-Faktor-α (TNF-α) 266
Tumorschmerzen 198 ff.
Tumorschmerzpatienten
–, stereotype 199
Tumorschmerztherapie 203
Tumorwachstum 332
Tumorwunden, exulzerierende 350 ff.
– Bedeutung 251, 352
– Behandlungsziele 353
– Blutungen 354, 355
– Definition 361
– Geruchsreduktion 354
– Schmerztherapie 353
– Wundassessment 352, 353
– Wundbehandlung 353 ff.
– Wundreinigung 353
T-Zell-Lymphom 359

U

Übelkeit 33, 121, 158, 202, 211, 332
Übelkeit/Erbrechen 272 ff.
– Aspekte, pflegerische 277
– Assessment 274
– Bedeutung 275
– Erfassung 274
– Formen 272, 273
– Komplikationen 273
– Konsequenzen 273
– Pathophysiologie 273
– Prophylaxe 274, 275
– Therapie 274 ff.
– Ursachen 274, 275
Überalterung 227
Überbehütung 399
Überdruss 421
Überführung 510
Übergang
–, würdevoller 507
Übergangsmantel 148
Übergangsritual 512
Überinformation 381
Überlastungszeichen 192
Überlaufstühle 286
Übersetzerdienste 382
Überwachungsmonitore 493
Überwindung 411
Uhrentest 128
Ulcogant® 346, 354
Ulzerationen 342, 343, 351
Umfeld 125
–, soziales 194
Umgang
–, würdevoller 500, 502, 509
–, würdiger 499 ff.
Umgangsformen
–, gute 461

Umgebung 254
–, häusliche 58
Umgebungswahrnehmung 338
Umschläge
–, feuchte 360
Umsorgung 506
Umwelt
–, veränderte 413
Unantastbarkeit 436
Unerklärbarkeit
–, emotionale 408
Unfreundlichkeit 461
Unheilkunde 380
Unit of Care 372
Universalität 397
Unkontrollierbarkeit 143
Unreife 484 ff.
–, extreme 484
Unruhe 146, 202, 327, 355, 466, 468 ff., 471
–, motorische 129, 326, 469
–, psychomotorische 316
– Ursachen 470
Unruhezustände 86
Unsicherheit 146, 147
Unterkühlen 490
Unterschiede, religiös-kulturelle 432 ff., 509
– Buddhismus 433
– Christentum 433
– Grenzen 435, 436
– Hinduismus 433
– Islam 433
– Judentum 433
– Kernsätze, religiöse 433
– Kompetenz, interreligiöse 434, 435
– Probleme 435, 436
– Sterben 433, 434
Unterstützen 392
Unterstützende 192
Unterstützung 63, 64, 92, 200
– Angehöriger 372 ff.
– rituelle 449
– spirituelle 438, 441, 445, 448, 451
Unterstützungsangebote 499
Unterstützungsbedarf 194
Untersuchung
–, mikrobiologische 286
–, rektale 281, 286
Unterversorgung 65
Unterwegs-Sein 139, 140, 148, 149
Unterweisung 189
Unvermeidbarkeit 397
Unwohlsein 477
Urämie 333, 359, 361
Urne 513
Urnenhain 513
Urnenmauer 513
UV-B-Therapie 361

V

Validation 321
Validierung 422

Validität 104, 175, 176, 182
Valium® 302, 322
Valoid® 277
Value-based Medicine 133
Vancomycin 286
VAS 159, 174, 178 ff., 200, 230, 358, 359
Vaseline 347
Vasokonstriktion 354
Vasosan P® 286
Venlafaxin 214
Ventilator 474
Verabschieden 411
Veränderungen
–, kognitive 469
Veränderungsprozesse 78
Verantwortung 64
–, individuelle 76
–, kollektive 76
Verantwortungsdiffusion 63
Verarbeitungsfähigkeit 193
Verbale Rating Skala (VRS) 174, 179 ff., 230, 359
Verbände
–, adsorptive 354
–, hämostatische 354
–, hydrophile 354
Verbrennen 511
Verbrennung 512
Verbrüderung 421
Verdammnis 510
Verdauungsbeschwerden 121
Verdrängung 407, 493
Verdrängungsstrategien 381
Vereinsamung 109
Verfahren 78
Verfallprozess 513
Verfügbarkeit 69
Verfügungen 126
Vergangenheit 388
Vergänglichkeit 310, 500, 502
Vergehen 501
Verhalten 126
–, feindseliges 146
Verhaltensänderungen 193
Verhaltensauffälligkeiten 234
Verhaltensbeobachtung 236
Verhaltensmuster 193, 337
Verhaltenspsychologie 189
Verhaltensstörungen 125, 128
Verhaltensweisen
–, kindliche 310
–, regressive 396
Verhungern 266
Verifikation 107
Verknüpfungen 52
Verlassenheitsgefühle 121
Verlegung 200, 201
Verlegungsstress-Syndrom 139
– siehe Relokationsyndrom
Verletzbarkeit 411
Verletztlichkeit 500, 505
Verlierer
–, doppelte 399

Verlust 145, 391, 422, 423, 425
- Angst 396, 411
- Bewältigung 416
- Ereignis 494
- Erleben 227, 331, 388, 413
- Erfahrung 333, 422
- Situation 412
Vermeidungsverhalten 310
Vernachlässigung 399
Vernetzung 76
–, kommunikative 76
Verpflichtungen 125
Verschleimung 327
Verschwesterung 421
Verselbständigung 171
Versöhnung 120
Versorgung 506
–, ambulante 58 ff.
- Bedeutung 59
–, integrierte 62 ff.
–, integrierte palliative 67, 70
- Modell, integriertes 34
- Möglichkeiten 59
–, palliativmedizinische 83
- Phasenmodell, palliatives 34
Versorgungsbedarf 55
Versorgungskonzept
–, integriertes 34
Versorgungskultur 106
Versorgungslücken 59
Versorgungsmanagement 188
Versorgungsplanung 64
Versorgungsqualität 74, 193
Versorgungsrealität 64
Versorgungsstrukturen 67, 68
Versprechen 147
Verständigungsprobleme 469
Verständigungsschwierigkeiten 380
Verständnis 69, 147
Verstehbarkeit 170
Verstehen
–, akzeptierende 395
Verstopfung 289
Verstorbene/Umgang 499 ff.
- Abschied 511, 512
- Angesicht des Todes 502
- Asche 514
- Aspekte, ethische 502, 503
- Aspekte, rechtliche 502, 503
- Aufbahrung 511, 512
- Bestattung 512
- Bestattungswesen 512 ff.
- Buddhismus 511
- Christentum 509, 510
- Feststellung des Todes 503, 504
- Hinduismus 511
- Hirntod 504
- Islam 510, 511
- Judentum 509
- Konsequenzen 506 ff.
- Leben, menschliches 500, 501
- Leib 508
- Leichnam 508

- Menschsein 500 ff.
- Pflegende 505, 506
- Reflexionen 508, 509
- Sterblichkeit, menschliche 501
- Tod 502, 503
- Tod, menschlicher 501, 502
- Todeszeichen 503
- Übergang 504, 505
- Unterschiede, religiös-kulturelle 509
Verteilung 231
Verteilungsvolumen 241
Vertrauen 441
Vertrauensbruch 381
Vertrauensverhältnis 64
Vertrauensverlust 146
Vertrautheit 319
Verunsicherung 411
Verwandlung 412
Verweigerung 383
Verweilkanüle 297
Verwesungsgeruch 503
Verwirklichungsbereiche 442
Verwirrtheit 146, 180, 211, 310, 338, 365, 466, 468 ff.
Verwirrtheitszustand
–, akuter 317
Verwirrtheitszustände 86, 164, 176
Verwirrung 33, 121, 145, 181, 181
- Ursachen 470
Verzweiflung 156, 200
Vestibularorgan 273
Viaticum 451
Vigilanz 180, 365, 467, 478
Vigilanzminderung 212
Vigilanzstörung 331, 334
Visitenkarte 463
Vita contemplativa 149
Vitamin
- A 347
- C 347
- E 347
- E-Kapseln 347
Vitamine 254, 259, 266
Völlegefühl 261
Vollendung 502
Volumen
–, intrakranielles 331
Vomex® 277
Vorlieben 459
Vor-Sicht 45
VRS 174, 179 ff., 230, 359

W

Wacholdergeist 361
Wahlmöglichkeit 410
Wahn 129, 337
Wahngedanken 317
Wahrhaftigkeit 381, 395
Wahrheit 381
Wahrheitsvermittlung 381
Wahrnehmung 478
–, selektive 383
Wahrnehmungsbereiche 478

Wahrnehmungsstörungen 337, 338
Waid-Guides 127
Wald, Florence 26
Wandel 412
Wärme 490
–, emotionale 382
Wärmeanwendungen 193
Wärmebett 491
Wärmeisolation 366
Wärmekontrolle 494
Wärmelampe 491
Wärmereize 358
Wärmestau 366
Wärmeverlust 488
Wärmezufuhr 490
Warnsignale 192
Waschung 360
–, rituelle 510
Wassermelonenkern-Lutschtabletten 348
Watteträger 488
Wegzehrung 451
Wehmut 388
Weihwasser 451
Wein
–, geharzter 348
Weinen 147
Weiterbildung 93
Weizenkleie 284
Welt
–, äußere 396
–, innere 396
Weltanschauung 389
–, religiöse 432
Weltärztebund 465
Weltbewältigung 389
Weltgesundheitsorganisation
- siehe WHO
Werden 501
Wertanamnese 32
Werte 127
–, identifikationsfähige 445
Werteabwägung 486
Wertewelt 443
Wertschätzung 392, 395
Wertvorstellungen 459
WHO 372, 404, 410, 438, 486
WHO-Definition
- Palliative Care 31, 33, 40, 50, 64, 105, 110, 187, 466
- Gesundheit 171
WHO-Klassifikation 372
WHO-Stufen 232
WHO-Stufenschema 203, 204, 216 ff., 227, 332
Wickel 200
Widersprüche 50
Widerwilligkeit 146
Wiedergeburt 511
Willen 125, 127, 128
Willensäußerung 128
Willensbeschluss 422
Willenserklärung 512
Windelwechsel 492, 494

Wirbelsäule 332
Wirkdauer 231
Wirklichkeit 413
Wirk-lichkeit 445
Wirkung
–, paradoxe 340
–, psychotrope 202
Wirkungseintritt 231
Wissen
–, theoretisches 407
Wissensaustausch 76
Wissensebene 192
Wissenstransfer 76, 190
Wissenstransformation 190
Wissensvermittlung 189
–, prognostische 381
Wohlbefinden 127, 478, 480
Wohlfahrtspflege
–, soziale 82
Wohnformen 78
Wohnsitz 140
Wohnsitzlose 373
Wohnung 141
Wollwachsalkohol 360
Worden, William 413
Wortfindungsstörungen 236
Wundassessment 352, 353
Wundbehandlung
–, palliative 350
Wundmanagement 350
Wundreinigung 353
Wünsche 125, 127
Würde 45, 50, 82, 120, 472, 500, 502
–, tiefste 445
Wut 147
Wutanfälle 146

X
Xenodocheion 140
Xerosis 358
Xerostomie 289, 291, 301, 342, 347 ff., 476
– Behandlung 347, 348
– Prävention 347
– Sterbephase 348
– Ursachen 347
Xylocain® 346

Y
young carer 373

Z
Zahnfleischschwund 345
Zahnpflege 343, 346
Zahnprothese 343, 345
Zahnstatus 127
Zantic® 302
Zärtlichkeit 426, 477
Zeichen
–, nonverbale 467
–, religiöse 447
Zeit 69
– schenken 92
Zeitverlust 310
Zentralisation 326
Zentren Leben im Alter 134
Zerebralsklerose 317
Zerfahrenheit 337
Zertifizierungen 88
Zervixkarzinom 359
Zeugung 499
Ziele 388
–, nichtmedizinische 96
Zielformulierung 389
Zielgespräch 127
Zink 262
Zinkpaste 354
Zinksupplementation 260, 262
Zinnkrauttee 366
Zitronenöl 354

Zitronensäure 347
Zitronenwasser 366
Zittern 364
Zivilgesellschaft
–, solidarische 79
Zofran® 275, 276
Zolpidem 164
Zopiclon 164
Zorn 146
Zosterneuralgie 361
Zuckungen, unwillkürliche
– siehe Myoklonien
Zufluchtsort 142
Zugehörigkeit 392
Zugewandtheit
–, kühl-professionelle 421
Zuhause 140, 141, 148, 149, 375
Zuhause-Sein 142, 149
Zuhören 200
–, aktives 93
Zuneigung 147, 425
Zunge 476
Zungenbrennen 344
Zusammenarbeit 64, 69
–, interdisziplinäre 484
Zusammenleben 459
Zuständigkeitsbereiche 119
Zuverlässigkeit 104, 200
Zuwendung 91, 320, 321, 459, 461, 462, 488, 491
–, wahrhaftige 381
Zwangsstörungen 209
Zwischenreich 511
Zyprexa® 276
Zystitis 480
Zytokine
–, appetithemmende 266
–, pro-inflamatorische 266
–, pruritogene 360
Zytokinrezeptoren 266

Anzeigen

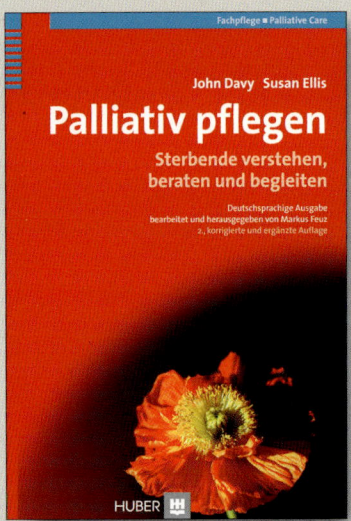

John Davy / Susan Ellis
Palliativ pflegen
Sterbende verstehen, beraten und begleiten

Aus dem Englischen von Heide Börger.
Deutschsprachige Ausgabe bearbeitet und herausgegeben von Markus Feuz.
2., korr. u. überarb. Aufl. 2007.
152 S., 4 Abb., Kt
€ 28.95 / CHF 46.50
ISBN 978-3-456-84446-6

Sterbende Menschen und ihre Familien einfühlend zu stärken, zu begleiten und zu beraten ist Thema dieses Handbuchs zur Beratungspraxis in der Palliativpflege.

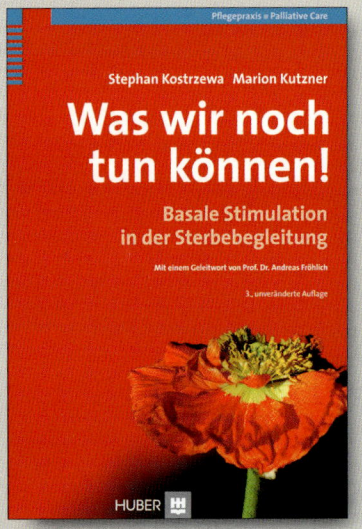

Stephan Kostrzewa / Marion Kutzner
Was wir noch tun können!
Basale Stimulation in der Sterbebegleitung

Mit einem Geleitwort von Prof. Dr. Andreas Fröhlich.
3., unveränd. Aufl. 2007.
155 S., Kt
€ 24.95 / CHF 39.90
ISBN 978-3-456-84400-8

Basale Stimulation als nonverbale Kommunikation mit Sterbenden – eine faszinierende Übertragung und Anwendung in der Sterbebegleitung.

www.verlag-hanshuber.com

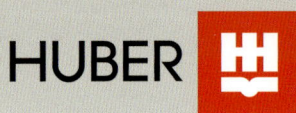

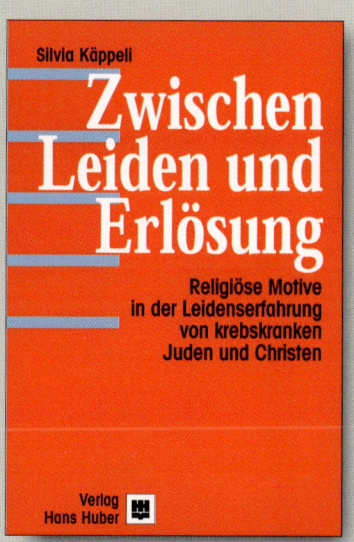

Silvia Käppeli

Zwischen Leiden und Erlösung

Religiöse Motive in der Leidenserfahrung von krebskranken Juden und Christen

1998. 256 S., Kt € 26.95 / CHF 44.80
ISBN-10: 3-456-82977-9
ISBN-13: 978-3-456-82977-7

Pflegeforschungsstudie über religiöse Motive in der Leidenserfahrung von krebskranken Juden und Christen.

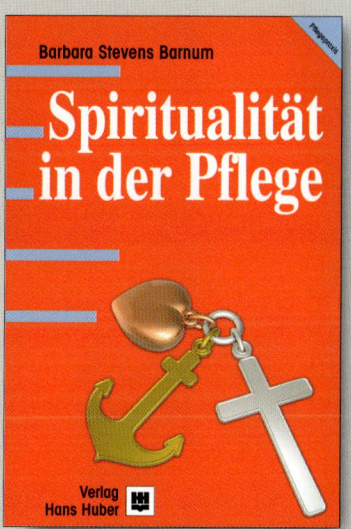

Barbara Stevens Barnum

Spiritualität in der Pflege

Aus dem Englischen von Elisabeth Müller. Deutschsprachige Ausgabe bearbeitet und herausgegeben von Elisabeth Uhländer-Masiak.
2002. 186 S., Kt € 14.95 / CHF 26.90
ISBN-10: 3-456-83833-6
ISBN-13: 978-3-456-83833-5

Barbara Stevens Barnum, eine der originellsten amerikanischen Pflegetheoretikerinnen, legt ein inspirierendes Fachbuch zur Spiritualität in der Pflege vor, für all jene, die sich einen Sinn für Wesentliches bewahrt haben.

www.verlag-hanshuber.com

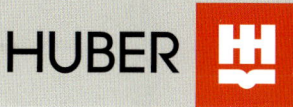